2022

刘应科
考研中医综合
复习指导
（上册）

主编◎刘应科

全国百佳图书出版单位
中国中医药出版社
·北京·

图书在版编目（CIP）数据

刘应科考研中医综合复习指导 / 刘应科主编. —北京：中国中医药出版社，2021.4
ISBN 978-7-5132-6791-5

Ⅰ.①刘… Ⅱ.①刘… Ⅲ.①中医学－研究生－入学考试－自学参考资料 Ⅳ.①R2

中国版本图书馆 CIP 数据核字(2021)第 051986 号

中国中医药出版社出版

北京经济技术开发区科创十三街 31 号院二区 8 号楼
邮政编码　100176
传真　010-64405721
三河市燕山印刷有限公司
各地新华书店经销

开本 787×1092　1/16　印张 85.5　字数 3014 千字
2021 年 4 月第 1 版　2021 年 4 月第 1 次印刷
书号　ISBN 978-7-5132-6791-5

定价　328.00 元
网址　www.cptcm.com

社 长 热 线　010-64405720
购 书 热 线　010-89535836
咨 询 热 线　010-64405709
维 权 打 假　010-64405753

微信服务号　zgzyycbs
微商城网址　https：// kdt. im/LIdUGr
官 方 微 博　http：// e. weibo. com/cptcm
天猫旗舰店网址　https：// zgzyycbs. tmall. com

如有印装质量问题请与本社出版部联系(010 64405510)

年年岁岁花相似,届届不同考研人。12年来,每年以恋恋不舍之情送走每一届老读者,又用饱满的热情迎来新读者,这就是轮替。正是这种轮替,承前启后,继往开来,培养着一个个名家,孕育着一个个名医。医学的发展需要考研,人才的成长需要读研。想成长为一名医生,似乎没有理由不考研。翻开这本书,读到这篇序文,说明你的选择是非常明智的。

或许,你偶闻过我的名字,不就是《傲视宝典》的作者吗?或许,你听过我的网课;抑或,你浏览过我的网站、踩过我的微博,若果真是这样,荣幸之至,倍加亲切。因为,我们早就是朋友了。但我要强调一下:士别三日,昨日之我,非今日之我。事过境迁,昨日之识,非今日之识。这便是我经常强调的超越!不断地超越,使我不断进步;不断地思索,使我不断提升。十年磨一剑,书本问世11年,尽管受到了广大读者的好评,但我仍然不免战战兢兢,如履薄冰。对于偶尔的批评,则感到羞愧不已,遂不断发奋努力,不断修正,然"人无完人,书无完书",书中不足,在所难免,这不是搪塞的借口,我的目标就是超越,超越昨日之我,超越昨日之书。于是,在综合我12年来一线讲台教学经验及我团队的集体智慧,便有了这一套新的考研系列丛书问世,冀有益广大考研学子,不求有功于"诲人不倦",但求无过于"毁人不断"。当然,我还会在此基础上,不断超越,不断修正,吸纳广大读者和同行的批评和指正,更上台阶。以此为鉴,我倡议广大学子,应该不断超越,今日之本科生,即明日之研究生,未来之国家栋梁!正如我经常喜欢在最后一堂课与大家共勉的那句:苟日新,日日新,又日新。吾辈之人,须当以今日之我赶超昨日之我,以明日之我赶超今日之我。设若如此砥砺,定能更换新气象,迈入新台阶,书写华丽人生。倘若邯郸学步,日日撞钟,日复一日,则只能沦落红尘,虚度韶华。

曾几何时,本科教育如火如荼,大学生个个都是"天之骄子"。欢欢喜喜上大学,高高兴兴盼未来,然而到了毕业时,却悲从中生,天之骄子不再是社会的"香饽饽",象牙塔里的佼佼者几乎成了"被抛弃的一代"。本科生难于就业,医学本科生更是难于就业,即使就业,工资待遇亦不如民工,似乎知识在贬值,价值在扭曲,"读书无用论"一度死灰复燃,果真如斯?当然不!这一切都是短见,浮躁浑浊了眼睛,流言混淆了视听!知识永远是有力的,智慧永远是无价的。关键是你有没有真正在学知识,有没有真正在长智慧。当然,能读此书者,均为有志、有识之辈,均为上进之士,我建言你们:本科为基础,硕士当考取,潜心做学问,学好真功夫!俗语云:"志当存高远。"于此,应该立志考研!

随着本科生的井喷,考研愈演愈烈,但对医学考研而言,人数还是递增的。因为,众所周知,医者艺也,有此一技之长,走遍天下都不怕。尽管目前,医患关系不良,行医环境恶劣,但是,还是有越来越多的人怀着无限美好的愿景,向往着白衣天使之路。因此,在通往医学考研的独木桥上,竞争是非常激烈的,在考研这场没有"硝烟的战场"上,总会有"你死我亡"的场景。俗话说:"狭路相逢,勇者胜。"当然,你首先要亮剑,亮出你考研的坚定决心之剑,有此剑,你便有源源不断的动力;我亦希冀此套丛书能成为诸位武器之剑,有此剑,所向披靡,披荆斩棘,力克众敌,攻向心仪已久的"城堡"。

考研是一条心路,这是我经常挂在嘴里的一句话,也是我经常用来勉励学生的话,说不上鼓励,关键是想点透当中的玄机。其实,考研还是一条漫长的路,也就是我经常鼓励大家的另外一句话:考研从某种意义上来说就是考坚持。考研之路,路途漫漫,满布荆棘,一路走过,汗水相伴,苦难相拥,艰苦万分。然则,果真经历,且行且想,不断收获,不断成长,正如蚕蛹化蝶之升华,亦享雨后见彩虹之快乐!一句话概括:痛并快乐着!我认为:没有考研的人生是不完整的!

真要考研,并且想在此博弈中取得好成绩,那就要有相当的付出!考研不只是说说而已,要实干!应该说大大小小的考试,大家都经历了不少。我是过来人,应该是有资格来说这个话的,不算无数次的平时测验、月考、期中考试、期末考试,光说大考试,诸如中考、高考、研考、博考我都是经历过的,少有考试有考研之要求高、难度大,其堪称不折不扣的"国考",因此,要以端正的态度,充沛的精力,充足的时间,必要的辅导书、辅导班以及诸多有利因素来备战考研。只有这样,抱拥天时、地利、人和方能取胜。

我的经验已经融汇在书中各篇章中,希望大家认真复习,深入体悟,不断巩固,牢固掌握每一个考点,结合书中考纲要求,细读考点解析,各个击破之;体悟重点要求,重点掌握每一个高频考点,并在此基础上,举一反三,融会贯通,不断突破,不断超越,真正掌握每一考点,力破每一个考题,获取良好成绩,考取理想学校,果真如是,我将感到无比欣慰。也希望大家,不断鼓励我,不断批评我,完善好本书,裨益于千千万万的后来者!

末了,愿大家:执尚方宝剑踏考研之路,怀愉悦心情登桂冠金榜!

刘应科

编写说明 ◀◀

从学生中来,到学生中去。本书编写组老师经历了无数次的一线讲课,又在教学中面对面地与考研学子接触,发现问题,接受建议,全新推出本套考研丛书,无论从内容上,还是体例上,均有了巨大改变。

最新的总是最好的,厚积方能薄发,此书在《傲视宝典》《辅导讲义》系列丛书的基础上进行了大幅修订,重新编写了本套考研辅导教材,主要表现在以下几个方面。

一、在体例上进行了改变

俗话说"众口难调",有的考生需求基础性的辅导书,有的考生需要总结性的辅导书。这使我们非常为难,写得太多了怕啰嗦,写得太少了,又怕内容涉及不到,考生会觉得不满意。遂突发奇想,能不能将所有考点分阶段地融汇到一本书中呢? 这样就能真正做到"一书在手,中综不愁"! 于是,跟出版社沟通了意见,很快便得到肯定性回复! 一切都是为了考生的利益着想,要写最有意义的考研辅导书。事实上,所有科目的考研复习均是按照阶段进行的,课程也是分阶段进行的,正如我们所熟知的基础班、强化班、冲刺班。于是我按照此思路编写了基础讲义、强化讲义、冲刺讲义,三轮讲义融汇在一本书中,不同阶段可以选用相应内容,此法正暗合我所推荐的"车轮大战"复习方法。

三篇内容各有特点,各有侧重。基础篇部分思路清晰,层次分明,条分缕析,序号式解析考纲中所有考点,以基础为重,凸显基本概念,基本现象,基本原理。强化篇部分,深入理解,综合运用纵向、横向比较,图表框架式表达出重点考点、难点考点,以高频考点为重,着重解析难点及综合类考点。冲刺篇部分,重点突出,强化巩固,大胆预测,专题式强化高频考点,巩固重点、难点考点,综合比较跨考点、跨章节、跨科目的考点,大胆预测考点及考题。

基础篇,分为"考纲要求"和"考点解析"两个栏目。"考纲要求"原汁原味地将最新考试大纲以序号式条分缕析地吸纳进来,并且结合我们的既往经验,将重要考点以蓝色标出,引起格外注意。考生可以根据考纲,对本科目本章节的要求进行提纲挈领式地把控。紧接着"考点解析"将考纲中要求考查的考点进一步细化,以序号化的形式将每一个知识点都进行了精心梳理。考生只要据此熟练背诵、深入理解即可。我们还结合最新版教材及最新考试大纲中新增部分对知识点的表述进行了调整。对重要考点、重要知识点以及关键字眼以蓝色标出,便于记忆。

强化篇,分为"重点要求"和"重点突破"两个栏目。"重点要求"对既往考试中考查频率高的考点及知识点进行了点拨,围绕根据历年真题总结出来的重点知识点进行了提醒,并以蓝色标注。"重点突破"围绕重点考点进行深入阐发,更多的是从总结层面、比较鉴别层面进行展示,具有一定的难度。

冲刺篇,分为"考点预测"和"专题预测"两个栏目。"考点预测"对次年可能考查的知识点,乃至考题进行了大胆预测,此部分内容均为编者和一线讲师对历年真题的研究结果,具有高度可参性。在历届考试中,考试准度非常高,考生应该尤其重视。"专题预测"是将一类型的知识点以专题形式展开阐述,此部分内容难度高、要求高,有若干知识点的总结并不全面,况且仁者见仁智者见智,不同编者可能从不同角度进行阐述,读者可以在此基础上举一反三,深入思考。

二、在内容上进行了完善

在本书中,有些内容表述有较大突破,更加符合考试的要求及方向。在前面辅导书的基础上,结合最新考试大纲及最新教材,对若干知识点的表述进行了调整,增加了相关内容,丰富了对一些考点的表述,对一些非重要的考点进行了删减,尤其在一线教学及对历年真题研究的基础上,对一些知识点进行了高度的总结及归类,更加方便考生记忆并加以理解。大凡考试都是有规律的,通过这一次的全面修订及升级,我们已经牢牢地把握住了"中医综合"的考试规律。书中的内容更加具有科学性、简洁性、准确性。能够帮助广大考生省时高效地进行复习,获取事半功倍的复习效果。

三、增添了若干总结性内容

在教学及研究真题的基础上，我们对若干知识点进行了高度总结，有的还进行了横向比较，对难于理解的内容，推荐了若干趣味记忆法以及深入浅出的解析，所以此部分的内容均以"提示"的形式进行表述，非常醒目，一看便知。

四、采用双色工艺印刷

为了方便考生复习，加深记忆，新书不计成本，对重要考点、高频考点、关键字眼进行标蓝凸显，提高视觉冲击，强化大脑记忆。

五、真题定位

这个工作非常细致，亦非常扎实，将历年真题定位到每一个知识点，哪些年份考查过，标示得清清楚楚，更加方便读者熟知考点，定位重点考点、高频考点。

六、选用少量考题进行练习

不同以往辅导书，要么就是没有考点，要么就是题海战术。本书中每篇后适量选择难度系数相当的模拟题及真题进行实战演习，以供大家"小试牛刀"，方便巩固知识点。

七、配套大量增值服务

本书开通了配套微博互动平台(@中医刘应科)，微信互动平台(微信公众号"应科医考")，在这些平台上大家可阅览最新考试动态，可获悉若干电子版内容及视频讲课。

我们一致认为中医综合复习四大关键：

紧扣大纲，方向清晰，靶点精准！
重点突出，条分缕析，强化记忆！
阶梯复习，分步目标，有条不紊！
名师助力，心路辅导，镇定自若！

结合复习关键，我们强烈推荐本书，总结本书的特点为：

❖ 汇全国知名平台：汇聚了金榜时代、应科医考等知名教育品牌。

❖ 聚业界精英名师：来自北京中医药大学、中国中医科学院、天津中医药大学、首都医科大学、广州中医药大学等名师及名医。

❖ 揽最新大纲要点：解读了最新考试大纲，凸显最新增加的内容。

❖ 解历年真题机要：将真题定位到每一个考点。

❖ 集高频考点精粹：明确凸显高频高点，并进行重点解析。

❖ 晓当年考试方向：结合历届真题集辅导的经验，大胆预测考点及考题。

明确大纲是高效的保证；序号式解析考点是速成记忆的保证；阶段复习、分步计划是成功的重要保证；名师帮助、心路辅导又是保持愉悦心情的重要法宝。

另外，本教材配套了若干姐妹丛书，包括《刘应科考研中医综合历年真题精析与复习思路》《刘应科考研中医综合复习指导同步练习3000题》《刘应科考研中医综合终极预测试卷》等，供广大读者根据具体情况进行选用。当然，正如我们前面所说"金无足赤，人无完人"，书亦当"无完书"，编委们学识及精力有限，书中纰漏，在所难免，我们真诚欢迎大家的批评与指正，希望大家能够以微信公众号或微博互动的形式第一时间指出当中不足，若能如此，善莫大焉！

本书编委会

目 录 ◀◀ ◀

基础篇——中医基础理论

基础篇——中医诊断学

基础篇——中药学

基础篇——方剂学

基础篇——中医内科学

基础篇——针灸学

基础篇——临床医学人文精神

基础篇 ◈ 中医基础理论

第 一 章

1

绪 论

1.中医学的基本概念 2.中医学理论体系的形成和发展 《黄帝内经》《难经》《伤寒杂病论》《神农本草经》对中医学理论体系形成的奠基作用和意义。 历代著名医家对中医学理论的充实和发展。金元四大家,温病学派的主要贡献。	3.中医学的基本特点 (1)整体观念:机体自身的整体性,内外环境的统一性,以及在中医学生理、病理、诊法、辨证和治疗等方面的体现。 (2)辨证论治:证的概念,辨证与论治的含义及其相互关系,同病异治与异病同治的含义及运用。

一 中医学的基本概念

①中医学是以中医药理论与实践经验为主体,研究人类生命活动中健康与疾病转化规律及其预防、诊断、治疗、康复和保健的综合性科学。

②中医学具有独特的理论体系、丰富的临床经验和科学的思维方法,是以自然科学知识为主体、与人文社会科学知识相交融的科学知识体系。

③中医学理论体系的内涵为:以整体观念为主导思想。以气一元论、阴阳、五行学说为哲学思辨模式。以脏腑经络及精气血津液为生理病理学基础。以辨证论治为诊治特点。

二 《黄帝内经》《难经》《伤寒杂病论》《神农本草经》对中医学理论体系形成的奠基作用和意义

中医学理论体系形成于战国至两汉时期。其成立的条件有:有利的社会文化背景;医药知识的积累;对人体生命现象和自然现象的观察;古代哲学思想对医学的渗透。《黄帝内经》《难经》《伤寒杂病论》《神农本草经》等医学专著的成书,标志着中医学理论体系的初步形成。(2015121)

真题【2015.121】

中医学理论体系形成的基础有

A.古代自然科学的渗透

B.古代哲学思想的影响

C.对生命现象的长期观察

D.长期医疗经验的积累

【答案】ABCD

①《黄帝内经》是我国现存的医学文献中最早的一部典籍,包括《素问》和《灵枢》两部分,共 18 卷,162 篇,是先秦至西汉医学经验和理论的总结,内容丰富。它系统地阐述了人体生理、病理,以及疾病的诊断、治疗和预防等问题,奠定了中医学的理论基础。其内容包括藏象、经络、病机、诊法、辨证、治则及针灸和汤液治疗等。它在阐述医学理论的同时,还对当时哲学领域的一系列重大问题,诸如阴阳、五行、气、天人关系、形神关系等进行了深入的探讨。

②《难经》是一部可与《内经》相媲美的古典医籍,相传为秦越人(扁鹊)所作。该书内容简要,辨析精微。全书所述以基础理论为主,涉及生理、病理、诊断、病证、治疗等各个方面,尤其对脉学有较详细而精当的论述和创见,对经络学说以及藏象学说中命门、三焦的论述,则在《内经》的基础上有所阐扬和发展,与《内经》同为后世指导临床实践的重要理论性著作。

③《伤寒杂病论》创立了辨证论治的诊治理论。该书为东汉张机(字仲景)所著,后经王叔和分为《伤寒论》与《金匮要略》两部分:前者以六经辨伤寒,后者以脏腑论杂病。该书提出了"观其脉证,知犯何逆,随证治之"的辨证论治原则,使中医学的基础理论与临床实践紧密结合起来,为临床医学的发展奠定了坚实的基础。

④《神农本草经》简称《本经》或《本草经》,是在马王堆出土,形成于先秦秦汉时期。其形成奠定了中药理论的基础,也是我国现存最早的一部药物学专著。该书共收载药物 365 种,绝大部分是常用药物。根据药物毒性的大小将药物分为上、中、下三品(上品药无毒,主益气;中品药或有毒或无毒,主治病、补虚;下品药有毒,主除病邪、破积聚)。书中所述药物学理论,包括药物四气五味、有毒无毒、君臣佐使、七情和合(单行、相须、相使、相畏、相恶、相反、相杀)等,对后世药物学的发展有着重要影响,此书的问世,为中医学术体系

提供了较系统的药物学知识。

三 历代著名医家对中医学理论的充实和发展

1. 魏晋隋唐时期

(1)晋·王叔和——《脉经》——中医学第一部脉学专著

①提倡"寸口诊法"。

②明确了左寸主心与小肠,关主肝胆,右寸主肺与大肠,关主脾胃,两尺主肾与膀胱的三部脉位。

③描绘了浮、芤、洪、滑、数、促、弦、紧等24种病脉的脉象形态及其所主病证。

(2)晋·皇甫谧——《针灸甲乙经》——中医学第一部针灸学专著

①叙述了藏象、经络、腧穴、标本、九针、刺法、诊法、病证、治法等内容。

②集魏晋以前针灸经络理论之大成。

(3)隋·巢元方——《诸病源候论》——中医学第一部病因病机证候学专著

①分述内、外、妇、儿、五官、皮肤等诸科病证的病因、病机和症状。

②重于病源的研究,如指出疥疮是由疥虫所致。

③在诸证之末附导引法,对疾病的诊断和辨证论治起到推动作用。

(4)唐·孙思邈——《备急千金要方》和《千金翼方》——中医学第一部医学百科全书

①详述了唐以前的医学理论、方剂、诊法、治法、食养等。

②提出的医生在医德方面的要求和所要达到的境界,可谓开中国医学伦理学之先河。

2. 宋金元时期(公元960~1368年)

(1)南宋·陈言(字无择)——《三因极一病证方论》(简称《三因方》),提出"三因学说"。(201201)

真题【2012.1】

提出"三因学说"的医家是

A. 巢元方　　　　B. 张景岳

C. 张仲景　　　　D. 陈无择

【答案】D

①外感六淫为外因。

②七情内伤为内因。

③不内外因:饮食所伤、叫呼伤气、虫兽所伤、跌打损伤、中毒、金疮等。

(2)金元四大家(见后)

3. 明清时期

(1)命门学说丰富了中医学理论

(2)温病学说(见后)

(3)清·王清任(字勋臣)——《医林改错》

①改正了古医籍中在人体解剖方面的某些错误。

②肯定了"灵机记性不在心在脑"。

③发展了瘀血理论。

④创立了多首治疗瘀血病证的有效方剂,对中医学气血理论的发展做出了一定贡献。

四 金元四大家的主要贡献

金元时期的刘完素、张从正、李杲、朱震亨等人,对中医学理论的发展做出了重要贡献,后人尊称为"金元四大家"。

①刘完素(字守真),创河间学派(后人尊称刘河间),倡导火热论。他认为"六气皆从火化",化火化热是外感病的主要病机,而内伤病中"五志过极皆能生火"。百病皆因火热,故在治疗中力主以寒凉清热,后人称其为"寒凉派"。代表作有《素问·玄机原病式》《素问·病机气宜保命集》等。(201401、201801)

真题【2018.1】

下列属于金元时期滋阴派观点的是

A. 阳常有余,阴常不足　　B. 阴常有余,阳常不足

C. 独阳不生,孤阴不长　　D. 阳在外,阴之守也

【答案】A

真题【2014.1】

首先提出"六气皆从火化"观点的医家是

A. 朱丹溪　　　　　　　B. 张元素

C. 李杲　　　　　　　　D. 刘完素

【答案】D

②张从正(字子和,号戴人),师从刘完素,提出邪非人身所有,"邪去正自安",不可滥用补药的新见解,治病以汗、吐、下三法攻邪为主,后人称其为"攻邪派"。代表作为《儒门事亲》。

③李杲(字明之,号东垣老人,后人尊称李东垣),师从易水学派的创始人张元素(字洁古),强调胃气对发病的决定性作用,倡言"百病皆由脾胃衰而生也",善用温补脾胃之法,后人称其为"补土派"。代表作为《脾胃论》《内外伤辨惑论》等。(201601)

真题【2016.1】

首先提出"百病皆由脾胃衰而生"的医家是

A. 张从正　　B. 李杲　　C. 朱丹溪　　D. 刘完素

【答案】B

④朱震亨(字彦修,号丹溪翁,后人尊称朱丹溪),传河间之学,创造"相火论",认为相火有"生生不息"功能,"人非此火不能有生",而相火妄动,即属邪火,能煎熬真阴,从而得出"阳常有余,阴常不足"的结论。治疗上倡导"滋阴降火",后人称其为"滋阴派"。代表作为《格致余论》。

五 温病学派的主要贡献

温病是多种急性热病的统称,多具有传染性和流

行性。温病学说源于《内经》《难经》及《伤寒杂病论》，后经历代医家的不断补充和发展，至明清臻于成熟。在温病学说的形成与发展过程中，明代的吴有性及清代的叶桂、薛雪、吴瑭等都做出了卓越的贡献。

①吴有性(字又可)著《温疫论》，创"戾气"说。主张温疫病的病因为"戾气"，而非一般的六淫病邪；戾气多"从口鼻而入"。"从口鼻而入"，往往递相传染，形成地域性流行，症状、病程多类似；不同的疫病有不同的发病季节；人与禽兽皆有疫病，但各不相同又有一定联系。

②叶桂(字天士，号香岩)著《温热论》，阐明了温热病发生发展的规律："温邪上受，首先犯肺，逆传心包"，创建了温热病的卫气营血辨证理论，对清代温病学说的发展起着承前启后的作用。

③薛雪(字生白)著《湿热条辨》，创新温病学说的湿热病因理论，对湿热病(温病中之一类)的病因、症状、传变规律、治则治法等，做了简要阐述，对温病学说的发展做出一定贡献。

④吴瑭(字鞠通)著《温病条辨》，创立了温热病的三焦辨证理论，指出："凡病温者，始于上焦，在手太阴"；"上焦病不治则传中焦，胃与脾也"；"中焦病不治，即传下焦，肝与肾也"。

六 整体观念

1.整体观念概念 (200901)

整体观念，是中医学关于人体自身的完整性及人与自然、社会环境的统一性的认识。整体观念认为，人体是一个由多层次结构构成的有机整体。人生活在自然和社会环境中，人体的生理功能和病理变化，必然受到自然环境、社会条件的影响。

2.整体观念内容与应用 (2012121)

真题【2012.121】

下列各项中，属于中医学整体观念内容的有

A.形与神俱   B.因地制宜

C.同病异治   D.四时养生

【答案】ABD

(1)人体是一个有机整体

①生理功能的整体性：

· 五脏一体观：人体由五脏(肝、心、脾、肺、肾)、六腑(胆、胃、小肠、大肠、膀胱、三焦)、形体(筋、脉、肉、皮、骨)、官窍(目、舌、口、鼻、耳、前阴、后阴)等构成。各个脏腑组织器官在结构上彼此衔接、沟通。它们以五脏为中心，通过经络系统"内属于腑脏，外络于肢节"的联络作用，构成了肝、心、脾、肺、肾五个生理系统。系统之间，又通过经络系统的沟通联络作用，构成一个在结构上完整统一的整体。

· 形神一体观：形体与精神是生命的两大要素，二者既相互依存，又相互制约，是一个统一的整体。形神

一体观，即形体与精神的结合与统一。在活的机体上，形与神是相互依附，不可分离的。形是神的藏舍之处，神是形的生命体现。如《素问·阴阳应象大论》：人有五脏化五气，以生喜怒悲忧恐。神不能离开形体而单独存在，有形才能有神，形健则神旺。

精气神一体观：精是构成人之形体的最基本物质，气是人体内活力很强不断运动的精微物质，是推动和调节人体生命活动的根本动力。精、气、神为人身"三宝"：精为基础，气为动力，神为主宰，构成"形与神俱"的有机整体。

②病机变化的整体性："有诸内，必形诸外"(《孟子·告子下》)，局部病变大都是整体生理机能失调在局部的反映。如目的病变，既可能是肝之精气的生理功能失调的反映，也可能是五脏精气功能失常的表现。

③诊断防治的整体性：

· 诊断："视其外应，以知其内脏，则知所病矣"(《灵枢·本脏》)，可通过观察分析形体、官窍、色脉等外在的病理表现，推测内在脏腑的病理变化，从而做出正确诊断，为治疗提供可靠依据。如验舌、望面、察神、切脉等是由外察内的诊病方法，是中医学整体诊病思想的具体体现。

· 治疗：局部病变常是整体病理变化在局部的反映，故治疗应从整体出发，在探求局部病变与整体病变的内在联系的基础上确立适当的治疗原则和方法。"从阴引阳，从阳引阴，以右治左，以左治右"，"病在上者下取之，病在下者高取之"，都是在整体观念指导下确立的治疗原则。

④养生康复的整体性：主张形神共养以养生维护健康、形神共调以康复治疗疾病。养生注意形健而神旺，神清而形健；康复治疗时以躯体疾病引起精神疾病则治形为先，精神情志伤害引致躯体疾病则治神为先。

(2)人与自然环境的统一性

①自然环境对人体生理的影响：自然环境主要包括自然气候和地理环境，古人以"天地"名之。(200601)

自然气候对人体生理的影响：

· 四季的影响：四季气候变化规律：春温、夏热、秋凉、冬寒。四季生物规律：春生、夏长、秋收、冬藏——《灵枢·五癃津液别》说："天暑衣厚则腠理开，故汗出……天寒则腠理闭，气湿不行，水下留于膀胱，则为溺与气。"四季脉象规律：春弦、夏洪、秋毛、冬石。

· 昼夜的影响：《素问·生气通天论》说："故阳气者，一日而主外，平旦人气生，日中阳气隆，日西而阳气已虚，气门乃闭。"(2016121)

真题【2016.121】

昼夜晨昏对人体生命活动的影响有

A.阳气朝始生   B.阳气夜半衰

C.病情旦慧昼安　　　　D.病情夕加夜甚

【答案】ABCD

地理环境对人体生理的影响:地域环境是人类生存环境的要素之一,主要指地势的高低、地域性气候、水土、物产及人文地理、风俗习惯等。地域气候的差异,地理环境和生活习惯的不同,在一定程度上也影响着人体的生理活动和脏腑机能,进而影响体质的形成。

②自然环境对人体疾病的影响:人类适应自然环境的能力是有限的,如果气候变化过于剧烈或急骤,超越了人体的适应能力,或机体的调节机能失常,不能对自然环境的变化做出适应性调节时,就会导致疾病的发生。

自然气候对人体疾病的影响:

·四季的影响:《素问·金匮真言论》说:"故春善病鼻衄,仲夏善病胸胁,长夏善病洞泄寒中,秋善病风疟,冬善病痹厥。"(2014121)

真题【2014.121】

下列有关四时发病的叙述中,与《素问·金匮真言论》相符的是

A.春善病风疟　　　　B.长夏善病洞泄寒中

C.秋善病鼻衄　　　　D.冬善病痹厥

【答案】BD

·昼夜的影响:《灵枢·顺气一日分为四时》说:"夫百病者,多以旦慧、昼安、夕加、夜甚……朝则人气始生,病气衰,故旦慧(200501);日中人气长,长则胜邪,故安;夕则人气始衰,邪气始生,故加;夜半人气入脏,邪气独居于身,故甚也。"

地理环境对人体疾病的影响:《素问·异法方宜论》指出:东方傍海而居之人易得痈疡,南方阳热潮湿之地易生挛痹。地域环境不同,人们易得的疾病也不一样。隋·巢元方《诸病源候论·瘿候》指出瘿病的发生与"饮沙水"有关,已认识到此病与地域水质的密切关系。

③自然环境与疾病防治的关系:由于自然环境的变化时刻影响着人的生命活动和病理变化,因而在疾病的防治过程中,必须重视外在自然环境与人体的关系,在养生防病中顺应自然规律,在治疗过程中遵循因时因地制宜的原则。《素问·阴阳应象大论》说:"故治不法天之纪,不用地之理,则灾害至矣。"

·季节气候与疾病防治:在气候变化剧烈或急骤时,要"虚邪贼风,避之有时",防止病邪侵犯人体而发病。治疗用药上:春夏慎用温热,秋冬慎用寒凉,即所谓"因时制宜"。某些病,可以"冬病夏治"——冬天由于素体阳虚阴盛而发病的咳喘、骨关节病(寒痹)等,可在夏季培补阳气;"夏病冬治"——夏天由于素体阴虚阳盛而发病的心悸、瘿病等,可在冬季滋养阴气。

·昼夜时辰与疾病防治:根据人体气血随自然界

阴阳二气的盛衰而有相应的变化,并应时有规律地循行于经脉之中的学术思想,古代医家创立了"子午流注针法"。

·地域环境与疾病的防治:"因地制宜",西北偏于寒凉干燥而东南偏于温热湿润,故西北少用寒凉之药而东南慎用辛热之品。

(3)人与社会环境的统一性

①社会环境对人体生理的影响:社会环境不同,造就了个人的身心机能与体质的差异。金元时期的李杲曾指出处于战乱时期的人民,身心健康受到严重损害:"向者壬辰改元,京师戒严,迨三月下旬,受敌者凡半月。解围之后,都人之有不病者,万无一二;既病而死者,继踵不绝。"政治、经济地位的高低,对人的身心机能有重要影响。《灵枢·师传》指出养尊处优的"王公大人,血食之君,骄恣纵欲,轻人"。李中梓指出:"大抵富贵之人多劳心,贫贱之人多劳力;富贵者膏粱自奉,贫贱者藜藿苟充;富贵者曲房广厦,贫贱者陋巷茅茨;劳心则中虚而筋柔骨脆,劳力则中实而骨劲筋强;膏粱自奉者脏腑恒娇,藜藿苟充者脏腑坚固;曲房广厦者玄府疏而六淫易客,茅茨陋巷者腠理密而外邪难干。"

②社会环境对人体病变的影响:《素问·疏五过论》指出:"尝贵后贱"可致"脱营"病,"尝富后贫"可致"失精"病,并解释说:"故贵脱势,虽不中邪,精神内伤,身必败亡;始富后贫,虽不伤邪,皮焦筋屈,痿躄为挛。"

③社会环境与疾病防治的关系:预防和治疗疾病时,必须充分考虑社会因素对人体身心机能的影响,尽量避免不利的社会因素对人的精神刺激,创造有利的社会环境,获得有力的社会支持,并通过精神调摄提高对社会环境的适应能力,以维持身心健康,预防疾病的发生,并促进疾病向好的方面转化。(201701)

真题【2017.1】

《素问·疏五过论》所说的"尝贵后贱"可致"脱营",其影响因素是

A.体质差异　　　　B.气候变化

C.社会环境变更　　　　D.地域环境变更

【答案】C

七 辨证论治

1.证的概念

证,即证候,是疾病过程中一定阶段的病位、病因、病性等本质有机联系的反应状态,表现为临床可被观察到的症状等,一般由一组相对固定的、有内在联系的、能揭示疾病某一阶段或某一类型病变本质的症状和体征构成(201301)。证是病机的外在反映;病机是证的内在本质。证能揭示病变的机理和发展趋势,中医学将其作为确定治法、处方遣药的依据。证所反映的是疾病的阶段性本质,表明证的时相性特征。

真题 【2013.1】

下列有关"证"的表述中,正确的是
A.对疾病所表现症状的综合认识
B.对疾病症状与体征的综合分析
C.对疾病某一阶段的病理概括
D.对疾病某一阶段的症状概括
【答案】C

2.辨证与论治的含义及其相互关系

(1)辨证

辨证是以中医学理论对四诊(望、闻、问、切)所得的资料进行综合分析,明确病变本质并确立为何种证的思维和实践过程。由于疾病发生的原因、病变的部位、疾病的性质、疾病的发展趋势是辨证的要素,故中医学在辨识证时,要求同时辨明疾病的病因、病位、病性及其发展变化趋向,即辨明疾病从发生到转归的总体病机。

辨病因——探求疾病发生的原因;

辨病位——分析、判别以确定疾病之所在部位。

辨病性——确定疾病的虚实寒热之性。

辨病势——辨明疾病的发展变化趋势及转归。

(2)论治

论治又称施治,是根据辨证的结果确立相应的治疗原则、方法及方药,选择适当的治疗手段和措施来处理疾病的思维和实践过程。论治过程一般分以下几个步骤:

因证立法 ——随法选方——据方施治。

因证立法——即依据证而确立治则治法。

随法选方——即依据治则治法选择相应的处方。

据方施治——即按照处方,对治疗方法予以实施。

(3)辨证与论治的关系

辨证与论治是诊治疾病过程中相互联系不可分割的两个方面。辨证是认识疾病,确定证;论治是依据辨证的结果,确定治法和处方遣药。辨证是论治的前提和依据,论治是治疗疾病的手段与方法,也是对辨证正确与否的检验。因此,辨证与论治是理论与实践相结合的体现,是理、法、方、药理论体系在临床上的具体应用,也是指导中医临床诊治的基本原则。

3.同病异治与异病同治 (2013121)(2019017)

(1)同病异治

同一种病,由于发病的时间、地域不同,或所处的疾病的阶段或类型不同,或病人的体质有异,故反映出的证候不同,因而治疗也就有异。如麻疹病在不同的疾病阶段表现为不同的证,故初期当解表透疹;中期清

肺热,后期滋养肺阴胃阴。

(2)异病同治

几种不同的疾病,在其发展变化过程中出现了大致相同的病机,大致相同的证,故可用大致相同的治法和方药来治疗。如胃下垂、肾下垂、子宫脱垂、脱肛等不同的病变,在其发展变化过程中,均可出现"中气下陷"的病机,表现为大致相同的证,故都可以用补益中气的方法来治疗。

◎提示▶▶▶同病异治与异病同治的关键在于"证",证同病不同,则"异病同治",病同证不同,则"同病异治"。

■■ 小试牛刀

1.主张"邪去正自安"的医家是
    A.李杲   B.朱丹溪
    C.张元素   D.张子和

2.下列关于中医学理论体系的形成和发展的说法错误的是:
    A.《黄帝内经》是我国现存的医学文献中最早的一部典籍
    B.《伤寒论》提出"三因学说"
    C.《脉经》第一次全面系统论述24种脉象
    D.《神农本草经》将药物功效分为寒、热、温、凉四性

3.根据"人与天地相应"的观点,下列除哪项外,均对人体产生影响:
    A.季节气候变化   B.昼夜晨昏变化
    C.地区方域不同   D.饮食偏嗜不同

4.《灵枢·顺气一日分为四时》说:"夫百病者,……多以旦慧",是因为:
    A.人气始生,病气衰
    B.人气长,长则胜邪
    C.人气始衰,邪气始生
    D.人气入脏,邪气独居于身

5.下列哪项属于中医学的基本特点:
    A.同病异治   B.异病同治
    C.审因论治   D.辨证论治

6.因中气下陷所致的久痢、脱肛及子宫下垂,都可采用升提中气法治疗,此属于:
    A.因人制宜   B.同病异治
    C.异病同治   D.审因论治

■■ 参考答案

1.D   2.B   3.D   4.A   5.D
6.C

第 二 章

2

精气阴阳五行

1. 气一元论(精气学说)

(1)精气的基本概念。

(2)气一元论的基本内容:精气是构成宇宙的本源,精气的运动与变化,精气是天地万物相互联系的中介,天地精气化生为人。

(3)气一元论在中医学中的应用:对精气生命理论构建的影响、对整体观念构建的影响。

2. 阴阳学说

(1)阴阳的概念及事物阴阳属性的相对性。

(2)阴阳学说的基本内容:阴阳的对立制约、互根互用、交感互藏、消长平衡、相互转化的含义及其在自然界、人体生理病理上的体现。

(3)阴阳学说在中医学中的应用:说明人体的组织结构、生理功能、病理变化,用于疾病的诊断与治疗。

3. 五行学说

(1)五行的概念。

(2)五行学说的基本内容:五行的特性,事物五行属性的推演与归类,五行的生克、制化和乘侮。

(3)五行学说在中医学中的应用:说明自然界的变化与脏腑形体官窍的联系,五脏的生理功能及其相互关系,五脏病变的相互影响与传变,疾病的诊断与治疗。

■ 考点解析

一 精气的基本概念

1. 精气的概念

精,又称精气,是一种充塞宇宙之中的无形(指肉眼看不见形质)而运动不息的极细微物质,是构成宇宙万物的本原;在某些情况下专指气中的精粹部分,是构成人类的本原。其概念来自"水地说"。

2. 气的哲学概念

中国古代哲学关于气的基本概念:气是一种极其细微的物质,是构成世界的物质本原。气作为中国古代哲学的最高范畴,其本义,是客观的、具有运动性的物质存在;其泛义,是世界的一切事物或现象,包括精神现象,均可称之为气。

二 气一元论(精气学说)的基本内容

1. 精气是构成宇宙的本源

①气一元论认为,宇宙中的一切事物都是由精或气构成的,宇宙万物的生成皆为精或气自身运动的结果,精或气是构成天地万物包括人类的共同原始物质。

②两汉时期,气一元论被兴起的元气说所同化,并逐渐发展为"元气一元论"。"元气一元论"认为,气是最原始的,是宇宙的唯一本原或本体,万物皆由元气化生。故称气为"元气"。

③精或气生万物的机理,古代哲学家常用天地之气交感,阴阳二气合和来阐释。精或气自身的运动变化,分为天地阴阳二气。即所谓"积阳为天,积阴为地"(《素问·阴阳应象大论》)。又如《周易·咸象》说:"天地感而万物化生。"

④精气有"无形"与"有形"两种不同的存在形式。"无形"与"有形"之间处于不断的转化之中。

2. 精气是运动与变化的

自然界一切事物的纷繁变化,都是精或气运动的结果。

①气的运动:气的运动,称为气机。气运动的形式多种多样,但主要有升、降、聚、散等几种。如《素问·六微旨大论》说:"气之升降,天地之更用也……升已而降,降者为天;降已而升,升者为地。天气下降,气流于地;地气上升,气腾于天。故高下相召,升降相因,而变作矣。"《正蒙·太和》论聚与散:"太虚不能无气,气不能不聚为万物,万物不能不散而为太虚。"

②气化:气化,是指气的运动产生宇宙各种变化的过程。

· 气与形之间的转化。

· 形与形之间的转化。

· 气与气之间的转化。

· 有形之体自身的不断更新变化。

3.精气是天地万物相互联系的中介

①维系着天地万物之间的相互联系。

②使万物得以相互感应。

4.天地精气化生为人

人为宇宙万物之一,宇宙万物皆由精或气构成,那么人类也由天地阴阳精气交感聚合而化生。《素问·宝命全形论》说:"天地合气,命之曰人。"

三 气一元论(精气学说)在中医学中的应用

1.对精气生命理论构建的影响

(1)对中医学精学说建立的影响

中医学的精理论,来源于古人对人类生殖繁衍过程的观察与体验,是由对生殖之精的认识发展而来。

(2)对中医学气理论形成的影响

中医学关于气是人体生命活动的动力,是维持人体生命活动之根本的认识,与古代哲学关于气是运动不息的,是推动宇宙万物发生、发展和变化的动力等思想对中医学的渗透有关。中医学将古代哲学"元气一元论"思想作为一种思维方法,类比人体内的各种气也有共同的化生之源。

2.对整体观念构建的影响

①中医学的整体观念,即中医学对人体自身的完整性及人与自然、社会环境相统一的认识。

②中医学的整体观念认为,人体自身是一个有机整体;人生活在自然、社会环境中,必然受到自然与社会环境各种变化的影响,人类在适应自然与社会环境的斗争中维持着机体的生命活动。

③中医学的整体观念,强调从宏观上、从自然与社会的不同角度,全方位研究人体的生理病理及疾病的防治。

四 阴阳的概念

1.阴阳

哲学层面的阴阳又称为属性阴阳,是对自然界相互关联的某些事物或现象对立双方的属性概括,仅用于对事物的属性予以标识,体现了事物对立统一的法则。

中医学层面的阴阳,特指人体内密切相关的相互对应的两类(种)物质及其机能的属性。其中阳(又称阳气),是对具有温煦、兴奋、推动、气化作用的物质及其机能属性的概括;阴(又称阴气),是对具有滋养、濡润、抑制、凝聚等作用的物质及其机能属性的概括。

2.阴和阳

既可代表相互对立的事物,又可用以分析一个事物内部所存在着的相互对立的两个方面。(199201)

3.相关古文

"阴阳者,有名而无形"(《灵枢·阴阳系日月》),"阴阳者,一分为二也"(《类经·阴阳类》)。"天地者,万物之上下也;阴阳者,血气之男女也;左右者,阴阳之道路也;(200174)水火者,阴阳之征兆也;(200173)阴阳者,万物之能始也。"(《素问·阴阳应象大论》)

五 事物阴阳属性的相对性(2012122)

事物的阴阳属性,并不是绝对的,而是相对的。

真题【2012.122】

事物阴阳属性的相对性表现为

A.相互交感　　　　　B.无限可分

C.相互转化　　　　　D.互根互用

【答案】BC

①一定的条件下,阴和阳之间可以发生相互转化,即阴可以转化为阳,阳也可以转化为阴,如属阴的寒证在一定条件下可以转化为属阳的热证;属阳的热证在一定条件下也可以转化为属阴的寒证。

②体现于事物的无限可分性,即《类经·阴阳类》说的"阴阳者,一分为二也"。例如,昼为阳,夜为阴,而上午与下午相对而言,则上午为阳中之阳,下午为阳中之阴;前半夜与后半夜相对而言,则前半夜为阴中之阴,后半夜为阴中之阳。(200471)《素问·金匮真言论》:"背为阳,阳中之阳,心也;背为阳,阳中之阴,肺也;腹为阴,阴中之阴,肾也;腹为阴,阴中之阳,肝也;腹为阴,阴中之至阴,脾也。"(200472)所以说,阴阳之中仍有阴阳可分。

③划分事物阴阳属性前提或条件改变时,事物的阴阳属性也会随之改变。

六 阴阳对立制约的含义及其在自然界、人体生理病理上的体现

1.含义

①阴阳对立制约,是指属性相反的阴阳双方在一个统一体中的相互斗争、相互制约和相互排斥。阴阳学说认为,阴阳双方既是对立的,又是统一的,统一是对立的结果。

②阴阳学说认为,自然界一切事物或现象都存在着相互对立的阴阳两个方面,如上与下、左与右、天与地、动与静、出与入、升与降、昼与夜、明与暗、寒与热、水与火等等。

③阴阳两个方面的相互对立主要表现于它们之间的相互制约、相互消长。(1997100)

2.在自然界、人体生理病理上的体现(200202、1996127)

(1)自然界

①阴与阳相互制约和相互消长的结果,取得了统

一,即取得了动态平衡,称之为"阴平阳秘"。

②春、夏、秋、冬四季有温、热、凉、寒的气候变化,春夏之所以温热,是因为春夏阳气上升抑制了秋冬的寒凉之气;秋冬之所以寒冷,是因为秋冬阴气上升抑制了春夏的温热之气的缘故。这是自然界阴阳相互制约、相互消长的结果。(2019107)

③《素问·脉要精微论》说:"冬至四十五日,阳气微上,阴气微下;夏至四十五日,阴气微上,阳气微下。"(200701)

(2)生理

①"动极者,镇之以静,阴亢者,胜之以阳"(《类经附翼·医易》)。说明了动与静、阴与阳的相互制约、相互消长的关系。(201101)

②人的机体之所以能进行正常的生命活动,就是阴与阳相互制约、相互消长取得统一(动态平衡)的结果。(199202、199701、200301)

(3)病理

如果阴阳之间的对立制约关系失调,动态平衡遭到了破坏,则标志着疾病的产生。

①阴阳双方中的一方过于亢盛,则过度制约另一方而致其不足,即《素问·阴阳应象大论》所谓"阴胜则阳病,阳胜则阴病",可称为"制约太过"。(201702)

②阴阳双方中的一方过于虚弱,无力抑制另一方而致其相对偏盛,即通常所说的"阳虚则阴盛""阴虚则阳亢",或"阳虚则寒""阴虚则热",可称为"制约不及"。

真题【2017.2】
与"阳胜则阴病"病理变化相关的是
A. 阴阳对立制约　　　B. 阴阳互根互用
C. 阴阳交感互藏　　　D. 阴阳相互转化
【答案】A

七 阴阳的互根互用的含义及其在自然界、人体生理病理上的体现

1. 含义(200902、2013122、201802)

(1)阴阳互根(201402、2016122)

一切事物或现象中相互对立着的阴阳两个方面,具有相互依存,互为根本的关系。即阴和阳任何一方都不能脱离另一方而单独存在,每一方都以相对的另一方的存在作为自己存在的前提和条件。这种阴阳的相互依存关系,称之为"互根"。(201502)

真题【2015.2】
"孤阴不生,独阳不长"所阐述的阴阳关系是
A. 阴阳转化　　　　　B. 阴阳互根
C. 相互对立　　　　　D. 相互消长
【答案】B

真题【2018.2】
阴阳互损体现了什么阴阳关系

A. 相互转化　　　　　B. 阴阳互根互用
C. 消长平衡　　　　　D. 相互制约
【答案】B

真题【2016.122】
属于阴阳互根关系的是
A. 阳在外,阴之使　　　B. 阴在内,阳之守
C. 无阴则阳无以生　　　D. 阴盛者胜之以阳
【答案】ABC

真题【2014.2】
阴损及阳终致两经俱损的理论依据是
A. 阴阳转化　　　　　B. 阴阳互根
C. 阴阳对应　　　　　D. 阴阳消长
【答案】B

真题【2013.122】
下列各项中,体现阴阳互根关系的有
A. 孤阴不生　　　　　B. 阴中求阳
C. 阳病治阴　　　　　D. 阴损及阳
【答案】ABD

(2)阴阳互用

阴阳双方具有相互资生、促进和助长的关系。如《素问·生气通天论》说:"阴者,藏精而起亟也;阳者,卫外而为固也。"意思是说藏于体内的阴精,不断地化生为阳气;保卫于体表的阳气,使阴精得以固守于内。《素问·阴阳应象大论》说:"阴在内,阳之守也;阳在外,阴之使也。"(199101、200402、201202)

2. 在自然界、人体生理病理上的体现

①阴阳学说运用阴阳互根互用关系,广泛地用来阐释自然界的气候变化和人体的生命活动。《素问·阴阳应象大论》所谓"阳生阴长,阳杀阴藏"。

②如果由于某些原因,阴和阳之间的互根关系遭到破坏,就会导致"孤阴不生,独阳不长",(200702)"无阳则阴无以生,无阴则阳无以化",(200602)甚则"阴阳离决,精气乃绝"(《素问·生气通天论》)而死亡。

③如果人体阴阳之间的互滋互用关系失常,就会出现"阳损及阴"或"阴损及阳"的病理变化。(1994128、199502、199799、200514、200803)

八 阴阳的交感互藏的含义及其在自然界、人体生理病理上的体现

1. 阴阳互藏

阴阳互藏,指相互对立的阴阳双方中的任何一方都包含着另一方,即阴中有阳,阳中有阴。以天地而言,天为阳,地为阴。"地气上为云,天气下为雨",天为地气升腾所形成,阳中蕴涵有阴;地乃天气下降所形成,则阴中蕴涵有阳。如《类经·运气类》说:"天本阳也,然阳中有阴;地本阴也,然阴中有阳,此阴阳互藏之道。"以人体而言,心在上,五行属火;肾在下,五行属

水。心火(阳)下降于肾,以温肾阳,使肾水(阴)不寒;肾水(阴)上济于心,以滋心阴,使心火(阳)不亢,则心肾阴阳水火协调平衡。如《冯氏锦囊秘录·杂证大小合参》说:"水火互藏其根,故心能下交,肾能上摄。"

2.在自然界、人体生理病理的体现

在自然界,天之阳气下降,地之阴气上升,阴阳二气交感,形成云、雾、雷电、雨露,生命得以诞生,从而化生出万物。阴阳交感是在阴阳二气运动的过程中进行的,没有阴阳二气的运动,也就不会发生阴阳交感。阴阳互藏之道源于古人对自然现象的观察与体悟。如以上下而言,上为阳,下为阴,但上中有下,下中寓上,即阳中有阴,阴中有阳。再以水火言,水暗为阴,火明为阳,但水中内明,火中内暗,即阴中有阳。

阴阳互藏是阴阳双方交感合和的动力根源。阴阳二气的升降运动而引起的交感相错、相互作用,是宇宙万物发生发展变化的根源。如《素问·六微旨大论》说:"天气下降,气流于地;地气上升,气腾于天。故高下相召,升降相因,而变作矣。"

阴阳互藏又是构筑阴阳双方相互依存、相互为用关系的基础和纽带。阳中涵阴,因而阳依阴而存在,阳以阴为源而生;阴中寓阳,因而阴依阳而存在,阴以阳为根而化。若阳中无阴,阴中无阳,就变成"孤阴""独阳",其相互依存关系也就被破坏,而"孤阴不生","独阳不长",阴与阳之间也就失去了相互资生与相互促进的关系。

阴阳互藏还是阴阳消长与转化的内在根据。阴中寓阳,阴才有向阳转化的可能性;阳中藏阴,阳才有向阴转化的可能性。阴中寓阳,其阴性成分才能逐渐(或突然)转化为阳性成分而表现为阴消阳长。(201602)

真题【2016.2】

"阴中有阳,阳中有阴"是指

A.阴阳互藏　　　　B.阴阳消长
C.阴阳平衡　　　　D.阴阳交感

【答案】A

九 阴阳的消长平衡的含义及其在自然界、人体生理病理上的体现

1.含义

①阴和阳之间的对立制约、互根互用,始终处于不断的运动变化之中,故说"消长平衡"。

②所谓"消长平衡",即指阴和阳之间的平衡,不是静止的和绝对的平衡,而是在一定限度、一定时间内的"阴消阳长""阳消阴长"之中维持着相对的平衡。

2.在自然界、人体生理病理上的体现

①子夜阳气生,日中阳气隆,机体的生理功能由抑制逐渐转向兴奋,即"阴消阳长"的过程;日中至黄昏,阳气渐衰,阴气渐盛,机体的生理功能也从兴奋逐渐转向抑制,即"阳消阴长"的过程。

②如果破坏了阴阳的相对平衡,形成阴或阳的偏盛或偏衰,则导致阴阳的消长失调。故《素问·阴阳应象大论》说:"阴胜则阳病,阳胜则阴病;阳胜则热,阴胜则寒。"(201001)

十 阴阳的相互转化的含义及其在自然界、人体生理病理上的体现

1.含义

阴阳转化是指阴阳对立的双方,在一定的条件下,可以各自向其相反的方向转化,即阴可以转化为阳,阳也可以转化为阴。

2.在自然界、人体生理病理上的体现

(1)从四季气候

①由春温发展到夏热之极点,就是向寒凉转化的起点;秋凉发展到冬寒之极点,就是逐渐向温热转化的起点。《素问·六微旨大论》说:"升已而降,降者谓天;降已而升,升者谓地。天气下降,气流于地;地气上升,气腾于天。"即从天地之气的升降来说明阴阳的转化。

②"四时之变,寒暑之胜,重阴必阳,重阳必阴。故阴主寒,阳主热。寒甚则热,热甚则寒。故曰:寒生热,热生寒,此阴阳之变也。"(《灵枢·论疾诊尺》)

(2)疾病的发展过程

在疾病的发展过程中,由阳转阴,由阴转阳的变化,是常常可以见到的。

①如某些急性温热病,由于热毒极重,大量耗伤机体元气,在持续高热的情况下,可突然出现体温下降、面色苍白、四肢厥冷、脉微欲绝等阳气暴脱的危象,这种病证变化,即属于由阳证转化为阴证。

②再如寒饮中阻之患者,本为阴证,但由于某种原因,寒饮可以化热,也就是阴证可以转化为阳证。

十一 阴阳自和的含义及其在自然界、人体生理病理上的体现

1.含义

(1)阴阳自和,指阴阳双方自动维持和自动恢复其协调稳定状态的能力和趋势。阴阳自和是阴阳的本性。

(2)阴阳自和是以"自"为核心,依靠内在自我的相互作用而实现"和"。阴阳自和的机理,在于阴阳双方彼此的交互作用。阴阳自和的概念,脱胎于中国古代哲学中"以和为贵"的基本观点。

2.在自然界、人体生理病理上的体现

(1)《淮南子·汜论训》说:"天地之气,莫大于和。和者,阴阳调……阴阳相接,乃能成和。"阴阳二气的协调就是"和",阴阳二气相互维系才能达到"和"的状态。

(2)《素问·调经论》说:"阴阳匀平,以充其形。九候若一,命曰平人。"由于人体内的阴阳二气具有自身调节的能力,在疾病过程中,人体阴阳自动恢复协调是促使病势向愈的内在机制。如《伤寒论·辨太阳病脉证并治》说:"阴阳自和者,必自愈。"

(3)如果阴阳动态平衡遭到破坏,又失去了自和的能力,在自然界就会出现反常现象,在人体则由生理状态进入疾病状态,甚至死亡。

十二 阴阳学说在中医学中的应用

1.说明人体的组织结构

根据阴阳对立统一的观点,认为人体是一个有机整体,人体内部充满着阴阳对立统一的关系。

①人体脏腑组织的阴阳属性,就大体部位来说,上部为阳,下部为阴;体表属阳,体内属阴。

②就其背腹四肢内外侧来说,则背属阳,腹属阴;四肢外侧为阳,四肢内侧为阴。

③以脏腑来分,五脏属里,藏精气而不泻,故为阴;六腑属表,传化物而不藏,故为阳。五脏之中,又各有阴阳所属,即心、肺居于上部(胸腔)属阳,肝、脾、肾位于下部(腹腔)属阴。如《素问·金匮真言论》说:"背为阳,阳中之阳,心也;背为阳,阳中之阴,肺也。腹为阴,阴中之阴,肾也;腹为阴,阴中之阳,肝也;腹为阴,阴中之至阴,脾也。"

④经络系统分阴阳:十二正经中有手足三阴三阳经,属腑而行于肢体外侧面的为阳经,一阳分三阳,因行于上肢与下肢的不同而分称为手足阳明、少阳、太阳经;属脏而行于肢体内侧面的阴经,分称为手足太阴、厥阴、少阴经。总之,人体脏腑经络及形体组织结构的上下、内外、表里、前后各部分之间,无不包含着阴阳的对立统一。

2.说明人体的生理功能

人体的正常生命活动,是阴阳两个方面保持着对立统一的协调关系的结果。如以功能与物质相对而言,则功能属于阳,物质属于阴,物质与功能之间的关系,就是这种对立统一关系的体现。《素问·生气通天论》:"阴平阳秘,精神乃治;阴阳离决,精气乃绝。"

3.说明人体的病理变化

(1)阴阳偏胜(1995123)

阴阳偏胜即阴胜、阳胜,是属于阴或阳任何一方高于正常水平的病变。《素问·阴阳应象大论》:"阴胜则阳病,阳胜则阴病。阳胜则热,阴胜则寒。"

①"阳胜则热,阳胜则阴病":阳胜一般是指阳邪致病,是阳的绝对亢盛;但阳长则阴消,阳偏胜必然要导致伤阴,故说阳胜则阴病。"阳胜则热",是指阳邪所致疾病的性质而言;"阳胜则阴病",是指阳胜的病变必然损伤人体的阴液。

②"阴胜则寒",是指阴邪所致疾病性质而言;"阴胜则阳病",则是指阴胜的病变必然损伤人体的阳气。

(2)阴阳偏衰

阴阳偏衰即阴虚、阳虚,是属于阴或阳任何一方低于正常水平的病变。《素问·调经论》指出:"阳虚则外寒,阴虚则内热。"根据阴阳动态平衡的原理,阴或阳任何一方的不足,必然导致另一方相对的亢盛。

①阳虚则寒:阳虚是人体的阳气虚损,阳虚不能制约阴,则阴相对的偏盛而出现寒象,所以称"阳虚则寒"。

②阴虚则热:阴虚是人体的阴液不足,阴虚不能制约阳,则阳相对的偏亢而出现热象,所以称"阴虚则热"。

(3)阴阳互损

阴阳互损,是指阴或阳任何一方虚损到一定程度而引起另一方逐渐不足的病理变化。包括阳损及阴和阴损及阳两方面的病机。

①阳损及阴是指阳虚到一定程度时,无力促进阴的化生,使阴亦随之不足的病理过程。此即"无阳则阴无以化"。

②阴损及阳是指阴虚到一定程度时,不能滋养于阳,使阳亦随之化生不足的病理过程。此即"无阴则阳无以生"。

4.用于疾病的诊断

(1)分析四诊资料

①色泽分阴阳:色泽鲜明为病属于阳;色泽晦暗为病属于阴。

②气息分阴阳:语声高亢洪亮、多言而躁动者,多属实、属热,为阳;语声低微无力、少言而沉静者,多属虚、属寒,为阴。呼吸微弱,多属于阴证;呼吸有力,声高气粗,多属于阳证。

③动静喜恶分阴阳:了解患者的动静、喜恶等情况,也可以区分病证的阴阳属性。如躁动不安属阳,蜷卧静默属阴;身热恶热属阳,身寒喜暖属阴等等。

④脉象分阴阳:辨脉之部位、动态、至数、形状也可以分辨病证的阴阳属性。如以部位分,寸为阳,尺为阴;以动态分,则至者为阳,去者为阴;以至数分,则数者为阳,迟者为阴;以形状分,则浮大洪滑为阳,沉涩细小为阴。

(2)概括病证

辨别疾病的阴阳属性,是诊断疾病的重要原则。

①八纲辨证中,表证、热证、实证属阳;里证、寒证、虚证属阴。阴阳是八纲辨证的总纲。

②精气血津液辨证中,精气血津液主静而属阴,气主动而属阳,故精血津液不足属阴虚而气虚属阳虚。

③脏腑辨证中,脏腑精气阴阳失调可以表现出许多复杂的证候,概括起来无外乎阴阳两大类。如在心系病证中,有心血虚、心气虚、心阴虚、心阳虚、心火亢盛、心血瘀阻等,前四虚证属阴,后二实证属阳。其他脏腑病证的阴阳归类仿此。

5.用于疾病的防治

(1)指导养生

《素问·上古天真论》曰:"法于阴阳,和于术数",

（201314）根据"春夏养阳，秋冬养阴"（《素问·四气调神大论》）的原则，对"能夏不能冬"的阳虚阴盛体质者，夏用温热之药预培其阳，则冬不易发病；对"能冬不能夏"的阴虚阳盛体质者，冬用凉润之品预养其阴，则夏不得发病。此所谓"冬病夏治""夏病冬养"之法。

真题 【2013.14】

"法于阴阳，和于术数"属于

A. 顺应气机的调养原则　B. 顺应自然的调养原则

C. 顺应情志的调养原则　D. 顺应体质的调养原则

【答案】B

（2）确定治疗原则

恢复阴阳的协调平衡是治疗疾病的基本原则之一。"谨察阴阳所在而调之，以平为期。"（《素问·至真要大论》）

①阴阳偏盛的治疗原则：总的原则是"实则泻之"，即损其有余。实热证用"热者寒之"的治疗方法；实寒证用"寒者热之"的治疗方法。若在阳盛或阴盛的同时，由于"阳盛则阴病"或"阴盛则阳病"而出现阴虚或阳虚时，则又当兼顾其不足，于"实者泻之"之中配以滋阴或者助阳之品。（2002128）

②阴阳偏衰的治疗原则：总的原则是"虚则补之"，即补其不足。阴偏衰产生的"阴虚则热"的虚热证，治疗当滋阴制阳，用"壮水之主，以制阳光"的治法，《内经》称之为"阳病治阴"。阳偏衰产生的"阳虚则寒"的虚寒证，治疗当扶阳抑阴，用"益火之源，以消阴翳"的治法，《内经》称之为"阴病治阳"。（199501、199901、2006110、201303）

真题 【2013.3】

"阴病治阳"的含义是

A. 阳中求阴　　　　B. 阴中求阳

C. 补阴以制阳　　　D. 补阳以制阴

【答案】D

◎提示▶▶▶"阳病治阴"和"阴病治阳"的含义是考试中经常出现的题目，两者非常容易混淆。可以这样理解：阳病治阴，即出现了阳热性质的疾病可以用补阴的方法来治疗。阴病治阳，即出现了阴寒性质的疾病要用补阳的方法治疗。具体怎么来补阴和补阳呢？补阴就是壮水之主，补阳就是益火之源。这样想就不会出错了。

③阴阳互损的治疗原则：阴阳双补。

（3）分析和归纳药物的性能（200502）

药物的特性	阴	阳
药性	寒、凉	热、温
五味	酸、苦、咸	辛、甘（淡）
升降浮沉	沉、降	升、浮

十三　五行的概念

①世界上的一切事物，都是由木、火、土、金、水五种基本物质之间的运动变化而生成的。

②五行之间的生克关系还可以用来阐释事物之间的相互联系，五行学说认为任何事物都不是孤立的、静止的，而是在不断地相生、相克的运动之中维持着协调平衡的。

十四　五行的特性

1. 木的特性

《尚书·洪范》称"木曰曲直"。"曲直"，实际上是指树木的生长形态，都是枝干曲直，向上向外周舒展。因而引申为具有生长、升发、条达舒畅等作用或性质的事物，均归属于木。（2002121、2006106）

2. 火的特性

《尚书·洪范》称"火曰炎上"。"炎上"，是指火具有温热、上升的特性。因而引申为具有炎热、升腾、光明作用的事物，均归属于火。

3. 土的特性

《尚书·洪范》称"土爰稼穑"。"稼穑"，是指土有播种和收获农作物的作用。因而引申为具有生化、承载、受纳作用的事物，均归属于土，故有"土为万物之母"之说。（2007106）

4. 金的特性

《尚书·洪范》称"金曰从革"。"从革"，是指"变革"的意思。引申为具有清洁、肃降、收敛、变革等作用的事物，均归属于金。

5. 水的特性

《尚书·洪范》称"水曰润下"，是指水具有滋润和向下的特性。引申为具有寒凉、滋润、向下闭藏运行的事物，均归属于水。

十五　事物五行属性的推演与归类

五行学说是以五行的特性来推演和归类事物的五行属性的。所以事物的五行属性是将事物的性质和作用与五行的特性相类比，而得出事物的五行属性。

①以方位配属五行，则由于日出东方，与木的升发特性相类，故归属于木；南方炎热，与火的炎上特性相类，故归属于火；日落于西，与金的肃降特性相类，故归属于金；北方寒冷，与水的特性相类，故归属于水。

②以五脏配属五行，则由于肝主升而归属于木，心阳主温煦而归属于火，脾主运化而归属于土，肺主降而归属于金，肾主水而归属于水。

③事物的五行属性，除了可用上述方法进行取象类比之外，还有间接的推演的方法。如：已知肝属木（大前提），由于肝合胆、主筋、其华在爪、开窍于目（小前提），因此可推演络绎胆、筋、爪、目皆属于木；同理，心属火，则小肠、脉、面、舌与心相关，故亦属于火；脾属

土,胃、肌肉、唇、口与脾相关,故亦属于土;肺属金,大肠、皮肤、毛发、鼻与肺相关,故亦属于金;肾属水,膀胱、骨、发、耳、二阴与肾相关,故亦属于水。

此外,五行学说还认为属于同一五行属性的事物,都存在着相关的联系。如《素问·阴阳应象大论》所说的

"东方生风,风生木,木生酸,酸生肝,肝生筋……"即说方位的东和自然界的风、木以及酸味的物质都与肝相关。

④事物属性的五行归类:(199203、199902、200101、199903、201081、201082、201181、201182)

自 然 界							五行	人 体						
五音	五味	五色	五化	五气	五方	五季		五脏	五腑	五官	形体	情志	五声	变动
角	酸	青	生	风	东	春	木	肝	胆	目	筋	怒	呼	握
徵	苦	赤	长	暑	南	夏	火	心	小肠	舌	脉	喜	笑	忧
宫	甘	黄	化	湿	中	长夏	土	脾	胃	口	肉	思	歌	哕
商	辛	白	收	燥	西	秋	金	肺	大肠	鼻	皮	悲	哭	咳
羽	咸	黑	藏	寒	北	冬	水	肾	膀胱	耳	骨	恐	呻	栗

◎提示▶▶▶事物五行属性的推演与归类总结记忆:

东方生风,风生木,木生酸,酸生肝,在变动为握(抽搐,为筋的病象)。

南方生热,热生火,火生苦,苦生心,在变动为忧(言语吞吐,反复不定)。

中央生湿,湿生土,土生甘,甘生脾,在变动为哕(干呕)。

西方生燥,燥生金,金生辛,辛生肺,在变动为咳。

北方生寒,寒生水,水生咸,咸生肾,在变动为栗(战栗)。

十六 五行的相生与相克

1. 五行相生

木、火、土、金、水之间存在着有序的递相资生、助长和促进的关系。(199702、199904、200274、200503、200603、200604、200903、201002)

①五行相生次序是木生火,火生土,土生金,金生水,水生木。(201503)

②在五行相生关系中,任何一行都具有"生我"和"我生"两方面的关系。《难经》将此关系比喻为母子关系:"生我"者为母,"我生"者为子。

③五行相生,实际上是指五行中的某一行对其子行的资生、促进和助长。

④以火为例,由于木生火,故"生我"者为木,木为火之"母";由于火生土,故"我生"者为土,土为火之"子"。木与火是母子关系,火与土也是母子关系。

2. 五行相克

木、火、土、金、水之间存在着有序的递相克制、制约的关系。

①五行相克次序是木克土、土克水、水克火、火克金、金克木。(201902)

②在五行相克关系中,任何一行都具有"克我"和"我克"两方面的关系。

③《内经》把相克关系称为"所胜""所不胜"关系:"克我"者为"所不胜","我克"者为"所胜"。因此,五行相克,实为五行中的某一行对其所胜行的克制和制约。

④以木为例,由于木克土,故"我克"者为土,土为木之"所胜";由于金克木,故"克我"者为金,金为木之"所不胜"。(200704、201102)

◎提示▶▶▶"生我""我生"虽是五行中的相生,但生中有制。如木的"生我"为水,木的"我生"为火;而水又能制火。"克我"和"我克"虽是五行中的相克,但克中有生。如木的"克我"为金,木的"我克"为土;而土又生金。

五行乘侮示意图

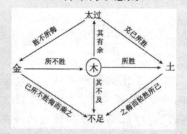

五行生克示意图

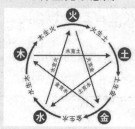

十七 五行的制化和乘侮

1.五行之间的相乘、相侮

五行之间的生克制化遭到破坏后出现的不正常相克现象。

2.相乘

(1)五行中的相乘

五行中某"一行"对被克的"一行"克制太过,从而引起一系列的异常相克反应,简称倍克。(2001121、2002/3)

(2)引起相乘的原因有两个方面

①五行中的某"一行"本身过于强盛,因而造成对被克制的"一行"克制太过,促使被克的"一行"虚弱,从而引起五行之间的生克制化异常。例如:木过于强盛,则克土太过,造成土的不足,即称为"木乘土"。

②五行中的某"一行"本身的虚弱,因而对它"克我""一行"的相克就显得相对的增强,而其本身就更衰弱。例如:木本不过于强盛,其克制土的力量也仍在正常范围,但由于土本身的不足,因而形成了木克土的力量相对增强,使土更加不足,即称为"土虚木乘"。(199401)

3.相侮

侮,在这里是指"反侮"。(199503、200403、200302、200703、200804、201403)

真题 【2014.3】

下列各项中,属于五行相侮的是

A.其气不足,则制己所不胜

B.其气有余,则制己所胜

C.其气不足,则制己所胜

D.其气有余,则制己所不胜

【答案】D

①五行中的相侮,是指由于五行中的某"一行"过于强盛,对原来"克我"的"一行"进行反克,所以反侮亦称反克。

②另一方面,也可指某"一行"本身十分虚弱,不仅不能对"我克"进行克制,反而受到"我克"的反侮。

4.相乘和相侮的关系

相乘和相侮都是不正常的相克现象,两者之间是既有区别又有联系的。

(1)相乘与相侮的主要区别

前者是按五行的相克次序发生过强的克制;后者是与五行相克次序发生相反方向的克制现象。

(2)两者之间的联系

在发生相乘时,也可同时发生相侮;发生相侮时,也可同时发生相乘。如:木过强时,既可以乘土,又可以侮金;金虚时,既可受到木的反侮,又可受到火乘,因而相乘与相侮之间存在着密切的联系。《素问·五运

行大论》说:"气有余,则制己所胜而侮所不胜;其不及,则己所不胜,侮而乘之,己所胜,轻而侮之。"就是对五行之间相乘和相侮及其相互关系做了很好的说明。

5.五行的制化

五行制化,是指五行之间既相互资生,又相互制约,维持平衡协调,推动事物间稳定有序的变化与发展。五行制化,源于《素问·六微旨大论》"亢则害,承乃制,制则生化"之论,属五行相生与相克相结合的自我调节。

五行制化的规律是:五行中一行亢盛时,必然随之有制约,以防止亢而为害。即在相生中有克制,在克制中求发展。具体地说,即木生火,火生土,而木又克土;火生土,土生金,而火又克金;土生金,金生水,而土又克水;金生水,水生木,而金又克木;水生木,木生火,而水又克火。如此循环往复。

提示:五行的生理关系有相生、相克、制化,病理关系有乘侮、母子关系。

十八 说明五脏的生理功能

五行学说将人体的内脏分别归属于五行,以五行的特性来说明五脏的生理功能。

①木曰曲直,有生长升发、舒畅条达之性,肝喜条达而恶抑郁,有疏通气血之功——肝属木。

②火曰炎上,有温热之性,心主血脉以维持体温恒定——心属火。

③土性敦厚,生化万物,脾居中焦,化生气血——脾属土。

④金性清肃,收敛肃杀,肺性清肃,以降为顺——肺属金。

⑤水性滋润,下行闭藏,肾有藏精、主水之功——肾属水。

十九 说明五脏之间的相互关系

五行学说运用五行生克制化原理来说明脏腑生理机能的内在联系,即五脏之间存在着既相互资生又相互制约的关系。

1.以五行相生说明五脏之间的资生关系

木生火——肝藏血以济心;火生土——心之阳以温脾;土生金——脾散精以充肺;金生水——肺肃降以助肾;水生木——肾藏精以养肝。

2.以五行相克关系说明五脏之间的制约关系

木克土——肝木之条达以疏泄脾土之壅塞;火克金——心之阳热以制肺金肃降之太过;土克水——脾主运化以制约肾水之泛滥;金克木——肺气肃降以克制肝阳之上亢;水克火——肾水上承以制心火之亢烈。

3.以五行制化说明五脏之间的协调平衡

本脏之气太盛,则有他脏之气制约。本脏之气虚

损,则有他脏之气补之。

二十 说明五脏病变的相互影响与传变

1. 相生关系的传变

(1)母病及子(病情轻浅)

母脏之病传及子脏。如肾病及肝。(201203)

真题【2012.3】

按照五行学说,属于"母病及子"的是

A. 土虚水侮   B. 土壅木郁

C. 水不涵木   D 木火刑金

【答案】C

(2)子病及母(病情较重)

疾病从子脏传及母脏。如心病及肝。

2. 相克关系的传变(201803)

(1)相乘

相克太过为病。如"木旺乘土"和"土虚木乘"。

(2)相侮

反向克制致病。如"木火刑金"和"土虚水侮"。

真题【2018.3】

依据疾病的传变规律,肝火犯肺属于

A. 母病传子   B. 子病传母

C. 相乘传变   D. 相侮传变

【答案】D

⊙提示▶▶▶相生、相克是正常的生理功能,相乘、相侮是病理状态。相乘传变病情较深重,相侮传变病情较轻浅。

二十一 指导疾病的诊断

1. 确定五脏的病变部位

面见青色,喜食酸味,为肝病;面见赤色,口味苦,脉洪,为心病;脾虚病人,而面见青色,是肝病犯脾;心脏病人,而面见黑色,是肾水凌心。

2. 推断病情的轻重顺逆

(1)五色

主色胜客色,其病为逆。客色胜主色,其病为顺。

(2)色脉合参

得相生之脉为顺,得相克之脉为逆。

二十二 指导疾病的治疗

1. 指导脏腑用药

药物的色味按照五行归属来确定(还须结合药物的四气和升降浮沉等理论综合分析)。

2. 控制疾病的传变

掌握疾病发展传变的生克乘侮规律,及早控制传变,防患于未然。

3. 确立治则治法

(1)以五行相生规律确定的基本治疗原则(2019106)

虚则补其母,实则泻其子。治法:滋水涵木法、益火补土法、培土生金法、金水相生法。（200604、201083、201703）

真题【2017.3】

心火亢盛引动肝火而致心肝火旺者,根据五行理论应选择的治则是

A. 抑强   B. 扶弱

C. 泻子   D. 补母

【答案】C

(2)以五行相克规律确定的基本治疗原则

抑强扶弱。治法:抑木扶土法、培土制水法、佐金平木法、泻南补北法(南,代表心火;北,代表肾水。泻南补北指泻心火补肾水)。

(201084、201302、2015122、201603)

真题【2016.3】

"益火补土"法适用于

A. 肾阳虚损证   B. 心肾阳虚证

C. 心脾两虚证   D. 脾肾阳虚证

【答案】D

真题【2015.122】

"抑木扶土"法适用于

A 脾失健运   B. 胃失和降

C. 肝气犯胃   D. 肝旺脾虚

【答案】CD

4. 指导针灸取穴

手足十二经近手足末端的井、荥、输、经、合"五输穴",分别配阴经属于木、火、土、金、水五行,阳经属于金、水、木、火、土。根据不同的病情以五行的生克规律进行选穴治疗。如治疗肝脏虚证时,根据"虚则补其母"的原则,取肾经的合穴(水穴)阴谷,或本经合穴(水穴)曲泉进行治疗。

5. 指导情志疾病的治疗

临床上运用不同情志变化的相互抑制关系来达到治疗目的。如"悲胜怒","恐胜喜","怒胜思","喜胜忧","思胜恐"("以情胜情")。

▮▮ 小试牛刀

1. "阳生阴长,阳杀阴藏"所体现的阴阳关系是:

　　A. 阴阳互根   B. 阴阳交感

　　C. 阴阳消长   D. 阴阳转化

2. 下列选项中,不属于阴阳互根关系的是:

　　A. 重阴必阳,重阳必阴

　　B. 阴在内,阳之守也,阳在外,阴之使也

　　C. 孤阴不生,独阳不长

D. 阴损及阳,阳损及阴

3. 下列符合阴阳对立制约关系的是:
　　A. 寒极生热　　　　　B. 寒者热之
　　C. 阴损及阳　　　　　D. 重阳必阴

4. "阴在内,阳之守也,阳在外,阴之使也",主要说明阴阳之间存在着:
　　A. 对立制约　　　　　B. 互根互用
　　C. 互为消长　　　　　D. 平衡协调

5. 下列治法中,根据阴阳互根理论而制定的是:
　　A. 寒者热之,热者寒之
　　B. 阳病治阴,阴病治阳
　　C. 损其有余,补其不足
　　D. 阳中求阴,阴中求阳

6. 确立"阴中求阳,阳中求阴"治法的理论依据是:
　　A. 阴阳对立制约　　　B. 阴阳互根互用
　　C. 阴阳互为消长　　　D. 阴阳相互转化

7. 以阴阳互根互用关系为主的是:
　　A. 气与血　　　　　　B. 寒与热
　　C. 两者均是　　　　　D. 两者均非

8. 下列除哪项外,都体现了阴阳的互根关系:
　　A. 阴在内,阳之守也
　　B. 孤阴不生,独阳不长
　　C. 阳在外,阴之使也
　　D. 重阴必阳,重阳必阴

9. 在治疗虚衰病证,为求阴阳相济,在补阴时适当配用补阳药,此为:
　　A. 阴中求阳　　　　　B. 阳中求阴
　　C. 阴阳双补　　　　　D. 阳病治阴

10. 所谓"孤阴不生,独阳不长"是指阴阳何种关系失常:
　　A. 消长平衡　　　　　B. 对立制约
　　C. 交感互藏　　　　　D. 互根互用

11. "益火之源,以消阴翳"的治法,适用于:
　　A. 阴虚阳亢　　　　　B. 阳虚阴盛
　　C. 阳盛伤阴　　　　　D. 阴盛伤阳

12. 下列不按照五行相生次序排列的是:
　　A. 呼、笑、歌、哭、呻　　B. 筋、脉、肉、皮毛、骨
　　C. 青、赤、黄、白、黑　　D. 角、微、商、宫、羽

13. 在五脏之变动中,下列哪项是错误的:
　　A. 肝之变动为握　　　B. 心之变动为笑
　　C. 脾之变动为哕　　　D. 肺之变动为咳

14. "培土生金"的理论基础是:
　　A. 五行相乘　　　　　B. 五行相生
　　C. 五行相克　　　　　D. 五行相侮

15. 临床常见的心火引动肝火之心肝火旺证,属于:
　　A. 相乘　　　　　　　B. 母病及子
　　C. 子病犯母　　　　　D. 相侮

16. 肺病及脾,属于:

　　A. 相乘　　　　　　　B. 相克
　　C. 子病犯母　　　　　D. 相侮

17. 按五行规律传变,"受我之气者,其力方旺,还而相克,来势必甚",是指:
　　A. 母病及子　　　　　B. 子病犯母
　　C. 相乘传变　　　　　D. 相侮传变

18. 下列选项中,与相生规律无关的治法是:
　　A. 滋水涵木　　　　　B. 益火补土
　　C. 培土生金　　　　　D. 培土制水

19. 五行相乘,下列哪种说法是正确的:
　　A. 母气有余而乘其子
　　B. 子气有余而乘其母
　　C. 气有余则制己所胜
　　D. 气有余则乘己所不胜

20. 关于五行相侮,下列哪种说法是正确的:
　　A. 母气有余,传乘其子
　　B. 子气有余,传乘其母
　　C. 气有余则制己所胜
　　D. 气有余则乘侮其所不胜

21.《难经经释》说:"邪扶生气而来,虽进而易退",是指:
　　A 母病及子　　　　　B. 子病犯母
　　C. 相乘传变　　　　　D. 相侮传变

22.《难经经释》所说:"脏气受制于我,则邪气不能深入,故为微邪"是指哪种疾病传变形式:
　　A. 母病及子　　　　　B. 子病犯母
　　C. 相乘　　　　　　　D. 相侮

23.《素问·五运行大论》说:"气不及,则己所不胜,侮而乘之",是指:
　　A. 相生　　　　　　　B. 相克
　　C. 相侮　　　　　　　D. 相乘

24. "土爰稼穑"所比喻的脾的生理功能不包括:
　　A. 运化水谷　　　　　B. 统血
　　C. 运化水液　　　　　D. 为气血生化之源

25. "壮水之主,以制阳光"的治法,最适于治疗的是:
　　A. 阴盛则寒之证　　　B. 阴虚则热之证
　　C. 阴盛伤阳之证　　　D. 阴损及阳之证

26. 泻南补北法的理论基础是:
　　A. 五行相生　　　　　B. 五行相克
　　C. 五行制化　　　　　D. 五行相乘

参考答案

1. A	2. A	3. B	4. B	5. D
6. B	7. A	8. D	9. B	10. D
11. B	12. D	13. B	14. B	15. C
16. C	17. B	18. D	19. C	20. D
21. A	22. D	23. D	24. B	25. B
26. B				

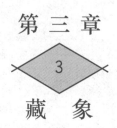

第三章

藏　象

考纲要求

1. 藏象的概念。

2. 藏象学说形成的基础及主要特点。

3. 五脏的共同生理特点,心、肝、脾、肺、肾的生理功能和生理特性。

4. 六腑的共同生理特点,胆、胃、小肠、大肠、膀胱、三焦的生理功能。

5. 奇恒之腑的共同生理特点,脑、女子胞的生理功能。

6. 五脏、六腑、奇恒之腑的区别。

7. 五脏与志、液、体、窍、时的关系。

8. 脏腑之间关系:脏与脏之间的关系,脏与腑之间的关系,六腑之间的关系。

考点解析

一 藏象与藏象学说

1. 藏象

藏象,指藏于体内的脏腑及其表现于外的生理病理征象及与外界环境相通应的事物和现象。

2. 藏象学说

藏象学说,是在整体观和阴阳五行学说指导下,研究人体各脏腑组织器官的生理功能、病理变化及其相互关系的学说。

(1)藏象学说形成的基础

①古代解剖学的认识。

②长期生活实践的观察。

③古代哲学思想的渗透。

④医疗实践经验的积累。

(2)藏象学说的主要特点

①五脏功能系统观是以五脏代表五个生理功能系统,如心系统(心—小肠—脉—舌—面—汗),肺系统(肺—大肠—皮—鼻—毛—涕),脾系统(脾—胃—肉—口—唇—涎),肝系统(肝—胆—筋—目—爪—泪),肾系统(肾—膀胱—骨—耳及二阴—发—唾)。五脏生理功能系统的脏腑、形体、官窍之间通过经络相互沟通联络,功能上相互配合,病理上相互影响。同时,五脏功能系统并非彼此孤立,而是密切联系,相互促进又相互制约,以维持整体功能的协调平衡。更为重要的是,五脏所藏的精气血津液是意识、思维、情志等神志活动的物质基础,故五脏对人的意识、思维、情志等神志活动具有整体调节作用,即"五神脏"。如《素问·宣明五气》将人的意识、思维活动分属五脏,而有"心藏神,肺藏魄,肝藏魂,脾藏意,肾藏志"之说。

②五脏阴阳时空观是以五行学说关于事物普遍联系的观点为指导,将自然界的时间(五时)、空间(五方)及其相关的五气、五化、五色、五味等与五脏生理功能系统联系在一起,形成人与自然相参、相应的"天地人一体"系统。《素问·宝命全形论》说:"人以天地之气生,四时之法成。"《素问·金匮真言论》说:"五脏应四时,各有收受。"

【2013.81】

根据五神脏理论,脾所藏的是

A. 魄　　　　B. 魂　　　　C. 志　　　　D. 意

【答案】D

【2013.82】

根据五神脏理论,肝所藏的是

A. 魄　　　　B. 魂　　　　C. 志　　　　D. 意

【答案】B

二 脏腑的生理功能特点

1. 脏腑的分类

(1)脏

心、肺、脾、肝、肾,合称为"五脏"。

(2)腑

胆、胃、小肠、大肠、膀胱、三焦,合称为"六腑"。

(3)奇恒之腑

脑、髓、骨、脉、胆、女子胞(子宫)。

2. 脏腑的生理特点

(1)五脏的共同生理特点

化生和贮藏精气。

(2)六腑的共同生理特点

受盛和传化水谷。

(3)奇恒之腑

这一类腑的形态及其生理功能均有异于"六腑"，不与水谷直接接触，而是一个相对密闭的组织器官，中空有腔，而且还具有类似于脏的贮藏精气的作用（除胆外），因而称为奇恒之腑。（200404、2012124）

三 心的主要生理功能、生理特性及其在志、在液、在体、在窍和在时

1. 生理功能

（1）主血脉

心主血脉，包括主血和主脉两个方面。（199102、200303、2016123）

真题【2016.123】

依据《灵枢·本神》，下列说法正确的是

A. 肝藏血，血舍魄
B. 肺藏营，营舍意
C. 心藏脉，脉舍神
D. 肾藏精，精舍志

【答案】CD

①全身的血液都在脉中运行，依赖于心脏的搏动而输送到全身，发挥其濡养作用。

②脉道的通利与否，及营气和血液的功能正常与否直接影响着血液的正常运行。即血液的运行必须以维持心脏正常搏动的充沛心气、血液充盈和脉道通利为前提条件。

（2）主神志（199510）（心主神明）

心主神志，即心主神明，或称心藏神。神，即心所主之神志，其物质基础为血，是指人的精神、意识、思维活动。由于人的精神、意识和思维活动不仅仅是人体生理功能的重要组成部分，而且在一定条件下，又能影响整个人体各方面生理功能的协调平衡，所以《素问·灵兰秘典论》说："心者，君主之官也，神明出焉。"

2. 心的生理特性

①心主通明。指心脉以通畅为本，心神以清明为要。心位于胸中，在五行属火，属阳中之阳的太阳，故称为阳脏，又称"火脏"。心脉畅通和心神清明，是心阳的温煦、推动作用与心阴的凉润、宁静作用相协调的结果。

②心火宜降。心阴牵制心阳（心火），化为心气下行以助肾阳，制约肾阴，使人体上部不热，下部不寒，维持人体上下的寒温平衡与动静协调。

3. 在志、在液、在体、在窍和在时

（1）心藏神

①精神活动与五脏有关，但都发于心神，以心为主宰，故称"心藏神"。

②心藏神强调心对各种精神活动的统领。如《灵枢·口问》说："心者，五脏六腑之大主也，精神之所舍也。"

③心神失常，可波及他脏诸神产生变动。所以，"悲哀愁忧则心动，心动则五脏六腑皆摇。"

（2）在志为喜

①心在志为喜，是指心的生理功能和精神情志的"喜"有关。

②适度的喜悦属良性刺激，有益于心主血脉等生理功能，故《素问·举痛论》说："喜则气和志达，营卫通利。"

③喜乐过度，则又可使心神受伤。

④此外，由于心为神明之主，不仅喜能伤心，而且五志过极，均能损伤心神。故《素问·调经论》说："神有余则笑不休，神不足则悲。"（200605、201405）

真题【2014.5】

根据《素问·调经论》所述，神不足则

A. 容易悲伤
B. 喜哭不休
C. 思虑不详
D. 容易恐惧

【答案】A

（3）在液为汗

①汗液，是津液通过阳气的蒸腾气化后，从玄府（汗孔）排出之液体。所以《素问·阴阳别论》说："阳加于阴谓之汗。"

②由于汗为津液所化生，血与津液又同出一源，因此有"汗血同源""汗为心之液"之说。（201604）

真题【2016.4】

五脏化五液，心在液为

A. 泪
B. 唾
C. 汗
D. 涎

【答案】C

（4）在体合脉，其华在面

①心合脉即指全身的血脉都属于心。"脉为血之府"。

②其华在面，即心的生理功能是否正常，可以显露于面部的色泽变化。

③所以心气旺盛，血脉充盈，面部红润有泽；心气不足，则可见面色㿠白、晦滞；血虚则面色无华；血瘀则面色青紫等。

（5）在窍为舌（1991122、1995125、1998121、2008123）

①舌为心之外候，又称舌为"心之苗"。

②舌的功能有赖于心主血脉和心主神志的生理功能。

③《灵枢·经脉》说："手少阴之别……循经入心中，系舌本。"

(6)通夏

⊙提示▶▶▶

1.心的生理功能主要有两方面,一是主血脉,二是主神志。

2.心的生理特性主要有主通明和心气下降。

3.心开窍于舌,其华在面,在志为喜,在液为汗。

4.手少阴心经与手太阳小肠经在心与小肠之间相互络属,故心与小肠相为表里。

5.《素问·六节藏象论》说:"心者,生之本,神之变也,其华在面,其充在血脉"。(199575、201281)

真题【2012.81】

被称为"生之本"的是

A.脾　　　　　　　　B.肾

C.心　　　　　　　　D.肺

【答案】C

四　肺的主要生理功能、生理特性及其在志、在液、在体、在窍和在时

1.生理功能

(1)主气、司呼吸(1995127、201205、201605)

真题【2016.5】

肺主一身之气基于

A.肺的肃降功能　　　B.肺的呼吸功能

C.肺的百脉功能　　　D.肺的宣发功能

【答案】B

真题【2012.5】

"肺主一身之气"的含义是

A.推动气血运行　　　B.呼出体内浊气

C.生成宗气,调节气机　D.宣发卫气

【答案】C

肺主气功能包括:主一身之气和呼吸之气。

①气的生成,特别是宗气的生成,依赖肺吸入的清气与脾胃运化的水谷精气相结合。肺主一身之气的生成,体现于宗气的生成;肺主一身之气的运行,体现于对全身气机的调节作用。故《素问·六节藏象论》说"肺者,气之本。"

②肺有节律的一呼一吸,对全身的气机具有调节作用。肺主呼吸之气,指肺是体内外气体交换的场所,通过呼吸,实现体内外气体的交换。肺主呼吸的机能,由肺气的宣发与肃降运动来维系。

(2)主通调水道(199103、199402、199703、199905、2000122、200205、200504、201103)

《素问·经脉别论》称作"通调水道"。肺的通调水道功能,是指肺的宣发和肃降对体内水液的输布、运行和排泄起着疏通和调节的作用,所以说"肺主行水"和"肺为水之上源"。(200904)

(3)朝百脉(199704、199803、200304)

①朝即聚会的意思;肺朝百脉,是指全身的血液,都通过经脉而聚会于肺,通过肺的呼吸,进行气体的交换,然后再输布到全身。肺主一身之气,由于肺主呼吸,调节着全身的气机,血液的运行,有赖于肺气的敷布和调节。

②"治节"即治理和调节。肺主治节,出自《素问·灵兰秘典论》的"肺者,相傅之官(200982),治节出焉"。肺的治节作用,主要体现在四个方面:

·肺主呼吸,人体的呼吸运动是有节奏地一呼一吸。

·随着肺的呼吸运动,治理和调节着全身的气机,即调节着气的升降出入的运动。

·由于调节着气的升降出入运动,因而辅助心脏,推动和调节血液的运行。

·肺的宣发和肃降,治理和调节津液的输布、运行和排泄。

2.肺的生理特性

(1)肺为华盖

肺位于胸腔,覆盖五脏六腑之上,位置最高,因而有"华盖"之称。肺居高位,又能行水,故称之为"水之上源"。肺覆盖于五脏六腑之上,又能宣发卫气于体表,具有保护诸脏免受外邪侵袭的作用,故有"肺者,脏之长"之称。

(2)肺为娇脏

肺为娇脏,指肺脏清虚而娇嫩,易受邪袭的生理特性。肺不耐寒热燥湿诸邪之侵;外感六淫之邪从皮毛或口鼻而入,常易犯肺而为病。

(3)肺气宣降

肺气宣降,指肺气向上向外宣发与向下向内肃降的相反相成的运动。宣发与肃降运动协调,维持着肺司呼吸、主行水等机能。

①肺气宣发,是肺气向上向外的布散运动:一是呼出体内浊气;二是将脾所转输来的津液和部分水谷精微上输头面诸窍,外达于全身皮毛肌腠;三是宣发卫气于皮毛腠理,以温分肉,充皮肤,肥腠理,司开阖,将代谢后的津液化为汗液,并控制和调节其排泄。

②肺气肃降,是肺气向内向下的布散气与津液的运动:一是吸入自然界之清气,并将吸入之清气与谷气相融合而成的宗气向下布散至肾,以资元气。二是将脾转输至肺的津液及部分水谷精微向下向内布散于其他脏腑以濡养之;三是将脏腑代谢后产生的浊液下输于肾或膀胱,成为尿液生成之源。

(4)肺喜润恶燥

肺气通于秋,燥为秋令主气,内应于肺。病理上,燥邪最易耗伤肺津,导致咽干鼻燥,干咳少痰等症。治

疗多以润肺为主。

3. 在志、在液、在体、在窍和在时

（1）肺藏魄

①"魄"为与生俱来的、本能的感觉和动作。

②"肺藏魄"，源于《素问·宣明五气》，明确"魄"分属于肺。《灵枢·本神》曰："并精而出入者谓之魄。"《类经·藏象类》说："魄之为用，能动作能，痛痒由之而觉也。"

③新生儿的啼哭、吮吸以及四肢运动、耳听、目视、肌肤触觉、冷热痛痒等感知觉等，皆属于魄的作用表现。

④魄藏于气，由肺所主，肺与魄关系密切。肺气充盛，则体魄健壮，肺气虚弱，则言语无力，做事缺乏魄力，治疗当补精益气，使肺气充盛，以恢复健康的体魄和充沛的精力。

（2）在志为忧（悲）

忧和悲的情志对人体生理活动的影响是大体相同的，因而忧和悲同属肺志。

（3）在液为涕

涕是由鼻黏膜分泌的黏液，并有润泽鼻窍的功能。鼻为肺窍，《素问·宣明五气》说："五脏化液……肺为涕。"

（4）在体合皮、其华在毛

肺通过宣发卫气，输精于皮毛，使皮肤致密，毫毛光泽，并起到抵御外邪侵袭的作用，另外，皮毛受邪，也可影响及肺。

（5）在窍为鼻，喉为肺之门户

肺开窍于鼻，鼻与喉相通而连于肺，鼻和喉是呼吸的门户，故有"鼻为肺之窍"，"喉为肺之门户"的说法。鼻的嗅觉与喉部的发音，都是肺气的作用。

◎提示▶▶▶

1. 肺叶娇嫩，不耐寒热，易被邪侵，故称"娇脏"。

2. 肺为魄之处、气之主，在五行属金。

3. 肺的主要生理功能是：主气、司呼吸，通调水道，朝百脉，以辅佐心脏调节气血的运行。肺上通喉咙，外合皮毛，开窍于鼻，在志为忧，在液为涕。

4. 肺的主要生理特性：肺为华盖，肺为娇脏，肺气宣降。

5. 手太阴肺经与手阳明大肠经相互络属于肺与大肠，故肺与大肠为表里。

（6）应秋

五 脾的主要生理功能、生理特性及其在志、在液、在体、在窍和在时

1. 生理功能

（1）主运化（199406、2005106）

脾具有把水谷（饮食物）化为精微，并将精微物质转输至全身的生理功能。

①运化水谷，即对饮食物的消化和吸收。

•饮食物的消化和吸收，依赖于脾的运化功能将水谷化为精微；赖于脾的转输和散精功能，才能把水谷精微"灌溉四旁"和布散至全身。即《素问·厥论》"脾主为胃，行其津液者也"。

•脾胃为后天之本，气血生化之源。

②运化水液。

•运化水湿，指对水液的吸收、转输和布散作用。对被吸收的水谷精微中多余水分，能及时地转输至肺和肾，通过肺、肾的气化功能，化为汗和尿排出体外。

•脾的运化水液功能健旺，就能防止水液在体内发生不正常停滞，也就能防止湿、痰、饮等病理产物的生成。故《素问·至真要大论》说："诸湿肿满，皆属于脾。"

（2）主统血（199403、199509）

脾有统摄血液在经脉之中流行，防止溢出脉外的功能。脾统血实际上是气的固摄作用。

2. 脾的生理特性

①脾主升清，"清"指水谷精微等营养物质。脾气的升动转输作用，将胃肠道吸收的水谷精微和水液上输于心、肺等脏，通过心、肺的作用化生气血，以营养濡润全身。若脾气虚衰或为湿浊所困不得升清，可见"清气在下，则生飧泄。"脾主升举内脏，指脾气上升能起到维持内脏位置的相对稳定，防止其下垂的作用。若脾气虚弱，无力升举，可见胃下垂、肾下垂、子宫脱垂（阴挺）、脱肛（直肠脱垂）等。

②喜燥恶湿。脾喜燥恶湿是指脾喜燥洁而恶湿浊的生理特性，与胃的喜润恶燥相对而言。与其运化水饮的生理机能相关。

3. 在志、在液、在体、在窍和在时

（1）脾藏意

①脾藏意，指脾具有思维、记忆、意念的功能。

②《灵枢·本神》："心有所忆谓之意。"意，是将从外界获得的认识，经过思维取舍，保留下来形成回忆、意念的神志活动。《灵枢·本神》："脾藏营，营舍意。"

③脾气健运，营气化源充足，气血充盈，即表现出思路清晰，意念丰富，记忆力强；反之，脾的功能失常，则善忘，呆钝。《中西汇通医经精义·上卷》："脾阳不足则思虑短少，脾阴不足则记忆多忘。"

（2）在志为思

正常的思考问题，对机体的生理活动并无不良的影响，但在思虑过度、所思不遂等情况下，就能影响机体的正常生理活动。其中最主要的是影响气的正常运动，导致气滞和气结，所以《素问·举痛论》说："思则心有所存，神有所归，正气留而不行，故气结矣。"

(3)在液为涎

《素问·宣明五气》说："脾为涎"，故有"涎出于脾而溢于胃"之说。在正常情况下，涎液上行于口，但不溢于口外。

真题【2015.4】

化生"涎"的脏腑是

A.肾　　　B.肺　　　C.脾　　　D.肝

【答案】C

(4)在体合肌肉、主四肢

《素问·痿论》说："脾主身之肌肉"，这是由于脾胃为气血生化之源，全身的肌肉，都需要依靠脾胃所运化的水谷精微来营养，才能使肌肉发达丰满，臻于健壮。《素问·痿论》曰"治痿独取阳明"。

(5)在窍为口，其华在唇(2011121)

①脾开窍于口，指饮食口味等与脾的运化功能有密切关系。

②口味的正常与否，全赖于脾胃的运化功能，也即脾的升清与胃的降浊是否正常。

③脾为气血生化之源，口唇的色泽是否红润，不但是全身气血状况的反映，而且也是脾胃运化水谷精微的功能状态的反映。

(6)应长夏与脾主四时

◈ 提示 ▶▶▶

1.脾位于中焦。

2.主要生理功能是主运化和统摄血液。

3.足太阴脾经与足阳明胃经，相互络属于脾胃，脾和胃相为表里。

4.机体生命活动的持续和气血津液的生化，都有赖于脾胃运化的水谷精微，因而称脾胃为气血生化之源，"后天之本"。

5.脾开窍于口，其华在唇，在五行属土，在志为思，在液为涎，主肌肉与四肢。

六 肝的主要生理功能、生理特性及其在志、在液、在体、在窍和在时

1.生理功能(199199、199404、199499、1997101、199999)

(1)主疏泄(1999100、200607、201804)

①含义：肝具有保持全身气机疏通畅达，通而不滞，散而不郁的作用。

②机理：与肝的升发条达之性密切相关。由肝主升、动、散的生理特点所决定。

③中心环节：调畅气机。

④生理作用：调畅血和津液的运行输布、调畅脾胃之气的升降、调畅情志、调畅胆汁分泌排泄、促进男子排精与女子排卵行经。

⑤肝失疏泄的病机：

· 肝气郁结、疏泄失职。

· 肝气亢逆、疏泄太过。

· 肝气虚弱、疏泄不及。

(2)主藏血

①贮藏血液：濡养肝及形体官窍；为精血生成之源；化生和濡养肝气；化生和濡养魂。

②调节血量：人动则血运于诸经——全身各部得以濡养；人静则血归于肝脏——以备不时之需。

③防止出血：肝血充盈，肝之阳气不过亢，防止血随气逆而出血；肝血充足，肝气不虚，收摄血液有力。

④肝不藏血的病机：肝气虚弱，收摄无力；肝火升动，迫血妄行；肝阴不足，血不得凝。

真题【2018.4】

肝主疏泄最基本的作用是

A.调畅情志　　　　　B.促进消化

C.调畅气机　　　　　D.疏通经络

【答案】C

2.生理特性(199205、200206、1994121、200606、2006106、201505)

(1)肝为刚脏

肝具有刚强躁急的生理特性。

(2)肝主升发

肝气向上升动、向外发散以调畅气机的生理特性。

(3)肝喜条达而恶抑郁

①肝属木，肝气以疏通、畅达为顺，不宜抑制、郁结。《医方考·郁门》说："肝木也，有垂枝布叶之象，喜条达而恶抑郁。"

②肝气疏通、畅达，对全身脏腑、经络、形体的功能活动等具有重要的调节作用。

③肝气疏通和畅达，与情志活动密切相关。情志的乐观愉悦，有助于肝气疏通和畅达；情志郁结，则肝气失于条达，而见胸胁、乳房、少腹胀痛或窜痛等症状。

真题【2015.5】

肝能促进脾胃运化功能的机理是

A.调和气血　　　　　B.调畅情志

C.调畅气机　　　　　D.调节血量

【答案】C

3.在志、在液、在体、在窍和在时

(1)肝藏魂

①肝藏魂，指肝主意识、思维活动以及梦幻活动。

②魂乃神之变，属神志活动的范畴，一是指伴随心神活动而做出反应的意识、思维活动。如《灵枢·本神》："随神往来者谓之魂。"二是指梦幻活动。《类经·藏象类》："魂之为言，如梦寐恍惚，变幻游行之境，皆是也。"魂

由肝血化生和涵养。如《灵枢·本神》:"肝藏血,血舍魂。"

③肝主疏泄及藏血,气机调畅,藏血充足,魂随神往,魂有所舍而不妄行游离;维持正常神志及睡眠。如果肝血不足,血不养魂,而见失眠多梦、梦魇梦呓、梦游或幻觉等症。肝火亢盛,魂不守舍,则出现狂乱、烦躁、夜寐不安等症。

(2)在志为怒

《素问·举痛论》说:"怒则气逆,甚则呕血,故气上矣。"由于肝主疏泄,阳气升发,为肝之用,故说肝在志为怒。(200406)"阳气者,大怒则形气绝,而血菀于上,使人薄厥。"(《素问·生气通天论》)(200108、200409)

(3)在液为泪

肝开窍于目,泪从目出。

(4)在体合筋,其华在爪

筋即筋膜,附着于骨而聚于关节,是连接关节、肌肉的一种组织。筋和肌肉的收缩和弛张,即肢体、关节运动的屈伸或转侧。肝血充足,才能养筋;筋得其所养,才能运动有力而灵活。《素问·六节藏象论》称肝为"罢极之本",也就是说,肢体运动的能量来源,全赖于肝的藏血充足和调节血量的作用。肝血的盛衰,可影响爪甲的荣枯。

(5)在窍为目(2010122)

目又称"精明",目的视力,有赖于肝气之疏泄和肝血之营养,故:"肝开窍于目。"需要指出的是,五脏六腑之精气皆上注于目,目与五脏六腑都有内在联系,故有"五轮"学说。

(6)应春

◈ 提示 ▶▶▶

1.肝为魂之处,血之藏,筋之宗。肝在五行属木,主动,主升。
2.肝的主要生理功能是主疏泄和主藏血。
3.肝开窍于目,主筋,其华在爪,在志为怒,在液为泪。肝与胆,不仅是足厥阴肝经与足少阳胆经相互络属于肝胆之间,而且肝与胆本身也直接相连,而为表里。
4.《素问·灵兰秘典论》说:"肝者,将军之官,谋虑出焉。"《素问·六节藏象论》说:"肝者,罢极之本,魂之居也。"(199576)

七 肾的主要生理功能、生理特性及其在志、在液、在体、在窍和在时

1.生理功能

(1)藏精,主生长、发育与生殖,主脏腑气化(199199、199499、19926、199805、200004、2002100、1999121、1991100、2001100、200412、200705、2012123、201404、2014123)

①藏精即肾对于精气具有闭藏的作用。肾对于精气的闭藏,主要是为精气在体内能充分发挥其应有的生理效应,创造良好的条件,不使精气无故流失,影响机体的生长、发育和生殖能力。

②肾所藏的精气包括"先天之精"和"后天之精"。"先天之精"是禀受于父母的生殖之精。它与生俱来,是构成胚胎发育的原始物质,所以称"肾为先天之本";"后天之精"是指出生以后,来源于摄入的饮食物,通过脾胃运化功能而生成的水谷之精气,以及脏腑生理活动中化生的精气通过代谢平衡后的剩余部分,藏之于肾。

③"先天之精"有赖于"后天之精"的不断培育和充养,才能充分发挥其生理效应;"后天之精"的化生,又依赖于"先天之精"的活力资助。二者相辅相成,在肾中密切结合而组成肾中精气,是机体生命活动之本。

④肾中精气的主要生理效应是促进机体的生长、发育和逐步具备生殖能力。《素问·上古天真论》说:"女子七岁,肾气盛,齿更、发长;二七而天癸至,任脉通,太冲脉盛,月事以时下,故有子;三七,肾气平均,故真牙生而长极;四七,筋骨坚,发长极,身体盛壮;五七,阳明脉衰,面始焦,发始堕;六七,三阳脉衰于上,面皆焦,发始白;七七,任脉虚,太冲脉衰少,天癸竭。地道不通,故形坏而无子也。丈夫八岁,肾气实,发长齿更;二八,肾气盛,天癸至,精气溢泻,阴阳和,故能有子;三八,肾气平均,筋骨劲强,故真牙生而长极;四八,筋骨隆盛,肌肉满壮;五八,肾气衰,发堕齿槁;六八,阳气衰竭于上,面焦,发鬓颁白;七八,肝气衰,筋不能动,天癸竭,精少,肾脏衰,形体皆极;八八,则齿发去。"(199204、199505、201704)

真题【2014.4】

"天癸至,任脉通,太冲脉盛"的生理基础是

A.肺朝百脉的功能正常　B.肝的阴血充足
C.肾的精气充盛　　　　D.心主血脉的功能正常

【答案】C

真题【2014.123】

肾主封藏是对肾生理功能的高度概括,体现于

A.藏精　　B.纳气　　C.主水　　D.固胎

【答案】ABCD

⑤肾中精气,分为肾阴和肾阳两个方面:对机体各个脏腑组织器官起着濡润、滋养作用的称为肾阴;对机体各个脏腑组织器官起着推动、温煦作用的称为肾阳。肾阴和肾阳,又称元阴和元阳、真阴和真阳,二者之间,相互制约、相互依存、相互为用,维护着各脏阴阳的相对平衡。

⑥由于肾阴和肾阳是各脏阴阳之本,故在肾的阴阳失调时,会因此而导致其他各脏的阴阳失调。如肝失去肾阴的滋养,即称作"水不涵木",可出现肝阳上亢,甚则肝风内动;心失肾阴的上承,则可引起心火上

炎,或导致心肾阴虚;肺失去肾阴的滋养,则可出现咽燥、干咳、潮热等肺肾阴虚之证;脾失去肾阳的温煦,则可出现五更泄泻、下利清谷等脾肾阳虚之证;心失去肾阳的温煦,则可出现心悸、脉迟、汗出、肢冷、气短等心肾阳虚之证。反之,其他各脏的阴阳失调,日久也必累及于肾,损耗肾中精气,导致肾的阴阳失调,这即"久病及肾"的理论依据。

⑦由于肾阴和肾阳,均是以肾中精气为其物质基础的,肾的阴虚或阳虚,实质上均是肾中精气不足的表现形式。所以肾阴虚到一定程度的时候,可以累及肾阳,发展为阴阳两虚,称为"阴损及阳";肾阳虚到一定程度的时候,也可累及肾阴,发展为阴阳两虚,称作"阳损及阴"。(2013124)

真题 【2013.124】

下列各项中,与肾精不足相关的有

A. 耳鸣耳聋　　　　　B. 头发枯槁

C. 两目涩痛　　　　　D. 牙齿松动

【答案】ABD

⑧主生髓化血。肾藏精,精能生髓,精髓不仅可上充脑髓,还可充养脊髓、骨骼等组织器官,促进骨骼的生长发育,使骨骼健壮有力、牙齿坚固等。如《灵枢·经脉》:"人始生,先成精,精成而脑髓生,骨为干,脉为营,筋为刚,肉为墙,皮肤坚而毛发长,谷入于胃,脉道以通,血气乃行。"当肾精不足,化髓减少,可导致精髓亏虚、骨失充养而影响骨的生长发育,如骨质疏松、牙齿早脱等。

人体血液的生成,一方面是后天脾胃运化的水谷精微上输心肺而化赤为血;另一方面是肾精生髓,髓充于骨,骨中精髓为化生血液之源。故《侣山堂类辨·卷上》指出:"肾为水脏,主藏精而化血。"《张氏医通·虚损》亦有"血之源头在乎肾"之说。肾精充足而精髓盈满,则血液生化有源。肾精亏虚日久可导致血虚。

⑨主抵御外邪。肾精具有保卫机体、抵御外邪,而使人免于疾病的作用。《素问·金匮真言论》:"精者,身之本也。"精充则生命力强,卫外固密,适应能力强,邪不易侵。反之,精亏则生命力弱,卫外不固,适应能力弱,邪易侵犯而致病。如《冯氏锦囊秘录·先天根本论》:"足于精者,百病不生;穷于精者,万邪蜂起。"肾精这种抵御外邪的能力属正气范畴,与"正气存内,邪不可干""邪之所凑,其气必虚"的意义相同。

(2)主水

肾中精气的气化功能,对于体内津液的输布和排泄,维持体内津液代谢的平衡,起着极为重要的调节作用。(199504、1992101、1995103、1998101、200393、200306、201407)

真题 【2014.7】

在津液代谢中起主要作用的是

A. 肾之蒸腾气化　　　B. 肺之通调水道

C. 脾之运化水　　　　D. 小肠之分清泌浊

【答案】A

①在正常生理情况下,津液的代谢,是通过胃的摄入、脾的运化和转输、肺的宣散和肃降、肾的蒸腾气化,以三焦为通道,输送到全身;经过代谢后的津液,则化为汗液、尿液和气排出体外。

②肾中精气的蒸腾气化,实际上是主宰着整个津液代谢,肺、脾等内脏对津液的气化,均依赖于肾中精气的蒸腾气化;特别是尿液的生成和排泄,更是与肾中精气的蒸腾气化直接相关,而尿液的生成和排泄,在维持体内津液代谢平衡中又起着极其关键的作用,故肾主水液。(201904)

③肾者,胃之关也,关门不利,故聚水而从其类也。(《素问·水热穴论》)(201282)

真题 【2012.82】

被称为"胃之关"的是

A. 脾　　　　　　　　B. 肾

C. 心　　　　　　　　D. 肺

【答案】B

◈提示▶▶▶肾者,胃之关也:肾有调节水液的功能,起着胃的关闸作用。本句主要指肾主水的生理功能。

"水曰润下"类比肾的功能,指的是肾具有藏精和主水液的生理功能。(2009121)

(3)主纳气

肾有摄纳肺所吸入的清气,防止呼吸表浅的作用,保证体内外气体的正常交换。(199405、1991121、2000121、200305、200207)

①人体的呼吸功能,虽为肺所主,但必须依赖于肾的纳气作用,《类证治裁·喘症》说:"肺为气之主,肾为气之根,肺主出气,肾主纳气,阴阳相交,呼吸乃和。"(201204)

真题 【2012.4】

"肾为气之根"的含义是

A. 肾为阳气之根本　　B. 肾藏先天之精气

C. 肾主一身气化　　　D. 肾摄纳入之清气

【答案】D

②肾的纳气功能,实际上就是肾的闭藏作用在呼吸运动中的具体体现。从理论上来说,肺吸入之清气,必须下达于肾。如《难经·四难》说"呼出心与肺,吸入肾与肝"。但实际上是说明了肺的呼吸要保持一定的深度,有赖于肾的纳气作用。

③肾的纳气功能正常,则呼吸均匀和调。若肾的纳气功能减退,摄纳无权,呼吸就表浅,可出现动辄气喘、呼多吸少等病理现象。这即称为"肾不纳气"。

2.肾的生理特性

(1)主蛰藏

主蛰,喻指肾有潜藏、封藏、闭藏之生理特性。肾的藏精、主纳气、主生殖、主二便等机能，都是肾主蛰藏生理特性的具体体现。守位，是指肾中相火(肾阳)涵于肾中，潜藏不露，以发挥其温煦、推动等作用。

(2)肾水宜升

肾阳鼓动肾阴，化为肾气上升，与位于人体上部的心气交感互济，维持人体上下的协调。

(3)肾恶燥

肾为水脏，易燥伤阴液为病。《素问·宣明五气》："五脏所恶……肾恶燥。"明·马莳注："肾主水，其性润，肾燥则精涸，故恶燥。"肾为水脏，主藏精，主津液，故喜润而不喜燥。燥胜则伤津，津液枯涸，则易使肾之阴精亏耗，而导致肾之病变。清·叶天士《外感温热论》"热邪不燥胃津，必耗肾液"之名言，即从胃喜润恶燥、肾恶燥之生理特性出发，提出热邪耗伤津液，主要在于胃、肾的观点，对于温病治疗顾护胃津、肾液具有启示作用。

3. 在志、在液、在体、在窍和在时

(1)肾藏志

①肾藏志，指肾主意志和记忆的功能。

②《灵枢·本神》："意之所存谓之志。"此处的"志"，指意志和记忆。在意识思维等精神活动过程中，肾与志之间存在着内在联系。《灵枢·本神》："肾藏精，精舍志。"肾藏精，精为神之宅。"志"藏于肾精之中，且受精的涵养。精生脑髓，精足则脑髓充而神旺。

③肾精充盛，则表现为意志坚定，情绪稳定，有毅力，对外界事物有较强的分析、识别判断和记忆能力，表现出足智多谋，反应灵敏，活动敏捷有力。若肾精不足，则表现出意志消沉，情感淡漠，对外界事物分析、识别、记忆能力下降，精神萎靡不振，神情呆滞，行动迟钝，健忘痴呆。如《灵枢·本神》："肾盛怒而不止则伤志，志伤则喜忘其前言。"

(2)在志为恐

惊或恐，对机体的生理活动来说，是一种不良的刺激。惊恐属肾，恐为肾之志，"恐则气下，惊则气乱"。

(3)在液为唾(200805、201783)

唾为口津，唾液中较稠厚的称作唾。唾为肾精所化，咽而不吐，有滋养肾中精气的作用。若多唾或久唾，则易耗损肾中精气。

(4)在体合骨、荣齿、其华在发

①肾主骨是肾中精气具有促进机体生长发育功能的一个重要组成部分。骨的生长发育，有赖于骨髓的充盈及其所提供的营养。

②髓，有骨髓、脊髓和脑髓之分，这三者均属于肾中精气所化生。脊髓上通于脑，髓聚而成脑，故称脑为"髓海"。肾中精气充盈，则髓海得养，脑的发育就健

全，就能充分发挥其"精明之府"的生理功能；反之，肾中精气不足，则髓海失养，而形成髓海不足的病理变化。《素问·灵兰秘典论》说的"肾者，作强之官，伎巧出焉"，实际上也是指肾中精气主骨生髓生理功能的具体表现。

③齿为骨之余。齿与骨同出一源，牙齿也由肾中精气所充养，因此，牙齿的生长与脱落可以反映肾中精气的盛衰。

④发的生长，全赖于精和血。肾藏精，故说"其华在发"。发的生长与脱落、润泽与枯槁，不仅依赖于肾中精气之充养，而且亦有赖于血液的濡养，故称"发为血之余"。(200906)

(5)在窍为耳及二阴

①听觉的灵敏与否，与肾中精气的盈亏有密切关系。肾中的精气充盈，髓海得养，则听觉灵敏，分辨力较高，故《灵枢·脉度》说"肾气通于耳，肾和则耳能闻五音矣"。反之，肾中精气虚衰时，则髓海失养，而可见听力减退，或见耳鸣，甚则耳聋。人到老年，肾中精气多见衰退，听力多减退。

②尿液的排泄虽在膀胱，但须依赖肾的气化才能完成。因此，尿频、遗尿、尿失禁、尿少或尿闭，均与肾的气化功能失常有关。至于人的生殖功能，亦为肾所主。粪便的排泄，本是大肠的传化糟粕功能，但亦与肾的气化有关，如肾阴不足时，可致肠液枯涸而便秘；肾阳虚损时，则气化无权而致阳虚便秘或阳虚泄泻；肾的封藏失司时，则可见久泄滑脱。故说肾开窍于二阴。

(6)应冬

◈ 提示 ▶▶▶

1. 肾位于腰部，《素问·脉要精微论》说："腰者，肾之府。"肾为"先天之本"。肾在五行属水。

2. 它的主要生理功能为藏精，主生长、发育、生殖和水液代谢；肾主骨生髓，外荣于发，开窍于耳和二阴，在志为恐与惊，在液为唾。

3. 由于足少阴肾经与足太阳膀胱经相互络属于肾与膀胱，肾与膀胱在水液代谢方面亦直接相关，故肾与膀胱相为表里。

4. 在命门这一部分我们主要掌握下面这个表格就可以了，一般出题从这里面来考查。(199173、199873、200371、200372)

著作	论点
《难经》	左肾右命门说
《内经》	"命门者，目也"说
《医贯》	"七节之旁，中有小心"说
《景岳全书》	命门为水火之宅说

八 六腑的共同生理特点

六腑,是胆、胃、小肠、大肠、膀胱、三焦的总称。共同的生理功能是"传化物",生理特点是"泻而不藏","实而不能满"。六腑的气机运动具有通降下行的特性。故有"六腑以通为用,以降为顺"之说。(2017107)

真题【2017.107】
下列各项中,属于六腑气机运动规律的是
A. 以降为顺　　　　　B. 以升为用
C. 升中寓降　　　　　D. 降中寓升
【答案】AD

九 胆的生理功能

1.概述

(1)位置
位于右胁下,附于肝之短叶间,胆与肝相表里。

(2)形态
中空的囊状器官。

(3)关系
胆与肝由足少阳经和足厥阴经相互属络,构成表里关系。

(4)"胆者,中正之官,决断出焉"

2.主要生理功能

(1)贮藏和排泄胆汁(1999125、2004113)
①胆汁来源于肝,由肝精肝血化生,或由肝之余气凝聚而成。(200907)
②胆汁生成后,进入胆腑,由胆腑浓缩并贮藏。贮藏于胆腑的胆汁,在肝气的疏泄作用下排泄而注入肠中,以促进饮食水谷的消化和吸收。
③若肝胆的功能失常,胆汁的分泌排泄受阻,就会影响脾胃的受纳腐熟和运化功能,而出现厌食、腹胀、腹泻等症状。若湿热蕴结肝胆,以致肝失疏泄,胆汁外溢,浸渍肌肤,则发为黄疸,出现目黄、身黄、小便黄等症状。相对于肝气升发,胆气以下降为顺,若胆气不利,气机上逆,则可出现口苦、呕吐黄绿苦水等症状。

(2)主决断
①胆主决断,是指胆在精神意识思维活动中,具有判断事物、做出决定的作用。
②胆的这一功能对于防御和消除某些精神刺激的不良影响,以维持精气血津液的正常运行和代谢,确保脏腑之间的协调关系,有着极为重要的作用。
③胆气豪壮之人,剧烈的精神刺激对其所造成的影响较小,且恢复也较快;胆气虚怯之人,在受到不良精神刺激的影响时,则易于形成疾病,出现胆怯易惊、善恐、失眠、多梦等精神情志异常的病变。

3.胆为奇恒之腑

胆是中空的囊状器官,内盛胆汁。古人认为胆汁是精纯、清净的精微物质,称为"精汁",故胆有"中精之府""清净之府"或"中清之府"之称。(201481)

真题【2014.81】
胆为
A. 元神之府　　　　　B. 精明之府
C. 中精之府　　　　　D. 孤府
【答案】C

胆为六腑,又属奇恒之腑的根据是:(2000123、2011123)
①胆为空腔器官,与肝相表里——为六腑之一。
②内藏精汁,不直接受纳水谷——为奇恒之腑之一。

十 胃的生理功能

1.概述

①胃位于腹腔上部,上连食道,下通小肠。
②胃腔称为胃脘,分为上、中、下三部:胃的上部为上脘,包括贲门;胃的下部为下脘,包括幽门;上下脘之间的部分称为中脘。贲门上连食道,幽门下通小肠,是饮食物入、出胃腑的通道。
③胃的主要生理功能是主受纳和腐熟水谷,生理特性是主通降、喜润恶燥。
④脾胃者,仓廪之官,五味出焉。

2.生理功能

(1)主受纳水谷
①胃主受纳水谷,是指胃气具有接受和容纳饮食水谷的作用。
②饮食入口,经过食管(咽)进入胃中,在胃气的通降作用下,由胃接受和容纳,暂存于其中,故胃有"太仓""水谷之海"之称。
③机体精气血津液的化生,都依赖于饮食物中的营养物质,故胃又有"水谷气血之海"之称。胃气的受纳水谷功能,既是其主腐熟功能的基础,也是饮食物消化吸收的基础。
④胃气的受纳功能对于人体的生命活动十分重要。胃气受纳水谷功能的强弱,可以通过食欲和饮食多少反映出来。

(2)主腐熟水谷
①胃主腐熟水谷,是指胃气将饮食物初步消化,并形成食糜的作用。
②容纳于胃中的饮食物,经过胃气的磨化和腐熟作用后,精微物质被吸收,并由脾气转输而营养全身,未被消化的食糜则下传于小肠做进一步消化。
③胃气的受纳、腐熟水谷功能,必须与脾气的运化功能相互配合,纳运协调才能将水谷化为精微,进而化

生精气血津液,供养全身。

3.生理特性

(1)主通降

①胃主通降,是指胃气宜保持通畅下降的运动趋势。胃气的通降作用,主要体现于饮食物的消化和糟粕的排泄过程中:食物入胃,胃容纳而不拒之;经胃气的腐熟作用而形成的食糜,下传小肠做进一步消化;食物残渣下移大肠,燥化后形成粪便;粪便有节制地排出体外。

②藏象学说以脾胃之气的升降运动来概括整个消化系统的生理功能:脾宜升则健,胃宜降则和,脾升胃降协调,共同促进饮食物的消化吸收。胃主通降是降浊,降浊是受纳的前提条件。胃失通降,则出现纳呆脘闷,胃脘胀满或疼痛、大便秘结等胃失和降之症。若胃气不降反而上逆,则出现恶心、呕吐、呃逆、嗳气等胃气上逆之候。脾胃居中,为人体气机升降的枢纽。胃气通降与脾气升举相互为用,胃失和降与脾气不升也可相互影响。胃失和降,不仅影响六腑的通降,还会影响全身气机的升降,从而出现各种病理变化。如《素问·逆调论》即有"胃不和则卧不安"之论。

(2)喜润恶燥

①胃喜润恶燥,是指胃当保持充足的津液以利饮食物的受纳和腐熟。胃的受纳腐熟,不仅依赖胃气的推动和蒸化,亦需胃中津液的濡润。胃中津液充足,则能维持其受纳腐熟的功能和通降下行的特性。

②胃为阳土,喜润而恶燥,故其病易成燥热之害,胃中津液每多受损。

③在治疗胃病时,要注意保护胃中津液。即使必用苦寒泻下之剂,也应中病即止,以祛除实热燥结为度,不可妄施,以免化燥伤阴。

十一 小肠的生理功能(2006107)

1.概述

①小肠位于腹中,上端与胃在幽门相接,迂曲回环叠积于腹腔之中,下端与大肠在阑门相连。

②手太阳小肠经与手少阴心经相互属络而成表里关系。

③小肠的主要生理功能是主受盛化物,泌别清浊,主液。

④小肠者,受盛之官,化物出焉。

2.生理功能

(1)主受盛和化物

受盛,即接受、以器盛物的意思。化物,具有变化、消化、化生的意思。小肠的受盛功能主要体现于两个方面:

①是说明小肠是接受经胃初步消化之饮食物的盛器。

②是指经胃初步消化的饮食物,在小肠内必须有相当时间的停留,以利于进一步消化和吸收。小肠的化物功能,是将经胃初步消化的饮食物,进一步进行消化,将水谷化为精微。所以《素问·灵兰秘典论》说:"小肠者,受盛之官,化物出焉。"

(2)泌别清浊(199506、199806、200003、201582)

①经过小肠消化后的饮食物,分为水谷精微和食物残渣两个部分。

②将水谷精微吸收,把食物残渣向大肠输送。

(3)小肠主液

小肠在吸收水谷精微的同时,也吸收了大量的水液,故又称"小肠主液"。小肠的泌别清浊功能,还与尿液的量有关。如小肠的泌别清浊功能正常,则二便正常;如小肠的泌别清浊异常,则大便变稀薄,而小便短少,也就是说,小肠内的水液量多寡与尿量有关。临床上常用的"利小便即所以实大便"的治法,即这个原理在临床治疗中的应用。

真题【2015.82】

小肠的功能是

A.运行水液　　　　B.通调水道

C.运化水湿　　　　D.泌别清浊

【答案】D

十二 大肠的生理功能

1.概述

①大肠包括结肠和直肠,是对食物残渣中的水液进行吸收,形成粪便并有度排出的脏器。大肠与肺由手阳明大肠经与手太阴肺经的相互属络而构成表里关系。

②大肠亦是一个管腔性器官,呈回环叠积之状,主要有传化糟粕与主津的生理功能。

③大肠者,传导之官,变化出焉。

2.生理功能(2009122)

(1)主传化糟粕

①大肠接受由小肠下传的食物残渣,吸收其中多余的水液,形成粪便。

②大肠之气的运动,将粪便传送至大肠末端,并经肛门有节制地排出体外,故大肠有"传导之官"之称。

③如大肠传导糟粕功能失常,则出现排便异常,常见的有大便秘结或泄泻。若湿热蕴结大肠,大肠传导功能失常,还会出现腹痛、里急后重、下痢脓血等。

④大肠的传化糟粕功能,实为对小肠泌别清浊功能的承接。除此以外,尚与胃气的通降、肺气的肃降、脾气的运化、肾气的蒸化和固摄作用有关:胃气的通降,实际上涵括了大肠对糟粕排泄的作用;肺与大肠相表里,肺气的肃降有助于糟粕的排泄;脾气的运化,有助于大肠对食物残渣中水液的吸收;肾气的蒸化和固

摄作用,主司二便的排泄。

（2）大肠主津

①大肠接受由小肠下传的含有大量水液的食物残渣,将其中的水液吸收,使之形成粪便,即所谓燥化作用。

②大肠吸收水液,参与体内的水液代谢,故说"大肠主津"。

③大肠主津功能失常,则大肠中的水液不得吸收,水与糟粕俱下,可出现肠鸣、腹痛、泄泻等症;若大肠实热,消烁津液,或大肠津亏,肠道失润,又会导致大便秘结不通。

十三 膀胱的生理功能

1.概述

①膀胱又称"脬",是贮存和排泄尿液的器官。

②膀胱与肾由足太阳膀胱经与足少阴肾经相互属络而构成表里关系。膀胱的生理功能是贮存和排泄尿液。

③膀胱者,州都之官,津液藏焉,气化则能出矣。

2.生理功能

（1）汇聚水液

①人体的津液通过肺、脾、肾等脏的作用,布散全身,发挥其滋养濡润机体的作用。

②代谢后的浊液（废水）则下归于肾,经肾气的蒸化作用,升清降浊:清者回流体内,重新参与水液代谢,浊者下输于膀胱,变成尿液,由膀胱贮存。

（2）贮存和排泄液

①膀胱中尿液的按时贮存和排泄,由肾气及膀胱之气的激发和固摄作用调节。

②肾气与膀胱之气的作用协调,则膀胱开合有度,尿液可及时地从溺窍排出体外。

（3）膀胱的贮尿和排尿功能,依赖于肾气与膀胱之气的升降协调。肾气主上升,膀胱之气主通降。肾之升,激发尿液的生成并控制其排泄;膀胱之气通降,推动膀胱收缩而排尿。若肾气和膀胱之气的激发和固摄作用失常,膀胱开合失权,既可出现小便不利或癃闭,又可出现尿频、尿急、遗尿、小便不禁等。故《素问·宣明五气》说:"膀胱不利为癃,不约为遗尿。"

十四 三焦的生理功能

三焦是上焦、中焦、下焦的合称。三焦作为六腑之一,有其特定的形态结构和生理功能,有名有形;三焦作为人体上中下三个部位的划分,有名无形,但有其生理功能和各自的生理特点。

1.六腑之三焦

①三焦作为六腑之一,位于腹腔中,与胆、胃、小肠、大肠、膀胱等五腑相同,是有具体形态结构和生理功能的脏器,并有自身的经脉手少阳三焦经。

②三焦的形态结构,是指腹腔中的肠系膜及大小网膜、淋巴管道等组织。这些组织充填于腹腔脏腑之间,结构松散,能通透水液,可为胃肠中水液渗透到膀胱中去的通道,与六腑的中空有腔的形态结构特点相符。

③作为六腑之一的三焦,其功能是疏通水道,运行津液,通行元气。《素问·灵兰秘典论》说:"三焦者,决渎之官,水道出焉。"（200981、201581）三焦充填于胃肠道与膀胱之间,引导胃肠中水液渗入膀胱,是水液下输膀胱之通路。三焦水道通畅,则胃肠中的水液源源不断渗入膀胱,成为尿液生成之源。《灵枢·本输》说:"三焦者,中渎之府也,水道出焉,属膀胱,是孤之府也。"

三焦是一身之气上下运行的通道。肾精化生的元气,通过三焦输布到五脏,充沛于全身,以激发、推动各个脏腑组织的功能活动;胸中气海的宗气,自上而下达于脐下,以资先天元气。诸气的运行输布,皆以三焦为通道。

真题【2015.81】

三焦的功能是

A. 运行水液　　　　　　B. 通调水道

C. 运化水湿　　　　　　D. 泌别清浊

【答案】A

2.部位之三焦

三焦作为人体上中下部位的划分,源于《灵枢·营卫生会》"上焦如雾,中焦如沤,下焦如渎"之论,与《难经·三十八难》所谓"有名而无形"的三焦相通。

（1）部位三焦的生理功能（199601、2001122、2005108、201708）

真题【2017.8】

下列选项中,属于三焦气化功能失司的病理变化是

A. 水谷精微输布障碍　　B. 水谷受纳腐熟障碍

C. 全身水液输布障碍　　D. 糟粕传化排泄障碍

【答案】C

①通行诸气:通行诸气,是指部位三焦是诸气上下运行之通路。肾藏先天之精化生的元气,自下而上运行至胸中,布散于全身;胸中气海中的宗气,自上而下到达脐下,以资先天元气,合为一身之气,皆以三焦为通路。故《难经·六十六难》说:"三焦者,原气之别使也。"《难经·三十八难》指出,三焦"有原气之别焉,主持诸气"。

②运行水液:运行水液,是指部位三焦是全身水液上下输布运行的通道。全身水液的输布和排泄,是由肺、脾、肾等脏的协同作用而完成的,但必须以三焦为通道,才能升降出入运行。如果三焦水道不通利,则肺、脾、肾等脏的输布调节水液代谢的功能将难以实现,所

以又把水液代谢的协调平衡作用,称作"三焦气化"。

◎提示▶▶▶部位三焦的通行诸气和运行水液的功能,是相互关联的。水液的上下运行,全赖诸气的升降运动,而诸气又依附于津液而得以升降运行。因此,气运行的道路,必然是津液升降的通路,而津液升降的通路,也必然是气运行的通道。实际上是一个功能的两个方面。

(2)上中下三焦部位的划分及其生理特点(199908、200413)

①上焦:一般将膈以上的胸部,包括心、肺两脏,以及头面部,称作上焦。

· 上焦的生理特点是主气的宣发和升散,即宣发卫气,布散水谷精微和津液以营养滋润全身。如《灵枢·决气》说:"上焦开发,宣五谷味,熏肤、充身、泽毛,若雾露之溉,是谓气。"

· 上焦主气的宣发和升散,但它不是有升无降,而是"升已而降",故说"若雾露之溉"。

· 《灵枢·营卫生会》将上焦的生理特点概括为"如雾",喻指心肺输布气血的作用。

②中焦:中焦是指膈以下、脐以上的上腹部,包括脾胃和肝胆等脏腑。

· 中焦具有消化、吸收并输布水谷精微和化生血液的功能。如《灵枢·营卫生会》说:"中焦……此所受气者,泌糟粕,蒸津液,化其精微,上注于肺脉,乃化而为血,以奉生身,莫贵于此。"《灵枢·决气》说:"中焦受气取汁,变化而赤是谓血。"(2017108)

真题【2017.108】

根据《灵枢·营卫生会》,"中焦如沤"描述的是

A.受盛化物　　　　　B.化精微,奉生身

C.泌别清浊　　　　　D.泌糟粕,蒸津液

【答案】BD

· 《灵枢·营卫生会》将中焦的生理特点概括为"如沤",生动地表述了脾胃肝胆等脏腑的消化饮食物的生理过程。

· 肝胆属中焦。但明清温病学以"三焦"作为辨证纲领后,将外感热病后期出现的一系列动风病证,归于"下焦"的范围,因"诸风掉眩,皆属于肝",故肝又属下焦。

③下焦:一般以脐以下的部位为下焦,包括小肠、大肠、肾、膀胱、女子胞、精室等脏腑以及两下肢。

· 下焦的功能主要是排泄糟粕和尿液,即指小肠、大肠、肾和膀胱的功能而言。

· 《灵枢·营卫生会》将下焦的生理特点概括为"如渎",喻指肾、膀胱、大肠等脏腑的生成和排泄二便的功能。

另外,三焦还作为温病的辨证纲领,称为辨证之三焦,是温病发生发展过程中由浅及深的三个不同病理

阶段。究其概念的来源,可能是由部位三焦的概念延伸而来。

十五 脑的生理功能

1.概述

(1)位置

深藏于头部,居颅腔之中,上至天灵盖,下至风府穴。

(2)形态

由髓汇集而成,故称"脑为髓海"。

2.主要生理功能

(1)主宰生命活动

脑为元神之府,为先天精气充养;元神存则生命在,元神亡则生命逝。(201482)

(2)主精神意识活动

头者,精明之府;脑为精神之海。

(3)主感觉活动

听觉、视觉、嗅觉、思维、记忆、言语等活动都归于脑。

3.渊源

①《素问·五脏生成》说:"诸髓者,皆属于脑。"

②《灵枢·海论》说:"脑为髓之海。"这不但指出了脑是髓汇集而成,同时还说明了髓与脑的关系。

③《素问·脉要精微论》说:"头者,精明之府。"《灵枢·大惑论》中将眼的结构名称及与脑的关系也做了说明,其云:"五脏六腑之精气,皆上注于目而为之精,精之窠为眼,骨之精为瞳子,筋之精为黑眼,血之精为络,其窠气之精为白眼,肌肉之精为约束,裹撷筋、骨、血、气之精而与脉并为系,上属于脑,后出于项中。"(200707)

④《灵枢·海论》说:"髓海不足,则脑转耳鸣,胫酸眩冒,目无所见,懈怠安卧。"

⑤李时珍明确提出脑与精神活动有关,谓"脑为元神之府"。汪昂在《本草备要》中有"人之记性,皆在脑中"的记载。

⑥王清任在《医林改错》中已把忆、视、听、嗅、言等感官功能皆归于脑,这种对脑的认识已比《内经》提高了一大步。

十六 髓的生理功能

1.概述

①髓,是骨腔中膏脂状的精微物质。

②髓因所居骨腔的部位不同,而分为脑髓、脊髓和骨髓。脑髓,藏于颅腔之中。脊髓,藏于脊椎管之内,与脑髓相通。骨髓,藏于骨骼之中。

③髓的生理功能是充养脑髓、滋养骨骼、化生

血液。

2.主要生理功能

(1)充养脑髓

脑为髓之海,髓由肾精所化生。肾中精气,注入脊髓,上行入脑,不断补养脑髓,以维持脑的正常生理功能。肾精充足,则脑髓充盛,才能实现脑主宰生命的生理功能,表现为脑力充沛,思维敏捷,耳聪目慧,身强体健。若先天不足或后天失养,导致肾精不足,不能生髓充脑,则髓海空虚,常出现头晕目眩,视物昏花,耳鸣如蝉,记忆力减退,腰膝酸软无力,或小儿发育迟缓,囟门迟闭,智力不足等症。

(2)滋养骨骼

骨为髓之府,髓为骨之充。髓的盈盛亏虚,直接影响骨骼的生长发育和代谢。肾生骨髓,肾荣精充则髓满,髓满则骨骼营养充分而强健有力。反之,精亏髓少,骨失充养,则会出现骨弱无力,或骨骼发育不良,或骨痿、骨脆、骨折等骨骼病变。

(3)化生血液

骨髓是化生血液的重要物质基础。精充髓满,则血液化源充足。

十七 女子胞的生理功能

1.概述

(1)概念

女子胞,又称胞宫、子宫、子脏、胞脏、子处、血脏。

(2)位置

位于小腹正中,直肠之前,膀胱之后,下口连接阴道。

(3)形态

呈倒置梨形。其大小、形态、位置,随年龄及妊娠而变化。

2.主要生理功能

(1)主持月经

①月经,又称月信、月事、月水,是女子生殖细胞发育成熟后周期性子宫出血的生理现象。健康女子,约到14岁左右,天癸至,月经开始来潮。约到49岁左右,天癸竭绝,月经闭止。

②月经的产生,是脏腑经脉气血及天癸作用于胞宫的结果。

③胞宫的功能正常与否直接影响月经的来潮,所以胞宫有主持月经的作用。

(2)孕育胎儿

①胞宫是女性孕育胎儿的器官。

②女子在发育成熟后,月经应时来潮,经后便要排卵,因而有受孕生殖的能力。《类经·藏象类》说:"阴阳交媾,胎孕乃凝,所藏之处,名曰子宫。"

3.与脏腑经脉的关系

女子胞的生理功能与脏腑、天癸、经脉、气血有着密切的关系。女子胞主持月经和孕育胎儿,是脏腑、天癸、经脉、气血作用于胞宫的正常生理现象。

(1)与气血、脏腑及天癸的关系

①女子以血为本,经水为血液所化,而血液来源于脏腑。

②脏腑之中,心主血,肝藏血,脾统血,脾与胃同为气血生化之源,肾藏精,精化血,肺主气,朝百脉而输精微,它们分司血的生化、统摄、调节等重要作用。故脏腑安和,血脉流畅,血海充盈,则经候如期,胎孕乃成。在五脏之中,女子胞与肝、心、脾、肾的关系尤为密切。(200104)

③天癸,是肾精肾气充盈到一定程度时体内出现的一种精微物质,有促进生殖器官发育成熟、女子月经来潮及排卵、男子精气溢泻,因而具备生殖能力的作用。

女子胞的发育成熟、月经按时来潮及其后定时排卵,与天癸的来至和其对胞宫的作用有极其密切的关系。《素问·上古天真论》载:女子"二七而天癸至,任脉通,太冲脉盛,月事以时下,故有子。……七七,任脉虚,太冲脉衰少,天癸竭,地道不通,故形坏而无子也。"

(2)与经脉的关系

女子胞与冲、任、督、带及十二经脉,均有密切的关系。其中,以冲、任、督、带脉为最。

①冲脉上渗诸阳,下灌三阴,与十二经脉相通,为十二经脉之海。冲脉又为五脏六腑之海。脏腑经络之气血皆下注冲脉,故称冲为血海。因冲脉为血海,蓄溢阴血,胞宫才能泄溢经血,孕育胎儿,完成其生理功能。

②任脉为阴脉之海,蓄积阴血,为妇人妊养之本。任脉通畅,月经如常,方能孕育胎儿。因一身之阴血经任脉聚于胞宫,妊养胎儿,故称"任主胞胎"。任脉气血通盛是女子胞主持月经、孕育胎儿的生理基础。冲为血海,任主胞胎,二者相资,方能有子。所以,胞宫的作用与冲任二脉的关系更加密切。

③督脉为"阳脉之海",督脉与任脉,同起于胞中,一行于身后,一行于身前,交会于龈交,其经气循环往复,沟通阴阳,调摄气血,并与肾相通,运行肾气,从而维持胞宫正常的经、孕、产的生理活动。

④"带脉下系于胞宫,中束人身,居身之中央"(《血证论·崩带》),既可约束、统摄冲任督三经的气血,又可固摄胞胎。

十二经脉的气血通过冲脉、任脉、督脉灌注于胞宫之中,而为经血之源,胎孕之本。女子胞直接或间接与十二经脉相通,禀受脏腑之气血,泄而为经血,藏而育胞胎,从而完成其生理功能。

十八 脏腑之间的关系

1.脏与腑的关系

脏腑有阴阳表里配合关系。脏属阴而腑属阳,阴主里而阳主表,一脏一腑,一阴一阳,一表一里,相互配合,组成心与小肠、肺与大肠、脾与胃、肝与胆、肾与膀胱等脏腑表里关系(心包与三焦从略),体现了阴阳、表里相输相应的"脏腑相合"关系。

2.一脏一腑的表里配合关系(2011122)

其依据主要有三:

(1)经脉络属

属脏的经脉络于所合之腑,属腑的经脉络于所合之脏,如手太阴肺经属肺络大肠,手阳明大肠经属大肠络肺,肺与大肠构成脏腑表里关系,手太阴经与手阳明经则构成表里经。其他脏腑以此类推。

(2)生理配合

①六腑传化水谷的功能,受五脏之气的支持和调节才能完成,如胃的纳谷腐熟需脾气运化的推动,膀胱贮尿排尿赖肾气的蒸化等。

②五脏的功能也有赖于六腑的配合,如脾气的运化水谷,需要胃气的腐熟功能的支持,肝气的疏通条达,需要胆气排泄胆汁的配合等。

(3)病理相关

①如肺热壅盛,失于肃降,可致大肠传导失职而大便秘结。反之亦然。

②在治疗上,相应地就有脏病治腑、腑病治脏、脏腑同治诸法。可见脏腑相合理论,对指导临床有重要意义。

十九 心与肺之间的关系

心与肺的关系,主要体现于气血相互为用与呼吸吐纳间的协同调节关系。

1.心主血和肺主气之间的关系

"诸血者,皆属于心""诸气者,皆属于肺",心主血与肺主气的关系,实际上是气和血相互依存、相互为用的关系。

2.心主行血和肺主呼吸之间的关系(199906、201003)

①肺主宣发肃降和"朝百脉",能促进心行血之作用,因此是血液正常运行的必要条件,符合于"气为血帅"的一般规律。

②联结心之搏动和肺之呼吸两者之间的中心环节为宗气,由于宗气具有贯心脉而司呼吸的生理功能,从而强化了血液循环与呼吸之间的协调平衡。

③病理上无论是肺气虚或肺失宣肃,均可影响心的行血功能,从而导致血液的运行失常,涩滞,而出现

胸闷、心率改变,甚则唇青、舌紫等血瘀的病理表现。

④反之,若心气不足、心阳不振、瘀阻心脉等导致血行异常时,也会影响肺的宣发和肃降功能失常,出现咳嗽、气促等肺气上逆的病理现象。

二十 心与脾之间的关系(2019109)

心主血而脾生血,心主行血而脾主统血。心与脾的关系,主要表现在血液生成方面的相互为用及血液运行方面的相互协同。(201004)

1.血液生成方面

①心主一身之血,心血供养于脾以维持其正常的运化功能。水谷精微通过脾的转输升清作用,上输于心肺,贯注于心脉而化赤为血。脾主运化而为气血生化之源。脾气健旺,血液化生有源,以保证心血充盈。

②病理上,若脾虚失于健运,化源不足,或统血无权,慢性失血,均可导致血虚而心失所养。而劳神思虑过度,既耗心血,又损脾气,亦可形成心脾两虚之证。临床常见眩晕、心悸、失眠、多梦、腹胀、食少、体倦无力、精神萎靡、面色无华等症,治之以补养心脾的归脾汤之类。

2.血液运行方面

①血液在脉中正常运行,既有赖于心气的推动以维持通畅而不迟缓,又依靠脾气的统摄以使血行脉中而不逸出。血液能正常运行而不致脱陷妄行,全赖心主行血与脾主统血的协调。

②病理上,若心气不足,行血无力,或脾气虚损,统摄无权,均可导致血行失常的病理状态,或见气虚血瘀,或见气虚失摄的出血。

二十一 心与肝之间的关系

主要体现于血液和神志两方面。(1999123)

1.血液运行方面

①人体的血液,生化于脾,贮藏于肝,通过心以运行全身。

②心之行血功能正常,则血运正常,肝有所藏;若肝不藏血,则心无所主,血液的运行必致失常。

③正是由于心和肝在血行方面密切相关,故在临床上"心肝血虚"亦常常同时出现。

2.精神情志方面

人的精神、意识和思维活动,虽由心所主,但与肝的疏泄功能亦密切相关。

二十二 心与肾之间的关系

心与肾在生理上的联系,主要表现为"心肾相交"。心肾相交的机理,主要从水火既济、精神互用、君相安位来阐发。(2015123)

真题【2015.123】

心肾相交体现为

A 水火既济   B. 君相安位
C. 精神互用   D. 精血互化

【答案】ABC

1.水火既济

心居上焦属阳,在五行中属火;肾居下焦属阴,在五行中属水。

①就阴阳水火的升降理论而言,在上者宜降,在下者宜升,升已而降,降已而升。心位居上,故心火(阳)必须下降于肾,使肾水不寒;肾位居下,故肾水(阴)必须上济于心,使心火不亢。肾无心之温煦则水寒,心无肾阴之滋润则火炽。心与肾之间的水火升降互济,维持了两脏之间生理功能的协调平衡。(1999124)

②根据阴阳交感和互藏的机理,肾气分为肾阴与肾阳,肾阴上济依赖肾阳的鼓动;心气分为心阴与心阳,心火的下降需要心阴的凉润。肾阴在肾阳的鼓动作用下化为肾气以上升济心,心火在心阴的凉润作用下化为心气以下行助肾。

2.精神互用

心藏神,肾藏精。精能化气生神,为气、神之源;神能控精驭气,为精、气之主。故积精可以全神,神清可以控精。

3.君相安位

①心为君火,肾为相火(命火)。

②君火在上,如日照当空,为一身之主宰;相火在下,系阳气之根,为神明之基础。

③命火秘藏,则心阳充足;心阳充盛,则相火亦旺。君火相火,各安其位,则心肾上下交济。

④所以心与肾的关系也表现为心阳与肾阳的关系。病理上:心与肾之间的水火、阴阳、精神的动态平衡失调,称为心肾不交。主要表现为水不济火,肾阴虚于下而心火亢于上的阴虚火旺,或肾阳虚与心阳虚互为因果的心肾阳虚、水湿泛滥,或肾精与心神失调的精亏神衰的病理变化。(201184)

二十三 肺与脾之间的关系

肺与脾的关系,主要表现于气的生成和津液的输布代谢两个方面。(2008122、2004112)

1.机体气的生成

主要依赖于肺的呼吸功能和脾的运化功能,肺所吸入的清气和脾胃所运化的水谷精气,是组成气的主要物质基础。

2.在津液的输布代谢方面

(1)生理上

主要包括肺的宣发肃降、通调水道和脾的运化水液、输布津液。

①肺的宣发肃降和通调水道,有助于脾的运化水液功能,从而防止内湿的产生。

②脾的转输津液,散精于肺,不仅是肺通调水道的前提,而且,实际上也为肺的生理活动提供了必要的营养。

(2)病理上

肺脾二脏也相互影响,主要体现在气的生成不足和水液代谢失常两个方面:

①脾气虚损时,常可导致肺气的不足;脾失健运,津液代谢障碍,水液停滞,则聚而生痰、成饮,多影响肺的宣发和肃降,可出现喘咳痰多等临床表现。所以说"脾为生痰之源,肺为贮痰之器"。

②肺病日久,也可影响到脾,而致脾的运化功能失常或使脾气虚,从而出现纳食不化,腹胀,便溏,甚则水肿等病理表现,称之为"上病及中",亦是"培土生金"治法的理论依据。

二十四 肺与肝之间的关系

肺与肝的关系,主要表现于气机的调节方面。(2003010、201104)

①肺主降而肝主升,二者相互协调,对于全身气机的调畅是一个重要的环节。

②若肝升太过,或肺降不及,则多致气火上逆,可出现咳逆上气,甚则咯血等病理表现,称之为"肝火犯肺"。

③相反,肺失清肃,燥热内盛,亦可影响肝,肝失条达,疏泄不利,则在咳嗽的同时,出现胸胁引痛胀满、头晕头痛、面红目赤等症。

二十五 肺与肾之间的关系

肺与肾的关系,主要表现于水液的代谢和呼吸运动及阴阳互资三个方面。(1998123、2010123)

1.水液代谢相互为用

①肾为主水之脏,肺为"水之上源",肺的宣发肃降和通调水道,有赖于肾的蒸腾气化。

②肾的主水功能,亦有赖于肺的宣发肃降和通调水道。

③病理上,肺失宣肃,通调水道失职,必累及于肾,而致尿少,甚则水肿;肾的气化失司,关门不利,则水泛为肿,甚则上为喘呼、咳逆倚息而不得平卧。即如《素问·水热穴论》所说:"其本在肾,其末在肺,皆积水也。"

2.呼吸运动相互配合

①肺主气司呼吸,肾主纳气,肺的呼吸深度需要肾的纳气作用来协助。肾气充盛,吸入之气方能经肺之肃降而下纳于肾,故有"肺为气之主,肾为气之根"之说。

②若肾的精气不足,摄纳无权,气浮于上;或肺气久虚,久病及肾,均可导致肾不纳气,出现动则气喘等症。

3.阴阳互资

肾阴为一身阴液之根本,所以肺阴虚可损及肾阴。反之,肾阴虚亦不能上滋肺阴,故肺肾阴虚常同时并见,而出现两颧嫩红,骨蒸潮热,盗汗,干咳音哑,腰膝酸软等症。

二十六 肝与脾之间的关系(2002122、2013123)

肝藏血而主疏泄,脾统血、主运化而为气血生化之源。

真题【2013.123】

下列各项中,属于肝与脾的生理联系的有

A.气的运行　　　　B.血液的运行
C.饮食的消化　　　D.津液的生成

【答案】BC

1.肝脾两脏的关系

首先在于肝的疏泄功能和脾的运化功能之间的相互影响。

①脾的运化,有赖于肝的疏泄,肝的疏泄功能正常,则脾的运化功能健旺。

②若肝失疏泄,就会影响脾的运化功能,从而引起"肝脾不和"的病理表现,可见精神抑郁,胸胁胀满,腹胀腹痛,泄泻便溏等症。

2.肝与脾在血的生成、贮藏及运行等方面亦有密切的联系

①脾运健旺,生血有源,且血不逸出脉外,则肝有所藏。

②若脾虚气血生化无源,或脾不统血,失血过多,均可导致肝血不足。此外,如脾胃湿热郁蒸,胆热液泄,则可形成黄疸。

③病理上,肝病可以传脾,脾病也可以及肝。肝脾两脏在病变上常常是互为影响的。

二十七 肝与肾之间的关系

肝肾之间的关系,有"肝肾同源"或"乙癸同源"(以天干配五行,肝属乙木,肾属癸水,故称)之称。肝主藏血而肾主藏精,肝主疏泄而肾主封藏,肝为水之子而肾为木之母。故肝肾之间的关系,主要表现在精血同源、藏泄互用以及阴阳互滋互制等方面。

1.精血同源(199508、199705、200810、201005)

肝藏血,肾藏精,精血皆由水谷之精化生和充养,且能相互滋生,故曰同源互化。

2.藏泄互用(200099)

①肝气疏泄可促使肾气开合有度,肾气闭藏可防

肝气疏泄太过。疏泄与封藏相反相成,从而调节女子的月经来潮、排卵和男子的排精功能。

②若肝肾藏泄失调,女子可见月经周期失常,经量过多或闭经,以及排卵障碍,男子可见阳痿、遗精、滑泄或阳强不泄等症。

3.阴阳互滋互制

不仅肝血与肾精之间存在着同源互化的关系,而且肝肾阴阳之间也存在着相互滋养和相互制约的联系。

①肾阴与肾阳为五脏阴阳之本,肾阴滋养肝阴,共同制约肝阳,则肝阳不偏亢;肾阳资助肝阳,共同温煦肝脉,可防肝脉寒滞。肝肾阴阳之间互制互用维持了肝肾之间的协调平衡。

②肾阴不足可累及肝阴;肝肾阴虚,阴不制阳,水不涵木,又易致肝阳上亢,可见眩晕、中风等。肾阳虚衰可累及肝阳;肝肾阳虚,阳不制阴,阴寒内盛,可见下焦虚寒,肝脉寒滞,少腹冷痛,阳痿精冷,宫寒不孕等。

二十八 脾与肾之间的关系

脾为后天之本,肾为先天之本,脾肾两者首先表现为先天与后天的互促互助关系;脾主运化水液,肾为主水之脏,脾肾的关系还表现在水液代谢方面。

1.先天后天相互资生(1999122、2004114)

①脾主运化水谷精微,化生气血,为后天之本;肾藏先天之精,是生命之本原,为先天之本。脾的运化水谷,有赖于肾气及肾阴肾阳的资助和促进,始能健旺;肾所藏先天之精及其化生的元气,亦赖脾气运化的水谷之精及其化生的谷气的不断充养和培育,方能充盛。

②病理上,两脏精虚多出现生长发育迟缓或未老先衰,两脏气虚多表现为腹胀便溏或大小便失禁或虚喘乏力,脾肾阳虚多出现畏寒腹痛、腰膝酸冷、五更泄泻、完谷不化等的虚寒性病证,脾(胃)肾阴虚可出现五心烦热、口舌生疮、舌红少苔或无苔,或饥不欲食的虚热性病证。(201183)

2.津液代谢

①脾气运化水液功能的正常发挥,须赖肾气的蒸化及肾阳的温煦作用的支持。肾主水液输布代谢,又须赖脾气及脾阳的协助,即所谓"土能制水"。脾肾两脏相互协同,共同主司水液代谢的协调平衡。

②病理方面,脾虚失运,水湿内生,经久不愈,可发展至肾虚水泛;而肾虚气化失司,水湿内蕴,也可影响脾的运化功能,最终均可导致尿少浮肿,腹胀便溏,畏寒肢冷,腰膝酸软等脾肾两虚、水湿内停之证。

二十九 心与小肠之间的关系

①手少阴经属心络小肠,手太阳经属小肠络心,心与小肠通过经脉相互络属构成了表里关系。(2015124)

②生理上相互为用。心主血脉,心阳之温煦,心血之濡养,有助于小肠的化物功能;小肠主化物,泌别清浊,吸收水谷精微和水液,其中浓厚部分经脾气转输于心,化血以养其心脉,即《素问·经脉别论》所谓"浊气归心,淫精于脉"。

③病理上相互影响。心经实火,可移热于小肠,引起尿少、尿赤涩刺痛、尿血等小肠实热的症状。反之,小肠有热,亦可循经脉上熏于心,可见心烦、舌赤糜烂等症状。

真题【2015.124】
与"心与小肠相表里"相关的是
A.心与小肠在五行同属火
B.心经与小肠经相互络属
C.心经火盛,可移热于小肠
D.小肠热盛,可循经上炎于心
【答案】BCD

三十 肺与大肠之间的关系(2007152)

①肺与大肠亦是通过经脉的络属而构成表里关系。

②生理:肺气的肃降,有助于大肠传导功能的发挥;大肠传导功能正常,则有助于肺的肃降。

③病理:若大肠实热,腑气不通,则可影响肺的肃降,而产生胸满、喘咳等症。如肺失清肃,津液不能下达,可见大便困难;肺气虚弱,气虚推动无力,则可见大便艰涩而不行,称之为"气虚便秘"。若气虚不能固摄,清浊混杂而下,可见大便溏泄。

三十一 脾与胃之间的关系

脾与胃同居中焦,足太阴经属脾络胃,足阳明经属胃络脾,两者构成表里配合关系。

脾胃同为气血生化之源、后天之本,在饮食物的受纳、消化及水谷精微的吸收、转输等生理过程中起主要作用。脾与胃的关系,体现为水谷纳运相得、气机升降相因、阴阳燥湿相济等三个方面。(2014124)

真题【2014.124】
脾与胃的关系表现为
A.藏泄相济　　　B.升降相因
C.燥湿相济　　　D.纳运相得
【答案】BCD

1.运化水谷
胃主受纳,脾主运化。两者之间的关系是"脾为胃行其津液",共同完成饮食物的消化吸收及其精微的输布,从而滋养全身,故称脾胃为"后天之本"。

2.气机升降
①脾气升,则水谷之精微得以输布;胃气降,则水谷及其糟粕才得以下行。故《临证指南医案》说:"脾宜

升则健,胃宜降则和。"
②脾气升则肾气、肝气皆升,胃气降则心气、肺气皆降,故为脏腑气机上下升降的枢纽。(200807、200908)
③在饮食物的消化吸收方面,脾气上升,将运化吸收的水谷精微和津液向上输布,自然有助于胃气之通降;胃气通降,将受纳之水谷、初步消化之食糜及食物残渣通降下行,也有助于脾气之升运。

3.燥湿相济
胃为阳明燥土,脾为太阴湿土,胃喜润恶燥,脾喜燥恶湿,两脏燥湿相济,阴阳相合,方能完成饮食物的传化过程。故《临证指南医案》又说:"太阴湿土,得阳始运,阳明燥土,得阴自安。"(199907、200308)
病理上也是相互影响的:
①脾为湿困,运化失职,清气不升,即可影响胃的受纳与和降,可出现食少、呕吐、恶心、脘腹胀满等症。
②反之,若饮食失节,食滞胃脘,胃失和降,亦可影响及脾的升清与运化,可出现腹胀泄泻等症。
③《素问·阴阳应象大论》说:"清气在下,则生飧泄;浊气在上,则生䐜胀",这是对脾胃升降失常所致病证的病理及临床表现的概括。

三十二 肝与胆之间的关系

肝与胆通过经脉的相互属络构成了表里关系。肝与胆的关系,主要表现在同司疏泄、共主勇怯等方面。

1.同司疏泄
①肝主疏泄,分泌胆汁;胆附于肝,藏泄胆汁。两者协调合作,疏利胆汁于小肠,帮助脾胃消化饮食物。肝气疏泄正常,促进胆汁的分泌和排泄;而胆汁排泄无阻,又有利于肝气疏泄的正常发挥。
②病理上,若肝气郁滞,可影响胆汁疏利;而胆腑湿热,也可影响肝气疏泄;最终均可导致肝胆气滞、肝胆湿热,或郁而化火、肝胆火旺之证。

2.共主勇怯
①《素问·灵兰秘典论》说:"肝者,将军之官,谋虑出焉。胆者,中正之官,决断出焉。"胆主决断与人的勇怯有关,而决断又基于肝之谋断,肝胆相互配合,情志活动正常,处事果断。
②病理上,若肝胆气滞,或肝郁痰扰,均可导致情志抑郁或惊恐胆怯等病证。

三十三 肾与膀胱之间的关系

肾为水脏,主司二阴,膀胱为水腑,足少阴经属肾络膀胱,足太阳经属膀胱络肾,两者构成表里相合关系。肾与膀胱的关系,主要表现在共主小便方面。
①生理上,膀胱的贮尿排尿功能,取决于肾气的盛衰。肾气充足,蒸化及固摄功能正常发挥,则尿液能够正常生成,贮于膀胱并有度地排泄。膀胱贮尿排尿有

度,也有利于肾气的主水功能。因此,肾与膀胱相互协作,共同完成小便的生成、贮存与排泄。

②病理上,若肾气虚弱,蒸化无力,或固摄无权,可影响膀胱的贮尿排尿,而见尿少、癃闭或尿失禁。膀胱湿热,或膀胱失约,也可影响到肾气的蒸化和固摄,以致出现小便色质或排出的异常。

三十四 五脏、六腑、奇恒之腑各自的生理特点及区别(199511)

①五脏的共同生理特点,是化生和贮藏精气;六腑的共同生理特点,是受盛和传化水谷;奇恒之腑,即指这一类腑的形态及其生理功能均有异于"六腑",不与水谷直接接触,而是一个相对密闭的组织器官,而且还具有类似于脏的贮藏精气的作用,因而称为奇恒之腑。

②《素问·五脏别论》说:"所谓五脏者,藏精气而不泻也,故满而不能实。六腑者,传化物而不藏,故实而不能满也。所以然者,水谷入口,则胃实而肠虚;食下,则肠实而胃虚。故曰,实而不满。满而不实也。"

这里指出的"满"和"实",主要是针对精气和水谷的各自特点而言。如王冰说:"精气为满,水谷为实。五脏但藏精气,故满而不实;六腑则不藏精气,但受水谷,故实而不能满也。"指导临床实践:如脏病多虚,腑病多实;脏实者可泻其腑,腑虚者可补其脏。饮食物自进入人体至排出体外,要通过七道关隘,以利于对饮食物的消化吸收。由于六腑以传化饮食物为其生理特点,故有实而不能满,六腑以降为顺,以通为用之说。

■ 小试牛刀

1. 五脏共同的生理特点是:
   A. 传化物
   B. 实而不能满
   C. 藏精气
   D. 泻而不藏

2. 与精神意识思维活动关系最密切的是:
   A. 心主血脉的生理功能
   B. 肝主疏泄的生理功能
   C. 脾主运化的生理功能
   D. 肺主治节的生理功能

3. 心为五脏六腑之大主,是由于:
   A. 心者,生之本
   B. 心主身之血脉
   C. 心主神志
   D. 心藏脉,脉舍神

4. 与《素问·调经论》所说"有余则笑不休""不足则悲"相关的是:
   A. 心气   B. 宗气
   C. 心阴   D. 心神

5. 肺为"水之上源"的主要依据是:

6. 肺通调水道的功能依赖于:
   A. 肺主一身之气
   B. 肺司呼吸
   C. 肺主宣发肃降
   D. 肺朝百脉

   A. 肺的通调水道的功能
   B. 肺具有布散水液的功能
   C. 肺具有输精于皮毛的功能
   D. 肺为脏腑之华盖

7. 辅助心脏,对血液具有推动和调节作用的是:
   A. 胃的生理功能
   B. 肺的生理功能
   C. 脾的生理功能
   D. 肝的生理功能

8. 对血液运行具有促进和制约调节作用的是:
   A. 心   B. 肺
   C. 脾   D. 肝

9. 下列"诸海"中错误的是:
   A. 脑为髓海
   B. 肺为气海
   C. 冲脉为十二经脉之海
   D. 冲脉为血海

10. "肺为水之上源"是指其能:
    A. 宣发布散津液
    B. 其气肃降,有利于大肠主津
    C. 辅助心脏,转输气血津液
    D. 肃降水液,通调水道

11. 下列功能与肺主治节无关的是:
    A. 调节呼吸运动   B. 调节全身气机
    C. 调节血液运行   D. 调节脾胃升降

12. 脾统血的主要作用机制是:
    A. 控制血液的流速
    B. 控制内脏的血液容量
    C. 控制外周的血液容量
    D. 控制血液在脉道内的运行

13. 下列属于脾的运化功能的有:
    A. 腐熟水谷   B. 游溢精气
    C. 输布精微   D. 升清降浊

14. 脾主升清的确切内涵是:
    A. 脾之阳气主升
    B. 脾气以升为健
    C. 脾气散精,上归于肺
    D. 升已而降,若雾露之溉

15. 最能体现肝的生理特点的是:
    A. 肝喜条达   B. 肝恶抑郁
    C. 肝体阴而用阳   D. 肝为刚脏,主动,主升

16. 肝的生理特性是:

A. 主疏泄,调畅气机
B. 主藏血,调节血量
C. 喜条达而恶抑郁
D. 主血海而调冲任

17. 在肝的疏泄功能中,最根本的是:
A. 调畅情志　　B. 调节血量
C. 调畅气机　　D. 疏通水道

18. 产生"薄厥"的病因,多是:
A. 大怒　　　　B. 过悲
C. 过喜　　　　D. 大惊

19. 急躁易怒主要与下列哪项功能失调有关:
A. 魂不守舍　　B. 髓海空虚
C. 肝血不足　　D. 肝升太过

20. "大怒则形气绝,而血菀于上"的病机是:
A. 肝气上逆　　B. 血随气升
C. 气机逆乱　　D. 火气上逆

21. 能反映其特点为刚脏,主升、主动的生理功能是:
A. 脾主升清　　B. 肺主宣发
C. 肝主疏泄　　D. 肾主蒸化

22. 与肝主疏泄不密切的生理功能是:
A. 气机的调节　　B. 津液的代谢
C. 血液的运行　　D. 精气的封藏

23. 肾主纳气的主要生理作用是:
A. 有助于元气的生成
B. 有助于肺气的宣发
C. 有助于气道的清洁通畅
D. 有助于呼吸保持一定的深度

24. "肾者,胃之关也"主要针对:
A. 肾主宰水液代谢的作用
B. 肾中精气的蒸腾气化作用
C. 肾司二便的作用
D. 肾的固摄作用

25. 《素问·上古天真论》所说:"丈夫五八"在生理上的表现是:
A. 阳气衰竭于上,面焦发鬓斑白
B. 肾气衰,发堕齿槁
C. 肝气衰,筋不能动,天癸竭,精少
D. 肾脏衰,形体皆极

26. 在肾主闭藏的功能活动中,最具有生理意义的是:
A. 纳气归肾,促进元气生成
B. 固摄二便,防止二便失禁
C. 固摄水液,防止水液流失
D. 固摄精气,防止精气散失

27. "肾为气之根"主要指:
A. 肾为五脏阳气之根本
B. 肾主纳气,以维持呼吸深沉
C. 肾主膀胱的气化开合

D. 肾主水液的蒸腾气化

28. 《内经》所谓"肾者,胃之关也",主要是指:
A. 肾气的蒸化作用
B. 肾主纳气作用
C. 肾气的固摄作用
D. 肾主藏精作用

29. "天癸"的产生取决于
A. 先天禀赋的充盛
B. 机体元气的充沛
C. 肾中阴阳的平衡
D. 肾中精气的充盈

30. 与人体生长、发育与生殖功能关系最为密切的是:
A. 肾主封藏　　B. 心主血脉
C. 脾主运化　　D. 肝主疏泄

31. 多睡或久睡,则易耗伤:
A. 肺中津气　　B. 肾中精气
C. 肝的阴液　　D. 脾的阴液

32. "泌别清浊"属于:
A. 胃的生理功能
B. 大肠的生理功能
C. 小肠的生理功能
D. 肾的生理功能

33. "利小便即所以实大便"的理论依据是:
A. 肾司二便,大便小便相关
B. 中气不足,溲便为之变
C. 淡渗利水,则脾阳得健而大便实
D. 二便之源均来自小肠的泌别清浊

34. 全身"元气"和"水液"运行的通道是:
A. 三焦　　　　B. 肺、脾、肾
C. 十二经脉　　D. 奇经八脉

35. "中焦如沤"是比喻:
A. 胃主受纳的功能状态
B. 脾气散精的功能状态
C. 小肠泌别清浊的功能状态
D. 消化过程中腐熟水谷的状态

36. 上焦生理功能的特点是:
A. 若雾露之溉
B. 主气之生发
C. 通行宗、营、卫三气
D. 元气之别使

37. 五脏六腑之精气皆上注于目,其中肝之精气上注于:
A. 瞳子　　　　B. 黑眼
C. 眼络　　　　D. 白眼

38. 下列哪项与女子胞的生理功能最为密切:
A. 心、肝、脾、胃、冲脉、督脉
B. 心、肺、肾、胃、阳明脉、带脉

C. 心、肝、肾、胃、冲脉、任脉

D. 心、肝、脾、肾、冲脉、任脉

39. 联结"肺主呼吸"和"心主血脉"的中心环节是：

　　A. 经脉的相互联结

　　B. 气血的相互影响

　　C. 心营、肺卫之间的相互作用

　　D. 宗气的贯通和运行

40. 全身气机调畅最重要的环节是：

　　A. 肺主呼气,肾主纳气

　　B. 心火下降,肾水上升

　　C. 肝气主升,肺气主降

　　D. 脾气主升,胃气主降

41. "肝肾同源"的主要依据是：

　　A. 厥少二阴之气相通　B. 相火寄于肝肾

　　C. 肝肾同属于下焦　　D. 精血之间互生互化

42. 肺与大肠的联系,主要表现为：

　　A. 肺气宣发,布津于大肠

　　B. 肺气肃降,输送水液于大肠

　　C. 肺气肃降,以助大肠传导

　　D. 肺主治节,调节大肠功能

43. 在脾胃的相互关系中,最根本的是：

　　A. 脾燥胃湿,燥湿相济

　　B. 太阴湿土得阳始运,阳明燥土得阴自安

C. 胃主纳谷,脾主磨谷

D. 脾主升清,胃主降浊

44. 以调节气机升降为主要作用的脏腑是：

　　A. 肺与肾　　　　　B. 肾与肝

　　C. 脾与胃　　　　　D. 肝与肺

45. 六腑"以降为顺,以通为用"的理论基础是：

　　A. 六腑的形体特点为空腔器官

　　B. 六腑都是接受饮食物的受盛器官

　　C. 六腑都不是储藏精气的器官

　　D. 六腑是受盛水谷又传化糟粕的器官

■ 参考答案

1. C	2. A	3. C	4. D	5. A
6. C	7. B	8. B	9. B	10. D
11. D	12. D	13. C	14. C	15. D
16. C	17. C	18. A	19. D	20. B
21. C	22. D	23. D	24. A	25. B
26. D	27. B	28. A	29. D	30. A
31. B	32. C	33. D	34. A	35. D
36. A	37. B	38. D	39. D	40. C
41. D	42. C	43. D	44. D	45. D

第四章

◇ **4** ◇

精气血津液

考纲要求

<table>
<tr><td>

1. 精
(1)人体之精的概念。
(2)人体之精的生成。
(3)人体之精的功能。
2. 气
(1)气的概念。
(2)气的生成。
(3)气的生理功能。
(4)气机、气化的概念。
(5)气的升降出入及其在人体生理活动中的体现。
(6)元气、宗气、营气、卫气的概念、组成、分布与主要功能。
3. 血
(1)血的概念。
(2)血的生成。

</td><td>

(3)血的功能。
(4)血的运行。
4. 津液
(1)津液的概念。
(2)津液的生成、输布和排泄。
(3)津液的功能。
5. 精气血津液之间的关系
(1)精和气的关系:精气互生互化。
(2)精和血的关系:精血互生互化。
(3)气和血的关系:气能生血,气能行血,气能摄血,血为气母。
(4)气和津液的关系:气能生津,气能行(化)津,气能摄津,津能载气。
(5)血和津液的关系:津血同源。

</td></tr>
</table>

考点解析

一 精

1. 人体之精的概念

精,是由禀受于父母的生命物质与后天水谷精微相融合而形成的一种精华物质,是人体生命的本质,是构成人体和维持人体生命活动的最基本物质。《素问·金匮真言论》说:"夫精者,身之本也。"精一般呈液态贮藏于脏腑之中,如《灵枢·本神》说:"是故五脏者,主藏精。"精也能流动于脏腑之间,如《素问·经脉别论》说:"饮入于胃,游溢精气,上输于脾。脾气散精,上归于肺。"

一般意义的精,即通常所说的先天之精、水谷之精、生殖之精、脏腑之精,不包含血、津液。本节所讲之精,即一般意义的精。

2. 人体之精的生成

人体之精由禀受于父母的先天之精与后天获得的水谷之精相融合而生成。

先天之精禀受于父母,源于父母的生殖之精,是构

成胚胎的原始物质。

后天之精由饮食水谷所化生的精微物质,又称"水谷之精"。与先天之精相对而言,后天之精是人出生之后,从吸入的自然界清气及饮食物中摄取的营养精华以及脏腑气化所生成的精微物质,是维持人体生命活动的精微物质,水谷之精与津液相合以液态的形式由脾气转输至全身各脏腑。《素问·厥论》:"脾主为胃行其津液者也。"《素问·玉机真脏论》:"脾为孤脏,中央土以灌四傍。"

人体之精,是以先天之精为基础,后天之精为补充,二者相辅相成,使一身之精生成有源,逐渐充盛。

3. 人体之精的功能

(1)繁衍生命

由先天之精与后天之精合化而生成的生殖之精,具有繁衍生命的作用。

(2)濡养作用

先天之精与后天之精充盛,则脏腑之精充盈,因而全身脏腑组织官窍得到精的濡养,各种生理机能得以正常发挥。若先天禀赋不足,或后天之精化生有碍,则

脏腑之精亏损,则见生长发育迟缓、未老先衰或性功能减退致生育能力下降;脾精不足,则见营养不良,气血衰少;肺精不足,则见呼吸障碍、皮肤湿润无泽等。

（3）化血作用

一是精可以转化为血,是血液生成来源之一。《张氏医通·诸血门》说:"精不泄,归精于肝而化清血。"

二精作为精微的生命物质,即可单独存在于脏腑组织中,也可不断融合于血液中。如心精一般融入心血中,肝精一般融入肝血中以发挥其濡养作用。

（4）化气作用

精可以化生为气。《素问·阴阳应象大论》说:"精化为气。"先天之精可以化生先天之气,即元气。水谷之精可化生谷气,再加上肺吸入的自然界清气,可生成宗气,综合而成一身之气。因此精是气的本原。

（5）化神作用

精能化神,精是神化生的物质基础。神是人体生命活动的外在总体表现,它的产生离不开精这一基本物质。"神者,水谷之精气也。"

（6）抗邪作用

精具有保卫机体、抵御外邪入侵的功能。精足则正气盛,抗邪力强,不易受外邪侵袭。若精虚则正气不足,抗邪力弱,易受外邪侵袭;或无力驱邪,邪气潜伏,在一定条件下发病。《素问·金匮真言论》说:"故藏于精者,春不病温。"

三 气

1. 气的概念

气是人体内活力很强、运行不息的极精微物质,是构成人体和维持人体生命活动的基本物质之一。

2. 气的生成

人体的气,来源于先天之精所化生的先天之气(元气)、水谷之精所化生的水谷之气和自然界的清气。通过肺、脾胃和肾等脏器生理功能的综合作用,三者结合而生成一身之气。

（1）生气之主——肺（2004112、201205）

真题 【2012.5】

"肺主一身之气"的含义是

A. 推动气血运行

B. 呼出体内浊气

C. 生成宗气,调节气机

D. 宣发卫气

【答案】C

①肺主呼吸之气,吸入自然界清气,呼出浊气。

②肺将清气与水谷之气结合生成宗气。

（2）生气之源——脾（200506）

脾胃运化产生水谷精微。水谷精微及其化生的血与津液,皆可化气,统称为水谷之气。此是人体之气的主要来源。

（3）生气之根——肾（201204）

肾精化气(元气,人体之气的根本),精充则气足。

真题 【2012.4】

"肾为气之根"的含义是

A. 肾为阳气之根本　　　B. 肾藏先天之精气

C. 肾主一身气化　　　　D. 肾摄纳入之清气

【答案】D

3. 气的生理功能（2015125）

（1）推动与调控作用（1997121、2012125、201805）

气对以下内容有激发、兴奋、促进和减缓、抑制、宁静的作用:

①人体的生长发育、生殖。

②脏腑经络生理机能。

③精血津液的生成、运行和输布。

④精神活动。

真题 【2018.5】

气的推动作用减弱会出现

A. 早衰　　　　　　　　B. 畏寒

C. 自汗　　　　　　　　D. 出血

【答案】A

（2）温煦与凉润作用（200708、2013126）

二者对立统一的结果:

①维持相对恒定的体温。

②脏腑机能的稳定发挥。

③精血津液的有序运行输布代谢。

真题 【2013.126】

下列各项中,与气的温煦作用相关的有

A. 体温的恒定　　　　　B. 血液的运行

C. 津液的输布　　　　　D. 脏腑的功能

【答案】ABCD

（3）防御作用

即气有护卫全身肌表、防御外邪入侵与祛除侵入人体的病邪的作用。（2016125）

真题 【2016.125】

属于气的防御作用的是

A. 护卫肌表　　　　　　B. 振奋中气

C. 驱邪外出　　　　　　D. 激发阳气

【答案】AC

（4）固摄作用（2001124、200576、200608、2011124）

即气对血、津液(汗液、尿液、唾液、胃液、肠液)、精等液态物质的固护、统摄、控制的作用。

（5）中介作用（1991123、200577）

指气能感应传导信息，以维系机体的整体联系。针灸、推拿、其他外治法都是通过此来达到治疗目的。

真题 【2015.125】

气的作用中，与调节尿液和汗液有关的是

A. 温煦作用　　　　　　B. 气化作用
C. 推动作用　　　　　　D. 固摄作用

【答案】BCD

4. 气机、气化的概念，气的升降出入及其在人体生理活动中的体现

（1）气机的概念

气的运动称为气机。

（2）气化的概念

气的运动产生的各种变化称为气化。

（3）气的运动方式

①升，气自下而上的运行。
②降，气自上而下的运行。
③出，气由内向外的运行。
④入，气由外向内的运行。

（4）气机的意义

①先天之气、谷气、清气布散全身。
②携精、血、津液在体内运行。
③保障脏腑、经络、形体、官窍生理活动的正常。
④人与自然相适应。

气的运动是人体生命活动的根本。气机停，生命已。

（5）气的活动在人体生理活动中的体现

①气的运动

以脏腑、经络、形体、官窍为运动场所体现了脏腑、经络生理活动的特性。脏腑气机升降协调平衡是维持正常生命活动的关键。

②一般规律

升已而降、降已而升、升中有降、降中有升。

③具体而言

心肺在上，在上者宜降；肝肾在下，在下者宜升；脾胃居中，为升降之枢纽。六腑气机是总体是降，降中寓升。（2009008、201506）

真题 【2015.6】

下列各项中，对气机升降运动起枢纽作用的是

A. 肺主呼气，肾主纳气　　B. 心火下降，肾水上济
C. 肝气主升，肺气主降　　D. 脾气主升，胃气主降

【答案】D

（6）气运动失常的表现形式

气的运动出现异常变化，升降出入之间失去平衡协调。可表现为：

①气机不畅

气的运行受阻而不畅通。

②气滞

气机受阻较甚，局部阻滞不通。（2007078）

③气逆

气的上升太过或下降不及。（2013011）

真题 【2013.11】

多出现气逆病变的脏腑是

A. 肺、脾、胃　　　　　　B. 肝、胃、肺
C. 肺、脾、胆　　　　　　D. 胃、肝、心

【答案】B

④气陷

气的上升不及或下降太过。（2007079）

⑤气脱

气的外出太过而不能内守。

⑥气闭

气不能外达而郁结、闭塞于内。

5. 元气的概念、组成、分布与主要功能

（1）元气

元气是人体最根本、最重要的气，是人体生命活动的原动力。

元气由肾藏的先天之精所化生，赖脾胃化生的水谷之精的滋养补充。

（2）元气分布

发于肾，以三焦为通路，循行全身，内而五脏六腑，外而肌肤腠理，无处不到。（1994073、1996001、2012007）

真题 【2012.7】

元气流行的通道是

A. 命门　　　　　　　　B. 血脉
C. 三焦　　　　　　　　D. 膻中

【答案】C

（3）主要功能（2011125）

①推动和调节人体的生长发育及生殖机能。（1992075、1997073）

②推动和调控各脏腑、经络、形体、官窍的生理活动。（1998124、2001123）

6. 宗气的概念、组成、分布与主要功能

（1）宗气

由谷气与自然界清气相结合而积聚于胸中的气。宗气在胸中积聚之处称"气海"，又名膻中。（1991075、1994074、1997075、2013125）

（2）组成

宗气由脾胃运化的水谷之气和肺从自然界中吸入

的清气相结合而成。故脾、肺功能正常和饮食充足对宗气充足很重要。(2009009)

（3）分布

宗气聚集于胸中，通过上出息道，贯注于心脉，及沿三焦下行方式布散全身，其具体循行记载于多处：上"出于肺，循喉咽，故呼则出，吸则入"（《灵枢·五味》）；下"蓄于丹田，注足阳明之气街（相当于腹股沟部位）而下行于足"（《类经·针刺类·解结推引》）。故《灵枢·邪客》曰："宗气积于胸中，出于喉咙，以贯心脉而行呼吸焉"；《灵枢·刺节真邪》又有"宗气留于海，其下者，注于气街；其上者，走于息道"。

真题 【2013.125】

宗气的分布部位有

A. 蓄于丹田，注于气街　　B. 积于气海，散于脘腹
C. 积聚于胸中　　　　　　D. 贯注于心肺之脉

【答案】ACD

◎提示▶▶▶ 其下行时由气海注入阳明经脉的气街。

（4）功能（1999073、2018110）

①走息道以行呼吸。语言、声音、呼吸的强弱，都与宗气的盛衰有关；(2000005、2008011)

②贯心脉以行血气。气血的运行、肢体的寒温和活动、视听的感觉、心搏的强弱及其节律等，皆与宗气的盛衰有关。可通过虚里（心尖搏动处）而知宗气盛衰。(1996125、2001003、2013006、2016006)

真题 【2018.110】

宗气不足可导致

A. 语声低微　　　　　　　B. 呼吸气粗
C. 血行瘀滞　　　　　　　D. 视听功能减弱

【答案】ACD

真题 【2016.6】

具有助心行血作用的是

A. 宗气　　　　　　　　　B. 营气
C. 卫气　　　　　　　　　D. 元气

【答案】A

真题 【2013.6】

下列各项中，与血液运行和呼吸运动有关的是

A. 宗气的盛衰　　　　　　B. 卫气的盛衰
C. 肾气的盛衰　　　　　　D. 脾气的盛衰

【答案】A

◎提示▶▶▶ 引衣而动，宗气大虚；持动消失，宗气亡绝。

③积丹田资先天。一身之气盛衰主要取决于宗气的盛衰。宗气也可滋养后天之气。

7. 营气的概念、组成、分布与主要功能

（1）概念

营气是行于脉中而具有营养作用的气。又称"营

阴""荣气"。

（2）组成

营气是由脾胃运化所生成的水谷精微中的精华部分所化生的。

（3）分布

营气进入脉中，循行全身，内入脏腑，外达肢节，终而复始，营周不休。(1997076)

（4）生理功能

化生血液和营养全身。

8. 卫气的概念、组成、分布与主要功能(2019110)

（1）概念

卫气是行于脉外而具有保卫作用的气，又称"卫阳"。

（2）组成

卫气由脾胃运化的水谷精微中的悍气所化生。

（3）分布

《素问·痹论》："循皮肤之中，分肉之间，熏于肓膜，散于胸腹。"因此，卫气内至胸腹脏腑，外而皮肤肌腠，布散全身。(1991076、1999074)

（4）生理功能(2019005)

防御外邪、温养全身、调控腠理。(1992076、1997074、2003007、2010125、2015007)当卫气生理功能失常时：

①卫气虚，出现自汗、多汗、无汗、寒性病变。

②卫气阻，郁而发热。

真题 【2015.7】

"分肉解利，皮肤调柔，腠理致密"（《灵枢·本脏》）的生理基础是

A. 元气充　　　　　　　　B. 卫气和
C. 宗气足　　　　　　　　D. 营气盛

【答案】B

三 血

1. 血的概念、生成

血是循行于脉中富有营养的红色液态物质，是构成人体和维持人体生命活动的基本物质之一。(1998076)

2. 血的生成

血是由水谷之精（营气和津液）和肾精为物质基础化生而来。(2016124)

真题 【2016.124】

化生血液的物质基础是

A. 水谷精微　　　　　　　B. 肾精
C. 元气　　　　　　　　　D. 宗气

【答案】AB

3.血的生成涉及的脏腑

脾、胃、心、肺、肾、肝。(2010004)

①脾胃在血的生成尤为重要。临床治血虚时先调脾胃。

②精藏于肾,血藏于肝。肾中精气充盈,则肝有所养,血有所充;肝的藏血量充盛,则肾有所藏,精有所资。故有"精血同源"之说。(2008010、2010005)

4.血的功能

(1)濡养

①机理

血液含有丰富的营养物质,沿脉行全身各处。

②意义

对全身各脏腑、组织、器官起着濡养和滋润作用,以维持各脏腑、组织、器官发挥生理功能,保证了人体生命活动的正常进行。

③生理体现

面色红润、肌肉壮实、皮肤和毛发润泽、感觉灵敏、运动自如。(2007107、2006108)

④病理表现

面色萎黄、肌肉瘦削、肌肤干涩、毛发不荣、肌肤麻木或运动无力、失灵。

(2)化神

①机理

血为神志活动的主要物质基础。

②意义

人的精神活动必须得到血液的营养,才能产生充沛而舒畅的精神情志活动。

③生理体现

精神充沛、神志清晰、感觉灵敏、思维敏捷。

④病理表现

精神疲惫、健忘、失眠、多梦、烦躁、惊悸,甚至神志恍惚、谵妄、昏迷。

5.血的运行

(1)影响血液运行的因素

①气的推动、固摄、温煦、凉润作用——血正常运行的主要因素。

②脉道的完好无损和脉道能通畅无阻——约束和引导血行。

③血液的质量——无痰浊瘀阻则血行畅利。

④病邪的影响——防止寒、火热、痰浊等病邪的影响。

(2)相关脏腑功能

心、肺、肝、脾。

①心

心主血脉——心气推动血液在脉中运行全身,起主导作用。

②肺

肺朝百脉,主治节——肺气宣发肃降,生成宗气,调节气机,助心行血。

③肝

主疏泄——贮藏与调节血量,调节血液循环及血流量的平衡。(1991101)藏血——防止血溢脉外。

④脾

脾主统血——控制血在脉中运行,防止血溢脉外。

◎提示▶▶▶

1.推动、促进血运行:心气推动、肺气宣降、肝气疏泄。

2.血不离脉:脾气的统摄与肝气的藏血作用。

四 津液

1.津液的定义

(1)津液

机体一切正常水液的总称,包括各脏腑形体官窍的内在液体及其正常的分泌物。(2018111)

①津液是构成人体和维持生命活动的基本物质之一。

②津液所包括的内容不包括脏腑之精和脉管之血,但同属于一类物质,可互相转化。

(2)津液的区别

①津:属阳,质地较清稀,流动性较大,布散于体表皮肤、肌肉和孔窍,并能渗入脉内,起滋润的作用。

②液:属阴,质地较稠,流动性较小,灌注于骨节、脏腑、脑、髓等,起濡养作用。(2011126、2014125)

真题【2018.111】

下列属于津液的有

A. 唾液　　　　　　　　B. 泪液

C. 汗液　　　　　　　　D. 脑髓

【答案】ABCD

真题【2014.125】

津液中"液"的特点有

A. 浊而黏稠　　　　　　B. 流动性小

C. 起濡养作用　　　　　D. 布散于孔窍

【答案】ABC

2.津液的作用 (2010126、2017111)

(1)滋润濡养

津的滋润作用明显,液的濡养作用明显。

(2)充养血脉

①津液在营气作用下,渗注于脉中化血。

②血液亏少,浓度高时,津液可渗入脉中稀释血液

并补充血量。

除了上述主要作用外,还有化汗散热,维持人体体温相对恒定。

真题 【2017.111】

下列各项中,属于津液功能的是

A. 滋润孔窍　　　　B. 充养血脉

C. 滑利骨节　　　　D. 滋养脑髓

【答案】ABCD

3. 津液的生成

《素问·经脉别论》:"饮入于胃,游溢精气,上输于脾,脾气散精,上归于肺,通调水道,下输膀胱,水精四布,五经并行。"

(1)胃

受纳腐熟。

(2)小肠

主液。泌别清浊。

(3)大肠

主津。在此促成粪便。

(4)脾

转输作用。胃、小肠、大肠吸收的水谷和水液经脾布散全身。

4. 津液的输布

脾、肺、肾、肝和三焦共同完成津液的输布。

(1)脾

①上输于肺,经肺的宣降,津液得以布散全身。

②脾气直接向四周布散至各脏腑。

(2)肺

肺主宣发肃降,通调水道——水之上源。(2009004)

①宣发

向体表和上部布散津液。

②肃降

向下部和内部脏腑输布津液,并将浊液向膀胱输送。

(3)肾

主宰作用——水之下源。

①通过肾气来调控胃肠、脾、肺、肝、三焦对津液的输布和代谢作用。

②蒸化作用:通过肺肃降至肾或膀胱的浊液经过肾气的蒸化作用,浊液中的浊者排出,清者重吸收。

(4)肝

疏泄和调畅气机,保持水道的畅通。

(5)三焦

通行水液和诸气的通路。(201607)

真题 【2016.7】

津液在体内流注输布的通道是

A. 经络　　　　B. 腠理

C. 三焦　　　　D. 脉道

【答案】C

5. 津液的排泄 (2010121)

津液的排泄:主要通过尿液和汗液,少数通过呼气和粪便来完成。此主要和肾、肺、脾生理功能有关。

(1)肾

①尿液的产生依赖肾的蒸化作用。

②肾的固摄让尿不会漏出。

③肾的推动激发作用,尿液排出体外。

(2)肺——宣发

①肺将津液输于皮表,通过汗孔(气门)排汗而出。

②呼气时,一部分水液被带走。

(3)脾

若脾胃运化和肠道吸收失常,则粪便稀薄,可损水谷精华、胃液、肠液,发生伤津、脱液。

◎提示 ▶▶▶《景岳全书·肿胀》:"盖水为至阴,故其本在肾,水化于气,故其标在肺;水惟畏土,故其制在脾。"

五 精和气的关系

精气互生互化。精与气相对而言,精属阴主静,气属阳主动,二者之间存在着气能生精摄精,而精能化气的关系。

1. 气对精的作用

气能生精。精的生成依赖于脾胃之气的充足和升降协调:气充及升降运动协调,则生精充足;气虚及升降失调,则不能化精而致精亏。

气能摄精。气虚可致精的化生不足而出现精亏,或致精不固聚而出现失精等病证,临床上常常采用补气生精,补气固精的治疗方法。

2. 精对气的作用

精能化气,人体之精在气的推动激发作用下可化生为气。各脏之精化生各脏之气,而藏于肾中的先天之精化为元气,水谷之精化为谷气。精为气化生的本源,精足则人体之气得以充盛,输布到全身各脏腑经络,则各脏腑经络之气亦充足;各脏之精充足则各脏之气化生充沛,自能推动和调控各脏腑形体官窍的生理活动。同时,在精的滋养作用下,脏腑功能强健,也促进了气的生成。因此,精足则气旺,精亏则气衰,精虚及失精的患者常常同时伴有气虚的病理表现。

六 精和血的关系

精血互生互化。精与血皆属于液态物质,都具有濡养和化神等作用。精与血的这种化源相同而又相互资生的关系成为"精血同源"。

1.精可化血

精是化生血液的基本物质之一,其中包括水谷之精与肾精。脾运化吸收的水谷之精,其中的精华的部分化为营气,清稀部分化为津液,营气与津液入脉化血;肾精在肝肾之气的推动作用下,入肝而化为血。先后天之精充足,脏腑之精充盈,则全身血液充盈。由于肾为藏精之脏,故肾精化血的意义更为重要。肾精化血,荣养头发,故称发为肾之外华,又为血之余。因此,肾精亏耗则出现血虚病证表现,同时也有头发枯槁脱落之候。

2.血以养精

血液以水谷精微为主要生成来源,肾精赖水谷之精不断充养。血液充养脏腑可化生脏腑之精,以不断补充和滋养肾之所藏,使肾精充实。故血液充盈则精足,血液虚少则精亏。肾藏精,肝藏血,精能生血,血可化精,这种精血之间相互滋生,相互转化的关系既可称为"精血同源",也可称为"肝肾同源"。

七 气和血的关系 (2010124、201406)

1.气为血帅

(1)气能生血

①气能生血指血液的化生离不开气作动力。营气、津液、肾精为基础,脏腑之气推动激发,血方化生。

②营气在血液生成中的作用:营气和津液经心肺作用,让血量足。

真题 【2014.6】

治疗血虚证配伍补气药,其理论依据是

A.血能载气　　　　B.气能生血
C.气能行血　　　　D.气能摄血

【答案】B

(2)气能行血

①血的运行依赖心、肺气的推动和肝的疏泄调畅。

②气的逆乱产生血的异常运行,如气逆者,血随气升。

(3)气能摄血 (201206)

脾气的统血作用。这可体现在大出血时,补气药的临床运用中。

真题 【2012.6】

用补气法治疗出血的理论根据是

A.气能生血　　　　B.气能摄血
C.气能行血　　　　D.血能载气

【答案】B

2.血为气母

(1)血能养气

气的充盛及其功能发挥需要血的濡养。

(2)血能载气

气依附血而不散,气赖血运载而运行全身。

八 气和津液的关系

1.气能生津

经过脾胃运化、小肠分清泌浊、大肠主津等一系列脏腑气化后,津液方生成和正常输布。其中脾胃之气是关键。

2.气能行津 (201705)

津液在体内的输布、排泄都需要脾、肺、肾及三焦气的升降出入运动来完成。"治痰先治气"是其具体应用。

3.气能摄津 (2009123)

气通过有节控制来维持体内津液量的恒定。例如,卫气对汗的固摄,肾气使膀胱能储存尿液。

4.津能载气

血脉之外,气必须依赖津液的载托。例如,中暑大汗后乏力是因"气随津脱"。

5.津能化气

津液在输布中,因受脏腑阳气的蒸腾温化可化气,促进正常的生理活动。

九 血和津液的关系

血和津液都是水谷精微化生而来,且两者可互相转化。这种关系称为津血同源。

1.津能生血

①津在心肺作用下,进入脉中,与营血相合,变化为血。

②散于肌肉、腠理的津液渗入孙络而化生、补充血液。

2.血可化津

脉中之血可外渗于脉外,濡养脏腑、官窍,补充津液。

◎提示▶▶▶大汗、大吐、大泻时,可"夺汗者无血"。同样大量失血时,不可化生津液,可"夺血者无汗"。为防进一步耗血,"亡血家不可发汗"。(2009011、201007、201107)

✛ 小试牛刀

1.人体之精的作用不包括:

　A.繁衍生命　　　　B.推动作用
　C.化血作用　　　　D.化气作用

2. 具有推动和调控各脏腑、经络、形体和官窍生理活动作用的气是：
   A. 元气   B. 宗气
   C. 营气   D. 卫气

3. 下列与"气主煦之"无关的是：
   A. 气郁久从阳而化热
   B. 体温的维持恒定
   C. 脏腑经络组织器官正常的活动
   D. 血和津液的循环运行

4. 全身"元气"和"水液"运行的通道是：
   A. 三焦   B. 肺、脾、肾
   C. 十二经脉   D. 奇经八脉

5. 与语言、声音、呼吸关系最为密切的是：
   A. 元气   B. 肺气
   C. 宗气   D. 中气

6. 《灵枢·本脏》所说："分肉解利,皮肤润柔,腠理致密",主要取决于：
   A. 营卫和调   B. 卫气和利
   C. 营气和利   D. 宗气充盈

7. 具有行呼吸,行血气功能的气是：
   A. 真气   B. 宗气
   C. 谷气   D. 营气

8. 下列各项可能导致脏腑功能减退的是：
   A. 气的凉润作用减低
   B. 气的中介作用减低
   C. 气的推动作用减低
   D. 气的固摄作用减低

9. 水谷精微中精纯柔和部分生成的气是：
   A. 元气   B. 宗气
   C. 营气   D. 卫气

10. 除津液外,化生血液的主要物质是：
    A. 元气   B. 营气
    C. 宗气   D. 真气

11. 气能摄血主要依据的脏腑功能是：
    A. 心主血   B. 脉朝百脉
    C. 脾主统血   D. 肝藏血

12. "吐下之余,定无完气"的生理基础是：
    A. 气能生津   B. 气能摄精
    C. 气能行津   D. 津能载气

13. "夺血者无汗,夺汗者无血"的理论依据是：
    A. 气能生血   B. 气能化津
    C. 津能载气   D. 津血同源

■■ 参 考 答 案

1. B	2. A	3. A	4. A	5. C
6. B	7. B	8. C	9. C	10. B
11. C	12. D	13. D		

第五章

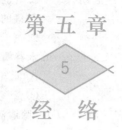

5

经 络

1. 经络的概念及经络系统的组成。
2. 十二经脉的名称、循环走向与交接规律、分布规律、属络表里关系及流注次序。
3. 十二经脉的循行部位。

4. 奇经八脉的含义、循行部位及生理功能。
5. 经别、别络、经筋、皮部的概念及生理功能。
6. 经络的生理功能及经络学说的应用。

考点解析

一 经络的概念

1. 经络

经脉和络脉的总称,是运行全身气血、联络形体官窍、沟通上下内外的通道。

2. 经脉

经,路径。经脉是主干,纵行于固定的路径,多行于深部,也可见于浅表。

3. 络脉

络,网络。络脉是分支,纵横交错,网络全身,深浅部皆有。

二 经络系统的组成

1. 经脉

经脉可分为正经、奇经和经别三大类。

①正经有十二正经,即手足三阴经和手足三阳经,是气血运行的主要通道。

②奇经有八条,即督、任、冲、带、阴跷、阳跷、阴维、阳维,合称"奇经八脉",有统率、联络和调节十二经脉的作用。

③十二经别是从十二经脉别出的经脉,它们分别起自四肢肘膝以上部位,循行于体腔脏腑深部,上出于颈项浅部。

· 阳经的经别从本经别出而循行体内后,仍回到本经。

· 阴经的经别从本经别出而循行体内后,却与相为表里的阳经相合。

④十二经别的作用,主要是加强十二经脉中相为表里的两经在体内的联系。还由于它通达某些正经未循行到的器官与形体部位,因而能补正经之不足。

2. 络脉

络脉是经脉的分支,有别络、浮络和孙络之分。

①别络是较大的和主要的络脉。十二经脉与督脉、任脉各有一支别络,再加上脾之大络,合为"十五别络。"别络的主要功能是加强相为表里的两条经脉之间在体表的联系,(2009011)还统领一身之诸络。

②浮络是循行于人体浅表部位而常浮现的络脉,广泛无定位。

③孙络是最细小的络脉,《素问·气穴论》称它有"溢奇邪""通荣卫"的作用。(2005007)

3. 经筋和皮部

经筋和皮部是十二经脉与筋肉和体表的连属部分。

①人体的经筋是十二经脉之气"结、聚、散、络"于筋肉、关节的体系,是十二经脉的附属部分,故称"十二经筋"。经筋有连缀四肢百骸、主司关节运动的作用。

②全身的皮肤,是十二经脉的功能活动反映于体表的部位,也是经络之气的散布所在。所以,把全身皮肤分为十二个部分,分属于十二经脉,称"十二皮部"。

三 十二经脉的名称

十二经脉对称地分布于人体的两侧,分别循行于上肢或下肢的内侧或外侧,每一经脉分别属于一个脏或一个腑。因此,十二经脉中每一经脉的名称,包括手或足、阴或阳、脏或腑三个部分。

①手经行于上肢,足经行于下肢。

②阴经行于四肢内侧,属脏,阳经行于四肢外侧,属腑。

四 十二经脉的走向和交接规律

十二经脉的走向和交接是有一定规律的:(2007153、2007109、2002123)

①手三阴经从胸腔走向手指末端,交手三阳经。

②手三阳经从手指末端走向头面部,交足三阳经。手三阳与足三阳在头面部交接,所以说"头为诸阳之会"。

③足三阳经从头面部走向足趾末端,交足三阴经。

④足三阴经从足趾走向腹部、胸部,交手三阴经(见下图),这样就构成一个"阴阳相贯,如环无端"(《灵枢·营卫生会》)的循环路径。

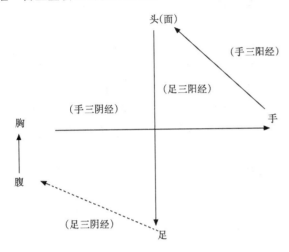

五 分布规律

1.四肢部

在四肢部,阴经分布在内侧面,阳经分布在外侧面。内侧分三阴,外侧分三阳。

①太阴、阳明在前缘。

②少阴、太阳在后缘。

③厥阴、少阳在中线。

◈提示▶▶▶垂手直立,(上下肢)内侧前中后,太阴、厥阴、少阴;外侧前中后,阳明、少阳、太阳。有一个例外:下肢在内踝尖上八寸往下走时,厥阴交太阴,走在前面,太阴走在中线。厥阴在前,太阴在中。(201508)

真题【2015.8】
分布于上肢内侧前缘的经脉为
A.手太阴肺经
B.手少阴心经
C.手厥阴心包经
D.手太阳小肠经
【答案】A

2.头面部

在头面部,阳经分布如下:

①阳明经行于面部。其中,足阳明行于额部。

②太阳经行于面颊(手太阳)、头顶及头后部(足太阳)。

③少阳经行于头侧部。

◈提示▶▶▶头面部,从前到后:阳明、少阳(头两侧)、太阳。颠顶为厥阴经走行之处。(2016126)

真题【2016.126】
循行到达颠顶的经脉有
A.足太阳经 B.足阳明经
C.足厥阴经 D.足太阴经
【答案】AC

3.躯干部

在躯干部,经络分布规律是:

①手三阳经行于肩胛部和肩部。

②足三阳经则阳明经行于前(胸、腹面),太阳经行于后(背面),少阳经行于侧面。

③手三阴经均从腋下走出,足三阴经均行于腹胸面。循行于腹面的经脉,自内向外的顺序为足少阴、足阳明、足太阴、足厥阴。(2013127)

真题【2013.127】
下列各项中,循行分布于胸腹部的经脉有
A.足少阴经   B.足太阳经
C.足阳明经   D.足厥阴经
【答案】ACD

六 表里关系

手足三阴、三阳,通过经别和别络互相沟通,组合成六对"表里相合"关系。手三阴、三阳互成表里,足三阴、三阳互成表里。

①太阳经与少阴经为表里,少阳经与厥阴经为表里,阳明经与太阴经为表里。(《素问·血气形志》)

②相为表里的两条经脉,都在四肢末端交接,分别络属于相为表里的脏腑(足太阳属膀胱络肾,足少阴属肾络膀胱)。

③相为表里的两条经脉分别循行于四肢内外两个侧面的相对位置。

七 流注次序 (199513、2007102、199409、201308、201806)

十二经脉分布在人体内外,经脉中的气血运行是循环灌注的,即从手太阴肺经开始,依次传至足厥阴肝经,再传至手太阴肺经,阴阳相贯,如环无端。其流注次序如下:

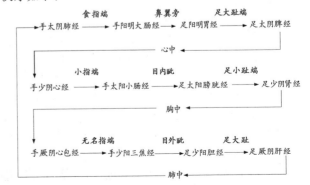

【真题】【2018.6】
按照子午流注运行规律,上接手少阳经的是

A．手少阴经　　　　　B．足少阴经

C．手厥阴经　　　　　D．足太阴经

【答案】C

【真题】【2013.8】

下列各组经脉中,均上连"目系"的是

A．手少阴经和足厥阴经　　B．手太阴经和足厥阴经

C．手太阴经和足太阳经　　D．手少阴经和足太阳经

【答案】A

◎提示▶▶▶歌诀记忆:肺大胃比心小,光剩包三单干——肺、大肠、胃经、脾经、心经、小肠经、膀胱经、肾经、心包经、三焦经、胆经、肝经。

八 手太阴肺经的循行部位

1.循行

①起于中焦(胃),下络大肠,还循胃口(下口幽门,上口贲门);

②通过膈肌,属肺,至喉部;

③从肺系(与肺相连的气管、喉咙等)横行至胸部外上方(中府穴),出腋下,沿上肢内侧前缘下行,过肘窝,入寸口上鱼际,直出拇指桡侧端(少商穴)。

2.分支

从手腕的后方(列缺穴)分出,沿掌背侧走向食指桡侧端(商阳穴),交于手阳明大肠经。

九 手阳明大肠经的循行部位

1.循行

①起于食指桡侧端(商阳穴),经过手背行于上肢伸侧前缘,上肩,至肩关节前缘;

②向后到第七颈椎棘突下(大椎穴),再向前下行入锁骨上窝(缺盆),进入胸腔络肺;

③向下通过膈肌下行至大肠,属大肠。

2.分支

从锁骨上窝上行,经颈部至面颊,入下齿中,回出夹口两旁,左右交叉于人中,至对侧鼻翼旁(迎香穴),交于足阳明胃经。

十 足阳明胃经的循行部位

1.循行 (200881、2011127)

①起于鼻翼旁(迎香穴),夹鼻上行,左右侧交会于鼻根部;

②旁行入目内眦(睛明穴),与足太阳经相交;

③向下沿鼻柱外侧(承泣、四白),入上齿中,还出夹口两旁,环绕嘴唇,在颏唇沟承浆穴处左右相交;(2019006)

④沿下颌骨后下缘到大迎穴处,沿下颌角上行过耳前,经过上关穴(客主人),沿发际(头维穴),到额颅中部(会神庭)。

2.分支

从颌下缘(大迎穴)前方下行到人迎穴,沿喉咙向下后行至大椎,折向前行,入缺盆,深入体腔,下行穿过膈肌,属胃,络脾。

3.直行者

从缺盆出体表,沿乳中线下行,夹脐两旁(旁开二寸),下行至腹股沟处的气街(气冲穴)。

4.分支

从胃下口幽门处分出,沿腹腔内下行到气街,与直行之脉会合,而后下行大腿前侧,至膝膑,沿下肢胫骨前缘下行至足背,入足第二趾外侧端(厉兑穴)。

5.分支

从膝下三寸处(足三里穴)分出,下行入中趾外侧端。

6.分支

从足背上冲阳穴分出,前行入足大趾内侧端(隐白穴),交于足太阴脾经。 (2009010)

十一 足太阴脾经的循行部位

1.循行 (199577、200373、200580)

①起于足大趾内侧端(隐白穴),沿内侧赤白肉际,上行过内踝的前缘(商丘穴);

②沿小腿内侧正中线上行,在内踝上八寸处,交出足厥阴肝经之前;

③上行沿大腿内侧前缘,进入腹部,属脾,络胃。向上穿过膈肌(络大包),上夹咽两旁,连舌本,散舌下。

2.分支

从胃别出,上行通过膈肌,注入心中,交于手少阴心经。

十二 手少阴心经的循行部位

1.循行

起于心中,走出后属心系,向下穿过膈肌,络小肠。

2.分支

从心系分出,夹食道上行,连于目系。 (1995125、1998121、2008123)

3.直行者

从心系出来,退回上行经过肺,向下浅出腋下(极泉穴)沿上肢内侧后缘 (201608),过肘中,经掌后锐骨端,进入掌中,沿小指桡侧,出小指桡侧端(少冲穴),交于手太阳小肠经。 (200972)

【真题】【2016.8】

分布于上肢内侧后缘的经脉为

A. 手少阴心经　　　　B. 手厥阴心包经
C. 手太阳小肠经　　　　D. 手太阴肺经
【答案】A

十三 手太阳小肠经的循行部位

1. 循行

①起于小指外侧端(少泽穴),沿手背尺侧上腕部(阳谷穴)、上肢外侧后缘,过肘部,到肩关节后面(肩贞穴),绕肩胛部,交肩上(大椎穴)。

②前行入缺盆,深入体腔,络心,沿食道,穿过膈肌,到达胃部,下行,属小肠。

2. 分支

从缺盆出来,沿颈部上行到面颊,至目外眦后,退行进入耳中(听宫穴)。(199602、200882)

3. 分支

从面颊部分出,向上行于目眶下,至目内眦(睛明穴),交于足太阳膀胱经。(200007)

十四 足太阳膀胱经的循行部位

1. 循行

起于目内眦(睛明穴),向上到达额部,左右交会于头顶部(百会穴)。

2. 分支

从头顶部分出,到耳上角处的头侧部。

3. 直行者

从头顶部(百会穴)分别向后行至枕骨处,进入颅腔,络脑,回出分别下行到项部(天柱穴),下行交会于大椎穴,再分左右沿肩胛内侧,脊柱两旁(一寸五分),到达腰部(肾俞穴)进入脊柱两旁的肌肉(膂),深入体腔,络肾,属膀胱。

4. 分支

从腰部分出,沿脊柱两旁、距正中线 1.5 寸下行,穿过臀部,从大腿后侧外缘下行至腘窝中(委中穴)。

5. 分支

从项部(天柱穴)分出下行,经肩胛内侧,从附分穴夹脊(三寸)下行至髀枢,经大腿后侧至腘窝中与前一支脉会合,然后下行穿过腓肠肌,出走足外踝后,沿足背外侧缘至小趾外侧端(至阴穴),交于足少阴肾经。

十五 足少阴肾经的循行部位

1. 循行 (2017112)

①起于足小趾下,斜行于足心(涌泉穴),出行于舟骨粗隆之下。

②沿内踝后,分出进入足跟(大钟穴),向上沿小腿内侧后缘,至腘内侧。

③上股内侧后缘入脊内(长强穴),穿过脊柱至腰部,属肾,络膀胱。

2. 直行者

从肾上行,穿过肝和膈肌,进入肺,沿喉咙,到舌根两旁。

3. 分支

从股内侧后缘大腿根部分出,向前从耻骨联合上缘出体腔,沿腹中线两侧 0.5 寸处直线上行,至平脐 6 寸处(幽门穴),斜上胸至第五肋间,距胸正中线 2 寸上行至锁骨下缘俞府穴。

4. 分支

从肺中分出,络心,注于胸中,交于手厥阴心包经。

十六 手厥阴心包经的循行部位

1. 循行

起于胸中,出属心包络,向下穿过膈肌,依次络于上、中、下三焦。(2006076)

2. 分支

从胸中分出,沿胸浅出胁部当腋下三寸处(天池穴),向上至腋窝下,沿上肢内侧中线入肘,过腕部,入掌中(劳宫穴),沿中指桡侧,出中指桡侧端(中冲穴)。

3. 分支

从掌中分出,沿无名指出其尺侧端(关冲穴)。交于手少阳三焦经。

十七 手少阳三焦经的循行部位

1. 循行

①起于无名指尺侧端(关冲穴),向上沿无名指尺侧至手腕背面。

②上行尺骨、桡骨之间,通过肘尖。

③沿上臂外侧向上至肩部(肩髎、天髎),向前行入缺盆,布于膻中,散络心包,穿过膈肌,依次属上、中、下三焦。

2. 分支

从膻中分出,上行出缺盆,至肩部,左右交会于大椎,上行到项,沿耳后(翳风穴),直上出耳上角,然后屈曲向下经面颊部至目眶下。

3. 分支

从耳后分出,进入耳中,出走耳前,经上关穴前,在面颊部与前一分支相交,至目外眦(瞳子髎穴),交于足少阳胆经。(20191117)

十八 足少阳胆经的循行部位

1. 循行

①起于目外眦(瞳子髎穴),上至额角(颔厌穴);

②再向下到耳后(完骨穴),再折向上行,经额部至眉上(阳白穴),又向后折至风池穴,沿颈下行至肩上

49

(肩井穴),左右交会于大椎穴,前行入缺盆。

2. 分支

从耳后完骨经翳风穴(手少阳穴)进入耳中,出走于耳前(听会、上关)、过听宫穴(手太阳穴),至目外眦后方。

3. 分支

从目外眦分出,下行至大迎穴,同手少阳经分布于面颊部的支脉相合,行至目眶下,向下者经过下颌角部(颊车穴)下行至颈部、经颈前人迎穴旁,与前脉会合于缺盆后,进入胸腔,穿过膈肌,络肝,属胆,沿胁里浅出气街,绕毛际,横向至环跳穴处。(199210、199807、200008)

4. 直行者

从缺盆下行至腋,沿胸侧,过季胁,下行至环跳穴处与前脉会合,再向下沿大腿外侧、膝关节外缘,行于腓骨前面,直下至腓骨下端(悬钟穴),浅出外踝之前(丘墟穴),沿足背行出足第四趾外侧端(窍阴穴)。

5. 分支

从足背(临泣穴)分出,前行出足大趾外侧端(大敦穴),折回穿过爪甲,分布于足大趾爪甲后丛毛处,交于足厥阴肝经。

十九 足厥阴肝经的循行部位

1. 循行 (1995078、2003074、2005081)

①起于足大趾爪甲后丛毛处,下至外侧端(大敦穴)向上沿足背至内踝前一寸处(中封穴)。

②向上沿胫骨内缘,在内踝上八寸处交出足太阴脾经之后,上行过膝内侧(曲泉穴)。

③沿大腿内侧中线进入阴毛中,绕阴器,至小腹。

④夹胃两旁,属肝,络胆,向上穿过膈肌,分布于胁肋部。

⑤沿喉咙的后边,向上进入鼻咽部,上行连接目系,出于额,上行与督脉会于头顶部。

2. 直行者

直行者:从阴器至髂前方,沿腹外侧达十一肋前(章门穴),在上行至胸部,乳头直下第六肋间(期门穴),散于胁肋。

3. 分支

从目系分出,下行于颊里,环绕在口唇的里边。(1999010)

4. 分支

从肝分出,穿过膈肌,向上注入肺,交于手太阴肺经。

二十 奇经八脉的概念

①奇经八脉是督脉、任脉、冲脉、带脉、阴跷脉、阳

跷脉、阴维脉、阳维脉的总称。

②由于它们的分布不像十二经脉那样规则,同脏腑没有直接的相互络属,相互之间也没有表里关系,与十二正经不同,故称"奇经"。

二十一 奇经八脉的作用 (2014126、201706)

①进一步密切十二经脉之间的联系。如"阳维维于阳",组合所有的阳经,"阴维维于阴",组合所有的阴经;带脉"约束诸经",沟通腰腹部的经脉;冲脉通行上下,渗灌三阴、三阳;督脉"总督诸阳",任脉为"诸阴之海"等。

②调节十二经脉的气血。十二经脉气血有余时,则流注于奇经八脉,蓄以备用;十二经脉气血不足时,可由奇经"溢出",给予补充。(199106、200610)

③奇经与肝、肾等脏及女子胞、脑、髓等奇恒之腑的关系较为密切,相互之间在生理、病理上均有一定的联系。

真题【2017.6】

奇经八脉中,与精冷不育证关系最密切的是

A. 任脉   B. 督脉

C. 冲脉   D. 带脉

【答案】B

二十二 督脉的循行部位、基本功能

1. 循行部位

(1)循行 (1994102、2009124、2010127)

①起于胞中,下出会阴,向后经长强穴上行,沿脊柱里面上行;

②至项后风府穴处进入颅内,络脑,并由项沿头部正中线,经头顶、额部、鼻部、上唇,到上唇系带处龈交穴。

(2)分支

从脊柱里面分出,属肾。

(3)分支

从小腹内部直上,贯脐中央,上贯心,到喉部,再向上到下颌部,环绕口唇,向上至两眼下部的中央。

2. 基本功能

(1)调节阳经气血

督脉行于背部正中,其脉多次与手足三阳经及阳维脉交会,能总督一身之阳经,故又称为"阳脉之海"。

(2)反映脑髓和肾的机能

脊强、厥、不孕之病均与其功能失常有关。

二十三 任脉的循行部位、基本功能

1. 循行 (199410、1994101、2009124)

①起于胞中,下出会阴。

②经阴阜(曲骨),沿腹部和胸部正中线上行,至咽喉。

③上行至下颌部（承浆穴），环绕口唇，沿面颊，分行至目眶下。

分支：由胞中别出，与冲脉相并，行于脊柱前。

2.基本功能（2007110）

①调节阴经气血。任脉行于腹面正中线，其脉多次与手足三阴及阴维脉交会，能总任一身之阴经，故又称"阴脉之海"。

②任主胞胎。其脉起于胞中，与女子月经来潮、生殖、妊养有关。

二十四 冲脉的循行部位、基本功能

1.循行

（1）部位

起于胞中，下出会阴后，从气街部起与足少阴经相并，夹脐上行，散布于胸中，再向上行，经喉，环绕口唇，到目眶下。（200677、199512、2009124）

（2）分支

与足少阴之大络同起于肾，向下从气街部浅出体表，沿大腿内侧进入腘窝，再沿胫骨内缘，下行到足底。

（3）分支

从内踝后分出，向前斜入足背，进入大足趾。

（4）分支

从胞中出，向后与督脉相通，上行于脊柱内。

2.基本功能——调节十二经气血

①冲脉上至于头，下至于足，贯串全身，成为气血的要冲，故有"十二经脉之海"之称。

②冲脉又称"血海"，与妇女的月经及孕育机能有密切关系。（199909、200104、200983），又称血海。

二十五 带脉的循行部位、基本功能

1.循行部位

起于季肋，斜向下行到带脉穴，绕身一周，并在带脉穴处沿髂骨缘斜至少腹。

2.基本功能

①带脉围腰一周，犹如束带，能约束纵行诸脉。
②主司妇女带下。症见量多，腰酸无力。

二十六 阴跷脉、阳跷脉的循行部位、基本功能

1.循行

跷脉左右成对。阴跷脉、阳跷脉均起于足踝下。

①阴跷脉从内踝下照海穴分出，沿内踝后直上下肢内侧，经前阴，沿腹、胸进入缺盆，出行于人迎穴之前，经鼻旁，到目内眦（睛明穴），与手足太阳经、阳跷脉会合。

②阳跷脉从外踝下申脉穴分出，沿外踝后上行，经腹部，沿胸部后外侧，经肩部、颈外侧，上夹口角，到达

目内眦（睛明穴），与手足太阳经、阴跷脉会合，再上行进入发际，向下到达耳后，与足少阳胆经会于项后。

2.基本功能（1995102、1995101）

有濡养眼目、司眼睑之开合和下肢运动的功能。古人还有阴阳跷脉"分主一身左右之阴阳"之说。（201009）

二十七 阴维脉、阳维脉的循行部位、基本功能

1.阴维脉、阳维脉循行部位

①阴维脉起于小腿内侧足三阴经交会之处，沿下肢内侧上行。至腹部，与足太阴脾经同行，到胁部，与足厥阴经相合，然后上行至咽喉，与任脉相会。（1996003、2000006）

②阳维脉起于外踝下，与足少阳胆经并行，沿下肢外侧向上，经躯干部后外侧，从腋后上肩，经颈部、耳后，前行到额部，分布于头侧及项后，与督脉会合。

2.阴维脉、阳维脉基本功能

阴维脉的功能是"维络诸阴"；阳维脉的功能是"维络诸阳"。

二十八 经别的概念及生理功能

1.十二经别概念

十二经别就是从十二经脉别行分出，深入躯体深部，循行于胸、腹及头部的重要支脉。

2.十二经别循行路线

①十二经别的循行，都是从十二经脉的四肢部分（多为肘、膝以上）别出（称为"离"），走人体腔脏腑深部，呈向心性循行（称为"入"），然后浅出体表（称为"出"）而上头面；

②阴经的经别合入阳经的经别而分别注入六阳经脉（称为"合"）。

③十二经别的循行特点，可用"离、合、出、入"来概括。（1992011、1997010、2006011、2010008、2011009）

④每一对相为表里的经别组成一"合"，十二经别共组成"六合"。

3.十二经别生理功能（2003111、2012126）

①加强了十二经脉中相为表里的两条经脉在体内的联系。（2011008）

②加强了体表与体内、四肢与躯干的向心性联系。

③加强了十二经脉对头面的联系。

④扩大了十二经脉的主治范围。

⑤加强了足三阴、足三阳经脉与心脏的联系。（2004011、2005008）

二十九 别络的概念及生理功能

1.别络的概念

别络也是从经脉分出的支脉，大多分布于体表。

别络有十五条,即十二经脉各有一条,加上任、督脉的络脉和脾之大络。(1997008、1998008、201408)

【2014.8】

络脉是经络的分支,其中最大的是

A. 孙络　　　　　　　B. 浮络

C. 经别　　　　　　　D. 别络

【答案】D

2. 别络的生理功能

①加强了十二经脉中相为表里的两条经脉之间在体表的联系;从肘膝关节下分出后,走向相表里经。

②别络对其他络脉有统率作用,加强了人体前、后、侧面的统一联系;别络是络脉中比较主要的部分,对全身无数细小的络脉起着主导作用。

③灌渗气血以濡养全身。从别络分出的孙络、浮络,从大到小,遍布全身,呈网状扩散,同周身组织的接触面甚广,这样,就能使循行于经脉中的气血,通过别络、孙络,由线状流注扩展为面状弥散,以充分发挥对整个机体的营养作用。

3. 孙络与浮络

从别络分出的细小络脉称为"孙络",即《灵枢·脉度》所谓"络之别者为孙"。分布在皮肤表面的络脉称为"浮络",即《灵枢·经脉》所谓"诸脉之浮而常见者"。

三十 经筋的概念及生理功能

1. 经筋的概念

经筋是十二经脉连属于筋肉的体系,其功能活动有赖于经络气血的濡养,并受十二经脉的调节,所以也划分为十二个系统,称为"十二经筋"。(1992012)其分布与十二经脉的体表循行基本一致。

2. 经筋的生理功能

经筋是约束骨骼,有利于关节的屈伸运动,正如《素问·痿论》所说:"宗筋主束骨而利机关也。"除附于骨骼外,还满布于躯体和四肢的浅部,对脏腑与周身各部分组织能起到一定的保护作用。(200105、200711、2015126、2018109)

【2015.126】

属于十二筋经生理功能的是

A. 调节全身气血　　　B. 束骨而利关节

C. 调节骨节经脉　　　D. 保护脏器组织

【答案】BD

【2018.109】

下列选项属于筋的功能是

A. 保护内脏　　　　　B. 连接关节

C. 协助运动　　　　　D. 支撑人体

【答案】BC

三十一 皮部的概念及生理功能

1. 皮部的概念与生理功能

十二经脉及其所属络脉在皮表的分区,也是十二经脉之气的散布所在,全身的皮肤也就划分为十二个部分,称十二皮部。其生理功能是反映和传递信息、当刺激于脏腑、经络。

2. 皮部理论在诊断和治疗方面的运用

①观察不同部位皮肤的色泽和形态变化,有助于诊断某些脏腑、经络的病变;

②在皮肤一定部位施行敷贴、温灸、热熨等疗法,以治内脏的病变等。

三十二 经络的生理功能

经络的功能活动,称为"经气"。其生理功能为:

1. 沟通表里上下,联系脏腑器官

①人体是由五脏六腑、四肢百骸、五官九窍、皮肉脉筋骨等组成的,它们虽各有不同的生理功能,但又共同进行着有机的整体活动,使机体内外、上下保持协调统一,构成一个有机的整体。这种有机配合、相互联系,主要是依靠经络的沟通、联络作用实现的。

②经络的联络沟通全身脏腑组织器官,有如下四种联系:脏腑同体表的联系。脏腑同五官九窍之间的联系。脏腑之间的联系。经脉与经脉之间的联系。

2. 通行气血,濡养脏腑组织

气血赖于经络的传注才能通达全身,发挥其营养脏腑组织器官,抗御外邪,保卫机体的作用。所以《灵枢·本脏》说:"经脉者,所以行血气而营阴阳,濡筋骨,利关节者也。"

3. 感应传导作用

感应传导,是指经络系统对于针刺或其他刺激的感觉传递和通导作用,针刺中的"得气"现象和"行气"现象就是经络传导感应作用的表现。

4. 调节功能平衡

①经络能运行气血和协调阴阳,使人体机体活动保持相对的平衡。

②当人体发生疾病时,出现气血不和及阴阳偏胜偏衰的证候,即可运用针灸等治法以激发经络的调节作用,以"泻其有余,补其不足,阴阳平复"(《灵枢·刺节真邪》)。

三十三 经络学说的应用

1. 阐释病理变化

①外邪由表传里,体内病变反映于外的途径。在正常生理情况下,经络有运行气血,感应传导的作用,而在发生病变时,经络就成为传递病邪和反映病变的

途径。

②脏腑病变相互传导的途径。经络不仅是外邪由表入里和脏腑之间病变相互影响的途径,而且也是脏腑与体表组织之间病变相互影响的途径。通过经络的传导,内脏的病变可以反映于外表,表现于某些特定的部位或与其相应的孔窍。

2.指导疾病的诊断和治疗

(1)指导疾病的诊断

①经络有一定的循行部位和络属脏腑,可以反映所属脏腑的病证。因而在临床上,就可根据疾病症状出现的部位,结合经络循行的部位及所联系的脏腑,作为疾病诊断的依据。

②例如:两胁疼痛,多为肝胆疾病;缺盆中痛,常是肺脏的病变。又如头痛一症,痛在前额者,多与阳明经有关;痛在两侧者,多与少阳经有关;痛在后头部及项部者,多与太阳经有关;痛在颠顶者,多与厥阴经有关。《伤寒论》的六经分证,即在经络学说基础上发展起来的辨证体系。

(2)指导临床治疗

经络学说被广泛地用于临床各科的治疗,特别是在针灸、按摩和药物治疗中,更具有较大的指导意义。

小试牛刀

1.循行于内踝尖八寸以上,下肢内侧前缘的经脉是:
　A.足少阳胆经
　B.足少阴肾经
　C.足厥阴肝经
　D.足太阴脾经

2.十二经脉中循行于腹部的经脉、自内向外的顺序是:
　A.足少阴、足阳明、足太阴、足厥阴
　B.足少阴、足阳明、足厥阴、足太阴
　C.足太阴、足阳明、足少阴、足厥阴
　D.足阳明、足少阴、足太阴、足厥阴

3.十二经脉气血流注的形式为:
　A.循环贯注　　　　B.手足贯注
　C.左右贯注　　　　D.上下贯注

4.交接于足小趾端的两条经脉是:
　A.足少阳经与足厥阴经
　B.足太阴经与手少阴经
　C.足阳明经与足太阴经
　D.足太阳经与足少阴经

5.其经脉"入上齿中,还出夹口,环唇"的是:
　A.胃经　　　　　　B.肾经
　C.小肠经　　　　　D.心经

6.既至目内眦又至目外眦的经脉是:
　A.手少阳三焦经　　B.足少阳胆经
　C.手太阳小肠经　　D.手阳明大肠经

7.手厥阴心包经起于:
　A.中焦　　　　　　B.胞中
　C.胸中　　　　　　D.手小指端

8.到达颠顶的经脉是:
　A.肝经　　　　　　B.肾经
　C.脾经　　　　　　D.心经

9.下述经脉的循行过程中,哪组经脉经过气街:
　A.足少阴与足太阳
　B.手少阳与足少阳
　C.手阳明与足阳明
　D.足阳明与足少阳

10.下列哪一组经脉是环绕口唇的:
　A.胆经、胃经、肝经、任脉
　B.肾经、任脉、胆经、冲脉
　C.脾经、肝经、任脉、冲脉
　D.胃经、肝经、冲脉、任脉

11.下列哪组经脉的循行均通过其经别到达头部:
　A.手太阳与足少阴
　B.手少阴与足太阴
　C.手阳明与足阳明
　D.手太阳与足太阳

12.交接于目内眦的两条经脉是:
　A.手太阳与足太阳
　B.手少阳与足少阳
　C.手阳明与足阳明
　D.手太阴与手阳明

13.十二经脉气血充盛有余时,则渗注于:
　A.经别　　　　　　B.别络
　C.浮络　　　　　　D.奇经

14.任脉的终点是:
　A.目内侧　　　　　B.目眶下
　C.口唇　　　　　　D.上唇系带

15."一源三歧"的奇经是指:
　A.冲、任、带脉　　B.任、督、带脉
　C.冲、任、督脉　　D.督、冲、带脉

16.具有加强十二经脉相为表里两经在体表联系的是:
　A.经别　　　　　　B.经筋
　C.别络　　　　　　D.皮部

17.下列哪项与女子胞的生理功能最为密切:
　A.心、肝、脾、胃、冲脉、督脉
　B.心、肺、肾、胃、阳明脉、带脉
　C.心、肝、肾、胃、冲脉、任脉
　D.心、肝、脾、肾、冲脉、任脉

18.奇经八脉中与任脉在咽部相会的经脉是:
　A.阳跷脉　　　　　B.督脉
　C.阴维脉　　　　　D.阳维脉

19.下列可用"离、合、出、入"来概括其循行特点的是:
　A.十五别络　　　　B.十二经别

C.十二经筋　　　　　　　D.十二经脉

20.加强足三阴、足三阳经脉与心脏联系的是：
　　A.奇经　　　　　　　　B.别络
　　C.经别　　　　　　　　D.经筋

21.十二经脉的别络都是从：
　　A.胸背部分出　　　　　B.头面部分出
　　C.四肢肘膝以下　　　　D.四肢肘膝以上

22.十二经筋的分布，多结聚于：
　　A.胸腹部　　　　　　　B.肌肤体表部位
　　C.关节和骨骼附近　　　D.四肢末端

23.经筋的生理功能是：
　　A.主蓄积渗灌气血
　　B.主联络机体内外
　　C.主运行气血津液
　　D.主束骨而利关节

24.具有"主束骨而利机关"作用的是：
　　A.十二经别　　　　　　B.十二经筋
　　C.十五别络　　　　　　D.十二皮部

25.同名手足阳经交接的部位是：
　　A.头面部　　　　　　　B.躯干部
　　C.四肢部　　　　　　　D.胸腹部

26.具有司眼睑开合功能的经脉是：
　　A.督脉　　　　　　　　B.任脉
　　C.冲脉　　　　　　　　D.跷脉

27.主要行于面颊部的经脉是：
　　A.手少阳　　　　　　　B.足太阳
　　C.手太阳　　　　　　　D.足阳明

28.有加强表里两条经脉之间的体表的联系作用者,为：
　　A.经别　　　　　　　　B.经筋
　　C.别络　　　　　　　　D.浮络

29.手太阴肺经分布于上肢的部位是：
　　A.内侧前缘　　　　　　B.外侧前缘
　　C.内侧中线　　　　　　D.外侧后缘

■ 参考答案

1. D	2. A	3. A	4. D	5. A
6. C	7. C	8. A	9. D	10. D
11. B	12. A	13. D	14. B	15. C
16. C	17. D	18. C	19. B	20. C
21. C	22. C	23. D	24. B	25. A
26. D	27. C	28. C	29. A	

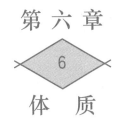

第 六 章

6

体 质

考纲要求

1.体质的概念。　　　　　　2.体质学说的应用。

考点解析

一 体质的概念

1.体质的基本概念

体质,是指人体生命过程中,在先天禀赋和后天获得的基础上所形成的形态结构、生理机能和心理状态方面综合的相对稳定的固有特质。

2.体质的构成

体质由形态结构、生理机能和心理状态三方面的差异性构成。

3.体质的特点

①先天遗传性,是决定体质形成和发展的基础;

②差异多样性,个体多样性差异现象是体质学说研究的核心问题;

③形神一体性,"形神合一"是中医学体质概念的基本特征之一;

④群类趋同性;

⑤相对稳定性,遗传信息及长期稳定的环境决定;

⑥动态可变性,年龄变化及外来因素干扰引起体质状态的变化;

⑦连续可测性;

⑧后天可调性,为改善体质的偏颇,防治疾病提供了可能。

二 体质学说的应用

体质与病因、发病、病机、辨证、治疗及养生预防等都有密切的关系。体质学说的应用主要体现在以下六个方面:

1.说明个体对某些病因的易感性 (2019083)

①体质因素决定个体对某些病邪的易感性、耐受性。

②体质反映机体自身生理范围内阴阳寒热的盛衰偏颇,决定了个体对外界刺激的反应性、亲和性、耐受性不同——"同气相求"。

③体质因素决定着发病的倾向性。

④遗传性疾病、先天性疾病以及过敏性疾病的发生,与个体体质密切相关。

2.阐释发病原理

①体质强弱决定着发病与否及发病情况。邪正交争是疾病发生的基本原理。正气虚是形成疾病的内在根据,邪气只是疾病形成的外在条件。体质是正气盛衰偏倾的反映。

②内伤杂病的发病亦与体质密切相关。《医宗金鉴·杂病心法要诀》说:"凡此九气(怒、喜、悲、恐、寒、炅、惊、劳、思)丛生之病,壮者得之气行而愈;弱者得之气著为病也。"说明对某些情志刺激,机体发病与否,不仅与刺激的种类及其量、质有关,更重要的是与机体体质有关。个体体质的特殊状态或缺陷是内伤情志病变发生的关键性因素。

③环境(包括气候、地理环境、生活工作环境和社会环境)、饮食、营养、遗传、年龄、性别、情志、劳逸等因素通过影响人体体质使机体的调节能力和适应能力下降而导致了疾病的发生。

3.解释病理变化

①体质因素决定病机的从化。

· 质势:由于体质的特殊性,不同的体质类型有其潜在的、相对稳定的倾向性。

· 病势:人体遭受致病因素的作用时,不同的致病因素具有不同的病理变化特点。

· 从化:病势与质势结合就会使病变性质发生不同的变化。这种病势依附于质势,从体质而发生的转化,称之为"质化",亦即从化。正如《医门棒喝·六气阴阳论》所说:"邪之阴阳,随人身之阴阳而变也。"

· 质化(从化)的一般规律:素体阴虚阳亢者,机能活动相对亢奋,受邪后多从热化;素体阳虚阴盛者,机能活动相对不足,受邪后多从寒化;素体津亏血耗者,易致邪从燥化;气虚湿盛者,受邪后多从湿化。

②体质因素决定疾病的传变。疾病传变与邪之盛

衰,治疗得当与否有关,主要还是取决于体质因素。

体质其一是通过影响正气的强弱,决定发病和影响传变:体质强壮者,正气充足,抗邪能力强,一般不易感邪发病,不易传变,病程较短暂;体质虚弱者,易于感邪,且易深入,病情多变,易发生逆证或危证。其二是通过决定病邪的"从化"而影响传变:素体阳盛阴虚者,感邪多从阳化热,疾病多向实热或虚热方面演变;素体阴盛阳虚者,则邪多从阴化寒,疾病多向实寒或虚寒方面转化。

4.指导辨证

体质是辨证的基础,体质决定临床证候类型。

①感受相同的致病因素或患同一疾病,因个体体质的差异可表现出阴阳、表里、寒热、虚实等不同的证的类型,即同病异证。

②感受不同的病因或患不同的疾病,而体质在某些方面具有共同点时,常常可表现为相同或类似的证的类型,即异病同治。所以说,同病异证与异病同证,主要是以体质的差异为生理基础,体质是证候形成的内在基础。

5.指导治疗

体质是治疗的重要依据。"因人制宜"的核心应是区别体质而治疗。

(1)区别体质特征而治

在治疗中,常以患者的体质状态作为立法处方用药的重要依据。如面白体胖,属阳虚体质者,本系寒湿之体,若感受寒湿之邪,则非用姜附参茸之类大热方药邪不能去;若感受湿热之邪则必缠绵难愈,尚须通阳以化湿,药性过凉则湿邪愈加闭阻于内而阳气更加虚乏。如面色苍白形瘦,属阴虚体质者,内火易动,湿从热化,反伤津液,故其治与阳虚之体必定迥然不同。总之,阳盛或阴虚之体,慎用温热伤阴之剂;阳虚或阴盛之体,慎用寒凉伤阳之药。如《灵枢·根结》说:"刺布衣者深以留之,刺大人者微以徐之。""同病异治、异病同治"是辨证论治的具体体现。

(2)根据体质特征注意针药宜忌

其一,注意药物性味,阴虚体质者宜甘寒、酸寒、咸

寒、清润,忌辛热温散、苦寒沉降;阳虚体质者宜益火温补,忌苦寒泻火;气虚体质者宜补气培元,忌耗散克伐等。

其二,注意用药剂量,体长而壮实者剂量宜大,体瘦而弱者,剂量宜小。

其三,注意针灸宜忌,体质强壮者,耐受性强,体弱者,耐受力差;肥胖体质者,进针宜深,刺激量宜大,多用温针艾灸;瘦长体型者进针宜浅,刺激量宜小,少用温灸。

(3)兼顾体质特征重视善后调理

疾病初愈或趋向恢复时,中医学很重视善后调理,以促其康复。如燥红质者热病初愈,慎食狗肉、羊肉、桂圆等辛温食物或辛辣之味;腻滞质者大病初愈,慎食龟鳖等滋腻之物及五味子、乌梅等酸涩收敛之品。

6.指导养生

①饮食调养方面:如体质偏阳者,进食宜凉而忌热;体质偏寒者,进食宜温而忌寒;形体肥胖多痰湿,食宜清淡而忌肥甘;阴虚之体,饮食宜甘润生津之品而忌肥腻厚味、辛辣燥烈之品;阳虚之体多食温补之品。

②在精神调摄方面:气郁体质者,应注意情感上的疏导,消解其不良情绪,以防过极;阳虚体质应帮助其树立起生活的信心。

小试牛刀

1.体质是指人体的:
 A.身体素质　　　　B.心理素质
 C.身心特性　　　　D.遗传特质
2.奠定中医体质理论基础的古代医籍为:
 A.《伤寒杂病论》　B.《妇人良方》
 C.《景岳全书》　　D.《黄帝内经》
3.以下除哪项外,都是老人的体质特点:
 A.精气神渐衰　　　B.脏腑功能减退
 C.代谢旺盛　　　　D.气血郁滞

参考答案

1.C　　　2.D　　　3.C

第七章

7

病因与发病

1.病因
(1)中医学病因分类。
(2)六淫的概念及致病的共同特点。
(3)六淫各自的性质及其致病特征。
(4)疠气的概念及致病特点。
(5)七情内伤的概念及致病特点。
(6)饮食失宜的致病特点及病理表现。
(7)劳逸损伤的致病特点及病理表现。

(8)痰饮、瘀血、结石的概念、形成原因及其致病特点。
2.发病机制
(1)邪正与发病。
(2)内外环境与发病的关系。
(3)发病的类型。

考点解析

一 中医学病因分类的沿革及中医认识病因的方法

1.病因、病因学说的基本概念

病因是导致疾病发生的原因。病因学说是研究各种病因的概念、形成、性质、致病特点及其所致病证临床表现的学说。

2.中医病因分类

(1)"六气病源"说

秦国名医医和提出"六气病源"说,谓"六气,曰阴、阳、风、雨、晦、明"被称为病因理论的创始人。

(2)《内经》阴阳分类法及三部分类法

①生于阳——得之风雨寒暑。

②生于阴——得之饮食居处,阴阳喜怒。

③脏——喜怒不节则伤脏。

④上——风雨则伤上。

⑤下——清湿则伤下。

(3)张仲景的发病途径分类法

①一者——经络受邪,入脏腑,为内所因也。

②二者——四肢九窍,血脉相传,壅塞不通,为外皮肤所中也。

③三者——房室、金刃、虫兽所伤。

(4)葛洪三因论

一为内疾,二为外发,三为他犯。

(5)巢元方首次提出具有传染性的乖戾之气

(6)陈无择的三因分类法(200106、201201)

①外所因——六淫。

②内所因——七情。

③不内外因——饮食所伤、跌仆金刃、虫兽所伤。

(7)现代的病因分类法

①外感病因——六淫、疠气。

②内伤病因——七情内伤,劳逸失常,饮食失宜。

③病理产物形成的病因——水湿痰饮、瘀血、结石。

④其他病因——外伤、寄生虫、药邪、医过、先天因素。

二 六淫的概念及致病的共同特点

1.六淫的基本概念

①六淫,指风、寒、暑、湿、燥、火六种外感病邪。

②六气,指风、寒、暑、湿、燥、火六种正常的自然界气候变化。

③当气候变化异常,超过机体正常的适应范围或机体适应能力低下,不能适应正常的气候变化,六气变为六淫侵害人体。(200492)

2.共同致病特点(2007111、201409)

①外感性——多从肌表、口鼻侵入人体而发病,其所致疾病称为"外感病"。

②季节性——致病有明显的季节性,如春季多发风病,长夏多湿病等。

③地域性——致病常与生活工作的区域环境密切

相关,如久居潮湿环境多湿病,西北多燥病。

④相兼性——既可单独侵犯人体发病,又可两种以上同时侵犯人体而致病,如风寒感冒、风寒湿痹等。

真题【2014.9】

下列各项中,不属于六淫致病特点的是

A.传染性　　　　　　　B.季节性

C.地域性　　　　　　　D.相兼性

【答案】A

◎提示▶▶▶**外感六淫与内生"五邪"之区别**

①证候相似:内生五邪是由于脏腑功能失调所产生的化风、化寒、化湿、化燥、化热、化火等病理反映,其临床表现与风、寒、湿、燥、火等六淫致病特点和证候相类似。

②病因不同:一为外感,一为内生。

③"内生五邪"的命名:内风、内寒、内湿、内燥、内火(内热)等。

三　六淫各自的性质及致病特点

1.风邪的性质及致病特点

(1)概念

凡致病具有善动不居、轻扬开泄等特性的外邪,称为风邪,风邪侵入所发病证为外风证,风邪致病以春季为多。

(2)性质和致病特点(199604)

①风为阳邪,轻扬开泄,易袭阳位——可见汗出、怕风、流泪等。

②善行数变——病急、快——风疹、中风等。(200679)、(200985)、(201509)、(201807)

③风性主动——游走、动摇(眩、麻、痒、抽搐、颤)

④风为百病之长——相兼为患(风寒、风湿、风痰等。)

真题【2018.7】

下列选项中,体现风性善行的是

A.眩晕震颤　　　　　　B.痛无定处

C.手足抽搐　　　　　　D.角弓反张

【答案】B

真题【2015.9】

风邪伤人,痛无定处,所体现的是

A.风为阳邪　　　　　　B.风性数变

C.风性开泄　　　　　　D.风性善行

【答案】D

2.寒邪的性质及致病特点

(1)概念

①凡致病具有寒冷、凝结、收引特点的外邪称为寒邪。

②寒邪侵入所致病证称为外寒,寒邪直中于里,伤及脏腑阳气为中寒。

③寒为冬季的主气,也可见于其他季节。

(2)性质和致病特点(1997124、2001125、2009125、2019007)

①寒为阴邪,易伤阳气:寒邪袭表,阻遏卫阳——恶寒、无汗。直中脾胃,损伤脾阳——脘腹冷痛、吐、泻。直中少阴,损心肾之阳——恶寒肢冷,下利清谷。

②寒性凝滞主痛——气血津液凝结,经脉阻滞不通,不通则痛:侵袭肌表、关节——一身尽痛、关节疼痛剧烈(寒痹)。寒犯中焦——脘腹冷痛。寒客肝脉——少腹、阴部冷痛。

③寒性收引——气机收敛,腠理、经络、筋脉收缩挛急(199809、200009):侵袭肌表——恶寒无汗。寒客血脉——头身疼痛,脉紧。寒客关节——关节屈伸不利。

3.暑邪的性质及致病特点(2019112)

(1)概念

暑为夏季主气,乃火热所化。主要发生于夏至以后,立秋以前。致病具有炎热、升散、兼湿特性的外邪称为暑邪。

(2)性质及致病特点(1992104)

①暑为阳邪,其性炎热——壮热,心烦,面赤,脉象洪大。

②暑性升散,易扰心神,耗气伤津——心胸烦闷不宁、头晕、目眩、口渴喜饮、气短、乏力、多汗。(200107、200509、200813、201384)

③暑多夹湿。

真题【2013.83】

六淫邪气中,易阻遏气机的是

A.风邪　　　　　　　　B.寒邪

C.暑邪　　　　　　　　D.湿邪

【答案】D

真题【2013.84】

六淫邪气中,易耗伤津气的是

A.风邪　　　　　　　　B.寒邪

C.暑邪　　　　　　　　D.湿邪

【答案】C

4.湿邪的性质及致病特点

(1)概念

①凡致病具有重浊、黏滞、趋下特性的外邪称为湿邪。

②湿邪侵入所致病证称为外湿,多由气候潮湿、涉水淋雨、居处潮湿而致。

③湿为长夏的主气,也可见于其他季节。

（2）性质及致病特点（2010128）

①湿为阴邪，易损伤阳气，阻遏气机（2013083、2019007）：湿性类水——故为阴邪。阴胜则阳病——尤以损伤脾阳为著。气机升降失常——胸闷、脘痞、二便不爽。

②湿性重浊（200777）：重——临床表现以沉重感为特征——头重如裹、四肢沉重（湿痹）。浊——指分泌物、排泄物秽浊不清——如下痢脓血、赤白带下

③湿性黏滞——黏即黏腻、滞即停滞：症状的黏滞性——分泌物、排泄物黏滞，如二便黏腻不爽。病程的缠绵性——起病隐缓，病程迁延，反复发作，缠绵难愈。

④湿性趋下，易袭阴位——湿性重浊，类水而就下，易伤人体下部，以腰膝以下症状为多。（201284、2018113）

真题【2018.113】

下列与湿性趋下致病特点相关的病证是

A. 带下量多　　　　B. 小便淋浊
C. 大便泄泻　　　　D. 下肢水肿

【答案】ABCD

5. 燥邪的性质及致病特点

（1）概念

①凡致病具有干燥、收敛等特性的外邪称为燥邪。

②燥邪伤人，多从口鼻而入，首犯肺卫，肺卫失宣，发为外燥病症。

③燥为秋季的主气，兼邪不同可分温燥、凉燥。温燥发于初秋尚有夏末之余热，由燥与热合所致，凉燥发于深秋近冬寒，由燥与寒合所致。

（2）性质及致病特点

①燥性干涩，易伤津液——口鼻干燥，皮肤干涩、甚则皲裂，毛发不荣，小便短少，大便干结。（200678）

②燥邪伤肺，多从口鼻而入，损伤肺津，使肺宣降失职，出现干咳少痰，痰黏难咳，喘息胸痛，痰中带血。（2015128）

真题【2015.128】

可导致咳嗽少痰、痰黏难咳、口咽干燥的原因是

A. 痰热郁肺　　　　B. 燥邪袭肺
C. 风热犯肺　　　　D. 肺津耗伤

【答案】BD

6. 火（热）邪的性质及致病特点（2019112）

（1）概念

①凡致病具有炎热升腾等特性的外邪称为火邪。

②火热侵入所致病证称为外感火热病证或外火证。

③火热旺于夏季，但致病无明显的季节性，四季均可发生。

（2）性质及致病特点（1992108、2014127）

①火热为阳邪，其性炎上（200776）：火热之性燔灼升腾——故为阳邪。阳胜则热：高热、烦渴、汗出、脉洪数等症。火性炎上：火热病证以头面部多见头痛、咽痛、唇烂等。（201283、200986）

真题【2014.127】

下列选项中，具有"火性炎上"的特点有

A. 目赤肿痛　　　　B. 口舌生疮
C. 牙龈肿痛　　　　D. 两目上视

【答案】ABC

②火热易扰心神——心恶热，故见心烦失眠、狂躁不安，神昏谵语。

③火热易伤津耗气——伤津——迫津外泄、消灼阴津——口渴喜饮，咽干舌燥，尿赤便秘。耗气——壮火食气，气随津泄——体倦、乏力、少气。

④火热易生风动血：生风——火热燔灼肝阴，使肝阳亢奋，肝风内动，致高热、抽搐、角弓反张。动血——热邪灼伤脉络，迫血妄行，致各种出血。

⑤火热易致阳性疮痈——热邪腐蚀血肉——疮疡痈肿。

（3）火与热的异同（2000124）

①相同点：本质皆为阳盛，均为外感六淫邪气，致病基本相同。

②主要区别：

· 热外受：其性弥漫，临床多全身弥漫性发热征象，易耗伤阴液，多泛及全身。

· 火内生：其性结聚，临床多局部红肿热痛等症状，易耗血动血，多脏腑郁发或邪郁化火，其性炎上。

⊗提示 ▶▶▶ 六淫邪气具有不同的性质和致病特点，其作用于机体所引起的病理变化亦各有特点。就其性质而言，风为百病之长，易合邪为害，以轻扬开泄，善行数变，风胜则动为特征。暑与火相类，其致病均为热象显著，耗气伤津，但暑易夹湿，而火易生风动血，发为肿痛。风邪和火邪亦可引致内风，但火邪动风属于热极生风，而风胜则动，除热极生风之外，还包括肝阳化风，血虚生风等。寒与湿皆为阴邪，易于损伤阳气，但以寒邪为甚，故寒邪为病，全身或局部有明显的寒象，且易于引起气机收敛而筋脉拘急，并以疼痛为其特征。湿邪重浊黏滞，其病多水湿停聚为害。

四 疠气的概念及致病特点

1. 概念

疠气是一类具有强烈致病性和传染性的外感病邪，又称疫毒、疫气、异气、戾气、毒气、乖戾之气等。可通过空气、口鼻、饮食、蚊虫叮咬、虫兽咬伤、皮肤接触等途径传播。

2. 致病特点(2016127、2018106)

(1)发病急骤,病情危笃

来势凶猛,常见发热、扰神、动血、生风、剧烈吐泻等危重症状。缓者朝发夕死,重者顷刻而亡。

(2)传染性强,易于流行

通过多种途径传播,无论男女老少强弱,触之者即病,既可大面积流行,也可散在发生。

(3)一气一病,症状相似

疠气具有特异性,对机体作用部位具有一定的选择性,每种疠气均有各自特异的临床特点和传变规律。同一种疠气致病,无论大小,病状相似。

真题 【2018.106】

下列关于疠气的说法,正确的是

A. 多从口鼻而入　　B. 一气一病

C. 明显季节性　　　D. 人畜可同时患病

【答案】ABD

真题 【2016.127】

属于疠气致病特点的是

A. 发病急骤,病情危笃

B. 病程漫长,反复发作

C. 一气一病,症状相似

D. 传染性强,易于流行

【答案】ACD

3. 影响疠气产生的原因(200491、2005109、2019082)

(1)气候因素

久旱、酷热、洪涝、湿雾瘴气、地震等。

(2)环境因素

水源、空气污染,食物污染、饮食不当。

(3)预防措施不当

对消灭传染源,切断传播途径,隔离与积极有效的治疗的患者,预防工作所采取的措施不当。

(4)社会因素

战乱不停,社会动荡不安,工作环境恶劣,生活贫困。

五 七情内伤的概念及致病特点

1. 概念

(1)七情

喜、怒、忧、思、悲、恐、惊七种正常的情志活动,是人体的生理和心理活动对外界环境刺激的不同反应。

(2)七情内伤

当七情过于强烈或持久刺激,超越人体的生理和心理适应能力,导致机体脏腑精气功能失调或人体正气虚弱,对情志刺激的调节适应能力低下,导致疾病发

生或诱发时,因病起于内,故称七情内伤。

2. 七情与内脏的关系

(1)生理

①脏腑精气是产生各种情志活动的内在生理学基础。

②人有五脏化五气,以生喜怒悲忧恐——心在志为喜、肝在志为怒、脾在志为思、肺在志为悲忧、肾在志为恐。

(2)病理

情志过激、持续不断——脏腑精气阴阳失调、首先伤心神,再伤他脏,发为情志病。

3. 致病特点

(1)直接伤及内脏

①七情损伤相应之脏——过怒伤肝、过喜伤心、过思伤脾、过悲伤肺、过恐伤肾。

②七情首先影响心神——情志之伤,虽五脏各有所属,然求其所由,则无不从心而发。

③数情交织,多伤心肝脾。(199411、199605、200311)

④易损伤潜病之脏腑:如情志所伤,胸痹患者首见胸闷、胸痛等症。

(2)影响脏腑气机

①怒则气上——过度愤怒,使肝气横逆上冲——头胀头痛、甚则呕血、昏厥。(2015127)

②喜则气缓——过喜使心气涣散,神不守舍——精神不集中,甚则失神狂乱。(201111)

③悲则气消——过度悲忧,损伤肺气——精神萎靡,气短乏力。

④恐则气下——恐惧过度,使肾气不固,气泄于下——二便失禁,甚则遗精,昏厥。(201410、2016128)

真题 【2016.128】

依据《灵枢·本神》所述,恐惧日久不解,易导致的病症有

A. 飧泄　B. 遗精　C. 骨酸　D. 痿厥

【答案】BCD

真题 【2015.127】

过度愤怒可导致

A. 飧泄　B. 呕血　C. 昏厥　D. 痿厥

【答案】ABC

真题 【2014.10】

根据情志致病的理论,可导致二便失禁,遗精滑泄的是

A. 思虑过度　　　B. 愤思不已

C. 恐惧过度　　　D. 悲伤至极

【答案】C

⑤惊则气乱——心无所倚,神无所归,虑无所定——心悸,惊恐不安。(200612、201011)

⑥思则气结——思虑过度,使心神耗伤,脾气郁结——脘腹胀满,纳呆便溏。

(3)多发为情志病

①因情志刺激而发的病证,如郁证、癫、狂等。

②因情志刺激而诱发的病证,如胸痹、真心痛、眩晕等身心疾病。

(4)影响病情变化

①有利于疾病康复。情绪积极乐观,七情反应适当,精神保持愉悦恬淡,有利于病情的好转乃至痊愈。

②加重病情。情绪消沉,悲观失望,或七情异常波动,不能及时调和,可使病情加重或恶化。

(5)经典阐释

①《素问·举痛论》说:"怒则气上,喜则气缓,悲则气消,恐则气下……惊则气乱……思则气结。"

②《素问·生气通天论》说:"大怒则形气绝,而血菀于上,使人薄厥。"(200108)

③《灵枢·本神》说:"喜乐者,神惮散而不藏。"

④《素问·举痛论》说:"悲则心系急,肺布叶举,而上焦不通,营卫不散,热气在中,故气消矣。"

⑤《素问·举痛论》说:"思则心有所存,神有所归,正气留而不行,故气结矣。"

⑥《灵枢·本神》说:"恐惧而不解则伤精,精伤则骨酸痿厥,精时自下。"

六 饮食失宜的致病特点及病理表现

1.饮食不节

(1)过饥

气血生化乏源,脏腑组织失养,导致正虚易招邪侵、影响儿童发育。

(2)过饱

脾胃损伤,出现脘腹胀满、嗳腐吞酸、呕吐泄泻、纳呆厌食,引发他病。

2.饮食不洁

(1)腐败变质食物

胃肠功能失调。

(2)寄生虫污染食物

导致寄生虫病。

(3)疫毒污染食物

发生某些传染性疾病。

(4)毒性食物

轻则伤及脾胃,重则危及生命。

3.饮食偏嗜

(1)寒热偏嗜

①偏食生冷寒凉,耗伤脾胃阳气,导致寒湿内生。

②偏食辛热温燥,使肠胃积热,酿成痔疮等。

(2)五味偏嗜

脏气偏胜——伤及本脏及相关之脏(尤其伤及所胜之脏)。

(3)食类偏嗜

①过食肥甘厚味,伤及脾胃,助湿,生痰化热,或生痈疡。

②因偏食而致营养缺乏,如瘿瘤(碘缺乏)、夜盲(维生素 A 缺乏)等疾患。

(4)嗜酒成癖

偏嗜饮酒,酿生湿热痰浊,引发多种疾患。

4.经典阐释

(1)《素问·五脏生成》

"多食咸则脉凝泣而变色;多食苦则皮槁而毛拔;多食辛则筋急而爪枯;多食酸,则肉胝而唇揭;多食甘则骨痛而发落,此五味之所伤也。故心欲苦,肺欲辛,肝欲酸,脾欲甘,肾欲咸,此五味之所合也。"(199107、199412、200109、200210、200613、201510、201610)

真题 【2016.10】

"皮槁而毛拔"(《素问·五脏生成》)的原因是

A. 多食苦   B. 多食甘

C. 多食辛   D. 多食咸

【答案】A

真题 【2015.10】

"脉凝泣而变色"(《素问·五脏生成》)的原因是

A. 多食咸   B. 多食苦

C. 多食甘   D. 多食辛

【答案】A

(2)《素问·生气通天论》

"味过于酸,肝气以津,脾气乃绝;味过于咸,大骨气劳,短肌,心气抑;味过于甘,心气喘满,色黑,肾气不衡;味过于苦,脾气不濡,胃气乃厚;味过于辛,筋脉沮弛,精神乃央。"(199213、199810、200010、199911、200210、2005110、200713、201310)

真题 【2013.10】

根据《素问·生气通天论》饮食偏嗜伤及五脏的论述,味过于苦则

A. 大骨气劳,短肌   B. 脾气不濡,胃气乃厚

C. 筋脉沮弛,精神乃央   D. 心气喘满,色黑

【答案】B

◎提示▶▶▶这两段经典原文经常出单选题,属于高频考点。如果你的记忆力足够好,可以将它背过。如果对自己的背功没信心,我们可以找规律来记忆。其实这两段都暗含了五行的相克规律。五行与五味的对应关系:木火土金水对应酸苦甘辛咸。五行相克的顺序为木土水火金。以"多食咸则脉凝泣而变色"为例,咸对应水,脉为心所主,五行属于火,水能克火,故多食咸则脉受损,这也与现代理论多吃盐则容易得动脉硬化、高血压等与血脉有关的疾病相一致。

七 劳逸损伤的致病特点及病理表现

劳动和休息的合理调节,是保证人体健康的必要条件。如果劳逸失度,或长时间过于劳累,或过于安逸健康,都不利于健康,导致脏腑经络及精气血津液神的失常而引起疾病发生。

1. 过劳

(1)劳力过度——"形劳"

劳则气耗,损伤形体,则少气懒言、体倦神疲、喘息汗出;久立伤骨,久行伤筋。(201609)

真题【2016.9】

劳力过度对身体的主要损害是

A. 伤神　　　　　　　　B. 耗血

C. 伤精　　　　　　　　D. 耗气

【答案】D

(2)劳神过度——"心劳"

思虑太过,暗耗心血,损伤脾气——心悸失眠、健忘、纳呆腹胀便溏。

(3)房劳过度——"肾劳"

肾精、肾气耗伤——腰膝酸软、眩晕耳鸣、精神萎靡、性机能减退,导致早衰。

2. 过逸

①安逸少动,气机不畅脾胃呆滞,气滞血瘀,水湿痰饮内生——食少胸闷、气盛体胖。

②阳气不振,正气虚弱——动则心悸、气喘汗出,抗邪无力,易感外邪致病。

③长期用脑过少,加之阳气不振,导致神气衰弱——精神萎靡、健忘、反应迟钝。

八 痰饮、瘀血、结石的概念、形成原因及其致病特点

痰饮、瘀血、结石等是疾病过程中所形成的病理产物。形成后,又可作为病因作用人体,加重病理变化或引起新的病变发展。因其通常继发于其他病理过程而发生,故称"继发性病因""内生有形实邪"

1. 痰饮的概念、形成原因及其致病特点

(1)概念

①痰饮是机体水液代谢障碍所形成的病理产物。

较稠浊的为痰,清稀的为饮。

②痰分有形之痰和无形之痰。无形之痰是只见其征象,不见其形质的痰病,如眩晕癫狂等。

③饮:流动性大,可留积人体脏器组织的间隙或疏松部位,因其所停留的部位不同而有"痰饮""悬饮""支饮""溢饮"等不同名称。

◎提示▶▶▶痰饮:饮留于胃肠,水走肠间,沥沥有声;悬饮:饮留于胸胁,咳唾引痛;支饮:饮停于心包,胸闷心悸,气短不得卧;溢饮:饮留于肌肤腠理,咳逆倚息,气短,全身浮肿。(201583、201584)

真题【2015.83】

饮邪停于胸者称为

A. 痰饮　　　B. 溢饮　　　C. 支饮　　　D. 悬饮

【答案】D

真题【2015.84】

饮邪停于胃肠者称为

A. 痰饮　　　B. 溢饮　　　C. 支饮　　　D. 悬饮

【答案】A

(2)痰饮的形成

①各种病因使肺、脾、肾、肝、三焦脏腑气化功能失常,水液代谢障碍,聚而生成水湿痰饮。

②与痰饮形成直接相关的某些外感内伤因素,如外感湿邪,留滞成痰;外感火邪,炼津成痰;七情内伤,气郁水停;血行瘀滞,水液不行;恣食肥甘厚味,湿浊内生;饮食不化,痰饮内生,均能导致痰饮产生。(2012128)

真题【2012.128】

下列各项中,与痰饮形成有关的有

A. 火邪伤人,煎灼津液　　B. 恣食肥甘,湿浊内生

C. 七情内伤,气郁水停　　D. 外感湿邪,留滞体内

【答案】ABCD

(3)致病特点(2002124、2013128)

①阻滞气血运行:痰饮阻于经络、脏腑,妨碍气血运行,出现肢体麻木,屈伸不利等症状。

②影响水液代谢:主要是影响肺、脾、肾三脏的生理功能。

③易于蒙蔽心神:痰蒙心窍或痰火扰神,出现头晕目眩,痴呆癫狂,神昏谵妄。

④致病广泛,变幻多端:百病多由痰作祟、怪病多痰,痰饮随气流行全身各处,并容易兼邪致病,病证繁杂,变化多端。

真题【2013.128】

痰饮的致病特点有

A. 阻滞气血运行　　　　B. 影响水液代谢

C. 易于蒙蔽心神　　　　D. 病证变幻多端

【答案】ABCD

◎提示▶▶▶痰饮容易停滞的脏腑:痰饮阻肺,宣降失职,水液不布,出现胸闷、咳嗽、喘促;痰饮停胃,出现脘腹胀满,恶心呕吐;痰阻心脉,出现胸闷心痛;痰湿困脾,水湿不运,出现脘腹胀满,大便溏泻;痰饮停滞下焦,影响肾、膀胱的蒸化功能,致水液停蓄。

2.瘀血的概念、形成原因及其致病特点

(1)概念

①瘀血是指体内因血行滞缓或液停积而形成的病理产物。

②包括体内瘀积的离经之血和阻滞于经脉及脏腑组织内运行不畅的血液,又称恶血、衃血、蓄血、败血、污血等。

③瘀血与血瘀的区别:血瘀指血液运行不畅或血液瘀滞不通的病理状态,属病机学概念;瘀血指能继发新病变的病理产物,属于病因学概念。

(2)瘀血的形成(2002125、200493)

①血出致瘀:各种外伤使脉管破损,或脾不统血,肝不藏血,或经行不畅,或流产,所出之血未能排出体外或及时消散而成瘀。

②气滞致瘀:气行则血行,气滞血亦滞。

③因虚致瘀:气虚则运血无力;阳虚则脉道失于温通而滞涩,阴血不足则脉道失充而不畅致瘀;津液亏虚无以充血则血脉不利。

④血寒致瘀:血得寒则凝。

⑤血热致瘀:血热互结,煎灼津液,炼血成瘀,或热灼脉络,迫血妄行,积于体内。

⑥津亏致瘀:在剧烈吐泻、烧伤等津液大量丢失时,由于津液亏虚,血液黏稠,运行涩滞,亦可导致瘀血。

⑦痰饮致瘀:痰饮停滞,阻滞气机,妨碍血行,则导致痰瘀互结。

(3)致病特点

①易于阻滞气机:血瘀必兼气滞,如外伤出血,局部气机郁滞,而见青紫、肿胀、疼痛等症。

②影响血脉运行:如瘀阻心脉出现胸痹心痛;瘀阻脉道,可血逸脉外;阻滞经脉,气血运行不利,可见唇甲青紫,皮肤、舌面瘀斑,脉涩不畅。

③影响新血生成:瘀血不去,新血不生,肌肤甲错,毛发不荣。

④病位固定、病证繁多。

(4)病症特点

①疼痛:刺痛拒按,痛处固定,夜间痛甚。

②肿块:体表可见局部青紫肿胀隆起的血肿,体内可有扪之质硬坚固难移的癥积。

③出血:血少不畅,紫暗有块。

④色紫暗:面色紫暗,唇甲青紫;舌质紫暗,瘀斑

瘀点。

⑤可现肌肤甲错及脉象上的某些异常,如涩脉或结代脉等。

3.结石的概念、形成原因及其致病特点

(1)概念

结石是指体内某些部位形成并停滞为病的砂石样病理产物或结块。

(2)结石的形成

①饮食不当:偏食肥甘厚味,内生湿热,蕴结肝胆,久而为胆结石;空腹吃柿子、生枣,影响胃的受纳和通降,出现胃结石;饮用硬水等易出现肾结石。

②情志内伤:情志失调,肝胆气郁,胆汁蕴结,日久煎熬,形成结石。

③药物服用不当:长期服用某些药物,使脏腑功能失调,药物沉积而形成结石。

④体质差异:先天禀赋差异,以至某些物质的代谢失常,形成结石体质。

⑤久病损伤。

(3)致病特点

①多见肾结石、胆结石、肝结石、膀胱结石。

②病程较长,病情轻重不一。

③阻滞气机,损伤脉络:出现疼痛、尿血等症状。

九 邪正气与发病

1.概念

①正气,是指人体的机能活动(包括脏腑、经络、气血等功能)和抗病、康复能力,简称为“正”。

②邪气,则泛指各种致病因素,简称为“邪”。

③疾病的发生和变化,即在一定条件下邪正斗争的反映。

2.二者在疾病发生、发展中的关系

(1)正气不足是疾病发生的内在根据(200510)

①中医发病学很重视人体的正气,认为内脏功能正常,正气旺盛,气血充盈,卫外固密,病邪难于侵入,疾病无从发生,《素问·遗篇·刺法论》说:“正气存内,邪不可干。”

②只有在人体正气相对虚弱,卫外不固,抗邪无力的情况下,邪气方能乘虚而入,使人体阴阳失调,脏腑经络功能紊乱才能发生疾病。

(2)邪气是发病的重要条件

①邪气是发病的条件。

②在特殊的条件下,甚至可能起主导作用。如高温、高压电流、化学毒剂、枪弹伤、冻伤、毒蛇咬伤等,即使正气强盛,也难免被伤害。

(3)正邪斗争的胜负,决定发病与不发病

正气与病邪的斗争不仅关系着疾病的发生,而且

影响疾病的发展及转归。

①正能胜邪则不发病：邪气侵袭人体时，正气奋起抗邪，若正气强盛，抗邪有力，则病邪难于侵入，或侵入后即被正气及时消除，不产生病理反应，即不发病。

②邪胜正负则发病：在正邪斗争过程中，若邪气偏胜，正气相对不足，邪胜正负，从而使脏腑阴阳、气血失调，气机逆乱，便可导致疾病的发生。

3.内外环境与发病的关系

疾病的发生与内外环境都有密切的关系。

（1）外环境

不同的气候、地域、生活环境，常伴随着具有一定规律性的外邪，因此外环境也是疾病发生的重要条件。

（2）内环境

主要是指人体的正气，一般来说，人的体质和精神状态决定着正气的强弱。

（3）内外环境的关系

内外环境之间也相互影响，好的外环境有利于增强体质，改善精神状态；同时，健壮的体质和良好的心理素质也能更好地适应环境。

十 发病的类型

①感邪即发，又称猝发、顿发。即感邪后立即发病，在临床上为常见的发病类型。根据邪正交争的原理，感邪后正气抗邪反应剧烈，可迅速导致人体阴阳失调，并表现出明显的临床症状和体征。感邪即发见于感邪较甚、情志遽变、感受疠气、毒物所伤、急性外伤。

②徐发指感邪后徐缓发病，又称缓发。徐发多见于内伤邪气致病，如思虑过度、房事不节、忧虑不解、嗜酒成癖等，又如年老体虚，虽感外邪，正气抗邪无力，机体反应性降低，常徐缓发病。在外感病邪中，感受湿邪为病，因其性黏滞重浊，起病多缓慢。

③伏而后发指感受邪气后，邪藏体内，逾时而发。这种发病形式多见于外感性疾病和某些外伤。伏而后发形成的机理多因当时感邪较轻，或外邪所中部位表浅，正气处于内敛时期，正邪难以交争，邪气得以伏藏。伏邪致病，一般较重且多变。

④继发指在原发疾病的基础上，继发新的疾病，继发病必然以原发病为前提，二者之间有着密切的病理联系。如肝阳上亢所致的中风，小儿积食而至的疳积，肝气郁结日久继发的"癥积""鼓胀"，久疟继发的"疟母"等。

⑤合病指两经或两个部位以上同时受邪所出现的病证。此发病类型多见于感邪较盛，正气相对不足，故邪气可同时侵犯两经或多个部位而发病。如太阳与少阳合病；太阳、阳明、少阳合病；表里同时受邪而为病。

⑥复发指疾病初愈或慢性疾病的缓解阶段，在某些诱因的作用下，引起疾病再度发作或反复发作的一

种发病形式。引起复发的机理是余邪未尽，正气未复，同时还有诱因的作用。诱因可导致余邪复盛，正气更虚，从而使疾病复发。由复发引起的疾病，称为"复病"。

复发的基本特点为：①临床表现类似于初病，但又不完全是原有病理过程的再现，比初病的病理损害更复杂、更广泛，病情更重。②复发的次数愈多，静止期的恢复就愈不完全，预后愈差，容易留下后遗症。③大多有诱因。

复发的主要类型有疾病少愈即复发、休止与复发交替、急性发作与慢性缓解交替。复发的诱因有重感致复、食复、劳复、药复、情志致复、环境变化致复。

■■ 小试牛刀

1.把病因区分为"外所因""内所因"与"不内外因"的医家是：
    A.唐·王冰   B.宋·陈无择
    C.汉·张仲景   D.晋·陶弘景

2.下列属于风邪性质和致病特点的是：
    A.为阳邪，其性炎热   B.为阳邪，其性开泄
    C.为阳邪，伤津耗气   D.为阳邪，易生风动血

3.寒邪致病，引发肢体屈伸不利或冷厥不仁，是由于：
    A.寒为阴邪，易伤阳气
    B.寒客肌表，卫阳被遏
    C.寒性凝滞，痹阻经脉
    D.寒性收引，筋脉挛急

4.暑邪为病而见汗多，气短，乏力，这是由于：
    A.暑为阳邪，其性炎热
    B.暑应于心，易扰心神
    C.暑多夹湿，易困脾土
    D.暑性升散，耗气伤津

5.暑邪为病，症见汗多，气短，乏力，是因为：
    A.暑性炎热   B.暑多夹湿
    C.暑性升散   D.暑扰心神

6.湿邪的致病特点是：
    A.重浊   B.凝滞
    C.善行   D.炎上

7.燥邪的特性是：
    A.炎上动血   B.重浊黏滞
    C.善行数变   D.干涩伤津

8.火邪的致病特点是：
    A.重浊   B.凝滞
    C.善行   D.炎上

9.七情内伤致病最多见于：
    A.心、肺、脾   B.心、肝、脾
    C.心、肝、肾   D.心、肺、肝

10.产生"薄厥"的病因，多是：
    A.大怒   B.过悲

C. 过喜　　　　　　D. 大惊

11.《三因极一病证方论》认为,七情内伤先自哪些脏腑郁发:
A. 心、肺、脾　　　B. 心、肝、脾
C. 心、肝、肾　　　D. 心、肺、肝

12. 导致"心无所倚,神无所归,虑无所定"的情志因素是:
A. 喜　　　　　　B. 怒
C. 思　　　　　　D. 惊

13.《素问·五脏生成》说"多食酸则":
A. 脉凝泣而变色　　B. 皮槁而毛拔
C. 筋急而爪枯　　　D. 肉胝而唇揭

14.《素问·生气通天论》所说:"味过于甘"则:
A. 肝气以津,脾气乃绝
B. 大骨气劳,短肌,心气抑
C. 脾气不濡,胃气乃厚
D. 心气喘满,色黑,肾气不衡

15.《素问·五脏生成》说"多食甘则":
A. 脉凝泣而变色　　B. 皮槁而毛拔
C. 筋急而爪枯　　　D. 骨痛而发落

16.《素问·生气通天论》说"味过于苦"则:
A. 肝气以津,脾气乃绝
B. 大骨气劳,短肌,心气抑
C. 脾气不濡,胃气乃厚
D. 心气喘满,色黑,肾气不衡

17."味过于酸",则:
A. 大骨气劳,短肌,心气抑
B. 肝气以津,脾气乃绝
C. 心气喘满,色黑,肾气不衡
D. 脾气不濡,胃气乃厚

18.《素问·五脏生成》说"多食辛则":
A. 脉凝泣而变色　　B. 皮槁而毛拔
C. 筋急而爪枯　　　D. 肉胝而唇揭

19.《素问·五脏生成》说"多食咸"可致:
A. 脉凝泣而变色　　B. 皮槁而毛拔
C. 筋急而爪枯　　　D. 肉胝胎而唇揭

20.《内经》所说"味过于辛",则:
A. 肝气以津,脾气乃绝
B. 大骨气劳,短肌,心气抑
C. 脾气不濡,胃气乃厚
D. 筋脉沮弛,精神乃央

21. 引起"肉胝而唇揭"病证的饮食偏嗜是:

A. 多食酸　　　　B. 多食咸
C. 多食苦　　　　D. 多食甘

22. 导致"心气喘满,色黑,肾气不衡"的因素是:
A. 味过于甘　　　B. 味过于苦
C. 味过于酸　　　D. 味过于咸

23. 影响疾病发生、发展与变化的根本原因,主要是:
A. 禀赋的强弱　　B. 邪气的性质
C. 邪气的强弱　　D. 正气的盛衰

24."风寒湿三气杂至,合而为痹也",体现的六淫共同致病特点是:
A. 相兼性　　　　B. 地域性
C. 外感性　　　　D. 季节性

25. 大怒损伤的脏是:
A. 心　　　　　　B. 肺
C. 肾　　　　　　D. 肝

26. 寒邪的致病特点是:
A. 开泄　　　　　B. 凝滞
C. 黏滞　　　　　D. 重浊

27. 下列各项,属结石致病特点的是:
A. 病位固定,病证繁多
B. 致病广泛,变化多端
C. 善行数变,百病之长
D. 阻滞气机,损伤脉络

28. 肝胆疾病日久不愈,引发癥积或结石,其发病类型是:
A. 感邪即发　　　B. 徐发
C. 继发　　　　　D. 合病

29."冬伤于寒,春必病温",其发病类型是:
A. 感邪即发　　　B. 徐发
C. 继发　　　　　D. 伏而后发

30. 感邪后某一部位病证未了,又出现另一部位病证的发病类型是:
A. 感邪即发　　　B. 徐发
C. 继发　　　　　D. 并病

参考答案

1. B　2. B　3. D　4. D　5. C
6. A　7. D　8. D　9. B　10. A
11. B　12. D　13. D　14. D　15. D
16. C　17. B　18. C　19. A　20. D
21. A　22. A　23. D　24. A　25. D
26. B　27. D　28. C　29. D　30. D

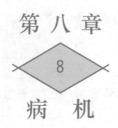

第八章 8 病 机

考纲要求

1. 病机的概念。

2. 邪正盛衰病机

(1)邪正盛衰与疾病的虚实变化:邪气盛则实,精气夺则虚;真虚假实,真实假虚;由实转虚;因虚致实;虚实夹杂等病机的概念、特点、形成原因及病理表现。

(2)邪正盛衰与疾病的转归:正胜邪退,邪胜正衰,邪正相持,正虚邪恋,邪去正不复。

3. 阴阳失调病机

(1)阴阳失调病机的概念。

(2)阴阳失调病机的内容:阴阳偏胜、阴阳偏衰、阴阳互损、阴阳格拒、阴阳亡失等病机的概念、特点、形成原因及病理表现。

4. 气血失常病机

(1)气血失常病机的概念。

(2)气血失常病机的内容

气的失常:气虚、气机失调(气滞、气逆、气陷、气闭和气脱);血的失常:血虚、血瘀、血热、出血;气和血互根互用的功能失调:气滞血瘀、气不摄血、气随血脱、气血两虚、气血不荣经脉等病机的概念、形成原因及病理表现。

5. 津液代谢失常病机

(1)津液代谢失常病机的概念。

(2)津液代谢失常病机的内容:津液不足,津液的输布、排泄障碍,津液与气血的功能失调,津停气阻、气随液脱、津枯血燥、津亏血瘀等病机的概念、形成原因及病理表现。

6. 内生"五邪"病机

(1)内生"五邪"病机的含义。

(2)内生"五邪"病机的内容:风气内动(肝阳化风、热极生风、阴虚风动、血虚生风、血燥生风)、寒从中生、湿浊内生、津伤化燥、火热内生等的概念、形成原因及病理表现。

7. 经络病机

(1)经络病机的概念。

(2)经络病机的内容:经络气血偏盛偏衰、经络气血逆乱、经络气血运行不畅、经络气血衰竭等的概念及病理表现。

8. 脏腑病机

(1)脏腑病机的概念。

(2)五脏的阴阳气血失调:心阳心气的失调、心阴心血的失调,肺气的失调、肺阴的失调,脾阳脾气的失调、脾阴的失调,肝气肝阳的失调、肝阴肝血的失调,肾的精气不足、肾的阴阳失调等病机的形成原因及病理表现。

(3)六腑功能失调病机的形成原因及病理表现。

(4)奇恒之腑功能失调的形成原因及病理表现。

考点解析

一 病机的概念

病机是疾病发生、发展与变化的机理,称之为病之机括。

二 邪正盛衰与疾病的虚实变化

1. 虚实病机

(1)实的病机(邪气盛则实)的概念、特点、形成原因及病理表现(199614、199812、200013)

①含义:实,主要指邪气盛,是以邪气亢盛为矛盾主要方面的一种病理状态。

②特点:正邪斗争激烈,病理反映比较剧烈的、有余的证候。

③形成:外感六淫和疠气致病的初、中期,或痰、食、血、水滞留体内的内伤病。

④表现:体质壮实、壮热狂躁、声高气粗、腹痛拒按、二便不通、脉实有力、舌苔厚腻、痰涎壅盛、食积不化、水湿泛滥等。

(2)虚的病机(精气夺则虚)的概念、特点、形成原因及病理表现

①含义:虚,主要指正气不足,以正气虚损为矛盾主要方面的一种病理反映。

②特点:抗病力低下,正邪斗争不剧烈表现出的一系列虚弱、衰退和不足的证候。

③形成:因先天禀赋不足、病后亏虚、多种慢性病损耗、邪气损害等导致气、血、津、液、阴阳耗伤,或气化

功能减退,精气血津液生化不足,或气化功能亢奋,但消耗精微过多而致虚。

④表现:神疲体倦、气短、面色无华、自汗、盗汗、二便失禁、五心烦热、畏寒肢冷、脉虚无力等。

2.虚实真假

(1)真虚假实(至虚有盛候)

①含义:病机的本质为"虚",表现为"实"的临床假象。

②形成:正气虚弱,脏腑气血不足,推动、激发功能减退所致。

③表现:纳食减少,疲乏无力,舌淡嫩。又兼腹满时减、腹痛喜按等假象。

(2)真实假虚(大实有羸状)(1997011、200110、200511、201112)

①含义:病机的本质为"实",表现为"虚"的临床假象。

②形成:邪气亢盛、结聚于内,阻滞经络,气血不能畅达于外。(201012)

③表现:如热结胃肠,便秘腹痛拒按,潮热谵语。又兼面色苍白,四肢逆冷,精神委顿等状似虚寒的假象。

3.虚实转化

(1)由实转虚

实邪久留而损伤正气的病理转化过程。

(2)由虚致实

正气不足而致实邪积聚的病理转化过程。

4.虚实夹杂

(1)含义

疾病过程中,邪盛与正虚同时并存的病理状态。

(2)形成

实性病变失治,邪气耗损正气,或正气不足,无力驱邪外出,或本正虚,兼内生痰、食、瘀血、水湿凝滞的正虚邪实的虚实错杂病变。

(3)表现

①虚中夹实,指病理变化以正虚为主,又兼夹实邪为患的病理状态。如脾气不足,运化无权之湿滞中焦证,既可以见到面黄气虚等虚证,又可以见到呕吐腹泻等水湿留滞的实证。(200988)

②实中夹虚,指病理变化以邪实为主,又兼有正气虚损的病理状态。如邪热炽盛灼津导致气阴两伤。(200987)

三 邪正盛衰与疾病的转归

1.正胜邪退

(1)含义

正气奋起抗邪,正气日趋强盛,邪气日渐衰退,疾病向好转和痊愈方向发展的一种病理变化。

(2)形成

患病机体正气较盛,抗邪能力较强;或邪气较弱;或治疗正确及时。

(3)转归

为疾病向好转或痊愈发展的最常见的转归。

2.邪去正虚

(1)含义

邪去正虚,指在疾病过程中,正气抗御邪气,邪气退却而正气大伤的病机变化。

(2)形成

多见于重病的恢复期。或邪气亢盛,正气耗伤较重;或正气素虚,感邪后重伤正气;或攻邪猛烈,正气大伤所致。

(3)转归

其最终的转归一般仍然是趋向好转、痊愈。

3.邪胜正衰

(1)含义

邪气亢盛,正气虚弱而抗邪无力,疾病向恶化、危重、甚至向死亡转归的一种病理变化。

(2)形成

病势急重,正气无力抗邪,或病邪愈盛,毒力愈强,病情趋向恶化,阴阳离决如,"亡阴""亡阳"。

(3)转归

邪盛正虚,正不敌邪,病势恶化,甚至死亡。

4.邪正相持

(1)邪正相持

①含义:疾病过程中,正气不甚虚弱,邪气亦不亢盛,二者相持不下,病势迁延的病理状态。

②形成:多见于病之中期,或慢性病迁延期。

③转归:正气不能完全驱邪外出,病邪稽留于一定部位,或转为慢性病证。

(2)正虚邪恋

①含义:正气已虚,余邪未尽,因正气难复,致病处缠绵难愈的病理过程。为邪正相持的特殊病机。

②形成:多见于疾病后期,急性转为慢性;或慢病久不愈,正虚驱邪无力而致。

③转归:正气增强,余邪散尽,则病趋好转或痊愈;调养失当,正气难复,无力驱邪,或病邪黏滞缠绵难以速除,使正气久而不复则转为迁延性或慢性病证,或留下后遗症。

四 阴阳失调病机

1.概念

①机体在疾病的发生发展过程中,由于各种致病因素的影响,导致机体的阴阳消长失去相对的平衡,从而形成阴阳偏胜、偏衰,或阴不制阳、阳不制阴的病理状态。

②阴阳失调又是脏腑、经络、气血、营卫等相互关系失调,以及表里出入、上下升降等气机失常的概括。

③阴阳失调又是疾病发生、发展的内在根据。

2.阴阳偏胜

(1)阳偏胜

①含义:指机体在疾病过程中所表现出的一种阳气病理性偏盛,机能亢奋,机体反应性增强,热量过剩的病理状态。

②临床表现:阳胜则热,一般表现为阳盛而阴未虚(或虚亏不甚)的实热病证。

③预后:阳胜则阴病——阳热亢盛日久伤阴,出现实热兼阴亏病证或虚热证。

(2)阴偏胜

①含义:指机体在疾病过程中所出现的一种阴气病理性偏盛,机能抑制,热量耗伤过多,病理性代谢产物积聚的病理状态。(1995123、2008121)

②临床表现:阴胜则寒,一般表现为阴寒偏盛而阳气未虚(或虚损不甚)的实寒病证。

③转归:阴胜则阳病——病变日久出现实寒兼阳虚证或虚寒证(病久由实转虚)。

3.阴阳偏衰

(1)阳偏衰

①含义:即阳虚。指机体阳气虚损,机能衰退或衰弱,代谢缓慢,产热不足的病理状态。

②临床表现:阳虚则寒。一般表现为机体阳气不足,阳不制阴,阴气相对偏亢的虚寒证。

◎提示▶▶▶阳虚必定以气虚为基础,而气虚则并不都表现为阳虚。阴盛则寒,以寒为主,虚象不甚明显;阳虚则寒是虚而有寒,以虚为主。

(2)阴偏衰

①含义:指机体阴气不足,阴不制阳,导致阳气相对偏盛,机能虚性亢奋的病理状态。(1994126)

②特点:阴虚则热。一般表现为阴气不足、阳气相对亢盛的虚热证,代表症状为:颧红盗汗,五心烦热,舌红少津,脉细数。

◎提示▶▶▶在五脏之中,肺肾阴虚最为常见,因肾阴、肾阳为五脏阴阳之本,故阴偏衰和阳偏衰都以肾阴衰和肾阳衰为主。

4.阴阳互损

①含义:指阴或阳任何一方虚损到相当程度,病变发展影响及相对的一方,形成阴阳两虚的病机。

②形成:肾阴阳为人体阴阳之本,均以肾中精气为基础,故无论阴虚或阳虚,多在累及肾阴或肾阳,或肾本身阴阳失调时,才易发生阴阳互损。

③表现:阴虚到相当程度,累及阳气生化不足,继而致以阴虚为主的阴阳两虚病理状态叫作阴损及阳。(200407)阳虚较重,无阳则阴无以生,导致阴虚,形成阳虚为主的阴阳两虚证叫作阳损及阴。(200111、201585)

真题【2015.85】

阳损及阴是指

A. 阳气亢盛,损伤阴精

B. 阳气虚损,阴无以生,导致阴阳两虚

C. 阳气虚衰,阴气相对偏盛

D. 阳盛至极,热盛于内,排斥阴气于外

【答案】B

5.阴阳格拒

(1)阴盛格阳(201211)

①定义:阴盛格阳,又称格阳,系指阴寒之邪壅盛于内,逼迫阳气浮越于外,使阴阳之气不相顺接,相互格拒的一种病理状态。

②本质:阴寒内盛是疾病的本质,但由于格阳于外,在临床上出现面红、烦热、口渴、脉大等假热之象,故又称其为真寒假热证。

真题【2012.11】

阴寒极盛,阳气浮越于外所反映的是

A. 阴阳偏盛　　　　　B. 阴阳亡失

C. 阴阳互损　　　　　D. 阴阳格拒

【答案】D

(2)阳盛格阴(201586)

①定义:阳盛格阴,又称格阴,系指邪热内盛,深伏于里,阳气被遏,郁闭于内,不能外达于肢体而格阴于外的一种病理状态。

②本质:阳盛于内是疾病的本质,但由于格阴于外,在临床上出现四肢厥冷、脉象沉伏等假寒之象,故称为真热假寒之证。

真题【2015.86】

阳盛格阴是指

A. 阳气亢盛,损伤阴精

B. 阳气虚损,阴无以生,导致阴阳两虚

C. 阳气虚衰,阴气相对偏盛

D. 阳盛至极,热盛于内,排斥阴气于外

【答案】D

6.阴阳转化

（1）由阴转阳

①概念：由阴转阳，指阴偏盛的寒证，转化为阳偏盛的热证的病机过程。

②临床表现为由寒化热的病性转化。由阴转阳的形成，发生于阳盛或阴虚阳亢的体质，或邪侵属阳的脏腑经络，在此条件下，寒证从阳化热；或失治误治伤阴，邪从热化。

（2）由阳转阴

①概念：由阳转阴，指阳偏盛的热证，转化为阴偏盛的寒证的病机过程。

②临床表现为由热化寒的病性转化。由阳转阴的形成，多发生于阳虚阴盛体质，或邪侵属阴的脏腑或经络，在此条件下，热证从阴化寒；或失治误治伤阳，邪从寒化。

7.阴阳亡失

（1）亡阳（1992121、1998125、2003114、2011129）

①概念：指机体的阳气发生突然性脱失，导致全身机能突然严重衰竭的一种病理状态。

②病因：一般地说，亡阳多由于邪盛，正不敌邪，阳气突然脱失所致。也可由于素体阳虚，正气不足；疲劳过度等多种原因，或过用汗法，汗出过多，阳随阴泄，阳气外脱所致。慢性消耗性疾病的亡阳，多由于阳气的严重耗散，虚阳外越所致。

③临床表现《素问·生气通天论》说："阳者，卫外而为固也。"故阳气暴脱多见大汗淋漓，肌肤手足逆冷，蜷卧，神疲，脉微欲绝等危重证候。

（2）亡阴（200927、2010129）

①概念：指由于机体阴液发生突然性的大量消耗或丢失，而致全身机能严重衰竭的一种病理状态。

②病因：一般地说，亡阴都由于热邪炽盛，或邪热久留，大量煎灼阴液所致，也可由于其他因素大量耗损阴液而致亡阴。

③临床表现《素问·生气通天论》说："阴者，藏精而起亟也。"故亡阴时多见喘渴烦躁、手足虽温而汗多欲脱的危重证候。

⊙提示▶▶▶ 由于机体的阴阳存在着互根互用的关系，亡阴，则阳无所依附而散越；亡阳，则阴无以化生而耗竭。故亡阴可以迅速导致亡阳，亡阳也可继而出现亡阴，最终导致"阴阳离决，精气乃绝"，生命活动终止而死亡。

五 气血失常病机

气的失常包括：由于气的生化不足或耗散太过而致气的不足、气的某些功能减退、气的运动失常等。前两者多表现为气虚，后者则为气滞、气逆、气陷、气闭和气脱（2014129）等气机失调病理变化。

真题【2014.129】

气机失调可表现为

A. 气逆   B. 气虚

C. 气陷   D. 气脱

【答案】ACD

1.气虚

（1）含义

一身之气不足及其功能低下的病理状态。

（2）形成

①气之化生不足——与后天失养、先天禀赋不足、肺脾肾功能失调有关。

②气之耗损过多——劳倦内伤、久病不复，使气过多消耗。

（3）表现

气虚则生理功能减退，如：

①肺气虚则胸闷、气短；肺卫气虚则怕冷、自汗、易感冒。

②脾气虚则清阳不升，清窍失养而精神委顿，头昏耳鸣等。

③心气虚则行血无力而心悸、血瘀。

④元气虚则生长发育迟缓、生殖功能减退。

⑤宗气虚则见动而心悸、呼吸气短。

2.气机失调

气机失调，是指气的升降出入失常而引起的气滞、气逆、气陷、气闭和气脱等病理变化。气机失调可概括为虚实两个方面：气滞、气逆、气闭可以概括为实；气脱、气陷可以概括为虚。气机升降失常病变中，脾胃和肝肺升降失常较重要，尤以脾胃升降失常最为重要。

（1）气滞（200778）

①气滞即气机郁滞不畅。

②主要由于情志内郁，或痰、湿、食积、瘀血等阻滞，形成局部或全身的气机不畅或阻滞，从而导致某些脏腑、经络的功能障碍。

③气滞于某一局部，可以出现胀满、疼痛，甚则引起血瘀、水停，形成瘀血、痰饮等病理产物。（201611）

真题【2016.11】

脏腑气滞多见于

A. 肺、肝、脾、胃   B. 肺、肾、肝、胆

C. 心、肾、肝、胆   D. 心、肝、脾、胃

【答案】A

（2）气逆

①气逆指气机升降失常，脏腑之气上逆的病理状态。

②多由情志所伤，或因饮食寒温不适，或因痰浊壅

阻等所致。

③气逆最常见于肺、胃和肝等脏腑（201311）。《素问·生气通天论》说："大怒则形气绝，而血菀于上，使人薄厥"，指的是肝气上逆。（2019085）

真题【2013.11】

多出现气逆病变的脏腑是

A. 肺、脾、胃　　　　　B. 肝、胃、肺
C. 肺、脾、胆　　　　　D. 胃、肝、心

【答案】B

（3）气陷（200779）

①气陷是气虚病机的一种，以气的无力升举为主要特征的一种病理状态。

②气陷会引起某些内脏的下垂，如胃下垂、肾下垂、子宫脱垂等。

（4）气闭

①气闭多由于浊邪外阻，或因气郁之极，气的外出亦为所阻，从而出现突然闭厥的病理状态。

②触冒秽浊之气所致的闭厥，外感热病过程中的热盛闭厥，突然精神创伤所致的昏厥等等，其病机都属于气的外出受阻而致气闭。（2019084）

（5）气脱

①气不内守而外脱。

②多由于正不敌邪，或正气的持续衰弱，或因大出血、大汗等气随血脱或气随津脱，气脱实际上是各种虚脱病变的主要病机。

3. 血虚（2019008）

（1）概念

血液不足，血的营养和滋润功能减退的病理状态。

（2）形成

失血过多或化源不足（或消耗太多）。

（3）表现

面色淡白，唇、舌、爪甲淡白无华，皮肤干燥，毛发枯槁，手足麻木，运动无力，肢节屈伸不利或出现心悸怔忡，多梦失眠，健忘，甚则痴呆（妇女经少，月经愆期，闭经等）。

4. 血瘀

（1）概念

血液的循行迟缓和不流畅的病理状态。

（2）病因（2002125、200493、2014128）

气滞、寒凝、血热、气虚、痰浊等，均可形成血瘀。同时，瘀血是血瘀的病理产物，而在瘀血形成之后，又可阻于脉络，而成为形成血瘀的一种原因。

真题【2014.128】

下列各项中，可形成血瘀的有

A. 血热　　　　　B. 血寒
C. 气滞　　　　　D. 气虚

【答案】ABCD

（3）表现

刺痛，痛有定处，得温而不减，甚则有肿块，可伴见面目黧黑，肌肤甲错，唇舌紫暗以及瘀斑等征象。

5. 血寒

（1）概念：指血脉受寒，血流滞缓，乃至停止不行的病机变化。

（2）病因：多因外感寒邪，侵犯血分；或阳气失于温煦所致。

（3）表现：临床表现常以血脉瘀滞而引起局部疼痛为特征，伴见手足、爪甲、皮肤及舌色青紫等症状。

6. 血热

（1）概念

血分有热，血行加速的病理状态。

（2）病因

邪热入血或五志过极化火，病机主要以实为主。

（3）表现

邪热煎熬津液，故血热的临床表现，既有热象，又有耗血、动血及伤阴的征象。

7. 出血

（1）概念

出血指血液溢出血脉的病理变化。逸出血脉的血液，称为"离经之血"。若此离经之血不能及时消散或排出，蓄积于体内，则称为瘀血。

（2）病因及表现

导致出血病机，主要有血热、气虚、外伤及瘀血内阻等。气虚不摄、瘀血内阻及外伤导致出血的机理。

①血热，即热入血脉之中，使血行加速，脉络扩张，或迫血妄行而致出血的病理变化。血热多由于热入血分所致，如温邪、疠气入于血分，或其他外感病邪入里化热，伤及血分。另外，情志郁结，五志过极化火，内火炽盛郁于血分，或阴虚火旺，亦可导致血热。

血热的临床表现，以既有热象，又有动血为其特征。

一般的热性症状，血热炽盛，灼伤脉络，迫血妄行，常可引起各种出血，如吐血、尿血、皮肤斑疹、月经提前量多。由于血行加速，脉络扩张，可见面红目赤，肤色发红，舌色红绛，脉搏异常等症状。心主血脉而藏神，血热则心神不安，可见心烦，或躁扰不安，甚则出现神昏、谵语、发狂等症。

②气不摄血，气虚不足，则摄血液的生理功能减弱，血不循经，血逸脉外而导致各种出血的病理变化。由于脾主统血，所以气不摄血的病变，主要表现为

因中气不足,气不摄血的咯血、吐血、皮肤紫斑、便血、尿血、崩漏等症。同时兼见面色不华、疲乏倦怠、脉虚无力、舌淡等气虚表现。因脾主四肢肌肉,脾气主升,所以脾不统血的病机,易见肌衄及便血、尿血、崩漏等病症。

③外伤导致出血:外伤,跌仆、利器等外力击撞。以及虫兽咬伤、烫伤、冻伤等而导致皮肤、肌肉、经筋骨和内脏损伤。出现皮肉损伤,血行不畅,出现疼痛、出血、瘀斑、血肿等。

④瘀血内阻导致出血:瘀血内阻导致出血的是因瘀血阻滞,经脉不畅,血逸脉外而见出血,血色紫黯,或夹有瘀血块。

8. 气与血关系的失调

气为血之帅,血为气之母,气血关系的失调主要指气和血互根互用的功能失调,主要有气滞血瘀、气不摄血、气随血脱、气血两虚和气虚血瘀等几个方面。

(1) 气滞血瘀

①概念:气的运行郁滞不畅,血行障碍而血瘀的病理状态。

②形成原因:情志内伤,抑郁不遂;闪挫外伤,伤及气血。

③表现:情志抑郁、胸胁胀痛,局部刺痛或有瘀斑、结块,肌肤甲错,唇舌青紫,脉弦而涩。

(2) 气不摄血

①概念:因气的不足,固摄血液的生理功能减弱,血不循经,逸出脉外,而导致咯血、吐血、衄血、发斑、便血、尿血、崩漏等各种出血的病理状态。

②形成原因:多因中气不足,或全身气虚下陷而导致血从下逸。

③表现:咯血、吐血、衄血、发斑、便血、尿血、崩漏等各种出血。

(3) 气随血脱

①概念:指大量出血的同时,气随血的突然流失而脱散,致气血并脱的危重病理状态。

②形成原因:先有出血后有脱气,如:外伤出血;呕血;妇女崩中;产后大出血等引起的大量出血同时气随之散脱。

③表现:精神萎靡、眩晕或晕厥;大汗淋漓、四肢厥冷;或有抽搐,或口干,脉芤或微细。

(4) 气血两虚

①概念:指气虚和血虚同时存在的病理状态。

②形成原因:久病耗伤;先失血,气随血耗;气虚血无以生化。

③表现:面色淡白或萎黄,少气懒言,乏力瘦怯;心悸、失眠,肌肤干燥,肢体麻木甚则痿废不用。

(5) 气虚血瘀

①概念及原因:是指因气对血的推动无力而致血行不畅,甚至瘀阻不行的病理变化。

②表现:气虚血瘀,多见于心气不足,运血无力而致的惊悸怔忡、喘促、水肿或肢体瘫痪、痿废。另外,老年人多血瘀,且多气虚,故气虚血瘀病机在老年病中具有重要意义。气虚和气滞可与血瘀并存,三者相互影响。

六 津液代谢失常病机

与津液代谢密切相关的脏腑有肺、脾、肾三脏。肺、脾、肾等有关脏腑生理机能异常,气的升降出入运动失去协调,气化功能失常,均能导致津液生成、输布或排泄的失常,包括津液不足及津液在体内滞留的病理变化。

1. 津液不足

(1) 概念

津液在数量上的亏少,脏腑、皮毛、孔窍等失去濡润滋养作用,从而产生一系列干燥失润的病理状态

(2) 病因

①丢失过多:严重汗吐下;大面积烧伤。热盛伤阴:外感热邪;阴虚内热;气郁日久化火,均能耗伤阴液。

②慢性疾病:久病体弱,生成不足;阴虚内热,更耗津液。

(3) 表现

①伤津(失水):吐泻太过:轻者目眶内陷,十指螺瘪,尿少,口舌干燥,皮肤弹性差。甚则目眶深陷,啼哭无泪,无尿,重则面色苍白、四肢不温、脉微欲绝。汗出过多则口干欲饮、便干、尿少而黄。气候干燥,肺津受伤出现皮肤干燥、瘙痒、脱屑或干裂,鼻咽干燥。

②脱液(失水和精微):见于严重热病后期、恶性肿瘤晚期、大面积烧伤,可见形瘦骨立,大肉尽脱,毛发枯槁,手足震颤,肌肉瞤动,舌光红无苔或少苔。

2. 津液的输布、排泄障碍 (1992122、2000125、1994124)

①输布障碍概念及原因:肾虚不能助脏腑气化;肺失宣发和肃降;脾失运化与转输;肝失疏泄、气机不畅;三焦水道不利、津液环流障碍;心气虚推动无力(津充血脉中),引起津液输布障碍,导致津液在体内循环迟缓,或在体内某一局部发生滞留。

②排泄障碍概念及原因:肺失宣发,皮肤排汗异常,或肾失气化及肺失肃降,尿液排出障碍,或大便异常排泄障碍,发为水肿。

③津液的输布和排泄障碍,常相互影响,互为因果,导致湿浊困阻、痰饮凝聚、水液贮留等多种病变。

71

3.津液与气血关系失调

津液与血可互相化生,气能推动津液和血的运行。一旦津液与气、血失其协调的关系,则可出现水停气阻、气随津脱、津枯血燥、津亏血瘀、血瘀水停等病理变化。

(1)水停气阻

①概念:指津液代谢障碍,水湿痰饮潴留导致气机阻滞的病理状态。

②病因及病理表现

如水饮阻肺,肺气壅滞,宣降失职,可见胸满咳嗽,喘促不得卧;水饮凌心,阻遏心气,心阳被抑,则可见心悸、心痛;水饮停滞中焦,阻遏脾胃气机,可致清气不升,浊气不降,而见头昏困倦,腹胀纳呆;水饮停于四肢,则可使经脉阻滞,表现为肢体沉重胀痛等临床表现。

(2)气随津脱

①概念:指津液丢失太过,气失其依附而随津液之外泄暴脱亡失的病理状态。

②病因:多由高热伤津,或大汗伤津脱液,或严重吐泻耗伤津液等所致。(201612)

真题【2016.12】

"发汗多,若重发汗者,亡其阳"(《伤寒论》),其病机是

A.津亏气耗　　　　B.津随气脱

C.气随液脱　　　　D.津伤液脱

【答案】C

(3)津枯血燥

①概念:主要指津液亏乏枯竭,导致血燥虚热内生或血燥生风的病理状态。

②病因:津液是血液的重要组成部分,津血又同源于后天的水谷精微,若因高热伤津,或烧伤引起津液损耗,或因失血脱液,或阴虚痨热津液暗耗,会导致津枯血燥。

③表现:可出现心烦、鼻咽干燥,或五心烦热,肌肉消瘦,皮肤干燥,或肌肤甲错并有皮肤瘙痒或脱落皮屑等津液不足和血虚失养的临床表现。

(4)津亏血瘀

①概念:主要指津液耗损导致血行郁滞不畅的病理状态。

②病因:多由高热、烧伤,或吐泻、大汗出等因素导致津液大量亏耗,血容量减少,血液循行滞涩不畅,从而发生血瘀之病变。

③病理表现:在原有津液不足的基础上,出现舌质紫绛,或有瘀点、瘀斑,或见斑疹显露等临床表现。

(5)血瘀水停

①概念:指血脉瘀阻,导致津液输布障碍而水液停聚的病机变化。

②形成原因:多由于血瘀则津液环流不利,津停为水。

③病理表现:可见心悸,气喘,口唇爪甲青紫,舌有瘀点或瘀斑,甚则胁下癥块,下肢、面目浮肿等症状。

七 内生"五邪"病机的内容

内生"五邪",是指在疾病的发展过程中,由于气血津液和脏腑等生理功能的异常,而产生的类似风、寒、湿、燥、火六淫外邪致病的病理现象。由于病起于内,故分别称为"内风""内寒""内湿""内燥"和"内火"等,统称为内生"五邪"。因此,所谓内生"五邪"并不是致病因素,而是由于气血津液、脏腑等生理功能失调所引起的综合性病机变化。

1.风气内动

风气内动,即"内风"。风气内动,是体内阳气亢逆变动而形成的一种病理状态。体内阳气之变动有多种原因,主要有肝阳化风、热极生风、阴虚风动、血虚生风等。(199108、199712、199811、200011、2007154、201113、201512)

真题【2015.12】

下列各项中,不属于"内风"的是

A.血燥生风　　　　B.阴虚风动

C.风中络脉　　　　D.热极生风

【答案】C

(1)肝阳化风(201286、201285、201484)

①原因:多由于肝气郁结、化火亢逆,或暴怒伤肝、肝气亢逆,或劳伤肝肾,水不涵木,肝阳浮动不潜,升而无制,亢逆之阳气化风,形成风气内动。

②表现:在肝阳上亢的基础上,可见筋惕肉瞤、肢体震颤、眩晕欲仆,甚者㖞斜、半身不遂、猝然厥仆等表现。

真题【2014.84】

导致肢体麻木震颤,眩晕欲仆的病机是

A.热极生风　　　　B.血虚生风

C.阴虚风动　　　　D.肝阳化风

【答案】D

(2)热极生风(热盛动风)

①原因:热性病的极期,火热亢盛化风,并因邪热煎灼津液,伤及营血,燔灼肝经,肝筋失其柔顺之性所致。

②表现:痉厥、抽搐、鼻翼扇动、目睛上吊,常伴有高热、神昏、谵语。

(3)阴虚风动(200883)

①原因:热病后期或久病伤阴,津液和阴气大量亏损,失其凉润柔和之性,筋脉失之濡润,且阴虚不能制阳而致阳气亢胜。

②表现:筋挛肉瞤、手足蠕动,伴有低热起伏、舌光少津、脉细如丝。

（4）血虚生风（200884）

①原因：由于生血不足或失血过多，或久病耗伤营血，肝血不足，筋脉失养，血不荣络，则虚风内动。

②表现为肢体麻木不仁、筋肉跳动，甚则手足拘挛不伸等。（201483）

（5）血燥生风

①原因：多由久病耗血，或生血不足，或瘀血内结、新血产生障碍导致血少津枯，失润化燥，肌肤失养，经脉失调。

②表现为皮肤干燥、肌肤甲错，并有皮肤瘙痒或落屑等症状。

2.寒从中生

（1）概念（1992123、2015129）

指机体阳气虚衰，温煦气化功能减退，虚寒内生，或阴寒之气弥漫的病理状况。

真题【2015.129】

下列各项中，属于"寒从中生"的有

A.阳气虚衰，阴寒内生　　B.阳气虚衰，寒饮停聚

C.寒邪直中，伤及脾胃　　D.恣食生冷，伤及中阳

【答案】AB

（2）原因（19966、200012）

因先天禀赋不足，阳气素虚，或久病伤阳，或外感寒邪，过食生冷，损伤阳气，以致阳气虚衰。病机主要与脾肾阳虚有关。

（3）病理表现（2017113）

①阳热不足，温煦失司，虚寒内生，可见面色苍白、畏寒喜热、肢末不温，舌质淡胖、苔白滑润、脉沉迟弱。

②阳不化水则尿频清长、涕唾痰涎稀薄清冷，或泄泻，或水肿。

③血脉迟滞则血流不畅、疼痛、遇寒加重，或经脉拘挛。

3.湿浊内生

（1）概念

又称"内湿"，是指由于脾的运化水谷精微的功能和输布津液的功能障碍，从而引起水湿痰浊蓄积停滞的病理状态。由于内生之湿多因脾虚，故又称之为脾虚生湿。（201212）

（2）原因

①内湿的产生，多由于过食肥甘，嗜烟好酒，恣食生冷，内伤脾胃，脾失健运。

②或素体肥胖，喜静少动。

③或情志抑郁，致气机不利，津液输布障碍，聚而成湿。

（3）病理表现

湿性重浊黏滞，多阻遏气机，临床表现常可随湿邪

阻滞部位不同而异。

①如湿留经脉，则头闷重如裹，肢体重着或屈伸不利。

②湿犯上焦则胸闷咳嗽。

③湿阻中焦（主要是湿阻脾胃），则腹胀、食欲不振、口甜腻、舌苔厚腻。

④湿滞下焦则腹胀便溏、小便不利；水湿犯溢皮肤则水肿。

4.津伤化燥

（1）概念

①津伤内燥又称"内燥"，是指机体津液不足，人体各组织器官和孔窍失其濡润，出现干燥枯涩的病理状态。

②可发生在多个脏腑，但以肺、胃及大肠多见。（201411、2017114）

真题【2017.114】

下列各项中，属于内燥的是

A.肺阴不足，干咳无痰　　B.胃阴不足，舌红少津

C.大肠津亏，大便干结　　D.小肠液亏，小便黄赤

【答案】ABC

（2）原因及表现

①因久病伤津耗液，或汗、吐、下太过，或亡血失精导致津液亏少，以及热病伤阴耗津等所致。

②临床表现为肌肤干燥、起皮脱屑、口燥咽干、舌红无津、鼻干目涩少泪、爪甲脆折、大便燥结、小便短赤。

5.火热内生

（1）概念

又称"内火"或"内热"，是由于阳盛有余，或阴虚阳亢，或气血郁滞，或病邪郁结，而产生的火热内扰、机能亢奋的病理状态。

（2）原因及表现（2016129）

①阳气过盛化火：阳气过盛，机能亢奋，消耗增多，以致伤阴耗津。病理性的阳气亢胜称为"壮火"，中医学又称为"气有余便是火"。

②邪郁化火：外感六淫，从阳化热或体内的病理代谢产物（痰浊、瘀血、结石）和食积、虫积导致气机郁滞，郁而化火。

③五志过极化火：由于情志刺激，影响脏腑精气阴阳的协调平衡，导致气机郁结或亢逆，气郁日久则可化热，气逆自可化火，因之火热内生。如情志内伤，抑郁不畅，导致肝郁气滞，气郁化火，发为"肝火"。

④阴虚火旺：多由于阴液大伤，阴虚阳亢，虚热虚火内生。多见集中于机体某一部位的火热征象，如虚火上炎所致的牙痛、齿衄、咽痛、颧红等。

真题【2016.129】

"火热内生"的原因是

A. 阳盛有余 　　　　B. 阴虚阳亢

C. 病邪郁结 　　　　D. 气血郁滞

【答案】ABCD

八 经络病机

经络是人体脏腑与体表肌肤、四肢、五官九窍相互联系的通道,具有运行气血,沟通机体表里上下内外,调节各脏腑组织生理功能等作用。经络病机,即指致病因素直接或间接作用于经络系统而引起的病理变化,主要有经络的气血偏盛偏衰、经络的气血运行逆乱、经络的气血运行阻滞、经络的气血衰竭等方面。

1. 经络气血偏盛偏衰

①经络的气血偏盛,可引起与其络属的脏腑、组织、器官的功能过亢,破坏各经络、脏腑生理功能的协调平衡而发病。经络的气血偏衰,则能引起与其络属的脏腑组织器官的生理功能减退而发病。

②经典论述:《灵枢·经脉》论述足阳明胃经的经气虚实:"气盛则身以前皆热,其有余于胃,则消谷善饥,溺色黄。气不足,则身以前皆寒栗,胃中寒则胀满。"又说:"足阳明之别……实则狂癫,虚则足不收,胫枯。"此即足阳明胃经的经气或虚或实所引起的病变。(199109、199709、200112、200211、200408、201110)经络的气血盛衰,可直接影响着与其相络属脏腑的气血盛衰。

2. 经络气血逆乱

(1)概念

主要是由于经气的升降逆乱,从而影响气血的正常运行,导致气血的上逆或陷下而致病。

(2)表现(2006111)

①经络的气血逆乱引起人体阴阳之气不相顺接,发为厥逆。如《素问·厥论》说:"巨阳之厥,则肿首头重,足不能行,发为眴仆。"

②经络的气血逆乱可致与其络属的脏腑生理功能紊乱。如《灵枢·经脉》:"厥气上逆则霍乱",即说足太阴经的经气逆乱,可以导致脾胃功能的紊乱,以致清气不升,下为泄泻,浊气不降,上逆为呕,清浊混淆,发为霍乱吐泻。(201412)

真题 【2014.12】

根据《灵枢·经脉》足太阴经的经气逆乱可导致

A. 腹胀便秘 　　　　B. 消谷善积

C. 头晕头痛 　　　　D. 霍乱吐泻

【答案】D

③经气的逆乱导致出血。如气火上逆所致的咯血、吐血、衄血,实质上也与经气上逆有关,如肝火犯肺所致的咯血,实际上即通过肝经的火热引发经气逆乱,上犯于肺所致。阳明热盛时的鼻血,也是阳明经的经气逆乱所致。

3. 经络气血运行不畅

(1)概念

经络的气血运行不畅,是由于经气不利,影响气血的运行。

(2)表现

①累及所络属之脏腑以及经络循行部位的生理功能。例如:表证常有遍身肌肉酸痛的症状,就是由于外邪束表,机体浅表经络的经气不畅所致;足厥阴肝经的经气不利,常是形成胁痛、瘿瘤、梅核气、乳房结块等的主要原因。

②气不利,经络的气血运行不畅可致某一经络气滞、血瘀。

4. 经络气血衰竭

(1)概念

由于经气的衰败而至终绝,气血也随之衰竭而出现的生命临终现象。

(2)表现

由于各经循行部位不同,所属脏腑的功能各异,故各经的气血衰竭时所出现的证候亦各有特点。如《素问·诊要经终论》说:"太阳之脉,其终也戴眼,反折瘛疭,其色白,绝汗乃出,出则死矣。少阳终者,耳聋百节皆纵,目寰绝系,绝系一日半死,其死也色先青白,乃死矣。阳明终者,口目动作,善惊妄言,色黄,其上下经盛,不仁,则终矣。少阴终者,面黑齿长而垢,腹胀闭,上下不通而终矣。太阴终者,腹胀闭不得息,善噫善呕,呕则逆,逆则面赤,不逆则上下不通,不通则面黑皮毛焦而终矣。厥阴终者,中热嗌干,善溺心烦,甚则舌卷卵上缩而终矣。此十二经之所败也。"(201085、201086、201185、201186)

九 脏腑病机的概念

脏腑病机指疾病在其发生、发展过程中,脏腑的正常生理功能产生失调的内在机理。

脏腑失调的病机,主要表现在两个方面:一是各脏腑生理功能的太过或不及,以及各生理功能之间的失调;二是脏腑本身的阴阳、气血失调。(1992125、1995124、2007175、2008125)

1. 心阳心气的失调

心的阴阳、气血失调是心脏病变的内在基础。心的任何病变,均可见心脉的运行异常和精神情志改变等病理表现。心阳、心气的失调主要表现为心脏的阳气偏盛和心脏的阳气偏衰两方面。

(1)心的阳气偏盛

①概念及形成原因:(2005111)心脏的阳气偏盛,即心火。由于邪热、痰火内郁而致者,多为实;由于劳心过度,耗伤心阴心血,而致心的阳气相对亢盛者,则

多为虚;由于情志所伤,五志化火而致者,亦多属实。

②对其生理功能的主要影响(1997125)

• 躁扰心神:阳气主动、主升。心阳亢盛,则神明被扰而躁动不安,从而使情志过于兴奋,而难以抑制,可见心悸、心烦、失眠、多梦、言语过多,甚则狂言昏乱等病理表现。

• 血热而脉流薄疾:阳盛则热,气有余便是火。阳气亢盛则血热而脉流薄疾,这是阳盛扰乱心主血脉生理功能的主要病机。可见心悸、脉数,舌质红绛起刺等症;甚则可以导致血热妄行,而见各种出血等病理表现。

• 心火上炎与下移:火性炎上,心开窍于舌,心火循经上炎,可出现口舌糜烂,舌尖碎痛,口鼻干燥等病理表现。心与小肠相为表里,心火下移,即沿经脉而下移至小肠,可见小便黄赤、灼热疼痛等病理表现。

(2)心的阳气偏衰

①概念及形成原因:心的阳气偏衰,即心气虚和阳虚,多由慢性疾病的持续损耗,逐步发展而成。常见者如宗气不足,贯心脉而行气血的功能减退;肾阳虚衰,水气凌心;脾虚气弱,痰浊内生,郁阻心脉,以及血瘀气滞等,均能累及于心,而致心脏的阳气偏衰。心脏的阳气虚损还可在某些急性病的危重阶段出现,多因邪气炽盛,正不敌邪,阳气暴脱所致。

②对心主神志和心主血脉生理功能的影响:(2003116、199609)

• 心神不足:多由于心主神志的生理功能失去阳气的鼓动和振奋,以致精神、意识和思维活动减弱,易抑制而不易兴奋。临床可见精神疲乏委顿,神思衰弱,反应迟钝,迷蒙多睡,懒言声低等病理表现。

• 血脉寒滞:血得温则行,得寒则凝。心之阳气不足,心主血脉的功能减退,寒从中生,血行不畅而致血瘀,甚则凝聚而阻遏心脉,形成心血瘀阻病证。可见形寒肢冷,面色㿠白或晦滞青紫,心悸怔忡,胸口憋闷、刺痛,自汗,甚则大汗淋漓而亡阳虚脱,脉涩无力,或迟,或数,或结代等。

• 常与肺肾病变相互影响:如心脏阳气虚,可由肺气不足所致;而心脏的阳气虚损,亦能影响肺气而使呼吸失常,故在心脏阳气不足时,则常同时伴有咳逆上气,甚则端坐呼吸而不得平卧等症,这是由于宗气不足,司呼吸功能减退或失调所致。

2.心阴心血的失调

心阴、心血的失调,主要表现为心阴不足、心血亏损和心血瘀阻等方面。

(1)心阴不足

①概念及形成原因:心阴不足,即心阴虚。多由劳心过度,久病失养,耗伤心阴;或情志内伤,心阴暗耗;或心肝火旺,灼伤心阴等所致。

②表现:五心烦热、盗汗、神志不宁,或虚烦不得眠、舌质红,脉细数。

(2)心血亏损

①概念及形成原因:心血亏损,多由于失血,或血液生化不足,或情志内伤,耗损心血等所致。

②表现(199612)

• 心血不足,则血脉空虚而心无所主,可见脉细无力。(2019008)

• 血虚不能滋养心神,则神识衰弱,可见神思难以集中专一,甚则神思恍惚。

• 血虚不能涵敛心阳,阳不入阴,则神不守舍,而见失眠多梦。

• 血虚,心失所养,则心悸不安,甚则惊恐。

• 血虚不能上荣于面,可见面色苍白无华,舌色不荣等病理表现。

(3)心血瘀阻

①概念:心血瘀阻,又称心脉痹阻,是指血液运行不利,痹阻心脉的病变。

②形成原因:(1995128、2008126、2009127)阳气不足,血脉寒滞;痰浊凝聚都可引起心血瘀阻。劳倦感寒,或情志刺激常可诱发或加重。

③表现:(199609)瘀血痹阻于心脉,心脉气血运行不畅,故心胸憋闷、疼痛等。心脉为瘀血所阻,气血凝滞而不通,则可见心悸怔忡,惊恐万状,心前区暴痛,甚则肢冷、脉伏不出,汗出而脱厥等。

3.肺气、肺阴失调病机的形成原因及病理表现

肺是体内外气体交换的场所,它的主要生理功能是主气而司呼吸,主宣发肃降,通调水道,朝百脉以助心之行血。因此,肺的阴阳、气血失调,均可出现呼吸的异常、气的生成和水液代谢的障碍等病理表现,同时亦可影响及心主血脉的生理功能,而导致血液的运行失调。

(1)肺气的失调

由于肺主一身之气而司呼吸,肺气的宣发和肃降又调节着全身的气机和水液代谢,因此,肺气的失调,主要表现在肺气宣发肃降失常及肺气虚损两方面。(2009128)

①肺气的宣发和肃降:

• 概念及形成原因:肺气的宣发和肃降是肺气升降出入运动的两个方面,二者虽有区别,但常互为影响。肺气宣发和肃降失常,多由外邪袭表、犯肺,或因痰浊内阻肺络,或因肝升太过,气火上逆犯肺所致;也可由于肺气不足,或肺阴虚等因素所形成。

• 表现:肺气失于宣发,又称肺气不宣。肺气不宣则肺主呼吸的生理功能受影响,造成气机不利,呼吸不畅,而见鼻塞、多嚏、喉痒而咳等症,也可致卫气郁滞,

腠理闭塞而无汗。如肺气不足,宣发无力,则卫表不固,而见自汗,易感冒;肺阴虚亏,则阴不敛阳,津随阳泄,而见盗汗等症。肺气失于肃降,又称肺失清肃。肺失清肃是指肺气下降和清洁呼吸道的功能减退,可见咳逆上气,痰多喘满等症。肺气失宣或肺失清肃,均可导致肺气上逆,肺气上逆则咳逆、气喘;肺的通调水道功能失职,出现尿少、水肿等症。其进一步发展,亦均能损耗肺气和肺阴,而导致肺气虚损或肺阴不足。(1992102)

②肺气虚损:

• 概念及形成原因:指肺气虚弱,卫表不固,宣降无力所表现的证候。多由久病咳喘,肺气耗伤,或脾胃气虚,生化不足,母病及子所致。

• 表现:(2003115、2004111)肺气不足,则呼吸机能减退,可出现呼吸气短等症。影响津液的输布代谢,则聚痰成饮,甚至产生水肿。卫阳虚弱,腠理疏松而不固,卫外功能减退,而致表虚自汗。肺气虚日久必然会影响到肾,导致肾不纳气。肺的宣发肃降功能失常,影响脾的运化功能,宗气生成不足。肺与大肠相表里,肺气的肃降功能失常,则影响大肠的传导功能。

(2)肺阴失调

①概念及形成原因:指肺脏的阴津亏损和阴虚火旺。多由于燥热之邪灼肺,或痰火内郁伤肺,或五志过极化火灼肺,以及久咳耗伤肺阴所致。

②表现:肺燥失润,气机升降失司,或阴虚而内热自生,虚火灼伤肺络而出血,可出现一系列干燥失润及虚热兼症,如干咳无痰或痰少而黏,气短、潮热盗汗,面赤颧红,五心烦热,甚则痰中带血等。肺脏阴虚津亏久延不复,常可损及于肾,而致肺肾阴虚。

4. 脾阳脾气失调、脾阴失调病机的形成原因及病理表现

脾的阳气失调,多为脾的阳气虚损、健运无权,气血生化无源,或为水湿内生,损及肾阳,而致脾肾阳虚;脾之阳气不足,升举无力,中气下陷,而致内陷下脱;或气虚统血无权,而致失血。故脾的阳气失调主要表现在脾气虚损、脾阳虚衰及水湿中阻等方面。(199608)

(1)脾气虚损(2019113)

①概念及形成原因:脾气虚,即中气不足。多由饮食所伤、脾失健运,或因禀赋素虚,或久病耗伤,或劳倦过度损伤所致。

②表现:(1997126、2000126、2001128、2009130)

• 脾气虚弱则运化无权、可见纳食不化,口淡无味;脾之升清作用减弱,影响胃的降浊,而致升清降浊失司,上可见头目眩晕,中可见脘腹胀闷,下可见便溏泄泻等病理表现。(2019108)

• 脾失健运,水谷精微不足,生化气血无源,导致全身性的气血不足。

• 脾气虚则统摄血液无权,脾不统血而失血。

• 脾气虚,升举无力,甚至下陷,则中气下陷,可见久泄脱肛、内脏下垂等病理表现。

(2)脾阳虚衰

①概念及形成原因(201312):脾阳虚衰,多由脾气虚损发展而来,亦可由于命门火衰,脾失温煦所致。

真题【2013.12】

脾功能失常的病理变化中,易致脾阳不振的是

A. 脾阴亏损　　　　B. 胃阴不足

C. 脾气虚弱　　　　D. 胃气不足

【答案】C

②表现:脾阳虚则寒从中生,可见脘腹冷痛,下利清谷,五更泄泻等虚寒征象;阳虚温化水湿无权,水湿内聚,或生痰成饮,或水泛肌肤为肿。

(3)水湿中阻

水湿中阻,是由于脾的阳气不足,运化无权,水谷不化精微,或津液代谢障碍,气化失司,水湿停滞于内所致。脾虚湿滞,或成痰饮,或为水肿。

(4)脾阴的失调

①脾阴的失调指脾的气阴两虚,多由于脾气虚,不能运化津液,津液亏乏而形成。

②脾气虚,脾失健运可见腹胀、便溏、纳食不化等。

③津液不足可见口舌干燥,舌红少苔等症。

④脾阴不足,则胃阴亦虚,胃失脾助,和降失职,其气上逆,又可见干呕、呃逆之症。

5. 肝气肝阳的失调、肝血肝阴的失调病机的形成原因及病理表现

肝气、肝阳的失调以肝气、肝阳的亢盛有余为多见,而少见肝的气虚和阳虚。

(1)肝气郁结

①概念及形成原因:多因精神刺激,情志抑郁不畅,肝失疏泄,导致气机郁滞。

②表现:在气机郁滞的部位,可出现胀满疼痛等症;痰气或气血互结,在其结聚的局部出现肿块;气滞于肝,则两胁胀满或右胁疼痛;痰气或气血互结于肝之经络,则上可发为瘿瘤、梅核气、中可发为两乳胀痛或结块、下可发为少腹疼痛,或牵引睾丸坠胀,以及女子痛经,甚则经闭等。肝气郁结,横逆犯胃,则胃气上逆,而发嗳气吞酸,甚则脘痛;横逆犯脾,则痛泻交作。

(2)肝火上炎

①概念及形成原因:肝火上炎,多因肝郁气滞、郁而化火,而致肝火上冲;或因暴怒伤肝,肝气暴张,引发肝火上升;或因情志所伤,五志过极化火,心火亢盛,引动肝火所致。

②表现:肝之阳气升发太过,故可见头胀头痛,面红目赤,急躁易怒,耳暴鸣或暴聋等病理表现;肝的阳

气升动太过,郁火内灼,极易耗伤阴血,而致阴虚火旺;肝火灼伤肺胃脉络,则易出现咯血、吐血、衄血;气火上逆之极,则血菀于上,发为薄厥。

(3)肝血虚亏

①概念及形成原因:肝血虚亏,多因失血过多,或久病损耗,或脾胃虚弱,化生气血的功能减退,以致肝血不足。

②表现:(200614、2007112)

·肝血虚亏不能濡养筋脉,则肢麻不仁,关节屈伸不利。(2019008)

·血虚不能上荣头目,则眩晕、目花,两目干涩,视物模糊不清。

·血虚又易化燥生风,而致虚风内动,可见皮肤瘙痒,或筋挛、肉瞤、瘛疭等病理表现。

(4)肝阳上亢

①概念及形成原因:多由肝阴不足,阴不制阳,肝之阳气升浮亢逆所致。因精神情志失调,气火上逆导致阳亢,肝阴耗伤而发展为阴虚阳亢。由于肝肾之阴相通,称为"乙癸同源",故肾阴不足,水不涵木,亦常导致肝阳上亢。

②表现:(200406)肝的阳气亢逆,多见眩晕、耳鸣、面红升火,目赤目糊,情绪易于激动,脉弦而带数等上盛的病理表现;同时,由于肝肾之阴不足,故还可见腰酸、两足软弱无力等下虚的临床表现。

(5)肝风内动

肝风内动的范围很广,如邪热炽盛,则热盛动风;肝阳升腾无制,则阳化为风;肝的阴血耗损太过,筋脉失养,虚风内动等。以肝肾阴虚,不能制约阳气,肝的阳气升动太过者为多见,可见手足震颤、抽搐,或为筋惕、肉瞤,或为手足蠕动等"风胜则动"的病理表现,甚则可见猝然昏倒,不省人事,抽搐痉厥等。

6.肾的精气不足、肾的阴阳失调等病机的形成原因及病理表现

肾的精气不足包括肾精亏虚和肾气虚,肾的阴阳失调包括肾阴虚和肾阳虚。

(1)肾精亏虚

①形成原因:多见于老年精亏或先天不足,也可因久病耗损,后天失养所致。

②表现:(200113、2013124、201592)

·肾精不足,在婴儿时可影响生长发育。

·在青年时可影响"天癸"的至,而阻碍性腺的发育成熟。

·在壮年时期,则可导致早衰,性机能减退,而见滑泄、阳痿等病理表现。

·肾精不足而致脑髓空虚时,可见智力减退,动作迟钝,两足痿弱等病理表现。

腰膝酸软,发脱齿松,经闭不孕,舌淡脉弱者,证属

A. 肾精不足证　　　　　B. 肾气不固证
C. 肾阴虚证　　　　　　D. 肾阳虚证

【答案】A

下列各项中,与肾精不足相关的有

A. 耳鸣耳聋　　　　　　B. 头发枯槁
C. 两目涩痛　　　　　　D. 牙齿松动

【答案】ABD

(2)肾气不固

①形成原因:或因幼年精气未充,或因老年肾的精气衰退,或因早婚、性生活不节而耗伤肾气,或因久病肾虚失于固摄而致。

②表现(201591):

·肾气不固对肾的生理功能的影响,主要是肾失封藏和对二便失于固摄,肾失封藏,则肾中精气易于流失,而见遗精、滑泄等病理表现。

·影响肾的纳气功能,可见气浮于上,动辄气急等病理表现。

·对二便失于固摄,则可见大便滑脱,小便清长,或遗尿,尿有余沥,或二便失禁等病理表现。

腰膝酸软,神疲乏力,月经淋漓不尽,舌淡脉弱者,证属

A. 肾精不足证　　　　　B. 肾气不固证
C. 肾阴虚证　　　　　　D. 肾阳虚证

【答案】B

(3)肾阴亏虚

①形成原因:(199912)

·肾阴亏虚,多由久病伤阴所致。五脏之火、五志过极化火、邪热久留化火,不仅可损耗各脏之阴,日久必耗肾阴而致肾阴亏虚。

·肾阴亏虚,则肾阳(命门之火)失制,相火亢盛,以至阴虚内热、阴虚火旺。

·由于失血耗液,或过服温燥壮阳之品,或房劳过度而致相火妄动,进而耗损肾阴,而致阴虚火旺。

②表现:当阴虚内热和阴虚火旺时,可见形体消瘦、五心烦热、骨蒸潮热、颧红、盗汗以及舌红少苔、脉虚细而数等病理表现。

(4)肾阳不足

①形成原因:肾阳不足,多由心、脾阳虚及肾,损耗肾阳所致;亦可由房劳过度,肾阳损耗所致。阳虚则阴寒内生,因而有明显的寒象。

②表现:肾阳虚损对肾的生理功能影响,主要表现在生殖机能的减退或水液代谢机能的减退,而见阳痿、精冷不育,或水肿等病理表现。阳虚火衰,无以温煦脾阳,脾肾阳虚,则运化功能失职,可见下利清谷,五更泄泻等病

理表现。

7.胆功能失调病机的形成原因及病理表现

（1）胆的主要生理功能

贮藏和排泄胆汁，以助脾胃的运化功能。胆汁，生成于肝之余气；胆汁的分泌和排泄，受肝的疏泄功能控制调节，所以胆汁的分泌和排泄障碍与肝的疏泄功能异常密切相关。

（2）病因及表现

胆汁的分泌排泄障碍，可由情志所伤，肝失疏泄直接引起；也多见于中焦湿热熏蒸，阻遏肝胆的气机所致。胆汁的排泄障碍，不但可进一步加剧肝郁气滞，阻碍脾胃运化功能的正常进行，而且还可导致胆汁外溢于肌肤，而发生黄疸。（1992126、1999125、2004113）此外，胆经郁热夹痰，痰热上扰，可影响心神，而出现心烦失眠等病理表现。

8.胃功能失调病机的形成原因及病理表现

胃的功能失调，主要是受纳障碍和腐熟水谷功能的异常，以及胃失和降而致脘腹胀满疼痛，进而可导致胃气上逆，出现嗳气、呕逆等病理表现。胃的功能失调，主要有胃气虚、胃阴虚、胃寒和胃热（胃火）四个方面。

（1）胃气虚

①形成原因：多因持久或反复地饮食失节，损伤胃气所致。因禀赋素虚，或久病元气不复等，也均能导致胃气虚。

②表现：（1997127、2000127、2010130）胃气虚，则受纳饮食物和腐熟水谷的功能减退，可出现胃纳不佳、饮食无味，甚则不思饮食等病理表现；胃失和降，可出现脘腹胀满、隐痛等病理表现，甚至胃气上逆，可出现嗳气、恶心、呕吐、呃逆等病理表现。

（2）胃阴虚

①形成原因：（1994127、2011130）胃阴的枯涸，多因热病后期，邪热久留；久病不复，销烁阴液所致。

②表现：胃阴虚时，胃的受纳饮食物和腐熟水谷功能已极度衰退，可见不思饮食，舌质光红而干，甚则舌如镜面等病理表现；胃失和降，可见脘腹胀满之虚痞，频频泛恶、干呕等胃气上逆的病理表现；甚则胃气衰败，可出现口糜等病理表现。

（3）胃寒

①形成原因：多因过食生冷，或过用寒凉克伐药物，损伤胃之阳气；或素体中寒，均可导致胃寒。

②表现：胃寒则腐熟水谷的功能可明显减退，多见食入不化的病理表现；胃寒则气机不利而气滞，血行减缓而瘀滞，收引脉络而致脉络绌急，故多出现较剧烈的脘痛，痛得温而减等病理表现。

（4）胃热（胃火）

①形成原因（2002127）：胃热、胃火，多由邪热犯胃；或由嗜酒、嗜食辛辣、过食膏粱厚味，助火生热；或由气滞、瘀阻、痰、湿、食积等郁结化热、化火，均能导致胃热、胃火。其他如肝胆之火，横逆犯胃，亦能引起胃热，胃火。

②表现：

·胃热，胃火，均能引起胃的腐熟水谷功能过于亢进，而出现胃中嘈杂、消谷善饥等病理表现。

·热盛火炽，多销烁津液，而致燥热内结，胃失和降，可见口苦、口渴引饮、大便秘结等病理表现；甚则伤阴耗液而致胃阴虚。

·胃火上炎，可导致胃气上逆，可见恶心、呕吐酸苦黄水等病理表现。

·胃火循经上炎，或为齿痛龈肿，或为衄血。火热灼伤胃之脉络，则血上溢而呕血。

9.小肠功能失调病机的形成原因及病理表现

①肠是人体消化系统中非常重要的器官，主要的生理功能是受盛和化物、泌别清浊。

②因此，小肠的生理功能失调，则失于受盛，而见食下腹痛、泄泻，或是呕吐等病理表现；不能化物，则可见食入腹胀，完谷不化等病理表现；泌别清浊的功能失司，清浊混淆，可见腹痛肠鸣，上吐下泻等病理表现。

③由于在藏象学说中，将小肠的生理功能分别隶属于脾之升清和胃的降浊，所以小肠的生理功能失调，也归属于脾胃的病变。

④此外，小便淋浊、刺痛等病理表现，多由湿热下注，或心火旺盛，循经下移小肠所致，在藏象学说中称作小肠火。

10.大肠功能失调病机的形成原因及病理表现（20091122）

①大肠的主要生理功能是传化糟粕，大肠的功能失调表现为排便的异常。

②大肠的传化失司，可因胃失通降、肺失肃降、燥热内结、肠液枯涸、阳虚不运、气虚而无力推动等因素而造成，可见大便干结、便秘等病理表现。亦可因饮食所伤，食滞不化；寒湿或湿热下注等因素，而见泄泻、便溏等病理表现。若积滞和大肠之气血相搏，则可见下痢赤白，里急后重等病理表现。若因中气下陷、肾虚不固，则可见久泄、滑脱、脱肛和大便失禁等病理表现。

11.膀胱功能失调病机的形成原因及病理表现

①膀胱的主要生理功能是贮尿和排尿，所以膀胱的功能失调，主要是尿频、尿急、尿痛、尿液浑浊、尿有余沥、尿闭或遗尿、小便失禁等排尿的异常。

②膀胱的贮尿和排尿功能，全赖于肾和膀胱的气化，膀胱的功能失调，实际上也是由于气化失常所致。所以《素问·宣明五气》说："膀胱不利为癃，不约为遗尿。"

12.三焦功能失调病机的形成原因及病理表现

①三焦是气和津液的升降出入之道，一般以三焦的气化来概括全身的气化功能，三焦功能失调主要指三焦的气化失司。

②三焦的气化功能失司，主要有两个方面：(1995130、2008127)一是表现为心和肺、脾和胃肠、肝和胆、肾和膀胱的气机不利，气的升降出入异常，从而导致有关脏腑的生理功能异常。如心的行血；肺的呼吸和宣发肃降；脾和胃、肠的运化、升降；肝和胆的疏泄；肾和膀胱的蒸腾气化和泄浊等等生理功能，无一不有赖于气的升降出入运动的协调平衡，所以也可归结于三焦的气化功能。另一方面，三焦气化失司，概括了全身水液代谢障碍的病理机制。三焦的气化功能，概括了肺、脾、肾等脏器调节津液代谢的生理功能。肺失通调，归结于上焦气化失司；脾胃的运化水液、输布精微、升清降浊等功能失常，归结为中焦气化失司；肾和膀胱的蒸腾气化、升清泄浊，肠的传化糟粕等功能失调，归结为下焦气化失司。

13.脑功能失调的形成原因及病理表现

①脑是人体极为重要的器官。人的精神、意识和思维活动，眼、耳、鼻、舌的视、听、嗅、味，言、语言应答、肢体活动等，均是脑的生理功能。因此，脑的病变，即可出现上述种种生理功能的障碍或失调。

②原因及表现：脑是由髓汇集而成，所以，肾中精气亏虚，精不生髓，脑髓空虚，即可导致脑的功能失调。脑的生理活动，全赖于气、血、津液和水谷精微的充养，因此，心、肺、脾、肝、肾等的生理功能失调，均可引起脑的功能失调，可见精神情志活动异常的病理表现。由于脑位于人之首，全赖于阳气的升腾，所以阳气不升，可见头目眩晕，耳目失聪等病理现象。

14.髓、骨功能失调的形成原因及病理表现

（1）形成原因

髓和骨的功能失调，可因先天禀赋不足、后天饮食失养；或因邪热久留，销烁阴液；或因下焦虚寒、精血不足，均可导致骨髓空虚和骨的软弱、松脆等病变。

（2）表现

髓和骨的功能失调，主要表现为生长发育迟缓、骨质软弱、松脆易折、精神不振、反应迟钝、听觉失聪、视物不明等。(1996126)

15.脉功能失调的形成原因及病理表现

脉道以通利为顺，若因津液枯涸，脉失濡养；痰浊内阻，气机不畅；寒凝瘀阻等等，均可引起脉道不利，而致气滞血瘀。反之，气滞或血瘀，又可影响脉道的通利，脉道还能使营气和血在脉中正常循行而不逸出脉外。此功能，实际上即气的固摄血液的功能，因此在脾虚气弱而不统血时，可见各种出血的病理表现。

(1992128、1994122、2008129)

16.女子胞功能失调的形成原因及病理表现

(1997128、1998126、2012129)

（1）气血不和，胞宫功能失调

①因于血热、肝不藏血或疏泄太过、脾不统血或气不摄血，均能导致胞宫行血过多，而见月经先期、月经的血量过多、行经期延长，甚则崩漏等病理表现。若血随气火上逆，则可见经行吐血，即"倒经"。

②如因于气滞、血瘀；或因于气血不足；或因于阳气不足，下元虚寒，而胞宫虚冷，均可导致胞宫行血涩滞，而见月经后期，经行血量过少，或为痛经，或为闭经，或为癥瘕等病理表现。

③如因寒湿或湿热下注胞宫而引起的胞宫生理功能失调，实质上也是破坏了气血的调和所致。

（2）心、肝、脾、肾的功能障碍及胞宫功能失调(1992124、1999128、2004117、2008128)

心、肝、脾、肾的功能失调，不仅可引起气血的失调，还可导致胞宫的功能失调。常因情志失常、劳倦过度，房事不节等因素使胞宫功能失常。如思虑伤心，心血暗耗；思虑伤脾，气血生化无权；郁怒伤肝、肝失疏泄；房劳伤肾，肾精亏损，"天癸"衰少等等。均可导致胞宫功能失常，均可见到月经、胎孕、产育失常等病理表现。

（3）冲任气血不足，胞宫功能失常

冲脉和任脉，均起于胞中，冲为血海，任主胞胎。冲、任二脉的气血充盈，是胞宫生理功能活动的基本物质基础。影响冲、任二脉气血充盈的因素很多，但因冲、任隶属于肝、肾，所以肝或肾的生理功能失调，均足以导致冲、任二脉的气血不足，而致胞宫的生理功能失常。冲脉又隶属于阳明，阳明为多气多血之经，所以脾胃的运化功能失调，阳明脉衰少，冲、任二脉的气血难以充盈，影响胞宫的生理功能而致失常。

真题【2012.129】

可导致女子胞功能失调的原因有

A.脾气虚弱　　　　　　B.肝血不足
C.肾精亏虚　　　　　　D.冲任失调

【答案】ABCD

▌小试牛刀

1."至虚有盛候"的病机是：
　　A.由实转虚　　　　　B.真虚假实
　　C.真实假虚　　　　　D.虚实错杂

2.不是出血的病机的是
　　A.血热　　　　　　　B.血虚
　　C.血瘀　　　　　　　D.气虚

3.阳损及阴的病机主要指：
　　A.阳气虚损，气化不利，水湿积聚
　　B.外感温热阳邪，伤及阴液

C. 阳虚不能制阴, 阴寒内盛

D. 阳气虚损, 阴液化生不足

4. 阴损及阳的病机主要是指:

  A. 阴虚不足, 虚阳上越

  B. 外感阴寒之邪, 伤及阳气

  C. 阴液亏损, 累及阳气, 生化不足

  D. 阴寒壅盛, 阳气浮越于外

5. 气滞的病机是:

  A. 元气耗损, 脏腑功能减退

  B. 气机不畅, 脏腑经络功能障碍

  C. 气机失常, 脏腑之气逆上

  D. 气虚升举无力, 脏腑位置下移

6. 气陷的病机是:

  A. 元气耗损, 脏腑功能减退

  B. 气机不畅, 脏腑经络功能障碍

  C. 气机失常, 脏腑之气逆上

  D. 气虚升举无力, 脏腑位置下移

7. 下列不属于液的特性和功能是:

  A. 质稠厚, 流动性小

  B. 灌注于骨节, 脏腑、脑、髓

  C. 滋养作用

  D. 渗注于血脉

8. 《临证指南医案》指出"内风"的机理均属于:

  A. 体内气机的逆乱   B. 体内阴血的不足

  C. 体内阳气之变动   D. 诸风掉眩, 皆属于肝

9. 症见肢麻不仁, 甚则手足拘挛不伸, 其病机是:

  A. 肝阳化风   B. 热极生风

  C. 阴虚风动   D. 血虚生风

10. 症见筋挛肉𥆧、手足蠕动, 其病机是:

  A. 肝阳化风   B. 热极生风

  C. 阴虚风动   D. 血虚生风

11. "寒从中生"的主要机理, 是由于:

  A. 肺气不足, 寒饮内停

  B. 胸阳不振, 阴寒内盛

  C. 恣食生冷, 寒从中生

  D. 脾肾阳虚, 阴寒内盛

12. "身以前皆热"是哪一经的表现:

  A. 手少阴心经   B. 任脉

  C. 冲脉   D. 足阳明胃经

13. 《灵枢·经脉》说何经"气不足, 则身以前皆寒栗":

  A. 手少阴心经   B. 任脉

  C. 冲脉   D. 足阳明胃经

14. 《灵枢·经脉》所载"实则狂癫, 虚则足不收, 胫枯", 此为何经之别的病变:

  A. 手少阴心经   B. 任脉

  C. 足厥阴肝经   D. 足阳明胃经

15. 下列不属于瘀血痹阻心脉及心的阳气虚衰的表现是:

A. 心胸憋闷疼痛或暴痛

B. 心悸怔忡或惊恐

C. 心烦失眠多梦

D. 肢冷或汗出肢厥

16. 下列不属于心血亏虚的病理表现是:

  A. 血脉空虚而见脉细无力

  B. 心神失养而神识衰退

  C. 心阳失敛, 阳不入阴、神不守舍而见失眠多梦

  D. 眼目失于濡养而见干涩、昏花

17. 肺气虚损不致:

  A. 卫表不固而自汗

  B. 津液不布, 聚痰成饮

  C. 呼纳失司, 动辄气急

  D. 宗气不足, 少气不足以息

18. 脾的阳气失调的病机, 下列哪项是不正确的:

  A. 健运无权, 气血生化不足

  B. 运化失职, 津液代谢失常

  C. 升举无力, 中气下陷

  D. 受纳失调, 消谷善饥

19. 急躁易怒主要与下列哪项功能失调有关:

  A. 魂不守舍   B. 髓海空虚

  C. 肝血不足   D. 肝升太过

20. 两目干涩, 视物昏花, 甚则夜盲, 多因:

  A. 肝气上逆   B. 肝火上炎

  C. 肝阳上亢   D. 肝血不足

21. 在导致肾阴亏虚的原因中, 较为次要的是:

  A. 久病伤阴, 累及于肾

  B. 五志过极化火, 耗及于肾

  C. 幼年肾气虚弱, 老年精气衰退

  D. 他脏为病, 累及于肾

22. 未老先衰, 头发枯萎、早脱、早白的病机是:

  A. 肝失疏泄   B. 肾精不足

  C. 肾气不固   D. 脾虚不运

23. 胃气虚的临床表现不见于:

  A. 饮食无味   B. 脘腹胀满

  C. 恶心呕吐   D. 内脏下垂

24. 下列哪项不是阻滞脉道通利的因素:

  A. 气机不利   B. 痰浊内停

  C. 津液枯涸   D. 火热内扰

25. 不是影响冲、任二脉气血充盈的因素为:

  A. 肝肾功能失调   B. 心脾功能失调

  C. 肺肾功能失调   D. 脾胃功能失调

26. 与病邪"从化"最为密切的因素是:

  A. 病变部位   B. 体质差异

  C. 治疗不当   D. 病邪性质

27. 下列有关内生"五邪"的叙述, 错误的是:

  A. 由脏腑及精气血津液功能失常产生

  B. 病起于内

C. 与外感六淫所致病证的临床征象类似

D. 所致病证可见于表证、实证

28. 与机体阳气不足关系最密切的脏腑是：

A. 肝与脾　　　　　B. 肝与肾

C. 心与肾　　　　　D. 心与脾

29. 病证的虚实变化,主要取决于：

A. 气血盛衰　　　　B. 气机失调

C. 阴阳盛衰　　　　D. 邪正盛衰

30. 下列关于火热内生机理的叙述,错误的是：

A. 气有余便是火　　B. 邪郁化火

C. 五志过极化火　　　　D. 外感暑热阳邪

第九章

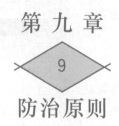

防治原则

1.预防
(1)未病先防。
(2)既病防变。
2.治则
(1)治则的概念、治则与治法的关系。
(2)治病求本的含义及意义。
(3)正治与反治的含义及其适应范围。
(4)标和本的含义,治标与治本的运用方法及其适应范围:急则治其标,缓则治其本,标本兼治。

(5)扶正与祛邪的基本概念、适应范围及其应用原则和方法。
(6)调整阴阳:调整阴阳的概念和原则,损其偏盛的基本方法及其适应范围,补其偏衰的基本方法及其适应范围。"壮水之主,以制阳光,益火之源,以消阴翳","阳中求阴","阴中求阳"等法则的含义及应用。
(7)调整脏腑生理功能的基本原则和方法。
(8)调理气血的基本原则和方法。
(9)因时制宜、因地制宜、因人制宜的含义及其运用。

■■ 考点解析 ■■

一 未病先防

未病先防,就是在疾病未发生之前,做好各种预防工作,增强机体的正气、消除有害因素的侵袭,以防止疾病的发生。疾病的发生,关系到邪正两个方面。邪气是导致疾病发生的重要条件,而正气不足是疾病发生的内在原因和根据。外邪通过内因而起作用。因此,治未病,必须从这两方面着手。

1.调养身体,提高正气抗邪能力(2017115)

体质壮实者,正气充盛;体质虚弱者,正气不足。《素问·遗篇·刺法论》说:"正气存内,邪不可干。"
(1)顺应自然
(2)调畅情志
(3)饮食有节
(4)起居有常
(5)锻炼身体

2.防止病邪的侵害

(1)避其邪气
(2)药物预防

二 既病防变

1.早期诊治

外邪侵袭人体,如果不及时诊治,病邪就有可能由表传里,步步深入,以致侵犯内脏,使病情愈来愈复杂、深重,治疗也就愈加困难。因此,在防治疾病的过程

中,一定要掌握疾病发生发展规律及其传变途径。

2.根据疾病传变规律,先安未受邪之地(199278、199976、201214、201414)

①《难经·七十七难》说:"上工治未病,中工治已病者,何谓也?答:所谓治未病者,见肝之病,则知肝当传之于脾,故先实其脾气,无令得受肝之邪。故曰治未病焉。中工者,见肝之病,不晓相传,但一心治肝,故曰治已病也。"肝属木,脾属土,肝木能乘克脾土,故临床上治疗肝病,常配合健脾和胃的方法,这是既病防变法则的具体应用。

真题【2014.14】

见肝之病,知肝传脾,当先实脾属于
A. 先安未受邪之地　　B. 早期诊治
C. 扶正祛邪　　D. 未病先防
【答案】A

②清代医家叶天士,根据温热病伤及胃阴之后,病势进一步发展耗及肾阴的病变规律,主张在甘寒养胃的方药中加入某些咸寒滋肾之品,并提出了"务必先安未受邪之地"的防治原则,也是既病防变法则具体应用的范例。

三 愈后防复

愈后防复,指在疾病初愈、缓解或痊愈时,要注意从整体上调理阴阳,维持并巩固阴阳平衡的状态,预防疾病复发及病情反复。

①在病愈或病情稳定之后,针对患者的具体情况,采取综合措施,促使脏腑经络功能尽快恢复正常,以达

到邪尽病愈,扶助正气,消除宿根,避免诱因,防其复发之目的。

②热病初愈,但还有余热未尽,蕴藏在内,脾胃虚弱,胃气未复的状况,若食肉或多食,则会伤及脾胃,助长热邪而复发疾病,提示当此之时,一定要注意饮食调护和禁忌,促进疾病痊愈,健康恢复。

真题 【2012.14】
温热病伤及胃阴后,在甘寒养胃方药中加入咸寒滋肾之品,意在

A. 提高机体的抗邪能力　　B. 先安未受邪之地

C. 早期治疗　　　　　　　D. 未病先防

【答案】B

四 治则的概念、治则与治法的关系

1. 治则的概念

治则,即治疗疾病的法则。它是在整体观念和辨证论治精神指导下制定的,对临床治疗立法、处方、用药,具有普遍指导意义。

2. 治则与治法不同

治则是用以指导治疗方法的总则,治疗方法是治则的具体化。任何具体的治疗方法,总是从属于一定的治疗法则的。比如,扶正祛邪即为治疗总则。在总则指导下的益气、养血、滋阴、补阳等方法,就是扶正的具体方法;而发汗、涌吐、攻下等方法,则是祛邪的具体方法。

五 标和本的含义和意义

1. 含义

"本"是和"标"相对而言的。标和本是一个相对概念,有多种含义,可用以说明病变过程中各种矛盾的主次关系。

2. 治病求本 (200578)

疾病的发生、发展,一般总是通过若干症状而显示出来的。但这些症状只是疾病的现象,还不是疾病的本质。只有充分地搜集、了解疾病的各个方面,包括症状在内的全部情况,在中医学基础理论的指导下,进行综合分析,才能透过现象看到本质,找出疾病的根本原因,从而确立恰当的治疗方法。比如头痛,可由外感和内伤所引起。外感头痛,属于风寒的,治宜辛温宣散法;属于风热的,治宜辛凉宣散法。内伤头痛,又有血虚、血瘀、痰湿、肝阳肝火等多种原因所引起,故其治疗又应分别采用养血、活血化瘀、燥湿化痰、平肝潜阳等方法进行治疗。这就是"治病必求于本"的意义所在。

六 标和本的含义、治标与治本的运用方法及其适应范围

1. 关系

二者为对举的概念,不同情况下标与本之所指不同。如正气为本,邪气为标;病机为本,症状为标;旧病为本,新病为标;脏腑精气病为本,肌表经络病为标等。(2019114)

2. 意义

掌握疾病的标本,分清主次,抓住治疗的关键,有利于从复杂的疾病矛盾中找出和处理其主要矛盾或矛盾的主要方面。

3. 缓则治本

(1)适用范围

多用在病情缓和、病势迁延,暂无急重病的情况下,着眼于疾病本质的治疗。

(2)举例

①痨病肺肾阴虚之咳嗽,应滋养肺肾以治本。

②气虚自汗,应补气以治其本。

③先病宿疾为本,后病新感为标。新感已愈而转治宿疾,也属缓则治本。

4. 急则治标

(1)标本取舍原则

标病急重,则当先治其标。有时标病虽不危急,但若不先治,将影响本病的治疗,也应先治其标病。

(2)举例

大出血的病人,应紧急止血以治标。

5. 标本兼治

标本并重或标本均不太急时,当标本兼治。如扶正祛邪、表里双解等。(2017009)

真题 【2017.9】
热病过程中,邪热里结,阴液受伤,应选择的治则是

A. 治本　　　　　　　B. 治标

C. 先治本后治标　　　D. 标本兼治

【答案】D

七 正治与反治的含义及其适应范围 (1996101、2000101、2000102、2001101、2001102、2003117、201485、201486)

1. 正治 (200681、2013130、201413)

①正治是逆其证候性质而治的一种常用治疗法则,又称逆治。逆,是指采用方药的性质与疾病的性质相反,即通过分析疾病的临床证候,辨明疾病性质的寒热虚实,然后分别采用"寒者热之""热者寒之""虚则补之""实则泻之"等不同方法去治疗。

②正治法适用于疾病的征象与本质一致的病证。由于临床上大多数疾病的征象与疾病的性质是相符的,如寒病即见寒象,热病即见热象,虚病即见虚象,实病即见实象等等,所以,正治法是临床上最常用的一种治疗方法。

真题 【2014.13】

热病见寒时的治则是

A. 逆治　　　　　　　　B. 扶正

C. 治标　　　　　　　　D. 从治

【答案】D

2. 反治

(1)含义

顺从病证的外在假象而治的一种治疗原则,其采用的方药性质与病证中假象的性质相同,故又称"从治"。

(2)适用范围

疾病的征象与其本质不完全符合的病证。

(3)具体含义及用法(199110、2015130)

①热因热用(200474):又叫以热治热,指用热性药物来治疗具有假热征象的病证。(201386)适用于阴盛格阳的真寒假热证。即用热性药物来温其里寒。

真题 【2014.85】

阴盛格阳者治宜

A. 以热治寒　　　　　　B. 以寒治热

C. 以寒治寒　　　　　　D. 以热治热

【答案】D

真题 【2014.86】

阴寒内盛者治宜

A. 以热治寒　　　　　　B. 以寒治热

C. 以寒治寒　　　　　　D. 以热治热

【答案】A

②寒因寒用:又叫以寒治寒,指用寒性药物来治疗具有假寒征象的病证。适用于阳盛格阴的真热假寒证。即用寒凉药清其内热。

③塞因塞用(200473):以补开塞,指用补益药物来治疗具有闭塞、不通症状的虚证,适用于因体质虚弱而出现闭塞症状的真虚假实证,主要是针对病证虚损不足的本质而治。

④通因通用(1996102、200680、201385):以通治通,指用通利的药物来治疗具有通泻症状的实证。适用于因实邪内阻而出现通泻症状的真实假虚证。(2012130)

真题 【2015.130】

下列叙述中,属于从治法的是

A. 阳中求阴　　　　　　B. 通因通用

C. 以补开塞　　　　　　D. 阴病治阳

【答案】BC

真题 【2013.130】

下列关于"正治"的叙述中,正确的有

A. 正治又称为"从治"

B. 逆其病证性质而治

C. 顺从病证外在假象而治

D. 适于疾病本质与现象相一致的病证

【答案】BD

八 扶正与祛邪的基本概念、适应范围及其应用原则和方法

1. 扶正与祛邪的基本概念

(1)含义

扶助正气,祛除邪气,改变邪正双方力量的对比,使疾病早日向好转、痊愈的方向转化。

(2)意义

正能胜邪则病退,邪能胜正则病进。

2. 扶正祛邪的运用

(1)概念

①扶正:用补法扶助正气,提高机体抗邪、抗病能力的一种治疗原则。主要用于虚证。如益气、滋阴、养血、温阳等。

②祛邪(2013129):用攻法祛除邪气,排除及削弱病邪损害的一种治疗原则。主要用于实证。如发汗、涌吐、攻下、清热、活血、消导等。

真题 【2013.129】

下列各项中,属于"损其有余"的有

A. 阳中求阴　　　　　　B. 热者寒之

C. 治寒以热　　　　　　D. 阳病治阴

【答案】BC

(2)运用原则

①虚证宜扶正,实证宜祛邪。

②虚实并存时,根据矛盾的主次,决定运用扶正或祛邪的先后。

③掌握好"扶正不留(助)邪,祛邪不伤正"的原则。

(3)运用方式

①单独运用:

• 扶正——适用于纯虚证,真虚假实证,以及正虚邪不盛等以正虚为主的病证。

• 祛邪——适用于纯实证,真实假虚证以及邪盛正不虚等以邪盛为主的病证。

②同时运用:

• 扶正兼祛邪——适用于以正虚为主的虚实夹杂证。

• 祛邪兼扶正——适用于以邪实为主的虚实夹杂证。

③先后运用:

• 先祛邪后扶正:邪盛为主,急于补虚反会助邪。或正虚不甚,邪势方张,正尚耐攻,先去其病邪,再用补虚收功。

• 先扶正后祛邪:正虚为主,虽有实邪但机体不耐攻伐。(201313)

九 调整阴阳的概念和原则

①调整阴阳指纠正机体阴阳的偏盛偏衰,损其有余而补其不足,恢复阴阳的相对平衡。

②疾病的发生,从根本上说即阴阳的相对平衡遭到破坏,出现偏盛偏衰的结果。对于阴阳的偏盛偏衰,《素问·至真要大论》指出应:"谨察阴阳所在而调之,以平为期。"因此,调整阴阳,恢复阴阳的相对平衡,促进阴平阳秘,乃是临床治疗的根本法则之一。

十 损其偏盛的基本方法及其适应范围(2002128)

损其有余,即实则泻之,适用于人体阴阳任何一方偏盛有余的实证。

1.泻其阳盛,治热以寒(热者寒之)

适用于阳盛而阴相对未虚的实热证,兼阴虚佐以滋阴。

2.损其阴盛,治寒以热(寒者热之)

适用于阴盛而阳相对未虚的实寒证,兼阳虚佐以扶阳

◎提示▶▶▶《素问·阴阳应象大论》指出:"阴胜则阳病,阳胜则阴病。"阴阳偏盛的病变中,一方的偏盛,可导致另一方的不足,故在调整阴或阳的偏盛时,应注意有没有相应的阳或阴偏衰情况的存在,若已引起相对一方偏衰时,则当兼顾其不足,配合以扶阳或益阴之法。

十一 补其偏衰的基本方法及其适应范围(2006110)

1.概念及适应范围

补其不足,即"虚则补之",适用于人体阴阳任何一方虚损不足的病证。

(1)阴阳互制之调补阴阳

①滋阴以制阳——适用于阴虚阳亢的虚热证——阳病治阴。(200913、201114、201513)

真题【2015.13】

"壮水之主,以制阳光"属于

A. 阳病治阴　　　　B. 阴病治阳

C. 阳中求阴　　　　D. 阴中求阳

【答案】A

②扶阳以制阴——适用于阳虚阴盛的虚寒证——阴病治阳。(201013、201303、201613)

真题【2016.13】

"益火之源,以消阴翳"属于

A. 阴中求阳　　　　B. 阳病治阴

C. 阴病治阳　　　　D. 阳中求阴

【答案】C

真题【2013.3】

"阴病治阳"的含义是

A. 阳中求阴　　　　B. 阴中求阳

C. 补阴以制阳　　　D. 补阳以制阴

【答案】D

(2)阴阳互济之调补阴阳(2013122)

①阴中求阳——治疗阳偏衰时,在扶阳剂中适当佐用滋阴药。

②阳中求阴——治疗阴偏衰时,在滋阴剂中适当佐用扶阳药。(2019003)

③阴阳并补——适用于阴阳两虚证。须分清主次来治疗。

④回阳救阴——适用于阴阳亡失者,其中亡阳者宜益气回阳固脱,亡阴者宜益气救阴固脱

真题【2013.122】

下列各项中,体现阴阳互根关系的有

A. 孤阴不生　　　　B. 阴中求阳

C. 阳病治阴　　　　D. 阴损及阳

【答案】ABD

2.经典阐释(199413、199713、199814、200014、199913、200203、200514)

(1)阳病治阴

唐·王冰所谓"壮水之主,以制阳光";《素问·阴阳应象大论》称之为"阳病治阴"。这里的"阳病"指的是阴虚则阳气相对偏亢,治阴即补阴之意。

(2)阴病治阳

因阳虚不能制阴而致阴寒偏盛者,应补阳以制阴,即王冰所谓"益火之源,以消阴翳"(《素问·至真要大论》注语)。《素问·阴阳应象大论》称之为"阴病治阳"。这里的"阴病"指的是阳虚则阴气相对偏盛,治阳即补阳之意。若属阴阳两虚,则应阴阳双补。

(3)阳中求阴或阴中求阳

应当指出,阴阳是互根互用的,故阴阳偏衰亦可互损,因此在治疗阴阳偏衰的病证时,还应注意"阳中求阴"或"阴中求阳";即在补阴时适当配用补阳药,补阳时适当配用补阴药。故《景岳全书·新方八略》中说:"此又阴阳相济之妙用也。故善补阳者必于阴中求阳,则阳得阴助而生化无穷;善补阴者必于阳中求阴,则阴得阳升而泉源不竭。"

十二 调整脏腑生理功能的基本原则和方法

人体是一个有机整体,脏与脏,脏与腑,腑与腑之间在生理上是相互协调、相互促进的,在病理上则相互影响。当某一脏腑发生病变时,会影响别的脏腑功能,故在治疗脏腑病变时,不能单纯考虑一个脏腑,而应注意调整各脏腑之间的关系。其他脏腑的病变,也要根据各脏腑生理上的相互联系、病理上相互影响的道理,

注意调整各脏腑之间的关系,使其功能协调,才能收到较好的治疗效果。

十三 调理气血的基本原则和方法

气血之间有着互根互用的关系,故病理上常互相影响而又气病及血或血病及气的病理表现,致气血同病。

1.气病及血

①气虚致血虚——补气为主,辅以补血。

②气虚致血瘀——补气为主,佐以活血化瘀。

③气滞致血瘀——行气为主,佐以活血化瘀。

④气虚不摄血——补气为主,佐以收涩止血。

2.血病及气

①气随血脱——益气固脱止血。

②血虚致气少——养血为主,佐以益气。

十四 因时制宜的含义及其运用

1.含义

根据不同季节气候的特点,制定治疗用药的原则。

2.运用(200802)

①春夏——人体肌肤疏松而多汗,慎用辛温。

②秋冬——人体的肌肤致密,阳气内敛,少用苦寒伤阳药。

③月令——月生无泻,月满无补,月郭空无治,是谓得时而调之。

④昼夜——阴虚的午后潮热,湿温的身热不扬而午后加重,脾肾阳虚之五更泄泻等,考虑在不同的时间实施治疗。

3.经典阐释(199277、199975)

《素问·六元正纪大论》:"用寒远寒,用凉远凉,用温远温,用热远热。食宜同法。"

十五 因地制宜的含义及其运用(2019115)

1.含义

根据不同地区的环境特点,制定治疗用药原则。

2.运用

①西北地区——地势高而寒冷,病多风寒,治宜辛温。

②东南地区——地势低而温热,病多湿热,治宜苦寒。

3.经典阐释(200579)

①《素问·五常政大论》说:"地有高下,气有温凉,高者气寒,下者气热。"

②《素问·五常政大论》说:"西北之气,散而寒之,东南之气,收而温之。所谓同病异治也。"

③《素问·异法方宜论》说:"一病而治各不同,皆愈何也?岐伯对曰:地势使然也。"

十六 因人制宜的含义及其运用

1.含义

根据病人年龄、性别、体质等特点,制定治疗用药原则。

2.运用(2007113、2014130、2016130)

(1)年龄

①老人多虚,治宜补法,实邪须攻,应兼顾扶正(老年慎泻)。

②小儿多伤食或寒温不调,慎用补法,勿投峻剂,药量宜轻(少年慎补)。

(2)性别

妇女宜注意经带胎产等疾患。

(3)体质(201514)

有强弱、偏寒偏热之别,因此阳盛阴虚之体应慎用温热药,阳虚阴寒之体应慎用寒凉药。

真题【2016.130】

属于"因人制宜"的是

A. 阳盛之体,慎用温热之品

B. 妊娠期禁用破血、滑利之品

C. 先天禀赋不同而用药有别

D. 老幼年龄不同而用药有别

【答案】ABCD

真题【2015.14】

阴虚之体,慎用温热之剂属于

A. 热者寒之   B.用热远热

C. 阴中求阳   D.因人制宜

【答案】D

■ 小试牛刀

1. 脾气虚弱,出现纳呆、脘腹胀满、大便不畅时,采用健脾益气的方药治疗,属于:
   A.通因通用   B.塞因塞用
   C.虚则补之   D.寒者热之

2. 水鼓病证,当腹水严重,腹部胀满,二便不利时,应选用的治疗原则是:
   A.治标   B.治本
   C.标本兼治   D.先治本后治标

3. "寒因寒用,热因热用"属于:
   A.逆治法   B.阳病治阴,阴病治阳
   C.阳中求阴,阴中求阳 D.以上都不是

4. 用消积导滞的方法治疗腹泻,属于:
   A.热者寒之   B.寒者热之
   C.热因热用   D.通因通用

5. 用温热药治疗寒证的方法,属于:
   A.热者寒之   B.寒者热之
   C.热因热用   D.塞因塞用

6. "诸寒之而热者,取之阴"是指:
   A. 阳病治阴　　　　　B. 阴中求阳
   C. 寒因寒用　　　　　D. 热者寒之

7. "诸热之而寒者,取之阳",是指:
   A. 阴病治阳　　　　　B. 阴中求阳
   C. 因寒用热　　　　　D. 寒者热之

8. 《景岳全书·新方八略》所说"阴得阳升而泉源不竭"的治疗法则,是指:
   A. 益火之源,以消阴翳
   B. 壮水之主,以制阳光
   C. 阳中求阴,阴气得复
   D. 阴中求阳,阳气充盛

9. 临床治疗虚衰病证,为求阴阳相济,在补阴时适当配用补阳药,此为:
   A. 阴中求阳　　　　　B. 阳中求阴
   C. 阴阳双补　　　　　D. 阳病治阴

10. "用热远热""用凉远凉"属于:
   A. 因人制宜　　　　　B. 因地制宜
   C. 因时制宜　　　　　D. 既病防变

11. "用温远温,用寒远寒"属于:
   A. 因人制宜　　　　　B. 治未病
   C. 因时制宜　　　　　D. 寒因寒用

12. 治疗暑季感冒常配伍芳香化浊药,体现的治则是:
   A. 辨病论治　　　　　B. 急则治标
   C. 因时制宜　　　　　D. 升清降浊

13. 《素问·五常政大论》所说"西北之气,散而寒之",体现的原则是:
   A. 既病防变　　　　　B. 治病求本
   C. 因人制宜　　　　　D. 因地制宜

14. 用补益药物治疗具有闭塞不通症状的虚证,其治则是:
   A. 实者泻之　　　　　B. 虚者补之
   C. 通因通用　　　　　D. 塞因塞用

15. "通因通用"适用于治疗的病证是:
   A. 实证　　　　　　　B. 虚证
   C. 虚实错杂证　　　　D. 真实假虚证

16. "虚则补之,实则泻之"所属的治则是:
   A. 反治　　　　　　　B. 因时制宜
   C. 治标　　　　　　　D. 逆治

17. 气随血脱的治法是:
   A. 补血益气　　　　　B. 止血理气
   C. 益气固脱　　　　　D. 降气养血

18. 在下列内容中,不属于治则的是:
   A. 正治与反治　　　　B. 治标与治本
   C. 扶正与祛邪　　　　D. 调理脾胃

19. "用寒远寒,用热远热",属于:
   A. 因病制宜　　　　　B. 因地制宜
   C. 因人制宜　　　　　D. 因时制宜

20. 适宜用"阳中求阴"治法的是:
   A. 阴偏衰　　　　　　B. 阳偏衰
   C. 阴偏盛　　　　　　D. 阳偏盛

参考答案

1. B	2. A	3. D	4. D	5. B
6. A	7. A	8. C	9. B	10. C
11. C	12. C	13. D	14. D	15. D
16. D	17. C	18. D	19. D	20. A

基础篇 ◉ 中医诊断学

第一章

◇ 1 ◇

绪　论

■ 考纲要求

1. 中医诊断学的主要内容:诊法、辨证、辨病、病案书写。

2. 中医诊察疾病的基本原理:司外揣内,见微知著,以常达变。

3. 中医诊断疾病的基本原则:整体审察、四诊合参、病症结合。

■ 考点解析

一 中医诊断学的主要内容

1. 四诊

主要包括望、闻、问、切"四诊"。

(1)"望诊"

医生运用视觉察看病人的神、色、形、态、舌象、头面、五官、四肢、二阴、皮肤以及排出物等,以发现异常表现,了解病情的诊察方法。

(2)"闻诊"

医生运用听觉诊察病人的语言、呼吸、咳嗽、呕吐、嗳气、肠鸣等声音,以及运用嗅觉嗅病人发出的异常气味、排出物的气味,以了解病情的诊察方法。

(3)"问诊"

询问病人有关疾病的情况,病人的自觉症状和主观感受,既往病史、生活习惯等,从而了解患者的各种病态感觉以及疾病的发生发展、诊疗等情况的诊察方法。

(4)"切诊"

医生用手触按病人的动脉脉搏和触按病人的肌肤、手足、胸腹、腧穴等部位,测知脉象变化及有关异常征象,从而了解病变情况的诊察方法。

(5)"症状"

病人主观感到的痛苦或不适,如头痛、耳鸣、胸闷、腹胀等;"体征"是指客观能检测出来的异常征象,如面色白、喉中哮鸣、大便腥臭、舌苔黄、脉浮数等。(200815、2019118)

2. 辨证

在中医学理论的指导下,对病人的各种临床资料进行分析、综合,从而对疾病当前的病位与病性等本质做出判断,并概括为完整证名的诊断思维过程。

3. 证的概念

①证是对疾病过程中所处一定(当前)阶段的病位、病因、病性以及病势等所做的病理性概括。

②证是对致病因素与机体反应两方面情况的综合,是对疾病当前本质所做的结论。

③"证"实际包括证名、证候、证型等概念。

④将疾病当前阶段的病位、病性等本质,概括成一个诊断名称,这就是"证名"。证候为证的外候,有时"证候"简称为"证",是指每个证所表现的、具有内在联系的症状及体征。临床较为常见、典型、证名规范的证,可称为"证型"。

4. 辨病

指在中医学理论指导下,综合分析四诊资料,对疾病的病种做出判断,得出病名诊断的思维过程。

5. 病案

又称病历,古称诊籍。病案是临床有关诊疗等情况的书面记录。病案要求把病人的详细病情、病史、诊断和治疗等情况,作如实的记录。

二 中医诊断的基本原理(2014131)

1. 司外揣内

外,指疾病表现于外的症状、体征;内,指脏腑等内在的病理本质。由于"有诸内者,必形诸外",所以《灵枢·论疾诊尺》说"从外知内",就是说通过诊察其反映于外部的现象,便有可能测知内在的变动情况。

2. 见微知著

机体的某些局部,常包含着整体的生理、病理信息,通过微小的变化,可以测知整体的情况。与当代"生物全息"的思想有异曲同工之处。

3. 以常达变

在认识正常的基础上,发现太过、不及的异常变化。

真题【2014.131】

中医诊断疾病的基本原理有

A. 见微知著　　　　B. 整体审察

C. 司外揣内　　　　D. 以常衡变

【答案】ACD

三 中医诊断疾病的基本原则

1. 整体审察

一方面是指搜集病情资料时,必须从整体上进行多方面的考虑,而不能只看到局部的痛苦。另一方面是要求对病情进行全面分析、综合判断,不能只顾一点、不及其余,不能只注意到当前的、局部的、明显的病理改变,而忽视了时、地、人、病的特殊性,还要从疾病的前因后果、演变发展趋势上加以考虑。

2. 四诊合参

四诊并重,诸法参用,综合收集病情资料。

3. 病证结合

病是对疾病全过程的特点与规律所做的概括,证是对疾病当前阶段的病位、病性等所做的结论。正由于"病"与"证"对疾病本质反映的侧重面有所不同,所以中医学强调要"辨病"与"辨证"相结合,从而有利于对疾病本质的全面认识。

◈提示▶▶▶**中医诊断学的发展简史**(本部分在 2017 大纲中已删除,但可作为了解内容,可能考到)

①《黄帝内经》:本书奠定了辨证学的理论基础,全书贯穿了诊病和辨证相结合的诊断思路。最早提出了三部九候诊脉法。

②《难经》:重视脉诊,最早提出了独取寸口脉法。

③"诊籍":西汉·淳于意创立了"诊籍",这是最早的病案记录。

④《伤寒杂病论》:东汉·张仲景的《伤寒杂病论》,首创"六经辨伤寒,脏腑论杂病",是辨证论治的创始人。

⑤《脉经》:西晋·王叔和的《脉经》,记载了 24 种脉象,论述了三部九候诊脉法,为我国现存最早的脉学专著。(199520)

⑥《肘后备急方》:晋代·葛洪的《肘后备急方》,能够初步诊断天花和麻风等传染病,并有对黄疸病人做实验观察的早期记载。

⑦《刘涓子鬼遗方》:作者为南齐·龚庆宣,是我国最早的外科专著。(199314)

⑧《诸病源候论》:隋·巢元方的《诸病源候论》是我国第一部论述病源与病候诊断的专著。(199514)

⑨《备急千金要方》《备急千金翼方》:《备急千金要方》和《备急千金翼方》的作者是唐代的孙思邈。(199714)

⑩《三因方》:南宋·陈言(陈无择)所著的《三因极一病证方论》(简称《三因方》)是病因辨证理论与方法比较完备的著作。

⑪《察病指南》:南宋·施发的《察病指南》是论述诊法的专著,并绘脉图 33 种,以图来示意脉象。(200515)

⑫《伤寒金镜录》:元·敖氏所著《点点金》及《金镜录》为论舌的第一部专著,后经杜清碧增补为 36 图,即为现在所见的敖氏《伤寒金镜录》。

⑬《诊家枢要》:元·滑寿的《诊家枢要》为脉诊的专著,载脉 29 种。

⑭《幼幼新书》:刘昉所著《幼幼新书》论述了望指纹在儿科诊断中的重要意义。

⑮《世医得效方》:元·危亦林的《世医得效方》论述了危重疾病的"十怪脉"。(199914)

⑯《景岳全书》:明·张介宾(字景岳)所著的《景岳全书》,记载了"十问歌"。

⑰《濒湖脉学》:明·李时珍所撰《濒湖脉学》记载了 27 种脉象。

⑱《望诊遵经》:清·汪宏所著《望诊遵经》是全面论述望诊的专著,阐述了气色与疾病的关系,从全身各部位的形态色泽和汗、血、便、溺等各种变化中进行辨证,并预测其顺逆安危。

⑲《寓意草》:清·喻嘉言的《寓意草》,记录了当时中医学最完整的病历书写格式。(199615、200215)

⑳《温疫论》:明·吴有性(字又可)所著的《温疫论》对温病学说的发展起了极大的推动作用。

▊▊ 小试牛刀

1. 下列选项中,不属于体征范畴的是:

A. 喉中痰鸣　　　　B. 耳鸣

C. 太息　　　　　　D. 肠鸣

2. 中医诊断学的三大原则是:

A. 整体审察、四诊合参、病证结合

B. 舍症从脉、舍脉从症、脉症合参

C. 辨证求因、审因论治、依法处方

D. 证候真假、证候错杂、四诊合参

▊▊ 参考答案

1. B　　　　2. A

第二章

◆2◆

望　诊

◆ 基础篇 ◆

中医诊断学

■ 考纲要求

1.望神：得神、少神、失神、假神及神乱的表现与临床意义。

2.望色：常色、病色的概念、特征及临床意义，五色的临床意义。

3.望形体：强、弱、胖、瘦的表现与临床意义。

4.望姿态：常见异常姿态的表现与临床意义。

5.望头面、五官、颈项：头面、五官及颈项的常见异常表现与临床意义。

6.望躯体与四肢：胸胁、腹、腰背部及四肢的常见异常表现与临床意义。

7.望二阴：前阴、后阴的常见异常表现与临床意义。

8.望皮肤：常见皮肤色泽、形态的异常表现与临床意义。

9.望排出物：痰、涎、涕、呕吐物、大、小便的颜色、质地、量的异常变化与临床意义。

10.望小儿食指络脉：望食指络脉的方法，常见食指络脉的异常变化的临床意义。

11.望舌：舌诊的原理与临床意义，舌诊的方法和注意事项，正常舌象的特征及其生理变异，望舌质（舌神、舌色、舌形、舌态、舌下络脉）的内容及其临床意义，望舌苔（苔质、苔色）的内容及其临床意义，舌质和舌苔的综合分析。

■ 考点解析

一 望神

得神、少神、失神、假神及神乱的表现与临床意义。

1.神的含义

一是"神气"，二是"神志"，神产生于先天之精，而又必须依赖后天水谷精气的不断充养。神是通过脏腑组织形体官窍头面四肢的功能活动表现出来的。

2.得神，又称"有神"

(1)临床表现

两目灵活，明亮有神，面色荣润，含蓄不露，神志清楚，表情自然，肌肉不削，反应灵敏。

(2)临床意义

得神提示精气充盛，体健神旺，为健康的表现；或虽病而精气未衰，病轻易治，预后良好。

3.少神

少神即神气不足，是精气不足、神气不旺的表现。介于得神与失神之间。

(1)临床表现

精神不振，嗜睡健忘；目光乏神，双目少动；面色少华，肌肉松软，倦怠乏力，少气懒言，动作迟缓，食欲减退等。

(2)临床意义

提示正气不足，精气轻度损伤，脏腑功能减弱。常见于素体虚弱者，或病情较轻，或病后恢复期。

4.失神，又称"无神"

(1)临床表现

失神分为精亏神衰而失神和邪盛神乱而失神。

①前者为虚证，表现为两目晦暗，目无光彩；面色无华，晦暗暴露；精神萎靡，意识模糊，反应迟钝；手撒尿遗，骨枯肉脱，形体羸瘦。

②后者为实证，表现为神昏谵语，循衣摸床，撮空理线；或猝倒神昏，两手握固，牙关紧闭，二便闭塞。（200016、2001129、201115、201215、201710、201810、202010）

真题 【2018.10】

症见表情淡漠，反应迟钝，呼吸微弱者，属于

A.假神　　　　　　　B.神乱

C.少神　　　　　　　D.失神

【答案】D

真题 【2020.10】

正虚失神与邪盛失神均可见的表现是

A.神识不清　　　　　B.谵语

C.郑声　　　　　　　D.牙关紧闭

【答案】A

(2)临床意义

①虚证提示精气大伤，机能衰减，多见于慢性久病

93

重病之人,预后不良。

②实证提示邪气亢盛,热扰神明,邪陷心包;或肝风夹痰蒙蔽清窍,阻闭经络。皆属机体功能严重障碍,气血津液失调,多见于急性病人,亦属病重。

5.假神

(1)定义

久病、重病之人,精气本已衰竭,而突然出现某些神气暂时"好转"的虚假表现,称为假神。

(2)临床表现

原本目光晦滞,突然目似有光,但却浮光外露;本来面色晦暗,一时面似有华,但两颧泛红如妆;本已神昏或精神极度萎靡,突然神识似清,想见亲人,言语不休,但精神烦躁不安;原本身体沉重难移,忽思起床活动,但并不能自己转动;本来毫无食欲,久不能食,突然索食,且食量大增。

(3)临床意义

脏腑精气极度衰竭,正气将脱,阴不敛阳,虚阳外越,阴阳即将离决所致,古人比作"回光返照"或"残灯复明",常是危重病人临终前的征兆。

6.神乱

(1)焦虑恐惧(卑慄、脏躁)

焦虑不安,时时恐惧,心悸气促,不敢独处一室,多属虚证,多由心胆气虚,心神失养所致。

(2)狂躁不安(狂病)

狂躁妄动,胡言乱语,少寐多梦,打人骂詈,不避亲疏,语无伦次,登高而歌,弃衣而走。多属阳证,多由暴怒气郁化火,煎津为痰,痰火扰乱心神所致。(199717)

(3)淡漠痴呆(癫病、痴呆)

表情淡漠,神识痴呆,喃喃自语,哭笑无常,悲观失望。多属阴证,多由忧思气结,津凝为痰,痰浊蒙蔽心神,或先天禀赋不足所致。(201315、201516)

真题【2015.16】

症见表情淡漠,喃喃自语,哭笑无常者,其病机是

A.痰气郁结,蒙蔽心神　　B.肝风夹痰,蒙蔽清窍
C.阳明热盛,扰乱神明　　D.气郁化火,痰火扰神

【答案】A

(4)猝然昏倒(痫病)

病人突然昏倒,口吐涎沫,两目上视,四肢抽搐,醒后如常。多由脏气失调,肝风夹痰上逆,阻闭清窍所致。(201015、2014167)

真题【2014.167】

下列各项中,可出现神昏的有

A.中风　　　　　　　　B.痫病
C.痉证　　　　　　　　D.厥证

【答案】ABCD

◈提示▶▶▶ 神乱与失神中邪盛神乱之"神乱"的区别:

1.邪盛神乱所表现的神昏谵语、循衣摸床等,亦属神乱,但主要是言神志昏迷,一般出现于全身性疾病的严重阶段,病重已至失神;

2.神乱主要指神志错乱,多反复发作,缓解时常无"神乱"表现,神乱症状主要是作为诊病的依据。

二 望色

常色和病色的概念;面部的脏腑分属部位;五色的主病;望色十法的内容。

1.常色和病色的概念、特征及临床意义

(1)常色

常色指人体健康时面部皮肤的色泽,表示人体精神气血津液充足。我国正常人的面色应是红黄隐隐,明润含蓄。红黄隐隐,即面部红润之色隐见于皮肤之内,由内向外透发,是胃气充足、精气内含的表现。明润含蓄,即面部皮肤光明润泽,神采内含,是有神气的表现,说明人体精气充盛、脏腑功能正常。

常色包含主色和客色两部分:

①主色为个体生来所有、一生基本不变的肤色,属个体肤色特征,多由于种族、禀赋等原因影响。

②客色是指因外界因素(如季节、昼夜、气候等)的变动而发生相应变化的肤色。如春季面色稍青,夏季面色稍赤,长夏面色稍黄,秋季面色稍白,冬季面色稍黑等。

(2)病色

病色是指人体在疾病状态时面部显示的色泽。凡面色晦暗枯槁或暴露浮现,皆属病色。晦暗即面部皮肤枯槁晦暗而无光泽,是脏腑精气已衰,胃气不能上荣的表现。暴露浮现即某种面色异常明显地显露于外,是病色外现或真脏色外露的表现。病色又分为善色与恶色,取决于病情的轻重。

①善色指五色光明润泽者。说明病变尚轻,脏腑精气未衰,胃气尚能上荣于面。多见于新病、轻病、阳证。其病易治,预后较好。

②恶色指五色枯槁晦暗者。说明脏腑精气已衰,胃气不能上荣于面。多属久病、重病、阴证。其病难治,预后不良。

2.五色的临床意义

病色分为青赤黄白黑五色,《灵枢·五色》认为,五色分属五脏,对应关系为:青为肝,赤为心,白为肺,黄为脾,黑为肾。以五色反应疾病的不同性质,则"青黑为痛,黄赤为热,白为寒"。

(1)赤色

①主热证,亦可见于戴阳证。

②临床表现与临床意义：满面通红者，属实热证；午后两颧潮红者，属阴虚证；久病重病面色苍白，却时而泛红如妆，游移不定者，属真寒假热之戴阳证。

（2）白色

①主虚证（包括血虚、气虚、阳虚）、寒证、失血、夺气。（199718、2018116）

真题【2018.116】

面色发白可见于下列哪些证

A. 心脾两虚   B. 心肾不交

C. 肺脾气虚   D. 心肝血虚

【答案】ACD

②临床表现与临床意义：

·面色发白，代表气虚血少，或失血、夺气，或阳衰寒盛，因气血不能上充于面部脉络所致。

·面色淡白无华，唇舌色淡，见于血虚证或失血证。

·面色㿠白，多属阳虚证。若㿠白虚浮，多为阳虚水泛。

·面色苍白，多属亡阳、气血暴脱或阴寒内盛。实寒导致的面色苍白机制为寒性收引，面部脉络收缩凝滞，气血不容，而见苍白。

（3）黄色

①主病为主脾虚、湿证。（201617）

真题【2016.17】

下列各项中，皆属于面色黄主病的是

A. 肾虚水泛证，脾虚湿阻证

B. 寒湿困脾证，寒滞肝脉证

C. 肝郁脾虚证，脾虚湿阻证

D. 气血两虚证，阳气暴脱证

【答案】C

②临床表现与临床意义：

·面色发黄，因脾虚机体失养，或湿邪内蕴、脾失运化所致。

·面色萎黄，因脾胃气虚，气血不足。因脾胃虚衰，水谷精微不足，气血生化无源，机体失养，故面色淡黄无华。

·面黄虚浮者，属脾虚湿蕴。因脾运不健，机体失养，水湿内停，泛溢肌肤所致。（201316）

真题【2013.16】

面色淡黄而虚浮的常见原因是

A. 阳气不足   B. 脾虚湿盛

C. 寒湿困脾   D. 气血亏虚

【答案】B

·黄疸：面黄鲜明如橘皮色者，属阳黄，乃湿热为患。面黄暗如烟熏色者，属阴黄，乃寒湿为患。

（4）青色

①主病是寒证、疼痛、血瘀、气滞、惊风。（记忆：青色寒与痛，气滞血瘀风）（199617、2004118、201016）

②临床表现与临床意义：

·面见青色，因寒凝气滞，或瘀血内阻，或筋脉拘急，或因疼痛剧烈，或因热盛而动风。

·面色淡青或青黑，属寒盛、痛剧，可见于骤起脘腹疼痛的患者，如寒滞胃肠等病证中。

·突见面色青灰，口唇青紫，肢凉脉微，为心阳暴脱、心血瘀阻之象，可见于真心痛等病人。

·久病面色与口唇青紫，多为心气、心阳虚衰，血行瘀阻，或肺气闭塞，呼吸不利。

·面色青黄（即面色青黄相兼，又称苍黄）者，为肝郁脾虚，血瘀水停。（2002129、200315）

·小儿眉间、鼻柱、唇周发青，多属惊风。可见于高热抽搐患儿。（199816）

·妇女面色青，肝强脾弱，月经不调。

真题【2019.116】

下列各项中，可出现面色青的是

A. 阴寒内盛   B. 脾虚湿蕴

C. 瘀血内阻   D. 水饮内停

【答案】AC

（5）黑色

①主病是寒证、疼痛、血瘀、肾虚、水饮。（记忆：黑色寒痛瘀，水饮与肾虚）（200516、1993129、2004118、201216、201517、2017116）

真题【2017.116】

下列各项中，均属于面色发黑主病的是

A. 瘀血久停   B. 脾虚湿阻

C. 肾阳虚衰   D. 肝郁脾虚

【答案】AC

②临床表现与临床意义：

·面黑黧黑晦暗，多属肾阳虚。因阳虚火衰，水寒不化，浊阴上泛所致。

·面黑干焦，多属肾阴虚。因阴虚火旺，虚火灼阴，机体失养所致。（200395）

·眼眶周围发黑者，多属肾虚水饮或寒湿带下。（1999129）

·面色黧黑，肌肤甲错者，多由瘀血日久所致。

◎提示▶▶▶面色青和面色黑的共同主病：寒证、血瘀、疼痛。（200516、201116、201416、202011）

真题【2014.16】

面色青与面色黑的相同主病是

A. 血瘀、寒证   B. 血瘀、惊风

C. 寒证、水饮   D. 肾虚、痛症

【答案】A

真题【2020.11】

面色青与面色黑均可见于

A. 寒证、惊风   B. 惊风、血瘀

C. 寒证、血瘀   D. 痛证、水饮

【答案】C

三 望形体

强、弱、胖、瘦的表现与临床意义。

1. 形体强弱

(1)体强

体强指身体强壮。

①表现为骨骼粗大,胸廓宽厚,肌肉充实,皮肤润泽,筋强力壮等。

②临床意义为形气有余,说明体魄强壮,内脏坚实,气血旺盛,抗病力强,不易生病,有病易治,预后较好。

(2)体弱

体弱指身体衰弱。

①表现为骨骼细小,胸廓狭窄,肌肉瘦削,皮肤枯槁,筋弱无力等。

②临床意义为形气不足,说明体质虚衰,内脏脆弱,气血不足,抗病力弱,容易患病,有病难治,预后较差。

2. 形体胖瘦

(1)肥胖

体重超过正常标准20%者,一般可视为肥胖。其特征是"肉盛于骨"。

①表现为头圆形,颈短粗,肩宽平,胸厚短圆,大腹便便,体形肥胖。

②临床意义为若胖而能食,为形气有余;肥而食少,是形盛气虚。

(2)消瘦

体重少于正常10%。其特征是肌肉消瘦。

①表现为头长形,颈细长,肩狭窄,胸狭平坦,大腹瘦瘪,体形显瘦长。

②临床意义为若形瘦食多,为中焦有火;形瘦食少,是中气虚弱。(199416、200414)

四 望姿态

常见异常姿态的表现与临床意义。

1. 动静姿态的临床表现和意义

(1)坐形

①坐而仰首,多见于哮病、肺胀、气胸,痰饮停肺、肺气壅滞等病证。

②坐而喜俯,少气懒言,多属体弱气虚。

③但卧不能坐,坐则晕眩,不耐久坐,见于肝阳化风,或气血俱虚、脱血夺气。(199782)

④坐时常以手抱头,头倾不能昂,凝神熟视,代表精神衰败。

(2)卧式

①卧时面常向里,喜静懒动,身重不能转侧,见于阴证、寒证、虚证。

②卧时面常向外,躁动不安,身轻自能转侧,见于阳证、热证、实证。

③咳逆倚息不得卧,卧则气逆,多为肺气壅滞,或心阳不足,水气凌心,或肺有伏饮。(199215、199781)

(3)立姿

①站立不稳,其态似醉常并见眩晕者,多属肝风内动或气血亏虚。

②不耐久站,站立时常欲依靠它物支撑,见于气血虚衰。

③站立(或坐)时常以两手扪心,闭目不语,见于心虚怔忡。

④以两手护腹,俯身前倾者,多为腹痛之征。

(4)形态

①以手护腰,弯腰曲背,行动艰难,见于腰腿病。

②行走之际,突然止步不前,以手护心,脘腹痛或真心痛。

③行走时身体震动不定,见于肝风内动,或是筋骨受损。

2. 衰惫姿态的临床表现和意义

《素问·脉要精微论》说:"夫五脏者,身之强也。头者,精明之府,头倾视深,精神将夺矣;背者,胸中之府,背曲肩随,府将坏矣;腰者,肾之府,转摇不能,肾将惫矣;膝者,筋之府,屈伸不能,行则偻俯,筋将惫矣;骨者,髓之府,不能久立,行则振掉,骨将惫矣。"

3. 异常动作

(1)病人唇、睑、指、趾颤动

①如见于外感热病,多为热盛动风。

②如见于内伤虚证,多为血虚阴亏,筋脉失养,虚风内动。

(2)角弓反张

常见于小儿惊风、破伤风、痫病、子痫、马钱子中毒等。

(3)手足蠕动

多为脾胃气虚、血气生化不足,筋脉失养或阴虚动风所致。

(4)手足拘急

寒邪凝滞或气血亏虚,筋脉失养所致。

(5)四肢抽搐

肝风内动,筋脉拘急所致,可见于惊风、痫病。

(6)循衣摸床,撮空理线

病重失神之象。

(7)猝然跌倒

伴半身不遂,口眼㖞斜者属中风病,伴口吐涎沫,四肢抽搐,醒后如常者,属痫病。

(8)舞蹈病状

先天禀赋不足或气血不足,风湿内侵所致。

五 望头面、五官

1.望头部

头为精明之府,内藏脑髓,为元神所居之处;脑为髓之海,为肾所主,肾之华在发,发为血之余;头又为诸阳之会,脏腑精气皆上荣于头。故望头的状况,可以诊察肾、脑的病变和脏腑精气的盛衰。

(1)头颅

①头大,多属先天不足,肾精亏损,水液停聚于脑所致。

②头小,多因肾精不足,颅骨发育不良所致。

③方颅,小儿前额左右突出,头顶平坦,颅呈方形,是肾精不足或脾胃虚弱,颅骨发育不良的表现,可见于佝偻病等患儿。(2015131)

(2)囟门

前囟呈菱形,出生后12～18个月闭合;后囟呈三角形,出生后2～4个月闭合。临床观察囟门主要看前囟。

①囟填,即囟门突起,多属实证,多因温病火邪上攻,或脑髓有病,或颅内水液停聚所致。(2006115)

②囟陷,即囟门凹陷,多属虚证,多因吐泻伤津,气血不足和先天肾精亏虚,脑髓失充所致。(2017117)

③解颅,即囟门迟闭,是肾气不足或先天脾胃虚弱,发育不良的表现,多见于佝偻病患儿,常兼有"五软"(头软、项软、手足软、肌肉软、口软)、"五迟"(立迟、行迟、发迟、语迟、齿迟)等症状表现。(2015131、2018117)

真题 【2015.131】

佝偻病患儿可见

A.方颅　　B.解颅　　C.扁平胸　　D.漏斗胸

【答案】ABD

真题 【2017.117】

可致小儿囟门下陷的是

A.温病火邪上攻　　　　B.剧烈呕吐腹泻

C.先天精气亏虚　　　　D.颅内水液停聚

【答案】BC

真题 【2018.117】

囟门迟闭的原因

A.水液停聚　　　　　B.温热火邪上攻

C.先天不足　　　　　D.后天脾胃虚弱

【答案】CD

(3)头发

主要诊察肾气的强弱和精血的盛衰。

①发黄,多属精血不足,可见于大病后或慢性虚损病人。小儿头发稀疏黄软,生长迟缓,甚至久不生发,多因先天不足,肾精亏损所致。小儿发结如穗,枯黄无泽,属于疳积(严重营养不良)。

②发白,伴有耳鸣、腰酸,为肾虚;伴有失眠健忘,为劳神伤血所致。

③脱发。片状脱发,显露圆形或椭圆形光亮头皮,称为斑秃,为血虚受风所致。青壮年头发稀疏易落,有眩晕、健忘、腰膝酸软者,为肾虚;头皮发痒、脱屑、多脂为血热化燥所致。(199417、201812)

真题 【2018.12】

以下选项中,属于斑秃常见原因的是

A.气阴两虚　　　　　　B.气血两虚

C.血燥化热　　　　　　D.血虚受风

【答案】D

2.望面部

(1)面肿

①颜面红肿,色如涂丹,焮热疼痛,为抱头火丹,多由风热火毒上攻所致。

②面目肿甚,目不能开,为"大头瘟",由天行时疫,毒火上攻所致。

(2)腮肿

一侧或两侧腮部以耳垂为中心肿起,边缘不清,按之有柔韧感及压痛,为痄腮,为外感温毒之邪所致,多见于儿童。若颌部肿胀疼痛,张口受限,伴有寒热疼痛,为发颐,又称托腮痈,因阳明热毒上攻所致。

(3)面削颧耸

又称面脱。面部肌肉消瘦,两颧高耸,眼窝、颊部凹陷,因气血虚衰,脏腑精气耗竭所致,为失神的表现。

(4)口眼㖞斜

口眼㖞斜,眼不能闭,口角下垂,歪向健侧,为口僻,为风邪中络所致。兼半身不遂者,为肝阳化风,风痰闭阻经络所致。

(5)特殊面容

惊怖貌,见于小儿惊风或狂犬病(遇声、光、风刺激时出现)。

(6)苦笑貌

由于面部肌肉痉挛所致,是破伤风的特殊征象。

3.望五官

(1)望目

"五轮学说":瞳仁属肾,称为水轮;黑睛属肝,称为风轮;两眦血络属心,称为血轮;白睛属肺,称为气轮;眼睑属脾,称为肉轮。(《灵枢·大惑论》)(200615、200115)

①目神（略，参见望神）。

②目色：《灵枢·论疾诊尺》说："目赤色者病在心，白在肺，青在肝，黄在脾，黑在肾。"

· 目赤肿痛，多属实热证。如白睛发红，为肺火。

· 两眦赤痛，为心火上炎。睑缘赤烂，为脾有湿热。（202012）

· 全目赤肿，为肝经风热上攻。白睛发黄，为黄疸的主要标志，多由湿热或寒湿内蕴，肝胆疏泄失常，胆汁外溢所致。

· 目眦淡白，属血虚、失血，是血少不能上荣于目所致。

· 色黑晦暗，多属肾虚。

· 目眶周围色黑，常见于肾虚水泛，或寒湿下注。

· 黑睛灰白混浊，称为目生翳。多因邪毒侵袭，或肝胆实火上攻，或湿热熏蒸，或阴虚火炎等，使黑睛受伤而成。

③目形：

· 胞睑肿胀，目胞浮肿，为水肿的表现。

· 眼窝凹陷，多见于吐泻伤津或气血虚衰的病人。

· 眼球突出，兼喘咳气短者，属肺胀，因痰浊阻肺，肺气不宣，呼吸不利所致；若兼颈前肿块，急躁易怒者，为瘿病，因肝郁化火，痰气壅结所致。（2007114、199618）

· 睑缘肿起结节如麦粒，红肿疼痒，易成脓溃破者，为针眼；若胞睑漫肿，红肿较重，化脓溃破者，为眼丹。二者皆为风热邪毒或脾胃蕴热上攻于目所致。

④目态：

· 瞳孔缩小，多因肝胆火炽，或劳伤肝肾、虚火上扰所致，见于川乌、草乌、毒蕈、有机磷农药中毒，以及某些西药导致的药物性瞳孔缩小等或眼部疾病见之。

· 瞳孔散大，见于绿风内障、青风内障等五风内障、青盲；杏仁中毒以及某些西药导致的药物性瞳孔散大；危急症病人，瞳孔完全散大为脏腑功能衰竭、心神散乱、濒临死亡的重要体征。（199882、200617）

· 昏睡露睛，多因脾胃虚衰，或吐泻伤津，以小儿为多见。（199881）

· 目睛凝视（目睛微定，指病人两眼固定，不能转动），多属肝风内动之征，常有神昏、抽搐等表现，属病重。另可见于脏腑精气耗竭或痰热内闭证。瞪目直视还见于瘿病。

· 胞睑下垂（睑废）：先天不足，脾肾亏虚，见双睑下垂；脾气虚衰或外伤，多见单睑下垂。

真题【2020.12】

两眦赤痛多属于

A. 肺火   B. 心火

C. 肝火   D. 脾热

【答案】B

（2）望耳之色泽和形态

①正常人耳廓色泽红润，是气血充足的表现。耳轮淡白，多属气血亏虚；耳轮红肿，多为肝胆湿热或热毒上攻。

②耳轮青黑，多见于阴寒内盛或有剧痛的病人。

③耳轮干枯焦黑，多属肾精亏虚。

④小儿耳背有红络，耳根发凉，多为出麻疹的先兆。

⑤耳轮皮肤甲错，可见于血瘀日久的病人。（200816）

⑥耳内病变：耳内流脓，实证为风热上扰或肝胆湿热，虚证为肾阴虚损，虚火上炎。耳道红肿，为邪热搏结耳窍。

（3）望鼻

①鼻头红肿生疮，多属胃热或血热。

②鼻及鼻周围皮色暗红或血络扩张，伴丘疹、脓疱或鼻赘，称为酒渣鼻，多因肺胃蕴热，使血瘀成齇所致。

③鼻流清涕者多属外感风寒；鼻流浊涕者多属外感风热；鼻流腥臭脓涕者多为鼻渊，为外感风热或胆经蕴热上攻于鼻所致。

（4）望口与唇

①望口：

· 口角流涎见于小儿，称为滞颐，多属脾虚湿盛。成人见之多为中风口歪不收。

· 口疮：口腔内膜上出现黄白色如豆大、表浅的小溃疡点，周围红晕，局部灼痛者为口疮。多因心脾积热，或由阴虚火旺所致。

· 鹅口疮：若小儿口腔、舌上满布片状白屑，状如鹅口者，为鹅口疮，又称"雪口"。多因感受邪毒，心脾积热，上熏口舌所致；也可因肾阴亏损，虚火上炎而为。

· 口之动态：正常人口唇可随意开合，动作协调。《望诊遵经》将口唇的异常动态归纳为"口形六态"：

a. 口张：口开而不闭，属虚证；若状如鱼口，张口气出，但出不入，则为肺气将绝之候。

b. 口噤：口闭难开，牙关紧闭，属实证。口噤不语，兼四肢抽搐，多为痉病或惊风；兼半身不遂，则为中风入脏之重证。

c. 口撮：上下口唇紧聚，为邪正交争所致。兼见角弓反张，多为破伤风患者；新生儿撮口不能吮乳，多为脐风。

d. 口僻：口角向一侧歪斜，见于风邪中络，或风中脏腑之患者。

e. 口振：战栗鼓颔，口唇振摇，常见于疟疾初起。

f. 口动：口频繁开合，不能自禁，是胃气虚弱之象；若口角掣动不止，为动风之象。

②察唇：

· 正常人唇色红润，是胃气充足，气血调匀的表现。

- 唇色淡白多属血虚或失血。
- 唇色深红多属热盛;深红干燥,属热盛伤津。
- 唇色青紫多属阳气虚衰,血行瘀滞。
- 唇色青黑:为寒凝血瘀,或痛极血络郁阻所致。
- 口唇干裂为津液损伤,多因燥热伤津或阴虚液亏所致。
- 口唇糜烂多因脾胃积热上蒸,热邪灼伤唇部所致;唇内溃烂,其色淡红,为虚火上炎。
- 唇边生疮,红肿疼痛,为心脾积热。

(5)望齿龈

齿为骨之余,肾主骨;龈护于齿,手足阳明经分布于齿龈,故望牙齿和牙龈主要可以诊断肾、胃的病变和津液的盈亏。

①牙齿色泽:

- 牙齿干燥,为胃阴已伤。
- 牙齿光燥如石,为阳明热甚,津液大伤。(199517)
- 牙齿燥如枯骨,多为肾阴枯竭、精不上荣所致,可见于温热病的晚期,属病重。

②牙齿动态:

- 牙关紧闭,多属风痰阻络或热极动风。
- 咬牙龄齿,多为热盛动风或见于痉病。
- 睡中龄齿,多因胃热或虫积所致,亦可见于常人(消化不良)。(2007176)

③牙龈色泽:

- 正常人牙龈淡红而润泽,是胃气充足,气血调匀的表现。
- 牙龈淡白,多属血虚或失血,因血少不能充于龈络所致。
- 牙龈红肿疼痛,多为胃火亢盛,因火热循经上炎,熏灼于牙龈所致。

④牙龈形态:

- 牙缝出血,称为齿衄,多因胃肠实热所致,也可因胃、肾阴虚,虚火上炎,脉络受损,或脾不统血所致。
- 龈肉萎缩,牙根暴露,牙齿松动,称为牙宣,多属肾虚或胃阴不足。
- 牙龈溃烂,流腐臭血水,甚则唇腐齿落者,称为牙疳,多因平素胃腑积热,复感风热或疫疠之邪积毒上攻所致。

(6)望咽喉

望咽喉主要可以诊察肺、胃、肾的病变。分为望色泽和望形态。

①咽部深红,肿痛明显者,属实热证,多由风热邪毒或肺胃热毒壅盛所致。

②若咽部嫩红、肿痛不显者,属阴虚证,多由肾阴亏虚、虚火上炎所致。

③咽部淡红漫肿,疼痛轻微,多由痰湿凝聚所致。

④一侧或两侧喉核红肿突起,形如乳头或蚕蛾,表面或有黄白色脓样分泌物,咽痛不适者,为乳蛾,属风热外侵,邪客肺卫,或肺肾阴虚,虚火上炎,气血瘀滞所致。

⑤咽喉部红肿高突,疼痛剧烈,吞咽言语困难,身发寒热者,为喉痈,多因脏腑蕴热,复感外邪,热毒客于咽喉所致。

⑥咽部溃烂处表面所覆盖的一层黄白或灰白色膜,称为伪(假)膜。如伪膜松厚,容易拭去者,病情较轻,是肺胃热浊之邪上壅于咽;若伪膜坚韧,不易拭去,重剥出血,很快复生者,伴犬吠样咳嗽、喘鸣者为病重,为白喉,多见于儿童,属烈性传染病。因外感时行疫邪,疫毒内盛,或热毒伤阴所致。

4.望颈项

(1)外形

①瘿瘤表现为颈部结喉处有肿块突起,或大或小,或单侧或双侧,可随吞咽而上下移动。相当于甲状腺肿大。瘿瘤的临床意义多因肝郁气结,痰凝血瘀所致,或因水土失调,痰气搏结所致。(2014133)

②瘰疬表现为颈侧颌下有肿块如豆,累累如串珠。相当于淋巴结肿大。瘰疬的临床意义多由肺肾阴虚,虚火内灼,炼液为痰,结于颈部;或因外感风火时毒,气血壅滞于颈部所致。(2014133)

真题【2014.133】

下列病症中,与痰有关的有

A.鸡胸　　　　　　B.瘿瘤

C.瘰疬　　　　　　D.乳痈

【答案】BC

(2)动态

①项强指项部拘紧或强硬。如兼有恶寒、发热,则是风寒侵袭太阳经脉,经气不利所致。

②项软指颈项软弱,抬头无力。小儿项软,多因先天不足,肾精亏损,后天失养,发育不良,可见于佝偻病患儿。

③颈脉搏动可见于肝阳上亢或血虚重证等病人。

④颈脉怒张多见于心血瘀阻,肺气壅滞及心肾阳衰、水气凌心的病人。

六 望躯体

1.望胸胁

(1)扁平胸

胸廓较正常人扁平,前后径小于左右径的一半,颈部细长,锁骨突出,两肩向前,锁骨上、下窝凹陷。多见于形瘦之人,或肺肾阴虚、气阴两虚的病人。

(2)桶状胸

胸廓较正常人膨隆,前后径与左右径约相等,颈短肩高,锁骨上、下窝平展,肋间加宽,胸廓呈圆桶状。多为素有伏饮积痰,壅滞肺气,病久伤及肾气,肾不纳气,日久胸廓变形所致,见于久病咳喘患者。

(3)鸡胸

胸骨下部明显前突,胸廓前后径长而左右径短,肋骨侧壁凹陷,形似鸡之胸廓。多见于小儿佝偻病。(2015131、2020116)

(4)漏斗胸

胸骨下段及其相连的肋软骨向内凹陷,形成漏斗状,多因先天发育不良所致。(2020116)

(5)肋如串珠

肋骨与肋软骨连接处变厚增大,状如串珠。多见于佝偻病患儿,因肾精不足,或后天失养,发育不良所致。

(6)胸不对称

一侧胸廓塌陷,肋间变窄,肩部下垂,脊骨常向对侧凸出者,多见于肺痿、肺部手术后等患者;若一侧胸廓膨隆,肋间饱满,按之软,咳则引痛,气管向健侧移位者,多见于悬饮证或气胸患者。

(7)乳痈

妇女哺乳期乳房局部红肿热痛,乳汁不畅,甚则破溃流脓,身发寒热。多因肝气郁结,胃热壅滞,或外感邪毒所致。

真题【2020.116】

下列各项中,属于骨骼发育异常的是

A.扁平胸　　　　　　B.桶状胸

C.鸡胸　　　　　　　D.漏斗胸

【答案】CD

2.望腹部

(1)腹部膨隆

伴四肢消瘦,属于鼓胀,为肝气郁滞或脾虚,以致气滞水停血瘀。腹部胀大,周身俱肿者,多属水肿病,为肺脾肾三脏功能失调,水湿内停所致。

(2)腹部凹陷

形体消瘦,多属久病脾胃虚弱,机体失养;或新病吐泻太过、津液大伤的病人。若腹皮甲错,深凹着脊,为脏腑精气耗竭,属病危。

(3)腹壁青筋暴露

多因肝郁气滞,脾失健运,气滞湿阻,或脾胃阳虚,水湿内停等导致血行不畅,脉络瘀阻所致,可见于鼓胀重证。

3.望腰背部

①脊柱后突,又名龟背,俗称驼背,多由肾气亏虚、发育异常,或脊椎疾患所致,亦可见于老年人。若久病

病人后背弯曲,两肩下垂,称为"背曲肩随",为脏腑精气虚衰之象。

②脊柱侧弯,多由小儿发育期坐姿不良所致。亦可见于先天不足、肾精亏损的患儿或一侧胸部痰患者。

③脊疳,脊骨突出如锯齿状,为脏腑精气极度亏损之象。

④腰部拘急,多由寒湿侵袭,经气受阻,或跌仆闪挫,血脉瘀滞所致。

4.望四肢

(1)手足外形

①四肢萎缩:四肢或某一肢体肌肉消瘦、萎缩,松软无力。多因气血亏虚或经络闭阻,肢体失养所致。

②肢体肿胀:四肢肿胀,兼红肿疼痛者,多因湿热郁阻,经络气血运行不畅所致;若足跗肿胀,或兼全身浮肿,多见于水肿;若下肢肿胀,皮肤粗厚如象皮者,多见于丝虫病。

③膝部肿大:膝部红肿热痛,屈伸不利,见于热痹,为风湿郁久化热所致。若膝部肿大而股胫消瘦,形如鹤膝,称为"鹤膝风",多因寒湿久留、气血亏虚所致。

④小腿青筋,形似蚯蚓;多因寒湿内侵,络脉血瘀所致。

⑤下肢畸形:直立时两踝并拢而两膝分离,称为膝内翻(又称"O"型腿);两膝并拢而两踝分离,称为膝外翻(又称"X"型腿)。若踝关节呈固定型内收位,称足内翻;呈固定外展位,称足外翻。皆属先天不足,肾气不充,或后天失养,发育不良所致。

(2)手足动态

①肢体痿废指肢体肌肉萎缩,筋脉弛缓,痿废不用。多见于痿病,常因肺热津伤,或湿热浸淫,或脾胃虚弱,或肝肾亏虚,或外伤瘀血阻滞所致。

②若一侧上下肢痿废不用者,称为半身不遂,多见于中风患者。

③若双下肢痿废不用者,多见于截瘫患者。

七 望二阴

1.望前阴

(1)阴囊肿大

疝气或囊痈。疝气,可因小肠坠入阴囊,或内有瘀血、水液停积,或脉络迂曲,睾丸肿胀等引起。囊痈,多为肝经湿热下注引起。(2000131)

(2)外阴湿疹

肝经湿热下注,风邪外袭引起,久病多因阴虚血燥。

(3)子宫脱垂

阴户有物突出名为阴挺。多由脾虚中气下陷,带脉失约,冲任虚损,或生育过多,或产后劳伤,损伤胞络

及肾气,系胞无力而使胞宫下坠阴户之外所致。

2.望后阴

(1)肛痈

肛门周围局部红肿疼痛,状如桃李,破溃流脓者,为肛痈。多由湿热下注,或外感邪毒阻于肛周而成。

(2)肛裂

多由热结肠燥或阴虚津亏所致。

(3)痔疮

肛门内外生有紫红色柔软肿块,突起如峙者,为痔疮。多由肠中湿热蕴结或血热肠燥,或久坐、负重、便秘等,使肛门部血脉瘀滞,热与血相搏,结滞不致所致。

(4)脱肛

直肠黏膜或直肠全层脱出肛外。多由脾虚中气下陷所致。

(5)肛瘘

多由肛门周围痈肿余毒未尽,溃口不敛所致。

八 望皮肤

1.色泽异常

(1)皮肤发赤

皮肤突然鲜红成片,色如涂丹,边缘清楚,灼热肿胀,称为丹毒。发于头面者,名抱头火丹;发于小腿足部者,名流火;发于全身、游走不定者,名赤游丹。发于上部者多由风热化火所致,发于下部者多由湿热化火而成,亦有因外伤染毒而引起者。

(2)皮肤发黄

面目、皮肤、爪甲俱黄,称为黄疸,多因外感湿热、疫毒,内伤酒食,或脾虚湿困、血瘀气滞等所致。

①黄色鲜明如橘皮色者,属阳黄,因湿热蕴蒸,胆汁外溢肌肤而成。

②黄色晦暗如烟熏色者,属阴黄,因寒湿阻遏所致。

(3)皮肤紫黑

皮肤黄中显黑,黑而晦暗者称为黑疸,多见于黄疸病后期。由劳损伤肾所致。周身皮肤发黑亦可见于肾阳虚衰的病人。

(4)皮肤白斑

四肢、面部等处出现点、片状白色改变,大小不等,界限清楚,病程缓慢,称为白驳风。多因风湿侵袭,气血失和,血不荣肤所致。

2.形态异常

①肌肤甲错:指皮肤干枯粗糙,状若鱼鳞,多属瘀血日久,肌肤失养所致。

②皮肤干枯:阴津耗伤,营血亏虚或外邪侵袭,气

血滞涩

③皮肤水肿:(见阳水与阴水)。

3.皮肤病变

(1)斑

皮肤黏膜出现深红色或青紫色片状斑块,平铺于皮肤,抚之不碍手,压之不褪色。因外感温热邪毒,热毒窜络,内迫营血;或因脾虚血失统摄,阳衰寒凝气血;或因外伤,使血不循经,外溢肌肤所致。

(2)疹

皮肤出现红色或紫红色、粟粒状疹点,高出皮肤,抚之碍手,压之褪色。常见于麻疹、风疹、瘾疹等病。多因外感风热时邪,或过敏,或热入营血所致。

(3)斑疹顺逆

①在外感病中见之,若色红身热,先见于胸腹,后延及四肢,斑疹发后热退神清者,是邪去正安,为顺。

②若布点稠密成团,色深红或紫暗,先见于四肢,后延及胸腹,壮热不退,神识不清者,是邪气内陷,为逆。

(4)白㾦

又称白疹。指皮肤出现的一种白色小疱疹。

①特点是晶莹如粟,高出皮肤,根部肤色不变,内含浆液,擦破流水,多发于颈胸部,四肢偶见,面部不发,消失时有皮屑脱落。

②机制:白㾦的出现,多因外感湿热之邪,郁于肌表,汗出不彻,蕴酿而发,乃湿温病人湿热之邪透泄外达之机。(199216、199579、199727)

(5)水痘

小儿皮肤出现粉红色斑丘疹,很快变成椭圆形的小水疱,其后结痂。

①特点:椭圆形,顶满无脐,晶莹明亮,浆液稀薄,皮薄易破,流清水,破后结痂,皮肤完好。大小不等,分批出现,常兼有轻度恶寒发热表现。

②机制:因外感时邪,内蕴湿热所致,属儿科常见传染病。

(6)湿疹

周身皮肤出现红斑,迅速形成丘疹、水疱,破后渗液,出现红色湿润之糜烂面。多因禀赋不耐,饮食失节,湿热蕴结,复感风邪,郁于肌肤而发。(2020117)

(7)痤疮

肺经风热阻于肌肤,或脾胃蕴热,湿热内生,或劳汗当风,风寒与阳热相搏,郁阻肌肤。

真题【2020.117】

下列疾病中,皮肤上可出现水疱的有

A. 热气疮　　　　　　B. 湿疹

C. 缠腰火丹　　　　　D. 疖

【答案】ABC

九 望排出物

1. 望痰

①痰白清稀者，多属寒痰。因寒邪阻肺，津凝不化，聚而为痰，或脾阳不足，湿聚为痰，上犯于肺所致。

②痰黄稠有块者，多属热痰。因邪热犯肺，煎津为痰，痰聚于肺所致。

③痰少而黏，难于咳出者，多属燥痰。因燥邪犯肺，耗伤肺津，或肺阴虚津亏，清肃失职所致。

④痰白滑量多，易于咳出者，多属湿痰。因脾失健运，水湿内停，湿聚为痰，上犯于肺所致。

⑤痰中带血，色鲜红者，称为咯血。常见于肺痨、肺络张、肺癌等病人。多因肺阴亏虚和肝火犯肺，火热灼伤肺络，或痰热、邪毒壅肺，肺络受损所致。

⑥咳吐脓血痰，气腥臭者，为肺痈。是热毒蕴肺，化腐成脓所致。

2. 望涕

①新病鼻塞流清涕，是外感风寒；鼻流浊涕，是外感风热。

②阵发性清涕，量多如注，伴喷嚏频作者，多属鼻鼽，是风寒束于肺卫所致。

③久流浊涕，质稠、量多、气腥臭者，多为鼻渊，是外感风热或湿热蕴阻所致。

3. 望涎

涎为脾之液。望涎主要诊察脾与胃的病变。

①口流清涎量多者，多属脾胃虚寒。因脾胃阳虚，气不化津所致。

②口中时吐黏涎者，多属脾胃湿热。为湿热困阻中焦，脾失运化，湿浊上泛所致。

③小儿口角流涎，涎渍颐下，病名曰滞颐。多由脾虚不能摄津所致，亦可见于胃热虫积。

④睡中流涎者，多为胃中有热，或宿食内停、痰热内蕴。

4. 望唾

唾为肾之液，然亦关乎胃。

①胃中虚冷，肾阳不足，水液失其温运，气化失司，则水邪上泛，可见时吐唾沫。

②胃有宿食，或湿邪留滞，唾液随胃气上逆而溢于口，故见多唾。

5. 望呕吐物

呕吐的机制为胃气上逆。

①呕吐物清稀无酸臭味，或呕吐清水痰涎，为寒呕，因胃阳不足，或寒邪犯胃，导致水饮内停于胃，胃失和降所致。

②呕吐物秽浊有酸臭味，为热呕，因邪热犯胃，胃失和降，邪热蒸腐胃中饮食，则吐物酸臭。

③吐不消化、味酸腐的食物，多属伤食，因暴饮暴食，损伤脾胃，食积不化，胃气上逆，推邪外出所致。

④呕吐黄绿苦水，多属肝胆郁热或湿热。

⑤吐血色暗红或紫暗有块，夹有食物残渣，属胃有积热，或肝火犯胃，或胃腑血瘀所致。

⑥呕吐清水痰涎，胃脘有振水声，属于痰饮。

十 望小儿指纹

小儿指纹诊法始见于唐·王超《水镜图诀》。(200714)

◎提示▶▶▶本部分重点为望病理小儿指纹。

1. 三关测轻重

(1)小儿食指按指节分为三关

食指第一节为风关，第二节为气关，第三节为命关。根据络脉在食指三关出现的部位，可以测定邪气的浅深，病情的轻重。

(2)三关的临床意义

①指纹显于风关，是邪气入络，邪浅病轻，可见于外感初起。

②指纹达于气关，是邪气入经，邪深病重。

③指纹达于命关，是邪入脏腑，病情严重。(199582)

④指纹直达指端(称透关射甲)，提示病情凶险，预后不良。

2. 浮沉分表里

(1)指纹浮而显露

为病邪在表，见于外感表证。因外邪袭表，正气抗争，鼓舞气血趋向于表，故指纹浮显。(199317)

(2)指纹沉隐不显

为病邪在里，见于内伤里证。因邪气内困，阻滞气血难于外达，故指纹沉隐。

3. 红紫辨寒热

①指纹鲜红，属外感风寒表证。因邪正相争，气血趋向于表，指纹浮显，故纹色偏红。(199317、199419、200582)

②指纹紫红，属里热证。因热盛血涌，气血壅滞，故见紫红。

③指纹青色，主疼痛、惊风。因痛则不通，或肝风内动，使脉络郁滞，气血不通，故纹色变青紫。(2002130)

④指纹淡白，属脾虚、疳积。因脾胃气虚，气血生化不足，不能充养脉络，故纹色淡白。

⑤指纹紫黑，为血络郁闭，病属危重。因邪气亢盛，郁闭心脉或心肺气衰，脉络瘀阻，故见紫黑。

4. 淡滞定虚实

①指纹浅淡而纤细者，多属虚证。因气血不足，脉络不充所致。

②指纹浓滞而增粗者，多属实证。因邪正相争，气

血壅滞所致。(200583)

十一 望舌

1. 舌诊的原理与临床意义

舌与脏腑、经络、气血、津液有着密切的联系。

①舌为心之苗，心气通于舌。手少阴心经之别系舌本。心血上荣于舌。心主神明，舌体的运动又受心神的支配。

②舌为脾之外候。足太阴脾经连舌本、散舌下。中医认为，舌苔是由胃气蒸发谷气上承于舌面而成，与脾胃运化功能相应。

③肝藏血、主筋，足厥阴肝经络舌本。

④肾藏精，足少阴肾经循喉咙，夹舌本；足太阳膀胱经经筋结于舌本；肺系上达咽喉，与舌根相连。

总结：脏腑与舌本的关系可以概括为——心系、脾连、肾夹、肝络。

2. 舌诊的方法和注意事项

(1)舌诊的方法

①望舌的顺序是先看舌尖，再看舌中、舌边，最后看舌根部。

②望舌应当先看舌质，再看舌苔。望舌质，主要观察舌质的颜色、光泽、形状及动态等。察舌苔，重点观察舌苔的有无、色泽、质地及分布状态等。

③清·梁玉瑜在《舌鉴辨证》中提出用刮舌验苔的方法进行舌诊。刮舌可用消毒压舌板的边缘，以适中的力量，在舌面上由舌根向舌尖刮三五次。若刮之不去或刮而留有污质，多为里有实邪；刮之即去，舌体明净光滑者，多为虚证。

④如需揩舌，可用消毒纱布卷在食指上，蘸少许清洁水在舌面上揩抹数次。这两种方法可用于鉴别舌苔有根无根，以及是否属于染苔。

(2)注意事项

①光线影响：望舌以白天充足而柔和的自然光线为佳，如在夜间或暗处，用日光灯为好。

②饮食或药品影响：
· 过食肥甘之品及服用大量镇静剂，可使舌苔厚腻；长期服用某些抗生素，可产生黑腻苔或霉腐苔。
· 某些饮食或药物，会使舌苔染色，称为染苔。如饮用牛奶可使舌苔变白、变厚；食用花生、瓜子可使舌面附着黄白色渣滓，易与腐腻苔相混；食用蛋黄、橘子可将舌苔染成黄色；各种黑褐色食品、药品，长期吸烟等，可使舌苔染成灰色、黑色。

③口腔对舌象的影响：牙齿残缺，可造成同侧舌苔偏厚；镶牙可以使舌边留有齿痕；睡觉时张口呼吸者，可以使舌苔增厚、干燥等。

④伸舌姿势的影响：伸舌时舌体蜷缩，或过分用力，或时间过长，会引起舌色改变。

3. 正常舌象的特征及其生理变异

(1)正常舌象

舌体柔软灵活，舌色淡红明润，舌苔薄白均匀，苔质干湿适中，简称"淡红舌，薄白苔"。

(2)正常舌象的生理变异

正常舌象受内外环境变化的影响，可产生生理性变异。

①年龄是舌象生理变异的重要因素之一。如儿童舌多淡嫩，舌苔偏少易剥；老年人舌色多暗红。女性受月经周期的生理影响，在经期可出现舌蕈状乳头充血而舌质偏红，或舌尖边部点刺增大。

②由于先天禀赋的差异，舌象可以出现一些差异。临床常见肥胖的人舌质多胖大而色淡，消瘦的人舌体略瘦而舌色偏红。

③季节与地域的改变会导致舌象发生相应的改变。夏季舌苔多厚，或有淡黄色；秋季苔多偏薄偏干；冬季舌常滋润。

4. 望舌质(舌神、舌色、舌形、舌态及舌下络脉)的内容及临床意义

(1)舌神

舌神，舌有神与否，主要表现在舌质的荣枯与灵动方面。

①荣舌：舌质荣润红活，有生气，有光彩，舌体活动自由，为气血充盛的表现，常见于健康人；在病中，虽病也是善候。

②枯舌：舌质干枯死板，毫无生气，失去光泽，或活动不灵，为气血衰败的征象。病见枯舌，多属危重病证，是为恶候。

(2)舌色

舌色，即舌质的颜色。一般分为淡红、淡白、红、绛、青紫四种。

①淡红舌：舌色淡红润泽。为气血调和的征象，常见于正常人，外感病见之，多属表证；内伤杂病见之，多属病轻。

②淡白舌：比正常舌色浅淡，舌色白而几近无血色。主气血两虚、阳虚，枯白舌主亡血夺气。气血亏虚，血不荣舌，或阳气虚衰，运血无力，不能载血以上充舌质，致使舌色浅淡。若淡白光莹，舌体瘦薄，属气血两虚。若淡白湿润，舌体胖嫩，多属阳虚水湿内停。(199619、1999103、200017、200316)

③红舌：比正常舌色红，甚至呈鲜红色。红舌主热证，包括实热、阴虚。因血得热则行，舌体脉络充盈故呈现红色。(2017118)
· 舌色稍红，或仅舌边尖略红，多属外感风热表证初起。
· 舌鲜红而起芒刺，或兼黄厚苔，多属实热证。

- 舌尖红,多为心火上炎。
- 舌两边红,多为肝经有热。
- 舌鲜红少苔,或有裂纹,或红光无苔,为虚热证。

④绛舌:较红舌颜色更深,或略带暗红色。主热盛证。多由红舌进一步发展而来。成因为热入营血,气血沸涌,耗伤营阴,血液浓缩或虚火上炎,舌体脉络充盈,故呈现绛色。

- 舌绛有苔(或者无苔,与红舌相比,绛舌主热入营血),多属温热病热入营血,或脏腑内热炽盛。绛色愈深,热邪愈甚。(201317)

真题 【2013.17】

热入营分的常见舌象是

A. 舌红苔黄   B. 舌绛苔灰
C. 舌绛少苔   D. 舌紫苔黑

【答案】C

- 舌绛少苔或无苔,或有裂纹,多属久病阴虚火旺,或热病后期阴液耗损。

⑤青紫舌:根据程度不同,分为青舌、紫舌(淡紫舌、紫红舌、绛紫舌)、斑点舌。主气血瘀滞(热极、寒极、气虚、气滞、血瘀、酒毒)。

- 淡紫舌多由淡白舌转变而成,其舌淡紫而湿润。主阴寒内盛或阳气虚衰。
- 紫红舌、绛紫舌多为红绛舌的进一步发展,主热毒炽盛证。(1991104、199217、2003118、2004119、2008132)

(3)舌形

舌形是指舌质的形状,包括老嫩、胖瘦、点刺、裂纹、齿痕等方面的特征。(1996132、2000128、200116)

①老、嫩舌:

- 舌质纹理粗糙或皱缩,坚敛而不柔软,舌色较暗,称为苍老舌。
- 舌质纹理细腻,浮胖娇嫩,舌色浅淡,称为娇嫩舌。
- 老舌见于实证,嫩舌见于虚证。

②胖、瘦舌:舌大而厚,称为胖大舌;舌体肿大满嘴,称为肿胀舌;舌体瘦小而薄,称为瘦薄舌。胖大舌多主水湿、痰饮内停;肿胀舌多主湿热、热毒上壅。瘦薄舌多主气血两虚、阴虚火旺。(199523)

- 舌淡胖大,多为脾肾阳虚,津液输布障碍。(2020119)
- 舌红胖大,多属脾胃湿热,或痰热相搏,湿热痰饮上泛所致。(201289、201290)
- 舌肿胀色红绛,多见于心脾热盛,或素嗜饮酒,又病湿热,邪热夹酒毒上壅,或中毒导致血液瘀滞。(200218)

真题 【2020.119】

水湿内停可出现的舌象是

A. 舌体胖大   B. 舌体痿软

C. 舌苔白而水滑   D. 舌苔白如积粉

【答案】AC

③点、刺舌:点,指突起于舌面的红色或紫红色星点。大者为星,称红星舌;小者为点,称红点舌。刺,指舌乳头突起如刺,摸之棘手的红色或黄黑色点刺,称为芒刺舌。均提示脏腑热极,或为血分热盛。

- 舌红而生芒刺,多为气分热盛。
- 点刺色鲜红,多为血热内盛,或阴虚火旺。
- 点刺色绛紫,为热入营血而气血壅滞。
- 舌尖生点刺,多为心火亢盛。
- 舌边有点刺,多属肝胆火盛。舌中生点刺,多为胃肠热盛。

④裂纹舌:多由阴血亏虚、脾虚湿侵所致。(2017119)

- 舌红绛而有裂纹,多属热盛伤津。
- 舌淡白而有裂纹,多为血虚不润。
- 舌淡白胖嫩,边有齿痕又兼见裂纹者,则多属脾虚湿侵。(1991128、1995132、2002131)

⑤齿痕舌:表现为舌体边缘有牙齿压迫的痕迹。主脾虚、水湿内盛证。

- 舌淡胖大而润,舌边有齿痕者,多属寒湿壅盛,或阳虚水湿内停。
- 舌质淡红而舌边有齿痕者,多属脾虚或气虚。
- 舌红而肿胀满口,舌有齿痕者,为内有湿热痰浊壅滞。
- 舌淡红而嫩,舌体不大而边有轻微齿痕者,为先天性齿痕舌。

(4)舌态

舌态,指舌体的动态。常见的病理舌态包括痿软、强硬、喎斜、颤动、吐弄、短缩等。

①痿软舌:舌体软弱无力,不能随意伸缩。多见于阴亏已极或气血俱虚。(2018118)

- 舌痿软而淡白无华者,多属于气血俱虚。多因慢性久病,气血虚衰,舌体失养所致。
- 舌痿软而红绛少苔或无苔者,多见于外感病后期,热极伤阴,或内伤杂病,阴虚火旺所致。
- 舌红干而渐痿者,乃肝肾阴亏,舌肌筋脉失养所致。(199477、199478、1999104)

②强硬舌:舌失柔和,屈伸不利,或不能转动,板硬强直。多见于热入心包,或为高热伤津,或为风痰阻络(2015133、2016132)。

- 舌强硬而色红绛少津者,多因邪热炽盛所致。
- 舌体强硬、胖大兼厚腻苔者,多因风痰阻络所致。
- 舌强语言謇涩,伴肢体麻木、眩晕者,多为中风先兆。(201319、2001130、200517、2017118)

③歪斜舌:伸舌时舌体偏向一侧,或左或右。多见于中风,或中风先兆。(200277、2012132、201419)

④颤动舌:舌体震颤抖动,不能自主。为肝风内动的征象。可因热盛、阳亢、阴亏、血虚等所致。

• 久病舌淡白而颤动者,多属血虚动风。

• 新病舌绛而颤动者,多属热极生风。

• 舌红少津而颤动者,多属阴虚动风、肝阳化风。

• 酒毒内蕴,亦可见舌体颤动。

真题【2016.132】

风痰阻络可导致的异常舌象有

A. 强硬舌　　　　　　　　B. 痿软舌

C. 歪斜舌　　　　　　　　D. 颤动舌

【答案】AC

真题【2015.133】

热盛伤津的舌象可表现为

A. 短缩舌　　　　　　　　B. 强硬舌

C. 苔焦黄而燥　　　　　　D. 苔灰黑而干

【答案】ABCD

真题【2018.118】

气血虚衰的舌象是

A. 痿软舌　　　　　　　　B. 强硬舌

C. 淡白苔　　　　　　　　D. 剥脱苔

【答案】ACD

⑤吐弄舌:舌伸于口外,不即回缩者,称为吐舌;舌反复吐而即回,或舌舔口唇四周,掉动不宁者,称为弄舌。一般都属心脾有热。吐舌可见于疫毒攻心,或正气已绝。弄舌多见于热甚动风先兆。吐弄舌亦可见于小儿智力发育不全。(2018119)。

⑥短缩舌:

• 舌体卷短、紫缩,不能伸长,甚至伸舌难以抵齿可因寒凝筋脉、痰浊内蕴、热盛伤津、气血俱虚所致。

• 舌体短缩,色淡白或青紫而润者,属于寒凝筋脉或气血俱虚。舌短缩,苔滑腻者,属于脾虚不运、痰浊内蕴。舌短缩而红绛干燥,属于热盛伤津。

(1992129、1993130、1999130、200317、200616、2006114、2011131、2015133)

(5)舌下脉络

①舌下络脉短而细,周围小络脉不明显,舌色偏淡者,多属气血不足,脉络不充。

②舌下络脉粗胀,或呈青紫、绛、绛紫、紫黑色,或舌下细小络脉呈暗红色或紫色网络,或舌下络脉曲张如紫色珠子状大小不等的结节等改变,皆为血瘀的征象。(1994130、199719)

5.望舌苔(苔质、苔色)的内容及其临床意义

(1)苔质

①薄、厚苔:舌苔的厚薄以"见底""不见底"作为衡量标准。透过舌苔能隐隐见到舌质者,称为薄苔,又称见底苔;不能透过舌苔见到舌质者,称为厚苔,又称不见底苔。临床意义主要反映邪正的盛衰和邪气之深浅。

• 薄苔是正常舌苔的表现之一,提示胃有生发之气。

• 厚苔是由胃气兼夹湿浊、痰浊、食浊、热邪等熏蒸,积滞舌面所致,主痰湿、食积、里热等证。

• 辨舌苔厚薄可测知邪气的深浅:病变初期,舌苔由薄转厚,提示邪气渐盛,或表邪入里,为病进;舌苔由厚转薄,或舌上复生薄白新苔,提示正气胜邪,或内邪消散外达,为病退的征象。

②润、燥苔:

• 舌苔润泽有津,干湿适中,不滑不燥,称为润苔。

• 舌面水分过多,伸舌欲滴,扪之湿滑,称为滑苔。

• 舌苔干燥,扪之无津,甚则舌苔干裂,称为燥苔。

• 苔质粗糙,扪之碍手,称为糙苔。

主要反映体内津液的盈亏和输布情况。

• 润苔是正常舌苔的表现之一,疾病过程中见润苔,提示体内津液未伤。

• 滑苔为水湿之邪内聚的表现,主痰饮、水湿。如寒湿内侵,或阳虚不能运化水液,寒湿、痰饮内生,都可出现滑苔。

• 燥苔提示体内津液已伤。如高热、大汗、吐泻后,或过服温燥药物等,导致津液不足,舌苔失于滋润而干燥。亦有因痰饮、瘀血内阻,阳气被遏,不能上蒸津液濡润舌苔而见燥苔者,属津液输布障碍。

• 糙苔可由燥苔进一步发展而成。舌苔干结粗糙,津液全无,多见于热盛伤津之重证;苔质粗糙而不干者,多为秽浊之邪盘踞中焦。

③腻、腐苔:

• 舌象特征:苔质致密,颗粒细小,融合成片,如涂有油腻之状,紧贴舌面,揩之不去,刮之不脱,称为腻苔。苔质疏松,颗粒粗大,形如豆腐渣堆积舌面,揩之易去,称为腐苔。若舌上黏厚一层,有如疮脓,则称脓腐苔。(199218)

• 临床意义:皆主痰浊、食积;脓腐苔主内痈。(199113)腻苔多由湿浊内蕴,阳气被遏,湿浊痰饮停聚舌面所致。舌苔白腻不燥,自觉胸闷,多为脾虚湿困,阻滞气机。舌苔白腻而滑,为痰浊、寒湿内阻,阳气被遏,气机阻滞(201415)。舌苔黏腻而厚,口中发甜,是脾胃湿热,邪聚上泛。舌苔黄腻而厚,为痰热、湿热、暑湿等邪内蕴,腑气不畅。(199479、200279、200475、200476、2016133)腐苔的形成,多因阳热有余,蒸腾胃中秽浊之邪上泛,聚积舌面,主食积胃肠,或痰浊内蕴。脓腐苔,多见于内痈或邪毒内结,是邪盛病重的表现。(199480)

真题【2016.133】

可出现黄腻苔的是

A. 痰热内阻证　　　　　　B. 湿热内蕴证

C. 痰饮化热证　　　　　　D. 食积化热证

【答案】ABCD

【2019.11】

痰热内阻证与湿热内蕴证均常见的舌象是

A.舌苔黄滑　　　　　B.苔白如积粉
C.舌苔黄腻　　　　　D.舌苔灰腻

【答案】C

④剥（落）苔：舌面本有舌苔，疾病过程中舌苔全部或部分脱落，脱落处光滑无苔而可见舌质。

· 舌前半部苔剥脱者称前剥苔；舌中部苔剥脱者称中剥苔；舌根部苔剥脱者称根剥苔。

· 舌苔多处剥脱，舌面仅斑驳残存少量舌苔者，称为花剥苔。（200280）

· 舌苔周围剥脱，仅留中心一小块者，称为鸡心苔。

· 舌苔全部剥脱，舌面光洁如镜者，称为镜面舌。

· 舌苔不规则地剥脱，边缘凸起，界限清楚形似地图，部位时有转移者，称为地图舌。

· 舌苔剥脱处，舌面不光滑，仍有新生苔质颗粒，或舌乳头可见者，称为类剥苔。

临床意义：一般主胃气不足，胃阴损伤或气血两虚，亦是全身虚弱的一种征象。（199824）

· 舌红苔剥多为阴虚。舌淡苔剥或类剥苔，多为血虚或气血两虚。

· 镜面舌色红绛者，为胃阴枯竭，胃乏生气之兆，属阴虚重证。

· 舌色㿠白如镜，甚则毫无血色者，主营血大虚，阳气虚衰，病重难治。

· 舌苔部分脱落，未剥脱处仍有腻苔者，多为正气亏虚，痰浊未化，病情较为复杂。

· 舌苔前剥，多为肺阴不足；舌苔中剥，多为胃阴不足；舌苔根剥，多为肾阴枯竭。

⑤真、假苔：

· 舌苔的真假，以有根无根为标准。舌苔紧贴于舌面，刮之难去，刮后仍留有苔迹，不露舌质，舌苔像从舌体上长出者，称为有根苔，此属真苔。

· 若舌苔不紧贴舌面，不像舌所自生而似涂于舌面，苔易刮脱，刮后无垢而舌质光洁者，称为无根苔，即假苔。

· 真假苔对辨别疾病的轻重、预后有重要意义。平人之正常者，见薄苔有根，乃胃有生气。病之初中期，舌见真苔且厚，为邪气深重，正气亦盛，病属实证；久病见真苔，说明正气虽有损耗，但胃气尚存，预后较佳。无根之苔，无论厚薄，只要刮后舌面光滑，无生苔迹象，便是脾胃肾之气不能上荣，正气已衰竭。

⑥偏全苔：

· 舌象特征：舌苔遍布舌面，称为全苔。舌苔半布，偏于前、后、左、右某一局部，称为偏苔。

· 临床意义：病中见全苔，常主邪气散漫，多为湿痰中阻之征。舌苔偏于某处，常提示该处所候脏腑有邪气停聚。

· 偏苔应与剥苔相鉴别：偏苔为舌苔前、后、左、右厚薄不均，而非剥苔之本来有苔而剥落，以致舌苔显示偏于某处。若因一侧牙齿脱落，摩擦减少而使该侧舌苔较厚者，亦与病理性偏苔有别。

（2）苔色

①白苔：苔白而薄，透过舌苔可看到舌体者，是薄白苔。苔白而厚，不能透过舌苔见到舌体者，是厚白苔。临床意义：可为正常舌苔，病中多主表证、寒证，亦可见于热证。（199427、2015132）

· 苔薄白而润，可为正常舌象，或为表证初起，或是里证病轻，或是阳虚内寒。

· 苔薄白而滑，多为外感寒湿，或为脾肾阳虚，水湿内停。

· 苔白厚腻，多为湿浊内停，或为痰饮、食积。

· 苔白厚而干，主痰浊湿热内蕴。

· 苔白如积粉，扪之不燥者，称为积粉苔，常见于瘟疫或内痈等病，系秽浊湿邪与热毒相结而成。

· 苔白而燥裂，粗糙如砂石，提示燥热伤津，阴液亏损。

【2015.132】

关于白苔临床意义的叙述，正确的是

A.苔薄白而润，可见于外感表证初期
B.苔白而厚腻，多为水饮内停所致
C.苔白厚如积粉，扪之不燥，常见于食积胃肠
D.苔白腻而燥，可因湿浊内阻，气不化津所致

【答案】ABD

②黄苔：舌苔呈现黄色。根据苔黄的程度，有淡黄、深黄和焦黄之分。

· 淡黄苔又称微黄苔，苔呈浅黄色，多由薄白苔转化而来。

· 深黄苔又称正黄苔，苔色黄而深厚。

· 焦黄苔又称老黄苔，是正黄色中夹有灰黑色苔。

临床意义：主热证、里证。

· 邪热熏灼于舌，故苔呈黄色。

· 苔色愈黄，说明热邪愈甚，淡黄苔为热轻，深黄苔为热重，焦黄苔为热结。

· 舌尖苔黄，为热在上焦；舌中苔黄，为热在胃肠；舌根苔黄，为热在下焦；舌边苔黄，为肝胆有热。

· 舌苔由白转黄，或呈黄白相兼，为外感表证处于化热入里，表里相兼阶段。

· 薄黄苔提示热势轻浅，多见于风热表证，或风寒化热入里。

· 苔淡黄而润滑多津者，称为黄滑苔，多为寒湿、痰饮聚久化热；或为气血亏虚，复感湿热之邪所致。青舌黄苔——寒湿化热。（199915、200476）

・苔黄而干燥,甚至苔干而硬,颗粒粗大,扪之糙手者,称黄糙苔;苔黄而干涩,中有裂纹如花瓣状,称黄瓣苔;黄黑相兼,如烧焦的锅巴,称焦黄苔。均主邪热伤津,燥结腑实之证。

・黄苔而质腻者,称黄腻苔,主湿热或痰热内蕴,或为食积化腐。(200475)

◎提示 ▶▶▶

主热证、里证	淡黄↓深黄↓焦黄	薄黄苔	风热表证;风寒化热入里
		黄滑苔	阳虚寒湿化热;痰饮聚久化热;气血亏虚,复感湿热
		黄燥苔	邪热伤津
		黄瓣苔	
		焦黄苔	邪热伤津,燥结腑实
		黄腻苔	湿热、寒痰内蕴;食积化热
		绛舌黄白苔	气营两燔
		绛舌黄润苔	阴虚夹湿;血热夹湿;营热湿重;热初入营
		青舌黄苔	寒湿内盛(真寒假热)

③灰黑苔:苔色浅黑,称为灰苔;苔色深灰,称为黑苔。两者只是程度上不同,常常并称灰黑苔。主阴寒内盛,或里热炽盛等。舌苔的润燥是辨别灰黑苔寒热属性的重要指征。(2017118)

・在寒湿病中出现灰黑苔,多由白苔转化而成,其舌苔灰黑必湿润多津,苔润而灰黑——阴寒内盛。(200518)

・在热性病中出现,多由黄苔转变而成,其舌苔灰黑必干燥无津液,苔燥而灰黑——里热炽盛。(2007158)

・舌边舌尖部呈白腻苔,而舌中舌根部出现灰黑苔,舌面湿润,多为阳虚寒湿内盛,或痰饮内停。

・舌边舌尖见黄腻苔,而舌中为灰黑苔,多为湿热内蕴,日久不化所致。

・苔焦黑干燥,舌质干裂起刺者,无论是外感内伤,均为热极津枯之征。(199815、2015133)

・苔黄黑者,为霉酱苔,多由胃肠素有湿浊宿食,积久化热,熏蒸秽浊上泛舌面所致,亦可见于湿热夹痰的病证。

6.舌质和舌苔综合分析

(1)舌质与舌苔单方面异常

一般无论病之新久,提示病情尚属单纯。如淡红舌而伴有干、厚、腻、滑、剥等苔质变化,或苔色出现黄、灰、黑等异常时,主要提示病邪性质、病邪盛衰和消长等方面的情况,正气尚未明显损伤。

(2)舌苔和舌质均出现异常

①舌质与舌苔变化一致:揭示病机相同,所主病证一致,说明病变比较单纯。例如舌质红,舌苔黄而干燥,主实热证。

②舌苔和舌质变化不一致:舌质与舌苔不一致,甚至相反的变化,多提示病因病机比较复杂,此时应对二者的病因病机以及相互关系进行综合分析。如淡白舌黄腻苔,舌色淡白主虚寒,而苔黄腻又主湿热,舌色与舌苔反映的病性相反,但舌质反映正气,舌苔反映病邪,所以平素脾胃虚寒者复感湿热之邪可见上述舌象,此为寒热夹杂,本虚标实。

小试牛刀

1.下列各项中,不属于少神的临床表现的是:
   A.目光乏神,双目少动
   B.少气懒言,食欲减退
   C.精神萎靡,意识模糊
   D.动作迟缓,少气懒言

2.下列舌象变化提示病情好转的是:
   A.苔质由薄转厚
   B.满舌厚苔突然消退
   C.舌色由红转绛
   D.舌苔由燥变润

3.下列各项中,不属于项强常见原因的是:
   A.风寒客于经络   B.热极生风
   C.颈部肌肉劳损   D.肾精亏损

4.面色青与面色白的共同主病是:
   A.疼痛   B.寒证
   C.失血   D.血瘀

5.下列各项中,不属于导致痿软舌常见原因的是:
   A.气血虚衰   B.热极伤阴
   C.肝肾阴亏   D.心脾有热

6. **面色白与面色黑的共同主病是：**
    A. 水饮   B. 寒证   C. 夺气   D. 血瘀

7. **下列各项中，不属于导致剥苔常见原因的是：**
    A. 胃气不足   B. 胃阴损伤
    C. 气血两虚   D. 脾虚湿困

8. **汗出仅见于头部，多见于：**
    A. 湿热蕴结   B. 风湿阻络
    C. 阴虚内热   D. 燥热内结

9. **在五色主病中，青色主：**
    A. 寒证   B. 热证   C. 虚证   D. 湿证

10. **小儿出现高热，面部青紫，尤以鼻柱两眉间及口唇四周为甚，往往属于：**
    A. 血热瘀滞   B. 肾阴耗竭
    C. 气滞血瘀   D. 动风先兆

11. **妇女面青，多由于：**
    A. 水饮内停   B. 湿浊下注
    C. 肝肾阴虚   D. 肝强脾弱

12. **肝郁脾虚病人的面色是：**
    A. 萎黄   B. 青黄
    C. 青紫   D. 面黄如橘

13. **青色与黑色的共同主病为：**
    A. 寒证、湿证、虚证   B. 寒证、痛证、瘀血
    C. 湿证、瘀血、惊风   D. 水饮、瘀血、痛证

14. **小儿食指络脉弯曲、环形、多枝者，多属：**
    A. 实证   B. 虚证   C. 寒证   D. 热证

15. **中焦火盛的表现是：**
    A. 胖而能食   B. 肥而食少
    C. 形瘦食多   D. 形瘦食少

16. **下列哪项是脏腑精气衰竭的表现：**
    A. 体胖食少，神疲乏力
    B. 体瘦能食，舌红苔黄
    C. 体瘦颧红，皮肤枯干
    D. 大骨枯槁，大肉陷下

17. **病人但坐不得卧，卧则气逆者为：**
    A. 肺痈   B. 肺痿   C. 肺胀   D. 肺痨

18. **斑秃属于：**
    A. 血虚受风   B. 精血不足
    C. 肾阴不足   D. 营血有热

19. **将目之不同部位分属于五脏之说，源于：**
    A.《重订通俗伤寒论》 B.《灵枢·大惑论》
    C.《诸病源候论》   D.《四诊抉微》

20. **目部的心脏相关部位是：**
    A. 眼胞   B. 瞳仁
    C. 黑睛   D. 内外眦的血络

21. **颈肿眼突，可诊断为：**
    A. 肺胀   B. 瘿瘤   C. 瘰疬   D. 痄腮

22. **目眴属：**
    A. 目态主病   B. 目形主病
    C. 目色主病   D. 目神主病

23. **瞳孔散大多属：**
    A. 肝风内动   B. 肝经风热
    C. 气血不足   D. 肾精耗竭

24. **导致耳轮甲错的常见原因是：**
    A. 肾气不足   B. 肾精耗竭
    C. 瘀血入络   D. 肾阴亏虚

25. **牙齿光燥如石，属于：**
    A. 肾阴枯涸   B. 阳明热盛
    C. 胃阴不足   D. 燥邪犯肺

26. **白痦的出现，多因：**
    A. 气分热盛，熏蒸皮肤
    B. 风湿热邪留于肌表
    C. 湿热火毒内蕴
    D. 湿郁汗出不彻

27. **食指络脉诊法始见于：**
    A.《小儿药证直诀》 B.《水镜图诀》
    C.《幼幼集成》   D.《望诊遵经》

28. **小儿食指络脉浮露，色鲜红的提示：**
    A. 急惊风   B. 疳积
    C. 实热   D. 外感表证

29. **苔质粗糙，扪之碍手的舌象是：**
    A. 滑苔   B. 燥苔   C. 糙苔   D. 润苔

30. **假神的病机是：**
    A. 气血不足，精神亏损
    B. 机体阴阳严重失调
    C. 脏腑虚衰，功能低下
    D. 精气衰竭，虚阳外越

31. **疹的主要特点是：**
    A. 色深红或青紫   B. 平铺于皮肤
    C. 抚之碍手   D. 压之不褪色

32. **下列各项，不属于面色青主病的是：**
    A. 寒证   B. 惊风   C. 湿证   D. 气滞

33. **齿燥如枯骨者，属于：**
    A. 热盛伤津   B. 阳明热盛
    C. 肾阴枯涸   D. 胃阴不足

34. **淡白舌的主病是：**
    A. 阳虚证   B. 虚热证
    C. 寒凝证   D. 瘀血证

35. **舌淡白光莹，属于：**
    A. 气血两亏   B. 阳虚
    C. 寒凝   D. 血瘀

36. **下列与淡白舌最无关的主证是：**
    A. 气血亏虚   B. 阳虚
    C. 亡阳   D. 阴虚

37. **舌绛少苔而润，属于：**
    A. 阴虚火旺   B. 营血有热
    C. 表热证   D. 血瘀证

38. 舌绛少苔,主病为:
　　A. 内有瘀血　　　　B. 气血两亏
　　C. 寒凝血瘀　　　　D. 阴虚火旺

39. 观察舌形不包括下列哪项内容:
　　A. 胖大　　B. 肿胀　　C. 裂纹　　D. 短缩

40. 阴证的舌象应为:
　　A. 舌质苍老　　　　B. 舌质胖嫩
　　C. 舌质红绛　　　　D. 舌有芒刺

41. 舌淡胖嫩而见黄滑润苔,其主病为:
　　A. 湿热不化　　　　B. 痰湿内停
　　C. 内有食积　　　　D. 阳虚水湿不化

42. 中风多见:
　　A. 口开不闭　　　　B. 口角流涎
　　C. 口舌歪斜　　　　D. 口唇糜烂

43. 短缩舌与痿软舌的共同病机是:
　　A. 寒凝筋脉　　　　B. 痰浊内阻
　　C. 风痰阻络　　　　D. 气血俱虚

44. 舌体短缩,色青紫而湿润,是由于:
　　A. 气滞血瘀　　　　B. 痰浊内阻
　　C. 寒凝筋脉　　　　D. 疫毒攻心

45. 络脉的改变,可诊为虚证的是:
　　A. 增粗　　B. 弯曲　　C. 环形　　D. 单枝

46. 腐苔主病与哪一项无关:
　　A. 食积　　B. 痰浊　　C. 湿温　　D. 肝痈

47. 腻苔的特征是:
　　A. 苔质颗粒疏松,粗大而厚,揩之可去
　　B. 苔质颗粒细腻致密,揩之不去
　　C. 舌面上出现饭粒样糜点
　　D. 苔质颗粒不消,垢浊胶结

48. 外感秽浊之气,热毒内盛可见:
　　A. 白腻苔　　　　　B. 黄腻苔
　　C. 积粉苔　　　　　D. 灰黑干燥苔

49. 花剥苔主病为:
　　A. 脾胃气虚　　　　B. 胃阴不足
　　C. 胃中热盛　　　　D. 胃气阴两虚

50. 绛舌薄白苔的主病是:
　　A. 阴虚火旺　　　　B. 阴虚夹湿
　　C. 气营两燔　　　　D. 表邪未解,热入营血

51. 青舌黄苔的主病是:
　　A. 酒毒内盛　　　　B. 寒湿化热
　　C. 寒湿内盛　　　　D. 寒凝血脉

52. 气营两燔的舌象为:
　　A. 绛舌黄润苔　　　B. 红绛舌类干苔
　　C. 绛舌黏腻苔　　　D. 绛舌黄白苔

53. 舌淡白而苔灰黑,干燥如刺,刮之即净,主病是:
　　A. 气阴两虚　　　　B. 气虚热结
　　C. 血燥津枯　　　　D. 阳虚寒甚

54. 舌苔黑面润滑多属:
　　A. 寒盛阳衰　　　　B. 热盛伤津
　　C. 阴虚火旺　　　　D. 痰火内蕴

55. 黄腻灰黑苔多提示:
　　A. 热极津枯　　　　B. 湿热内蕴
　　C. 痰湿久郁　　　　D. 寒湿内阻

56. 阳虚湿盛的舌象是:
　　A. 舌红苔白滑　　　B. 舌淡嫩苔白滑
　　C. 舌边红苔黑润　　D. 舌红瘦苔黑

◼■ 参考答案

1. C	2. D	3. D	4. B	5. D
6. B	7. D	8. A	9. A	10. D
11. D	12. B	13. B	14. A	15. C
16. D	17. C	18. A	19. B	20. D
21. B	22. A	23. D	24. C	25. B
26. D	27. B	28. D	29. C	30. D
31. C	32. C	33. C	34. A	35. A
36. D	37. D	38. D	39. D	40. B
41. D	42. C	43. D	44. C	45. D
46. C	47. B	48. C	49. D	50. D
51. B	52. D	53. D	54. A	55. B
56. B				

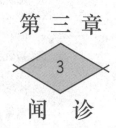

第三章
3
闻 诊

◇刘应科◇

考研中医综合复习指导

■■ 考纲要求

> 1. 听声音:音哑与失音、语声重浊、谵语、郑声、独语、错语、狂言、言謇、喘、哮、气短、咳嗽、呕吐、呃逆、嗳气、太息、喷嚏及肠鸣的特征与临床意义。
>
> 2. 嗅气味:病体与病室异常气味的临床意义。

■■ 考点解析

一 听声音

1. 喑哑与失音

(1)概念

语声嘶哑者为音哑,语而无声者为失音,或称为"喑"。

(2)临床意义

①新病音哑或失音,多属实证,所谓"金实不鸣",多因外感风寒,或风热袭肺,或痰湿壅肺,肺失清肃,邪闭清窍所致。

②久病音哑或失音,多属虚证,所谓"金破不鸣",多因阴虚火旺,或肺肾精气内伤所致。(2008133)

2. 语声重浊

语声重浊简称声重,指发出的声音沉闷而不清晰或似有鼻音。多因外感风寒,或湿浊阻滞,以致肺气不宣,鼻窍不利所致。

3. 太息

太息又称叹息,指患者情志抑郁,胸闷不畅时发出的长吁或短叹声,是情志不遂,肝气郁结之象(199518)

4. 语言

语言的异常,主要是心神的病变。病态语言主要有谵语、郑声、独语、错语、狂言、言謇等。

(1)谵语

神识不清,语无伦次,声高有力。为邪热内扰神明所致,属实证,故《伤寒论》谓"实则谵语"。见于外感热病,温邪内入心包或阳明腑实证、痰热扰乱心神等。(199717、200585、201420)

真题 【2014.20】

语无伦次,声高有力,伴高热、神志不清,统称为

A.郑声　　B.狂言　　C.独语　　D.谵语

【答案】D

(2)郑声

神识不清,语言重复,时断时续,语声低弱模糊。多因久病脏气衰竭、心神散乱所致,属虚证,即"虚则郑声"。多见于多种疾病的晚期、危重阶段。(1996105、200584)

(3)独语

自言自语,喃喃不休,见人语止,首尾不续。多因心气不足,神失所养,或气郁痰阻,蒙蔽心神所致,属阴证。常见于癫病、郁病。(199916、2001133)

(4)错语

神识清楚而语言时有错乱,语后自知言错。虚证多因心气不足,神失所养;实证多为痰浊、瘀血、气郁阻碍心神所致。(1996106、2002132、2012133)

真题 【2012.133】

可导致错语的原因有

A.痰浊　　B.瘀血　　C.气郁　　D.寒凝

【答案】ABC

真题 【2019.120】

错语的原因有

A.心气不足　　　　B.痰浊内停

C.热入心包　　　　D.肝阳上亢

【答案】AB

(5)狂言

精神错乱,语无伦次,狂躁妄言。多因情志不遂,气郁化火,痰火互结,内扰神明所致。多属阳证、实证,多见于狂病和伤寒蓄血证。

(6)言謇

神志清楚、思维正常但语言不流利,或吐字不清;或病中言语謇涩,每与舌强并见。多因风痰阻络所致,为中风先兆或后遗症。

5. 呼吸

(1)喘

呼吸困难、短促急迫,张口抬肩,甚至鼻翼扇动,难

以平卧。其发病多与肺肾等脏腑有关。

①实喘多为风寒袭肺或痰热壅肺、痰饮停肺,肺失宣肃,肺气上逆或水气凌心所致。

②虚喘是肺气不足,肺肾亏虚,气失摄纳所致。

(2)哮

呼吸急促似喘,喉间有哮鸣音。多因痰饮内伏,复感外邪所诱发,或因久居寒湿之地,或过食酸咸生冷所诱发。

(3)气短

自觉呼吸短促,数而不相接续,气短不足以息的轻度呼吸困难。其表现似喘而不抬肩,气急而无痰声。

①虚证短气,兼有形瘦神疲,声低息微等,多因体质衰弱或元气虚损所致。

②实证短气,常兼有呼吸声粗,或胸部窒闷,或胸腹胀满等,多因痰饮、胃肠积滞、气滞或瘀阻所致。(2020120)

真题【2020.120】

下列各项中,可导致气短的原因有

A. 元气亏虚　　　　　　B. 气机郁滞

C. 痰饮内停　　　　　　D. 瘀血内阻

【答案】ABCD

(4)少气

呼吸微弱而声低,气少不足以息,言语无力的症状。主诸虚劳损,多因久病体虚或肺肾气虚所致。(200018)

(5)鼻鼾

熟睡或昏迷时气道不利所发出的异常呼吸声,熟睡有鼾声多因慢性鼻病或睡姿不当所致,昏迷时鼾声不断属高热神昏或中风入脏之危候。

6. 咳嗽

(1)概念

咳嗽指气上升至喉咙,声道关闭,突然开放,发出的一种"咳—咳"的声音。古人将其分为有声无痰谓之咳,有痰无声谓之嗽,有痰有声谓之咳嗽。多因六淫外邪袭肺、有害气体刺激、内伤损肺等致肺失宣降,肺气上逆所致。

(2)临床意义

①咳声重浊沉闷,多属实证,是寒痰湿浊停聚于肺,肺失肃降所致。

②咳声轻清低微,多属虚证,多因久病耗伤肺气,失于宣降所致。

③咳嗽声高响亮,痰稠色黄,不易咳出,多属热证,多因热邪犯肺,肺津被灼所致。

④咳有痰声,痰多易咳,多属痰湿阻肺。

⑤干咳无痰或少痰,多属燥邪犯肺或阴虚肺燥。

⑥咳呈阵发连续不断,咳后有鸡鸣样回声(或咳终止时作"鹭鸶叫声"),病程较长,缠绵难愈者称为顿咳(百日咳),多因风邪与痰热搏结所致,常见于小儿。(200318、2007115)

⑦咳声如犬吠,伴有声音嘶哑,吸气困难,喉中白膜生长,擦破流血,随之复发,是时行疫毒攻喉所致,多见于白喉。(199715、199917)

7. 呕吐

胃失和降、胃气上逆的表现。前人以有声有物为呕吐,有物无声为吐,有声无物为干呕。

①吐势徐缓,声音微弱,呕吐物清稀者,多属虚寒证。常因脾胃阳虚,脾失健运,胃失和降,胃气上逆所致。

②吐势较猛,声音壮厉,呕吐出黏稠黄水,或酸或苦,多属实热证。常因邪热犯胃,胃失和降,胃气上逆所致。

③呕吐呈喷射状者,多为热扰神明,或颅脑损伤,或脑髓有病所致。

④呕吐酸腐味的食糜,多属伤食,多因暴饮暴食,或过食肥甘厚味,以致食滞胃脘所致。

⑤朝食暮吐、暮食朝吐者,为胃反,多属脾胃阳虚证。

⑥口干欲饮,饮后则吐者,称为水逆,因饮邪停胃所致。

⑦共同进餐者多人发生吐泻,可能为食物中毒。

8. 呃逆

从咽喉发出的一种不由自主的冲击声,声短而频,呃呃作响的症状。俗称打呃,唐代以前称"哕"。是胃气上逆的表现。(200715、2017120)

①呃声频作,高亢而短,其声有力者,多属实证。

②呃声低沉,声弱无力,多属虚证。

③新病呃逆,其声有力,多属寒邪或热邪客于胃;久病、重病呃逆不止,声低气怯无力属胃气衰败之危候。

④突发呃逆,呃声不高不低,无其他病史及兼症者,属饮食刺激或偶感风寒。

真题【2017.120】

下列各项中,属于呃逆原因的是

A. 进食仓促　　　　　　B. 胃气衰败

C. 热邪客胃　　　　　　D. 寒邪客胃

【答案】ABCD

9. 嗳气(201618)

嗳气俗称"打饱嗝",古称"噫"。

①嗳气酸腐,兼脘腹胀满,为宿食内停。

②嗳气频作而响亮,嗳气后脘腹胀减,嗳气发作因情志变化增减,属于肝气犯胃。

③嗳气频作,兼脘腹冷痛,得温痛减,为寒邪犯胃,

或为胃阳亏虚。

④嗳声低沉断续，无酸腐气味，兼见纳呆食少，为脾胃虚弱，属虚证，多见于老年人或脾虚之人。

⑤饱食或喝碳酸饮料后。

真题【2016.18】

下列各项中，不属于嗳气常见原因的是

A.食滞胃肠　　　　B.胃气衰败
C.肝气犯胃　　　　D.寒邪客胃

【答案】B

10.肠鸣

（1）肠鸣音增多

①脘腹部鸣响如囊裹浆，辘辘有声，称为振水声，非饮水而见此声音，多为水饮留聚于胃。

②鸣响在脘腹，如饥肠辘辘，得温得食则减，得寒则重，为中气不足，胃肠虚寒。

③肠鸣高亢而频急，脘腹痞满，大便泄泻者，多为感受风寒湿邪，胃肠气机紊乱所致。

④肠鸣阵作，伴有腹痛欲泻，泻后痛减，胸胁满闷不舒者，为肝脾不调所致。

（2）肠鸣音稀少

主要表示肠道传导功能障碍。可因：

①实热蕴结肠胃，肠道气机受阻。

②肝脾不调，气机郁滞，肠道腑气欠通。

③脾肺气虚，肠道虚弱，传导无力。

④阴寒凝滞，气机闭阻，肠道不通所致。

⑤肠鸣音完全消失，腹胀满痛者，多属肠道气滞不通，见于肠痹或肠结等病。

二 嗅气味

嗅气味可以了解疾病的寒热虚实，一般气味酸腐臭秽者，多属实热；气味偏淡或微有腥臭者，多属虚寒。

1.病体气味

（1）口气

①若口中散发臭气者，称为口臭，多与口腔不洁、龋齿、便秘或消化不良有关。

②口气酸臭，并伴食欲不振，脘腹胀满者，多属食积胃肠。

③口气臭秽者，多属胃热。

④口气腐臭，或兼咳吐脓血者，多是内有溃腐脓疡。

⑤口气臭秽难闻，牙龈腐烂者，为牙疳。

（2）汗气

①汗出腥膻，是风湿热邪久蕴皮肤，津液受到蒸变所致或汗后衣物不洁。

②汗出腥臭，可见于瘟疫或暑热火毒炽盛之证。

③腋下随汗散发阵阵臊臭气味者，是湿热内蕴所致，可见于狐臭病。

（3）痰、涕之气

①咳吐浊痰脓血，腥臭异常者，多是肺痈，为热毒炽盛所致。

②咳痰黄稠味腥者，是肺热壅盛所致。

③咳吐痰涎清稀量多，无特异气味者，属寒证。

④鼻流浊涕腥秽如鱼脑者，为鼻渊。

⑤鼻流清涕无气味者，为外感风寒。

（4）二便之气

①大便酸臭难闻者，多属肠有郁热。

②大便溏泻而腥者，多属脾胃虚寒。

③大便泄泻臭如败卵或夹有未消化食物，矢气酸臭者，为伤食，是食积腐败而下趋的表现。

④小便黄赤混浊，有臊臭味者，多属膀胱湿热。

⑤尿甜并散发烂苹果样气味者，为消渴病后期。

（5）呕吐物之气

①呕吐物清稀无臭味者，多属胃寒。

②酸腐臭秽者，多属胃热。

③呕吐未消化食物，气味酸腐者为食积。

④呕吐脓血而腥臭者为内有痈疡。

2.病室气味

①病室臭气触人，多为瘟疫类疾病。

②病室有血腥味，病者多患失血。

③病室散有腐臭气，病者多患溃腐疮疡。

④病室尸臭，多为脏腑衰败，病情重笃。

⑤病室尿臊气（氨气味），见于水肿晚期。

⑥病室有烂苹果样气味（酮体气味），多为消渴病患者，属危重病症。（200618）

⑦病室有蒜臭气味，多见于有机磷农药中毒。

> 小试牛刀

1.太息多因：
A.肺失宣降　　　　B.肺气不足
C.脾气虚弱　　　　D.肝气郁结

2.痰浊蒙蔽心窍的神志改变的特点是：
A.狂言、谵言　　　　B.神昏、痴呆
C.悲伤欲哭　　　　D.烦躁不安

3.自言自语，喃喃不休，见人则止，首尾不续，多由：
A.气郁化痰，痰火扰心
B.心气大伤，精神散乱
C.心气不足，神失所养
D.痰气郁结，阻蔽神明

4.咳声重浊，痰稀色白为：
A.风寒　　　　B.痰湿
C.燥热　　　　D.脾虚

5. 白喉的咳嗽特点是：
    A. 干咳   B. 顿咳
    C. 咳声清脆   D. 咳如犬吠
6. 寒湿咳嗽的特点是：
    A. 咳声重浊   B. 咳声清脆
    C. 咳声如犬吠   D. 咳声紧闷
7. 咳声清脆者，多属：
    A. 寒湿   B. 燥热
    C. 肺气不宣   D. 肾水不足
8. 顿咳的表现特点是：
    A. 咳声重浊   B. 咳声低微
    C. 咳声如犬吠   D. 咳终止时作"鹭鸶叫声"
9. 唐以前文献中"哕"是指：
    A. 干呕   B. 嗳气
    C. 呃逆   D. 呕吐
10. 尿液散发烂苹果味多见于：
    A. 消渴病危重期   B. 失血

C. 脏腑败坏   D. 瘟疫
11. 咳声如犬吠样，可见于：
    A. 百日咳   B. 白喉
    C. 感冒   D. 肺痨
12. 外感风寒或风热之邪，或痰湿壅肺，肺失宣肃，导致的音哑或失音，称为：
    A. 子喑   B. 金破不鸣
    C. 金实不鸣   D. 少气
13. 独语，病因多属：
    A. 热扰心神   B. 痰火扰心
    C. 风痰阻络   D. 心气不足

■■ 参考答案

1. D	2. B	3. C	4. A	5. D
6. D	7. B	8. D	9. C	10. A
11. B	12. C	13. D		

基础篇

中医诊断学

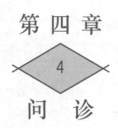

第四章 4 问 诊

考纲要求

1. 主诉、现病史、既往史、个人生活史与家族史。

2. 问寒热：寒、热的含义,恶寒发热、但寒不热、但热不寒及寒热往来的概念、表现类型与临床意义。

3. 问汗

表证辨汗：表征无汗与有汗的临床意义。

里证辨汗：自汗、盗汗、大汗、战汗的表现特征与临床意义,里证无汗的临床意义。

局部辨汗：头汗、心胸汗、半身汗、手足心汗及阴汗的表现特征及其临床意义。

4. 问疼痛

疼痛的性质：胀痛、刺痛、冷痛、灼痛、重痛、酸痛、闷痛、绞痛、空痛、隐痛、窜痛、固定痛、掣痛的表现特征及其临床意义。

疼痛的部位：头痛、胸痛、胁痛、胃脘痛、腹痛、背痛、腰痛、四肢痛和周身疼痛的表现类型及临床意义。

5. 问头身胸腹不适：头晕、胸闷、心悸、胁胀、脘痞、腹胀、身重、麻木及乏力的表现特征及其临床意义。

6. 问耳目：耳鸣、耳聋、目痛、目眩、目昏和雀盲的表现及其临床意义。

7. 问睡眠：不寐与多寐的概念、表现类型与临床意义。

8. 问饮食与口味

口渴与饮水：口不渴、口渴多饮、渴不多饮等的表现特征及其临床意义。

食欲与食量：食欲减退、厌食、多食易饥、饥不欲食及偏嗜食物等的表现特征及其临床意义。

口味：口淡、口苦、口甜、口酸、口咸、口涩、口黏腻的表现特征与临床意义。

9. 问二便

大便：便次、便质及排便感异常的表现类型及其临床意义。

小便：尿次、尿量及排尿感异常的表现类型及其临床意义。

10. 问妇女

月经：月经异常的表现及其临床意义。

带下：带下异常的表现及其临床意义。

11. 问男子：阳痿、阳强、遗精、早泄的表现特征及临床意义。

12. 问小儿：出生前后情况,预防接种史,传染病史,发病原因。

考点解析

一 主诉、现病史、既往史、个人生活史与家族史

1. 问诊的内容

问诊主要包括一般情况、主诉、现病史、既往史、个人生活史、家族史等。

2. 一般情况

包括姓名、性别、年龄、婚否、民族、职业、籍贯、工作单位、现住址、联系方式等。

3. 个人生活史

个人生活史主要包括生活经历、精神情志、饮食起居、婚育状况等。

4. 家族史

询问病人有血缘关系的直系亲属,包括父母、兄弟姐妹、子女等人的健康和患病情况,必要时询问家属的死亡原因。以辨别遗传性疾病与某些传染性疾病。

5. 既往史

既往史包括患者的平素健康状况和病人过去曾患过何种疾病,是否接受过预防接种,有无药物或其他物品的过敏史,做过何种手术治疗等。小儿应当注意询问预防接种、传染病和传染病接触史。

6. 现病史

病人从起病到此次就诊时疾病的发生、发展及其诊治的经过。

（1）发病情况

主要包括发病的时间、起病缓急、原因或诱因、最初的症状及其性质、部位，当时曾作何处理等。

（2）病变过程

一般可按疾病发生的时间顺序进行询问。如某一阶段症状的性质、程度、病情好转或加重情况；何时出现新的病情，病情有无变化规律等。

（3）诊治经过

就诊前已经在其他医院进行过诊断和治疗情况。

（4）现在症状

询问病人就诊时所感受到的痛苦和不适，以及与病情相关的全身情况。问现在症状是问现病史的主要内容，可以用《十问歌》简单概括。《十问歌》是清代陈修园在明代医学家张景岳的《十问篇》基础上略做修改而成，即"一问寒热二问汗，三问头身四问便，五问饮食六胸腹，七聋八渴俱当辨，九问旧病十问因，再兼服药参机变，妇女尤必问经期，迟速闭崩皆可见，再添片语告儿科，天花麻疹全占验"。

问寒热

1.寒热的含义

（1）寒

"寒"指病人自觉怕冷的感觉。临床上有恶风、恶寒和畏寒之分。

①病人遇风觉冷，避之可缓者，谓之恶风。

②病人自觉怕冷，多加衣被或近火取暖而不能缓解者，谓之恶寒。

③病人自觉怕冷，多加衣被或近火取暖而能够缓解者，谓之畏寒。

（2）热

"热"指发热，包括病人体温升高，或体温正常而病人自觉全身或局部（如手足心）发热。

寒与热的产生，主要取决于病邪的性质和机体阴阳的盛衰两个方面。

2.恶寒发热的概念、表现和临床意义

（1）概念

指病人恶寒与发热同时出现，是表证的特征性症状。古人有"有一份恶寒就有一份表证"的说法。

（2）表现与临床意义

①恶寒重发热轻：患者感觉怕冷明显，并有轻微发热的症状，是风寒表证的特征，由外感风寒之邪所致。

②发热轻而恶风：指病人自觉有轻微发热，并有遇风

觉冷、避之可缓的症状，是伤风表证的特征，由外感风邪所致。

③发热重恶寒轻：指病人自觉发热较重，同时又有轻微怕冷的症状，是风热表证的特征，由外感风热之邪所致。

尽管恶寒发热是表证的特征性症状，但某些里热证亦可表现为寒热并见。如肠痈、疮疡、瘟疫及邪毒内陷等。

3.但寒不热的概念、表现和临床意义

（1）概念

指病人只感寒冷而不发热的症状，是里寒证的寒热特征。其怕冷的产生，多为感受寒邪致病，或为阳气不足而阴寒内生。

（2）表现与临床意义

①新病恶寒：指病人突然感觉怕冷，且体温不高的症状。主要见于里实寒证，多因感受寒邪较重，寒邪直中脏腑、经络，郁遏阳气，肌体失于温煦，故突起恶寒而体温不高。

②久病畏寒：指病人经常怕冷，四肢凉，得温可缓的症状。主要见于里虚寒证。

4.但热不寒的概念、表现和临床意义

（1）概念

指病人只发热，而无怕冷之感的症状。多系阳盛或阴虚所致，是里热证的特征。

（2）表现与临床意义

①壮热：体温在39℃以上持续不退，不恶寒只恶热的症状，属里实热证，见于伤寒阳明经证和温病气分证。

②潮热：按时发热或热势按时加重，如潮汐之有定时。

③微热：分为气虚发热、阴虚发热、气阴两虚发热和气郁发热。

• 气虚发热，为发热并伴有气虚的表现：长期微热，劳累则甚，兼疲乏、少气、自汗。机制：脾虚气陷，清阳不升，郁而发热。

• 阴虚发热，为发热并伴有阴虚的表现：长期低热，兼颧红、五心烦热等。机制：阴虚阳盛，阴不制阳，虚热内生。

• 气阴两虚发热，专门见于一个儿科病症，叫作小儿夏季热，表现为小儿于夏季气候炎热时长期发热，兼有烦渴、多尿、无汗等症，至秋凉自愈。

• 气郁发热，亦称郁热，见于发热伴有情志抑郁：每因情志不舒而时有微热，兼胸闷，急躁易怒等症。机制：肝气郁结，气结不舒，郁而发热。

◇提示▶▶▶中医诊断学上常常考查的潮热包括：阳明潮热（日晡或申时发热）、湿温潮热（身热不扬）、阴虚内热（骨蒸发热）、瘀血日久发热（午后或夜间潮热）、热入营分（身热夜甚）。

1.下午3～5时（即申时）热势较高者，称为日晡潮热，常见于阳明腑实证。因邪热入里，与胃肠燥热内结所致。（199682、200519）

2.身热不扬（即肌肤初扪之不觉很热，但扪之稍久即感灼手），午后热甚，兼见头身困重等症，属于湿温病。外感湿温邪气，湿遏热伏，郁蒸于内则身热不扬，午后阳气渐渐入里，故热势加重。（199219、199519、199826、200619、201417）

真题【2014.17】
下列各项中，属于湿温发热特点的是
A.身热不扬　　　　　B.骨蒸发热
C.夜热早凉　　　　　D.日晡发热
【答案】A

3.午后和夜间有低热，自觉热自骨内向外透发，称为骨蒸发热，见于阴虚火旺或瘀血积久，郁而化热。

4.发热以夜间为甚者，称为身热夜甚，常是热入营分，耗伤营阴的表现。夜间阳入于阴，加重虚热，故身热夜甚。

5.寒热往来的概念、表现和临床意义

（1）概念

指病人自觉恶寒与发热交替发作的症状。是正邪相争，互为进退的病理反映，常见于伤寒病的少阳病证，为半表半里证的特征。

（2）表现与临床意义

①寒热往来无定时：指病人自觉时冷时热，一日多次发作而无时间规律的症状。多见于少阳病，为半表半里证。

②寒热往来有定时：见于疟疾或者气郁化火及妇人热入血室。疟疾：指病人恶寒战栗与高热交替发作，每日或二三日发作一次，发有定时的症状。兼有剧烈头痛、口渴多汗等症。（201519）每日发作的叫作间日疟，二三日发作一次的叫作三日疟。（201118、200818）妇女热入血室：出现寒热往来，似疟非疟，常常在月经将来或将尽时发作。

真题【2015.19】
症见中午寒战，午后发热恶热，随后汗出而热退，每日1次者，属于
A.少阳病　　　　　B.阳明病
C.疟疾　　　　　　D.湿温
【答案】C

三 问汗

1.无汗与有汗

（1）无汗

①表证无汗者，多属风寒表证，因寒性收引，寒邪袭表，腠理致密，玄府闭塞所致。

②里证无汗兼见口不甚渴，舌绛而干，多因阴津亏虚，化汗之源所致。若兼见面唇色淡，舌色淡白，多为血虚，化源不足；若兼见畏寒乏力，舌淡苔白者，多因阳气亏虚，无力化汗所致。

（2）有汗

①表证有汗出者，多见于风邪犯表证和风热表证。

②里证有汗出者，多见于里热证，里热炽盛，迫使津液外泄，则汗出量多。亦可见于里虚证，如阳气亏虚，肌表不固，或阴虚内热，蒸津外泄，均常有出汗的症状。

2.特殊汗出

（1）自汗

醒时经常汗出，活动后加重，多见于气虚证和阳虚证。阳气亏虚，卫外不固，故汗液自出，动则气耗，卫表更虚，故动则加重。注意：自汗多因阳气亏虚引起，但阳气亏虚者并非都会出现自汗。因阳气虚者亦可蒸化无力，无汗可出。

（2）盗汗

睡则汗出，醒则汗止，见于阴虚证。患者本阴虚内热，睡则阳入于阴，内热加重，蒸津而出，故睡则汗出。醒时阳出于阴，内热减少，故汗止。（200416）自汗与盗汗并见的常见原因是气阴两虚。（200819）

（3）绝汗

病重时汗出不止，分为亡阴之汗或亡阳之汗，又称脱汗。

①亡阳之汗表现为：冷汗淋漓如水，伴有面色苍白，肢冷脉微等阳气亡脱，津随气泄的危象。（2003122）

②亡阴之汗表现为：汗热如油，伴有躁扰烦渴，脉细数疾等内热逼迫涸竭之阴津外泄之象。

（4）战汗

战栗伴有汗出，见于正邪剧烈交争，是疾病发展的转折点。正邪剧争则战栗，邪气随津外泄故汗出。（200220）

3.局部辨汗

头汗、心胸汗、半身汗、手足心汗、阴汗的表现及其临床意义。

①头汗：又称但头汗出，指汗出仅见于头部，或头颈部汗出量多的症状。其病机为：（1994131、1995133、

1998133、1999106、2005114、201217、2014134)

- 上焦热盛，迫津外泄。
- 中焦湿热蕴结，湿郁热蒸，迫津上越。
- 元气将脱，阴阳离决，虚阳上越，津随阳泄。
- 小儿睡眠时头汗较多，无其他不适属正常现象，俗称"蒸笼头"

真题 【2014.134】

导致头汗的原因有

A. 虚阳上越   B. 上焦热盛
C. 中焦湿热   D. 下焦湿热

【答案】ABC

②半身汗：
- 指病人仅一侧身体汗出的症状。但汗出常见于健侧，无汗半身常是病变的部位。
- 多见于痿病、中风及截瘫病人。多因风痰、痰瘀、风湿等阻滞经络，营卫不能周流，气血失和所致，故《素问·生气通天论》说："汗出偏沮，使人偏枯。"（1999105）

③手足心汗：
- 指手足心汗出的症状。手足心微汗出，多为生理现象；汗出量多，则为病理性汗出
- 若兼见五心烦热，咽干口燥者，多为阴虚内热，迫津外泄。
- 若兼见腹胀便秘，日晡潮热者，多因阳明燥热内结·若兼见口干欲饮，牙龈肿痛，肢体困重，便溏呕恶者，多因脾胃湿热内盛所致。

④心胸汗出：指心胸部易出汗或汗出过多的症状。多见于虚证。若兼见心悸、失眠、腹胀、便溏者，多为心脾两虚；若兼见心悸、心烦、失眠、腰膝酸软者，多为心肾不交。

四 问疼痛

1.问疼痛的性质

胀痛、刺痛、窜痛、固定痛、冷痛、灼痛、绞痛、隐痛、重痛、酸痛、掣痛、空痛的表现及其临床意义。

（1）胀痛

疼痛伴有胀满的感觉或胀甚于痛，是气滞作痛的特点。但头目胀痛，则多因肝火上炎或肝阳上亢所致。

（2）刺痛

痛如针刺。属于瘀血作痛的特点。

（3）窜痛

疼痛而走窜不定。若胸胁脘腹窜痛，多因气滞所致；若四肢关节疼痛而游走不定，多见于痹证，因风邪偏胜所致，又称行痹。

（4）固定痛

疼痛部位固定不移。若胸胁脘腹等处固定作痛，多是瘀血为患；若四肢关节固定作痛，多因寒湿、湿热

阻滞，或热壅血瘀所致。

（5）冷痛

疼痛有冷感而喜暖，为寒邪所致。寒邪阻滞经络所致者为实证；阳气亏虚，脏腑经脉失于温煦所致者为虚证。常见于腰脊、脘腹、四肢关节等处。如寒凝肝脉引起的睾丸坠胀冷痛和少腹冷痛。（2005116）

（6）灼痛

疼痛伴有局部灼热感而喜凉，为火邪所致。火邪窜络所致者，为实证；阴虚火旺所致者，为虚证。

（7）绞痛

疼痛剧烈如刀绞的感觉。多因有形实邪阻闭气机，或寒邪凝滞气机所致。如：心脉痹阻所引起的"真心痛"（心绞痛），结石阻滞胆管所引起的上腹痛（胆绞痛），寒邪犯胃所引起的胃脘痛等，还包括寒邪凝滞胃肠引起的肠绞痛，皆具有绞痛的特点。（2008134、201018、201218、2020121）

真题 【2012.18】

下列各项中，不属于绞痛常见原因的是

A. 血脉痹阻   B. 湿邪内阻
C. 结石阻滞   D. 阴寒凝结

【答案】B

真题 【2020.121】

绞痛可出现的部位是

A. 头部   B. 胸胁部
C. 脘腹部   D. 腰腹部

【答案】BCD

（8）隐痛

痛势不剧，绵绵不休。多因阳气精血亏虚，脏腑经脉失养所致。

（9）重痛

疼痛伴有局部或肢体沉重感，多因湿邪困阻气机所致。但头重痛亦可因肝阳上亢，气血上壅所致。（200618）

（10）酸痛

疼痛兼有酸软感的症状。多因湿邪侵袭肌肉关节，气血运行不畅所致。亦可因肾虚骨髓失养引起。如痹证腿部酸痛，肾虚腰膝酸软或剧烈运动肌肉疲劳引起。

（11）掣痛

掣痛也称引痛、彻痛，一处疼痛牵扯到别处，多因筋脉失养，或筋脉阻滞不通所致。

（12）空痛

疼痛兼有空虚感，见于虚证。多因气血亏虚，阴精不足，脏腑经脉失养所致。如气血亏虚引起的头部空痛，血虚月经不调引起的少腹空痛。

117

2.问疼痛的部位

头痛、胸痛、胁痛、胃脘痛、腹痛、背痛、腰痛、四肢痛、周身疼痛的类型及其表现。

(1)头痛

①分经论治:前额连眉棱骨痛,属于阳明经;头两侧痛,属于少阳经;后头连项痛,属于太阳经;颠顶痛,属于厥阴经。(199620)

②头痛分虚实:外感六淫及痰浊、瘀血、郁火、阳亢、癥积、寄生虫等,属于实证(不通则痛);气血阴精亏虚,不能上荣于头,属于虚证(不荣则痛)。

◎提示▶▶▶经常考查的特殊头痛:风湿头痛的特点是头痛如裹。肝风夹痰内扰清窍头痛的特点是头痛晕沉。肝阳上亢头痛的特点是胀痛。头脑空痛或头痛绵绵多因气血亏虚,脑窍失养所致。(199722、200417)

(2)胸痛

胸部内藏心肺,故胸痛多与心肺病变有关。

①左胸心前区憋闷疼痛,时痛时止者,多因痰、瘀等邪阻滞心脉所致,可见于胸痹等病。

②胸痛剧烈,面色青灰,手足青至节者,多因心脉急骤闭塞所致,可见于厥心痛(真心痛,即心梗)。(200717)

③胸痛,伴有颧赤盗汗,午后潮热,多因肺阴亏虚,虚火灼络所致,可见于肺痨。

④胸痛,咳喘气粗,壮热面赤者,多因热邪壅肺,肺络不利所致,可见于肺热病等。

⑤胸痛,壮热,咳吐脓血腥臭痰者,多因痰热壅肺,腐肉成脓所致,可见于肺痈。

(3)胁痛

胁的一侧或两侧疼痛,两胁为肝胆经走行部位,故疼痛多与肝胆病变有关。可见于肝郁气滞、肝胆湿热、肝胆火盛、肝阴亏虚。(1991129、199319、199420)饮停胸胁,阻滞气机,经脉不利也可见胁痛。

(4)胃脘痛

病机为胃失和降,气机不畅。要分虚实,因寒、热、气滞、瘀血和食积所致者,属于实证;因胃阴虚或胃阳不足,胃失所养引起者,属于虚证。

(5)腹痛

部位:剑突下至脐以上为大腹,属脾胃;脐以下至耻骨毛际以上为小腹,属肾、膀胱、大小肠及胞宫;小腹两侧为少腹,是足厥阴肝经循行的部位。小腹刺痛,小便自利,为蓄血。

(6)背痛

为自觉背部疼痛的症状。

①背痛不可俯仰者,为寒湿阻滞或督脉损伤。

②背痛连项,为风寒客于足太阳经。

③肩背痛,为寒湿阻滞,经脉不利。

(7)腰痛

腰部两侧,或腰脊正中疼痛的症状。腰部两侧为肾所在的部位,故称"腰为肾之府",腰部中间为脊骨。

①腰部经常绵绵作痛,酸软无力,因肾虚所致。

②腰部冷痛沉重,阴雨天加重,多因寒湿所致。

③腰部刺痛,或痛连下肢,多因瘀血阻络或腰椎病变。

④腰部突然剧痛,向少腹部放射,尿血,因结石阻滞所致。

⑤腰痛连腹,绕如带状,多因带脉损伤所致。

(8)四肢痛

指四肢的肌肉、筋脉和关节等部位疼痛的症状。

①风、寒、湿邪侵袭,或风湿郁而化热,或痰瘀、瘀热阻滞气血运行所致。

②脾胃虚损,水谷精微不能布达于四肢所致。

③若独见足跟痛或胫膝酸痛者,多因肾虚所致,常见于老年人或体弱者。

(9)周身痛

指头身、腰背及四肢等部位皆痛的症状。久病卧床不起而周身痛者,多属虚证,常因气血亏虚,形体失养所致。新病周身痛,多属实证,以外感风寒,风湿或湿热疫毒所致。

五 问头身胸腹不适

1.头晕的表现特征和临床意义

(1)表现

头晕指病人自觉头脑眩晕,轻者闭目自止,重者感觉自身或眼前景物旋转,不能站立的症状。

(2)临床意义

①头晕胀痛,口苦,易怒,脉弦数者,多因肝火上炎、肝阳上亢,脑神被扰所致。

②头晕面白,神疲乏力,舌淡脉弱者,多因气血亏虚,脑失充养所致。

③头晕而重,如物缠裹,痰多苔腻者,多因痰湿内阻,清阳不升所致。

④头晕耳鸣,腰酸遗精者,多因肾虚精亏,髓海失养所致。

⑤外伤后头晕刺痛者,多因瘀血阻滞,脑络不通所致。

2.胸闷的表现特征和临床意义

(1)表现

胸闷指病人自觉胸部痞塞满闷的症状。

(2)临床意义

胸闷与心、肺等脏气机不畅,肺失宣降,肺气壅滞有着密切的关系。

①胸闷，心悸气短者，多因心气虚或心阳不足所致。

②胸闷，咳喘痰多者，多系痰饮停肺所致。

③胸闷，壮热，鼻翼扇动者，多因热邪或痰热壅肺所致。

④胸闷气喘，畏寒肢冷者，多因寒邪客肺所致。

⑤胸闷气喘，少气不足以息者，多因肺气虚或肺肾气虚所致。

⑥气管、支气管异物，气胸，以及肝气郁结等，均可导致胸闷。

3.心悸的表现特征和临床意义

(1)表现

心悸指病人自觉心跳不安的症状。心悸包括怔忡与惊悸。

①因受惊而致心悸，或心悸易惊者，谓之惊悸。

②无明显外界诱因，心跳剧烈，上至心胸，下至脐腹，悸动不安者，谓之怔忡。

(2)临床意义

多是心与心神病变的反映。

①心胆气虚，突受惊吓等常致心悸不安，临床上应根据轻重程度及兼证的不同来辨证。

②心悸时作时止，胸闷不适，痰多，属胆郁痰扰，心神不安。

③心悸气短，乏力，自汗，属心气、心阳亏虚，鼓动乏力。

④心悸，颧红，盗汗，属心阴、心血不足，心神失养。

⑤心悸，短气喘息，胸痛不移，舌紫暗，属心脉痹阻，血行不畅。

⑥心悸，下肢或颜面浮肿，喘促，属阳虚水泛，水气凌心。

4.胁胀的表现特征和临床意义

(1)表现

胁胀指病人自觉一侧或两侧胁部胀满不舒的症状。

(2)临床意义

多与肝胆及其经脉的病变有关。

①胁胀易怒，脉弦，多因肝气郁结所致。

②胁胀，身目发黄，口苦，舌苔黄腻，多因肝胆湿热所致。

③胁胀而肋间饱满，咳唾引痛，多因饮停胸胁所致。

5.脘痞的表现特征和临床意义

(1)表现

脘痞指病人自觉胃脘胀闷不舒的症状。

(2)临床意义

是脾胃病变的表现。

①脘痞，嗳腐吞酸者，多为食积胃脘。

②脘痞，食少，便溏者，多属脾胃气虚。

③脘痞，饥不欲食，干呕，舌红少苔者，多为胃阴亏虚。

④脘痞，纳呆呕恶，苔腻者，多为湿邪困脾。

⑤脘痞，胃脘有振水声者，多为饮邪停胃。

6.腹胀的表现特征和临床意义

(1)表现

腹胀指病人自觉腹部胀满，痞塞不适，甚则如物支撑的症状。

(2)临床意义

①食后腹胀，多属脾虚不运。

②腹胀，冷痛，呕吐清水，多为寒湿犯胃或脾胃阳虚。

③腹胀，身热，面赤，便秘，腹硬痛拒按，多为热结阳明的阳明腑实证。

④腹胀，食欲不振、嗳腐吞酸，或腹痛拒按，大便秘结，多为食积。

⑤腹胀，嗳气，太息，遇情志不舒加重，多属肝气郁滞。

⑥腹胀，呃逆，呕吐，腹部按之有水声，多属痰饮。

⑦小儿腹大，面黄肌瘦，不欲进食，发结如穗，多为疳积。

7.身重的表现特征和临床意义

(1)表现

身重指病人自觉身体沉重的症状。

(2)临床意义

主要与水湿泛溢及气虚不运有关。

8.麻木的表现特征和临床意义

(1)表现

麻木指病人自觉皮肤发麻，肌肤感觉减退，甚至消失的症状。亦称不仁。

(2)临床意义

指麻木可因气血亏虚、风寒入络、肝风内动、风痰阻络、痰湿或瘀血阻络，肌肤、筋脉失养所致。

六 乏力的表现特征和临床意义

(1)表现

患者自觉肢体懈怠，疲乏无力。其基本病机是气血亏虚或湿困阳气所致。

(2)临床意义

①乏力，神疲气短，倦怠懒言，动则尤甚，舌淡脉弱

者,多为气虚。

②乏力,头晕,心悸气短,伴面色无华者,多为气血亏虚。

③乏力,身重,困倦,或伴纳呆脘痞,苔腻,脉濡者,多为湿困;若伴面色萎黄,便溏或稀便,食少腹胀者,多为脾虚湿盛。

七 问耳目

1. 耳鸣、耳聋的表现特征和临床意义

(1)表现

①耳鸣是指病人自觉耳内鸣响如潮水或蝉鸣的症状。

②耳聋是指听力减退,甚至听觉完全丧失的症状。

(2)临床意义

①突发耳鸣,声大如雷,按之尤甚,多属实证。可因肝胆火扰、肝阳上亢,或痰火壅结、气血瘀阻、风邪上袭,或药毒损伤耳窍等所致。

②渐起耳鸣,声细如蝉,按之可减,或听力逐渐减退者,多属虚证。可因肾精亏虚,或脾气亏虚,清阳不升,或肝阴、肝血不足,耳窍失养所致。(2020122)

真题【2020.122】

导致耳鸣的原因有

A. 肝胆火盛　　　　　B. 肝阳上亢
C. 肾精亏虚　　　　　D. 肝肾阴虚

【答案】ABCD

2. 目痛的表现特征和临床意义

(1)表现

目痛指病人自觉单目或双目疼痛的症状。目痒指病人自觉眼睑,眦内或目珠瘙痒的症状。

(2)临床意义

①目剧痛难忍,面红目赤者,多因肝火上炎所致。

②目赤肿痛,羞明多眵者,多因风热上袭所致。

③目微痛微赤,时痛时止而干涩者,多因阴虚火旺所致。

3. 目昏、雀盲的表现特征和临床意义

(1)表现

目昏是指视物昏暗,模糊不清的症状。雀盲是指白昼视力正常,每至黄昏以后视力减退,视物不清的症状,亦称夜盲、雀目、鸡盲。

(2)临床意义

多因肝肾亏虚,精血不足,目失所养引起,常见于年老、体弱或久病之人。

4. 目眩的表现特征和临床意义

(1)表现

亦称眼花。指患者自觉视物旋转动荡,如坐舟车,

或眼前如有蚊蝇飞动的症状。

(2)临床意义

①兼见头晕头胀,面赤耳鸣,腰膝酸软者,为肝肾阴虚,肝阳上亢所致。

②兼见头晕胸闷,体倦肢麻,恶心,苔腻者,为湿痰内蕴,清阳不升所致。

③因气虚、血亏、阴精不足,目失所养引起者,多属虚证。

④因肝火上炎、肝阳化风及痰湿上蒙清窍所致者,多属实证,或本虚标实证。

八 问睡眠

1. 不寐的表现特征和临床意义

(1)表现

不寐是指患者经常不易入睡,或睡而易醒,难以复睡,或时时惊醒,睡不安宁,甚至彻夜不眠的症状。不寐是机体阴阳平衡失调,阴虚阳盛,阳不入阴,神不守舍、心神不安所致。虚证多由营血亏虚,或阴虚火旺,心神失养;或心胆气虚,心神不安所致。实证多属火邪、痰热扰乱心神,使心神不宁,或食滞内停而致。

(2)临床意义

临床常见类型有:

①不易入睡,甚至彻夜不眠,兼心烦不寐,多见于心肾不交。

②睡后易醒,不易再睡,多见于心脾两虚。

③睡眠时时惊醒,不易安卧,多见于胆郁痰扰。

④夜卧不安,腹胀嗳气,多见于食滞内停。

2. 多寐的表现特征和临床意义

(1)表现

多寐是指精神疲倦,睡意很浓,经常不自主地入睡的症状。又称嗜睡、多眠。多因机体阴阳平衡失调,阳虚阴盛所致。

(2)临床意义

临床类型有:

①困倦易睡,伴头目昏沉,胸闷脘痞,肢体困重,苔腻,脉濡者,为痰湿困脾,清阳不升所致。

②饭后神疲,困倦易睡,形体衰弱,纳呆腹胀,少气懒言者,为脾气虚弱,清阳不升,心失所养。

③精神极度疲惫,神识朦胧,困倦欲睡,肢冷脉微为心肾阳虚,阴寒内盛所致。

④大病之后,精神疲乏而多寐为正气未复。

九 问饮食口味

1. 口渴与饮水

(1)口不渴的表现和临床意义

口渴与饮水的异常,主要反映体内津液的盈亏和

输布情况,以及证候的寒热虚实。

①表现:不渴,饮水不多。提示津液未伤。

②临床意义:多见于寒证、湿证。两者为阴邪,不耗伤津液,故口不渴,亦不欲饮。

(2)口渴多饮的表现和临床意义

①表现:口渴明显,饮水量多,是津液损伤的表现。

②临床意义:若口大渴喜冷饮,兼见高热面赤,汗出心烦,小便黄赤,脉洪数者,属实热证。因里热炽盛,燥热内生,阴液耗损所致。口渴而多饮,小便量多,形体消瘦者,属消渴病。大渴喜冷饮,伴有壮热,大汗出,为里热炽盛,津液大伤的表现(阳明气分热盛证)。

(3)渴不多饮的表现和临床意义

①表现:指患者有口干口渴的感觉,但又不欲饮水,或饮水不多,是轻度伤津,或津液输布障碍所致。

②临床意义:外感疾病中,见口干微渴,恶寒发热,咽痛,脉浮数者,为风寒表证;温病见口渴而不多饮,身热夜甚,心烦不寐,舌质红绛者,为营分证。

③特殊类型

• 口渴咽干:伴夜间尤甚,颧赤盗汗,五心烦热,舌红少苔,脉细数者,属阴虚证,因阴虚津亏,虚火内扰所致。

• 渴不多饮,兼身热不扬,头身困重,胸闷纳呆,苔黄腻者,属湿热证。热邪伤津则口渴,湿邪内阻,郁蒸于内,故不多饮。

• 渴不多饮,兼身热夜甚,心烦不寐,舌红绛者,属温病热入营分证。邪热耗伤阴津,故口渴,但热邪又能蒸腾营阴上潮于口,故不多饮。

• 渴喜热饮而量不多,或水入即吐,属痰饮病。多由痰饮内停所致,痰饮内阻,津液不能气化上承于口,故口渴;饮后水停肠,胃失和降而上逆,故水入即吐。

• 口干,但欲漱水不欲咽,兼舌质青紫,脉涩者,为有瘀血的表现。瘀血内阻,津失输布,故口干,体内津液本不亏乏,故但欲漱水不欲咽。

2.食欲与食量

(1)食欲减退的表现和临床意义

①表现:食欲减退指病人进食的欲望减退,不想进食的症状。又称不欲食、食欲不振,亦有称纳呆者。

②临床意义:脾胃亏虚,或湿邪困阻脾胃,或病邪干扰胃气。

• 若患者纳呆食少,兼见形体消瘦,面色淡白或萎黄,腹胀便溏,疲倦乏力,舌淡,脉虚者,属脾胃气虚。因脾胃亏虚,受纳、运化功能减退所致。

• 患者纳呆腹胀,胸闷恶心,呕吐泄泻,头身困重,苔腻,脉滑者,属湿邪困脾。因湿邪内阻,脾胃运化障碍所致。

• 患者不欲饮食,兼见寒热往来,胸胁苦满,神情默默,口苦咽干,目眩者,属少阳病。因邪入少阳,经气失疏,影响脾胃运化所致。

(2)厌食的表现和临床意义

①表现:厌食指病人厌恶食物,食欲大减,甚至恶闻食臭的症状,或称恶食。

②临床意义:

• 厌食,脘闷欲呕,嗳腐食臭,舌苔厚腻,脉滑者,为食滞胃脘,腐熟不及所致。

• 厌食油腻,脘闷呕恶,便溏不爽,肢体困重者,为湿热中阻,胃失和降,胃气上逆所致。

• 厌食油腻,身目发黄,胁肋灼热胀痛,口苦泛恶者,为肝胆湿热,是湿热内蕴肝胆,肝失疏泄,脾失健运所致。

• 孕妇厌食,多是妊娠反应。

(3)消谷善饥的表现和临床意义

①表现:消谷善饥指病人食欲亢进,进食量多,但食后不久即感饥饿的症状。亦称多食易饥。

②临床意义:

• 消谷善饥,兼多饮多尿,形体消瘦者,多见于消渴病。因胃火炽盛,腐熟太过所致。

• 消谷善饥,兼大便溏泻者,属胃强脾弱。(199114、1995134、200889、200890)

(4)饥不欲食的表现和临床意义

①表现:饥不欲食指病人虽然有饥饿的感觉,但不想进食,勉强进食,量亦很少的症状。

②临床意义:饥不欲食,兼脘痞,干呕呃逆者,多属胃阴虚证。胃阴不足,虚火内扰,则有饥饿感;阴虚失润,胃之腐熟功能减退,故不欲食。(200889)此外,蛔虫内扰,亦可见饥而不欲食的症状。

(5)偏嗜食物或异物的表现和临床意义

①表现:偏嗜某种食物或异物如嗜食生米、泥土,或偏食酸辣食物等的症状。

②临床意义:多见于小儿虫积。妇女妊娠期间,偏食酸辣等食物,为生理现象。偏嗜肥甘,易生痰湿;过食辛辣,易致燥热;偏嗜生冷,易伤脾胃。

3.口味

①口淡,口中乏味,甚至无味。见于脾胃虚弱、寒湿中阻。脾胃阳气亏虚,运化腐熟功能低下,或寒湿内停,阴不耗液,故口淡乏味。(200217)

②口甜,指病人自觉口中有甜味的症状,多因湿热蕴结于脾,因湿热内阻,脾胃升降失职,浊气上蒸,故口甜。口甜而少食,神疲乏力者,多属脾气亏虚,因甘味入脾,脾气虚则甘味上泛之故。(201089、201090、201418)

真题【2014.18】

脾胃湿热可导致的口味异常是

A.口淡　　B.口酸　　C.口咸　　D.口甜

【答案】D

③口黏腻,指病人自觉口中黏腻不爽的症状多由湿浊困阻中焦所致。常见于痰热内盛、湿热中阻、食积化热及寒湿困脾。因湿性黏滞,痰热、湿热上蒸,或寒湿上泛于口,导致口中黏腻不爽。

④口酸,指病人自觉口中有酸味,或泛酸,甚至闻之有酸腐气味的症状。多见于伤食、肝胃郁热等。暴饮暴食,损伤胃肠,食积不化,化腐生酸,浊气上泛,则口中泛酸,气味酸腐。肝胃不和,酸味入肝,肝郁化热犯胃,胃失和降,则泛吐酸水。

⑤口苦,指病人自觉口中有苦,多见于实热证或肝胆火热之证。心烦失眠者,常有口苦,乃心火上炎之故;胆汁味苦,故肝火上炎或胆气上泛,皆可致口苦。

⑥口涩,指病人自觉口有涩味,如食生柿子的症状。多与舌燥同时出现。为燥热伤津,不能濡润口舌所致。

⑦口咸,指病人自觉口中有咸味的症状。因咸入肾,肾阴不足,虚火上炎,又或肾阳亏虚,寒水上泛,皆可令口中有咸味。

十 问二便

1. 问大便

(1)便次异常的表现和临床意义

①便秘:大便燥结,排便时间延长,便次减少,或时间虽不延长但排便困难的症状。

临床意义:实证:邪热内结或寒邪凝滞大肠。虚证:阴血、津液亏虚、肠道失润,或气虚、阳虚,肠道传导无力。

②泄泻:又称腹泻。指大便次数增多,粪质稀薄不成形,甚至呈水样的症状。

临床意义:

· 新病暴泻,泻下清稀如水,肠鸣腹痛,或伴恶寒发热者,属寒湿泄泻。

· 泄泻腹痛,泻而不爽,粪色黄褐,气味臭秽,兼见肛门灼热,小便短黄者,属湿热泄泻。

· 脘闷纳呆,腹痛泄泻,泻下臭秽,泻后痛减,或大便中伴有不消化之物者,属伤食。

· 纳少腹胀,大便溏泄,脘腹隐痛喜按,面色萎黄,消瘦神疲者,属脾虚。

· 腹痛作泻,泻后痛减,每因情志抑郁恼怒或精神紧张时症状加重者,属肝郁乘脾。

(2)便质异常的表现和临床意义

①完谷不化:指大便中含有较多未消化食物的症状。

临床表现:病久体弱者见之,多属脾、肾阳虚;新起者多为食滞胃肠。(200319)

②溏结不调:大便时干时稀,多因肝郁脾虚,肝脾不调所致。若大便先干后稀,多属脾虚。(199825、200520、201910、2020118)

真题【2019.10】

大便先干后溏者,多见于

A. 脾胃气虚证

B. 脾肾阳虚证

C. 肝脾不调证

D. 大肠湿热证

【答案】A

真题【2020.118】

肝郁脾虚所致的大便异常有

A. 排便不爽　　　　B. 完谷不化

C. 里急后重　　　　D. 溏结不调

【答案】AD

③便血:指血自肛门排出,包括血随便出(近血),或便黑如柏油状(远血)。

临床意义:远血多因脾胃虚弱,气不统血;近血多因大肠湿热,或大肠风燥,伤及血络等所致。

(3)排便感异常的表现和临床意义

①肛门灼热:指排便时自觉肛门周围有灼热不适感。多因大肠湿热,或热结旁流,热迫直肠所致。见于热泻或湿热痢疾。

②里急后重:指腹痛窘迫,时时欲泻,肛门重坠,便出不爽的症状。常见于痢疾。多因湿热内阻,肠道气滞所致。(2003119)

③排便不爽:指排便不通畅,有涩滞难尽之感的症状。总因大肠气滞,传导失司引起。腹痛泄泻,黄褐臭秽,肛门灼热,或伴里急后重者,多因湿热蕴结大肠气机不畅,传导不利所致。(200716、201287、201288)腹痛欲便而排出不爽,抑郁易怒者,多因肝郁乘脾,肠道气滞所致。腹泻不爽,大便酸腐臭秽者,多因食滞内停,肠道气机不畅所致。

真题【2012.87】

脾胃气虚证可见的表现是

A. 腹痛窘急,时时欲便　　B. 大便先结后溏

C. 久泻久痢,滑脱失禁　　D. 大便时干时稀

【答案】B

真题【2012.88】

大肠湿热证可见的表现是

A. 腹痛窘急,时时欲便　　B. 大便先结后溏

C. 久泻久痢,滑脱失禁　　D. 大便时干时稀

【答案】A

④滑泄失禁:指大便不能随意控制,呈滑脱之状,甚至便出而不自觉的症状,属脾肾阳虚。若滑泄不止,腹痛喜温喜按,形瘦纳少,倦怠乏力者,为脾阳虚;若滑泄失禁,兼见腰膝冷痛,或为五更泻者,为肾阳虚。

⑤肛门重坠:指肛门有沉重下坠感觉的症状。肛门重坠常于劳累或排便后加重,多因脾虚中气下陷或大肠湿热所致。常见于久泄久痢或体弱患者。

(4)便色异常

①黄褐如糜而臭:大肠湿热。

②灰白如陶土:黄疸,因肝胆疏泄失职,胆汁不能正常排泄,影响脾胃运化所致。

③有黏冻、脓血:痢疾,湿热中阻肠道或肠癌。

2.问小便

(1)尿次异常的表现和临床意义

①小便频数:指排尿次数增多,时欲小便的症状。新病小便频数,尿急,尿痛,小便短赤者,多因湿热蕴结膀胱,热迫气滞所致,常见于淋病类疾病;久病小便频数,色清量多,夜间明显者,多因肾阳虚或肾气不固,膀胱失约所致,常见于老人及神衰、久病肾虚等患者。

②癃闭:小便不畅,点滴而出为癃;小便不通,点滴不出为闭,合称癃闭。癃闭有虚实之分。实性癃闭多由湿热下注、瘀血内阻、结石阻塞等,使膀胱气化失司,尿路阻塞所致。虚性癃闭,多因久病或年老气虚,或肾阳不足,膀胱气化功能减退所致。(2006116、201615)

真题【2016.15】

下列各项中,不属于尿时感觉异常的是

A.尿后余沥不尽　　　　B.遗尿

C.小便失禁　　　　　　D.癃闭

【答案】D

(2)尿量异常的表现和临床意义

①尿量增多:指每天尿次、尿量皆明显超过正常量次的症状。小便清长量多者,属虚寒证,因阳虚不能蒸化水液,水津直趋膀胱所致。多尿、多饮而形体消瘦者,多为消渴,因燥热阴虚,肾阳偏亢,气化太过所致。

②尿量减少:指每天尿次、尿量皆明显少于正常量次的症状。多由热盛伤津、腹泻伤津、汗吐下伤津,小便化源不足。若尿少而见肌肤浮肿者,为水肿病,多因脾、肺、肾功能失常,气化不利,水液内停。

(3)排尿感异常的表现和临床意义

①小便涩痛:指排尿时自觉尿道灼热疼痛,小便涩滞不畅的症状。可因湿热内蕴,膀胱气化不利所致。

②余沥不尽:指小便之后仍有余溺点滴不净的症状。多因肾阳亏虚,肾气不固,开合失司所致。常见于劳淋、膏淋、精癃等病中,或见于老年人及久病体弱者。

③小便失禁:指小便不能随意控制而自行溢出的症状。多因肾气亏虚,下元不固,膀胱失约,或脾虚气陷及膀胱虚寒,不能约摄尿液所致。尿路损伤,或湿热瘀血阻滞,使尿路失约,气机失常,亦可见小便失禁。若神昏而小便失禁,多因邪闭心包,心神失去其主宰作用所致。

④遗尿:指成人或3岁以上小儿于睡眠中经常不自主地排尿的症状。多因禀赋不足,肾气未充,或肾气亏虚,不能固约膀胱引起。

十一 问妇女月经

1.经期异常的表现和临床意义

(1)月经先期

①表现:指连续2个月经周期或以上出现月经提前7天以上的症状。

②临床意义:多因脾气亏虚,肾气不足,冲任不固,或因阳盛血热、肝郁化热、阴虚火旺,热扰冲任,血海不宁所致。总结为四个字:气虚、血热。(199918、200419、2015134)

真题【2015.134】

属于血热所致月经异常的是

A.月经先期　　　　　B.月经后期

C.经色深红质稠　　　D.月经过少

【答案】AC

(2)月经后期

①表现:指连续2个月经周期或以上出现月经延后7天以上的症状。

②临床意义:多因营血亏损,肾精不足,或因阳气虚衰,无以化血,使血海不能按时蓄溢所致;亦可因气滞血瘀、寒凝血瘀、痰湿阻滞、冲任不畅所致。总结为血虚、血瘀、肾虚、痰湿。(2007116)

(3)月经先后无定期

指连续两个月经周期或以上,月经周期时而提前,时而延后达7天以上的症状。亦称经期错乱。多因肝气郁滞,气机逆乱,或脾肾虚损,冲任失调,血海蓄溢失常所致。总结为肝郁、脾虚。

2.经量异常的表现和临床意义

(1)月经过多

①表现:月经血量较常量明显增多的症状。

②临床意义:多因血热内扰,迫血妄行;或因气虚,冲任不固,经血失约;或因瘀血阻滞冲任,血不归经所致。总结为气虚、血热、血瘀。(201118、2012134)

真题【2012.134】

瘀血内阻导致的月经异常可表现为

A.经期延后　　　　　B.经色深红

C.月经夹有血块　　　D.月经量少

【答案】ACD

(2)月经过少

①表现:月经过少为月经血量较常量明显减少,甚至点滴即净的症状。

②临床意义:多因营血不足,或肾气亏虚,精血不足,血海不盈;或因寒凝、血瘀、痰湿阻滞,血行不畅所致。总结为:肾虚、血虚、血瘀。

(3)崩漏

①表现:崩漏指非正常行经期间阴道出血的症状。

若来势迅猛,出血量多者,谓之崩(中);势缓而量少,淋漓不断者,谓之漏(下),合称崩漏。

②临床意义:崩漏形成的原因主要是热伤冲任,迫血妄行;瘀血阻滞,血不循经;气虚冲任不固,血失统摄。总结为:气虚、血热、血瘀。

(4)闭经

①表现:闭经为女子年逾18周岁,月经尚未来潮,或已行经、未受孕、不在哺乳期,而又停经达3个月以上的症状。

②临床意义:多因肝肾不足,气血亏虚,阴虚血燥,血海空虚;或因痨虫侵及胞宫,或气滞血瘀、阳虚寒凝、痰湿阻滞胞脉,冲任不通所致。总结为虚实两端,血虚、肾虚、血瘀、血寒、痰湿、妊娠。(2004120、2007159)

3.经色、经质异常的表现和临床意义

①经色淡红质稀,为血少不荣。

②经色深红质稠,乃血热内炽。(199918、200419、2016134)

③经色紫暗,夹有血块,兼小腹冷痛,属寒凝血瘀。

4.痛经

(1)表现

痛经指在行经时,或行经前后,周期性出现小腹疼痛,或痛引腰骶,甚至剧痛难忍的症状。亦称经行腹痛。

(2)临床意义

①若经前或经期小腹胀痛或刺痛拒按,多属气滞血瘀。

②小腹灼痛拒按,平素带下黄稠臭秽,多属湿热蕴结。

③小腹冷痛,遇暖则减者,多属寒凝或阳虚。

④月经后期或行经后小腹隐痛、空痛,多属气血两虚,或肾精不足,胞脉失养所致。(2016134)

真题【2016.134】

气血两虚可导致

A. 经色紫暗　　　　B. 月经量少
C. 月经停闭　　　　D. 经后腹痛

【答案】BCD

5.问带下

(1)白带

①表现:白带指带下色白量多,质稀如涕,淋漓不绝而无臭味的症状。

②临床意义:多因脾肾阳虚,寒湿下注或湿浊下注所致。(2003120、2004120)

(2)黄带

①表现:黄带指带下色黄,质黏臭秽的症状。

②临床意义:多因湿热下注或湿毒蕴结所致。

(3)赤白带

①表现:赤白带指白带中混有血液,赤白杂见的症状。

②临床意义:多因肝经郁热,或湿毒蕴结所致。若绝经后仍见赤白带淋漓不断者,可能由癌瘤引起。(201886)

真题【2018.86】

女子带下质稠,赤白杂见者,其原因是

A. 湿浊下注

B. 阳虚寒湿下注

C. 肝经郁热

D. 湿热夹瘀下注

【答案】C

十二 问男子

1.阳痿

(1)表现

病人阴茎不能勃起,或勃起不坚,或坚而不久,不能进行性交的症状。阳痿不是病人的不适感觉,而是性功能低下的表现。

(2)临床意义

①腰膝酸软,畏寒肢冷者,多因肾阳虚,命火衰微,性机能衰退所致。

②心悸失眠,纳呆腹胀者,多因思虑过度,损伤心脾所致。

③精神抑郁易怒者,多因为肝气郁结,失于疏泄,宗筋弛缓所致。

④肢体困重,苔黄腻者,多因湿热下注,宗筋弛纵所致。

⑤暴受惊恐之后而出现阳痿者,系惊恐伤肾之故。

2.阳强

(1)表现

在无性欲刺激的情况下,或有性刺激,或在性交过程中,阴茎持续勃起,经久不衰,坚挺不萎,并伴有疼痛的一种病症。

(2)临床意义

①湿热瘀阻型:阴茎异常勃起,坚挺不衰,性交持久也不泄精或虽泄而不倒,甚或用冷水浸洗也只缓一时,伴茎内灼热胀痛,小便不畅或尿痛,溲黄少,便秘或溏泄不爽,口干咽燥而苦。

②阴虚火旺型:阴茎勃起,经久不衰,或易起易倒,茎内热胀疼痛,或精自泄出后阴茎软缩,伴头晕腰酸,易惊难寐,口干咽燥,小便短黄。

③血液瘀阻型:阴茎勃起多系在外伤后引起。勃起坚硬,茎内胀痛而牵引两股,虽交泄精而不萎。伴行

走不便,小便不畅或不通。

3.遗精

(1)表现

病人不性交而精液遗泄的症状。梦中性交而遗精者名为"梦遗",无梦而遗,甚至清醒时精液自行滑出者为"滑精"。

(2)临床意义

①遗精频繁,甚至清醒时精液自出,并出现其他症状者属于病理性遗精。

②梦遗,失眠多梦,腰膝酸软,颧赤潮热者,多是肾阴亏虚,相火扰动精室所致。

③遗精,过劳则甚,心悸失眠,纳呆腹胀者,多是心脾两虚,气不摄精所致。

④梦遗频作,甚则滑精,腰膝酸软,面白,头晕耳鸣者,多是肾气亏虚,精关不固所致。

⑤遗精,小便混赤,苔黄腻者,多是湿热下注,扰动精室所致。

4.早泄

(1)表现

患者阴茎进入阴道不足1分钟,甚至尚未插入便发生射精,不能进行正常性交的症状。

(2)临床意义

①早泄常是肾气亏虚,精关不固的表现。

②阴虚火旺,心肾不交;肝气郁结,疏泄失度;湿热下注,扰动精室等,亦可引起早泄。

③肝失疏泄,无力制约精液;心脾两虚,阴虚火旺,肾失封藏,精关不固。

④肝喜条达而恶抑郁,若怒伤肝气,气机郁结,则约束无能,精关失固。

⑤阴虚火旺,火扰精室,致精液易泄。

⑥肾主藏精,肾失封藏,精液失于固摄,发为早泄。

十三 问小儿

1.出生前后情况

小儿的某些疾病,如新生儿疾病、痫病等,多与母亲妊娠期健康状态及分娩情况有关,故应注意询问产妇妊娠期和哺乳期的营养状况如何,有无疾病、治疗用药情况,以及小儿是否难产、早产,颅脑是否受到损伤等。婴幼儿(1个月~3周岁)发育较快,需要营养较多而脾胃功能相对较弱,喂养不当易致消化不良,故应注意询问小儿的喂养情况和坐、爬、立、走、出牙、学语的情况,了解小儿的后天营养是否充足和生长发育是否正常。

2.预防接种史、传染病史

小儿6个月~5周岁之间,从母体获得的先天免疫力逐渐消失,而自身免疫机能尚未健全,一旦接触某

种传染病则容易感染而发病,如水痘、麻疹等。预防接种能帮助小儿建立后天免疫机能,以减少感染发病几率。

3.发病原因

小儿脏腑娇嫩,抗病能力弱,易受寒热等气候、环境影响,感受外邪而致病;小儿脾胃薄弱,消化能力差,容易伤食出现呕吐、腹泻等症状;小儿脑神经发育不完善,易受惊吓,而见哭闹、惊叫、夜啼,甚至出现惊风抽搐等表现。

■ 小试牛刀

1.病人有无遗传性疾病,属以下哪项内容:
A. 既往史 　　　　　B. 家族史
C. 个人史 　　　　　D. 婚姻史

2.下列选项中,不属于个人生活史内容的是:
A. 平素健康状况 　　B. 生活经历
C. 精神情志 　　　　D. 饮食嗜好

3.身热不扬的表现,多由于:
A. 脾气虚损 　　　　B. 阴经郁热
C. 外感风热 　　　　D. 湿遏热伏

4.湿温潮热的特点是:
A. 持续高热 　　　　B. 入夜低热
C. 日晡热甚 　　　　D. 身热不扬

5.发热,午后热甚,身热不扬,属于:
A. 骨蒸劳热 　　　　B. 湿温潮热
C. 阴虚内热 　　　　D. 阳明潮热

6.阳明潮热的时间是:
A. 11~13时 　　　　B. 13~15时
C. 15~17时 　　　　D. 17~19时

7.症见寒战,继而高热,反复发作,每三日一次,多见于:
A. 少阳病 　　　　　B. 湿温
C. 疟疾 　　　　　　D. 瘟疫

8.提示疾病发展转折点的是:
A. 自汗 　　　　　　B. 盗汗
C. 蒸汗 　　　　　　D. 战汗

9.亡阳证的汗出特点是:
A. 汗液黏稠 　　　　B. 如珠如油
C. 汗质稀淡 　　　　D. 冷汗淋漓

10.睡时汗出,醒时汗止,称为:
A. 盗汗 　　　　　　B. 绝汗
C. 自汗 　　　　　　D. 大汗

11.自汗与盗汗并见的常见原因是:
A. 血液亏虚 　　　　B. 阳气不足
C. 阴液亏虚 　　　　D. 气阴两虚

12.湿邪困遏作痛的特点是:
A. 重痛 　　　　　　B. 胀痛

C.冷痛　　　　　　　　D.隐痛

13.颠顶痛属：
　　A.太阳经头痛　　　B.阳明经头痛
　　C.少阳经头痛　　　D.厥阴经头痛

14.风湿头疼的主要特点是：
　　A.头痛如裹　　　　B.头痛晕沉
　　C.头脑空痛　　　　D.头痛连项

15.肝阳上亢头痛的特点是：
　　A.重痛　　　　　　B.胀痛
　　C.窜痛　　　　　　D.灼痛

16.下列证候除哪项外，均可出现胁痛：
　　A.肝气郁结　　　　B.肝火上炎
　　C.肝胆湿热　　　　D.肝阳化风

17.以下何证无胁痛：
　　A.少阳证　　　　　B.悬饮
　　C.肝胆湿热　　　　D.血虚

18.多食易饥，大便溏泄是：
　　A.食积不化　　　　B.脾胃虚弱
　　C.肝脾不和　　　　D.胃强脾弱

19.病人口淡乏味，常提示：
　　A.肝脾不调　　　　B.脾胃湿热
　　C.脾胃气虚　　　　D.肝胃不和

20.腹痛作泻，泻后痛减，或大便时干时稀，排便不爽，此证属于：
　　A.肝郁脾虚　　　　B.肾阳虚
　　C.脾阳虚　　　　　D.湿热

21.大便先干后溏，多属：
　　A.脾气虚弱　　　　B.肝郁乘脾

C.命门火衰　　　　　　D.湿盛伤脾

22.大便夹有不消化的食物，酸腐臭秽者，多因：
　　A.大肠湿热　　　　B.寒湿内盛
　　C.伤食积滞　　　　D.脾胃虚弱

23.泻下黄褐臭秽稀便，排便不爽者，其病机是：
　　A.暑热内蕴　　　　B.脾气虚弱
　　C.湿热内阻　　　　D.肝郁脾虚

24.妇女月经先期而来，量多，色深红，质稠者，多属：
　　A.气虚不能摄血　　B.肝气郁滞
　　C.血热内迫　　　　D.寒凝血滞

25.下列选项中，不属于闭经常见原因的是：
　　A.痰湿阻滞胞宫　　B.气滞血瘀
　　C.寒凝血瘀　　　　D.肝郁血热

26.有形实邪闭阻气机所致的疼痛，其疼痛性质是：
　　A.胀痛　　　　　　B.灼痛
　　C.冷痛　　　　　　D.绞痛

27.下列哪项不会出现口渴多饮：
　　A.热盛伤津　　　　B.汗出过多
　　C.剧烈呕吐　　　　D.湿热内阻

■■参考答案

1.B	2.A	3.D	4.D	5.B
6.C	7.C	8.D	9.D	10.A
11.D	12.A	13.D	14.A	15.B
16.D	17.D	18.D	19.C	20.A
21.A	22.C	23.C	24.C	25.D
26.D	27.D			

第五章

5

脉 诊

1. 脉象形成的原理,诊脉的临床意义。
2. 脉诊的部位、方法和注意事项。
3. 脉象要素,正常脉象的特征及生理变异。
4. 28 脉的脉象特征及其临床意义。
5. 相兼脉的概念及临床意义。
6. 脉症的顺逆与从舍。

■■ 考点解析

一 脉象形成的原理

脉象的产生,与心脏的搏动,心气的盛衰,脉管的通利和气血的盈亏及各脏腑的协调作用直接有关。

1.心是形成脉象的主要动力(影响脉搏的主要因素)

①心脏的搏动。

②脉管的舒缩。

③心阴与心阳的协调。

2.气血是形成脉象的物质基础

①气、血是构成人体组织和维持生命活动的基本物质。

②脉道必赖血液以充盈,脉的壅遏,营气有赖于气的固摄,心搏的强弱和节律亦赖气的调节,因此,气的作用对脉象的影响更为重大。

3.其他脏腑与脉象形成的关系

①肺主气,司呼吸。肺对脉的影响,首先体现在肺与心,以及气与血的功能联系上。

②脾胃能运化水谷精微,为气血生化之源,“后天之本”。同时,血液之所以能在脉管中正常运行而形成脉搏,还依赖脾气的统摄与裹护,使血液不溢于脉管之外而在脉管内运行,即“脾主统血”之谓。

③肝藏血,具有贮藏血液、调节血量的作用。肝主疏泄,可使气血调畅,经脉通利。④肾藏精,为元气之根,是脏腑功能的动力源泉,亦是全身阴阳的根本。肾

气充盛则脉搏重按不绝,尺脉有力,是谓“有根”。

二 诊脉部位

1.三部九候诊法

三部九候诊法,又称为遍诊法,出自《素问·三部九候论》,是遍诊上、中、下三部有关的动脉,以判断病情的一种诊脉方法。上为头部,中为手部,下为足部。上、中、下三部又各分为天、地、人三候,三三合而为九,故称为三部九候诊法。

2.仲景三部诊法

张仲景在《伤寒杂病论》中常用人迎、寸口、趺阳三部诊法。

3.寸口诊法

(1)寸口部位

寸口脉分为寸、关、尺三部。通常以腕后高骨(桡骨茎突)为标记,其内侧的部位关前(腕侧)为寸,关后(肘侧)为尺。

(2)寸口脉诊病的原理

①寸口部为“脉之大会”。

②寸口部脉气最明显。

③可反映全身脏腑气血的盛衰。

④寸口处为桡动脉,该动脉易于诊察,沿用已久,经验也较丰富。

(3)寸口分候脏腑

①关于寸关尺分候脏腑,文献记载有不同说法。(201515)

部位	寸口	左	右
上焦	寸	《难经》《脉经》心、小肠 《景岳全书》心、心包络 《医宗金鉴》心、膻中	《难经》《脉经》肺、大肠 《景岳全书》肺、膻中 《医宗金鉴》肺、胸中

部位	寸口	左	右
中焦	关	《难经》《脉经》肝、胆 《景岳全书》肝、胆 《医宗金鉴》肝、胆、膈	《难经》《脉经》脾、胃 《景岳全书》脾、胃 《医宗金鉴》脾、胃
下焦	尺	《难经》《脉经》肾、膀胱 《景岳全书》肾、膀胱、大肠 《医宗金鉴》肾、膀胱、小肠	《难经》肾、命门 《脉经》肾、三焦 《景岳全书》肾、命门、三焦 《医宗金鉴》肾、大肠

真题【2015.15】

最早提出诊脉"独取寸口"的医籍是

A.《内经》　　　　　　B.《难经》

C.《伤寒杂病论》　　　D.《脉经》

【答案】B

②《内经》中寸关尺根据"上竟上""下竟下"来分：

寸口	寸	关	尺
左	心 膻中	肝胆 膈	肾 小腹（膀胱，小肠）
右	肺 胸中	脾胃	肾 小腹（大肠）

三 诊脉方法

1. 时间

诊脉的时间，以清晨（平旦）未起床、未进食时为最佳。

2. 体位

诊脉时病人的正确体位是正坐或仰卧，前臂自然向前平展，与心脏置于同一水平，手腕伸直，手掌向上，手指自然放松，在腕关节下面垫一松软的脉枕，使寸口部充分暴露伸展，气血畅通，便于诊察脉象。

3. 指法

（1）选指

医者在诊脉时应当选用左手或右手的食指、中指和无名指三个手指指目，手指指端平齐，手指略呈弓形倾斜，与受诊者体表约呈45°角为宜。

（2）布指

医生下指时，先以中指按在掌后高骨内侧动脉处，称为中指定关，然后用食指按在关前（腕侧）定寸，用无名指按在关后（肘侧）定尺。

（3）运指

①举法：指医生的手指较轻地按在寸口脉搏跳动部位以体察脉象。用举的指法取脉又称"浮取"。

②按法：指医生手指用力较重，甚至按到筋骨以体察脉象。用按的指法取脉又称"沉取"。

③寻法：寻即寻找的意思，指医生手指用力不轻不重，按至肌肉，并调节适当指力，或左右推寻，以细细体察脉象。用力不轻不重，按至肌肉而取脉，称为"中取"。

④总按：即三指同时用大小相等的指力诊脉的方法，从总体上辨别寸关尺三部和左右两手脉象的形态、脉位、脉力等。

⑤单诊：用一个手指诊察一部脉象的方法。主要用于分别了解寸、关、尺各部脉象的位、次、形、势等变化特征。

4. 平息

平息指医者在诊脉时要保持呼吸调匀，清心宁神，以自己的呼吸计算病人的脉搏至数。每次呼吸脉动4次，间或5次。

5. 五十动

诊脉时间过短，则不能仔细辨别脉象的节律等变化；诊脉时间过长，则因指压过久亦可使脉象发生变化，所诊之脉有可能失真。古人提出诊脉需要诊"五十动"。

四 脉象要素

1. 脉位

脉位是指脉动显现部位的浅深。脉位表浅为浮脉，脉位深沉为沉脉。主要是通过指力的轻重来体会的。

2. 脉率

脉率是指脉搏的频率。正常人一息脉四至到五至为平脉，一息五至以上为数脉，一息不满四至为迟脉。

3. 脉长

脉长指脉动应指的轴向范围长短。即脉动范围超越寸、关、尺三部为长脉，应指不及三部，但见关部或寸部者均为短脉。

4. 脉势（脉力）

脉势（脉力）是指脉搏应指的强弱。脉搏应指有力为实脉，应指无力为虚脉。

5. 脉宽

脉宽指脉动应指的径向范围大小，即指下感觉到

128

的脉道的粗细。脉道宽大的为大脉,脉道狭小的为细脉。

6.脉律

指脉动节律的均匀度。包括两个方面:一是脉动节律是否均匀,有无停歇;二是停歇的至数、时间是否规则。

7.流利度

流利度指脉搏来势的流利通畅程度。脉来流利圆滑者为滑脉;通畅状态较差,脉来艰涩不畅者为涩脉。

8.紧张度

紧张度指脉管的紧张或弛缓程度。脉管紧张度高者为弦脉、紧脉;脉体柔软无力者为濡脉、缓脉。

五 正常脉象的特征及生理变异

1.正常脉象的含义及脉象表现特征

(1)有胃气

①含义:"有胃",即脉有胃气。脉之胃气,主要反映脾胃运化功能的盛衰、全身气血的盈亏。

②脉象表现特征:指下具有从容、徐和、软滑的感觉。(2011019)

(2)有神

①含义:"有神",即脉有神气。诊脉神之有无,可察脏腑功能和精气的盛衰。

②脉象表现特征:脉之有神是指脉律整齐、柔和有力。

(3)有根

①含义:"有根",即脉有根基。主要说明肾气的盛衰。

②脉象表现特征:尺脉有力、沉取不绝。

2.脉象的生理变异

(1)个体因素影响

①性别:一般说女性的脉势较男性的脉势弱,且至数稍快,脉形较细小。

②年龄:三岁以内的小儿,一息七、八至为平脉;5～6岁的小儿,一息六至为平脉;青年人的脉象较大且有力,老年人脉象多弦。

③体质:

· 身躯高大的人,脉的显现部位较长;矮小的人,脉的显现部位较短。

· 瘦人脉多浮;胖人脉多沉;运动员脉多缓而有力。

· 由于禀赋的不同,体质的差异,有六脉同等沉细而无病者,称为六阴脉。

· 有六脉同等洪大而无病者,称为六阳脉,均不属病脉。

④脉位变异:

· 有的人脉不见于寸口,而从尺部斜向手背,名叫斜飞脉。

· 若脉出现在寸口的背侧,名叫反关脉。

· 还有出现于腕侧其他位置的,都是生理特异的脉位,即桡动脉解剖位置的变异,不属病脉。

(2)外部因素影响

①情志:一般是喜则气缓而脉多缓;怒则气上而脉多弦;惊则气乱而可脉动暂时无序。

②劳逸:剧烈活动之后,脉多洪数;入睡之后,脉多迟缓。长期从事体力劳动之人与从事脑力劳动之人比较,脉多大而有力。

③饮食:酒后、饭后脉稍数而有力;饥饿时脉多缓弱。

④季节:"春弦""夏洪""秋毛""冬石"曰平脉。

⑤昼夜:昼日脉象偏浮而有力,夜间脉象偏沉而细缓。

⑥地理环境:

· 我国东南方地势低下,气候偏温,空气湿润,人体肌腠缓疏,故脉多细软偏数。

· 西北方地势高,空气干燥,气候偏寒,人体肌腠致密紧缩,故脉象多沉实。

六 28脉的脉象特征及临床意义

1.历代脉象著作及其脉象数目(了解内容)

著作	脉象数量	著作	脉象数量
《内经》	20种	《伤寒杂病论》	26种
《脉经》	24种	《景岳全书》	16种
《濒湖脉学》《三指禅》	27种	《诊家正眼》	增疾脉而为28脉
《脉理求真》	30种	近代	28种

2.常见病脉

(1)浮脉类脉象特征和主病（201120、202013）

共同特征	脉名	脉象特征	主病
轻取即得	浮	举之有余,按之不足	表证,亦见于虚阳浮越证
	洪	脉体阔大,充实有力,来盛去衰	气分热盛、邪盛正衰（201620）
	濡	浮细无力而软（201811）	虚证,湿困（2012021）
	散	浮取散漫而无根,伴至数或脉力不匀（2013133）	元气离散,正气将绝
	芤	浮大中空,如按葱管	失血,伤阴之际
	革	浮而搏指,中空边坚	亡血、失精、半产、崩漏,阳气外浮

真题 【2018.11】

濡脉和弱脉的共同特征是

A.脉形细,脉势软　　　　B.脉位沉,脉势软

C.脉位沉,脉形细　　　　D.脉形细,脉率快

【答案】A

真题 【2016.20】

下列各组脉象中,脉形相反的是

A.濡脉与弱脉　　　　　　B.洪脉与细脉

C.芤脉与革脉　　　　　　D.实脉与虚脉

真题 【2012.21】

脉位深,重手推筋按骨始得的脉象为

A.牢脉　　B.伏脉　　C.紧脉　　D.沉脉

【答案】B

真题 【2020.13】

濡脉、散脉、革脉三脉的共同特征是

A.脉位浮　B.脉形细　C.脉律不齐　D.脉率迟缓

【答案】B

(2)沉脉类脉象特征和主病

共同特征	脉名	脉象	主病
重按始得	沉	轻取不应,重按始得	里证
	伏	重按推筋着骨始得	邪闭,厥证,痛极
	牢	沉按实大弦长	阴寒内积,疝气,癥积
	弱	沉细无力而软	阳气虚衰,气血俱虚

(3)迟脉类脉象特征和主病（2013021）

共同特征	脉名	脉象	主病
一息不足四至	迟	一息不足四至	寒证,亦见于邪热结聚之里实热证
	缓	一息四至,脉来怠缓	湿病,脾胃虚弱,亦见于平人
	涩	往来艰涩,迟滞不畅	精伤,血少,气滞,血瘀,痰食内停（2014135）
	结	迟而时一止,止无定数（201712）	阴盛气结,寒痰瘀血,气血虚衰

真题 【2017.12】

促、结、代三脉的共同特征是

A.脉来时止　　　　　　　B.脉来缓慢

C.脉来数急　　　　　　　D.脉来无力

【答案】A

真题 【2014.135】

涩脉的主病有

A.精亏血少　　　　　　　B.气滞血瘀

C.湿邪内停　　　　　　　D.痰瘀胶结

【答案】ABD

(4)数脉类脉象特征和主病

共同特征	脉名	脉象	主病
一息五至以上	数	一息五至以上,不足七至	热证,亦见于里虚证
	疾	脉来急疾,一息七八至	阳极阴竭,元气将脱
	促	数而时一止,止无定数（2013133、201712）	阳热亢盛,瘀滞,痰食停滞,脏气衰败
	动	脉短如豆,滑数有力	疼痛,惊恐

真题 【2013.133】
下列脉象中,具有节律不齐特征的有

A. 促脉   B. 代脉   C. 动脉   D. 散脉

【答案】ABD

(5)虚脉类脉象特征和主病

共同特征	脉名	脉象	主病
应指无力	虚	举按无力,应指松软	气血两虚
	细	脉细如线,应指明显	气血俱虚,湿证
	微	极细极软,似有似无	气血大伤,阳气暴脱
	代	迟而中止,止有定数(2013133、202088)	脏气衰微,疼痛,惊恐,跌仆损伤
	短	首尾俱短,不及本部	有力主气郁,无力主气虚

(6)实脉类

共同特征	脉名	脉象	主病
应指有力	实	举按充实而有力	实证,平人
	滑	往来流利,应指圆滑	痰湿,食积,实热,青壮年,孕妇(2013089、2014132)
	弦	端直以长,如按琴弦	肝胆病,疼痛,痰饮,胃气衰败,老年健康者(202089)
	紧	绷急弹指,状如转索	实寒证,疼痛,宿食(2013090、2014132、2016135)(201711)
	长	首尾端直,超过本位	阳证,热证,实证,平人
	大	脉体宽大,无汹涌之势	健康人,病进

真题 【2013.89】
属于滑脉主病的是

A. 实热   B. 实寒

C. 气郁   D. 湿阻

【答案】A

真题 【2016.135】
属于紧脉主病的是

A. 寒证   B. 痛症

C. 湿证   D. 宿食不化

【答案】ABD

真题 【2015.135】
属于弦脉主病的是

A. 肝胆病   B. 痛证

C. 痰饮   D. 宿食

【答案】ABC

真题 【2020.88】
促脉、代脉均主的病证是

A. 痛证   B. 宿食

C. 脏气衰弱   D. 痰饮内阻

【答案】C

真题 【2020.89】
弦脉、紧脉均主的病证是

A. 痛证   B. 宿食

C. 脏气衰弱   D. 痰饮内阻

【答案】A

七 相兼脉的概念及临床意义

凡二种或二种以上的单因素脉相兼出现,复合构成的脉象即称为"相兼脉"或"复合脉"。所以做这一部分题的时候也应该根据病因把两种脉象结合起来,推断出一种合理的兼脉。

1. 浮脉相兼

①浮紧脉多见于外感寒邪之表寒证,或风寒痹病疼痛。

②浮缓脉多见于风邪伤卫,营卫不和的太阳中风证。

③浮数脉多见于风热袭表的表热证。

④浮滑脉多见于表证夹痰,常见于素体多痰湿而又感受外邪者。

2. 迟脉相兼

①沉迟脉多见于里寒证。

②沉弦脉多见于肝郁气滞,或水饮内停。

③沉涩脉多见于血瘀,尤常见于阳虚而寒凝血瘀者。

④沉缓脉多见于脾虚,水湿停留。

⑤沉细数脉多见于阴虚内热或血虚。

3. 弦脉相兼(2015135、201813)

①弦紧脉多见于寒证、痛证,常见于寒滞肝脉,或肝郁气滞等所致疼痛等。

②弦数脉多见于肝郁化火或肝胆湿热、肝阳上亢。

③弦滑数脉多见于肝火夹痰,肝胆湿热或肝阳上扰,痰火内蕴等病证。(201418、201490)

④弦细脉多见于肝肾阴虚或血虚肝郁,或肝郁脾虚等证。(2012135)

真题【2018.13】

脉弦细数的证是

A. 肝火上炎　　　　　B. 肝肾阴虚

C. 血虚肝郁　　　　　D. 肝郁气滞

【答案】B

真题【2015.135】

属于弦脉主病的有

A. 肝胆病　　　　　　B. 痛证

C. 痰饮　　　　　　　D. 宿食

【答案】ABC

4. 数脉相兼

①滑数脉多见于痰热(火)、湿热或食积内热。(201489、2019117)

②洪数脉多见于阳明经证、气分热盛,多见于外感热病。

真题【2019.117】

下列各项,可出现滑数脉的是

A. 痰火内扰　　　　　B. 妊娠妇女

C. 食积化热　　　　　D. 风热袭表

【答案】ABC

◇提示▶▶▶　　　　　　　**真脏脉**

(2017年大纲删除了对真脏脉的考查,但不排除以后真题选项中有所涉及,建议了解相关知识。)

真脏脉是在疾病危重期出现的无胃、无神、无根的脉象。是病邪深重,元气衰竭,胃气已败的征象,故又称"败脉""绝脉""死脉""怪脉"。元代危亦林《世医得效方》列怪脉十种,称"十怪脉"后世医家在十怪脉种去除偃刀脉、转豆脉、麻促脉,称为"七绝脉"。

医学入门·死脉总决

崔啄连来三五啄,屋漏半日一滴落。弹石硬来寻即散,搭指散乱真解索。鱼翔似有又似无,虾游静中跳一跃。更有釜沸涌如羹,旦占夕死不须药。

八 脉症的顺逆与从舍

①脉与症相一致者为顺,反之为逆。

②脉与症有时有不相应者,故临床时当根据疾病的本质决定从舍,或舍脉从症,或舍症从脉。

✚ 小试牛刀

1. 下列各组脉象中,脉体大小和气势强弱相反的是:

　A. 洪脉与细脉

　B. 紧脉与缓脉

　C. 散脉与牢脉

D. 滑脉与涩脉

2. 下列均主疼痛的脉象是:

　A. 动脉、紧脉　　　　B. 动脉、滑脉

　C. 紧脉、涩脉　　　　D. 涩脉、伏脉

3. 下列各组脉象中,均以脉位浮为特征的是:

　A. 洪脉、濡脉　　　　B. 洪脉、缓脉

　C. 弱脉、濡脉　　　　D. 散脉、虚脉

4. 均主湿的脉象是:

　A. 濡脉、短脉　　　　B. 细脉、弱脉

　C. 缓脉、濡脉　　　　D. 缓脉、结脉

5. 下列哪项不属于牢脉的特点:

　A. 轻取不应,重按始得

　B. 超过本位

　C. 坚牢不移

　D. 往来艰涩

6. 脉沉细而软,应指无力,属于:

　A. 濡脉　　　　　　　B. 弱脉

　C. 微脉　　　　　　　D. 涩脉

7. 以下何脉不主宿食:

　A. 紧脉　　　　　　　B. 促脉

　C. 结脉　　　　　　　D. 滑脉

8. 气滞血瘀的痛证可见:

　A. 革脉　　　　　　　B. 涩脉

　C. 紧脉　　　　　　　D. 牢脉

9. 下列哪项不是涩脉的主病:

　A. 血少　　　　　　　B. 气滞

　C. 精伤　　　　　　　D. 湿阻

10. 以下哪项不属促脉的主病:

　A. 癥瘕　　　　　　　B. 阳盛

　C. 肿痛　　　　　　　D. 食滞

11. 脉象见动脉的主病是:

　A. 宿食　　　　　　　B. 诸虚

　C. 惊证　　　　　　　D. 血瘀

12. 脉形如豆,厥厥动摇,滑数有力,属于:

　A. 促脉　　　　　　　B. 短脉

　C. 疾脉　　　　　　　D. 动脉

13. 脉来急疾,一息七八至,应是:

　A. 疾脉　　　　　　　B. 促脉

　C. 动脉　　　　　　　D. 紧脉

14. 以下何脉不主虚证:

　A. 细脉　　　　　　　B. 数脉

　C. 濡脉　　　　　　　D. 伏脉

15. 三部脉举之无力,按之空虚的是:

　A. 浮脉　　　　　　　B. 虚脉

　C. 细脉　　　　　　　D. 芤脉

16. 下列哪种脉象不主实证:

　A. 革脉　　　　　　　B. 滑脉

　C. 结脉　　　　　　　D. 紧脉

17.以下哪项不属于实脉类:
    A.结脉   B.滑脉
    C.紧脉   D.长脉

18.以下何脉不主宿食:
    A.紧脉   B.促脉
    C.结脉   D.滑脉

19.下列选项中,不属于紧脉主病的是:
    A.痰饮   B.寒证
    C.痛证   D.宿食

20.鱼翔脉的脉象是:
    A.短小而坚搏,如循薏苡子
    B.如釜中沸水,浮泛无根
    C.如屋漏残滴,良久一滴
    D.脉在皮肤,头定而尾摇,似有似无

21.以下哪项属于细脉的相似脉:
    A.微、弱、散脉   B.濡、弱、伏脉
    C.微、濡、虚脉   D.微、弱、濡脉

22.弱脉与濡脉的区别要点是:
    A.脉体的大与小

B.脉位的深与浅
C.脉力的强与弱
D.脉率的数与迟

23.时快时慢,散乱无序的脉象是:
    A.釜沸脉   B.屋漏脉
    C.虾游脉   D.解索脉

24.浮紧脉的主病为:
    A.风痹疼痛   B.风邪伤卫
    C.风热袭表   D.风痰阻络

25.弦细脉的主病是:
    A.肝郁气滞   B.寒滞肝脉
    C.阴虚内热   D.血虚肝郁

■■ 参 考 答 案

1. A	2. A	3. A	4. C	5. D
6. B	7. C	8. B	9. D	10. A
11. C	12. D	13. A	14. D	15. B
16. A	17. A	18. C	19. A	20. D
21. D	22. B	23. D	24. A	25. D

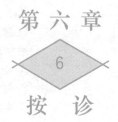

第六章

6

按　诊

考纲要求

按胸胁、按脘腹、按肌肤、按手足、按腧穴的内容及其临床意义。

考点解析

一 按胸胁的内容及其临床意义

1.胸部按诊

①叩诊:正常肺部叩诊呈清音,胸肌发达者可呈浊音。

②正常肺下界:平静呼吸时,肺下界位于锁骨中线第 6 肋、腋中线第 8 肋、肩胛线第 10 肋。

③肺下界下移见于肺胀、腹腔脏器下垂等;肺下界上移,见于肺痿、悬饮、鼓胀、腹内肿瘤或癥瘕等。

④前胸高突,叩诊鼓音,为肺气壅滞所致,多为肺胀,可见于气胸;叩诊浊音或实音,并有胸痛,多为饮邪停肺,或为肺痈、肺痨、肿瘤。胸部压痛,局限性青紫肿胀为外伤。

2.乳房按诊

(1)乳癖(乳腺增生)

乳房有大小不一的肿块,边界不清,质地不硬,活动度好,伴有疼痛,且发病缓慢者。

(2)乳核(乳房纤维瘤)

乳房有形如鸡卵的硬结肿块,边界清楚,表面光滑,推之活动而不痛。

(3)乳痨(乳房结核)

乳房有结节如梅李,边缘不清,皮肉相连,病变发展缓慢,日久破溃,流稀脓夹有豆渣样物。

(4)乳癌

乳房块肿质硬,形状不规则,高低不平,边界不清,腋窝多可扪及肿块,或有血性分泌物从乳头溢出。

(5)乳疬(男性、儿童乳房异常发育)

男子、儿童一侧或两侧乳晕部有扁圆形稍硬肿块,触之疼痛。

3.虚里按诊

(1)虚里

虚里即心尖搏动处,位于左乳下第四、五肋间隙。

(2)虚里搏动正常

按之应手,动而不紧,缓而不急,动气聚而不散,节律一致,一息 4～5 至,为心气充盛,宗气聚于胸中的体现。

(3)虚里搏动移位

①心痹、先天性心脏病等而使心脏增大。

②鼓胀、癥积等而使腹部胀大,心位抬高。

③气胸、悬饮、肿瘤等胸腔疾病。

④胸部畸形,如漏斗胸、脊柱弯曲等。

(4)虚里按之其动微弱

①宗气内虚。

②饮停心包之支饮。

③久病体虚而动数,心阳不足者。

④肥胖之人因胸壁较厚,虚里搏动不明显,属生理现象。

(5)虚里动高

聚而不散者为热甚,多见于外感热邪、小儿食滞或痘疹将发之时;孕妇胎前产后出现者为恶候。

(6)虚里动而应衣

宗气外泄。

(7)虚里"其动欲绝"而无死候,见于痰饮。(200021)

4.胁部按诊

(1)肝虚

胁痛喜按,胁下按之空虚无力。

(2)血瘀

胁下肿块,刺痛拒按。

(3)肝热病、肝著(肝肿大)

右胁下肿块,质软,表面光滑,边缘钝,有压痛。

(4)肝积(类似肝硬化)

右胁下肿块,质硬,表面平或呈小结节状,边缘锐利,压痛不明显。

(5)肝癌

右胁下肿块,质地坚硬,按之表面凹凸不平,边缘不规则,常有压痛。

(6)胆囊病变(胆石,胆胀)

右侧腹直肌外缘与肋缘交界处附近触到梨形囊状物,并有压痛。

(7)脾脏病变(肥气)

左胁下痞块。

(8)疟母

疟疾后左胁下可触及痞块,按之硬。

二 按脘腹的内容及其临床意义

1.脘腹的分区

膈以下统称腹部:

①剑突的下方,称为心下。

②心下的上腹部,称为胃脘部。

③心下到脐上,称为大腹。

④脐周围为脐腹。

⑤脐以下至耻骨上缘为小腹。

⑥小腹两侧称为少腹。

2.按脘腹的内容

①凡腹部按之肌肤凉而喜温者,属寒证;腹部按之肌肤灼热而喜凉者,属热证。

②腹痛喜按者多属虚证;腹痛拒按者多属实证。

③局部肿胀拒按者,多为内痈。

④按之疼痛,固定不移者,多为内有瘀血。

⑤按之胀痛,病处按此牵彼者,为病在气分,多为气滞。

⑥无论患者四肢温凉与否,只要胸腹灼热,就基本可以断定疾病的实热本质。

⑦右少腹疼痛拒按,出现"反跳痛",或按之有包块者,为肠痈。

⑧脘部按之有形而胀痛,推之辘辘有声者,为胃中有水饮。

⑨腹部高度胀大,如鼓之状者,称为鼓胀。拍之有波动感,按之如囊裹水者,为水鼓;无波动感,叩击有鼓音者,为气鼓。

三 按肌肤的内容及其临床意义

1.诊寒热

①肌肤寒冷、体温偏低者为阳气衰少;肌肤冷而大汗淋漓、脉微欲绝为亡阳之征;皮肤灼热而红肿疼痛为阳证。

②身灼热而肢厥,为里热壅盛,不得外达,属真热假寒证。

③外感病汗出热退身凉,为表邪已解;皮肤灼热而无汗,为热甚。

④身热初按热甚,久按热反转轻,为热在表;久按其热反甚,为热在里。

⑤肌肤初扪之不觉很热,但扪之稍久即感灼手,为身热不扬。

⑥汗出如油,四肢肌肤尚温而脉躁疾无力,为亡阴之征;皮肤不热,红肿不明显,为阴证。

2.诊润燥滑涩

①一般皮肤干燥者,尚未出汗。

②新病皮肤多滑润而有光泽,为气血津液未伤的表现;久病肌肤枯涩者,为气血两伤或津液亏虚。

③肌肤甲错者,多为血虚失荣或瘀血所致。

3.诊疼痛

一般肌肤濡软,按之痛减者,为虚证;硬痛拒按者,为实证。轻按即痛,病在表浅;重按方痛,病在深部。

4.诊肿胀

按之凹陷,不能即起者,为水肿;按之凹陷,举手即起者,为气肿。

5.诊疮疡

①根盘平塌漫肿为虚证;跟盘收束而隆起为实证。

②患处坚硬为无脓;边硬顶软为已成脓。

6.诊尺肤

①尺肤:肘部内侧至掌后横纹处之间的肌肤。

②若尺肤部热甚,多为湿热证。

③尺肤部凉,多为泄泻、少气。

④按尺肤窅而不起者,多为风水肤胀。

⑤尺肤粗糙如枯鱼之鳞者,多为精血不足,或有瘀血内阻,亦可是脾阳虚衰,水饮不化之痰饮病。

四 按手足的内容及其临床意义

1.寒证

①若阳虚之证,四肢犹温,为阳气尚存。

②若四肢厥冷,多为病情深重。

③手足俱冷者,为阳虚寒盛,属寒证。

2.热证

①手足俱热者,多为阳盛热炽,属热证。

②热证见手足热者,属顺候;热证反见手足逆冷者,属逆候,多因热盛而阳气闭结于内,不得外达,即热深厥亦深的表现,应注意鉴别。

③手心热与额上热比较:若额上热甚于手心热者,为表热;若手心热甚于额上热者,为里热。

五 按腧穴的内容及其临床意义

1.腧穴的生理反应

正常腧穴按压时有酸胀感、无压痛、无结节或条索状物、无异常感觉和反应。

2.腧穴的病理反应

有明显压痛,或有结节,或有条索状物,或其他敏感反应等。

①如肺俞穴摸到结节,或按中府穴有明显压痛者,为肺病的反应。

②按上巨虚穴下1~2寸处有显著压痛者,为肠痈的表现。

③肝病患者在肝俞或期门穴常有压痛等。

④在胃俞或足三里有压痛,提示胃病。

■■ 小试牛刀

1. 虚里"其动欲绝"而无死候的,多见于:
    A. 宗气内虚　　　　B. 宗气外泄
    C. 孕妇产后　　　　D. 痰饮
2. 下列哪项与俞穴按诊无关:

    A. 局部有条索状物　　B. 出现结节
    C. 有压痛　　　　　　D. 有波动感
3. 肺病时,按压哪个穴有压痛:
    A. 足三里　　　　　　B. 中府
    C. 肺俞　　　　　　　D. 上巨虚
4. 腹中结块,按之起伏聚散,指下如蚯蚓蠕动者是:
    A. 水鼓　　　　　　　B. 虫积
    C. 瘕聚　　　　　　　D. 癥积

■■ 参考答案

1. D　　　2. D　　　3. B　　　4. B

第七章

八纲辨证

考纲要求

1. 阴阳
(1)阴证和阳证的概念与临床表现。
(2)阴虚证和阳虚证的概念、临床表现与证候分析。
(3)亡阴证和亡阳证的临床表现和证候分析。
2. 表里
(1)表证、里证、半表半里证的概念、临床表现和证候分析。
(2)表里同病、表里出入的表现类型及机理分析。

3. 寒热
(1)寒证和热证的概念、临床表现和证候分析。
(2)寒热转化、寒热错杂、寒热真假的表现类型及机理分析。
4. 虚实
(1)虚证和实证的概念、临床表现和证候分析。
(2)虚实转化、虚实错杂、虚实真假的表现类型及机理分析。

考点解析

八纲,指表、里、寒、热、虚、实、阴、阳八个纲领。根据病情资料,运用八纲进行分析综合,从而辨别疾病现阶段病变的深浅、病情性质的寒热、邪正斗争的盛衰和病证类别的阴阳,以作为辨证纲领的方法,称为八纲辨证。

一 阴证的概念与临床表现

1. 概念

凡符合"阴"的一般属性的证候,称为阴证。凡见抑制、沉静、衰退、晦暗等表现的里证、寒证、虚证,以及症状表现于内的、向下的、不易发现的,或病邪性质为阴邪致病、病情变化较慢等,均属阴证范畴。(2004122)

2. 临床表现

面色苍白或黯淡,精神萎靡,语声低怯。身重踡卧,畏冷肢凉,倦怠无力,纳差,口淡不渴,小便清长或短少,大便溏泄气腥。舌淡胖嫩,及脉沉迟、微弱、细。(199523)

二 阳证的概念与临床表现

1. 概念

凡符合"阳"的一般属性的证候,称为阳证。如表证、热证、实证,或症状表现于外的、向上的、容易发现的,或病邪性质为阳邪致病、病情变化较快等,均属阳证范畴。

2. 临床表现

面色潮红或通红,身热喜凉,狂躁不安,口唇燥裂。恶寒发热,口干渴饮,小便短赤涩痛,大便秘结奇臭。呼吸气粗,语声高亢,喘促痰鸣。舌红绛,苔黄黑生芒刺,脉浮数、洪大、滑实。

三 阴虚证的概念、临床表现及证候分析

1. 概念

阴虚证是指由于阴液不足,滋润、濡养等作用减退,且无以制阳,阳气偏亢,以咽干、五心烦热、潮热盗汗为主要表现的虚热证候。

2. 临床表现

①形体消瘦,两颧潮红,五心烦热,潮热,盗汗。
②口燥咽干,小便短黄,大便干结。
③舌红少津或少苔,脉细数。(199681、200221、200281、200722)

3. 辨证要点

以五心烦热、尿黄便结、颧红、舌红少津、脉细数等为主要表现。

4. 证候分析

(1)主要病因

①热病之后,或杂病日久,伤耗阴液。
②情志过极,火邪内生,久而伤及阴精。
③房事不节,耗伤阴精。
④过服温燥之品,使阴液暗耗。

137

（2）证候

阴液亏少，机体失却濡润滋养，同时由于阴不制阳，则阳热之气相对偏旺而生内热，故表现为一派虚热、干燥不润、虚火内扰的证候。

（3）常见证型

有肺阴虚证、心阴虚证、胃阴虚证、脾阴虚证、肝阴虚证、肾阴虚证等，并表现出各自脏器的证候特征。

四 阳虚证的概念、临床表现及证候分析

1.概念

阳虚证指体内阳气亏损，机体失去温养，推动、蒸腾、气化等作用减退，以畏冷肢凉为主要表现的虚寒证候。

2.临床表现

①畏冷，肢凉，口淡不渴，或喜热饮，或自汗，小便清长或尿少不利，大便稀薄。面色㿠白。

②舌淡胖，苔白滑，脉沉迟（或为细数）无力。

③可兼有神疲，乏力，气短等气虚的表现。（2002104、2003121、200626）

3.辨证要点

以畏冷肢凉、小便清长、面白、舌淡等为主要表现。

4.证候分析

（1）主要病因

①久病损伤，阳气亏虚，或气虚进一步发展。

②久居寒凉之处，或过服寒凉清苦之品，阳气逐渐耗伤。

③年高而命门之火渐衰。

（2）证候

由于阳气亏虚，机体失却温煦，不能抵御阴寒之气，而寒从内生，于是出现畏冷肢凉等一派病性属虚、属寒的证候。

①阳气不能蒸腾、气化水液，则见便溏、尿清或尿少不利、舌淡胖等症。

②阳虚水湿不化，则口淡不渴，阳虚不能温化和蒸腾津液上承，则可见渴喜热饮。

（3）临床常见证型

临床常见证型有心阳虚证、脾阳虚证、胃阳虚证、肾阳虚证、胞宫（精室）虚寒证等，并表现有各自脏器的证候特征。

五 亡阴证的概念、临床表现及证候分析

1.概念

亡阴证指体内阴液严重耗损而欲竭，以汗出如油、身灼烦渴、唇焦面赤、脉数疾为主要表现的危重证候。

2.临床表现

汗热味咸而黏、如珠如油，身灼肢温，虚烦躁扰，口渴饮冷，小便极少。皮肤皱瘪，面赤颧红，呼吸急促，唇舌干燥。脉细数疾，按之无力。

3.辨证要点

亡阴证有阴液严重耗损的病理基础，以身热烦渴、唇焦面赤、脉数疾、汗出如油为主要表现。

4.证候分析

（1）主要病因（2010129）

①温邪久留，阴液亏虚所致。

②热邪炽盛，迫津外泄，或大吐大泻、大汗不止、大量出血、严重烧伤致阴液暴失而成。

（2）证候

由于阴液欲绝，阴不能制阳，故见脉细数疾，身灼烦渴，面赤唇焦，呼吸急促等阴竭阳盛的证候。阳热逼迫欲绝之阴津外泄，故见汗出如油。

（3）临床

亡阴所涉及的脏腑，常与心、肝、肾等有关，临床一般不再逐一区分。亡阴若救治不及，势必阳气亦随之而衰亡。

六 亡阳证的概念、临床表现及证候分析

1.概念

亡阳证指体内阳气极度衰微而欲脱，以冷汗、肢厥、面白、脉微等为主要表现的危重证候。

2.临床表现（2003122、2003121、1993133、199322）

①冷汗淋漓，汗质稀淡，肌肤不温，手足厥冷。

②神情淡漠，呼吸气弱，面色苍白。

③舌淡而润，脉微欲绝。

3.辨证要点

亡阳证以四肢厥冷，面色苍白，冷汗淋漓，气息微弱，脉微欲绝为主要表现。

4.证候分析

（1）主要病因

①在阳气由虚而衰的基础上的进一步发展。

②因阴寒之邪极盛而致阳气暴伤。

③因大汗、失精、大失血等阴血消亡而阳随阴脱。

④因剧毒刺激、严重外伤、瘀痰阻塞心窍等而使阳气暴脱。

（2）证候

由于阳气极度衰微而欲脱，失却温煦、固摄、推动之能，故见冷汗、肢厥、面色苍白、神情淡漠、气息微弱、脉微等垂危病状。

（3）临床所见的亡阳证

一般是指心肾阳气虚脱。由于阴阳互根之理，故阳气衰微欲脱，亦可使阴液消亡。

七 表证的概念、临床表现及证候分析

1.概念

六淫、疫疠等邪气，经皮毛、口鼻侵入机体的初期阶段，正气抗邪于肤表浅层，以新起恶寒发热为主要表现的轻浅证候。

2.临床表现

①新起恶风寒，或恶寒发热，头身疼痛，喷嚏，鼻塞，流涕，咽喉痒痛，微有咳嗽、气喘。舌淡红，苔薄，脉浮。

②因外邪有六淫、疫疠之异，故表证的证候表现可有差别，但一般以新起恶寒，或恶寒发热并见，脉浮，内部脏腑的症状不明显为共同特征。（199224、199724、1999132、2004121、200822）

3.证候分析

①外邪袭表，正邪相争，阻遏卫气的正常宣发、温煦功能，故见恶寒发热。

②外邪束表，经气郁滞不畅，不通则痛，故有头身疼痛。

③肺主皮毛，鼻为肺窍，皮毛受邪，内应于肺，鼻咽不利，故喷嚏、鼻塞、流清涕、咽喉痒痛。肺气失宣，故微有咳嗽、气喘。

④病邪在表，尚未入里，没有影响胃气的功能，舌象没有明显变化，故舌淡红、苔薄。

⑤正邪相争于表，脉气鼓动于外，故脉浮。

表证见于外感病初期，具有起病急、病位浅、病程短的特点。

八 里证的概念、临床表现及证候分析

1.概念

里证是指病变部位在内，脏腑、气血、骨髓等受病，以脏腑功能失调的症状为主要表现的证候。

2.临床表现

（1）非表即里

里证的范围极为广泛，其表现多种多样，概而言之，凡非表证（及半表半里证）的特定证候，一般都属里证的范畴，即所谓"非表即里"。

（2）证候特征

无新起恶寒发热并见，以脏腑症状为主要表现，可见于外感疾病的中、后期阶段，或为内伤疾病。一般病情较重，病位较深，病程较长。（199224、199724、1999132）

3.证候分析

（1）形成里证的原因有三个方面

①外邪袭表，表证不解，病邪传里，形成里证。

②外邪直接入里，侵犯脏腑等部位，即所谓"直中"为病。

③情志内伤，饮食劳倦等因素，直接损伤脏腑气血，或脏腑气血功能紊乱而出现种种证候。

（2）病位

里证的病位虽然同属于"里"，但仍有浅深之别，一般病变在腑、在上、在气者，较为轻浅，病变在脏、在下、在血者，较为深重。

九 半表半里证的概念、临床表现及证候分析

1.概念

半表半里证是指病变既非完全在表，又未完全入里，病位处于表里进退变化之中，以寒热往来等为主要表现的证候。

2.临床表现

寒热往来，胸胁苦满，心烦喜呕，默默不欲饮食，口苦，咽干，目眩，脉弦。

3.证候分析

半表半里证在六经辨证中通常称为少阳病证，是外感病邪由表入里的过程中，邪正分争，少阳枢机不利所表现的证候。

◈提示▶▶▶表里证的鉴别要点（199224、199724、1999132、2004121、200822、2015136）

表证和里证的鉴别，主要是审察寒热症状，内脏证候是否突出，舌象和脉象等变化。（2010136）

①外感病中，发热恶寒并见者属表证；但热不寒或但寒不热者属里证；寒热往来者属半表半里证。

②表证以头身疼痛，鼻塞或喷嚏等为常见症状，内脏证候不明显；里证以内脏证候，如咳喘、心悸、腹痛、呕泻之类表现为主症，鼻塞、头身痛等非其常见症状；半表半里证则有胸胁苦满等特有表现。

③表证及半表半里证舌苔变化不明显，里证舌苔多有变化；表证多见浮脉，里证多见沉脉或其他多种脉象。

真题【2015.136】

关于表证与里证鉴别的叙述正确的是

A. 表证起病较急，里证起病较缓

B. 表证不见沉脉，里证不见浮脉

C. 表证舌象少有变化，里证舌象多有变化

D. 表证以恶寒为主，里证以发热为主

【答案】AC

十 表里同病的表现类型及机理分析

1.机理分析

表里同病指同一患者身上，既有表证，又有里证的情况。表里同病的形成有三种情况：一是发病时即同时出现表证与里证；二是表证未罢，又及于里；三是先有内伤病未愈而又感外邪。临床可见表里俱寒、表里俱热、表里俱虚、表里俱寒、表寒里热、表热里寒、表虚

里实、表实里虚,其中表里俱虚、表虚里实少见。

2.临床表现

（1）表里俱寒

主要表现为头身痛、恶寒重、发热轻、脘腹冷痛、大便溏泻、脉迟或浮紧等。

（2）表里俱热

主要表现为发热重、恶寒轻、咽喉痛、咳嗽气喘、脉数或浮数等。

（3）表寒里热

主要表现为恶寒发热、头身痛、口渴引饮、心烦、便秘尿黄、舌红苔黄等。（201491、201521）

（4）表热里寒

主要表现为发热恶寒汗出、头痛咽痛、脘腹胀满、尿清便溏等。

（5）表里俱实

主要表现为恶寒发热,鼻塞流涕,脘腹胀满,厌食便秘,脉浮紧等。

（6）表里俱虚

主要表现为恶寒发热,无汗、头身疼痛,鼻塞喷嚏、心悸失眠,神疲乏力,少气懒言,舌淡脉弱。

（7）表虚里实

主要表现为自汗恶风、腹胀拒按、纳呆、便秘、苔厚。

（8）表实里虚

主要表现为恶寒发热、无汗、头痛身痛、时或腹痛、纳少或吐、自利等。（2008135、201492）

真题 【2015.21】

症见恶寒发热,头身疼痛,脉浮紧,伴咳喘痰黄,大便干结者,证属

A. 表里俱热证

B. 里实热证

C. 表实寒证

D. 表寒里热证

【答案】D

真题 【2014.91】

恶寒发热,头痛无汗,咳嗽痰黄,大便秘结,舌红苔黄,脉数者,证属

A. 表热里寒　　　　　　B. 表里俱热

C. 表寒里热　　　　　　D. 表实里虚

【答案】C

十一 表里出入的表现类型及机理分析

1.机理分析

表里出入是指病情表与里的相互转化,或病情由表入里而转化为里证,或病邪由里出表而有出路。

2.临床表现

（1）由表入里

指先出现表证,因表邪不解,内传入里,故使表证消失而出现里证。表证转化为里证,如六淫等邪袭表,若不从外解,则常常内传入里,表现为表证的症状消失而出现里证的证候。如先有恶寒发热、脉浮等表证的证候;当恶寒消失,出现但发热不恶寒,舌红苔黄,脉洪数等症时,表示表邪已入里化热而形成里热证。

（2）由里出表

某些里证在治疗及时、护理得当时,机体抵抗力增强,驱邪外出,从而表现出病邪向外透达的症状或体征。如麻疹患儿热毒内闭,则疹不出而见发热、喘咳、烦躁,若麻毒外透,则疹出而烦热喘咳消除;外感温热病中,见发热烦渴等症,随汗出而热退身凉,烦躁等症减轻,便是邪气从外透达的表现。（200378）

3.临床意义

①由表入里,一般见于外感病的初、中期阶段,由于机体未能抗邪向外,或邪气过盛,或护理不当,或失治误治等原因,邪气不从外解,以致向里传变,使病情加重。

②由里出表是在里之邪毒有向外透达之机,但这并不是里证转化成表证。因为它不是原有在里的证候消失,而又出现恶寒发热、脉浮等表证的特征性证候。

十二 寒证的概念、临床表现及证候分析

1.概念

寒证是指感受寒邪,或阳虚阴盛,导致机体功能活动衰退所表现的具有冷、凉特点的证候。有实寒证、虚寒证之分。

2.临床表现

恶寒,畏寒,冷痛,喜暖,口淡不渴,肢冷蜷卧,痰、涎、涕清稀,小便清长,大便稀溏。面色白,舌淡,苔白而润,脉紧或迟。

3.分类

（1）表寒证

临床表现为恶寒重,发热轻,头身疼痛,无汗,苔薄白润,脉浮紧。

（2）里寒证

临床表现为形寒肢冷,面色㿠白,口淡不渴,或渴喜热饮,静而少言,小便清长,大便稀溏,舌质淡,苔白润,脉沉迟。

（3）实寒证

临床表现为畏寒喜暖,面色苍白,四肢欠温,腹痛拒按,肠鸣腹泻,或痰鸣喘嗽,口淡多涎,小便清长,舌苔白

润,脉迟或紧。

(4)虚寒证

临床表现为精神不振,面色淡白,畏寒肢冷,腹痛喜按,大便溏薄,小便清长,少气乏力,舌质淡嫩,脉微或沉迟无力。

4.证候分析

(1)主要病因

①实寒:感受寒邪,或过服生冷寒凉所致。
②虚寒:内伤久病,阳气虚弱而阴寒偏胜。
③表寒:寒邪袭于表。
④里寒:寒邪客于脏腑,或阳虚阴盛。

(2)证候

由于寒邪遏制,阳气被郁,或阳气虚弱,阴寒内盛,形体失却温煦,故见恶寒、畏寒、肢凉、冷痛、喜暖、蜷卧等症。寒不消水,津液未伤,故口不渴,痰、涎、涕、尿等分泌物、排泄物澄澈清冷,苔白而润。外寒阻遏阳气或阳气不足,气血不能运行于面,则见面色白,舌质色淡;寒邪束遏阳气则脉紧,阳虚推动缓慢则脉迟。

十三 热证的概念、临床表现及证候分析

1.概念

热证是指感受热邪,或脏腑阳气亢盛,或阴虚阳亢,导致机体机能活动亢进所表现的具有温、热特点的证候。热证有实热证、虚热证之分。

2.临床表现

发热,恶热,喜冷,口渴欲饮,小便短黄,大便干结。面赤,烦躁不宁,痰、涕黄稠。舌红,苔黄燥少津,脉数。

3.分类

(1)表热证

临床表现为发热,微恶风寒,头痛,口干微渴,或有汗,舌边尖红赤,脉浮数。

(2)里热证

临床表现为面红身热,口烦渴,喜饮冷水,烦躁多言,小便黄赤,大便干结,舌质红,苔黄,脉数。

(3)实热证

临床表现为壮热喜冷,口渴饮冷,面红目赤,烦躁或神昏谵语,腹胀满痛拒按,大便秘结,小便短赤,舌红黄苔而干,脉洪滑数实。(200823)

(4)虚热证

临床表现为两颧红赤,形体消瘦,潮热盗汗,五心烦热,咽干口燥,舌红少苔,脉细数。(200022)

4.证候分析

(1)病因

外感火热阳邪,或过服辛辣温热之品,或寒郁而化

热,或五志化火导致体内阳热之气过盛所致。

(2)证候分型

①病势急骤,形体壮实者,多为实热证。
②因内伤久病,阴液耗损而阳气偏亢者,多为虚热证。
③风热之邪袭于表,多为表热证。
④热邪盛于脏腑,或因阴虚阳亢所致者,多为里热证。

(3)机制

由于阳热偏盛,津液被耗,或因阴液亏虚而阳气偏亢,故见发热、恶热、面赤、烦躁不宁、舌红、苔黄、脉数等一派热象证候。热伤阴津,故见口渴欲饮、痰涕黄稠、小便短黄、大便干结、舌红少津等症。

十四 寒热转化的表现类型及机理分析

1.概念

寒热转化是指疾病的寒热性质发生相反的转变。寒证化热示阳气旺盛,热证转寒示阳气衰惫。

2.分类及临床表现

(1)寒证化热

外感寒邪未及时发散,而机体阳气偏盛,阳热郁遏到一定程度,寒邪化热,形成热证;或寒湿之邪郁遏,而机体阳气不衰,由寒化热;或过服温燥药物,使寒证转化为热证。如寒湿痹病,初为关节冷痛、重着、麻木,病程日久,或过服温燥药物,而变成患处红肿灼痛;哮病因寒引发,痰白稀薄,久之见舌红苔黄,痰黄而稠;痰湿凝聚的阴疽冷疮,其形漫肿无头、皮色不变,以后转为红肿热痛而成脓等,均属寒证转化为热证。

(2)热证转寒

多因邪盛或正虚,正不胜邪,机能衰败所致;也见于误治、失治,损伤阳气的患者。如疫毒痢初期,高热烦渴,舌红脉数,泻痢不止,若急骤出现四肢厥冷、面色苍白、脉微,皆是由热证转化为寒证。(201291)

真题【2012.91】
高热、咳喘数日,突然冷汗淋漓、四肢不温者,此属
A.寒热错杂　　　B.虚实夹杂
C.热证转寒　　　D.真热假寒
【答案】C

真题【2019.122】
初见恶寒发热、身痛无汗、脉浮紧等,继而出现高热、汗出、口渴、脉洪大者,属于
A.表证转里　　　B.表里同病
C.寒证化热　　　D.虚实夹杂
【答案】AC

3.机理分析

寒热转化是由邪正力量的对比所决定的,其关键

在于机体阳气的盛衰。寒证转化为热证,是人体正气尚强,阳气较为旺盛,邪气才会从阳化热,提示人体正气尚能抗御邪气;热证转化为寒证,是邪气虽盛而正气不支,阳气耗散并处于衰败状态,提示正不胜邪,病情加重。

十五 寒热错杂的表现类型及机理分析

1. 类型 (2017123)

①表里的寒热错杂(表寒里热、表热里寒)。

②上下的寒热错杂(上热下寒、上寒下热)。

真题【2017.123】

下列各项中,属于寒热错杂的是

A. 上热下寒证　　　　　B. 真寒假热证

C. 少阴热化证　　　　　D. 表寒里热证

【答案】AD

2. 临床表现

(1)上热下寒

患者在同一时间内,上部表现为热,下部表现为寒的证候。如既见胸中烦热,咽痛口干的上焦热证,又见腹痛喜暖,大便稀薄的中焦脾胃虚寒证,即属此类病证。(201816)

真题【2018.16】

症见胸中烦热,咽痛口干,腹痛喜暖,大便溏薄,属于

A. 表寒里热　　　　　　B. 上热下寒

C. 真寒假热　　　　　　D. 热证转寒

【答案】B

(2)上寒下热

患者在同一时间内,上部表现为寒,下部表现为热的证候。例如,胃脘冷痛,呕吐清涎,同时又兼见尿频,尿痛,小便短赤。此为寒在胃而热在膀胱之证候。(200587)

(3)表寒里热(详见辨表里)

(4)表热里寒(详见辨表里)

真题【2019.121】

下列选项中,属于寒热错杂的是

A. 发热汗出、鼻流浊涕、咳喘痰黄、便秘尿黄

B. 腹痛喜暖、大便溏薄、胸中烦热、频欲呕吐

C. 寒热往来、心烦口苦、不欲饮食、胸胁满闷

D. 胃脘冷痛、呕吐清涎、尿频尿痛、身热腰痛

【答案】BD

十六 真寒假热的表现类型及机理分析

1. 概念

真寒假热证是指内有真寒而外见某些假热的"寒极似热"证候。实际上就是阳虚阴盛而阳气浮越,故又称虚阳浮越证,亦称戴阳证或阴盛格阳证。

2. 临床表现

(1)真寒

四肢厥冷,疲乏无力,咽痛而不红肿,口渴但不欲饮,便秘而便质不燥,或下利清谷,小便清长(或尿少浮肿)。

(2)假热

自觉发热,神志躁扰不宁,欲脱衣揭被,触之胸腹无灼热,面色浮红如妆,非满面通红,咽痛,口渴,便秘。

(3)舌脉

脉浮大或数,按之无力,舌淡,苔白。(199327、200586)

3. 机理分析

真寒假热证产生的机理是阳气虚衰,阴寒内盛,逼迫虚阳浮越于上或格越于外。

①由于阳气虚衰,阴寒内盛,逼迫虚阳浮游于上、格越于外,故可表现为自觉发热,欲脱衣揭被,面色浮红如妆,躁扰不宁,口渴咽痛,脉浮大或数等颇似阳热证的表现。

②因其本质为阳气虚衰,肢体失其温煦,水液不得输布、气化,故触之胸腹必然无灼热,且下肢厥冷,口渴而不欲饮,咽部不红肿,面色亦不会满面通红。

③并见疲乏无力,小便清长,或尿少而浮肿,便质不燥,甚至下利清谷,脉按之无力,舌淡,苔白等里虚寒的证候,故可知其所现"热"症为假象。

十七 真热假寒的表现类型及机理分析

1. 概念

真热假寒证是指内有真热而外见某些假寒的"热极似寒"证候,常有热深厥亦深的特点,故可称作热极肢厥证,亦称阳盛格阴证。(200625)

2. 临床表现

(1)真热

神识昏沉,身热,胸腹灼热,口鼻气灼,口臭息粗,口渴引饮,小便短黄。

(2)假寒

四肢凉甚至厥冷,面色紫暗,脉沉迟。(2012092、2003121)

(3)舌脉

舌红苔黄而干,脉有力。

3. 机理分析

真热假寒证的产生机理是邪热内盛,阳气郁闭于内而不能外达。

①由于邪热内盛,阳气郁闭于内而不能布达于外,故表现出四肢凉甚至厥冷,脉沉迟等类似阴证的假

寒现象。

②邪热内闭,气血不畅,故见神识昏沉、面色紫暗。

③邪热内蕴,伤津耗液,故见身热、胸腹灼热、口鼻气灼、口臭息粗、口渴引饮、小便短黄、舌红苔黄而干、脉有力等实热证的表现。

◈提示▶▶▶　　**真寒假热及真热假寒的鉴别**

①假象的出现,多在四肢、皮肤和面色方面,而脏腑、气血、津液等方面的内在表现,是如实地反映了疾病的本质,故辨证时应以里证、舌象、脉象等作为诊断的依据。(1996131、2000133)

②胸腹的冷热是辨别寒热真假的关键,胸腹灼热者为热证,胸腹部冷而不灼热者为寒证。

③假象毕竟和真象不同,如假热之面赤,是面色白而仅在颧颊上浅红娇嫩,时隐时现,而真热的面红却是满面通红;假寒常表现为四肢厥冷,而胸腹部却是大热,按之灼手,或周身寒冷而反不欲近衣被;真寒是身踡卧,欲得衣被。

十八 虚证的概念临床表现及证候分析

1.概念

虚证是指人体阴阳、气血、津液、精髓等正气亏虚,而邪气不著,表现为不足、松弛、衰退特征的各种证候。临床一般以久病、势缓者多为虚证,耗损过多者多虚证,体质素弱者多为虚证。

2.分类及临床表现

(1)表虚证

可分为外感表虚和内伤表虚两类。

①外感表虚:头痛,项强,发热,汗出,恶风,脉浮缓。(200477)

②内伤表虚:平时常自汗出,容易感冒,兼有面色淡白,短气,动则气喘,倦怠乏力,纳少便溏,舌淡苔白,脉细弱等气虚的表现。

(2)里虚证

里虚证若按寒热划分可分为虚寒证、虚热证两种(详见寒热辨证)。

3.证候分析

①形成虚证的病因:虽可以由先天禀赋不足所导致,但主要是由后天失调和疾病耗损所产生。

②虚证的病机主要表现为伤阴或伤阳两方面。

·伤阳者,以阳气虚的表现为主。由于阳失温运与固摄的功能,故可见面色淡白,形寒肢冷,神疲乏力,心悸气短,大便滑脱,小便失禁等。阳虚则阴寒盛,则舌胖嫩,脉虚沉迟。

·伤阴者,以阴血虚的表现为主。由于阴不制阳,及失去其濡养滋润的作用,故可见手足心热,心烦心悸,面色萎黄或颧红,潮热盗汗等表现。阴虚则阳偏

亢,故舌红干少苔,脉细数。

十九 实证的概念、临床表现及证候分析

1.概念

实证是指人体感受外邪,或疾病过程中阴阳气血失调,体内病理产物蓄积,以邪气盛、正气不虚为基本病理,表现为有余、亢盛、停聚特征的各种证候。临床一般是新起、暴病多实证,病情急剧者多实证,体质壮实者多实证。

2.分类

(1)表实证

表实证是指外邪侵袭,阳气集中于肌表,正邪斗争,腠理密闭所出现的证候。其临床表现,除有表证病状外,以无汗、头身疼痛、脉浮紧为特点。多见于外感寒邪的表寒证。

(2)里实证

里实证若按寒热划分可分为实寒证,实热证两大类(详见寒热辨证)。(200478)

3.证候分析

(1)实证的病因

风寒暑湿燥火、疫疠以及虫毒等邪气侵犯人体,正气奋起抗邪,故病势较为亢奋、急迫,以寒热显著、疼痛剧烈,或呕泻咳喘明显、二便不通、脉实等症为突出表现。

(2)实证的病机

内脏功能失调,气化失职,气机阻滞,形成痰、饮、水、湿、脓、瘀血、宿食等有形病理物质,壅聚停积于体内。

(3)实证的范畴

风邪、寒邪、暑邪、湿邪、热邪、燥邪、疫毒为病,痰阻、饮停、水泛、食积、虫积、气滞、血瘀、脓毒等病理改变,一般都属实证的范畴。

二十 虚实转化的表现类型与机理分析

1.概念

虚实转化是指疾病的虚实性质发生相反的转变。

2.类型及临床表现

(1)实证转虚

实证转虚指原先表现为实证,后来表现为虚证。而实证随之消失。如:

①本为咳嗽吐痰、息粗而喘、苔腻脉滑,久之见气短而喘、声低懒言、面白、舌淡、脉弱;

②或初期见高热、口渴、汗多、脉洪数,后期见神疲、嗜睡、食少、咽干、舌嫩红无苔、脉细数。

（2）虚证转实

如心阳气虚日久，温煦无能，推运无力，则可血行迟缓而成瘀，在原有心悸、气短、脉弱等心气虚证的基础上，尔后出现心胸绞痛、唇舌紫暗、脉涩等症，则是心血瘀阻证，血瘀之实已超过心气之虚，可视作虚证转实。

3. 机理分析

虚实转化提示邪与正之间的盛衰关系出现了本质性变化。

①实证转虚为疾病的一般规律。邪正斗争的趋势，或是正气胜邪而向愈，或是正不胜邪而迁延。故病情日久，或失治误治，正气伤而不足以御邪，皆可形成实证转化为虚证。

②虚证转实常常是证候的虚实夹杂。指正气不足，脏腑机能衰退，组织失却濡润充养，或气机运化迟钝，以致气血阻滞，病理产物蓄积，邪实上升为矛盾的主要方面，而表现以实为主的证候。其本质是因虚致实，本虚标实。

◎提示▶▶▶所谓虚证转化为实证，并不是指正气来复，病邪转为亢盛，邪盛而正不虚的实证，而是在虚证基础上转化为以实证为主要矛盾的证候，故并非病势向好的方向转变，而是提示病情发展。

如脾肾阳虚，不能温运气化水液，以致水湿泛滥，形成水肿；失血之后，面白、舌淡、脉细，为血虚之候，由于血虚不能润肠，以致腑气不畅，而见大便燥结难下、腹胀、口臭等症。这些一般都是因虚而致实，并不是真正的虚证转化为实证。

二十一 虚实错杂的表现类型和机理分析

1. 分类

实证中夹有虚证，或虚证中夹有实证，以及虚实齐见的，都是虚实夹杂证。可将虚实夹杂概括为虚中夹实、实中夹虚、虚实并重。

2. 临床表现

（1）实中夹虚

实证夹虚的特点是以实邪为主，正虚为次。如外感温热病中常见的实热伤津证为邪多虚少，表现为既见发热、便秘、舌红、脉数等里实热证的表现，又见口渴、尿黄、舌苔干裂等津液受伤的虚象。(2013092)

（2）虚中夹实

虚证夹实的特点是以正虚为主，邪实为次。如春温病的肾阴亏损证，出现于病的晚期，是邪热劫烁肝肾之阴而呈邪少虚多的证候。症见低热不退，口干，舌质干绛。又如咽喉肿痛属于实，又见胸中烦热，腹痛喜暖，大便溏稀，舌淡红胖嫩，也属虚证夹实。(2013091)

真题【2013.91】

咽喉肿痛，胸中烦痛，腹痛喜暖，大便溏稀，舌淡红胖嫩者，此属

A. 真虚假实　　　　　B. 真热假寒

C. 虚实夹杂　　　　　D. 表热里寒

【答案】C

真题【2013.92】

心悸胸闷，气短乏力，心前区刺痛频频发作，舌淡紫脉涩者，此属

A. 真虚假实　　　　　B. 真热假寒

C. 虚实夹杂　　　　　D. 表热里寒

【答案】C

（3）虚实并重

虚实并重的特点是正虚与邪实均十分明显，病情比较沉重。多见于两种情况：原为严重的实证，迁延时日，正气大伤，而实邪未减者，以及原来正气甚弱，又感受较重邪气的病人。(1997130、200377)如小儿疳积，既有完谷不化，形瘦骨立，又有腹部膨大，食欲过旺的表现。

3. 机理分析

虚实错杂的形成有两种情况：一是先有实证，邪气太盛，损伤正气，而致正气亦虚，又出现虚证；二是先有正气不足的虚证，无力祛除病邪，以致病邪积聚，或复感外邪，又同时出现实证。

二十二 假实真虚的表现类型和机理分析

1. 概念

真虚假实是指本质为虚证，反见某些盛实现象的证候。"至虚有盛候"。

2. 临床表现

（1）假实

腹部胀满，呼吸喘促，或二便闭塞，脉数等表现。

（2）真虚

腹虽胀满而时有缓解，腹痛按之痛减；脉虽弱，但重按无力。(2011022)

（3）表现

兼有神疲乏力，面色萎黄或淡白，脉虚弱，舌淡胖嫩等虚证的表现。

3. 机理分析

①脏腑虚衰，气血不足，运化无力，气机不畅，故可出现腹部胀满、呼吸喘促、二便闭塞等类似实证的假象。

②但其本质属虚，故腹部胀满而时有缓解，或内无肿块而喜按，可知并非实邪内积，而是脾虚不运所致；喘促而气短息弱，可知并非邪气壅滞、肺失宣降，而是肺肾气虚、摄纳无权之故；大便闭塞而腹部不甚硬满，

系阳气失其温运之能而腑气不行的表现;阳气亏虚而不能气化水液,或肾关开合不利,可表现为小便不通。

③神疲乏力,面色萎黄或淡白,脉虚弱,舌淡胖嫩,更是正气亏虚的本质表现。(200522)

二十三 假虚真实的表现类型和机理分析

1.概念

真实假虚证是指本质为实证,反见某些虚羸现象的证候。"大实有羸状"。

2.临床表现

假虚:神情默默,倦怠懒言,身体羸瘦,脉象沉细。

真实:但虽默默不语却语时声高气粗;虽倦怠乏力却动之觉舒;肢体羸瘦而腹部硬满拒按;脉沉细而按之有力。

3.机理分析

①由于热结肠胃、痰食壅积、湿热内蕴、瘀血停蓄等,邪气大积大聚,以致经脉阻滞,气血不能畅达,因而表现出神情默默、倦怠懒言、身体羸瘦、脉象沉细等类似虚证的假象。

②但病变的本质属实,故虽默默不语却语时声高气粗,虽倦怠乏力却动之觉舒,虽肢体羸瘦而腹部硬满拒按,脉虽沉细却按之有力。

◎提示▶▶▶ **假实真虚和假虚真实的鉴别**

①关键在于脉象的有力无力、有神无神,其中尤以沉取之象为真谛。

②其次是舌质的嫩胖与苍老,言语呼吸的高亢粗壮与低怯微弱;病人体质状况、病之新久、治疗经过等,也是辨析的依据。(1994133)

■ 小试牛刀

1.阴证的舌象应为:
　　A.舌质苍老　　　　B.舌质胖嫩
　　C.舌质红绛　　　　D.舌有芒刺

2.阴虚潮热,可出现:
　　A.身热不扬　　　　B.高烧不退
　　C.午后低热　　　　D.日晡潮热

3.阴虚证可见:
　　A.渴喜冷饮　　　　B.渴喜热饮
　　C.渴不欲饮　　　　D.渴不多饮

4.下列哪项不是阴虚证的表现:
　　A.低热潮热　　　　B.两颧潮红
　　C.无汗而自汗　　　D.口燥咽干

5.下列选项中,属于阴虚证典型表现的是:
　　A.发热恶寒　　　　B.五心烦热
　　C.精神萎靡　　　　D.苔黄脉细

6.下列哪项是阳虚证的典型表现:
　　A.神疲乏力　　　　B.形体消瘦

7.以下哪项是亡阳的表现:
　　A.汗出热而黏　　　B.面赤肢温
　　C.脉浮数而空　　　D.口渴饮冷

8.鉴别表证和里证的要点,下列哪一项最主要:
　　A.脉浮或沉　　　　B.舌苔白或黄
　　C.有无头身疼痛　　D.有无恶寒发热

9.辨别表证和里证首先应审查:
　　A.寒热　　　　　　B.头痛
　　C.腹痛　　　　　　D.咳嗽

10.下列关于表证与里证区别的叙述中,错误的是:
　　A.表证脉多浮,里证脉多沉
　　B.表证病程较短,里证病程较长
　　C.表证以恶寒为主,里证以发热为主
　　D.表证舌象变化不显,里证舌象多有变化

11.恶寒发热,头痛无汗一天,今起发热口渴,面赤咳吐黄痰。此证为:
　　A.虚证转实　　　　B.实证转虚
　　C.虚实夹杂　　　　D.表邪入里

12.虚热证的临床表现,下列哪一项最具鉴别意义:
　　A.精神不振　　　　B.少气乏力
　　C.形体消瘦　　　　D.舌质淡嫩

13.下列选项中,不属于实热证表现的是:
　　A.壮热恶热　　　　B.两颧潮红
　　C.便秘尿黄　　　　D.舌红苔黄

14.胸中烦热,频欲呕吐,腹痛喜暖,大便稀溏,属于:
　　A.表热里寒　　　　B.真热假寒
　　C.上热下寒　　　　D.真寒假热

15.经常脘腹冷痛喜按,泛吐清涎,口苦微渴,小便短黄,舌质红苔、薄黄,脉沉弦。此证为:
　　A.寒热错杂　　　　B.真热假寒
　　C.真寒假热　　　　D.表里俱寒

16.身热反欲盖衣被,口渴,喜热饮,四肢厥冷,下利清谷,小便清长,舌淡苔白,脉大无力,属于:
　　A.表寒里热证　　　B.表热里寒证
　　C.真寒假热证　　　D.真热假寒证

17.烦热欲去衣被,胸腹温,尿清长,头晕咽干,面浮红如妆,下肢厥冷,舌淡脉弱。此证为:
　　A.寒热错杂　　　　B.真热假寒
　　C.真寒假热　　　　D.表里俱寒

18.真寒假热证的病机是:
　　A.阴盛格阳　　　　B.阳气暴脱
　　C.阴盛阳虚　　　　D.阴阳俱衰

19.阳盛格阴是指:
　　A.真热假寒　　　　B.表寒里热
　　C.热证转寒　　　　D.真寒假热

20.发热恶风,有汗出,舌淡红,脉浮缓,此证属于:
　　A.表热证　　　　　B.表实证

C. 表虚证　　　　　　　D. 里实证

21. 腹内有块,腹痛拒按,便秘,苔黄,脉伏,此证属于:
　　A. 表热证　　　　　　B. 表实证
　　C. 表虚证　　　　　　D. 里实证

22. 咳嗽反复发作五年,气短而喘,胸闷,吐痰量多白黏,神疲食少,舌淡胖,苔白腻,脉弱,此证为:
　　A. 虚证转实　　　　　B. 实证转虚
　　C. 虚实夹杂　　　　　D. 表邪入里

23. "至虚有盛候"是指:
　　A. 虚中夹实　　　　　B. 实中夹虚
　　C. 真虚假实　　　　　D. 真实假虚

24. 患者病情加重,出现喘渴烦躁,手足虽温而汗多欲脱,脉数疾,属于:
　　A. 气虚　　　　　　　B. 阳虚
　　C. 亡阴　　　　　　　D. 亡阳

25. 下列各项,不属亡阳证表现的是:
　　A. 脉微欲绝　　　　　B. 唇舌淡白

C. 气息微弱　　　　　　D. 四肢温和

26. 患者病情加重,出现大汗淋漓,肌肤手足逆冷,蜷卧,神疲,脉微欲绝,属于:
　　A. 气虚　　　　　　　B. 阳虚
　　C. 亡阴　　　　　　　D. 亡阳

27. 下列哪项是虚热证与实热证的鉴别要点:
　　A. 发热口干　　　　　B. 盗汗颧红
　　C. 大便干结　　　　　D. 小便短赤

参考答案

1. B	2. C	3. C	4. C	5. B
6. C	7. C	8. D	9. A	10. C
11. D	12. C	13. B	14. C	15. A
16. C	17. C	18. A	19. A	20. C
21. D	22. C	23. C	24. C	25. D
26. D	27. B			

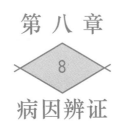

第八章

病因辨证

◈ 基础篇 ◈

中医诊断学

考纲要求

风淫证、寒淫证、暑淫证、湿淫证、燥淫证、火淫证的概念、临床表现及证候分析。

考点解析

一 风淫证候的概念、临床表现及证候分析

1.概念

风淫证指风邪侵袭人体肤表、经络,导致卫外机能失常,表现出符合"风"性特征的证候。

2.临床表现

(1)风邪袭表证

恶风寒,微发热,汗出,脉浮缓,苔薄白。

(2)风邪犯肺证

鼻塞、流清涕、喷嚏,或伴咽喉痒痛、咳嗽。

(3)风客肌肤证

突发皮肤瘙痒、丘疹、风团。

(4)风邪中络证

突发肌肤麻木、口眼㖞斜。(1998135、200628)

(5)风胜行痹证

肢体关节游走作痛。

(6)风水相搏证

新起面睑、肢体浮肿。

3.辨证要点

恶风、微热、汗出、脉浮缓,或突起风团、瘙痒、麻木、肢体关节游走疼痛、面睑浮肿等症为主要表现。(2008137、201023、201220)

4.证候分析

①风淫的特点为百病之长,其性轻扬,善行数变,常兼夹其他邪气为患,具有发病迅速、变化快、游走不定的特点。

②风邪袭表,肺卫失调,腠理疏松,卫气不固,则具有恶寒发热、脉浮等表证的特征症状,并以汗出、恶风、脉浮缓为特点。

③外邪易从肺系而入,风邪侵袭肺系,肺气失宣,鼻窍不利,则见咳嗽、咽喉痒痛、鼻塞、流清涕或喷嚏等症状。

④风邪侵袭肤腠,邪气与卫气搏击于肤表,则见皮肤瘙痒、丘疹、风团。

⑤风邪或风毒侵袭经络、肌肤,经气阻滞,肌肤麻痹,轻则肌肤麻木、口眼㖞斜;重则肌肉僵直、痉挛、抽搐。

⑥风与寒湿合邪,侵袭筋骨关节,阻痹经络,则见肢体关节游走疼痛。

⑦风邪侵犯肺卫,宣降失常,通调水道失职,则见突起面睑肢体浮肿。

⑧内风证是由于机体内部的病理变化,如热盛、阳亢、阴虚、血虚等所致,以出现类似风性动摇为主要表现的证候,又称为"动风"。

二 寒淫证候的概念、临床表现及证候分析

1.概念

寒淫证指寒邪侵袭机体,阳气被遏,以恶寒甚、无汗、头身或胸腹冷痛、脉紧等为主要表现的实寒证候。

2.临床表现(2014136、2018125)

寒淫证常分为"伤寒"(即伤寒证)和"中寒"(即中寒证)。两者在临床表现方面各有不同:

(1)伤寒证

恶寒重,或伴发热,无汗,头身疼痛,鼻塞或流清涕,脉浮紧。

(2)中寒证

①寒邪客肺证:咳嗽、气喘、咳稀白痰,形寒肢冷,舌淡苔白,脉沉紧甚至脉伏。以咳喘突然发作,伴见寒象为特点。(199226、1998134、200026、2001134)

②寒滞胃肠证:脘腹疼痛、肠鸣腹泻、呕吐。(200524)

③寒滞经脉证:肢体厥冷、局部拘急冷痛,(200121)伴口不渴,小便清长,面色苍白,舌苔白,脉弦紧或沉迟有力。

真题【2018.125】

下列属于寒淫证的是

A. 恶寒发热　　　　　B. 咳嗽痰白

147

C. 脘腹冷痛　　　　　　D. 肢体拘急

【答案】ABCD

真题 【2014.136】

寒淫证可见的表现有

A. 腹痛腹泻　　　　　　B. 畏寒肢冷

C. 咳嗽气喘　　　　　　D. 鼻流清涕

【答案】ACD

3. 辨证要点

新病突起,病势较剧,有感寒原因可查,以寒冷症状为主要表现。

4. 证候分析

①寒淫证主要是因感受阴寒之邪所致,感受寒邪的常见原因有淋雨、下水、衣单、露宿、在冰雪严寒处停留、食生、饮冷等。

②寒为阴邪,具有凝滞、收引、易伤阳气的特性。

· "伤寒证":指寒邪外袭于肌表,阻遏卫阳所表现的表实寒证,又称风寒表证。

· "中寒证":寒邪客于不同脏腑,可有不同的证候特点。如寒邪客肺,肺失宣降,故见咳嗽、哮喘、咳稀白痰等症;寒滞胃肠,使胃肠气机失常,运化不利,则见脘腹疼痛、肠鸣腹泻、呕吐等症。

三 暑淫证候的概念、临床表现及证候分析

1. 概念

暑淫证指感受暑热之邪,耗气伤津,以发热口渴、神疲气短、汗出等为主要表现的证候。(2013135)

真题 【2013.135】

下列各项中,属于暑淫证表现的有

A. 恶寒发热　　　　　　B. 渴喜冷饮

C. 神疲气短　　　　　　D. 脉虚数

【答案】BCD

2. 临床表现(200684、200322)

①伤暑证:发热恶热,汗出,口渴喜饮,气短,神疲,肢体困倦,小便短黄,舌红,苔白或黄,脉虚数。

②中暑:发热,猝然昏倒,汗出不止,气喘,甚至昏迷、惊厥、抽搐,舌绛干燥,脉细数;或见高热,神昏,胸闷,腹痛,呕恶,无汗。

3. 辨证要点

夏月有感受暑热之邪的病史,发热、口渴、汗出、疲乏、尿黄等为常见症状。

4. 证候分析

①暑与火热的性质同类,暑邪致病有严格的季节性,其病机与证候也与一般火热证有一定的差别。暑证是指夏月炎暑之季,感受暑热之邪所致的病理变化。

②暑为阳邪,具有炎热升散,耗气伤津,易夹湿邪等致病特点。

· 由于暑性炎热升散,故见发热恶热,汗出多。

· 暑邪耗气伤津,而见口渴喜饮,气短神疲,尿短黄等症。

· 暑夹湿邪,阻碍气机,故见肢体困倦,苔白或黄。

· 暑热内灼神明,引动肝风,则见神昏,甚至猝然昏倒、昏迷、惊厥、抽搐。

· 暑热炽甚,营阴受灼,故见汗出不止,舌绛干燥,脉细数。

· 暑闭气机,心胸气滞而见胸闷。

· 脾胃运化失司、气机升降失调,则表现为腹痛、呕恶。

· 肺气闭阻,玄府不通,则为无汗。

四 湿淫证候的概念、临床表现及证候分析

1. 概念

湿淫证指感受外界湿邪,阻遏气机与清阳,以头身困重、肢体倦怠、关节酸痛重着等为主要表现的证候。(200421)

2. 临床表现

①头昏沉如裹,嗜睡,身体困重,胸闷脘痞,口腻不渴,纳呆,恶心,肢体关节、肌肉酸痛,大便稀,小便混浊。(200684、200685、2017125)

②局部渗漏湿液,或皮肤出现湿疹、瘙痒,妇女可见带下量多。面色晦垢,舌苔滑腻,脉濡缓或细。

真题 【2017.125】

下列各项中,属于湿淫证表现的是

A. 头重如裹　　　　　　B. 胸闷脘痞

C. 阴部湿疹　　　　　　D. 肢体困重

【答案】ABCD

真题 【2019.12】

下列选项中,属于风淫证与湿淫证均可见的表现是

A. 口眼㖞斜　　　　　　B. 关节疼痛

C. 肌肤麻木　　　　　　D. 胸闷脘痞

【答案】B

3. 辨证要点

起病较缓而缠绵,以困重、酸楚、痞闷、腻浊等为证候特点。

4. 证候分析

(1)主要病因

①因外湿侵袭,如淋雨下水、居处潮湿、冒受雾露等而形成,称为外湿。

②多食油腻、嗜酒饮冷等而湿浊内生,称为内湿。

③湿淫证常是内外合邪而为病,故其证候亦常涉及内外。

(2)致病特点与证候特点

湿为阴邪,具有阻遏气机,损伤阳气,黏滞缠绵,重

浊趋下等致病特点。湿邪阻滞气机、困遏清阳,故以困重、闷胀、酸楚、腻浊、脉濡缓或细等为证候特点。

外湿以肢体困重、酸痛为主,或见皮肤湿疹、瘙痒,或有恶寒微热,病位偏重于体表,是因湿郁于肤表,阻滞经气所致。

五 燥淫证候的概念、临床特点及证候分析

1.概念

燥淫证是指外感燥邪,耗伤津液,以皮肤、口鼻、咽喉干燥等为主要表现的证候。

2.临床表现

①皮肤干燥甚至皲裂、脱屑,口唇、鼻孔、咽喉干燥,口渴饮水,舌苔干燥,大便干燥,或见干咳少痰、痰黏难咳,小便短黄,脉象偏浮。(1996130、199827、200723、2020125)

②凉燥还有恶寒发热,无汗,头痛,脉浮紧等表寒症状。

③温燥还有发热有汗,咽喉疼痛,心烦,舌红,脉浮数等表热症状。

3.辨证要点

常见于秋季或处气候干燥的环境,具有干燥不润的证候特点。

4.证候分析

(1)致病特点

燥邪具有干燥、伤津耗液、损伤肺脏的致病特点。

(2)证候

燥邪侵袭,易伤津液,而与外界接触的皮肤、清窍和肺系首当其冲,所以燥淫证的证候主要表现为皮肤、口唇、鼻孔、咽喉、舌苔干燥,以及干咳少痰等症状。

(3)发病特点

燥淫证的发生有明显的季节性,是秋天的常见证候,发于初秋气温者为温燥,发于深秋气凉者为凉燥。

①温燥:初秋之季,气候尚热,余暑未消,燥热侵犯肺卫,故除了干燥津伤之证候表现外,又见类似风热表证之象。

②凉燥:深秋季节,气候既凉,气寒而燥,人感凉燥,除了燥象之外,必见类似寒邪袭表之表寒证候。

真题【2020.125】

下列选项中,属于燥淫证表现的是

A.干咳无痰　　　B.目赤肿痛

C.口渴喜饮　　　D.舌苔干燥

【答案】ACD

六 火淫证候的概念、临床表现及证候分析

1.概念

火淫证指外感火热邪毒,导致阳热内盛,以发热、口渴、面红、便秘尿黄、舌红苔黄、脉数等为主要表现的证候。

2.临床表现(2016136)

①发热微恶寒,头痛,咽喉疼痛,鼻塞流浊涕,舌边尖红,苔薄黄,脉浮数。

②化热喜冷,烦躁,口渴喜饮,汗多,大便秘结,小便短黄,面色赤,舌红或绛,苔黄干燥或灰黑,脉洪滑数。(1992103、1995136、199723)

③甚者或见神昏、谵语、吐血、衄血,痈肿疮疡。(1998130)

真题【2016.136】

属于火淫证临床表现的是

A.发热恶热,烦躁口渴　　B.咯血鲜红,痈肿疮疡

C.神昏谵语,惊风抽搐　　D.舌色紫暗,苔黑而润

【答案】ABC

3.辨证要点

新病突起,病势较剧,以发热、口渴、便秘、尿黄、出血、舌红或绛、苔黄干、脉数有力等为主要表现。

4.证候分析

(1)主要病因

①外感温热火邪。

②其他外邪郁久化热化火。

(2)特性

火为阳邪,具有炎上,耗气伤津,生风动血,易致肿疡等特性。

(3)证候

①热邪犯表,卫气失和,故发热微恶寒,火热炽盛,充斥于外,故见壮热喜冷。

②热扰心神,轻则见烦躁不安,重则神昏谵语。

③邪热迫津外泄,则汗多。

④阳热之邪耗伤津液,则见口渴喜饮,大便秘结,小便短黄等。

⑤火热迫血妄行可见各种出血。

⑥火热使局部气血壅聚,灼血腐肉而形成痈肿脓疡。

⑦舌边尖红,脉浮数,为热邪客表之证;舌红绛,苔黄而干或灰黑干燥,脉洪滑数。

▪▪ 小试牛刀

1.下列除哪项外,均可见于风淫证候:

　A.发热恶风　　　B.皮肤瘙痒

　C.半身不遂　　　D.四肢抽搐

2.患者咳嗽气喘,痰稀色白,形寒肢冷,舌淡苔白,脉迟,属于:

　A.风寒束肺　　　B.寒邪客肺

　C.饮停于肺　　　D.痰湿阻肺

3.寒邪客肺证与饮停于肺证的区别有:
   A.有无咳嗽　　　　　B.有无气喘
   C.痰质稀　　　　　　D.有无既往发作史

4.寒淫证候的临床表现是:
   A.肢体麻木　　　　　B.四肢抽搐
   C.角弓反张　　　　　D.手足拘急

5.腹痛肠鸣,呕吐泄泻可见于:
   A.风淫证候　　　　　B.寒淫证候
   C.暑淫证候　　　　　D.湿淫证候

6.暑淫证候可见:
   A.舌质红或绛,脉数　B.气急疲乏
   C.两者均有　　　　　D.两者均无

7.恶热,汗出,口渴,疲乏,尿黄,舌红,苔黄,脉虚数,
   属于:
   A.伤风　　　　　　　B.温燥
   C.火淫　　　　　　　D.伤暑

8.身热恶热,汗多,尿黄,口渴,疲乏,舌红苔白,脉虚数
   者,应诊断为:
   A.风淫证　　　　　　B.实火证
   C.虚火证　　　　　　D.暑淫证

9.发热恶热,神疲气短,肢倦乏力,胸闷懒言,口渴喜
   饮,小便短黄,舌红苔黄腻,脉濡数,属于:
   A.寒湿证　　　　　　B.湿热证
   C.风湿证　　　　　　D.暑湿证

10.咳嗽,胸闷,痰多质黏,色白易咳,舌苔白腻,脉濡

缓,属于:
   A.寒湿证　　　　　　B.湿热证
   C.风湿证　　　　　　D.痰湿证

11.凉燥与温燥的共同病症是:
   A.脉浮数　　　　　　B.舌苔干
   C.有汗　　　　　　　D.咳嗽

12.痰少而黏,难于咳出者,应属:
   A.燥痰　　　　　　　B.热痰
   C.湿痰　　　　　　　D.风痰

13.火淫证候可见:
   A.舌质红或绛,脉数　B.气急疲乏
   C.两者均有　　　　　D.两者均无

14.下列哪项不属于火淫证候的特征:
   A.壮热口渴　　　　　B.面红耳赤,烦躁
   C.吐血、衄血　　　　D.面色黄晦

15.暑淫证候的表现是:
   A.头昏沉,嗜睡,胸脘痞闷
   B.口渴饮水,口唇鼻咽干燥
   C.发热恶热,汗出,气短神疲
   D.突发皮肤瘙痒、丘疹

参考答案

1.C	2.B	3.D	4.D	5.B
6.C	7.D	8.D	9.D	10.D
11.D	12.A	13.A	14.D	15.C

第 九 章

9

气血津液辨证

考纲要求

1. 气虚证、气陷证、气脱证、气滞证和气逆证、气闭证的概念、临床表现和证候分析。

2. 血虚证、血瘀证、血热证、血寒证的概念的临床表现和证候分析。

3. 气虚血瘀证、气滞血瘀证、气血两虚证、气不摄血证和气随血脱证的概念、临床表现和证候分析。

4. 津液不足证的概念、临床表现和证候分析。

5. 痰证、饮证、水停证、内湿证的概念、临床表现和证候分析。

考点解析

一 气虚证的概念、临床表现及证候分析

1. 概念

气虚证是指元气不足,脏器组织的机能减退,以气短、乏力、神疲、脉虚等为主要表现的虚弱证候。

2. 临床表现

精神疲惫,体倦,或有头晕目眩,自汗,动则诸症加重。气短声低,少气懒言。脉虚,舌质淡嫩。(2003123、200627、201422)

真题 【2014.22】

下列各项中不符合血虚证表现的是

A. 舌色淡紫、脉迟   B. 手足冷痛、麻木

C. 月经延后、痛经   D. 皮疹紫红、密集

【答案】D

3. 证候分析

(1)主要病因

①久病、重病、劳累过度等,使元气耗伤太过。

②先天不足,后天失养,致元气生成匮乏。

③年老体弱,脏腑机能减退而元气自衰。

(2)证候分析

①由于元气不足,脏腑机能衰退,故出现气短、声低、懒言、神疲、乏力。

②气虚而不能推动营血上荣,则头晕目眩,舌淡嫩。

③卫气虚弱,不能固护肤表,故为自汗。

④"劳则气耗",故活动劳累则诸症加重。

⑤气虚鼓动血行之力不足,故脉象虚弱。

⑥气陷证、气不固证、气脱证等,常是气虚的发展,

或为其特殊表现。

4. 气虚证的辨证要点

病体虚弱,以神疲、乏力、少气懒言、气短、脉虚,动则诸症加重为主要表现。

二 气陷证的概念、临床表现及证候分析

1. 概念

气陷证是指气虚无力升举,清阳之气下陷,以自觉气坠,或脏器下垂为主要表现的虚弱证候。

2. 临床表现

头晕眼花,气短疲乏,脘腹坠胀感,或久泻久痢,或见内脏下垂,脱肛,阴挺,舌质淡嫩,脉弱等。(199324、2003123、200627、201222)

真题 【2012.22】

气陷证一般不出现的病症是

A. 胃下垂、肾下垂   B. 滑精、滑胎

C. 头晕、目眩   D. 脱肛、阴挺

【答案】B

3. 证候分析

(1)表现

气陷多是气虚的发展,或为气虚的一种特殊表现形式,一般指脾(中)气的下陷。凡是能引起气虚证的原因,均可导致本证的发生,故可见头晕眼花、神疲气短、舌质淡嫩,脉弱等气虚症状。

①清阳之气不升,则自觉气短、气坠、头晕眼花。

②气陷而机体失却营精的充养,则见神疲乏力,形体消瘦。

③脾失健运,水谷精微下趋,气陷于下,则见久泻久痢。

④气陷无力升举,不能维持脏器正常位置,故觉脘

151

腹坠胀,甚至出现内脏下垂。

(2)辨证要点

以气坠、脏器下垂与气虚症状共见为主要表现。

三 气脱证的概念、临床表现及证候分析

1. 概念

气脱证是指元气亏虚已极而欲脱,以气息微弱、汗出不止、脉微等为主要表现的危重证候。

2. 临床表现

呼吸微弱而不规则,汗出不止,口开目合,全身瘫软,神识朦胧,二便失禁,面色苍白,口唇青紫,脉微,舌淡,舌苔白润。(201713、2011024)

真题【2017.13】

症见呼吸微弱,汗出不止,手撒身软,二便失禁,脉微欲绝者,证属

A. 气陷证　　　　　　B. 亡阳证

C. 气脱证　　　　　　D. 气虚证

【答案】C

3. 证候分析

(1)主要病因

①气脱证可由气虚证、气不固证发展而来。

②在大汗、大吐、大泻或大失血、出血中风等情况下,出现"气随津脱""气随血脱"。

③或于长期饥饿、极度疲劳、暴邪骤袭等状态下发生。

(2)证候分析

①真气欲脱,则心、肺、脾、肾等脏腑之气皆衰。

②气息微弱欲绝、汗出不止,为肺气外脱之征。

③面白、口唇青紫、神识朦胧,为心气外越之象。

④二便失禁为肾气欲脱的表现。

⑤全身瘫软、口开目合、手撒,为脾气外泄之征。

⑥舌淡苔白润、脉微为元气亏虚的表现。

4. 辨证要点

以气息微弱、汗出不止、脉微等为主要表现。

四 气滞证的概念、临床表现及证候依据

1. 概念(201786)

气滞证指人体某一部分或某一脏腑、经络的气机阻滞,运行不畅,以胀闷疼痛、脉弦为主要表现的证候。

2. 临床表现

①胸胁、脘腹等处或损伤部位的胀闷或疼痛,疼痛性质可为胀痛、窜痛、攻痛,症状时轻时重,部位不固定,按之一般无形。

②痛胀常随嗳气、肠鸣、矢气等而减轻,或症状随情绪变化而增减。

③脉象多弦,舌象可无明显变化。

3. 证候分析

(1)主要病因

①情志不舒,忧郁悲伤,思虑过度,而致气机郁滞。

②痰饮、瘀血、宿食、蛔虫、砂石等病理物质的阻塞,或阴寒凝滞,湿邪阻碍,外伤络阻等,都能导致气机郁滞。

③阳气不足,脏气虚弱,运行乏力而气机阻滞。

(2)证候分析

气滞证候的主要机理是气的运行发生障碍,气机不畅则痞胀,障碍不通则疼痛,气得运行则症减,故气滞以胀闷疼痛为主要临床表现。气滞一般是气逆、气闭的病理基础。

(3)辨证要点

以胸胁脘腹或损伤部位的胀闷、疼痛,以及脉弦为主要表现。

五 气逆证的概念、临床表现及证候分析

1. 概念

气逆证是指气机升降失调,气上冲逆,以咳嗽喘促、头痛眩晕、呕恶等为主要表现的证候。

2. 临床表现

咳嗽频作,呼吸喘促;呃逆、嗳气不止,或恶心呕吐;头痛、眩晕,甚至昏厥、呕血等。(2013022、2003123、202015)

真题【2013.22】

下列各项中,不符合气逆证表现的是

A. 咳嗽、气喘　　　　B. 嗳气、呃逆

C. 胸闷、胸痛　　　　D. 头晕、头胀

【答案】C

真题【2020.15】

下列各项中,不属于气逆证表现的是

A. 脘腹痞满,叹息后减轻

B. 咳嗽气喘,活动后加重

C. 头目胀痛,生气后加重

D. 呕吐酸腐,吐后减轻

【答案】A

3. 证候分析

气逆一般是在气滞基础上的一种表现形式。主要是指肺胃之气不降而上逆,或肝气升发太过而上逆。

(1)气逆证形成的主要原因

外邪侵袭、饮食失节、痰饮瘀血内停、寒热刺激、情志过激等。

(2)主证

肺气上逆以咳喘为主证。胃气上逆以呃逆、呕恶、

嗳气等为主证。肝气上逆以头痛、眩晕、昏厥、呕血或咯血等为主证。(200324)

⊙提示▶▶▶气逆只是一种病机,并不是一个完整的证名,临床应注意辨别病因,再加病位而构成完整的辨证诊断,如胃寒气逆证、胃火气逆证、痰饮内阻证、肺气上逆证、肝火气逆证等。

4.辨证要点

以咳喘或呕吐、呃逆、头痛、眩晕等为突出表现。

六 气闭证的概念、临床表现及证候分析

1.概念

气闭证是指邪气阻闭神机或脏器、官窍,以致气机逆乱,闭塞不通,以突发神昏晕厥、绞痛等为主要表现的证。

2.临床表现

突发神昏、晕厥,或内脏绞痛,或二便不通,呼吸气粗声高等症。

3.证候分析

因大怒、暴惊、忧思过度等强烈的精神刺激,使神机闭塞;或瘀血、砂石、蛔虫、痰浊等邪气阻塞脉络、管腔,导致气机闭阻,或因溺水、电击等意外事故,致使心肺气闭。极度精神刺激,神机闭塞,神失所主,则见突发神昏,晕厥;有形实邪(瘀血、砂石、蛔虫、痰浊)闭阻气机,故脏器绞痛;气机闭阻不通则二便闭塞;邪气闭阻,肺气不通故呼吸气粗、声高;实邪内阻故脉沉实有力。

4.辨证要点

突发神昏、晕厥,或内脏绞痛,或二便不通等为主要表现。

七 血虚证的概念、临床表现及证候分析

1.概念

血虚证是指血液亏虚,不能濡养脏腑、经络、组织,以面、睑、唇、舌色淡白,脉细为主要表现的虚弱证候。

2.临床表现

面色淡白或萎黄,眼睑、口唇、爪甲的颜色淡白;头晕,或见眼花、两目干涩、心悸、多梦、健忘、手足发麻,或妇女月经量少、色淡、延期甚或经闭;舌淡苔白,脉细无力。(200025、2002103、2003123)

3.证候分析

(1)主要病因

①血液耗损过多,主要见于各种急慢等出血之后,或久病、大病之后,或劳神太过,阴血暗耗,或因虫积肠道,耗吸营血等。

②血液生化不足,可见于禀赋不足、脾胃运化机能减退,或进食不足,或因其他脏腑功能减退不能化生血液,或瘀血阻塞脉络,使局部血运障碍,影响新血化生,即所谓"瘀血不去新血不生"等。

(2)证候分析

①血液亏虚,脉络空虚,形体组织缺乏濡养荣润,则见颜面、眼睑、口唇、舌质、爪甲的颜色淡白,脉细无力。

②血虚而脏器、组织得不到足够的营养,则见头晕,眼花,两目干涩,心悸,手足发麻,女子以血为用,血虚致血海空虚,冲任失充,故妇女月经量少、色淡。

③血虚失养而心神不宁,故症见多梦,健忘,神疲等。

4.辨证要点

以面、睑、唇、舌色淡白及全身虚弱、脉细为主要表现。

八 血瘀证的概念、临床表现及证候分析

1.概念

血瘀证是指瘀血内阻,血行不畅,以固定刺痛、肿块、出血、瘀血色脉征为主要表现的证候。

2.临床表现(201788、201789、201423、2015137)

①有疼痛、肿块、出血、瘀血色脉征等方面的证候。

②其疼痛特点为刺痛、痛处拒按、固定不移、常在夜间痛甚。

③肿块的性状是在体表者包块色青紫,腹内者触及质硬而推之不移。

④出血的特征是出血反复不止,色紫暗或夹血块。

⑤瘀血色脉征主要有面色黧黑,或唇甲青紫,或皮下紫斑,或肌肤甲错,或腹露青筋,或皮肤出现丝状红缕,舌有紫色斑点,舌下络脉曲张,脉多细涩或结、代、无脉等。(200025)

真题【2014.23】
气虚血瘀证与气滞血瘀证均可见的表现是
A.局部刺痛,痛处不移　　B.情绪抑郁,肌肤甲错
C.舌色淡紫有瘀斑,脉涩　D.神疲乏力,面色晦滞
【答案】A

真题【2015.137】
属于血瘀证表现的是
A.疼痛常在夜间,喜温喜按
B.出血反复不止,血色紫暗
C.面色黧黑,舌色淡紫
D.肌肤甲错,唇甲青紫
【答案】BCD

真题【2019.14】
下列选项中,不属于血瘀证表现的是
A.皮肤斑疹,压之褪色
B.月经淋漓,经色紫暗
C.小腹刺痛,夜间为甚

D. 腹内肿块,推之不移

【答案】A

3.证候分析

(1)主要病因(200323)

①外伤、跌仆及其他原因造成的体内出血,离经之血未及时排出或消散,瘀积于内。

②气滞而血行不畅,以致血脉瘀滞。

③血寒而使血脉凝滞,或血热而使血行壅聚或血受煎熬,血液浓缩黏滞,致使脉道瘀塞。

④湿热、痰浊、砂石等有形实邪压迫、阻塞脉络,以致血运受阻。

⑤气虚、阳虚而运血无力,血行迟缓。

⑥血脉空虚,血行迟缓。

(2)证候分析

①血瘀证的机理主要为瘀血内积,气血运行受阻,不通则痛,故有刺痛、固定、拒按等特点。

②夜间阳气内藏,阴气壅塞,血行较缓,瘀滞益甚,故夜间痛增。

③血液瘀积不散而凝结成块,则见肿块紫暗、出血紫暗成块;血不循经而溢出脉外,则见各种出血并反复不止。

④血行障碍,气血不能濡养肌肤。则见皮肤干涩、肌肤甲错;血行瘀滞,则血色变紫变黑,故见面色黧黑、唇甲青紫。

⑤脉络瘀阻,则见舌下络脉曲张、丝状红缕、皮下现紫斑、腹露青筋等症状。

⑥血瘀与气滞可互为因果,或同时为病,而为气滞血瘀证或血瘀气滞证,简称瘀滞证。

⑦舌质紫暗,或见紫斑、紫点,脉涩或结均为瘀血之证。

(3)辨证要点

以固定刺痛、肿块、出血、肤色、舌色青紫为主要表现。

九 血热证的概念、临床表现及证候分析

1.概念

血热证是指火热内炽,侵迫血分,以出血等为主要表现的实热证候,即血分的热证。

2.临床表现

咳血、吐血、衄血、尿血、便血、崩漏、女子月经量多或月经先期,血色鲜红,质地黏稠,舌红绛,脉弦数。

3.证候分析

(1)主要病因

多由外感热邪,或由情志过极、过食辛辣燥热之品等因素,化热生火,侵扰血分所致。

(2)证候分析

肺络伤则咳血;胃络伤则吐血;肾及膀胱络脉伤则

尿血;肠络伤则便血;衄血又有鼻衄、齿衄、舌衄、肌衄之分,与所属脏腑火热炽盛,络破血溢有关;胞络受损,则见崩漏,女子月经量多或月经先期;邪热煎熬,使血液浓缩壅聚,故血色鲜红,质地黏稠。舌红绛,脉弦数为血热炽盛,血流涌盛之象。

(3)血热证

常见于外感温热病中,即卫气营血辨证中的血分证;也可见于外科疮疡病、妇科月经病、其他杂病之中。

4.辨证要点

以出血和实热症状等为主要表现。

十 血寒证的概念、临床表现及证候分析

1.概念

血寒证是指寒邪客于血脉,凝滞气机,血行不畅,以患处冷痛拘急、形寒、肤色紫暗等为主要表现的实寒证候。即血分的寒证。

2.临床表现

畏寒,手足或少腹等患处冷痛拘急、得温痛减,肤色紫暗发凉。痛经、月经愆期、经色紫暗、夹有血块,舌淡紫,苔白润或滑,脉沉迟弦涩等。(200526、1997103)

3.证候分析

(1)主要病因

寒邪侵犯血脉,或阴寒内盛,凝滞脉络。

(2)证候分析

①寒凝血脉,脉道收引,血行不畅,致手足络脉瘀滞,气血不达局部,故手足或局部冷痛,肤色紫暗发凉;②寒邪遏制阳气,阳气不达肌肤与四肢,失于温煦之职,故阳气不得流通,组织失于温养,故形寒肢冷,得温痛减;③寒滞肝脉,则少腹拘急冷痛;④寒凝胞宫,经血受阻,故痛经,或月经愆期,经色紫暗,夹有血块常表现为患处的寒冷、疼痛,寒性凝滞收引,故其痛具有拘急冷痛、得温痛减的特点。肤色紫暗,月经愆期、经色紫暗、夹有血块;⑤苔白润或滑,脉沉迟弦涩等,均为阴寒内盛,血行不畅之征象。血寒证属实寒证的范畴,寒滞肝脉证、寒凝胞宫证、寒凝脉络证等,均属于血寒证。

4.辨证要点

以患处冷痛拘急、畏寒、唇舌青紫,妇女月经后期、经色紫暗夹块等为主要表现。

十一 气虚血瘀证的概念、临床表现及证候分析

1.概念

由于气虚运血无力而致血行瘀滞,以气虚和血瘀症状相兼为主要表现的证。

2.临床表现

①面色淡白或晦滞,少气懒言,身倦乏力。

②疼痛如刺,常见于胸胁,痛处不移,拒按。

③舌淡暗或有紫斑紫点,脉弦涩。

3.证候分析

①气虚致脏腑功能减退,故见倦怠乏力,少气懒言。

②气虚运血无力,血行缓慢,终致瘀阻络脉,故面色晦滞或淡白。

③血行瘀阻,不通则痛,故疼痛如刺,拒按不移。

④临床上以心肝病变为多见,故疼痛出现在胸胁部位。

⑤舌淡暗,或有紫斑紫点,脉涩为气虚血瘀之象。

4.辨证要点

本证虚中夹实,以气虚和血瘀的证候表现为辨证要点。

十二 气滞血瘀证的概念、临床表现及证候分析

1.概念

由于气滞导致血行瘀阻,或血瘀导致气行阻滞,出现以气滞和血瘀症状相兼为主要表现的证。

2.临床表现

①胸胁胀闷,走窜疼痛,性情急躁,胁下痞块,刺痛拒按。

②妇女可见经闭或痛经,经色紫暗,夹有血块等。

③舌紫暗或见紫斑,脉涩。

3.证候分析

①肝主疏散,具有条达气机,调节情志的功能,情志不遂,或外邪侵袭肝脉,导致疏泄失职,肝气郁滞而致胸胁胀闷、走窜疼痛。

②肝性失制,则性情急躁易怒。

③肝郁日久不解,脉络失和,血行不畅,终致瘀血内停,渐成胁下痞块。

④气滞与血瘀为病,互为因果,始由气滞导致血瘀而反碍气机,故疼痛益甚,如针刺刀割,部位不移而拒按。

⑤肝藏血,为妇女经血之源,气血瘀滞,经血不畅,继发闭经。

⑥肝脉绕阴器,抵小腹,肝气郁滞,血行不畅而致痛经。

⑦舌紫,脉弦涩,均为瘀血内阻之征。

4.辨证要点

本证以气滞和血瘀症状共见为辨证要点。(1997104)

十三 气血两虚的概念、临床表现及证候分析

1.概念

指气血不能互相化生,以气虚和血虚症状相兼为主要表现的证。

2.临床表现

①头晕目眩,少气懒言,乏力自汗。

②面色淡白或萎黄,口唇、眼睑颜色淡白,心悸失眠。

③舌质淡白,脉细无力。

④形体消瘦,肢体麻木。

⑤月经量少色淡,愆期甚或闭经。

3.证候分析

①气虚,脏腑机能减退,则见少气懒言,神疲乏力;气虚,卫外不固,则见自汗。

②心悸失眠,为血不养心,神不守舍所致。

③血虚不能充盈形体、筋脉,见爪甲淡白、肢体麻木、形体消瘦。

④气血两虚不得上荣于面、舌,则见面色淡白或萎黄,口唇、眼睑颜色淡白。

⑤气血双亏,脑窍失养,故见头晕目眩。

⑥血液亏虚,冲任失养,则月经量少色淡,愆期甚或闭经。

⑦舌质淡白,脉细无力均为气血两虚之象。

4.辨证要点

本证是以气虚与血虚的证候共见为辨证要点。

十四 气不摄血证的概念、临床表现及证候分析

1.概念

指气虚不能统摄血液而致出血,以气虚及出血症状为主要表现的证。

2.临床表现

①吐血,尿血,便血,鼻衄,齿衄,皮下瘀斑,月经过多,崩漏。

②气短,倦怠乏力,面色白而无华,心悸,失眠。

③舌淡白,脉弱。

3.证候分析

①血液能循行脉内而不溢于脉外,全赖气的统摄作用。

②气虚统摄无权,血即离经而外溢,血溢于上,则见鼻衄、齿衄;溢于胃肠,则为吐血、便血;溢于肌肤,则见皮下瘀斑;溢于膀胱,则见尿血。

③脾虚统摄无权,冲任不固,渐成月经过多或崩漏。

④气虚则气短、倦怠乏力,血虚则面白无华。血虚不能滋养心神,故心悸失眠。

⑤舌淡,脉细弱,皆为气虚之证。

4.辨证要点

气不摄血证,以出血和气虚证共见为辨证要点。

十五 气随血脱的概念、临床表现及证候分析

1.概念

指大量出血时引发气随之暴脱,以大出血及气脱

症状为主要表现的证。

2.临床表现(2013136)

①大出血时突然面色苍白,四肢厥冷,气少息微,大汗淋漓,精神萎靡,甚至晕厥。

②舌淡,脉微,或芤或散。

真题【2013.136】

气随血脱证可见的表现有

A.面色苍白　　　　　B.精神萎靡

C.四肢厥冷　　　　　D.脉微欲绝

【答案】ABCD

3.证候分析

①出血伴气脱,气血不能上荣于面,故面色苍白,舌淡。

②气脱致宗气不足,故见气少息微。

③气随血脱甚则亡阳,形体失于温煦,则手足厥冷。

④神随气散,神无所主,则晕厥。

⑤津随气泄,则大汗淋漓,血液骤然之失,气无所依附而迅速外越,故见脉芤或散。若阳气之失将尽,无力鼓动于脉,则脉微。

4.辨证要点

本证以大量出血,随即出现气脱之症(气少息微、大汗淋漓、脉微等)为辨证要点。(1993133)

十六 津液亏虚证的概念、临床表现和证候分析

1.概念

津液亏虚证是指体内津液亏少,形体、脏腑、官窍失却滋润、濡养、充盈,以口渴欲饮,尿少便干,官窍、皮肤干燥等为主要表现的证候。

2.临床表现

口、鼻、唇、舌、咽喉、皮肤、大便等干燥,皮肤枯瘪而缺乏弹性,眼球深陷,口渴欲饮水,小便短少而黄,大便干结难解,舌红少津,脉细数无力。(199725、2000134)

3.证候分析

(1)主要病因(2011136)

①大汗、大吐、大泻、高热、烧伤等,使津液耗损过多。

②外界气候干燥,或体内阳气偏亢,使津液耗损。

③饮水过少,或脏气虚衰,使津液生成不足,均可形成津液亏虚的证候。

(2)证候分析

①津液亏少,不能充养、濡润脏器、组织、官窍,则见口、鼻、唇、舌、咽喉、皮肤等干燥,皮肤枯瘪而缺乏弹性,眼球深陷,口渴欲饮水等一派干燥少津的症状;津

液耗伤,尿液化生乏源,则小便短黄,肠道失于濡润,以致便干难解。

②津液亏少,阳气偏旺,则有舌红、脉细数等症。

③一般津液损伤程度较轻,仅为水液亏少者,称为伤津、津亏,以干燥症状为主要表现;继发于汗、吐、泻等之后,液体暴失,津液损伤程度较重者,称为液耗、液脱,常有皮肤枯瘪,眼球深陷的临床特征。但临床上常将二者通称而不作严格区分。

4.辨证要点

以口渴尿少,口、鼻、唇、舌、皮肤、大便干燥等为主要表现。

十七 水停证的概念、临床表现和证候分析

1.概念

指体内水液停聚,以肢体浮肿,小便不利,或腹大胀满,舌质淡胖等为主要表现的证。

2.临床表现

头面、肢体甚或全身水肿,按之凹陷不易起,或为腹水而见腹部膨隆、扣之音浊,小便短少不利,身体困重,舌淡胖,苔白滑,脉濡或缓。

3.证候分析

导致水停的原因,可为外邪侵袭,亦可为正气内虚。如风邪外袭,使肺气宣降失司;湿邪内侵,阻碍脾的运化功能;房劳伤肾,或久病正虚,致使脾肾阳气亏虚,无力气化水液。此外,瘀血内阻,经脉不利,影响水液运行,可形成血瘀水停。

本证又有阳水、阴水之分。阳水的病程较短,病势较急,浮肿多从头面部肿起,肿势以腰以上为剧,皮肤颜色光亮而薄,按之凹陷而易恢复。阴水病程较长,发病缓慢,浮肿多从下肢开始,肿势以腰以下为甚。

4.辨证要点

以肢体浮肿,小便不利,或腹大痞胀,周身困重,舌胖苔滑为主要表现。

十八 饮证的概念、临床表现和证候分析

1.概念

饮证指水饮停聚于腔隙或胃肠,以胸闷脘痞、呕吐清水、咳吐清稀痰涎、肋间饱满等为主要表现的证候。它可根据饮邪在体内停留的位置的不同分为痰饮、悬饮、溢饮和支饮四型。

2.临床表现(2014137、201815)

(1)痰饮

脘腹痞胀,泛吐清水,脘腹部水声辘辘。(2006117)

(2)悬饮

肋间饱满,咳唾引痛,胸闷息促。(201092)

（3）溢饮

身体、肢节疼重等。

（4）支饮

胸闷心悸，气短不得卧等症。(201091)

（5）头目眩晕，舌苔白滑，脉弦或滑(200825)

真题【2018.15】

症见胸闷息促，肋间饱满，咳唾引痛，苔白滑，脉弦者，应诊断为

A.痰饮　　　　　　　B.悬饮

C.溢饮　　　　　　　D.支饮

【答案】B

真题【2014.137】

饮证可见的表现有

A.带下量多　　　　　B.痞满腹胀

C.咳痰黏稠　　　　　D.心悸气喘

【答案】BD

3.证候分析

饮邪主要停积于胃肠、胸胁、心包、肺等身体的管腔部位。

①饮邪停留于胃肠，阻滞气机，胃失和降，可见泛吐清水，脘腹痞胀，腹部水声辘辘，是为狭义的"痰饮"。

②饮邪停于胸胁，阻碍气机，则有肋间饱满，咳唾引痛，胸闷息促等症，是为悬饮。

③饮邪停于心包，阻遏心阳，则见胸闷心悸，气短不得卧等症，是为支饮。

④饮邪流行，归于四肢，身体、肢节疼重，是为溢饮。

⑤饮邪犯肺，肺失宣降，气道滞塞，则见胸部紧闷，咳吐清稀痰涎，或喉间哮鸣有声。

⑥饮邪内阻，清阳不能上升，则见头目眩晕。

⑦舌苔白滑，脉弦或滑，亦为饮证的表现。(1996129、200026、200123)

4.辨证要点

以胸闷脘痞、呕吐清水、咳吐清稀痰涎、肋间饱满、苔滑脉弦等为主要表现。

十九 痰证的概念、临床表现和证候分析

1.概念

痰证是指痰浊停聚或流窜于脏腑和组织之间，以痰多、胸闷、呕恶、眩晕、体胖，或局部有圆滑包块（痰核、乳癖）等为主要表现的证候。

2.临床表现(2012136、2016137)

（1）阻于肺

咳嗽痰多，痰质黏稠，胸闷气喘。

（2）滞于胃

呕恶，纳呆，脘痞，或形体肥胖，或头晕目眩。

（3）迷于心

或神昏而喉中痰鸣，或神志错乱而为癫、狂、痴、痫。

（4）结于皮下

某些部位出现圆滑柔韧的包块（痰核、乳癖）。

（5）阻于经络

肢体麻木、半身不遂。

（6）舌脉

舌苔腻，脉滑。(200685)

真题【2019.13】

下列选项中，不属于痰证常见表现的是

A.胸脘痞闷、恶心纳呆

B.头晕目眩

C.肋间饱满、支撑胀痛

D.舌苔黄腻

【答案】C

真题【2016.137】

属于痰证临床表现的是

A.咳嗽痰多，胸闷脘痞　　B.形体肥胖，泛吐清爽

C.皮下包块，圆滑柔韧　　D.头晕目眩，恶心纳呆

【答案】ACD

真题【2012.136】

痰证可见的表现有

A.咳喘、咳痰　　　　　　B.痰核、乳癖

C.肢体麻木　　　　　　　D.神识迷蒙

【答案】ABCD

3.证候分析

"脾为生痰之源，肺为贮痰之器。"说明痰的生成与脾的运化功能失常，水湿不化而凝聚密切相关。

①痰浊最易内停于肺，而影响肺气的宣发肃降，故痰证以咳吐痰多、胸闷等为基本表现。

②痰浊中阻，胃失和降，可见脘痞、纳呆、泛恶、呕吐痰涎等症。

③痰的流动性小而难以消散，故常凝结积聚于皮下肌肉而形成圆滑包块。

④痰亦可随气升降，流窜全身，如痰蒙清窍，则头晕目眩。

⑤痰蒙心神则见神昏、神乱；痰泛于肌肤，则见形体肥胖。

⑥苔腻、脉滑等为痰浊内阻的表现。

痰浊为病，颇为广泛，见症多端，因而有"百病多因痰作祟""怪病多痰"之说。

4.辨证要点

以咳吐痰多、胸闷、呕恶、眩晕、体胖，或局部有圆滑包块，苔腻、脉滑等为主要表现。

二十 内湿证的概念、临床表现和证候分析

1.概念

内湿证是机体由于脏腑功能失调,导致湿邪积聚于体内的证候。

2.临床表现

头重如裹,身体困重,倦怠嗜睡,胸脘痞闷,口中黏腻,纳呆,泛恶,肢体关节、肌肉酸痛,便溏、溲浊;或下痢脓血;或皮肤湿疹渗液;或妇女带下量多。面色晦垢,苔滑腻,脉濡缓或细。此外,由于湿性下趋,临床可见有下肢水肿,肛湿、囊湿等。

3.证候分析

湿性重浊,故内湿证多见头重如裹,周身困重,四肢酸懒沉重等症状。湿邪致病可出现各种秽浊症状,如面垢眵多,大便溏泻,下痢黏液脓血,小便浑浊,妇女白带多等。湿为阴邪,最易阻遏气机,从而使气机升降失常,经络阻滞不畅,常出现胸闷脘痞,小便短涩,大便不爽等症。脾为湿困,运化失常,水湿停聚,发为腹泻、尿少、水肿、腹水等。湿性黏滞,缠绵难愈,故病程长,或易于反复发作。湿性趋于下,水肿以下肢为甚,湿邪下注,可发生淋浊、带下、泻痢等疾病。

◎提示▶▶▶广义的饮证分为痰饮、悬饮、溢饮、支饮四种,此外还有饮邪犯肺证,出现哮鸣音。饮邪清稀,痰邪稠浊,痰浊容易蒙蔽清窍,出现眩晕、失眠或神乱;亦容易阻肺,出现咳喘吐痰。两者都可停于中焦,出现胸闷、脘痞。饮留胃肠还可以出现肠鸣泄泻。舌象和脉象上,两者都可以出现腻苔,痰证脉滑,饮证脉弦或滑。

▌小试牛刀

1.下列表现中,不符合肺脾气虚证表现的是:
   A.咳嗽、气喘　　　　B.腹胀、便溏
   C.食少、失眠　　　　D.面浮、足肿

2.血瘀证与血寒证均可见的表现是:
   A.痛如针刺　　　　B.少腹拘急
   C.经色紫暗　　　　D.皮下紫斑

3.气血两虚证与气不摄血证均可见的表现是:
   A.神疲乏力,少气懒言
   B.月经量少色淡
   C.鼻衄、齿衄,皮下紫斑
   D.形体消瘦,肢体麻木

4.气虚证与气陷证均可见的表现是
   A.神疲气短　　　　B.腹部坠胀
   C.久泄久痢　　　　D.自汗不止

5.以下哪项是血虚证与血瘀证的共同表现:
   A.心悸　　　　　　B.脉涩
   C.手麻　　　　　　D.闭经

6.血虚证的临床表现可见:
   A.面色苍白,形寒肢冷　B.神疲乏力,气短自汗
   C.二者均是　　　　D.二者均非

7.下列各项,不属气滞证临床表现的是:
   A.胀闷疼痛　　　　B.按之有形
   C.时轻时重　　　　D.攻窜不定

8.下列哪项不是引起血瘀的常见因素:
   A.寒凝　　　　　　B.气滞
   C.气虚　　　　　　D.阴虚

9.寒凝血瘀证,可见:
   A.局部疼痛,肤色紫暗,得温可缓
   B.少腹疼痛,甚则肢冷,月经后期,经色紫暗
   C.两者均有
   D.两者均无

10.月经愆期,经色紫暗,夹有血块,少腹冷痛者,辨证为:
   A.血瘀　　　　　　B.血寒
   C.气滞　　　　　　D.气滞血瘀

11.气滞血瘀证,可见:
   A.局部疼痛,肤色紫暗,得温可缓
   B.少腹疼痛,甚则肢冷,月经后期,经色紫暗
   C.两者均有
   D.两者均无

12.症见口燥咽干,唇燥面裂,皮肤干枯,尿少便结,脉细数,此属:
   A.阴虚证　　　　　B.血虚证
   C.津液不足证　　　D.血热证

13.狭义痰饮证的临床表现除哪项外:
   A.呕吐清稀涎水
   B.胸膈胀闷,气喘息涌,不能平卧
   C.胃中振水音
   D.肠鸣辘辘

14.下列选项中,不属于饮证表现的是:
   A.痰多色白质黏滑　B.胃脘振水音
   C.舌苔白滑　　　　D.肋间饱满

▌参考答案

1. C	2. C	3. A	4. A	5. D
6. D	7. B	8. D	9. C	10. B
11. D	12. C	13. B	14. A	

第 十 章

◇10◇

脏腑辨证

考纲要求

1.心与小肠病的病证:心气虚证、心阳虚证、心阳暴脱证、心脉痹阻证、心血虚证、心阴虚证、心火亢盛证、痰蒙心神证、痰火扰神证、小肠实热证的概念、临床表现和证候分析。

2.肺与大肠病的病证:肺气虚证、肺阴虚证、风寒束肺证、风热犯肺证、燥邪犯肺证、肺热炽盛证、痰热壅肺证、痰湿阻肺证、大肠湿热证、肠燥津亏证、大肠虚寒证的概念、临床表现和证候分析。

3.脾与胃病的病证:脾气虚证、脾虚气陷证、脾阳虚证、脾不统血证、寒湿困脾证、湿热蕴脾证、胃阴虚证、胃气虚证、胃阳虚证、胃火炽盛证、食滞胃脘证的概念、临床表现和证候分析。

4.肝与胆病的病证:肝血虚证、肝阴虚证、肝郁气滞证、肝火炽盛证、肝阳上亢证、肝风内动证、肝胆湿热证、寒滞肝脉证、胆郁痰扰证的概念、临床表现和证候分析。

5.肾与膀胱病的病证:肾精不足证、肾阴虚证、肾阳虚证、肾气不固证、肾虚水泛证、膀胱湿热证的概念、临床表现和证候分析。

6.脏腑兼证的概念:心肾不交证、心肾阳虚证、心肺气虚证、心脾两虚证、心肝血虚证、肺肾气虚证、肺肾阴虚证、肝肾阴虚证、肝火犯肺证、肝郁脾证、肝胃不和证、脾肾阳虚证的概念、临床表现和证候分析。

考点解析

一 心气虚证的概念、临床表现及证候分析

1.概念

心气虚证是指心气不足,鼓动无力,以心悸怔忡及气虚症状为主要表现的虚弱证候。

2.临床表现

(1)心病表现

心悸,怔忡,胸闷,气短。

(2)气虚表现

精神疲倦,或有自汗,活动后诸症加重,面色淡白,舌质淡,脉虚。(200424)

3.证候分析

(1)主要病因

由素体虚弱,或久病失养,或先天不足,或劳倦过度,或年高脏气衰弱等原因导致。

(2)证候分析

①心气虚弱,鼓动无力,心动失常,故见心悸、怔忡。宗气衰少,功能减退,故气短,胸闷。

②气虚卫外不固,故自汗。

③动则气耗,故活动劳累后诸症加剧。

④气虚运血无力,气血不足,血失充荣,故面色淡

白、舌淡、脉虚。

4.辨证要点

本证以心悸、怔忡与气虚症状共见为辨证的主要依据。

二 心阳虚证的概念、临床表现及证候分析

1.概念

心阳虚证是指心阳虚衰,温运失司,虚寒内生,以心悸怔忡、心胸疼痛及阳虚症状为主要表现的虚寒证候。

2.临床表现

(1)心病表现

心悸怔忡,心胸痛,胸闷,气短。

(2)阳虚表现

气短,自汗,畏冷肢凉,或肢体浮肿,神疲乏力,面色㿠白,或面唇青紫,舌质淡胖或紫暗,苔白滑,脉弱或结或代。(2012138、200424)

3.证候分析

①心阳虚衰,鼓动、温运无力,心动失常,故轻则见心悸,重则为怔忡。

②心阳虚弱,宗气衰少,胸阳不展,故心胸憋闷,气短。

③温运血行无力,心脉痹阻不通,则见心胸疼痛。

159

④阳虚而阴寒内生,温煦失职,故见畏寒肢冷。

⑤阳虚卫外不固,则可见自汗。

⑥温运乏力,血脉失充,寒凝而血行不畅,故见面色㿠白或面唇青紫,舌质紫暗,脉或结或代而弱。

⑦舌质淡胖,苔白滑,为阳虚寒盛,水湿不化之象。

4. 辨证要点

本证以心悸怔忡、心胸憋闷、疼痛与阳虚症状共见为辨证的主要依据。

5. 心气虚证与心阳虚证鉴别

(1)相同点

均可见心悸怔忡、胸闷、气短等症状。

(2)不同点

心阳虚证在心气虚的基础上出现虚寒症状,以畏寒肢冷为特征,且心悸加重,或出现心胸疼痛,面唇青紫等表现。

三 心阳暴脱证的概念、临床表现及证候分析

1. 概念

心阳暴脱证是指心阳衰极,阳气欲脱,以心悸、胸痛、冷汗、肢厥、脉微欲绝为主要表现的危重证候。

2. 临床表现

在心阳虚证的基础上,突然冷汗淋漓,四肢厥冷,面色苍白,呼吸微弱(亡阳的表现)或心悸,心胸剧痛,神志模糊或昏迷,唇舌青紫,脉微欲绝。

真题【2019.125】

下列选项中,可见于心脉痹阻证的有

A. 怔忡   B. 心胸闷痛

C. 舌紫暗   D. 脉结

【答案】ABCD

3. 证候分析

(1)主要病因

①心阳虚证进一步发展的结果。

②寒邪暴伤心阳,或痰瘀阻塞心脉引起。

③失血亡津,气无所依,心阳随之外脱而成。

(2)证候分析

①心阳衰亡,不能外固,则冷汗淋漓。

②不能温煦四肢,故手足逆冷。

③宗气外泄,不能助肺司呼吸,故呼吸微弱。

④阳气外脱,脉道失充,故面色苍白无华。

⑤阳衰寒凝,血运不畅,瘀阻心脉,则见心胸剧痛,口唇青紫。

⑥心神涣散,则见神志模糊,甚则昏迷。

⑦脉微欲绝,为阳气外亡之征。

4. 辨证要点

本证以心悸胸痛、神志模糊或昏迷等以亡阳证相关的症状。

◎提示▶▶▶ 心气虚证、心阳虚证及心阳暴脱证的鉴别

证候	相同点	不同点
心气虚证	心悸怔忡,胸闷气短,活动后加重,自汗	面色淡白,舌淡苔白,脉虚
心阳虚证		畏寒肢冷,心痛,面色㿠白或晦暗,舌淡胖苔白滑,脉微细
心阳暴脱证		突然冷汗淋漓,四肢厥冷,呼吸微弱,面色苍白,口唇发紫,神志模糊或昏迷,舌质淡紫青滑,脉微细欲绝

四 心脉痹阻证的概念、临床表现及证候分析

1. 概念及分类

心脉痹阻证是指瘀血、痰浊、阴寒、气滞等因素阻痹心脉,以心悸怔忡、胸闷、心痛为主要表现的证候。又名心血(脉)瘀阻证。由于诱因的不同,临床又有瘀阻心脉证、痰阻心脉证、寒凝心脉证、气滞心脉证等之分。

2. 临床表现

心悸怔忡,心胸憋闷疼痛,痛引肩背内臂,时作时止。

(1)瘀阻心脉

以刺痛为主,舌质晦暗或有青紫斑点,脉细、涩、结、代。

(2)痰阻心脉

以心胸憋闷为主,体胖痰多,身重困倦,舌苔白腻,脉沉滑或沉涩。(202017)

(3)寒凝心脉

以痛势剧烈,突然发作,遇寒痛剧为主,得温痛减,畏寒肢冷,舌淡或青紫,脉沉迟或沉紧。

(4)气滞心脉

以胀痛为主,与情志变化有关,喜太息,舌淡红,脉弦。(200122)

3. 证候分析

(1)主要病因

本证多因正气先虚,心阳不振,运血无力,而致气

滞、血瘀、痰浊、阴寒等邪气痹阻,心脉瘀阻。

其性质多属本虚标实。

(2)证候分析

①心阳不振,失于温运,或瘀血内阻,心脏搏动失常,故见心悸怔忡。

②阳气不宣,血行无力,心脉阻滞不通,故心胸憋闷疼痛。

③手少阴心经之脉横出腋下,循肩背、内臂后缘,故痛引肩背内臂。

4.辨证要点

本证以心悸怔忡,心胸憋闷疼痛与血瘀,痰阻,寒凝或气滞症状共见。

真题【2020.17】
症见突发胸部憋闷作痛,痛引肩臂,舌淡红苔白腻,脉沉滑者,证属

A.瘀阻心脉　　　　B.痰阻心脉
C.寒凝心脉　　　　D.气滞心脉
【答案】B

五 心血虚证的概念、临床表现及证候分析

1.概念

心血虚证是指血液亏虚,心失于濡养,以心悸、失眠、多梦及血虚症状为主要表现的虚弱证候。

2.临床表现(2011137、200422、201624)

(1)心病表现

心悸,失眠,多梦。

(2)血虚表现

头晕眼花,健忘,面色淡白或萎黄,唇、舌色淡,脉细无力。

真题【2016.24】
肝血虚证与心血虚证均有的临床表现是

A.心悸怔忡,失眠多梦　　B.肢体麻木,手足震颤
C.头晕目眩,面色淡白　　D.形体消瘦,口燥咽干
【答案】C

3.证候分析

(1)主要病因

①因劳神过度而耗血,或失血过多,或久病伤及营血等引起。

②因脾失健运或肾精亏损,生血之源不足而导致。

(2)证候分析

①血液不足,心失濡养,心动失常,故见心悸。

②血虚心神失养,神不守舍,则见失眠、多梦。

③血虚不能上荣于头、面,故见头晕眼花,健忘,面色淡白或萎黄,唇、舌色淡;血少脉道失充,故脉细无力。

4.辨证要点

本证多有久病、失血等病史,以心悸、失眠、多梦与血虚症状共见为辨证的主要依据。

六 心阴虚证的概念、临床表现及证候分析

1.概念

心阴虚证是指阴液亏损,心失滋养,虚热内扰,以心烦、心悸、失眠及阴虚症状为主要表现的虚热证候。

2.临床表现(2011137、2008138)

(1)心病表现

心烦,心悸,失眠,多梦。

(2)阴虚表现

口燥咽干,形体消瘦,或见手足心热,潮热盗汗,两颧潮红,舌红少苔乏津,脉细数。

3.证候分析

(1)主要病因

①因思虑劳神太过,暗耗心阴。

②因温热火邪,灼伤心阴。

③因肝肾等脏阴亏不能上济心阴,心阴不足。

(2)证候分析

①阴液亏少,心失濡养,心动失常,故见心悸。

②心神失养,虚火扰神,神不守舍,则见心烦不宁、失眠、多梦。

③阴虚失润,不能制阳,故口燥咽干,形体消瘦;手足心热,午后潮热,盗汗,颧红,舌红少津,脉细数等,均为阴虚内热之象。

4.辨证要点

本证以心烦、心悸、失眠与阴虚症状共见为辨证的主要依据。

◎提示▶▶▶　　　　　**心血虚证及心阴虚证的鉴别**

证候	相同点	不同点
心血虚证	心悸、失眠、多梦(2015140)	头晕眼花,健忘,面色淡白或萎黄,唇、舌色淡,脉细无力
心阴虚证		心烦,口燥咽干,形体消瘦,或见手足心热,潮热盗汗,两颧潮红,舌红少苔乏津,脉细数

161

真题 【2015.140】

心血虚证与心阴虚证均可表现为

A. 心悸，脉细   B. 头晕，舌淡

C. 心烦，烘热   D. 失眠，多梦

【答案】AD

七 心火亢盛证的概念、临床表现及证候分析

1. 概念

心火亢盛证是指火热内炽，扰乱心神，迫血妄行，上炎口舌，热邪下移，以心烦、失眠、吐衄、舌赤生疮、尿赤涩灼痛等为主要表现的实热证候。

2. 临床表现 (2017121、201814)

(1) 心病热象

心烦，失眠，甚或口舌生疮、溃烂疼痛；或见小便短赤、灼热涩痛；或见吐血、衄血；或见狂躁谵语、神识不清。

(2) 实热表现

发热，口渴，便秘，尿黄，面红，舌赤，苔黄，脉数。

真题 【2018.14】

患者心烦失眠，面红口渴，小便短黄，舌红苔黄，脉数，辨证为

A. 肝阳上亢证   B. 肝火上炎证

C. 心火亢盛证   D. 心阴虚证

【答案】C

3. 证候分析

(1) 主要病因

①情志抑郁化火，内炽于心所致。

②火热之邪内侵，内炽于心所致。

③过食辛辣刺激、温补之品，久蕴化火，内炽于心所致。

(2) 证候分析

①心火炽盛，内扰于心，神不守舍，则为心烦，失眠。

②火邪伤津，故口渴，便秘，尿黄。

③火热炎上，则面赤，舌尖红绛；气血运行加速，则脉数有力。

④若以口舌生疮、赤烂疼痛为主者，称为心火上炎证。

⑤若兼小便赤、涩、灼、痛者，称为心火下移证，习称为心经有火移于小肠，由于心火炽盛，灼伤津液，以致尿少色赤而排尿灼热涩痛。

⑥若吐血、衄血表现突出者，称为心火迫血妄行证。

⑦若以狂躁谵语、神识不清为主症者，称为热扰心神证或热闭心神证。

4. 辨证要点

本证以心烦、失眠、吐衄、舌赤生疮、尿赤涩灼痛与实火表现共见为辨证的主要依据。

八 痰蒙心神证的概念、临床表现及证候分析

1. 概念

痰蒙心神证是指痰浊内盛，蒙蔽心神，以神志抑郁、错乱、痴呆、昏迷及痰浊症状为主要表现的证候。又名痰迷心窍(包)证。

2. 临床表现

(1) 神昏

神情痴呆，意识模糊，甚则昏不知人。

(2) 癫证

情志抑郁，表情淡漠，喃喃独语，举止失常。

(3) 痫证

突然昏仆，不省人事，口吐涎沫，喉有痰声。

(4) 痰浊内阻

面色晦暗，胸闷，呕恶，舌苔白腻，脉滑。 (2011025、200686、199820、1993103、201959、2019119)

3. 证候分析

(1) 主要病因

本证多因湿浊酿痰，阻遏气机；或因情志不遂，气郁生痰；或因痰浊内盛，夹肝风内扰，至痰浊蒙蔽心神所致。

(2) 证候分析

①痰浊上蒙心神，神明失司，故见神情痴呆，意识模糊，甚则昏不知人。

②情志不遂，肝失疏泄，气郁痰凝，痰气互结，蒙蔽神明，则见情志抑郁，淡漠痴呆，或神志错乱，喃喃独语，举止失常。

③若痰浊内盛，引动肝风，肝风夹痰，闭阻心神，则可表现为突然昏仆，不省人事，口吐涎沫，喉中痰鸣。

④痰浊内阻，清阳不升，浊气上泛，气血不畅，故面色晦暗；痰阻胸阳，胃失和降，则胸闷，恶心，呕吐。

⑤舌苔白腻，脉滑，均为痰浊内盛之征。

4. 辨证要点

本证以情志抑郁、错乱、痴呆、昏迷与痰浊症状共见为辨证的主要依据。

九 痰火扰神证的概念、临床表现及证候分析

1. 概念

痰火扰神证是指火热痰浊交结，扰闭心神，以狂躁、神昏及痰热症状为主要表现的证候。又名痰火扰心(闭窍)证。

2. 临床表现

(1) 神志异常

心烦，失眠，甚则神昏谵语，或狂躁妄动，打人毁物，不避亲疏，胡言乱语，哭笑无常(狂证)。

（2）痰火内扰

发热，口渴，胸闷，气粗，咳吐黄痰，喉间痰鸣，面赤，舌质红，苔黄腻，脉滑数。（1993104）

3.证候分析

（1）主要病因

①精神刺激，思虑动怒，气郁化火，炼液为痰，痰火内盛。

②外感温热、湿热之邪，热邪煎熬，灼津为痰，痰火内扰。

（2）证候分析

①本证既可见于外感热病，又可见于内伤杂病。

②外感热病中，由于邪热内蕴，里热蒸腾上炎，则见发热，面红目赤，呼吸气粗；热灼津伤，故便秘尿黄；痰火扰乱或蒙闭心神，可见烦躁不宁，神昏谵语。

③内伤杂病中，由于精神刺激，痰火内盛，闭扰心神，轻则心烦失眠，重则神志狂乱而见胡言乱语，哭笑无常，狂躁妄动，打人毁物。

④痰火内盛，故有吐痰黄稠，或喉间痰鸣；痰阻气机，则胸闷不舒。

⑤舌红，苔黄腻，脉滑数，均为痰火内盛之象。

4.辨证要点

本证以狂躁、失眠、多梦、烦躁不宁与痰热症状共见为辨证的主要依据。若但见火热而无痰，则为热闭（扰）心神证。

◎提示▶▶▶

痰蒙心神证、热扰（闭）心神证及痰火扰神证的鉴别

①相同点：均有神志异常的表现，均可或见神昏，痰蒙心神证和痰火扰神证还可见到喉中痰鸣。（2013138）

真题【2013.138】
痰蒙心神证与痰火扰神证均可见的表现有
A.神识异常 　　　 B.面色晦滞
C.喉中痰鸣 　　　 D.咳痰黄稠
【答案】AC

②不同点：痰蒙心神证为痰浊闭阻，属于阴证，其证以抑郁、痴呆、错乱为主，无热象，如可见面色晦滞。热扰心神证为火热扰神，其证以狂躁、谵语、神昏为主，一派火热证候。痰火扰神证既有痰又有热，为两者的兼并，可出现咳痰黄稠等痰热的症状。

十 小肠实热证的概念、临床表现及证候分析

1.概念

小肠实热证是指心火下移小肠，热迫膀胱，气化失司，以小便赤涩疼痛，心烦，舌疮及实热症状为主要表现的证。

2.临床表现（201428）

口渴，心烦，口舌生疮，小便短赤、灼热涩痛，尿血，

脐腹胀痛，舌红苔黄，脉数。

3.证候分析

①心与小肠相表里，小肠有分清泌浊的功能，使水液入于膀胱。

②心热下移小肠，热迫膀胱，气化失司，故小便赤涩，尿道灼痛；热甚灼伤血络，则可见尿血。

③心火内炽，热扰心神则心烦，津为热灼则口渴；心火上炎舌窍则口舌生疮。小肠气机失调，故脐腹胀痛。

④舌红苔黄，脉数，为里热之征。

4.辨证要点

以心烦、舌疮、小便赤涩灼痛与实热证共见为辨证要点。

十一 肺气虚证的概念、临床表现及证候分析

1.概念

肺气虚证是指肺气虚弱，呼吸无力，卫外不固，以咳嗽无力、气短而喘、自汗等为主要表现的虚弱证候。

2.临床表现

（1）肺病表现

咳嗽无力，气短而喘，动则尤甚，咳痰清稀，或有自汗，畏风，易于感冒。

（2）气虚的表现

声低懒言，神疲体倦，面色淡白，舌淡苔白，脉弱。

3.证候分析

（1）主要病因

久病喘咳，耗伤肺气；脾虚失运，生化不足，肺失充养。

（2）证候分析

①由于肺气亏虚，呼吸功能减弱，宣降无权，气逆于上，加之宗气生成不足，所以咳喘痰稀；动则耗气，肺气更虚，则咳喘加重。

②肺气虚，宗气衰少，发声无力，则声低懒言。

③肺虚，津液不得布散，聚而为痰，故吐痰清稀。

④肺气亏虚，不能宣发卫气于肤表，腠理失密，卫表不固，故见自汗，畏风，且易受外邪侵袭而反复感冒。

⑤面色淡白，神疲体倦，舌淡苔白，脉弱，均为气虚不能推动气血，机能衰减之象。

4.辨证要点

多有久病咳喘、体弱等病史，以咳喘、痰稀与气虚症状共见为辨证的主要依据。

十二 肺阴虚证的概念、临床表现及证候分析

1.概念

肺阴虚证是指肺阴亏虚，虚热内生，肺失滋润，清肃失司，以干咳少痰或痰少而黏、潮热、盗汗等为主要

表现的虚热证候。又名肺虚热证。

2.临床表现

(1)肺病表现

干咳无痰,或痰少而黏、不易咳出,或痰中带血,声音嘶哑。

(2)阴虚表现

口燥咽干,形体消瘦,五心烦热,潮热盗汗,两颧潮红,舌红少津,脉细数。

3.证候分析

(1)主要病因

本证多因久咳耗阴伤肺,或痨虫蚀肺,或外感热病后期肺阴损伤所致而成。

(2)证候分析

①肺阴不足,失于滋润,肺中乏津,或虚火灼肺,以致肺热叶焦,失于清肃,气逆于上,故干咳无痰,或痰少而黏,难以咳出;甚则虚火灼伤肺络,络伤血溢,则痰中带血。

②肺阴不足,咽喉失润,且为虚火所蒸,以致声音嘶哑。

③阴虚阳无所制,虚热内炽,故见午后潮热,五心烦热;热扰营阴则盗汗;虚火上炎,故两颧发红;阴液不足,失于滋养,则口燥咽干,形体消瘦。

④舌红少苔乏津,脉细数,为阴虚内热之象。

4.辨证要点

以干咳、痰少难咳、潮热、盗汗与阴虚症状共见为主要表现的证候。若潮热盗汗等虚热内扰之症不明显,则可称阴虚肺燥证。

十三 风寒犯肺证的概念、临床表现及证候分析

1.概念

风寒犯肺证是指风寒侵袭,肺卫失宣,以风寒表证症状等为主要表现的证候。

2.临床表现

(1)肺病表现

咳嗽,咳少量稀白痰,气喘。

(2)表寒表现

微有恶寒发热,鼻塞,流清涕,无汗,或见身痛无汗,舌苔薄白,脉浮紧。（2011026、2001134）

3.证候分析

(1)主要病因

本证多因风寒外邪,侵袭肺卫,致使肺卫失宣而成。

(2)证候分析

①肺司呼吸,外合皮毛,风寒外感,最易袭表犯肺,

肺气被束,失于宣降而上逆,则为咳嗽、气喘;肺津不布,聚成痰饮,随肺气逆于上,故咳痰色白质稀。

②鼻为肺窍,肺气失宣,鼻窍不利,则鼻塞、流清涕。

③风寒袭表,卫阳被遏,不能温煦肌表,故见微恶风寒;卫阳抗邪,阳气浮郁在表,故见发热;风寒犯表,凝滞经络,经气不利,故头身疼痛;寒性收引,腠理闭塞,故见无汗。

④舌苔薄白,脉浮紧,为风寒在表之征。

4.辨证要点

多有外感风寒的病史,以咳嗽、咳稀白痰与风寒表证共见为辨证的主要依据。

十四 风热犯肺证的概念、临床表现及证候分析

1.概念

风热犯肺证是指风热侵袭,肺卫失宣,以风热表证等为主要表现的证候。本证在三焦辨证中属上焦病证,在卫气营血辨证中属卫分证。

2.临床表现

(1)肺病表现

咳嗽,痰稠而黄,气喘,鼻塞,流浊涕,咽喉肿痛。

(2)表热的表现

发热,微恶风寒,口微渴,舌尖红,苔薄黄,脉浮数。（201714、2013025）

真题【2017.14】
症见咳嗽痰黄,脘腹坠胀,大便溏稀,神疲乏力者,宜诊断为
A.燥邪犯肺证　　　　B.痰热壅肺证
C.风热袭表证　　　　D.风热犯肺证
【答案】D

3.证候分析

(1)主要病因

多因风热外邪,侵袭肺卫,致使肺卫失宣而成。

(2)证候分析

①风热袭肺,肺失清肃,肺气上逆,故咳嗽;风热熏蒸,津气敷布失常,故咳少量黄痰。

②肺气失宣,鼻窍不利,津液为热邪所灼,故鼻塞流浊涕;风热上扰,咽喉不利,故咽喉肿痛。

③风热袭表,卫气抗邪,阳气浮郁于表,故有发热;卫气被遏,肌表失于温煦,故微恶风寒;热伤津液不甚,则口微渴。

④舌尖红,苔薄黄,脉浮数,为风热袭表犯肺之征。

4.辨证要点

以咳嗽、痰黄稠与风热表证共见为辨证的主要依据。

◎提示▶▶▶**风寒犯肺证及风热犯肺证的鉴别**

①相同点:均属于外感新病,均有咳嗽及表证症状。

②不同点:风寒犯肺证为恶寒重发热轻,痰白清稀,流清涕,舌苔薄白,脉浮紧。风热犯肺证为发热重恶寒轻,痰少色黄,流浊涕,舌苔薄黄,脉浮数。

十五 燥邪犯肺证的概念、临床表现及证候分析

1.概念

燥邪犯肺证是指外感燥邪,肺失宣降,以干咳无痰或痰少而黏、鼻咽口舌干燥等为主要表现的证候,简称肺燥证。燥邪有偏寒、偏热的不同,而有温燥袭肺证和凉燥袭肺证之分。

2.临床表现

干咳无痰,或痰少而黏、不易咳出,甚则胸痛,痰中带血或咳血,或见鼻衄,口、唇、鼻、咽、皮肤干燥,舌苔薄而干燥少津。或微有发热恶风寒,无汗或少汗,脉浮数或浮紧。(2013025、201227、1994134、1995105、1997129)

3.证候分析

(1)主要病因

本证多因时处秋令,或干燥少雨之地,感受燥邪,耗伤肺津,肺卫失和所致。

(2)证候分析

①燥邪犯肺,肺津耗损,肺失滋润,清肃失职,故干咳无痰,或痰少而黏、难以咳出,咳甚损伤血络,而见胸痛、咯血、鼻衄。

②燥邪伤津,清窍、皮肤失于滋润,则为口、唇、鼻、咽、皮肤干燥,苔薄而干燥少津。

③燥袭卫表,卫气失和,故微有发热恶风寒。

④夏末秋初,燥与热合,多为温燥,腠理开泄,则见出汗,脉浮数。

⑤秋末冬初,若燥与寒合,多见凉燥,寒主收引,腠理闭塞,故表现为无汗,脉浮紧。

4.辨证要点

以干咳无痰,或痰少而黏,与燥邪证相关症状共见为辨证的主要依据。

◎提示▶▶▶**燥邪犯肺证与肺阴虚证的鉴别**

①相同点:均有干咳,痰少难咳的表现。

②不同点:燥邪犯肺证属于外感新病,常兼有表证,干燥症状突出,虚热之象不明显。肺阴虚证属内伤久病,无表证,虚热内扰的症状明显。

十六 肺热炽盛证的概念、临床表现及证候分析

1.概念

肺热炽盛证是指火热炽盛,壅积于肺,肺失清肃,以咳嗽气喘及里实热症状为主要表现的实热证候。简称肺热证或肺火证。本证在卫气营血辨证中属气分证,在三焦辨证中属上焦病证。

2.临床表现(201487)

(1)肺病表现

咳嗽,气喘,甚则鼻翼扇动,鼻息灼热,胸痛,

(2)实热证

咽喉红肿疼痛,发热,口渴,小便短黄,大便秘结,舌红苔黄,脉数。

真题【2014.87】

肺热炽盛可见

A.鼻翼扇动　　　　　B.鼻流腥臭浓涕

C.鼻端粉刺　　　　　D.鼻头红肿生疖

【答案】A

3.证候分析

(1)主要病因

风热之邪及风寒之邪入里化热,蕴结于肺所致。

(2)证候分析

①肺热炽盛,肺失清肃,气逆于上,故见咳嗽、气喘。

②邪气郁于胸中,阻碍气机,则胸痛;肺热上熏于咽喉,气血壅滞,故咽喉红肿疼痛。

③里热蒸腾,向外升散,则发热较甚;热盛伤津,则口渴欲饮,大便秘结,小便短黄。

④舌红苔黄,脉数,为邪热内盛之征。

4.辨证要点

咳喘、胸痛与里实热症状共见为辨证的主要依据。

十七 痰热壅肺证的概念、临床表现及证候分析

1.概念

痰热壅肺证是指痰热交结,壅滞于肺,肺失清肃,以咳喘、痰多黄稠及痰热症状等为主要表现的证候。

2.临床表现(2015138、2020123)

(1)肺病表现

咳嗽,咳痰黄稠而量多,胸闷,气喘息粗,喉中痰鸣,或咳吐脓血腥臭痰,胸痛。

(2)实热证

发热口渴,小便短黄,大便秘结,舌红苔黄腻,脉滑数。(201425)

真题【2014.25】

咳嗽发热,咳痰黄稠,胸痛汗多,舌苔黄腻,脉数滑者,其辨证是

A.痰热壅肺证　　　　B.燥热犯肺证

C.风热犯肺证　　　　D.肺热炽盛证

【答案】A

真题【2015.138】

属于痰热壅肺证表现的是

A.咳痰黄稠　　　　B.气喘鼻扇

C.喉间痰鸣　　　　D.胸闷胸痛

【答案】ABCD

真题【2019.89】

咳嗽咯血,鼻扇胸痛,喉间痰鸣者,其辨证是

A.肝火犯肺证

B.风热犯肺证

C.燥热伤肺证

D.痰热壅肺证

【答案】D

真题【2020.123】

风热犯肺证、肺热炽盛证、痰热壅肺证均可有的表现是

A.咳嗽　　　　B.发热

C.舌红苔黄腻　　D.脉滑数

【答案】AB

3.证候分析

(1)主要病因

①因邪热犯肺,郁而化热,灼伤肺津,炼液成痰。

②因宿痰内盛,郁而化热,痰热互结,壅阻于肺所致。

(2)证候分析

①痰壅热蒸,肺失清肃,气逆上冲,故咳嗽气喘,气粗息涌。

②痰热互结,随肺气上逆,故咳痰黄稠而量多,或喉中痰鸣。

③若痰热阻滞肺络,气滞血壅,肉腐血败,则见咳吐脓血腥臭痰。

④痰热内盛,壅塞肺气,则胸闷胸痛。

⑤里热炽盛,蒸达于外,故见发热;热灼津伤,则口渴,小便黄赤,大便秘结。

⑥舌红苔黄腻,脉滑数,为典型的痰热内盛之征。

4.辨证要点

本证以咳喘、气喘息粗与痰热症状共见为辨证的主要依据。

◈提示▶▶▶痰热壅肺证及肺热炽盛证的鉴别

①痰热壅肺证:痰热俱盛,咳多量黄稠痰。

②肺热炽盛证:但热无(或少)痰。

十八 寒痰阻肺证的概念、临床表现及证候分析

1.概念

寒痰阻肺证是指寒痰交阻于肺,肺失宣降,以咳喘气喘、痰白量多及寒证症状等为主要表现的证候。又名寒饮停肺证、痰浊阻肺证。

2.临床表现

(1)肺病表现

咳嗽气喘,痰多、色白、质稠或清稀、易咳,或喉间有哮鸣声,胸闷,气喘。

(2)寒痰内阻

形寒肢冷,舌质淡,苔白腻或白滑,脉濡缓或滑。

(3)痰稀者为寒饮停肺证,痰稠者为寒痰阻肺证

若寒象不明显,仅以咳嗽气喘,痰多色白为主者,为痰浊阻肺证。

3.证候分析

(1)主要病因(201323)

①素有痰疾,复感寒邪,内客于肺所致。

②因外感寒湿,侵袭于肺,转化为痰所致。

③因中阳受困,寒从内生,聚湿成痰,上干于肺所致。

真题【2013.23】

下列各项中,属于痰证与饮证均可见的表现是

A.眩晕、失眠　　B.苔腻、脉弦

C.胸闷、脘痞　　D.肠鸣、泄泻

【答案】C

(2)证候分析

①痰浊(寒痰)阻肺,肺失宣降,肺气上逆,则咳嗽气喘。

②肺失宣降,津聚为痰,故见痰多色白。

③痰气搏结,上涌气道,故喉中痰鸣。

④痰浊或寒饮凝闭于肺,肺气不利,故胸部满闷。

⑤寒性凝滞,阳气被郁而不能外达,形体四肢失于温煦,故形寒肢冷。

⑥舌淡,苔白腻或白滑,脉濡缓或滑,为寒饮痰浊内停之象。

4.辨证要点

本证以咳嗽、气喘、痰白量多与寒证症状共见为辨证的主要依据。

十九 大肠湿热证的概念、临床表现及证候分析

1.概念

大肠湿热证是指湿热壅阻肠道气机,大肠传导失常,以腹痛时时欲便、暴泻如水、下痢脓血、大便黄稠秽臭及湿热症状为主要表现的证候。又名肠道湿热证。(201127、201288)

真题【2012.88】

大肠湿热证可见的表现是

A.腹痛窘急,时时欲便　B.大便先结后溏

C.久泻久痢,滑脱失禁　D.大便时干时稀

166

【答案】A

2. 临床表现（2017124）

（1）肠病表现

腹痛腹泻,下痢赤白脓血,里急后重,或暴泻如水,色黄味臭,肛门灼热。

（2）湿热证表现

身热口渴,小便短黄,舌质红,苔黄腻,脉滑数。(1993135、1992134)

3. 证候分析

（1）主要病因

因夏秋之季,暑湿热毒之邪侵犯肠道;或饮食不洁,进食腐败不洁之物,湿热秽浊之邪蕴结肠道而成。

（2）证候分析

①湿热之邪侵犯肠道,阻碍气机,气滞不通,则腹痛腹胀;湿热侵袭肠道,气机紊乱,清浊不别,水液下趋,则暴注下迫。

②湿热内蕴,损伤肠络,瘀热互结,则下痢脓血。

③火性急迫而湿性黏滞,湿热疫毒侵犯,肠道气机阻滞,则腹痛阵作而欲泻,却排便不爽,肛门滞重,呈里急后重之象。

④肠道湿热不散,秽浊蕴结不泄,则腹泻不爽而粪质黄稠、秽臭,排便时肛门有灼热感。

⑤湿热蒸达于外,则身热;热邪伤津,泻下耗液,则口渴,尿短黄。

⑥舌质红,苔黄腻,脉滑数,为湿热内蕴之象。

4. 辨证要点

本证以腹痛、暴泻如水、下痢脓血、大便黄稠秽臭与湿热症状共见为辨证的主要依据。

二十 肠燥津亏证的概念、临床表现及证候分析

1. 概念

肠燥津亏证指津液亏损,肠失濡润,传导失职,以大便燥结、排便困难及津亏症状为主要表现的证候。又名大肠津亏证。

2. 临床表现（2020124）

（1）大便难

大便干燥如羊屎,艰涩难下,数日一行,腹胀作痛,或可于左少腹触及包块。

（2）津亏表现

口干,或口臭,头晕,舌红少津,苔黄燥,脉细涩。

3. 证候分析

（1）主要病因

因素体阴亏,年老阴津不足,嗜食辛辣燥烈食物,汗、吐、下太过,温热病后期等耗伤阴液所致。

（2）证候分析

①各种原因损伤阴津,肠道失濡,大便失润,传导不行,则大便干燥秘结,坚硬如羊屎,难以排出,甚或数日一行。

②大肠有燥屎,气机阻滞,则腹胀作痛,或左下腹触及包块。

③腑气不通,秽浊不能下排而上逆,则口中出气秽臭,甚至干扰清阳而见头晕。

④阴津亏损,不能上润,则口干咽燥,舌红少津;阴液不能充盈濡润脉道,则脉细涩。

4. 辨证要点

本证多属病久而势缓,以大便燥结、排便困难与津亏症状共见为辨证的主要依据。

真题【2020.124】

下列选项中,属于肠燥津亏证表现的是

A. 大便干燥　　　　　B. 腹胀作痛

C. 口干　　　　　　　D. 舌苔黄厚干焦

【答案】ABC

二十一 大肠虚寒证的概念、临床表现及证候分析

1. 概念

大肠虚寒证是指大肠阳气虚衰不能固摄所表现的证候。多由泻、痢迁延不愈所致。

2. 临床表现

①利下无度,或大便失禁,甚则脱肛,腹痛隐隐,喜热喜按,畏寒神疲舌淡苔白滑,脉沉弱。

②大肠虚寒证以大便失禁为主症。

真题【2019.17】

症见久泻不止,甚至滑脱失禁,腹部隐痛,喜温喜按,舌淡苔白,脉弱者,证属

A. 肾气不固证　　　　B. 脾阳虚证

C. 大肠虚寒证　　　　D. 肾阳虚证

【答案】C

3. 证候分析

①下利伤阳,久泻久痢,阳气虚衰,大肠失固摄之用,因而下利无度,甚则大便失禁或脱肛。

②大肠阳气虚衰,阳虚则阴盛,寒从内生,寒凝气滞,所以腹部隐痛,喜热喜按,畏寒神疲。

③舌淡苔白滑,脉沉弱,均为阳虚阴盛之象。

4. 辨证要点

大便失禁与阳虚证共见。

二十二 脾气虚证的概念、临床表现及证候分析

1. 概念

脾气虚证是指脾气不足,运化失职,以食少、腹胀、便溏及气虚症状为主要表现的虚弱证候。

2.临床表现

①脾病表现:不欲食,纳少,脘腹胀满,食后胀甚,或饥时饱胀,大便溏稀,或肥胖、下肢浮肿。(201715、2013140)

真题【2017.15】

症见纳呆,脘腹坠胀,大便溏稀,神疲乏力者,宜诊断为

A. 胃气虚证 　　　　B. 脾气虚证

C. 脾虚气陷证 　　　D. 脾阳虚证

【答案】C

②气虚表现:肢体倦怠,神疲乏力,少气懒言,形体消瘦,面色淡黄或萎黄,舌淡苔白,脉缓或弱。(200426、2003123、200222、1993132)

真题【2019.87】

脾气虚者多见

A. 饥不欲食 　　　　B. 偏食

C. 消谷善饥 　　　　D. 纳呆

【答案】D

3.证候分析

(1)主要病因

①因饮食不节所致。

②因劳倦过度,或忧思日久,损伤脾土所致。

③因禀赋不足,素体虚弱,或年老体衰,或久病耗伤,调养失慎等所致。

(2)证候分析

①脾主运化,脾气虚弱,健运失职,输精、散精无力,水湿不运,故见食欲不振,进食量少,脘腹胀满;食后脾气愈困,故腹胀愈甚;饥饿之时,脾气更乏,中虚气滞,故饥饿时饱胀。

②脾虚失运,清浊不分,水湿下注肠道,则见大便稀溏。

③脾为气血生化之源,脾虚化源不足,不能充达肢体、肌肉,故肢体倦怠,形体消瘦;气血不能上荣于面,故面色淡黄或萎黄。

④脾气虚,气血化生不足,脏腑功能衰退,故神疲乏力,少气懒言。

⑤若脾气虚弱,水湿不运,泛溢肌肤,则可见形体肥胖,或肢体浮肿。

⑥舌淡苔白,脉缓或弱,为脾气虚弱之征。

4.辨证要点

本证以食少、腹胀、便溏与气虚症状共见为辨证的主要依据。

二十三 脾虚气陷证的概念、临床表现及证候分析

1.概念

脾虚气陷证指脾气虚弱,升举无力,中气下陷,以眩晕,泄泻,脘腹重坠,内脏下垂及气虚症状为主表现的虚弱证候。又名脾(中)气下陷证。

2.临床表现

(1)内脏下垂

脘腹重坠作胀,食后益甚,或久泄,肛门重坠,或久泄不止,甚或脱肛,或小便混浊如米泔,或内脏、子宫下垂。

(2)气虚表现

气短懒言,神疲乏力,头晕目眩,面白无华,食少,便溏,舌淡苔白,脉缓或弱。(199777、1995137、199584、1993132)

3.证候分析

(1)主要病因

①由脾气虚进一步发展。

②因久泄久痢,损伤脾气,清阳下陷所致。

③因劳累太过,损伤脾气,清阳下陷所致。

④因妇女孕产过多,产后失于调护等,损伤脾气,清阳下陷所致。(2003124)

(2)证候分析

①脾气主升,能升发清阳,举托内脏。

②脾气虚衰,升举无力,气坠于下,故脘腹重坠作胀,食后更甚;中气下陷,内脏失于举托,故便意频数,肛门重坠,或久泄不止,甚或脱肛,或子宫下垂,或胃、肝、肾等脏器下垂。

③脾主散精,精微不能正常输布,清浊不分,反注膀胱,故小便混浊如米泔。

④清阳不升,头目失养,故头晕目眩。

⑤脾气虚弱,健运失职,故食少,便溏;化源亏乏,气血津液不能输布全身,脏腑功能减退,故见气短懒言,神疲乏力,面白无华,舌淡白,脉缓或弱。

4.辨证要点

本证以眩晕、泄泻、脘腹重坠、内脏下垂与气虚症状共见为辨证的主要依据。

二十四 脾阳虚证的概念、临床表现及证候分析

1.概念

脾阳虚证是指脾阳虚衰,失于温运,阴寒内生,以食少、腹胀腹痛、便溏及其他以阳虚为主要表现的虚寒证候。又名脾虚寒证。

2.临床表现

(1)脾病表现(2013140、2007161、2004124、200426、2003123)

①水湿内停:或白带清稀量多,或肢体浮肿,小便短少。

②脾失健运:食少腹胀,腹痛绵绵,喜温喜按,大便稀溏,甚至完谷不化。(2012139)

真题【2012.139】

脾阳虚与寒湿困脾均可见

A. 大便溏泄　　　　　B. 口淡不渴

C. 头身困重　　　　　D. 脘腹冷痛绵绵

【答案】AB

（2）阳虚表现

畏寒怕冷，四肢不温，腹痛喜温喜按。

（3）舌脉

舌质淡胖，或有齿痕，舌苔白滑，脉沉迟无力。

3. 证候分析

（1）主要病因

①本证多因脾气虚进一步发展。

②过食生冷、外寒直中、过用苦寒，损伤脾阳。

③肾阳不足，命门火衰，火不生土，以致脾阳虚衰，温运失职，寒从内生，水谷失运，水湿不化。

（2）证候分析

①脾阳虚衰，运化失权，则为食少腹胀，大便稀溏，甚至完谷不化；阳虚失运，寒从内生，寒凝气滞，故脘腹隐痛、冷痛，喜温喜按。

②脾阳虚衰，水湿不化，泛溢肌肤，则为肢体浮肿，小便短少；水湿下注，损伤带脉，带脉失约，则为白带清稀量多。

③脾阳虚衰，温煦失职，故畏寒怕冷，四肢不温；阳虚气血不荣，水气上泛，故面白无华或虚浮；舌质淡胖，边有齿痕，苔白滑，脉沉迟无力，为阳虚失运所致。

4. 辨证要点

本证以腹胀、腹痛、便溏与阳虚症状共见为辨证的主要依据。

二十五 脾不统血证的概念、临床表现及证候分析

1. 概念

脾不统血证是指脾气虚弱，不能统摄血行，以各种慢性出血为主要表现的虚弱证候。又名脾（气）不摄血证。

2. 临床表现（201226）

（1）各种慢性出血

如便血、尿血、吐血、鼻衄、齿衄、紫斑，及妇女月经过多、崩漏。

（2）气血两虚

食少，便溏，神疲乏力，气短懒言，面色萎黄，舌淡，脉细弱。（1992132）

真题【2012.26】

下列各项，不属于脾不统血证表现的是

A. 肌衄齿衄　　　　　B. 月经过多

C. 小便浑浊　　　　　D. 面白无华

【答案】C

3. 证候分析

（1）主要病因

久病气虚，忧思日久，劳倦过度，损伤脾气，以致统血无权。

（2）证候分析

①脾气亏虚，统血无权，血溢脉外，而见各种慢性出血症状。血从胃肠外溢，则见吐血或便血。血从膀胱外溢，则见尿血。血从肌肤外渗，则表现为紫斑。血从鼻、齿龈外渗，则为鼻衄、齿衄。

②冲任不固，则妇女月经过多，甚或崩漏。

③脾气虚弱，运化失职，故食少便溏；化源亏少，气血不足，头面失于滋养，机能衰减，故见面色萎黄，神疲乏力，气短懒言。

④舌淡苔白，脉细无力，为脾气虚弱，气血两虚之象。

4. 辨证要点

本证以各种慢性出血与脾气虚证共见为辨证的主要依据。

二十六 寒湿困脾证的概念、临床表现及证候分析

1. 概念

寒湿困脾证是指寒湿内盛，困阻脾阳，脾失温运，以脘腹痞闷、纳呆、便溏、身重及寒湿症状等为主要表现的寒湿证候。又名湿困脾阳证、寒湿中阻证、太阴寒湿证。

2. 临床表现（2015139）

（1）脾病表现

脘腹痞闷，口腻纳呆，泛恶欲呕，口淡不渴，腹胀便溏，头身困重，或小便短少，肢体肿胀。（201426、2013139、2012139）

真题【2014.26】

下列各项中，均可出现脘腹痞满，纳呆便溏，头身困重的是

A. 脾虚气陷证与寒湿困脾证

B. 脾气虚证与脾阳虚证

C. 寒湿困脾证与湿热蕴脾证

D. 湿热蕴脾证与大肠湿热证

【答案】C

真题【2015.139】

属于寒湿困脾证临床表现的是

A. 腹部冷痛，喜温喜按　　B. 面目发黄，晦暗不泽

C. 头身困重，恶心欲吐　　D. 肢体浮肿，小便短少

【答案】BCD

（2）寒湿内困

身目发黄，面色晦暗如烟熏，或妇女白带量多，舌体淡胖，舌苔白腻，脉濡缓或沉细。（200826、2007161、

3.证候分析

(1)主要病因

①多因淋雨涉水,居处潮湿,气候阴雨,寒湿内侵伤中,困阻中阳所致。

②由于饮食失节,过食生冷、瓜果,以致寒湿停滞中焦所致。

③因嗜食肥甘,湿浊内生,困阻中阳所致。

④外湿内湿,互为因果,以致寒湿困阻,脾阳失运。

(2)证候分析

①脾喜燥恶湿,寒湿内盛,脾阳受困,运化失职,气滞中阻,轻则脘腹痞闷,重则腹胀腹痛。

②寒湿内盛,湿邪上泛,则口腻、纳呆。水湿下渗,则大便稀溏。

③脾失健运,胃失和降,胃气上逆,故泛恶欲呕。

④湿为阴邪,其性重浊,泛溢肢体,郁遏清阳,则头身困重。

⑤若寒湿困脾,阳气被遏,水湿不运,泛溢肌肤,可见肢体肿胀,小便短少。

⑥寒湿困阻中阳,若肝胆疏泄失职,胆汁外溢,加之气血运行不畅,则为面目肌肤发黄,晦暗如烟熏。

⑦若寒湿下注,损伤带脉,带脉失约,妇女可见白带量多。

⑧舌体胖大,苔白腻,脉濡缓或沉细,均为寒湿内盛之象。

4.辨证要点

本证以纳呆、腹胀、便溏、身重、脘腹痞闷与寒湿症状共见为辨证的主要依据。

◎提示▶▶▶ **脾阳虚证与寒湿困脾证的鉴别**

①相同点:均有纳呆食少、腹胀、便溏等表现。

②不同点:脾阳虚证为阳虚运化失职,导致寒湿内阻,以虚为主。寒湿困脾证为寒湿内盛,阻遏脾阳,以实为主。

二十七 湿热蕴脾证的概念、临床表现及证候分析

1.概念

湿热蕴脾证是指湿热内蕴,脾失健运,以腹胀、纳呆、发热、身重、便溏不爽等为主要表现的湿热证候。又名中焦湿热证、脾经湿热证。

2.临床表现

(1)脾病表现

脘腹胀闷,纳呆便溏,恶心欲呕,口中黏腻,渴不多饮。(2017124、2013139、201426)

(2)湿热内蕴

小便短黄,肢体困重,或身热不扬,汗出热不解。

(3)肝胆湿热

或见面目发黄色鲜明,或皮肤发痒。

真题 【2017.124】

大肠湿热证和湿热蕴脾证均可有的表现是

A.大便溏泄　　　　B.下利后重

C.肛门灼热　　　　D.舌苔黄腻

【答案】AD

真题 【2019.18】

下列各项中,见于肝胆湿热证而不见于湿热蕴脾证的表现是

A.纳呆腹胀　　　　B.寒热往来

C.口中黏腻　　　　D.脉濡数

【答案】B

(4)舌脉

舌质红,苔黄腻,脉濡数 。(1993132、200376)

◎提示▶▶▶ 湿热蕴脾和寒湿蕴脾均可见湿邪阻滞脾胃,出现脘腹胀满、纳呆便溏、身目发黄,但两者寒热性质不同,故出现身目发黄的鲜亮程度不同、口渴程度不同、舌象、脉象不同。

3.证候分析

(1)主要病因

由外感湿热之邪;或本为脾气虚弱,湿邪中阻,湿郁化热;或嗜食肥甘厚腻,饮酒无度,酿成湿热,内蕴脾胃所致。

(2)证候分析

①湿热阻滞中焦,纳运失健,升降失常,气机阻滞,则脘腹痞闷,纳呆食少,恶心呕吐。

②湿热蕴脾,上蒸于口,则口中黏腻,渴不多饮。

③湿热下注,阻碍气机,大肠传导失司,则便溏不爽。

④湿热交结,热蒸于内,湿泛肌肤,阻碍经气,气化不利,则为肢体困重,小便短黄。

⑤湿遏热伏,郁蒸于内,故身热不扬;湿热之邪,黏滞缠绵,故汗出热不解。

⑥若湿热蕴结脾胃,熏蒸肝胆,疏泄失权,胆汁不循常道而泛溢肌肤,则见面目发黄色鲜明;湿热行于皮里,则皮肤发痒。

⑦舌质红,苔黄腻,脉濡数或滑数,均为湿热内蕴之征。

4.辨证要点

本证以腹胀、纳呆、发热、身重、便溏不爽、苔黄腻与湿热症状共见为辨证的主要依据。

二十八 胃阴虚证的概念、临床表现及证候分析

1.概念

胃阴虚证是指阴液亏虚,胃失濡润、和降,以胃脘灼痛,饥不欲食,及阴虚症状等为主要表现的虚热证

候。又名胃虚热证。虚热证不明显者,则称胃燥津亏证。

2.临床表现

(1)胃病表现

胃脘嘈杂,饥不欲食,或痞胀不舒,隐隐灼痛,干呕呃逆。(2013026)

(2)阴虚表现

口燥咽干,大便干结,小便短少,舌红少苔,脉细数。(199726、200325、2007119、200889、201525、2016138)

真题【2015.25】

下列各项中,不属于胃阴虚证临床表现的是

A.胃脘嘈杂,饥不欲食

B.口燥咽干,脉象细数

C.脘痞不适,干呕呃逆

D.大便稀溏,小便短少

【答案】D

真题【2016.138】

胃阴虚证与胃热炽盛证均可见

A.胃脘灼痛,大便干结

B.消谷善饥,吞酸嘈杂

C.口渴,舌红,脉数

D.饥不欲食,干呕呃逆

【答案】AC

真题【2019.86】

胃阴虚者多见

A.饥不欲食   B.偏食

C.消谷善饥   D.纳呆

【答案】A

3.证候分析

(1)主要病因

①因热病后期,胃阴耗伤。

②情志郁结,气郁化火,灼伤胃阴。

③吐泻太过,伤津耗液;或过食辛辣、香燥之品,过用温热辛燥药物,耗伤胃阴所致。

(2)证候分析

①胃喜润而恶燥,以降为顺。

②胃阴不足,虚热内生,热郁于胃,气失和降,则胃脘隐痛而有灼热感,嘈杂不舒,痞胀不适。

③胃中虚热扰动,消食较快,则有饥饿感,而胃阴失滋,纳化迟滞,则饥不欲食。

④胃失和降,胃气上逆,可见干呕,呃逆。

⑤胃阴亏虚,阴津不能上滋,则口燥咽干;不能下润,则大便干结;阴津亏虚,尿液化源不足,故小便短少。

⑥舌红少苔,脉细数,为阴液亏少之征。

4.辨证要点

本证以胃脘嘈杂、灼痛、饥不欲食、脘腹痞胀与阴虚症状共见为辨证的主要依据。

二十九 胃气虚证的概念、临床表现及证候分析

1.概念

胃气虚证是指胃气虚弱,胃失和降,以胃脘隐痛或痞胀及气虚等为主要表现的虚弱证候。

2.临床表现

(1)胃痛特点

胃脘隐痛或痞胀,按之觉舒。

(2)胃病表现

食欲不振,或得食痛缓,食后胀甚,嗳气。

(3)气虚表现

面色萎黄,气短懒言,神疲倦怠,舌质淡,苔薄白,脉弱。(1997127)

3.证候分析

(1)主要病因

饮食不节,饥饱失常,劳倦过度,久病失养,其他脏腑病症的影响,损伤胃气所致。

(2)证候分析

①胃主受纳、腐熟,胃气以降为顺。

②胃气亏虚,受纳、腐熟功能减退,胃气失和,气滞中焦,则胃脘隐痛或痞胀,不思饮食;胃气本已虚弱,食后不负其消化之任,故食后胃脘胀满更甚;病性属虚,故按之觉舒;胃气失和,不能下降,反而上逆,则时作嗳气。

③胃虚影响及脾,脾失健运,化源不足,气血虚少而不能上荣于面,则面色萎黄。

④气虚推动无力,则气短懒言,神疲倦怠。

⑤舌质淡,苔薄白,脉弱,为气虚之象。

4.辨证要点

本证以胃脘痞满、隐痛喜按、食少与气虚症状共见为辨证的主要依据。

三十 胃阳虚证的概念、临床表现及证候分析

1.概念

胃阳虚证是指阳气不足,胃失温煦,以胃脘冷痛及阳虚症状等为主要表现的虚寒证候。又名胃虚寒证。

2.临床表现

(1)胃痛特点

胃脘冷痛,绵绵不已,喜温喜按,食后缓解,

(2)胃病表现

泛吐清水或夹有不消化食物,食少脘痞。

· 171 ·

(3)阳虚表现

口淡不渴,倦怠乏力,畏寒肢冷,舌淡胖嫩,脉沉迟无力。

3.证候分析

(1)胃阳虚证形成的主要病因

①饮食失调,嗜食生冷。

②过用苦寒、泻下之品。

③脾胃素弱,阳气自衰。

④久病失养,或其他脏腑病变的影响,伤及胃阳。

(2)证候分析

①胃阳不足,虚寒内生,寒凝气机,故胃脘冷痛;性属虚寒,故其痛绵绵不已;得温可使胃得以暂时温养,气暂时疏通,故喜温喜按,食后、按压、得温均可使病情缓解。

②受纳、腐熟功能减退,水谷不化,胃气上逆,则食少,呕吐清水或夹不消化食物。

③阳虚气弱,全身失于温养,功能减退,则畏寒肢冷、体倦乏力;阳虚内寒,津液未伤,则口淡不渴。

④舌淡胖嫩,脉沉迟无力,为虚寒之象。

4.辨证要点

本证以胃脘冷痛、与阳虚症状共见为辨证的主要依据。

◈提示▶▶▶

脾气虚证、胃气虚证、脾阳虚证及胃阳虚证的鉴别

①相同点:均有食少、脘腹隐痛及气虚或阳虚的共同症状。

②不同点:脾阳虚及脾气虚以脾失运化为主,胀或痛的部位在大腹,腹胀腹痛、便溏、水肿等症状突出;胃阳虚及胃气虚以受纳腐熟功能减弱,胃失和降为主,胀或痛的部位在胃脘,脘痞隐痛,嗳气等症明显。

三十一 胃火炽盛证的概念、临床表现及证候分析

1.概念

胃火炽盛证是指火热壅滞于胃,胃失和降,以胃脘灼痛、消谷善饥及实热症状等为主要表现的实热证候。又名胃(实)热(火)证。

2.临床表现

(1)胃痛特点

胃脘灼痛、拒按。

(2)胃病表现

渴喜冷饮,消谷善饥,口臭,牙龈肿痛溃烂,齿衄。

(3)实热表现

小便短黄,大便秘结,舌红苔黄,脉滑数。

(2007119、200890)

3.证候分析

(1)主要病因

①过食辛辣、肥甘、燥烈刺激之品,化热生火。

②或因情志不遂,肝郁化火犯胃。

③或为邪热内侵,胃火亢盛。

(2)证候分析

①火热之邪熏灼,壅塞胃气,阻滞不通,则胃脘灼痛而拒按。

②胃火炽盛,受纳、腐熟功能亢进,则消谷善饥。

③胃火内盛,胃中浊气上冲,则口气秽臭。

④胃经经脉络于龈,胃火循经上炎,气血壅滞,则牙龈红肿疼痛,甚至化脓、溃烂;血得热而妄行,损伤龈络,则齿龈出血。

⑤热盛伤津,则口渴喜冷饮,小便短黄,大便秘结。

⑥舌红苔黄,脉滑数,为火热内盛之象。

4.辨证要点

本证以胃脘灼痛、消谷善饥与实火症状共见为辨证的主要依据。

◈提示▶▶▶ **胃阴虚证与胃火炽盛证的鉴别**

①相同点:均属于胃的热证,可见脘痛,口渴,脉数等症。

②不同点:胃阴虚证为虚热,常见嘈杂、饥不欲食,舌红少苔,脉细等症。胃火炽盛证为实热,常见消谷善饥,口臭,牙龈肿痛,齿衄,脉滑等症。

三十二 食滞胃脘证的概念、临床表现及证候分析

1.概念

食滞胃脘证是指饮食停积胃肠,以脘腹痞胀疼痛、拒按、呕泻酸馊腐臭及气滞等为主要表现的证候。

2.临床表现

(1)胃痛特点

脘腹胀满疼痛,拒按。

(2)食滞表现

厌食,嗳腐吞酸,呕吐酸馊食物,吐后胀痛得减,或腹痛腹胀,肠鸣,矢气臭如败卵,泻下不爽,大便酸腐臭秽。

(3)舌脉

舌苔厚腻,脉滑。(2006118)

真题【2019.123】

食滞胃脘证与大肠湿热证均可见的表现是

A.腹痛泄泻　　　　　B.舌苔厚腻
C.嗳气酸腐　　　　　D.里急后重

【答案】AB

3. 证候分析

（1）主要病因

①因饮食不节，暴饮暴食，食积不化所致。

②或因素体胃气虚弱，稍有饮食不慎，即停滞难化所致。

（2）证候分析

①胃肠主受纳、运化水谷，以和降为顺。

②暴饮暴食，或饮食不慎，食滞胃肠，气失和降，阻滞不通，则脘腹胀满疼痛而拒按。

③食积于内，腐熟不及，则拒于受纳，故厌恶食物；胃中未消化之食物夹腐浊之气上逆，则嗳腐吞酸，或呕吐酸馊食物；吐后宿食得以排出，故胀痛可减。

④食滞肠道，阻塞气机，则腹胀腹痛，肠鸣，矢气多而臭如败卵；腐败食物下注，则泻下之物酸腐秽臭。

⑤胃肠秽浊之气上蒸，则舌苔厚腻；脉滑，为食积之象。

4. 辨证要点

本证以脘腹痞胀疼痛、呕泻酸馊腐臭与气滞症状共见为辨证的主要依据。

三十三 肝血虚证的概念、临床表现及证候分析

1. 概念

肝血虚证是指肝血不足，机体失养，以眩晕、视力减退、肢麻手颤等及血虚症状为主要表现的虚弱证候。

2. 临床表现（201424）

（1）肝病表现

①目：头晕眼花，视力减退或夜盲。

②筋：肢体麻木。

③冲任：妇女月经量少、色淡，甚则闭经。

④甲：爪甲不荣。

（2）面唇淡白，舌淡，脉细（1995135、1999133、200422、200827、201527）

真题【2015.27】

症见月经停闭，头晕目眩，面色无华，肢体麻木者，证属

A. 脾气亏虚证　　　　B. 肾精亏虚证

C. 肝血虚证　　　　　D. 心血虚证

【答案】C

真题【2014.24】

肝血虚证与肝阴虚证均可见的表现是

A. 胁肋灼痛，手足蠕动　B. 眩晕耳鸣，视力减退

C. 口燥咽干，五心烦热　D. 月经量少，爪甲不荣

【答案】B

3. 证候分析

（1）主要病因

①因脾胃虚弱或肾精亏少，化源不足。

②失血过多。

③久病、重病耗伤肝血。

（2）证候分析

①肝开窍于目，肝血不足，目失所养，故目眩，视物模糊或夜盲。

②肝在体为筋，爪甲为筋之余，筋失血养，则肢体麻木，爪甲不荣。

③女子以肝为先天，肝血不足，冲任失养，血海空虚，故月经量少、色淡，甚则闭经。

④血虚不能上荣头面唇舌，故面唇舌淡白。

⑤血虚不能充盈血脉，则脉细。

4. 辨证要点

本证以眩晕、视力减退、肢麻手颤与血虚症状共见为辨证的主要依据。

三十四 肝阴虚证的概念、临床表现及证候分析

1. 概念

肝阴虚证是指阴液亏损，肝失濡润，阴不制阳，虚热内扰，以头晕、目涩、胁痛及虚热症状等为主要表现的虚热证候。又名肝虚热证。

2. 临床表现（201424）

（1）肝病表现

头晕眼花，两目干涩，视力减退，或胁肋隐隐灼痛，两颧潮红。

（2）阴虚证表现

口咽干燥，五心烦热，潮热盗汗，舌红少苔，脉弦细数。（200181、200525）

3. 证候分析

（1）主要病因

由情志不遂，气郁化火，耗伤肝阴，或热病后期，灼伤阴液，或肾阴不足，水不涵木，累及肝阴，以致肝失濡养，头目、筋脉失润，阴不制阳，虚热内扰。

（2）证候分析

①肝阴不足，头目失濡，故头晕眼花，两目干涩，视力减退。

②肝络失养，虚火内灼，疏泄失职，故胁肋隐隐灼痛；筋脉失滋，筋膜挛急，虚风内动则见手足蠕动。

③阴虚不能制阳，虚热内蒸，故五心烦热，午后潮热；阴虚内热，迫津外泄，则为盗汗；虚火上炎，故两颧潮红；阴液不能上承，则口干咽燥。

④舌红少津，脉弦细数，为肝阴不足，虚热内炽之征。

4. 辨证要点

本证以头晕、目涩、胁痛与虚热症状共见为辨证的主要依据。

◎ 提示 ▶▶▶ **肝血虚证及肝阴虚证的鉴别**

①相同点：均属于肝的虚证，均有头晕的表现。

②不同点：肝血虚证为血虚，无热象，常见眩晕，视物模糊、经少、肢麻震颤等症。肝阴虚证为阴虚，虚热表现明显，常见眼干涩、潮热、颧红、手足蠕动等症。

三十五 肝郁气滞证的概念、临床表现及证候分析

1. 概念

肝郁气滞证是指肝失疏泄，气机郁滞，以情志抑郁、胸胁或少腹胀痛及气滞症状等为主要表现的证候。又名肝气郁结证，简称肝郁证。

2. 临床表现

（1）情志表现

情志抑郁，善太息。

（2）气机郁滞

胸胁、少腹胀满疼痛，走窜不定。

（3）冲任失调

妇女可见乳房作胀疼痛，月经不调，痛经。

（4）舌脉

舌苔薄白，脉弦。

（5）病情轻重与情绪变化的关系密切（2000105）

3. 证候分析

（1）主要病因

因精神刺激，情志不遂；病邪侵扰，阻遏肝经；其他脏腑病变的影响，使肝气郁结，失于疏泄、条达所致。

（2）证候分析

①肝性喜条达而恶抑郁，肝失疏泄，气机郁滞，经气不利，故胸胁或少腹胀满窜痛，情志抑郁寡欢，善太息。

②女子以血为本，冲任隶属于肝，肝郁气滞，血行不畅，气血失和，冲任失调，故见乳房作胀或痛，痛经，月经不调。

③若肝气郁结，气不行津，津聚为痰，或气郁化火，灼津为痰，肝气夹痰循经上行，搏结于咽喉，可见咽部有异物感，吞之不下，吐之不出；痰气搏结于颈部，则为瘿瘤、瘰疬。

④若气滞日久，血行瘀滞，肝络瘀阻，日久可形成肿块结于胁下。

⑤肝失疏泄，脉气紧张，故见脉弦。

4. 辨证要点

本证多与情志因素有关，以情志抑郁、胸胁或少腹胀痛、脉弦与气滞症状共见为辨证的主要依据。

三十六 肝火炽盛证的概念、临床表现及证候分析

1. 概念

肝火炽盛证是指火热炽盛，内扰于肝，气火上逆，以头痛、烦躁、耳鸣、胁痛等及火热症状为主要表现的实热证候。又名肝火上炎证、肝经实火证，简称肝火（热）证。

2. 临床表现（2017121）

（1）肝病表现

头晕胀痛，面红目赤，口苦口干，急躁易怒，耳鸣如潮，甚或突发耳聋，失眠多梦，或胁肋灼痛。（2013024）

（2）实热证表现

吐血、衄血，小便短黄，大便秘结，舌红苔黄，脉弦数。（1994105、199679、2000129、2001135、2006119、200828）

真题【2017.121】

心火亢盛证和肝火炽盛证均可有的表现是

A. 突发耳聋　　　B. 失眠多梦

C. 口舌生疮　　　D. 尿黄便秘

【答案】BD

3. 证候分析

（1）主要病因

因情志不遂，肝郁化火，或因火热之邪内侵，嗜烟酒辛辣之品，以致肝经气火上逆所致。

（2）证候分析

①肝气郁结，气郁化火，肝火内炽，热灼气阻，则胁肋灼痛。

②肝火炽盛，循经上攻头目，气血壅滞脉络，故头晕胀痛，面红目赤。

③肝藏魂，心藏神，热扰神魂，则心神不宁，魂不守舍，而见急躁易怒，失眠，恶梦纷纭。

④肝热移胆，循胆经上冲于耳，故见耳鸣如潮，甚则突发耳痛流脓；肝火夹胆气上溢，则口苦。

⑤热盛迫血妄行，则见吐血、衄血；火邪灼津，故口渴，大便秘结，小便短黄。

⑥舌红苔黄，脉弦数，均为肝经实火内炽之象。

4. 辨证要点

本证以头痛、烦躁、耳鸣、胁痛与实热症状共见为辨证的主要依据。

三十七 肝阳上亢证的概念、临床表现及证候分析

1. 概念

肝阳上亢证是指肝阳亢扰于上，肝肾阴亏于下，以眩晕耳鸣、头目胀痛、面红、烦躁、腰膝酸软等上盛下虚症状

为主要表现的证候。

2. 临床表现

(1) 阳亢于上

眩晕耳鸣,头目胀痛,面红目赤,急躁易怒,失眠多梦。(201787、2013024)

真题【2017.87】
头目胀痛的常见原因是
A. 气机郁滞　　　　　B. 寒邪凝滞
C. 肝火上炎　　　　　D. 肝气乘脾
【答案】C

真题【2013.24】
下列各组中,均可出现头晕耳鸣、面红耳赤、失眠梦多的证候是
A. 心火炽盛证与肝火炽盛证
B. 痰火扰神证与心火炽盛证
C. 肝火炽盛证与肝阳上亢证
D. 肝阳上亢证与肝阳亏虚证
【答案】C

(2) 阴亏于下

头重脚轻,腰膝酸软。

(3) 舌脉

舌红少津,脉弦或弦细数。(200012、200182、2001135、200525、2006119、200782、200828)

3. 证候分析

(1) 主要病因

①肝肾阴亏,不能潜阳,使肝阳亢逆。
②长期恼怒焦虑,气郁化火,阳气偏亢而暗耗阴液,阴不制阳,肝阳偏亢所致。

2. 临床表现

(2) 证候分析

①肝为刚脏,体阴用阳。
②肝阳升发太过,血随气逆,冲扰于头,则头目胀痛,眩晕耳鸣。
③气血上冲于面、目,血络充盈,则面红目赤。
④亢阳扰动心神、肝魂,则急躁易怒,失眠多梦。
⑤肝阳亢于上,则肾阴亏于下,上盛而下虚,木旺耗水,水不涵木,阴不制阳,则头重脚轻,步履不稳;肝肾阴亏,筋骨失养,则腰膝酸软无力。
⑥舌红少津,脉弦有力或弦细数,为肝阳亢盛,肝肾阴亏之征。(199622)

4. 辨证要点

本证以眩晕耳鸣、头目胀痛、急躁易怒、头重脚轻、腰膝酸软等上盛下虚为辨证的主要依据。

⊙提示▶▶▶**肝火炽盛证与肝阳上亢证的鉴别**

肝火炽盛证,纯属火热过盛的实证,多因火热之邪侵扰,或气郁化火所致,以发热口渴、便干尿黄、舌红脉数等热证为主要表现。

肝阳上亢证:用阳太过,阳亢耗阴,上盛下虚的虚实夹杂证,以眩晕、面赤、烦躁、头重脚轻、腰膝酸软等为主要表现。

三十八　肝风内动证的概念、临床表现及证候分析

1. 概念及分类

肝风内动证是泛指因风阳、火热、阴血亏虚等所致,以肢体抽搐、眩晕、震颤、麻木等"动摇不定"的症状为主要表现的证候。根据病因病性、临床表现的不同,常可分为肝阳化风证、热极生风证、阴虚动风证和血虚生风证等。

证候	性质	主症	兼症	舌象	脉象
肝阳化风	上实下虚	眩晕欲仆,头摇,肢体震颤,语言謇涩,甚至突然昏仆,口眼㖞斜,半身不遂,舌强语謇	头摇而痛,手足麻木,步履不稳,面赤	舌红苔白或腻	弦而有力
热极生风	热证	颈项强直,手足抽搐,角弓反张,牙关紧闭	高热,烦躁,谵语,或神昏	舌质红绛,苔黄燥	脉弦数
阴虚动风	虚证	手足震颤、蠕动,或肢体抽搐	五心烦热,潮热颧红,口燥咽干,眩晕耳鸣,形体消瘦,两目干涩	舌红少津	弦细数
血虚生风	虚证	肢体震颤、麻木,肌肉瞤动	眩晕眼花,爪甲不荣,面白无华,皮肤瘙痒	舌淡苔白	细或弱 (1992133)

3.证候分析

证型	肝阳化风证	热极生风证	阴虚动风证	血虚生风证
主要病因	由肝阳素亢,耗伤阴液,或肝肾阴亏,阴不制阳,阳亢阴虚,日久而化风	因外感温热病邪,邪热亢盛,热闭心神,燔灼筋脉,以致肝风内动	见于外感热性病后期,阴液耗损;或内伤久病,阴液亏虚,筋脉失养所致	见于内伤杂病,因久病血虚,或急、慢性失血,而致营血亏虚,筋脉肌肤失养所致虚风内动
证候分析	肝阳上亢,阴不制阳,阳亢化风,则经常头晕欲仆,头摇。阳亢而气血上壅,上实下虚,则行走飘浮,步履不稳。气血壅滞络脉,则头胀头痛,面赤。筋脉挛急则项强,阴亏筋脉失养,则肢体震颤,手足麻木。风阳窜扰,夹痰阻碍舌络,则语言謇涩。舌红,脉弦细有力,为阳亢阴虚化风之征。风阳暴升,气血逆乱,肝风夹痰,蒙蔽心神,则见突然昏仆,喉中痰鸣;风痰窜扰经络,经气不利,则见口眼㖞斜,半身不遂,舌强语謇	邪热内盛,则高热持续。热扰心神,则烦躁不安、谵语。热闭心神,则神志昏迷。邪热炽盛,燔灼肝经,伤津耗液,筋脉失养而拘挛,则四肢抽搐,颈项强直,角弓反张。舌红绛,苔黄燥,脉弦数,为肝经热盛之征	肝阴不足,筋脉失养,筋膜拳急,则见手足震颤、蠕动,或肢体抽搐。阴虚不能上滋,故头晕,眼花,耳鸣。阴虚不能制阳,虚热内蒸,故五心烦热,午后潮热,两颧发红;阴液不能上承,则口干咽燥。舌红少津,脉弦细数,为肝阴不足,虚热内炽之征	肝血不足,不能上荣头面,故头晕,目眩,面白。肝在体为筋,爪甲为筋之余,筋失血养,则肢体震颤,手足拘急,肌肉瞤动,爪甲不荣。肢体、皮肤失养,则见肢体麻木,皮肤瘙痒。舌淡,脉细或弱,为血虚之象。肝血不足,则神魂不安,故失眠多梦
辨证要点	以眩晕、肢麻震颤,甚至突然昏仆、半身不遂为辨证的主要依据	以高热、神昏、抽搐与实热症状共见为辨证的主要依据	以手足震颤、蠕动与阴虚内热症状共见为辨证的主要依据	以眩晕、肢麻、震颤、拘急、瞤动、瘙痒与血虚症状共见为辨证的主要依据

三十九 寒滞肝脉证的概念、临床表现及证候分析

1.概念

寒滞肝脉证是指寒邪侵袭,凝滞肝经,以少腹、前阴、颠顶等肝经经脉循行部位冷痛为主要表现的实寒证候。又名寒凝肝经证、肝寒证、肝经实寒证。

2.临床表现(2011139、2005116、202016)

(1)肝经病变表现

少腹冷痛,阴囊收缩,睾丸抽痛或颠顶冷痛,得温则减,遇寒痛增。

(2)实寒证

恶寒肢冷,舌苔白,脉沉弦或沉紧。(200828)

3.证候分析

(1)主要病因

因感受外寒,寒凝肝经经脉所致。

(2)证候分析

①足厥阴肝经绕阴器,循少腹,上颠顶。

②寒性收引、凝滞,寒袭肝经,阳气被遏,失于温煦,气血运行不畅,经脉收引拳急,故见少腹牵引阴器收缩痛或坠胀冷痛,或见颠顶冷痛。

③寒为阴邪,阻遏阳气而失布,则见恶寒肢冷;寒凝气血,故疼痛遇寒加剧,得热痛减。

④舌淡苔白,脉沉弦或沉紧,均为寒盛之象。

4.辨证要点

本证以少腹、前阴、颠顶冷痛与实寒症状共见为辨证的主要依据。

真题【2020.16】

症见颠顶疼痛,遇寒加重,呕吐清涎,舌淡苔白滑,脉沉弦者,宜诊断为

A.饮停胃肠证   B.胃阳虚证

C.寒滞胃脘证   D.寒滞肝脉证

【答案】D

四十 肝胆湿热证的概念、临床表现及证候分析(201488)

1. 概念

肝胆湿热证是指湿热内蕴,肝胆疏泄失常,以身目发黄、胁肋胀痛等及湿热症状为主要表现的证候。以阴痒、带下黄臭等为主要表现者,称为肝经湿热(下注)证。

2. 临床表现

(1)肝胆湿热

身目发黄,胁肋胀痛。

(2)肝脾湿热

纳呆,厌油腻,泛恶欲呕,腹胀,大便不调,小便短赤。

(3)肝经湿热

阴部潮湿、瘙痒、湿疹,阴器肿痛,带下黄稠臭秽等。

(4)湿热内蕴

发热或寒热往来,口苦口干,舌红,苔黄腻,脉弦滑数。(199924、2000106)

3. 证候分析

①湿热蕴阻,肝胆疏泄失职,气机不畅,则胁肋胀痛;湿热内阻,胆汁不循常道,泛溢肌肤,则身目发黄;湿热郁蒸,胆气上溢,则口苦。

②湿热内阻,脾胃升降、纳运失司,胃气上逆,则厌食恶油,泛恶欲呕,腹部胀满,大便不调。

③肝经绕阴器,过少腹,湿热循经下注,则可见阴部潮湿、瘙痒、起丘疹,或阴器肿痛,或带下色黄秽臭。

④邪居少阳胆经,枢机不利,正邪相争,则寒热往来;发热,口渴,小便短赤,舌红,苔黄腻,脉弦滑数,均为湿热内蕴之象。

4. 辨证要点

本证以胁肋胀痛、身目发黄,或阴部瘙痒、带下黄臭与湿热症状共见为辨证的主要依据。

四十一 胆郁痰扰证的概念、临床表现及证候分析

1. 概念

胆郁痰扰证是指痰浊或痰热内扰,胆气不宁,以胆怯、惊悸、烦躁、失眠、眩晕、呕恶等为主要表现的证候。

2. 临床表现(2018124)

(1)胆气不宁表现

胆怯易惊,惊悸不宁,失眠多梦,烦躁不安,犹豫不决,胸胁闷胀,善太息。

(2)痰热内扰表现

眩晕,耳鸣,口苦,呕恶,舌淡红或红,苔黄滑,脉弦数。(200687、200223、199524、199425)

真题 【2018.124】

下列选项属于胆郁痰扰症状的是

A. 胸闷胁胀　　　　　B. 胆怯易惊

C. 口苦咽干　　　　　D. 嘈杂吞酸

【答案】ABC

3. 证候分析

(1)主要病因

因情志不遂,胆气郁结,气郁化火,灼津为痰,痰热互结,内扰心神,胆气不宁,心神不安所致。

(2)证候分析

①胆为清净之府,主决断,痰浊内蕴,胆气不宁,失于决断,则胆怯易惊,睡眠易醒。

②胆失疏泄,经气不畅,则胸胁闷胀,善太息。

③痰热内扰心神,神不守舍,则烦躁不安,惊悸不宁,失眠多梦。

④痰阻清阳,火扰清窍,故眩晕耳鸣。

⑤胆气犯胃,胃失和降,则泛恶欲呕;热迫胆气上溢,则口苦。

⑥舌红,苔黄滑,脉弦数,为痰热内蕴之征。

4. 辨证要点

本证以胆怯、惊悸、烦躁、失眠及痰热症状为辨证的主要依据。(201626)

真题 【2016.26】

患者胆怯惊悸,失眠多梦,胸胁胀闷,眩晕呕恶,苔黄腻,脉弦滑,其诊断是

A. 心肾不交证　　　　B. 胆郁痰扰证

C. 肝胆湿热证　　　　D. 痰火扰神证

【答案】B

四十二 肾精不足证的概念、临床表现及证候分析

1. 概念

肾精不足证是指肾精亏损,脑与骨、髓失充,以小儿生长发育迟缓、成人早衰、成人生育机能低下等为主要表现的虚弱证候。

2. 临床表现(201592、2011138、2007120、199627)

(1)生长发育不足

小儿生长发育迟缓,身体矮小,囟门迟闭,智力低下,骨骼痿软。

(2)生殖不足

男子精少不育,女子经闭不孕,性欲减退。

(3)早衰

成人早衰,腰膝酸软,耳鸣耳聋,发脱齿松,健忘恍惚,神情呆钝,两足痿软,动作迟缓。

(4)舌脉

舌淡苔白,脉弱。

腰膝酸软,发脱齿松,经闭不孕,舌淡脉弱者,证属

A.肾精不足证　　　B.肾气不固证

C.肾阴虚证　　　　D.肾阳虚证

【答案】A

3.证候分析

(1)主要病因

因先天禀赋不足,或后天失养,肾精不充;或因久病劳损,或房事不节,耗伤肾精所致。

(2)证候分析

①小儿肾精不充,不能主骨生髓充脑,不能化气生血,生长肌肉,则发育迟缓,身体矮小,囟门迟闭,智力低下,骨骼痿软。

②肾精不足,生殖无源,不能兴动阳事,故性欲减退,生育机能低下,男子表现为精少不育,女子表现为经闭不孕。

③成人肾精亏损,无以充髓实脑,则健忘恍惚,神情呆钝。

④肾之华在发,齿为骨之余,精亏不足,则发枯易脱,齿松早脱。

⑤肾开窍于耳,脑为髓海,精少髓亏,则耳鸣耳聋。

⑥肾精不养腰府,则腰膝酸软;精亏骨失充养,则两足痿软,行动迟缓。

⑦舌淡苔白,脉弱,为精血亏虚,脉道失充之象。

4.辨证要点

本证以生长发育迟缓、早衰、生育机能低下等为辨证的主要依据。

四十三 肾阴虚证的概念、临床表现及证候分析

1.概念

肾阴虚证是指肾阴亏损,失于滋养,虚热内扰,以腰酸而痛、遗精、经少、头晕耳鸣及阴虚症状为主要表现的虚热证候。又名真阴(肾水)亏虚证。

2.临床表现

(1)失养表现

腰膝酸软而痛,头晕,耳鸣,男子阳强易举、遗精、早泄,女子经少或经闭、崩漏,失眠多梦。

(2)阴虚表现

口咽干燥,形体消瘦,五心烦热,潮热盗汗,骨蒸发热,午后颧红,小便短黄,舌红、少苔或无苔,脉细数。(2007120)

3.证候分析

(1)主要病因

虚劳久病,耗伤肾阴;年老体虚,阴液自亏;情欲妄动,房事不节,阴精内损;温病后期,消灼肾阴;过服温燥,劫夺肾阴。

(2)证候分析

①肾阴亏虚,腰膝失养,则腰膝酸软;阴虚精亏髓减,清窍失充,则头晕耳鸣,健忘遗事;齿为骨之余,肾之华在发,肾阴失滋,则齿松发脱。

②肾阴亏损,虚热内生,相火扰动,性功能亢进,则男子阳强易举,精关不固,而见遗精、早泄;肾阴亏虚,女子则月经来源不足,冲任不充,故月经量少,经闭;阴不制阳,虚火扰动,迫血妄行,则见崩漏下血。

③虚火上扰心神,故心烦少寐;肾阴不足,失于滋润,则口燥咽干,形体消瘦;虚火内扰,则五心烦热,潮热盗汗,骨蒸发热,午后颧红,小便短黄。

④舌红少苔、无苔,脉细数,为阴虚内热之象。

4.辨证要点

本证以腰酸而痛、男子遗精、女子月经失调、头晕耳鸣与阴虚症状共见为辨证的主要依据。

四十四 肾阳虚证的概念、临床表现及证候分析

1.概念

肾阳虚证是指肾阳亏虚,机体失却温煦,以腰膝酸冷、性欲减退、夜尿多及阳虚症状为主要表现的证候。又名元阳亏虚(虚衰)证、命门火衰证。

2.临床表现

(1)命门火衰

腰膝酸冷疼痛,畏冷肢凉,下肢尤甚,神疲乏力,性欲减退,男子阳痿早泄、滑精,女子宫寒不孕,白带清稀量多。

(2)二便失司

五更泄泻,或小便频数清长,夜尿频多。

(3)阳虚表现

头目眩晕,面色㿠白或黧黑,舌淡,苔白,脉沉细无力,尺脉尤甚。(2004124)

3.证候分析

(1)主要病因

因素体阳虚,或年老肾亏,或久病伤阳,或房事太过所致。

(2)证候分析

①肾主骨,腰为肾之府,肾阳虚衰,温煦失职,不能温暖腰膝,故见腰膝酸冷、疼痛。

②肾居下焦,肾阳失于温煦,故畏冷肢凉,下肢尤甚。

③阳虚不能温运气血上荣于面,面部血络失充,故面色㿠白;肾阳虚惫,阴寒内盛,气血运行不畅,则面色黧黑;阳虚温煦功能减弱,不能振奋精神,则精神萎靡;阳虚不能温运气血上养清窍,则头目晕眩。

④命门火衰,性功能减退,可引起性欲低下,男子见阳痿、早泄、滑精、精冷;女子见宫寒不孕。

⑤肾阳不足,火不暖土,脾失健运,则五更泄泻;肾阳虚,气化失职,肾气不固,故小便频数清长,夜尿频多,男子遗精早泄,女子白带清稀量多;舌淡苔白,脉沉细无力,尺脉尤甚,为肾阳不足之象。

4.辨证要点

本证以腰膝酸冷、性欲减退、夜尿多与虚寒症状共见为辨证的主要依据。

四十五 肾气不固证的概念、临床表现及证候分析

1.概念

肾气不固证是指肾气亏虚,失于封藏、固摄,以腰膝酸软,小便、精液、经带、胎气不固等及肾虚症状为主要表现的证候。

2.临床表现

(1)封固失职

小便频数而清,或尿后余沥不尽,或遗尿,或夜尿频多,或小便失禁;男子滑精、早泄;女子月经淋漓不尽,或带下清稀量多,或胎动易滑。

(2)肾虚失养

腰膝酸软,神疲乏力,耳鸣失聪;舌淡,苔白,脉弱。(199525、201427、201591)

真题【2015.91】

腰膝酸软,神疲乏力,月经淋漓不尽,舌淡脉弱者,证属

A.肾精不足证　　　B.肾气不固证
C.肾阴虚证　　　　D.肾阳虚证

【答案】B

真题【2014.27】

神疲乏力,胎动易滑,舌淡苔白,脉弱者,其辨证是

A.脾虚气陷证
B.肾气不固证
C.肾精不足证
D.脾气虚证

【答案】B

3.证候分析

(1)主要病因

①先天禀赋不足,年幼肾气未充。
②年老体弱,肾气衰退。
③早婚、房劳过度,损伤肾气。
④久病劳损,耗损肾气,以致精关、膀胱、经带、胎气不固。

(2)证候分析

①肾气亏虚,腰膝、脑神、耳窍失养,则腰膝酸软,耳鸣失聪,神疲乏力。

②肾气亏虚,固摄无权,膀胱失约,则小便频数清长,尿后余沥不尽,夜尿频多,遗尿,小便失禁。

③肾气亏虚,失于封藏,精关不固,精液外泄,则滑精、早泄。

④肾气亏虚,带脉失固,则带下清稀量多;冲任之本在肾,肾气不足,冲任失约,则月经淋漓不尽。

⑤肾气亏虚,胎气不固,以致胎动不安,滑胎,小产。

⑥舌淡,脉弱,为肾气亏虚,失于充养所致。

4.辨证要点

本证以腰膝酸软、小便清长、精液、经带、胎气不固与肾气虚症状共见为辨证的主要依据。

四十六 肾虚水泛证的概念、临床表现及证候分析

1.概念

肾虚水泛证是指肾的阳气亏虚,气化无权,水液泛溢,以水肿下肢为甚、尿少、畏冷肢凉等及阳虚症状为主要表现的证候。

2.临床表现

腰膝酸软冷痛,身体浮肿,腰以下尤甚,按之没指,小便短少,畏冷肢凉,腹部胀满,或见心悸,气短,咳喘痰鸣,舌质淡胖,苔白滑,脉沉迟无力。(2012138)

真题【2012.138】

心阳虚证与肾虚水泛证均可见

A.心悸怔忡　　　B.唇甲青紫
C.肢体浮肿　　　D.腹部冷痛

【答案】AC

3.证候分析

(1)主要病因

因久病损伤肾阳,或素体阳气虚弱,或房劳伤肾,肾阳亏虚所致。

(2)证候分析

①肾阳不足,不能蒸腾气化,水湿内停,泛溢肌肤,故身体浮肿;肾居下焦,阳虚气化不行,水湿趋下,故腰以下肿甚,按之没指,小便短少。

②水气犯脾,脾失健运,气机阻滞,则腹部胀满。

③水气凌心,抑遏心阳,则心悸。

④水寒射肺,肺失宣降,则咳嗽气喘,喉中痰鸣。

⑤阳虚温煦失职,故畏冷肢凉,腰膝酸冷。

⑥舌质淡胖,苔白滑,脉沉迟无力,为肾阳亏虚,水湿内停之征。

4.辨证要点

本证以水肿、下肢为甚、尿少与肾阳虚症状共见为辨证的主要依据。

179

①相同点：均为虚寒证。

②不同点：肾阳虚证偏重于脏腑功能衰退,性功能减退。肾虚水泛证偏重于气化无权而致水肿、尿少为主证。

肾阴虚证及肾精不足证的鉴别

①相同点：均属于肾的虚证,均可见腰膝酸软、头晕耳鸣、齿松发脱等症。

②不同点：肾阴虚证有阴虚内热的表现,性欲偏亢,梦遗,经少。肾精不足证主要为生长发育迟缓、早衰,生育机能低下,无虚热表现。

四十七 膀胱湿热证的概念、临床表现及证候分析

1.概念

膀胱湿热证是指湿热侵袭,蕴结膀腑,以小便频急、灼涩疼痛及湿热症状为主要表现的证候。

2.临床表现(201421、201428、201625)

(1)尿感的异常

小便频数、急迫、短黄,排尿灼热、涩痛。

(2)尿质的异常

小便浑浊、尿血、有砂石,或小腹胀痛,或腰腹掣痛。

(3)湿热表现

发热,舌红,苔黄腻,脉滑数。(199522)

真题【2016.25】

膀胱湿热证与小肠实热证均可出现的临床表现是

A.小便赤涩,尿道灼痛　　B.小腹胀满,发热腰痛

C.口舌生疮,溃烂灼痛　　D.舌红苔黄腻,脉滑数

【答案】A

真题【2014.21】

下列各项中属于膀胱湿热证表现的是

A.夜尿频多　　　　　　B.小便失禁

C.尿频急涩痛　　　　　D.尿后余沥不尽

【答案】C

真题【2014.28】

下列选项中,属于小肠实热证而不属于膀胱湿热证的表现是

A.舌红苔黄　　　　　　B.尿痛尿血

C.尿黄便干　　　　　　D.口舌生疮

【答案】D

3.证候分析

(1)主要病因

因外感湿热之邪,侵袭膀胱;或饮食不节,嗜食辛辣,化生湿热,下注膀胱,致使膀胱气机不畅。

(2)证候分析

①湿热郁蒸膀胱,气化不行,下迫尿道,故尿频、尿急,小便灼热,排尿涩痛。

②湿热煎熬,津液被灼,则尿短少而色黄。

③湿热伤及血络,迫血妄行,则尿血。

④湿热久恋,煎熬尿浊结成砂石,则尿中可见砂石。

⑤膀胱湿热,气机不利,故小腹胀痛。若累及肾脏,则见腰腹牵引而痛。

⑥发热,口渴,舌红,苔黄腻,脉滑数,为湿热内蕴之征。

4.辨证要点

本证以小便频急、灼涩疼痛、尿短黄与湿热症状共见为辨证的主要依据。

四十八 心肾不交证的概念、临床表现及证候分析

1.概念

心肾不交证是指心与肾的阴液亏虚,虚火内扰,以心烦、失眠、梦遗、耳鸣、腰膝酸软为主要表现的证候。又名心肾阴虚阳亢(火旺)证。

2.临床表现

(1)心肾失养

心烦,失眠,惊悸,健忘,头晕,耳鸣,腰膝酸软,梦遗。

(2)虚热证(201718)

口咽干燥,五心烦热,潮热盗汗,便结尿黄,舌红少苔,脉细数。(1997134、2008138)

(3)虚寒证

阳痿,腰膝冷痛,脉沉细无力。

3.证候分析

(1)主要病因

因忧思劳神太过,郁而化火,耗伤心肾之阴;或因虚劳久病,房事不节等导致肾阴亏耗,心火内炽,不能下交于肾;或心火独亢,不能下温肾水,肾水独寒。

(2)证候分析

①肾阴亏损,水不济火,不能上养心阴,心火偏亢,扰动心神,则见心烦,失眠,多梦,惊悸。

②肾阴亏虚,骨髓失充,脑髓失养,则头晕,耳鸣,健忘;腰膝失养,则腰膝酸软;虚火内炽,相火妄动,扰动精室,则梦遗。

③阴虚阳亢,虚热内生,津液亏耗,失其濡养,则口咽干燥,五心烦热,潮热,盗汗。

④心火不能下温肾水,肾水独寒,则见阳痿,腰膝冷痛,脉沉细无力。

⑤舌红,少苔或无苔,脉细数,为阴虚火旺之征。

4.辨证要点

本证以心烦、失眠、腰膝酸软、耳鸣、梦遗与虚热或虚寒症状共见为辨证的主要依据。

四十九 心肾阳虚证的概念、临床表现及证候分析

1.概念

心肾阳虚证是指心与肾的阳气虚衰,失于温煦,以心悸、腰膝酸冷、浮肿及阳虚症状等为主要表现的虚寒证候。又名心肾虚寒证,水肿明显者,可称水气凌心证。

2.临床表现

形寒肢冷,心悸怔忡,肢体浮肿,小便不利,神疲乏力,精神萎靡或嗜睡,腰膝酸冷,唇甲青紫,舌胖淡暗或青紫,苔白滑,脉弱。(2013140、2011091、2005119)

真题【2019.15】

症见心悸怔忡,朦胧欲睡,尿少浮肿,腰膝怕冷,舌淡紫苔白滑,脉沉细无力者,宜诊断为

A.心阳虚证　　　　　　B.脾肾阳虚证
C.心肾阳虚证　　　　　D.肾虚水泛证

【答案】C

3.证候分析

(1)主要病因

心阳虚衰,病久伤肾,阴寒内盛,水气内停;肾阳亏虚,气化无权,水气凌心。

(2)证候分析

①肾阳不振,蒸腾气化无权,水液内停,泛溢肌肤,则肢体浮肿,小便不利;肾阳虚,不能温煦腰膝,则腰膝酸冷。

②肾阳虚不能温煦心阳,水气上犯凌心,以致心阳不振,心气鼓动乏力,则心悸怔忡;温运无力,血行不畅而瘀滞,则唇甲青紫,舌质淡紫。

③心肾阳虚,形体失于温养,脏腑功能衰退,则畏寒肢冷,神疲乏力,精神萎靡,甚则嗜睡。

④苔白滑,脉弱,为心肾阳虚,水湿内停之象。

4.辨证要点

本证以心悸怔忡、腰膝酸冷、肢体浮肿与虚寒症状共见为辨证的主要依据。

五十 心肺气虚证的概念、临床表现及证候分析

1.概念

心肺气虚证是指心肺两脏气虚,以咳嗽气喘、心悸及气虚症状等为主要表现的虚弱证候。(2008139)

2.临床表现

胸闷,咳嗽,气短而喘,心悸,动则尤甚,吐痰清稀,神疲乏力,声低懒言,自汗,面色淡白,舌淡苔白,甚至口唇青紫,脉弱或结或代。(2005119)

3.证候分析

(1)主要病因

因久病喘咳,耗伤肺气,累及于心;或因年老体虚,劳倦太过等使心肺气虚所致;或因心气不足,导致肺气虚衰。

(2)证候分析

①心气虚弱,鼓动无力,气机不畅则见心悸怔忡、胸闷。

②肺气虚弱,呼吸功能减弱,失于宣降,则为咳嗽、气短而喘。

③肺气虚,宗气不足,则气短、神疲乏力。

④肺气虚,卫外不固,则自汗;动则耗气,加重气虚程度,故活动后诸症加剧。

⑤肺气虚,不能输布津液,水液停聚为痰,则痰液清稀。

⑥气虚脏腑机能活动减弱,则见声低懒言、面色淡白;舌淡,脉弱,为心肺气虚之征。

4.辨证要点

本证以咳喘、心悸、胸闷与气虚症状共见为辨证的主要依据。

五十一 心脾两虚证的概念、临床表现及证候分析

1.概念

心脾两虚证是指脾气亏虚,心血不足,以心悸、怔忡、失眠、多梦、食少、腹胀、便溏及气血两虚症状等为主要表现的虚弱证候。亦称心脾气血虚证。

2.临床表现

心悸,怔忡,失眠,多梦,健忘,食欲不振,腹胀,便溏,神疲乏力,面色萎黄,眩晕耳鸣,各种慢性出血,血色淡,舌淡嫩,脉弱。(199382、199980、1997134、2002135、2005119、2014138)

真题【2014.138】

心脾两虚证可见的表现有

A.月经量多　　　　　　B.心悸怔忡
C.面色萎黄　　　　　　D.腹胀便溏

【答案】ABCD

3.证候分析

(1)主要病因

因久病失调,思虑过度;或因饮食不节,损伤脾胃,气血生化不足;或因慢性失血,血亏气耗,渐致心脾两虚证。

(2)证候分析

①脾主运化,脾虚气弱,运化失职,水谷不化,故食

欲不振而食少,腹胀,便溏。

②脾气亏损,气血生化不足,心血不足,心失所养,心神不宁,则心悸怔忡,失眠多梦,健忘。

③脾虚不能摄血,血不归经,则见各种慢性出血,血色淡。

④面色萎黄,倦怠乏力,舌质淡嫩,脉弱,均为气血亏虚之征。

4.辨证要点

本证以心悸、怔忡、失眠、多梦、食少、便溏、慢性出血与气血两虚症状共见为辨证的主要依据。(201628)

真题 **【2016.28】**

患者心悸怔忡,头晕健忘,腹胀便溏,神疲乏力,面色萎黄,舌淡脉弱,其诊断是

A.心肺气虚证　　　　B.心脾两虚证

C.心肾阴虚证　　　　D.脾肺气虚证

【答案】B

五十二 心肝血虚证的概念、临床表现及证候分析

1.概念

心肝血虚证是指血液亏少,心肝失养,以心悸、多梦、眩晕、爪甲不荣、肢麻与血虚症状为主要表现的证候。

2.临床表现

(1)心失血养

心悸,怔忡,失眠,多梦,健忘。

(2)肝血不足

头晕目眩,视物模糊,雀盲,肢体麻木,震颤拘挛,女子月经量少色淡,甚则经闭。

(3)血虚表现

面白无华,爪甲不荣,舌质淡白,脉细。(2005119)

3.证候分析

(1)主要病因

思虑过度,失血过多,脾虚化源不足,久病亏损。

(2)证候分析

①心血不足,心失所养,心神不宁,故见心悸、怔忡,健忘,失眠,多梦。

②肝血不足,目失所养,则视力下降,视物模糊;爪甲、筋脉失于濡养,则爪甲不荣,肢体麻木或震颤。

③女子以血为本,心肝血虚,冲任失养,则月经量少色淡,甚则经闭。

④血虚头目失养,则头晕目眩,面白无华;舌、脉失充,则舌淡白,脉细。

4.辨证要点

本证以心悸、失眠、眩晕、爪甲不荣、肢麻与血虚症状共见为辨证的主要依据。

⊗提示▶▶▶**心脾气虚证及心肝血虚证的鉴别**

①相同点:均有心血不足,心及心神失养,而见心悸、失眠多梦等症。

②不同点:心脾气虚证兼有脾虚失运,血不归经的表现,常见食少、腹胀、便溏、慢性失血等症。心肝血虚证兼有肝血不足,失于充养的表现,常见眩晕、肢麻、视力减退、经少等症。

五十三 肺脾气虚证的概念、临床表现及证候分析

1.概念

肺脾气虚证是指脾肺两脏气虚,以咳嗽、气喘、食少、腹胀、便溏与气虚症状为主要表现的虚弱证候。又名脾肺两虚证。

2.临床表现(2016139)

(1)脾失健运

食欲不振,腹胀,便溏。

(2)肺气虚

久咳不止,气短而喘,咳声低微、咳痰清稀,面部虚浮,下肢微肿,声低懒言。

(3)气虚表现

神疲乏力,面白无华,舌淡,苔白滑,脉弱。(200225、2008139)

真题 **【2016.139】**

心肺气虚证与脾肺气虚证均可见

A.咳喘痰稀,声低懒言　　B.腹胀便溏,面肢浮肿

C.心悸胸闷,气短自汗　　D.面色淡白,舌淡脉弱

【答案】AD

3.证候分析

(1)主要病因

因久病咳喘,耗伤肺气,子病及母,运化失常;或因饮食不节,脾胃受损,土不生金,累及于肺所致。

(2)证候分析

①久病咳喘,肺气虚损,呼吸功能减弱,宣降失职,气逆于上,则咳嗽不已,气短而喘;肺气虚,不能输布水津,聚湿生痰,故咳痰清稀。

②脾气虚,运化失职,则食欲不振而食少,腹胀,便溏;脾虚不能运化水液,水气泛溢肌肤,则面部虚浮,下肢微肿。

③气虚而全身脏腑功能活动减退,故少气懒言,神疲乏力;气虚运血无力,面部失养,则面白无华;舌淡,苔白滑,脉弱,为气虚之征。

4.辨证要点

本证以咳嗽、气喘、痰液清稀、食少、腹胀、便溏与气

虚症状共见为辨证的主要依据。

五十四 肺肾阴虚证的概念、临床表现及证候分析

1.概念

肺肾阴虚证是指肺肾阴液亏虚,虚热内扰,以干咳、少痰、腰酸、遗精等及阴虚症状为主要表现的虚热证候。

2.临床表现

咳嗽痰少,或痰中带血,或声音嘶哑,腰膝酸软,形体消瘦,口燥咽干,骨蒸潮热,盗汗,颧红,男子遗精,女子经少或崩漏,舌红,少苔,脉细数。(2000103、202014)

真题【2019.124】

下列选项中,肺肾阴虚证可见的表现是

A.痰多质黏　　　　　B.声音嘶哑

C.形体消瘦　　　　　D.月经不调

【答案】BCD

真题【2020.14】

男性,78岁,咳喘多年,胸闷气短,呼多吸少,动则加剧,舌淡苔薄白,脉弱。其诊断是

A.心肺气虚证　　　　B.心肾阳虚证

C.肺气亏虚证　　　　D.肺肾气虚证

【答案】D

3.证候分析

(1)主要病因

因燥热、痨虫耗伤肺阴;或久病咳喘,损伤肺阴,病久及肾;或房劳太过,肾阴亏耗,由肾及肺所致。

(2)证候分析

①肺肾两脏,阴液互滋,"金水相生"。

②肺阴亏损,失于滋养,虚火扰动,肺失清肃,则咳嗽痰少;损伤血络,则痰中带血;虚火熏灼,咽喉失滋,则声音嘶哑。

③肾阴不足,腰膝失于滋养,则腰膝酸软;阴虚火旺,扰动精室,精关不固,则为遗精;阴精不足,精不化血,冲任空虚,则月经量少;虚火亢盛,迫血妄行,则为女子崩漏。

④肺肾阴亏,失于滋养,虚热内生,则口燥咽干,形体消瘦,骨蒸潮热,盗汗颧红。

⑤舌红少苔,脉细数,为阴虚内热之象。

4.辨证要点

本证以干咳、少痰、腰酸、遗精与虚热症状共见为辨证的主要依据。

五十五 肝肾阴虚证的概念、临床表现及证候分析

1.概念

肝肾阴虚证是指肝肾阴液亏虚,虚热内扰,以腰酸胁痛,两目干涩、眩晕、耳鸣、遗精及阴虚症状为主要表

现的证候。又名肝肾虚火证。

2.临床表现

(1)肝肾失养

头晕,目眩,耳鸣,健忘,胁痛隐隐,两目干涩,腰膝酸软,男子遗精,女子月经量少。

(2)阴虚表现

口燥咽干,失眠多梦,低热或五心烦热,颧红盗汗,舌红,少苔,脉细数。(2012140、2000104)

3.证候分析

(1)主要病因

因久病失调,阴液亏虚;或因情志内伤,化火伤阴;或因房事不节,耗伤肾阴;或因温热病久,津液被劫,皆可以导致肝肾阴虚。

(2)证候分析

①肝肾阴虚,肝络失滋,肝经经气不利,则胁部隐痛;肝肾阴亏,水不涵木,肝阳上扰,则头晕目眩。

②肝肾阴亏,不能上养清窍,濡养腰膝,则耳鸣、健忘、腰膝酸软;虚火上扰,心神不宁,故失眠多梦。

③肝肾阴亏,相火妄动,扰动精室,精关不固,则男子遗精;肝肾阴亏,冲任失充,则女子月经量少。

④阴虚失润,虚热内炽,则口燥咽干,五心烦热,盗汗颧红,舌红少苔,脉细数。

4.辨证要点

本证以腰胁隐痛、腰膝酸软、眩晕、耳鸣、两目干涩与虚热症状共见为辨证的主要依据。

五十六 肝火犯肺证的概念、临床表现及证候分析

1.概念

肝火犯肺证是指肝火炽盛,上逆犯肺,肺失肃降,以胸胁灼痛、急躁易怒、咳嗽阵作或咳血及实热症状为主要表现的实热证候。

2.临床表现(201522、2014139)

(1)肝火

胸胁灼痛,急躁易怒,头胀头晕,面红目赤,烦热口苦。

(2)肺逆

咳嗽阵作,痰黄稠黏,甚则咳血。

(3)实热证

舌红,苔薄黄,脉弦数。

真题【2019.88】

咳嗽咯血,胸胁灼痛,烦热口苦者,其辨证是

A.肝火犯肺证　　　　B.风热犯肺证

C.燥热伤肺证　　　　D.痰热壅肺证

【答案】A

刘应科 考研中医综合复习指导

真题 【2015.22】

下列各项中,不属于肝火犯肺证临床表现的是

A. 面红目赤,急躁易怒

B. 胁肋灼痛,咳嗽阵作

C. 胸部疼痛,咳吐血腥臭痰

D. 舌红苔黄,脉弦数

【答案】C

真题 【2014.139】

肝火犯肺证可见的表现有

A. 头晕头胀   B. 胸胁灼痛

C. 咳痰带血   D. 咽喉肿痛

【答案】ABC

3. 证候分析

(1)主要病因

因郁怒伤肝,气郁化火;或因邪热内蕴,肝火炽盛,上逆犯肺,肺失清肃所致。

(2)证候分析

①肝属木,主升发;肺属金,主肃降。肝肺二脏,升降相应,则气机条畅。

②肝火炽盛,上逆犯肺,木火刑金,肺失清肃,肺气上逆,则咳嗽阵作;火热灼津,炼液成痰,则痰黄稠黏;火灼肺络,迫血妄行,则为咳血。

③肝火内郁,经气不畅,则胸胁灼痛,急躁易怒;肝火上扰,气血上逆,则头晕头胀,面红目赤;热蒸胆气上逆,则烦热口苦。

④舌红,苔薄黄,脉弦数,为肝经实火内炽之征。

4. 辨证要点

本证以胸胁灼痛、急躁易怒、咳嗽阵作或咳血与实热症状共见为辨证的主要依据。

五十七 肝郁脾虚证的概念、临床表现及证候分析

1. 概念

肝郁脾虚证是指肝失疏泄,脾失健运,以胸胁胀痛、情志抑郁、腹胀、便溏为主要表现的证候。又称肝脾不调证。

2. 临床表现

(1)肝郁

胸胁胀满窜痛,善太息,情志抑郁,或急躁易怒。

(2)脾失健运

腹胀纳呆,肠鸣矢气,便溏不爽,或腹痛欲便、泻后痛减,或大便溏结不调,舌苔白,脉弦或缓。(200224)

3. 证候分析

(1)主要病因

因情志不遂,郁怒伤肝,肝失条达,横乘脾土;或饮

食不节、劳倦太过,损伤脾气,脾失健运,湿壅木郁,肝失疏泄而致。

(2)证候分析

①肝失疏泄,经气郁滞,则胸胁胀满窜痛;太息可引气舒展,气郁得散,故胀闷疼痛可减;肝气郁滞,情志不畅,则精神抑郁;气郁化火,肝失柔顺之性,则急躁易怒。

②肝气横逆犯脾,脾气虚弱,不能运化水谷,则食少腹胀;气滞湿阻,则肠鸣矢气,便溏不爽,或溏结不调。

③肝气犯脾,气机郁滞,运化失常,故腹痛则泻;便后气机得以条畅,则泻后腹痛暂得缓解。

④苔白,脉弦或缓,为肝郁脾虚之征。

4. 辨证要点

本证以胸胁胀痛、情志抑郁、腹胀、便溏为辨证的主要依据。

五十八 肝胃不和证的概念、临床表现及证候分析

1. 概念

肝胃不和证是指肝气郁结,横逆犯胃,胃失和降,以脘胁胀痛、嗳气、吞酸、情绪抑郁及气滞症状为主要表现的证候。又名肝气犯胃证、肝胃气滞证。(2013027)

真题 【2013.27】

急躁易怒,脘胁胀痛,吞酸嘈杂,舌红苔薄黄,脉弦数者,其辨证是

A. 胆郁痰扰证   B. 心肝火盛证

C. 肝胃不和证   D. 肝脾不调证

【答案】C

真题 【2019.56】

男性,42岁。胃脘胀痛1月,痛连两胁,急躁易怒,夜不能寐,口干口苦,大便秘结,舌红苔黄,脉弦数。其证候是

A. 湿热中阻证   B. 肝胃郁热证

C. 肝气犯胃证   D. 肝胆湿热证

【答案】B

2. 临床表现

(1)肝郁

胁肋胀满疼痛,走窜不定,情绪抑郁,善太息,或烦躁易怒,舌淡红,苔薄黄或薄白,脉弦。

(2)胃失和降

胃脘胀痛,嗳气,吞酸嘈杂,呃逆,不思饮食。(2013027)

3. 证候分析

(1)主要病因

情志不舒,肝气郁结,横逆犯胃,胃失和降。

（2）证候分析

①情志不遂,肝失疏泄,肝气横逆犯胃,胃气郁滞,则胃脘、胸胁胀满疼痛,走窜不定;胃气上逆而见呃逆、嗳气。

②肝失条达,情志失调,则精神抑郁,善太息;气郁化火,肝性失柔,则烦躁易怒。

③木郁作酸,肝气犯胃,则吞酸嘈杂,胃不主受纳,则不思饮食。

④苔薄白,脉弦,为肝气郁结之象;若气郁化火,则舌红苔薄黄,脉弦数。

4.辨证要点

本证以脘胁胀痛、嗳气、吞酸、情绪抑郁与气滞症状共见为辨证的主要依据。

五十九 脾肾阳虚证的概念、临床表现及证候分析

1.概念

脾肾阳虚证是指脾肾阳气亏虚,温化失职,虚寒内生,以久泻久痢、水肿、腰腹冷痛等及阳虚症状为主要表现的虚寒证候。

2.临床表现

腰膝、下腹冷痛,畏冷肢凉,久泄久痢,或五更泄泻,完谷不化,便质清冷,或全身水肿,小便不利,面色㿠白,舌淡胖,苔白滑,脉沉迟无力。（2011092、200423、200124）

3.证候分析

（1）主要病因

①久病耗伤脾肾之阳;②由于久泄久痢,脾阳损伤,不能充养肾阳;③或水邪久踞,肾阳受损,不能温暖脾阳,导致脾肾阳气同时受损,虚寒内生,温化无权,水谷不化,水液潴留。

（2）证候分析

①脾主运化,肾司二便。

②脾肾阳虚,运化、吸收水谷精微及排泄二便功能失职,则见久泄久痢不止;不能腐熟水谷,则见完谷不化,大便清冷;寅卯之交,阴气极盛,阳气未复,命门火衰,阴寒凝滞,则黎明前腹痛泄泻,称为五更泄。

③脾肾阳虚,不能温化水液,泛溢肌肤,则为全身水肿,小便短少。

腰膝失于温养,故腰膝冷痛;阳虚阴寒内盛,气机凝滞,故下腹冷痛;阳虚不能温煦全身,则畏冷肢凉。

④阳虚水泛,面部浮肿,故面色㿠白。

⑤舌淡胖,苔白滑,脉沉迟无力,均为虚寒证常见之征。

4.辨证要点

本证以久泻久痢、五更泄泻、腰腹冷痛与虚寒症状

共见为辨证的主要依据。

■ 小试牛刀

1.**心气虚,心阳虚,心阳暴脱三证的相同点为:**
    A.脉微　　　　　　　B.舌胖
    C.肢冷　　　　　　　D.汗出

2.**心气虚的表现除心悸气短外,主要还有:**
    A.面色苍白　　　　　B.眩晕健忘
    C.胸闷汗出　　　　　D.胸闷疼痛

3.**下列哪项是心气虚证与心阳虚证的共同症状:**
    A.心悸怔忡　　　　　B.畏寒肢冷
    C.心痛入夜加剧　　　D.舌淡胖,苔白滑

4.**下列哪项不是脾肾阳虚的临床表现:**
    A.腰膝酸软　　　　　B.耳鸣耳聋
    C.五更泄泻　　　　　D.失眠多梦

5.**形寒肢冷,脘腹冷痛,纳呆呕恶,大便稀溏,肢体浮肿,腰膝酸软,舌淡苔白滑,此证属于:**
    A.脾气虚　　　　　　B.脾阳虚
    C.脾肾阳虚　　　　　D.寒湿困脾

6.**下列哪项是燥邪犯肺证与肺阴虚证的鉴别要点:**
    A.有无发热恶寒　　　B.有无胸痛咳血
    C.有无口干咽燥　　　D.痰量的多少

7.**气机郁滞引致的心脉痹阻,症状特点有:**
    A.痛如针刺　　　　　B.舌紫暗
    C.脉沉滑　　　　　　D.胀痛

8.**心血虚证与肝血虚证的主要鉴别症状是:**
    A.面色萎黄　　　　　B.唇睑淡白
    C.月经量少　　　　　D.舌质淡白

9.**痰迷心窍的主要症状有:**
    A.神志不清　　　　　B.舌苔白腻
    C.两者均有　　　　　D.两者均无

10.**痰浊蒙蔽心窍导致神志改变的特点是:**
    A.狂言、谵言　　　　B.神昏、痴呆
    C.悲伤欲哭　　　　　D.烦躁不安

11.**痰蒙心神可见:**
    A.心烦失眠,口舌生疮
    B.神识痴呆,表情淡漠
    C.发热气粗,躁狂谵语
    D.胆怯易惊,失眠多梦

12.**痰火扰心的主要症状有:**
    A.神志不清　　　　　B.舌苔白腻
    C.两者均有　　　　　D.两者均无

13.**肺阴不足可见:**
    A.干咳无痰,或痰少而黏
    B.身热恶寒
    C.两者均有
    D.两者均无

14.**燥邪犯肺可见:**

A.干咳无痰,或痰少而黏
B.身热恶寒
C.两者均有
D.两者均无

15.**大肠湿热证的主要症状有:**
A.身目发黄   B.小便赤涩灼痛
C.脘痞呕吐   D.里急后重,下痢赤白

16.**脾气虚弱与寒湿困脾的鉴别要点是:**
A.不思饮食   B.口淡不渴
C.腹胀便溏   D.苔白厚腻

17.**脾气虚证与脾阳虚证的主要鉴别症状是:**
A.食欲不振   B.气短懒言
C.面色萎黄   D.腹痛喜暖

18.**小便混浊如米泔属于:**
A.寒湿困脾   B.脾胃气虚
C.食滞胃脘   D.中气下陷

19.**中气下陷,可引起:**
A.呃气上逆
B.恶心呕吐
C.头痛头胀,面红目赤
D.脘腹有重坠感

20.**肝胃不和可见:**
A.腹胀便溏   B.呕吐涎沫
C.两者均有   D.两者均无

21.**下列选项中,不属于脾阳虚证与寒湿困脾证共有的表现是:**
A.腹胀   B.纳呆
C.便溏   D.身目发黄

22.**寒湿困脾证除纳少腹胀便溏外,还可见:**
A.气短神疲乏力
B.气短懒言,畏寒肢冷,脉沉迟无力
C.头身重困,苔白腻,脉濡缓
D.胸胁胀痛,抑郁易怒

23.**症见胁肋胀痛,胸闷太息,纳食减少,腹胀便溏,肠鸣矢气,可诊为:**
A.肝气郁结   B.肝胃不和
C.食滞胃脘   D.肝脾失调

24.**症见食少纳呆,脘腹痞满,泛恶欲吐,便溏水肿,身目发黄如烟熏,头身困重,舌淡苔白腻,脉缓,属于:**
A.脾气虚证   B.脾阳虚证
C.寒湿困脾证   D.肝郁脾虚证

25.**湿热蕴脾证除纳少腹胀便溏外,还可见:**
A.气短神疲乏力
B.气短懒言,畏寒肢冷,脉沉迟无力
C.头身重困,苔白腻,脉濡缓
D.舌红苔黄腻,脉濡数

26.**病人饥不欲食,可见于:**
A.胃火亢盛   B.胃强脾弱

C.脾胃气虚   D.胃阴不足

27.**胃阴虚证最具诊断意义的症状是:**
A.饥不欲食   B.脘痞不舒
C.干呕呃逆   D.五心烦热

28.**胃阴虚可见:**
A.消谷善饥   B.偏嗜食物
C.厌食   D.饥不欲食

29.**胃脘水声辘辘,口泛清水属于:**
A.寒湿困脾   B.脾胃气虚
C.饮停胃肠   D.中气下陷

30.**胃火炽盛可见:**
A.消谷善饥   B.偏嗜食物
C.厌食   D.饥不欲食

31.**胸胁脘腹胀满疼痛,食欲减退,便溏不爽,舌苔白腻,脉弦,诊断为:**
A.肝胃不和   B.肝脾不调
C.肝气郁结   D.脾胃虚弱

32.**眩晕与下列哪项并见,对诊断肝血虚证最有意义:**
A.面白舌淡   B.心悸脉细
C.胁肋隐痛   D.肢体麻木

33.**肝阴不足的表现是:**
A.胸闷喜太息,易怒,五心烦热
B.口干口苦,胸胁或少腹胀闷窜痛
C.面部烘热,口咽干燥,胁肋隐痛
D.手足蠕动,眩晕耳鸣,夜寐多梦

34.**肝阴不足与肝阳上亢均可见于:**
A.头目胀痛   B.失眠健忘
C.腰膝酸软   D.眩晕耳鸣

35.**肝气郁结证,可见:**
A.胁胀痛   B.太息
C.两者均有   D.两者均无

36.**肝火上炎证,可见:**
A.头晕胀痛   B.舌红苔黄
C.两者均有   D.两者均无

37.**肝火上炎,可出现:**
A.头晕胀痛   B.手足蠕动
C.目涩   D.胸闷喜太息

38.**下列证候中,不出现耳鸣的是:**
A.肝火炽盛证   B.寒滞肝脉证
C.肾精不足证   D.肝阳上亢证

39.**肝阳上亢证可见:**
A.头晕胀痛   B.舌红苔黄
C.两者均有   D.两者均无

40.**肝阳上亢,可出现:**
A.头晕胀痛   B.手足蠕动
C.目涩   D.胸闷喜太息

41.**肝阳上亢证可见:**
A.眩晕耳鸣   B.胁肋灼痛

C. 手足震颤　　　　　D. 乳房胀痛

42. 肝阳上亢所致头晕多表现为:
    A. 头晕头痛,痛有定处
    B. 头晕胀痛,头重脚轻
    C. 头晕而白,神疲体倦
    D. 头晕且重,如物裹缠

43. 肝脾不调可见:
    A. 腹胀便溏　　　　B. 呕吐涎沫
    C. 两者均有　　　　D. 两者均无

44. 肝气上逆的临床表现有:
    A. 咳嗽　　　　　　B. 喘息
    C. 嗳气　　　　　　D. 眩晕

45. 哪项症状不符合肝经湿热下注的临床表现:
    A. 黄疸　　　　　　B. 小便短赤
    C. 睾丸肿胀热痛　　D. 舌红苔黄腻

46. 肝胆湿热证,可见:
    A. 胁胀痛　　　　　B. 太息
    C. 两者均有　　　　D. 两者均无

47. 肝肾阴虚证,可见:
    A. 咽干口燥　　　　B. 失眠多梦
    C. 两者均有　　　　D. 两者均无

48. 患者惊悸不寐,烦躁不宁,胸胁胀痛,头晕目眩,舌苔黄腻,脉弦滑,为:
    A. 肝胆湿热　　　　B. 肝火上炎
    C. 肝气郁结　　　　D. 胆郁痰扰

49. 惊悸失眠,烦躁不安,头晕目眩,耳鸣,口苦呕恶,胸闷胁胀,属于:
    A. 心火亢盛　　　　B. 胆郁痰扰
    C. 心血不足　　　　D. 心脾两虚

50. 头晕目眩,口苦,呕恶,烦躁不寐,惊悸不宁,胸闷喜太息,苔黄腻,脉弦滑,可诊为:
    A. 胆郁痰扰　　　　B. 脾胃湿热
    C. 肝胆湿热　　　　D. 心肾不交

51. 胆郁痰扰可见:
    A. 心烦失眠,口舌生疮
    B. 神识痴呆,表情淡漠
    C. 发热气粗,躁狂谵语
    D. 恶梦纷纭,胸胁灼痛

52. 肾精不足的临床表现为:
    A. 畏寒肢冷　　　　B. 健忘耳聋
    C. 遗精早泄　　　　D. 浮肿

53. 肾气不固的主要表现:
    A. 久病咳喘,呼多吸少
    B. 男子阳痿,女子闭经
    C. 五更泄泻,完谷不化

D. 男子滑精早泄,女子带下清稀

54. 久病咳喘,动则加剧,腰膝酸软,心悸气短,此证属于:
    A. 心肺气虚　　　　B. 肾不纳气
    C. 肺气虚　　　　　D. 肾阳虚

55. 尿道灼痛,尿频,尿急,尿中有沙石,属于:
    A. 小肠湿热　　　　B. 大肠湿热
    C. 脾胃湿热　　　　D. 膀胱湿热

56. 肝火上炎证与肝阳上亢证的共同表现不含有:
    A. 头晕胀痛　　　　B. 易怒
    C. 失眠多梦　　　　D. 脉弦细数

57. 心脾两虚证可见:
    A. 面浮足肿　　　　B. 腹胀如鼓
    C. 咳嗽痰少　　　　D. 面色萎黄

58. 脾肺气虚证可见:
    A. 面浮足肿　　　　B. 腹胀如鼓
    C. 咳嗽痰少　　　　D. 面色萎黄

59. 在下列症状中,哪项不符合脾肺气虚的临床表现:
    A. 咳喘短气,痰稀色白
    B. 胸闷,善太息
    C. 食欲不振,腹胀便溏
    D. 倦怠乏力,少气懒言

60. 肺肾阴虚证,可见:
    A. 咽干口燥　　　　B. 失眠多梦
    C. 两者均有　　　　D. 两者均无

61. 症见月经过多,神疲乏力,面色萎黄,舌淡苔白,脉细弱,其辨证是
    A. 肾气不固证　　　B. 脾不统血证
    C. 脾气虚证　　　　D. 脾阳虚证

参考答案

1. D	2. C	3. A	4. D	5. C
6. A	7. D	8. C	9. C	10. B
11. B	12. A	13. A	14. C	15. D
16. D	17. D	18. D	19. D	20. B
21. D	22. C	23. D	24. C	25. D
26. D	27. A	28. D	29. C	30. A
31. B	32. D	33. C	34. D	35. C
36. C	37. A	38. B	39. A	40. A
41. A	42. B	43. A	44. D	45. A
46. A	47. C	48. D	49. B	50. A
51. D	52. B	53. D	54. B	55. D
56. D	57. D	58. A	59. B	60. A
61. B				

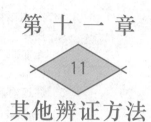

第十一章
11
其他辨证方法

◆ 刘应科 ◆

考研中医综合复习指导

考纲要求

1.六经辨证：六经辨证的概念，太阳病证、阳明病证、少阳病证、太阴病证、少阴病证、厥阴病证的概念、临床表现与证候分析，六经病证的传变形式。

2.卫气营血辨证：卫气营血辨证的概念，卫分证、气分证、营分证、血分证的概念及其临床表现与证候

分析，卫气营血病证的传变形式。

3.三焦辨证：三焦辨证的概念，上焦病证、中焦病证、下焦病证的概念及其临床表现与证候分析，三焦病证的传变形式。

考点解析

一 六经辨证的概念

1.六经

六经指太阳、阳明、少阳、太阴、少阴和厥阴。

2.六经辨证

六经辨证就是以六经所系经络、脏腑的生理病理为基础，将外感病过程中所出现的各种证候，综合归纳为太阳病证、阳明病证、少阳病证、太阴病证、少阴病证和厥阴病证等六类证候，用来阐述外感病不同阶段的病理特点，并指导临床治疗。

二 太阳病证的概念、临床表现与证候分析

1.概念

太阳主表，为诸经之藩篱，太阳经脉循行于项背，统摄营卫之气。太阳之腑为膀胱，贮藏水液，水液经气化而排出，则为小便。

风寒侵袭人体，多先伤及体表，正邪抗争于肤表浅层所表现的证候，即为太阳经证，经证有中风、伤寒之分，是外感风寒而致病的初起阶段；若太阳经证不愈，病邪可循经入腑，而出现太阳腑证，腑证有蓄水、蓄血之分。

2.临床表现

太阳经证恶风寒，头项强痛，脉浮。(1995107、1995108)

病证	太阳经证		太阳腑证	
	太阳中风证	太阳伤寒证	太阳蓄水证	太阳蓄血证
临床表现	发热，恶风，头痛，汗出，脉浮缓，或见鼻鸣，干呕	恶寒，发热，头项强痛，身体疼痛，无汗而喘，脉浮紧	发热恶寒，小便不利，小腹满，口渴，或水入即吐，脉浮或浮数	少腹急结或硬满，小便自利，如狂或发狂，善忘，大便色黑如漆，脉沉涩或沉结
辨证要点	本证以发热、恶风、汗出、脉浮缓为辨证要点	本证以恶寒、无汗、头身痛、脉浮紧为辨证要点	本证以太阳经证与小便不利、小腹满并见为辨证要点	本证以少腹急结，小便自利，大便色黑为辨证要点

3.证候分析

(1)太阳中风证

太阳主表，统摄营卫，风邪外袭，营卫失调，肌表失

于温煦则恶风；风为阳邪，邪正交争于表则发热；风性开泄，卫外不固，腠理疏松，营阴不能内守则汗出。汗出肌腠疏松，营阴不足，脉道松弛，故脉浮缓。至于鼻

188

鸣干呕,乃风邪袭表,表气不利,肺胃之气不和之象。

（2）太阳伤寒证

外感寒邪,束于肌表,卫阳被郁,温煦失职,故见恶寒;卫阳被遏,邪正交争,卫阳奋起抗邪,故见发热;卫阳郁遏,寒凝收引,营阴郁滞,太阳经气不利,故见头项、肢体骨节疼痛;寒束于表,腠理闭塞,邪闭于外,肺气不利,故见无汗而喘促;正气欲驱邪于外而寒邪紧束于表,故脉浮紧。

（3）太阳蓄水证

太阳经证未解,故恶寒、发热、脉浮或脉浮数等表证仍在。邪气内传入腑,与水内结于膀胱,膀胱气化不利,水液内停,故小腹胀满,小便不利;邪与水结,气不化津,津不上承,故见口渴欲饮;饮多则水停不化,反蓄于胃,故见水入即吐的"水逆证"。

2.临床表现

病证	阳明经证	阳明腑证
临床表现	身大热,汗大出,大渴引饮,心烦躁扰,面赤,气粗似喘,苔黄燥,脉洪大(201818)	日晡潮热,手足濈然汗出,脐腹胀满疼痛,拒按,大便秘结,甚则神昏谵语,狂躁不得眠,舌苔黄厚干燥,或起芒刺,甚至苔焦黑燥裂,脉沉迟而实或滑数
辨证要点	本证以大热、大汗、大渴、脉洪大为辨证要点	本证以潮热汗出、腹满硬痛、便秘、脉沉实为辨证要点(199424、199682、2008140、2013028)

真题【2018.18】

症见高热,大汗,口渴喜冷饮者,宜诊断为

A. 太阳经证　　　　B. 阳明经证

C. 阳明腑实证　　　D. 少阳热化证

【答案】B

真题【2013.28】

下列各项中,不属于伤寒阳明病证表现的是

A. 发热、汗出　　　B. 胸脘痞闷

C. 腹满、便秘　　　D. 舌红苔黄

【答案】B

3.证候分析

（1）阳明经证

邪入阳明,化燥化热,正邪交争,充斥阳明经,弥漫于全身,故周身大热;邪热炽盛,热迫津液外泄,故汗出;热灼津伤,且汗出复伤津液,故口渴引饮;邪热蒸腾,扰动心神,心神不宁,故见面赤心烦;热迫于肺,呼吸不利,故气粗似喘;热盛津亏,故舌苔黄燥;热壅脉道,气血涌盛,故脉洪大有力。

（2）阳明腑证

多因阳明经证大热汗多,或误用汗法,使津液外泄,以致热邪与肠中燥屎互结,腑气不通而成。阳明经

（4）太阳蓄血证

太阳经证失治,邪热循经内传,与血搏结,瘀热阻于下焦少腹,故致少腹急结、硬满胀痛;邪在血分,膀胱气化如常,故小便自利;瘀热互结,上扰心神,轻则如狂、善忘,重则发狂;瘀热下行,随大便而出,故见大便色黑似漆。脉沉涩或沉结,乃瘀热内阻,脉道不畅所致。

三 阳明病证的概念、临床表现与证候分析

1.概念及分类

阳明病证是指外感病发展过程中,阳热亢盛,胃肠燥热所表现的证候。阳明病的主要病机是"胃家实"。"胃家实":胃家,包括胃与大肠;实,指邪气亢盛。故阳明病的性质属里实热证,为邪正斗争的极期阶段。阳明病证又可分为阳明经证和阳明腑证。

气旺于日晡,实热弥漫于经,邪正相争更剧,故潮热日晡尤甚;四肢禀气于阳明,热蒸津泄,故手足濈然汗出;邪热与糟粕互结肠中,腑气闭阻不通,故脐腹胀满硬痛而拒按,大便秘结;邪热炽盛,上扰心神,轻则不得眠,重则见谵语,甚至狂乱不宁;邪热内结而津液被劫,故舌苔黄厚干燥,边尖起刺,甚则焦黑燥裂;邪热与燥屎内结于肠,脉道壅滞,故见脉沉迟而实,若邪热迫急,结而不甚,亦可见脉滑数。

四 少阳病证的概念、临床表现与证候分析

1.概念

少阳病证是指邪犯少阳胆腑,枢机不运,经气不利,以寒热往来、胸胁苦满等为主要表现的证候。

2.临床表现

口苦,咽干,目眩,寒热往来,胸胁苦满,默默不欲饮食,心烦欲呕,脉弦。

3.证候分析

多系太阳经证不解,邪传少阳,或厥阴病转出少阳,或外邪直入少阳,胆气被郁,正邪分争而成。少阳阳气较弱,邪正分争,正胜则发热,邪胜则恶寒,邪正互有胜负,故见寒热往来;少阳受病,邪热熏蒸,胆热上泛,必致口苦,津为热灼则咽干,少阳风火上逆,所以目

为之眩;少阳之脉布于胁肋,邪郁少阳,经气不利,故胸胁苦满;胆热木郁,横犯胃腑,胃气上逆,故默默不欲食,甚或时时欲呕;胆热上逆,内扰心神,故心中烦扰;胆气被郁,脉气紧张,是以脉弦。

4.辨证要点

本证以寒热往来、胸胁苦满、口苦咽干、目眩、脉弦等为辨证要点。

五 太阴病证的概念、临床表现与证候分析

1.概念

太阴病证是指脾阳虚弱,寒湿内生,以腹满而痛、不欲食、腹泻等为主要表现的虚寒证候。

2.临床表现(201717)

腹满而吐,食不下,自利,口不渴,时腹自痛,四肢欠温,脉沉缓而弱。

真题【2017.17】

下列选项中,属于太阴病证依据的是

A. 四肢厥冷　　　　B. 下利清谷

C. 畏寒欲寐　　　　D. 腹满欲吐

【答案】D

3.证候分析

多由三阳病失治、误治,损伤脾阳,邪传太阴,或脾阳素虚,风寒之邪直中太阴而成。太阴脾土主湿,中焦虚寒则脾失健运,寒湿内生,气机郁滞,故腹部胀满,腹痛时发;脾虚失运,寒湿中阻,胃失和降,故腹满而吐,食不下;脾阳失于温煦运化,寒湿内停,故口不渴;寒湿下注,水走肠间故自利;脾主四肢,中阳内虚,温煦失职,故四肢欠温;脾虚气弱,寒湿内阻脉道,故脉沉缓而弱。

4.辨证要点

本证以腹满时痛、腹泻、口不渴等虚寒表现为辨证要点。(200126、2002105、200725)

六 少阴病证的概念、临床表现与证候分析

1.概念

少阴病证是指伤寒病变后期,全身阴阳衰惫,以脉微细、但欲寐为主要表现的证候。少阴病证的病位主要在心肾。病性从阴化寒则为少阴寒化证;从阳化热则为少阴热化证。

2.临床表现

	少阴寒化证	少阴热化证
临床表现	无热恶寒,但欲寐,四肢厥冷,下利清谷,呕不能食,或食入即吐,或身热反不恶寒,甚至面赤,脉微细	心烦不得眠,口燥咽干或咽痛,舌尖红少苔,脉细数
辨证要点	本证以无热恶寒、四肢厥冷、下利清谷、脉微细等为辨证要点(2011028)	本证以心烦不得眠,以及阴虚证候为辨证要点(199119、1993134、1998129、2000130、2002106、2005120)

3.证候分析

(1)少阴寒化证

多由素体阳弱,病邪直中少阴;或他经病久渐入少阴,损伤心肾之阳,阳虚阴盛而成。少阴阳气衰微,阴寒独盛,失于温养,故无热恶寒;心肾阳气衰微,神失所养,故见但欲寐衰惫之态;四肢为诸阳之本,阳衰失于温运,故四肢厥冷;肾阳虚衰,火不暖土,脾胃纳运升降失调,故下利清谷,呕不能食,或食入即吐;若阴寒盛极,格阳于外,虚阳外浮,则表现出身热反不恶寒,或面红如妆的假热之象;心肾阳衰,无力鼓动血行,是以脉微。

(2)少阴热化证

邪入少阴,从阳化热,灼耗真阴,不能上承,故口燥咽干;心肾不交,水火失济,水亏则不能上济于心,心火独亢,心神不宁,故心烦不得眠;阴不制阳,虚火循肾经上攻咽喉,故咽痛;少阴心肾阴虚,虚火内炽,故见舌尖红少津,脉细数等虚热之象。

七 厥阴病证的概念、临床表现与证候分析

1.概念

厥阴病证是指伤寒病发展传变的较后阶段,表现为阴阳对峙、寒热交错、厥热胜复的证候。

2. 临床表现

消渴,气上撞心,心中疼热,饥而不欲食,食则吐蛔。(1992135、1999134、200023)

3. 证候分析

此处为上热下寒的症状。上热,为胃中有热,表现为消渴,气上撞心,心中疼热;下寒,为肠中有寒,表现为饥而不欲食,食则吐蛔。邪入厥阴,阴阳交争,寒热错杂,阳热趋上,灼劫阴津,故见消渴不止;肝热上逆,上冲胃脘,则自觉气上撞心,心中疼热;阴寒趋下,脾失健运,更因肝木之乘,胃失和降,中焦气机逆乱,故见饥而不欲食,强食则吐;上热下寒,蛔虫不安,则可随呕吐而出。

八 六经病证的传变形式 (2014140)

六经病证是脏腑、经络病变的反映,而脏腑、经络之间又是相互联系不可分割的整体,因此,六经病证可以相互传变,从而表现为传经、直中、合病,并病等。

1. 传经

病邪自外侵入,逐渐向里发展,由某一经病证转变为另一经病证。(201627)

真题【2016.27】

六经病的传变中,由太阳传入少阴者,称为

A. 直中　　　　　　　　B. 传经

C. 并病　　　　　　　　D. 合病

【答案】B

(1)循经传

循经传是指按伤寒六经的顺序相传者,即太阳病证→阳明病证→少阳病证→太阴病证→少阴病证→厥阴病证。

(2)越经传

越经传是指隔一经或两经以上相传者。

(3)表里传

表里传是指相互表里的两经相传者,如太阳病传少阴病等。

2. 直中

伤寒病初起不从三阳经传入,而病邪直入于三阴者。

真题【2014.140】

下列各项中,属于伤寒六经病证传变形式的有

A. 逆传　　　　　　　　B. 合病

C. 并病　　　　　　　　D. 直中

【答案】BCD

3. 合病

伤寒病不经过传变,两经或三经同时出现的病证,如太阳阳明合病、太阳太阴合病等。(201528)

真题【2015.28】

六经病的传变中,两经或三经同时出现者,称为

A. 并病　　　　　　　　B. 合病

C. 直中　　　　　　　　D. 传经

【答案】B

4. 并病

伤寒病凡一经病证未罢,又见他经病证者。如太阳少阴并病,太阴少阴并病等。(2006121)

真题【2019.16】

根据《伤寒论》,太阳病未罢,又出现少阳病者,属于

A. 合病　　　　　　　　B. 并病

C. 越经传　　　　　　　D. 直中

【答案】B

九 卫气营血辨证的概念

卫气营血辨证是清代叶天士在《外感温热篇》中所创立的一种适用于外感温热病的辨证方法。即将外感温热病发展过程中,不同病理阶段所反映的证候,分为卫分证、气分证、营分证、血分证四类,用以说明病位的浅深、病情的轻重和传变的规律,并指导临床治疗。

十 卫分证的概念、临床表现与证候分析

1. 概念

卫分证是指温热病邪侵袭肤表,卫气功能失调,肺失宣降,以发热、微恶风寒、脉浮数等为主要表现的表热证候。

2. 临床表现

发热,微恶风寒,头痛,口干微渴,舌边尖红,苔薄黄,脉浮数,或有咳嗽、咽喉肿痛。

3. 证候分析

温热病邪侵袭肌表,卫气被邪热郁遏,故发热重、微恶风寒;温热之邪上扰清窍,则头痛;温热病初起,伤津不甚,故口干微渴;温热在表,故舌边尖红、脉浮数。温邪犯肺,肺气失宣,则咳嗽;温热上灼咽喉,气血壅滞,故咽喉红肿疼痛。

感受不同类型的温邪症状和病机不同。如风热犯卫,肺卫失宣,症见发热,恶寒,头痛,微汗或无汗,咳嗽,咽红或痛,鼻塞流浊涕,口微渴,舌边尖红,苔薄白或微黄,脉浮数。暑湿犯卫,阻遏气机,症见发热,恶寒,无汗,头痛,身重,胃脘部痞满,心烦,口渴,舌红,苔白腻,脉濡数。湿热犯卫,湿遏热伏,气机阻滞,症见恶寒,身热不扬或午后热势加剧,头重如裹,肢体困重,胸脘痞闷,口黏不渴,舌苔白腻,脉濡数。燥热犯卫,肺失清肃,津伤不润,症见发热,微恶风寒,少汗,伴有皮肤及口鼻干燥,咽喉干疼,干咳少痰,舌红欠润,苔薄白而

干,脉浮数。

4.辨证要点

本证以发热而微恶风寒、舌边尖红、脉浮数等为辨证要点。(1994135)

十一 气分证的概念、临床表现与证候分析

1.概念

气分证是指温热病邪内传脏腑,正盛邪炽,阳热亢盛所表现的里实热证候。

2.临床表现

发热(不恶寒,反恶热),汗出,口渴,尿黄,舌红苔黄,脉数有力。或见咳喘,胸痛,咳痰黄稠;或见心烦懊恼,坐卧不安;或见日晡潮热,便秘腹胀,痛而拒按,甚或谵语、狂乱,苔黄干燥甚则焦黑起刺,脉沉实;或见口苦咽干,胸胁满痛,心烦,干呕,脉弦数。

3.证候分析

邪入气分,里热炽盛,邪正剧争,故发热恶热;邪热蒸腾,迫津外泄,则汗出;热灼津伤,则口渴、尿黄;热盛血涌,则舌红苔黄,脉数有力。若热邪壅肺,炼液为痰,肺失清肃,则咳喘、胸痛、痰黄黏稠。若热扰胸膈,心神不宁,则心烦懊恼,坐卧不安。若热结大肠,腑气不通,则便秘腹胀,痛而拒按;热扰心神,则谵语、狂乱;燥热内结,故苔黄干燥甚则焦黑起刺,脉沉实。若热郁胆经,胆气上逆,则口苦咽干;胆气郁滞,经气不利,故胸胁满痛;胆热扰心则心烦;胆火犯胃,胃失和降,则干呕;胆经有热则脉弦数。

4.辨证要点

气分证以发热汗出、口渴、舌红苔黄、脉数有力为辨证要点。(2001105、200227、200326)

十二 营分证的概念、临床表现与证候分析

1.概念

营分证是指温热病邪内陷,营阴受损,心神被扰,以身热夜甚、心烦不寐、斑疹隐隐、舌绛等为主要表现的证候。

2.临床表现

身热夜甚,口不甚渴或不渴,心烦不寐,甚或神昏谵语,斑疹隐隐,舌质红绛无苔,脉细数。

3.证候分析

多因气分邪热传入营分而成,或由卫分证直接传入营分而成,称为"逆传心包";亦有营阴素亏,初感温热之邪盛,来势凶猛,发病急骤,起病即见营分证者。营行脉中,内通于心。邪热入营,灼伤营阴,夜又与阴之卫阳相搏,则身热夜甚;邪热蒸腾营阴上潮于口,故口不甚渴;热深入营,侵扰心神,故心烦不寐,甚至神

昏谵语;邪热入营,灼伤血络,则斑疹隐隐;营分有热,劫伤营阴,故舌质红绛无苔,脉细数。

4.辨证要点

本证以身热夜甚、心烦不寐、舌绛、脉细数等为辨证要点。(200282、2001106、202086)

真题 【2020.86】

温病营分证多见

A.口不渴 　　　　　　　　B.口渴多饮

C.渴不多饮 　　　　　　　D.渴欲饮水,水入即吐

【答案】B

真题 【2020.87】

瘀血内阻者多见

A.口不渴 　　　　　　　　B.口渴多饮

C.渴不多饮 　　　　　　　D.渴欲饮水,水入即吐

【答案】C

十三 血分证的概念、临床表现与证候分析

1.概念

血分证是指温热病邪深入血分,耗血、伤阴、动血、动风,以发热、谵语神昏、抽搐或手足蠕动、斑疹、吐衄、舌质深绛等为主要表现的证候。

2.临床表现

①血分实热证:身热夜甚,躁扰不宁,甚者神昏谵语,舌质深绛,脉弦数;或见斑疹显露、色紫黑,或吐血、衄血、便血、尿血;或见四肢抽搐,颈项强直,角弓反张,目睛上视,牙关紧闭。

②血分虚热证:持续低热,暮热早凉,五心烦热,或见口干咽燥,形体干瘦,神疲耳聋,舌干少苔,或见手足蠕动,瘛疭。

3.证候分析

①血分实热证:除身热夜甚、心烦不寐等营分证表现之外,还可见血热内扰心神之躁扰不宁,或神昏谵语。邪热迫血妄行,溢于脉外,则见斑疹显露、斑色紫黑,或吐血、衄血、便血、尿血等。邪热燔灼肝经,炽伤筋脉,则可引动肝风,导致四肢抽搐、颈项强直,甚至角弓反张、目睛上视、牙关紧闭等。

②血分虚热证:邪热久羁,劫灼阴分,余热未清,故持续低热、暮热早凉、五心烦热;伤阴耗液,穷必及肾,上窍失润,则口干咽燥,舌干少苔;形体失于充养,故见形体干瘦、脉虚细;阴耗精损,不能上充脑髓,神窍失养则神疲耳聋;肝阴亏损,筋脉失濡,虚风内动则手足蠕动,甚或瘛疭。

4.辨证要点

本证以身热夜甚、谵语神昏、抽搐或手足蠕动、斑疹、吐衄、舌质深绛、脉细数等为辨证要点。(2000135、200528、2006120、202018)

温病气分证和血分证均可见

A. 日晡潮热

B. 斑疹隐现

C. 谵语

D. 四肢抽搐

【答案】C

十四 卫气营血病证的传变形式

温热病的整个发展过程,实际上就是卫气营血证候的传变过程。卫气营血证候的传变,一般有顺传和逆传两种形式。

1. 顺传

指病变多从卫分开始,依次传入气分、营分、血分。它体现了病邪由表入里,由浅入深,病情由轻而重,由实致虚的传变过程,反映了温热病发展演变的一般规律。

2. 逆传

指邪入卫分后,不经过气分阶段而直接深入营、血分。实际上"逆传"只是顺传规律中的一种特殊类型,病情更加急剧、重笃。

3. 温病的传变

由于病邪和机体反应的特殊性,温病的传变也有不按上述规律传变者。如发病之初无卫分证,而径见气分证或营分证;卫分证未罢,又兼气分证,而致"卫气同病";气分证尚存,又出现营分证或血分证,称"气营两燔"或"气血两燔"。

十五 三焦辨证的概念

三焦辨证是指将外感温热病的证候归纳为上焦病证、中焦病证、下焦病证,用以阐明三焦所属脏腑在温热病发展过程中不同阶段的病理变化、证候表现及其传变规律。

十六 上焦病证的概念、临床表现与证候分析

1. 概念

上焦病证就是指温热之邪侵袭手太阴肺和手厥阴心包,以发热汗出、咳嗽气喘,或谵语神昏等为主要表现的证候。

2. 临床表现

发热,微恶风寒,头痛,汗出,口渴,鼻塞,咳嗽,舌边尖红,脉浮数;或见但热不寒,多汗,咳嗽,气喘,烦躁,口渴,苔黄,脉数;甚则高热,谵语神昏,舌謇肢厥,舌质红绛。

3. 证候分析

邪犯肺卫,肺失宣肃,卫气郁遏,故见发热,微恶风寒;邪热蒸津外泄则汗出;温邪上扰清空则头痛;肺开窍于鼻,邪居肺卫,肺气失宣,故咳嗽,鼻塞,津伤则口渴;温热之邪在表,则舌边尖红,脉浮数等。若邪热已由表入里,故但热不寒,邪热内盛,则汗出,烦渴;邪热入里,热盛肺壅,肺失肃降,气逆于上,故见咳嗽,气喘;肺热内盛则苔黄,脉数。若肺经之邪不解,逆传心包,心神受扰,舌为心窍,则见神昏,谵语,舌謇;里热壅盛,故见高热不退;邪热内郁,阳气被遏,不达于四末,故见肢厥;热灼营阴,则舌质红绛。

4. 辨证要点

①邪犯肺卫,以发热、微恶风寒、舌尖边红、脉浮数为主要表现。

②邪热壅肺,以但热不寒、咳喘、苔黄、脉数等为主要表现。

③邪陷心包,以高热、神昏、肢厥、舌红绛为主要表现。

十七 中焦病证的概念、临床表现与证候分析

1. 概念

中焦病证是指温热之邪侵袭中焦脾胃,邪从燥化和邪从湿化,以发热口渴、腹满便秘,或身热不扬、呕恶脘痞、便溏等为主要表现的证候。

2. 临床表现

(1) 从燥化

身热面赤,呼吸气粗,腹满,便秘,神昏谵语,渴欲饮冷,口干唇裂,小便短赤,苔黄燥或焦黑起刺,脉沉实有力。

(2) 从湿化

身热不扬,头身重痛,胸脘痞闷,泛恶欲呕,大便不爽或溏泄,舌苔黄腻,脉濡数。

3. 证候分析

温热之邪内入阳明,燥热炽盛,故见身热;邪热壅盛,故呼吸气粗;热性炎上,故面红目赤;热炽津伤,故渴欲饮冷,口燥咽干,唇裂舌焦,小便短赤;胃肠津亏,燥屎内停,故见腹满,便秘;侵扰心神,故见神昏谵语;苔黄燥或焦黑起刺,脉沉实有力,为热结津亏之征。温热之邪内犯太阴,中焦湿热蕴郁,热蒸于湿,湿郁于肌腠,故身热不扬;湿性重着,留于肌腠,故头身重痛;湿热阻滞于中焦,脾气受困,故见胸脘痞闷,泛恶欲呕,大便不爽或溏泄;苔黄腻,脉细而濡数,为湿热内蕴之象。

4. 辨证要点

①阳明燥热,以身热、腹满、便秘、苔黄燥,脉沉实等为主要表现。

②太阴湿热,以身热不扬、脘痞欲呕、头身困重、苔

黄腻、脉濡数等为主要表现。

十八 下焦病证的概念、临床表现与证候分析

1.概念

下焦病证是指温热之邪犯及下焦,劫夺肝肾之阴,以身热颧红、手足蠕动或瘈疭、舌绛苔少等为主要表现的证候。

2.临床表现

身热颧红,手足心热甚于手足背,口燥咽干,神倦,耳聋,舌红少苔或见手足蠕动、瘈疭,心中憺憺大动,舌绛苔少,甚或时时欲脱,脉虚大。

3.证候分析

肾阴亏耗,虚热内生,故见身热,手足心热甚于手足背,颧红;肝肾阴精既耗,神失充养,故神疲;耳失充养,故耳聋;口舌干燥,舌红少苔,脉虚大为阴虚内热之象。热邪久羁,肾阴被灼,水不涵木,筋失所养,虚风内动,以致出现手足蠕动,甚或瘈疭;心中憺憺大动亦系阴虚水亏,虚风内扰所致;神倦,脉虚,舌绛苔少,甚或时时欲脱均为阴精耗竭之象。

4.辨证要点

①肾阴亏虚,身热颧红、神倦耳聋等与阴虚症状共见。

②肝阴亏虚,手足蠕动、瘈疭、舌绛少苔、脉虚等与阴虚症状共见。

十九 三焦病证的传变形式

三焦病证自上而下的传变,是一般的规律。三焦病证多由上焦手太阴肺经开始,传入中焦,进而传入下焦,此为"顺传",标志着病情由浅入深,由轻到重的病理进程。若病邪从肺卫而传入心包者,称为"逆传",说明邪热炽盛,病情重笃。

临床有邪犯上焦,经治而愈,并不传变者;亦有上焦病证未罢而又见中焦病证者,或自上焦而径传下焦者;亦有中焦病证未除而又出现下焦病证者,或起病即见下焦病证者;还有两焦病证错综互见和病邪弥漫三焦者。因此,对三焦病势的判断,应根据临床资料,进行全面、综合地分析。

■ 小试牛刀

1.日晡潮热,腹胀痛拒按,大便秘结,狂乱谵语,舌苔黄厚干燥,脉沉迟,属于:
   A.真寒假热证   B.真热假寒证
   C.阳明经证   D.阳明腑证

2.阳明潮热,可出现:
   A.身热不扬   B.高烧不退
   C.午后低热   D.日晡潮热

3.太阴病证的临床表现有:

A.脉微细   B.饥不欲食
C.四肢厥冷   D.时腹自痛

4.太阴病证的症状有:
   A.自利而渴   B.欲寐
   C.二者均是   D.二者均非

5.下列选项中,不属于太阴病证典型表现的是:
   A.但欲寐   B.腹满而吐
   C.自利   D.舌苔白腻

6.少阴热化证的心烦不寐是因:
   A.热扰胸膈   B.热扰心神
   C.内有燥屎   D.水亏火旺

7.少阴病证的症状有:
   A.自利而渴   B.欲寐
   C.二者均是   D.二者均非

8.以下哪个症状属于厥阴病证:
   A.腹满而吐   B.下利清谷
   C.时腹自痛   D.饥不欲食

9.凡一经之病,治不彻底,或一经之证未罢,又见他经证候的称为:
   A.合病   B.并病
   C.循经传   D.越经传

10.在六病辨证中,若太阳病不愈,传入太阴,称为:
   A.合病   B.直中
   C.循经传   D.越经传

11.气分证的病人可出现:
   A.心烦口渴   B.不寐
   C.二者均有   D.二者均无

12.发热,不恶寒反恶热,心烦,坐卧不安,口渴,舌红苔黄,脉数,属于:
   A.热壅于肺   B.热扰胸膈
   C.热在肺胃   D.热迫大肠

13.发热,不恶寒反恶热,心烦口渴,舌红苔黄,脉数者,应诊断为:
   A.少阴热化证   B.卫分证
   C.气分证   D.营分证

14.营分证的病人,一般不出现:
   A.舌质红绛   B.夜间低热
   C.脉象细数   D.时有谵语

15.在温病的辨证中,斑疹隐现属于:
   A.卫分证候   B.气分证候
   C.中焦证候   D.营分证候

16.营分证的病人可出现:
   A.心烦口渴   B.不寐
   C.二者均有   D.二者均无

17.温病热入营分可见:
   A.渴喜冷饮   B.渴喜热饮
   C.渴不欲饮   D.渴不多饮

18. 持续低热,暮热早凉,手足蠕动者,证属:
   A. 厥阴病证　　　　B. 阳明病证
   C. 少阴病证　　　　D. 血分病证

19. 持续低热,暮热早凉,形瘦,手足蠕动,舌绛无苔,脉细数,证属于:
   A. 血分虚热　　　　B. 血分实热
   C. 营分证候　　　　D. 热扰胸膈

20. 温病上焦病证不见以下哪个症状:
   A. 口渴　　　　　　B. 谵语
   C. 肢厥　　　　　　D. 癥瘕

21. 上焦病证的临床表现,多见:
   A. 午后热甚　　　　B. 口干舌燥
   C. 头胀身重　　　　D. 小便不利

22. 以下哪个症状不属温病的中焦病证:
   A. 便秘　　　　　　B. 腹满
   C. 苔黄腻　　　　　D. 神昏

23. 下列哪项不属于中焦病证的临床表现:
   A. 面目俱赤　　　　B. 舌謇肢厥
   C. 口干咽燥　　　　D. 胸闷不饥

24. 下焦病证的临床表现,多见:
   A. 午后热甚　　　　B. 口干舌燥
   C. 头胀身重　　　　D. 小便不利

25. 下列选项中,不属于下焦病证典型表现的是:
   A. 手足心热　　　　B. 神倦
   C. 耳聋　　　　　　D. 唇裂舌焦

参考答案

1. D	2. D	3. D	4. D	5. A
6. D	7. B	8. D	9. B	10. D
11. A	12. B	13. C	14. B	15. D
16. C	17. D	18. D	19. A	20. D
21. A	22. D	23. B	24. B	25. D

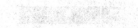

基 础 篇 ◉ 中 药 学

第一章

```
1
```

总 论

■ 考纲要求

1.中药、本草、中药学的概念,历代本草学的主要成就及其主要代表作。

2.道地药材的概念与意义、中药产地与药效的关系,研究道地药材的方法及目的;适时采集中药的目的与方法,中药炮制的概念、目的和主要方法。

3.中药药性、药性理论的概念;四气、五味、归经、升降浮沉的概念,确定依据,所代表药性的作用及指导临床用药的意义;影响升降浮沉的因素;中药毒性的概念、中药中毒的原因,以及应用有毒药物的注意事项。

4.中药配伍的概念、目的与方法,配伍禁忌、妊娠用药禁忌、证候用药禁忌、服药时饮食禁忌的概念及内容,中药剂量的概念及确定中药剂量的依据,中药汤剂的煎煮方法及服药的时间与方法。

■ 考点解析

一 中药概念及本草发展

1.中药的概念

中药就是指在中医药理论指导下,用于预防、治疗、诊断疾病并具有康复与保健作用的物质。

2.中药学的概念

中药学就是指专门研究中药基本理论和中药来源、产地、采集、炮制、性能、功效及临床应用规律等知识的一门学科。

3.本草的概念

中药主要来源于天然药及其加工品,包括植物药、动物药、矿物药及部分化学、生物制品类药物。由于中药以植物药居多,故有"诸药以草为本"的说法。五代韩保昇也说:"药有玉石草木虫兽,而直言本草者,草类药为最多也。"因此,自古相沿把中药称本草。

4.历代本草学的主要成就及其主要代表作

(1)夏商周战国时期

①《诗经》是我国现存文献中最早记载具体药物的书籍。书中收录 100 多种药用动、植物名称,如苍耳、芍药、枸杞、鲤鱼、蟾蜍等。

②《山海经》记载药物 120 多钟,其中有关补药和预防的记载,反映了当时我国古代预防医学思想萌芽。

③《黄帝内经》奠定了四气五味学说的理论基础;是中药归经学说之先导;后世中药升降浮沉学说的理论依据。同时,《内经》中所提出的五脏苦欲补泻及五运六气与用药的关系,对中药的临床应用曾产生过很大的影响。

④《五十二病方》载药 240 余种之多,医方 280 多个。(200036、199332)

(2)秦汉时期

《神农本草经》(简称《本经》)是现存最早的本草专著,全书载药 365 种,按药物之有毒与无毒、养生延年与祛邪治病的不同分为上、中、下三品,即后世所说的"三品分类法"。

• 上品 120 种,功能滋补强壮,延年益寿,无毒,可以久服。

• 中品 120 种,功能治病补虚,兼而有之,延年益寿,有毒或无毒,当斟酌使用。

• 下品 125 种,专功祛寒热,破积聚,治病攻邪,多具毒性,不可久服。

该书还论述了中药的基本理论,如四气五味、有毒无毒、配伍法度、辨证用药原则、服药方法及丸、散、膏、酒等多种剂型,并简要介绍了中药的产地、采集、加工、贮存、真伪鉴别……为中药学的全面发展奠定了理论基石。记载了常山抗疟、车前子利水、阿胶止血、黄连治痢、麻黄定喘、茵陈利胆退黄、海藻治瘿等中药用法。该书是汉以前药学知识和经验的第一次大总结。奠定了我国大型骨干本草的编写基础。

(3)三国两晋南北朝时期

①《本草经集注》作者梁·陶弘景,载药 730 种,"以朱书神农,墨书别录",小字加注的形式,对魏晋以来三百余年间中药学的发展做了全面总结。首创按药物自然属性分类的方法,改变了"三品混糅,冷热舛错,草木不分,虫兽无辨"的现象;该书还首创"诸病通用药",分别列举 80 多种疾病的通用药物,如治风通用药

有防风、防己、秦艽、川芎等,治黄疸通用药有茵陈、栀子、紫草等,以便于药物检索和医生临证处方用药;此外本书还考订了古今用药的度量衡,并规定了汤、酒、膏、丸等剂型的制作规范。该书奠定了我国大型骨干本草编写的雏形,标志着综合本草模式的初步确立。(199436、200829)

②《炮炙论》雷敩著,我国第一部炮制专著。叙述各种药物通过适宜的炮制,可以提高药效,减轻毒性或烈性,从而发展了药物加工技术,标志着本草新分支学科的产生。

(4)隋唐时期

①《新修本草》(又称《唐本草》)由李勣、苏敬等主持编纂,载药物共844种,是世界上公开颁布的最早的一部药典学著作;也是我国第一部官修本草,奠定了我国大型骨干本草编写的格局。采用图文对照的方法,开创了世界药学著作的先例,增加了水蓼、山楂、人中白等民间经验用药。用羊靥(羊的甲状腺)和鹿靥治甲状腺病,则见于《千金方》。(200727)

②《本草拾遗》作者陈藏器。该书不仅增补了大量民间药物,而且辨识品类,也极审慎。陈氏又将各种药物功用概括为十类,分别为宣、通、补、泻、轻、重、燥、湿、滑、涩,从而提出了著名的"十剂",为中药临床分类最早的设想。此书还记录了人胞作为强壮剂的效力。(201030)

③《千金方》和甄权的《药性论》都对酵母剂神曲的性质功效有明确的叙述。但首次记载神曲的是《药性论》。

④孟诜的《食疗本草》,李珣的《海药本草》对某些食物药和外来药,都有了专门研究。

(5)宋、金元时期

①《经史证类备急本草》(后世简称《证类本草》)作者唐慎微,载药1500余种。该书在各药之后附列方剂以相印证。宋以前许多本草资料后来已经亡佚,亦赖此书的引用得以保存下来。(199331、199628)

②《饮膳正要》元代忽思慧所著。是饮食疗法的专门著作,记录了不少回、蒙民族的食疗方药,并首次记载了用蒸馏法的工艺制酒。

③《开宝本草》《嘉祐本草》《本草图经》是我国现存最早的版刻本草图谱。

④《本草衍义》作者寇宗奭,首先提出将四气改为四性,最早提出要按年龄老少、体质强弱、疾病新久等决定药量的本草著作。(199928、200184)

(6)明代

①《本草纲目》作者李时珍,载药数达到1892种,附方11000多个。改绘药图,订正错误,新增药374种,并按药物的自然属性和生态条件为分类基础,分为十六部,六十二类。收载了曼陀罗、番红花、番木鳖、阿芙蓉等外来药。(201431)

真题【2014.31】

收载药物数最多的古代本草著作是

A.《图经本草》

B.《经史证类备急本草》

C.《本草纲目》

D.《本草品汇精要》

【答案】C

②《本草品汇精要》所附1300多幅药图,是古代彩绘本草图谱的珍品,是我国封建社会最后一部大型官修本草。

③《神农本草经疏》作者缪希雍。(199929)

④《白猿经》记载了用新鲜乌头榨汁、日晒、烟熏,则"药面上结成冰","冰"即结晶,也就是乌头碱的结晶。比起19世纪欧洲人从鸦片中提出吗啡——号称世界第一种生物碱还要早100多年。(199124、199828)

⑤《炮炙大法》作者缪希雍,是明代影响最大的炮制专著,书中所述的"雷公炮制十七法"对后世影响很大。

⑥《滇南本草》作者兰茂,是我国现存内容最丰富的古代地方本草。

(7)清代

《本草纲目拾遗》作者赵学敏,大大丰富了我国药学宝库。全书共载药921种,仅新增的就有716种之多。赵氏及其著作继承了历代药学朴实的传统,对补充《本草纲目》有很大贡献。补充了太子参、于术、西洋参、冬虫夏草、银柴胡等临床常用药,及马尾连、金钱草、独角莲、万年青、鸦胆子等疗效确切的民间草药;同时还收集了金鸡勒、香草、臭草等外来药。(200629)

(8)民国时期

《中国药学大辞典》作者陈存仁。全书约200万字,收录词目4300条,既广罗古籍,又博采新说,且附有标本图册,受到药界之推崇。

(9)当代

二 药材概念及采集

1.道地药材的概念

道地药材,又称地道药材,是优质纯真药材的专用名词,是指历史悠久、产地适宜、品种优良、产量宏丰、炮制考究、疗效突出、带有地域特点的药材。

2.产地与药效的关系

甘肃的当归,宁夏的枸杞,青海的大黄,内蒙古的黄芪,东北的人参、细辛、五味子,山西的党参,河南的地黄、牛膝、山药、菊花,云南的三七、茯苓,四川的黄连、川芎、贝母、乌头,山东的阿胶,浙江的白术、乌药,江苏的薄荷,广东的陈皮、砂仁等,自古以来都被称为道地药材,沿用至今。(199532、200532)

3.研究道地药材的方法(略)

4.研究道地药材的目的

发展优质药材生产,开拓新的药源。

5.适时采集中药的目的

确保中药的质量。(199530)

(1)全草

大多数在植物枝叶茂盛、花朵初开时采集,从根以上割取地上部分,如益母草、荆芥、紫苏、豨莶草等;(200140)如需连根入药的则可拔起全株,如车前草、蒲公英、紫花地丁等;而须用带叶花梢的更需适时采收,如夏枯草、薄荷等。(1992136、199334)

(2)叶类

通常在花蕾将放或正盛开的时候,此时叶片茂盛、性味完壮、药力雄厚,最适于采收,如枇杷叶、荷叶、大青叶、艾叶等。有些特定的药物如桑叶,需在深秋或初冬经霜后采集。

(3)花、花粉

花类药材,一般采收未开放的花蕾或刚开放的花朵,以免香味散失、花瓣散落而影响质量,如野菊花、金银花、月季花、旋覆花等。对花期短的植物或花朵次第开放者,应分次及时摘取。至于以花粉入药者如蒲黄(200284),则须在花朵盛开时采取。

(4)果实、种子

①果实类药物除青皮、枳实、覆盆子、乌梅等少数药材要在果实未成熟时采收果皮或果实外,一般都在果实成熟时采收,如瓜蒌、马兜铃等。(1992142)

②以种子入药的,通常在完全成熟后采集,如莲子、白果、沙苑子、菟丝子等。有些既用全草又用种子入药的,可在种子成熟后割取全草,将种子打下后分别晒干贮存,如车前草与车前子等。有些种子成熟时易脱落,或果壳易裂开,种子散失者,如茴香、牵牛子、豆蔻、凤仙子等,则应在刚成熟时采集。容易变质的浆果如枸杞子、女贞子等,最好在略熟时于清晨或傍晚时分采收。

(5)根、根(块)茎

一般以秋末或春初即农历二月或八月采收为佳,现代研究证明早春及深秋时植物的根或根(块)茎中有效成分含量较高,此时采集则产量和质量都较高,如天麻、葛根、玉竹、大黄、桔梗、苍术等。但也有少数例外,如半夏、太子参、延胡索等则要在夏天采收。(1992140、200283)

(6)树皮、根皮

通常在春、夏时节植物生长旺盛,植物体内浆液充沛时采集,则药性较强,疗效较高,并容易剥离,如黄柏、杜仲、厚朴等。另有些植物根皮则以秋后采收为宜,如牡丹皮、苦楝皮、地骨皮等。

(7)动物昆虫类药材,为保证药效也必须根据生长活动季节采集。

(8)矿物药材全年皆可采收,不拘时间,择优采选即可。

6.炮制的概念

炮制古时又称"炮炙""修治""修事",是指药物在应用或制成各种剂型前,根据中医药理论,依照辨证施治用药的需要和药物的自身性质,以及调剂、制剂的不同要求。而进行必要的加工处理的过程,它是我国的一项传统制药技术。

7.炮制的目的

(1)纯净药材,保证质量,分拣药物,区分等级。

(2)切制饮片,便于调剂制剂。

(3)干燥药材,利于贮藏。

(4)矫味、矫臭,便于服用。如酒制乌梢蛇、醋炒五灵脂等。

(5)降低毒副作用,保证安全用药。如巴豆压油取霜、酒炒常山等。

(6)增强药物功能,提高临床疗效如延胡索醋制以后能增强活血止痛功效、大黄酒制后活血作用增强。(2016.29)

真题【2016.29】
延胡索醋制的目的是

A.改变性能   B.增强药效

C.便于调剂   D.便于制剂

【答案】B

(7)改变药物性能,扩大应用范围。如生地黄清热凉血、滋阴生津,而酒制成熟地黄后则补血滋阴、益精填髓。

(8)引药入经,便于定向用药。如知母、黄柏、杜仲经盐炒后,可增强入骨经的作用。

8.炮制的主要方法

(1)修治

包括纯净、粉碎、切制药材三道工序,为进一步的加工贮存、调剂、制剂和临床用药做好准备。

(2)水制

用水或其他液体辅料处理药材的方法称为水制法。

①漂洗:以除去杂质、盐味及腥味。

②浸泡。

③闷润:使清水或其他液体辅料徐徐渗入药物组织内部,至内外的湿度均匀,便于切制饮片。

④喷洒:对一些不宜用水浸泡,但又需潮湿者,可采用喷洒湿润的方法。

⑤水飞:是借药物在水中的沉降性质分取药材极

细粉末的方法,常见于矿物类、贝壳类药物,如水飞朱砂、滑石、雄黄。(200228、2006125、201229)

真题【2012.29】

雄黄入药的正确炮制方法是

A. 水飞   B. 炙

C. 煅   D. 淬

【答案】A

（3）火制

将药物经火加热处理的方法,包括炒、炙、煅、煨。

①分为"清炒法"和"加辅料炒法":有炒黄、炒焦、炒炭等程度不同的清炒法。

②炙:用液体辅料拌炒药物,使辅料渗入药物组织内部或附着于药物表面,以改变药性,增强疗效或减少副作用的炮制方法称为炙。

③煅:将药物用猛火直接或间接煅烧,使质地松脆,易于粉碎,充分发挥疗效。

④煨:利用湿面粉或湿纸包裹药物,置热火灰中加热至面或纸焦黑为度,可减轻药物的烈性和副作用,如煨生姜、煨甘遂、煨肉豆蔻等。

（4）水火共制

包括蒸、煮、炖、焯、淬等方法。(199529、199830)

①煮法是将药物与水或辅料置锅中同煮的方法。

②蒸法是以水蒸气或附加成分将药物蒸熟的加工方法。

③炖法是蒸法的演变和发展,其方法是将药物置于钢罐中或搪瓷器皿中,同时加入一定的液体辅料,盖严后,放入水锅中炖一定时间。

④焯法是将药物快速放入沸水中短暂潦过,立即取出的方法。如焯杏仁、桃仁,扁豆以去皮等。

⑤淬法是将药物煅烧红后,迅速投入冷水或液体辅料中,使其酥脆的方法。如黄连煮汁淬炉甘石等。

（5）其他

①制霜:如巴豆霜、千金子霜、西瓜霜、鹿角霜。

②发酵:在一定条件(温度等)下使药物发酵,从而改变原来药物的性质,可增强和胃消食的作用,如神六曲、建曲、半夏曲等。

③精制:多为水溶性天然结晶药物,先经过水溶除去杂质,再经浓缩、静置后析出结晶即成。如由朴硝精制成芒硝、元明粉。

④药拌:药物中加入其他辅料拌染而成,如朱砂拌茯神、砂仁拌熟地黄。

⑤发芽。

三 中药相关理论

1. 中药药性的概念

药物与疗效有关的性质和性能统称为药性,它包括药物发挥疗效的物质基础和治疗过程中所体现出来的作用,主要包括四气、五味、升降浮沉、归经、毒性、配伍、禁忌。

2. 药性理论的概念

研究药性形成的机制及其运用规律的理论称为药性理论。

3. 四气

（1）含义

四气,就是寒热温凉四种不同的药性,又称四性,首见于《神农本草经》。

（2）确定依据

药物四气的确立是以药物作用于机体后的反应为依据的以病证寒热为基准,能减轻或消除热证的药,一般就属于寒凉类;能减轻或消除寒证的药,一般属于温热类。

（3）与功效的关系

一般寒凉药具有清热泻火、凉血解毒等功效;温热药有温经散寒、补火助阳等功效。

（4）与治则的关系

"寒者热之,热者寒之"。

4. 五味

（1）含义

药物有酸、苦、甘、辛、咸五种不同的味道,因而具有不同的治疗作用。有些还具有淡味或涩味,因而实际上不止五种。但是,五味是最基本的五种药味,所以仍然称为五味。

（2）确定依据

五味不仅仅是药物味道的真实反映,更重要的是对药物作用的高度概括。(200630)

（3）作用

①辛:"能散、能行",即具有发散、行气行血的作用。一般来讲,解表药、行气药、活血药多具有辛味。(1998136、200728)

②甘:"能补、能和、能缓",即具有补益、和中、调和药性和缓急止痛的作用。一般来讲,滋养补虚、调和药性及制止疼痛的药物多具有甘味。(199841)

③酸:"能收、能涩",即具有收敛、固涩的作用。一般固表止汗、敛肺止咳、涩肠止泻、固精缩尿、固崩止带的药物多具有酸味。(199528、201131)

④苦:"能泄、能燥、能坚",即具有清泄火热、泄降气逆、通泄大便、燥湿、坚阴(泻火存阴)等作用。一般来讲,清热泻火、下气平喘、降逆止呕、通利大便、清热燥湿、苦温燥湿、泻火存阴的药物多具有苦味。(199129、200534、201330)

真题【2013.30】

按照药性理论,治疗胃气上逆所致恶心呕吐的药物大

多具有

A. 辛味　　　　　　　　B. 咸味

C. 苦味　　　　　　　　D. 酸味

【答案】C

⑤咸："能下、能软"，即具有泻下通便、软坚散结的作用。一般来讲，泻下或润下通便及软化坚硬、消散结块的药物多具有咸味，咸味药多用治大便燥结、痰核、瘿瘤、癥瘕痞块等证。(1998137、200929)

⑥淡："能渗、能利"，即具有利水渗湿的作用，故有些利水渗湿的药物具有淡味。

⑦涩：与酸味药的作用相似，多用治虚汗、泄泻、尿频、遗精、滑精、出血等证。

(4)性、味与功效的关系

必须把四气和五味结合起来，才能准确地辨别药物的作用。气味相同，作用相近，如辛温的药物多具有发散风寒的作用，甘温的药物多具有补气助阳的作用。

5.升降浮沉(200730、200831、201029、201230)

(1)含义

药物对人体作用的不同趋向性。升，即上升提举，趋向于上；降，即下达降逆，趋向于下；浮，即向外发散，趋向于外；沉，即向内收敛，趋向于内。

(2)确定依据

与药物作用于机体所产生的不同疗效、所表现出的不同作用趋向密切相关。与四气、五味一样，也同样是通过药物作用于机体所产生的疗效而概括出来的用药理论。

(3)影响药物升降浮沉的因素

①与四气五味有关：凡味属辛、甘，气属温、热的药物，大都是升浮药，如麻黄、升麻、黄芪等药，一般具有疏散解表、宣毒透疹、解毒消疮、宣肺止咳、温里散寒、暖肝散结、温通经脉、通痹散结、行气开郁、活血消癥、开窍醒神、升阳举陷、涌吐等作用。凡味属苦、酸、咸，性属寒、凉的药物，大都是沉降药，如大黄、芒硝等，一般具有清热泻火、泻下通便、利水渗湿、重镇安神、平肝潜阳、息风止痉、降逆平喘、止呕、止呃、消积导滞、固表止汗、敛肺止咳、涩肠止泻、固崩止带、涩精止遗、收敛止血、收湿敛疮等作用。(199931、200229、201230)

真题 【2012.30】

下列各类药物中，性属沉降的是

A. 开窍药　　　　　　　B. 涌吐药

C. 解表药　　　　　　　D. 利水渗湿药

【答案】D

②与药物质地轻重有关：花、叶、皮、枝等质轻的药物大多为升浮药，如苏叶、菊花、蝉衣等；而种子、果实、矿物、贝壳及质重者大多是沉降药，如苏子、枳实、牡蛎、代赭石等。特殊性：旋覆花是花药性沉降而不升浮；苍耳子是果实药性升浮而不沉降，故有"诸花皆升，旋覆独降；诸子皆降，苍耳独升"之说。

③受到炮制和配伍的影响：药物的炮制可以影响转变其升降浮沉的性能。(201529)如有些药物酒制则升，姜炒则散，醋炒收敛，盐炒下行。如大黄，属于沉降药，峻下热结，泻热通便，经酒炒后，大黄则可清上焦火热，可治目赤头痛。

④与配伍有关：升浮药在大队沉降药中能随之下降；反之，沉降药在大队升浮药中能随之上升。

真题 【2015.29】

何首乌蒸制的目的是

A. 便于贮藏　　　　　　B. 便于制剂

C. 改变性能　　　　　　D. 引药入经

【答案】C

6.归经(199328、199840、200533)

(1)含义

归经是指药物对于机体某部分的选择性作用，即某药对某些脏腑经络有特殊的亲和作用。

(2)确定依据

归经理论是通过脏腑辨证用药，从临床疗效观察中总结出来的用药理论。

(3)临床意义

掌握归经，有助于用药准确，提高临床疗效。

(4)归经方法

六经用药的归经方法；卫气营血、三焦用药的归经方法；脏腑经络归经法。

7.毒性

(1)含义

古代：毒性就是药物的偏性，毒性还看作是药物毒副作用大小的标志。

现代：一般系指药物对机体所产生的不良影响及损害性。

(2)产生中药中毒的主要原因

剂量过大、误服伪品、炮制不当、制剂服法不当、配伍不当等。

(3)掌握中药毒性的临床意义

①在应用毒药时要针对体质的强弱、疾病部位的深浅，恰当选择药物并确定剂量，中病即止，不可过服，以防止过量和蓄积中毒；同时也要注意配伍禁忌，凡两药能产生剧烈毒副作用时禁用。

②根据中医"以毒攻毒"的原则，在保证用药安全的前提下，也可采用某些毒药治疗某些疾病；

③掌握药物的毒性及其中毒后的临床表现，便于诊断中毒原因，以便及时采取合理、有效的抢救治疗手段，对于搞好中药中毒抢救工作具有十分重要的

意义。

四 中药配伍、禁忌及煎煮方法

1.中药配伍的概念

按照病情的不同需要和药物的不同特点,有选择地将两种以上的药物合在一起应用,叫作配伍。

2.配伍的目的

①通过配伍可增进疗效。

②通过配伍可减少毒副作用。

③通过配伍可以适应复杂病情的需要。

3.中药配伍内容和方法

（1）单行

单用一味药来治疗某种病情单一的疾病,如古方独参汤,即单用一味人参。

（2）相须

两种性能功效类似的药物配合应用,可以增强原有药物的功效,如麻黄配桂枝,能增强发汗解表、祛风散寒的作用;知母配贝母,可以增强养阴润肺、化痰止咳的功效;又附子、干姜配合应用,以增强温阳守中、回阳救逆的功效;陈皮配半夏以加强燥湿化痰、理气和中之功;全蝎、蜈蚣同用能明显增强平肝息风、止痉定搐的作用。（1992141、201031）

（3）相使

两种药物性能功效或异或同,但治疗目的一致,其中以一种药物为主,另一种药物为辅,两药合用,辅药可以提高主药的功效,如黄芪配茯苓治脾虚水肿,黄芪为健脾益气、利尿消肿的主药,茯苓淡渗利湿,可增强黄芪益气利尿的作用;又大黄配芒硝治热结便秘,大黄为清热泻火、泻热通肠的主药,芒硝长于润燥通便,可以增强大黄峻下热结、排除燥屎的作用;枸杞子配菊花治目暗昏花,枸杞子为补肾益精、养肝明目的主药,菊花清肝泻火,兼能益阴明目,可以增强枸杞的补虚明目的作用。（199885、199886、200784、201129、201329）

真题 【2013.29】

黄连配吴茱萸属于药物七情中的

A. 相须　　　　　　　　　　B. 相使

C. 相畏　　　　　　　　　　D. 相恶

【答案】B

（4）相畏

一种药物的毒副作用能被另一种药物所降低或消除。如半夏畏生姜,即生姜可以抑制半夏的毒副作用,生半夏可"戟人咽喉",令人咽痛喑哑,用生姜炮制后成姜半夏,其毒副作用大为缓和;甘遂畏大枣,大枣可抑制甘遂峻下逐水、减伤正气的毒副作用;熟地黄畏砂仁,砂仁可以减轻熟地黄滋腻碍胃、影响消化的副作用;常山畏陈皮,陈皮可以缓和常山截疟而引起恶心呕

吐的胃肠反应,这都是相畏配伍的范例。（200085、200086）

（5）相杀

一种药物能够降低或消除另一种药物的毒副作用。如羊血杀钩吻毒;金钱草杀雷公藤毒;麝香杀杏仁毒;绿豆杀巴豆毒;生白蜜杀乌头毒;防风杀砒霜毒等。相畏和相杀没有质的区别,它们是同一配伍关系的两种不同提法。

（6）相恶

一种药物能破坏另一种药物的功效。如人参恶莱菔子,莱菔子能削弱人参的补气作用;生姜恶黄芩,黄芩能削弱生姜的温胃止呕的作用;近代研究吴茱萸有降压作用,但与甘草同用时,这种作用即消失,也可以说吴茱萸恶甘草。

（7）相反

两种药物同用能产生剧烈的毒副作用。如甘草反甘遂,贝母反乌头等,详见用药禁忌"十八反""十九畏"中若干药物。（2004125、200688、2016141、2017135）

真题 【2017.135】

下列药物中,不宜与草乌同用的是

A. 川贝母　　　　　　　　　B. 百部

C. 大蓟　　　　　　　　　　D. 白蔹

【答案】AD

◇提示▶▶▶配伍可以概括为"须使畏杀恶反",其中"须使"增效、"畏杀"减毒,都是好的配伍关系,而相恶是减效,相反是增毒,都是坏的配伍关系,在临床中是要避免的。

4.配伍禁忌

某些药物合用会产生剧烈的毒副作用或降低和破坏药效,因而应该避免。

（199340、199632、199732、199836、200379、200380、2005122、200689、2006127、200729、2008144、200930）

（1）十八反歌

本草明言十八反,半蒌贝蔹及攻乌,藻戟遂芫俱战草,诸参辛芍叛藜芦。（2014149、2018135）

真题 【2018.135】

不宜与附子同用的有

A. 半夏　　　　　　　　　　B. 天南星

C. 川贝　　　　　　　　　　D. 浙贝

【答案】ACD

真题 【2014.149】

不宜与草乌同用的药物有

A. 半夏　　　　　　　　　　B. 天花粉

C. 瓜蒌　　　　　　　　　　D. 白及

【答案】ABCD

（2）十九畏

硫黄畏朴硝，水银畏砒霜，狼毒畏密陀僧，巴豆畏牵牛，丁香畏郁金，川乌、草乌畏犀角，牙硝畏三棱，官桂畏赤石脂，人参畏五灵脂。

◎提示▶▶▶ 1.十八反中乌头指川乌、草乌、附子；2.十九畏与中药七情中的相畏含义相悖，它相当于七情中的相恶。

5.妊娠用药禁忌

指妇女妊娠期治疗用药的禁忌。

（1）慎用的药物（201719）

慎用的药物包括通经去瘀、行气破滞及辛热滑利之品，如桃仁、红花、牛膝、大黄、枳实、附子、肉桂、干姜、木通、冬葵子、瞿麦等。（201819）

真题【2018.19】

下列药物中，孕妇宜慎用的是

A.蝉蜕　　　　　　B.桑叶

C.菊花　　　　　　D.蔓荆子

【答案】A

真题【2017.19】

下列药物中，孕妇宜慎用的是

A.桂枝　　　　　　B.白芷

C.羌活　　　　　　D.麻黄

【答案】A

（2）禁用的药物

毒性较强或药性猛烈的药物，如巴豆、牵牛、大戟、商陆、麝香、三棱、莪术、水蛭、斑蝥、雄黄、砒霜等。凡禁用的药物绝对不能使用，慎用的药物可以根据病情的需要斟酌使用。（2005123）

6.证候禁忌

由于药物的药性不同，其作用各有专长和一定的适应范围，因此，临床用药也就有所禁忌。

7.服药时饮食禁忌

服药时饮食禁忌指服药期间对某些食物的禁忌，又简称食忌，也就是通常所说的忌口。在服药期间，一般应忌食生冷、油腻、腥膻、有刺激性的食物。

8.中药剂量的概念

中药剂量是指临床应用时的分量。它主要指明了每味药的成人一日量，其次指方剂中每味药之间的比较分量，也即相对剂量。

9.确定中药剂量的依据

（1）药物方面

①药物性质性能：药材质量、药材质地、药物的气味、有毒无毒；

②用药方法：方药配伍、剂型、使用目的。

（2）患者情况

体质、年龄、性别（妇女月经期、产后）、病程、病势。

（3）季节、地区情况。

10.中药汤剂的煎煮方法

（1）煎药用具

以砂锅、瓦罐为好，搪瓷罐次之，忌用铜铁锅。

（2）煎药用水

以水质洁净新鲜为好。

（3）煎药火候

有文火、武火之分。文火是指使温度上升及水液蒸发缓慢的火候；武火又称急火，是指使温度上升及水液蒸发迅速的火候。

（4）煎煮方法

先将药材浸泡30～60分钟，用水量以高出药面为度。

①先煎：主要指有效成分难溶于水的一些金石、矿物、介壳类药物。（201130）

②后下：主要指一些气味芳香的药物，久煎其有效成分易于挥发而降低药效，须在其他药物煎沸5～10分钟后放入，如薄荷、青蒿、香薷、木香、砂仁、沉香、白豆蔻、草豆蔻等。此外，有些药物虽不属芳香药，但久煎也能破坏其有效成分，如钩藤、大黄、番泻叶等亦属后下之列。（青蒿香术砂蔻沉，简记）

③包煎：主要指那些黏性强、粉末状及带有绒毛的药物，宜先用纱布袋装好，再与其他药物同煎，以防止药液混浊或刺激咽喉引起咳嗽及沉于锅底，加热时引起焦化或糊化。如蛤粉、滑石、青黛、旋覆花、车前子、蒲黄及灶心土等。（2013141）

真题【2013.141】

入汤剂宜包煎的药物有

A.海金沙　　　　　　B.辛夷

C.珍珠　　　　　　D.蒲黄

【答案】ABD

④另煎：又称另炖，主要是指某些贵重药材，为了更好地煎出有效成分，还应单独另煎，即另炖2～3小时。煎液可以另服，也可与其他煎液混合服用。如人参、西洋参、羚羊角、麝香、鹿茸等。

⑤溶化：又称烊化，主要是指某些胶类药物及黏性大而易溶的药物，为避免入煎粘锅或黏附其他药物影响煎煮，可单用水或黄酒将此类药加热溶化即烊化后，用煎好的药液冲服，也可将此类药放入其他药物煎好的药液中加热烊化后服用。如阿胶、鹿角胶、龟甲胶、鳖甲胶、鸡血藤胶及蜂蜜、饴糖等。

⑥泡服：又称焗服，主要是指某些有效成分易溶于水或久煎容易破坏药效的药物，可以用少量开水或复方中其他药物滚烫的煎出液趁热浸泡，加盖闷润，减少

挥发,半小时后去渣即可服用。如藏红花、番泻叶、胖大海等。

⑦冲服:主要指某些贵重药,用量较轻,为防止散失,常需要研成细末制成散剂,用温开水或复方其他药物煎液冲服。如麝香、牛黄、珍珠、羚羊角、猴枣、马宝、西洋参、鹿茸、人参、蛤蚧等。

⑧煎汤代水:主要指某些药物为了防止与其他药物同煎使煎液混浊,难于服用,宜先煎后取其上清液代水再煎煮其他药物,如灶心土等。此外,某些药物质轻用量多,体积大,吸水量大,如玉米须、丝瓜络、金钱草等,也须煎汤代水用。

11.根据病情、剂型不同的服用方法

(1)汤剂

一般宜温服。但解表药要偏热服,服后还须温覆盖好衣被,或进热粥,以助汗出;寒证用热药宜热服,热证用寒药宜冷服,以防格拒于外。

(2)丸剂

颗粒较小者,可直接用温开水送服;大蜜丸者,可以分成小粒吞服;若水丸质硬者,可用开水溶化后服。

(3)散剂、粉剂

可用蜂蜜加以调和送服,或装入胶囊中吞服,避免直接吞服而刺激咽喉。

(4)膏剂

宜用开水冲服,避免直接倒入口中吞咽,以免粘喉引起呕吐。

(5)冲剂、糖浆剂

冲剂宜用开水冲服;糖浆剂可以直接吞服。

(6)服药时间

滋补药宜在饭前服;驱虫药和泻下药大多在空腹时服;健胃药和对胃肠刺激性较大的药物宜于饭后服;其他药物一般也宜在饭后服;而安眠的药物则应在睡前服。无论食前或饭后服药,都应略有间隔,如饭前后1小时左右,以免影响疗效。(2002136、2004126)

小试牛刀

1.人参配莱菔子在药物七情配伍关系中属:
    A.相使   B.相畏
    C.相杀   D.相恶
2.下列各组药中,属配伍禁忌的是:
    A.巴豆与牵牛
    B.丁香与三棱
    C.牙硝与郁金
    D.官桂与五灵脂
3.下列药物入汤剂宜包煎的是:
    A.茯苓   B.滑石

C.地肤子   D.泽泻
4.使用使君子驱蛔,最大剂量不宜超过:
    A.5粒   B.10粒
    C.15粒   D.20粒
5.《证类本草》的作者是:
    A.陶弘景   B.苏颂
    C.唐慎微   D.赵学敏
6.我国最早记载提炼乌头碱结晶的文献是:
    A.《肘后方》
    B.《周易参同契》
    C.《道藏》
    D.《白猿经》
7.首次记载神曲功效的医药著作是:
    A.《千金方》
    B.《神农本草经》
    C.《新修本草》
    D.《药性论》
8.最早提出要按年龄老少、体质强弱、疾病新久等决定药量的本草著作是:
    A.《神农本草经》
    B.《名医别录》
    C.《本草经集注》
    D.《本草衍义》
9.《神农本草经疏》的作者是:
    A.张璐   B.徐灵胎
    C.汪昂   D.缪希雍
10.首载冬虫夏草、鸦胆子、太子参的本草文献是:
    A.《唐本草》
    B.《海药本草》
    C.《本草拾遗》
    D.《本草纲目拾遗》
11.首载山楂的本草文献是:
    A.《本草经》   B.《本草经集注》
    C.《新修本草》   D.《本草纲目》
12.《五十二病方》涉及药物数目为:
    A.360种   B.840种
    C.730种   D.240种
13.《本草拾遗》的作者是:
    A.苏敬   B.陈藏器
    C.孟诜   D.赵学敏
14.按照药性理论,治疗久泻久痢,遗精滑精等滑脱不禁证候的药物大多具有的药味是:
    A.淡味   B.甘味
    C.咸味   D.酸味
15.我国古代最后一部大型官修本草是:
    A.《开宝本草》   B.《图经本草》
    C.《证类本草》   D.《本草品汇精要》
16.《本草经集注》新增的药物不可能见于:

A.《神农本草经》　　B.《新修本草》
C.《证类本草》　　D.《本草纲目》

17. 下列选项中,增收新药最多的本草文献是:
　A.《本草求真》　　B.《本草纲目》
　C.《新修本草》　　D.《本草纲目拾遗》

18. 我国历史上第一部官修本草著作是:
　A.《神农本草经》　　B.《名医别录》
　C.《本草经集注》　　D.《新修本草》

19. 首见"诸病通用药"的本草著作是:
　A.《神农本草经》　　B.《本草经集注》
　C.《新修本草》　　D.《本草拾遗》

20. 下列除哪项外,都是构成道地药材的因素:
　A.地域特点　　B.产量大,品种好
　C.疗效高　　D.毒副作用低

21. 下列哪项不是道地药材:
　A.四川的附子　　B.江苏的薄荷
　C.东北的五味子　　D.山东的苍术

22. 夏枯草的药用部位是:
　A.全草　　B.枝叶
　C.根　　D.带花的果穗

23. 下列哪类药材的采收季节是错误的:
　A.全草类药材如益母草、荆芥等宜在植株成长充
　　分或者开花时采收
　B.叶类药材如大青叶、艾叶等宜在花蕾将放或者正
　　开时采收
　C.果实类药材如白豆蔻、茴香等应在完全成熟后
　　采摘
　D.根和根茎类药材如天麻、大黄等宜在早春或晚
　　秋采收

24. 下列除哪项外均可割取地上部分入药:
　A.稀莶草　　B.灯心草
　C.泽兰　　D.龙胆草

25. 焯法属于:
　A.水制法　　B.火制法
　C.水火共制法　　D.修制法

26. 下列哪项不是酒制的目的:
　A.矫味矫臭　　B.活血化瘀
　C.息风止痉　　D.止泻止血

27. 下列哪项不属于水火共制法:
　A.煮　　B.蒸
　C.炙　　D.淬

28. 粉甘草系指:
　A.加工时加入淀粉者
　B.加工时去皮者
　C.加工时磨成细粉者
　D.加工时粉碎成块者

29. 朱砂入药的正确炮制方法是:
　A.水飞　　B.炙

C.煅　　D.煨

30. 下列除哪项外均为苦味药的作用:
　A.清热泻火　　B.泄降逆气
　C.引药下行　　D.通泻大便

31. 只入心经的重镇安神药是:
　A.朱砂　　B.磁石
　C.琥珀　　D.龙骨

32. 酸味药的作用能:
　A.止汗平喘　　B.止泻止痢
　C.固崩止带　　D.收敛固涩

33. 下列哪项不是甘草的归经:
　A.脾　　B.肺
　C.胃　　D.肝

34. 甘味药的作用是:
　A.补益、和中、润燥
　B.补益、和中、利水
　C.补益、和中、温阳
　D.补益、和中、缓急

35. 属升浮药性的"性味"是:
　A.甘苦寒　　B.酸苦温
　C.辛苦寒　　D.辛甘温

36. 按照药性升降浮沉理论,具有升浮药性的药是:
　A.重镇安神药　　B.平肝息风药
　C.开窍药　　D.清热药

37. 按照归经理论,下列哪味药不归心经:
　A.栀子　　B.藿香
　C.牛黄　　D.龙眼肉

38. 下列除哪项外,均为苦味药的作用:
　A.清泄火热　　B.泻火存阴
　C.通利小便　　D.通泄大便

39. 中药药性中,五味的确定是:
　A.仅从口尝获得
　B.仅从药物疗效中推导
　C.以口尝获得为主,从药物疗效中推导为辅
　D.从药物疗效中推导为主,以口尝获得为辅

40. 下列除哪项外,均属于药性升降浮沉的确定依据:
　A.药物的剂型　　B.药物的效用
　C.药物的性味　　D.药物的质地轻重

41. 不宜使用辛味药治疗的病证是:
　A.气虚证　　B.气滞证
　C.血寒证　　D.血瘀证

42. 下列选项中,具有沉降性质的药物是:
　A.祛风湿药　　B.行气药
　C.清热药　　D.解表药

43. 下列哪些属于相须配伍:
　A.桔梗配枳壳　　B.麻黄配桂枝
　C.蚕沙配皂角子　　D.肉桂配黄连

44. 下列哪味属于《神农本草经》记载反乌头的药物:

A. 全瓜蒌 　　　　B. 瓜蒌皮
C. 瓜蒌仁 　　　　D. 瓜蒌根

45. 下列哪味药不属于《神农本草经》记载的反乌头的药物：
A. 半夏 　　　　　B. 瓜蒌
C. 贝母 　　　　　D. 白蔹

46. 下列哪项不属于"十八反"的药物：
A. 甘草反甘遂
B. 乌头反贝母
C. 藜芦反半夏
D. 甘草反大戟

47. "十九畏"中，人参"畏"的是：
A. 三棱 　　　　　B. 朴硝
C. 硫黄 　　　　　D. 五灵脂

48. 下列各组药物中，属于配伍禁忌的是：
A. 巴豆与牵牛 　　B. 丁香与三棱
C. 牙硝与郁金 　　D. 官桂与五灵脂

49. 下列药物中，不宜与藜芦配伍的是：

A. 黄芩 　　　　　B. 黄连
C. 黄柏 　　　　　D. 苦参

50. 驱虫药的服用时间是：
A. 饭前服 　　　　B. 空腹服
C. 饭后服 　　　　D. 定时服

参考答案

1. D	2. A	3. B	4. D	5. C
6. D	7. D	8. D	9. D	10. D
11. C	12. D	13. B	14. D	15. D
16. A	17. D	18. D	19. B	20. D
21. D	22. D	23. C	24. D	25. C
26. C	27. C	28. B	29. A	30. C
31. A	32. D	33. D	34. D	35. D
36. C	37. B	38. C	39. D	40. A
41. A	42. C	43. B	44. D	45. B
46. C	47. D	48. A	49. D	50. B

◇ 刘应科 ◇

考研中医综合复习指导

第二章

◇ 2 ◇

解表药

■ 考纲要求

1. 解表药的药性、功效、主治病证、常用配伍、用量用法、使用注意及相似功用鉴别要点。

2. 解表药中临床常用重点中药(一级中药)麻黄、桂枝、紫苏叶、生姜、防风、荆芥、香薷、羌活、白芷、细辛、苍耳子、薄荷、牛蒡子、蝉蜕、桑叶、菊花、葛根、柴胡、升麻、蔓荆子的药性、功效、主治病证、常用配伍、用量用法、使用注意及相似功用鉴别要点。

3. 解表药中临床常用非重点中药(二级中药)藁本、辛夷、葱白、淡豆豉、浮萍的药性、功效、主治病证、用法用量、使用注意及相似功用鉴别要点。

■ 考点解析

一 解表药概述

1. 概念

凡以发散表邪、治疗表证为主的药物,称解表药,又叫发表药。

2. 性能特点及功效

解表药大多辛散清扬,主入肺经、膀胱经,具有偏行肌表,促进机体发汗,使表邪随汗出而解的作用。

3. 适应证

用治恶寒发热、头身疼痛、无汗或有汗不畅、脉浮之外感表证。部分解表药尚可用于水肿、咳喘、麻疹、风疹、风湿痹痛、疮疡初起等兼有表证者。

4. 配伍方法

①夏季多夹暑湿,秋季多兼燥邪,冬季多风寒,春季多风热,故应根据四时气候变化的不同而恰当地配伍祛暑、化湿、润燥药。

②若虚人外感,正虚邪实,难以祛散表邪者,又应根据体质不同,分别与益气、助阳、养阴、补血药配伍,以扶正祛邪。

③温病初起,邪在卫分,除选用发散风热药物外,应同时配伍清热解毒药。

5. 使用注意

①使用发表强的解表药,用量不应过大,以免发汗太过,耗伤阳气,损及津液。

②表虚自汗、阴虚盗汗、疮疡日久、淋证、失血者虽有表证,也要慎用。(2008141)

③注意因时因地而异,春夏、南方炎热地区用药宜轻,冬季、北方严寒地区用药宜重。

④入汤剂不宜久煎。

6. 分类

根据药性及功效主治差异分为发散风寒和发散风热两类,又称辛温解表药与辛凉解表药。

二 解表药中临床常用的重点中药和非重点中药

1. 发散风寒药

药名	药性	功效	主治病证及配伍	用法用量	使用注意
麻黄	辛、微苦,温。归肺、膀胱经	发汗解表,宣肺平喘,利水消肿(1998139)	①风寒感冒——麻黄汤;为发汗解表之要药 ②胸闷喘咳——三拗汤、麻杏甘石汤;为治疗肺气壅遏所致喘咳胸闷的要药 ③风水浮肿——越婢加术汤 ④风寒痹证,阴疽,痰核——阳和汤	煎服,2～10g。发汗解表宜生用,蜜麻黄润肺止咳	表虚自汗、阴虚盗汗及肺肾虚喘者均慎用

药名	药性	功效	主治病证及配伍	用法用量	使用注意
桂枝	辛、甘、温。归心、肺、膀胱经	发汗解肌，温通经脉，助阳化气，(201032)平冲降逆	①风寒感冒——麻黄汤、桂枝汤(1992143) ②寒凝血滞诸痛证——枳实薤白桂枝汤 ③痰饮、蓄水证——苓桂术甘汤、五苓散 ④心悸奔豚——炙甘草汤、桂枝加桂汤	煎服，3～10g	易伤阴动血。外感热病、阴虚火旺、血热妄行，忌用。孕妇及月经过多者慎用(201719)
紫苏叶	辛，温。归肺、脾经	解表散寒，行气和胃	①风寒感冒，咳嗽呕恶——香苏散、杏苏散 ②脾胃气滞，妊娠呕吐——半夏厚朴汤(200186) ③胎动不安，配伍砂仁、陈皮 ④进食鱼蟹腹痛吐泻	煎服，5～10g，不宜久煎(2014143)	无特殊注意
生姜	辛，微温。归肺、脾、胃经(1994138)	解表散寒，温中止呕，化痰止咳，解鱼蟹毒	①风寒感冒，配伍红糖、葱白；桂枝、羌活 ②脾胃寒证，配伍高良姜、胡椒、人参等 ③胃寒呕吐——小半夏汤，素有"呕家圣药"之称 ④寒痰咳嗽——三拗汤、二陈汤 ⑤解生半夏、生南星之毒，解鱼蟹中毒	煎服，3～10g，或捣汁服	助火伤阴，故热盛及阴虚内热者忌服
香薷	辛，微温。归肺、脾、胃经	发汗解表，化湿和中，利水消肿	①风寒感冒，阴暑证——香薷饮，"香薷乃夏月解表之药""夏月麻黄"(199932) ②水肿脚气，小便不利——深师薷术丸	煎服，3～10g。用于发表量不宜大且不宜久煎；用于利水消肿，量宜稍大，且须浓煎	发汗力较强，表虚有汗及暑热证忌用
荆芥	辛，微温。归肺、肝经	解表散风，透疹消疮(200535)	①感冒，头痛——荆防败毒散、银翘散，为发散风寒药中药性最为平和之品，外感表证无论风寒风热或寒热不明显者，均可应用 ②麻疹不透、风疹瘙痒 ③疮疡初起兼有表证 ④荆芥炭：收敛止血	煎服，5～10g，不宜久煎。发表透疹消疮宜生用；止血宜炒用。荆芥穗更长于祛风(2014143)	无特殊注意

药名	药性	功效	主治病证及配伍	用法用量	使用注意
防风	辛、甘、微温。归膀胱、肝、脾经	祛风解表，胜湿止痛，解痉。"风药之润剂""治风通用之品"	①外感表证，头痛——荆防败毒散、羌活胜湿汤、玉屏风散，外感风寒，风湿，风热表证均可用②风疹瘙痒——消风散、防风通圣散③风湿痹痛——蠲痹汤④破伤风证——玉真散，既能散外风，又能息内风(1998109)⑤脾虚湿盛清阳不升泄泻——升阳益胃汤⑥肝脾不和腹泻而痛——痛泻要方	煎服，5~10g	阴血亏虚、热病动风者不宜使用
羌活	辛、苦，温。归膀胱、肾经	解表散寒，祛风胜湿，止痛(201393)	①风寒感冒，头痛项强——九味羌活汤、羌活胜湿汤②风寒湿痹，肩背酸痛——蠲痹汤，善入足太阳膀胱经，以除头项肩背之痛见长，故上半身风寒湿痹、肩背肢节疼痛者尤为多用	煎服，3~10g	辛香温燥之性较烈，阴血亏虚慎用。用量过多易至呕吐。脾胃虚弱者不宜服
白芷	辛，温。归肺、胃、大肠经	解表散寒，祛风止痛，燥湿止带，消肿排脓，宣通鼻窍(199130、201393)	①风寒感冒——九味羌活汤②头痛，牙痛，痹痛等痛证——川芎茶调散，善入足阳明胃经，故阳明经头额痛及牙龈肿痛尤为多用③鼻渊鼻衄，鼻塞流涕——苍耳子散④带下证，配伍鹿角霜，白术，车前子等⑤疮痈肿毒——仙方活命饮、托里消毒散⑥皮肤风湿瘙痒	煎服，3~10g。外用适量	辛香温燥，故阴虚血热者忌服
细辛	辛，温。归肺、肾、心经	解表散寒，祛风止痛，温肺化饮，通窍(1997139、2000142、201394)	①风寒感冒——九味羌活汤、麻黄附子细辛汤②头痛，牙痛，风湿痹痛——川芎茶调散，独活细辛汤，上达颠顶，通利九窍(2009141)少阴头痛③鼻渊，治鼻渊之良药，与白芷，苍耳子，辛夷配伍④痰饮咳喘——小青龙汤、苓甘五味姜辛汤，外能发散风寒，内能温肺化饮⑤神昏窍闭证——通关散	煎服，1~3g；散剂每次服0.5~1g，外用适量(200589)	气虚多汗、阴虚阳亢头痛、肺燥伤阴干咳者忌用；不宜与藜芦同用；用量不宜过大

药名	药性	功效	主治病证及配伍	用法用量	使用注意
苍耳子	辛、苦，温；有毒。归肺经	发散风寒，通鼻窍，祛风湿，止痛（201430）	①风寒头痛，配伍防风，白芷等 ②鼻渊——苍耳子散，善通鼻窍以除鼻塞、止前额及鼻内胀痛，为治鼻渊鼻鼽之良药 ③湿痹拘挛，配伍羌活，威灵仙等 ④风疹瘙痒，配伍地肤子，白鲜皮等 ⑤疥癣麻风	煎服，3～10g	血虚头痛不宜服用。过量服用易致中毒
藁本	辛，温。归膀胱经	祛风散寒，除湿止痛（201394）	①风寒感冒，颠顶疼痛，以发散太阳经风寒湿邪见长 ②风寒湿痹	煎服，3～10g	阴血亏虚，肝阳上亢、火热内盛之头痛者忌用
辛夷	辛，温。归肺、胃经	发散风寒，通鼻窍（201430）	①风寒头痛 ②鼻塞，鼻渊，治鼻渊头痛、鼻塞流涕之要药	煎服，3～10g包煎，外用适量	阴虚火旺者忌服
葱白	辛，温。归肺、胃经	发汗解表，散寒通阳外敷散结通络下乳，解毒散结	①风寒感冒 ②阴盛格阳 ③乳汁郁滞不下，乳房胀痛 ④疮痈肿毒	煎服，3～10g，外用适量	无特殊注意

2.发散风热药

药名	药性	功效	主治病证及配伍	用法用量	使用注意
薄荷	辛，凉。归肺、肝经	疏散风热，清利头目，利咽透疹，疏肝行气。芳香辟秽，化湿和中（201194）	①风热感冒，温病初起——银翘散，辛凉解表药中最能宣散表邪，有一定发汗作用 ②头痛眩晕，目赤多泪，咽喉肿痛，喉痹，口舌生疮 ③麻疹不透，风疹瘙痒——竹叶柳蒡汤 ④肝郁气滞，胸闷胁痛——逍遥散（200185） ⑤夏令感受暑湿秽浊之气（200631）	煎服，3～6g；宜后下。薄荷叶长于发汗解表，薄荷梗偏于行气和中（2014143）	芳香辛散，发汗耗气，故体虚多汗者不宜使用
牛蒡子	辛、苦，寒。归肺、胃经	疏散风热，宣肺祛痰，利咽透疹，解毒消肿（199683、199788、200230、200327、200499、201193）	①风热感冒，温病初起——银翘散，升浮之中具有清降之性 ②麻疹不透，风疹瘙痒——竹叶柳蒡汤、消风散 ③痈肿疮毒，丹毒，痄腮，喉痹——普济消毒饮	煎服，6～12g。炒用可使苦寒及滑肠之性略减	性寒，滑肠通便，气虚便溏者慎用（2003126）

药名	药性	功效	主治病证及配伍	用法用量	使用注意
蝉蜕	甘,寒。归肺、肝经	疏散风热,利咽开音,透疹,明目退翳,息风止痉(199684、201193)	①风热感冒,温病初起,咽痛音哑 ②麻疹不透,风疹瘙痒——消风散 ③目赤翳障 ④急慢惊风,破伤风证——五虎追风散 ⑤小儿夜啼不安	煎服,3～6g,或单味研末冲服。一般病证用量宜小;止痉则需大量	《名医别录》有"主妇人生子不下"的记载,故孕妇当慎用
桑叶	苦、甘,寒。归肺、肝经	疏散风热,清肺润燥,平抑肝阳,清肝明目(199536、2016142)	①风热感冒,温病初起——桑菊饮 ②肺热咳嗽、燥热咳嗽——桑杏汤、清燥救肺汤 ③肝阳上亢眩晕 ④目赤昏花 ⑤血热妄行之咳血、吐血、衄血	煎服,5～10g;或入丸散。外用煎水洗眼。肺燥咳嗽多用蜜制桑叶	无特殊注意
菊花	甘、苦,微寒。归肝、肺经	疏散风热,清热解毒,平抑肝阳,清肝明目(199437)	①风热感冒,温病初起——桑菊饮 ②肝阳上亢,头痛眩晕——羚角钩藤汤 ③目赤昏花——杞菊地黄丸(1996136) ④疮痈肿毒	煎服,5～10g。疏散风热宜用黄菊花,平肝、清肝明目宜用白菊花	无特殊注意
蔓荆子	辛、苦,微寒。归膀胱、肝、胃经	疏散风热,清利头目,祛风止痛(199839、201194)	①风热感冒,头昏头痛 ②目赤肿痛,耳鸣耳聋——益气聪明汤 ③风湿痹痛——羌活胜湿汤	煎服,5～10g	无特殊注意
柴胡	苦、辛,微寒。归肝、胆、肺经	疏散退热,疏肝解郁,升举阳气(199837)	①表证发热,少阳证——正柴胡饮、柴葛解肌汤、小柴胡汤,主升肝胆之气,善疏散少阳半表半里之邪,无论风热、风寒表证发热,皆可使用,治少阳证之要药,常与黄芩同用(1992143) ②肝郁气滞——柴胡疏肝散、逍遥散 ③气虚下陷,脏器脱垂——补中益气汤,能升举脾胃清阳之气 ④疟疾寒热	煎服,3～10g。解表退热宜生用,且用量宜稍重,疏肝解郁宜醋炙,升阳可生用或酒炙,用量均宜稍轻	有"柴胡劫肝阴"之说,阴虚阳亢,肝风内动,阴虚火旺及气机上逆者忌用或慎用

◆基础篇◆

中药学

药名	药性	功效	主治病证及配伍	用法用量	使用注意
升麻	辛、微甘，微寒。归肺、脾、胃大肠经	解表透疹，清热解毒，升举阳气（201630）	①外感表证，配伍后可治疗风热或风寒感冒 ②麻疹不透——**升麻葛根汤** ③齿痛口疮，咽喉肿痛，温毒发斑——**清胃散、普济消毒饮、升麻黄连汤**，清热解毒之良药，尤善清解阳明热毒 ④气虚下陷，脏器脱垂，崩漏下血——**补中益气汤、升陷汤、举元煎**，善引脾胃清阳之气上升，升提之力较柴胡强	煎服，3～10g。发表透疹、清热解毒宜生用，升阳举陷宜炙用	麻疹已透，阴虚火旺，阴虚阳亢者忌用
葛根	甘、辛，凉。归脾、胃肺经	解肌退热，生津止渴，升阳止泻，透疹。通经活络，解酒毒（201231）	①表证发热，项背强痛——**柴葛解肌汤、葛根汤、桂枝加葛根汤**，外感表证发热，无论风寒与风热，均可选用 ②麻疹不透——**升麻葛根汤、葛根解肌汤** ③热病口渴，消渴证——**玉泉丸** ④热泻热痢，脾虚泄泻——**葛根芩连汤、七味白术散**，能鼓舞脾胃清阳之气上升 ⑤中风偏瘫，胸痹心痛，眩晕头痛——**愈风宁心片** ⑥酒毒伤中	煎服，10～15g。解肌退热、透疹、生津通经活络、解酒毒宜生用，升阳止泻宜煨用	无特殊注意
淡豆豉	苦、辛、凉。归肺、胃经	解表，除烦，宣发郁热（199787）	①外感表证，寒热头痛——**银翘散、葱豉汤**，无论风寒、风热表证，均可配伍选用 ②热病烦闷，虚烦不眠——**栀子豉汤**	煎服，6～12g	无特殊注意
浮萍	辛、寒。归肺、膀胱经	宣散风热，透疹止痒，利水消肿	①风热感冒 ②麻疹不透 ③风疹瘙痒 ④水肿尿少。上可开宣肺气，下可通调水道（1998139）	煎服，3～9g，外用适量	表虚自汗者不宜用

真题 【2016.30】
升麻具有而柴胡不具有的功效是
A. 祛风解表　　　　B. 升阳举陷
C. 清热解毒　　　　D. 疏肝解郁
【答案】C

真题 【2015.30】
白芷具有而细辛不具有的功效是
A. 解表散寒　　　　B. 祛风止痛
C. 宣通鼻窍　　　　D. 消肿排脓
【答案】D

真题 【2014.30】
苍耳子具有而辛夷不具有的功效是
A. 温肺化饮　　　　B. 发表散寒
C. 宣通鼻窍　　　　D. 祛风除湿
【答案】D

真题 【2013.93】
羌活、白芷功效的共同点是
A. 解表散寒，祛风止痛　　B. 解表散寒，宣通鼻窍
C. 发汗解表，温肺化饮　　D. 发汗解表，化湿和中
【答案】A

真题 【2013.94】

细辛、藁本功效的共同点是

A. 解表散寒，祛风止痛　　B. 解表散寒，宣通鼻窍

C. 发汗解表，温肺化饮　　D. 发汗解表，化湿和中

【答案】A

真题 【2016.142】

既能清肝明目，又能平抑肝阳的药物是

A. 菊花　　　　　　　　B. 桑叶

C. 石决明　　　　　　　D. 车前子

【答案】ABC

真题 【2015.142】

既能疏散风热，又能利咽、透疹的药物是

A. 薄荷　　　　　　　　B. 牛蒡子

C. 蝉蜕　　　　　　　　D. 浮萍

【答案】ABC

真题 【2014.143】

入汤剂不宜久煎的药物有

A. 蔓荆子　B. 薄荷　C. 紫苏　D. 荆芥

【答案】BCD

三 重点配伍

1. 麻黄配桂枝相须为用，增强发汗解表力量，如麻黄汤。

2. 桂枝配芍药、生姜配大枣调和荣卫，如桂枝汤。

3. 生姜配半夏治胃寒呕吐，如小半夏汤。

4. 荆芥配防风治风寒证，如荆防败毒散。

5. 羌活配防风、白芷、细辛等治疗外感风寒头身疼痛，如九味羌活汤。

6. 薄荷配荆芥、连翘、银花等，治疗外感风热及温病初起，如银翘散。

7. 桑叶配菊花、连翘、桔梗等治疗肺燥风温，如桑菊饮。

8. 菊花配天麻、钩藤治疗肝风头痛及肝阳上亢头痛、眩晕等证，如天麻钩藤汤。

9. 柴胡配黄芩治疗伤寒邪在少阳，寒热往来、胸胁苦满、口苦、咽干、目眩等证，如小柴胡汤。

10. 升麻配葛根治疗外感风热所致的头痛，以及麻疹初期，疹发不畅诸证，如升麻葛根汤。

四 相似功用鉴别

1. 荆芥与防风

（1）同

长于发表散风，风热感冒、风寒感冒均可使用，都可用于风疹瘙痒。

（2）异

①荆芥发汗之力较强，又能透疹，消疮，止血。

②防风祛风之力较强，又能胜湿、止痛、止痉。

2. 麻黄、桂枝与细辛

（1）同

皆为辛温解表、发散风寒常用药，均可治风寒感冒。

（2）异

①麻黄发汗作用较强，主治风寒感冒重证。

②桂枝发汗解表作用较和缓，凡风寒感冒，表实无汗、表虚有汗均可用之。

③细辛发汗之力不如麻黄、桂枝，但散寒力胜，还可治寒犯少阴无汗恶寒，发热脉沉之阳虚外感。

3. 薄荷、牛蒡子与蝉蜕

（1）同

皆能疏散风热，透疹，利咽。

（2）异

①薄荷发汗之力较强，外感风热、发汗无热者首选；又能清利头目，疏肝行气。

②牛蒡子兼能宣肺祛痰，外感风热、发热、咳嗽、咳痰不畅者尤宜，还有清热解毒消肿之功。

③蝉蜕既能疏散肺经风热而利咽、透疹、止痒，又长于疏散肝经风热而明目退翳，凉肝息风止痉。

4. 桑叶与菊花

（1）同

皆能疏散风热，平抑肝阳，清肝明目。

（2）异

①桑叶疏散风热之力较强，又清肺润燥，凉血止血。

②菊花平肝、清肝明目之力较强，又清热解毒。

5. 柴胡、升麻与葛根

（1）同

皆能发表、升阳，其中柴胡、升麻两者均能升阳举陷，升麻、葛根两者又能透疹。

（2）异

①柴胡主升肝胆之气，长于疏散少阳半表半里之邪、退热，疏肝解郁，为治疗少阳证的要药；

②升麻主升脾胃清阳之气，其升提（升阳举陷）之力较柴胡为强，并善于清热解毒，常用于多种热毒病证；

③葛根主升脾胃清阳之气而达到生津止渴、止泻之功，又能解肌退热，且能通经活络，解酒毒。

小试牛刀

1. 下列选项中，能解表消疮的药物是：

A. 防风　　　　　　　　B. 荆芥

C. 细辛　　　　　　　　D. 羌活

2. 夏月感冒，发热恶寒，头痛无汗当选用：

A. 薄荷　　　　　　　　B. 藿香

C. 佩兰　　　　　　　　　D. 香薷
3. 既能燥湿止带，又能消肿排脓的药是：
　　A. 乌贼骨　　　　　　　B. 白蔹
　　C. 白芷　　　　　　　　D. 苍术
4. 治疗外感风寒，头痛鼻塞，浊涕常流，不闻香臭应首选：
　　A. 辛夷　　　　　　　　B. 苍耳子
　　C. 蔓荆子　　　　　　　D. 金银花
5. 下列哪项不是薄荷的主治病证：
　　A. 肝郁气滞　　　　　　B. 风疹瘙痒
　　C. 咽喉肿痛　　　　　　D. 肺热咳嗽
6. 具有疏散风热，透疹利咽，解毒消肿功效的药物是：
　　A. 薄荷　　　　　　　　B. 牛蒡子
　　C. 蝉蜕　　　　　　　　D. 升麻
7. 外感风热，咽喉肿痛，咳痰不利，兼大便秘结者，治疗宜首选的药物是：
　　A. 蝉蜕　　　　　　　　B. 牛蒡子
　　C. 薄荷　　　　　　　　D. 桑叶
8. 牛蒡子具有的功效是：
　　A. 升举阳气　　　　　　B. 清热解毒
　　C. 两者均是　　　　　　D. 两者均非
9. 下列除哪组药外都具有疏散风热明目的作用：
　　A. 桑叶、菊花　　　　　B. 蝉衣、蔓荆子
　　C. 谷精草、刺蒺藜　　　D. 夏枯草、密蒙花
10. 能疏散风热，平肝明目的药是：
　　A. 薄荷　　　　　　　　B. 菊花
　　C. 蔓荆子　　　　　　　D. 夏枯草
11. 即治风热目赤，又治肝热目赤的药物是：
　　A. 蝉衣　　　　　　　　B. 菊花
　　C. 决明子　　　　　　　D. 木贼
12. 下列哪项不属于清肝明目的药物：
　　A. 桑叶、菊花　　　　　B. 青葙子、密蒙花
　　C. 夏枯草、决明子　　　D. 蔓荆子、谷精草

13. 下列哪组不完全是利胆退黄药：
　　A. 栀子、黄柏、秦艽
　　B. 大黄、龙胆草、苦参
　　C. 郁金、虎杖、白鲜皮
　　D. 柴胡、黄芩、川楝子
14. 菊花具有，而桑叶不具有的功效是：
　　A. 疏散风热　　　　　　B. 清热解毒
　　C. 清肝明目　　　　　　D. 凉血止血
15. 羌活、白芷皆可用于治疗：
　　A. 风火牙痛　　　　　　B. 疮疡肿痛
　　C. 寒湿带下　　　　　　D. 风寒湿痹
16. 细辛具有而白芷不具有的功效是：
　　A. 止痛　　　　　　　　B. 温肺化饮
　　C. 宣通鼻窍　　　　　　D. 祛风解表
17. 既治风寒表实无汗，又治风寒表虚有汗的药物是：
　　A. 麻黄　　　　　　　　B. 紫苏
　　C. 桂枝　　　　　　　　D. 香薷
18. 麻黄治疗风水水肿，其功效是：
　　A. 上宣肺气，下助膀胱
　　B. 温阳运水，祛寒化气
　　C. 温阳益气，除湿利水
　　D. 温补脾肺，化气利水
19. 下列解表药中兼有化湿和中功效的是：
　　A. 紫苏　　　　　　　　B. 香薷
　　C. 生姜　　　　　　　　D. 白芷

■■　参 考 答 案　■■

1. B	2. D	3. C	4. B	5. D
6. B	7. B	8. B	9. D	10. B
11. B	12. D	13. D	14. B	15. D
16. B	17. C	18. A	19. B	

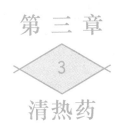

第三章

3

清热药

考纲要求

1.清热药的药性、功效、主治病证、常用配伍、用量用法、使用注意及相似功用鉴别要点。

2.清热药中临床常用重点中药(一级中药)石膏、知母、栀子、天花粉、芦根、夏枯草、决明子、黄芩、黄连、黄柏、龙胆草、苦参、白鲜皮、金银花、连翘、蒲公英、紫花地丁、鱼腥草、射干、山豆根、白头翁、大青叶、板蓝根、青黛、贯众、重楼、土茯苓、熊胆粉、生地黄、玄参、牡丹皮、赤芍、水牛角、青蒿、地骨皮、白薇的药性、功效、主治病证、配伍、用量用法、使用注意及相似功用鉴别要点。

3.清热药中临床常用非重点中药(二级中药)淡竹叶、密蒙花,秦皮,穿心莲、野菊花、白花蛇舌草、败酱草、大血藤、马勃、马齿苋、鸦胆子、漏芦、山慈菇、半边莲、紫草、银柴胡、胡黄连的药性、功效、主治病证及相似功用鉴别要点。

考点解析

一 清热药概述

1.概念

凡以清解里热、治疗里热证为主的药物,称为清热药。

2.性能特点及功效

清热药药性寒凉、沉降入里,通过清热泻火、清热燥湿、清热解毒、清热凉血及清虚热等使里热得以清解。

3.适应证

主要用治温热病高热烦渴、肺、胃、心、肝等脏腑实热证、湿热泻痢、湿热黄疸、温毒发斑、痈肿疮毒及阴虚发热等里热证。

4.配伍方法

①若里热兼有表证,治宜先解表后清里,或配解表药用,以达到表里双解。

②若里热兼积滞,宜配通腑泻下药用。

5.使用注意

①性多寒凉,易伤脾胃,故脾胃气虚,食少便溏者慎用。

②苦寒药物易化燥伤阴,热病伤阴或阴虚津亏患者慎用。

③清热药禁用于阴盛格阳或真寒假热之证。

6.分类

①清热泻火药:功能清气分热,主治气分实热证。

②清热燥湿药:性偏苦燥清泄,功能清热燥湿,主治湿热证。

③清热凉血药:主入血分,功能清营分血分热,主治营分血分实热证。

④清热解毒药:功能清热解毒,主治各种热毒证。

⑤清虚热药:功能清虚热、退骨蒸,主治肝肾阴虚所致虚热证;热病后期,余热未清,伤阴劫液而致虚热证。

二 清热药中临床常用的重点中药和非重点中药

1.清热泻火药

药名	药性	功效	主治病证及配伍	用法用量	使用注意
石膏	甘、辛,大寒。归肺、胃经	生用:清热泻火,除烦止渴;煅用:敛疮生肌,收湿,止血	①温热病气分实热证——白虎汤,常用知母相须为用,为清泻肺胃气分实热之要药 ②肺热喘咳证——麻杏石甘汤 ③胃火牙痛、头痛、消渴证——清胃散、玉女煎(199885) ④溃疡不敛、湿疹瘙痒、水火烫伤、外伤出血 ⑤温病气血两燔——化斑汤 ⑥暑热初起,或热病后期——竹叶石膏汤	生石膏煎服,15~60g,宜打碎先煎。煅石膏适量外用,研末撒敷患处	脾胃虚寒及阴虚内热者忌用
知母	苦、甘,寒。归肺、胃、肾经	清热泻火,滋阴润燥(1999139)	①热病烦渴——白虎汤 ②肺热燥咳——二母散,配贝母 ③骨蒸潮热——知柏地黄丸(2016143) ④内热消渴——玉液汤,能泻肺胃肾火,滋肺胃肾阴(200033) ⑤肠燥便秘,常配生地黄,玄参等(1997109)	煎服,6~12g。清热泻火,宜生用,滋阴降火宜盐水炙用	本品性寒质润,有滑肠作用,故脾虚便溏者慎用(2003126)
栀子	苦,寒。归心、肺、三焦经(199126)	泻火除烦,清热利湿,凉血解毒。焦栀子:凉血止血(199284),外用消肿止痛	①热病心烦——栀子豉汤、黄连解毒汤,能清泻三焦火邪、泻心火而除烦,为治热病心烦、躁扰不宁之要药 ②湿热黄疸——茵陈蒿汤、栀子柏皮汤 ③血淋涩痛——八正散(201033) ④血热吐衄——十灰散、黄连解毒汤 ⑤目赤肿痛,常配大青叶、黄柏,栀子汤 ⑥火毒疮疡,常配金银花,连翘,蒲公英 ⑦扭挫伤痛	煎服,6~10g。外用生品适量,研末调敷,生栀子走气分而清热泻火,焦栀子入血分而凉血止血	本品苦寒伤胃,脾虚便溏者不宜用(2003126)
芦根	甘,寒。归肺、胃经	清热泻火,生津止渴,除烦,止呕,利尿(201331)	①热病烦渴——五汁饮,清泻肺胃气分实热 ②胃热呕哕——芦根饮子(2003128) ③肺热咳嗽,肺痈吐脓——桑菊饮、苇茎汤 ④热淋涩痛,配白茅根,车前子(2008146)	煎服,干品15~30g;鲜品加倍,或捣汁用	脾胃虚寒者忌服

218

药名	药性	功效	主治病证及配伍	用法用量	使用注意
天花粉	甘、微苦，微寒。归肺、胃经(200733)	清热泻火，生津止渴，消肿排脓(201331)	①热病烦渴——天花散，沙参麦冬汤，能清肺胃二经实热 ②肺热燥咳——滋燥饮 ③内热消渴——玉壶丸 ④疮疡肿毒——仙方活命饮	煎服，10～15g	不宜与乌头类药材同用。天花粉蛋白有引产和终止妊娠作用(200231、2014149)
夏枯草	辛、苦，寒。归肝、胆经	清肝泻火，明目，散结消肿(199536)	①目赤肿痛、头痛眩晕、目珠夜痛，配桑叶，菊花，决明子等 ②瘰疬、瘿瘤，配贝母、香附；昆布、玄参(201493) ③乳痈肿痛，乳房胀痛，常与蒲公英同用(201494)	煎服，9～15g	脾胃虚弱者慎用
决明子	甘、苦、咸，微寒。归肝、大肠经	清肝明目，润肠通便。兼能平抑肝阳	①目赤肿痛、羞明多泪、目暗不明——决明子散 ②头痛、眩晕，配菊花、钩藤等 ③肠燥便秘，配火麻仁、瓜蒌仁等(1999140)	煎服，9～15g。用于润肠通便，不宜久煎	气虚便溏者不宜用
淡竹叶	甘、淡、寒。归心、胃、小肠经	清热泻火，除烦止渴，利尿通淋	①热病烦渴，清心火除烦，泄胃火止渴 ②口疮尿赤、热淋涩痛	煎服，6～10g	无特殊注意
密蒙花	甘，微寒。归肝经	清热泻火，养肝明目，退翳	①目赤肿痛、羞明多泪、眼生翳膜 ②肝虚目暗、视物昏花，既清肝，又养肝	煎服，3～9g	无特殊注意

2.清热燥湿药

药名	药性	功效	主治病证及配伍	用法用量	使用注意
黄芩	苦，寒。归肺、胆、脾、大肠、小肠经	清热燥湿，泻火解毒，止血安胎(199837)	①湿温、暑湿、胸闷呕恶、湿热痞满、黄疸泻痢——半夏泻心汤、葛根黄芩黄连汤，善清肺胃胆及大肠之湿热，尤长于清中上焦湿热 ②肺热咳嗽、高热烦渴——清金丸、凉膈散，长于清肺热，为肺热咳嗽之要药 ③血热吐衄——大黄汤 ④痈肿疮毒——黄连解毒汤 ⑤胎动不安——保阴煎、芩术汤、泰山磐石散可用于治疗血热、气虚血热、肾虚有热之胎动不安	煎服，3～10g。清热多生用，安胎多炒用，清上焦热酒炙用，止血炒炭用(199933、201727)	本品苦寒伤胃，脾胃虚寒者不宜使用

药名	药性	功效	主治病证及配伍	用法用量	使用注意
黄连	苦，寒。归心、脾、胃、肝、胆、大肠经	清热燥湿，泻火解毒	①湿热痞满、呕吐吞酸——半夏泻心汤、左金丸、连理汤，清热燥湿力大于黄芩，尤长于清中焦湿热 ②湿热泻痢——香连丸(1993141)、葛根黄芩黄连汤，善去脾胃大肠湿热，治泻痢要药，单用有效 ③高热神昏，心烦不寐，血热吐衄——黄连解毒汤，尤善清泻心经实火(1992138、1993141) ④痈肿疔疮，目赤牙痛——黄连解毒汤、清胃散，尤善疗疔毒 ⑤消渴，配麦冬，善清胃火 ⑥外治湿疹、湿疮、耳道流脓	煎服，2～5g。外用适量	大苦大寒，过服久服易伤脾胃，脾胃虚寒者忌用；苦燥易伤阴津，阴虚津伤者慎用
黄柏	苦，寒。归肾、膀胱经	清热燥湿，泻火解毒除骨蒸(1995110)	①湿热带下、热淋涩痛——易黄汤、萆薢分清饮，长于清泻下焦湿热 ②湿热泻痢、黄疸——白头翁汤、栀子柏皮汤 ③湿热脚气、痿证——三妙丸、虎潜丸 ④骨蒸劳热、盗汗、遗精——知柏地黄丸、大补阴丸，入肾经而善泻相火、退骨蒸，常与知母相须 ⑤疮疡肿毒、湿疹瘙痒——黄连解毒汤	煎服，3～12g。外用适量，清热燥湿泻火解毒宜生用，滋阴降火宜盐炙用	本品苦寒伤胃，脾胃虚寒者不宜使用
龙胆	苦，寒。归肝、胆经	清热燥湿，泻肝胆火	①湿热黄疸、阴肿阴痒、带下、湿疹瘙痒——配苦参，苦参丸，尤善清下焦湿热 ②肝火头痛、目赤耳聋、胁痛口苦——龙胆泻肝汤(199630) ③惊风抽搐——当归芦荟丸，可治肝经热盛，热极生风之高热惊风抽搐	煎服，3～6g(2009149)	脾胃虚寒者忌用，阴虚津伤者慎用
苦参	苦，寒。归心、肝、胃、大肠、膀胱经	清热燥湿，杀虫止痒利尿(199985)	①湿热泻痢、便血、黄疸——配木香，香参丸 ②湿热带下、阴肿阴痒、湿疹湿疮、皮肤瘙痒、疥癣、滴虫性阴道炎——消风散，为治湿热带下证及某些皮肤病的常用药(199238、1994137) ③湿热小便不利、尿闭不通，配石韦，车前子等	煎服，4.5～9g。外用适量，煎汤洗患处	脾胃虚寒者忌用，不宜与藜芦同用

药名	药性	功效	主治病证及配伍	用法用量	使用注意
白鲜皮	苦,寒。归脾、胃、膀胱经	清热燥湿,祛风解毒	①湿热疮毒、湿疹,疥癣,配苦参等 ②湿热黄疸,风湿热痹,常配茵陈(199229、199735)	煎服,5～10g。外用适量,煎汤洗或研粉敷	脾胃虚寒者慎用
秦皮	苦,涩,寒。归肝、胆、大肠经	清热燥湿,收涩止痢,止带,明目	①湿热泻痢,赤白带下——白头翁汤 ②肝热目赤肿痛,目生翳膜——秦皮汤	煎服,6～12g,外用适量,煎洗患处	脾胃虚寒者忌用

3.清热解毒药

药名	药性	功效	主治病证及配伍	用法用量	使用注意
金银花	甘,寒。归肺、心、胃经	清热解毒,疏散风热(200329)(201132)	①痈肿疔疮,喉痹,丹毒——仙方活命饮、五味消毒饮,为治热毒疮痈之要药 ②外感风热,温病初起——银翘散、清营汤、新加香薷饮(2014141) ③热毒血痢,单用或配黄连、黄芩等(201631)	煎服,6～15g。疏散风热、清泄里热以生品为佳;炒炭宜用于热毒血痢;露剂多用于暑热烦渴	脾胃虚寒及气虚疮疡脓清者忌用
连翘	苦,微寒。归肺、心、小肠经	清热解毒,消肿散结,疏散风热。(200329)(201132)	①痈肿疮毒,瘰疬痰核,配金银花,蒲公英等,能清心火,解疮毒,有"疮家圣药"之称(1992138、1995139) ②风热外感,温病初起,温热入营,高热烦渴,神昏发斑——连翘散、清营汤,外可疏散风热,内可清解热毒(2014141) ③热淋涩痛,配车前子、白茅根等	煎服,6～15g	脾胃虚寒及气虚脓清者不宜用
蒲公英	苦,甘,寒。归肝、胃经	清热解毒,消肿散结,利湿通淋,清肝明目(200536)	①痈肿疔毒,乳痈、肺痈、肠痈,咽喉肿痛,外用治蛇毒咬伤——五味消毒饮,为清热解毒、消肿散结之佳品,治疗乳痈之要药 ②热淋涩痛,湿热黄疸,对湿热引起的淋证、黄疸有较好疗效 ③目赤肿痛	煎服,10～15g。外用鲜品适量,捣敷或煎汤熏洗患处	用量过大可致缓泻
紫花地丁	苦,辛,寒。归心、肝经	清热解毒,凉血消肿(200536)	①疔疮肿毒,乳痈肠痈——五味消毒饮,治疗疔毒尤为特长 ②毒蛇咬伤 ③肝热目赤肿痛以及外感热病	煎服,15～30g。外用鲜品适量,捣烂敷患处	体质虚寒者忌服

药名	药性	功效	主治病证及配伍	用法用量	使用注意
鱼腥草	辛,微寒。归肺经	清热解毒,消痈排脓,利尿通淋 (1994110) (200632) (200996)	①肺痈吐脓,痰热咳嗽,配桔梗、芦根等,以清解肺热见长,为治肺痈之要药 ②热毒疮毒,配野菊花、蒲公英等,为外痈疮毒常用之品 ③湿热淋证,配车前草,白茅根等,善清膀胱湿热 ④湿热泻痢	煎服,15～25g。鲜品用量加倍,水煎或捣汁服。外用适量,捣敷或煎汤熏洗患处	本品含挥发油,不宜久煎。(200893)虚寒证及阴证疮疡忌服
射干	苦,寒。归肺经	清热解毒,消痰利咽 (199687) (199688)	①咽喉肿痛,可单用——射干汤,有清肺泻火,利咽消肿之功,为治疗痰热火毒郁结之咽喉肿痛要药 ②痰盛咳喘——射干麻黄汤,善清肺火,降气消痰,以平喘止咳	煎服,3～10g	本品苦寒,脾虚便溏者不宜使用。孕妇忌用或慎用
山豆根	苦,寒;有毒。归肺、胃经	清热解毒,利咽消肿	①火毒蕴结,乳蛾喉痹,咽喉肿痛,可单用,或配桔梗、栀子等,为治疗咽喉肿痛之要药,清肺火 ②牙龈肿痛,口舌生疮,可单用,或配石膏、黄连等,清胃火 ③湿热黄疸,肺热咳嗽,痈肿疮毒等证	煎服,3～6g。外用适量	有毒,过量易引起呕吐腹泻、胸闷心悸,故用量不宜过大。脾胃虚寒者慎用
白头翁	苦,寒。归胃、大肠经	清热解毒,凉血止痢 (1993109)	①热毒血痢——白头翁汤,尤善于清胃肠湿热及血分热毒,故为治热毒血痢之良药 ②阴痒带下,配秦皮煎汤外洗	煎服,9～15g,鲜品15～30g。外用适量	虚寒泻痢忌服
大青叶	苦,寒。归心、胃经	清热解毒,凉血消斑 (200995) (2013142)	①热入营血,温毒发斑,配水牛角、玄参等,善解心胃二经实火热毒,又入血分凉血消斑,用治温病心胃毒盛,气血两燔 (1991137) ②喉痹口疮,痄腮丹毒,配生地黄、大黄等,既清心胃实火,又善解瘟疫时毒,有解毒利咽,凉血消肿之功	煎服,9～15g,鲜品30～60g。外用适量	脾胃虚寒者忌用
板蓝根	苦,寒。归心、胃经	清热解毒,凉血利咽	①湿疫时毒,发热咽痛。用于外感发热,温病初起,咽喉肿痛,(2010142)可单用,可配金银花、荆芥等,以解毒利咽散结见长 ②温毒发斑,痄腮,丹毒,痈肿疮毒——普济消毒饮(1991137)	煎服,9～15g	体虚而无实火热毒者忌服,脾胃虚寒者慎用

药名	药性	功效	主治病证及配伍	用法用量	使用注意
青黛	咸,寒。归肝经	清热解毒,凉血消斑,清肝泻火,定惊。**止血,息风止痉**(200995)、(2013142)	①温毒发斑,血热吐衄——青黛石膏汤 ②咽痛口疮,火毒疮疡,配板蓝根、甘草等 ③肝火犯肺,咳嗽胸痛,痰中带血——黛蛤散,清肝火,泻肺热 ④暑热惊痫,惊风抽搐——碧玉散,清肝火,祛暑热	内服1～3g。本品难溶于水,一般作散剂冲服,或入丸剂服用。外用适量	胃寒者慎用
贯众	苦,微寒。有小毒。归肝、胃经	清热解毒,凉血止血,杀虫(2009142)	①时疫感冒,风热头痛,温毒发斑,配黄连、甘草等,既能清气分之实热,又能解血分之热毒,凡温热毒邪所致之证皆可用之(2014141) ②血热出血,可单用,或配黄连等 ③虫积腹痛,用于驱杀绦虫、钩虫、蛔虫等 ④烧烫伤及妇人带下等病证(1995143) ⑤痄腮,疮疡肿毒	煎服,5～10g。杀虫及清热解毒宜生用;止血宜炒炭用。外用适量(201827)	有小毒用量不宜过大。服用时忌油腻。脾胃虚寒及孕妇慎用(201232)
土茯苓	甘、淡,平。归肝、胃经	解毒除湿,通利关节。	①杨梅毒疮,肢体拘挛,单用或配金银花、白鲜皮等,兼解汞毒,为治梅毒之要药(199238) ②淋浊带下,湿疹瘙痒,配木通、蒲公英等 ③痈肿疮毒,单用或配苍术、黄柏等	煎服,15～60g。外用适量	肝肾阴虚者慎服。服药时忌茶
熊胆粉	苦,寒。归肝、胆、心经	清热解毒,息风止痉,清肝明目(200232)	①热极生风,惊痫抽搐,可单用 ②热毒疮痈,咽喉肿痛,痔疮,可单用 ③目赤翳障	内服,0.25～0.5g,入丸、散。口服易引起呕吐,故宜用胶囊剂。外用适量,调涂患处	脾胃虚寒者忌服。虚寒证当禁用
穿心莲	苦,寒。归心、肺、大肠、膀胱经	清热解毒,凉血消肿,燥湿。**止痢**	①外感风热,温病初起(2010142) ②顿咳劳嗽,肺痈吐脓,咽喉肿痛 ③湿热泻痢,热淋,湿疹瘙痒 ④痈肿疮毒,蛇虫咬伤	煎服,6～9g,其味甚苦,入煎剂易致恶心呕吐,故必作丸、片剂服用,外用适量	不宜多服久服,脾胃虚寒者不宜用

基础篇

中药学

药名	药性	功效	主治病证及配伍	用法用量	使用注意
野菊花	苦、辛,微寒。归肝、心经	清热解毒。泻火平肝	①痈疽疔疖,咽喉肿痛,治外科疔痈之良药 ②目赤肿痛,头痛眩晕	煎服,9~15g,外用适量	无特殊注意
重楼	苦,微寒;有小毒。归肝经	清热解毒,消肿止痛,凉肝定惊	①疔疮痈肿,咽喉肿痛,蛇虫咬伤。 ②惊风抽搐。研末冲服,或配伍钩藤、菊花、蝉蜕等药 ③跌仆伤痛	煎服,3~9g。外用适量,研末调敷	体虚、无实火热毒者、孕妇及患阴证疮疡者均不宜服用
白花蛇舌草	微苦、甘,寒。归胃、大肠、小肠经	清热解毒,利湿通淋	①痈肿疮毒,咽喉肿痛,毒蛇咬伤。用于癌症治疗 ②热淋涩痛,湿热黄疸	煎服,15~60g,外用适量	阴疽及脾胃虚寒者忌用
败酱草	辛、苦,微寒。归胃、大肠、肝经	清热解毒,消痈排脓,祛瘀止痛(1994109、200996)	①肠痈肺痈,痈肿疮毒,治疗肠痈腹痛之要药 ②产后瘀阻腹痛,破血行瘀、通经止痛	煎服6~15g,外用适量	脾胃虚弱,食少泄泻者不宜服用
大血藤	苦,平。归大肠、肝经	清热解毒,活血,祛风止痛	①肠痈腹痛,热毒疮疡,治肠痈之要药 ②跌打损伤,经闭痛经 ③风湿痹痛,活血化瘀,祛风活络止痛	煎服,9~15g,外用适量	孕妇慎用
马勃	辛,平。归肺经	清肺,利咽,止血(2002141)(2009142)(201233)	①咽喉肿痛,咳嗽失音,风热郁肺。既宣散肺经风热,又能清泻肺经实火,为治咽喉肿痛之常用药 ②吐血衄血,外伤出血,清热凉血,收敛止血	煎服2~6g,外用适量,敷患处	风寒伏肺,咳嗽失音者不宜
马齿苋	酸,寒。归肝、大肠经	清热解毒,凉血止血,止痢(1993110)(201233)	①热毒血痢,治痢疾常用药,单用即效 ②热毒疮疡,丹毒,湿疹凉血消肿 ③崩漏,便血,清热凉血,收敛止血 ④湿热淋证、带下	煎服,9~15g,外用适量,捣敷患处	脾胃虚寒,肠滑作泻者忌用
鸦胆子	苦,寒。有小毒。归大肠、肝经	清热解毒,止痢,截疟,外用腐蚀赘疣	①热毒血痢,冷积久痢,善清大肠蕴热,凉血止痢 ②各型疟疾 ③鸡眼赘疣,外用(200539、201531)	内服,0.5~2g,不宜入煎剂,用龙眼肉包裹或装入胶囊,也可制成丸、片剂	对胃肠、肝有损害,不宜多用久服,外用主要保护皮肤,孕妇及小儿慎用

药名	药性	功效	主治病证及配伍	用法用量	使用注意
漏芦	苦,寒。归胃经	清热解毒,消痈散结,通经下乳,舒筋通脉	①乳痈肿痛,瘰疬疮毒,治疗乳痈之良药 ②乳汁不下(199338) ③湿痹拘挛	煎服,5～9g 外用,研末调敷	孕妇慎用
山慈菇	甘、微辛,凉。归肝、脾经	清热解毒,消痈散结,化痰	①痈肿疔毒,瘰疬痰核,蛇虫咬伤(1995139) ②癥瘕痞块,治肿瘤 ③风痰所致的癫痫	煎服,3～9g,外用适量	无特殊注意
半边莲	辛,平。归心、小肠、肺经	清热解毒,利尿消肿	①疮痈肿毒,蛇虫咬伤,治毒热所致的疮痈肿毒常用药 ②腹胀水肿,湿热黄疸 ③湿疮湿疹	煎服,9～15g,鲜品 30～60g,外用适量	虚证、水肿忌用

4.清热凉血药

药名	药性	功效	主治病证及配伍	用法用量	使用注意
生地黄	甘、寒。归心、肝、肾经(200429)	清热凉血,养阴生津(1991109)	①热入营血,舌绛烦渴,斑疹吐衄——清营汤,入营血分,为清热、凉血、止血之要药 ②阴虚内热,骨蒸劳热——青蒿鳖甲汤,入肾经而滋阴降火,养阴津而泄伏热 ③津伤口渴,内热消渴,肠燥便秘——益胃汤、增液汤	煎服,10～15g。鲜品用量加倍,或以鲜品捣汁入药	脾虚湿滞,腹满便溏不宜使用
玄参	甘、苦、咸,微寒。归肺、胃、肾经(1991110)	清热凉血,滋阴降火,解毒散结	①热入营血,温毒发斑——清营汤、清宫汤、化斑汤,入血分 ②热病伤阴,津伤便秘,骨蒸劳嗽——增液汤、百合固金汤 ③目赤咽痛,瘰疬白喉,痈肿疮毒——普济消毒饮、消瘰丸	煎服,9～15g	脾胃虚寒,食少便溏者不宜服用。反藜芦
牡丹皮	苦、辛,微寒。归心、肝、肾经	清热凉血,活血化瘀,止血(201442)(199834)	①温毒发斑,血热吐衄——十灰散、滋水清肝饮,善清营分、血分实热 ②温病伤阴,阴虚发热,夜热早凉,无汗骨蒸——青蒿鳖甲汤,入血分善于清透阴分伏热,为治无汗骨蒸之要药 ③血滞经闭,痛经,跌打伤痛——桂枝茯苓丸 ④痈肿疮毒——大黄牡丹皮汤,善于散瘀消痈	煎服,6～12g。清热凉血生用,活血化瘀酒炙用	血虚有寒、月经过多及孕妇不宜用
赤芍	苦,微寒。归肝经	清热凉血,散瘀止痛(201442)	①温毒发斑,血热吐衄,善清泻肝火,泻血分郁热 ②目赤肿痛,痈肿疮疡——仙方活命饮 ③肝郁胁痛,经闭痛经,癥瘕腹痛,跌打损伤——少腹逐瘀汤(2002137)	煎服,6～12g	血寒经闭不宜用。反藜芦

基础篇

中药学

药名	药性	功效	主治病证及配伍	用法用量	使用注意
水牛角	苦，寒。归心、肝经	清热凉血，解毒，定惊	①温病高热，神昏谵语，惊风癫狂——紫雪丹 ②血热妄行，斑疹吐衄——清热地黄丸 ③痈肿疮疡，咽喉肿痛——水牛角解毒丸	煎服，15～30g，先煎3h以上。浓缩粉冲服，每次1.5～3g，日2次	脾胃虚寒者忌用
紫草	甘、咸、寒。归心、肝经	清热凉血，活血解毒，透疹消斑(199688)(2004100)	①温病血热毒盛，斑疹紫黑，麻疹不透 ②疮疡，湿疹，水火烫伤	煎服，5～10g，外用适量，熬膏或用植物油浸泡涂擦	脾虚便溏者忌用

5.清虚热药

药名	药性	功效	主治病证及配伍	用法用量	使用注意
青蒿	苦、辛，寒。归肝、胆经	清虚热，除骨蒸，解暑热，截疟，退黄	①温邪伤阴，夜热早凉——青蒿鳖甲汤，长于清透阴分伏热 ②阴虚发热，劳热骨蒸——清骨散，走肝入血 ③暑热外感，发热口渴 ④疟疾寒热——蒿芩清胆汤，治疗疟疾之要药(1995142、1997110) ⑤湿热黄疸	煎服，6～12g，不宜久煎；或鲜用绞汁服。入汤剂宜后下	脾胃虚弱，肠滑泄泻者忌服
地骨皮	甘，寒。归肺、肝、肾经	凉血除蒸，清肺降火(1995109)	①阴虚发热，盗汗骨蒸——地骨皮汤、秦艽鳖甲散，能清肝肾之虚热，为退虚热、疗骨蒸之佳品 ②肺热咳嗽——泻白散 ③血热出血证，咳血、衄血单用或配白茅根、侧柏叶 ④内热消渴，配生地黄、天花粉、五味子等	煎服，9～15g	外感风寒发热及脾虚便溏者不宜用
白薇	苦、咸，寒。归胃、肝、肾经	清热凉血，利尿通淋，解毒疗疮(199834)	①阴虚发热，产后虚热，骨蒸劳热——白薇汤 ②热淋、血淋，配木通，滑石等 ③疮痈肿毒，毒蛇咬伤，咽喉肿痛，内服、外用均可，配天花粉、赤芍等 ④阴虚外感，可清泻肺热而透邪，清退虚热而益阴，配玉竹、淡豆豉、薄荷等	煎服，5～10g，外用适量	脾胃虚寒、食少便溏者不宜服用

药名	药性	功效	主治病证及配伍	用法用量	使用注意
银柴胡	甘,微寒。归肝、胃经	清虚热,除疳热(200633)	①阴虚发热,甘寒益阴,清热凉血,退热而不苦泄,理阴而不升腾,为退虚热除骨蒸之常用药 ②疳积发热,小儿食滞或虫积所致	煎服,3～10g	外感风寒,血虚无热者不宜用
胡黄连	苦,寒。归肝、胃、大肠经	退虚热,除疳热,清湿热(200633)	①骨蒸潮热 ②小儿疳热 ③湿热泻痢,黄疸导赤,尤善除肠胃湿热,为治湿热泻痢之良药 ④痔疮肿痛,痔漏成管,清热凉血,清大肠湿火蕴结	煎服,3～10g	脾胃虚寒者慎用

真题 【2018.27】

清热解毒宜生用,止血宜炒炭用的是

A. 青黛　　　　　　　B. 贯众

C. 土茯苓　　　　　　D. 漏芦

【答案】B

真题 【2016.31】

治疗热毒血痢,宜选用的药物是

A. 银花炭　　B. 贯众炭　　C. 荆芥炭　　D. 盐黄柏

【答案】A

真题 【2015.31】

既可用治热毒血痢,又可用治冷积久痢的药物是

A. 白头翁　　　　　　B. 鸦胆子

C. 石榴皮　　　　　　D. 五味子

【答案】B

真题 【2014.42】

赤芍具有而牡丹皮不具有的功效是

A. 清热凉血　　　　　B. 清退虚热

C. 活血化瘀　　　　　D. 清肝泻火

【答案】D

真题 【2013.31】

天花粉具有而芦根不具有的功效是

A. 清热泻火　　　　　B. 生津止渴

C. 利尿通淋　　　　　D. 消肿排脓

【答案】D

真题 【2014.93】

治疗瘰疬瘿瘤,宜选用的药物是

A. 决明子　　　　　　B. 密蒙花

C. 夏枯草　　　　　　D. 淡竹叶

【答案】C

真题 【2014.94】

治疗乳痈肿痛,宜选用的药物是

A. 决明子　　　　　　B. 密蒙花

C. 夏枯草　　　　　　D. 淡竹叶

【答案】C

真题 【2016.143】

可用于治疗骨蒸潮热的药物是

A. 知母　　　　　　　B. 牡丹皮

C. 麦冬　　　　　　　D. 天冬

【答案】ABD

真题 【2015.143】

可用于治疗温毒发斑的药物是

A. 贯众　　　　　　　B. 穿心莲

C. 板蓝根　　　　　　D. 大青叶

【答案】ACD

真题 【2014.141】

治疗风热感冒,温病初起,可选用的药物有

A. 贯众　　　　　　　B. 金银花

C. 连翘　　　　　　　D. 野菊花

【答案】ABC

真题 【2013.142】

青黛具有而大青叶不具有的功效有

A. 利咽消肿　　　　　B. 凉血消斑

C. 清肝泻火　　　　　D. 定惊止痉

【答案】CD

三 重点配伍

1. 石膏配麻黄

石膏甘辛大寒,能清肺热止咳喘;麻黄辛温发汗、宣肺平喘;两药相合治疗可治肺热喘咳、发热口渴者,如麻杏石甘汤。

2. 石膏配知母

石膏甘辛大寒清热泻火;知母甘寒清热泻火,生津润燥;两药相合相须为用可治疗外感热病,高热烦渴者,如白虎汤。

3. 黄连配木香

黄连苦寒功能清热燥湿、泻火解毒；木香辛苦性温，功能理肠胃气滞而止痛；两药相合既清热燥湿解毒，又理气止痛，治疗湿热泻痢腹痛、里急后重，如芍药汤。

4. 黄连配吴茱萸

黄连苦寒功能清热燥湿、泻火解毒；吴茱萸辛苦而热，功能燥湿疏肝下气；两药合用可治肝火犯胃所致胁肋胀痛、呕吐吞酸，如左金丸。（200432）

5. 金银花配连翘

金银花清热解毒，疏散风热；连翘清热解毒，消肿散结，疏散风热；两药相合相须为用可治疗风热外感，如银翘散。

6. 牡丹皮配大黄

牡丹皮辛苦微寒，凉血化瘀、消肿疗痈；大黄苦寒攻下、活血化瘀，祛肠中滞留之瘀血；两药合用可泻热破瘀，使肠中湿热瘀血迅速驱除而治疗肠痈，如大黄牡丹汤。

7. 知母配黄柏 知母甘寒滋肾润燥，苦寒清热泻火；黄柏苦寒坚阴，清热燥湿，泻火解毒，善退虚热。二者相须为用，善治肾阴亏虚，阴虚火旺之骨蒸潮热、遗精、盗汗等，如知柏地黄丸。

四 相似功用鉴别

1. 石膏和知母（200832）

（1）同

均能清热泻火，除烦止渴，可用治温热病气分热盛及肺热咳嗽等证。

（2）异

①石膏泻火之中长于清解，重在清脏腑实热，泻肺胃实火，肺热喘咳、胃火头痛牙痛多用石膏。

②知母泻火之中长于清润，肺热燥咳、内热骨蒸、消渴多选知母。

2. 黄连入药，除生用外，还有酒炙、姜汁炙、吴茱萸水炙等特殊炮制品，其功用各有区别

①酒黄连善清上焦火热，多用于目赤肿痛、口疮。

②姜黄连善清胃和胃止呕，多用治寒热互结，湿热中阻，痞满呕吐。

③萸黄连善舒肝和胃止呕，多用治肝胃不和之呕吐吞酸。

3. 黄芩、黄连、黄柏

（1）同

三药性味皆苦寒，而黄连为苦寒之最。三药均以清热燥湿、泻火解毒为主要功效，用治湿热内盛或热毒炽盛之证，常相须为用。

（2）异

①黄芩偏泻上焦肺火，肺热咳嗽者多用。

②黄连偏泻中焦胃火，并长于泻心火，中焦湿热泻痢、痞满呕逆及心火亢旺、高热心烦者多用。

③黄柏偏泻下焦相火、除骨蒸，湿热下注诸证及骨蒸劳热者多用。

4. 大青叶、板蓝根、青黛

（1）同

三者大体同出一源，功效亦相近，皆有清热解毒、凉血消斑之作用。

（2）异

①大青叶为菘蓝叶，大青叶凉血消斑力强。

②板蓝根为菘蓝的根，板蓝根解毒利咽效佳。

③青黛为马蓝、蓼蓝或菘蓝的茎叶经加工制得的粉末，青黛清肝定惊功著。

5. 野菊花、菊花

（1）同

为同科植物，均有清热解毒之功。

（2）异

①野菊花苦寒之性尤胜，长于解毒消痈，疮痈疔毒肿痛多用之。

②菊花辛散之力较强，长于清热疏风，上焦头目风热多用之。

6. 玄参、生地黄

（1）同

均能清热凉血、养阴生津，用治热入营血、热病伤阴、阴虚内热等证，常相须为用。

（2）异

①玄参泻火解毒力较强，故咽喉肿痛、痰火瘰疬多用。

②生地黄凉血养阴力较大，故血热出血、内热消渴多用。

7. 银柴胡、柴胡

（1）同

名称相似且均有退热之功。

（2）异

①银柴胡能清虚热，除疳热，尤善治疗阴虚发热、小儿疳热。

②柴胡能发表退热，善治外感发热、邪在少阳之往来寒热。

8. 山豆根、射干、马勃

（1）同

清热解毒，利咽消肿，主治热毒引起的咽喉痛。

（2）异

山豆根主要为治疗热毒蕴结之咽喉肿痛，射干更偏于热毒痰火郁结所致咽喉肿痛，马勃尤宜于风热郁肺者，具有清肺热，止血功用。

9. 夏枯草、决明子、密蒙花

（1）同

清肝明目，治疗肝火目赤之痛。

（2）异

夏枯草兼有散结消肿，为目珠胀痛之要药，决明子有润肠通便功效，密蒙花具有养肝明目退翳，既能治疗肝火上炎引起的目赤翳障，又治肝虚视物模糊。

10. 金银花、连翘

（1）同

二者均清热解毒、疏散风热，对热毒疮疡、风热感冒、温热病等，二者常相须为用。

（2）异

连翘清心解毒之力强，并善于消痈散结，为疮家圣药，亦治瘰疬痰核；而金银花疏散表热之效优，且炒炭后善于凉血止痢，用治热毒血痢。

▋ 小试牛刀

1. 治疗脾虚便溏，尤应慎用的药物是
  A. 石膏   B. 芦根
  C. 知母   D. 天花粉

2. 石膏配牛膝属于：
  A. 相须   B. 相使
  C. 相畏   D. 相恶

3. 以上清肺，中以凉胃，下泻肾火的药物是：
  A. 黄柏   B. 栀子
  C. 知母   D. 地骨皮

4. 栀子的归经是：
  A. 心、肺、三焦经   B. 心、肝、胃、肺经
  C. 心、肺、胆、膀胱经   D. 心、胃、肝、胆经

5. 孕妇忌用的药物是：
  A. 天花粉   B. 淡竹叶
  C. 夏枯草   D. 密蒙花

6. 天花粉的归经是：
  A. 肺、心经   B. 心、肝经
  C. 肝、胃经   D. 肺、胃经

7. 下列除哪组药外都具有疏散风热明目的作用：
  A. 桑叶、菊花   B. 蝉衣、蔓荆子
  C. 谷精草、刺蒺藜   D. 夏枯草、密蒙花

8. 清热安胎当选用：
  A. 枯黄芩   B. 子黄芩
  C. 清炒黄芩   D. 酒黄芩

9. 下列哪组不完全是利胆退黄药：
  A. 栀子、黄柏、秦艽
  B. 大黄、龙胆草、苦参
  C. 郁金、虎杖、川楝子
  D. 柴胡、黄芩、川楝子

10. 下列除哪组药外，都是专治肝火目赤肿痛的药组：
  A. 夏枯草、密蒙花
  B. 龙胆草、赤芍
  C. 青葙子、决明子
  D. 女贞子、枸杞子

11. 下列除哪项外均可割取地上部分入药：
  A. 豨莶草   B. 灯心草
  C. 泽兰   D. 龙胆草

12. 下列哪味不是治疗梅毒的药物：
  A. 大风子   B. 苦参
  C. 硼砂   D. 轻粉

13. 既治风湿热痹，又治疗湿热黄疸的药物是：
  A. 茵陈   B. 垂盆草
  C. 白鲜皮   D. 防己

14. 温病热在卫气营血各个阶段均可使用的药物是：
  A. 石膏、知母   B. 金银花、连翘
  C. 牡丹皮、赤芍   D. 牛黄、熊胆

15. 蒲公英具有而紫花地丁不具有的功效是：
  A. 凉血利咽   B. 消痈散结
  C. 利湿通淋   D. 疏散风热

16. 鱼腥草具有的功效是：
  A. 排脓利尿   B. 祛痰排脓
  C. 祛瘀止痛   D. 凉血活血

17. 牛黄、熊胆都具有的功效是：
  A. 开窍   B. 化痰
  C. 利咽   D. 止痉

18. 生地黄的性味是：
  A. 辛寒   B. 淡寒
  C. 酸寒   D. 甘寒

19. 凉血不留瘀，活血不动血，又能退无汗骨蒸的药是：
  A. 赤芍   B. 白薇
  C. 生地黄   D. 丹皮

20. 清肝养血明目退翳的药物是：
  A. 谷精草   B. 密蒙花
  C. 青葙子   D. 菟丝子

21. 治疗噤口痢，虚实皆可选用的药物是：
  A. 白头翁   B. 鸦胆子
  C. 秦皮   D. 石菖蒲

22. 下列除哪组外都是治疗乳汁不下的药物：
  A. 术通、通草
  B. 冬葵子、刺蒺藜
  C. 穿山甲、王不留行
  D. 橘叶、益母草

23. 紫草具有的功效是：
    A. 解毒　　　　　　　B. 透疹
    C. 二者均是　　　　　D. 二者均非

24. 下列选项中，既能清湿热，又能除疳热的药物是：
    A. 黄连　　　　　　　B. 胡黄连
    C. 地骨皮　　　　　　D. 银柴胡

25. 治疗津枯肠燥，大便秘结的最佳药组是：
    A. 大黄、芒硝、甘草
    B. 枳实、厚朴、大黄
    C. 火麻仁、瓜蒌仁、郁李仁
    D. 生地黄、玄参、麦冬

26. 治疗肝火犯胃，呕吐吞酸，黄连常配伍：
    A. 丁香　　　　　　　B. 干姜
    C. 花椒　　　　　　　D. 吴茱萸

27. 常用知母而不常用石膏治疗的病证是：
    A. 肺热咳喘　　　　　B. 胃火牙痛

C. 肠燥便秘　　　　　D. 气分实热

28. 下列各项，不属栀子的主治病证是：
    A. 热淋涩痛　　　　　B. 寒饮喘咳
    C. 热病心烦　　　　　D. 目赤肿痛

29. 黄芩具有而黄柏不具有的功效是：
    A. 燥湿　　　　　　　B. 泻火
    C. 解毒　　　　　　　D. 清肺热

◆ 参 考 答 案

1. C	2. B	3. C	4. A	5. A
6. D	7. D	8. C	9. D	10. D
11. D	12. C	13. C	14. B	15. C
16. A	17. D	18. D	19. D	20. B
21. D	22. D	23. C	24. B	25. D
26. D	27. C	28. B	29. D	

第四章

◇ 4 ◇

泻下药

考纲要求

　　1.泻下药的药性、功效、主治病证、常用配伍、用量用法、使用注意及相似功用鉴别要点。

　　2.泻下药中临床常用重点中药(一级中药)大黄、芒硝、火麻仁、甘遂、巴豆霜、牵牛子、京大戟和芫花的药性、功效、主治病证、配伍、用量用法、使用注意及相似功用鉴别要点。

　　3.泻下药中临床常用非重点中药(二级中药)番泻叶、芦荟、郁李仁、商陆的药性、功效、主治病证及相似功用鉴别要点。

考点解析

一 泻下药概述

1.概念

　　凡能引起腹泻,或润滑大肠,以泻下通便为主要功效的药物,称为泻下药。

2.性能特点及功效

　　本类药为沉降之品,主归大肠经。主要具有泻下通便作用,以排除胃肠积滞、燥屎等;或清热泻火,使实热壅滞之邪通过泻下而清解;或逐水退肿,使水湿停饮从大小便而排除,达到祛除停饮,消退水肿的目的。

3.适应证

　　主要适用于大便秘结,胃肠积滞,实热内结及水肿停饮等里实证;部分药还可用于疮痈肿毒及瘀血证。

4.配伍方法

　　①里实兼表邪者,当先解表后攻里,必要时可与解表药同用,表里双解,以免表邪内陷;里实而正虚者,应与补益药同用,攻补兼施,使攻邪而不伤正;

　　②本类药亦常配伍行气药,以加强泻下导滞作用。若属热积者还应配伍清热药;属寒积者应与温里药同用。

5.使用注意

　　①应用攻下药、峻下逐水药时,因其作用峻猛,或具有毒性,易伤正气及脾胃,故年老体虚、脾胃虚弱者当慎用;妇女胎前产后及月经期应当忌用。

　　②应用作用较强的泻下药时,当奏效即止,切勿过剂,以免损伤胃气。

　　③应用作用峻猛而有毒性的泻下药时,一定要严格炮制法度,控制用量,避免中毒现象发生,确保用药安全。

6.分类

　　可分为攻下药、润下药及峻下逐水药三类。

二 泻下药中临床常用的重点中药和非重点中药

1. 攻下药

药名	药性	功效	主治病证及配伍	用法用量	使用注意
大黄	苦,寒。归脾、胃、大肠、肝、心包经	泻下攻积,清热泻火,凉血解毒,逐瘀通经。(199333)(200038)(200233)(200634)(201632) 利湿退黄(2017129)	①实热积滞便秘——大承气汤、麻子仁丸、黄龙汤、增液承气汤、温脾汤,能荡涤肠胃,推陈致新,为治疗积滞便秘之要药。又因其苦寒沉降,善能泄热,故实热便秘尤为适宜 ②血热吐衄,目赤咽肿——泻心汤、凉膈散(201395) ③痈肿疔疮,肠痈腹痛——大黄牡丹汤、金黄散 ④瘀血证——下瘀血汤、桃核承气汤、复元活血汤,既可下瘀血,又清瘀热,为治疗瘀血证的常用药物 ⑤湿热痢疾、黄疸、淋证——茵陈蒿汤、八正散 ⑥老痰壅塞,喘逆不得平卧,大便秘结者——礞石滚痰丸,"破痰实",通脏腑,降湿浊 ⑦烧烫伤	煎服,3～15g。外用适量。用于泻下不宜久煎。(199934)	如非实证,不宜妄用;善活血祛瘀,妇女怀孕、月经期、哺乳期应忌用。脾胃虚弱者慎用
芒硝	咸、苦,寒。归胃、大肠经(200830)	泻下通便,润燥软坚,清火消肿(2017129)	①积滞便秘——大承气汤、调胃承气汤,常与大黄相须为用 ②咽痛、口疮、目赤肿痛,痔疮肿痛,乳痈——冰硼散 ③肠痈腹痛——大黄牡丹汤	6～12g,冲入药汁内或开水溶化后服。外用适量(1991135)	孕妇及哺乳期妇女忌用或慎用;不宜与硫黄、三棱同用
番泻叶	甘、苦,寒。归大肠经	泻热行滞,通便利水	①热结便秘 ②腹水肿胀	煎服,2～6g,吞下或开水泡服	孕妇及哺乳期、月经期慎用
芦荟	苦,寒。归肝、胃、大肠经	泻下通便,清肝泻火杀虫。疗癣	①热结便秘 ②烦躁惊痫(201396) ③小儿疳积(201133) ④癣疮	2～5g,宜入丸、散,外用适量(1991135)	孕妇慎用,研末敷患处

2. 润下药

药名	药性	功效	主治病证及配伍	用法用量	使用注意
火麻仁	甘,平。归脾、胃、大肠经	润肠通便,兼可滋养补虚	血虚津亏,肠燥便秘——麻子仁丸,适用于老人、产妇及体弱津血不足的肠燥便秘证。单用有效	煎服,10～15g,打碎入煎(199829)	无特殊注意

药名	药性	功效	主治病证及配伍	用法用量	使用注意
郁李仁	辛、苦、甘、平。归脾、大肠、小肠经	润肠通便，下气利水	①肠燥便秘，食积气滞，兼行大肠之气滞 ②水肿胀满，脚气浮肿，小便不利(201332)	煎服6～10g	孕妇慎用

3. 峻下逐水药

药名	药性	功效	主治病证及配伍	用法用量	使用注意
甘遂	苦，寒；有毒。归肺、肾、大肠经	泻水逐饮，消肿散结	①水肿，鼓胀，胸胁停饮，气逆咳喘，二便不利——十枣汤 ②风痰癫痫——遂心丹，有逐痰涎之功 ③疮痈肿毒，外用，现治乳腺肿瘤	入丸散服，每次0.5～1.5g。外用适量，生用内服醋制以减低毒性(199829、200734)	虚弱者及孕妇忌用。不宜与甘草同用
巴豆霜	辛，热；有大毒。归胃、大肠经	峻下冷积，逐水退肿，豁痰利咽，外用蚀疮(201234)	①寒积便秘——三物备急丸，能开通肠道闭塞 ②腹水鼓胀，配杏仁 ③喉痹痰阻——三物小白散 ④痈肿未溃、疥癣恶疮 ⑤小儿乳食停积——万应保赤散	入丸散服，0.1～0.3g。大多制成巴豆霜，以减低毒性。外用适量(1991135、199330)	孕妇及体弱者忌用。不宜与牵牛子同用
牵牛子	苦，寒；有毒。归肺、肾、大肠经	泻下通便，消痰涤饮，去积杀虫(201094)	①水肿，鼓胀——舟车丸，能通利二便 ②痰饮喘咳，能泻肺气，逐痰饮 ③虫积腹痛，治蛔虫、绦虫配槟榔、使君子(201433)	煎服，3～6g。入丸散服，每次1.5～3g。本品炒用药性减缓(200542)	孕妇忌用。不与巴豆、巴豆霜同用
京大戟	苦，寒；有毒。归肺、脾、肾经	泻水逐饮，消肿散结(1996137)	①水肿、鼓胀、胸胁停饮，气逆咳喘，二便不利——十枣汤、舟车丸 ②痈肿疮毒，瘰疬痰核	煎服，1.5～3g；入丸散服，每次1g。外用适量，生用。内服醋制用，以减低毒性(201726)	虚弱者及孕妇忌用。不与甘草同用
芫花	苦、辛，温；有毒。归肺、脾、肾经	泻水逐饮，外用杀虫疗疮(200330、201532)兼可祛痰止咳	①胸胁停饮，水肿，鼓胀，气逆咳喘，二便不利——十枣汤、舟车丸，常与甘遂、京大戟同用 ②咳嗽痰喘，芫花兼能祛痰止咳，近代治疗慢性支气管炎有良效 ③头疮、白秃、顽癣、冻疮及痈肿	煎服，1.5～3g；醋芫花研末吞服，每次0.6～0.9g，每日1次(201826、2009149)外用适量，生用。内服醋制用，以降低毒性	虚弱者及孕妇忌用。不宜与甘草同用
商陆	苦，寒，有毒。归肺、脾、肾、大肠经	逐水消肿，通利二便外用解毒散结(201093)	①水肿鼓胀，能通利二便 ②疮痈肿毒	煎服，3～9g，外用适量	孕妇忌用

真题 【2018.26】

芫花内服入煎剂的剂量

A. 0.3～0.5g　　　　　B. 0.5～1g

C. 1.5～3g　　　　　　D. 6～9g

【答案】C

真题 【2017.129】

大黄具有而芒硝不具有的功效是

A. 润燥软坚　　　　　B. 凉血解毒

C. 逐瘀通经　　　　　D. 杀虫疗疮

【答案】BC

真题 【2017.26】

京大戟内服入煎剂的用量是

A. 0.1～0.3g　　　　　B. 0.5～1g

C. 1.5～3g　　　　　　D. 6～9g

【答案】C

真题 【2016.32】

具有凉血解毒、逐瘀通经功效的药物是

A. 姜黄　　B. 栀子　　C. 水蛭　　D. 大黄

【答案】D

真题 【2015.32】

具有祛痰止咳、杀虫疗疮功效的药物是

A. 芫花　　B. 苦参　　C. 浙贝母　　D. 雄黄

【答案】A

真题 【2014.33】

下列各项中,治疗虫积腹痛宜选用的药物是

A. 甘遂　　　　　　B. 京大戟

C. 牵牛子　　　　　D. 商陆

【答案】C

真题 【2013.32】

既治肠燥便秘,又治水肿、小便不利的药物是

A. 郁李仁　　　　　B. 火麻仁

C. 柏子仁　　　　　D. 瓜蒌仁

【答案】A

真题 【2013.95】

治疗血热吐血、衄血,可选用的药物是

A. 商陆　　B. 芦荟　　C. 大黄　　D. 芫花

【答案】C

三 重点配伍

1. 大黄配附子干姜

大黄苦寒泻下,附子干姜辛热可温阳散寒,三药合用附子干姜可制大黄苦寒之性,而存其泻下之效,用于治疗脘腹冷痛,大便秘结,如温脾汤。

2. 大黄配芒硝

大黄芒硝都能泻下攻积,二者相配相须为用,治疗积滞便秘,如大承气汤、调胃承气汤。

3. 京大戟、甘遂及芫花相配

京大戟、甘遂及芫花三药都能泻水逐饮,三药相配相须为用治疗水肿、鼓胀、胸胁停饮证,如十枣汤。

4. 甘遂配牵牛子

甘遂、牵牛子都为泻下逐水药,二者相须为用治疗腹大水肿,二便不通。(199586)

四 相似功用鉴别

1. 大黄 (2000141)

①生大黄泻下力强,故欲攻下者宜生用,入汤剂应后下,或用开水泡服;久煎则泻下力减弱。

②酒制大黄善清上焦血分热毒,用于目赤咽肿,齿龈肿痛。

③大黄炭则多用于血热有瘀出血证。

④熟大黄泻下力缓,泻火解毒,用于火毒疮疡。

2. 芒硝、大黄

(1) 同

均为泻下药,常相须用治肠燥便秘。

(2) 异

①大黄味苦泻下力强,有荡涤肠胃之功,为治热结便秘之主药。

②芒硝味咸,可软坚泻下,善除燥屎坚结。

3. 甘遂、京大戟、芫花

(1) 同

均为峻下逐水药,具有泻水逐饮之效,作用峻猛,常同用治疗水肿、鼓胀、胸胁停饮之证。三者均有毒,且不宜与甘草同用;内服时,多醋制,可降低其毒性。

(2) 异

甘遂作用最强,其次为京大戟,最弱者为芫花。甘遂善行经隧之水湿,大戟能泻脏腑之水湿,芫花以泻胸胁水饮,并以祛痰止咳见长。

4. 巴豆、大黄

(1) 同

均具有较强的攻下祛积作用,用于积滞便秘。

(2) 异

①巴豆辛热燥烈,性猛力强,主要用于寒积便秘重症。

②大黄苦寒,主要用于实热积滞便秘急症,若用其治寒积便秘,须与附子、干姜等温里药配伍。

5. 牵牛子、商陆

(1) 同

均具有泻下逐水之功,可使水湿之邪从二便而出。

(2) 异

牵牛子兼有去积杀虫之效,商陆则有消肿散结之功。

1.大黄和虎杖都具有的功效是:
A.活血、通便、解毒、止咳
B.活血、通便、利湿、止血
C.活血、利湿、解毒、止痛
D.活血、解毒、通便、退黄

2.大黄后下的目的是:
A.清热解毒　　　　B.泻热通便
C.清化痰热　　　　D.活血祛瘀

3.既能泻火凉血,活血祛瘀,又能清泄湿热的药物是:
A.栀子　　B.丹皮　　C.紫草　　D.大黄

4.下列哪项不是大黄的功效:
A.清热泻火　　　　B.解毒
C.消肿散结　　　　D.止血

5.大黄具有的功效是:
A.清热泻火,解毒止血
B.活血祛瘀,通络止痛
C.泻火凉血,清心除烦
D.利胆退黄,清热除疳

6.芒硝的性味是:
A.辛、苦、凉　　　　B.甘、淡、凉
C.酸、甘、寒　　　　D.咸、苦、寒

7.泻下药中有效成分不溶于水,宜入丸散的药是:
A.芒硝　　　　　　B.番泻叶
C.火麻仁　　　　　D.甘遂

8.甘遂内服最为适宜的剂型是:
A.汤剂　　　　　　B.露剂
C.丸、散剂　　　　D.酒剂

9.巴豆的内服剂量是:
A.0.3～0.6g　　　　B.0.7～0.9g
C.0.1～0.3g　　　　D.0.01～0.03g

10.下列关于药物用法用量的叙述,错误的是:
A.麝香入丸散,每次0.03～0.1g
B.芦荟入丸散,每次2～5g
C.京大戟入丸散,每次1g
D.牵牛子入丸散,每次4～6g

11.具有祛痰止咳功效的药物是:
A.牵牛子　　　　　B.芫花
C.商陆　　　　　　D.甘遂
E 大戟

12.可入煎剂的泻下药是:
A.芒硝　　　　　　B.芦荟
C.巴豆　　　　　　D.千金子

13.患者,男,20岁。大便秘结,腹中胀痛,口干口臭,小便短赤,舌质红,苔黄燥,脉弦数。用药宜首选:
A.黄芩、黄连、枳实、厚朴
B.芒硝、枳实、厚朴、芦荟
C.大黄、枳实、木香、黄连
D.大黄、芒硝、枳实、厚朴

14.既能润肺止咳,又能润肠通便的药物是:
A.郁李仁　　　　　B.薏苡仁
C.松子仁　　　　　D.火麻仁

15.既能泻下逐水,又能去积杀虫的药物是:
A.槟榔　　　　　　B.甘遂
C.使君子　　　　　D.牵牛子

16.具有消肿散结功效的药物是:
A.芫花　　　　　　B.巴豆
C.甘遂　　　　　　D.牵牛子

17.牵牛子入丸散的用量是
A.0.1～0.3g　　　　B.0.5～1g
C.1～1.5g　　　　　D.1.5～3g

参考答案

1. D	2. B	3. D	4. C	5. A
6. D	7. D	8. C	9. C	10. D
11. B	12. A	13. D	14. C	15. D
16. C	17. D			

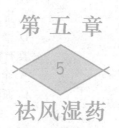

第五章

祛风湿药

▉▉ 考纲要求

1.祛风湿药的药性、功效、主治病证、常用配伍、用量用法、使用注意及相似功用鉴别要点。

2.祛风湿药中临床常用重点中药(一级中药)独活、木瓜、威灵仙、秦艽、防己、蕲蛇、桑寄生、五加皮的药性、功效、主治病证、配伍、用量用法、使用注意及相似功用鉴别要点。

3.祛风湿药中临床常用非重点中药(二级中药)川乌、草乌、乌梢蛇、昆明山海棠、雷公藤、络石藤、豨莶草、臭梧桐、桑枝、海桐皮、海风藤、狗脊的药性、功效、主治病证及相似功用鉴别要点。

▉▉ 考点解析

一 祛风湿药概述

1.概念

凡以祛除风湿之邪,治疗风湿痹证为主的药物,称为祛风湿药。

2.性能特点及功效

本类药物味多辛苦,性或温或凉,能祛除留着于肌肉、经络、筋骨的风湿之邪,有的还兼有散寒、舒筋、通络、止痛、活血或补肝肾、强筋骨等作用。(200831、2017127)

3.适应证

主要用于风湿痹证之肢体疼痛,关节不利、肿大,筋脉拘挛等症。部分药物还适用于腰膝酸软、下肢痿弱等。

4.配伍方法

①风邪偏盛的行痹,应选择善能祛风的祛风湿药,佐以活血养营之品。

②湿邪偏盛的着痹,应选用温燥的祛风湿药,佐以健脾渗湿之品。

③寒邪偏盛的痛痹,当选用温性较强的祛风湿药,佐以通阳温经之品。

④外邪入里而从热化或郁久化热的热痹,当选用寒凉的祛风湿药,酌情配伍凉血清热解毒药。

⑤感邪初期,病邪在表,当配伍散风胜湿的解表药。

⑥病邪入里,须与活血通络药同用。

⑦若夹有痰浊、瘀血者,须与祛痰、散瘀药同用。

⑧久病体虚,肝肾不足,抗病能力减弱,应选用强筋骨的祛风湿药,配伍补肝肾、益气血的药物,扶正以祛邪。

5.使用注意

①痹证多属慢性疾病,为服方便,可制成酒或丸散剂。酒还能增强祛风湿药的功效。也可制成外敷剂型,直接用于患处。

②辛温性燥的祛风湿药,易伤阴耗血,阴血亏虚者应慎用。

6.分类

分为祛风寒湿药、祛风湿热药、祛风湿强筋骨药三类。

1. 祛风寒湿药

药名	药性	功效	主治病证及配伍	用法用量	使用注意
独活	辛、苦,微温。归肾、膀胱经	祛风除湿,通痹止痛,解表	①风寒湿痹——独活寄生汤,功善祛风湿,止痹痛,为治风湿痹痛主药,凡风寒湿邪所致之痹症,无论新久,均可应用;主入肾经,性善下行,尤以下部寒湿者为宜 ②风寒夹湿头痛——羌活胜湿汤 ③少阴伏风头痛——独活细辛汤,善入肾经而搜伏风(2009141) ④皮肤瘙痒	煎服,3～10g。外用,适量	无特殊注意
木瓜	酸,温。归肝、脾经	舒筋活络,和胃化湿(201435)	①风湿痹证,尤为湿痹,筋脉拘挛要药 ②脚气水肿(200083) ③吐泻转筋,温香入脾,化湿和胃,味酸入肝,舒筋活络而缓挛急(201034) ④消化不良 ⑤津伤口渴	煎服,6～9g	胃酸过多者不宜服用
威灵仙	辛、咸,温。归膀胱经	祛风湿,通络止痛,消骨鲠	①风湿痹证,通行十二经,为治风湿痹痛要药,无论上下皆可应用(199234) ②骨鲠咽喉,味咸能软坚 ③跌打伤痛、头痛、牙痛、胃脘痛	煎服,6～10g。外用,适量	本品辛散走窜,气血虚弱者慎服
蕲蛇	甘、咸,温。有毒。归肝经(201134)	祛风,通络,止痉	①风湿顽痹,中风口眼喎斜,半身不遂,配防风羌活等,祛内外风邪,为截风要药(201721) ②小儿惊风,破伤风,祛外风又息内风,治抽搐痉挛常用药(201294) ③麻风、疥癣,祛风止痒(201721) ④瘰疬、梅毒、恶疮,以毒攻毒	煎汤,3～9g;研末吞服,1次1～1.5g,1日2～3次。或酒浸、熬膏、入丸散服	血虚生风者慎服
川乌	辛、苦,热。生川乌有大毒,制川乌有毒。归心、肝、肾、脾经	祛风湿,温经止痛(200833)	①风寒湿痹,"疏利迅速,开通关腠,驱逐寒湿",为治风寒湿痹之佳品,尤宜于寒邪偏盛之痹痛 ②心腹冷痛,寒疝疼痛 ③跌打损伤,麻醉止痛(201293)	制川乌煎服,1.5～3g,宜先煎、久煎,生品宜外用,适量	生品内服宜慎,孕妇忌用,不宜与半夏、川贝母、浙贝母、天花粉、瓜蒌、白及、白蔹同用(2017135)

药名	药性	功效	主治病证及配伍	用法用量	使用注意
草乌	草乌性能、功效、应用、用法用量、使用注意与川乌同，而毒性更强。一般宜炮制后用，炮制方法同川乌（2006127）				
乌梢蛇	甘，平。归肝经	祛风，通络，止痉	①风湿顽痹，中风半身不遂，尤宜于风湿顽痹，日久不愈者 ②小儿惊风，破伤风 ③麻风、疥癣，能祛风止痒（201821） ④瘰疬、恶疮	煎服，6～12g研末，每次2～3g，或入丸剂，酒浸服，外用适量	血虚生风者慎服
海风藤	辛、苦，微温。归肝经	祛风湿，通经络止痹痛（200538、2006129）	①风寒湿痹，筋脉拘挛 ②跌打损伤	煎服，6～12g，外用适量	无特殊注意
昆明山海棠	苦、辛，微温。有大毒。归肝、脾、肾经	祛风湿，活血止痛，续筋接骨。止血、解毒杀虫	①风湿痹证，能"行十二经脉" ②跌打损伤，骨折 ③产后出血过多、癌肿、顽癣	煎服，6～15g，宜先煎，外用适量	体弱者不宜用，孕妇禁用，小儿及育龄期妇女慎服；不宜过量或久服

2. 祛风湿热药

药名	药性	功效	主治病证及配伍	用法用量	使用注意
秦艽	辛、苦，平。归胃、肝、胆经	祛风湿，止痹痛，退虚热，清湿热，舒筋络（199837）（1999139）（200381）（200382）	①风湿痹证，为风药中之润剂，无论寒热新久皆可配伍应用，对热痹尤宜，配防己、牡丹皮等（1993142） ②中风不遂——秦艽升麻汤，善"活血荣筋" ③骨蒸潮热，疳积发热——秦艽鳖甲散，为治虚热要药 ④湿热黄疸，配茵陈、栀子、大黄等	煎服，3～10g	无特殊注意
防己	苦、寒。归膀胱、肺经	祛风，止痛，利水消肿（199202）	①风湿痹证——宣痹汤，防己饮，对风湿痹证湿热偏盛，肢体酸重，关节红肿疼痛，及湿热身痛者，尤为要药（199234） ②水肿脚气，小便不利——防己黄芪汤，防己茯苓汤，善走下行而泄下焦膀胱湿热，尤宜于下肢水肿，小便不利者 ③湿疹疮毒，配苦参、金银花等 ④高血压病	煎服，5～10g	本品大苦大寒易伤胃气，胃纳不佳及阴虚体弱者慎服

药名	药性	功效	主治病证及配伍	用法用量	使用注意
桑枝	微苦，平。归肝经	祛风湿，利关节（200430）	风湿痹证，痹证新久、寒热均可应用，尤宜于风湿热痹、肩臂、关节酸痛麻木者	煎服，9～15g，外用适量	无特殊注意
豨莶草	辛、苦，寒。归肝、肾经	祛风湿，利关节，解毒（199835）、（2013146）	①风湿痹痛，中风半身不遂 ②风疹，湿疮，疮痈 ③高血压病	煎服，9～12g，外用适量，治风湿痹痛、半身不遂制用；治风疹湿疮，生用	无特殊注意
臭梧桐	辛、苦、甘，凉。归肝经	祛风湿，通经络，平肝（200430）（2013146）	①风湿痹证，中风半身不遂 ②风疹，湿疮，散风、除湿 ③肝阳上亢，头痛眩晕，高血压病	煎服，5～15g，用于高血压病，不宜久煎，研末服，每次3g，外用适量	无特殊注意
海桐皮	苦、辛，平。归肝经	祛风湿，通络止痛，杀虫止痒（200430）（2006129）	①风湿痹证，尤善治下肢关节痹痛 ②疥癣，湿疹	煎服5～15g，外用适量	无特殊注意
络石藤	苦，微寒。归心、肝、肾经	祛风通络，凉血消肿（199835）	①风湿热痹（199234） ②喉痹，痈肿 ③跌仆损伤	煎服，6～12g	无特殊注意
雷公藤	苦、辛，寒。有大毒。归肝、肾经	祛风湿，活血通络，消肿止痛，杀虫解毒	①风湿顽痹 ②麻风，顽癣，湿疹，疥疮	煎服，去皮者15～20g；带皮根，10～12g；研末时每次0.5～1.5g，外用适量	无特殊注意

3.祛风湿强筋骨药

药名	药性	功效	主治病证及配伍	用法用量	使用注意
桑寄生	苦、甘，平。归肝、肾经	祛风湿，补肝肾，强筋骨，安胎（1992139）（1996110）（1999143）（2000110）	①风湿痹证——独活寄生汤，对痹证日久，伤及肝肾，腰膝酸软，筋骨无力者尤宜 ②崩漏经多——桑寄生散，妊娠漏血，胎动不安，养血而固冲任 ③头晕目眩，高血压（2015144）	煎服，9～15g	无特殊注意

药名	药性	功效	主治病证及配伍	用法用量	使用注意
五加皮	辛、苦，温。归肝、肾经	*祛风湿，补肝肾，强筋骨，利水，消肿*(1992139)(2009144)	①风湿痹证——五加皮酒，为强壮性祛风湿药，尤宜于老人及久病体虚者 ②筋骨痿软，小儿行迟，体虚乏力，配杜仲，牛膝等 ③水肿，脚气——五皮散，能温肾而除湿利水	煎服，5～10g；或酒浸、入丸散服	无特殊注意
狗脊	苦、甘，温。归肝、肾经	*祛风湿，补肝肾，强腰膝。兼可温补固摄*(1992139)	①风湿痹证，对肝肾不足，兼有风寒湿邪之腰痛脊强，不能俯仰者最为适宜 ②腰膝酸软，下肢无力 ③遗尿，白带过多(2015144) ④狗脊的绒毛止血，外敷可用于金疮出血	煎服，6～12g	肾虚有热，小便不利或短涩黄赤者慎服

真题【2017.135】

下列药物中，不宜与草乌同用的是

A. 川贝母　　　　　　B. 百部

C. 大蓟　　　　　　　D. 白蔹

【答案】AD

真题【2014.35】

木瓜的功效是

A. 祛风散寒，通络止痛

B. 祛风通络，定惊止痛

C. 祛风除湿，强筋健骨

D. 舒筋活络，和胃化湿

【答案】D

真题【2015.144】

桑寄生、狗脊均主治

A. 风湿痹证　　　　　B. 白带过多

C. 腰膝酸软　　　　　D. 胎动不安

【答案】AC

真题【2013.146】

下列各项中，豨莶草与臭梧桐共同的功效的有

A. 祛风湿　　　　　　B. 补肝肾

C. 强筋骨　　　　　　D. 通经络

【答案】AD

真题【2018.21】

治疗麻风，疥癣宜选用的药物是

A. 木瓜　　　　　　　B. 乌梢蛇

C. 川乌　　　　　　　D. 威灵仙

【答案】B

三 重点配伍

1. 独活配羌活

独活微温，功能祛风湿，散寒止痛，发表，善散在里

伏风及寒湿，治腰以下风寒湿痹；羌活性温，功能散寒祛风，胜湿止痛，解表，善散肌表游风及寒湿，善治上半身风寒湿痹。两药合用走里达表，散风寒湿邪力强，治风湿痛痹，无论上下均可。

2. 独活配桑寄生

独活性温，功能散风寒湿止痛；桑寄生性平，既能祛风湿，又能强筋骨。两药合用，既祛风湿又能强筋骨，治风湿痹痛、腰膝酸软者佳，如独活寄生汤。

四 相似功用鉴别

1. 羌活、独活

(1)同

均能祛风湿，止痛，解表，以治风寒湿痹，风寒夹湿表证，头痛。若风寒湿痹，一身尽痛，两者常相须为用。

(2)异

①羌活性较燥烈，发散力强，常用于风寒湿痹，痛在上半身者，治头痛因于风寒者。

②独活性较缓和，发散力较羌活为弱，多用于风寒湿痹在下半身者，治头痛属少阴者。

2. 川乌与草乌

草乌的性能、功效、应用、用法用量、使用注意与川乌同，而毒性更强。一般宜炮制后用，炮制方法同川乌。

3. 蕲蛇、金钱白花蛇、乌梢蛇

(1)同

三者性皆走窜，均能祛风，通络，止痉，凡内外风毒壅滞之证皆宜，尤以善治病久邪深者为其特点。

（2）异

作用以金钱白花蛇最强，蕲蛇次之，乌梢蛇最弱；且金钱白花蛇与蕲蛇均有毒性偏温燥，而乌梢蛇性平无毒力较缓。

4. 络石藤、海风藤

（1）同

二者均能祛风通络，常用于风湿所致的关节屈伸不利，筋脉拘挛及跌打损伤。

（2）异

①海风藤性微温，适用于风寒湿痹，肢节疼痛，筋脉拘挛，屈伸不利者。

②络石藤性微寒，尤宜于风湿热痹，筋脉拘挛，腰膝酸痛者。

5. 桑寄生、五加皮、狗脊

（1）同

二者均可祛风湿，补肝肾，强筋骨。

（2）异

桑寄生兼有养血安胎而治疗肝肾不足之胎动不安，并有降血压之效，五加皮同时兼有利水消肿之功，狗脊更偏于补肝肾，强腰膝止血之效。

小试牛刀

1. 下列选项中，具有沉降性质的药物是：
　　A. 祛风湿药　　　　B. 行气药
　　C. 清热药　　　　　D. 解表药

2. 下列除哪项外都是主治风湿热痹的药组：
　　A. 黄柏、蚕沙
　　B. 木通、防己
　　C. 独活、威灵仙
　　D. 白鲜皮、薏苡仁

3. 擅治阳明头痛的药物是：
　　A. 川芎　　　　　　B. 细辛
　　C. 白芷　　　　　　D. 羌活

4. 下列哪组不完全是利胆退黄药：
　　A. 栀子、黄柏、秦艽
　　B. 大黄、龙胆草、苦参
　　C. 郁金、虎杖、川楝子

　　D. 柴胡、黄芩、川楝子

5. 既治风湿热痹，又治湿热黄疸的药物是：
　　A. 茵陈　　　　　　B. 垂盆草
　　C. 白鲜皮　　　　　D. 防己

6. 川乌、草乌功效的共同点是：
　　A. 祛风湿，温经散寒，止痛
　　B. 祛风湿，舒筋络，消肿止痛
　　C. 祛风湿，解表，止痛
　　D. 祛风湿，通络，止痉

7. 既能祛风湿，通经络，又能降压、解毒的药物是：
　　A. 独活　　　　　　B. 豨莶草
　　C. 络石藤　　　　　D. 忍冬藤

8. 下列除哪项外均可割取地上部分入药：
　　A. 豨莶草　　　　　B. 灯心草
　　C. 泽兰　　　　　　D. 龙胆草

9. 具有祛风通络、杀虫止痒功效的药物是：
　　A. 海风藤　　　　　B. 海桐皮
　　C. 络石藤　　　　　D. 臭梧桐

10. 下列选项中，具有祛风除湿、通经活络功效的药物是：
　　A. 防己　　　　　　B. 独活
　　C. 蚕沙　　　　　　D. 海风藤

11. 既可治疗风湿痹痛，又可治疗皮肤瘙痒病证的药物是：
　　A. 独活　　　　　　B. 木瓜
　　C. 川乌　　　　　　D. 威灵仙

12. 独活具有的功效是：
　　A. 活血　　　　　　B. 行气
　　C. 化痰　　　　　　D. 解表

13. 治疗风湿痹证，水肿脚气，湿疹疮毒，应选用的药物是：
　　A. 桑寄生　　　　　B. 蕲蛇
　　C. 防己　　　　　　D. 威灵仙

参考答案

1. C	2. C	3. C	4. D	5. C
6. A	7. B	8. D	9. B	10. D
11. A	12. D	13. C		

中药学

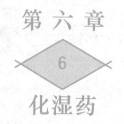

第六章

化湿药

■ 考纲要求

1.化湿药的药性、功效、主治病证、常用配伍、用量用法、使用注意及相似功用鉴别要点。

2.化湿药中临床常用重点中药(一级中药)苍术、厚朴、广藿香、佩兰、砂仁、豆蔻的药性、功效、主治病证、配伍、用量用法、使用注意及相似功用鉴别要点。

3.化湿药中临床常用非重点中药(二级中药)草豆蔻、草果的药性、功效、主治病证及相似功用鉴别要点。

■ 考点解析

一 化湿药概述

1.概念

凡气味芳香,性偏温燥,以化湿运脾为主要作用的药物,称为化湿药。

2.性能特点及功效

本类药物辛香温燥,主入脾、胃经(2007166),能促进脾胃运化,消除湿浊。同时,能行中焦之气机,以解除因湿浊引起的脾胃气滞之症状。此外,部分药还兼有解暑、辟秽、开窍、截疟等作用。

3.适应证

湿浊内阻,脾为湿困,运化失常所致的脘腹痞满、呕吐泛酸、大便溏薄、食少体倦、口甘多涎、舌苔白腻等证。此外,有芳香解暑之功,湿温、暑湿等证,亦可选用。

4.配伍方法

①湿阻气滞,脘腹胀满者,常与行气药物配伍。

②湿阻而偏于寒湿,脘腹冷痛者,可配伍温中祛寒药。

③脾虚湿阻,脘痞纳呆,神疲乏力者,常配伍补气健脾药。

④用于湿温、湿热、暑湿者,常与清热燥湿、解暑、利湿之品。

5.使用注意

①化湿药物气味芳香,多含挥发油,一般以作为散剂服用疗效较好,如入汤剂宜后下,且不应久煎,以免其挥发性有效成分逸失而降低疗效。

②化湿药多属于辛温香燥之品,易于耗气伤阴,故阴虚血燥及气虚者当慎用。

二 化湿药中的重点中药和非重点中药

药名	药性	功效	主治病证及配伍	用法用量	使用注意
苍术	辛,苦,温。归脾、胃、肝经	燥湿健脾,祛风散寒,明目(200691)(200931)	①湿阻中焦证——平胃散,对湿阻中焦,脾失健运而致脘腹胀闷,呕恶食少,吐泻乏力,舌苔白腻等症,最为适宜 ②风湿痹证——薏苡仁汤,白虎加苍术汤,痹证湿胜者尤宜 ③风寒夹湿表证——神术散,发汗祛表邪胜湿 ④夜盲症及眼目昏涩	煎服,3～9g	无特殊注意
厚朴	苦、辛,温。归脾、胃、肺、大肠经	功效燥湿,行气,消积,消痰平喘(200135)(200931)	①湿阻中焦,脘痞吐泻——平胃散,为消除胀满要药(200591) ②食积气滞,腹胀便秘——厚朴三物汤、大承气汤 ③痰饮喘咳——苏子降气汤、厚朴麻黄汤、桂枝和厚朴杏子汤 ④梅核气证(201333)	煎服,3～10g。或入丸散	本品辛苦温燥湿,易耗气伤津,气虚津亏者及孕妇当慎用

药名	药性	功效	主治病证及配伍	用法用量	使用注意
广藿香	辛,微温。归脾、胃、肺经	芳香化湿,和中止呕,发表解暑	①湿阻中焦脘腹痞闷——配苍术、厚朴等,为芳香化湿浊要药 ②呕吐——**藿香半夏汤**,治湿浊中阻所致之呕吐,本品最为捷要 ③暑湿或湿温初起——**藿香正气散**(1996107、2007122)	煎服,3~10g。鲜品加倍	无特殊注意
佩兰	辛,平。归脾、胃、肺经	芳香化湿,醒脾开胃,发表解暑(200133)(200931)	①湿阻中焦,与藿香相须为用,又性平,芳香化湿浊,去陈腐,用治脾瘅症 ②暑湿,湿温初起	煎服,3~10g。鲜品加倍	无特殊注意
砂仁	辛,温。归脾、胃、肾经	化湿开胃,温中止泻,理气安胎。(200834)(200931)(2017133)	①湿阻中焦及脾胃气滞证——香砂枳术丸、香砂六君子汤,为醒脾调胃之要药,凡湿阻或气滞所致脘腹胀痛等脾胃不和诸证常用,尤其是寒湿气滞者最为适宜(2010143) ②脾胃虚寒吐泻,单用或配干姜、附子等 ③气滞妊娠恶阻及胎动不安——泰山磐石散	煎服,3~6g,入汤剂宜后下	阴虚血燥者慎用
豆蔻	辛,温。归肺、脾、胃经	化湿行气,温中止呕,开胃消食(2000107)(200834)(2009143)(2015145)(2017133)	①湿阻中焦及脾胃气滞证,常与藿香、陈皮同用(2010143) ②呕吐,以胃寒湿阻气滞呕吐最为适宜 ③湿温初起,胸闷不饥	煎服,3~6g,入汤剂后下	阴虚血燥者慎用
草豆蔻	辛,温。归脾、胃经	燥湿行气,温中止呕(199432)(2009143)(2015145)(2017133)	①寒湿中阻证 ②寒湿呕吐 ③腹痛泻痢	煎服,3~6g	煎服,阴虚血燥者慎用
草果	辛,温。归脾、胃经	燥湿温中,除痰截疟(2009143)	①寒湿中阻证(201434) ②疟疾寒热,瘟疫发热(199429)(201434)	煎服,3~6g	阴虚血燥者慎用

基础篇 ◆

中药学

真题【2014.34】

既治寒湿中阻证,又治疟疾的药物是

A. 橘皮　　　　　　　B. 草果

C. 常山　　　　　　　D. 槟榔

【答案】B

真题【2013.33】

治疗痰气互结之梅核气,常选配的药物是

A. 草豆蔻　　　　　　B. 厚朴

C. 藿香　　　　　　　D. 佩兰

【答案】B

真题【2015.145】

草豆蔻、草果都具有的功效是

A. 行气　　　　　　　B. 燥湿

C. 温中　　　　　　　D. 截疟

【答案】BC

真题【2017.133】

下列药物中,具有行气功效的是

A. 草果　　　　　　　B. 草豆蔻

C. 白豆蔻　　　　　　D. 砂仁

【答案】BCD

三 重点配伍

1. 藿香配佩兰

藿香性温,功能化湿和中,解暑止呕,兼以解表;佩兰性平,功能化湿解暑。两药相合,既能解暑和中,又善解暑,且兼发表。凡湿浊中阻,无论兼寒兼热,也无论有无表证,都可以用。(2012145)

真题【2012.145】

藿香、佩兰均可治疗的病证有

A. 暑湿证　　　　　　B. 湿温初起

C. 热痹　　　　　　　D. 热淋

【答案】AB

2. 厚朴配苍术

厚朴性温,功能燥湿、行气、消积;苍术性温,功能燥湿健脾。两药合用,既能燥湿行气,又能消积健脾,凡寒湿中阻或夹食积者均可应用。

四 相似功用鉴别

1. 苍术、藿香、佩兰

(1)同

三者均为芳香化湿药,具有化湿之力,用于湿阻中焦证。

(2)异

①苍术苦温燥烈,可燥湿健脾,不仅适用于湿阻中焦,亦可用于其他湿邪泛滥之症。

②藿香、佩兰性微温或平,以化湿醒脾为主,多用于湿邪困脾之症。藿香药力较佩兰强,藿香兼有发表

之功。

2. 厚朴、苍术

(1)同

二者均为化湿药,性能辛苦温,具有燥湿之功,常相须为用,治疗湿阻中焦之证。

(2)异

①厚朴以苦味为重,苦降下气消积除胀满,又下气消痰平喘,既可除无形之湿满,又可消有形之实满,为消除胀满的要药。

②苍术辛散温燥为主,为治湿阻中焦之要药,又可祛风湿。

3. 豆蔻、砂仁

(1)同

具有化湿行气,温中止呕、止泻之功,常相须为用,用治湿阻中焦及脾胃气滞证。

(2)异

①豆蔻化湿行气之力偏中上焦,临床上可用于湿温痞闷,温中偏在胃而善止呕。

②砂仁偏中下焦,化湿行气力略胜,温中重在脾而善止泻。

▌小试牛刀

1. 芳香化湿药的归经是:

A. 脾胃经　　　　　　B. 脾肺经

C. 肺胃经　　　　　　D. 肝脾经

2. 下列哪项不是厚朴的功效:

A. 行气　　　　　　　B. 活血

C. 燥湿　　　　　　　D. 消积

3. 治疗肠胃积滞,腹胀便秘,宜选用:

A. 白豆蔻　　　　　　B. 苍术

C. 厚朴　　　　　　　D. 藿香

4. 下列药物除哪项外均有止呕作用:

A. 半夏　　　　　　　B. 藿香

C. 佩兰　　　　　　　D. 白豆蔻

5. 砂仁具有而白豆蔻不具有的功效是:

A. 燥湿　　　　　　　B. 行气

C. 温中　　　　　　　D. 安胎

6. 白豆蔻、草豆蔻、肉豆蔻都具有的功能是:

A. 芳香化湿　　　　　B. 涩肠止泻

C. 温中行气　　　　　D. 醒脾开胃

7. 主治寒湿偏盛的疟疾当选用下列何药:

A. 常山　　　　　　　B. 槟榔

C. 草果　　　　　　　D. 青蒿

8. 白豆蔻、肉豆蔻的共同功效是:

A. 温中行气　　　　　B. 涩肠止泻

C. 化湿行气　　　　　D. 温中止呕

9. 肉豆蔻与白豆蔻均具有的功效是:
    A. 涩肠止泻,下气平喘
    B. 温中散寒,行气消胀
    C. 温中行气,燥湿止带
    D. 收敛固涩,制酸止痛

◆基础篇◆

中药学

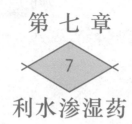

利水渗湿药

▓▓ 考纲要求

> 1.利水渗湿药的药性、功效、主治病证、常用配伍、用量用法、使用注意及相似功用鉴别要点。
> 2.利水渗湿药中临床常用重点中药(一级中药)茯苓、薏苡仁、泽泻、猪苓、车前子、木通、通草、滑石、石韦、瞿麦、萆薢、茵陈、金钱草、虎杖的药性、功效、主
> 治病证、配伍、用量用法、使用注意及相似功用鉴别要点。
> 3.利水渗湿药中临床常用非重点中药(二级中药)香加皮、海金沙、萹蓄、地肤子、冬葵子、灯心草、珍珠草的药性、功效、主治病证及相似功用鉴别要点。

▓▓ 考点解析

一 利水渗湿药概述

1.概念

凡能通利水道,渗泄水湿,治疗水湿内停病证为主的药物,称利水渗湿药。

2.性能特点及功效

味多甘淡或苦,主归膀胱、小肠、肾、脾经,作用趋向偏于下行,具有利水消肿、利尿通淋、利湿退黄等功效。(2015141)

真题【2015.141】

具有沉降药性的药物是

A.利水渗湿药　　　　B.息风止痉药

C.止咳平喘药　　　　D.收敛止血药

【答案】ABCD

3.适应证

主要用于小便不利、水肿、泄泻、痰饮、淋证、黄疸、湿疮、带下、湿温等水湿所致的各种病证。

4.配伍方法

①水肿骤起有表证者,配宣肺解表药。

②水肿日久,脾肾阳虚者,配温补脾肾药。

③湿热合邪者合配清热药。

④寒湿相并者,配温里祛寒药。

⑤热伤血络而尿血者,配凉血止血药。

⑥泄泻、痰饮、湿温、黄疸等,常与健脾、芳香化湿或清热燥湿等药物配伍。

⑦此外,常与行气药配伍使用,以提高疗效。

5.使用注意

①利水渗湿药,易耗伤津液,对阴亏津少、肾虚遗精遗尿者,宜慎用或忌用。

②有些药物有较强的通利作用,孕妇应慎用。

6.分类

利水渗湿药分为利水消肿药、利尿通淋药和利湿退黄药三类。

二 利水渗湿药中的重点中药和非重点中药

1.利水消肿药

药名	药性	功效	主治病证及配伍	用法用量	使用注意
茯苓	甘、淡、平。归心、脾、肺、肾经	利水渗湿,健脾,宁心(199587)(199983)(200431)	①水肿尿少——五苓散、真武汤、猪苓汤,既可祛邪,又可扶正,利水而不伤正气,实为利水消肿之要药,可治寒热虚实各种水肿 ②痰饮眩悸——苓桂术甘汤、小半夏加茯苓汤 ③脾虚泄泻——参苓白术散、四君子汤,能健脾渗湿而止泻 ④心悸、失眠——归脾汤、安神定志丸,能益心脾而宁心安神	煎服,10~15g	无特殊注意

药名	药性	功效	主治病证及配伍	用法用量	使用注意
薏苡仁	甘、淡、凉。归脾、胃、肺经	利水渗湿,健脾止泻,除痹,排脓解毒,散结(199234)(199738)(1993142)(199984)	①水肿,小便不利,脚气浮肿,配茯苓、白术等,既利水消肿,又健脾补中 ②脾虚泄泻——参苓白术散,健脾止泻(200635) ③湿痹拘挛——薏苡仁汤、三仁汤,能舒筋脉,缓和拘挛(200835) ④肺痈、肠痈——苇茎汤、薏苡附子败酱散,清肺肠之热(2013144) ⑤赘疣,癌肿	煎服,9～30g。清利湿热宜生用,健脾止泻宜炒用(201533)	孕妇慎用
泽泻	甘,淡,寒。归肾、膀胱经	利水渗湿,化浊降脂,泻热(201722)(200032)	①水肿,小便不利,泄泻——五苓散、胃苓汤、泽泻汤 ②淋证,遗精——六味地黄丸,既清膀胱之热,又泄肾经之虚火,下焦湿热者尤为适宜 ③高脂血症	煎服,6g～10g	无特殊注意
猪苓	甘、淡、平。归肾、膀胱经(200735)	利水渗湿(200431)	水肿,小便不利,泄泻,淋浊,带下——四苓散、猪苓丸,利水作用较强,用于水湿停滞的各种水肿,单用有效	煎服,6～12g	无特殊注意
香加皮	辛、苦、温,有毒。归肝、肾、心经(201633)	利水消肿,祛风湿,强筋骨(2006129)	①下肢浮肿,心悸气短 ②风湿痹证	煎服,3～6g	有毒,不宜过量服用

2.利尿通淋药

药名	药性	功效	主治病证及配伍	用法用量	使用注意
车前子	甘,寒。归肝、肾、肺、小肠经	清热利尿通淋,渗湿止泻,明目,祛痰(201235)	①热淋涩痛,水肿——八正散、济生肾气丸,善通利水道,清膀胱热结 ②暑湿泄泻,单用或配白术,利小便以实大便,尤宜于大便水泻,小便不利之水泻 ③目赤肿痛,目暗昏花,翳障,配菊花、决明子等,善清肝热(201096) ④痰热咳嗽,配瓜蒌、浙贝母等,能清肺化痰止咳(200835、201095)	煎服,9～15g,宜包煎	肾虚精滑者及孕妇慎用

◇基础篇◇

中药学

药名	药性	功效	主治病证及配伍	用法用量	使用注意
木通	苦，寒。归心、小肠、膀胱经	利尿通淋，清心除烦，通经下乳（2009145）（199183）（201722）	①热淋涩痛，水肿，配车前子等，能利水消肿，下利湿热 ②口舌生疮，心烦尿赤，上清心经之火，下泄小肠之热，配生地黄等 ③经闭乳少，配红花等 ④湿热痹痛（199634）	煎服，3～6g（2002140）（200332）	孕妇慎用，不宜长期或大量服用
通草	甘、淡，微寒。归肺、胃经	清热利尿，通气下乳（199338）（2009145）	①淋证，水肿，配冬葵子、滑石等，入太阴肺经，引热下降而利小便，通淋，消肿 ②产后乳汁不下，配穿山甲等，入胃经，使胃气上达而下乳汁	煎服，3～5g	孕妇慎用
滑石	甘、淡，寒。（200735）归膀胱、肺、胃经	利尿通淋，清热解暑，外用收湿敛疮	①热淋，石淋，尿热涩痛——八正散，能清膀胱湿热而通利水道，是治淋证常用药 ②暑湿，湿温——六一散，三仁汤，治暑湿湿温常用药 ③湿疮，湿疹，痱子，单用或配黄柏等，外用 ④湿热水泻	煎服，10～20g。外用适量。滑石块先煎，滑石粉包煎	脾虚、热病伤津及孕妇忌用
石韦	甘、苦，微寒。归肺、膀胱经	利尿通淋，清肺止咳，凉血止血（200234）	①淋证——石韦散，清利膀胱而通淋，兼可止血，尤宜于血淋 ②肺热咳喘，配鱼腥草、黄芩等 ③血热出血，单用或配侧柏叶、栀子等	煎服，6～12g	无特殊注意
瞿麦	苦，寒。归心、小肠经	利尿通淋，活血通经（199433）	①淋证——八正散，能清心与小肠火，为治淋证之常用药 ②闭经，月经不调，配桃仁、红花等，对血热瘀阻之经闭和月经不调尤宜	煎服，9～15g	孕妇慎用
萆薢	苦，平。归肾、胃经	利湿去浊，祛风除痹（201135）	①膏淋，白浊，配乌药等，为治膏淋之要药 ②风湿痹痛，配附子等，善治腰膝痹痛，筋脉关节屈伸不利	煎服，9g～15g	肾阴亏虚遗精滑泄者慎用
海金沙	甘、咸，寒。归膀胱、小肠经	清热利湿通淋，止痛（200234）	淋证，善清小肠、膀胱湿热，尤善止尿道疼痛，为治诸淋涩痛之要药	煎服，6～15g，包煎	无特殊注意
萹蓄	苦，微寒。归膀胱经	利尿通淋，杀虫止痒（2005127）（201822）	①淋证，清利下焦湿热，多用于热淋、石淋 ②虫证、湿疹、阴痒，善"杀三虫"	煎服，9～15g，外用适量	无特殊注意

药名	药性	功效	主治病证及配伍	用法用量	使用注意
地肤子	辛、苦、寒。归肾、膀胱经	清热利湿,祛风止痒 (2005127) (201822)	①淋证 ②阴痒带下,风疹,湿疹	煎服,9～15g,外用适量	无特殊注意
冬葵子	甘、涩、凉。归大肠、小肠、膀胱经	清热利尿,下乳,润肠 (199184) (199338) (1996137) (201496)	①淋证,水肿,尿闭 ②乳汁不通,乳房胀痛 ③便秘	煎服,3～9g,外用适量	本品寒润滑利,脾虚便溏及孕妇慎用
灯心草	甘、淡,微寒。归心、肺、小肠经	利小便,清心火 (200234) (201495)	①尿少涩痛 ②心烦失眠,口舌生疮	煎服1～3g	无特殊注意

3.利湿退黄药

药名	药性	功效	主治病证及配伍	用法用量	使用注意
茵陈	苦、辛,微寒。归脾、胃、肝、胆经	清利湿热,利胆退黄	①黄疸尿少——茵陈蒿汤、茵陈五苓散、茵陈四逆汤,善清利脾胃肝胆湿热,使之从小便而出,为治黄疸之要药 ②湿疮瘙痒,单用或配黄柏、苦参等(199229、199734) ③湿温暑湿	煎服,6～15g。外用适量。煎汤熏洗	蓄血发黄及血虚萎黄者慎用
金钱草	甘、淡、咸,微寒。归肝、胆、肾、膀胱经	利湿退黄,利尿通淋,解毒消肿 (199428)	①湿热黄疸,胆胀胁痛配茵陈蒿、栀子等,清肝胆之火,又能除下焦湿热 ②石淋,热淋,单用或配海金沙等,善消结石,尤宜于治疗石淋 ③痈肿疔疮、毒蛇咬伤,配蒲公英等	煎服,15～60g	无特殊注意
虎杖	苦,微寒。归肝、胆、肺经	利湿退黄,清热解毒,散瘀止痛,化痰止咳 (199231) (199736) (199333) (199484) (2002138)	①湿热黄疸,淋浊,带下,可单用或配茵陈、黄柏、栀子等 ②水火烫伤,痈肿疮毒,毒蛇咬伤,可单用或配地榆、冰片 ③经闭,癥瘕,风湿痹痛,跌打损伤,配桃仁、延胡索等 ④肺热咳嗽,单用或配贝母、枇杷叶等 ⑤热结便秘	煎服,9～15g。外用适量,制成煎液或油膏涂敷	孕妇慎用

基础篇 中药学

药名	药性	功效	主治病证及配伍	用法用量	使用注意
珍珠草	甘、苦,凉。归肝、肺经	利湿退黄,清热解毒,明目,消积	①湿热黄疸,泄痢,淋证 ②疮痈肿毒,蛇犬咬伤 ③目赤肿痛 ④小儿疳积	煎服,15～30g,外用适量	苦凉之品,阴虚体弱者慎用

真题【2018.22】

萹蓄、地肤子的共同功效是

A. 利尿通淋,止泻　　　B. 利尿通淋,止咳

C. 利尿通淋,止血　　　D. 利尿通淋,止痒

【答案】D

真题【2017.22】

泽泻、木通功效的共同点是

A. 利尿通淋,止血　　　B. 利尿通淋,止痒

C. 利尿通淋,通乳　　　D. 利尿通淋,泄热

【答案】D

真题【2016.33】

下列选项中,性味辛苦温、有毒的药物是

A. 香加皮　　　　　　　B. 甘遂

C. 朱砂　　　　　　　　D. 白果

【答案】A

真题【2015.33】

清热利湿宜生用,健脾止泻宜炒用的药物是

A. 茯苓　　　　　　　　B. 薏苡仁

C. 白扁豆　　　　　　　D. 白术

【答案】B

真题【2014.95】

既能利尿通淋,又能通心火的药物是

A. 萆薢　　　　　　　　B. 灯心草

C. 石韦　　　　　　　　D. 冬葵子

【答案】B

真题【2014.96】

既能利尿通淋,又能通乳汁的药物是

A. 萆薢　　　　　　　　B. 灯心草

C. 石韦　　　　　　　　D. 冬葵子

【答案】D

真题【2013.144】

可用薏苡仁治疗的病证有

A. 脾虚泄泻　　　　　　B. 肺痈吐脓

C. 湿温初起　　　　　　D. 湿痹拘挛

【答案】ABCD

三 重点配伍

1. 茯苓配猪苓

茯苓甘淡性平,功能利水渗湿、健脾;猪苓甘淡性平,功能利水渗湿。两药合用,利水渗湿力强,治疗水湿内停或兼脾虚者,如猪苓汤。

2. 茵陈配栀子

茵陈苦微寒,功能清利湿热退黄;栀子苦寒,功能清热泻火除烦、利湿退黄。两药合用,清热利湿退黄作用强,治湿热黄疸效佳,如茵陈蒿汤。

四 相似功用鉴别

1. 薏苡仁与茯苓

(1)同

功能相近,均利水消肿,渗湿,健脾。均属甘淡渗利兼补虚之品,利水而不伤己气。

(2)异

①薏苡仁性凉而清热,排脓消痈,又擅除痹。主要用于肠痈、肺痈,健脾止泻宜炒用。

②茯苓性平,且补益心脾,宁心安神。为利水渗湿之要药,寒热虚实皆可用。利水渗湿、健脾之力较薏苡仁后为强,为治痰饮病之要药。

2. 猪苓与茯苓

(1)同

均利水消肿,渗湿,用治水肿,小便不利等证。

(2)异

①猪苓利水作用较强,无补益之功。

②茯苓性平和,能补能利,既善渗泄水湿,又能健脾宁心。

3. 比较

药物	共性	个性
冬葵子	利尿通淋 下乳	润肠通便
通草		——
木通		清心火

■□ 小试牛刀

1. 具有渗利兼补益特点的药物是:

　　A. 木通　　　　　　　B. 通草

　　C. 泽泻　　　　　　　D. 茯苓

2. 下列除哪项外都是主治风湿热痹的药组:

　　A. 黄柏、蚕沙　　　　B. 木通、防己

　　C. 独活、威灵仙　　　D. 白鲜皮、薏苡仁

3. 下列药物中,治疗脾虚湿盛者最为适宜的是:
　　A. 泽泻　　　　　　　B. 通草
　　C. 猪苓　　　　　　　D. 薏苡仁

4. 治疗湿痹拘挛,宜选用:
　　A. 车前子　　　　　　B. 薏苡仁
　　C. 金钱草　　　　　　D. 石韦

5. 功能甘淡渗泄,利水渗湿,兼能泄热的药物是:
　　A. 茯苓　　　　　　　B. 车前子
　　C. 木通　　　　　　　D. 泽泻

6. 性味甘淡平的药物是:
　　A. 薏苡仁　　　　　　B. 猪苓
　　C. 木通　　　　　　　D. 滑石

7. 既能利尿通淋,又治湿热痹痛的药物是:
　　A. 滑石　　　　　　　B. 通草
　　C. 木通　　　　　　　D. 地肤子

8. 大剂量使用可导致急性肾功能衰竭,入汤剂常用量
　　为 3～6g 的药物是:
　　A. 猪苓　　　　　　　B. 通草
　　C. 石韦　　　　　　　D. 关木通

9. 下列除哪组外都是治疗乳汁不下的药物:
　　A. 木通、通草
　　B. 冬葵子、刺蒺藜
　　C. 穿山甲、王不留行
　　D. 橘叶、益母草

10. 具有清肺止咳功效的药物是:
　　A. 海金沙　　　　　　B. 石韦
　　C. 冬葵子　　　　　　D. 灯心草

11. 功能活血利尿,兼可清热解毒的药是:
　　A. 泽兰　　　　　　　B. 牛膝
　　C. 益母草　　　　　　D. 瞿麦

12. 既治风湿热痹,又治湿热黄疸的药物是:
　　A. 茵陈　　　　　　　B. 垂盆草
　　C. 白鲜皮　　　　　　D. 防己

13. 下列除哪项外均是金钱草的功效:

A. 利尿通淋　　　　　B. 软坚排石
C. 除湿退黄　　　　　D. 疏肝利胆

14. 虎杖的功效是:
　　A. 活血调经,清热利湿,解毒消疮,化痰平喘
　　B. 活血止血,清热解毒,利湿退黄,化痰止咳
　　C. 活血定痛,清热利湿,解毒通便,化痰止咳
　　D. 活血通络,利湿退黄,清热解毒,利尿通便

15. 大黄和虎杖都具有的功效是:
　　A. 活血、通便、解毒、止咳
　　B. 活血、通便、利湿、止血
　　C. 活血、利湿、解毒、止痛
　　D. 活血、解毒、通便、退黄

16. 功能通便解毒、退黄、止咳的药是:
　　A. 大黄　　　　　　　B. 栀子
　　C. 郁金　　　　　　　D. 虎杖

17. 槟榔与茯苓共同具有的功效是:
　　A. 消积　　　　　　　B. 杀虫
　　C. 健脾　　　　　　　D. 利水

18. 泽泻具有的功效是:
　　A. 泄热　　　　　　　B. 清肝
　　C. 健脾　　　　　　　D. 清肺

19. 用量不宜过大,常用量为 3g～6g 的药物是:
　　A. 茯苓　　　　　　　B. 滑石
　　C. 地肤子　　　　　　D. 关木通

20. 具有利湿退黄、散瘀止痛功效的药物是:
　　A. 茵陈　　　　　　　B. 萆薢
　　C. 虎杖　　　　　　　D. 地肤子

■■■ 参考答案

1. D	2. C	3. D	4. B	5. D
6. B	7. C	8. D	9. D	10. B
11. C	12. C	13. D	14. C	15. D
16. D	17. D	18. A	19. D	20. C

第八章

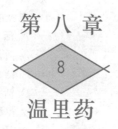

温里药

考纲要求

1. 温里药的药性、功效、主治病证、常用配伍、用量用法、使用注意及相似功用鉴别要点。

2. 温里药中临床常用重点中药(一级中药)附子、干姜、肉桂、吴茱萸、花椒、丁香、高良姜的药性、功效、主治病证、配伍、用量用法、使用注意及相似功用鉴别要点。

3. 温里药中临床常用非重点中药(二级中药)小茴香、荜茇、荜澄茄、胡椒的药性、功效、主治病证及相似功用鉴别要点。

考点解析

一 温里药概述

1. 概念

凡以温里祛寒,治疗里寒证为主的药物,称温里药,又名祛寒药。

2. 性能特点及功效

本类药物均味辛而性温热,辛能散、行,温能通,善走脏腑而能温里祛寒,温经止痛,即《内经》所谓"寒者热之"、《神农本草经》"疗寒以热药"之意。个别药物尚能助阳、回阳。

3. 适应证

可用治里寒证,尤以里寒实证为主,还用以治疗虚寒证,亡阳证。

4. 配伍方法

①若外寒已入里,表寒仍未解者,当与辛温解表药同用。

②寒凝经脉、气滞血瘀者,配以行气活血药。

③寒湿内阻,宜配芳香化湿或温燥祛湿药。

④脾肾阳虚者,宜配温补脾肾药。

⑤亡阳气脱者,宜与大补元气药同用。

5. 使用注意

①本类药物多辛热燥烈,易耗阴动火,故天气炎热时或素体火旺者当减少用量。

②热伏于里,热深厥深,真热假寒证禁用。

③凡实热证、阴虚火旺、津血亏虚者忌用。

④孕妇慎用。

二 温里药中的重点中药和非重点中药

药名	药性	功效	主治病证及配伍	用法用量	使用注意
附子	辛、甘,大热。有毒。归心、肾、脾经	回阳救逆,补火助阳,散寒止痛(1998142)	①亡阳证——四逆汤、参附汤,能上助心阳、中温脾阳、下补肾阳,(200932)为"回阳救逆第一品药" ②阳虚证——右归丸、附子理中汤、真武汤、麻黄附子细辛汤,有峻补元阳、益火消阴之效 ③寒痹证——甘草附子汤,能温经通络,逐经络中风寒湿邪(199336)	煎服,3～15g;有毒,宜先煎0.5～1h,至口尝无麻辣感为度	孕妇慎用,阴虚阳亢者忌用。半蒌贝蔹及攻乌。生品外用,内服须炮制。若内服过量,或炮制、煎煮方法不当,可引起中毒

药名	药性	功效	主治病证及配伍	用法用量	使用注意
干姜	辛，热。归脾、胃、肾、心、肺经	温中散寒，回阳通脉，温肺化饮（1997139）（201035）	①脘腹冷痛，呕吐，泄泻——理中丸、二姜丸、干姜黄芩黄连人参汤，主入脾胃而长于温中散寒，健运脾阳，为温暖中焦之主药（199585） ②亡阳证——四逆汤 ③寒饮喘咳——小青龙汤	煎服，3～10g	本品辛热燥烈，阴虚内热、血热妄行者忌用
肉桂	辛、甘，大热。归肾、脾、心、肝经（201436）	补火助阳，散寒止痛，温经通脉，引火归元	①阳痿，宫冷，腰膝冷痛——肾气丸，益阳消阴，为治命门火衰之要药 ②腹痛，寒疝，虚寒吐泻，单用或配干姜等，甘热助阳以补虚，辛热散寒以止痛，善去痼冷沉寒 ③腰痛，胸痹，阴疽，闭经，痛经——独活寄生汤、少腹逐瘀汤，能行气血、运经脉 ④肾虚作喘，虚阳上浮，眩晕目赤，配山茱萸、五味子等，能使因下元虚衰所致上浮之虚阳回归故里（1992141） ⑤久病体虚气血不足，有鼓舞气血生长之效	煎服，1～5g，宜后下或焗服；研末冲服，每次1～2g（2003125）	阴虚火旺，里有实热，血热妄行出血及孕妇慎用。畏赤石脂
吴茱萸	辛、苦，热。有小毒。归肝、脾、胃、肾经	散寒止痛，降逆止呕，助阳止泻（2000137）	①厥阴头痛，寒疝腹痛，寒湿脚气，经行腹痛——吴茱萸汤、温经汤，既散肝经之寒邪，又疏肝气之郁滞，为治肝寒气滞诸痛之主药 ②脘腹胀痛，呕吐吞酸——左金丸，能疏肝解郁，兼能制酸止痛 ③五更泄泻——四神丸，为治脾肾阳虚，五更泄泻之常药（1991136、1994140、200432、201594）	煎服，2～5g。外用适量	辛热燥烈，耗气动火，不宜多用、久服。阴虚有热者忌用，孕妇慎用（200837）
花椒	辛、温。归脾、胃、肾经	温中止痛，杀虫止痒	①中寒腹痛，寒湿吐泻——大建中汤，长于温中燥湿、散寒止痛，止呕止泻 ②虫积腹痛，湿疹，阴痒——乌梅丸，有驱蛔杀虫之功（201196、2005125）	煎服，3～6g。外用适量，煎汤熏洗	无特殊注意
丁香	辛、温。归脾、胃、肺、肾经	温中降逆，散寒止痛，温肾助阳（200636）（201295）	①胃寒呕吐，呃逆——丁香柿蒂汤，为治胃寒呕逆之要药 ②心腹冷痛，配延胡索、五灵脂等 ③阳痿，宫冷，配附子、肉桂等	煎服，1～3g。外用适量，研末外敷	畏郁金

药名	药性	功效	主治病证及配伍	用法用量	使用注意
高良姜	辛、热。归脾、胃经	散寒止痛，温胃止呕（200333）（201035）	①胃寒冷痛——二姜丸、高良姜汤，为治胃寒脘腹冷痛之常用药，与炮姜相须为用 ②胃寒呕吐，配半夏、生姜等	煎服，3～6g。	无特殊注意
小茴香	辛、温。归肝、肾、脾、胃经	散寒止痛，理气和胃（200333）（201295）	①寒疝腹痛，睾丸偏坠胀痛，少腹冷痛，通经，能温肾暖肝（201195） ②中焦虚寒气滞证，善理脾胃之气而开胃止呕	煎服，3～6g，外用适量	阴虚火旺者慎用
荜茇	辛、热。归胃、大肠经	温中散寒，下气止痛	①胃寒腹痛，呕吐，呃逆，泄泻 ②寒凝气滞，胸痹心痛，头痛，牙痛	煎服，1～3g，外用适量，研末塞龋齿孔内	无特殊注意
荜澄茄	辛、温。归脾、胃、肾、膀胱经	温中散寒，行气止痛	①胃寒腹痛，呕吐，呃逆 ②寒疝腹痛 ③下焦虚寒之小便不利或寒湿郁滞之小便浑浊	煎服，1～3g	无特殊注意
胡椒	辛、热。归胃、大肠经	温中散寒，下气消痰（201296）	①胃寒呕吐，腹痛泄泻 ②癫痫痰多 ③开胃进食	每次 0.6～1.5g，研粉吞服，外用适量	无特殊注意

真题【2015.94】

治疗虚寒泄泻，宜选用的药物是

A. 吴茱萸　　　　　B. 小茴香

C. 高良姜　　　　　D. 丁香

【答案】A

真题【2014.36】

性味辛甘大热，归肾脾心肝经的温里药是

A. 肉桂　　B. 干姜　　C. 吴茱萸　　D. 小茴香

【答案】A

真题【2012.95】

丁香、小茴香的功效共同点是

A. 补火助阳　　　　　B. 温经通脉

C. 散寒止痛　　　　　D. 温肺化饮

【答案】C

真题【2012.96】

花椒、胡椒的功效共同点是

A. 补火助阳　　　　　B. 温经通脉

C. 散寒止痛　　　　　D. 温肺化饮

【答案】C

三 重点配伍

1. 干姜配附子

干姜辛热无毒，功能回阳通脉、温中散寒；附子辛热有毒，功能回阳救逆。两药合用，不但回阳救逆力强，而且温中散寒效佳，亡阳虚脱及中脏寒盛者均可以用。

2. 肉桂配附子

肉桂辛甘而热，功能补火助阳、散寒通脉；附子辛热，功能补火助阳、散寒止痛。两药合用，补火助阳、散寒止痛力强，肾阳虚衰、脾肾阳衰及里寒重症均可应用。

四 相似功用鉴别

1. 肉桂、附子、干姜

（1）同

性味均辛热，能温中散寒止痛，用治脾胃虚寒之脘腹冷痛、大便溏泄等。

（2）异

①干姜主入脾胃，长于温中散寒、健运脾阳而止呕。

②肉桂、附子味甘而大热，散寒止痛力强，善治脘腹冷痛甚者及寒湿痹痛证，二者又能补火助阳，用治肾阳虚证及脾肾阳虚证。

③肉桂还能引火归元、温经通脉，用治虚阳上浮及胸痹、阴疽、闭经、痛经等。

④附子、干姜能回阳救逆,用治亡阳证。此功附子力强,干姜力弱,常相须为用。

⑤干姜尚能温肺化饮,用治肺寒痰饮咳喘。

2.肉桂、桂枝

(1)同

性味均辛甘温,能散寒止痛、温经通脉,用治寒凝血滞之胸痹、闭经、痛经、风寒湿痹证。

(2)异

①肉桂长于温里寒,用治里寒证;又能补火助阳,引火归元,用治肾阳不足、命门火衰之阳痿宫冷,下元虚衰、虚阳上浮之虚喘、心悸等。

②桂枝长于散表寒,用治风寒表证;又能助阳化气,用治痰饮、蓄水证。

3.吴茱萸、小茴香

(1)同

都能温中散寒、止呕,治疗胃寒腹痛,寒疝腹痛及胃寒呕吐等症。

(2)异

①吴茱萸为温中止痛,降逆止呕之要药,善解肝经郁滞治疗寒凝疼痛、胃寒呕吐、虚寒泄泻。

②小茴香疏肝理气,温肾祛寒,开胃进食,主要用于寒疝疼痛,呕吐等证。

4.比较

药物	共性	个性
干姜	温中散寒止痛,用于脘腹冷痛	回阳通脉,温肺化饮
花椒		杀虫止痒
丁香		温中降逆,温肾助阳
高良姜		温中止呕
荜茇		下气止痛
荜澄茄		行气止痛
胡椒		下气消痰

■ 小试牛刀

1.下列除哪项外,均是附子的主治证:
   A.亡阳欲脱,肢冷脉微
   B.寒凝血瘀,经闭阴疽
   C.肾气命门火衰,阳痿早泄
   D.中寒腹痛,阴寒水肿

2.下列哪些属于相须配伍:
   A.桔梗配枳壳　　　　B.麻黄配桂枝
   C.蚕沙配皂角子　　　D.肉桂配黄连

3.治疗肝火犯胃,呕吐吞酸,黄连常配伍:
   A.丁香　　　　　　　B.干姜
   C.花椒　　　　　　　D.吴茱萸

4.辛热燥烈,易耗气动火,不宜多用、久服的药物是:
   A.牵牛子　　　　　　B.川楝子
   C.吴茱萸　　　　　　D.木通

5.丁香、刀豆均具有的功效是:
   A.温肾助阳　　　　　B.行气止痛
   C.祛寒散结　　　　　D.消积化滞

6.具有散寒止痛、理气和中功效的药物是:
   A.肉桂　　　　　　　B.干姜
   C.高良姜　　　　　　D.小茴香

7.患者呕吐吞酸,嗳气频繁,胸胁闷痛,脉弦,治疗应选用:
   A.干姜　　　　　　　B.高良姜
   C.吴茱萸　　　　　　D.丁香

8.小茴香善于治疗的是:
   A.亡阳厥逆　　　　　B.厥阴头痛
   C.寒饮咳喘　　　　　D.寒疝腹痛

■ 参考答案

1.B　　　2.B　　　3.D　　　4.C　　　5.A
6.D　　　7.C　　　8.D

第 九 章

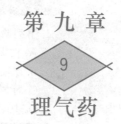

理气药

考纲要求

1.理气药的药性、功效、主治病证、常用配伍、用量用法、使用注意及相似功用鉴别要点。

2.理气药中临床常用重点中药(一级中药)陈皮、青皮、枳实、枳壳、木香、香附、乌药、沉香、檀香、川楝子、薤白的药性、功效、主治病证、配伍、用量用法、使用注意及相似功用鉴别要点。

3.理气药中临床常用非重点中药(二级中药)柿蒂、荔枝核、佛手、香橼、大腹皮、刀豆、梅花、玫瑰花、甘松的药性、功效、主治病证及相似功用鉴别要点。

考点解析

一 理气药概述

1.概念

凡以疏理气机为主要作用、治疗气机不畅之气滞或气逆证的药物,称为理气药,又名行气药。

2.性能特点及功效

理气药性味多辛苦温而芳香。主归脾、胃、肝、肺经。其辛香行散,味苦能泄,芳香能走窜,性温能通行,故有疏理气机即行气、降气、解郁、散结的作用。(2018128)

真题【2018.128】

根据性味理论,理气药的药性是

A.辛　　　B.甘　　　C.酸　　　D.苦

【答案】AD

3.适应证

理气药主要用治脾胃气滞所致脘腹胀痛、嗳气吞酸、恶心呕吐、腹泻或便秘等;肝气郁滞所致胁肋胀痛、抑郁不乐、疝气疼痛、乳房胀痛、月经不调等;肺气壅滞所致胸闷胸痛、咳嗽气喘等。

4.配伍方法

①脾胃气滞,要选用调理脾胃气机的药物,因于饮食积滞者,配伍消导药;因于脾胃气虚者,配伍补气健脾药;因于湿热阻滞者,配伍清热除湿药;因于寒湿困脾者,配伍苦温燥湿药。

②肝气郁滞,应选用疏肝理气药,因于肝血不足者,配伍养血柔肝药;由于肝经受寒者,配伍暖肝散寒药;用于瘀血阻滞者,配伍活血祛瘀药。

③肺气壅滞,应选用理气宽胸的药物,因于外邪客肺者,配伍宣肺解表药;因于痰饮阻肺者,配伍祛痰化饮药。

5.使用注意

本类药物性多辛温香燥,易耗气伤阴,故气阴不足者慎用。

二 理气药中的重点中药和非重点中药

药名	药性	功效	主治病证及配伍	用法用量	使用注意
橘皮(陈皮)	辛、苦,温。归脾、肺经	理气健脾,燥湿化痰	①脘腹胀满、食少吐泻——平胃散、保和丸、藿香正气散,有行气止痛、健脾和中之功,寒湿中阻之气滞最宜(199339) ②呕吐、呃逆——橘皮竹茹汤,善疏理气机,调畅中焦而使之升降有序 ③湿痰、寒痰咳嗽——二陈汤、苓甘五味姜辛汤、六君子汤,又能长于燥湿化痰,又能理气宽胸,为治寒痰、湿痰之要药 ④胸痹——橘皮枳实生姜汤,能行气通痹止痛	煎服,3～10g	无特殊注意

药名	药性	功效	主治病证及配伍	用法用量	使用注意
青皮	苦、辛,温。归肝、胆、胃经(199832)	疏肝破气,消积化滞(1994136)	①肝郁气滞证——天台乌药散,能散结止痛,尤宜治肝郁气滞之胸胁胀痛、疝气疼痛、乳房胀痛 ②食积气滞脘腹疼痛,配大腹皮等,入胃而行气止痛 ③食积腹痛,配山楂、神曲等 ④癥瘕积聚,久疟痞块,配三棱、莪术、丹参等,能破气散结	煎服,3~10g。醋炙疏肝止痛力强	无特殊注意
枳实	苦、辛、酸,微寒。归脾、胃经(200539)	破气消积,化痰散痞(201541)	①胃肠积滞,湿热泻痢——大承气汤 ②痰阻气滞,胸痹,结胸——枳实薤白桂枝汤、小陷胸加枳实汤 ③胃扩张、胃下垂、子宫脱垂、脱肛等	煎服,3~10g,大量可用至30g。炒后性较平和	孕妇慎用(1997137)
枳壳	与枳实相同,但作用较缓和	理气宽中,行滞消胀	①胸胁气滞,胀满疼痛,食积不化,痰饮内停 ②脏器下垂	煎服,3~10g	孕妇慎用
木香	辛、苦,温。归脾、胃、大肠、胆、三焦经	行气止痛,健脾消食	①脾胃气滞证——香砂六君子汤,为行气止痛之要药,又为健脾消食之佳品 ②泻痢里急后重——香连丸,为治湿热泻痢里急后重之要药 ③腹痛胁痛,黄疸,疝气疼痛,配郁金、大黄等,能疏利肝胆和三焦之气 ④能醒脾开胃,减轻补益药的腻胃和滞气之弊,有助于消化吸收——归脾汤	煎服,3~6g。生用行气力强,煨用行气力缓而实肠止泻,用于泄泻腹痛	无特殊注意
香附	辛、微苦、微甘,平。归肝、脾、三焦经	疏肝解郁,调经止痛,理气调中	①肝郁气滞胁痛、腹痛——柴胡疏肝散、越鞠丸,为疏肝解郁、行气止痛之要药 ②月经不调,痛经,乳房胀痛,单用或配柴胡、川芎等,为妇科调经之要药 ③气滞腹痛,脾胃气滞证,配砂仁、甘草等,入脾经,而有宽中、消食下气等作用(199430)	煎服,6~10g。醋炙疏肝止痛力增强	无特殊注意

基础篇 ◆

中药学

药名	药性	功效	主治病证及配伍	用法用量	使用注意
乌药	辛,温。归肺、脾、肾、膀胱经 (199232) (199737) (200136)	行气止痛,温肾散寒	①寒凝气滞胸腹诸痛证——小乌沉汤,入肺、脾、肾经,治三焦寒凝气滞疼痛 ②膀胱虚冷,尿频,遗尿——缩泉丸	煎服,6~10g	无特殊注意
沉香	辛、苦,微温。归脾、胃、肾经 (2000140) (201334)	行气止痛,温中止呕,纳气平喘	①寒凝气滞,胸腹胀痛,配乌药、木香等,善行气散寒止痛 ②胃寒呕吐,配陈皮等,善温中降气而止呕 ③肾虚气逆喘息,配肉桂、附子等,能降逆平喘	煎服,1~5g,宜后下 (200836)	无特殊注意
檀香	辛,温。归脾、胃、心、肺经	行气止痛,散寒调中	胸腹寒凝气滞,配白豆蔻、砂仁等,善理脾胃,利膈宽胸、止痛	煎服,2~5g,宜后下	无特殊注意
川楝子	苦,寒。有小毒。归肝、小肠、膀胱经 (201236) (199635)	行气止痛,杀虫。疏肝泻热	①肝郁化火诸痛证,配延胡索等,能清肝火、行气止痛 ②虫积腹痛,配槟榔、使君子等,能驱杀肠道寄生虫 ③头癣、秃疮(外用)	煎服,5~10g。外用适量。炒用寒性减低	本品有毒,不宜过量或持续服用,以免中毒。又因性寒,脾胃虚寒者慎用
薤白	辛、苦,温。归肺、胃、心、大肠经 (201136)	通阳散结,行气导滞	①胸痹心痛——瓜蒌薤白白酒汤、瓜蒌薤白半夏汤、枳实薤白桂枝汤,善散阴寒之凝滞,通胸阳之闭结,为治胸痹之要药 (200130)、(200530) ②脘腹痞满胀痛,泻痢里急后重,配高良姜、砂仁、木香等,有行气导滞、消胀止痛之功	煎服,5~10g	无特殊注意
柿蒂	苦、涩,平。归胃经	降气止呃	呃逆,专入胃经,善降胃气而止呃逆,为止呃之要药	煎服,5~10g	无特殊注意
荔枝核	辛、微苦,温。归肝、肾经 (201723)	行气散结,散寒止痛	①疝气痛,睾丸肿痛(201723),有疏肝理气、散结消肿、散寒止痛之功 ②胃脘胀痛,痛经,产后腹痛,有疏肝和胃、散寒止痛之功	煎服,5~10g	无特殊注意
佛手	辛、苦、酸,温,归肝、脾、胃、肺经 (1993143)	疏肝理气,和胃止痛,燥湿化痰	①肝郁胸胁胀痛肝胃气滞肝胃气滞(2014144) ②脾胃气滞证,能理气和中止痛 ③久咳痰多,胸闷作痛(2014144)	煎服,3~10g	无特殊注意

药名	药性	功效	主治病证及配伍	用法用量	使用注意
香橼	辛、苦、酸,温。归肝、脾、肺经	疏肝理气宽中,燥湿化痰(2007124)(2015146)	①肝郁胸胁胀痛(2014144)②脾胃气滞③痰饮咳嗽,胸膈不利(2014144)	煎服,3～10g	无特殊注意
大腹皮	辛,微温。归脾、胃、大肠、小肠经	行气宽中,行水消肿(199633)	①湿阻气滞,脘腹胀闷,大便不爽,能行气导滞,宽中利气②水肿胀满,脚气浮肿,小便不利	煎服,5～10g	无特殊注意
刀豆	甘,温。归胃、肾经	温中下气止呃,温肾助阳	①虚寒呃逆,呕吐②肾虚腰痛	煎服,6～9g	无特殊注意
玫瑰花	甘、微苦,温。归肝、脾经	行气下气解郁,和血止痛(200041)	①肝胃气痛②月经不调,经前乳房胀痛③跌打伤痛	煎服,3～6g	无特殊注意
甘松	辛、甘,温。归脾、胃经	理气止痛,开郁醒脾。外用祛湿消肿	①脘腹闷胀,食欲不振,呕吐②思虑伤脾,不思饮食③脚气肿痛,牙痛	煎服,3～6g。外用适量,泡汤漱口、煎汤洗脚或研末敷患处	无特殊注意
梅花	微酸,平。归肝、胃、肺经	疏肝和中,化痰散结	①肝胃气痛,郁闷心烦②梅核气③瘰疬疮毒	煎服,3～5g	无特殊注意

真题【2015.41】

枳实具有的功效是

A. 行气开胸,宽中除胀　　B. 破气消积,化痰除痞

C. 行气止痛,健脾消食　　D. 疏肝破气,消积化滞

【答案】B

真题【2013.34】

沉香、檀香功效的共同点是

A. 行气散寒止痛　　B. 疏肝行气破滞

C. 理气燥湿化痰　　D. 破气化痰除痞

【答案】A

真题【2015.146】

属于香橼功效的是

A. 活血止痛　　B. 疏肝解郁

C. 理气和中　　D. 燥湿化痰

【答案】BCD

真题【2014.144】

佛手、香橼均可治

A. 食积胃痛　　B. 寒疝腹痛

C. 肝胃气痛　　D. 痰湿咳嗽

【答案】CD

三、重点配伍

1. 陈皮配半夏

陈皮辛、苦,温,归脾、肺经,功效理气健脾、燥湿化痰;半夏辛温,功效燥湿化痰,善行散水湿。两药相合燥湿化痰力强,凡痰湿滞中客肺均可选用。

2. 枳实配白术

枳实苦、辛、酸,微寒,功效破气除痞、化痰消积;白术苦甘而温,功效补气健脾,燥湿利水。两药合用,既补气健脾,又行气消积祛湿,治疗脾虚气滞夹积夹湿。

3. 薤白配瓜蒌

薤白辛、苦,温。归肺、胃、大肠经,功效通阳散结,行气导滞;瓜蒌甘微苦寒,善清热化痰、宽胸散结,兼能润肠通便。两药相配,既能化痰散结,又能宽胸通阳,常用于痰浊闭阻、胸阳不振的胸痹证。

四 相似功用鉴别

1. 陈皮与青皮

（1）同

二者皆可理中焦之气而除胀，用于脾胃气滞之脘腹胀痛，食积不化等症。

（2）异

①陈皮性温而不峻，行气力缓，偏入脾肺，长于燥湿化痰，为治湿痰、寒痰咳嗽，偏行脾肺气滞，尤善理气调中，对湿阻气滞证效佳。

②青皮性较峻烈，行气力猛，苦泄下行，偏入肝胆，能疏肝破气，散结止痛，消积化滞，主治肝郁乳房胀痛或结块，胁肋胀痛，疝气疼痛，食积腹痛，癥瘕积聚等症。

2. 木香与香附

（1）同

二者均有理气止痛之功，并能宽中，均用于治疗脾胃气滞、脘腹胀痛诸症。

（2）异

①木香药性偏燥，主入脾胃大肠，善治脾胃气滞之食积不化，脘腹胀痛，泻痢里急后重，为治胃肠气滞之要药兼可用于治疗胁痛、黄疸、疝气疼痛以及胸痹心痛。

②香附性质平和，主入肝经，以疏肝解郁、调经止痛见长，主治肝气郁结之胁肋胀痛、乳房胀痛、月经不调、癥瘕疼痛等症，为妇科调经之要药。

3. 沉香、檀香、乌药

（1）同

行气止痛、散寒诸皆可。

（2）异

沉香兼有温中止呕，纳气平喘作用，檀香则可散寒调中，乌药能温肾散寒。

4. 佛手与香橼

（1）同

二者均能疏肝理气、宽中、燥湿化痰，用于治疗肝气郁滞、脾胃气滞、肝胃不和以及湿痰咳嗽，常相须为用。

（2）异

佛手疏肝理气止痛略强，香橼燥湿化痰略强。

小试牛刀

1. 下列哪味药物专理脾肺气滞：
   A. 香附　　　　　　B. 木香
   C. 橘皮　　　　　　D. 乌药

2. 下列药物功效不正确的是：
   A. 鹿角治疗乳痈初起
   B. 海浮石，海蛤壳都有软坚散结的作用
   C. 榧子药性甘平，不伤胃气且有缓泻作用
   D. 枳实破气，内脏下垂不宜使用

3. 下列选项中，主归脾、胃经的药物是：
   A. 沉香　　　　　　B. 檀香
   C. 枳实　　　　　　D. 佛手

4. 被《本草纲目》誉为"气病之总司，女科之主帅"的药是：
   A. 川芎　　　　　　B. 郁金
   C. 乌药　　　　　　D. 香附

5. 乌药的归经是：
   A. 肺、肝、脾、肾经
   B. 肺、脾、肾、膀胱经
   C. 肺、胃、肝、膀胱经
   D. 肝、胃、大肠、膀胱经

6. 上入肺、中走脾、下达肾与膀胱的药是：
   A. 木香　　　　　　B. 陈皮
   C. 香附　　　　　　D. 乌药

7. 沉香入汤剂煎服的剂量是：
   A. 0.3～0.9g　　　　B. 1～5g
   C. 5～9g　　　　　　D. 10～15g

8. 川楝子的归经是：
   A. 肝、胆、肺、脾经
   B. 肝、胆、大肠、小肠经
   C. 肝、胆、肾、膀胱经
   D. 肝、小肠、膀胱经

9. 治疗肝郁有热所致诸痛，宜首选的药物是：
   A. 乌药　　　　　　B. 绿萼梅
   C. 川楝子　　　　　D. 青皮

10. 既能疏肝行气，又能清泄肝火的药物是：
    A. 香附　　　　　　B. 川楝子
    C. 柴胡　　　　　　D. 青皮

11. 寒痰凝滞，胸阳不宣，胸痹作痛当选用下列何药：
    A. 桂枝　　　　　　B. 薤白
    C. 丹参　　　　　　D. 川芎

12. 症见胸闷作痛，甚则胸痛彻背，短气，舌苔白腻，脉弦紧，治疗应首选：
    A. 木香　　　　　　B. 陈皮
    C. 香附　　　　　　D. 薤白

13. 柿蒂的性味是：
    A. 苦平　　　　　　B. 苦寒
    C. 辛热　　　　　　D. 辛凉

14. 大腹皮的功效是：
    A. 杀虫下气，利水消肿
    B. 杀虫消积，行气利水
    C. 利水消肿，通便消积

D. 下气宽中,利水消肿

15. 下列除哪项外都是疏肝理气、和胃止痛药:
    A. 八月札　　　　　B. 玫瑰花
    C. 娑罗子　　　　　D. 甘松

16. 下列各项,不属青皮主治病证的是:
    A. 胸胁胀痛　　　　B. 乳房胀痛
    C. 食积腹痛　　　　D. 呕吐呃逆

17. 患者胁肋胀痛,常因情志变动而痛有增减,胸闷不舒,嗳气吞酸,饮食减少,舌红苔薄黄,脉弦数。治疗应选用:
    A. 川楝子　　　　　B. 橘皮

C. 木香　　　　　　D. 佛手

18. 佛手、香橼功效的共同点不具有:
    A. 疏肝解郁　　　　B. 理气中和
    C. 温肾散寒　　　　D. 燥湿化痰

参考答案

1. C　　　2. D　　　3. C　　　4. D　　　5. B
6. D　　　7. B　　　8. D　　　9. C　　　10. B
11. B　　12. D　　13. A　　14. D　　15. D
16. D　　17. A　　18. C

第十章

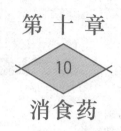

消食药

考纲要求

1. 消食药的药性、功效、主治病证、常用配伍、用量用法、使用注意及相似功用鉴别要点。

2. 消食药中临床常用重点中药(一级中药)山楂、莱菔子、鸡内金的药性、功效、主治病证、配伍、用量用法、使用注意及相似功用鉴别要点。

3. 消食药中临床常用非重点中药(二级中药)六神曲、麦芽、稻芽的药性、功效、主治病证及相似功用鉴别要点。

考点解析

一 概述

1. 概念

凡以消化食积为主要作用,主治饮食积滞的药物,称为消食药。

2. 性能特点及功效

消食药多味甘性平,主归脾胃二经。具消食化积,以及健脾开胃、和中之功。

3. 适应证

主治宿食停留,饮食不消所致之脘腹胀满,嗳气吞酸,恶心呕吐,不思饮食,大便失常;以及脾胃虚弱,消化不良等证。

4. 配伍方法

①若宿食内停,气机阻滞,需配理气药,使气行而积消。

②若积滞化热,当配苦寒清热或轻下之品。

③若寒湿困脾或胃有湿浊,当配芳香化湿药。

④若中焦虚寒者,宜配温中健脾之品。

⑤而脾胃素虚,运化无力,食积内停者,则当配伍健脾益气之品,以标本兼顾,使消积而不伤正,不可单用消食药取效。

5. 使用注意

本类药物虽多数效缓,但仍有耗气之弊,故气虚而无积滞者慎用。

二 消食药中的重点中药和非重点中药

药名	药性	功效	主治病证及配伍	用法用量	使用注意
山楂	酸、甘、微温。归脾、胃、肝经(200433)	消食健胃,行气散瘀,化浊降脂	①饮食积滞,单用或配莱菔子、神曲等,能治各种饮食积滞,尤为消化油腻肉食积滞之要药(2013147) ②泻痢腹痛,疝气痛,配木香等,能行气散结止痛,炒用兼能止泻止痢(2014146) ③瘀阻胸腹痛,痛经,胸痹心痛,配川芎、红花等,能通行气血,有活血祛瘀止痛之功(200933、2014146) ④冠心病、高血压病、高脂血症、细菌性痢疾等(201534)	煎服,9~12g,大剂量30g。焦山楂消食导滞作用增强,用于内食积滞,泻痢不爽	胃酸分泌多者均慎用

药名	药性	功效	主治病证及配伍	用法用量	使用注意
莱菔子 (2008142)	辛、甘、平。归肺、脾、胃经	消食除胀，降气化痰	①食积气滞，大便秘结，泻痢——保和丸，消食化积之中，尤善行气消胀（2013147） ②咳喘痰多，胸闷食少，单用或配白芥子、苏子等（201634）	煎服，5～12g。炒用消食下气化痰，生用吐风痰	本品辛散耗气，故气虚及无食积、痰滞者慎用。不宜与人参同用
鸡内金	甘，平。归脾、胃、小肠、膀胱经	消食健胃，涩精止遗，通淋化石	①饮食积滞，小儿疳积，单用或配山楂、麦芽等，可健运脾胃，广泛用于米面薯芋乳肉等各种食积证（2013147） ②肾虚遗精、遗尿，单用或配菟丝子等，可固精缩尿止遗 ③砂石淋证，胆结石，配金钱草等（2012146、2018134）	煎服，3～10g；研末服，每次1.5～3g。研末服比煎剂好（2003127）	脾虚无积滞者慎用
六神曲	甘、辛，温。归脾、胃经	消食和胃（200637）	饮食积滞尤宜于外感表证兼食滞者（2013147）	煎服，6～15g，消食宜炒焦用	无特殊注意
麦芽 (201036)	甘，平。归脾、胃经	回乳消胀。行气消食，健脾开胃	①米面薯芋食滞 ②断乳、乳房胀痛 ③肝气郁滞或肝胃不和之胁痛、脘腹痛等	煎服，10～15g，回乳炒用60g	授乳期妇女不宜使用
稻芽	甘，温。归脾、胃经	消食和中，健脾开胃（2017134）	米面薯芋食滞及脾虚食少消化不良	煎服，9～15g，炒稻芽偏于消食，焦稻芽偏于化积滞	谷芽与稻芽的性能、功用、用法均相似

真题【2018.134】

鸡内金的主治症状有

A. 小儿疳积　　　　B. 遗尿遗精

C. 石淋涩痛　　　　D. 湿热痢疾

【答案】ABC

真题【2017.134】

谷芽具有的功效是

A. 消食合中　　　　B. 健脾开胃

C. 回乳消胀　　　　D. 降气化痰

【答案】AB

真题【2016.34】

下列选项中，属于莱菔子主治病症的是

A. 小儿疳积，面黄肌瘦

B. 肝气不疏，乳房胀痛

C. 咳喘痰多，胸闷食少

D. 气郁痰结，瘰疬瘿瘤

【答案】C

真题【2015.34】

下列各项中，不属于山楂主治病症的是

A. 疝气疼痛　　　　B. 积滞泻痢腹痛

C. 虫积腹痛　　　　D. 产后瘀阻腹痛

【答案】C

真题【2014.146】

山楂可用治

A. 泻痢腹痛　　　　B. 虫积腹痛

C. 疝气腹痛　　　　D. 瘀阻腹痛

【答案】ACD

真题【2013.147】

下列各项中，有关消食药功用特点的叙述，正确的有

A. 神曲尤宜于外感表证兼食滞者

B. 山楂善于消化淀粉类饮食积滞

C. 鸡内金善于消化各种饮食积滞

D. 莱菔子善于行气消食化滞

【答案】ACD

基础篇　中药学

三 重点配伍

消食药常相互配伍,相须为用。

四 相似功用鉴别

1.稻芽、麦芽

(1)同

均具消食和中,健胃之功,主治米面薯芋类食滞证及脾虚食少等,二药临床常相须为用。

(2)异

麦芽消食健胃力较强;而稻芽力较弱,故稻芽更宜于轻证,或病后脾虚者。

2.生麦芽、炒麦芽、焦麦芽

(1)同

均能行气消食、健脾开胃、回乳消胀。

(2)异

生麦芽善于健脾和胃,疏肝行气,用于脾虚食少,乳汁郁积;炒麦芽善于行气消食回乳,用于食积不消,妇女断乳;焦麦芽善于消食化滞,用于食积不消,脘腹胀痛。

3.莱菔子、山楂

(1)同

均有良好的消食化积之功,主治食积证。

(2)异

①山楂长于消积化滞,主治肉食积滞。

②莱菔子尤善消食行气消胀,主治食积气滞证。

小试牛刀

1.山楂的归经是:
  A. 脾、胃、肾　　　　　B. 脾、胃、肝
  C. 脾、胃、肺　　　　　D. 脾、胃、大肠
2.略兼解表之功的消食药是:
  A. 山楂　　　　　　　B. 谷芽
  C. 麦芽　　　　　　　D. 神曲
3.治疗外感表证兼有食积者,宜选用的药物是:
  A. 神曲　　　　　　　B. 麦芽
  C. 青皮　　　　　　　D. 莪术
4.下列药物既能消食,又能化坚消石的是:
  A. 山楂　　　　　　　B. 神曲
  C. 麦芽　　　　　　　D. 鸡内金
5.莱菔子的归经不含有:
  A. 胃经　　　　　　　B. 心经
  C. 肺经　　　　　　　D. 脾经

参考答案

1. B　　　2. D　　　3. A　　　4. D　　　5. B

第十一章

◇ 11 ◇

驱虫药

1. 驱虫药的药性、功效、主治病证、常用配伍、用量用法、使用注意及相似功用鉴别要点。
2. 驱虫药中临床常用重点中药(一级中药)使君子、苦楝皮、槟榔、雷丸的药性、功效、主治病证、配伍、用量用法、使用注意及相似功用鉴别要点。
3. 驱虫药中临床常用非重点中药(二级中药)南瓜子、鹤草芽、榧子的药性、功效、主治病证及相似功用鉴别要点。

■■■ 考 点 解 析

■ 驱虫药概述

1.概念

凡以驱除或杀灭人体内寄生虫,治疗虫证为主的药物,称为驱虫药。

2.性能特点及功效

本类药物入脾、胃、大肠经,部分药物具有一定的毒性,对人体内的寄生虫,特别是肠道寄生虫虫体有杀灭或麻痹或刺激虫体,促使其排出体外。某些驱虫药物兼有行气、消积、润肠、止痒等作用。

3.适应证

用治蛔虫病、蛲虫病、绦虫病、钩虫病、姜片虫病等多种肠道寄生虫病。

4.配伍方法

①大便秘结者,当配伍泻下药物。
②兼有积滞者,可与消积导滞药物同用。
③脾胃虚弱者,配伍健脾和胃之品。
④体虚弱者,须先补后攻或攻补兼施。
⑤使用肠道驱虫药时,多与泻下药同用,以利虫体排出。

5.使用注意

①驱虫药物对人体正气多有损伤,故要控制剂量,防止用量过大中毒或损伤正气;对素体虚弱、年老体衰及孕妇,更当慎用。
②驱虫药一般应在空腹时服用,使药物充分作用于虫体而保证疗效。
③对发热或腹痛剧烈者,不宜急于驱虫,待症状缓解后,再行施用驱虫药物。

■ 驱虫药中的重点中药和非重点中药

药名	药性	功效	主治病证及配伍	用法用量	使用注意
使君子	甘,温。归脾、胃经	杀虫消积	①蛔虫病、蛲虫病,虫积腹痛,单用或配槟榔等,有缓慢的滑利通肠之性,为驱蛔要药(2017130)尤宜于小儿 ②小儿疳积,配神曲、麦芽等	煎服,9～12g,捣碎;取仁炒香嚼服,6～9g。小儿每岁1～1.5粒,1日总量不超过20粒。空腹服用,每日一次,连用3天	大量服可致呃逆、眩晕、呕吐、腹泻等反应。若与热茶同服,引起呃逆、腹泻,服时忌饮浓茶(2005126)
苦楝皮	苦,寒。有毒。归肝、脾、胃经	杀虫,疗癣	①蛔虫病,蛲虫病,钩虫病,单用或配使君子、槟榔等,为广谱驱虫中药(2017130)②(2012147)疥癣,湿疮,单用	煎服,3～6g。鲜品15～30g。外用适量,研末,用猪脂调敷患处	本品有毒,不宜过量或久服。有效成分难溶于水,需文火久煎。孕妇及肝肾功能不正常者慎用(2005126)

药名	药性	功效	主治病证及配伍	用法用量	使用注意
槟榔	苦、辛,温。归胃、大肠经	杀虫消积,行气,利水,截疟(199235)(199739)(200434)(200838)(2014145)	①肠道寄生虫病,可单用或配木香、南瓜子等,对绦虫、蛔虫、蛲虫、钩虫、姜片虫等有驱杀作用,治绦虫证疗效最佳(2012147)②食积气滞,泻痢后重,配木香、青皮等,善行胃肠之气,消积导滞,兼能缓泻通便③水肿,脚气肿痛,配商陆、泽泻等(200083)④疟疾,配常山、草果等(1999108、201137)	煎服,3～10g。驱绦虫、姜片虫30～60g。生用力佳,炒用力缓;鲜者优于陈者,焦槟榔功能消食导滞,用于食积不消,泻痢后重	脾虚便溏或气虚下陷者忌用(200934);孕妇慎用
雷丸	微苦,寒。归胃、大肠经	杀虫消积(201635)	①绦虫病、钩虫病、蛔虫病,虫积腹痛,单用或配槟榔等,驱虫面广,尤以驱杀绦虫为佳②小儿疳积,配使君子、槟榔等,主入阳明经以开滞消疳	入丸、散,15～21g,1次5～7g,饭后温开水调服,1日3次,连服3天	不宜入煎剂。因本品含有蛋白酶,加热60℃左右即易于破坏而失效。(2003127)(200638)(201535)
南瓜子	甘、平。归胃、大肠经	杀虫	①绦虫病②血吸虫病(1999107)	研粉,60～120g冷开水调服	无特殊注意
鹤草芽	苦、涩、凉。归肝、小肠、大肠经	杀虫	①绦虫病,有泻下作用,为治绦虫病专药(2012147)②滴虫性阴道炎	研粉吞服,每次30～45g,小儿0.7～0.8g/kg,每日一次,早起空腹服(199228)	不宜入煎剂(2003127)
榧子	甘,平。归肺、胃、大肠经	杀虫消积,润燥通便,润肺止咳(200031)(201335)(2014145)	①虫积腹痛,对蛔虫、钩虫、绦虫、姜片虫等多种肠道寄生虫引起的虫积腹痛有效(2012147)②肠燥便秘③肺燥咳嗽④小儿疳积	煎服,9～15g	大便溏薄、肺热咳嗽者不宜用

真题【2017.130】
善驱蛔虫的药物是
A. 使君子　　B. 苦楝皮
C. 南瓜子　　D. 鹤草芽
【答案】AB

真题【2016.35】
具有杀虫消积功效的药物是
A. 鹤草芽　　B. 南瓜子

C. 苦楝皮　　D. 雷丸
【答案】D

真题【2015.35】
宜入丸散,不入煎剂的药物是
A. 雷丸　　B. 苦楝皮
C. 使君子　　D. 榧子
【答案】A

真题【2013.35】

具有杀虫消积、润肠通便、润肺止咳功效的药物是

A. 南瓜子 　　　　　　B. 鹤草芽

C. 槟榔 　　　　　　　D. 榧子

【答案】D

真题【2014.145】

具有通便作用的驱虫药有

A. 槟榔 　　　　　　　B. 鹤草芽

C. 使君子 　　　　　　D. 榧子

【答案】ABD

三 重点配伍

杀虫药常相互配伍,相须为用。

四 相似功用鉴别

1. 使君子与苦楝皮

(1)同

驱杀蛔虫,主治蛔虫病。

(2)异

①使君子为驱蛔要药,单用即有效,又长于健脾消食,故善治小儿蛔虫证及小儿疳积。

②苦楝皮杀虫之力强,而且可靠,对钩虫也有驱杀作用。兼能燥湿止痒,能治疗虫证及头癣,疥疮等。

2. 南瓜子、槟榔及鹤草芽

(1)同

驱杀绦虫,主治绦虫病。(2018130)

(2)异

①南瓜子甘平无毒,驱绦虫力强,常与槟榔相须为用。

②槟榔作用广泛,是治疗肠道寄生虫的广谱驱虫药,以治疗绦虫最佳,又能消食导滞,行气利水,截疟,治疗食积气滞、泻痢、脚气水肿及疟疾。

③鹤草芽驱绦虫力最强,疗效肯定且毒副作用小,并能泻下,有利于虫体的排除,是治疗绦虫病之专药。

小试牛刀

1. 与热茶同服可致呃逆、腹泻的药物是:

　A. 使君子 　　　　　B. 苦楝皮

　C. 鹤草芽 　　　　　D. 雷丸

2. 加热 60℃ 左右即易破坏失效的药物是:

　A. 使君子 　　　　　B. 苦楝皮

　C. 鹤草芽 　　　　　D. 雷丸

3. 槟榔的功效是:

　A. 杀虫、消积、行气、活血

　B. 杀虫、消积、行气、止泻

　C. 杀虫、消积、行气、止咳

　D. 杀虫、消积、行气、利水

4. 川楝子、槟榔皆具有的功效是:

　A. 杀虫行气 　　　　B. 杀虫利水

　C. 行气利水 　　　　D. 行气疏肝

5. 槟榔不具有的功效是:

　A. 行气 　　　　　　B. 活血

　C. 利水 　　　　　　D. 截疟

6. 下列哪种用药方法是错误的:

　A. 旋覆花包煎 　　　B. 生大黄后下

　C. 阿胶烊化兑服 　　D. 鹤草芽入煎服

7. 既能润肺化痰止咳,又杀虫灭虱的药物是:

　A. 榧子 　　　　　　B. 百部

　C. 贯众 　　　　　　D. 鹤虱

8. 具有行气消积功效的药物是:

　A. 使君子 　　　　　B. 苦楝皮

　C. 槟榔 　　　　　　D. 贯众

9. 南瓜子主治:

　A. 蛔虫病 　　　　　B. 绦虫病

　C. 两者均可 　　　　D. 两者均不可

参考答案

1. A 　　2. D 　　3. D 　　4. A 　　5. B

6. D 　　7. B 　　8. C 　　9. B

第十二章

12

止血药

■ 考纲要求

1. 止血药的药性、功效、主治病证、常用配伍、用量用法、使用注意及相似功用鉴别要点。

2. 止血药中临床常用重点中药（一级中药）大蓟、小蓟、地榆、槐花、白茅根、苎麻根、白及、仙鹤草、三七、茜草、蒲黄、艾叶的药性、功效、主治病证、配伍、用量用法、使用注意及相似功用鉴别要点。

3. 止血药中临床常用非重点中药（二级中药）侧柏叶、棕榈炭、血余炭、紫珠叶、炮姜、灶心土的药性、功效、主治病证及相似功用鉴别要点。

■ 考点解析

一 止血药的概述

1.概念

凡以制止体内外出血，治疗各种出血病证为主的药物，称止血药。

2.性能特点及功效

止血药均入血分，因心主血、肝藏血、脾统血，故本类药物以归心、肝、脾经为主，尤以归心、肝二经者为多。均具有止血作用。因其药性有寒、温、散、敛之异，故本章药物的功效分别有凉血止血、温经止血、化瘀止血、收敛止血之别。

3.适应证

止血药主要用治咯血、咳血、衄血、吐血、便血、尿血、崩漏、紫癜以及外伤出血等体内外各种出血病证。

4.配伍方法

①血热妄行而出血者，宜选用凉血止血药，并配伍清热泻火、清热凉血药。

②阴虚火旺、阴虚阳亢而出血者，宜配伍滋阴降火、滋阴潜阳的药物。

③若瘀血内阻，血不循经而出血者，宜选用化瘀止血药，并配伍行气活血药。

④虚寒性出血，宜选用温经止血药或收敛止血药，并配伍益气健脾、温阳药。

⑤根据"下血必升举，吐衄必降气"的用药经验，对于便血、崩漏等下部出血病证，应适当配伍升举之品；而对于衄血、吐血等上部出血病证，可适当配伍降气之品。

5.使用注意

①"止血不留瘀"，这是运用止血药必须始终注意的问题。凉血止血药和收敛止血药，易凉遏恋邪，有止血留瘀之弊，故出血兼有瘀滞者不宜单独使用。

②若出血过多，气随血脱者，当急投大补元气之药，以挽救气脱危候。

③炒炭后其性变苦、涩，可增强止血之效，但并非所有的止血药均宜炒炭用，有些止血药炒炭后，止血作用并不增强，反而降低，故仍以生品或鲜用为佳。因此，止血药是否炒炭用，应视具体药物而定，不可一概而论，总以提高疗效为原则。

6.分类

根据止血的药性和功效不同，本章药物也相应地分为凉血止血药、温经止血药、化瘀止血药和收敛止血药四节。

二 止血药中的重点中药和非重点中药

1.凉血止血药

药名	药性	功效	主治病证及配伍	用法用量	使用注意
大蓟	甘、苦，凉。归心、肝经	凉血止血，散瘀解毒消痈（200037）	①血热出血证，常与小蓟相须为用，尤多用于吐血、咯血之上部出血及妇女肝经血热之崩漏下血 ②热毒痈肿，单用，无论内外痈肿都可运用	煎服，9～15g，鲜品可用30～60g。外用适量，捣敷患处	无特殊注意

药名	药性	功效	主治病证及配伍	用法用量	使用注意
小蓟	甘、苦，凉。归心、肝经	凉血止血，散瘀解毒消痈（199288）（199784）（2003102）（2011144）	①血热出血证——十灰散、小蓟饮子，无论吐咯衄血、便血崩漏等血热妄行所致者皆可选用，尤善治尿血、血淋 ②热毒痈肿，单用或配乳香、没药等	煎服，5～12g，鲜品加倍。外用适量，捣敷患处	无特殊注意
地榆	苦、酸、涩，微寒。归肝、大肠经	凉血止血，解毒敛疮（199287）（199783）	①血热出血证——槐角丸、地榆汤，长于泄血中之热而凉血止血；又能收敛止血，尤宜于下焦之便血、痔血、崩漏下血 ②烫伤，湿疹，疮疡痈肿，单用或配大黄、黄连等，能泻火解毒，为治水火烫伤之要药	煎服，9～15g，外用适量。止血多炒炭用，解毒敛疮多生用	本品性寒酸涩，凡虚寒性便血、下痢、崩漏及出血有瘀者慎用。对于大面积烧伤病人，不宜使用地榆制剂外涂，以防其所含鞣质被大量吸收而引起中毒性肝炎
槐花	苦，微寒。归肝、大肠经	凉血止血，清肝泻火（200639）	①血热出血证，配黄连、地榆等，可用治血热妄行所致的各种出血之证，善清泻大肠之火热而止血，对大肠火盛所致的痔血、便血等最为适宜 ②肝热目赤，头痛，单用或配夏枯草、菊花（201892）	煎服，5～10g。外用适量。止血多炒炭用，清热泻火宜生用（201037）	脾胃虚寒及阴虚发热而无实火者慎用
白茅根	甘，寒。归肺、胃、膀胱经	凉血止血，清热利尿（2011144）	①血热出血证，单用或配人参、地黄等，对下焦血热而致尿血、血淋之证，尤为适宜 ②水肿，热淋，黄疸，单用或配茵陈、栀子等，有利水消肿、利尿通淋、利湿退黄之效（201893） ③胃热呕吐，肺热咳喘，热病烦渴，配葛根、桑白皮等，能清胃热而止呕，清肺热而止咳（200285、200286、201792）	煎服，9～30g，鲜品加倍，以鲜品为佳，可捣汁服。止血多炒炭用，清热利尿宜生用	无特殊注意
苎麻根	甘，寒。归心、肝经	凉血止血，安胎，清热解毒（200037）	①血热出血证，单用或配人参等，凡血分有热，络损血溢之出血证，皆可应用，善治尿血，血淋属下焦热盛者 ②胎动不安，胎漏下血，可单用或配地黄、阿胶等，能清热安胎，历来视为安胎之要药 ③热毒痈肿	煎服，10～30g。外用适量，煎汤外洗，或鲜品捣敷	无特殊注意

基础篇 中药学

药名	药性	功效	主治病证及配伍	用法用量	使用注意
侧柏叶	苦、涩,寒。归肺、肝、脾经	凉血止血,化痰止咳,生发乌发(200639)(2015147)	①血热出血证,为治各种出血病证之要药,尤以血热者为宜②肺热咳嗽,长于清肺热③血热脱发,须发早白(201793)	煎服,6～12g,外用适量。止血多炒炭用。化痰止咳,宜生用	无特殊注意

2.化瘀止血药

药名	药性	功效	主治病证及配伍	用法用量	使用注意
三七	甘、微苦,温。归肝、胃经	散瘀止血,消肿定痛(201595)	①出血证,单用或配花蕊石、血余炭等,有止血不留瘀、化瘀不伤正的特点,对人体内外各种出血皆可应用,尤以有瘀滞者为宜②胸胁刺痛,跌打损伤,瘀血肿痛,单用或配乳香、没药等,为伤科之要药,凡跌打损伤,或筋骨折伤,瘀血肿痛等,本品皆为首选	多研末吞服1次,1～3g;煎服,3～9g,亦入丸、散。外用适量,研末外掺或调敷	孕妇慎用
茜草	苦,寒。归肝经(201336)	凉血祛瘀止血,通经(2009150)	①出血证——固冲汤,又活血行血,对于血热夹瘀的各种出血证,尤为适宜②血瘀经闭,跌打损伤,风湿痹痛,单用或配桃仁、红花等,为妇科调经之要药	煎服,6～10g。止血炒炭用,活血通经生用或酒炒用(200134)	孕妇慎用
蒲黄	甘,平。归肝、心包经	止血,化瘀,利尿通淋(2015147)	①出血证,单用或配其他止血药,长于收敛止血,兼有活血行瘀之功,为止血行瘀之良药,有止血不留瘀的特点,出血证无论寒热、皆可应用,以属实夹瘀者尤宜②瘀血痛证,单用或配五灵脂,能行血通经,消瘀止痛,凡跌打损伤、痛经、产后疼痛、心腹疼痛等瘀血作痛者均可运用,尤为妇科常用③血淋尿血,配生地黄、冬葵子等,能利尿通淋	煎服,5～10g,包煎。外用适量,研末外掺或调敷。止血多炒炭用,化瘀、利尿多生用(201437)	孕妇慎用

3.收敛止血药

药名	药性	功效	主治病证及配伍	用法用量	使用注意
白及	苦、甘、涩,微寒。归肺、胃、肝经	收敛止血,消肿生肌(1996139)	①出血证,单用或配枇杷叶、阿胶等,为收敛止血之要药,可用治体内外诸出血证,多用于肺胃出血证②痈肿疮疡,手足皲裂,水火烫伤,单用或配银花等,能消散血热之痈肿,敛疮生肌,为外疡消肿生肌常用药,对于疮疡,无论未溃或已溃均可应用	煎服,6～15g;研末吞服,每次3～6g。外用适量	不宜与乌头类药材同用(2014149)

药名	药性	功效	主治病证及配伍	用法用量	使用注意
仙鹤草	苦、涩,平。归心、肝经	收敛止血,止痢,截疟,补虚。解毒(2008150)	①出血证,配生地黄、侧柏叶等,大凡出血而无瘀滞者,无论寒热虚实,皆可应用 ②腹泻、痢疾,能涩肠止泻止痢,对于血痢及久病泻痢尤为适宜 ③疟疾寒热,可单用 ④脱力劳伤,有补虚、强壮作用 ⑤疮疖痈肿、阴痒带下	煎服,6～12g;外用适量	无特殊注意
紫珠叶	苦、涩,凉。归肝、肺、胃经	凉血收敛止血,散瘀解毒消肿(201297)(2015147)	①出血证,适用于各种内外伤出血,尤多用于肺胃出血之证(200435) ②烧烫伤,热毒疮疡	煎服,3～15g,研末服用1.5～3g,外用适量	无特殊注意
棕榈炭	苦、涩,平。归肝、肺、大肠经	收敛止血之良药	①出血证,为收敛止血之要药,尤多用于崩漏 ②久泻久痢,妇人带下	煎服,3～9g	出血兼有瘀滞者不宜服用
血余炭	苦,平。归肝、胃经	收敛止血,化瘀利尿(2011144)(201298)	①出血证,有止血不留瘀的特点 ②小便不利,能化瘀通窍,通利水道	煎服,5～10g,外用适量	无特殊注意

4. 温经止血药

药名	药性	功效	主治病证及配伍	用法用量	使用注意
艾叶	辛、苦,温。有小毒。归肝、脾、肾经	温经止血,散寒止痛调经,安胎。外用祛湿止痒	①出血证——胶艾汤,为温经止血之要药,适用于虚寒性出血病证,尤宜于崩漏 ②月经不调,痛经,配香附、川芎等,为治妇科下焦虚寒或寒客胞宫之要药(200529) ③胎动不安,为妇科安胎之要药 ④能温煦气血,透达经络,为温灸的主要原料 ⑤皮肤瘙痒	煎服,3～9g。外用适量。供灸治或熏洗用,温经止血宜炒炭用,余生用	无特殊注意
炮姜	辛、热。归脾、胃、肾经	温经止血,温中止痛	①阳虚失血,吐衄崩漏 ②脾胃虚寒腹痛,腹泻	煎服3～9g	无特殊注意
灶心土	辛,温。归脾、胃经	温中止血,止呕止泻	①虚寒性出血证,为温经止血之要药 ②胃寒呕吐,长于温中和胃而降逆止呕 ③脾虚久泻,能涩肠止泻	(200731) 煎服,15～30g,布包先煎,或60～120g煎汤代水	无特殊注意

真题 【2018.92】

血热出血,肝热目赤,头痛用

A. 大蓟 　　　　B. 地榆

C. 槐花 　　　　D. 白茅根

【答案】C

真题 【2018.93】

血热出血,湿热黄疸,水肿用

A. 大蓟 　　　　B. 地榆

C. 槐花 　　　　D. 白茅根

【答案】D

真题 【2017.92】

既治肺热咳嗽,又治胃热呕吐的是

A. 小蓟 　　　　B. 苎麻根

C. 白茅根 　　　　D. 侧柏叶

【答案】C

真题 【2017.93】

既治肺热咳嗽,又治血热脱发的是

A. 小蓟 　　　　B. 苎麻根

C. 白茅根 　　　　D. 侧柏叶

【答案】D

真题 【2015.95】

三七、五灵脂的功效共同点是

A. 活血祛瘀,行气止痛

B. 活血祛瘀,祛风除湿

C. 活血止痛,化瘀止血

D. 活血行气,祛风止痛

【答案】C

真题 【2014.37】

止血多炒用,化瘀宜生用的止血药是

A. 紫珠 　　　　B. 降香

C. 三七 　　　　D. 蒲黄

【答案】D

真题 【2013.36】

性味苦寒,主归肝经的药物是

A. 三七 　　　　B. 蒲黄

C. 茜草 　　　　D. 仙鹤草

【答案】C

真题 【2015.147】

具有收敛止血功效的药物是

A. 蒲黄 　　　　B. 侧柏叶

C. 紫珠 　　　　D. 槐花

【答案】AC

三 重点配伍

1. 大蓟配小蓟

两药均性凉,功能凉血止血,散瘀解毒消痈。同用药力更强,治疗血热出血诸证及热毒疮肿。

2. 地榆配槐花

地榆微寒,善清下焦血分之热而凉血止血;槐花微寒,善清大肠之火而凉血止血。两药合用,可治疗血热出血证,尤宜痔疮痛肿出血及便血。

四 相似功用鉴别

1. 大蓟和小蓟

(1)同

二者均能凉血止血,散瘀解毒消痈,广泛用治血热出血诸证及热毒疮疡。

(2)异

①大蓟散瘀消痈力强,止血作用广泛,故对吐血、咯血及崩漏下血尤为适宜。

②小蓟兼能利尿通淋,故以治血尿、血淋为佳。

2. 地榆和槐花

(1)同

二者均能凉血止血,用治血热妄行之出血诸证,因其性下行,故以治下部出血证为宜。

(2)异

①地榆凉血之中兼能收涩,凡下部之血热出血,诸如便血、痔血、崩漏、血痢等皆宜。

②槐花无收涩之性,其止血功在大肠,故以治便血、痔血为佳。

3. 白茅根和芦根

(1)同

均能清肺胃热而利尿,治疗肺热咳嗽、胃热呕吐和热淋涩痛,且常相须为用。

(2)异

①白茅根偏入血分,以凉血止血见长。

②芦根偏入气分,以清热生津为优。

4. 生姜、干姜和炮姜

(1)同

均能温中散寒,适用于脾胃寒证。

(2)异

由于鲜干质量不同与炮制不同,其性能亦异:

①生姜长于散表寒,又为呕家之圣药。

②干姜偏于祛里寒,为温中散寒之要药。

③炮姜善走血分,长于温经而止血。

小试牛刀

1. 功能凉血散瘀止血的药物是:

A. 苎麻根 　　　　B. 黄芩

C. 白茅根 　　　　D. 大蓟

2. 下列药物中,具有化痰止咳功效的是:

A. 地榆 　　　　　　B. 槐花
C. 苎麻根 　　　　　D. 侧柏叶

3. 对于出血证,无论属寒属热,有无瘀血,皆可随证配伍使用的药物是:
A. 茜草 　　　　　　B. 白及
C. 蒲黄 　　　　　　D. 炮姜

4. 生用活血通经,炒炭凉血止血的药是:
A. 侧柏叶 　　　　　B. 茜草
C. 苏木 　　　　　　D. 刘寄奴

5. 症见月经量多,色淡,少腹冷痛,舌淡苔白,脉沉细无力,治疗应首选:
A. 侧柏叶 　　　　　B. 仙鹤草
C. 艾叶 　　　　　　D 三七

6. 主治肺胃出血的药物是:
A. 大黄 　　　　　　B. 地榆
C. 黄芩 　　　　　　D. 紫珠

7. 入汤剂宜煎汤代水的药物是:
A. 海浮石 　　　　　B. 炉甘石
C. 灶心土 　　　　　D. 禹余粮

8. 大蓟、小蓟皆可用于治疗:

A. 肝火目赤 　　　　B. 肺热咳嗽
C. 胃火牙痛 　　　　D. 热毒疮疡

9. 善治血热便血、痔血及肝热目赤头痛的药物是:
A. 虎杖 　　　　　　B. 槐花
C. 小蓟 　　　　　　D. 地榆

10. 既能解毒消痈,又能凉血止血的药物是:
A. 侧柏叶、茜草 　　B. 艾叶、炮姜
C. 三七、蒲黄 　　　D. 大蓟、小蓟

11. 具有散瘀消痈功效的药物是:
A. 大蓟 　　　　　　B. 地榆
C. 槐花 　　　　　　D. 白茅根

12. 患者小便短数,灼热刺痛,尿色黄赤,舌苔黄腻,脉数。治疗应选用:
A. 大蓟 　　　　　　B. 地榆
C. 槐花 　　　　　　D. 白茅根

参考答案

1. D	2. D	3. C	4. B	5. C
6. D	7. C	8. D	9. B	10. D
11. A	12. D			

基础篇
中药学

第十三章

13

活血化瘀药

■ 考纲要求

　　1.活血化瘀药的药性、功效、主治病证、常用配伍、用量用法、使用注意及相似功用鉴别要点。

　　2.活血化瘀药中临床常用重点中药（一级中药）川芎、延胡索、郁金、姜黄、乳香、没药、五灵脂、丹参、红花、桃仁、益母草、泽兰、鸡血藤、牛膝、王不留行、血竭、土鳖虫、马钱子、三棱、莪术、水蛭、斑蝥、穿山甲的

药性、功效、主治病证、配伍、用量用法、使用注意及相似功用鉴别要点。

　　3.活血化瘀药中临床常用非重点中药（二级中药）降香、银杏叶、月季花、苏木、自然铜、骨碎补、儿茶、刘寄奴、虻虫的药性、功效、主治病证及相似功用鉴别要点。

■ 考点解析

一 活血化瘀药概述

1.概念

　　凡以通利血脉，促进血行，消散瘀血为主要功效，用于治疗瘀血病证的药物，称活血化瘀药，或活血祛瘀药，简称活血药，或化瘀药。其中活血作用较强者，又称破血药，或逐瘀药。

2.性能特点及功效

　　性味多为辛，部分动物类药味咸，主入心、肝二经（2009148）。味辛则能散、能行，味苦则通泄，且均入血分，故能行血活血，使血脉通畅，瘀滞消散。即《素问·阴阳应象大论》所谓"血实者宜决之"之法。活血化瘀药通过活血化瘀作用而产生多种不同的功效，包括活血止痛、活血调经、活血消肿、活血疗伤、活血消痈、破血消癥等。

3.适应证

　　活血化瘀药适用于一切瘀血阻滞之证。

4.配伍方法

　　①由于气血之间的密切关系，在使用活血化瘀药时常配伍行气药，以增强活血散瘀之力。

　　②临床上在应用活血化瘀药时，除根据各类药物的不同效用特点而随证选用外，尚需针对瘀血的原因进行配伍，以标本兼治。

5.使用注意

　　①本类药物行散力强，易耗血动血，应注意防其破泄太过，做到化瘀而不伤正，不宜用于妇女月经过多以及其他出血证而无瘀血现象者。

　　②对于孕妇尤当慎用或忌用。

6.分类

　　按其作用特点和临床应用的不同，分为活血止痛药、活血调经药、活血疗伤药、破血消癥药四类。

二 活血化瘀药中临床常用的重点中药和非重点中药

1.活血止痛药

药名	药性	功效	主治病证及配伍	用法用量	使用注意
川芎	辛，温。归肝、胆、心包经	活血行气，祛风止痛（199636）（201596）	①血瘀气滞痛证——血府逐瘀汤；为"血中之气药"，为治气滞血瘀诸痛证要药，善"下调经水，中开郁结"，为妇科活血调经要药 ②头痛，风湿痹痛——川芎茶调散；能"上行头目"，祛风止痛，为治头痛要药，李东垣言"头痛须用川芎"；治风湿痹痛常配伍独活、秦艽等（200541）	煎服，3～10g	阴虚火旺，舌红口干，多汗，月经过多及出血性疾病不宜应用

药名	药性	功效	主治病证及配伍	用法用量	使用注意
延胡索	辛、苦,温。归心、肝、脾经	活血,行气,止痛(200935)(201596)	气血瘀滞痛证——金铃子散;能"行血中之气滞,气中血滞,故能专治一身上下诸痛"(200839)	煎服,3～10g。研粉吞服,每次1.5～3g,醋制可加强止痛之功	无特殊注意
郁金	辛、苦,寒。归肝、胆、心、肺经	活血止痛,行气解郁,清心凉血,利胆退黄(199283)(199483)(1992138)(2012148)(2014147)	①气滞血瘀痛证——颠倒木金散②热病神昏,癫痫痰闭——菖蒲郁金汤③吐血,衄血,倒经,尿血,血淋,配伍生地黄、丹皮等(200640、201398)④湿热黄疸、胆石症,配伍茵陈蒿、栀子、金钱草	煎服,3～10g	畏丁香
姜黄	辛、苦,温。归肝、脾经	活血行气,通经止痛(2012148)	①气滞血瘀痛证——姜黄散②风湿肩臂疼痛,配伍防风、羌活等(201397)	煎服,3～10g。外用适量	孕妇慎用
乳香	辛、苦,温。归心、肝、脾经	活血定痛,消肿生肌(199534)(199538)	①跌打损伤,疮疡痈肿——七厘散;既能散瘀止痛,又能活血消痈,祛腐生肌,为外伤科要药②气滞血瘀痛证,配伍没药、延胡索等,内能宣通脏腑气血,外能透达经络,可用于一切气滞血瘀之痛证。《珍珠囊》谓其能"定诸经之痛"	煎服或入丸散,3～5g,炒去油用。外用适量,生用或炒用,研末外敷(201724)	胃弱者慎用,孕妇慎用
没药	辛、苦,平。归心、肝、脾经	散瘀定痛,消肿生肌	①跌打损伤,疮疡痈肿②气滞血瘀痛证	3～5g。炮制去油多入丸散用,外用适量	胃弱者及孕妇慎用(201824)
五灵脂	苦、咸、甘,温。归肝经	活血止痛,化瘀止血(199337)(2001109)(2001110)(2009142)(201595)	①瘀血阻滞痛证——失笑散;善于活血化瘀止痛,为治疗瘀滞疼痛的要药②瘀血阻滞出血证,配伍三七、蒲黄等	煎服,3～10g,宜包煎(200236)	孕妇慎用。"十九畏"认为人参畏五灵脂,一般不宜同用

药名	药性	功效	主治病证及配伍	用法用量	使用注意
降香	辛,温。归肝、脾经	化瘀止血,理气止痛	①出血证,能化瘀行血止血,适用于瘀滞性出血证,尤其适用于跌打损伤所致的内外出血证,为外科常用品 ②胸胁疼痛、跌损瘀痛 ③呕吐腹痛,能降气辟秽,和中止呕	煎服,9～15g,后下,外用适量	无特殊注意
银杏叶	甘、苦、涩,平。有毒。归心、肺经	活血化瘀,通络止痛,敛肺平喘,化浊降脂	①瘀血阻络,胸痹心痛 ②中风偏瘫 ③肺虚咳喘 ④高脂血症	煎服,9～12g有实邪者忌用	无特殊注意

2.活血调经药

药名	药性	功效	主治病证及配伍	用法用量	使用注意
丹参	苦,微寒。归心、肝经	活血调经,祛瘀止痛,凉血消痈,清心除烦(1994143)(2011147)	①月经不调,闭经痛经,产后瘀滞腹痛;能祛瘀生血而不伤正,善调经水,为治血行不畅,瘀血阻滞之经产病的要药。《本草纲目》谓其"能破宿血,补新血";《妇科明理论》有"一味丹参散,功同四物汤" ②血瘀心痛、脘腹疼痛,癥瘕积聚,跌打损伤,风湿痹证——丹参饮,活络效灵丹 ③疮痈肿毒,配伍清热解毒药 ④热病烦躁神昏,心悸失眠,配伍生地黄、玄参等	煎服,10～15g。活血化瘀宜酒炙用	反藜芦
红花	辛,温。归心、肝经	活血通经,散瘀止痛(199637)(2001109)(2001110)	①血滞经闭、痛经,产后瘀滞腹痛——红蓝花酒,桃红四物汤,红花散;为活血祛瘀、通经止痛之要药,是妇产科血瘀病证的常用药 ②癥瘕积聚,配伍三棱、莪术等 ③胸痹心痛,血瘀腹痛,胁痛,配伍桂枝、瓜蒌、丹参等 ④跌打损伤,瘀滞肿痛,配伍木香、苏木等,为治跌打损伤、瘀滞肿痛之要药 ⑤瘀滞斑疹色暗——当归红花饮	煎服,3～10g。外用适量	孕妇慎用。有出血倾向者不宜多用

药名	药性	功效	主治病证及配伍	用法用量	使用注意
桃仁	苦、甘，平。归心、肝、大肠经	活血祛瘀，润肠通便，止咳平喘	①瘀血阻滞诸证——桃红四物汤、生化汤、桂枝茯苓丸、桃核承气汤、复元活血汤；为治疗多种瘀血阻滞病证的常用药 ②肺痈，肠痈——苇茎汤，大黄牡丹皮汤 ③肠燥便秘，配伍当归、火麻仁等 ④咳嗽气喘，配伍杏仁	煎服，5～10g，捣碎用；桃仁霜入汤剂宜包煎	孕妇、便溏者慎用（201237）
益母草	辛、苦，微寒。归心包、肝、膀胱经	活血调经，利尿消肿，清热解毒（199433）（199638）（2002138）	①血滞经闭、痛经、经行不畅、产后恶露不尽、瘀滞腹痛——益母草膏；善活血调经，祛瘀通经，为妇科经产病要药 ②水肿，小便不利，配伍白茅根、泽兰等；尤宜治水瘀互结的水肿 ③跌打损伤，疮痈肿毒，配伍川芎、当归等	9～30g，煎服；或熬膏，入丸剂。外用适量捣敷或煎汤外洗。鲜品12～40g	孕妇慎用
泽兰	苦、辛，微温。归肝、脾经	活血调经，利水消肿，祛瘀消痈（2002138）	①血瘀经闭，痛经，产后瘀滞腹痛，配伍当归、川芎等；善活血调经，为妇科经产瘀血病证的常用药 ②跌打损伤，瘀肿疼痛，疮痈肿毒，配伍当归、红花等 ③水肿，腹水，配伍茯苓、防己等；既能活血祛瘀，又能利水消肿，对瘀血阻滞、水瘀互结之水肿尤为适宜	煎服，6～12g。外用适量	无瘀滞者慎用
鸡血藤	苦、甘，温。归肝、肾经	活血补血，调经止痛，舒筋活络（2003130）	①月经不调，痛经，闭经，配伍当归、川芎等，为妇科调经要药，凡妇人血瘀及血虚之月经病均可应用 ②风湿痹痛，手足麻木，肢体瘫痪，血虚萎黄，配伍独活、威灵仙等；行血养血，舒筋活络，为治疗经脉不畅，络脉不和病证的常用药	煎服，9～15g。或浸酒服，或熬膏服	无特殊注意

基础篇

中药学

药名	药性	功效	主治病证及配伍	用法用量	使用注意
牛膝	苦、甘、酸，平。归肝、肾经	逐瘀通经，补肝肾，强筋骨，利尿通淋，引血下行（2013145）	①瘀血阻滞经闭、痛经、经行腹痛、胞衣不下、跌打伤痛——血府逐瘀汤；性善下行，长于活血通经，其活血化瘀作用有疏利降泄之特点，尤多用于妇科经产诸疾以及跌打伤痛 ②腰膝酸痛，下肢痿软——续断丸、三妙丸、独活寄生汤 ③淋证，水肿，小便不利——牛膝汤；配伍冬葵子、瞿麦、车前子等（200482） ④头痛，眩晕，齿痛，口舌生疮，吐血，衄血——镇肝熄风汤，玉女煎；能导热下泄，引血下行，以降上炎之火（200481）	煎服，5～12g。活血通经、利水通淋、引火（血）下行宜生用；补肝肾、强筋骨宜酒炙用	孕妇慎用
王不留行	苦，平。归肝、胃经	活血通经，下乳消肿，利尿通淋（199338）（2009145）（2013145）	①血瘀经闭、痛经、难产，配伍当归、川芎等 ②产后乳汁不下，乳痈肿痛——涌泉散，配伍穿山甲；能行血脉，通乳汁，为产后乳汁不下常用之品 ③热淋，血淋，石淋，配伍石韦、瞿麦等	煎服，5～10g。外用适量	孕妇慎用
月季花	甘、温。归肝经	活血调经，疏肝解郁，消肿解毒	①肝气郁结，气滞血瘀之月经不调、痛经、闭经、胸胁胀痛者，可单用开水泡服，亦可与玫瑰花、当归、香附等同用 ②治跌打损伤，瘀肿疼痛，痈疽肿毒，可单用捣碎外敷或研末冲服 ③治瘰疬肿痛未溃，可与夏枯草、贝母、牡蛎等同用。	煎服，3～6g，不宜久煎。亦可泡服，或研末服。外用适量	用量不宜过大，多服久服可引起腹痛及便溏腹泻。孕妇慎用

3.活血疗伤药

药名	药性	功效	主治病证及配伍	用法用量	使用注意
血竭	甘、咸，平。归心、肝经	活血定痛，化瘀止血，敛疮生肌（2003131）	①跌打损伤，瘀滞心腹疼痛——七厘散，配伍乳香、没药等；散瘀止痛，为伤科及其他瘀滞痛证要药 ②外伤出血，配伍儿茶、乳香等；适用于瘀血阻滞、血不归经之出血病证 ③疮疡不敛，配伍乳香、没药	多入丸、散，研末服，每次1～2g。外用适量，研末外敷（201537）或入膏药用	孕妇慎用。月经期患者忌用

药名	药性	功效	主治病证及配伍	用法用量	使用注意
土鳖虫	咸,寒。有小毒。归肝经	破血逐瘀,续筋接骨(2005128)	①跌打损伤,筋伤骨折,瘀肿疼痛,配伍自然铜、骨碎补等;能活血消肿止痛,续筋接骨疗伤,为伤科常用药,尤多用于骨折筋伤,瘀血肿痛 ②血瘀经闭,产后瘀滞腹痛,积聚痞块,配伍大黄、水蛭等;常用于经产瘀滞之证及积聚痞块	煎服,3～10g;研末1～1.5g,黄酒送服。外用适量	孕妇禁用
马钱子	苦,温。有大毒。归肝、脾经	散结消肿,通络止痛	①跌打损伤,骨折肿痛,配伍麻黄、乳香、没药等;善散结消肿止痛,为伤科疗伤止痛之佳品 ②痈疽疮毒,咽喉肿痛,配伍青木香、山豆根等 ③风湿顽痹,麻木瘫痪,配伍麻黄、乳香等;善搜筋骨间风湿,开通经络,透达关节,止痛力强,为治风湿顽痹、拘挛疼痛、麻木瘫痪之常用药	0.3～0.6g,炮制后入丸散用。外用适量,研末调涂(199236、201138)	内服不宜生用及多服久服。所含有毒成分能被皮肤吸收,外用不宜大面积涂敷。孕妇禁用,运动员慎用
苏木	甘、咸、平。归心、肝、脾经	活血,祛瘀,消肿止痛	①跌打损伤,骨折筋伤,瘀滞肿痛,配伍乳香、没药、自然铜等;能活血化瘀、消肿止痛 ②血滞经闭,产后瘀阻腹痛,痛经,心腹疼痛,痈肿疮毒,配伍川芎、当归等;能活血祛瘀,通经止痛,为妇科瘀滞经产诸证及其他瘀滞病证的常用药	煎服,3～9g	孕妇慎用
自然铜	辛,平。归肝经	散瘀止痛,续筋接骨(199233)(2005128)	跌打损伤,骨折筋断,瘀肿疼痛——自然铜散;活血散瘀,续筋接骨,尤长于促进骨折的愈合,为伤科要药	3～9g,多入丸散,若入煎剂宜先煎	孕妇慎用
骨碎补	苦,温。归肝、肾经	活血疗伤止痛,补肾强骨(199233)外用消风祛斑	①跌打损伤或创伤,筋骨损伤,瘀滞肿痛——骨碎补散;以其入肾治骨,能治骨伤碎而得名,为伤科要药 ②肾虚腰痛脚弱,耳鸣耳聋,牙痛,久泻,配伍补骨脂、牛膝等 ③斑秃、白癜风等证	煎服,3～9g,外用适量	阴虚火旺,血虚风燥者慎用
儿茶	苦、涩,微寒。归心、肺经	活血止痛,止血生肌,收湿敛疮,清肺化痰(2003131)	①跌打伤痛,出血——止血散;可用于多种内外伤出血病证 ②疮疡,湿疮,牙疳,下疳,痔疮,配伍乳香、没药、冰片等 ③肺热咳嗽,配伍桑叶、苏子等	煎服,1～3g,包煎,多入丸散,外用适量	无特殊注意

药名	药性	功效	主治病证及配伍	用法用量	使用注意
刘寄奴	苦,温。归心、肝、脾经	散瘀止痛,疗伤止血,破血通经,消食化积	①跌打损伤,肿痛出血,配伍骨碎补、延胡索等 ②血瘀经闭,产后瘀滞腹痛,配伍桃仁、当归等 ③食积腹痛,赤白痢疾,配伍山楂、麦芽等	煎服,3～10g,外用适量	孕妇慎用

4. 破血消癥药

药名	药性	功效	主治病证及配伍	用法用量	使用注意
三棱	辛、苦,平。归肝、脾经	破血行气,消积止痛	①癥瘕积聚,经闭,心腹瘀痛,配伍三棱;适用于气滞血瘀、食积日久而成的癥瘕积聚以及气滞、血瘀、食停、寒凝所致的诸般痛证 ②食积脘腹胀痛,配伍青皮、槟榔 ③跌打损伤,瘀肿疼痛	煎服,5～10g。醋制后可加强祛瘀止痛作用(1995138)	孕妇及月经过多者忌用,不宜与芒硝、玄明粉同用
莪术	辛、苦,温。归肝、脾经	破血行气,消积止痛	与三棱基本相同	煎服,6～9g。醋制可加强祛瘀止痛作用。外用适量(1993140)	孕妇及月经过多者忌用
水蛭	咸、苦,平。有小毒。归肝经	破血通经,逐瘀消癥	①血瘀经闭,癥瘕积聚,配伍虻虫 ②跌打损伤,心腹疼痛,中风偏瘫,配伍苏木、自然铜等	煎服,1～3g;或以鲜活者放置于瘀肿局部吸血消瘀	孕妇及月经过多者忌用
斑蝥	辛,热;有大毒。归肝、肾、胃经	破血逐瘀,散结消癥,攻毒蚀疮(199435)(201820)	①癥瘕,经闭,配伍桃仁、大黄,现代用治多种癌肿,尤以肝癌为优,可用斑蝥1～3只置鸡蛋内煮食 ②痈疽恶疮,顽癣,瘰疬,配伍白矾、青黛等 ③本品外敷,有发泡作用,可作发泡疗法以治多种疾病,如面瘫、风湿痹痛等	内服多入丸散,0.03～0.06g。外用适量,研末敷贴,或酒、醋浸涂,或作发泡用。内服需以糯米同炒,或配青黛、丹参以缓其毒	有大毒,内服宜慎,应严格掌握剂量,体弱忌用,孕妇禁用。外用对皮肤、黏膜有很强的刺激作用,能引起皮肤发红、灼热、起泡,甚至腐烂,故不宜久服和大面积使用

药名	药性	功效	主治病证及配伍	用法用量	使用注意
穿山甲	咸,微寒。归肝、胃经	活血消癥,通经,下乳,消肿排脓(1995139)(2009145),搜风通络	①癥瘕,经闭——穿山甲散、化瘀汤 ②风湿痹痛,中风瘫痪,配伍川芎、羌活等 ③产后乳汁不下,配伍王不留行、木通等;擅长通经下乳,为治疗产后乳汁不下之要药 ④痈肿疮毒,瘰疬,配伍银花、天花粉等,活血消痈,消肿排脓,为治疗疮疡肿痛之要药	煎服,5～10g。一般炮制后用	孕妇慎用。痈肿已溃者忌用
虻虫	苦,微寒。有小毒。归肝经	破血逐瘀,散积消癥	①血瘀经闭,癥瘕积聚,配伍熟地黄、水蛭、桃仁等 ②跌打损伤,瘀滞肿痛,配伍乳香、没药等	煎服,1～1.5g,研末服0.3g	孕妇禁用,体虚无瘀,腹泻者不宜用

【真题】【2018.20】
外用可引起皮肤发红、灼热、起泡,甚至腐烂,故不宜久敷的药物是

A. 硫黄　　　　　　B. 白矾

C. 斑蝥　　　　　　D. 硼砂

【答案】D

【真题】【2018.24】
内服宜炒去油,胃弱者慎用的药物是

A. 穿山甲　　　　　B. 自然铜

C. 土鳖虫　　　　　D. 没药

【答案】D

【真题】【2017.93】
内服宜炒去油,胃弱者应慎用的药物是

A. 五灵脂　　　　　B. 儿茶

C. 血竭　　　　　　D. 乳香

【答案】D

【真题】【2015.37】
血竭入丸散的用量是

A. 0.1～0.2g　　　　B. 0.3～0.6g

C. 1～2g　　　　　 D. 3～6g

【答案】C

【真题】【2015.96】
川芎、延胡索的功效共同点是

A. 活血祛瘀,行气止痛　B. 活血祛瘀,祛风除湿

C. 活血止痛,化瘀止血　D. 活血行气,祛风止痛

【答案】A

【真题】【2013.97】
既可治气滞血瘀之胸胁疼痛,又可治风寒湿痹、肩膀疼痛的药物是

A. 五灵脂　　　　　B. 郁金

C. 姜黄　　　　　　D. 莪术

【答案】C

【真题】【2013.98】
既可治气滞血瘀之胸胁疼痛,又可治气火上逆、吐血衄血的药物是

A. 五灵脂　　　　　B. 郁金

C. 姜黄　　　　　　D. 莪术

【答案】B

【真题】【2014.147】
郁金具有的功效有

A. 散血消癥　　　　B. 行气解郁

C. 利胆退黄　　　　D. 凉血清心

【答案】BCD

【真题】【2013.145】
下列药物中,既能活血化瘀,又能利尿通淋的有

A. 牛膝　　　　　　B. 王不留行

C. 鸡血藤　　　　　D. 血竭

【答案】AB

三 重点配伍

1. 川芎配柴胡、香附

川芎辛温,功能活血行气、散风止痛,且上行头颠,下走血海;柴胡苦辛微寒,功能善疏肝解郁;香附辛平,功能善疏肝理气、调经止痛。三药合用既能疏肝解郁,又能理气和血,凡肝郁气滞胸闷胁痛、痛经、经闭及月经不调之证皆可用之。

2.郁金配石菖蒲

郁金辛苦而寒,功能解郁开窍、清心凉血;石菖蒲辛苦而温,功能开窍醒神、化湿豁痰。两药合用,既能化湿豁痰,又能清心开窍,治痰火湿热蒙蔽清窍之神昏、癫狂、癫痫。

3.蒲黄配五灵脂

蒲黄性平,生用活血化瘀而止血,炒用收涩止血略兼化瘀;五灵脂性温,生用长于活血止痛,炒用偏于化瘀止血。两药合用,无论生用还是炒用均能活血止痛、化瘀止血,善治血瘀胸胁心腹诸痛及血瘀出血。

四 相似功用鉴别

1.香附与郁金

(1)同

二者均能疏肝解郁,可用于肝气郁结之证。

(2)异

①香附药性偏温,专入气分,善疏肝行气,调经止痛,长于治疗肝郁气滞之月经不调。

②郁金药性偏寒,既入血分,又入气分,善活血止痛,行气解郁,长于治疗肝郁气滞血瘀之痛证。

2.郁金与姜黄 (201098)

(1)同

为同一植物的不同药用部位,均能活血散瘀、行气止痛,用于气滞血瘀之证。

(2)异

①姜黄药用其根茎,辛温行散,祛瘀力强,以治寒凝气滞血瘀之证为佳,且可祛风通痹而用于风湿痹痛。

②郁金药用块根,苦寒降泄,行气力强,且凉血,以治血热瘀滞之证为宜,又能利胆退黄,清心凉血而用于湿热黄疸、热病神昏等证。

3.没药与乳香 (201097)

(1)同

没药的功效主治与乳香相似。活血止痛,消肿生肌。常与乳香相须为用,治疗跌打损伤、瘀滞肿痛、痈疽肿痛,疮疡溃后久不收口以及多种瘀滞痛证。

(2)异

①乳香偏于行气、伸筋,治疗痹证多用。

②没药偏于散血化瘀,治疗血瘀气滞较重之胃痛多用。

4.益母草与泽兰 (200786)

(1)同

二者均能活血调经、祛瘀消痈、利水消肿,常用于妇科经产血瘀病证及跌打损伤、瘀肿疼痛、疮痈肿毒、水肿等证。

(2)异

益母草辛散苦泄之力较强,性寒又能清热解毒,其活血、解毒、利水作用比泽兰强,临床应用亦更广。

5.川牛膝与怀牛膝 (199733)

(1)同

两者均能逐瘀通经、补肝肾、强筋骨、利尿通淋、引火(血)下行。

(2)异

①川牛膝长于活血通经。

②怀牛膝长于补肝肾、强筋骨。

6.鸡血藤与当归 (2007168、2010147)

(1)同

二者均能行血补血、调经止痛。

(2)异

鸡血藤偏于行血,当归偏于补血;且鸡血藤能舒筋活络,当归不能舒筋活络,当归具有润肠通便功效,鸡血藤不具。

7.莪术与三棱

(1)同

二者均能破血行气、消积止痛,治疗癥瘕积聚,经闭,心腹瘀痛和食积脘腹胀痛等,常相须为用。

(2)异

①三棱偏于破血。

②莪术偏于破气。

8.桃仁、红花

(1)同

二者均能活血化瘀,治疗瘀血证。

(2)异

桃仁长于祛瘀生新,兼有润肠通便、止咳平喘之功。红花长于活血止痛,多用于治疗热郁血滞之证。

■ 小试牛刀

1. 下列哪味药既能活血又能行气:
    A. 桃仁　　　　　　B. 红花
    C. 丹参　　　　　　D. 川芎

2. 能"上行头目,下调经水,中开郁结"的药物是:
    A. 延胡索　　　　　B. 郁金
    C. 姜黄　　　　　　D. 川芎

3. "能行血中气滞,气中血滞,故专治一身上下诸痛"的药物是:
    A. 延胡索　　　　　B. 郁金
    C. 姜黄　　　　　　D. 莪术

4. 治疗气火上逆所致的妇女倒经,宜选用:

A. 鸡血藤　　　　　B. 夏天无

C. 郁金　　　　　　D. 红花

5. 下列哪味药无收湿敛疮作用：

A. 乌贼骨　　　　　B. 孩儿茶

C. 乳香　　　　　　D. 炉甘石

6. 具有活血止痛、消肿生肌功效的药组是：

A. 乳香、没药

B. 红花、桃仁

C. 血竭、儿茶

D. 五灵脂、续断

7. 下列活血药中，哪一味不兼有行气作用：

A. 川芎　　　　　　B. 郁金

C. 元胡　　　　　　D. 五灵脂

8. 入汤剂宜包煎的药物是：

A. 自然铜　　　　　B. 苏木

C. 血竭　　　　　　D. 五灵脂

9. 红花与番红花功效的主要不同点是：

A. 红花药力较强

B. 番红花药力较强

C. 红花兼能凉血解毒

D. 番红花药力较强兼能凉血解毒

10. 功能活血利尿，兼可清热解毒的药是：

A. 泽兰　　　　　　B. 牛膝

C. 益母草　　　　　D. 瞿麦

11. 益母草的功效是：

A. 活血，利尿，清热，通便

B. 活血，利尿，消瘀，散结

C. 活血，利尿，清热，解毒

D. 活血，利尿，清热，止血

12. 下列除哪组外都是治疗乳汁不下的药物：

A. 木通、通草

B. 冬葵子、刺蒺藜

C. 穿山甲、王不留行

D. 橘叶、益母草

13. 马钱子日服剂量是：

A. 0.3～0.6g　　　　B. 0.15～0.3g

C. 0.05～0.1g　　　 D. 0.03～0.06g

14. 攻毒蚀疮、破散结，外用兼治斑秃的药是：

A. 马钱子　　　　　B. 蟾酥

C. 斑蝥　　　　　　D. 大风子

15. 治疗筋骨折伤首选药组是：

A. 当归、乳香、丹参

B. 桃仁、红花、郁金

C. 大黄、丹皮、赤芍

D. 蟅虫、骨碎补、自然铜

16. 川牛膝与怀牛膝功效的主要不同点是：

A. 川牛膝偏清上部火热，怀牛膝偏清下部湿热

B. 川牛膝偏补肝肾，怀牛膝偏去风湿

C. 川牛膝偏于活血通经，怀牛膝偏于利尿通淋

D. 以上都不是

17. 鸡血藤、当归功效的共同点是：

A. 补血、活血　　　B. 补血、止血

C. 活血、止血　　　D. 凉血、活血

18. 郁金的性味是：

A. 辛，苦，寒　　　B. 辛，苦，凉

C. 辛，苦，热　　　D. 辛，苦，温

19. 治疗血瘀气滞，经行腹痛，兼风湿肩臂疼痛者，应选用：

A. 桃仁　　　　　　B. 丹参

C. 红花　　　　　　D. 姜黄

20. 下列各项，不属红花主治病证的是：

A. 血滞经闭　　　　B. 血瘀痛经

C. 少腹瘀积　　　　D. 血热崩漏

■ 参考答案

1. D	2. D	3. A	4. C	5. C
6. A	7. D	8. D	9. D	10. C
11. C	12. D	13. A	14. C	15. D
16. D	17. A	18. A	19. D	20. D

第十四章

14

化痰止咳平喘药

考纲要求

1. 化痰止咳平喘药的药性、功效、主治病证、常用配伍、用量用法、使用注意及相似功用鉴别要点。

2. 化痰止咳平喘药中临床常用重点中药（一级中药）半夏、天南星、白附子、芥子、旋覆花、白前、浙贝母、川贝母、瓜蒌、胆南星、桔梗、竹茹、苦杏仁、紫苏子、百部、桑白皮、葶苈子、款冬花、紫菀、白果的药性、功效、主治病证、配伍、用量用法、使用注意及相似功用鉴别要点。

3. 化痰止咳平喘药中临床常用非重点中药（二级中药）皂荚、前胡、礞石、天竺黄、竹沥、海藻、昆布、黄药子、海蛤壳、浮海石、马兜铃、胖大海、枇杷叶、洋金花的药性、功效、主治病证及相似功用鉴别要点。

考点解析

一 化痰止咳平喘药概述

1. 概念

凡能祛痰或消痰，治疗"痰证"为主的药物，称化痰药；以制止或减轻咳嗽和喘息为主要作用的药物，称止咳平喘药，因化痰药每兼止咳、平喘作用；而止咳平喘药又每兼化痰作用，且病证上痰、咳、喘三者相互兼杂，故将化痰药与止咳平喘药合并一章介绍。

2. 性能特点及功效

化痰、止咳、平喘，大多味苦，辛。

3. 适应证

痰者，既是病理产物，又是致病因子，它"随气升降，无处不到"，所以痰的病证甚多：如痰阻于肺之咳喘痰多；痰蒙心窍之昏厥、癫痫；痰蒙清阳之眩晕；痰扰心神之睡眠不安；肝风夹痰之中风、惊厥；痰阻经络之肢体麻木，半身不遂，口眼㖞斜；痰火（气）互结之瘰疬、瘿瘤；痰凝肌肉，流注骨节之阴疽流注等，皆可用化痰药治之。（200436）止咳平喘药用于外感、内伤所致的各种咳嗽和喘息。

4. 配伍方法

①因咳喘每多夹痰。痰多易发咳嗽，故化痰、止咳、平喘三者常配伍同用。

②根据痰、咳、喘的不同病因病机配伍相关药物，以治病求本，标本兼顾。

③"脾为生痰之源"，脾虚则津液不归正化而聚湿生痰，故常配伍健脾燥湿药同用，以标本兼顾。

④因痰易阻滞气机，"气滞则痰凝，气行则痰消"，故常配伍理气药同用，以加强化痰作用。

5. 使用注意

①某些温燥之性强烈的刺激性化痰药，凡痰中带血等有出血倾向者，宜慎用。

②麻疹初起有表邪之咳嗽，不宜单投止咳药，当以疏解清宣为主，以免恋邪及影响麻疹透发，对收敛性及温燥之药尤为所忌。

6. 分类

根据药性、功能及临床应用的不同，化痰止咳平喘药可分为温化寒痰药、清化热痰药及止咳平喘药三类。

二、化痰止咳平喘药中临床常用的重点中药和非重点中药

1. 温化寒痰药

药名	药性	功效	主治病证及配伍	用法用量	使用注意
半夏	辛,温。有毒。归脾、胃、肺经（200335）	燥湿化痰,降逆止呕,消痞散结;外用消肿、止痛（201790）	①湿痰,寒痰证——二陈汤;为燥湿化痰、温化寒痰要药,尤善治脏腑湿痰 ②呕吐——小半夏汤;为止呕要药 ③心下痞,结胸,梅核气——半夏泻心汤,小陷胸汤,半夏厚朴汤 ④瘿瘤,痰核,痈疽肿毒,毒蛇咬伤	内服,3～9g,一般多制用。姜半夏长于温中化痰,降逆止呕,法半夏长于燥湿化痰且温性较弱,半夏曲则有化痰消食之功,竹沥半夏能清化热痰,主治热痰、风痰之证。外用适量,磨汁涂或研末以酒调敷患处（2012141）	反乌头。阴虚燥咳、血证、热痰、燥痰慎用,生品内服宜慎（2014149）
天南星	苦、辛、温。有毒。归肺、肝、脾经	燥湿化痰,祛风解痉;散结消肿（199631）（200840）（201790）（201791）	①湿痰,寒痰证,顽痰咳嗽,配伍半夏 ②风痰眩晕,中风,癫痫,破伤风,配伍半夏、天麻等;走经络,善祛风痰而止痉厥（2010145） ③痈肿,蛇虫咬伤,配伍雄黄外敷	内服,3～9g,多制用。外用生品适量,研末以醋或酒调敷患处（2012141）	孕妇忌用,生品内服宜慎
白附子	辛、温。有毒。归胃、肝经	燥湿化痰,祛风止痉,解毒散结（200480）（200936）（201791）	①中风痰壅,口眼㖞斜,惊风癫痫,破伤风,配伍全蝎、僵蚕等（2010145） ②痰厥头痛,偏正头痛,眩晕,配伍天南星、半夏,其性上行,尤善治头面部诸疾 ③瘰疬痰核,毒蛇咬伤（201337）	煎服,3～6g;宜炮制后用。外用生品适量,捣烂,熬膏或研末以酒调敷患处（2012141）	孕妇慎用,生品内服宜慎
白芥子	辛,温。归肺经	温肺豁痰,利气,散结通络止痛（200237）（200479）	①寒痰喘咳,悬饮,胸胁胀痛——三子养亲汤,配伍紫苏子、莱菔子 ②阴疽流注,肢体麻木,痰滞经络,关节肿痛——阳和汤、白芥子散;善除"皮里膜外"之痰,又能消肿散结止痛	煎服,3～9g。外用适量（200237）	辛温走散,耗气伤阴,久咳肺虚及阴虚火旺忌用;消化道溃疡、出血者及皮肤过敏者忌用。用量不宜过大,以免引起腹泻,不宜久煎

药名	药性	功效	主治病证及配伍	用法用量	使用注意
旋覆花	苦、辛、咸，微温。归肺、胃、脾、大肠经	降气消痰，行水止呕（199431）（200693）（201597）	①风寒咳嗽，咳喘痰多，痰饮蓄结，胸膈痞满，配伍紫苏子、半夏等 ②噫气，呕吐，心下痞硬——旋覆代赭汤 ③气血不和之胸胁痛，配伍香附	煎服，3～9g；本品有绒毛，易刺激咽喉作痒而致呛咳呕吐，故宜包煎（200588）	阴虚劳嗽，肺燥咳嗽慎用
白前	辛、苦，微温。归肺经	降气祛痰止咳	肺气壅实，咳嗽痰多，气喘——止嗽散，白前汤；尤以痰湿或寒痰阻肺，肺气失降者为宜	煎服，3～10g；或入丸、散	无特殊注意
皂荚	辛、咸，温。有小毒。归肺、大肠经	祛痰开窍，（2002107）（2009147）散结消肿	①顽痰阻肺，咳喘痰多——皂荚丸；能通利气道，咸能软化胶结之痰，故顽痰胶阻于肺见咳逆上气，时吐稠痰，难以平卧者宜用之 ②中风，痰厥，癫痫，喉痹痰盛，配伍细辛、明矾等 ③疮肿未溃，皮癣 ④便秘	1～1.5g，多入丸散用，外用适量	孕妇及咳血、吐血患者忌用

2.清化热痰药

药名	药性	功效	主治病证及配伍	用法用量	使用注意
川贝母	苦、甘，微寒。归肺、心经	清热化痰，润肺止咳，散结消痈	①虚劳咳嗽，肺热燥咳——配伍沙参、麦冬；知母等，尤宜于内伤久咳、燥痰、热痰之证 ②瘰疬，乳痈，肺痈，配伍玄参、蒲公英等	煎服，3～10g；研末冲服，1次1～2g	反乌头
浙贝母	苦，寒。归肺、心经	清热化痰止咳，解毒散结消痈	①风热、痰热咳嗽，配伍桑叶、瓜蒌等（199439） ②瘰疬，瘿瘤，乳痈疮毒，肺痈，配伍玄参、牡蛎等	煎服，5～10g	反乌头
瓜蒌	甘、微苦，寒。归肺、胃、大肠经	清热涤痰，宽胸散结，润燥滑肠（200132）	①痰热咳喘，配伍黄芩、胆南星、枳实等 ②胸痹，结胸——瓜蒌薤白白酒汤，瓜蒌薤白半夏汤，能利气开郁，导痰下行而奏宽胸散结之效 ③肺痈，肠痈，乳痈，配伍鱼腥草、芦根等 ④肠燥便秘，配伍火麻仁、郁李仁等	煎服，9～15g	反乌头（2014149）

药名	药性	功效	主治病证及配伍	用法用量	使用注意
胆南星	苦、微辛，凉。归肺、肝、脾经	清热化痰，息风定惊（200129）	中风痰迷、癫痫、惊风、头风眩晕、痰火喘咳等证	煎服，3～6g	无特殊注意
桔梗	苦、辛，平。归肺经	宣肺，祛痰，利咽，排脓（2005129）	①咳嗽痰多，胸闷不畅——杏苏散、桑菊饮 ②咽喉肿痛，失音，配伍甘草、牛蒡子等 ③肺痈吐脓——桔梗汤 ④癃闭、便秘	煎服，3～10g	性升散，凡气机上逆、呕吐、呛咳、眩晕、阴虚火旺咳血等不宜用，用量过大易致恶心呕吐
竹茹	甘，微寒。归肺、胃、心、胆经	清热化痰，除烦止呕（2003128）	①肺热咳嗽，痰热心烦不寐——温胆汤 ②胃热呕吐，妊娠恶阻，能清热降逆止呕，为治热性呕逆之要药 ③吐血、衄血、崩漏 ④中风痰迷，舌强不语	煎服，5～10g。生用清化痰热，姜汁炙用止呕	无特殊注意
前胡	苦、辛，微寒。归肺经	降气化痰，散风清热（200692、201598）	①痰热咳喘，配伍杏仁、桑白皮、白前等 ②风热咳嗽，配伍桑叶、桔梗等	煎服，3～10g	无特殊注意
礞石	甘、咸，平。归肺、心、肝经	坠痰下气，平肝镇惊	①顽痰胶结，气逆喘咳——礞石滚痰丸 ②癫狂，惊痫，既能消痰积，又能平肝镇惊，为治惊痫之良药	多入丸、散服，3～6g，煎汤10～15g，包煎	非痰热内结不化之实证，不宜使用；脾胃虚弱、小儿慢惊忌用，孕妇慎用
天竺黄	甘，寒。归心、肝经	清热豁痰，清心定惊（201438）	小儿惊风，夜啼，中风癫痫，热病神昏，其清化热痰、清心定惊之功与竹沥相似而无寒滑之弊，为清心定惊之良药	煎服3～9g	无特殊注意
竹沥	甘，寒。归心、肺、肝经	清热豁痰，定惊利窍	①痰热咳喘，配伍半夏、黄芩等 ②中风痰迷，惊痫癫狂，配伍胆南星、牛黄等（199385）	内服30～50mL	本品性寒，滑利，寒痰及便溏者忌用
海藻	苦、咸，寒。归肝、肾、胃经	消痰软坚散结，利水消肿（1996138）（201891）	①瘿瘤，瘰疬，睾丸肿痛，配伍昆布、贝母等 ②痰饮水肿，配伍茯苓、猪苓等	煎服，6～12g	不宜与甘草同用
昆布	咸，寒。归肝、肾、胃经	消痰软坚散结，利水消肿（1996138）（201891）	同海藻，常与海藻相须而用	煎服，6～12g	无特殊注意

287

药名	药性	功效	主治病证及配伍	用法用量	使用注意
黄药子	苦,寒。有毒。归肺、肝,心经(201338)	化痰散结消瘿,清热解毒	①瘿瘤,配伍海藻、牡蛎等,为治痰火互结所致瘿瘤之要药 ②疮疡肿毒,咽喉肿痛,毒蛇咬伤 ③吐血、衄血、咯血 ④咳嗽、气喘、百日咳	煎服,5～15g;研末服,1～2g,外用适量	有毒,不宜过量。如多服、久服可引起吐泻腹痛等消化道反应,并对肝肾有一定损害,故脾胃虚弱及肝肾功能损害者慎服(199728)
海蛤壳	苦、咸,寒。归肺、胃、肾经	清热化痰,软坚散结。利尿,制酸止痛,外用收湿敛疮(1996138)(201890)	①肺热,痰热咳喘,配伍瓜蒌仁、海浮石等 ②瘿瘤,痰核,瘰疬配伍海藻、昆布等(1995139) ③水气浮肿,小便不利及胃痛泛酸之证 ④湿疮、烫伤 ⑤胃痛吞酸,配牡蛎等	煎服,6～15g,先煎,蛤粉包煎,外用适量	无特殊注意
海浮石	咸,寒。归肺、肾经	清肺化痰,软坚散结,利尿通淋(201890)	①痰热咳喘,配伍瓜蒌、贝母等 ②瘰疬,瘿瘤,配伍牡蛎、贝母等 ③血淋,石淋	煎服,10～15g,打碎先煎	无特殊注意
胖大海	甘,寒。归肺、大肠经	清热润肺,利咽开音,润肠通便	①肺热声哑,咽喉疼痛,咳嗽 ②燥热便秘,头痛目赤	2～3枚,沸水泡服或煎服	无特殊注意

3. 止咳平喘药

药名	药性	功效	主治病证及配伍	用法用量	使用注意
苦杏仁	苦,微温。有小毒。归肺、大肠经	降气止咳平喘,润肠通便(1994108)	①咳嗽气喘,胸满痰多——三拗汤,麻杏石甘汤;肃降兼宣发肺气而能止咳平喘,为治咳喘之要药 ②肠燥便秘,配伍柏子仁、郁李仁等 ③湿温初起及暑温夹湿之湿重于热者	煎服,5～10g,生品入煎剂宜后下	大便溏泻者慎用。本品有小毒,用量不宜过大;婴儿慎用
紫苏子	辛,温。归肺、大肠经	降气化痰,止咳平喘,润肠通便	①痰壅气逆,咳喘痰多——三子养亲汤,苏子降气汤 ②肠燥便秘,配伍杏仁、火麻仁等	煎服,3～10g	脾虚便溏者慎用

药名	药性	功效	主治病证及配伍	用法用量	使用注意
百部	甘、苦,微温。归肺经	润肺下气止咳,杀虫灭虱(200031)	①新久咳嗽,百日咳,顿咳,肺痨咳嗽——止嗽散;功专润肺止咳,无论外感、内伤、暴咳、久嗽,皆可用之尤以小儿顿咳、阴虚劳嗽为宜 ②蛲虫,阴道滴虫,头虱及疥癣,配伍蛇床子、苦参等	煎服,3～9g;外用适量,水煎或酒浸。久咳虚嗽宜蜜炙用,杀虫灭虱宜生用	无特殊注意
桑白皮	甘,寒。归肺经	泻肺平喘,利水消肿(2000139)	①肺热咳喘——泻白散 ②水肿,胀满尿少,面目肌肤浮肿,配伍茯苓皮、大腹皮、陈皮等 ③衄血、咯血及肝阳肝火偏旺之高血压症	煎服,6～12g。泻肺利水,平肝清火宜生用;肺虚咳嗽宜蜜炙用	无特殊注意
葶苈子	苦、辛,大寒。归肺、膀胱经	泻肺平喘,利水消肿(2000139)	①痰涎壅盛,喘息不得平卧——葶苈大枣泻肺汤,专泻肺中水饮及痰火而平喘咳 ②水肿,悬饮,胸腹积水,小便不利——己椒苈黄丸,大陷胸丸	煎服,3～10g;包煎	无特殊注意
款冬花	辛、微苦,温。归肺经	润肺下气,止咳化痰	新久咳嗽,喘咳痰多,劳嗽咳血——款冬花汤、百花膏,配伍知母、桑叶、百合等,治咳喘对肺寒咳喘尤宜外感内伤,寒热虚实,皆可应用	煎服,5～10g。外感暴咳宜生用,内伤久咳宜炙用	无特殊注意
紫菀	苦、辛、温。归肺经	润肺下气化痰止咳	咳嗽有痰,新久咳嗽,劳嗽咳血——止嗽散、王海藏紫菀汤	煎服,5～10g。外感暴咳生用,肺虚久咳蜜炙用	无特殊注意
白果	甘、苦、涩,平。有毒。归肺、肾经	敛肺定喘,止带缩尿(1994107)	①哮喘痰嗽——定喘汤,配伍麻黄、黄芩等,治哮喘痰嗽之常用药 ②带下,白浊,尿频,遗尿——易黄汤,配伍山药、莲子等	煎服,5～10g,捣碎	生食有毒,不可多用,小儿尤当注意。过食白果可致中毒,出现腹痛、吐泻、发热、紫绀及昏迷、抽搐,严重者可致呼吸麻痹而死亡

◇ 基础篇 ◇

中药学

药名	药性	功效	主治病证及配伍	用法用量	使用注意
马兜铃	苦、微，寒。归肺、大肠经	清肺降气，止咳平喘，清肠消痔	①肺热咳喘，配伍桑白皮、枇杷叶等。凡一切咳嗽痰喘属于肺热，燥热者皆可 ②痔疮肿痛或出血，配伍生地黄、白术；地榆、槐角等，能清除大肠积热而治痔疮肿痛或出血（201198）	煎服，3～9g，外用适量；肺虚久咳蜜炙用，其余生用	本品可引起肾损害，不良反应；儿童及老年人慎用；孕妇及婴幼儿、肾功能不全者禁用
枇杷叶	苦，微寒。归肺、胃经	清肺止咳，降逆止呕（2001137、200737）	①肺热咳嗽，气逆喘急，配伍黄芩、桑白皮等 ②胃热呕吐，哕逆，烦热口渴，配伍陈皮、竹茹等（201197）	煎服，6～10g，止咳宜炙用，止呕宜生用	无特殊注意
洋金花	辛，温。有毒。归肺、肝经	平喘止咳，解痉定痛	①哮喘咳嗽，为麻醉镇咳平喘药，对成人或年老咳喘无痰或痰少，而他药乏效者用之，尤宜于寒性哮喘 ②心腹疼痛，风湿痹痛，跌打损伤，配伍川乌、草乌等，可广泛用于多种疼痛疾病 ③麻醉，配伍川乌、草乌等 ④癫痫，小儿慢惊风，配伍全蝎、天麻等	内服，0.3～0.6g，宜入丸、散；亦可作卷烟，分次燃吸（每日用量不超过1.5g），外用适量	孕妇，外感及痰热咳喘、青光眼、高血压、心动过速者禁用

真题【2018.90】

海蛤壳、海浮石功效的共同点是

A. 润肺下气，化痰止咳　　B. 清肺化痰，软坚散结

C. 消痰软坚，利水消肿　　D. 止咳平喘，润肠通便

【答案】B

真题【2018.91】

海藻、昆布功效的共同点是

A. 润肺下气，化痰止咳　　B. 清肺化痰，软坚散结

C. 消痰软坚，利水消肿　　D. 止咳平喘，润肠通便

【答案】C

真题【2017.90】

半夏、天南星功效的共同点是

A. 燥湿化痰，祛风止痉　　B. 燥湿化痰，散结消肿止痛

C. 燥湿化痰，消痞散结　　D. 燥湿化痰，利气散结止痛

【答案】B

真题【2015.97】

功能降气化痰，又能降逆止呕的药物是

A. 旋覆花　　　　　　　　B. 白前

C. 前胡　　　　　　　　　D. 紫苏子

【答案】A

真题【2015.98】

既能降气化痰，又能疏散风热的药物是

A. 旋覆花　　　　　　　　B. 白前

C. 前胡　　　　　　　　　D. 紫苏子

【答案】C

真题【2014.38】

既能清热化痰，又能清心定惊的药物是

A. 瓜蒌　　　　　　　　　B. 礞石

C. 天竺黄　　　　　　　　D. 海蛤壳

【答案】C

真题【2013.37】

下列各项中，不属于禹白附主治的病证的是

A. 阴虚风动　　　　　　　B. 惊风、癫痫

C. 瘰疬、痰核　　　　　　D. 毒蛇咬伤

【答案】A

真题【2013.38】

性味苦寒、有毒的药物是

A. 浙贝母　　　　　　　　B. 礞石

C. 黄药子　　　　　　　　D. 苦杏仁

【答案】C

三 重点配伍

1.桔梗配杏仁

桔梗苦、辛、平,归肺经,功效宣肺,祛痰,利咽,排脓,其性善升,能载药上行,被称为诸药之舟楫;杏仁苦、微温,有小毒,归肺、大肠经,功效降气止咳平喘,润肠通便,其性善降;两药相合一升一降,能宣降肺气而止咳平喘。(1998107)

2.白芥子配陈皮

白芥子辛、温,归肺经。功效温肺豁痰,利气,散结消肿;陈皮辛、苦、温,归脾、肺经,功效理气健脾、燥湿化痰。两药合用温肺化痰力强。(1998108)

四 相似功用鉴别

1.半夏炮制品的功效差异

①姜半夏长于温中化痰,降逆止呕。
②法半夏长于燥湿化痰,且温性较弱。
③半夏曲则有化痰消食之功。
④竹沥半夏能清化热痰,主治热痰、风痰之证。外用适量。

2.半夏与天南星

(1)同

二者药性辛温有毒,均为燥湿化痰要药,善治湿痰、寒痰,炮制后又能治热痰、风痰。

(2)异

①半夏主入脾、肺经,重在治脏腑湿痰,且能止呕。
②天南星则走经络,偏于祛风痰而能解痉止厥,善治风痰证。

3.川贝母与浙贝母

《本草纲目》以前历代本草,皆统称贝母。明《本草汇言》载贝母以"川者为妙"之说,清《轩岐救正论》才正式有浙贝母之名。

(1)同

川、浙二贝之功基本相同。

(2)异

①川贝母以甘味为主,性偏于润,肺热燥咳,虚劳咳嗽用之为宜。
②浙贝母以苦味为主,性偏于泄,风热犯肺或痰热郁肺之咳嗽用之为宜。
③至于清热散结之功,为川贝母、浙贝母共有,但以浙贝母为胜。

4.瓜蒌不同药用部位的功能差异

本品入药又有全瓜蒌、瓜蒌皮、瓜蒌仁之分:
①瓜蒌皮重在清热化痰,宽胸利气。
②瓜蒌仁重在润燥化痰,润肠通便。

③全瓜蒌则兼有瓜蒌皮、瓜蒌仁之功效。

5.白前与前胡

(1)同

二者均能降气化痰,治疗肺气上逆,咳喘痰多,常相须为用。

(2)异

①白前性温,祛痰作用较强,多用于内伤寒痰咳喘。
②前胡性偏寒,兼能疏散风热,尤多用于外感风热或痰热咳喘。

6.款冬花与紫菀

(1)同

二者性皆温,但温润不燥,既可化痰,又能润肺,咳嗽无论寒热虚实,病程长短均可用之。

(2)异

①款冬花尤善止咳。
②紫菀偏于祛痰。
③古今治咳喘诸方中,二者每多同用,则止咳化痰之效益彰。

7.桑白皮与葶苈子

(1)同

两者均能泻肺平喘,利水消肿,治疗肺热及肺中水气,痰饮咳喘以及水肿,常相须为用。

(2)异

①桑白皮甘寒,药性较缓,长于清肺热,降肺火,多用于肺热咳喘,痰黄及皮肤水肿。
②葶苈子力峻,非实证不用,重在泻肺中水气、痰涎,邪盛喘满不得卧者尤宜,其利水力量也强,可兼治鼓胀、胸腹积水之证。

8.竹茹、竹沥、天竺黄

(1)同

均来源于竹,性寒,均可清热化痰,治痰热咳喘,竹沥、天竺黄皆可定惊。

(2)异

竹茹长于清心除烦,治疗痰热忧心之心烦、失眠之症并能清胃止呕;竹沥善于清热涤痰力强,主肺热顽痰胶结及中风痰阻之证;天竺黄化痰之力较缓,善于清心定惊,主治小儿惊风,热病动风昏迷者。

小试牛刀

1.下列除哪项外,均是化痰药的主治病证:
 A.惊厥   B.癫痫
 C.丹毒   D.瘿瘤瘰疬

2.半夏的归经是:
 A.心、脾、肾经   B.肝、脾、肾经

C. 肺、胃、肾经　　　　　D. 肺、脾、胃经

3. 天南星的功效是：
　　A. 燥湿化痰、降逆止呕
　　B. 燥湿化痰、祛风止痉
　　C. 燥湿化痰、祛风解毒
　　D. 燥湿化痰、止咳平喘

4. 天南星具有的功效是：
　　A. 燥湿化痰,降逆止呕,消痞散结
　　B. 燥湿化痰,利气散结,消肿止痛
　　C. 燥湿化痰,祛风通络,解毒散结
　　D. 燥湿化痰,祛风解痉,散结消肿

5. 外敷有发泡作用,皮肤过敏者忌用的药物是：
　　A. 半夏　　　　　　　B. 天南星
　　C. 白附子　　　　　　D. 白芥子

6. 药性微温,善降肺胃之气而消痰止咳的药是：
　　A. 半夏　　　　　　　B. 旋覆花
　　C. 陈皮　　　　　　　D. 砂仁

7. 风热咳嗽痰热咳嗽均为适宜的药组是：
　　A. 前胡、浙贝母　　　B. 瓜蒌、天竺黄
　　C. 竹茹、桔梗　　　　D. 白前、荆芥

8. 下列哪项不是瓜蒌的功效：
　　A. 清肺化痰　　　　　B. 润肺化痰
　　C. 宣肺祛痰　　　　　D. 利气宽胸

9. 下列哪项是胆南星的功效：
　　A. 燥湿化痰、祛风止痉
　　B. 燥湿化痰、降逆止呕

C. 清热化痰、息风止痉
　　D. 化痰止咳、清热散结

10. 既能润肺化痰止咳,又杀虫灭虱的药物是：
　　A. 榧子　　　　　　　B. 百部
　　C. 贯众　　　　　　　D. 鹤虱

11. 中风痰迷,便秘脉实宜用：
　　A. 白附子　　　　　　B. 竹沥
　　C. 菖蒲　　　　　　　D. 冰片

12. 多服久服对肝功能有一定损害的药物是：
　　A. 鸡血藤　　　　　　B. 丹参
　　C. 洋金花　　　　　　D. 黄药子

13. 治疗痰壅气逆,咳喘痰多,胸闷食少,甚则不能平卧,宜选用的药物是：
　　A. 紫苏子、白芥子、莱菔子
　　B. 紫菀、款冬花、川贝母
　　C. 桑叶、贝母、北沙参
　　D. 杏仁、麻黄、甘草

14. 下列各项,不属瓜蒌主治病证的是：
　　A. 胸痹结胸　　　　　B. 肺痈肠痈
　　C. 痰热咳喘　　　　　D. 小儿惊风

■ 参考答案

1. C	2. D	3. B	4. D	5. D
6. B	7. A	8. C	9. C	10. B
11. B	12. D	13. A	14. D	

第十五章

安神药

■ 考纲要求

　　1.安神药的药性、功效、主治病证、常用配伍、用量用法、使用注意及相似功用鉴别要点。

　　2.安神药中临床常用重点中药(一级中药)朱砂、磁石、龙骨、琥珀,酸枣仁、柏子仁、远志的药性、功效、主治病证、配伍、用量用法、使用注意及相似功用鉴别要点。

　　3.安神药中临床常用非重点中药(二级中药)首乌藤、合欢皮、灵芝的药性、功效、主治病证及相似功用鉴别要点。

■ 考点解析

一 安神药概述

1.概念

　　凡以安定神志、治疗心神不宁病证为主的药物,称安神药。

2.性能特点及功效

　　本类药主入心、肝经(2009148),具有镇惊安神或养心安神之效,即体现了《素问·至真要大论》所谓"惊者平之"的以及《素问·阴阳应象大论》所谓"虚者补之,损者益之"治疗法则。安神药除具有重镇安神、养心安神作用外,某些药物还兼有清热解毒、平肝潜阳、纳气平喘、敛汗、润肠、祛痰等作用。

3.适应证

　　主要用治心神不宁的心悸怔忡,失眠多梦,健忘之心神不宁证;亦可作为惊风、癫狂等病证的辅助药物。部分安神药又可用治热毒疮肿、肝阳眩晕、自汗盗汗、肠燥便秘、痰多咳喘等证。

4.配伍方法

　　应针对导致神志不宁的病因、病机不同,选用适宜的安神药治疗,并进行相应的配伍。

　　①如实证的心神不安,应选用重镇安神药物。

　　②若因火热所致者,则与清泻心火,清泻肝火药物配伍。

　　③因血瘀所致者,则与活血化瘀药配伍。

　　④肝阳上扰者则与平肝潜阳药配伍。

　　⑤癫狂、惊风等证,应以化痰开窍或平肝息风药为主,本类药物多作为辅药应用。

　　⑥虚证心神不安,应选用养心安神药物。

　　⑦若血虚阴亏者,须与补血、养阴药物配伍。

　　⑧心脾两虚者,则与补益心脾药配伍。

　　⑨心肾不交者,又与滋阴降火、交通心肾之品配伍。

5.使用注意

　　①本类药物多属对症治标之品,特别是矿石类重镇安神药及有毒药物,只宜暂用,不可久服,应中病即止。

　　②矿石类安神药,如作丸散剂服时,须配伍养胃健脾之品,以免伤胃耗气。

6.分类

　　根据临床应用不同,安神药可分为重镇安神药与养心安神药两类。

■ 安神药中临床常用的重点中药和非重点中药

1. 重镇安神药

药名	药性	功效	主治病证及配伍	用法用量	使用注意
朱砂	甘,微寒;有毒。归心经	清心镇惊,安神明目解毒	①心神不宁,心悸,失眠,配伍黄连、栀子等,为镇心、清火、镇惊安神之药,尤宜于心火亢盛,内扰神明者 ②惊风癫痫,配伍牛黄、磁石等 ③疮疡肿毒,咽喉肿痛,口舌生疮,配伍冰片、硼砂等(2013149、201725) ④视物昏花	内服,只宜入丸、散服,每次0.1～0.5g;不宜入煎剂。外用适量(2006122、2008149)	有毒,内服不可过量或持续服用,孕妇及肝功能不全者禁服。入药只宜生用,忌火煅
磁石	咸,寒。归心、肝、肾经	镇惊安神,平肝潜阳,聪耳明目,纳气平喘(2014148)	①心神不宁,惊悸,失眠,癫痫——磁朱丸,能顾护真阴,镇摄浮阳,安定神志 ②头晕目眩,配伍石决明、珍珠等 ③耳鸣耳聋,视物昏花,配伍熟地黄、山茱萸等 ④肾虚气喘,配伍五味子、胡桃肉等(1993108、200841)	煎服,9～30g;宜打碎先煎。入丸、散,每次1～3g	因吞服后不易消化,如入丸散,不可多服,脾胃虚弱者慎用
龙骨	甘、涩,平。归心、肝、肾经	镇惊安神,平肝潜阳,收敛固涩(199888)(201238)(2014148)	①心神不宁,心悸失眠,惊痫癫狂——孔圣枕中丹;为重镇安神的常用药 ②肝阳眩晕,配伍赭石、牡蛎等 ③滑脱诸证——金锁固精丸,桑螵蛸散,固冲汤 ④湿疮痒疹,疮疡久溃不敛,配伍牡蛎	煎服,15～30g;先煎。外用适量。镇惊安神,平肝潜阳多生用。收敛固涩宜煅用	湿热积滞者不宜使用
琥珀	甘,平。归心、肝、膀胱经	镇惊安神,活血散瘀,利尿通淋(201038)	①心神不宁,心悸失眠,惊风,癫痫——琥珀定志丸,琥珀养心丸 ②痛经经闭,心腹刺痛,癥瘕积聚,配伍当归、莪术等(2015148) ③淋证,癃闭,配伍金钱草、海金沙等	研末冲服,或入丸、散,每次1.5～3g。外用适量。不入煎剂。忌火煅(200437)	无特殊注意

2. 养心安神药

药名	药性	功效	主治病证及配伍	用法用量	使用注意
酸枣仁	甘、酸,平。归心、肝、胆经	养心补肝,宁心安神,敛汗,生津(200336)(201825)	①心悸失眠——酸枣仁汤;养心阴,益肝血而有安神之效,为养心安神之要药,尤宜于心肝阴血亏虚心失成养者 ②自汗盗汗,配伍五味子、黄芪等 ③津伤,口渴咽干,配伍生地黄、麦冬等	煎服,10～15g。研末吞服,每次1.5～2g。炒后质脆易碎,便于煎出有效成分,可增强疗效	无特殊注意

药名	药性	功效	主治病证及配伍	用法用量	使用注意
柏子仁	甘，平。归心、肾、大肠经	养心安神，润肠通便，止汗（201825）	①心悸失眠——柏子仁丸 ②肠燥便秘——五仁丸 ③阴虚盗汗 （2001136）	煎服，3～10g。大便溏者宜用柏子仁霜代替柏子仁	便溏及多痰者慎用
远志	苦、辛，温。归心、肾、肺经	安神益智，交通心肾，祛痰开窍，消散痈肿（199488）（2002108）（2004128）（2009146）	①失眠多梦，心悸怔忡，健忘——远志丸，既能开心气而宁心安神，又能通肾气而强志不忘，为交通心肾、安定神志、益智强识之佳品 ②咳嗽痰多，配伍杏仁、贝母等 ③痈疽疮毒，乳房肿痛，喉痹	煎服，3～9g。外用适量。化痰止咳宜炙用	胃溃疡或胃炎者慎用
合欢皮	甘，平。归心、肝、肺经	解郁安神，活血消肿	①心神不宁，忿怒忧郁，烦躁失眠，善解肝郁，为悦心安神要药 ②跌打骨折，血瘀肿痛，配伍麝香、乳香等 ③肺痈，疮痈肿毒，配伍蒲公英、紫花地丁 （200738）	煎服，6～12g，外用适量	孕妇慎用
灵芝	甘，平。归心、肺、肝、肾经	补气安神，止咳平喘	①心神不宁，失眠，惊悸，配伍当归、白芍、酸枣仁等 ②肺虚咳喘，配伍党参、五味子等 ③虚劳证，配伍山茱萸、人参等 ④虚劳短气，不思饮食	煎服，6～12g	无特殊注意
首乌藤	甘，平。归心、肝经。	养血安神，祛风通络	①失眠多梦 ②血虚身痛，风湿痹痛 ③皮肤瘙痒	煎服，9～15g。外用适量，煎水洗患处	无特殊注意

真题【2018.25】
可用酸枣仁不可以柏子仁的是
A. 肠燥津亏　　　　　B. 津伤口渴
C. 心神不宁　　　　　D. 血虚身痛
【答案】B

真题【2017.25】
可用朱砂治疗的病症是
A. 鼻渊头痛　　　　　B. 久咳失音
C. 咽喉肿痛　　　　　D. 耳鸣耳聋
【答案】C

真题【2015.148】
属于琥珀主治病证的是
A. 淋证癃闭　　　　　B. 心腹刺痛
C. 惊风痫病　　　　　D. 头晕目眩

【答案】ABC

真题【2014.148】
下列各项中，具有平肝潜阳作用的药物有
A. 龙骨　　　　　　　B. 磁石
C. 朱砂　　　　　　　D. 琥珀
【答案】AB

真题【2013.149】
朱砂常用于治疗的病证有
A. 惊风癫痫　　　　　B. 疮疡肿毒
C. 口舌生疮　　　　　D. 耳鸣耳聋
【答案】ABC

三 重点配伍

磁石配朱砂

磁石益肾阴、潜肝阳，主治肾虚肝旺，肝火扰心之心神不宁;朱砂镇心、清心而安神,善治心火亢盛之心神不安。两药相配主治肾虚肝旺,肝火上炎,扰动心神或惊恐气乱,神不守舍所致的心神不宁、惊悸、失眠及癫痫,如磁朱丸。

四 相似功用鉴别

1.磁石和朱砂

(1)同

二者均为重镇安神常用药,二药质重性寒入心经,均能镇心安神。

(2)异

①磁石益肾阴、潜肝阳,主治肾虚肝旺,肝火扰心之心神不宁。

②朱砂镇心、清心而安神,善治心火亢盛之心神不安。

2.柏子仁与酸枣仁

(1)同

皆味甘性平,均有养心安神止汗之功,用治阴血不足、心神失养所致的心悸怔忡、失眠、健忘及阴虚盗汗,常相须为用。

(2)异

①柏子仁质润多脂,能润肠通便而治肠燥便秘。

②酸枣仁安神作用较强,且味酸,收敛止汗作用亦优,体虚自汗、盗汗较常选用,且能生津。

3.龙骨与磁石(201139)

(1)同

均入心肝经,既能镇惊安神,又能平肝潜阳,用于治疗心神不宁惊悸癫狂及肝阳上亢之头痛眩晕。同为镇心、平肝要药。

(2)异

①龙骨甘平质重,镇惊安神效良,适用于各种神智失常疾患,且味兼涩,煅用善收敛固涩、收湿敛疮生肌。

②磁石咸寒质重入肾,善益肾阴、镇浮阳而安心神,故尤宜用于肾虚肝旺,肝火上炎而扰心神之证。

③另外,磁石聪耳明目、纳气平喘,是治疗目暗耳聋及肾虚喘促之佳品。

小试牛刀

1.磁石一般不适用于治疗:
　A.肾不纳气,虚喘不已

B.肝肾不足,视物昏花

C.肝阳上亢,头晕目眩

D.风热上攻,目赤肿痛

2.龙骨的功效是:
　A.平肝潜阳,镇惊安神,收敛固涩
　B.平肝潜阳,息风止痉,收敛固涩
　C.平肝潜阳,软坚散结,收敛固涩
　D.平肝潜阳,镇惊安神,化痰软坚

3.研末冲服,不入煎剂的药物是:
　A.鸡内金　　　　　B.礞石
　C.琥珀　　　　　　D.大戟

4.具有养心安神、敛汗功效的药物是:
　A.酸枣仁　　　　　B.莲子
　C.远志　　　　　　D.合欢皮

5.远志的功效是:
　A.既能宁神益智,又能补脾益肺
　B.既能宁心安神,又能止泻止汗
　C.既能宁心安神,又能祛痰开窍
　D.既能宁心安神,又能健脾利水

6.《本草经》谓"安五脏,和心志,令人欢乐无忧"的药物是:
　A.郁金　　　　　　B.香附
　C.合欢皮　　　　　D.玫瑰花

7.下列关于药物主治病证的叙述,错误的是:
　A.磁石用治肾虚喘促
　B.龙骨用治滑脱诸证
　C.琥珀用治淋证癃闭
　D.合欢皮用治癫痫

8.既能活血散瘀,又能镇惊安神的药物是:
　A.合欢皮　　　　　B.酸枣仁
　C.远志　　　　　　D.琥珀

9.患者失眠,健忘,心悸,自汗出,治疗应选用:
　A.朱砂　　　　　　B.酸枣仁
　C.合欢皮　　　　　D.远志

参考答案

1.D　　2.A　　3.C　　4.A　　5.C
6.C　　7.D　　8.D　　9.B

第十六章

平肝息风药

考纲要求

1.平肝息风药的药性、功效、主治病证、常用配伍、用量用法、使用注意及相似功用鉴别要点。

2.平肝息风药中临床常用重点中药(一级中药)石决明、牡蛎、代赭石、羚羊角、牛黄、钩藤、天麻、地龙、全蝎、蜈蚣、僵蚕的药性、功效、主治病证、配伍、用量用法、使用注意及相似功用鉴别要点。

3.平肝息风药中临床常用非重点中药(二级中药)珍珠母、刺蒺藜、罗布麻叶、珍珠的药性、功效、主治病证及相似功用鉴别要点。

考点解析

一 平肝息风药概述

1.概念

凡以平肝潜阳或息风止痉为主,治疗肝阳上亢或肝风内动病证的药物,称平肝息风药。

2.性能特点及功效

本类药物皆入肝经,多为介类、昆虫等动物药物及矿石类药物,具有平肝潜阳、息风止痉之主要功效。部分平肝息风药物以其质重、性寒沉降之性,兼有镇惊安神、清肝明目、降逆、凉血等作用,某些息风止痉药物兼有祛风通络之功。

3.适应证

平肝息风药主要用治肝阳上亢、肝风内动证。部分药物又可用治心神不宁、目赤肿痛、呕吐、呃逆、喘息、血热出血,以及风中经络之口眼㖞斜、痹痛等证。

4.配伍方法

应根据引起肝阳上亢、肝风内动的病因、病机及兼证的不同,进行相应的配伍。

①如属阴虚阳亢者,多配伍滋养肝肾之阴药物,益阴以制阳。

②肝火亢盛者,多配伍清泻肝火药物。

③兼心神不宁、失眠多梦者,当配伍安神药物。

④肝阳化风之肝风内动,应将息风止痉药与平肝潜阳药并用。

⑤热极生风之肝风内动,当配伍清热泻火解毒之品。

⑥阴血亏虚之肝风内动,当配伍补养阴血药物。

⑦脾虚慢惊风,当配伍补气健脾药物。

⑧兼窍闭神昏者,当与开窍药配伍。

⑨兼痰邪者,应与祛痰药同用。

5.使用注意

①本类药物有性偏寒凉或性偏温燥之不同,故当注意使用。

②若脾虚慢惊者,不宜用寒凉之品;阴虚血亏者,当忌温燥之品。

6.分类

平肝息风药可分为以平肝阳为主要作用的平抑肝阳药和以息风、止痉抽为主要作用的息风止痉药二类。

二 平肝息风药中临床常用的重点中药和非重点中药

1.平抑肝阳药

药名	药性	功效	主治病证及配伍	用法用量	使用注意
石决明	咸,寒。归肝经	平肝潜阳,清肝明目。煅石决明还有收敛、制酸、止痛、止血等作用(199639)(2008147)	①肝阳上亢,头晕目眩,为凉肝、镇肝之要药,兼有滋养肝阴之功,对肝肾阴虚、肝阳眩晕尤为适宜 ②目赤,翳障,视物昏花,配伍黄连、龙胆草等 ③用于胃酸过多之胃脘痛,外伤出血等(2001142)	煎服,6～20g;应打碎先煎。平肝、清肝宜生用,外用点眼宜煅用、水飞	本品咸寒易伤脾胃,故脾胃虚寒,食少便溏者慎用

基础篇 中药学

药名	药性	功效	主治病证及配伍	用法用量	使用注意
牡蛎	咸,微寒。归肝、胆、肾经	重镇安神,潜阳补阴,软坚散结,收敛固涩,**制酸止痛**(199181)(199887)(200641)	①心神不安,惊悸失眠——桂枝甘草龙骨牡蛎汤 ②肝阳上亢,头晕目眩——镇肝熄风汤 ③痰核,瘰疬,瘿瘤,癥瘕积聚,配伍浙贝母、玄参等 ④滑脱诸证,自汗盗汗——牡蛎散,金锁固精丸 ⑤胃痛泛酸,配伍海螵蛸、浙贝母等	煎服,9～30g;宜打碎先煎。外用适量。收敛固涩,制酸止痛,宜煅用,其他宜生用	无特殊注意
代赭石	苦,寒。归肝、心、肺、胃经	平肝潜阳,重镇降逆,凉血止血(200030)(2001141)	①肝阳上亢,头晕目眩,配伍怀牛膝、生龙骨、生牡蛎等,长于镇肝潜阳,善清肝火,故为重镇潜阳常用之品 ②呕吐,呃逆,噫气——旋覆代赭汤;为重镇降逆要药,尤善降上逆之胃气而具止呕、止呃、止噫之效 ③气逆喘息——参赭镇气汤 ④血热吐衄,崩漏,配伍白芍、竹茹等,善于降气、降火,尤适宜于气火上逆,迫血妄行之出血证(1993107)	煎服,9～30g(2009149);打碎先煎。入丸、散,每次1～3g。外用适量。降逆、平肝宜生用,止血宜煅用	孕妇慎用。因含微量砷,故不宜长期服用
珍珠母	咸,寒。归肝、心经	平肝潜阳,明目退翳,镇惊安神(2008147)	①肝阳上亢,头晕目眩,配伍白芍、石决明等 ②惊悸失眠,心神不宁——珍珠母丸,配伍朱砂、龙骨等 ③目赤翳障,视物昏花,配伍石决明、菊花等 ④湿疮瘙痒,溃疡久不收口	煎服,10～25g,先煎	本品属性寒镇降之品,故脾胃虚寒及孕妇慎用
刺蒺藜	辛、苦,微温。有小毒。归肝经	平肝解郁,活血祛风,止痒明目(1992110、199540)	①肝阳上亢,头晕目眩,配伍钩藤、珍珠母等 ②肝郁气滞,胸胁胀痛,乳闭胀痛,配伍柴胡、香附等 ③风热上攻,目赤翳障,配伍菊花、蔓荆子等 ④风疹瘙痒,白癜风,配伍防风、荆芥等(1995144)	煎服,6～10g	孕妇慎用
罗布麻叶	甘、苦,凉。归肝经	平肝安神,清热利水(201636)	①肝阳眩晕,心悸失眠,配伍牡蛎、石决明等 ②水肿,小便不利,配伍车前子、木通等	6～12g	无特殊注意

2.息风止痉药

药名	药性	功效	主治病证及配伍	用法用量	使用注意
羚羊角	咸，寒。归肝、心经	平肝息风，清肝明目，清热解毒。(199240、2009146)	①肝风内动，惊痫抽搐——羚角钩藤汤，羚羊角散；为肝风内动治惊痫抽搐的要药，尤宜于热极生风所致者 ②肝阳上亢，头晕目眩，配伍石决明、龟甲等 ③肝火上炎，目赤头痛，配伍决明子、黄芩等 ④温热病壮热神昏，热毒发斑，配伍石膏等 ⑤肺热咳喘等(2009146) ⑥痈肿疮毒	煎服，1～3g；另煎2小时以上。磨汁或研粉服，每次0.3～0.6g(200894)	本品性寒，脾虚慢惊者忌用
牛黄	苦，凉。归心、肝经	开窍醒神，凉肝息风，清热解毒，清心豁痰	①热病神昏，中风痰迷——安宫牛黄丸 ②小儿惊风，癫痫，配伍朱砂、全蝎等 ③口舌生疮，咽喉肿痛，牙痛，痈疽疔毒——牛黄解毒丸，为清热解毒之良药(199486)	入丸、散剂，每次0.15～0.35g。外用适量，研末敷患处(200328)	非实热证不宜用，孕妇慎用
钩藤	甘，凉。归肝、心包经	清热平肝，息风定惊(2009146)	①头痛，眩晕——天麻钩藤饮 ②肝风内动，惊痫抽搐，高热惊厥——钩藤饮子，羚角钩藤汤 ③头痛眩晕 ④感冒夹惊，小儿惊啼、夜啼，配伍蝉蜕、薄荷(1993137)	煎服，3～12g；入煎剂宜后下(199729)	无特殊注意
天麻	甘，平。归肝经	息风止痉，平抑肝阳，祛风通络(2009146)	①肝风内动，惊痫抽搐，小儿惊风，破伤风——配伍羚羊角、钩藤等(2017131) ②眩晕，头痛——半夏白术天麻汤，天麻丸；为治眩晕、头痛之要药 ③肢体麻木，手足不遂，风湿痹痛——天麻丸，秦艽天麻汤(199438、1998110、200039、1993137)	煎服，3～10g	无特殊注意

药名	药性	功效	主治病证及配伍	用法用量	使用注意
地龙	咸，寒。归肝、脾、膀胱经	清热定惊，通络，平喘，利尿（199125）	①高热惊痫，癫狂，配伍钩藤、牛黄等 ②气虚血滞，半身不遂，配伍黄芪、当归等，善于通行经络 ③痹证——小活络丹；尤适用于关节红肿疼痛、屈伸不利之热痹 ④肺热喘咳，配伍麻黄、杏仁等 ⑤水肿尿少，配伍车前子、木通等，用于热结膀胱，小便不利	煎服，5～10g	无特殊注意
全蝎	辛，平；有毒。归肝经	息风镇痉，攻毒散结，通络止痛	①痉挛抽搐、小儿惊风、中风、破伤风——止痉散，配伍蜈蚣；为治痉挛抽搐之要药 ②疮疡肿毒，瘰疬结核，配伍马钱子、半夏等 ③风湿顽痹，配伍麝香等，善于搜风、通络止痛，对风寒湿痹久治不愈，筋脉拘挛，甚则关节变形之顽痹作用颇佳 ④顽固性偏正头痛，配伍天麻、蜈蚣等（199335）	煎服，3～6g。外用适量	本品有毒，用量不宜过大。孕妇禁用
蜈蚣	辛，温；有毒。归肝经	息风镇痉，攻毒散结，通络止痛（199286）	①痉挛抽搐、小儿惊风、中风、破伤风——止痉散（2017131） ②疮疡肿毒，瘰疬结核，蛇虫咬伤配伍雄黄、猪胆汁 ③风湿顽痹，配伍防风、独活等 ④顽固性偏正头痛，配伍天麻、川芎等	煎服，3～5g。外用适量	本品有毒，用量不宜过大。孕妇禁用
僵蚕	咸、辛，平。归肝、肺、胃经	息风止痉，祛风止痛，化痰散结（199285、1995111）	①肝风夹痰，惊痫抽搐，小儿急惊，破伤风，配伍蝉蜕、钩藤、菊花等，对惊风、癫痫而夹痰热者尤为适宜 ②风中经络，口眼㖞斜，配伍全蝎、白附子等 ③风热头痛，目赤，咽痛，风疹瘙痒——白僵蚕散，配伍桑叶、木贼等 ④痰核，瘰疬，发颐疔腮，配伍浙贝母、夏枯草等（1993137）	煎服，5～10g。散风热宜生用，其他多制用	无特殊注意

药名	药性	功效	主治病证及配伍	用法用量	使用注意
珍珠	甘、咸，寒。归心、肝经	安神定惊，明目消翳，解毒生肌（200238、2010146）润肤祛斑	①心神不宁，心悸失眠，配伍酸枣仁、柏子仁等 ②惊风癫痫，配伍牛黄、胆南星等 ③目赤翳障，视物不清，配伍青葙子、菊花等 ④口内诸疮，疮疡肿毒，溃久不敛，配伍硼砂、青黛等 ⑤皮肤色斑	0.1～0.3g，多入丸、散用，外用适量	无特殊注意

真题【2017.131】

治疗小儿急、慢惊风，皆可使用的药物是

A. 天麻
B. 水牛角
C. 蜈蚣
D. 珍珠

【答案】AC

真题【2016.36】

罗布麻叶的功效是

A. 平抑肝阳，息风止痉
B. 平抑肝阳，清热利尿
C. 平抑肝阳，清肝明目
D. 平抑肝阳，疏肝解郁

【答案】B

三 重点配伍

1. 僵蚕配全蝎

相须为用治疗口眼㖞斜，如牵正散。

2. 天麻配钩藤

二药均能平肝，相须为用常用于治疗肝火上攻或肝阳上亢之头胀头痛。

四 相似功用鉴别

1. 石决明与决明子

（1）同

二者均有清肝明目之功效，皆可用治目赤肿痛、翳障等偏于肝热者。

（2）异

①石决明咸寒质重，凉肝镇肝，滋养肝阴，故无论实证、虚证之目疾均可应用，多用于血虚肝热之羞明、目暗、青盲等。并善治阴虚阳亢之头痛眩晕。

②决明子苦寒，功偏清泻肝火而明目，常用治肝经实火之目赤肿痛，并兼有润肠通便之功。

2. 珍珠母与石决明（2008147、200937）

（1）同

二者皆为贝类咸寒之品，均能平肝潜阳，清肝明目，用治肝阳上亢、肝经有热之头痛、眩晕、耳鸣及肝热目疾、目昏翳障等症。

（2）异

①石决明为凉肝，镇肝之要药清肝明目作用力强，又有滋养肝阴之功，目赤肿痛，翳膜遮睛，视物昏花等症，不论虚实，皆可应用，为眼科要药，阴虚阳亢之眩晕、耳鸣等症。

②珍珠母又入心经，有镇惊安神之效，故失眠、烦躁、心神不宁等神志疾病多用之。

3. 龙骨与牡蛎

（1）同

两者均有重镇安神、平肝潜阳、收敛固涩作用，均可用治心神不安、惊悸失眠、阴虚阳亢、头晕目眩及各种滑脱证。

（2）异

①龙骨主入心经，长于镇惊安神，且收敛固涩力优于牡蛎。兼有收湿敛疮之效。

②牡蛎主入肝经，平肝潜阳功效显著，能育阴潜阳，可治虚风内动之证，又有软坚散结、制酸止痛之功。

4. 代赭石与磁石

（1）同

两者均为铁矿石类重镇之品，均能平肝潜阳、降逆平喘，用于肝阳上亢之眩晕及气逆喘息之证。

（2）异

①代赭石主入肝经，偏重于平肝潜阳、凉血止血，善降肺胃之逆气而止呕、止呃、止噫。

②磁石主入肾经，偏重于益肾阴而镇浮阳、纳气平

基础篇 中药学

喘、镇惊安神。

5.珍珠与珍珠母

（1）同

两者来源同一动物体,均属咸寒之品,均入心肝二经,均有镇心安神、清肝明目、退翳、敛疮之功效,均可用治心悸失眠、心神不宁及肝火上攻之目赤、翳障及湿疮溃烂等疾患。

（2）异

①珍珠重在镇惊安神,多用治心悸失眠、心神不宁、惊风、癫痫等证,且敛疮生肌力好。并能润肤祛斑。

②珍珠母重在平肝潜阳,多用治肝阳上亢、肝火上攻之眩晕,其安神、敛疮作用均不如珍珠,且无生肌之功。

6.钩藤、羚羊角与天麻（200438、2009146）

（1）同

三者均有平肝息风、平抑肝阳之功,均可治肝风内动、肝阳上亢之证。

（2）异

①钩藤性凉,轻清透达,长于清热息风,用治小儿高热急惊风或治热极生风为宜。

②羚羊角性寒,息风止痉力最佳,为治肝风,惊厥抽搐之要药,清热力强,又能清肝明目,多用于高热神昏,热毒发斑及肝热目赤肿痛等。

③天麻甘平质润,清热之力不及钩藤、羚羊角,但治肝风内动、惊痫抽搐之证,不论寒热虚实皆可配伍应用,且能祛风止痛。又为治眩晕,头痛之要药。

7.蜈蚣与全蝎（2011145）

（1）同

两者均辛散有毒,皆有息风镇痉、解毒散结、通络止痛之功效,二药相须有协同增效作用。

（2）异

①全蝎性平,息风镇痉,攻毒散结之力不及蜈蚣。

②蜈蚣力猛性燥,善走窜通达,息风镇痉功效较强,又攻毒疗疮,通痹止痛效佳。

■■ 小试牛刀

1.下列贝类药物,哪味药不具有制酸止痛的作用:
　A.瓦楞子　　　　　B.海蛤壳
　C.石决明　　　　　D.牡蛎

2.功能平肝潜阳、软坚散结、收敛固涩的药:
　A.龟板　　　　　　B.龙骨
　C.鳖甲　　　　　　D.牡蛎

3.下列哪项不是牡蛎的功效:
　A.收敛制酸　　　　B.软坚散结

　C.收敛固涩　　　　D.清肝明目

4.下列哪项不是代赭石的功效:
　A.平肝潜阳　　　　B.凉血止血
　C.降逆止呕　　　　D.降气平喘

5.下列除哪项外都是凉肝息风药:
　A.牛黄、羚羊角
　B.菊花、钩藤
　C.蚤休、熊胆
　D.胆南星、全蝎

6.下列哪项药物的用量是不正确的:
　A.甘遂入丸散,0.5～1g
　B.巴豆入丸散,0.1～0.3g
　C.牛黄入丸散,1～3g
　D.龙骨入汤剂,15～30g

7.急慢惊风均为适宜的平肝息风药是:
　A.羚羊角　　　　　B.天麻
　C.白蒺藜　　　　　D.钩藤

8.不论寒证、热证,惊风抽搐均可选用的药物是:
　A.羚羊角　　　　　B.地龙
　C.胆南星　　　　　D.天麻

9.地龙的功效是:
　A.息风、平喘、祛风湿
　B.息风、利尿、退黄疸
　C.息风、利尿、退虚热
　D.息风、平喘、通经络

10.下列除哪项外,均为天麻和全蝎的适应证:
　A.小儿急惊　　　　B.脾虚慢惊
　C.肝阳眩晕　　　　D.破伤风证

11.蜈蚣的功效是:
　A.祛风止痉,燥湿化痰,解毒散结
　B.息风止痉,解毒散结,通络止痛
　C.息风止痉,解毒散结,祛风止痛
　D.息风止痉,平肝潜阳,祛风除痹

12.白僵蚕的功效是:
　A.祛风止痉,燥湿化痰,解毒散结
　B.息风止痉,解毒散结,通络止痛
　C.息风止痉,化痰散结,祛风止痛
　D.息风止痉,平肝潜阳,祛风除痹

13.下列除哪项外都是既能祛风、又能止痉的药物:
　A.防风　　　　　　B.蝉衣
　C.白僵蚕　　　　　D.刺蒺藜

14.具有镇心定惊、清肝除翳、收敛生肌功效的药物是:
　A.珍珠　　　　　　B.珍珠母
　C.石决明　　　　　D.玳瑁

15.羚羊角天麻钩藤的功效共同点是:
　A.息风止痉,清热解毒
　B.息风止痉,平抑肝阳
　C.息风止痉,清肺平喘

D. 息风止痉,清肝明目

16. 旋覆花与代赭石均具有的功效是:
    A. 降气化痰   B. 降逆止呃
    C. 镇惊安神   D. 凉血止血

17. 白僵蚕的功效是:
    A. 收敛生肌   B. 明目去翳
    C. 化痰散结   D. 燥湿化痰

18. 羚羊角入汤剂宜:
    A. 先煎   B. 后下
    C. 包煎   D. 另煎

19. 既能息风止痉,又能祛风湿,止痹痛的药物是:
    A. 羚羊角   B. 地龙
    C. 钩藤   D. 天麻

■■ 参考答案

1. C	2. D	3. D	4. D	5. D
6. C	7. B	8. D	9. D	10. C
11. C	12. C	13. D	14. A	15. B
16. B	17. C	18. D	19. D	

◈ 基础篇 ◈

中药学

第十七章

开窍药

◆刘应科◆ 考研中医综合复习指导

考纲要求

1. 开窍药的药性、功效、主治病证、常用配伍、用量用法、使用注意及相似功用鉴别要点。

2. 开窍药中临床常用重点中药(一级中药)麝香、石菖蒲的药性、功效、主治病证、配伍、用量用法、使用注意及相似功用鉴别要点。

3. 开窍药中临床常用非重点中药(二级中药)冰片、苏合香的药性、功效、主治病证及相似功用鉴别要点。

考点解析

一 开窍药概述

1. 概念

凡具辛香走窜之性,以开窍醒神为主要作用,治疗闭证神昏的药物,称为开窍药,又名芳香开窍药。

2. 性能特点及功效

本类药味辛,其气芳香,善于走窜,皆入心经,具有通关开窍、启闭回苏、醒脑复神的作用。部分开窍药以其辛香行散之性,尚兼活血、行气、止痛、辟秽、解毒等功效。

3. 适应证

主要用治温病热陷心包、痰浊蒙蔽清窍之神昏谵语,以及惊风、癫痫、中风等猝然昏厥、痉挛抽搐等症。又可用治血瘀、气滞疼痛,经闭癥瘕,目赤咽肿,痈疽疔疮等证。

4. 配伍方法

神志昏迷有虚实之别,虚证即脱证,实证即闭证。脱证治当补虚固脱,非本章药物所宜;闭证治当通关开窍、醒神回苏,宜用本类药物治疗。然而闭证从寒热属性又分为寒闭、热闭。

①面青、身凉、苔白、脉迟之寒闭,须施"温开"之法,宜选用辛温的开窍药,配伍温里祛寒之品。

②面红、身热、苔黄、脉数之热闭,当用"凉开"之法,宜选用辛凉的开窍药,并与清热泻火解毒之品配伍应用。

③若闭证神昏兼惊厥抽搐者,还须配伍平肝息风止痉药物。

④见烦躁不安者,须配伍安神定惊药物。

⑤痰浊壅盛者,须配伍化湿、祛痰药物。(199434)

5. 使用注意

①开窍药辛香走窜,为救急、治标之品,且能耗伤正气,故只宜暂服,不可久用。

②因本类药物性质辛香,其有效成分易于挥发,内服多不宜入煎剂,宜入丸剂、散剂服用。

6. 分类

闭证分热闭和寒闭,所以开窍药分凉开和温开。

二 开窍药中临床常用的重点中药和非重点中药

药名	药性	功效	主治病证及配伍	用法用量	使用注意
麝香	辛,温。归心、脾经	开窍醒神,活血通经,消肿止痛(1997138、2007125)	①闭证神昏——安宫牛黄丸,至宝丹,苏合香丸,为醒神回苏之要药,可用于各种原因所致之闭证神昏,为醒神回苏之要药(201239) ②疮疡肿毒,瘰疬痰核,咽喉肿痛——醒消丸,六神丸(2006123) ③血瘀经闭,癥瘕,心腹暴痛,头痛,跌打损伤,风寒湿痹——麝香汤,通窍活血汤,为治心腹暴痛之佳品,又为伤科要药 ④难产,死胎,胞衣不下,配伍肉桂	入丸、散,每次0.03~0.1g。外用适量。不宜入煎剂(2001143、2011146)	孕妇禁用

药名	药性	功效	主治病证及配伍	用法用量	使用注意
石菖蒲	辛、苦，温。归心、胃经	开窍豁痰，化湿和胃，醒神益智（2018131）	①痰蒙清窍，神昏癫痫——菖蒲郁金汤；擅长治痰湿秽浊之邪蒙蔽清窍所致神志昏乱 ②湿阻中焦，脘腹痞满，胀闷疼痛，配伍砂仁、苍术等 ③噤口痢，配伍黄连、茯苓等 ④健忘、失眠、耳鸣、耳聋——不忘散，安神定志丸，安神补心丸	煎服，3～10g。鲜品加倍，外用适量（2011146）	无特殊注意
冰片	辛、苦，微寒。归心、脾、肺经	开窍醒神，清热止痛	①热闭神昏，配伍麝香 ②目赤肿痛，喉痹口疮——冰硼散；为五官科常用药（201637） ③疮疡肿痛，疮溃不敛，水火烫伤，配伍牛黄、珍珠等（2006123、200842） ④用治冠心病、心绞痛及齿痛有一定疗效	入丸散，每次0.15～0.3g（2011146）	孕妇慎用
苏合香	辛，温。归心、脾经	开窍醒神，辟秽，止痛（199883、2017132）	①寒闭神昏——苏合香丸；为治面青、身凉、苔白、脉迟之寒闭神昏之要药（200337、201039） ②胸腹冷痛，满闷——苏合香丸（200938）	入丸、散，每次0.3～1g（2011146）	无特殊注意

真题【2018.131】

石菖蒲的功效有

A. 化痰止咳　　　　　　B. 降逆止呕

C. 化湿和胃　　　　　　D. 宁心安神

【答案】CD

真题【2017.132】

苏合香具有的功效是

A. 化湿和胃　　　　　　B. 宁神益智

C. 辟秽　　　　　　　　D. 止痛

【答案】CD

真题【2016.37】

既可用治目赤肿痛，又可用治喉痹口疮的药物是

A. 麝香　　　　　　　　B. 蟾酥

C. 冰片　　　　　　　　D. 炉甘石

【答案】C

三 重点配伍

1. 麝香配冰片

麝香配冰片组成凉开之剂，用于治温病热陷心包、痰热蒙蔽心窍、小儿惊风及中风痰厥等热闭神昏，如安宫牛黄丸。

2. 苏合香配麝香

苏合香配麝香组成温开之剂，用于治中风痰厥、惊痫等属于寒邪、痰浊内闭者，常与麝香、安息香、檀香等同用，如苏合香丸。

四 相似功用鉴别

冰片与麝香（201339）

（1）同

①二者同为开窍醒神之品，均可用治热病神昏、中风痰厥、气郁窍闭、中恶昏迷等闭证。

②二者均可消肿止痛、生肌敛疮。

③二者均入丸、散使用，不入煎剂。

（2）异

①麝香开窍力强而冰片力逊，麝香为温开之品，冰片为凉开之剂，但又常相须为用。

②外用治疮疡肿毒时,冰片性偏寒凉,以清热泻火止痛见长,善治口齿、咽喉、耳目之疾,外用有清热止痛、防腐止痒、明目退翳之功。

③麝香辛温,多以活血散结、消肿止痛、敛疮功效为用(201339),善治疮疡、瘰疬痰核,内服外用均可。

小试牛刀

1. 下列哪种说法是错误的:
   A. 开窍药的功效主要是开窍醒神
   B. 开窍药主要用于神识昏迷证
   C. 开窍药的作用有凉开和温开之别
   D. 开窍药为急救治标之品

2. 哪味药能治疗疥癣、牙痛,跌打损伤:
   A. 麝香　　　　　　B. 樟脑
   C. 苏合香　　　　　D. 菖蒲

3. 哪味药可治痹痛、疥癣:
   A. 麝香　　　　　　B. 牛黄
   C. 冰片　　　　　　D. 菖蒲

4. 治疗噤口痢,虚实皆可选用的药物是:
   A. 白头翁　　　　　B. 鸦胆子
   C. 秦皮　　　　　　D. 石菖蒲

5. 治疗疮疡溃久不敛、水火烫伤,常选用的药物是:

A. 冰片　　　　　　B. 麝香
C. 苏合香　　　　　D. 石菖蒲

6. 苏合香的功效是:
   A. 开窍醒神,清热止痛
   B. 开窍辟秽,化浊止痛
   C. 开窍醒神,活血散结
   D. 开窍辟秽,温散止痛

7. 患者突然晕倒,口噤不开,面青身冷,苔白,脉迟有力,当首选的药物是:
   A. 冰片　　　　　　B. 牛黄
   C. 苏合香　　　　　D. 石菖蒲

8. 热闭、寒闭神昏,均常选用的药物是:
   A. 石菖蒲　　　　　B. 麝香
   C. 牛黄　　　　　　D. 羚羊角

9. 治疗寒闭神昏的要药是:
   A. 牛黄　　　　　　B. 冰片
   C. 石菖蒲　　　　　D. 苏合香

参考答案

1. B　　　2. B　　　3. D　　　4. D　　　5. A
6. D　　　7. C　　　8. B　　　9. D

第 十 八 章

18

补虚药

考纲要求

1.补虚药的药性、功效、主治病证、常用配伍、用量用法、使用注意及相似功用鉴别要点。

2.补虚药中临床常用重点中药(一级中药)人参、西洋参、党参、太子参、黄芪、白术、山药、甘草、鹿茸、淫羊藿、杜仲、续断、菟丝子、巴戟天、补骨脂、紫河车、肉苁蓉、蛤蚧、冬虫夏草、当归、熟地黄、何首乌、白芍、阿胶、北沙参、南沙参、麦冬、天门冬、玉竹、石斛、百合、黄精、枸杞子、墨旱莲、女贞子、龟甲、鳖甲的药性、功效、主治病证、配伍、用量用法、使用注意及相似功用鉴别要点。

3.补虚药中临床常用非重点中药(二级中药)白扁豆、大枣、刺五加、绞股蓝、红景天、沙棘、仙茅、益智仁、锁阳、沙苑子、核桃仁、龙眼肉、桑葚的药性、功效、主治病证及相似功用鉴别要点。

考点解析

一 补虚药概述

1.概念

凡能补虚扶弱,纠正人体气血阴阳不足的病理偏向,以治疗虚证为主的药物,称为补虚药。也称补益药或补养药。

2.性能特点及功效

补虚药一般具有甘味,各类补虚药的药性和归经等性能互有差异。补气药以甘温或甘平为主,主要归脾、肺经;补阳药味多甘、辛、咸,性多温热,主入肾经;补血药甘温质润,主归心、肝血分(2009148);补阴药以甘寒为主,归肺、胃、肝、肾经,少数药归心经。补虚药能扶助正气,补益精微。

3.适应证

主治人体正气虚弱、精微物质亏耗引起的精神萎靡、体倦乏力、面色淡白或萎黄、心悸气短、脉象虚弱等病证。

4.配伍方法

①由于人体气血阴阳在生理上相互联系,病理上也相互影响,故需将两类或两类以上的补虚药配伍使用。

②补虚药常与其他类药物配伍以扶正祛邪,或与容易损伤正气的药物配伍应用以保护正气,顾护其虚。

5.使用注意

①要防止不当补而误补。

②应避免当补而补之不当。

③补虚药用于扶正祛邪,不仅要分清主次,处理好祛邪与扶正的关系,而且应避免使用可能妨碍祛邪的补虚药,使祛邪而不伤正,补虚而不留邪。

④应注意补而兼行,使补而不滞。

⑤补虚药如作汤剂,一般宜适当久煎,使药味尽出。

6.分类

根据机体气虚、阳虚、血虚与阴虚的证候不同,补益药分补气药、补阳药、补血药、补阴药。

二 补虚药中临床常用的重点中药和非重点中药

1.补气药

药名	药性	功效	主治病证及配伍	用法用量	使用注意
人参	甘、微苦,微温。归肺、脾、心、肾经	大补元气,补脾益肺,生津养血,安神益智(1991133)复脉固脱	①元气虚脱证——参附汤、生脉散,大补元气,复脉固脱,为拯危救脱要药②肺脾心肾气虚证——四君子汤,天王补心丹③热病气虚津伤口渴及消渴证——白虎加人参汤④扶正祛邪,用于气虚外感或里实热结而邪实正虚之证⑤气虚亏虚,久病虚羸——八珍汤(1997142)	煎服,3~9g;挽救虚脱用15~30g(199937)。宜文火另煎分次兑服。野山参研末吞服,每次2g,日服2次	不宜与藜芦、五灵脂同用(201240)

药名	药性	功效	主治病证及配伍	用法用量	使用注意
西洋参	甘、微苦，凉。归肺、心、肾经	补气养阴，清热生津（199833 201538）	①气阴两脱证，配伍麦冬、五味子，药性偏凉，兼能清火养阴生津 ②肺气虚及肺阴虚证，配伍玉竹、麦冬、川贝母 ③热病气虚津伤口渴及消渴——清暑益气汤 ④心之气阴两虚，脾之气阴两虚，配伍麦冬、生地黄、山药等	另煎兑服，3～6g 入丸散剂，每次0.5～1g	本品不宜与藜芦同用
党参	甘，平。归脾、肺经	补脾益肺，养血生津（2001140）	①脾肺气虚证（199329），其补益脾肺之功与人参相似而力较弱，临床常用以代替古方中的人参，用以治疗脾肺气虚的轻证（1991133） ②气血两虚证，配伍黄芪、当归等 ③气津两伤证，配伍麦冬、五味子	煎服，9～30g	本品不宜与藜芦同用
太子参	甘、微苦，平。归脾、肺经	益气健脾，生津润肺	脾肺气阴两虚证（199329），属补气药中的清补之品（200939）； 配伍山药、石斛；五味子、酸枣仁等，因作用平和，多入复方作病后调补之药	煎服，9～30g	无特殊注意，不反藜芦，可以和藜芦合用
黄芪	甘，微温。归脾、肺经	补气升阳，益卫固表止汗，利水消肿，托毒排脓（2012143），生津养血，行滞通痹，敛疮生肌	①脾气虚证——补中益气汤；为补中益气要药；配伍白术、茯苓，为治气虚水肿之要药；补气生血——当归补血汤；补气摄血——归脾汤；补气生津——玉液汤 ②肺气虚证，配伍紫菀、款冬花 ③气虚自汗——牡蛎散，玉屏风散 ④气血亏虚，疮疡难溃难腐，或溃久难敛（200439）——托里透脓散 ⑤痹症、中风后遗症等气虚而致血滞，筋脉失养，症见肌肤麻木或半身不遂者——补阳还五汤 ⑥内热消渴 ⑦血虚萎黄，气血两虚——当归补血汤	煎服，9～30g。蜜炙可增强其补中益气作用（201440）	无特殊注意

药名	药性	功效	主治病证及配伍	用法用量	使用注意
白术	甘、苦，温。归脾、胃经	益气健脾，燥湿利水，止汗，安胎（2012143）	①脾气虚证——四君子汤，苓桂术甘汤，为"脾脏补气健脾第一要药" ②气虚自汗——玉屏风散 ③脾虚胎动不安，配伍人参、阿胶、茯苓	煎服，6～12g。炒用可增强补气健脾止泻作用（201040）	无特殊注意
山药	甘、平。归脾、肺、肾经（2006126）	益气养阴，补脾肺肾，涩精止带（199230、199734）	①脾虚证——参苓白术散，完带汤；亦食亦药，"气轻性缓，非堪专任"可做成食品长期服用 ②肺虚证，配伍太子参、南沙参 ③肾虚证——肾气丸 ④消渴气阴两虚证——玉液汤	煎服，10～30g。麸炒可增强补脾健胃作用，用于脾虚食少，泄泻便溏，白带过多（1997107）	无特殊注意
甘草	甘，平。归心、肺、脾、胃经	补脾益气，祛痰止咳，缓急止痛，清热解毒，调和诸药	①心气不足，脉结代，心动悸——炙甘草汤 ②脾胃气虚证，能"助参芪成气虚之功" ③咳喘痰多 ④脘腹、四肢挛急疼痛——芍药甘草汤 ⑤热毒疮疡，咽喉肿痛，药食中毒（2004129），配伍地丁、连翘、板蓝根等 ⑥调和药性，降低方中某些药的毒烈之性，缓解方中某些药刺激胃肠引起的腹痛，矫正方中药物的滋味，有"国老"之称	煎服，2～10g。生用性微寒，可清热解毒；蜜炙药性微温，功能补脾和胃，益气复脉，用于脾胃虚弱，倦怠乏力，心动悸，脉结代（201340）	反京大戟、芫花、甘遂、海藻。有助湿壅气之弊，湿盛胀满、水肿者不宜用。大剂量久服可导致水钠潴留，引起浮肿（200240）
白扁豆	甘，微温。归脾、胃经	健脾消暑和中，化湿	①脾气虚证——参苓白术散，其"味轻气薄，单用无功，必须同补气之药共用为佳" ②暑湿吐泻，胸闷腹胀——香薷散（1996108）	煎服，9～15g。炒后可使健脾化湿作用增强，故用于脾虚泄泻，白带过多	无特殊注意
大枣	甘，温。归脾、胃、心经	补中益气，养血安神	①脾虚证，配伍人参、白术等 ②脏躁，失眠证——甘麦大枣汤；为治疗心失充养，心神无主而脏躁的要药 ③保护胃气，缓和其毒烈药性之效——十枣汤	劈破煎服，6～15g	无特殊注意

药名	药性	功效	主治病证及配伍	用法用量	使用注意
刺五加	甘、微苦，温。归脾、肺、心、肾经	益气健脾，补肾安神	①脾肺气虚证，配伍太子参、五味子等 ②肾虚腰膝酸痛，配伍杜仲、桑寄生等 ③心脾不足，失眠、健忘，配伍酸枣仁、远志等 ④肺肾两虚，久咳虚喘	煎服，9～27g	无特殊注意
绞股蓝	甘、苦，寒。归脾、肺经	益气健脾，化痰止咳，清热解毒（200896）	①脾虚证，配伍白术、茯苓等 ②肺虚咳嗽证，配伍川贝母、百合等 ③肿瘤而有热毒之证	煎服，10～20g；亦可泡服	无特殊注意
红景天	甘，苦，平。归脾、肺、心经	益气活血，通脉平喘（200895）	①气虚血瘀，胸痹心痛，中风偏瘫 ②脾肺气虚，倦怠气喘	煎服，3～6g	无特殊注意
沙棘	甘、酸，涩，温。归脾、胃、肺、心经	健脾消食，止咳祛痰，活血散瘀	①脾虚食少，食积腹痛 ②咳嗽痰多——沙棘膏，五味沙棘散；为藏医、蒙医治疗咳喘痰多之常用药 ③瘀血经闭，胸痹心痛，跌仆瘀肿——心达康胶囊	煎服，3～10g	无特殊注意

2.补阳药

药名	药性	功效	主治病证及配伍	用法用量	使用注意
鹿茸	甘、咸，温。归肾、肝经	补肾壮阳，益精血，强筋骨，调冲任，托疮毒（1995140）	①肾阳虚衰，精血不足证——鹿茸酒，参茸固本丸，禀纯阳之性，具生发之气 ②肾虚骨弱，腰膝无力或小儿五迟——加味地黄丸 ③妇女冲任虚寒，崩漏带下——鹿茸散 ④疮疡久溃不敛，阴疽疮肿内陷不起——阳和汤	1～2g，研末吞服；或入丸、散	宜从小量开始，缓缓增加，不可骤用大量，以免阳升风动，头晕目赤，或伤阴动血。凡热证均当忌服（2001139）

药名	药性	功效	主治病证及配伍	用法用量	使用注意
淫羊藿（仙灵脾）	辛、甘，温。归肾、肝经	补肾壮阳，祛风湿，强筋骨（1992139）	①肾阳虚衰，阳痿尿频，腰膝无力——淫羊藿酒，填精补髓丹 ②风寒湿痹，肢体麻木——仙灵脾散，配伍威灵仙、苍耳子等	煎服，6～10g	阴虚火旺者不宜服
杜仲	甘，温。归肝、肾经	补肝肾，强筋骨，安胎（199383）（1996109）（2000109）	①肾虚腰痛及各种腰痛——青娥丸，以其补肝肾、强筋骨，肾虚腰痛尤宜 ②肝肾亏虚，胎动不安，习惯性堕胎，妊娠漏血，配伍桑寄生、续断等	煎服，6～10g	炒用破坏其胶质，利于有效成分煎出，比生用效果好。温补之品，阴虚火旺者慎用
续断	苦、辛，微温。归肝、肾经	补益肝肾，强筋健骨，疗伤续折（199384）（200137），止崩漏	①阳痿不举，遗精遗尿——鹿茸续断散 ②腰膝酸痛，寒湿痹痛——续断丹，续断丸 ③崩漏下血，胎动不安——寿胎丸 ④跌打损伤，筋伤骨折，配伍红花、穿山甲，为伤科常用药	煎服，9～15g（201140）	无特殊注意
菟丝子	辛、甘，平。归肾、肝、脾经（2018127）	补益肝肾，明目，止泻，安胎（1992108）（199440）（199640）（1999142）（2003139）（201498）固精缩尿，外用消风祛斑	①肾虚腰痛，阳痿遗精，尿频，宫冷不孕——菟丝子丸，为平补阴阳之品 ②肝肾不足，目暗不明——驻景丸 ③脾肾阳虚，便溏泄泻，配伍人参、白术、补骨脂 ④肾虚，胎动不安，胎漏，配伍续断、桑寄生、阿胶 ⑤白癜风	煎服，6～12g，外用适量	平补之药，但偏补阳，阴虚火旺、大便燥结、小便短赤者不宜服
巴戟天	辛、甘，微温。归肾、肝经	补肾阳，祛风湿，强筋骨（1999143）	①阳痿不举，宫冷不孕，月经不调，少腹冷痛，小便频数，配伍淫羊藿、肉桂、桑螵蛸 ②风湿腰膝疼痛，肾虚腰膝酸软，配伍肉苁蓉、杜仲、菟丝子	煎服，3～10g	阴虚火旺者不宜服

药名	药性	功效	主治病证及配伍	用法用量	使用注意
补骨脂	苦、辛,温。归肾、脾经	补肾壮阳,固精缩尿,温脾止泻,纳气平喘(2000137)(2010149)(201497)。外用消风祛斑	①肾虚阳痿不孕,腰膝冷痛——补骨脂丸 ②肾虚遗精,遗尿,尿频——破故纸散,破故纸丸 ③脾肾阳虚,五更泄泻——二神丸,四神丸 ④肾不纳气,虚寒喘咳,配伍胡桃肉、蜂蜜 ⑤白癜风,斑秃	煎服,6～10g,外用20%～30%酊剂涂患处	性质温燥,伤阴助火,阴虚火旺大便秘结者忌服
紫河车	甘、咸,温。归肺、肝、肾经	温肾补精,养血益气(1995141)(2003129)(2004102)(200739)	①阳痿遗精,宫冷不孕,腰酸,头晕,耳鸣,配伍龟甲、杜仲、牛膝 ②气血不足诸证,配伍人参、黄芪 ③肺肾虚喘,骨蒸劳嗽,配伍蛤蚧、冬虫夏草	2～3g,研末装胶囊服,也可入丸、散	阴虚火旺不宜单独应用
肉苁蓉	甘、咸,温。归肾、大肠经	补肾阳,润肠通便(1993139),益精血	①肾阳亏虚,精血不足,阳痿早泄,宫冷不孕,腰膝酸痛,痿软无力——肉苁蓉丸 ②肠燥津枯便秘——润肠丸,济川煎	煎服,6～10g	本品助阳、滑肠,阴虚火旺及大便宜泄泻者不服。肠胃实热、大便秘结者不宜服
蛤蚧	咸,平。归肺、肾经	补肺益肾,纳气定喘,助阳益精(2004101)	①肺虚咳嗽,肾虚作喘,虚劳喘咳——蛤蚧丸,人参蛤蚧散,为治多种虚证咳喘之佳品 ②肾虚阳痿,配伍益智仁,巴戟天等	煎服,3～6g;多入丸散或酒剂	风寒或实热咳喘忌服
冬虫夏草	甘,平。归肾、肺经	补肾益肺,止血化痰(1996141)(201638)	①肾虚精亏,阳痿遗精,腰膝酸痛,配伍淫羊藿、巴戟天 ②久咳虚喘,劳嗽痰血,配伍川贝母,阿胶,为平补肺肾之佳品 ③病后体虚不复或自汗畏寒	煎汤或炖服3～9g	有表邪者不宜用
仙茅	辛,热;有毒。归肾、肝、脾经	补肾阳,祛寒湿。强筋骨(2000138)	①肾阳不足,命门火衰,阳痿精冷,小便频数——仙茅酒 ②腰膝冷痛,筋骨痿软,配伍杜仲、附子等 ③阳虚冷泻	煎服,3～10g	本品燥烈有毒,不宜久服;阴虚火旺者忌服

药名	药性	功效	主治病证及配伍	用法用量	使用注意
益智仁	辛,温。归肾、脾经	暖肾固精缩尿,温脾止泻摄唾(2010149)(201497)	①肾虚遗精,遗尿,小便频数——三仙丸,缩泉丸 ②脾胃虚寒,腹痛吐泻,口涎自流——益智散	煎服,3~10g	无特殊注意
锁阳	甘,温。归肝、肾、大肠经	补肾阳,润肠通便,益精血	①肾阳亏虚,精血不足,阳痿不孕,下肢痿软,筋骨无力——虎潜丸 ②血虚津亏肠燥便秘,配伍肉苁蓉、火麻仁等	煎服,5~10g	阴虚阳亢,脾虚泄泻,实热便秘均忌用
沙苑子	甘,温。归肝、肾经	补肾助阳,固精缩尿,养肝明目(1992107)(2001138)(201498)	①肾虚腰痛,阳痿遗精,遗尿尿频,白带过多——金锁固精丸 ②肝肾不足,目暗不明,头昏眼花,配伍枸杞子、菟丝子等	煎服,9~15g	阴虚火旺及小便不利者忌服
核桃仁	甘,温。归肾、肺、大肠经	补肾,温肺,润肠(1998140)	①肾阳虚衰,腰痛脚弱,小便频数——青娥丸,胡桃汤 ②肺肾不足,虚寒喘咳,肺虚久咳、气喘——人参胡桃汤 ③肠燥便秘,配伍火麻仁、肉苁蓉等	煎服,6~9g	阴虚火旺、痰热咳嗽及便溏者不宜用

3.补血药

药名	药性	功效	主治病证及配伍	用法用量	使用注意
当归	甘、辛,温。归肝、心、脾经	补血调经,活血止痛,润肠通便	①血虚诸证——当归补血汤,四物汤,为补血之圣药 ②血虚血瘀,月经不调,经闭,痛经——四物汤(既为补血之要剂,又为妇科调经之基础方)为妇科补血活血,调经止痛之要药 ③虚寒性腹痛,跌打损伤,痈疽疮疡,风寒痹痛——当归生姜羊肉汤,当归建中汤 ④血虚肠燥便秘——济川煎	煎服,6~12g,酒当归活血通经,用于经闭痛经,风湿痹痛,跌仆损伤	湿盛中满、大便泄泻者忌服

基础篇 中药学

药名	药性	功效	主治病证及配伍	用法用量	使用注意
熟地黄	甘，微温。归肝、肾经	补血滋阴，益精填髓	①血虚诸证——四物汤，胶艾汤 ②肝肾阴虚诸证——六味地黄丸，大补阴丸，七宝美髯丹，为治疗肝肾阴虚之要药，古人云"大补五脏真阴""大补真水" ③肝肾不足，经血亏虚，眩晕耳鸣，须发早白——虎潜丸	煎服，9～15g	本品性质黏腻，有碍消化，凡气滞痰多，脘腹胀痛，食少便溏者忌服。重用久服宜与陈皮、砂仁同用，以免黏腻碍胃
何首乌	苦、甘、涩，微温。归肝、肾、心经	制用：补肝肾益精血。乌须发，强筋骨，化浊降脂 生用：解毒，截疟，消痈，润肠通便	①精血亏虚，头晕眼花，须发早白，腰膝酸软，崩漏带下，配伍熟地黄、当归 ②久疟，体虚，痈疽，瘰疬，肠燥便秘，风疹瘙痒 ③高脂血症	煎服，制何首乌6～12g，生何首乌3～6g	大便溏泄及湿痰较重者不宜用
白芍	苦、酸，微寒。归肝、脾经	养血调经，敛阴止汗，柔肝止痛，平抑肝阳	①肝血亏虚，月经不调——四物汤 ②肝脾不和，胸胁脘腹疼痛，四肢挛急疼痛——逍遥散，痛泻要方，芍药汤，芍药甘草汤 ③肝阳上亢，头痛眩晕——镇肝熄风汤 ④自汗盗汗——桂枝汤	煎服，6～15g (1997108)	阳衰虚寒之证不宜用。反藜芦
阿胶	甘，平。归肺、肝、肾经	补血，滋阴，润燥，止血 (1994141) (199537) (199731)	①血虚诸证——阿胶四物汤 ②吐血尿血，便血崩漏，妊娠胎漏——阿胶散，胶艾汤，黄土汤。为止血要药 ③肺阴虚燥咳——补肺阿胶汤，清燥救肺汤 ④热病伤阴，心烦失眠，阴虚风动，手足瘛疭——黄连阿胶汤 (2011148)	3～9g。入汤剂宜烊化冲服，润肺宜蛤粉炒，止血宜蒲黄炒	黏腻，有碍消化，故脾胃虚弱者慎用
龙眼肉	甘、温。归心、脾经	补益心脾，养血安神	气血不足，血虚萎黄，惊悸怔忡，失眠健忘——归脾汤	煎服，9～15g	湿盛中满，或有停饮，痰火者忌服

4. 补阴药

药名	药性	功效	主治病证及配伍	用法用量	使用注意
北沙参	甘、微苦，微寒。归肺、胃经	养阴清肺，益胃生津	①肺阴虚证，配伍麦冬、南沙参等 ②胃阴虚证，配伍石斛、玉竹等	煎服，5～12g	反藜芦

药名	药性	功效	主治病证及配伍	用法用量	使用注意
南沙参	甘，微寒。归肺、胃经	养阴清肺，益胃生津，益气，化痰	①肺阴虚证，配伍麦冬、北沙参等 ②胃阴虚证，配伍玉竹、麦冬等，有气阴双补之效，尤宜于热病后期，气阴两虚而余热未清不受温补者	煎服，9～15g	反藜芦
麦冬	甘、微苦，微寒。归胃、肺、心经	养阴润肺，益胃生津，清心除烦（1994143）（199939）（200593）	①胃阴虚证肠燥便秘——麦门冬汤，增液汤（199385） ②肺阴虚证喉痹咽痛——清燥救肺汤 ③心阴虚证温病热扰心营——天王补心丹	煎服，6～12g	无特殊注意
天冬	甘、苦，寒。归肺、肾经	养阴润燥，清肺生津	①肺阴虚证，配伍麦冬、沙参等 ②肾阴虚证，配伍生地黄、知母、黄柏等 ③热病伤津之食欲不振、口渴及肠燥便秘，内热消渴配伍生地黄、人参等	煎服，6～12g	脾胃虚寒，食少便溏及外感风寒咳嗽者忌服
玉竹	甘，微寒。归肺、胃经	养阴润燥，生津止渴	①肺阴虚证——加减葳蕤汤 ②胃阴虚证，配伍沙参、麦冬等 ③阴虚外感	煎服，6～12g	无特殊注意
石斛	甘，微寒。归胃、肾经	益胃生津，滋阴清热（199386）	①胃阴虚证，热病伤津证，配伍天花粉、鲜生地黄等 ②肾阴虚证——石斛夜光丸	煎服，6～12g。鲜品可用15～30g	本品能敛邪，故温热病不宜早用；又能助湿，若湿温热尚未化燥伤津者忌服
百合	甘，寒。归肺、心经	养阴润肺，清心安神	①阴虚燥咳，劳嗽咳血——百花膏，百合固金汤 ②阴虚有热之失眠心悸及百合病心肺阴虚内热证——配伍麦冬、酸枣仁	煎服，6～12g。蜜炙可增加润肺止咳作用，清心安神宜生用	无特殊注意
黄精	甘，平。归脾、肺、肾经（2017128）	补气养阴，健脾，润肺，益肾（1999136）	①阴虚肺燥，干嗽少痰，肺肾阴虚，劳嗽久咳，配伍沙参、川贝母 ②脾胃虚弱，配伍党参、白术等 ③肾精亏虚，内热消渴，须发早白，配伍枸杞、何首乌	煎服，9～15g	本品性质黏腻，易助湿壅气，故脾虚湿阻，痰湿壅滞，气滞腹满者不宜用
枸杞子	甘，平。归肝、肾经	滋补肝肾，益精明目（199630）	肝肾阴虚及早衰证——枸杞膏，七宝美髯丹，杞菊地黄丸	煎服，6～12g，外用适量	无特殊注意

◆ 基础篇 ◆

中药学

药名	药性	功效	主治病证及配伍	用法用量	使用注意
墨旱莲	甘、酸，寒。归肝、肾经	滋补肝肾，凉血止血	①肝肾阴虚证——二至丸 ②阴虚血热的失血证，配伍生地黄、阿胶等	煎服，6～12g	无特殊注意
女贞子	甘、苦，凉。归肝、肾经	滋补肝肾，乌须明目（1991138）	肝肾阴虚证——二至丸	煎服，6～12g。主要成分不易溶于水，故入丸剂为佳。黄酒拌后蒸制，可增强滋补肝肾作用，并使苦寒之性减弱，避免滑肠	无特殊注意
龟甲	咸，甘，微寒。归肾、肝、心经	滋阴潜阳，益肾健骨，养血补心，（199535、201549）固经止崩	①阴虚阳亢，阴虚内热，虚风内动——镇肝熄风汤，大补阴丸，大定风珠 ②肾虚骨痿，囟门不合——虎潜丸（200997） ③阴血亏虚，惊悸、失眠、健忘，配伍石菖蒲、远志等（200998） ④崩漏，月经过多，配伍生地黄、黄芩	煎服，9～24g。宜先煎。经砂炒醋淬后，更容易煎出有效成分，并除去腥气，便于服用	脾胃虚寒者忌服，孕妇慎用
鳖甲	咸，微寒。归肝、肾经	滋阴潜阳，退热除蒸，软坚散结	①肝肾阴虚证——青蒿鳖甲汤 ②癥瘕积聚，经闭——鳖甲煎丸	煎服，9～24g。宜先煎。经砂炒醋淬后，有效成分更容易煎出；并去腥气，易于粉碎，方便服用	脾胃虚寒者忌服，孕妇慎用
桑葚	甘、酸，寒。归心、肝、肾经	滋阴补血，生津润燥（200592）	①肝肾阴虚证，配伍熟地黄、何首乌等 ②津伤口渴、消渴及肠燥便秘等证	煎服，9～15g	无特殊注意

真题【2018.127】

菟丝子归经有

A. 脾 B. 肺

C. 肝 D. 肾

【答案】ACD

真题【2017.128】

下列各项中，属于黄精的归经是

A. 肺经 B. 脾经

C. 心经   D. 肾经

【答案】ABD

真题【2016.38】

既能补肾益肺，又能止血化痰的药物是

A. 蛤蚧   B. 冬虫夏草

C. 紫河车   D. 核桃仁

【答案】B

真题【2015.38】

既能益气养阴，又能清热生津的药物是

A. 黄精   B. 天冬

C. 山药   D. 西洋参

【答案】D

真题【2014.40】

补气升阳宜蜜炙用，利尿消肿宜生用的药物是

A. 白扁豆   B. 黄芪

C. 白术   D. 薏苡仁

【答案】B

真题【2013.40】

补脾益气、润肺止咳宜蜜炙用，清热解毒宜生用的药物是

A. 黄芪   B. 甘草

C. 黄精   D. 百部

【答案】B

真题【2014. 97】

补骨脂、益智仁功效的共同点是

A. 补肾助阳，温脾止泻

B. 补肺益肾，纳气平喘

C. 补益肝肾，强筋健骨

D. 补益肝肾，养肝明目

【答案】A

真题【2014.98】

菟丝子、沙苑子功效的共同点是

A. 补肾助阳，固精缩尿   B. 补肺益肾，纳气平喘

C. 补益肝肾，强筋健骨   D. 补益肝肾，养肝明目

【答案】A

真题【2015.149】

属于龟甲功效的是

A. 滋阴潜阳   B. 益肾健骨

C. 软坚散结   D. 养血补心

【答案】ABD

三 重点配伍

1. 甘草配大枣

甘草和大枣均能补气健脾，解毒，缓解药性，常相配伍，用来补气健脾，缓解药性，如桂枝汤。

2. 黄芪配当归

黄芪为补气健脾要药，当归为补血要药，两药合用取气能生血之经义，常治疗血虚证。

3. 麦冬配天冬

麦冬与天冬均能养阴润肺生津，二者合用，可治肺肾阴虚之劳嗽咳血，如二冬膏。

4. 女贞子配墨旱莲

女贞子与墨旱莲均能补益肝肾，性味寒凉，二者合用，可用治肝肾阴虚所致的眩晕耳鸣，腰膝酸软，须发早白等。如二至丸。

四 相似功用鉴别

1. 人参与西洋参

（1）同

①均有补益元气之功，可用于气虚欲脱之气短神疲、脉细无力等症。

②此二药还有益气生津作用，均常用于津伤口渴和消渴证。

③二药又皆能补脾肺之气，可以主治脾肺气虚之证，其中也以人参作用较强，但西洋参多用于脾肺气阴两虚之证。

（2）异

①人参益气救脱之力较强，单用即可收效。

②西洋参偏于苦寒，兼能补阴，具有补气养阴而不助热的特点，较宜于热病等所致气阴两脱者。

③此外，人参尚能补益心肾之气，安神增智，还常用于失眠、健忘、心悸怔忡及肾不纳气之虚喘气短。

2. 人参与党参

（1）同

均具有补脾气、补肺气、益气生津、益气生血之功，均可用于脾气虚、肺气虚、津伤口渴、消渴、血虚及气虚邪实之证。

（2）异

党参性味甘平，作用缓和，药力薄弱，古方治以上轻证和慢性疾患者，可用党参加大用量代替人参，而急症、重证仍以人参为宜。党参不具有人参益气救脱之功，凡元气虚脱之证，应以人参急救虚脱，不能以党参代替。人参还长于益气助阳，安神增智，而党参类似作用不明显，但兼有补血之功。

3. 西洋参与太子参

（1）同

均为气阴双补之品，均具有益脾肺之气，补脾肺之阴，生津止渴之功。

（2）异

太子参性平力薄，其补气、养阴、生津与清火之力俱不及西洋参。凡气阴不足之轻证、火不盛者及小儿，宜用太子参；气阴两伤而火较盛者，当用西洋参。

4. 人参、党参、黄芪 (200338)

（1）同

三药皆具有补气及补气生津、补气生血之功效，且常相须为用，能相互增强疗效。

（2）异

①人参作用较强，被誉为补气第一要药，并具有益气救脱、安神增智、补气助阳之功。

②党参补气之力较为平和，专于补益脾肺之气，兼能补血。

③黄芪补益元气之力不及人参，但长于补气升阳、益卫固表、托毒生肌、利水退肿，尤宜于脾虚气陷及表虚自汗等证。

5. 白术与苍术

（1）同

二药均具有健脾与燥湿两种主要功效。

（2）异

①白术以健脾益气为主，多用于脾虚湿困而偏于虚证者。

②苍术以苦温燥湿为主，适用于湿浊内阻而偏于实证者。

③白术还有利尿、止汗、安胎之功，苍术还有发汗解表、祛风湿及明目作用。

6. 补骨脂与益智仁 (201241)

（1）同

味辛性温热，归脾肾经，均能补肾助阳，固精缩尿，温脾止泻，都可用治肾阳不足的遗精滑精、遗尿尿频以及脾肾阳虚的泄泻不止等症。二者常相须为用。

（2）异

①补骨脂助阳力更强，作用偏于肾，长于补肾壮阳，多用于肾阳不足，命门火衰之腰膝冷痛、阳痿等症。也可用治肾不纳气的虚喘，能补肾阳而纳气平喘。

②益智仁助阳之力较弱，作用偏于脾，长于温脾开胃摄唾，多用于中气虚寒，食少多唾，小儿流涎不止，腹中冷痛者。

真题 【2012.41】

补骨脂具有而益智仁不具有的功效是

A. 纳气平喘　　　　B. 补肾助阳
C. 固精缩尿　　　　D. 温脾止泻

【答案】A

7. 蛤蚧、胡桃仁、冬虫夏草

（1）同

皆入肺肾经，善补肺益肾而定喘咳，用于肺肾两虚之喘咳。

（2）异

①蛤蚧补益力强，偏补肺气，尤善纳气定喘，为肺肾虚喘之要药，兼益精血。

②胡桃仁补益力缓，偏助肾阳，温肺寒，用于阳虚腰痛及虚寒喘咳，兼润肠通便。

③冬虫夏草平补肺肾阴阳，兼止血化痰，用于久咳虚喘，劳嗽痰血，为诸痨损调补之要药。

8. 鲜地黄、生地黄、熟地黄

地黄始见于《神农本草经》，现临床使用有鲜、生、熟三种。

（1）同

均有养阴生津之功，而治阴虚津亏诸证。

（2）异

①鲜地黄甘苦大寒，滋阴之力虽弱，滋腻性较小，但长于清热凉血，生津止渴，多用于血热阴亏属热邪较盛者。

②生（干）地黄甘寒质润，凉血之力稍逊，但养阴生津之力强于鲜地黄但长于养心肾之阴，滋阴力不及熟地黄，故血热阴伤及阴虚发热者宜之。

③熟地黄性味甘微温，入肝肾而功专养血滋阴，填精益髓，凡真阴不足，精髓亏虚者，皆可用之。

9. 北沙参与南沙参

（1）同

均以养阴清肺、益胃生津（或补肺胃之阴，清肺胃之热）为主要功效。

（2）异

①北沙参清养肺胃作用稍强，肺胃阴虚有热之证较为多用。

②南沙参尚兼益气及祛痰作用，较宜于气阴两伤及燥痰咳嗽者。

10. 天冬与麦冬 (1999109、1999110)

（1）同

既能滋肺阴、润肺燥、清肺热，对于热病伤津之肠燥便秘，还能增液润肠以通便。二药性能功用相似，相须为用。

（2）异

①天冬苦寒之性较甚，清火与润燥之力强于麦冬，且入肾滋阴，适用于肾阴不足，虚火亢盛之证。

②麦冬微寒，清火与滋润之力虽稍弱，但滋腻性亦较小，且能清心除烦，宁心安神，故可治心阴不足及心火旺盛之证。亦可养胃生津。

11. 黄精与山药

（1）同

均为气阴双补之品，性味甘平，主归肺、脾、肾三脏。

（2）异

黄精滋肾之力强于山药，而山药补气之力胜于黄精，并兼有涩性，能收涩止泻，固精缩尿止带，较宜于脾胃气阴两伤、食少便溏及带下等证。

12. 龟甲与鳖甲（2010148）

（1）同

均能滋养肝肾之阴、平肝潜阳，同治肾阴不足，虚火亢旺之骨蒸潮热、盗汗、遗精，以及肝阴不足，肝阳上亢之头痛、眩晕等症。

（2）异

龟甲长于滋肾，鳖甲长于退虚热。龟甲兼有健骨、补血、养心等功效，常用于肝肾不足，筋骨痿弱，腰膝酸软，妇女崩漏、月经过多及心血不足，失眠、健忘等证。鳖甲兼能软坚散结，常用于癥瘕积聚。

13. 杜仲、续断

（1）同

二者均有补肝肾、强筋骨之功，多用于筋骨无力病症，除此还有安胎之效。

（2）异

杜仲补肝肾、强筋骨之力较续断强，兼暖下元，续断较弱，补而不滞，但兼有止血活血，疗伤续折之效。

14. 菟丝子、沙苑子

（1）同

二者均为治疗肝肾亏虚之平补药，有补肾助阳，固精缩尿、养肝明目之功效。

（2）异

菟丝子性偏温润，个性中有温脾止泻，治疗胎动不安的安胎药，沙苑子性偏温涩，补中有涩，多用于治疗下元不固肾虚。

15. 安胎药与安胎法

药物	安胎法
紫苏、砂仁	行气
黄芩、苎麻根	清热
桑寄生	养血
艾叶	止血
白术	补气
菟丝子、杜仲、续断	补肝肾

■ 小试牛刀

1. 患者腰膝酸软乏力，失眠多梦，心悸健忘。治疗宜选用

A. 麦冬 　　　　　 B. 百合

C. 龟甲 　　　　　 D. 巴戟天

2. 补气养阴，清火生津首选：

A. 山药 　　　　　 B. 西洋参

C. 沙参 　　　　　 D. 太子参

3. 下列哪组是专治脾、肺气虚的药组：

A. 人参、党参、西洋参

B. 党参、黄芪、太子参

C. 人参、白术、山药

D. 黄芪、人参、白扁豆

4. 功能补脾而不燥，养胃而不湿，润肺而不寒凉，养血而不滋腻的药是：

A. 西洋参 　　　　 B. 太子参

C. 党参 　　　　　 D. 沙参

5. 何首乌具有的功效是：

A. 补血，润肺止咳 　 B. 滋阴，补益心脾

C. 解毒，润肠通便 　 D. 养血，益胃生津

6. 治疗气血不足，疮疡脓成不溃或溃久不敛，常选的药物是：

A. 山药 　　　　　 B. 西洋参

C. 白术 　　　　　 D. 黄芪

7. 可用黄芪而不可用白术治疗的病证是：

A. 气虚自汗 　　　 B. 阴虚盗汗

C. 脾胃气虚 　　　 D. 气虚水肿

8. 功能补肺气、补肺阴、补脾气、补脾阴、补肾固涩的药物是：

A. 太子参 　　　　 B. 西洋参

C. 黄精 　　　　　 D. 山药

9. 山药炒用的目的是：

A. 防止滋腻呆胃 　 B. 增强健脾之功

C. 两者都有关 　　 D. 两者都无关

10. 久服较大剂量，易引起浮肿的药物是：

A. 山药 　　　　　 B. 甘草

C. 大枣 　　　　　 D. 黄精

11. 续断的功效：

A. 祛风湿，补肝肾，强筋骨，安胎

B. 祛风湿，强筋骨，利水消肿

C. 补肝肾，强筋骨，安胎

D. 补肝肾，行血脉，续筋骨，安胎止漏

12. 既能补肝肾、强筋骨，又能续折伤的药是：

A. 杜仲 　　　　　 B. 牛膝

C. 续断 　　　　　 D. 䗪虫

13. 功能助阳益阴，兼可固涩下焦的药是：

A. 补骨脂 　　　　 B. 菟丝子

C. 益智仁 　　　　 D. 肉苁蓉

14. 既能补阳益阴，固精缩尿，明目，又能止泻的药物是：

A. 枸杞子   B. 覆盆子
C. 沙苑子   D. 菟丝子

15. 下列除哪项外,均具有明目功效:
     A. 菟丝子   B. 金樱子
     C. 沙苑子   D. 覆盆子

16. 具有温肾补精、益气养血功效的药物是:
     A. 紫河车   B. 冬虫夏草
     C. 蛤蚧   D. 龙眼肉

17. 有止血作用的补血滋阴润燥药是:
     A. 制首乌   B. 桑葚
     C. 旱莲草   D. 阿胶

18. 既能止血,又能补血药物是:
     A. 川芎   B. 丹参
     C. 鸡血藤   D. 阿胶

19. 功能润肺清心,养胃生津的药是:
     A. 天冬   B. 石斛
     C. 生地黄   D. 麦冬

20. 主养胃肾之阴,而生津除热的药是:
     A. 石斛   B. 沙参
     C. 玉竹   D. 百合

21. 下列除哪项外均为治肝火目赤肿痛的药组是:
     A. 夏枯草、密蒙花
     B. 龙胆草、赤芍
     C. 青葙子、决明子
     D. 女贞子、枸杞子

22. 下列除哪组外都是镇惊安神药:
     A. 龙骨、牡蛎   B. 朱砂、磁石
     C. 龟甲、鳖甲   D. 珍珠、琥珀

23. 具有益气健脾、清肺止咳、活血化瘀功效的药物是:

A. 绞股蓝   B. 红景天
C. 刺五加   D. 灵芝

24. 山药的归经不含有:
     A. 肾经   B. 肝经
     C. 脾经   D. 肺经

25. 人参与黄芪功效的共同点,下列哪项是错误的:
     A. 补肺气   B. 补脾气
     C. 补气生血   D. 补气利水

26. 具有补脾益气、止咳作用的药物是:
     A. 白扁豆   B. 黄芪
     C. 白术   D. 甘草

27. 中阳衰微,胃有寒湿者忌用的药物是:
     A. 太子参   B. 西洋参
     C. 益智仁   D. 菟丝子

28. 具有补肾益精、养血益气功效的药物是:
     A. 沉香   B. 磁石
     C. 蛤蚧   D. 紫河车

29. 治疗跌打损伤的药物是:
     A. 冬虫夏草   B. 紫河车
     C. 益智仁   D. 续断

■ 参考答案

1. C	2. B	3. B	4. C	5. C
6. D	7. B	8. D	9. B	10. B
11. C	12. C	13. B	14. D	15. B
16. A	17. D	18. D	19. D	20. A
21. D	22. C	23. B	24. B	25. D
26. D	27. B	28. D	29. D	

第十九章

收涩药

基础篇

中药学

考纲要求

1.收涩药的药性、功效、主治病证、常用配伍、用量用法、使用注意及相似功用鉴别要点。

2.收涩药中临床常用重点中药(一级中药)五味子、乌梅、诃子、肉豆蔻、赤石脂、山茱萸、覆盆子、金樱子、莲子、芡实、椿皮、桑螵蛸、海螵蛸的药性、功效、主治病证、配伍、用量用法、使用注意及相似功用鉴别要点。

3.收涩药中临床常用非重点中药(二级中药)麻黄根、五倍子、禹余粮、石榴皮、罂粟壳的药性、功效、主治病证及相似功用鉴别要点。

考点解析

一 收涩药概述

1.概念

凡可收敛固涩,用以治疗各种滑脱病证为主的药物称为收涩药,又称固涩药。

2.性能特点及功效

本类药物味多酸涩,性温或平,主入肺、脾、肾、大肠经。有敛耗散、固滑脱之功。因而本类药物分别具有固表止汗、敛肺止咳、涩肠止泻、固精缩尿、收敛止血、止带等作用。

3.适应证

主要用于久病体虚、正气不固、脏腑功能衰退所致的自汗、盗汗、久咳虚喘、久泻、久痢、遗精、滑精、遗尿、尿频、崩带不止等滑脱不禁之证。

4.配伍方法

滑脱病证的根本原因是正气虚弱,故应用收涩药治疗乃属于治病之标,因此临床应用本类药时,须与相应的补益药配伍同用,以标本兼顾。

①如治气虚自汗、阴虚盗汗者,则分别配伍补气药、补阴药。

②脾肾阳虚之久泻、久痢者,应配伍温补脾肾药。

③肾虚遗精、滑精、遗尿、尿频者,当配伍补肾药。

④冲任不固,崩漏不止者,当配伍补肝肾、固冲任药。

⑤肺肾虚损,久咳虚喘者,宜配伍补肺益肾纳气药等。

总之,应根据具体证候,寻求根本,适当配伍,标本兼治,才能收到较好的疗效。

5.使用注意

收涩药性涩敛邪,故凡表邪未解,湿热内蕴所致之泻痢、带下、血热出血,以及郁热未清者,均不宜用,误用有"闭门留寇"之弊。

6.分类

收涩药根据其药性及临床应用的不同,可分为固表止汗药、敛肺涩肠药、固精缩尿止带药三类。

二 收涩药中临床常用的重点中药和非重点中药

1.固表止汗药

药名	药性	功效	主治病证及配伍	用法用量	使用注意
麻黄根	甘、涩,平。归心、肺经	固表止汗	①自汗、盗汗,配伍黄芪、牡蛎等,为敛肺固表止汗之要药 ②外用虚汗证,配伍牡蛎	煎服,3~9g,外用适量	有表邪者忌用

2.敛肺涩肠药

药名	药性	功效	主治病证及配伍	用法用量	使用注意
五味子	酸、甘,温。归肺、心、肾经	收敛固涩,益气生津,补肾宁心(1993138)(1996140)(2012144)(2014150)(2015150)	①久咳虚喘——都气丸,小青龙汤;为治疗久咳虚喘之要药 ②自汗,盗汗,配伍麻黄根、牡蛎 ③遗精,滑精,遗尿,配伍桑螵蛸等 ④久泻不止——五味子散,四神丸 ⑤津伤口渴,消渴——生脉散,玉液汤 ⑥心悸,失眠,多梦,配伍麦冬、丹参等(1994142、2005124)	煎服,2~6g	凡表邪未解,内有实热,咳嗽初起,麻疹初期,不宜用
乌梅	酸、涩,平。归肝、脾、肺、大肠经	敛肺,涩肠,安蛔,生津(1994139)(200940)	①肺虚久咳,配伍罂粟壳、杏仁等 ②久泻,久痢,配伍罂粟壳、诃子等,为治疗久泻、久痢的常用药 ③蛔厥腹痛,呕吐——乌梅丸,为安蛔之良药 ④虚热消渴,配伍天花粉、麦冬等 ⑤崩漏不止,便血(炒炭用)	煎服,6~12g,大剂量可用至30g。外用适量,捣烂或炒炭研末外敷。止泻止血宜炒炭用	外有表邪或内有实热积滞者均不宜服
诃子	苦、酸、涩,平。归肺、大肠经	涩肠止泻,敛肺止咳,降火利咽(2002143)、(1994139)	①久泻,久痢,便血脱肛,为治疗久泻、久痢之常用药物 ②久咳,失音,配伍人参、五味子等,为治失音之要药	煎服,3~10g。涩肠止泻宜煨用;敛肺清热、利咽开音宜生用	凡外有表邪、内有湿热积滞者忌用
肉豆蔻	辛,温。归脾、胃、大肠经	涩肠止泻,温中行气(2000108)(2009143)	①虚泻,冷痢,配伍补骨脂、五味子等,为治疗虚寒性泻痢之要药 ②胃寒胀痛,食少呕吐,配伍木香、干姜等	煎服,3~10g;内服须煨熟去油用	湿热泻痢者忌用
赤石脂	甘、酸、涩,温。归大肠、胃经	涩肠止泻,收敛止血,敛疮生肌(2002109)(201539)	①久泻,久痢,配伍禹余粮 ②崩漏,便血,配伍海螵蛸、侧柏叶等 ③疮疡久溃不敛,湿疮脓水浸淫,配伍龙骨、乳香等 ④外伤出血	煎服,9~12g。先煎外用适量,研细末撒患处或调敷	湿热积滞泻痢者忌服。孕妇慎用。畏官桂

药名	药性	功效	主治病证及配伍	用法用量	使用注意
五倍子	酸、涩,寒。归肺、大肠、肾经	敛肺降火,敛汗,涩肠止泻,固精止遗,止血,收湿敛疮。解毒消肿 (1999141)(1994139)(1996140)(2015150)	①肺虚久咳,肺热痰嗽,配伍五味子、罂粟壳等 ②自汗,盗汗,配伍荞面 ③久泻,久痢,配伍诃子、五味子 ④遗精,滑精,配伍龙骨、茯苓 ⑤崩漏、便血痔血,外伤出血,配伍棕榈炭、槐花等 ⑥湿疮,肿毒,配伍枯矾 (2002110)	煎服,3～6g,外用适量	湿热泻痢者忌用
禹余粮	甘、涩,微寒。归胃、大肠经	涩肠止泻,收敛止血 (201539)	①久泻,久痢,配伍赤石脂 ②崩漏,便血,配伍海螵蛸、赤石脂等 ③带下清稀,配伍海螵蛸、煅牡蛎等	9～15g,先煎,或入丸、散	孕妇慎用,湿热积滞,泻痢者忌服
石榴皮	酸、涩,温。归大肠经	涩肠止泻,驱虫,止血	①久泻,久痢,脱肛,配伍肉豆蔻、诃子等 ②虫积腹痛,配伍槟榔、使君子等 ③崩漏,便血,带下,配伍当归、阿胶等	煎服,3～9g,止血多炒炭用	无特殊注意
罂粟壳	酸、涩,平。有毒。归肺、大肠、肾经	涩肠,敛肺,止痛 (2002143)(1991107)(1994139)(201141)	①久泻,久痢,脱肛,《本草纲目》称"为涩肠止泻之圣药" ②肺虚久咳,配伍乌梅肉 ③胃痛,腹痛,筋骨疼痛	煎服,3～6g,止咳宜蜜炙用;止泻止痛宜醋炒用	本品易成瘾,不宜常服,孕妇及儿童禁用;运动员慎用;咳嗽或泻痢初起实邪者忌用

3.固精缩尿止带药

药名	药性	功效	主治病证及配伍	用法用量	使用注意
山茱萸	酸、涩,微温。归肝、肾经	补益肝肾,收涩固脱 (2012144)	①腰膝酸软,头晕耳鸣,阳痿——六味地黄丸,肾气丸,为平补阴阳之要药 ②遗精滑精,遗尿尿频,为固精止遗之要药 ③崩漏,月经过多——加味四物汤 ④大汗不止,体虚欲脱,配伍人参、附子等 ⑤治消渴证,配伍生地黄、天花粉等(2011149)	煎服,6～12g,急救固脱20～30g	素有湿热致小便淋涩者,不宜应用

药名	药性	功效	主治病证及配伍	用法用量	使用注意
覆盆子	甘、酸，温。归肝、肾、膀胱经	益肾固精缩尿，养肝明目（200241）（2010149）	①遗精滑精、遗尿尿频、阳痿早泄，配伍枸杞子、菟丝子等 ②肝肾不足、目暗不明配伍枸杞子、桑葚等	煎服，6～12g	无特殊注意
金樱子	酸、甘、涩，平。归肾、膀胱、大肠经	固精缩尿固崩止带，涩肠止泻（199128）（1996140）（2014142）（2015150）	①遗精滑精，遗尿尿频，带下，配伍芡实 ②久泻久痢，配伍党参、白术等	煎服，6～12g	无特殊注意
莲子	甘、涩，平。归脾、肾、心经	益肾涩精，补脾止泻，止带，养心安神（1991108）（1996140）（2012144）（2014150）	①遗精滑精，配伍芡实、龙骨等 ②带下，为治疗脾虚、肾虚带下之常用之品 ③脾虚泄泻——参苓白术散 ④心悸，失眠，配伍酸枣仁、茯神等	煎服，6～15g，去心打碎用	无特殊注意
芡实	甘、涩，平。归脾、肾经	益肾固精，健脾止泻，除湿止带（2007129）（1996140）（2012144）	①遗精滑精，遗尿尿频，配伍金樱子 ②脾虚久泻，配伍白术、茯苓等 ③带下白浊——易黄汤，为治疗带下之佳品（2018126）	煎服，9～15g	无特殊注意
椿皮	苦、涩，寒。归大肠、胃、肝经	清热燥湿，收涩止带，止泻，止血（199986）（2007123）	①赤白带下，配伍黄柏，为止带之常用药物 ②久泻久痢，湿热泻痢，配伍诃子、母丁香 ③崩漏经多，便血痔血，配伍黄柏、黄芩等	煎服，6～9g。外用适量	脾胃虚寒者慎用
桑螵蛸	甘、咸，平。归肝、肾经	固精缩尿，补肾助阳（2004130）（2010149）（201639）	①遗精滑精，遗尿尿频，白浊——桑螵蛸丸，桑螵蛸散，为治疗肾虚不固之遗精滑精、遗尿尿频、白浊之良药 ②肾虚阳痿，配伍鹿茸、肉苁蓉等	煎服，5～10g	本品助阳固涩，故阴虚火旺，膀胱有热而小便频数者忌用

药名	药性	功效	主治病证及配伍	用法用量	使用注意
海螵蛸	咸、涩，温。归脾、肾经	涩精止带，收敛止血，制酸止痛，收湿敛疮（199239）（200029）（2002141）（2007178）（2017126）	①遗精、带下，配伍山药、白芷等 ②崩漏吐血，便血及外伤出血，配伍茜草、棕榈炭等 ③胃痛吐酸，为治疗胃脘痛胃酸过多之佳品 ④湿疮、湿疹，溃疡不敛，配伍黄柏、青黛等	煎服，5～10g。外用适量，研末敷患处	无特殊注意

真题【2018.126】

芡实的功效有

A. 补脾止泻　　　　　B. 除湿止带

C. 益肾固精　　　　　D. 敛肺止咳

【答案】ABC

真题【2017.126】

海螵蛸具有的功效是

A. 制酸止痛　　　　　B. 固精止带

C. 收敛止血　　　　　D. 收湿敛疮

【答案】ABCD

真题【2016.39】

桑螵蛸、海螵蛸均具有的功效是

A. 补肾助　　　　　　B. 除湿止带

C. 收敛止血　　　　　D. 固精止遗

【答案】D

真题【2015.39】

赤石脂、禹余粮均具有的功效是

A. 固精止遗　　　　　B. 收敛止血

C. 敛汗固脱　　　　　D. 敛疮生肌

【答案】B

真题【2015.150】

具有涩肠止泻功效的药物是

A. 金樱子　　　　　　B. 覆盆子

C. 五倍子　　　　　　D. 五味子

【答案】ACD

真题【2014.150】

既能益肾固精，又能健脾止泻的药物有

A. 莲子　　　　　　　B. 桑螵蛸

C. 覆盆子　　　　　　D. 芡实

【答案】AD

真题【2014.142】

金樱子的功效有

A. 固崩止血　　　　　B. 固精缩尿

C. 涩肠止泻　　　　　D. 敛肺止咳

【答案】BC

三　重点配伍

1. 赤石脂配禹余粮

两药相须而用，治疗久泻、久痢，如赤石脂禹余粮汤。

2. 莲子配芡实

两药皆归肾经，相须而用，治肾虚精关不固之遗精、滑精，如金锁固精丸。

四　相似功用鉴别

1. 麻黄与麻黄根

（1）同

二药同出一源，均可治汗。

（2）异

①麻黄以其地上草质茎入药，主发汗，以发散表邪为用，临床上用于外感风寒表实证。

②麻黄根以其地下根及根茎入药，主止汗，以敛肺固表为用，为止汗之专药，可内服、外用于各种虚汗。

2. 五倍子与五味子（199685、199686、2006124）

（1）同

二药味酸收敛，均具有敛肺止咳、敛汗止汗、涩精止遗、涩肠止泻的作用。均可用于肺虚久咳、自汗盗汗、遗精滑精、久泻不止等病证。

（2）异

①五倍子于敛肺之中又有清肺降火及收敛止血作用，故又可用于肺热痰嗽及咳嗽咯血者。

②五味子则又能滋肾，多用于肺肾两虚之虚喘及肾虚精关不固之遗精滑精等。

3. 海螵蛸与桑螵蛸

（1）同

两药均有固精止遗作用，均可用以治疗肾虚精关不固之遗精、滑精等证。

（2）异

①桑螵蛸固涩之中又能补肾助阳、补敛并举，兼有缩尿之力。

②海螵蛸固涩力较强，兼有止带、收敛止血、制酸止痛、收湿敛疮之效。

4. 芡实与莲子(2008143)

（1）同

二者同科属，均为甘涩平，主归脾、肾经。均能益肾固精、补脾止泻、止带，补中兼涩，主治肾虚遗精、遗尿及脾虚食少、泄泻及脾肾两虚之带下等。

（2）异

芡实益脾肾固涩之中，又能除湿止带，故为虚、实带下证之常用药物。

5. 肉豆蔻与白豆蔻

（1）同

二药性味辛温，均入脾胃经，温脾止泻、温中行气，用于治疗脾虚泄泻，及脾胃虚寒气滞腹满胀痛、食少呕吐等证。

（2）异

①肉豆蔻长于涩肠止泻，并可用于治疗五更肾泻，主治久泻久利之滑脱证。

②白豆蔻长于化湿健脾，温胃止呕，并可用于湿温初起，主治湿阻中焦证。

小试牛刀

1. 除哪项，均上能敛肺，下能涩肠的药物是：
　A. 五味子　　　　　　B. 乌贼骨
　C. 诃子　　　　　　　D. 罂粟壳

2. 石斛、覆盆子都可用于治疗：

A. 肝肾亏虚，目暗不明

B. 肾虚不固，遗精滑精

C. 阴虚津亏，虚热不退

D. 胃阴不足，舌干口渴

3. 固精缩尿兼能涩肠止泻的药是：
　A. 金樱子　　　　　　B. 桑螵蛸
　C. 覆盆子　　　　　　D. 赤石脂

4. 椿皮功效是：

A. 清热燥湿，泻火解毒，利胆退黄

B. 清热燥湿，涩肠止血，止带杀虫

C. 清热燥湿，祛风止痒，杀虫利尿

D. 清热燥湿，泻火解毒，止血安胎

5. 功能收敛止血、固精止带、制酸止痛、收湿敛疮的药物是：
　A. 瓦楞子　　　　　　B. 乌贼骨
　C. 牡蛎　　　　　　　D. 赤石脂

6. 具有止血制酸止痛作用的药物是：
　A. 海蛤壳　　　　　　B. 瓦楞子
　C. 乌贼骨　　　　　　D. 延胡索

7. 下列除哪项外都属于树脂类药材：
　A. 乳香　　　　　　　B. 没药
　C. 苏合香　　　　　　D. 五倍子

8. 具有涩肠、止血、杀虫功效的药物是：
　A. 椿皮　　　　　　　B. 苦楝皮
　C. 贯众　　　　　　　D. 榧子

9. 具有益肾固精、养心安神功效的药物是：
　A. 山茱萸　　　　　　B. 五倍子
　C. 莲子　　　　　　　D. 诃子

参考答案

1. B　　2. A　　3. A　　4. B　　5. B
6. C　　7. D　　8. A　　9. C

第 二 十 章

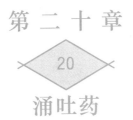

20

涌吐药

考纲要求

1.涌吐药的药性、功效、主治病证、常用配伍、用量用法、使用注意及相似功用鉴别要点。

2.涌吐药中临床常用重点中药(一级中药)常山的药性、功效、主治病证、配伍、用量用法、使用注意及

相似功用鉴别要点。

3.涌吐药中临床常用非重点中药(二级中药)瓜蒂、胆矾的药性、功效、主治病证及相似功用鉴别要点。

考点解析

一 涌吐药概述

1.概念

凡以促使呕吐,治疗毒物、宿食、痰涎等停滞在胃脘或胸膈以上所致病证为主的药物,称为涌吐药,又名催吐药。

2.性能特点及功效

本类药物味多酸苦辛,归胃经,具有涌吐毒物、宿食、痰涎的作用。

3.适应证

适用于误食毒物,停留胃中,未被吸收;或宿食停滞不化,尚未入肠,胃脘胀痛;或痰涎壅盛,阻于胸膈或咽喉,呼吸急促;或痰浊上涌,蒙蔽清窍,癫痫发狂等证。涌吐药物的运用,属于"八法"中的吐法,旨在因势

利导,驱邪外出,以达到治疗疾病的目的。

4.使用注意

①涌吐药作用强烈,且多具毒性,易伤胃损正,故仅适用于形证俱实者。

②为了确保临床用药的安全、有效,宜采用"小量渐增"之法,切忌骤用大量;同时要注意"中病即止",只可暂投,不可连服或久服,谨防中毒或涌吐太过,导致不良反应。若用药后不吐或未达到必要的呕吐程度,可饮热开水以助药力,或用翎毛探喉以助涌吐。若药后呕吐不止,应立即停药,并积极采取措施,及时抢救。

③吐后应适当休息,不宜马上进食。待胃肠功能恢复后,再进流质或易消化的食物,以养胃气,忌食油腻辛辣及不易消化之物。

④凡年老体弱、小儿、妇女胎前产后,以及素体失血、头晕、心悸、劳嗽喘咳等,均当忌用。

二 涌吐药中临床常用的重点中药和非重点中药

药名	药性	功效	主治病证及配伍	用法用量	使用注意
常山	苦、辛,寒。有毒。归肺、心、肝经	涌吐痰涎,截疟 (2007126)	①胸中痰饮证,配伍甘草 ②疟疾,配伍槟榔等,为治疟之要药 (2008148)	煎服,5～9g;入丸、散酌减。涌吐可生用,截疟宜酒制用,治疗疟疾宜在寒热发作前半天或2小时服用	本品有毒,且能催吐,故用量不宜过大,体虚及孕妇不宜用
瓜蒂	苦,寒。有毒。归胃、胆经	涌吐痰食,祛湿退黄 (201041)	①风痰、宿食停滞及食物中毒诸证,配伍赤小豆 ②湿热黄疸 (201242)	煎服,2.5～5g;入丸散服,每次0.3～1g,外用适量	孕妇、体虚、吐血、咳血、胃弱及上部无实邪者忌用

药名	药性	功效	主治病证及配伍	用法用量	使用注意
胆矾	酸、辛，寒。有毒。归肝、胆经	涌吐痰涎，解毒收湿，祛腐蚀疮（201441、201540）	①风痰壅塞，喉痹，癫痫，误食毒物，配伍白僵蚕 ②风眼赤烂，口疮，牙疳 ③胬肉，疮疡不溃	温水化服，0.3～0.6g，外用适量	体虚者忌服

真题 【2015.40】

下列各药中，外用能祛腐蚀疮的是

A. 胆矾　　　　　　　　B. 硼砂

C. 蛇床子　　　　　　　D. 硫黄

【答案】A

真题 【2014.41】

具有解毒收湿、祛腐蚀痤疮功效的药物是

A. 升药　　　　　　　　B. 硫黄

C. 瓜蒂　　　　　　　　D. 胆矾

【答案】D

小试牛刀

1. 具有祛湿退黄功效的药物是：

　　A. 大蒜　　　　　　　B. 胆矾

C. 常山　　　　　　　　D. 瓜蒂

2. 常山常用于治疗：

　　A. 湿热黄疸

　　B. 口舌生疮

　　C. 呕吐

　　D. 疟疾寒热往来

3. 下列选项中，具有截疟功效的药物有：

　　A. 瓜蒂　　　　　　　B. 柿蒂

　　C. 党参　　　　　　　D. 常山

参考答案

1. D　　　　2. D　　　　3. D

第二十一章

21

攻毒杀虫止痒药

考纲要求

1. 攻毒杀虫止痒药的药性、功效、主治病证、常用配伍、用量用法、使用注意及相似功用鉴别要点。

2. 攻毒杀虫止痒药中临床常用重点中药(一级中药)硫黄、雄黄、蟾酥、蛇床子的药性、功效、主治病证、配伍、用量用法、使用注意及相似

功用鉴别要点。

3. 攻毒杀虫止痒药中临床常用非重点中药(二级中药)土荆皮、白矾、大蒜的药性、功效、主治病证及相似功用鉴别要点。

考点解析

一 攻毒杀虫止痒药概述

1.概念

凡以攻毒疗疮、杀虫止痒为主要作用的药物,分别称为攻毒药或杀虫止痒药。

2.性能特点及功效

本类药物多具有不同程度的毒性,大多能攻毒杀虫。

3.适应证

主要适用于某些外科、皮肤科及五官科病证,如疮

痈疔毒、疥癣、湿疹、聤耳、梅毒及虫蛇咬伤、癌肿等。

4.配伍方法

(1)本类药物外用方法因病因药而异,内服使用时,宜作丸散剂应用,使其缓慢溶解吸收,且便于掌握剂量。

(2)本类药物多具有不同程度的毒性,所谓"攻毒"即有以毒制毒之意,无论外用或内服,均应严格掌握剂量及用法,不可过量或持续使用,以防发生毒副反应。

(3)制剂时应严格遵守炮制和制剂法度,以减低毒性而确保用药安全。

二 攻毒杀虫止痒药中临床常用的重点中药和非重点中药

药名	药性	功效	主治病证及配伍	用法用量	使用注意
硫黄	酸,温。有毒。归肾、大肠经	外用解毒杀虫疗疮;内服补火助阳通便	①外用治疥癣、湿疹、阴疽疮疡,为治疗疥疮的要药 ②内服治阳痿,虚喘冷哮,虚寒便秘,配伍鹿茸、补骨脂等(1993139)	外用适量,研末敷或加油调敷患处。内服1.5～3g。(201142)炮制后入丸、散服(200542)	阴虚火旺忌服,孕妇慎用,不宜与芒硝,玄明粉同用
雄黄	辛,温,有毒。归肝、大肠经	解毒,杀虫,燥湿祛痰截疟	①痈肿疔疮,湿疹疥癣,蛇虫咬伤,配伍白矾等 ②虫积腹痛,惊痫,疟疾	外用适量,重涂患处,内服 0.05～0.1g,入丸、散用	内服宜慎,不可久服。外用不宜大面积涂擦及长期持续使用。孕妇禁用。切忌火煅(200131)

329

药名	药性	功效	主治病证及配伍	用法用量	使用注意
蟾酥	辛，温。有毒。归心经	解毒，止痛，开窍醒神	①痈疽疔疮，瘰疬，咽喉肿痛牙痛，配伍麝香、朱砂等 ②痧胀腹痛，吐泻，中暑神昏，配伍麝香、丁香等	内服0.015~0.03g，研细，多入丸、散用。外用适量（199123）	有毒，内服勿过量。外用不可入目。孕妇慎用（2007128、201720）
蛇床子	辛、苦，温。有小毒。归肾经	杀虫止痒，燥湿祛风，温肾壮阳（2012150）	①阴部湿痒，湿疹，疥癣，配伍苦参、黄柏等，为皮肤及妇科病常用药 ②寒湿带下，湿痹腰痛，配伍山药、杜仲等 ③肾虚阳痿，宫冷不孕，配伍当归、枸杞等（2010150）	外用适量，多煎汤熏洗或研末调敷。内服3~10g	阴虚火旺或下焦有湿热者不宜内服
土荆皮	辛，温。有毒。归肺、脾经	杀虫，止痒，疗癣（201341）	①体癣、手足癣、头癣等多种癣病 ②湿疹，皮炎，皮肤瘙痒，配伍大黄、苦参等	外用适量	只供外用，不可内服（200537）
白矾	酸、涩，寒。归肺、脾、肝、大肠经	外用解毒杀虫，燥湿止痒；内服止血，止泻，祛风除痰（199533、200941）	①外用治湿疹瘙痒，疮疡疥癣，痔疮，聤耳流脓，配伍白矾、硫黄等 ②内服治：便血、吐衄、崩漏，配伍五倍子、地榆等；久泻久痢，配伍诃子；痰厥癫狂痫证，配伍郁金；湿热黄疸，配伍硝石	内服0.6~1.5g，入丸散剂；外用适量，研末敷或化水洗患处	无特殊注意
大蒜	辛，温。归脾、胃、肺经	解毒杀虫，消肿，止痢	①用于痈肿疔毒，疥癣 ②痢疾，泄泻，肺痨，顿咳 ③钩虫病，蛲虫病 ④治脘腹冷痛，食欲减退或饮食不消	煎服，9~15g，外用适量	不可敷之过久；阴虚火旺及有目、舌、喉、口齿诸疾不宜用；孕妇忌灌肠用

真题【2017.20】

外用不可入目的药物是

A. 硼砂　　　　　　　B. 炉甘石

C. 蟾酥　　　　　　　D. 冰片

【答案】C

真题【2013.41】

功专杀虫止痒的药物是

A. 雄黄　　　　　　　B. 硫黄

C. 土荆皮　　　　　　D. 蛇床子

【答案】C

三 重点配伍

雄黄配白矾：雄黄温燥有毒，外用或内服均可以毒攻毒而解毒杀虫疗疮；白矾外用解毒杀虫，燥湿止痒，两药合用治痈肿疔毒效显，如二味拔毒散。

四 相似功用鉴别

1. 蛇床子与地肤子

（1）同

二者均可止痒，用治湿疮、湿疹、阴痒、带下。

（2）异

①蛇床子可散寒燥湿，杀虫止痒，宜于寒湿或虚寒所致者，并治疥癣。

②地肤子为清热利湿以止痒，尤宜湿热所致者。

③再有，蛇床子又温肾壮阳，治阳痿、宫冷不孕以及湿痹腰痛；地肤子清热利湿之功又治小便不利、热淋涩痛。

2.硫黄与雄黄

（1）同

二者均能解毒杀虫,常外用于疥癣恶疮湿疹等症。

（2）异

①雄黄解毒疗疮力强,主治痈疽恶疮及虫蛇咬伤;内服又能杀虫,燥湿,祛痰,截疟,亦治虫积腹痛、哮喘、疟疾、惊痫等证。

②硫黄则杀虫止痒力强,多用于疥癣、湿疹及皮肤瘙痒;并具补火助阳通便之效,内服可疗寒喘、阳痿、虚寒便秘等证。

■■ 小试牛刀

1.下列关于药物用法用量的叙述,错误的是:
   A.麝香入丸散,每次 0.03～0.1g
   B.芦荟入丸散,每次 1～2g
   C.京大戟入丸散,每次 1g
   D.牵牛子入丸散,每次 4～6g

2.含二硫化二砷矿物药是:
   A.轻粉　　　　　　　B.红粉
   C.白降丹　　　　　　D.雄黄

3.下列哪味药忌用火煅:
   A.升药　　　　　　　B.炉甘石
   C.硼砂　　　　　　　D.雄黄

4.蟾酥内服一次用量是:
   A.0.015～0.03g　　　B.0.3～0.6g
   C.0.1～0.2g　　　　 D.0.002～0.004g

5.下列关于蟾酥的叙述,正确的有:
   A.辛温,有毒,归心经
   B.入丸散,每次 0.3～0.9g
   C.外用不可入目
   D.孕妇忌服

6.下列选项中,只供外用、不作内服的药物是:
   A.砒石　　　　　　　B.雄黄
   C.硫黄　　　　　　　D.土荆皮

7.下列除哪项外都是明矾的功效:
   A.解毒杀虫　　　　　B.燥湿止痒
   C.息风止痉　　　　　D.止泻止血

8.外用能解毒杀虫,燥湿止痒,内服能清化热痰,止血止泻的药物是:
   A.蛇床子　　　　　　B.白矾
   C.硫黄　　　　　　　D.硼砂

9.除哪项,蛇床子可用治:
   A.湿疹瘙痒　　　　　B.寒湿带下
   C.湿阻中焦　　　　　D.肾虚阳痿

10.下列关于蟾酥的叙述,错误的是:
   A.辛温,有毒,归心经
   B.入丸散,每次 0.3～0.9g
   C.外用不可入目
   D.孕妇忌服

■ 参考答案

1.D	2.D	3.D	4.A	5.ACD
6.D	7.C	8.B	9.C	10.B

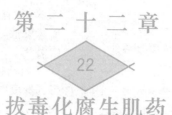

第二十二章

22

拔毒化腐生肌药

■ 考纲要求

1. 拔毒化腐生肌药的药性、功效、主治病证、常用配伍、用量用法、使用注意及相似功用鉴别要点。
2. 拔毒化腐生肌药中临床常用重点中药(一级中药)红粉、炉甘石、硼砂的药性、功效、主治病证、配伍、用量用法、使用注意及相似功用

鉴别要点。
3. 拔毒化腐生肌药中临床常用非重点中药(二级中药)砒石、铅丹、轻粉的药性、功效、主治病证及相似功用鉴别要点。

■ 考点解析

一 拔毒化腐生肌药概述

1. 概念

凡以拔毒化腐、生肌敛疮为主要作用的药物,称为拔毒化腐生肌药。

2. 性能特点及功效

此类药大多有毒,功效拔毒化腐排脓、收湿生肌敛疮。

3. 适应证

本类药物主要适用于痈疽疮疡溃后脓出不畅,或溃后腐肉不去,新肉难生,伤口难以生肌愈合之证;以及癌肿,梅毒;有些还常用于皮肤湿疹瘙痒,五官科的口疮、喉证、目赤翳障等。

4. 使用注意

①本类药物多为矿石重金属类,或经加工炼制而成。

②多具剧烈毒性或强大刺激性,使用时应严格控制剂量和用法,外用也不可过量或过久应用,有些药还不宜在头面及黏膜上使用,以防发生毒副反应而确保用药安全。

③其中含砷、汞、铅类的药物毒副作用甚强,更应严加注意。

二 拔毒化腐生肌药中临床常用的重点中药和非重点中药

药名	药性	功效	主治病证及配伍	用法用量	使用注意
红粉	辛,热。有大毒。归肺、脾经	拔毒,去腐,除脓生肌	①痈疽溃后,脓出不畅,腐肉不去,新肉难生,配伍煅石膏 ②湿疮、黄水疮、顽癣及梅毒等(199641)	外用适量。只供外用,不能内服。(2012149)且不用纯品,多配煅石膏外用。用时,研极细粉末,干掺或调敷,或以药捻蘸药粉使用(1993136)	有大毒,外用亦不可过量或持续使用。外疡腐肉已去或脓水已尽者,不宜用。孕妇禁用
炉甘石	甘,平。归肝、脾经	解毒明目退翳,收湿止痒敛疮	①目赤翳障,配伍玄明粉,为眼科外用常用药 ②溃疡不敛,湿疮湿疹,眼睑溃烂,配伍煅石膏、龙骨等	外用适量,研末撒布或调敷;水飞点眼、吹喉(2012149、2004131)	宜炮制后用。专供外用,不作内服

药名	药性	功效	主治病证及配伍	用法用量	使用注意
硼砂	甘、咸，凉。归肺、胃经	外用清热解毒，内服清肺化痰（201432）	①咽喉肿痛，口舌生疮，目赤翳障，配伍冰片等，为喉科及眼科常用药且较多外用 ②痰热咳嗽，配伍沙参、贝母等（199238、2007127）	外用适量，研极细末干撒或调敷患处；或化水含漱。内服，1.5～3g，入丸、散用	本品以外用为主，内服宜慎
砒石	辛，大热。有大毒。归肺、肝、脾经	外用攻毒杀虫，蚀疮去腐；内服劫痰平喘（201042、2011150），攻毒抑癌	①腐肉不脱之恶疮，瘰疬、顽癣、牙疳、痔疮，配伍硫黄、苦参等 ②寒痰哮喘，配伍淡豆豉 ③癌症	外用适量，研末撒敷，宜作复方散剂或入膏药、药捻用。内服一次0.002～0.004g，（201342）入丸、散	本品有剧毒，内服宜慎；外用亦应注意，以防局部吸收中毒；不可作酒剂服；孕妇禁服；不宜与水银同用
铅丹	辛，咸寒。有毒。归心、肝、脾经	外用拔毒生肌，杀虫止痒，内服坠痰镇惊	①外用治疮疡溃烂，湿疹瘙痒，疥癣，狐臭，酒渣鼻，配伍煅石膏、轻粉等 ②内服治惊痫癫狂，心神不宁	外用适量，研末撒布或熬膏贴敷。内服每次0.3～0.6g，入丸散服	本品有毒，应慎用；不可久服；孕妇慎用
轻粉	辛，寒。有毒。归大肠、小肠经	外用攻毒杀虫，敛疮；内服逐水通便，祛痰消积（2011150）	①外用治疮疡溃烂，疥癣瘙痒，湿疹，酒渣鼻，梅毒下疳 ②内服治痰涎积滞，水肿胀满，二便不利，配伍大黄、甘遂等（1994137、1998138、201542）	外用适量，研末调涂或干掺，或制膏外贴。内服每次0.1～0.2g，1日1～2次，入丸散服或装胶囊口服，服后漱口	有毒，不可过量过久服用；内服宜慎；孕妇禁服

真题 【2015.42】

外用攻毒杀虫，内服逐水通便的药物是

A. 升药　　　　　　B. 轻粉

C. 砒石　　　　　　D. 铅丹

【答案】B

真题 【2014.32】

外用清热解毒内服清肺化痰的药物是

A. 朱砂　　　　　　B. 雄黄

C. 珍珠　　　　　　D. 硼砂

【答案】D

真题 【2013.42】

砒石入丸散内服，一次的用量是

A. 2～4g　　　　　B. 0.2～0.4g

C. 0.02～0.04g　　D. 0.002～0.004g

【答案】D

真题 【2012.149】

专供外用，不作内服的药物有

A. 轻粉　　　　　　B. 砒石

C. 升药　　　　　　D. 炉甘石

【答案】CD

三 重点配伍

1. 升药配煅石膏

升药配煅石膏为外科常用丹药，升药与煅石膏的用量比为1：9者称九一丹，拔毒力较轻而收湿生肌力较强；2：8者称八二丹，3：7者称七三丹，1：1者称五五丹,9:1者称九转丹,则拔毒提脓之力逐步增强。

2.砒石配淡豆豉

砒石配淡豆豉治疗治久治不愈的寒痰喘咳,如紫金丹。

四 相似功用鉴别

硼砂与炉甘石的相同之处:二者均能解毒、明目,为眼科外用佳品。

硼砂与炉甘石的不同之处:

1.炉甘石性味甘,平,功效解毒明目退翳,收湿止痒敛疮,故能治疗目赤翳障,溃疡不敛,湿疮湿疹,眼睑溃烂,只能外用不作内服;

2.硼砂性味甘、咸,凉,功效外用清热解毒,内服清肺化痰,主治咽喉肿痛,口舌生疮,目赤翳障,痰热咳嗽,常外用亦能内服。

基础篇 ◎ 方剂学

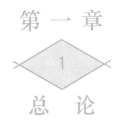

第一章

总 论

1. 方剂和方剂学的概念。历代医家在方剂学方面的主要成就、贡献及代表作。
2. 治法的概念。方剂与治法的关系。常用治法及其应用。
3. "七方""十剂""八阵"的内容及实际意义。
4. 方剂与药物的联系与区别。

5. 配伍的目的。方剂组成中君、臣、佐、使的具体含义。"君臣佐使"理论对临证遣药组方的指导意义及其具体运用。
6. 方剂变化运用的主要形式,各种变化的前提及其与功用、主治的关系。
7. 常用剂型的性能特点及其适用范围。

考点解析

一 方剂、方剂学的概念

1. 方剂

在辨证审因确定治法之后,选择合适的药物,酌定用量用法,按照组方原则,妥善配伍而成。

2. 方剂学

研究方剂组方原理、配伍规律及其临证运用的一门学科。

二 历代医家在方剂学方面的主要成就、贡献及代表作

1. 先秦时期

1973年在湖南长沙马王堆出土的《五十二病方》是现存最古老的方书(2001041)。全书共有医方283个,涉及临床各科病证100余种。诸方用药242种,有不少品种是《神农本草经》中所未收载的。

2. 两汉时期

(1)《黄帝内经》

①在治则和治法方面,较全面而系统地总结了"谨察阴阳,以平为期","治病必求于本","治求其属"以及整体治疗、标本缓急、三因制宜等有关治则的理论。

②制方的基本结构方面,提出了"君、臣、佐、使"的组方理论,并对君药、臣药、佐使药的含义作了概括性的界定,提出:"主病之谓君,佐君之谓臣,应臣之为使。"(201443)

③《黄帝内经》是现存医籍中最早的中医药理论的经典著作。

真题 【2014.43】

最早记载遣药组方和配伍宜忌的医籍是

A.《汤液经法》　　　　B.《黄帝内经》
C.《伤寒杂病论》　　　D.《肘后备急方》

【答案】B

(2)《伤寒杂病论》

张仲景以《内经》理论为基础,完成了当代最高水平的临床巨著——《伤寒杂病论》。此书经晋·王叔和及宋·林亿等先后整理编辑为《伤寒论》和《金匮要略》,使之得以广为流传。传世的《伤寒论》载方113首,创造性地融理、法、方、药于一体。《金匮要略》载方262首,不计两书并见的重复方,计有314个方剂。《伤寒杂病论》历来被推崇为"方书之祖"。

3. 魏晋南北朝时期

(1)《肘后备急方》

东晋著名医家葛洪所撰。《肘后备急方》系从《金匮药方》100卷中摘录3卷而成。该书共收单方510首、复方494首。用青蒿一握取汁服,以治疟疾,为现代青蒿素的研制提供了宝贵的经验。后世葱豉汤、黄连解毒汤等,实为此书首见。所以,简、便、廉、效是《肘后备急方》的显著特点。

(2)《刘涓子鬼遗方》

原为晋人刘涓子初辑,后经南齐龚庆宣整理而成,主要收录和论述金疮、痈疽、疥癣、烫火伤等外科方剂,反映了魏晋南北朝时期外科的用药成就,为现存最早的外科方书。

4. 隋唐时期

(1)《千金要方》和《千金翼方》

唐代医药大家孙思邈的力作。《千金要方》共30卷,232门,载方5300余首。《千金翼方》亦为30卷,载方2900余首。

(2)《外台秘要》

作者王焘，唐代又一部大规模的方书和临床医学著作。全书计40卷，1104门，收方6000余首。本书的特点是整理并保存了一大批唐代及唐以前的医方。

5.宋元时期

（1）《证类本草》

北宋医家唐慎微的《证类本草》，亦收录有单方3000余个，首开本草附列医方的先例，同样留下许多验方的宝贵资料。

（2）《太平惠民和剂局方》

北宋政府官办药局"太平惠民和剂局"的建立，使大量成方制剂的生产规范化，标志着我国制剂和成药销售、管理进入了新的阶段。其所藏医方经校订编纂的《太平惠民和剂局方》堪称是我国历史上第一部由政府组织编制的成药典。

（3）《伤寒明理论》

金人成无己之《伤寒明理论》系统阐述了张仲景《伤寒论》常用方20首的组方原理及方、药间的配伍关系，开方论之先河，拓展了方剂学的学术领域。(1997041、2000042)

（4）其他

宋金元时期的医家，还留下了不少新颖而灵验的方剂，如：

①钱乙《小儿药证直诀》的六味地黄丸、导赤散、泻白散。

②刘完素《宣明论方》的防风通圣散、双解散。

③王好古《此事难知》引张元素的九味羌活汤。

④李东垣《脾胃论》的补中益气汤、当归补血汤。

⑤《东垣试效方》的普济消毒饮。

⑥朱丹溪《丹溪心法》的左金丸、大补阴丸、二妙散等。

6.明清时期

①搜罗广博、规模宏大的官修巨著，即我国古代规模最大的方剂大全《普济方》，又有集约的《袖珍良方》(2007040)；着意于释方训义，出现了第一部方论专著——吴昆的《医方考》(2005049)；立足于追溯诸方的衍化源流，如施沛的《祖剂》。

②王肯堂的《证治准绳》，其收方之广，向为医界所称道；张介宾《景岳全书》，尤其是其中"新方八阵"所创制的部分方剂，对后世影响极大。此外，吴又可《温疫论》、虞抟《医学正传》、龚廷贤《万病回春》、秦景明《症因脉治》、绮石《理虚元鉴》、薛己《外科发挥》、陈实功《外科正宗》、武之望《济阴纲目》等，均对方剂学有其特殊贡献，留下了许多传世的新方。

③这一时期本草书中的附方，也蔚然可观。仅《本草纲目》一书，就有简便而灵验的单方11000多首。这些内容，不但是方剂学的组成部分，而且加强了方和药的有机结合。

④柯韵伯《伤寒论翼》所附"制方大法"，对《伤寒论》方的辨证、立法和制方的深入讨论；徐灵胎《医学源流论》中关于方剂的六篇论文对方剂理论的发挥，都可谓新见迭出。

⑤清代的实用性方书主要有《医方集解》和《成方切用》。《医方集解》，清初汪昂著。该书以治法、病因并结合专科用方，首开综合分类方剂的先例。

⑥吴仪洛兼取《医方集解》和《医方考》二书之长，予以删繁补要，收方1000余首，仍以汪氏分类法为主，列为24门，辑成《成方切用》，同样广为流传。

⑦陈修园《时方歌括》《时方妙用》《长沙方歌括》《金匮方歌括》及张秉成《成方便读》等，亦多已成为现代学习方剂学的参考用书。

⑧清代还出现了一大批方论性专著，如罗美《古今名医方论》、王子接《绛雪园古方选注》、费伯雄《医方论》、吴谦等《删补名医方论》等。

三 治法的概念、方剂与治法的关系

1.治法

在辨清证候，审明病因、病机之后，有针对性地采取的治疗法则。(1996143)

2.中医学的治法内容

可以归纳为两个层次。首先，具有一定概括性的、针对某一类病机共性所确立的治法，称为治疗大法，如表证用汗法、寒证用温法、热证用清法、虚证用补法、实证用泻法等。其次是针对具体证候所确定的治疗方法，即具体治法。当治法已由经验上升为理论之后，就成为遣药组方和运用成方的指导原则。

3.方剂与治法的关系

体现为："以法组方""以法遣方""以法类方""以法释方"，这四个方面就共同组成了"以法统方"。

四 常用治法及其应用

清代医家程钟龄在《医学心悟·医门八法》中说："论治病之方，则又以汗、和、下、消、吐、清、温、补八法尽之。"(1992041、2002088、2013043)

真题【2013.43】

最早系统论述"八法"的医籍是

A.《黄帝内经》　　　　B.《医学心悟》

C.《伤寒杂病论》　　　D.《伤寒明理论》

【答案】B

1.汗法

①汗法是通过开泄腠理、调畅营卫、宣发肺气等作用，使在表的外感六淫之邪随汗而解的一类治法。

②汗法不以汗出为目的,主要是通过出汗,使腠理开、营卫和、肺气畅、血脉通,从而能祛邪外出,正气调和。

③汗法除了主要治疗外感六淫之邪所致的表证外,凡是腠理闭塞,营卫郁滞的寒热无汗,或腠理疏松,虽有汗但寒热不解的病证,皆可用汗法治疗。

④例如:麻疹初起,疹点隐而不透;水肿腰以上肿甚;疮疡初起而有恶寒发热;疟疾、痢疾而有寒热表证等均可应用汗法治疗。

⑤由于病情有寒热,邪气有兼夹,体质有强弱,故汗法又有辛温、辛凉的区别,以及汗法与补法、下法、消法等其他治疗方法的结合运用。(2008053、2000143)

2. 吐法

①吐法是通过涌吐的方法,使停留在咽喉、胸膈、胃脘的痰涎、宿食或毒物从口中吐出的一类治法。

②适用于中风痰壅,宿食壅阻胃中,毒物尚在胃中,痰涎壅盛之癫狂、喉痹,以及霍乱吐泻不得等,属于病位居上、病势急暴、内蓄实邪、体质壮实之证。

③因吐法易伤胃气,故体虚气弱、妇人新产、孕妇等均应慎用。

3. 下法

①下法是通过泻下、荡涤、攻逐等作用,使停留于胃肠的宿食、燥屎、冷积、瘀血、结痰、停水等从下窍而出,以祛邪除病的一类治法。

②凡邪在肠胃而致大便不通、燥屎内结,或热结旁流,以及停痰留饮、瘀血积水等形症俱实之证,均可使用。

③由于病情有寒热,正气有虚实,病邪有兼夹,所以下法又有寒下、温下、润下、逐水、攻补兼施之别,并与其他治法结合运用。

4. 和法

①和法是通过和解或调和的方法,使半表半里之邪,或脏腑、阴阳、表里失和之证得以解除的一类治法。(2000112)

②《伤寒明理论》说:"伤寒邪在表者,必渍形以为汗;邪在里者,必荡涤以为利;其于不内不外,半表半里,既非发汗之所宜,又非吐下之所对,是当和解则可矣。"

③戴天章说:"寒热并用之谓和,补泻合剂之谓和,表里双解之谓和,平其亢厉之谓和。"(《广温疫论》)

④和法是一种既能祛除病邪,又能调整脏腑功能的治法,无明显寒热补泻之偏,性质平和,全面兼顾,适用于邪犯少阳、肝脾不和、肠寒胃热、气血营卫失和等证。和法的应用范围较广,分类也多,其中主要有和解少阳、透达膜原、调和肝脾、疏肝和胃、分消上下、调和肠胃等。

5. 温法

①温法是通过温里祛寒的作用,以治疗里寒证的一类治法。

②里寒证的形成,有外感内伤的不同,或由寒邪直中于里,或因失治误治而损伤人体阳气,或因素体阳气虚弱,以致寒从中生。同时,里寒证又有部位浅深、程度轻重的差别。

③温法又有温中祛寒、回阳救逆和温经散寒的区别。由于里寒证形成和发展过程中,往往阳虚与寒邪并存,所以温法又常与补法配合运用。至于寒邪伤人肌表的表寒证,当用辛温解表法治疗,已在汗法中讨论,不在此列。

6. 清法

①清法是通过清热、泻火、解毒、凉血等作用,以清除里热之邪的一类治法。

②适用于里热证、火证、热毒证以及虚热证等里热病证。由于里热证有热在气分、营分、血分、热壅成毒以及热在某一脏腑之分,因而在清法之中,又有清气分热、清营凉血、清热解毒、清脏腑热等不同。

③热证最易伤阴,大热又易耗气,所以清热剂中常配伍生津、益气之品。若温病后期,热灼阴伤,或久病阴虚而热伏于里的,又当清法与滋阴并用,更不可纯用苦寒直折之法,热必不除。

7. 消法

①消法是通过消食导滞、行气活血、化痰利水、驱虫等方法,使气、血、痰、食、水、虫等渐积形成的有形之邪渐消缓散的一类治法。(2000111、2009151)

②适用于饮食停滞、气滞血瘀、癥瘕积聚、水湿内停、痰饮不化、疳积虫积以及疮疡痈肿等病证。

③消法与下法虽同是治疗内蓄有形实邪的方法,但在适应病证上有所不同。下法所治病证,大抵病势急迫,形症俱实,邪在肠胃,必须速除,而且可以从下窍而出者。

④消法所治,主要是病在脏腑、经络、肌肉之间,邪坚病固而来势较缓,属渐积形成,且多虚实夹杂,尤其是气血积聚而成之癥瘕痞块、痰核瘰疬等,不可能迅即消除,必须渐消缓散。

8. 补法

①补法是通过补益人体气血阴阳,以主治各种虚弱证候的一类治法。

②补法的目的,在于通过药物的补益,使人体气血阴阳虚弱或脏腑之间的失调状态得到纠正,复归于平衡。此外,也可以补法扶助正气,达到助正祛邪的目的。但一般是在无外邪时使用,以避免"闭门留寇"之弊。

③补法的具体内容甚多,既有补益气、血、阴、阳的不同,又有分补五脏之侧重,但较常用的治法分类仍以补气、补血、补阴、补阳为主。在这些治法中,已包括了分补五脏之法。

五 "七方""十剂""八阵"的内容及实际意义

1. 七方

七方始于《黄帝内经》(2009043)。它是根据病邪的微甚、病位的表里、病势的轻重、体质的强弱以及治疗的需要,概括地说明制方的方法。至金人成无己在《伤寒明理论》中说:"制方之用,大、小、缓、急、奇、偶、复七方是也",才明确提出"七方"的名称。(2006043)

2.十剂

唐代陈藏器于《本草拾遗·条例》中提出"药有宣、通、补、泄、轻、重、涩、滑、燥、湿十种",并于"宣可去壅""通可去滞""补可去弱""泄可去闭""轻可去实""重可去怯""滑可去著""涩可去脱""燥可去湿""湿可去枯"之下,各举数药为例。(1996144、2007130)可见陈氏所归纳的"十种"之说,原是针对药物按功用分类的一种方法。宋代赵佶《圣济经》于每种之后加一"剂"字,如《圣济经·审剂篇》云:"故郁而不散为壅,以宣剂散之。"金代成无己《伤寒明理论》中说:"制方之体,宣、通、补、泄、轻、重、滑、涩、燥、湿十剂是也。"至此方书中才有"十剂"这个名称。但对十剂分类,还不足以完全概括临床常用方药,所以后世各家又有增益,如《本草衍义》于十剂外增加寒、热二剂;明代缪仲淳增加升、降二剂。明代徐思鹤的《医家全书》除十剂外,增加了调、和、解、利、寒、温、暑、火、平、夺、安、缓、淡、清等,共为二十四剂。方书中除清代陈修园《时方歌括》载方108首是按上述十二剂分类外,其余尚不多见。

◎提示▶▶▶新版教材最早载十剂的内容为北齐徐之才的《药对》。

3.八阵

明代张景岳鉴于"古方之散列于诸家者,既多且杂,或互见于各门,或彼此之重复",因而"类为八阵,补、和、攻、散、寒、热、固、因。"(1992042、1997042)并在《景岳全书·新方八略引》中说:"补方之剂,补其虚也";"和方之制,和其不和者也";"攻方之制,攻其实也";"用散者,散表证也";"寒方之制,为清火也,为除热也";"热方之制,为除寒也";"固方之制,固其泄也";"因方之制,因其可因者也。凡病有相同者,皆按证而用之,是谓因方"。(2002087、2006044、2013151)

六 方剂与药物的联系与区别

①方剂,是由使用单味药治病进而用多味药治病的基础上开始形成。又经历了从辨病施治到辨证论治相结合的过程,不断发展成熟的。

②药物的功用各有所长,也各有所短。只有通过合理的配伍,调其偏胜,制其毒性,增强或改变其原来的功用,消除或缓解其对人体的不良因素,发挥其相辅相成或相反相成的综合作用,使各具特性的群药联结成一个新的有机的整体,才能符合辨证论治的要求,更充分地发挥药物的作用,适应对比较复杂的病证的治疗需要。

③方剂是运用药物治病的进一步发展和提高。历代医家在长时期医疗实践中积累了丰富的经验,总结

出一套遣药组方的理论,今将方剂组成的基本规律介绍于下。

七 配伍的目的

配伍目的不外增效、减毒两个方面。一般来说,药物通过配伍,可以起到下述作用:

①增强药力。
②产生协同作用。
③控制多功用单味中药的发挥方向。
④扩大治疗范围,适应复杂病情。
⑤控制药物的毒副作用。

八 方剂组成中君、臣、佐、使的具体含义

关于"君、臣、佐、使"组方基本结构的理论,最早见于《黄帝内经》,《素问·至真要大论》说:"主病之为君,佐君之为臣,应臣之为使。"

其后,金人张元素有"力大者为君"之说;李东垣说:"主病之为君,……兼见何病,则以佐使药分治之,此制方之要也。"又说:"君药分量最多,臣药次之,佐使药又次之,不可令臣过于君。君臣有序,相与宣摄,则可以御邪除病矣。"(2004051)

明代何伯斋更进一步说:"大抵药之治病,各有所主。主治者,君也。辅治者,臣也。与君药相反而相助者,佐也。引经及治病之药至病所者,使也。"

今据各家论述及历代名方的组成规律,进一步分析归纳如下:

1.君药

君药即针对主病或主证起主要治疗作用的药物。

2.臣药

臣药有两种意义:辅助君药加强治疗主病或主证作用的药物;针对重要的兼病或兼证起主要治疗作用的药物。

3.佐药

佐药有三种意义:佐助药,即配合君、臣药以加强治疗作用,或直接治疗次要兼证的药物(2014151);佐制药,即用以消除或减弱君、臣药的毒性,或能制约君、臣药峻烈之性的药物;反佐药,即病重邪甚,可能拒药时,配用与君药性味相反而又能在治疗中起相成作用的药物。以防止药病格拒。(1995146、1999144)

4.使药

使药有两种意义:引经药,即能引领方中诸药至特定病所的药物;调和药,即具有调和方中诸药作用的药物。

九 "君臣佐使"理论对临证遣药组方的指导意义及其具体运用(1995145)

一个方剂中药物的君、臣、佐、使,主要是以药物在方中所起作用的主次地位为依据。除君药外,臣、佐、

使药都具两种以上的意义。在遣药组方时并没有固定的模式,既不是每一种意义的臣、佐、使药都必须具备,也不是每味药只任一职。每一方剂的具体药味多少,以及君、臣、佐、使是否齐备,全视具体病情及治疗要求的不同,以及所选药物的功能来决定。但是,任何方剂组成中,君药不可缺少。一般来说,君药的药味较少,而且不论何药在作为君药时其用量比作为臣、佐、使药应用时要大。这是一般情况下对组方基本结构的要求。至于有些药味繁多的大方,或多个基础方剂组合而成的"复方",分析时只需按其组成药的功用归类,分清主次即可。

遣药组方时既要针对病机考虑配伍用药的合理性,又要按照组成的基本结构要求将方药组合成为一个主次分明、全面兼顾的有机整体,使之更好地发挥整体效果,这是需要充分运用中医药理论为指导,进行周密设计的。

十 方剂变化运用的主要形式

①药味加减的变化。

②药量增减的变化。

③剂型更换的变化(2003041、2006098、2006099)

十一 各种变化的前提及其与功用、主治的关系

1. 药味加减的变化

药物是决定方剂功用的主要因素。当方剂中的药物增加或减少时,必然要使方剂组成的配伍关系发生变化,并由此导致方剂功用的改变。这种变化主要用于临床选用成方,其目的是使之更加适合变化了的病情需要。必须指出,在此所指的药味增减的变化,是指在主病、主证、基本病机以及君药不变的前提下,改变方中的臣药或佐使药,以适应变化了的病情需要,即我们常说的"随证加减"。

2. 药量增减的变化

药物的用量直接决定药力的大小。某些方剂中用量比例的变化还会改变方剂的配伍关系,从而可能改变该方功用和主治证候的主要方面。药量的增加或减少,可以是单纯药力的改变,也可以随着组成配伍关系的改变而功用、主治发生改变。

3. 剂型更换的变化

中药制剂种类较多,各有特点。由于剂型不同,在作用上也有区别。

十二 常用剂型的性能特点及其适用范围

1. 汤剂

①古称汤液,是将药物饮片加水或酒浸泡后,再煎煮一定时间,去渣取汁,制成的液体剂型。主要供内服,如麻黄汤、小承气汤等。外用的多作洗浴、熏蒸及含漱。

②汤剂的特点是吸收快、药效发挥迅速,(2009044)而且可以根据病情的变化随证加减,能较全面、灵活地照顾到每个患者或各具体病变阶段的特殊性,适用于病证复杂或病情不稳定的患者。如李东垣所说:"汤者荡也,去大病用之。"

③汤剂的不足之处是服用量大,某些药的有效成分不易煎出或易挥发散失,不适于大批量生产,亦不便于携带,且服用时口感欠佳。

2. 散剂

①散剂是将药物粉碎,混合均匀,制成粉末状制剂,分为内服和外用两类。内服散剂一般是研成细粉,以温开水冲服,量小者亦可直接吞服,如七厘散;亦有制成粗末,以水煎取汁服者,称为煮散,如银翘散。

②散剂的特点是制作简便,吸收较快,节省药材,便于服用及携带。李东垣说:"散者散也,去急病用之。"外用散剂一般作为外敷,掺散疮面或患处部位,如金黄散、生肌散;亦有作点眼、吹喉等用,如八宝眼药、冰硼散等。

3. 丸剂

①丸剂是将药物研成细粉或药材提取物,加适宜的黏合剂制成球形的固体剂型。

②丸剂与汤剂相比,吸收较慢,药效持久,节省药材,便于服用与携带。李东垣说:"丸者缓也,舒缓而治之也",适用于慢性、虚弱性疾病,如六味地黄丸等。但也有丸剂药性比较峻猛,多为芳香类药物与剧毒药物,不宜作汤剂煎服,如安宫牛黄丸、舟车丸等。常用的丸剂有蜜丸、水丸、糊丸、浓缩丸等。(1992144)

· 蜜丸:是将药物细粉用炼制的蜂蜜为黏合剂制成的丸剂,分为大蜜丸和小蜜丸两种。蜜丸性质柔润,作用缓和持久,并有补益和矫味作用,常用于治疗慢性病和虚弱性疾病,需要长期服用。

· 水丸:俗称水泛丸,是将药物细粉用水(冷开水或蒸馏水)或酒、醋、蜜水、药汁等为黏合剂制成的小丸。水丸较蜜丸崩解、溶散得快,吸收、起效快,易于吞服,适用于多种疾病,如银翘解毒丸、保和丸、左金丸、越鞠丸等。

· 糊丸:糊丸是将药物细粉用米糊、面糊、曲糊等为黏合剂制成的小丸。糊丸粘合力强,质地坚硬,崩解、溶散迟缓,内服可延长药效,减轻剧毒药的不良反应和对胃肠的刺激,如舟车丸、黑锡丹等。(2008151)

· 浓缩丸:浓缩丸是将药物或方中部分药物煎汁浓缩成膏,再与其他药物细粉混合干燥、粉碎,用水或蜂蜜或药汁制成丸剂。因其体积小,有效成分高,服用剂量小,可用于治疗多种疾病。

其他尚有蜡丸、水蜜丸、微丸、滴丸等,不一一列举。

4. 膏剂

膏剂是将药物用水或植物油煎熬去渣而制成的剂型,有内服和外用两种。内服膏剂有流浸膏、浸膏、煎膏三种;外用膏剂分软膏、硬膏两种。其中流浸膏与浸膏多数用于调配其他制剂使用,如合剂、糖浆剂、冲剂、片剂等。现将煎膏与外用膏剂分述如下:

(1)煎膏

煎膏又称膏滋,是将药物加水反复煎煮,去渣浓缩后,加炼蜜或炼糖制成的半液体剂型。其特点是体积小、含量高、便于服用、口味甜美、有滋润补益作用,一般用于慢性虚弱性患者,有利于较长时间用药,如鹿胎膏、八珍益母膏等。

(2)软膏

软膏又称药膏,是将药物细粉与适宜的基质制成具有适当稠度的半固体外用制剂。其中用乳剂型基质的亦称乳膏剂,多用于皮肤、黏膜或疮面。软膏具有一定的黏稠性,外涂后渐渐软化或熔化,使药物慢慢吸收,持久发挥疗效,适用于外科疮疡疖肿、烧烫伤等。

(3)硬膏

硬膏又称膏药,古称薄贴。它是以植物油将药物煎至一定程度,去渣,煎至滴水成珠,加入黄丹等搅匀,冷却制成的硬膏。用时加温摊涂在布或纸上,软化后贴于患处或穴位上,可治疗局部疾病和全身性疾病,如疮疡肿毒、跌打损伤、风湿痹证以及腰痛、腹痛等,常用的有狗皮膏、暖脐膏等。

5. 酒剂

①酒剂又称药酒,古称酒醴。它是将药物用白酒或黄酒浸泡,或加温隔水炖煮,去渣取液,供内服或外用。

②酒有活血通络、易于发散和助长药效的特性,故常在祛风通络和补益剂中使用,如风湿药酒、参茸药酒、五加皮酒等。外用酒剂尚可祛风活血、止痛消肿。

6. 丹剂

①丹剂有内服和外用两种。内服丹剂没有固定剂型,有丸剂,也有散剂,每以药品贵重或药效显著而名之曰丹,如至宝丹、活络丹等。外用丹剂亦称丹药,是以某些矿物类药经高温烧炼制成的不同结晶形状的制品。

②常研粉涂撒疮面,治疗疮疡痈疽,亦可制成药条、药线和外用膏剂应用。

7. 茶剂

茶剂是将药物经粉碎加工而制成的粗末状制品,或加入适宜黏合剂制成的方块状制剂。用时以沸水泡汁或煎汁,不定时饮用。

8. 露剂

①露剂亦称药露,多用新鲜含有挥发性成分的药物,用蒸馏法制成的芳香气味的澄明水溶液。

②一般作为饮料及清凉解暑剂,常用的有金银花露、青蒿露等。

9. 锭剂

锭剂是将药物研成细粉,或加适当的黏合剂制成规定形状的固体剂型,有纺锤形、圆柱形、条形等,可供外用与内服。内服,取研末调服或磨汁服;外用,则磨汁涂患处,常用的有紫金锭、万应锭等。

10. 条剂

①条剂亦称药捻,是将药物细粉用桑皮纸粘药后搓捻成细条,或将桑皮纸捻成细条再粘着药粉而成。

②用时插入疮口或瘘管内,能化腐拔毒、生肌收口,常用的有红升丹药条等。

11. 线剂

①线剂亦称药线,是将丝线或棉线置药液中浸煮,经干燥制成的外用制剂。

②线剂用于治疗瘘管、痔疮或赘生物,通过所含药物的轻度腐蚀作用和药线的机械紧扎作用,使其引流通畅,或萎缩、脱落。

12. 栓剂

①栓剂古称坐药或塞药,是将药物细粉与基质混合制成一定形状的固体制剂,用于腔道并在其间融化或溶解而释放药物,有杀虫止痒、润滑、收敛等作用。《伤寒杂病论》中曾有蛇床子散坐药及蜜煎导法,即最早的阴道栓与肛门栓。

②它的特点是通过直肠(也有用于阴道)黏膜吸收,有 $50\%\sim70\%$ 的药物不经过肝脏而直接进入大循环,一方面减少药物在肝脏中的"首过效应",同时减少药物对肝脏的毒性和副作用,还可以避免胃肠液对药物的影响及药物对胃黏膜的刺激作用。婴幼儿直肠给药尤为方便,常用的有小儿解热栓、消痔栓等。

13. 冲剂

①冲剂是将药材提取物加适量赋形剂或部分药物细粉制成的干燥颗粒状或块状制剂,用时以开水冲服。

②冲剂具有作用迅速、味道可口、体积较小、服用方便等特点,深受患者欢迎,常用的有感冒退热冲剂、复方羚角冲剂等。

14. 片剂

①片剂是将药物细粉或药材提取物与辅料混合压制而成的片状制剂。

②片剂用量准确,体积小。味很苦或具恶臭的药物压片后可再包糖衣,使之易于服用。如需在肠道吸收的药物,则又可包肠溶衣,使之在肠道中崩解。此外,尚有口含片、泡腾片等。

15. 糖浆剂

①糖浆剂是将药物煎煮、去渣取汁、浓缩后,加入

适量蔗糖溶解制成的浓蔗糖水溶液。

②糖浆剂具有味甜量小、服用方便、吸收较快等特点,适用于儿童服用,如止咳糖浆、桂皮糖浆等。

16.口服液

①口服液是将药物用水或其他溶剂提取,经精制而成的内服液体制剂。

②该制剂集汤剂、糖浆剂、注射剂的特点,具有剂量较少、吸收较快、服用方便、口感适宜等优点。近年来发展很快,尤其是保健与滋补性口服液日益增多,如人参蜂王浆口服液、杞菊地黄口服液等。

17.注射液

①注射液亦称针剂,是将药物经过提取、精制、配制等制成的灭菌溶液、无菌混悬液或供配制成液体的无菌粉末,供皮下、肌肉、静脉等注射的一种制剂。

②具有剂量准确、药效迅速、适于急救、不受消化系统影响的特点,对于神志昏迷,难于口服用药的患者尤为适宜,如清开灵注射液、生脉注射液等。(1996145、1998143)

小试牛刀

1.我国历史上最早从理论上剖析方剂的医家是:
A.张仲景　　　　　B.成无己
C.李时珍　　　　　D.汪昂

2.我国现存最古老的方书是
A.《神农本草经》　　B.《黄帝内经》
C.《五十二病方》　　D.《伤寒论》

3.按病证分类的方书首推:
A.《伤寒论》
B.《五十二病方》
C.《备急千金要方》
D.《肘后备急方》

4.我国历史上第一部详析方剂理论的专著是:
A.《伤寒论》　　　　B.《圣济总录》
C.《医方集解》　　　D.《医方考》

5.《普济方》的作者是:
A.吴又可　　　　　B.朱橚
C.李东垣　　　　　D.成无己

6.古代医籍中,系统论述"八法"者,首推:
A.《黄帝内经》　　　B.《伤寒杂病论》
C.《伤寒明理论》　　D.《医学心悟》

7.麻疹初起,疹点隐而不透者,宜选用的治法是:
A.汗法　　　　　　B.和法
C.托法　　　　　　D.消法

8.下列各项中不属于《景岳全书·古方八阵》内容的是:
A.补、和　　　　　B.攻、散

C.滑、涩　　　　　D.寒、热

9."制方之用,大小缓急奇偶复七方是也"一语出自:
A.《黄帝内经》　　　B.《伤寒论》
C.《伤寒明理论》　　D.《医学心悟》

10.下列关于"八阵"内容的叙述,不确切的是:
A.寒方之制,为除热也
B.攻方之制,攻其不通者也
C.固方之制,固其泄也
D.和方之制,和其不和者也

11."主病之谓君,兼见何病,则以佐使药分治之,此制方之要也"语出:
A.张仲景　　　　　B.何柏斋
C.李东垣　　　　　D.张元素

12.由《金匮要略》枳术汤化裁为枳术丸(张元素方)属于:
A.剂型更换的变化
B.药量增减和剂型更换的变化的联合运用
C.药味加减和剂型更换的变化的联合运用
D.药味加减、药量增减和剂型更换的变化的联合运用

13.可以直接影响方剂功用的是:
A.体质强弱　　　　B.四时气候
C.年龄大小　　　　D.剂型、服法

14.下列不属于剂型变化的两首方剂是:
A.理中丸与理中汤　B.逍遥散与逍遥丸
C.生脉散与生脉饮　D.四逆散与四逆汤

15.反佐药含义的表述,正确的是:
A.针对主病或主证起主要治疗作用
B.针对重要的兼病或兼证起主要治疗作用
C.针对次要兼证起直接治疗作用
D.防止病重邪甚时药病格拒

16.下列关于临证制方的表述,正确的是
A.法随证立　　　　B.方从法出
C.依法遣药　　　　D.方以药成

17.下列各项中,属于古代方剂分类理论的是
A.《黄帝内经》"七方"说
B.《本草拾遗》"十种"说
C.《景岳全书》"八阵"说
D.《医学心悟》"八法"说

参考答案

1. B　　2. C　　3. B　　4. D　　5. B
6. D　　7. A　　8. C　　9. C　　10. B
11. C　　12. D　　13. D　　14. D　　15. D
16. ABCD　17. CD

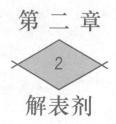

第二章

解表剂

考纲要求

1.解表剂的概念、适应范围、配伍规律、分类及应用注意事项。

2.麻黄汤、桂枝汤、小青龙汤、九味羌活汤、银翘散、桑菊饮、麻黄杏仁甘草石膏汤、香苏散、败毒散、再造散、加减葳蕤汤的组成、用法、功用、主治、方解、加减应用及注意事项。

3.正柴胡饮、升麻葛根汤、柴葛解肌汤、麻黄细辛附子汤、参苏饮、葱白七味饮的组成、功用、主治及配伍特点。

考点解析

一 解表剂的概念、适应范围、配伍规律、分类及应用注意事项

1.概念

凡以解表药为主组成,具有发汗、解肌、透疹等作用,用以治疗表证的方剂,统称解表剂。本类方剂属于"八法"中的"汗法"。

2.适应范围

主要用治表证,故凡风寒所伤或温病初起,以及麻疹、疮疡、水肿、痢疾等病初之时,见恶寒、发热、头疼、身痛、无汗或有汗、苔薄白、脉浮等表证。

3.分类

分为辛温解表、辛凉解表、扶正解表三类。

4.应用注意事项

①解表剂多用辛散轻扬之品组方,故不宜久煎,以免药性耗散,作用减弱。

②在服法上一般宜温服,服后宜避风寒,或增衣被,或辅之以粥,以助汗出。取汗程度以遍身持续微汗为佳,若汗出不彻则病邪不解,汗出太过则耗气伤津。汗出病瘥,即当停服,不必尽剂。

③应注意禁食生冷、油腻之品,以免影响药物的吸收和药效的发挥。

④若表邪未尽,而又见里证者,一般应先解表,后治里;表里并重者,则当表里双解。若外邪已经入里,或麻疹已透,或疮疡已溃,或虚证水肿,均不宜使用。

二 麻黄汤

1.组成

麻黄、桂枝、杏仁、炙甘草。

2.用法

上四味,以水九升,先煮麻黄,减二升,去上沫,内诸药,煮取二升半,去滓,温服八合。覆取微似汗,不须啜粥,余如桂枝法将息。

3.功用

发汗解表,宣肺平喘。

4.主治

外感风寒表实证。恶寒发热,头身疼痛,无汗而喘,舌苔薄白,脉浮紧。

5.方义

①麻黄苦辛性温,归肺与膀胱经,善开腠发汗,祛在表之风寒;宣肺平喘,开闭郁之肺气,为君药。

②桂枝透营达卫,解肌发表,温通经脉,既助麻黄解表,使发汗之力倍增;又畅行营阴,使疼痛之症得解,为臣药。

③麻桂相须为用,是辛温发汗的常用组合。

④杏仁降利肺气,与麻黄相伍,一宣一降,以恢复肺气之宣降,加强宣肺平喘之功,是为宣降肺气的常用组合,为佐药。炙甘草既能调和麻、杏之宣降,又能缓和麻、桂相合之峻烈,使汗出不致过猛而耗伤正气,为佐使药。四药配伍,表寒得散,营卫得通,肺气得宣。(1998145、1996113、1997113)

⑤配伍特点:一为麻、桂相须,发卫气之闭以开腠理,透营分之郁以畅营阴,则发汗解表之功益彰;二为麻、杏相使,宣降相因,则宣肺平喘之效甚著。

⑥本方为辛温发汗之峻剂,当中病即止,不可过服。对于"疮家""淋家""衄家""亡血家",以及外感表虚自汗、血虚而脉兼"尺中迟",或误下而见"身重心悸"等,虽有表寒证,亦皆应禁用。

6.加减应用

（1）麻黄加术汤

麻黄汤原方加白术四两。功用：发汗解表，散寒祛湿。主治：风寒夹湿痹证。

（2）麻黄杏仁薏苡甘草汤

麻黄、杏仁、薏苡仁、炙甘草。功用：发汗解表，祛风除湿。主治：风湿在表，湿郁化热证。

（3）三拗汤

甘草、麻黄、杏仁、姜。功用：宣肺解表。主治：外感风寒，肺气不宣证。

（4）华盖散

紫苏子、麻黄、杏仁、陈皮、桑白皮、赤茯苓、甘草。功用：宣肺解表，祛痰止咳。主治：素体痰多，肺感风寒证。

7.趣味方歌

干妈贵姓——甘麻桂杏？

8.正式方歌

麻黄汤中臣桂枝，杏仁甘草四般施，发汗解表宣肺气，伤寒表实无汗宜。

三 桂枝汤

1.组成

桂枝、芍药、炙甘草、生姜、大枣。

2.用法

上五味，以水七升，微火煮取三升，适寒温，服一升。服已须臾，啜热稀粥一升余，以助药力。温覆令一时许，遍身染染微似有汗者益佳，不可令如水流漓，病必不除。若一服汗出病瘥，停后服，不必尽剂；若不汗，更服，依前法；又不汗，后服小促其间，半日许令三服尽。若病重者，一日一夜服，周时观之，服一剂尽，病证犹在者，更作服；若汗不出，乃服至二三剂。禁生冷、黏滑、肉、面、五辛、酒酪、臭恶等物。（2010046）

3.功用

解肌发表，调和营卫。

4.主治

外感风寒表虚证。恶风发热，汗出头痛，鼻鸣干呕，苔白不渴，脉浮缓或浮弱。

5.方义

①桂枝为君，助卫阳，通经络，解肌发表而祛在表之风寒。

②芍药为臣，益阴敛营，敛固外泄之营阴。桂芍等量合用，寓意有三：一为针对卫强营弱，体现营卫同治，邪正兼顾；二为相辅相成，桂枝得芍药，使汗而有源，芍药得桂枝，则滋而能化；三为相制相成，散中有收，汗中

寓补。此为本方外可解肌发表，内调营卫、阴阳的基本结构。

③生姜辛温，既助桂枝辛散表邪，又兼和胃止呕。大枣甘平，既能益气补中，且可滋脾生津。姜枣相配，是为补脾和胃、调和营卫的常用组合，共为佐药。炙甘草调和药性，合桂枝辛甘化阳以实卫，合芍药酸甘化阴以和营，功兼佐使之用。（1996114、1997114）

④综观本方，药虽五味，但结构严谨，发中有补，散中有收，邪正兼顾，阴阳并调。

⑤本方服法也极为讲究，首先是药煎成取汁，"适寒温"服，"服已须臾，啜热稀粥"，借水谷之精气，充养中焦，不但易为酿汗，更可使外邪速去而不致复感。（1992148）同时"温覆令一时许"，即避风助汗之意。待其"遍身染染，微似有汗者"，是肺胃之气已和，津液得通，营卫和谐，腠理复固，所以说"益佳"。（1994150）至于"服后汗出病瘥，停后服；不效，再服"，"乃服至二、三剂"；以及禁食生冷黏腻，酒肉臭恶等，尤其是"不可令如水流漓，病必不除"，是服解表剂后应该注意的通则。

6.加减应用

（1）桂枝加葛根汤

桂枝、芍药、生姜、炙甘草、大枣、葛根。功用：解肌发表，升津舒筋。主治：风寒客于太阳经输，营卫不和证。（2004049）

（2）桂枝加厚朴杏子汤

桂枝、芍药三两、生姜、炙甘草、大枣、厚朴、杏仁。功用：解肌发表，降气平喘。主治：宿有喘病，又感风寒而见桂枝汤证者；或风寒表证误用下剂后，表证未解而微喘者。

（3）桂枝加桂汤

桂枝五两、芍药、生姜、炙甘草、大枣。功用：温通心阳，平冲降逆。主治：心阳虚弱，寒水凌心之奔豚。

（4）桂枝加芍药汤

桂枝、芍药、炙甘草、大枣、生姜。功用：温脾和中，缓急止痛。主治：太阳病误下伤中，土虚木乘之腹痛。

7.趣味方歌

桂芝要炒姜枣——桂枝药草姜枣。

8.正式方歌

桂枝芍药等量伍，姜枣甘草微火煮，解肌发表调营卫，中风表虚自汗出。

四 小青龙汤

1.组成

麻黄、芍药、细辛、干姜、炙甘草、桂枝、五味子、半夏。

2. 用法

先煮麻黄,再内诸药,水煎服。

3. 功用

解表散寒,温肺化饮。(2017139)

真题【2017.139】

具有解表温里作用的方剂是

A. 小青龙汤　　　　B. 五积散

C. 麻黄细辛附子汤　D. 理中丸

【答案】ABC

4. 主治

外寒里饮证。恶寒发热,头身疼痛,无汗,喘咳,痰涎清稀而量多,胸痞,或干呕,或痰饮喘咳,不得平卧,或身体疼重,头面四肢浮肿,舌苔白滑,脉浮。

5. 方义

①麻黄、桂枝相须为君,发汗散寒以解表邪,且麻黄又能宣发肺气而平喘咳,桂枝化气行水以利里饮之化。

②干姜、细辛为臣,温肺化饮,兼助麻、桂解表祛邪。

③然而素有痰饮,脾肺本虚,若纯用辛温发散,恐耗伤肺气,故佐以五味子敛肺止咳、芍药和营养血,二药与辛散之品相配,一散一收,既可增强止咳平喘之功,又可制约诸药辛散温燥太过之弊。(2008099、2009051、2012099)半夏燥湿化痰,和胃降逆,亦为佐药。炙甘草兼为佐使之药,既可益气和中,又能调和辛散酸收之品。

6. 加减应用

射干麻黄汤:射干、麻黄、生姜、细辛、紫菀、款冬花、大枣、半夏、五味子。功用:宣肺祛痰,下气止咳。主治:痰饮郁结,气逆喘咳证。咳而上气,喉中有水鸣声者。

7. 趣味方歌

少将为嘛甘心下跪——芍姜味麻甘辛夏桂?

8. 正式方歌

解表蠲饮小青龙,麻桂姜辛夏草从,芍药五味敛气阴,表寒内饮最有功。

五 九味羌活汤

1. 组成

羌活、防风、苍术、细辛、川芎、香白芷、生地黄、黄芩、甘草。(2005043、2016159)

真题【2016.159】

羌活胜湿汤与九味羌活汤中所含有的药物是

A. 防风　　B. 苍术　　C. 川芎　　D. 藁本

【答案】AC

2. 用法

水煎服。若急汗,热服,以羹粥投之;若缓汗,温服,而不用汤投之。

3. 功用

发汗祛湿,兼清里热。(1998045、2011055)

4. 主治

外感风寒湿邪,内有蕴热证。恶寒发热,无汗,头痛项强,肢体酸楚疼痛,口苦微渴,舌苔白或微黄,脉浮。(2000051)

5. 方义

①羌活辛苦性温,散表寒,祛风湿,利关节,止痹痛,为治太阳风寒湿邪在表之要药,故为君药。

②防风辛甘性温,为风药中之润剂,祛风除湿,散寒止痛。苍术辛苦而温,功可发汗祛湿,为祛太阴寒湿的主要药物。防风、苍术相合,协助羌活祛风散寒,除湿止痛,是为臣药。

③细辛、白芷、川芎祛风散寒,宣痹止痛,其中细辛善止少阴头痛、白芷擅解阳明头痛、川芎长于止少阳厥阴头痛,此三味与羌活、苍术合用,为本方"分经论治"的基本结构。生地黄、黄芩清泄里热,并防诸辛温燥烈之品伤津,以上五药俱为佐药。甘草调和诸药为使。

④临床应用本方,尚需根据病情轻重,辅以羹粥。若寒邪较甚,表证较重,宜热服本方,药后应啜粥以助药力,以便酿汗祛邪;若寒邪不甚,表证较轻,则不必啜粥,温服本方即可微发其汗。

⑤本方配伍特点有二:一是升散药和清热药的结合运用。正如《顾松园医镜》所说:"以升散诸药而臣以寒凉,则升者不峻;以寒凉之药而君以升散,则寒者不滞。"二是体现了"分经论治"的思想。原书服法中强调:"视其经络前后左右之不同,从其多少大小轻重之不一。增损用之。"明示本方药备六经,通治四时,运用当灵活权变,不可执一,对后世颇有启迪。

6. 加减应用

大羌活汤:比九味羌活汤少白芷,多黄连、知母、防己、独活、白术,故其清热祛湿之功较强,宜于外感风寒湿邪而里热较重者。

7. 趣味方歌

强风百草细,秦川有苍生——羌风白草细,芩川有苍生。

8. 正式方歌

九味羌活防风苍,辛芷芎芩草地黄,发汗祛湿兼清热,分经论治变通良。

六 银翘散

1. 组成

连翘、银花、苦桔梗、薄荷、竹叶、生甘草、芥穗、淡豆豉、牛蒡子。

2. 用法

上杵为散。每服六钱(18g),鲜苇根汤煎,香气大

346

出,即取服,勿过煎。肺药取轻清,过煎则味厚入中焦矣。病重者,约二时一服,日三服,夜一服;轻者,三时一服,日二服,夜一服;病不解者,作再服。

3.功用

辛凉透表,清热解毒。

4.主治

温病初起。发热,微恶风寒,无汗或有汗不畅,头痛口渴,咳嗽咽痛,舌尖红,苔薄白或薄黄,脉浮数。

5.方义

①银花、连翘气味芳香,既能疏散风热,清热解毒,又可辟秽化浊,在透散卫分表邪的同时,兼顾了温热病邪易蕴结成毒及多夹秽浊之气的特点,故重用为君药。

②薄荷、牛蒡子辛凉,疏散风热,清利头目,且可解毒利咽;荆芥穗、淡豆豉辛而微温,解表散邪,此二者虽属辛温,但辛而不烈,温而不燥,配入辛凉解表方中,增强辛散透表之力,是为去性取用之法,以上四药俱为臣药。

③芦根、竹叶清热生津;桔梗开宣肺气而止咳利咽,同为佐药。甘草既可调和药性,护胃安中,又合桔梗利咽止咳,是属佐使之用。

④本方所用药物均系清轻之品,加之用法强调“香气大出,即取服,勿过煎”,体现了吴氏“治上焦如羽,非轻莫举”的用药原则。

⑤本方配伍特点有二:一是辛凉之中配伍少量辛温之品,既有利于透邪,又不悖辛凉之旨。二是疏散风邪与清热解毒相配,具有外散风热、内清热毒之功,构成疏清兼顾,以疏为主之剂。

6.加减应用

渴甚者,为伤津较甚,加天花粉生津止渴;项肿咽痛者,系热毒较甚,加马勃、玄参清热解毒,利咽消肿;衄者,由热伤血络,去荆芥穗、淡豆豉之辛温,加白茅根、侧柏炭、栀子炭凉血止血;咳者,是肺气不利,加杏仁苦降肃肺,以加强止咳之功;胸膈闷者,乃夹湿邪秽浊之气,加藿香、郁金芳香化湿,辟秽祛浊;热甚者,可加栀子、黄芩以清其热。

7.趣味方歌

荷梗连根叶似伞,豆花接穗杆如牛——荷梗连根叶似伞,豆花芥穗甘如牛。

8.正式方歌

连翘散主上焦疴,竹叶荆蒡豉薄荷,甘桔芦根凉解法,清疏风热煮无过。

七 桑菊饮

1.组成

桑叶、菊花、杏仁、连翘、薄荷、苦桔梗、生甘草、苇根。(2008043)

2.用法

水煎服。

3.功用

疏风清热,宣肺止咳。

4.主治

风温初起,邪客肺络证。咳嗽,身热不甚,口微渴,脉浮数。

5.方义

①桑叶甘苦性凉,疏散上焦风热,且善走肺络,能清宣肺热而止咳嗽;菊花辛甘性寒,疏散风热,清利头目而肃肺,二药轻清灵动,直走上焦,协同为用,以疏散肺中风热见长,共为君药。

②薄荷辛凉,疏散风热,以助君药解表之力;杏仁苦降,肃降肺气;桔梗辛散,开宣肺气,与杏仁相合,一宣一降,以复肺脏宣降而能止咳,是宣降肺气的常用组合,三者共为臣药。

③连翘透邪解毒;芦根清热生津,为佐药。甘草调和诸药为使。

④本方从“辛凉微苦”立法,其配伍特点:一以轻清宣散之品,疏散风热以清头目;一以苦辛宣降之品,理气肃肺以止咳嗽。

6.加减应用

若二三日后,气粗似喘,是气分热势渐盛,加石膏、知母以清解气分之热;若咳嗽较频,是肺热甚,可加黄芩清肺热;若咳痰黄稠,咳吐不爽,加瓜蒌、黄芩、桑白皮、贝母以清热化痰;咳嗽咯血者,可加白茅根、茜草根、丹皮凉血止血;若口渴甚者,加天花粉生津止渴;兼咽喉红肿疼痛,加玄参、板蓝根清热利咽。

7.趣味方歌

荷花根,巧接杏,桑果——荷花根,翘桔杏,桑国。

8.正式方歌

桑菊饮中桔梗翘,杏仁甘草薄荷绕,芦根为引轻清剂,热盛阳明入母膏。

八 麻黄杏仁甘草石膏汤

1.组成

麻黄、杏仁、炙甘草、石膏。

2.用法

先煮麻黄,再内诸药,水煎服。

3.功用

辛凉疏表,清肺平喘。

4.主治

外感风邪,邪热壅肺证。身热不解,咳逆气急,甚则鼻扇,口渴,有汗或无汗,舌苔薄白或黄,脉浮而数者。

5. 方义

①麻黄辛温,开宣肺气以平喘,开腠解表以散邪;石膏辛甘大寒,清泄肺热以生津,辛散解肌以透邪。二药一辛温,一辛寒;一以宣肺为主,一以清肺为主,且俱能透邪于外,合用则相反之中寓有相辅之意,既消除致病之因,又调理肺的宣发功能,共用为君。石膏倍于麻黄,使本方不失为辛凉之剂。麻黄得石膏,宣肺平喘而不助热;石膏得麻黄,清解肺热而不凉遏,又是相制为用。

②杏仁味苦,降利肺气而平喘咳,与麻黄相配则宣降相因,与石膏相伍则清肃协同,是为臣药。

③炙甘草既能益气和中,又与石膏相合而生津止渴,更能调和于寒温宣降之间,为佐使药。

④四药合用,解表与清肺并用,以清为主;宣肺与降气结合,以宣为主。共成辛凉疏表,清肺平喘之功。本方配伍严谨,用量亦经斟酌,学时应用心体会。

6. 加减应用

越婢汤:麻黄、石膏、生姜、甘草、大枣。功用:发汗利水。主治:风水夹热证。恶风,一身悉肿,脉浮不渴,续自汗出,无大热者。

7. 正式方歌

仲景麻杏石甘汤,辛凉宣肺清热良,邪热壅肺咳喘急,有汗无汗均可尝。

九 败毒散

1. 组成

柴胡、前胡、川芎、枳壳、羌活、独活、茯苓、桔梗、人参、甘草、生姜、薄荷。(2001112)

2. 用法

水煎服。

3. 功用

散寒祛湿,益气解表。(1992047)

4. 主治

气虚,外感风寒湿表证。憎寒壮热,头项强痛,肢体酸痛,无汗,鼻塞声重,咳嗽有痰,胸膈痞满,舌淡苔白,脉浮而按之无力。(1993091、1993091、2007133)

5. 方义

①羌活、独活发散风寒,除湿止痛,羌活长于祛上部风寒湿邪,独活长于祛下部风寒湿邪,合而用之,为通治一身风寒湿邪的常用组合,共为君药。

②川芎行气活血,并能祛风;柴胡解肌透邪,且能行气,二药既可助君药解表逐邪,又可行气活血加强宣痹止痛之力,俱为臣药。

③桔梗辛散,宣肺利膈;枳壳苦温,理气宽中,与桔梗相配,一升一降,是畅通气机、宽胸利膈的常用组合;前胡

化痰以止咳;茯苓渗湿以消痰,皆为佐药。生姜、薄荷为引,以助解表之力;甘草调和药性,兼以益气和中,共为佐使之品。人参亦属佐药,用之益气以扶其正,一则助正气以鼓邪外出,并寓防邪复入之义;二则令全方散中有补,不致耗伤真元。(1998005、2008157、201550)

败毒散中配伍少量人参益气扶正的主要用意是

A. 益气生津　　　　B. 实卫固表

C. 资助汗源　　　　D. 驱邪外出

【答案】D

④综观全方,用羌独活、芎、柴、枳、桔、前等与参、苓、草相配,构成邪正兼顾,祛邪为主的配伍形式。扶正药得祛邪药则补不滞邪,无闭门留寇之弊;祛邪药得扶正药则解表不伤正,相辅相成。

⑤喻嘉言用本方治疗外邪陷里而成之痢疾,意即疏散表邪,表气疏通,里滞亦除,其痢自止。此种治法,称为"逆流挽舟"法。(2007133)

6. 加减应用

(1)荆防败毒散

羌活、柴胡、前胡、独活、枳壳、茯苓、荆芥、防风、桔梗、川芎、甘草。功用:发汗解表,消疮止痛。主治:疮肿初起。

(2)仓廪散

人参、茯苓、甘草、前胡、川芎、羌活、独活、桔梗、枳壳、柴胡、陈仓米、生姜、薄荷。功用:益气解表,祛湿和胃。主治:噤口痢。

7. 趣味方歌

活熊身伏草埂,二虎只可强攻——活芎参茯草梗,二胡枳壳羌攻。

8. 正式方歌

人参败毒草苓芎,羌独柴前枳桔共,薄荷少许姜三片,时行感冒有奇功。

十 再造散

1. 组成

黄芪、人参、桂枝、甘草、熟附子、细辛、羌活、防风、川芎、煨生姜、大枣、炒白芍。(2003043、2004040、2007170)

2. 用法

水二盅,煎至一盅,温服。

3. 功用

助阳益气,解表散寒。(2016101)

具有助阳益气、解表散寒功用的方剂是

A. 麻黄细辛附子汤　　　B. 败毒散

C. 参苏饮　　　　　　　　D. 再造散

【答案】D

4. 主治

阳气虚弱，外感风寒。头痛身热恶寒，热轻寒重，无汗肢冷，倦怠嗜卧，面色苍白，语言低微，舌淡苔白，脉沉无力，或浮大无力等证。(1999054)

5. 方义

①方中以桂枝、羌活为君药，以防风、细辛为臣药，君臣相伍旨在发散风寒。

②佐入熟附子温补元阳，黄芪、人参补益元气，既可鼓舞正气以利发散，又可防阳随汗脱；加白芍养血敛阴，合桂枝调和营卫，并制附、桂、羌、辛诸药之温燥，虑其微寒有碍解表，故炒其制性。煨生姜温胃、大枣滋脾，合用以助脾胃生发之气，滋汗源以助解表。使以甘草调和药性。

③诸药相合，共成助阳益气，解表散寒之功。

④如此配伍，扶正而不留邪，发汗而不伤正，相辅相成，以免顾此失彼，变生不测。

⑤本方意在助阳发汗，故仿效麻黄附子细辛汤法，却又不用发越阳气之麻黄，而用桂枝汤加羌、防、川芎，于发汗中兼和营卫。甚至生姜亦须煨过，使其专事温胃。白芍用炒，使其凉血制燥而不碍汗。

6. 加减应用

(1) 麻黄附子细辛汤

麻黄、附子、细辛。功用：助阳解表。主治：少阴病始得之，反发热，脉沉者。

(2) 麻黄附子甘草汤

麻黄、甘草、附子。功用：助阳解表。主治：少阴阳虚，外感风寒。恶寒身疼，无汗，微发热，脉沉微者，或水病身面浮肿，气短，小便不利，脉沉而小。

7. 趣味方歌

再造桂枝汤，欺负穷人抢新房——再造桂枝汤，芪附芎人羌辛防。

8. 正式方歌

再造散用参芪甘，桂附羌防芎芍参，细辛加枣煨姜煎，阳虚无汗法当谙。

十一 加减葳蕤汤

1. 组成

生葳蕤、生葱白、桔梗、白薇、淡豆豉、薄荷、炙甘草、红枣。(2013045)

真题【2013.45】

加减葳蕤汤组成中含有的药物是

A. 黄精　　　　　　　　B. 白薇

C. 桑叶　　　　　　　　D. 杏仁

【答案】B

2. 用法

水煎服。

3. 功用

滋阴解表。

4. 主治

素体阴虚，外感风热证。头痛身热，微恶风寒，无汗或有汗不多，咳嗽，心烦，口渴，咽干，舌红，脉数。

5. 方义

①葳蕤（即玉竹）味甘性寒，入肺胃经，为滋阴润燥主药，用以润肺养胃、清热生津，因其滋而不腻，对阴虚而有表热证者颇宜；薄荷辛凉，归肝、肺经，"为温病宜汗解者之要药"，用以疏散风热、清利咽喉，共为君药。(2015156)

真题【2015.156】

加减葳蕤汤以生葳蕤为君，意在

A. 滋阴以资汗源　　　　B. 养阴以润肺燥

C. 清热以利咽喉　　　　D. 凉血以除烦渴

【答案】AB

②葱白、淡豆豉解表散邪，助薄荷以逐表邪，为臣药。

③白薇味苦性寒，善于清热而不伤阴，于阴虚有热者甚宜；桔梗宣肺止咳；大枣甘润养血，均为佐药。使以甘草调和药性。

④诸药配伍，汗不伤阴，滋不碍邪，为滋阴解表之良剂。

6. 加减应用

若表证较重，酌加防风、葛根以祛风解表；咳嗽咽干、咳痰不爽者，加牛蒡子、瓜蒌皮以利咽化痰；心烦口渴较甚，加竹叶、花粉以清热生津除烦。

7. 趣味方歌

玉竹姐为何早操吃葱——玉竹桔薇荷枣草豉葱。

8. 正式方歌

加减葳蕤用白薇，豆豉生葱桔梗随，草枣薄荷共八味，滋阴发汗此方魁。

十二 香苏散

1. 组成

紫苏叶、香附、陈皮、炙甘草。

2. 用法

水煎服。

3. 功用

疏散风寒，理气和中。

4. 主治

外感风寒，内有气滞证。形寒身热，头痛无汗，胸脘痞闷，不思饮食，舌苔薄白，脉浮。

5.方义

①方中苏叶辛温,发表散寒,理气宽中,上则通鼻窍,清头目,中则开胸膈,醒脾胃,解郁结,一药两用,为君药。

②香附辛苦甘平,为行气开郁之要药,为臣药;君臣相合,苏叶得香附之助,则调畅气机之功显著,香附借苏叶之升散,则能上行外达祛邪。

③佐用理气燥湿之陈皮,一则协君臣行气滞以畅气机,二则化湿浊以行津液;甘草健脾和中,与香附、陈皮相配,使行气而不致耗气,并调和药性,为佐使用。如此配伍,使表邪解则寒热除,气机畅则痞闷消。

④本方配伍特点有二:一是解表药和理气药同用,二是行气结合化湿,用药兼顾肺脾肝三脏。

6.加减应用

加味香苏散:苏叶、陈皮、香附、炙甘草、荆芥、秦艽、防风、蔓荆子、川芎、生姜。功用:发汗解表,理气解郁。主治:外感风寒,兼有气滞证。

7.正式方歌

香苏散内用陈皮,疏散风寒又理气,外感风寒兼气滞,寒热无汗胸脘痞。

十三 正柴胡饮

1.组成

柴胡、防风、陈皮、芍药、甘草、生姜。

2.功用

解表散寒。

3.主治

外感风寒轻证。微恶风寒,发热,无汗,头痛身痛,舌苔薄白,脉浮。(本方常用于感冒、流行性感冒、疟疾初起以及妇女经期、妊娠、产后感冒等属外感风寒而气血不虚者。)

4.方解

本方证属外感风寒表证之轻者。风寒束表,毛窍闭塞,卫阳被遏,因感邪较轻,故症见微恶风寒、发热、无汗、头身痛;苔薄白、脉浮为风寒表证之征象。外感风寒,宜解表散寒;表寒轻证,只需轻疏肌表,微发其汗,病邪自可外达,不必用辛温重剂,徒伤其表。

①方中君以柴胡辛散表邪。

②臣用防风祛风寒,止疼痛。

③生姜辛温发散,助柴胡、防风解表透邪;陈皮疏畅气机,以助祛邪外出;芍药益阴和营,防辛散太过而伤阴,共为佐药。

④甘草调和诸药为使。本方药性平和,对于气血不虚而外感风寒较轻者颇宜。

5.加减应用

头痛甚者,加川芎以祛风止痛;热而烦渴者,加葛根以透热生津;呕恶者,加半夏以和胃降逆;湿盛者,加苍术以化湿运脾;寒盛而邪不易解者,加麻黄或苏叶发散风寒。

6.正式方歌

正柴胡饮平散方,芍药防风陈草姜,轻疏风邪解热痛,表寒轻证服之康。

十四 升麻葛根汤

1.组成

升麻、芍药、炙甘草、葛根。

2.功用

解肌透疹。

3.主治

麻疹初起。疹发不出,身热头痛,咳嗽,目赤流泪,口渴,舌红,苔薄而干,脉浮数。

4.配伍特点

①升麻辛甘性寒,入肺、胃经,解肌透疹,清热解毒为君药。(1993145、2006052)

②葛根味辛甘性凉,入胃经,解肌透疹,生津除热为臣药。二药相配,轻扬升散,通行肌表内外,对疹毒欲透未透,病势向外者,能因势利导,故为透达疹毒的常用组合。

③方中芍药益阴和营,以防君臣升散太过,为佐药。使以炙甘草调和药性。四药配伍,共奏解肌透疹之功。

5.趣味方歌

申麻哥炒芍药——升麻葛草芍药。

6.正式方歌

局方升麻葛根汤,芍药甘草合成方,麻疹初起出不透,解肌透疹此方良。

十五 柴葛解肌汤

1.组成

柴胡、干葛、甘草、黄芩、羌活、白芷、芍药、桔梗、石膏、大枣、生姜。

2.功用

解肌清热。

3.主治

外感风寒,郁而化热证。恶寒渐轻,身热增盛,无汗头痛,目疼鼻干,心烦不眠,咽干耳聋,眼眶痛,舌苔薄黄,脉浮微洪。

4.配伍特点

①方以葛根、柴胡为君。葛根味辛性凉,辛能外透肌热,凉能内清郁热;柴胡味辛性寒,既为"解肌要药",且有疏畅气机之功,又可助葛根外透郁热。

②羌活、白芷助君药辛散发表,并止诸痛;黄芩、石膏清泄里热,四药俱为臣药。其中葛根配白芷、石膏,清透阳明之邪热;柴胡配黄芩,透解少阳之邪热;羌活发散太阳之风寒,如此配合,三阳兼治,以治阳明为主。

③桔梗宣畅肺气以利解表;白芍、大枣敛阴养血,防止疏散太过而伤阴;生姜发散风寒,均为佐药。甘草调和诸药而为使药。诸药相配,共成辛凉解肌,兼清里热之剂。

④本方的配伍特点:温清并用,侧重于辛凉清热;表里同治,侧重于疏泄透散。它和一般辛凉解表以治风热表证之方,当有区别。

5. 趣味方歌

姜大哥拾柴草,秦姐抢白芍——姜大葛石柴草,芩桔羌白芍。

6. 正式方歌

陶氏柴葛解肌汤,邪在三阳热势张,芩芍桔甘羌活芷,石膏大枣与生姜。

十六 麻黄细辛附子汤

1. 组成

麻黄、附子、细辛。

2. 功用

助阳解表。(2017139)

3. 主治

①素体阳虚,外感风寒证。发热,恶寒甚剧,虽厚衣重被,其寒不解,神疲欲寐,脉沉微。

②暴喑。突发声音嘶哑,甚至失音不语,或咽喉疼痛,恶寒发热,神疲欲寐,舌淡苔白,脉沉无力。

4. 配伍特点

①麻黄辛温,发汗解表,为君药。

②附子辛热,温肾助阳,为臣药。麻黄行表以开泄皮毛,逐邪于外;附子温里以振奋阳气,鼓邪达外。二药配合,相辅相成,为助阳解表的常用组合。

③细辛归肺、肾二经,芳香气浓,性善走窜,通彻表里,既能祛风散寒,助麻黄解表,又可鼓动肾中真阳之气,协附子温里,为佐药。

④三药并用,补散兼施,使外感风寒之邪得以表散,在里之阳气得以维护,则阳虚外感可愈。

5. 正式方歌

麻黄细辛附子汤,助阳解表代表方,阳虚外感风寒证,寒重热轻脉沉良。

十七 参苏饮

1. 组成

人参、紫苏叶、干葛、半夏、前胡、茯苓、枳壳、桔梗、木香、陈皮、甘草、生姜、大枣。

2. 功用

益气解表,理气化痰。(2016102)

3. 主治

气虚外感风寒,内有痰湿证。恶寒发热,无汗,头痛鼻塞,咳嗽痰白,胸脘满闷,倦怠无力,气短懒言,苔白脉弱。

4. 方解

①苏叶辛温,归肺、脾经,功擅发散表邪,又能宣肺止咳、行气宽中,为君药。

②葛根助君药发散风寒,解肌舒筋,为臣药。

③半夏、前胡、桔梗化痰止咳;陈皮、木香、枳壳理气宽胸;茯苓健脾渗湿,为佐药。更佐入人参益气扶正,既解表,又使表药祛邪不伤正。

④炙甘草为佐使药。

⑤煎服时,少加生姜、大枣,可助发表、益脾。

5. 正式方歌

参苏饮内用陈皮,枳壳前胡半夏齐,干葛木香甘桔茯,气虚外感最相宜。

真题【2016.102】

具有益气解表、理气化痰功用的方剂是

A. 麻黄细辛附子汤　　　B. 败毒散

C. 参苏饮　　　　　　　D. 再造散

【答案】C

十八 葱白七味饮

1. 组成

葱白、新豉、干葛、生姜、生麦冬、干地黄、劳水。

2. 用法

劳水八升,以杓扬之一千遍。上药用劳水煎之三分减二,去渣,分三次温服。相去行八九里,如觉欲汗,渐渐覆之。

3. 功用

养血解表。

4. 主治

血虚外感风寒证。病后阴血亏虚,调摄不慎,感受外邪,或失血(吐血、便血、咳血、衄血)之后,复感风寒,头痛身热,微寒无汗。

5. 方解

①方中葱白、葛根为君,解表散邪。

②地黄、麦冬为臣,养血滋阴,以滋汗源。

③豆豉、生姜为佐,助君发表,辛散表邪;劳水滋养脾胃、汗出表解、阴血不伤。用劳水煎煮,是本方的特色之处。劳水味甘体轻以滋养脾胃,养血而不伤血,增强了本方养血的功效。

④诸药合用,邪正兼顾,养血解表。

葱白七味饮系补血药与辛温解表药并用,故为治血虚外受风寒证之代表方。

6. 使用注意

①服药期间,忌食芜荑。

②劳水又称"甘澜水",即用水瓢扬水成百上千次后的水,张仲景认为这样的水煎煮中药可以用来治疗水邪。因为煎煮中药的水本来是属于阴的,而水邪也是属于阴的。所以把这些水扬千余次之后就可以改变水的性质。

③服药法中有药后"相去行八九里,如觉欲汗,渐渐覆之",意思是不可温覆过早,以免汗出过多。

7. 正式方歌

葱白七味《外台》方,新豉葛根与生姜,麦冬生地千扬水,血虚外感最相当。

十九 本章相关方剂的对比分析及鉴别应用

1. 辛温解表

①麻黄汤中麻桂并用,发汗之力较强,并善宣肺平喘。为辛温发汗之重剂,适用于外感风寒,恶寒发热而无汗喘咳之表实证。

②桂枝汤中桂芍并用,发汗解表不如麻黄汤,但有调和营卫之功,适用于外感风寒,发热有汗而恶风之表虚证。

③九味羌活汤辛温发汗,兼清里热,适用于外感风寒夹湿,恶寒发热,无汗身痛,兼有口苦微渴者。

④香苏散多用于胃肠型感冒,属风寒气滞者。加味香苏散为辛温发汗之缓剂,适用于四时感冒,恶寒发热不甚而无汗之表证。

⑤小青龙汤发汗解表以除风寒而宣肺气,温化水饮以蠲寒饮而平咳喘,适用于素有停饮又感风寒之咳喘痰多不易出者。

2. 辛凉解表

①桑菊饮、银翘散均为治疗风热表证常用方剂,但桑菊饮解表力小,重在疏肺,适用于风热袭肺,咳而微发热者;银翘散解表力大,且能清热解毒,适用于温热初起,热重寒轻,咳嗽咽痛,口渴等证。

②麻黄杏仁甘草石膏汤为辛凉重剂,清泄肺热之功尤著,无论热壅于肺还是热闭于肺的身热喘咳,均可适用,但须注意发热轻重与汗之有无而酌定麻黄与石膏的用量。

③升麻葛根汤升阳解肌而透疹,宜于麻疹欲出不出而身热无汗者;竹叶柳蒡汤透疹解毒,清泄肺胃,专用于麻疹初起不得出,肺胃热甚之证。

3. 扶正解表

①败毒散益气解表,适用于体虚而感风寒湿邪之表证,时行感冒易见表寒证者亦可用。

②再造散助阳益气,辛温发汗,适用于阳气虚弱而

见表寒证,非汗不解者。

■ 小试牛刀

1. 桂枝汤原方服法要求"服已须臾,啜热稀粥一升余",其意在于:
   A. 护中以防伤胃
   B. 助汗以去外邪
   C. 防止过汗伤阴
   D. 防止过汗亡阳

2. 桂枝汤治疗"太阳中风",若兼见"项背强几几"者,宜:
   A. 加用麻黄　　　　B. 加用芦根
   C. 加用葛根　　　　D. 加大桂枝用量

3. 九味羌活汤的功用是:
   A. 发汗散寒,宣肺平喘
   B. 发汗解表,清热除烦
   C. 解肌发表,调和营卫
   D. 发汗祛湿,兼清里热

4. 外感风寒湿邪,症见恶寒发热,无汗,头痛项强,肢体酸楚疼痛,口苦而渴者,治宜选用:
   A. 麻黄汤　　　　　B. 荆防败毒散
   C. 九味羌活汤　　　D. 藿香正气散

5. 下列选项中,属于九味羌活汤的两味药物是:
   A. 荆芥、川芎　　　B. 黄连、半夏
   C. 细辛、防风　　　D. 生地黄、干姜

6. 吴瑭所称"辛凉平剂"是指:
   A. 桑菊饮　　　　　B. 银翘散
   C. 新加香薷饮　　　D. 白虎汤

7. 银翘散和桑菊饮组成中均含有的药物是:
   A. 桑叶、菊花、连翘、薄荷、桔梗
   B. 连翘、薄荷、桔梗、甘草、芦根
   C. 银花、连翘、薄荷、菊花、芦根
   D. 连翘、牛蒡子、桔梗、甘草、芦根

8. 败毒散的功用是:
   A. 峻下热结,泻火解毒
   B. 清热泻火,凉血解毒
   C. 疏散风邪,清热解毒
   D. 以上都不是

9. 败毒散中配伍少量人参,意在:
   A. 益气补虚　　　　B. 扶正祛邪
   C. 益气固表　　　　D. 使祛邪不伤正

10. 外感风寒,恶寒发热,无汗肢冷,倦怠嗜卧,舌淡苔白,脉沉无力,用辛温发表药后汗不出者,治宜选用何方:
    A. 败毒散　　　　　B. 再造散
    C. 参苏饮　　　　　D. 四逆汤

11. 再造散的组成中含有的药物是:
    A. 熟地黄、怀牛膝
    B. 生附子、炮干姜

C. 熟附子、煨生姜

D. 怀牛膝、枸杞子

12. 升麻葛根汤中配伍升麻的用意是：

  A. 疏散风热   B. 升阳举陷

  C. 和解退热   D. 透疹解毒

13. 桂枝汤中桂枝芍药等量配伍意义不包括的是：

  A. 营卫同治   B. 邪正兼顾

  C. 散中有收   D. 酸甘化阴

14. 九味羌活汤中配伍防风的主要意义是：

  A. 祛风散寒除湿 B. 散肝疏脾

  C. 升阳散火   D. 疏风散邪

15. 止嗽散的功用是

  A. 发散风寒，降气化痰

  B. 止咳化痰，疏表宣肺

C. 宣肺降气，祛痰止咳

D. 敛肺止咳，益气养阴

16. 下列各项中，属于麻黄汤衍化方的是

  A. 小青龙汤

  B. 麻黄杏仁甘草石膏汤

  C. 麻黄细辛附子汤

  D. 再造散

参考答案

1. B	2. C	3. D	4. C	5. C
6. B	7. B	8. D	9. B	10. B
11. C	12. D	13. D	14. A	15. B
16. ABC				

基础篇

方剂学

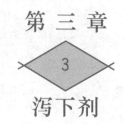

第三章

3

泻下剂

◆ 刘应科 ◆

考研中医综合复习指导

考纲要求

1.泻下剂的概念、适应范围、配伍规律、分类及应用注意事项。

2.大承气汤、大陷胸汤、大黄牡丹汤、温脾汤、十枣汤、济川煎、黄龙汤、新加黄龙汤的组成、用法、功用、主治、方解、加减应用及注意事项。

3.大黄附子汤、麻子仁丸、舟车丸、增液承气汤的组成、功用、主治及配伍特点。

考点解析

一 泻下剂的概念、适应范围、配伍规律、分类及应用注意事项

1.概念

凡以泻下药为主组成,具有通导大便、排除胃肠积滞、荡涤实热,或攻逐水饮、寒积等作用,治疗里实证的方剂,统称泻下剂。属于"八法"中的"下法"。

2.适应范围

因热结者,宜寒下;因寒结者,宜温下;因燥结者,宜润下;因水结者,宜逐水;邪实而正虚者,又当攻补兼施。

3.配伍规律

若兼瘀血、虫积、痰浊,则宜配合活血祛瘀、驱虫、化痰等法。对年老体弱、孕妇、产后或正值经期、病后伤津或亡血者,均应慎用或禁用,必要时宜配伍补益扶正之品,以其攻邪不忘扶正。

4.分类

寒下、温下、润下、逐水和攻补兼施五类。

5.注意事项

①对年老体弱、孕妇、产后或正值经期、病后伤津或亡血者,均应慎用或禁用,必要时宜配伍补益扶正之品,以其攻邪不忘扶正。

②泻下剂大都易伤胃气,使用时应得效即止,慎勿过剂。

③服药期间应注意调理饮食,少食或忌食油腻或不易消化的食物,以免重伤胃气。

二 大承气汤

1.组成

酒大黄、厚朴、枳实、芒硝。

2.用法

水煎,先煎厚朴、枳实,后下大黄,芒硝溶服。(1996146)

3.功用

峻下热结。

4.主治(201552)

①阳明腑实证。大便不通,频转矢气,脘腹痞满,腹痛拒按,按之则硬,甚或潮热谵语,手足濈然汗出,舌苔黄燥起刺,或焦黑燥裂,脉沉实。

②热结旁流证。下利清水,色纯青,其气臭秽,脐腹疼痛,按之坚硬有块,口舌干燥,脉滑实。

③里热实证之热厥、痉病或发狂等。

真题【2015.52】

患者脐腹疼痛,按之坚硬有块,大便不通,偶可排出少量臭秽稀水,日晡潮热,口舌干燥,脉沉实。治宜选用

A.小承气汤
B.大承气汤
C.增液承气汤
D.新加黄龙汤

【答案】B

5.方义

①大黄苦寒通降,泻热通便,荡涤胃肠实热积滞,是为君药。

②芒硝咸寒润降,泻热通便,软坚润燥,以除燥坚,用以为臣。硝、黄配合,相须为用,泻下热结之功益峻。实热内阻,腑气不行,故佐以厚朴下气除满、枳实行气消痞,合而用之,既能消痞除满,又使胃肠气机通降下行以助泻下通便。

③热结旁流,治以大承气汤,是因"旁流"为现象,燥屎坚结才是本质,故用峻下,使热结得去,"旁流"可止,乃属"通因通用"之法。热厥,治以大承气汤,是因四肢厥冷为假象,里实热结是本质,所谓"热深者,厥亦

深",四肢虽厥寒,但必见大便秘结、腹痛拒按、口干舌燥、脉滑实等实热证候,故用寒下,使热结得下,气机宣畅,阳气敷布外达,而厥逆可回。这种用寒下之法治厥冷之证,亦称为"寒因寒用"。

④本方煎服方法为先煎枳、朴,后下大黄,芒硝溶服。因大黄生用,后下则泻下之力峻,久煎则泻下之力缓。

⑤本方泻下与行气并重,泻下以利行气,行气以助泻下,相辅相成,共成峻下热结之最佳配伍。

6. 加减应用

(1)小承气汤

大黄、厚朴、枳实。功用:轻下热结。主治:阳明腑实轻证。

(2)调胃承气汤

大黄、甘草炙、芒硝。功用:缓下热结。主治:阳明病胃肠燥热证。

(3)复方大承气汤

厚朴、炒莱菔子、枳壳、桃仁、赤芍、大黄后下、芒硝冲服。功用:通里攻下,行气活血。主治:单纯性肠梗阻属于阳明腑实而气胀较明显者。

7. 趣味方歌

皇后只是笑——黄厚枳实硝。

8. 正式方歌

大承气汤大黄硝,枳实厚朴先煮好,峻下热结急存阴,阳明腑实重证疗。
去硝名为小承气,轻下热结用之效。
调胃承气硝黄草,缓下热结此方饶。

三 大陷胸汤

1. 组成

大黄、芒硝、甘遂。

2. 用法

水煎,溶芒硝,冲甘遂末服。

3. 功用

泻热逐水。

4. 主治

水热互结之结胸证。心下疼痛,拒按,按之硬,或从心下至少腹硬满疼痛,手不可近。伴见短气烦躁,大便秘结,舌上燥而渴,日晡小有潮热,舌红,苔黄腻或兼水滑,脉沉紧或沉迟有力。

5. 方义

①甘遂善攻逐水饮,泻热破结,为君药。

②大黄、芒硝荡涤肠胃,泻结泄热,润燥软坚,为臣佐之用。

③综观全方,泻热与逐水并施,使水热之邪从大便

而去,且药简力大,力专效宏,为泻热逐水之峻剂。

④本方煎法为大黄先煮,乃取其"治上者治宜缓"之意。

6. 趣味方歌

大陷胸汤谁大笑——大陷胸汤遂大硝。

7. 正式方歌

大陷胸汤用硝黄,甘遂为末共成方,专治水热结胸证,泻热逐水效非常。

四 大黄牡丹汤

1. 组成

大黄、牡丹皮、桃仁、冬瓜仁、芒硝。(201828)

2. 用法

以水六升,煮取一升,去滓,内芒硝,再煎沸,顿服之。

真题 【2018.28】

大黄牡丹汤和桃仁承气汤组成相同的药物是

A. 大黄,丹皮　　　　B. 桃仁,丹皮
C. 大黄,枳实　　　　D. 大黄,桃仁

【答案】D

3. 功用

泻热破瘀,散结消肿。(2003048)

4. 主治

肠痈初起,湿热瘀滞证。右少腹疼痛拒按,按之其痛如淋,甚则局部肿痞,或右足屈而不伸,伸则痛剧,小便自调,或时时发热,自汗恶寒,舌苔薄腻而黄,脉滑数。

5. 方义

①大黄苦寒攻下,泻热逐瘀,荡涤肠中湿热瘀结之毒(1997048、2009054);桃仁苦平破血,与大黄相伍,破瘀泻热,共为君药。

②芒硝咸寒,泻热导滞,软坚散结,助大黄荡涤实热,使之速下;丹皮苦辛微寒,能清热凉血,活血散瘀,合丹皮散瘀消肿,共为臣药。

③冬瓜仁甘寒滑利,清肠利湿,引湿热从小便而去,并能排脓消痈,为治内痈要药,是为佐药。

④合泻下、清利、破瘀于一方,湿热得清,瘀滞得散,肠腑得通,则痈消而痛止,为治湿热瘀滞肠痈的有效方剂。

⑤肠痈溃后以及老人、孕妇、产后均应忌用。

6. 加减应用

(1)阑尾化瘀汤

银花、川楝子、大黄后下、牡丹皮、桃仁、延胡索、木香。功用:行气活血,清热解毒。主治:瘀滞型阑尾炎初期。

(2)阑尾清化汤

银花、蒲公英、牡丹皮、大黄、川楝子、赤芍、桃仁、生甘草。功用:清热解毒,行气活血。主治:急性阑尾炎蕴热期,或脓肿早期,或轻型腹膜炎。

(3)阑尾清解汤

金银花、大黄、冬瓜仁、蒲公英、牡丹皮、川楝子、生甘草、木香。功用:清热解毒,攻下散结,行气活血。主治:急性阑尾炎热毒期。

7.趣味方歌

黄涛担冬瓜忙——黄桃丹冬瓜芒。

8.正式方歌

金匮大黄牡丹汤,桃仁芒硝瓜子囊。肠痈初起腹按痛,尚未成脓服之康。

五 温脾汤

1.组成

大黄、当归、干姜、附子、人参、芒硝、甘草。

2.用法

水煎服,后下大黄。

3.功用

攻下冷积,温补脾阳。(1994046、1995046、2000148、2015101)

真题【2015.101】

实脾散与温脾汤均具有的功用是

A.温阳健脾　　　　B.益气健脾
C.健脾止泻　　　　D.温阳止血

【答案】A

4.主治

阳虚寒积证。腹痛便秘,脐下绞结,绕脐不止,手足不温,苔白不渴,脉沉弦而迟。

5.方义

①附子配大黄为君,用附子之大辛大热温壮脾阳,解散寒凝,配大黄泻下已成之冷积。

②芒硝润肠软坚,助大黄泻下攻积;干姜温中助阳,助附子温中散寒,均为臣药。

③人参、当归益气养血,使下不伤正为佐。甘草既助人参益气,又可调和诸药为佐使。诸药协力,使寒邪去,积滞行,脾阳复。

④配伍特点:由温补脾阳药配伍寒下攻积药组成,温通、泻下与补益三法兼备,寓温补于攻下之中,具有温阳以祛寒,攻下不伤正之特点。

6.加减应用

若腹中胀痛者,加厚朴、木香以行气止痛;腹中冷痛,加肉桂、吴茱萸以增强温中祛寒之力。

7.趣味方歌

全当为肖大人父子干讲——全当为硝大人附子甘姜。

8.正式方歌

温脾附子大黄硝,当归干姜人参草,攻下寒积温脾阳,阳虚寒积腹痛疗。

六 十枣汤

1.组成

芫花、甘遂、大戟(各等分)、大枣。

2.用法

三味等分,分别捣为散。以水一升半,先煮大枣肥者十枚,取八合去滓,内药末。强人服一钱匕,羸人服半钱,温服之,平旦服。若下后病不除者,明日更服,加半钱,得快下利后,糜粥自养。(2011046)

3.功用

攻逐水饮。

4.主治

①悬饮。咳唾胸胁引痛,心下痞硬胀满,干呕短气,头痛目眩,或胸背掣痛不得息,舌苔滑,脉沉弦。

②水肿。一身悉肿,尤以身半以下为重,腹胀喘满,二便不利。(2007137)

5.方义

①甘遂善行经隧水湿,是为君药。

②大戟善泄脏腑水湿,芫花善消胸胁伏饮痰癖,均为臣药。

③三药峻烈,各有专攻,合而用之,则经隧脏腑胸胁积水皆能攻逐,且逐水之力愈著。然三药峻猛有毒,易伤正气,故以大枣十枚为佐,煎汤送服,寓意有三:缓和诸药毒性;益气护胃,减少药后反应;培土制水,邪正兼顾(2009160)。

④因其逐水之力峻猛,只宜暂用,不可久服;孕妇忌服。

6.加减应用

控涎丹:甘遂、紫大戟、白芥子各等分。功用:祛痰逐饮。主治:痰伏胸膈证。

7.趣味方歌

达吉愿找谁——大戟芫枣遂?

8.正式方歌

十枣非君非汤剂,芫花甘遂合大戟,攻逐水饮力峻猛,悬饮水肿实证宜。

七 济川煎

1.组成

当归、牛膝、肉苁蓉、泽泻、升麻、枳壳。(2010043)

2. 用法

水煎服。

3. 功用

温肾益精,润肠通便。

4. 主治

肾阳虚弱,精津不足证(肾虚便秘)。大便秘结,小便清长,腰膝酸软,头目眩晕,舌淡苔白,脉沉迟。

5. 方义

①肉苁蓉味甘咸性温,功能温肾益精,暖腰润肠,为君药。

②当归补血润燥,润肠通便;牛膝补益肝肾,壮腰膝,性善下行,共为臣药。枳壳下气宽肠而助通便;泽泻渗利小便而泄肾浊;妙用升麻以升清阳,清阳升则浊阴自降,相反相成,以助通便之效,以上共为佐药。

③诸药合用,既可温肾益精治其本,又能润肠通便以治标。用药灵巧,补中有泻,降中有升,具有"寓通于补之中、寄升于降之内"的配伍特点。

6. 加减应用

《景岳全书》方后加减法提出:"如气虚者,但加人参无碍;如有火加黄芩;若肾虚加熟地";"虚甚者,枳壳不必用",皆可供临床参考。

7. 趣味方歌

止泻当用生牛肉——枳泻当用升牛肉。

8. 正式方歌

济川苁蓉归牛膝,枳壳升麻泽泻使,温肾益精润通便,肾虚精亏便秘宜。

八 黄龙汤

1. 组成

大黄、芒硝、枳实、厚朴、当归、人参、甘草、生姜、大枣、桔梗。(1999087、2009045)

2. 用法

水煎一沸后再入桔梗煎一沸,芒硝溶服,热服为度。

3. 功用

攻下通便,补气养血。(2008046)

4. 主治

阳明腑实,气血不足证。自利清水,色纯青,或大便秘结,脘腹胀满,腹痛拒按,身热口渴,谵语,甚则循衣摸床,撮空理线,神昏肢厥,舌苔焦黄或焦黑,脉虚。

5. 方义

①大黄、芒硝、枳实、厚朴(即大承气汤)攻下热结,荡涤肠胃实热积滞,急下以存正气。

②人参、当归益气补血,扶正以利祛邪,使攻不伤正。

③肺与大肠相表里,欲通胃肠,必先开宣肺气,故配桔梗开肺气以利大肠,以助通腑之大黄,上宣下通,以降为主。姜、枣、草补益脾胃,助参、归补虚,甘草又能调和诸药。

④诸药合用,既攻下热结,又补益气血,使祛邪不伤正,扶正不碍邪。

6. 加减应用

原注云"老年气血虚者,去芒硝",以减缓泻下之力,示人以保护正气之意。或适当增加参、归用量以加强补虚扶正之力。

7. 趣味方歌

大承气当结草人——大承气当桔草人。

8. 正式方歌

黄龙汤中枳朴黄,参归甘桔枣硝姜,攻下热结养气血,阳明腑实气血伤。

九 新加黄龙汤

1. 组成

细生地黄、生甘草、人参、生大黄、芒硝、玄参、麦冬、当归、海参、姜汁。(1997044、2001144)

2. 用法

以水八杯,煮取三杯。先用一杯,冲参汁五分,姜汁二匙,顿服之。如腹中有响声,或转矢气者,为欲便也,候一、二时不便,再如前法服一杯;候二十四刻不便,再服第三杯。如服一杯,即得便,止后服,酌服益胃汤(沙参、麦冬、冰糖、细生地黄、玉竹)一剂。余参可加入。

3. 功用

滋阴益气,泄热通便。(2005044)

4. 主治

热结里实,气阴不足证。大便秘结,腹中胀满而硬,神倦少气,口干咽燥,唇裂舌焦,苔焦黄或焦黑燥裂,脉沉细。

5. 方义

①大黄、芒硝泻热通便、软坚润燥。

②玄参、生地黄、麦冬、海参滋阴增液。

③人参、甘草、当归补气益血。使正气得运,阴血得复,则药力得行,大便可通,邪热自平。(2004105)

④温热之邪,最易伤阴,况又热结阳明,应下而失下,气阴大伤,下之不通,势极危急,故以硝、黄与大量滋阴益气药合用,不仅助正气以行药力,且救将竭之阴液。尤其是加姜汁冲服,既可防呕逆拒药,更借姜以振胃气,不可单纯理解为反佐之意。(2004106、2019138)

6.加减应用

本方为调胃承气汤加增液汤加人参、海参、姜汁、当归。

7.正式方歌

新加黄龙草硝黄，参归麦地玄海姜，滋阴养液补气血，正虚便秘此方良。

十 大黄附子汤

1.组成

大黄、炮附子、细辛。

2.功用

温里散寒，通便止痛。

3.主治

寒积里实证。腹痛便秘，胁下偏痛，发热，手足厥冷，舌苔白腻，脉弦紧。

4.配伍特点

①重用辛热之附子，温里散寒，止腹胁疼痛；以苦寒泻下之大黄，泻下通便，荡涤积滞，共为君药。

②细辛辛温宣通，散寒止痛，助附子温里散寒，是为臣药。

③大黄性味虽属苦寒，但配伍附子、细辛之辛散大热之品，则寒性被制而泻下之功犹存，为去性取用之法。三味协力，而成温散寒凝、苦辛通降之剂，合成温下之功。

④附子与细辛相配是仲景方中治疗寒邪伏于阴分的常用组合，如麻黄细辛附子汤中是与麻黄同用，意在助阳解表；本方是与苦寒泻下之大黄同用，重在制约大黄寒性，以温下寒积，意在温阳通便。一药之异，即变助阳解表而为温下之法，且方中附子用至3枚，远比麻黄细辛附子汤为大，此中轻重，大有深意，临证用药当细心体会。

5.趣味方歌

细心大夫——细辛大附。

6.正式方歌

金匮大黄附子汤，细辛散寒止痛良，温下治法代表汤，寒积里实服之康。

十一 麻子仁丸

1.组成

麻子仁、芍药、枳实、大黄、厚朴、杏仁。（1991140、1997144、1998044）

2.功用

润肠泄热，行气通便。（2007042）

3.主治

胃肠燥热，脾约便秘证。大便干结，小便频数。

（2006054）

4.配伍特点

①本方证乃因胃肠燥热，脾津不足所致，《伤寒论》称之为"脾约"。

②麻子仁性味甘平，质润多脂，功能润肠通便，是为君药。

③杏仁上肃肺气，下润大肠；白芍养血敛阴，缓急止痛为臣。

④大黄、枳实、厚朴即小承气汤，以轻下热结，除胃肠燥热为佐。蜂蜜甘缓，既助麻子仁润肠通便，又可缓和小承气汤攻下之力，以为佐使。

⑤综观本方，虽用小承气以泻下泄热通便，而大黄、厚朴用量俱从轻减，更取质润多脂之麻仁、杏仁、芍药、白蜜等，一则益阴增液以润肠通便，使腑气通，津液行，二则甘润减缓小承气攻下之力。本方具有下不伤正、润而不腻、攻润相合的特点，以达润肠、通便、缓下之功，使燥热去，阴液复，而大便自调。

5.趣味方歌

二人要小承气——二仁药小承气。

6.正式方歌

麻子仁丸脾约治，杏芍大黄枳朴蜜，润肠泻热又行气，胃热肠燥便秘施。

十二 舟车丸

1.组成

黑牵牛、甘遂、芫花、大戟、大黄、青皮、陈皮、木香、槟榔、轻粉。

2.功用

行气逐水。

3.主治

水热内壅，气机阻滞。水肿水胀，口渴，气粗，腹坚，大小便秘，脉沉数有力。

4.配伍特点

本方是在十枣汤的基础上加味而成，攻逐水饮之力极峻，能使水热壅实之邪，从二便畅行而出，故名舟车丸。体虚及孕妇禁用，非形气俱实者亦不可轻投。服药后水肿胀满未尽，病人体质强壮，次日或隔日按原量，或稍减量再服，但方中轻粉、芫花、大戟、甘遂等药毒性剧烈，须注意用量，不宜久服。

5.趣味方歌

将军清晨牵牛，急随元花相情郎——将军青陈牵牛，戟遂芫花香轻榔。

6.正式方歌

舟车牵牛及大黄，遂戟芫花槟木香，青皮橘皮轻粉入，泻水消胀力量强。

十三 增液承气汤

1.组成

玄参、麦冬、细生地黄、大黄、芒硝。

2.功用

滋阴增液,泄热通便。

3.主治

阳明温病,热结阴亏,燥屎不行,下之不通,津液不足,无水舟停,服增液汤不下者。

4.配伍特点

玄参、生地黄、麦冬(即增液汤),能滋阴增液,润燥滑肠;配合芒硝、大黄(即调胃承气汤去甘草)软坚润燥,泄热通下,合成攻补兼施,是"增水行舟"之法。

5.趣味方歌

皇帝卖元宵——黄地麦元硝。

6.正式方歌

增液承气玄地冬,更加硝黄力量雄,温病阴亏实热结,养阴泻热肠道通。

十四 本章相关方剂的对比分析及鉴别应用

1.寒下

大承气汤以峻下热结而通便为主,为治疗胃肠实热积滞而致之大便燥结的主要方剂。

2.温下

大黄附子汤、温脾汤均能泻下寒积。但大黄附子汤并能温经散寒,主治素体阳虚,寒实内结所致的便秘;温脾汤并能温补脾阳,主治脾阳不足,冷积内阻之便秘,或久痢赤白者。

3.润下

麻子仁丸能润肠通便,能泻下热结,主要用治胃肠燥热,大便秘结之证。

4.逐水

十枣汤、舟车丸均能泻下逐水。但十枣汤逐水之中兼有培土扶正作用,主治水肿腹胀实证以及悬饮;舟车丸逐水之中并能行气,逐水攻下之力较猛,主要用治水肿而见大腹肿满为主之证。

5.攻补兼施

新加黄龙汤、增液承气汤均能泻热通便,兼以扶正。但前者攻下之中有补气益血、滋阴增液作用,主治阳明腑实,正气已虚而阴血大伤者;后者攻下之中有滋阴增液作用,主治阳明热结,燥屎难下而阴液大伤之证。

1.临床煎煮时,应后下大黄的方剂是:
  A.大承气汤　　　　　　B.小承气汤
  C.调胃承气汤　　　　　D.新加黄龙汤

2.大黄在大黄牡丹汤中的配伍意义是:
  A.清热泻火,导热下行　B.清泻郁热,分利二便
  C.荡涤胃肠,泻热泻结　D.泻热除湿,通肠逐瘀

3.大黄牡丹汤的功用是:
  A.解毒消痈,活血祛瘀　B.泻热散结,逐瘀排脓
  C.清热解毒.消肿溃坚　D.泻热破瘀,散结消肿

4.温脾汤的功用是:
  A.温阳健脾,行气利水　B.温里散寒,补气健脾
  C.温中补虚,降逆止呕　D.温补脾阳,攻下冷积

5.具有攻下通便、补气养血功用的方剂是:
  A.麻子仁丸　　　　　　B.济川煎
  C.黄龙汤　　　　　　　D.温脾汤

6.新加黄龙汤的组成药物含有:
  A.党参、丹参、沙参　　B.人参、丹参、玄参
  C.人参、玄参、海参　　D.党参、海参、玄参

7.下列方剂中,具有滋阴益气、泄热通便功用的是:
  A.增液承气汤　　　　　B.新加黄龙汤
  C.济川煎　　　　　　　D.麻子仁丸

8.下列各项中,不属于麻子仁丸组成药物的是:
  A.枳实　　　　　　　　B.厚朴
  C.大黄　　　　　　　　D.当归

9.胃肠燥热,津液不足,大便干燥,小便频数者,治疗宜用:
  A.济川煎　　　　　　　B.增液汤
  C.新加黄龙汤　　　　　D.麻子仁丸

10.下列选项中,属于麻子仁丸功用的是:
  A.滋阴益气,泻结泄热
  B.滋阴增液,泄热通便
  C.温阳散寒,泻结行滞
  D.润肠泄热,行气通便

11.治疗湿热血瘀之肠痈的常用方剂是:
  A.调胃承气汤　　　　　B.大黄牡丹汤
  C.大陷胸汤　　　　　　D.大黄附子汤

参考答案

1.A　　　2.D　　　3.D　　　4.D　　　5.C
6.C　　　7.B　　　8.D　　　9.D　　　10.D
11.B

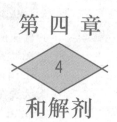

第 四 章

和解剂

■ 考纲要求

1.和解剂的概念、适应范围、配伍规律、分类及应用注意事项。

2.小柴胡汤、蒿芩清胆汤、达原饮、四逆散、逍遥散、半夏泻心汤的组成、用法、功用、主治、方义、加减。

应用及注意事项。

3.痛泻要方、当归芍药散的组成、功用、主治及配伍特点。

■ 考点解析

一 和解剂的概念、适应范围、配伍规律、分类及应用注意事项

1.概念

凡具有和解少阳、调和肝脾、调和肠胃等作用,治疗伤寒邪在少阳、肝脾不和、肠胃不和等证的方剂,统称和解剂。属于"八法"中的"和法"。(2006130)

2.适应范围

和解剂原为治疗足少阳胆经病证而设。然而,胆附于肝,表里关系至为密切,无论肝胆受邪,或本身功能失调,常相互影响,并往往累及脾胃,故肝脾之间失调,上下寒热互结而气机升降失常者,皆可用和解剂治疗。

3.配伍规律

和解剂组方配伍较为独特,往往既祛邪又扶正,既透表又清里,既疏肝又治脾,无明显寒热补泻之偏,性质平和,作用和缓,照顾全面。

4.分类

和解少阳、调和肝脾、调和肠胃三类。

5.注意事项

和解剂毕竟以祛邪为主,纯虚不宜用,以防其伤正,且因兼顾正气,故纯实者亦不可选,以免贻误病情。

二 小柴胡汤

1.组成

柴胡、黄芩、人参、炙甘草、半夏、生姜、大枣。(1999145、2002144、20030132)

2.用法

水煎服。

3.功用

和解少阳。

4.主治

①伤寒少阳证。往来寒热,胸胁苦满,默默不欲饮食,心烦喜呕,口苦,咽干,目眩,舌苔薄白,脉弦者。

②热入血室证。妇人伤寒,经水适断,寒热发作有时。(2007180)

③黄疸、疟疾,以及内伤杂病而见少阳证者。

5.方义

①柴胡苦平,入肝胆经,透泄少阳之邪,并能疏泄气机之郁滞,使少阳半表之邪得以疏散,为君药。(1995089、2010044)

②黄芩苦寒,清泄少阳半里之热,为臣药。柴胡之升散,得黄芩之降泄,两者配伍,是和解少阳的基本结构。

③胆气犯胃,胃失和降,佐以半夏、生姜和胃降逆止呕;邪从太阳传入少阳,缘于正气本虚,故又佐以人参、大枣益气健脾,一者取其扶正以祛邪,一者取其益气以御邪内传,俾正气旺盛,则邪无内向之机(1998111)。炙甘草助参、枣扶正,且能调和诸药,为使药。

④原方"去滓再煎",使药性更为醇和,药汤之量更少,减少了汤液对胃的刺激,避免停饮致呕。

6.加减应用

①《伤寒论》中指出"胸中烦而不呕者",是热聚于胸而气不逆,——"去半夏、人参,加瓜蒌实一枚",开结散热以除烦。(2003052)

②"若渴",是热伤津液——"去半夏、加人参合前成四两半、瓜蒌根四两",清热生津以解渴。

③"若腹中痛者",是胆病及肝,肝郁乘脾之故——"去黄芩,加芍药三两(9g)",泄木安土以止痛。

④"若胁下痞硬",是经气郁而津聚为痰——"去大枣,加牡蛎四两",化痰软坚以消痞。

⑤"若心下悸,小便不利者",是水气凌心——"去黄芩,加茯苓四两"淡渗去水以定悸。

⑥"若不渴,外有微热者"是兼表邪——"去人参,

加桂枝三两,温覆取微汗",解肌发表而不留邪。

⑦"若咳者",是肺寒气逆——"去人参、大枣、生姜,加五味子半升、干姜二两",温肺散寒以止咳。

7.趣味方歌

生芹菜炒大虾仁——生芩柴炙大夏人。

8.正式方歌

小柴胡汤和解供,半夏人参甘草从,更加黄芩生姜枣,少阳为病此方宗。

三 蒿芩清胆汤

1.组成

青蒿脑、淡竹茹、仙半夏、赤茯苓、青子芩、生枳壳、陈广皮、碧玉散(滑石、甘草、青黛)。

2.用法

碧玉散(滑石、甘草、青黛)包。

3.功用

清胆利湿,和胃化痰。

4.主治

少阳湿热证。寒热如疟,寒轻热重,口苦膈闷,吐酸苦水,或呕黄涎而黏,甚则干呕呃逆,胸胁胀疼,小便黄少,舌红苔白腻,间现杂色,脉数而右滑左弦者。

5.方义

①青蒿苦寒芳香,清透少阳邪热;黄芩苦寒,善清胆热,并能燥湿,两药相合,既可内清少阳湿热,又能透邪外出,共为君药。

②竹茹善清胆胃之热,化痰止呕;枳壳下气宽中,除痰消痞;半夏燥湿化痰,和胃降逆;陈皮理气化痰,宽胸畅膈,四药相伍,使热清湿化痰除,共为臣药。

③赤茯苓、碧玉散清热利湿,导邪从小便而去,为佐使药。

④本方以清透为主,降利共施,畅少阴之枢机,化湿郁之痰浊。

6.加减应用

若呕多,加黄连、苏叶清热止呕;湿重,加藿香、薏苡仁、白蔻仁以化湿浊;小便不利,加车前子、泽泻、通草以利小便。

7.趣味方歌

青竹如碧玉,黄羚下子沉——青竹茹碧玉,黄芩夏枳陈。

8.正式方歌

蒿芩清胆夏竹茹,碧玉赤苓枳陈辅,清胆利湿又和胃,少阳湿热痰浊阻。

四 达原饮

1.组成

槟榔、厚朴、草果仁、知母、芍药、黄芩、甘草。

2.用法

上用水二盅,煎八分,午后温服(现代煎法:水煎服)。

3.功用

开达膜原,辟秽化浊。

4.主治

瘟疫或疟疾,邪伏膜原证。憎寒壮热,或一日三次,或一日一次,发无定时,胸闷呕恶,头痛烦躁,脉弦数,舌边尖红,舌苔垢腻,或苔白厚如积粉。(201456)

真题 【2014.56】

疟疾憎寒壮热,胸闷呕恶,头痛烦躁,舌边深红,舌苔垢腻,脉弦数者,治宜选用

A.甘露消毒丹　　　　B.蒿芩清胆汤

C.达原饮　　　　　　D.大柴胡汤

【答案】C

5.方义 (2016155)

①槟榔辛散湿邪,化痰破结,使邪速溃,为君药。

②厚朴芳香化浊,理气祛湿;草果辛香化浊,辟秽止呕,宣透伏邪,共为臣药。以上三药气味辛烈,可直达膜原,逐邪外出。

③凡温热疫毒之邪,最易化火伤阴,故用白芍、知母清热滋阴,并可防诸辛燥药之耗散阴津;黄芩苦寒,清热燥湿,共为佐药。

④配以甘草生用为使者,既能清热解毒,又可调和诸药。

⑤全方合用,共奏开达膜原,辟秽化浊,清热解毒之功,可使秽浊得化,热毒得清,阴津得复,则邪气溃散,速离膜原,故以"达原饮"名之。

真题 【2016.155】

达原饮中配草果的目的是

A.辛香化浊　　　　B.辟秽止呕

C.宣透伏邪　　　　D.祛痰破结

【答案】ABC

6.加减应用

若兼胁痛、耳聋、寒热、呕而口苦,此邪热溢于少阳经,本方加柴胡以引经;若兼腰背项痛,此邪热溢于太阳经,本方加羌活以引经;若兼目痛、眉棱骨痛、眼眶痛、鼻干不眠,此邪热溢于阳明经,本方加干葛以引经。

7.正式方歌

达原草果槟厚朴,知母黄芩芍甘佐,辟秽化浊达膜原,邪伏膜原寒热作。

五 四逆散

1.组成

炙甘草、枳实、柴胡、芍药。(2003134、201599)

真题 【2015.99】

四逆散与四逆汤组成中均有的药物是

A.桂枝　　　　　　B.干姜

C.甘草　　　　　　D.附子

【答案】C

2. 用法

上四味,捣筛,白饮和服方寸匕,日三服。

3. 功用

透邪解郁,疏肝理脾。

4. 主治

①阳郁厥逆证。手足不温,或腹痛,或泄利下重,脉弦。

②肝脾气郁证。胁肋胀闷,脘腹疼痛,脉弦。(1993111、2003105)

5. 方义

①柴胡入肝胆经,升发阳气,疏肝解郁,透邪外出,为君药。(1992147)

②白芍敛阴养血柔肝为臣,与柴胡合用,以补养肝血,条达肝气,可使柴胡升散而无耗伤阴血之弊。

③佐以枳实理气解郁,泄热破结,与柴胡为伍,一升一降,加强舒畅气机之功,并奏升清降浊之效;与白芍相配,又能理气和血,使气血调和。使以甘草,调和诸药,益脾和中。

④由于本方有疏肝理脾之功,所以后世常以本方加减治疗肝脾气郁所致胁肋脘腹疼痛诸症。

6. 加减应用

若咳者,加五味子、干姜以温肺散寒止咳;悸者,加桂枝以温心阳;小便不利者,加茯苓以利小便;腹中痛者,加炮附子以散里寒;泄利下重者,加薤白以通阳散结;气郁甚者,加香附、郁金以理气解郁;有热者,加栀子以清内热。

7. 趣味方歌

四逆菜籽是草药。——四逆柴枳是草药。

8. 正式方歌

阳郁厥逆四逆散,等分柴芍枳实甘,透邪解郁理肝脾,肝郁脾滞力能堪。

六 逍遥散

1. 组成

炙甘草、当归、茯苓、白芍药、白术、柴胡、生姜、薄荷。(2017136)

真题【2017.136】

白术、芍药同用的方剂是

A. 逍遥散　　　　　　B. 痛泻要方

C. 黄连解毒汤　　　　D. 普济消毒饮

【答案】AB

2. 用法

上为粗末,每服二钱,水一大盏,烧生姜一块切破,薄荷少许,同煎至七分,去滓热服,不拘时候。

3. 功用

疏肝解郁,养血健脾。

4. 主治

肝郁血虚脾弱证。两胁作痛,头痛目眩,口燥咽干,神疲食少,或月经不调,乳房胀痛,脉弦而虚者。(1991035、201553)

真题【2015.53】

患者平素饮食不多,常感疲惫,每逢月经来潮两胁隐痛,乳房作胀,经行量少而不畅,脉弦细。治宜选用

A. 失笑散　　　　　　B. 逍遥散

C. 四逆散　　　　　　D. 越鞠丸

【答案】B

5. 方义

①柴胡疏肝解郁,使肝气得以条达为君药。

②当归甘辛苦温,养血和血;白芍酸苦微寒,养血敛阴,柔肝缓急;归、芍与柴胡同用,补肝体而助肝用,使血和则肝和,血充则肝柔,共为臣药。

③木郁不达致脾虚不运,故以白术、茯苓、甘草健脾益气,既能实土以御木侮,且使营血生化有源,共为佐药。加薄荷少许,疏散郁遏之气,透达肝经郁热(2010054);烧生姜温运和中,且能辛散达郁,亦为佐药(2000050)。甘草尚能调和诸药,兼为使药。

④诸药合用,使肝郁得疏,血虚得养,脾弱得复,气血兼顾,肝脾同调,立法周全,组方严谨,故为调肝养血之名方。

6. 加减应用

肝郁气滞较甚,加香附、郁金、陈皮以疏肝解郁;血虚甚者,加熟地黄以养血;肝郁化火者,加丹皮、栀子以清热凉血。

(1)加味逍遥散

逍遥散加丹皮、栀子。水煎服。功用:养血健脾,疏肝清热。主治:肝郁血虚,内有郁热证。(2005045、2009047)

(2)黑逍遥散

逍遥散加生地黄或熟地黄功用:疏肝健脾,养血调经。主治:肝脾血虚证。

7. 趣味方歌

小姚嘱咐魏生将薄荷当柴草烧——逍遥术茯煨生姜薄荷当柴草芍。

8. 正式方歌

逍遥散用当归芍,柴苓术草加姜薄,肝郁血虚脾气弱,调和肝脾功效卓。

七 半夏泻心汤

1. 组成

半夏、黄芩、干姜、人参、黄连、大枣、炙甘草。(2001044、2010099)

2. 用法

水煎服。

3. 功用

寒热平调,消痞散结。(1998144)

4. 主治

寒热错杂之痞证。心下痞,但满而不痛,或呕吐,肠鸣下利,舌苔腻而微黄。

5. 方义

①以辛温之半夏为君,散结除痞,又善降逆止呕。(2010152)

②臣以干姜之辛热以温中散寒;黄芩、黄连之苦寒以泄热开痞。以上四味相伍,具有寒热平调,辛开苦降之用。

③然寒热错杂,又缘于中虚失运,故方中又以人参、大枣甘温益气,以补脾虚,为佐药。使以甘草补脾和中而调诸药。

④寒热互用以和其阴阳,苦辛并进以调其升降,补泻兼施以顾其虚实,是为本方的配伍特点(1994149、2009157)。寒去热清,升降复常,则痞满可除、呕利自愈。

6. 加减应用

湿热蕴积中焦,呕甚而痞,中气不虚,或舌苔厚腻者,可去人参、甘草、大枣、干姜,加枳实、生姜以下气消痞止呕。

(1)生姜泻心汤

半夏泻心汤减干姜二两,加生姜四两。功用:和胃消痞,宣散水气。主治:水热互结痞证。

(2)甘草泻心汤

半夏泻心汤加甘草一两。功用:和胃补中,降逆消痞。主治:胃气虚弱、腹中雷鸣下利,水谷不化,心下痞鞭而满,干呕心烦不得安等证。

(3)黄连汤

黄连、炙甘草、干姜、桂枝、人参、半夏、大枣。功用:寒热平调,和胃降逆。主治:上寒下热证。

7. 趣味方歌

秦莲婶炒枣拌姜——芩连参草枣半姜。

8. 正式方歌

半夏泻心配芩连,干姜人参草枣全,辛开苦降除痞满,寒热错杂痞证蠲。

八 痛泻要方

1. 组成

白术、白芍药、陈皮、防风。(1994042、2017136)

2. 功用

补脾柔肝,祛湿止泻。(2007091)

3. 主治

脾虚肝旺之痛泻。肠鸣腹痛,大便泄泻,泻必腹痛,泻后痛缓,舌苔薄白,脉两关不调,左弦而右缓者。

4. 配伍特点

痛泻之证特点是泻必腹痛。治宜补脾抑肝,祛湿止泻。

①白术苦甘而温,补脾燥湿以治土虚,为君药。

②白芍酸寒,柔肝缓急止痛,与白术相配,于土中泻木,为臣药。(2014100)

③陈皮辛苦而温,理气燥湿,醒脾和胃,为佐药。配伍少量防风,具升散之性,与术、芍相伍,辛能散肝郁,香能疏脾气,且有燥湿以助止泻之功,又为脾经引经之药,故兼具佐使之用。(1996047)

④四药相合,可以补脾胜湿而止泻,柔肝理气而止痛,使脾健肝柔,痛泻自止。

真题【2014.99】

用参苓白术散治疗肺虚,久咳,所体现的做法是

A.扶土抑木　　　　B.培土生金

C.滋水涵木　　　　D.补火暖土

【答案】B

真题【2014.100】

用痛泻要方治疗腹痛泄泻,所体现的做法是

A.扶土抑木　　　　B.培土生金

C.滋水涵木　　　　D.补火暖土

【答案】A

5. 趣味方歌

臣痛泻烧住房——陈痛泻芍术防。

6. 正式方歌

痛泻要方用陈皮,术芍防风共成剂,肠鸣泄泻腹又痛,治在泻肝与实脾。

九 当归芍药散

1. 组成

当归、芍药、川芎、茯苓、白术、泽泻。

2. 功用

养血调肝,健脾利湿。

3. 主治

主治妇人肝虚气郁,脾虚血少,肝脾不和之证,如妇人怀孕腹中绞痛和妇人腹中诸痛。

4. 配伍特点

妇女怀孕后,胎须血养。如血气不足,阴承于阳,肾反侮土,脾郁不伸,中焦气血不调,故产生急痛。

方中以当归养血;白芍益血缓急而止痛;茯苓、白术健脾化湿,扶助中运,并固胎元;泽泻泻其脾郁所滞之水湿;川芎辛窜舒达,以畅达欲伸之血气,共达养血益脾、止痛安胎之效。

当归芍药散,是妇科临床常用药物,可以看作四物汤(取当归,白芍,川芎,补血活血温通)和五苓散(取茯苓,泽泻,白术,健脾利水逐痰)的合方,与六味地黄汤的方意颇有相似之处,亦为三补三泻。

5. 使用注意

本方为散剂，水煎则失去挥发性成分。

6. 正式方歌

当归芍药散川芎，茯苓白术泽泻同，主治妊娠腹痛证，疏理肝脾有奇功。

本章相关方剂的对比分析及鉴别应用

1. 和解少阳

小柴胡汤为和解少阳主方，主治风寒犯少阳，而致寒热往来，胸胁苦满，心烦喜呕，默默不欲饮食等证。蒿芩清胆汤清胆利湿，和胃化痰，主治温暑之邪犯少阳，兼有痰湿中阻，热重于湿，见证以热重寒轻，胸膈胀闷，呕吐酸苦，或吐黄涎而黏等为主。达原饮宣湿化痰，透达膜原，主治湿痰盘踞膜原，间日作疟，寒多热少，胸膈满闷，心烦懊侬，舌苔厚如积粉等湿重于热者。

2. 调和肝脾

四逆散有透邪解郁，理脾升阳之功，主治阳气内郁，而致四肢逆，手足寒，或脘腹疼痛，或泄利下重等证。逍遥散养血疏肝，健脾和营，主治肝郁血虚，脾不健运，而致两胁作痛，寒热往来，头痛目眩，口燥咽干，食少神疲，以及月经不调，乳房胀痛诸证。痛泻要方主治脾受肝邪，大便泄泻，心腹痛，泻后痛犹不解之证；久泻不已，更加升麻，以升下陷之清阳而止泻泄。

3. 调和肠胃

半夏泻心汤和胃降逆，开结除痞，主治肠胃之间寒热杂错，虚实互见，遂致心下痞，上为呕吐，下为肠鸣下利者，故用苦降辛开，寒热并治，使邪去痞消，呕利均止。(2001045)

小试牛刀

1.《伤寒论》中小柴胡汤的加减法"若心下悸，小便不利者"应
   A. 去半夏、人参，加瓜蒌实一枚
   B. 去黄芩，加芍药三两
   C. 去黄芩，加茯苓四两
   D. 去人参、大枣、生姜，加五味子半升、干姜二两

2. 痛泻要方的作用是
   A. 补脾柔肝，祛湿止泻
   B. 燥湿运脾，行气和胃
   C. 补中益气，升阳举陷
   D. 益气健脾，渗湿止泻

3. 下述是对逍遥散配伍意义的分析，其中哪项是不妥当的：

A. 柴胡疏肝解郁，当归、白芍养血柔肝
B. 白术、茯苓健脾祛湿
C. 薄荷助柴胡疏肝，兼散肝郁所生之热
D. 煨生姜和胃止呕

4. 治疗肝郁化热、脾虚血虚证的最佳选方是：
   A. 四逆散   B. 小柴胡汤
   C. 逍遥散   D. 加味逍遥散

5. 生姜与干姜同用的方剂是：
   A. 半夏泻心汤   B. 生姜泻心汤
   C. 甘草泻心汤   D. 生化汤

6. 痛泻要方的组成药物是：
   A. 白芍，白术，陈皮，甘草
   B. 白术，芍药，防风，陈皮
   C. 白芍，白术，陈皮，枳壳
   D. 柴胡，白芍，枳壳，甘草

7. 痛泻要方中配伍防风的用意是：
   A. 疏风解表   B. 祛风止痛
   C. 祛瘀除湿   D. 散肝舒脾

8. 半夏泻心汤与小柴胡汤两方均含有的药物是：
   A. 人参、黄芩、半夏、干姜、甘草
   B. 人参、生姜、半夏、甘草、大枣
   C. 半夏、黄芩、人参、甘草、大枣
   D. 柴胡、人参、黄芩、生姜、甘草

9. 柴葛解肌汤与大柴胡汤的组成药物中均含有的是：
   A. 枳实、芍药   B. 桔梗、芍药
   C. 黄芩、半夏   D. 黄芩、芍药

10. 痛泻要方的主治证是：
    A. 肝郁脾虚，肝胃不和证
    B. 脾虚肝旺，肝脾不和证
    C. 肝火犯胃，肝胃不和证
    D. 肝脾气郁，肝脾不和证

11. 大柴胡汤含有而小柴胡汤不含有的药物是
    A. 半夏   B. 干姜
    C. 人参   D. 芍药

12. 下列各项中，属于半夏泻心汤配伍特点的是
    A. 寒热并用以调阴阳
    B. 辛甘相配以扶阳气
    C. 补泻兼施以顾虚实
    D. 苦辛并进以复升降

参考答案

1. C   2. A   3. D   4. D   5. B
6. B   7. D   8. C   9. D   10. B
11. D   12. ACD

刘应科 ◎ 考研中医综合复习指导

第五章

5

清热剂

考纲要求

1.清热剂的概念、适应范围、配伍规律、分类及应用注意事项。

2.白虎汤、竹叶石膏汤、清营汤、犀角地黄汤、清瘟败毒饮、凉膈散、普济消毒饮、仙方活命饮、龙胆泻肝汤、左金丸、泻白散、清胃散、玉女煎、芍药汤、白头翁汤、青蒿鳖甲汤的组成、用法、功用、主治、方义、加减应用及注意事项。

3.栀子豉汤、黄连解毒汤、五味消毒饮、四妙勇安汤、牛蒡解肌汤、导赤散、泻黄散、苇茎汤、清骨散、秦艽鳖甲散、当归六黄汤的组成、功用、主治及配伍特点。

考点解析

一 清热剂的概念、适应范围、配伍规律、分类及应用注意事项

1.概念

凡以清热药为主组成,具有清热、泻火、凉血、解毒等作用,治疗里热证的方剂,统称清热剂。属于"八法"中的"清法"。

2.适应范围

一般是在表证已解,热已入里,或里热已盛尚未结实的情况下使用。若邪热在表,应当解表;里热已成腑实,则宜攻下;表邪未解,热已入里,又宜表里双解。

3.分类

分为清气分热、清营凉血、清热解毒、清脏腑热、清虚热五类。

4.注意事项

①要辨别里热所在部位。若热在气而治血,则必将引邪深入;若热在血而治气,则无济于事。此即叶天士所谓"前后不循缓急之法,虑其动手便错"之理。

②辨别热证真假,勿为假象迷惑,若为真寒假热,不可误用寒凉。

③辨别热证的虚实,要注意屡用清热泻火之剂而热仍不退者,即如王冰所说"寒之不寒,是无水也"。此时当改用甘寒滋阴壮水之法,使阴复则其热自退。

④权衡轻重,量证投药。热盛而药量太轻,无异于杯水车薪;热微而用量太重,势必热去寒生;对于平素阳气不足,脾胃虚弱,外感之邪虽已入里化热,亦应慎用,必要时配伍醒脾和胃之品,以免伤阳碍胃。

⑤对于热邪炽盛,服清热剂入口即吐者,可于清热剂中少佐温热药,或采用凉药热服法,此即反佐法。

二 白虎汤

1.组成

石膏、知母、炙甘草、粳米。

2.用法

煮米熟汤成。

3.功用

清热生津。

4.主治

气分热盛证。壮热面赤,烦渴引饮,汗出恶热,脉洪大有力。

5.方义

①本方原为治阳明经证的主方,后世温病学家又以此为治气分热盛的代表方剂。

②君药生石膏,辛甘大寒,入肺胃二经,功善清解,透热出表,以除阳明气分之热。

③臣药知母,苦寒质润,一以助石膏清肺胃之热,一以滋阴润燥救已伤之阴津。石膏与知母相须为用,可增强清热生津之功。

④佐以粳米、炙甘草益胃生津,亦可防止大寒伤中之弊。炙甘草兼调和诸药为使(1999148)。四药相配,共奏清热生津、止渴除烦之功,使其热清津复诸症自解。

⑤表证未解之无汗发热,口不渴者;或见脉浮细或沉者;或血虚发热,脉洪不胜重按者;或真寒假热者均不可用。

6.加减应用

若气血两燔,引动肝风,见神昏谵语、抽搐者,加羚羊角、水牛角以凉肝息风;若兼阳明腑实,见神昏谵语、大便秘结、小便赤涩者,加大黄、芒硝以泻热攻积;消渴病而见烦渴引饮,属胃热者,可加天花粉、芦根、麦门冬

等以增强清热生津之力。

（1）白虎加人参汤

知母、石膏、甘草、粳米、人参。功用：清热，益气，生津。主治：气分热盛，气阴两伤证。

（2）白虎加桂枝汤

知母、炙甘草、石膏、粳米、桂枝。功用：清热，通络，和营卫。主治：温疟。

（3）白虎加苍术汤

知母、炙甘草、石膏、苍术、粳米。功用：清热祛湿。主治：湿温病。

7.趣味方歌

白虎精食母肝——白虎粳石母甘。

8.正式方歌

白虎膏知粳米甘，清热生津止渴烦，气分热盛四大证，益气生津人参添。

三 竹叶石膏汤

1.组成

竹叶、石膏、半夏、麦门冬、人参、炙甘草、粳米。（1996147、2003133、2014153）

真题【2014.153】
组成药物中含有半夏、麦冬的方剂有

A. 麦门冬汤　　　　B. 竹叶石膏汤
C. 温经汤　　　　　D. 百合固金汤
【答案】ABC

2.用法

水煎服。

3.功用

清热生津，益气和胃。

4.主治

伤寒、温病、暑病余热未清，气津两伤证。身热多汗，心胸烦闷，气逆欲呕，口干喜饮，或虚烦不寐，舌红苔少，脉虚数。（2001050）

5.方义

①竹叶配石膏清透气分余热，除烦止渴为君。
②人参配麦冬补气养阴生津为臣。
③半夏降逆和胃以止呕逆为佐。甘草、粳米和脾养胃以为使。
④全方清热与益气养阴并用，祛邪扶正兼顾，清而不寒，补而不滞，为本方的配伍特点。本方实为一首清补两顾之剂，使热清烦除、气津得复，诸症自愈，正如《医宗金鉴》说："以大寒之剂，易为清补之方。"

6.加减应用

若胃阴不足，胃火上逆，口舌糜烂，舌红而干，可加

石斛、天花粉等以清热养阴生津；胃火炽盛，消谷善饥，舌红脉数者，可加知母、天花粉以增强清热生津之效；气分热犹盛，可加知母、黄连，增强清热之力。

7.趣味方歌

厦门人煮食干净米——夏门人竹石甘粳米。

8.正式方歌

竹叶石膏参麦冬，半夏粳米甘草从，清补气津又和胃，余热耗伤气津用。

四 清营汤

1.组成

犀角、生地黄、玄参、竹叶心、麦冬、丹参、黄连、银花、连翘。（1992145）

2.用法

水牛角镑片先煎。

3.功用

清营解毒，透热养阴。

4.主治

热入营分证。身热夜甚，神烦少寐，时有谵语，目常喜开或喜闭，口渴或不渴，斑疹隐隐，脉细数，舌绛而干。

5.方义

①苦咸寒之犀角清解营分之热毒，为君药。
②热伤营阴，又以生地黄凉血滋阴、麦冬清热养阴生津、玄参滋阴降火解毒，三药共用，既可甘寒养阴保津，又可助君药清营凉血解毒，共为臣药。君臣相配，咸寒与甘寒并用，清营热而滋营阴，祛邪扶正兼顾。
③温邪初入营分，故用银花、连翘、竹叶清热解毒，轻清透泄，使营分热邪有外达之机，促其透出气分而解，此即"入营犹可透热转气"之具体应用（1999149）；黄连苦寒，清心解毒；丹参清热凉血，并能活血散瘀，可防热与血结。上述五味均为佐药。
④本方的配伍特点是以清营解毒为主，配以养阴生津和"透热转气"，使入营之邪透出气分而解，诸症自愈。

6.加减应用

清宫汤：元参心、莲子心、竹叶卷心、连翘心、犀角（水牛角代）、连心麦冬。功用：清心解毒，养阴生津。主治：温病液伤，邪陷心包证。

7.趣味方歌

乔连花选升丹麦主席——翘连花玄生丹麦竹犀。

8.正式方歌

清营汤治热传营，身热燥渴眠不宁，犀地银翘玄连竹，丹麦清热更护阴。

五 犀角地黄汤

1.组成

犀角、生地黄、芍药、牡丹皮。(2013153)

真题 【2013.153】

组成药物中含有牡丹皮的方剂有

A.秦艽鳖甲散　　　　B.清胃散

C.犀角地黄汤　　　　D.清瘟败毒饮

【答案】BCD

2.用法

水煎服。

3.功用

清热解毒,凉血散瘀。

4.主治

①热伤血络。吐血、衄血、便血、溲血、斑色紫黑等,舌红绛,脉数。(2005135)

②蓄血瘀热。喜忘如狂,漱水不欲咽,大便色黑易解等。

③热扰心神。身热谵语,舌绛起刺,脉细数。

5.方义

①犀角清心、凉血、解毒为主;配生地黄一以凉血止血,一以养阴清热。芍药、丹皮既能凉血,又能散瘀。

②配伍特点:凉血与活血散瘀并用,正如叶天士所说:"入血就恐耗血动血,直须凉血散血。"方用散血的意义,一是离经之血残留;更有热与血结成瘀,故有此配伍方法。

6.加减应用

本方后注:"喜忘如狂者,加大黄、黄芩。"热与血结留蓄下焦,故加用苦寒清泄里热,所谓"甚者先平",使其瘀热速消。(1992149、1997150)

7.趣味方歌

岳母牺牲——药牡犀生。

8.正式方歌

犀角地黄芍药丹,清热凉血散瘀专,热入血分服之安,蓄血伤络吐衄斑。

六 清瘟败毒饮

1.组成

生石膏、生地黄、犀角、川连、栀子、桔梗、黄芩、知母、赤芍、玄参、连翘、甘草、丹皮、鲜竹叶。(199743、2013153、2014158)

真题 【2014.158】

黄芩、栀子同用的方剂有

A.清瘟败毒饮　　　　B.龙胆泻肝汤

C.普济消毒饮　　　　D.当归六黄汤

【答案】AB

2.用法

先煎石膏数十沸,后下诸药。犀角磨汁和服。

3.功用

清热解毒,凉血泻火。

4.主治

瘟疫热毒,充斥内外,气血两燔。大热渴饮,头痛如劈,干呕狂躁,谵语神昏,或发斑疹,或吐血,衄血,四肢或抽搐,或厥逆,脉沉数或沉细而数或浮大而数,舌绛唇焦。(200153、2017140)

真题 【2017.140】

组方配伍寓有气血同治之义的方剂是

A.白虎汤　　　　B.芍药汤

C.越鞠丸　　　　D.清瘟败毒饮

【答案】BCD

5.方义

①本方重在大清阳明气分疫热,重用石膏配知母、甘草,是取法白虎汤,意在清热保津。

②黄连、黄芩、栀子共用,是仿黄连解毒汤义,意在通泻三焦火热。

③犀角、生地黄、赤芍、丹皮相配,即犀角地黄汤的成方,是为清热解毒,凉血散瘀而设,配清气法以治气血两燔之证。

④再配连翘、元参"解散浮游之火";桔梗、竹叶取其"载药上行"。(2009101)

⑤余师愚说:"此大寒解毒之剂,故重用石膏,先平甚者,而诸经之火,自无不安矣。"可知本方虽合三方而成,但以白虎汤大清阳明经热为主,配以泻火、凉血,相辅而成,共奏清瘟败毒之功。

6.加减应用

(1)神犀丹

乌犀角尖、石菖蒲、黄芩、生地黄、银花、金汁、连翘、板蓝根、香豉、元参、花粉、紫草。功用:清热开窍,凉血解毒。主治:温热暑疫,邪入营血,热深毒重,耗液伤阴。

(2)化斑汤

石膏、知母、生甘草、玄参、犀角、白粳米。功用:清气凉血。主治:气血两燔之发斑。

7.趣味方歌

清瘟选连巧担竹席,十亩草地栀姐练琴——清瘟玄连翘丹竹犀,石母草地栀桔连芩。

8.正式方歌

清瘟败毒地连芩,丹膏栀草竹叶寻,犀角玄翘知芍桔,清热解毒亦滋阴。

七 凉膈散

1.组成

川大黄、朴硝、炙甘草、山栀子仁、薄荷、黄芩、连翘、竹叶、白蜜。(1992146、1997145、2008154)

2.用法

上药为粗末,每服二钱(6g),水一盏,入竹叶七片,蜜少许,煎至七分,去滓,食后温服。小儿可服半钱,更随岁数加减服之。得利下,住服。

3.功用

泻火通便,清上泄下。

4.主治

上中二焦邪郁生热证。烦躁口渴,面赤唇焦,胸膈烦热,口舌生疮,睡卧不宁,谵语狂妄,或咽痛吐衄,便秘溲赤,或大便不畅,舌红苔黄,脉滑数。(2007047)

5.方义

①连翘轻清透散,长于清热解毒,透散上焦之热,故重用以为君。(201896)

②配黄芩以清胸膈郁热;山栀通泻三焦,引火下行;大黄、芒硝泻火通便,以荡涤中焦燥热内结,共为臣药。(1998091、2008101)

③薄荷清头目,利咽喉;竹叶清上焦之热,均为佐药。

④使以甘草、白蜜,既能缓和硝、黄峻泻之力,又能生津润燥,调和诸药。全方配伍,共奏泻火通便,清上泄下之功。

⑤配伍特点是清上与泻下并行,但泻下是为清泄胸膈郁热而设,所谓"以泻代清",其意在此。

真题 【2018.96】

凉膈散的君药是

A. 枳实　　　B. 连翘　　　C. 大黄　　　D. 黄连

【答案】B

6.加减应用

若热毒壅胆上焦,症见壮热、口渴、烦躁、咽喉红肿、大便不燥者,可去朴硝,加石膏、桔梗以增强清热凉膈之功。

7.趣味方歌

黄幂老将军巧捉萧何子——黄蜜老将军翘竹硝荷栀。

8.正式方歌

凉膈硝黄栀子翘,黄芩甘草薄荷饶,再加竹叶调蜂蜜,上中郁热服之消。

八 普济消毒饮

1.组成

黄芩、黄连、人参、生甘草、玄参、柴胡、桔梗、连翘、板蓝根、马勃、陈皮、牛蒡子、白僵蚕、升麻。(2007172)

2.用法

水煎服。

3.功用

清热解毒,疏风散邪。(201730)

真题 【2017.30】

功用为清热解毒、疏风散邪的方剂是

A. 银翘散　　　　　　B. 仙方活命饮

C. 普济消毒饮　　　　D. 防风通圣散

【答案】C

4.主治

大头瘟。恶寒发热,头面红肿焮痛,目不能开,咽喉不利,舌燥口渴,舌红苔白兼黄,脉浮数有力。

5.方义

①重用酒连、酒芩清热泻火,祛上焦头面热毒为君。

②以牛蒡子、连翘、薄荷、僵蚕辛凉疏散头面风热为臣。

③玄参、马勃、板蓝根有加强清热解毒之功;配甘草、桔梗以清利咽喉;陈皮理气疏壅,以散邪热郁结,人参补气,扶正以祛邪,共为佐药。

④升麻、柴胡疏散风热,并引诸药上达头面,且寓"火郁发之"之意,功兼佐使之用。

(1995149、1997150、2010153、2011159)

6.加减应用

若大便秘结者,可加酒大黄以泻热通便;腮腺炎并发睾丸炎者,可加川楝子、龙胆草以泻肝经湿热。

7.趣味方歌

陈胜巧拦截牛马,才将秦国人老脸旋——陈升翘蓝桔牛马,柴僵芩国人连玄。

8.正式方歌

普及消毒芩连鼠,玄参甘桔板蓝根,升柴马勃连翘陈,薄荷僵蚕为末咀,或加人参和大黄,大头天行力能御。

九 仙方活命饮

1.组成

白芷、贝母、防风、赤芍药、当归尾、甘草节、皂角刺、穿山甲、天花粉、乳香、没药、金银花、陈皮。

2.用法

用酒一大碗,煎五七沸服。

3.功用

清热解毒,消肿溃坚,活血止痛。(2017141)

真题 【2017.141】

具有清热解毒、活血止痛作用的方剂是

A. 苇茎汤　　　　　　B. 仙方活命饮
C. 四妙勇安汤　　　　D. 小金丹

【答案】BC

4. 主治

阳证痈疡肿毒初起。红肿焮痛，或身热凛寒，苔薄白或黄，脉数有力。

5. 方义

①金银花性味甘寒，最善清热解毒疗疮，前人称之为"疮疡圣药"，故重用为君。

②当归尾、赤芍、乳香、没药、陈皮行气活血通络，消肿止痛，共为臣药。

③疮疡初起，其邪多羁留于肌肤腠理之间，更用辛散的白芷、防风相配，通滞而散其结，使热毒从外透解；气机阻滞每可导致液聚成痰，故配用贝母、花粉清热化痰散结，可使脓未成即消（1993047、2003083）；山甲、皂刺通行经络，透脓溃坚，可使脓成即溃，均为佐药。

④甘草清热解毒，并调和诸药（1992089）；煎药加酒者，借其通瘀而行周身，助药力直达病所，共为使药。

⑤本方以清热解毒，活血化瘀，通经溃坚诸法为主，佐以透表、行气、化痰散结，其药物配伍较全面地体现了外科阳证疮疡内治消法的配伍特点。

6. 加减应用

红肿痛甚，热毒重者，可加蒲公英、连翘、紫花地丁、野菊花等以加强清热解毒之力；便秘者，加大黄以泻热通便；血热盛者加丹皮以凉血；气虚者加黄芪以补气；不善饮酒者可用酒水各半或用清水煎服。此外，还可以根据疮疡肿毒所在部位的不同，适当加入引经药，以使药力直达病所。本方除煎煮取汁内服外，其药渣可捣烂外敷。

7. 正式方歌

仙方活命君银花，归芍乳没陈皂甲，防芷贝粉甘酒煎，阳证痈疡内消法。

十　龙胆泻肝汤

1. 组成

龙胆草、黄芩、栀子、泽泻、木通、当归、生地黄、柴胡、生甘草、车前子。（2002044、2005132、2014158）

2. 用法

水煎服。

3. 功用

清泻肝胆实火，清利肝经湿热。（2000113）

4. 主治

①肝胆实火上炎证。头痛目赤，胁痛，口苦，耳聋、耳肿，舌红苔黄，脉弦数有力。

②肝经湿热下注证。阴肿，阴痒，筋痿，阴汗，小便淋浊，或妇女带下黄臭等，舌红苔黄腻，脉弦数有力。

5. 方义

①龙胆草大苦大寒，既能泻肝胆实火，又能利肝经湿热，泻火除湿，两擅其功，切中病机，故为君药。（2010152）

②黄芩、栀子苦寒泻火、燥湿清热，加强君药泻火除湿之力，用以为臣。

③湿热的主要出路，是利导下行，从膀胱渗泄，故又用渗湿泄热之泽泻、木通、车前子，导湿热从水道而去（2010159）；肝乃藏血之脏，若为实火所伤，阴血亦随之消耗；且方中诸药以苦燥渗利伤阴之品居多，故用当归、生地黄养血滋阴，使邪去而阴血不伤，以上皆为佐药。

④柴胡疏畅肝胆之气，并能引诸药归于肝胆之经；甘草调和诸药，护胃安中。二药并兼佐使之用。

⑤配伍特点：泻中有补，利中有滋，降中寓升，祛邪而不伤正，泻火而不伐胃，使火降热清，湿浊得利，循经所发诸症皆可相应而愈。

6. 加减应用

若肝胆实火较盛，可去木通、车前子，加黄连以助泻火之力；若湿盛热轻者，可去黄芩、生地黄，加滑石、薏苡仁以增强利湿之功；若玉茎生疮，或便毒悬痈，以及阴囊肿痛，红热甚者，可去柴胡，加连翘、黄连、大黄以泻火解毒。

（1）泻青丸

当归、龙胆草、川芎、山栀子仁、川大黄、羌活、防风、竹叶、砂糖。功用：清肝泻火。主治：肝经火郁证。

（2）当归龙荟丸

当归、龙胆草、栀子、黄连、黄柏、黄芩、芦荟、青黛、大黄、木香、麝香、生姜。功用：清泻肝胆实火。主治：肝胆实火证。

7. 趣味方歌

龙车通黄山，当地卸柴草——龙车通黄山，当地泻柴草。

8. 正式方歌

龙胆泻肝栀芩柴，生地车前泻泻偕，木通甘草当归合，肝经湿热力能排。

十一　左金丸

1. 组成

黄连六两、吴茱萸一两。

2. 用法

上药为末，水丸或蒸饼为丸，白汤下五十丸。

3. 功用

清泻肝火，降逆止呕。

4. 主治

肝火犯胃证。胁肋疼痛，嘈杂吞酸，呕吐口苦，舌红苔黄，脉弦数。(2007044)

5. 方义

①重用黄连为君，清泻肝火，使肝火得清，自不横逆犯胃；黄连亦善清泻胃热，胃火降则其气自和，一药而两清肝胃，标本兼顾。黄连与吴茱萸用量比例为6：1。

②少佐辛热之吴茱萸，一者疏肝解郁，以使肝气条达，郁结得开；一者反佐以制黄连之寒，使泻火而无凉遏之弊；一者取其下气之用，以和胃降逆；一者可引领黄连入肝经。(1998146、2014157)如此一味而功兼四用，以为佐使。二药合用，共收清泻肝火、降逆止呕之效。

真题【2014.157】

左金丸中少佐吴茱萸的用意有

A. 引导黄连入肝经，以泻肝火
B. 监制黄连，使泻火而无凉遏之弊端
C. 疏肝解郁，以使肝气条达
D. 取其下气之用，以和胃降逆

【答案】ABCD

③配伍特点：辛开苦降，肝胃同治，泻火而不至凉遏，降逆而不碍火降，相反相成，使肝火得清，胃气得降，则诸症自愈。

6. 加减应用

吞酸重者，加乌贼骨、煅瓦楞以制酸止痛；胁肋疼痛甚者，可合四逆散以加强疏肝和胃之功。

(1)戊己丸

黄连、吴茱萸、白芍。功用：疏肝理脾，清热和胃。主治：肝脾不和证。

(2)香连丸

黄连、吴茱萸、木香。功用：清热化湿，行气化滞。主治：湿热痢疾。

7. 正式方歌

左金连萸六比一，胁痛吞酸悉能医，再加芍药名戊己，专治泄痢痛在脐。

十二 泻白散

1. 组成

地骨皮、桑白皮、炙甘草、粳米。

2. 用法

上药锉散，入粳米一撮，水二小盏，煎七分，食前服。

3. 功用

清泻肺热，止咳平喘。

4. 主治

肺热喘咳证。气喘咳嗽，皮肤蒸热，日晡尤甚，舌红苔黄，脉细数。(1999053、2001051、2006055、

2010052)

5. 方义

①桑白皮甘寒性降，专入肺经，清泻肺热，平喘止咳，故以为君。

②地骨皮甘寒入肺，可助君药清降肺中伏火，为臣药。君臣相合，清泻肺热，以使金清气肃。

③炙甘草、粳米养胃和中以扶肺气，共为佐使。四药合用，共奏泻肺清热，止咳平喘之功。

④本方之特点是清中有润、泻中有补，既不是清透肺中实热以治其标，也不是滋阴润肺以治其本，而是清泻肺中伏火以消郁热，对小儿"稚阴"之体具有标本兼顾之功，与肺为娇脏、不耐寒热之生理特点亦甚吻合。

6. 加减应用

肺经热重者，可加黄芩、知母等以增强清泄肺热之效；燥热咳嗽者，可加瓜蒌皮、川贝母等润肺止咳；阴虚潮热者，加银柴胡、鳖甲滋阴退热；热伤阴津，烦热口渴者，加花粉、芦根清热生津。

葶苈大枣泻肺汤：葶苈子、大枣。功用：泻肺行水，下气平喘。主治：痰水壅实之咳喘胸满。

7. 趣味方歌

白骨精是草包——白骨梗是草包。

8. 正式方歌

泻白桑皮地骨皮，粳米甘草扶肺气，清泻肺热平和剂，热伏肺中喘咳医。

十三 清胃散

1. 组成

生地黄、当归身、牡丹皮、黄连、升麻。(2013153)

2. 用法

上药为细末，都作一服，水一盏半，煎至七分，去滓，放冷服之。

3. 功用

清胃凉血。

4. 主治

胃火牙痛。牙痛牵引头疼，面颊发热，其齿喜冷恶热，或牙宣出血，或牙龈红肿溃烂，或唇舌腮颊肿痛，口气热臭，口干舌燥，舌红苔黄，脉滑数。

5. 方义

①苦寒泻火之黄连为君，直折胃腑之热。

②臣以甘辛微寒之升麻，一取其清热解毒，以治胃火牙痛；一取其轻清升散透发，可宣达郁遏之伏火，有"火郁发之"之意(2010153)。黄连得升麻，降中寓升，则泻火而无凉遏之弊；升麻得黄连，则散火而无升焰之虞。胃热盛已侵及血分，进而耗伤阴血，故以生地黄凉血滋阴；丹皮凉血清热，皆为臣药。

③当归养血活血,以助消肿止痛,为佐药。升麻兼以引经为使。

④《医方集解》载本方有石膏,其清胃之力更强。

6.加减应用

若兼肠燥便秘者,可加大黄以导热下行;口渴饮冷者,加重石膏用量,再加玄参、花粉以清热生津;胃火炽盛之牙龈,可加牛膝导血热下行。

7.趣味方歌

生母当黄妈——生牡当黄麻。

8.正式方歌

清胃散中当归连,生地丹皮升麻全,或加石膏泻胃火,能消牙痛与牙宣。

十四 玉女煎

1.组成

石膏、熟地黄、麦冬、知母、牛膝。(1998042、2002042、2002147、2010151、2014154)

真题【2014.154】

组成药物中含有熟地黄的方剂有

A. 玉女煎　　　　　B. 阳和汤
C. 炙甘草汤　　　　D. 大秦艽汤

【答案】ABD

2.用法

上药用水一盅半,煎七分,温服或冷服。

3.功用

清胃热,滋肾阴。(201548)

真题【2015.48】

玉女煎的功用是

A. 清肝泻火　　　　B. 清胃凉血
C. 清胃滋阴　　　　D. 滋阴养肝

【答案】C

4.主治

胃热阴虚证。头痛,牙痛,齿松牙龈,烦热干渴,舌红苔黄而干。亦治消渴,消谷善饥等。(199551)

5.方义

①石膏辛甘大寒,清阳明有余之火而不损阴,故为君药。

②熟地黄甘而微温,以滋肾水之不足,用为臣药。君臣相伍,清火壮水,虚实兼顾。

③知母苦寒质润,滋清兼备,一助石膏清胃热而止烦渴,一助熟地黄滋养肾阴;麦门冬微苦甘寒,助熟地黄滋肾,而润胃燥,且可清心除烦,二者共为佐药。

④牛膝导热引血下行,且补肝肾,为佐使药,以降上炎之火,止上溢之血。(1994148)

⑤配伍特点:清热与滋阴共进,虚实兼治,以治实

为主,使胃热得清,肾水得补,则诸症可愈。

6.加减应用

火盛者,可加山栀子、地骨皮以清热泻火;血分热盛,齿龈出血量多者,去熟地黄,加生地黄、玄参以增强清热凉血之功。

7.趣味方歌

十亩麦地一头牛,胃热阴虚玉女愁——石母麦地一头牛,胃热阴虚玉女愁。

⊗提示▶▶▶1.玉女煎主治阳明有余,少阴不足。
　　　　　2.牛膝引血下行、下抑上炎之火。

8.正式方歌

玉女石膏熟地黄,知母麦冬牛膝襄,肾虚胃火相为病,牙痛齿龈宜煎尝。

十五 芍药汤

1.组成

芍药、当归、黄连、槟榔、木香、炙甘草、大黄、黄芩、官桂。(2002146)

2.用法

水煎服。

3.功用

清热燥湿,调气和血。(2005046)

4.主治

湿热痢疾。腹痛,便脓血,赤白相兼,里急后重,肛门灼热,小便短赤,舌苔黄腻,脉弦数。

5.方义

①黄芩、黄连性味苦寒,入大肠经,功擅清热燥湿解毒,以除致病之因,为君药。

②重用芍药养血和营、缓急止痛,配以当归养血活血,体现了"行血则便脓自愈"之义,且可兼顾湿热邪毒熏灼肠络,伤耗阴血之虑;木香、槟榔行气导滞,"调气则后重自除",(2006135)四药相配,调和气血,是为臣药。

③大黄苦寒沉降,合芩、连则清热燥湿之功著,合归、芍则活血行气之力彰,其泻下通腑作用可通导湿热积滞从大便而去,体现"通因通用"之法(2009055)。方以少量肉桂,其辛热温通之性,既可助归、芍行血和营,又可防呕逆拒药,属佐助兼反佐之用。炙甘草和中调药,与芍药相配,又能缓急止痛,亦为佐使。(2006135)(2017140)

④本方立意不在止痢,而重在治其致痢之本。其配伍特点是:气血并治,兼以通因通用;寒热共投,侧重于热者寒之。此方与一般纯用苦寒以治湿热下痢之方不同。

6.加减应用

原方后有"如血痢则渐加大黄;汗后脏毒加黄柏半两",可资临床参考。本方在运用时,如苔黄而干,热甚

伤津者,可去肉桂,加乌梅,避温就凉;如苔腻脉滑,兼有食积,加山楂、神曲以消导;如热毒重者,加白头翁、银花增强解毒之力;如痢下赤多白少,或纯下血痢,加丹皮、地榆凉血止血。黄芩汤:黄芩、芍药、甘草炙、大枣。功用:清热止利,和中止痛。主治:热泻热痢。身热,口苦,腹痛下利,舌红苔黄,脉数。

7. 趣味方歌

秦香莲当兵,将军要炒肉——芩香连当槟,将军药草肉。

8. 正式方歌

芍药汤内用槟黄,芩连归桂草木香,重在调气兼行血,里急便脓自然康。

十六 白头翁汤

1. 组成

白头翁、黄柏、黄连、秦皮。

2. 用法

水煎服。

3. 功用

清热解毒,凉血止痢。(1999046)

4. 主治

热毒痢疾。腹痛,里急后重,肛门灼热,下痢脓血,赤多白少,渴欲饮水,舌红苔黄,脉弦数。

5. 方义

①苦寒而入血分的白头翁为君,清热解毒,凉血止痢。
②黄连苦寒,泻火解毒,燥湿厚肠,为治痢要药;黄柏清下焦湿热,两药共助君药清热解毒,尤能燥湿治痢,共为臣药。
③秦皮苦涩而寒,清热解毒而兼以收涩止痢,为佐使药。四药合用,共奏清热解毒、凉血止痢之功。

6. 加减应用

若外有表邪,恶寒发热者,加葛根、连翘、银花以透表解热;里急后重较甚,加木香、槟榔、枳壳以调气;脓血多者,加赤芍、丹皮、地榆以凉血和血;夹有食滞者,加焦山楂、枳实以消食导滞;用于阿米巴痢疾,配合吞服鸦胆子(桂圆肉包裹),疗效更佳。

7. 趣味方歌

秦莲喊拜拜——秦连喊白柏。

8. 正式方歌

白头翁治热毒痢,黄连黄柏佐秦皮,清热解毒并凉血,赤多自少脓血医。

十七 青蒿鳖甲汤

1. 组成

青蒿、鳖甲、细生地黄、知母、丹皮。(1999042、

2013153)

2. 用法

水煎服。

3. 功用

养阴透热。

4. 主治

温病后期,邪伏阴分证。夜热早凉,热退无汗,舌红苔少,脉细数。(1995053、2010101、201554)

真题【2015.54】
温病后期,症见形体消瘦,肌肤欠润,夜间身热,天亮热退,饮食尚可,舌红少苔,脉细数者。治宜选用
A. 清营汤   B. 清骨散
C. 秦艽鳖甲散   D. 青蒿鳖甲汤
【答案】D

5. 方义

①鳖甲咸寒,直入阴分,滋阴退热,入络搜邪;青蒿苦辛而寒,其气芳香,清中有透散之力,清热透络,引邪外出。两药相配,滋阴清热,内清外透,使阴分伏热有外达之机,共为君药。
②生地黄甘寒,滋阴凉血;知母苦寒质润,滋阴降火,共助鳖甲以养阴退虚热,为臣药。
③丹皮辛苦性凉,泄血中伏火,以助青蒿清透阴分伏热,为佐药。
④配伍特点:滋清兼备、标本兼顾、清中有透,使养阴而不恋邪,祛邪而不伤正,阴复邪去而热退。

6. 加减应用

若暮热早凉,汗解渴饮,可去生地黄,加天花粉以清热生津止渴;兼肺阴虚,加沙参、麦冬滋阴润肺;如用于小儿夏季热,加白薇、荷梗祛暑退热。

7. 趣味方歌

母鳖好生蛋——母鳖蒿生丹。

8. 正式方歌

青蒿鳖甲知地丹,热伏阴分此方攀,夜热早凉无汗出,养阴透热服之安。

十八 栀子豉汤

1. 组成

栀子、淡豆豉。

2. 功用

清热除烦。

3. 主治

主治发汗吐下后,余热郁于胸膈,身热懊憹,虚烦不得眠,胸脘痞闷,按之软而不痛,嘈杂似饥,但不欲食,舌质红,苔微黄,脉数。
①治伤寒汗吐下后,虚烦不眠,剧者反复颠倒,心

②及大下后身热不退,心下结痛,或痰在膈中。

4.配伍特点

①烦为热盛,栀子苦寒,色赤入心,故以为君。淡豉苦能发热,腐能胜焦,助栀子以吐虚烦,故以为臣。

②酸苦涌泄为阴也,此吐无形之虚烦,若膈有实邪,当用瓜蒂散。

5.加减方

①本方加甘草,名栀子甘草豉汤治前证兼少气者。

②本方加生姜,名栀子生姜豉汤,治前证兼呕者。

③本方除淡豉,加干姜,名栀子干姜汤,治伤寒误下,身热不去,微烦者。

④本方除淡豉,加厚朴、枳实,名栀子厚朴汤,治伤寒下后,心烦腹满。

⑤本方加大黄、枳实,名栀子大黄汤,治酒疸发黄,心中懊恼或热痛;亦治伤寒食复。

⑥本方加枳实,名枳实栀子汤,治伤寒劳复。

⑦本方加薤白,名豉薤汤,治伤寒下利如烂肉汁,赤滞下,伏气腹痛诸热证。

⑧本方加犀角、大青叶,名犀角大青汤,治斑毒热甚头痛。

6.使用注意

煎服法,服令微吐。

7.正式方歌

山栀香豉治为何,烦恼难眠胸窒宜,十四枚栀四合豉,先栀后豉法煎奇。

十九 黄连解毒汤

1.组成

黄连、黄芩、黄柏、栀子(2002145、2013152)

真题 **【2013.152】**

黄芩、黄连、黄柏同用的方剂有

A. 石膏汤　　　　B. 普济消毒饮

C. 黄连解毒汤　　D. 当归六黄汤

【答案】ACD

2.功用

泻火解毒。

3.主治

三焦火毒证。大热烦躁,口燥咽干,错语不眠;或热病吐血、衄血;或热甚发斑,或身热下利,或湿热黄疸;或外科痈疡疔毒,小便黄赤,舌红苔黄,脉数有力。(2014159、2017143)

真题 **【2014.159】**

下列各证中,可用黄连解毒汤治疗的有

A. 热伤血络,吐血衄血发斑者

B. 火毒炽盛,烦躁错语不眠者

C. 热壅积聚,发为痈肿疔毒者

D. 阳明腑实,便秘潮热谵语者

【答案】ABC

真题 **【2017.143】**

下列各项中,属于黄连解毒汤主治病症的是

A. 热毒下痢　　　B. 湿热黄疸

C. 火毒痈肿　　　D. 热甚发斑

【答案】ABCD

4.配伍特点

①大苦大寒之黄连清泻心火为君,兼泻中焦之火(2011152)。

②臣以黄芩清上焦之火。佐以黄柏泻下焦之火;栀子清泻三焦之火,导热下行,引邪热从小便而出。四药合用,苦寒直折,三焦之火邪去而热毒解,诸症可愈。

5.趣味方歌

秦连山黄柏解毒——芩连山黄柏解毒。

6.正式方歌

黄连解毒柏栀芩,三焦火盛是主因,烦狂火热兼谵妄,吐衄发斑皆可平。

二十 五味消毒饮

1.组成

金银花、野菊花、蒲公英、紫花地丁、紫背天葵子、酒。

2.功用

清热解毒,消散疔疮。

3.主治

火毒结聚的痈疮疔肿。初起局部红肿热痛或发热恶寒;各种疔毒,疮形如粟,坚硬根深,状如铁钉,舌红,苔黄,脉数。

4.配伍特点

①方以银花两清气血热毒为主;紫花地丁、紫背天葵、蒲公英、野菊花均各有清热解毒之功,配合使用,其清解之力尤强;并能凉血散结以消肿痛。

②加酒少量,是行血脉以助药效。

5.趣味方歌

天地铺菊花——天地蒲菊花。

6.正式方歌

五味消毒疗诸疔,银花野菊蒲公英,紫花地丁天葵子,煎加酒服效非轻。

二十一 四妙勇安汤

1.组成

金银花、玄参、当归、甘草。(1992045、2003042)

2.功用

清热解毒,活血止痛(2017141)

3. 主治

脱疽。热毒炽盛,症见患肢黯红微肿灼热,溃烂腐臭,疼痛剧烈,或见发热口渴,舌红脉数。

4. 配伍特点

①重用银花,清热解毒为主;玄参泻火解毒,当归活血散瘀,甘草配银花加强清热解毒作用。共收清热解毒,活血通脉之功,使能毒解、血行、肿消痛止。

②本方组成具有量大力专,连续服用的特点(原书:"一连十剂"),故用量少,时间短均难见疗效。

5. 趣味方歌

银草归元——银草归玄。

6. 正式方歌

四妙勇安重银花,玄参当归甘草随,清热解毒兼活血,脱疽之病此方魁。

⊗提示▶▶▶本方剂重用银花,组成量大力专,需连续服用。

二十二 牛蒡解肌汤

1. 组成

牛蒡子、薄荷、荆芥、连翘、山栀、丹皮、石斛、玄参、夏枯草。

2. 功用

疏风清热,凉血消肿。(201830)

真题【2018.30】

牛蒡解肌汤的功效

A. 疏风清热,解毒透疹　　B. 疏散外邪,发表解肌

C. 疏风清热,凉血消肿　　D. 解肌清热,调和营卫

【答案】C

3. 主治

颈项痰毒,风热牙痛,头面风热,兼有表热证者;外痈局部红肿痛,寒轻热重,汗少口渴,小便黄,脉浮数,苔白或黄。

4. 配伍特点

①牛蒡子辛散头面风热为主;薄荷、荆芥发汗解表;连翘清热解毒,散结消痈。丹皮、山栀、夏枯草泻火凉血、散血。玄参配在本方,是取其泻火解毒,与石斛相伍,则有滋阴清热之功。

②本方在原书主治,限于头面风热痰毒,在临床运用中可以扩大范围,即凡具有风热表证的痈肿痰毒,皆可以本方加减使用。在痈肿外证中无肝火偏旺、津阴内伤之证者,夏枯草、玄参、石斛皆宜慎用。

5. 趣味方歌

乔丹和牛姐下山选石——翘丹荷牛荆夏山(栀)玄石。

6. 正式方歌

牛蒡解肌薄荆翘,丹栀斛玄夏枯草,疏风清热散痈肿,牙痛颈毒皆可消。

二十三 导赤散

1. 组成

生地黄、木通、生甘草梢、竹叶。

2. 功用

清心利水养阴。

3. 主治

心经火热证。心胸烦热,口渴面赤,意欲饮冷,以及口舌生疮;或心热移于小肠,小便赤涩刺痛,舌红,脉数。(2000054)

4. 配伍特点

①生地黄甘寒而润,入心肾经,凉血滋阴以制心火;木通苦寒,入心与小肠经,上清心经之火,下导小肠之热,两药相配,滋阴制火而不恋邪,利水通淋而不伤阴,共为君药。

②竹叶甘淡,清心除烦,淡渗利窍,导心火下行,为臣药。

③生甘草梢清热解毒,尚可直达茎中而止痛,并能调和诸药,还可防木通、生地黄之寒凉伤胃,为方中佐使。

5. 趣味方歌

竹竿通地——竹甘通地。

6. 正式方歌

导赤木通生地黄,草梢煎加竹叶尝,清心利水又养阴,心经火热移小肠。

二十四 泻黄散

1. 组成

藿香叶、山栀仁、石膏、甘草、防风

2. 用法

上药锉,同蜜、酒微炒香,为细末。每服一至二钱(3～6g),水一盏,煎至五分,温服清汁,无时。

3. 功用

泻脾胃伏火。

4. 主治

脾胃伏火证。症见口疮口臭,烦渴易饥,口燥唇干,舌红脉数,以及脾热弄舌等。

5. 鉴别

泻黄散与清胃散皆有清胃热之功。泻黄散泻脾胃伏火,主治脾热弄舌、口疮口臭等;清胃散清胃凉血,主治胃热牙痛,或牙宣出血、颊腮肿痛者。但前者属清散并用,兼顾脾胃;后者以清胃凉血为主,兼以升散解毒。

6. 趣味方歌

拾草放山火——石草防山藿。

7.正式方歌

泻黄甘草与防风,石膏栀子藿香充,炒香蜜酒调和服,胃热口疮并风功。

二十五 苇茎汤

1.组成

苇茎、薏苡仁、瓜瓣、桃仁。

2.功用

清肺化痰,逐瘀排脓。

3.主治

肺痈,热毒壅滞,痰瘀互结证。身有微热,咳嗽痰多,甚则咳吐腥臭脓血,胸中隐隐作痛,舌红苔黄腻,脉滑数。

4.配伍特点

①苇茎甘寒轻浮,善清肺热,为肺痈必用之品,故用以为君。(1991034、1997051)

②瓜瓣清热化痰,利湿排脓,能清上彻下,肃降肺气,与苇茎配合则清肺宣壅,涤痰排脓;薏苡仁甘淡微寒,上清肺热而排脓,下利肠胃而渗湿,二者共为臣药。

③桃仁活血逐瘀,可助消痈,是为佐药。

④本方为治疗肺痈之良方,历代医家甚为推崇。不论肺痈之将成或已成皆可使用。用于肺痈脓未成者,服之可使消散;脓已成者,可使肺热清,痰瘀化,脓液外排,痈渐向愈。

5.趣味方歌

三人买围巾——薏苡仁、冬瓜仁、桃仁苇茎。

6.正式方歌

苇茎瓜瓣苡桃仁,清肺化痰逐瘀能,热毒痰瘀致肺痈,脓成未成均胜任。

二十六 清骨散

1.组成

银柴胡、胡黄连、秦艽、鳖甲、地骨皮、青蒿、知母、甘草。(2006132)

2.功用

清虚热,退骨蒸。

3.主治

肝肾阴虚,虚火内扰证。骨蒸潮热,或低热日久不退,形体消瘦,唇红颧赤,困倦盗汗,或口渴心烦,舌红少苔,脉细数等。

4.配伍特点

①银柴胡味甘苦性微寒,直入阴分而清热凉血,善退虚劳骨蒸之热而无苦燥之弊,为君药。

②知母泻火滋阴以退虚热,胡黄连入血分而清虚热,地骨皮凉血而退有汗之骨蒸,三药俱入阴退虚火,以助银柴胡清骨蒸劳热,共为臣药。

③秦艽、青蒿皆辛散透热之品,清虚热并透伏热使从外解;鳖甲咸寒,既滋阴潜阳,又引药入阴分,为治虚热之常用药,同为佐药。使以甘草,调和诸药,并防苦寒药物损伤胃气。

④本方集大队退热除蒸之品于一方,重在清透伏热以治标,兼顾滋养阴液以治本,共收退热除蒸之效。

5.趣味方歌

二胡请教老母甲骨文——二胡青艽老母甲骨*。

6.正式方歌

清骨散君银柴胡,胡连秦艽鳖甲辅,地骨青蒿知母草,骨蒸劳热一并除。

二十七 秦艽鳖甲散

1.组成

地骨皮、柴胡、鳖甲、秦艽、知母、当归、青蒿、乌梅。

2.功用

滋阴养血,清热除蒸。

3.主治

风劳病。骨蒸盗汗,肌肉消瘦,唇红颊赤,午后潮热,咳嗽困倦,脉象微数。

4.配伍特点

①鳖甲、知母滋阴清热,当归补血和血,配秦艽、柴胡驱风邪能从外解;配地骨、青蒿清内热以治骨蒸。

②用乌梅酸涩,是为敛阴止汗而设,共收滋阴清热之功。使其热内清外透,阴血滋补有源,于是骨蒸劳热可以渐消缓退。

5.趣味方歌

柴胡当请教乌母甲骨文——柴胡当青艽乌母甲骨*。

6.正式方歌

秦艽鳖甲治风劳,地骨柴胡及青蒿,当归知母乌梅合,止嗽除蒸敛汗超。

二十八 当归六黄汤

1.组成

当归、生地黄、黄芩、黄柏、黄连、熟地黄、黄芪。(1994145、1996042)

2.功用

滋阴泻火,固表止汗。(1999045)

3.主治

阴虚火旺盗汗。发热盗汗,面赤心烦,口干唇燥,大便干结,小便黄赤,舌红苔黄,脉数。

4.配伍特点

①当归养血增液,血充则心火可制;生地黄、熟地黄入肝肾而滋肾阴。三药合用,使阴血充则水能制火,

共为君药。

②盗汗因于水不济火,火热熏蒸,故臣以黄连清泻心火,合以黄芩、黄柏泻火以除烦,清热以坚阴。君臣相合,热清则火不内扰,阴坚则汗不外泄。

③倍用黄芪为佐,一以益气实卫以固表,一以固未定之阴,且可合当归、熟地黄益气养血。

④配伍特点:一是养血育阴与泻火彻热并进,标本兼顾,使阴固而水能制火,热清则耗阴无由;二是益气固表与育阴泻火相配,育阴泻火为本,益气固表为标,以使营阴内守,卫外固密,发热盗汗诸症相应而愈。

5. 趣味方歌

弟弟骑白龟练琴——地地芪柏归连芩。

6. 正式方歌

火炎汗出六黄汤,归柏芩连二地黄,倍用黄芪为固表,滋阴清热敛汗强。

二十九 本章相关方剂的对比分析及鉴别应用

①清营汤与犀角地黄汤相比,前者是在清热凉血中伍以清气之品,以使入营之热转从气分透解,适用于邪初入营尚未动血之证;犀角地黄汤着重清热解毒,凉血散瘀,是用治热动血分之证。主证不同,邪留浅深有别,这是两者的不同之点。(1996148)

②竹叶石膏汤由白虎汤化裁而来。白虎汤证为热盛而正不虚,竹叶石膏汤为热势已衰,余热未尽而气津两伤。热既衰且胃气不和,故去苦寒质润的知母,加人参、麦冬益气生津,竹叶除烦,半夏和胃。其中半夏虽温,但配入清热生津药中,则温燥之性去而降逆之用存,且有助于输转津液,使参、麦补而不滞,此善用半夏者也。

③仙方活命饮、五味消毒饮、四妙勇安汤均为阳证疮疡的常用方,均有清热解毒之功。三方的不同点在于:仙方活命饮为痈肿初起的要方,除清热解毒之外,还配伍疏风、活血、软坚、散结之品,功能清热解毒,消肿溃坚,活血止痛;五味消毒饮重在清热解毒,其清解之力较仙方活命饮为优,侧重消散疔毒;四妙勇安汤主治脱疽之热毒炽盛者,药少量大力专,且须连续服用。(2000047)

④仙方活命饮与普济消毒饮均属清热解毒方剂。但普济消毒饮所治为大头瘟,系肿毒发于头面者,以清热解毒,疏风散邪为法,并佐以升阳散火,发散郁热;仙方活命饮则通治阳证肿毒,于清热解毒中,伍以行气活血,散结消肿之品,对痈疮初起更宜。(2000046、2000088、2003137)

⑤左金丸与龙胆泻肝汤,皆用于肝经实火,胁痛口苦等证。但左金丸主要用于肝经郁火犯胃之呕吐吞酸等证,有降逆和胃之功,而无清利湿热作用,泻火作用较弱;龙胆泻肝汤主要用于肝经实火上攻之目赤耳聋,或湿热下注之淋浊阴痒等症,有清利湿热之功,而无和胃降逆作用,泻火之力较强。(1998089、199809、2001088)

⑥玉女煎与清胃散同治胃热牙痛。但清胃散重在清胃火,以黄连为君,属苦寒之剂,配伍升麻,意在升散解毒,兼用生地黄、丹皮等凉血散瘀之品,功能清胃凉血,主治胃火炽盛的牙痛、牙宣等症;玉女煎以清胃热为主,而兼滋肾阴,故用石膏为君,配伍熟地黄、知母、麦冬等滋阴之品,属清润之剂,功能清胃火、滋肾阴,主治胃火旺而肾水不足的牙痛及牙宣诸症。(1996111、1996112、1999111、1999112、2003137)

⑦白头翁汤与芍药汤同为治痢之方。白头翁汤主治热毒血痢,乃热毒深陷血分,治以清热解毒,凉血止痢,使热毒解,痢止而后重自除;芍药汤治下痢赤白,属湿热痢,而兼气血失调证,故治以清热燥湿与调和气血并进,且取"通因通用"之法,使"行血则便脓自愈,调气则后重自除"。两方主要区别在于:白头翁汤是清热解毒兼凉血燥湿止痢,芍药汤是清热燥湿与调和气血并用。

■ 小试牛刀

1. 热病过程中,气阴两伤,胃失和降,汗出而身热不退者,治宜选用:
   A. 清暑益气汤　　　　B. 炙甘草汤
   C. 白虎加人参汤　　　D. 竹叶石膏汤

2. 某患者,大热渴饮,吐衄发斑,谵语神昏,视物昏瞀,四肢抽搐,舌绛唇焦,脉沉数有力,治宜选用的方剂是:
   A. 白虎汤　　　　　　B. 犀角地黄汤
   C. 黄连解毒汤　　　　D. 清瘟败毒饮

3. 患者烦躁口渴,面赤唇焦,口舌生疮,便秘尿赤,舌红苔黄,脉滑数,治疗宜用:
   A. 黄连解毒汤　　　　B. 凉膈散
   C. 导赤散　　　　　　D. 清胃散

4. 普济消毒饮组成中须用酒炒的药物是:
   A. 黄芩、黄连　　　　B. 玄参、板蓝根
   C. 马勃、连翘　　　　D. 黄连、板蓝根

5. 组成药物中不含白芍的方剂是:
   A. 羚角钩藤汤　　　　B. 镇肝熄风汤
   C. 龙胆泻肝汤　　　　D. 真人养脏汤

6. 治疗肝火犯胃,嘈杂吞酸者,宜首选:
   A. 吴茱萸汤　　　　　B. 龙胆泻肝汤
   C. 左金丸　　　　　　D. 清胃散

7. 一小儿气喘咳嗽,皮肤蒸热,日晡尤甚,舌红苔黄,脉细数,治宜选用何方:
   A. 左金丸　　　　　　B. 苇茎汤
   C. 泻白散　　　　　　D. 麻杏甘石汤

8. "少阴不足,阳明有余",症见烦热干渴,头痛,牙痛,齿龈出血,舌红苔黄而干,或消渴善饮者,治疗选用:
   A. 琼玉膏　　　　　　B. 玉女煎
   C. 玉液汤　　　　　　D. 增液汤

9. 玉女煎的组成药物是:
   A. 生地黄、玄参、麦冬、知母、牛膝

B. 熟地黄、玄参、麦冬、知母、牛膝

C. 生地黄、熟地黄、麦冬、知母、牛膝

D. 以上都不是

10. 由石膏、麦冬、知母、牛膝、熟地黄组成的方剂是:

A. 麦门冬汤　　　B. 养阴清肺汤

C. 玉液汤　　　　D. 玉女煎

11. 芍药汤的功用是:

A. 调和气血,清热解毒

B. 清热解毒,凉血止痢

C. 清热利湿,升清降浊

D. 清热化湿,理气和中

12. 白头翁汤的功用是:

A. 清热燥湿,调和气血

B. 清热解毒,调和气血

C. 清热解毒,凉血止痢

D. 清热燥湿,凉血止痢

13. 温病后期,夜热早凉,热退无汗,舌红少苔,脉象细数者,治宜:

A. 清营汤　　　　B. 清骨散

C. 竹叶石膏汤　　D. 青蒿鳖甲汤

14. 青蒿鳖甲汤的组成物中含有:

A. 知母、石膏　　B. 石膏、丹皮

C. 丹皮、生地黄　D. 生地黄、当归

15. 黄连解毒汤与茵陈蒿汤的组成药物中均含有:

A. 黄柏　　　　　B. 大黄

C. 黄芩　　　　　D. 栀子

16. 下列何药不是四妙勇安汤的组成药物:

A. 银花　　　　　B. 连翘

C. 玄参　　　　　D. 当归

17. 四妙勇安汤的组成药物是:

A. 银花、连翘、麦冬、甘草

B. 银花、生地黄、栀子、甘草

C. 银花、丹皮、赤芍、甘草

D. 银花、玄参、当归、甘草

18. 导赤散主治心经有热之证,属于下列何种情况者为宜:

A. 气火内郁,暗耗阴血,虚热上炎者

B. 气郁化火,心火内炽,循经上炎者

C. 气郁化火,炼液为痰,痰火内扰者

D. 心火上炎,或下移小肠,水虚火不实者

19. 苇茎在千金苇茎汤中的主要治疗作用是:

A. 清肺泄热　　　B. 生津止渴

C. 化瘀排脓　　　D. 润肺排痰

20. 黄芩、黄连、黄柏同用的方剂是:

A. 安宫牛黄丸　　B. 普济消毒饮

C. 清瘟败毒饮　　D. 当归六黄汤

21. 组成药物中生地黄、熟地黄同用的方剂是:

A. 天王补心丸　　B. 血府逐瘀汤

C. 大补阴丸　　　D. 当归六黄汤

22. 当归六黄汤的功用是:

A. 泻火解毒,滋阴养血

B. 滋阴泻火,养血和血

C. 养血除烦,泻火坚阴

D. 以上都不是

23. 仙方活命饮与普济消毒饮两方均含有的药物是:

A. 贝母　　　　　B. 连翘

C. 金银花　　　　D. 陈皮

24. 银花、连翘、当归三药同用的方剂是:

A. 仙方活命饮　　B. 四妙勇安汤

C. 五味消毒饮　　D. 以上都不是

25. 清营汤证身热的特点是:

A. 身热夜甚　　　B. 夜热早凉

C. 骨蒸潮热　　　D. 身热不扬

26. 壮热不恶寒反恶热,头痛面赤,大汗出,烦渴引饮,脉洪大有力,治宜:

A. 竹叶石膏汤　　B. 白虎汤

C. 黄连解毒汤　　D. 凉膈散

27. 具有解毒消痈、化痰散结、活血祛瘀功用的方剂是:

A. 普济消毒饮　　B. 防风通圣散

C. 仙方活命饮　　D. 大黄牡丹汤

28. 普济消毒饮配伍中体现"火郁发之"之意的药物是:

A. 黄芩、黄连　　B. 薄荷、桔梗

C. 板蓝根、连翘　D. 升麻、柴胡

29. 下列各项,不属左金丸配伍特点的是:

A. 辛开苦降　　　B. 肝胃同治

C. 祛邪扶正　　　D. 泻火而不至凉遏

30. 主治阴虚火旺盗汗的方剂是:

A. 清骨散　　　　B. 清营汤

C. 当归六黄汤　　D. 百合固金汤

31. 《医方集解》所载清胃散较《脾胃论》原方增加的一味药是

A. 生地黄　　　　B. 大黄

C. 知母　　　　　D. 石膏

■■ 参考答案

1. D	2. D	3. B	4. A	5. C
6. C	7. C	8. B	9. D	10. D
11. A	12. C	13. D	14. C	15. D
16. B	17. D	18. D	19. A	20. D
21. D	22. D	23. D	24. D	25. A
26. B	27. C	28. D	29. C	30. C
31. D				

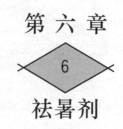

第六章

6

祛暑剂

考纲要求

1. 祛暑剂的概念、适应范围、配伍规律、分类及应用注意事项。

2. 新加香薷饮、清暑益气汤(《温热经纬》)的组成、

用法、功用、主治、方义、加减应用及注意事项。

3. 香薷散、清络饮、六一散、桂苓甘露饮的组成、功用、主治及配伍特点。

考点解析

一 祛暑剂的概念、适应范围、配伍规律、分类及应用注意事项

1. 概念

凡以祛暑药为主组成,具有祛除暑邪的作用,用以治疗暑病的方剂,统称祛暑剂。

2. 适应范围

本章方剂,适用于夏月暑热证。暑为阳邪,其性炎热,故暑病多表现为身热、面赤、心烦、小便短赤、舌红脉数或洪大等一系列阳热证候。

3. 配伍规律

对于单纯冒暑受热,治宜清热。暑多夹湿,祛暑剂中每多配伍祛湿之品,是为常法,但须注意暑湿主次轻重。如暑重湿轻者,则湿易从火化,祛湿之品不宜过于温燥,以免耗伤气津;若湿重暑轻,则暑为湿遏,甘寒之品又当慎用,以免阴柔碍湿。

4. 分类

祛暑剂分为祛暑解表、祛暑清热、清暑利湿和清暑益气四类。

5. 注意事项

由于暑病夹湿最为常见,故使用祛暑剂时,每多配伍祛湿之品,是为常法,但亦应注意其主次轻重。如暑重湿轻,则湿易从热化,祛湿之品不宜过于温燥,以免燥灼津液;如湿重暑轻,则暑为湿遏,祛暑又不宜过用甘寒,以免阴柔碍湿。

二 新加香薷饮

1. 组成

香薷、银花、鲜扁豆花、厚朴、连翘。(2011154)

2. 用法

水五杯,煮取二杯,先服一杯,得汗,止后服,不汗

再服,服尽不汗,更作服。

3. 功用

祛暑解表,清热化湿。

4. 主治

暑温夹湿,复感于寒。发热头痛,恶寒无汗,口渴面赤,胸闷不舒,舌苔白腻,脉浮而数者。(1993089、1993090、1998055、2000005、2005057、2001150、201655)

真题【2016.55】

患者发热头痛,恶寒无汗,口渴面赤,胸闷不舒,脉浮数,治宜选用

A. 银翘散　　　　　　　　B. 加味香苏散

C. 桂苓甘露饮　　　　　　D. 新加香薷饮

【答案】D

5. 方义

①辛温芳香之香薷发汗解表,祛暑化湿,以除寒热。

②鲜扁豆花、银花、连翘之辛凉芳香,取其清透上焦气分之暑热,以除热解渴。"湿为阴邪,非温不解",故又佐以辛温之厚朴,合香薷以化湿除满而解胸闷,去腻苔。

③本方之配伍是辛温与辛凉合用,使邪从外走,即原书所说"辛温复辛凉法"。

6. 趣味方歌

香花逗俏猴——香花豆翘厚。

7. 正式方歌

香薷散中扁豆朴,祛暑解表化湿阻,易豆为花加银翘,新加香薷治阴暑。

三 清暑益气汤(《温热经纬》)

1. 组成

西洋参、石斛、麦冬、黄连、竹叶、荷梗、知母、甘草、粳米、西瓜翠衣。(2009048)

2. 用法

水煎服。

3. 功用

清暑益气,养阴生津。

4. 主治

暑热气津两伤证。身热汗多,口渴心烦,小便短赤,体倦少气,精神不振,脉虚数。(1991036)

5. 方义

①西瓜翠衣清热解暑,西洋参益气生津、养阴清热,共为君药。

②荷梗助西瓜翠衣清热解暑;石斛、麦冬助西洋参养阴生津,共为臣药。

③黄连苦寒泻火,以助清热祛暑之力;知母苦寒质润,泻火滋阴;竹叶甘淡,清热除烦,均为佐药。甘草、粳米益胃和中,为使药。

6. 加减应用

清暑益气汤《内外伤辨惑论》:黄芪、苍术、升麻、人参、泽泻、炒曲、橘皮、白术、麦门冬、当归身、炙甘草、青皮、黄柏、葛根、五味子。功用:清暑益气,除湿健脾。主治:平素气虚,又受暑湿证。

7. 趣味方歌

西湖荷叶翠,草黄知今冬——西斛荷叶翠,草黄知粳冬。

8. 正式方歌

王氏清暑益气汤,暑热气津已两伤。洋参麦斛粳米草,翠衣荷连知竹尝。

四 香薷散

1. 组成

香薷、白扁豆、厚朴。

2. 功用

祛暑解表,化湿和中。

3. 主治

阴暑。恶寒发热,头疼身重,无汗,腹痛吐泻,胸脘痞闷,舌苔白腻,脉浮。

4. 配伍特点

本证多由暑月外感于寒,内伤于湿所致,治疗以祛暑解表,化湿和中为主。外感寒邪,腠理闭塞,故见恶寒发热、头痛头重、脉浮等表证。饮食生冷,湿伤脾胃,气机不畅,故见胸闷泛恶、四肢倦怠,甚或腹痛吐泻。

①方中香薷辛温芳香,解表散寒,祛暑化湿,是夏月解表之要药,李时珍称其"犹冬月之麻黄",为君药;

②厚朴苦辛而温,行气除满,燥湿行滞,为臣药;

③更用甘平之扁豆以消暑和中,兼能化湿,为

佐药。

④入酒少许同煎,意在温经脉、通阳气,使药力畅达周身。

5. 加减方

香薷散与新加香薷饮,两者均以辛温之香薷、厚朴祛暑解表,散寒化湿。但香薷散药性偏温,主治暑令感寒夹湿之证,必见恶寒无汗者;而新加香薷饮则药性偏凉,主治暑温兼湿,虽亦恶寒无汗,但有口渴面赤。

6. 使用注意

若属表虚有汗或中暑发热汗出、心烦口渴者,不宜使用。

7. 正式方歌

香薷散中扁豆朴,祛暑解表化湿阻,易豆为花加银翘,新加香薷治阴暑。

五 清络饮

1. 组成

鲜荷叶边、鲜银花、丝瓜皮、西瓜翠衣、鲜扁豆花、鲜竹叶心。

2. 功用

祛暑清热。

3. 主治

暑伤肺经气分轻证。身热口渴不甚,头目不清,昏眩微胀,舌淡红,苔薄白。

4. 配伍特点

①鲜银花辛凉芳香,清解暑热;鲜扁豆花芳香清散,解暑化湿,共为君药。

②西瓜翠衣清热解暑,生津解渴;丝瓜络清肺透络,共为臣药。

③鲜荷叶用边者,取其祛暑清热之中而有舒散之意;暑气通心,故又用鲜竹叶心清心而利水,共为佐使药。

5. 趣味方歌

猪饮西瓜和扁豆丝——竹银西瓜荷扁豆丝。

6. 正式方歌

清络祛暑六药鲜,银扁翠衣瓜络添,佐以竹叶荷叶边,暑热伤肺轻证安。

六 六一散

1. 组成

滑石、甘草。

2. 功用

清暑利湿。

3. 主治

暑湿证。身热烦渴,小便不利,或泄泻。

4.配伍特点

①滑石甘淡性寒,体滑质重,既可清解暑热,以治暑热烦渴,又可通利水道,使三焦湿热从小便而泄,以除暑湿所致的小便不利及泄泻,故用以为君。

②生甘草甘平偏凉,能清热泻火,益气和中,与滑石相伍,一可甘寒生津,使利小便而津液不伤;二可防滑石之寒滑重坠以伐胃,为臣药。二药合用,清暑利湿,能使三焦暑湿之邪从下焦渗泄,则热、渴、淋、泻诸症可愈。

③本方的配伍特点是药性平和,清热而不留湿,利水而不伤阴,是清暑利湿的著名方剂。

5.正式方歌

滑石甘草六一散,清暑利湿功用专,辰砂黛薄依次加,益元碧玉鸡苏裁。

七 桂苓甘露饮

1.组成

茯苓、炙甘草、白术、泽泻、桂皮、石膏、寒水石、滑石、猪苓。

2.功用

清暑解热,化气利湿。(201731)

真题【2017.31】

具有祛湿清热、化气利湿功用的方剂是

A.六一散　　　　B.桂苓甘露饮
C.消暑益气汤　　D.新加香薷饮

【答案】B

3.主治

暑湿证。发热头痛,烦渴引饮,小便不利,以及霍乱吐泻。

4.方解

①滑石清解暑热,利水渗湿,为君药。

②石膏、寒水石助滑石清解暑热,为臣药。

③泽泻、茯苓、猪苓助滑石利水渗湿,白术健脾运化水湿;官桂助膀胱化气,为佐药。

④甘草为佐使药。

5.方歌

桂苓甘露猪苓膏,术泽寒水滑石草,清暑化气又利湿,发热烦渴吐泻消。

八 本章相关方剂的对比分析及鉴别应用

1.祛暑清热

清络饮功用祛暑清热,用药轻清宣透,为治疗暑热伤肺,邪轻病浅的常用方剂。

2.祛暑解表

新加香薷饮功用祛暑解表,清热化湿,为治疗暑温初起,兼感表寒的代表方剂。

3.祛暑利湿

六一散有祛暑利湿之功,主治暑邪夹湿之证,六一散药少力轻,为治疗暑湿之常用基础方。

4.清暑益气

清暑益气汤是为暑伤气津而设,于清暑之中,配以益气生津之品,邪正两顾,尤合病情。

小 试 牛 刀

1.患者身热,微恶风,汗少,肢体酸重疼痛,头昏胀痛,咳嗽痰黏,鼻流浊涕,胸闷泛呕,心烦口渴,不欲多饮,舌苔薄黄而腻,脉濡数,治宜选用:
　　A.藿香正气散　　　　B.银翘散
　　C.川芎茶调散　　　　D.新加香薷饮

2.身热多汗,心胸烦闷,气逆欲呕,体倦口干,舌红少苔,脉象虚数者,治宜选用:
　　A.导赤散　　　　　　B.白虎加人参汤
　　C.生脉散　　　　　　D.王氏清暑益气汤

3.桂苓甘露散的功用是:
　　A.祛暑解表,化湿和中
　　B.祛暑解表,清热化湿
　　C.清暑解热,化气利湿
　　D.清暑化湿,理气和中

4.六一散的证治要点是:
　　A.身热烦渴,小便不利
　　B.身热不扬,小便不利
　　C.皮肤蒸热,小便不利
　　D.心胸烦热,口渴面赤

5.下列方剂中,组成药物含有黄连、知母的是:
　　A.青蒿鳖甲汤　　　　B.清暑益气汤
　　C.连朴饮　　　　　　D.玉女煎

参 考 答 案

1.D　　　2.D　　　3.C　　　4.A　　　5.B

第 七 章

7

温里剂

考纲要求

1. 温里剂的概念、适应范围、配伍规律、分类及应用注意事项。 2. 理中丸、小建中汤、四逆汤、回阳救急汤、当归四逆汤、阳和汤的组成、用法、功用、主治、方义、加减	应用及注意事项。 3. 吴茱萸汤、大建中汤、黄芪桂枝五物汤的组成、功用、主治及配伍特点。

考点解析

一 温里剂的概念、适应范围、配伍规律、分类及应用注意事项

1. 概念

凡以温热药为主组成,具有温里助阳、散寒通脉作用,治疗里寒证的方剂,统称温里剂。属于"八法"中的"温法"。

2. 适应范围

温里剂治疗里寒证。不论外来之寒,还是内生之寒,治法皆以"寒者热之"为原则。里寒证以畏寒肢凉,喜温蜷卧,面色苍白,口淡不渴,小便清长,脉沉迟或缓等为主要临床表现。

3. 配伍规律

本类方剂多配伍补气药物,以使阳气得复。若阴寒太盛或真寒假热,服药入口即吐者,可反佐少量寒凉药物,或热药冷服,避免格拒。

4. 分类

温里剂分为温中祛寒、回阳救逆、温经散寒三类。

5. 注意事项

①本类方剂多由辛温燥热之品组成,在临证运用时,首先应注意辨清寒热真假。若误施于真热假寒证,祸不旋踵。

②应注意病人素体如有阴虚、失血之证,不可过剂,以免重伤其阴,寒去热生,或辛热之品劫阴动血。

③至于四时之寒热,地土方隅之高下,亦须作为药量大小之参考。

④用温里剂治里寒证,须中病即止。若素体阳气虚弱,经温里剂治疗,里寒去而阳气仍虚者,可另谋温补之剂,待后补益剂中再论。

二 理中丸

1. 组成

人参、干姜、炙甘草、白术。

2. 用法

作丸剂,或水煎服。服汤后,如食顷,饮热粥一升许,微自温,勿揭衣被。

3. 功用

温中祛寒,补气健脾。

4. 主治

①脾胃虚寒证。脘腹绵绵作痛,喜温喜按,呕吐,大便稀溏,脘痞食少,畏寒肢冷,口不渴,舌淡苔白润,脉沉细或沉迟无力。

②阳虚失血证。便血、吐血、衄血或崩漏等,血色暗淡,质清稀。

③脾胃虚寒所致的胸痹,或病后多涎唾,或小儿慢惊等。

5. 方义

①干姜为君,大辛大热,温脾阳,祛寒邪,扶阳抑阴。

②人参为臣,性味甘温,补气健脾。君臣相配,温中健脾。

③脾为湿土,虚则易生湿浊,故用甘温苦燥之白术为佐,健脾燥湿。甘草与诸药等量,寓意有三:一为合参、术以助益气健脾;二为缓急止痛;三为调和药性,是佐药而兼使药之用。

6. 加减应用

虚寒甚者——加附子、肉桂以增强温阳祛寒之力;呕吐甚者——加生姜、半夏降逆和胃止呕;下利甚者——加茯苓、白扁豆健脾渗湿止泻;阳虚失血者——将干姜易为炮姜,加艾叶、灶心土温涩止血;胸痹——

加薤白、桂枝、枳实振奋胸阳,舒畅气机。

（1）附子理中丸

附子炮、人参、干姜炮、炙甘草、白术。功用：温阳祛寒,补气健脾。主治：脾胃虚寒较甚,或脾肾阳虚证。附子理中丸是在理中丸的基础上加用大辛大热之附子,其温中散寒之力更强,且能温肾,适用于脾胃虚寒之重证或脾肾虚寒者。

（2）桂枝人参汤

桂枝、炙甘草、白术、人参、干姜。功用：温阳健脾,解表散寒。主治：脾胃虚寒,复感风寒表证。桂枝人参汤即人参汤加桂枝,温阳健脾,兼解表寒,表里同治,适用于脾胃虚寒而外兼风寒表证者。

7.趣味方歌

草人赶猪——草人干术。

8.正式方歌

理中干姜参术甘,温中健脾治虚寒,中阳不足痛呕利,丸汤两用腹中暖。

三 小建中汤

1.组成

桂枝、炙甘草、大枣、芍药、生姜、胶饴。（201246）

真题【2012.46】

大建中汤与小建中汤组成中均含有的药物是

A.干姜　　　　　　B.蜀椒
C.桂枝　　　　　　D.饴糖

【答案】D

2.用法

上六味,以水七升,煮取三升,去滓,内饴,更上微火消解。温服一升,日三服。

3.功用

温中补虚,和里缓急。

4.主治

中焦虚寒,肝脾不和证。腹中拘急疼痛,喜温喜按,神疲乏力,虚怯少气;或心中悸动,虚烦不宁,面色无华;或伴四肢酸楚,手足烦热,咽干口燥。舌淡苔白,脉细弦。（1996091）

5.方义

①重用甘温质润之饴糖为君,温补中焦,缓急止痛。

②臣以辛温之桂枝温阳气,祛寒邪;酸甘之白芍养营阴,缓肝急,止腹痛。

③佐以生姜温胃散寒,大枣补脾益气。炙甘草益气和中,调和诸药,是为佐使之用。其中胶饴配桂枝,辛甘化阳,温中焦而补脾虚;芍药配甘草,酸甘化阴,缓肝急而止腹痛。

④本方是由桂枝加芍药汤,重用饴糖组成,然其理法与桂枝汤有别。桂枝汤以桂枝为君,具有解肌发表,调和营卫之功,主治外感风寒表虚,营卫不和证;本方以饴糖为君,意在温中补虚,缓急止痛,主治中焦虚寒,虚劳里急证。

⑤本方与理中丸同为温中祛寒之剂,但理中丸纯用温补药物,以温中祛寒,益气健脾为主。小建中汤乃温补药配以调理肝脾之品,重在温中补虚,缓急止痛。

6.加减应用

（1）黄芪建中汤

桂枝、炙甘草、大枣、芍药、生姜、胶饴、黄芪。功用：温中补气,和里缓急。主治：阴阳气血俱虚证。

（2）当归建中汤

当归、桂心、炙甘草、芍药、生姜、大枣。功用：温补气血,缓急止痛。主治：产后虚羸不足,腹中疼痛不已,吸吸少气,或小腹拘急挛痛引腰背,不能饮食者。

（3）大建中汤

蜀椒、干姜、人参、胶饴。功用：温中补虚,降逆止痛。主治：中阳衰弱,阴寒内盛之脘腹剧痛证。

7.趣味方歌

姜姨要草枣汁——姜饴药草枣枝。

8.正式方歌

小建中汤芍药多,桂姜甘草大枣和,更加饴糖补中脏,虚劳腹痛服之瘥。

四 四逆汤

1.组成

炙甘草、干姜、生附子。（201599、2015100）

2.用法

水煎服。

3.功用

回阳救逆。

4.主治

心肾阳衰寒厥证。四肢厥逆,恶寒蜷卧,神衰欲寐,面色苍白,腹痛下利,呕吐不渴,舌苔白滑,脉微细。

5.方义

①大辛大热之生附子为君,入心、脾、肾经,温壮元阳,破散阴寒,回阳救逆,能迅达内外以温阳逐寒。

②臣以辛热之干姜,入心、脾、肺经,温中散寒,助阳通脉。附子与干姜同用,一温先天以生后天,一温后天以养先天,相须为用,相得益彰,温里回阳之力大增,是回阳救逆的常用组合。

③炙甘草之用有三：一则益气补中,使全方温补结合,以治虚寒之本;二则甘缓姜、附峻烈之性,使其破阴

回阳而无暴散之虞;三则调和药性,并使药力作用持久,是为佐药而兼使药之用。(1995150、2003136)

6.加减应用

(1)通脉四逆汤

炙甘草、生附子、干姜。功用:破阴回阳,通达内外。主治:少阴病,阴盛格阳证。若"吐已下断,汗出而厥,四肢拘急不解,脉微欲绝者",加猪胆汁,名"通脉四逆加猪胆汁汤"。"分温再服,其脉即来。无猪胆,以羊胆代之。"(1991089)

(2)四逆加人参汤

炙甘草、生附子、干姜、人参。功用:回阳救逆,益气固脱。主治:少阴病。(2013055)

真题【2013.55】
四肢厥逆,恶寒蜷卧,脉微而复自下利,若下利自止而余证仍在者,治宜选用

A. 白通汤 B. 四逆汤
C. 通脉四逆汤 D. 四逆加人参汤

【答案】D

(3)白通汤

葱白、干姜、生附子。功用:破阴回阳,宣通上下。主治:少阴病阴盛戴阳证。手足厥逆,下利,脉微,面赤者。若"利不止,厥逆无脉,干呕,烦者",加猪胆汁、人尿,名"白通加猪胆汁汤"。

(4)参附汤

人参、炮附子。功用:益气回阳固脱。主治:阳气暴脱证。(2013063)

真题【2013.63】
患者关格病史数年,突然出现汗多,面色苍白,手足逆冷,舌淡润,脉微。治宜选用

A. 参附汤 B. 生脉散
C. 独参汤 D. 补中益气汤

【答案】A

7.正式方歌

四逆汤中附草姜,阳衰寒厥急煎尝,腹痛吐泻脉沉细,急投此方可回阳。

五 回阳救急汤

1.组成

熟附子、干姜、人参、炙甘草、白术炒、肉桂、陈皮、五味子、茯苓、半夏制、生姜、麝香。

2.用法

水二盅,姜三片,煎之,临服入麝香三厘(0.1g)调服。中病以手足温和即止,不得多服。

3.功用

回阳固脱,益气生脉。

4.主治

寒邪直中三阴,真阳衰微证。四肢厥冷,神衰欲寐,恶寒蜷卧,吐泻腹痛,口不渴,甚则身寒战栗,或指甲口唇青紫,或吐涎沫,舌淡苔白,脉沉微,甚或无脉。(2009099)

5.方义

①四逆汤合六君子汤,再加肉桂、五味子、麝香、生姜组成。

②附子配干姜、肉桂,则温里回阳,祛寒通脉之功尤著。

③六君子汤补益脾胃,固守中州,并能除阳虚水湿不化所生的痰饮。人参合附子,益气回阳以固脱;配五味子益气补心以生脉。麝香三厘,辛香走窜,通行十二经脉,与五味子之酸收配合,则散中有收,使诸药迅布周身,而无虚阳散越之弊。诸药相合,共收回阳生脉之效,使厥回脉复而诸症自除。(1997148)

6.加减应用(2014160)

①若呕吐涎沫,或少腹痛者——加盐炒吴茱萸,温胃暖肝,下气止呕。(2004048)

②泄泻不止者——加升麻、黄芪等益气升阳止泻。

③呕吐不止者——加姜汁温胃止呕;若无脉者——加少许猪胆汁,用为反佐,以防阳微阴盛而成阳脱之变。

④回阳救急汤《重订通俗伤寒论》:黑附块、紫瑶桂、别直参、原麦冬、辰砂染、川姜、姜半夏、湖广术、北五味、炒广皮、清炙草、真麝香。功用:回阳救逆,益气生脉。主治:少阴病阳衰阴竭证。

真题【2014.160】
下列各项中,属于《伤寒六书》回阳救急汤原方加减法的有

A. 泄泻不止,加升麻、黄芪
B. 若呕吐涎沫,或少腹痛,加盐炒吴茱萸
C. 若干呕心烦,厥逆无脉,去茯苓加麦冬
D. 呕吐不止,加姜汁

【答案】ABD

7.趣味方歌

六君子副将肉味香——六君子附姜肉味香。

8.正式方歌

回阳救急用六君,桂附干姜五味群,加麝三厘或胆汁,三阴寒厥建奇勋。

六 当归四逆汤

1.组成

当归、桂枝、芍药、细辛、炙甘草、通草、大枣。(2015100)

真题【2015.100】
四逆汤与当归四逆汤组成中均有的药物是

A. 桂枝   B. 干姜

C. 甘草   D. 附子

【答案】C

2. 用法

水煎服。

3. 功用

温经散寒,养血通脉。(2011047)

4. 主治

①血虚寒厥证。手足厥寒,舌淡苔白,脉细欲绝或沉细。

②寒入经络,腰、股、腿、足疼痛。

5. 方义

①本方是桂枝汤去生姜,倍大枣,加当归、细辛、通草而成。

②当归苦辛甘温,养血和血,与芍药合而补血虚。桂枝辛甘而温,温经散寒,与细辛合而除内外之寒。甘草、大枣之甘,益气健脾,既助归、芍补血,又助桂、辛通阳。更加通草通经脉,使阴血充,客寒除,阳气振,经脉通,手足温而脉亦复。

③《伤寒论》方以四逆命名者,有四逆汤、四逆散、当归四逆汤。三方主治与用药皆不同。正如周扬俊云:"四逆汤全从回阳起见,四逆散全从和解表里起见,当归四逆汤全从养血通脉起见。"所以本方又能治经脉受寒,血涩不通而致腰、股、腿、足疼痛者。

6. 加减应用

当归四逆加吴茱萸生姜汤:当归四逆汤加吴茱萸、生姜。改用水酒各六升,煮取五升,去滓,温分五服。功用:温经散寒。主治:手足厥寒,脉细欲绝,其人内有久寒者。

7. 趣味方歌

通知当然要找心肝——通枝当＊药枣辛甘。

8. 正式方歌

当归四逆用桂芍,细辛通草甘大枣,养血温经通脉剂,血虚寒厥服之效。

七 阳和汤

1. 组成

熟地黄、麻黄、鹿角胶、白芥子、肉桂、生甘草、炮姜炭。(1999043、2014154)

2. 用法

水煎服。

3. 功用

温阳补血,散寒通滞。

4. 主治

阴疽。如贴骨疽、脱疽、流注、痰核、鹤膝风等,患处漫肿无头,皮色不变,酸痛无热,口中不渴,舌淡苔白,脉沉细或迟细。(2017142)

真题【2017.142】

可用治痰核的方剂是

A. 犀黄丸   B. 阳和汤

C. 透脓散   D. 消瘰丸

【答案】ABD

5. 方义

①重用熟地黄温补营血,填精补髓;鹿角胶温肾阳,益精血。二药合用,温阳补血,共为君药。

②肉桂、姜炭药性辛热,均入血分,温阳散寒,温通血脉,为臣药。

③白芥子辛温,可达皮里膜外,温化寒痰,通络散结;少量麻黄,辛温达卫,宣通毛窍,开肌腠,散寒凝,为佐药。方中鹿角胶、熟地黄得姜、桂、芥、麻之宣通,则补而不滞;麻、芥、姜、桂得熟地黄、鹿角胶之滋补,则温散而不伤正。生甘草为使,解毒而调诸药。

④凡阳证、疮疡、红肿热痛或阴虚有热,或疽已溃破者,皆不宜使用本方。

6. 加减应用

若兼气虚不足者,可加党参、黄芪等甘温补气。阴寒重者,可加附子温阳散寒;肉桂亦可改桂枝,加强温通血脉,和营通滞作用。

7. 趣味方歌

姜妈治阴疽,鹿肉皆炒熟——姜麻治阴疽,鹿肉芥草熟。

8. 正式方歌

阳和熟地鹿角胶,姜炭肉桂麻芥草,温阳补血散寒滞,阳虚寒凝阴疽疗。

八 吴茱萸汤

1. 组成

吴茱萸、人参、生姜、大枣。

2. 用法

水煎服。

3. 功用

温中补虚,降逆止呕。

4. 主治

肝胃虚寒,浊阴上逆证。食后泛泛欲呕,或呕吐酸水,或干呕,或吐清涎冷沫,胸满脘痛,颠顶头痛,畏寒肢凉,甚则伴手足逆冷,大便泄泻,烦躁不宁,舌淡苔白滑,脉沉弦或迟。

5. 方义

①吴茱萸味辛苦而性热,归肝、脾、胃、肾经。既能温胃暖肝以祛寒,又善和胃降逆以止呕,一药而两擅其

功,是为君药。

②重用生姜温胃散寒,降逆止呕,用为臣药。吴茱萸与生姜相配,温降之力甚强。(1996089)

③人参甘温,益气健脾,为佐药。大枣甘平,合人参以益脾气,合生姜以调脾胃,并能调和诸药,是佐使之药。

④四药配伍,温中与降逆并施,寓补益于温降之中,共奏温中补虚,降逆止呕之功。

6. 加减应用

若呕吐较甚者,可加半夏、陈皮、砂仁等以增强和胃止呕之力;头痛较甚者,可加川芎以加强止痛之功。肝胃虚寒重证,可加干姜、小茴香等温里祛寒。

7. 趣味方歌

吾煮鱼,人找姜——吴茱萸,人枣姜。

8. 正式方歌

吴茱萸汤重用姜,人参大枣共煎尝,厥阴头痛胃寒呕,温中补虚降逆良。

九 大建中汤

1. 组成

蜀椒、干姜、人参、胶饴。(2004133)

2. 功用

温中补虚,降逆止痛。(2010047)

3. 主治

中阳衰弱,阴寒内盛之脘腹剧痛证。心胸中大寒痛,呕不能食,腹中寒上冲皮起,见有头足、上下痛而不可触近,舌苔白滑,脉细紧,甚则肢厥脉伏;或腹中辘辘有声。(2009100)

4. 方义

①用味辛性热,温脾胃,助命火,散寒除湿,下气散结之蜀椒为君药。

②干姜温中散寒,助蜀椒建中阳,散逆气,止痛平呕,为臣药。

③人参、胶饴,甘温补中而益脾胃,并为佐使。

④如此配合,虽已对病,但邪甚势急,服药须及时,故方后注明,初服后"如一炊顷",或"如饮粥二升",便当"更服",使药力相继,一鼓成功。然而病虽去,胃气未必便复,所以"当一日食糜粥",将养胃气,亦为《素问·脏气法时论》中"毒药攻邪,五谷为养"之意。同时,还考虑到阳气素虚,易感风寒,所以"温覆之",免外寒入里而复发。(1995043)

5. 趣味方歌

姜姨任教——姜饴人椒。

6. 正式方歌

大建中汤建中阳,饴糖人参配椒姜,中阳衰弱胸腹痛,痛而拒按服之康。

十 黄芪桂枝五物汤

1. 组成

黄芪、芍药、桂枝、生姜、大枣。

2. 功用

益气温经,和血通痹。(1998047)

3. 主治

血痹证。肌肤麻木不仁,微恶风寒,脉微涩而紧。(2007169)

4. 方义

①黄芪桂枝五物汤治血痹,即桂枝汤去甘草,倍生姜,加黄芪而成。

②黄芪合桂枝,以益气通阳,芍药养血和营,姜、枣调和营卫。又因本方旨在温通阳气,调畅营血,故去甘草之缓,倍生姜之散,使微邪去,而血痹自通。

5. 正式方歌

黄芪桂枝五物汤,芍药大枣与生姜,益气温经和营卫,血痹风痹功效良。

十一 本章相关方剂的对比分析及鉴别应用

1. 温中祛寒

本类方剂主治中焦虚寒证。理中丸温中祛寒,益气健脾,亦常作汤剂用,是治中焦虚寒,腹痛吐利之主方。吴茱萸汤温中补虚,降逆止呕,能治阳明、厥阴、少阴三经虚寒证,以阴寒上逆之呕吐为主,重点在胃。大、小建中汤均有温中补虚、祛寒止痛之功,但小建中汤温阳养阴,缓急止痛,是补虚为主,大建中汤温阳祛寒,降逆止痛,是祛邪为主。(1998048、1999044、2013157)

真题【2013.157】

具有温中补虚作用的方剂有

A. 吴茱萸汤　　　　　B. 小建中汤
C. 四君子汤　　　　　D. 黄土汤

【答案】ABD

2. 回阳救逆

本类方剂主治阳气衰微,阴寒内盛而致的四肢厥逆,阳气将亡之危证。四逆汤为回阳救逆之主方,主治阴盛阳微,而见四肢厥逆,呕吐下利,脉微细,阳气有亡脱之虞的危证。回阳救急汤于回阳固脱之外,还能益气生脉,而麝香与五味子相配,一发一收,尤具相反相成之妙,适用于阴寒内盛,阳微欲脱之危证。

3. 温经散寒

本类方剂主治阳虚血弱,经络有寒的病证。当归四逆汤是温阳养血,散寒通脉的代表方剂,主治血虚受寒,脉细欲绝,手足厥寒之证。

385

1. 劳倦内伤,气血俱乏,营卫失调,手足烦热,咽干口燥,舌淡苔白,脉细弦者,治宜选用:
   A. 桂枝汤
   B. 归脾汤
   C. 小建中汤
   D. 当归补血汤

2. 回阳救急汤治疗"寒邪直中三阴,真阳衰微"之证,若症见"呕吐涎沫,或少腹痛者",原方注明当加用:
   A. 生姜汁
   B. 盐炒吴茱萸
   C. 高良姜
   D. 炒蜀椒

3. 阳和汤的组成药物中含有:
   A. 桂枝
   B. 鹿茸
   C. 阿胶
   D. 麻黄

4. 吴茱萸汤(《伤寒论》)原方生姜的用量是:
   A. 三两
   B. 四两
   C. 五两
   D. 六两

5. 原方用法要求药后"饮粥二升"并"当一日食糜粥"的是:
   A. 吴茱萸汤
   B. 小建中汤
   C. 大建中汤
   D. 小柴胡汤

6. 黄芪桂枝五物汤的功用是:
   A. 益气生脉,温经散寒
   B. 益气温经,散寒止痛
   C. 益气养血,温经通脉
   D. 益气温经,和血通痹

7. 治疗肌肤麻木不仁,脉微涩而紧者的最佳选方是:
   A. 当归四逆汤
   B. 黄芪桂枝五物汤
   C. 温经汤
   D. 补阳还五汤

8. 吴茱萸汤、小建中汤、理中丸三方均具有的功用是:
   A. 温中化湿
   B. 温中补虚
   C. 温中降逆
   D. 健脾止泻

9. 吴茱萸汤与小建中汤的组成药物中均含有:
   A. 人参
   B. 生姜
   C. 桂枝
   D. 芍药

10. 下列各项,不属理中丸主治范围的是:
    A. 阳虚失血
    B. 脾胃虚寒之腹痛
    C. 中焦虚寒之小儿慢惊风
    D. 肝胃虚寒之胃脘痛

11. 理中丸除温中祛寒外,还具有的功用是:
    A. 和中缓急
    B. 和胃止呕
    C. 补气健脾
    D. 益气生脉

12. 小建中汤中配伍芍药的意义是:
    A. 益阴养血,柔肝缓急
    B. 养阴复脉,柔肝缓急
    C. 益气养阴,缓急止痛
    D. 益气养血,复脉定悸

13. 回阳救急汤除回阳救急外,还具有的功用是:
    A. 益气养阴
    B. 养血通脉
    C. 益气生脉
    D. 活血止痛

14. 阳和汤的主治病证是:
    A. 阴疽
    B. 阳疽
    C. 肠痈
    D. 肺痈

15. 临床应用回阳救急汤治疗寒邪直中三阴之真阳衰微证,原方要求临服加入少许
    A. 猪胆汁
    B. 酽醋
    C. 麝香
    D. 生姜汁

16. 小建中汤含有而大建中汤不含有的药物是
    A. 半夏
    B. 干姜
    C. 人参
    D. 芍药

1. C	2. B	3. D	4. D	5. C
6. D	7. B	8. B	9. B	10. D
11. C	12. A	13. C	14. A	15. C
16. D				

第八章

◇ 8 ◇

表里双解剂

考纲要求

1.表里双解剂的概念、适应范围、配伍规律、分类及应用注意事项。

2.大柴胡汤、防风通圣散、葛根黄芩黄连汤的组成、用法、功用、主治、方义、加减应用及注意事项。

3.石膏汤、五积散的组成、功用、主治及配伍特点。

考点解析

一 表里双解剂的概念、适应范围、配伍规律、分类及应用注意事项

1.概念

凡以解表药配合泻下药或清热药、温里药等为主组成,具有表里同治作用,治疗表里同病的方剂,统称表里双解剂。

2.适应范围

对于表证未除,里证又急者,如仅用表散,则在里之邪不得去;仅治其里,则在外之邪亦不解。在这种情况下,就必须考虑使用表里双解剂以表里同治,使病邪得以分消。

3.分类

表里双解剂分为解表攻里、解表清里、解表温里三类。

4.注意事项

①必须具备既有表证,又有里证者,方可应用,否则即不相宜。

②辨别表证与里证的寒、热、虚、实,然后针对病情选择适当的方剂。

③分清表证与里证的轻重主次,而后权衡表药与里药的比例,方无太过或不及之弊。

二 大柴胡汤

1.组成

柴胡、黄芩、芍药、半夏、枳实、大黄、生姜、大枣。(2002089、201728)

真题 【2017.28】

大柴胡汤和复元活血汤两方组成中均含有的药物是

A.柴胡、黄芩   B.柴胡、大黄

C.大黄、桃仁   D.桃仁、黄芪

【答案】B

2.用法

水煎服。

3.功用

和解少阳,内泻热结。

4.主治

少阳阳明合病。往来寒热,胸胁苦满,呕不止,郁郁微烦,心下满痛或心下痞硬,大便不解或协热下利,舌苔黄,脉弦有力。(1998052)

5.方义

①柴胡为君,与黄芩合用,能和解清热,以除少阳之邪。

②大黄、枳实泻阳明热结,共为臣药。

③芍药柔肝缓急止痛,与大黄相配可治腹中实痛,与枳实相伍可治气血不和的腹痛烦满不得卧;半夏降逆止呕,配伍生姜重用,以治呕逆不止,俱为佐药。大枣与生姜同用,能调和营卫而和诸药,为使药。

④和解为主,与泻下并用。

6.加减应用

本方是由小柴胡汤去人参、甘草,加大黄、枳实、芍药而成。

7.趣味方歌

秦皇只要半壶枣酱——芩黄枳药半胡枣姜

8.正式方歌

大柴胡汤用大黄,枳芩夏芍枣生姜,少阳阳明同合病,和解攻里效无双。

三 防风通圣散 (2009159)

1.组成

防风、荆芥、连翘、麻黄、薄荷、川芎、当归、白芍炒、白术、山栀、大黄酒蒸、芒硝后下、石膏、黄芩、桔梗、甘草、滑石、生姜。(2005051、2006134)

2.用法

为末,每服二钱,水一大盏,生姜三片,煎至六分,温服。

3.功用

疏风解表,泻热通便。(1999089、2004084、2002049)

4.主治

风热壅盛,表里俱实证。憎寒壮热,头目昏眩,目赤睛痛,口苦口干,咽喉不利,胸膈痞闷,咳呕喘满,涕唾稠黏,大便秘结,小便赤涩。并治疮疡肿毒,肠风痔漏,丹斑瘾疹等。(2013054)

真题【2013.54】

下列各项中,适宜用防风通圣散治疗的是

A.表证未解,邪热入里,下利臭秽,胸脘烦热者

B.外感风邪,内有郁热,憎寒壮热,便秘溲赤者

C.外感风寒,内伤生冷,头痛身热,恶食腹痛者

D.里热已炽,表证未解,壮热无汗,身重拘急者

【答案】B

5.方义

①本方为解表、清热、攻下三者并用之方,主治外感风邪,内有蕴热,表里皆实之证。(205103、2015104)

②防风、荆芥、麻黄、薄荷疏风解表,使风邪从汗而解。(1995091、2014101)

③大黄、芒硝泄热通便,配伍石膏、黄芩、连翘、桔梗清解肺胃之热;山栀、滑石清热利湿,使里热从二便而解。

④当归、川芎、白芍养血活血。白术健脾燥湿,甘草和中缓急,兼加生姜和胃助运。如此,则汗不伤表,清下而不伤里,从而达到疏风解表,泻热通便之效。

⑤本方为表里气血、三焦通治之剂,集汗、下、清、利于一方。

真题【2015.103】

解表、清热、攻下并用的方剂

A.石膏汤　　　　　　B.大青龙汤

C.大秦艽汤　　　　　D.防风通圣散

【答案】D

真题【2015.104】

表里、气血、三焦同治的方剂

A.石膏汤　　　　　　B.大青龙汤

C.大秦艽汤　　　　　D.防风通圣散

【答案】D

真题【2014.101】

防风通圣散中配伍大黄的主要用意是

A.泻热通便　　　　　B.下瘀泄热

C.清热凉血　　　　　D.清利湿热

【答案】A

6.加减应用

无憎寒症状,可去麻黄;热不甚,可去石膏;便不

秘,去硝、黄(即双解散)。

7.趣味方歌

小华说:郭江姐当住大石桥,借河山勤防马熊——硝滑芍:甘姜桔当术大石翘,芥荷山芩防麻芎。

8.正式方歌

防风通圣大黄硝,荆芥麻黄栀芍翘,
甘桔芎归膏滑石,薄荷芩术力偏饶,
表里交攻阳热盛,外科疡毒总能消。

四 葛根黄芩黄连汤

1.组成

葛根、炙甘草、黄芩、黄连。

2.用法

上四味,以水八升,先煮葛根减二升,内诸药,煮取二升,去滓,分温再服。

3.功用

解表清热。

4.主治

外感表证未解,热邪入里,协热下利。身热,下利臭秽,肛门有灼热感,胸脘烦热,口干作渴,喘而汗出,苔黄脉数。(1997146)

5.方义

①重用葛根为君药,既能解表清热,又能升发脾胃清阳之气而治下利,柯琴谓其"气轻质重","先煎葛根而后纳诸药",则"解肌之力优,而清中之气锐"。

②配伍苦寒之黄芩、黄连为臣,其性寒能清胃肠之热,味苦燥胃肠之湿,如此则表解里和,身热下利诸症可愈。

③甘草甘缓和中,并协调诸药为佐使。共成解表清里之剂。

④本方虽属表里同治之剂,但以清里热为主。由于葛根能清热止利,汪昂称之"为治泻主药",故本方对泄泻、痢疾,属于里热引起者,皆可应用。(2013159)临床运用,以身热,下利臭秽,肛门有灼热感,苔黄脉数为辨证要点。

真题【2013.159】

葛根黄芩黄连汤可用以治疗

A.热利无表证者　　　B.热利有表证者

C.湿热痢疾　　　　　D.热毒血痢

【答案】ABC

6.加减应用

若有腹痛者,加木香、白芍以行气和血止痛。如下利而不发热,脉沉迟或微弱,病属虚寒者,本方不宜使用。

7.趣味方歌

秦连割草——芩连葛草。

8. 正式方歌

葛根芩连甘草伍,用时现将葛根煮,内清肠胃外解表,协热下利喘汗除。

五 石膏汤

1. 组成

石膏、黄连、黄柏、黄芩、香豉、栀子、麻黄。(2013152、2017137)

真题 【2017.137】

黄连、栀子、豆豉同用的方剂是

A. 石膏汤　　　　　B. 连朴饮

C. 黄连解毒汤　　　D. 普济消毒饮

【答案】AB

2. 功用

清热解毒,发汗解表。(2007043)

3. 主治

伤寒里热已炽,表证未解,壮热无汗,身体沉重拘急,鼻干口渴,烦躁不眠,神昏谵语,脉滑数或发斑。

4. 方义

①石膏辛甘大寒,清热除烦,用为君药。配合麻黄、豆豉发汗解表,使在表之邪从外而解;黄连、黄芩、黄柏、栀子四味(即黄连解毒汤),具有泻火解毒作用,使三焦之火从里而泄。且麻黄、豆豉得石膏、三黄,则发表热而不助里热;三黄、石膏得麻黄、豆豉,则清热而不失治表,是为表里俱热、三焦火盛之良剂。

②本方在陶氏《伤寒六书》中更名为"三黄石膏汤",方中增加姜、枣、细茶三味,治疗伤寒汗吐下误治后,三焦俱热,身目俱痛之证。时行热病中,初起表证未解,即见热毒鸱张之象,本方亦较适用。

5. 趣味方歌

百子练琴吃麻糕——柏子连芩豉麻膏。

6. 正式方歌

石膏汤中栀三黄,麻黄豆豉共煎尝,伤寒壮热脉滑数,里清表解真良方。

六 五积散

1. 组成

白芷、川芎、炙甘草、茯苓、当归、肉桂、芍药、半夏、陈皮、枳壳、麻黄、苍术、干姜、桔梗、厚朴、生姜。

2. 功用

发表温里,顺气化痰,活血消积。(2013156、2017139)

真题 【2013.156】

五积散具有的功能有

A. 发表温里　　　　B. 顺气化痰

C. 活血化积　　　　D. 通便泻积

【答案】ABC

3. 主治

外感风寒,内伤生冷。身热无汗,头痛身疼,项背拘急,胸满恶食,呕吐腹痛,以及妇女血气不和,心腹疼痛,月经不调等属于寒性者。(2014054)

真题 【2014.54】

下列各项中,适宜用五积散治疗的是

A. 外感风寒,内伤湿滞,发热恶毒,腹痛吐泻者

B. 表征未解,邪热入里,下利臭秽,胸闷烦热者

C. 外感风邪,内有蕴热,憎寒壮热,便秘溲赤者

D. 外感风寒,内伤生冷,身热头痛,恶食腹痛者

【答案】D

4. 方义

①本方为治寒、湿、气、血、痰五积而设,故名五积散。

②麻黄、白芷发汗解表,(1993048)干姜、肉桂温里祛寒,为本方的主要部分。

③配伍苍术、厚朴燥湿健脾,陈皮、半夏、茯苓理气化痰;当归、川芎、芍药活血止痛。桔梗与枳壳同用,有升降气机,加强理气化痰之效,适宜于痰阻气滞之证。炙甘草和中健脾,调和诸药。以上均为本方的辅助部分。

④由于本方能行气活血,温里祛寒,故对妇女气血不和,寒凝气滞所致的心腹疼痛、月经不调等,亦可加减应用。

5. 趣味方歌

俏姐当皇后,令下臣烧白熊肉、酱猪肝——壳桔当黄厚,苓夏陈芍白芎肉、炙术干。

6. 正式方歌

五积芎芷陈草姜,归芍半夏肉桂苓,厚枳麻黄苍桔梗,外感风寒内生冷。

七 本章相关方剂的对比分析及鉴别应用

1. 解表攻里

大柴胡汤与防风通圣散同属解表攻里之剂。大柴胡汤功能和解少阳,内泻热结,主治少阳阳明合病,以往来寒热,心下满痛或痞硬,便秘或协热下利,苔黄脉弦为辨证要点。防风通圣散是解表与清热、攻下合用的方剂,主治风热壅盛,表里俱实之证。

2. 解表清里

葛根黄芩黄连汤与石膏汤同为解表清里之剂,前者清热止利,外解表邪,主治泄泻、痢疾属于里热为主,而表证未解者;后者清热解毒,发汗解表,主治表实无汗,三焦热盛之候。

3. 解表温里

五积散属于解表温里之剂,功能发表温里、顺气化

痰、活血消积,是为寒、湿、气、血、痰五积而设,主治外感风寒,内伤生冷之证。

小试牛刀

1. 往来寒热胸胁苦满,郁郁微烦呕吐不止,心下满痛大便不解,舌苔黄厚脉弦有力者,治宜选:
   A. 大承气汤　　　　　B. 小承气汤
   C. 大柴胡汤　　　　　D. 小柴胡汤
2. 具有疏风解表、泻热通便功用的方剂是:
   A. 甘露消毒丹　　　　B. 凉膈散
   C. 防风通圣散　　　　D. 大柴胡汤
3. 下列方剂中,含有桔梗、黄芩的是:
   A. 败毒散　　　　　　B. 桑菊饮
   C. 黄连解毒汤　　　　D. 防风通圣散
4. 功用为清热解毒、发汗解表的方剂是:
   A. 五积散　　　　　　B. 石膏汤

C. 防风通圣散　　　　D. 银翘散
5. 白芷在五积散中的主要治疗作用是:
   A. 发汗解表　　　　　B. 通窍止痛
   C. 除湿止带　　　　　D. 活血排脓
6. 既可用治外感风寒,内伤生冷所致发热无汗、头身疼痛、项背拘急、胸满恶食、呕吐腹痛;又可用治妇女气血不和,寒凝气滞所致心腹疼痛、月经不调的方剂是
   A. 藿香正气散
   B. 五积散
   C. 防风通圣散
   D. 加味香苏散

参考答案

1. C　　　　2. C　　　　3. D　　　　4. B　　　　5. A
6. B

第九章

9

补益剂

考纲要求

1.补益剂的概念、适应范围、配伍规律、分类及应用注意事项。 2.四君子汤、参苓白术散、完带汤、补中益气汤、玉屏风散、生脉散、四物汤、归脾汤、当归补血汤、内补黄芪汤、炙甘草汤、六味地黄丸、一贯煎、肾气丸、地黄饮子的组成、用法、功用、主治、方义、加减应用及注意	事项。 3.人参蛤蚧散、八珍汤、人参养荣汤、泰山磐石散、补肺阿胶汤、石斛夜光丸、大补阴丸、虎潜丸、七宝美髯丸、左归丸、左归饮、右归丸、右归饮、龟鹿二仙胶的组成、功用、主治及配伍特点。

考点解析

一 补益剂的概念、适应范围、配伍规律、分类及应用注意事项

1.概念

凡以补益药为主组成,具有补益人体气、血、阴、阳等作用,治疗各种虚证的方剂,统称补益剂。本类方剂是根据"虚者补之","损者益之"以及"形不足者,温之以气;精不足者,补之以味"的理论立法,属于"八法"中的"补法"。

2.适应范围

人体虚损不足诸证,脏腑虚损诸证,类别较多,归纳起来则有气虚、血虚、阴虚、阳虚四类。

3.配伍规律

气虚补气,血虚补血,二者虽各有重点,但气血相依,补气与补血常配合使用。补阴补阳亦是如此。阴阳互根,孤阴不生,独阳不长。

4.分类

补益剂分为补气、补血、气血双补、补阴、补阳、阴阳并补六类。

5.注意事项

①要辨清虚证的实质和具体病位,即首先分清气血阴阳究竟哪方面不足,再结合脏腑相互资生关系,予以补益。

②注意虚实真假,《景岳全书》曾说:"至虚之病,反见盛势;大实之病,反有羸状。"前者是指真虚假实,若误用攻伐之剂,则虚者更虚;后者是指真实假虚,若误用补益之剂,则实者更实。

③要注意脾胃功能,补益药易于壅中滞气,如脾胃功能较差,可适当加入理气醒脾之品,以资运化,使之补而不滞。

④注意煎服法,补益药宜慢火久煎,务使药力尽出;服药时间以空腹或饭前为佳,若急证则不受此限。

二 四君子汤

1.组成

人参、白术、茯苓、炙甘草。

2.用法

水煎服。

3.功用

益气健脾。

4.主治

脾胃气虚证。面色萎白,语声低微,气短乏力,食少便溏,舌淡苔白,脉虚缓。

5.方义

①人参为君,甘温益气,健脾养胃。

②臣以苦温之白术,健脾燥湿,加强益气助运之力。

③佐以甘淡茯苓,健脾渗湿,苓、术相配,则健脾祛湿之功益著。

④使以炙甘草,益气和中,调和诸药。

⑤四药配伍,共奏益气健脾之功。

6.加减应用

若呕吐,加半夏以降逆止呕;胸膈痞满,加枳壳、陈皮行气宽胸;心悸失眠者,加酸枣仁以宁心安神;兼畏寒肢冷、脘腹疼痛者,加干姜、附子以温中祛寒。

(1)六君子汤(201736)

即四君子汤加陈皮、半夏、大枣、生姜。功用:益气

健脾,燥湿化痰。主治:脾胃气虚兼痰湿证。

(2)香砂六君子汤《古今名医方论》

四君子汤加陈皮、半夏、砂仁、木香、生姜。功用:益气健脾,行气化痰。主治:脾胃气虚,痰阻气滞证。

(3)香砂六君子汤《医方集解》

即四君子汤加香附、砂仁、陈皮、半夏。功用:健脾和胃,理气止痛。主治:脾胃虚寒,寒湿滞于中焦。(2006048)

7.趣味方歌

四君白老夫人——四君白老茯人。

8.正式方歌

四君子汤中和义,人参苓术甘草比,益气健脾基础剂,脾胃气虚治相宜。

◎提示▶▶▶四君子汤为基本方剂。其组成为"参苓术草"。要注意其加减变化,六君子汤为四君子汤加陈皮、半夏、大枣、生姜。香砂六君子汤有两种组成:《医方集解》为四君子汤加香附、砂仁、陈皮、半夏。《古今名医方论》:四君子汤加陈皮、半夏、砂仁、木香。

三 参苓白术散

1.组成

莲子肉、薏苡仁、缩砂仁、桔梗、白扁豆、白茯苓、人参、甘草、白术、山药、大枣。

2.用法

上为细末。每服二钱(6g),枣汤调下。

3.功用

益气健脾,渗湿止泻。

4.主治

脾虚湿盛证。饮食不化,胸脘痞闷,肠鸣泄泻,四肢乏力,形体消瘦,面色萎黄,舌淡苔白腻,脉虚缓。

5.方义

①人参、白术、茯苓益气健脾渗湿为君。

②山药、莲子肉助君药以健脾益气,兼能止泻;并用白扁豆、薏苡仁助白术、茯苓以健脾渗湿,均为臣药。

③砂仁醒脾和胃,行气化湿,是为佐药。桔梗宣肺利气,通调水道,又能载药上行,培土生金;(1995151、2004085、2014099)炒甘草健脾和中,调和诸药,共为佐使。

真题【2014.99】

用参苓白术散治疗肺虚,久咳,所体现的治法是

A.扶土抑木　　　　B.培土生金
C.滋水涵木　　　　D.补火暖土

【答案】B

真题【2014.100】

用痛泻要方治疗腹痛泄泻,所体现的治法是

A.扶土抑木　　　　B.培土生金
C.滋水涵木　　　　D.补火暖土

【答案】A

④综观全方,补中气,渗湿浊,行气滞,使脾气健运,湿邪得去,则诸症自除。

6.加减应用

本方是在四君子汤基础上加山药、莲子、白扁豆、薏苡仁、砂仁、桔梗而成。

7.趣味方歌

四君山药扁莲子,薏仁梗大缩。

8.正式方歌

参苓白术扁豆陈,莲草山药砂苡仁,桔梗上浮兼保肺,枣汤调服益脾神。

◎提示▶▶▶参苓白术散是在四君子汤的基础上加"药扁桔莲砂薏仁"。四君子汤主治脾虚,参苓白术散主治脾虚湿盛。另外还要注意"砂仁"醒脾和胃,行气化湿的作用。

四 完带汤

1.组成

白术、山药、人参、白芍、车前子、苍术、甘草、陈皮、黑芥穗、柴胡。

2.用法

水煎服。

3.功用

补脾疏肝,化湿止带。

4.主治

脾虚肝郁,湿浊带下。带下色白,清稀如涕,面色㿠白,倦怠便溏,舌淡苔白,脉缓或濡弱。(2005047)

5.方义

①重用白术、山药为君,意在补脾祛湿,使脾气健运,湿浊得消;山药并有固肾止带之功。

②臣以人参补中益气,以助君药补脾之力;苍术燥湿运脾,以增祛湿化浊之力;白芍柔肝理脾,使肝木条达而脾土自强;车前子利湿清热,令湿浊从小便分利。

③佐以陈皮之理气燥湿,既可使补药补而不滞,又可行气以化湿;柴胡、芥穗之辛散,得白术则升发脾胃清阳,配白芍则疏肝解郁。使以甘草调药和中。

④诸药相配,使脾气健旺,肝气条达,清阳得升,湿浊得化,则带下自止。本方的配伍特点是寓补于散,寄消于升,培土抑木,肝脾同治。

6.加减应用

若兼湿热,带下兼黄色者,加黄柏、龙胆草以清热燥湿;兼有寒湿,小腹疼痛者,加炮姜、盐茴香以温中散寒;腰膝酸软者,加杜仲、续断以补益肝肾;日久病滑脱者,加龙骨、牡蛎以固涩止带。

7. 趣味方歌

白人苍山批草药糊疖子——术人苍山皮草药胡芥子。

8. 正式方歌

完带汤中二术陈,人参甘草车前仁,柴芍淮山黑芥穗,化湿止带此方神。

◎提示▶▶▶完带汤重用白术、山药为君,主治脾虚肝郁,湿浊带下。另外还要注意其柴胡、黑芥穗在本方中的功用。

五 补中益气汤

1. 组成

黄芪、炙甘草、人参、当归、橘皮、升麻、柴胡、白术。(2005133)

2. 用法

水煎服。

3. 功用

补中益气,升阳举陷。

4. 主治

①脾虚气陷证。饮食减少,体倦肢软,少气懒言,面色萎黄,大便稀溏,舌淡脉虚;以及脱肛、子宫脱垂,久泻久痢,崩漏等。

②气虚发热证。身热自汗,渴喜热饮,气短乏力,舌淡,脉虚大无力。(2012158)

5. 方义

①重用黄芪,味甘微温,入脾、肺经,补中益气。升阳固表。为君药。

②人参、炙甘草、白术补气健脾为臣,与黄芪合用,以增强其补益中气之功。

③血为气之母,气虚时久,营血亦亏,故用当归养血和营,协人参、黄芪以补气养血;(2001148)陈皮理气和胃,使诸药补而不滞,共为佐药。并以少量升麻、柴胡升阳举陷,协助君药以升提下陷之中气,《本草纲目》谓:"升麻引阳明清气上升,柴胡引少阳清气上行,此乃禀赋虚弱,元气虚馁,及劳役饥饱,生冷内伤,脾胃引经最要药也",共为佐使。炙甘草调和诸药,亦为使药。

④诸药合用,使气虚得补,气陷得升则诸症自愈。气虚发热者,亦借甘温益气而除之(1997055)。

6. 加减应用

(1)升阳益胃汤(《内外伤辨惑论》)

黄芪、半夏、人参、炙甘草、独活、防风、白芍药、羌活、橘皮、茯苓、柴胡、泽泻、白术、黄连。功用:益气升阳,清热除湿。主治:脾胃气虚,湿郁生热证。

(2)升陷汤(《医学衷中参西录》)

生黄芪、知母、柴胡、桔梗、升麻。功用:益气升陷。

主治:大气下陷证。

7. 趣味方歌

麻人赶猪,虎皮当旗——麻人甘术胡皮当芪。

◎提示▶▶▶补中益气汤除了记住其组成、功用等外,要注意本方为甘温除热的代表方。

8. 正式方歌

补中益气芪参术,炙草升柴归陈助,清阳下陷能升举,气虚发热甘温除。

六 玉屏风散

1. 组成

防风、黄芪、白术。(2005133)

2. 用法

大枣煎汤送服。

3. 功用

益气固表止汗。

4. 主治

表虚自汗。汗出恶风,面色㿠白,舌淡苔薄白,脉浮虚。亦治虚人腠理不固,易感风邪。

5. 方义

①黄芪甘温,内可大补脾肺之气,外可固表止汗,为君药。

②白术健脾益气,助黄芪以加强益气固表之力,为臣药。两药合用,使气旺表实,则汗不外泄,外邪亦难内侵。

③佐以防风走表而散风御邪,黄芪得防风,则固表而不留邪;防风得黄芪,则祛风而不伤正。对于表虚自汗,或体虚易于感冒者,用之有益气固表,扶正祛邪之功。

④方名玉屏风者,言其功用有似御风屏障,而又珍贵如玉之意。本方配伍特点是以补气固表药为主,配合小量祛风解表之品,使补中寓散。

6. 加减应用

自汗较重者,可加浮小麦、煅牡蛎、麻黄根,以加强固表止汗之效。

7. 趣味方歌

玉屏风骑白猪——玉屏风芪白术。

8. 正式方歌

玉屏组合少而精,芪术防风鼎足形,表虚汗多易感冒,固卫敛汗效特灵。

七 生脉散

1. 组成

人参、麦门冬、五味子。

2.用法

长流水煎,不拘时服。

3.功用

益气生津,敛阴止汗。(2002148)

4.主治

①温热、暑热,耗气伤阴证。**汗多神疲,体倦乏力,气短懒言,咽干口渴**,舌干红少苔,脉虚数。

②久咳伤肺,气阴两虚证。干咳少痰,短气自汗,口干舌燥,脉虚细。(1998054、2004044)

5.方义

①人参甘温,益元气,补肺气,生津液,是为君药。

②麦门冬甘寒养阴清热,润肺生津,用以为臣。

③人参、麦冬合用,则益气养阴之功益彰。五味子酸温,敛肺止汗,生津止渴,为佐药。

④三药合用,一补一润一敛,益气养阴,生津止渴,敛阴止汗,使气复津生,汗止阴存,气充脉复,故名"生脉"。《医方集解》说:"人有将死脉绝者,服此能复生之,其功甚大。"至于久咳肺伤,气阴两虚证,取其益气养阴,敛肺止咳,令气阴两复,肺润津生,诸症可平。

6.加减应用

方中人参性味甘温,若属阴虚有热者,可用西洋参代替;病情危重者全方用量宜加重。

7.趣味方歌

生脉为人脉——生脉味人麦。

8.正式方歌

生脉麦味与人参,保肺清心治暑淫,气少汗多兼口渴,病危脉绝急煎斟。

◎提示▶▶▶要注意三味药一补一润一敛的作用。

八 四物汤

1.组成

当归、川芎、白芍、熟干地黄。

2.用法

水煎服。

3.功用

补血调血。

4.主治

营血虚滞证。头晕目眩,心悸失眠,面色无华,妇人月经不调,量少或经闭不行,脐腹作痛,甚或瘕块硬结,舌淡,口唇、爪甲色淡,脉细弦或细涩。

5.方义

①熟地黄甘温味厚质润,入肝、肾经,长于滋养阴血,补肾填精,为补血要药,故为君药。

②当归甘辛温,归肝、心、脾经,为补血良药,兼具

活血作用,且为养血调经要药,用为臣药。

③佐以白芍养血益阴;川芎活血行气。四药配伍,共奏补血调血之功。

④本方的配伍特点是以熟地黄、白芍阴柔补血之品(血中血药)与辛香之当归、川芎(血中气药)相配,动静相宜,补血而不滞血,行血而不伤血,温而不燥,滋而不腻,成为补血调血之良方。

6.加减应用

(1)桃红四物汤(《医垒元戎》,录自《玉机微义》)

原名"加味四物汤":即四物汤加桃仁、红花,水煎服。功用:养血活血。主治:血虚兼血瘀证。

(2)胶艾汤(又名芎归胶艾汤《金匮要略》)

川芎、阿胶、甘草、艾叶、当归、芍药、干地黄,清酒合煮。功用:养血止血,调经安胎。主治:妇人冲任虚损,血虚有寒证。(2004103、2004104)

(3)圣愈汤(《医宗金鉴》)

熟地黄、白芍、川芎、人参、当归、黄芪,水煎服。功用:补气,补血,摄血。主治:气血虚弱,气不摄血证。(2008056)

7.趣味方歌

当地传说四物汤,补血调血基本方——当地川芎四物汤,补血调血基本方。

8.正式方歌

四物熟地归芍芎,补血调血此方宗,营血虚滞诸多证,加减运用贵变通。

◎提示▶▶▶四物汤的使用注意为:对于阴虚发热,以及血崩气脱之证,则非所宜。四物汤的组成为"地芍归芎四物汤",要记住其功用、主治,还要注意其加减。

九 归脾汤

1.组成

白术、当归、茯神、炒黄芪、远志、龙眼肉、炒酸枣仁、人参、木香、炙甘草、生姜、大枣。(2010154、2016100)

真题【2016.100】

温脾汤与归脾汤的组成中均含有的药物是

A.附子　　　B.茯苓　　　C.神曲　　　D.人参

【答案】D

2.用法

加生姜、大枣,水煎服。

3.功用

益气补血,健脾养心。(1994146、2011048、2015102)

真题【2015.102】

健脾丸与归脾汤均具有的功用是

A.温阳健脾　　　　　　B.益气健脾

C. 健脾止泻　　　　　　D. 温阳止血

【答案】B

4. 主治(1991037)

①心脾气血两虚证。心悸怔忡,健忘失眠,盗汗,体倦食少,面色萎黄,舌淡,苔薄白,脉细弱。(2013068)

②脾不统血证。便血,皮下紫癜,妇女崩漏,月经超前,量多色淡,或淋漓不止,舌淡,脉细弱。(2010157、2005135)

5. 方义

①参、芪、术、草大队甘温之品补脾益气以生血,使气旺而血生;当归、龙眼肉甘温补血养心;茯苓(多用茯神)、酸枣仁、远志宁心安神;木香辛香而散,理气醒脾,与大量益气健脾药配伍,复中焦运化之功,又能防大量益气补血药滋腻碍胃,使补而不滞,滋而不腻;用法中姜、枣调和脾胃,以资化源。全方共奏益气补血、健脾养心之功,为治疗思虑过度,劳伤心脾,气血两虚之良方。

②配伍特点:一是心脾同治,重点在脾,使脾旺则气血生化有源,方名归脾,意在于此;二是气血并补,但重在补气,意即气为血之帅,气旺血自生,血足则心有所养;三是补气养血药中佐以木香理气醒脾,补而不滞。

6. 加减应用

崩漏下血偏寒者,可加艾叶炭、炮姜炭,以温经止血;偏热者,加生地黄炭、阿胶珠、棕榈炭,以清热止血。

7. 趣味方歌

四君归期早,远知龙眼香——四君归芪枣,远志龙眼香。

8. 正式方歌

归脾汤用术参芪,归草茯神远志齐,酸枣木香龙眼肉,煎加姜枣益心脾。

十 当归补血汤

1. 组成

黄芪、当归。(1995113)

2. 用法

以水二盏,煎至一盏,去滓,空腹时温服。

3. 功用

补气生血。

4. 主治

血虚阳浮发热证。肌热面赤,烦渴欲饮,脉洪大而虚,重按无力。亦治妇人经期、产后血虚发热头痛;或疮疡溃后,久不愈合者。(2000150、2008159、201654)

真题【2016.54】

患者大失血后,肌热面赤,烦渴欲饮,舌质淡,脉大无力,治宜选用

A. 白虎加人参汤　　　　B. 归脾汤

C. 四物汤　　　　　　　D. 当归补血汤

【答案】D

5. 方义

①重用黄芪,其用量五倍于当归,(2006097)其义有二:本方证为阴血亏虚,以致阳气欲浮越散亡,此时,恐一时滋阴补血固里不及,阳气外亡,故重用黄芪补气而专固肌表,即"有形之血不能速生,无形之气所当急固"之理,此其一;有形之血生于无形之气,故用黄芪大补脾肺之气,以资化源,使气旺血生,此其二。(1997147、201797)

②配以少量当归养血和营,则浮阳秘敛,阳生阴长,气旺血生,而虚热自退。

③至于妇人经期、产后血虚发热头痛,取其益气养血而退热。疮疡溃后,久不愈合,用本方补气养血,扶正托毒,有利于生肌收口。

④《内外伤辨惑论》说:"血虚发热,证象白虎。"故本方应与白虎汤加以区别。白虎汤证是由于外感,热盛于内,病情属实;当归补血汤证由于内伤,为血虚气弱,病情属虚。因此,白虎汤证大渴而喜冷饮,身大热而大汗出,脉洪大而有力;当归补血汤证口渴则喜温饮,身虽热而无汗,脉大而虚,重按无力。所以《内外伤辨惑论》强调:"惟脉不长实,有辨耳,误服白虎汤必死。"

真题【2017.97】

当归补血汤的君药是

A. 当归　　　　　　　　B. 黄芪

C. 川芎　　　　　　　　D. 桃仁

【答案】B

6. 趣味方歌

当归补血主黄芪,补气生血五一配。

7. 正式方歌

当归补血君黄芪,芪归用量五比一,补气生血代表剂,血虚发热此方宜。

◎提示▶▶▶注意当归补血汤的主治,以及主治中脉象为脉洪大而虚,重按无力,此为血虚气弱,阳气浮越之象,是血虚发热的辨证关键。

十一 内补黄芪汤

1. 组成

黄芪、麦门冬、熟地黄、人参、茯苓、炙甘草、白芍药、远志、川芎、官桂、当归。

2. 用法

作一剂,水一锺,姜三片,枣一枚,煎八分,食远服。

3.功用

补益气血,养阴生肌。

4.主治

痈疽溃后,气血皆虚。溃处作痛,倦怠懒言,神疲,寐少,自汗口干,间或发热经久不退,脉细弱,舌淡苔薄。

5.配伍特点

①本方所治诸证,皆由气血两亏所致。故仿十全大补汤为本方组成方法,意在气血双补,阴阳并调,如用四君子汤去白术以补气补脾;四物汤养血补肝;黄芪、肉桂益气助阳,可收阳生阴长之效;麦冬养心除烦,护阴以配阳;远志宁心安神,用在本方的另一作用是"长肌肉……治一切痈疽"(《本草纲目》)。诸药配合,共使气血充盛,促其腐祛肌生,疮口收敛。

②本方在《医宗金鉴》对使用的加减:"如痛者,加乳香、没药以定痛;硬者,加穿山甲、皂刺以消硬也"。

6.正式方歌

内补黄芪地芍冬,参苓远志加川芎,当归甘草官桂并,补益托疹效力彰。

十二 炙甘草汤

1.组成

炙甘草、生姜、桂枝、人参、生地黄、阿胶、麦门冬、麻仁、大枣、清酒。(1991031、1993045、2000144)

2.用法

水煎服,阿胶烊化,冲服。

3.功用

滋阴养血,益气温阳,复脉定悸。(2010050)

真题【2015.152】

炙甘草汤具有的治疗作用有

A.滋心阴　　　　　B.养心血
C.益心气　　　　　D.温心阳

【答案】ABCD

4.主治

①阴血阳气虚弱,心脉失养证。脉结代,心动悸,虚羸少气,舌光少苔,或质干而瘦小者。
②虚劳肺痿。干咳无痰,或咳吐涎沫,量少,形瘦短气,虚烦不眠,自汗盗汗,咽干舌燥,大便干结,脉虚数。(2014104、201732)

真题【2017.32】

主治气虚血弱"脉结代、心动悸",又可用治虚劳肺痿的方剂是

A.生脉散　　　　　B.炙甘草汤
C.归脾汤　　　　　D.麦门冬汤

【答案】B

5.方义

①本方是《伤寒论》治疗心动悸、脉结代的名方。其证是由伤寒汗、吐、下或失血后,或杂病阴血不足,阳气不振所致。

②方中重用生地黄滋阴养血为君,《名医别录》谓地黄"补五脏内伤不足,通血脉,益气力"。

③炙甘草、人参、大枣益心气,补脾气,以资气血生化之源;阿胶、麦冬、麻仁滋心阴,养心血,充血脉,共为臣药。

④佐以桂枝、生姜辛行温通,温心阳,通血脉,诸厚味滋腻之品得姜、桂则滋而不腻。用法中加清酒煎服,以清酒辛热,可温通血脉,以行药力,是为使药。

⑤虚劳肺痿属气阴两伤者,使用本方,是用其益气滋阴而补肺,但对阴伤肺燥较甚者,方中姜、桂、酒减少用量或不用,因为温药毕竟有耗伤阴液之弊,故应慎用。

6.加减应用

方中可加酸枣仁、柏子仁以增强养心安神定悸之力,或加龙齿、磁石重镇安神;偏于心气不足者,重用炙甘草、人参;偏于阴血虚者重用生地黄、麦门冬;心阳偏虚者,易桂枝为肉桂,加附子以增强温心阳之力;阴虚而内热较盛者,易人参为南沙参,并减去桂、姜、枣、酒,酌加知母、黄柏,则滋阴液降虚火之力更强。

7.趣味方歌

阿妈卖地,贵大人干生气,气得脉结代来心动悸——阿麻麦地,桂大人甘生气,气得脉结代来心动悸。

8.正式方歌

炙甘草汤参姜桂,麦冬生地火麻仁,大枣阿胶加酒服,虚劳肺痿效如神。

◎提示▶▶▶炙甘草汤为重点方剂,除了其组成、功用、主治要记住外,还要注意其用法中"清酒"的作用。另外,炙甘草汤中"桂枝"的作用为通阳复脉。

十三 六味地黄丸

1.组成

熟地黄、山萸肉、干山药、泽泻、牡丹皮、茯苓。(2008153)

2.用法

水煎服。

3.功用

填精滋阴补肾。

4.主治

肝肾阴虚证。腰膝酸软,头晕目眩,耳鸣耳聋,盗汗,遗精,消渴,骨蒸潮热,手足心热,口燥咽干,牙齿动摇,足跟作痛,小便淋沥,以及小儿囟门不合,舌红少苔,脉沉细数。

5. 方义

①重用熟地黄滋阴补肾,填精益髓,为君药。山茱萸补养肝肾,并能涩精,取"肝肾同源"之意;山药补益脾阴,亦能固肾,共为臣药。三药配合,肾肝脾三阴并补,是为"三补",但熟地黄用量是山萸肉与山药之和,故仍以补肾为主。

②泽泻利湿而泄肾浊,并能减熟地黄之滋腻;茯苓淡渗脾湿,并助山药之健运,与泽泻共泻肾浊,助真阴得复其位;丹皮清泄虚热,并制山萸肉之温涩。三药称为"三泻",均为佐药。

③六味合用,三补三泻,其中补药用量重于"泻药",是以补为主;肝、脾、肾三阴并补,以补肾阴为主,这是本方的配伍特点。

6. 加减应用

若虚火明显者,加知母、玄参、黄柏等以加强清热降火之功;兼脾虚气滞者,加白术、砂仁、陈皮等以健脾和胃。

(1)知柏地黄丸

又名六味地黄丸加黄柏知母方。即六味地黄丸加知母盐炒黄柏盐炒。功用:滋阴降火。主治:肝肾阴虚,虚火上炎证。

(2)杞菊地黄丸

六味地黄丸加枸杞子菊花。功用:滋肾养肝明目。主治:肝肾阴虚证。

(3)麦味地黄丸

六味地黄丸加麦冬五味子。功用:滋补肺肾。主治:肺肾阴虚证。

(4)都气丸

六味地黄丸加五味子。功用:滋肾纳气。主治:肺肾两虚证。

以上四方均由六味地黄丸加味而成,皆具滋阴补肾之功。其中知柏地黄丸偏于滋阴降火,适用于阴虚火旺、骨蒸潮热、遗精盗汗之证;杞菊地黄丸偏于养肝明目,适用于肝肾阴虚、两目昏花、视物模糊之证;麦味地黄丸偏于滋肾敛肺,适用于肺肾阴虚之喘嗽;都气丸偏于滋肾纳气,适用于肾虚喘逆。

7. 趣味方歌

地八山山四,丹泽茯苓三。(数字均指剂量。)

8. 正式方歌

六味地黄山药萸,泽泻苓丹"三泻"侣,
三阴并补重滋肾,肾阴不足效可居。
滋阴降火知柏需,养肝明目加杞菊,
都气五味纳肾气,滋补肺肾麦味续。

十四 一贯煎

1. 组成

北沙参、麦冬、当归身、生地黄、枸杞子、川楝子。

(1992043、1998043)

2. 用法

水煎服。

3. 功用

滋阴疏肝。

4. 主治

肝肾阴虚,肝气郁滞证。胸脘胁痛,吞酸吐苦,咽干口燥,舌红少津,脉细弱或虚弦。亦治疝气瘕聚。(2005048)

5. 方义

①重用生地黄滋阴养血,补益肝肾为君,内寓滋水涵木之意。(1999091、2004085)

②当归、枸杞养血滋阴柔肝;北沙参、麦冬滋养肺胃,养阴生津,意在佐金平木,扶土制木,四药共为臣药。(201450)

③少佐一味辛凉之川楝子疏肝泄热,理气止痛,顺其条达之性,而无劫阴之弊。

真题【2014.50】

一贯煎中配伍当归的主要用意是

A. 养血润肠　　　　B. 养血补肝
C. 活血止痛　　　　D. 活血调经

【答案】B

④佐以少量川楝子,疏肝泄热,理气止痛,复其条达之性。该药性虽苦寒,但与大量甘寒滋阴养血药相配伍,则无苦燥伤阴之弊。诸药合用,使肝体得养,肝气得舒,则诸症可解。(2001147)

⑤配伍特点:在大队滋阴养血药中,少佐一味川楝子疏肝理气,补肝与疏肝相结合,以补为主,使肝体得养,而无滋腻碍胃遏滞气机之虞,且无伤及阴血之弊。全方组方严谨,配伍得当,照顾到"肝体阴而用阳"的生理特点,诚为滋阴疏肝之名方。

6. 加减应用

若大便秘结,加瓜蒌仁;有虚热或汗多,加地骨皮;痰多,加川贝母;舌红而干,阴亏过甚,加石斛;胁胀痛,按之硬,加鳖甲;烦热而渴,加知母、石膏;腹痛,加芍药、甘草;两足痿软,加牛膝、薏仁;不寐,加酸枣仁;口苦燥,少加黄连。

7. 趣味方歌

一贯杀狗当地零卖——一贯沙当地楝麦。

8. 正式方歌

一贯煎中生地黄,沙参归杞麦冬藏,少佐川楝泄肝气,阴虚胁痛此方良。

十五 肾气丸

1. 组成

干地黄、山药、山茱萸、泽泻、茯苓、牡丹皮、茯苓、

桂枝、附子（炮）。（2007171、2008153、2013153、201894）

真题【2018.94】

肾气丸组成中含有的药物

A. 桂枝，制附子　　　　B. 肉桂，制附子

C. 桂枝，生附子　　　　D. 肉桂，生附子

【答案】A

2. 用法

作蜜丸服。

3. 功用

补肾助阳。

4. 主治

肾阳不足证。腰痛脚软，身半以下常有冷感，少腹拘急，小便不利，或小便反多，入夜尤甚，阳痿早泄，舌淡而胖，脉虚弱，尺部沉细，以及痰饮，水肿，消渴，脚气，转胞等。

5. 方义

①本方证病症虽多，病机均为肾阳亏虚，所以异病同治，治宜补肾助阳为法，即王冰所谓："益火之源，以消阴翳"之理。

②附子大辛大热，为温阳诸药之首；桂枝辛甘而温，乃温通阳气要药，二药相合，补肾阳之虚，助气化之复，共为君药。

③重用干地黄滋阴补肾；配伍山茱萸、山药补肝脾而益精血，共为臣药。君臣相伍，补肾填精，温肾助阳，不仅可籍阴中求阳而增补阳之力，而且阳药得阴药之柔润则温而不燥，阴药得阳药之温通则滋而不腻，二者相得益彰。

④佐以茯苓健脾益肾，泽泻、丹皮降相火而制虚阳浮动，且茯苓、泽泻均有渗湿泄浊、通调水道之功。

⑤方中补阳之品药少量轻而滋阴之品药多量重，可见其立方之旨，并非峻补元阳，乃在微微生火，鼓舞肾气，即取"少火生气"之义。正如柯琴所云："此肾气丸纳桂、附于滋阴剂中十倍之一，意不在补火，而在微微生火，即生肾气也"（《医宗金鉴·删补名医方论》）。再以泽泻、茯苓利水渗湿，配桂枝又善温化痰饮；丹皮苦辛而寒，擅入血分，合桂枝则可调血分之滞，三药寓泻于补，俾邪去而补药得力，为制诸阴药可能助湿碍邪之虞。

⑥配伍特点有二：一是补阳之中配伍滋阴之品，阴中求阳，使阳有所化；二是少量补阳药与大队滋阴药为伍，旨在微微生火，少火生气。由于本方功用主要在于温补肾气，且作丸内服，故名"肾气丸"。

6. 加减应用

方中干地黄，现多用熟地黄；桂枝改用肉桂，如此效果更好；若夜尿多者，宜肾气丸加五味子；小便数多，

色白体羸，为真阳亏虚，宜加补骨脂、鹿茸等，加强温阳之力；若用于阳痿，证属命门火衰者，酌加淫羊藿、补骨脂、巴戟天等以助壮阳起痿之力。

（1）加味肾气丸

附子（炮）、白茯苓、泽泻、山茱萸、山药炒、车前子酒蒸、牡丹皮、官桂、川牛膝酒浸、熟地黄。功用：温肾化气，利水消肿。主治：肾（阳）虚水肿。

（2）十补丸

附子（炮）、五味子、山茱萸取肉、山药、丹皮、鹿茸、熟地黄、肉桂、白茯苓、泽泻。功用：补肾阳，益精血。主治：肾阳虚损，精血不足证。

7. 趣味方歌

肾气六位家富贵——肾气六味加附桂。

8. 正式方歌

肾气丸主肾阳虚，干地山药及山萸，少量桂附泽苓丹，水中生火在温煦。

十六 地黄饮子

1. 组成

熟干地黄、巴戟天、山茱萸、石斛、肉苁蓉、炮附子、五味子、官桂、白茯苓、麦门冬、菖蒲、远志、生姜、大枣、薄荷。（2007171）

2. 用法

水煎服。

3. 功用

滋肾阴，补肾阳，开窍化痰。

4. 主治

下元虚衰，痰浊上泛之喑痱证。舌强不能言，足废不能用，口干不欲饮，足冷面赤，脉沉细弱。（1994054、1995148、1996150、201455）

真题【2014.55】

舌强不能语，足废不能用，口干不能饮，足冷面赤，脉沉细数者，治宜选用

A. 地黄饮子　　　　B. 大秦艽汤

C. 消风散　　　　　D. 虎潜丸

【答案】A

5. 方义

①"喑痱"是由于下元虚衰，阴阳两亏，虚阳上浮，痰浊随之上泛，堵塞窍道所致。"喑"是指舌强不能言语，"痱"是指足废不能行走。

②熟地黄、山茱萸滋补肾阴，肉苁蓉、巴戟天温壮肾阳，四味共为君药。

③配伍附子、肉桂之辛热，以助温养下元，摄纳浮阳，引火归原；石斛、麦冬、五味子滋养肺肾，金水相生，壮水以济火，均为臣药。

④石菖蒲与远志、茯苓合用，是开窍化痰，交通心肾的常用组合，是为佐药。薄荷轻清疏散，姜、枣和中调药，功兼佐使。(2004137)

⑤标本兼治，阴阳并补，滋阴药与温阳药的药味及用量相当，补阴与补阳并重，上下同治，而以治本治下为主。诸药合用，使下元得以补养，浮阳得以摄纳，水火既济，痰化窍开则"喑痱"可愈。

6.加减应用

本方原名地黄饮，《黄帝素问宣明论方》在原方基础上加少许薄荷，名"地黄饮子"，薄荷疏郁而轻清上行，清利咽喉窍道，对痰阻窍道更为适合。若属痱而无喑者，减去石菖蒲、远志等宣通开窍之品；喑痱以阴虚为主，痰火偏盛者，去附、桂，酌加川贝母、竹沥、胆南星、天竺黄等以清化痰热；兼有气虚者，酌加黄芪、人参以益气。

7.趣味方歌

贵妇从远东赴沪地，将尝大巴鱼何味——桂附苁远冬茯斛地，姜菖大巴茱荷味。

8.正式方歌

地黄饮萸麦味斛，苁戟附桂阴阳补，化痰开窍菖远茯，加薄姜枣喑痱服。

十七 人参蛤蚧散

1.组成

蛤蚧、苦杏仁、炙甘草、人参、云苓、川贝、桑白皮、知母。

2.功用

益气清肺，止咳定喘。

3.主治

久咳气喘，痰稠色黄，或咳吐脓血，胸中烦热，身体日渐消瘦，或面目浮肿，脉浮虚，或日久成为肺痨。

4.配伍特点

本方证由于久咳不愈，肺气上逆则现喘促，胸膈胀满。若肺虚日久，子病及母，则影响脾不运湿，聚液成痰，湿痰郁而化热，久咳伤及血络，可出现痰中带血。肺气不利，不能通调水道，则颜面浮肿。肺气虚，寸口当虚浮，舌质青紫，苔薄白或薄黄，迁延日久，形体消瘦，可导致肺痿。病位在于肺、脾，属虚，兼见有痰热。方中蛤蚧一对，在于补肺肾，纳气止咳定喘；人参大补元气，益肺脾；云苓健脾渗湿；北杏、桑白皮降肺热、止咳定喘；川贝、知母清热化痰、润肺；炙甘草补中益气，调和诸药。全方相辅为用，共收补肺益脾、滋肾纳气、定喘止咳之效。本方以久咳肺虚、证型偏热者为宜，若因外邪干扰而引起的咳喘，非本方所宜。

5.加减方

①若无阴虚内热，去知母，桑白皮减量。

②咳吐脓血或痰中带血者，加白茅根、田七。

③属于阴虚火旺者，加入麦冬。

6.正式方歌

人参蛤蚧作散服，杏苓桑皮草二母，肺肾气虚蕴痰热，咳喘痰血一并除。

十八 八珍汤

1.组成

人参、白术、白茯苓、当归、川芎、白芍药、熟地黄、甘草、生姜、大枣。

2.功用

补益气血。

3.主治

气血两虚证。面色苍白或萎黄，头晕目眩，四肢倦怠，气短懒言，心悸怔忡，饮食减少，舌淡苔薄白，脉细弱或虚大无力。

4.配伍特点

本方所治气血两虚证多由久病失治，或病后失调，或失血过多而致，病在心、脾、肝三脏。心主血，肝藏血，心肝血虚，故见面色苍白、头晕目眩、心悸怔忡、舌淡脉细。脾主运化而化生气血，脾气虚，故面黄肢倦、气短懒言、饮食减少、脉虚无力。治宜益气与养血并重。本方为四君子汤与四物汤合方而成，气血同补。

①方中人参与熟地黄相配，益气养血，共为君药，人参甘温，大补五脏元气，补气生血，熟地黄补血滋阴。

②臣以白术补气健脾，当归补血和血。

③佐用茯苓健脾养心；芍药养血敛阴；川芎活血行气，以使补而不滞。

④炙甘草益气和中，煎加姜枣，调和脾胃，以助气血生化，共为佐使。

全方八药，实为四君子汤和四物汤的复方。用法中加入姜、枣为引，调和脾胃，以资生化气血，亦为佐使之用。诸药相合，共成益气补血之效。

5.加减方

临证时，当视气血虚损程度，相应调配君药与用量。若以血虚为主，眩晕心悸明显者，可加大地、芍用量。以气虚为主，气短乏力明显者，可加大参、术用量。兼见不寐者，可加酸枣仁、五味子。

6.正式方歌

气血双补八珍汤，四君四物合成方，煎加姜枣调营卫，气血亏虚服之康。

十九 人参养荣汤

1.组成

黄芪、当归、桂心、甘草（炙）、橘皮、白术、人参、白芍、熟地黄、五味子、茯苓、远志。

2. 功用

益气补血，养心安神。

3. 主治

心脾气血两虚证。倦怠无力，食少无味，惊悸健忘，夜寐不安，虚热自汗，咽干唇燥，形体消瘦，皮肤干枯，咳嗽气短，动则喘甚。或疮疡溃后气血不足，寒热不退，疮口久不收敛。

4. 配伍特点

本方由八珍汤加减而来，全方肺、脾、心三脏并补，气、血、神同养，既有益气生血之功，又有宁心安神之力，为其配伍特点。

5. 正式方歌

桂芪加入八珍煎，大补功宏号十全，再益志陈五味子，去芎辛窜养荣专。

二十 泰山磐石散

1. 组成

人参、黄芪、当归、川续断、黄芩、白术、川芎、芍药、熟地黄、砂仁、炙甘草、糯米。(201448)

2. 功用

益气健脾，养血安胎。

3. 主治

气血虚弱所致堕胎，滑胎。胎动不安或屡有堕胎宿患，面色淡白，倦怠乏力，不思饮食，舌质淡，苔薄白，脉滑无力，或沉弱。

4. 方义

①人参、黄芪、白术、炙草以补脾益气；当归、熟地黄、芍药、续断补益肝肾，养血和血。其中白术与黄芩相配，具有健脾清热以安胎之功。少用砂仁，取其辛温而涩，既可理气和中，亦可安胎。川芎配在补血、养血药中，是调和血中之气。糯米甘平养脾胃而固胎元。诸药配伍，共收益气健脾，补养肝肾而安胎元之功。

②本方系十全大补汤减肉桂、茯苓、加续断、黄芩、砂仁、糯米而成。减去肉桂，是防其辛热能助阳动火而致因热动胎。减去茯苓，因其淡渗易使津液下行外泄，对养胎不利。

③本方在原书加减有："觉有热者，倍黄芩，少用砂仁；觉胃弱者，多用砂仁，少加黄芩。"

5. 趣味方歌

泰山磐石十不全，梅岭沙皇续胎安——泰山磐石十不全(十全大补去茯苓)，没苓砂黄续胎安。

6. 正式方歌

泰山磐石八珍全，去苓加芪芩断联，再益砂仁及糯米，妇人胎动可安全。

二十一 补肺阿胶汤

1. 组成

阿胶(麸炒，微捣碎，用糯米粉拌炒为胶珠)、黍黏子(即牛蒡子)、甘草炙、马兜铃、杏仁、糯米。

2. 功用

养阴补肺，镇咳止血。

3. 主治

肺虚热盛。咳嗽气喘，咽喉干燥，咳痰不多或痰中带血，脉浮细数，舌红少苔。

4. 方义

①牛蒡子以疏风热，利咽膈；马兜铃清肺热，化痰止嗽。

②苦温润降之杏仁为佐，从而肺气顺降，热邪疏散，喘咳、咽干自平。

③全方重点，固然在于补肺，但本方用治本证，不仅在于滋阴，还须与培土生金并用，因而又加糯米、甘草以滋益脾阴，与阿胶协作，则补肺之功力更大。脾肺得补，母子兼顾，共奏养阴补肺，宁嗽止血之效。

5. 趣味方歌

马牛教米草杏仁——马牛胶米草杏仁。

6. 正式方歌

补肺阿胶马兜铃，牛蒡甘草杏糯匀，肺虚火盛最宜服，降气生津咳嗽宁。

二十二 石斛夜光丸

1. 组成

石斛、人参、山药、茯苓、甘草、肉苁蓉、枸杞子、菟丝子、熟地黄、生地黄、蒺藜、青葙子、羚羊角、牛膝、麦冬、五味子、天冬、苦杏仁、防风、川芎、枳壳、黄连、菊花、决明子。

2. 功用

平肝息风，滋阴明目。

3. 主治

用于肝肾两亏，阴虚火旺，内障目暗，视物昏花。

4. 配伍特点

本方为眼科常用方。用于肝肾两亏，阴虚火旺引起的内障目暗，视物昏花。

①方中以石斛、麦冬、天冬、生地黄、熟地黄共为君药，其中麦冬、天冬滋阴润燥，养阴生津；生地黄、熟地黄补肾生精，养血滋阴，二冬合二地，金水相生，再加石斛清热生津，滋阴明目，共收生津补肾，滋阴养血之功。

②臣以肉苁蓉、菟丝子、枸杞子补益肝肾，益精明目。

③佐以人参、茯苓、山药，补脾健脾，资生气血；蒺藜、菊花、青葙子、决明子疏风散热，清肝明目；黄连、水

牛角、羚羊角凉血清热;川芎、防风、枳壳、杏仁行气活血,畅达气机;五味子酸涩暖肾,固精生津;牛膝补益肝肾,活血祛瘀,引热下行。

④使以甘草调和药性。诸药配合,共奏滋阴补肾、清肝明目之功。

5. 正式方歌

石斛夜光明目剂,二地二冬参苓齐,枸兔羚牛肉苁蓉,连菊葙防药味藜,杏苓枳膝决明草,养肝滋阴降火宜。

二十三 大补阴丸

1. 组成

熟地黄、龟板、黄柏、知母、猪脊髓。

2. 功用

滋阴降火。(1992046)

3. 主治

阴虚火旺证。骨蒸潮热,盗汗遗精,咳嗽咯血,心烦易怒,足膝疼热,舌红少苔,尺脉数而有力。(1993049、1999052、2007046、2015154)

真题【2015.154】
虎潜丸与大补阴丸均具有的治疗作用是
A. 滋补肝肾　　　　B. 潜阳敛汗
C. 清降虚火　　　　D. 强壮筋骨
【答案】AC

4. 方义

①本方以滋阴降火为法,以"阴常不足,阳常有余,宜常养其阴,阴与阳齐,则水能制火"(《医宗金鉴·删补名医方论》)为理论依据。

②重用熟地黄、龟板滋阴潜阳,壮水制火,即所谓培其本,共为君药。

③黄柏苦寒泻相火以坚阴;知母苦寒而润,上能清润肺金,下能滋清肾水,与黄柏相须为用,苦寒降火,保存阴液,平抑亢阳,即所谓清其源,均为臣药。

④应用猪脊髓、蜂蜜为丸,此乃血肉甘润之品,填精益髓,既能助熟地黄、龟板以滋阴,又能制黄柏之苦燥,俱为佐使。本证若仅滋阴则虚火难清,单清热则犹恐复萌,故须培本清源,使阴复阳潜,虚火降而诸症悉除。正如《删补名医方论》中说:"是方能骤补真阴,以制相火,较之六味功用尤捷。"

⑤配伍特点是:滋阴药与清热降火药相配,培本清源,两相兼顾。其中龟板、熟地黄用量较重,与知、柏的比例为 3:2,表明本方以滋阴培本为主,降火清源为辅。

5. 趣味方歌

黄母猪(拱)地板——黄母猪地板。

6. 正式方歌

大补阴丸知黄柏,龟板脊髓蜜丸方,咳嗽咯血骨蒸

热,阴虚火旺制亢阳。

二十四 虎潜丸

1. 组成

黄柏、龟板、知母、熟地黄、陈皮、白芍、锁阳、虎骨、干姜。

2. 功用

滋阴降火,强壮筋骨。(2015154)

3 主治

肝肾不足,阴虚内热之痿证。腰膝酸软,筋骨痿弱,腿足消瘦,步履乏力,舌红少苔,脉细弱。

4. 方义

①重用黄柏配知母以泻火清热。

②本方主治的痿证,不仅有热,并有阴血皆虚,故配用熟地黄、龟板、白芍滋阴养血,以补肝肾之阴。用虎骨强壮筋骨,锁阳温阳益精,养筋润燥,加陈皮、干姜温中健脾,理气和胃,既可防止因知、柏苦寒而败胃,又能使滋养甘润补而不滞。诸药配伍,共具滋阴降火、强壮筋骨之功。气血交流,阴阳相济,由热清而至步健。

③又一方面,加金箔以平肝,加山药以滋肾益脾,换熟地黄为生地黄以行血凉血,总未背离制方之旨,仍可酌取。

5. 正式方歌

虎潜足痿是妙方,虎骨陈皮并锁阳,龟板干姜知母芍,再加柏地作丸尝。

二十五 七宝美髯丸

1. 组成

赤白何首乌、枸杞子、菟丝子、牛膝、当归、补骨脂、赤白茯苓。

2. 功用

补益肝肾,乌发壮骨。

3. 主治

治肝肾不足证。须发早白,脱发,齿牙动摇,梦遗滑精,崩漏带下,肾虚不育,腰膝酸软。

4. 配伍特点

本证由肝肾不足所致。肝藏血,发为血之余;肾藏精,其华在发,故发之荣枯与肝肾关系最为密切。肾主骨,齿为骨之余,故齿为肾所主。肝肾亏虚,精血匮乏,不能上荣于须发、牙齿,故见须发早白、脱发、牙齿动摇;肝肾不足,筋骨不健,故腰膝酸软;肾失封藏,精关不固而梦遗滑精。治宜养肝补肾。

①方中重用赤白何首乌补肝肾,益精血,乌须发,壮筋骨,为君药。

②赤白茯苓补脾益气,宁心安神,以人乳制用,其

滋补之力尤佳,《随息居饮食谱》谓人乳能"补血、充液、填精、化气、生肌、安神、益智",而为臣药。

③佐以枸杞子、菟丝子补肝肾,益精血;当归补血养肝;牛膝补肝,肾,坚筋骨,活血脉。少佐补骨脂补肾温阳,固精止遗。

诸药相合,补肝肾,益精血,壮筋骨,乌须发,故以"美髯"名之。是方之证属肝肾不足,肾精失充。所用之药,虽无峻补阴阳之能,然兼顾肾之阴精阳气,故将此方归于类下。

本方滋阴养血与温阳固精合法,重在滋补精血;补中有行,补而不滞,久服而无偏胜之弊。

5.正式方歌

七宝美髯何首乌,菟丝牛膝茯苓俱,骨脂枸杞当归合,专益肝肾精血虚。

二十六 左归丸

1.组成

大怀熟地黄、炒山药、枸杞、山茱萸、川牛膝(酒洗蒸熟)、鹿角胶、龟板胶、菟丝子(制)。

2.功用

滋阴补肾,填精益髓。

3.主治

真阴不足证。头晕目眩,腰酸腿软,遗精滑泄,自汗盗汗,口燥舌干,舌红少苔,脉细。

4.方义

①重用熟地黄滋肾填精,大补真阴,为君药。

②山茱萸养肝滋肾,涩精敛汗;山药补脾益阴,滋肾固精;枸杞补肾益精,养肝明目;龟、鹿二胶,为血肉有情之品,峻补精髓,龟板胶偏于补阴,鹿角胶偏于补阳,在补阴之中配伍补阳药,取"阳中求阴"之义,均为臣药。

③菟丝子、川牛膝,俱为佐药。诸药合用,共奏滋阴补肾,填精益髓之效。

④左归丸是张介宾由六味地黄丸化裁而成。他认为:"补阴不利水,利水不补阴,而补阴之法不宜渗"(《景岳全书·新方八阵》),故去"三泻"(泽泻、茯苓、丹皮),加入枸杞、龟板胶、牛膝加强滋补肾阴之力;又加入鹿角胶、菟丝子温润之品补阳益阴,阳中求阴,即张介宾所谓:"善补阴者,必于阳中求阴,则阴得阳升而泉源不竭"(《景岳全书·新方八略》)之义。本方纯补无泻、阳中求阴是其配伍特点。

5.趣味方歌

鱼牛狗菟鹿归山,熟地左归蜜成丸——萸牛枸菟鹿龟山,熟地左归蜜成丸。

6.正式方歌

左归丸内山药地,萸肉枸杞与牛膝,菟丝龟鹿二胶

合,壮水之主方第一。

二十七 左归饮

1.组成

熟地黄、山药、枸杞子、炙甘草、茯苓、山茱萸。

2.功用

补益肾阴。

3.主治

真阴不足证。腰酸遗泄,盗汗,口燥咽干,口渴欲饮,舌尖红,脉细数。

4.配伍特点

①方中重用熟地黄为主,甘温滋肾以填真阴。

②辅以山茱萸,枸杞子养肝血,合主药以加强滋肾阴而养肝血之效。

③佐以茯苓、炙甘草益气健脾,山药益阴健脾滋肾。合而有滋肾养肝益脾之效。

左归饮与左归丸均为纯补之剂,同治肾阴不足之证。然左归饮皆以纯甘壮水之品滋阴填精,补力较缓,故用饮以取其急治,适宜于肾阴不足较轻之证;左归丸则在滋阴之中又配以血肉有情之味及助阳之品,补力较峻,常用于肾阴亏损较重者,意在以丸剂缓图之。

5.正式方歌

左归饮用地药萸,杞苓炙草一并齐,煎汤养阴滋肾水,既主腰酸又止遗。

二十八 右归饮

1.组成

熟地黄、山药、山茱萸、枸杞、甘草(炙)、杜仲、肉桂、制附子。

2.功用

温补肾阳,填精补血。

3.主治

肾阳不足证。气怯神疲,腰膝酸痛,手足不温,畏寒肢冷,咳喘,泄泻,脉弱;以及产妇虚火不归元而发热者。

4.配伍特点

本方用附子、肉桂温补肾阳以煦暖全身,但纯用热药势必伤阴,故取六味丸中之山药、萸肉、熟地黄以滋阴,使阳有所附,枸杞补肝肾,杜仲益肾强腰脊,炙甘草补中和肾,合成甘温壮阳之剂。

5.正式方歌

右归饮用地药萸,附桂仲草与枸杞,气虚大加参和术,肾阳虚衰服之愈。

二十九 右归丸

1.组成

熟地黄、山药、山茱萸、枸杞子、菟丝子、鹿角胶、杜仲、肉桂、当归、制附子。（2007171、2008152、2013154、201895）

真题 【2018.95】

右归丸组成中含有的药物

A.桂枝,制附子　　　B.肉桂,制附子

C.桂枝,生附子　　　D.肉桂,生附子

【答案】B

真题 【2013.154】

组成药物中含有当归、枸杞子的方剂

A.一贯煎　　　B.暖肝煎

C.右归丸　　　D.左归丸

【答案】ABC

2.功用

温补肾阳,填精益髓。

3.主治

肾阳不足,命门火衰证。年老或久病气衰神疲,畏寒肢冷,腰膝软弱,阳痿遗精,或阳衰无子,或饮食减少,大便不实,或小便自遗,舌淡苔白,脉沉而迟。（2013160）

真题 【2013.160】

下列各项中,可用右归丸治疗的有

A.先天禀衰,阳痿无子者

B.久病气衰神疲,畏寒肢冷者

C.火不暖土,大便不实,完谷不化者

D.肾阳不足,腰膝软弱,下肢浮肿者

【答案】ABCD

4.方义

①本方所治之证为肾阳虚弱,命门火衰所致。治宜"益火之源,以培右肾之元阳"（《景岳全书》）。

②附子、肉桂、鹿角胶培补肾中元阳,温里祛寒,为君药。

③熟地黄、山萸肉、枸杞子、山药滋阴益肾,养肝补脾,填精补髓,取"阴中求阳"之义,为臣药。

④再用菟丝子、杜仲补肝肾,强腰膝,配以当归养血和血,共补肝肾精血,为佐药。诸药合用,以温肾阳为主而阴阳兼顾,肝脾肾并补,妙在阴中求阳,使元阳得以归原,故名"右归丸"。

⑤本方系由《金匮要略》肾气丸减去"三泻"（泽泻、丹皮、茯苓）,加鹿角胶、菟丝子、杜仲、枸杞子、当归而成,增强补阳作用,不用泻法,保全补益之力,使药效专于温补。本方配伍特点:一是补阳药与补阴药相配,则"阳得阴助,生化无穷",体现了"阴中求阳"的治疗法则;二是本方纯补无泻,集温补药与滋补药于一方,则益火之源之功尤著。

5.趣味方歌

独育狗鹿兔,当地要富贵——杜萸枸鹿菟,当地药附桂。

6.正式方歌

右归丸中地附桂,山药茱萸菟丝归,杜仲鹿胶枸杞子,益火之源此方魁。

三十 龟鹿二仙胶

1.组成

鹿角、龟板、人参、枸杞子。

2.功用

填阴补精,益气壮阳。

3.主治

真元虚损,精血不足证。腰膝酸软,形体消瘦,两目昏花,发脱齿摇,阳痿遗精,久不孕育。

4.配伍特点

本方证由肾元虚损,精血阴阳不足,筋骨形体失养五脏失充所致。故见腰膝酸软,形体瘦削,两目昏花,发脱齿摇,阳痿遗精,男子精少不育,妇女经闭不孕,未老先衰等诸虚百损之症。治当阴阳并补,滋阴填精,益气养血之法。

①方中鹿角胶甘咸微温,温肾壮阳,益精养血;龟板胶甘咸而寒,填精补髓,滋阴养血,二味俱为血肉有情之品,能补肾益髓以生阴阳精血,共为君药。

②人参大补元气,与鹿、龟二胶相伍,既可补气生精以助滋阴壮阳之功,又能藉补后天脾胃以资气血生化之源;枸杞子补肾益精,养肝明目,助君药滋补肝肾精血,同为臣药。

四药合用,阴阳气血并补,先后天兼顾,药简力宏,共成填精补髓,益气壮阳之功,不仅可治真元不足,诸虚百损,亦能抗衰防老,生精种子,益寿延年。

5.鉴别

七宝美髯丹与龟鹿二仙胶均为阴阳并补,养生延衰之剂。其中龟鹿二仙胶重用血肉有情之龟板胶、鹿角胶,并配人参,属峻补精气阴阳之剂;七宝美髯丹则重用擅长益精血,乌须发的何首乌,配伍之药多滋而不腻,温而不燥,滋补之力虽不及龟鹿二仙胶,但补而不滞,为平补肝肾精血之剂。

6.正式方歌

《医便》龟鹿二仙胶,人参枸杞熬成膏,滋阴益肾填精髓,"精极"用此疗效高。

三十一 本章相关方剂的对比分析及鉴别应用

①四君子汤与理中丸比较,两方均用人参、白术、炙甘草以补益中气,仅一药之别,而功效相异。四君子

基础篇

方剂学

汤配茯苓,功用以益气健脾为主,主治脾胃气虚证;理中丸用干姜,功用以温中祛寒为主,适用于中焦虚寒证。

②玉屏风散与桂枝汤均可用治表虚自汗,然玉屏风散证之自汗,乃卫气虚弱,腠理不固所致;桂枝汤证之自汗,因外感风寒,营卫不和而致。故玉屏风散功专益气固表止汗,兼以祛风;而桂枝汤则以解肌发表,调和营卫取效。

③炙甘草汤与生脉散均有补肺气,养肺阴之功,可治疗肺之气阴两虚,久咳不已。但炙甘草汤益气养阴作用较强,敛肺止咳之力不足,重在治本,且偏于温补,阴虚肺燥较著或兼内热者不宜;而生脉散益气养阴之力虽不及炙甘草汤,因配伍了收敛的五味子,标本兼顾,故止咳之功甚于炙甘草汤,且偏于清补,临证之时可斟酌选用。

④一贯煎与逍遥散都能疏肝理气,均可治肝郁气滞之胁痛。不同之处:逍遥散疏肝养血健脾的作用较强,主治肝郁血虚之胁痛,并伴有神疲食少等脾虚症状;一贯煎滋养肝肾的作用较强,主治肝肾阴虚之胁痛,且见吞酸吐苦等肝气犯胃症状者。

⑤大补阴丸与六味地黄丸虽均能滋阴降火,但六味地黄丸偏于补养肾阴,而清热之力不足;大补阴丸则滋阴与降火之力较强,故对阴虚而火旺明显者,选用大补阴丸为宜。

⑥虎潜丸与大补阴丸均有熟地黄、龟板、黄柏、知母,有滋补肝肾之阴,清降虚火之功,用于肝肾阴虚火旺证。大补阴丸以猪脊髓、蜂蜜为丸,故滋补精血之功略胜;虎潜丸尚有锁阳、虎骨、白芍、干姜、陈皮,故补血养肝之力较佳,并有很好的强筋壮骨作用,且补而不滞,为治痿证的专方。

⑦左归丸与六味地黄丸均为滋阴补肾之剂,但立法和主治均有不同。六味地黄丸以补肾阴为主,寓泻于补,补力平和,适用于肾虚不著而兼内热之证;左归丸纯甘壮水,补而无泻,补力较峻,适用于真阴不足,精髓亏损之证。故《王旭高医书六种·医方证治汇编歌诀》中说:"左归是育阴以涵阳,不是壮水以制火。"(1994113、1994114)

■ 小试牛刀

1.《医方集解》香砂六君子汤的组成是四君子汤加:
　A.木香、砂仁、陈皮、半夏
　B.香附、砂仁、陈皮、半夏
　C.藿香、砂仁、陈皮、半夏
　D.香附、砂仁、陈皮、桔梗

2.治疗带下色白或淡黄,清稀无臭,面色㿠白,倦怠便溏,舌淡苔白,脉缓的最佳选方是:
　A.龙胆泻肝汤　　　B.完带汤
　C.参苓白术散　　　D.清带汤

3.甘温除热的代表方是:
　A.小建中汤
　B.补中益气汤
　C.四君子汤
　D.黄芪桂枝五物汤

4.气阴不足,症见体倦气短,口渴多汗,舌燥咽干,脉虚细者,治宜选用:
　A.生脉散　　　　　B.消暑益气汤
　C.当归补血汤　　　D.竹叶石膏汤

5.运用四物汤治疗月经先期而至,量多色淡,四肢乏力,体倦神疲者,宜加:
　A.人参、黄芪　　　B.黄芩、阿胶
　C.炮姜、白术　　　D.艾叶、蒲黄

6.既可用以治疗脾不统血所致的便血、崩漏或月经超前,量多色淡,淋漓不止,又可用以治疗脾不健运所致的食少体倦,神疲少寐的方剂是:
　A.温脾汤　　　　　B.健脾丸
　C.清脾饮　　　　　D.归脾汤

7.下列方剂的组成药物中含有生地黄的是:
　A.阳和汤　　　　　B.炙甘草汤
　C.六味地黄丸　　　D.泰山磐石散

8.炙甘草汤中用量最大的药物是:
　A.炙甘草　　　　　B.人参
　C.桂枝　　　　　　D.干地黄

9.下列何药不是一贯煎的组成药物:
　A.北沙参　　　　　B.天门冬
　C.麦门冬　　　　　D.生地黄

10.下列方剂,组成药物中含有地黄的是:
　A.一贯煎　　　　　B.芍药汤
　C.归脾汤　　　　　D.当归补血汤

11.治疗胸腔胁痛,吞酸吐苦,咽干口燥,舌红少苔,脉细弱的最佳选方是:
　A.一贯煎　　　　　B 大补阴丸
　C.左金丸　　　　　D 泻黄散

12.舌强不能言,足废不能用,口干不欲饮,脉沉细弱者,治宜选用:
　A.虎潜丸　　　　　B.大补阴丸
　C.地黄饮子　　　　D.大秦艽汤

13.大补阴丸的功用是:
　A.滋阴补肾　　　　B.滋阴疏肝
　C.滋阴降火　　　　D.滋阴潜阳

14.骨蒸潮热,盗汗遗精,咳嗽咯血,舌红少苔,尺脉数而有力者,治宜选用:
　A.六味地黄丸　　　B.一贯煎
　C.当归六黄汤　　　D.大补阴丸

15.肾气丸、右归丸、地黄饮子三方组成中均含有的药物是:
　A.泽泻、熟地黄　　　B.附子、山茱萸

404

C. 附子、肉桂　　　　D. 肉桂、鹿角胶

16.具有益气滋阴、通阳复脉功用的方剂是：
　　A. 补中益气汤　　　B. 归脾汤
　　C. 炙甘草汤　　　　D. 黄土汤

17.具有补血调血功用的方剂是：
　　A. 四君子汤　　　　B. 四物汤
　　C. 四神丸　　　　　D. 当归补血汤

18.补中益气汤中最能体现"补气升阳"作用的药物是：
　　A. 人参、升麻、柴胡
　　B. 人参、黄芪、白术
　　C. 黄芪、升麻、柴胡
　　D. 白术、升麻、柴胡

19."以补为固"，补而兼疏的方剂是：
　　A. 牡蛎散　　　　　B. 固冲汤
　　C. 健脾丸　　　　　D. 玉屏风散

20.具有填精益髓功用的方剂是

　　A. 左归丸　　　　　B. 右归丸
　　C. 玉液汤　　　　　D. 金锁固精丸

21.可以辨证使用四物汤治疗的病证是
　　A. 阴虚发热　　　　B. 胎漏
　　C. 经闭　　　　　　D. 血崩气脱

22.体现"育阴以涵阳"治法的代表方是
　　A. 右归丸　　　　　B. 左归丸
　　C. 地黄饮子　　　　D. 六味地黄丸

■ 参 考 答 案

1. B	2. B	3. B	4. A	5. A
6. D	7. B	8. D	9. B	10. A
11. A	12. C	13. C	14. D	15. B
16. C	17. B	18. C	19. D	20. AB
21. BC	22. B			

◆ 基础篇 ◆

方剂学

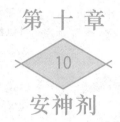

第十章

10

安神剂

考纲要求

1.安神剂的概念、适应范围、配伍规律、分类及应用注意事项。

2.朱砂安神丸、酸枣仁汤、天王补心丹的方剂的

组成、用法、功用、主治、方义、加减应用及注意事项。

3.珍珠母丸、磁朱丸、甘麦大枣汤、交泰丸的组成、功用、主治及配伍特点。

考点解析

一 安神剂的概念、适应范围、配伍规律、分类及应用注意事项

1.概念

凡用重镇安神,或滋养安神的药物为主组成,具有安神作用,以治神志不安疾患的方剂,统称安神剂。

2.适应范围

安神剂主要适用于因情志内伤致脏腑偏盛偏衰,以神志不安为主要表现者。

3.配伍规律

①外受惊恐,或肝郁化火,内扰心神,表现为惊恐,喜怒,烦躁不宁等,一般多属实证,按照"惊者平之"的治疗原则,应用重镇安神治法,以平调心肝偏盛之证,其配伍特点是重镇安神与清热药为主组成方剂,以达到镇心安神,清热除烦的目的。

②忧思太过,心肝之血不足,心神失养或心阴不足,虚火内扰,表现为惊悸、健忘、虚烦不寐等,一般多属虚证,按"虚者补之""损者益之"的治疗原则,应用滋养安神的治本之法,其配伍特点是养血、滋阴与宁心安神药为主组成方剂,通过以补为主,达到血能养心,阴承火降的目的。

③神志不安一证,还有因热、因痰而致者,又当分别应用泻火、祛痰等治法。

4.分类

安神剂分为重镇安神和滋养安神两类。

5.注意事项

①安神剂一般是按虚实分类论治,但在病因、病机方面常是互为因果,症状上每夹杂出现,在遣药选方方面,必须标本兼顾,如重镇与滋养同时使用。

②安神剂中的重镇安神类多由金石药物组成,不宜久服,以免有碍脾胃运化。

③素体脾胃不健,对服用安神剂中两类方剂皆应注意,必要时要结合补脾和胃药并投。

二 朱砂安神丸

1.组成

朱砂、黄连、炙甘草、生地黄、当归。

2.用法

作丸剂服。

3.功用

镇心安神,清热养血。

4.主治

心火偏亢,阴血不足证。心烦神乱,失眠,多梦,怔忡,惊悸,甚则欲吐不果,胸中自觉懊恼,舌红,脉细数。

5.方义

①重用朱砂重镇安心神,寒能胜热,以制浮游之火;黄连苦寒泻火,清热除烦;两药配伍,共具泻火清热除烦,重镇以安神志之功,故用为主药。

②当归养血;生地黄滋阴;补其耗伤的阴血,为辅助药。甘草调和诸药。

③本方特点,一以泻偏盛之火,一以补不足阴血,达到心火下降,阴血上承;并用重镇安神,寒以胜热之品,成为标本两顾之方,于是心烦、失眠诸症乃可自愈。

6.加减应用

若胸中烦热较甚,加山栀仁、莲子心以增强清心除烦之力;兼惊悸,宜加生龙骨、生牡蛎以镇惊安神;失眠多梦者,可加酸枣仁、柏子仁以养心安神。

7.趣味方歌

老朱当皇帝——老朱当黄地。

8.正式方歌

朱砂安神东垣方,归连甘草合地黄,怔忡不寐心烦乱,养阴清热可复康。

三 酸枣仁汤

1.组成

炒酸枣仁、甘草、知母、茯苓、川芎。（2006131、201543）

真题【2015.43】

酸枣仁汤中含有的药物是

A.川芎、知母、茯苓　　B.白芍、栀子、茯神
C.川芎、知母、茯神　　D.赤芍、远志、茯苓

【答案】A

2.用法

水煎服。

3.功用

养血安神，清热除烦。（2005052、201831）

真题【2018.31】

具有养血安神、清热除烦作用的方剂是

A.归脾汤　　　　　B.酸枣仁汤
C.珍珠母丸　　　　D.天王补心丹

【答案】B

4.主治

肝血不足，虚热内扰之虚烦不眠证。虚烦失眠，心悸不安，头目眩晕，咽干口燥，舌红，脉弦细。（1996049、2007052）

5.方义

①重用酸枣仁为君，以其甘酸质润，入心、肝之经，养血补肝，宁心安神。

②茯苓宁心安神；知母苦寒质润，滋阴润燥，清热除烦，共为臣药。与君药相伍，以助安神除烦之功。（1992049、1997049、2001049）

③佐以川芎之辛散，调肝血而疏肝气，与大量之酸枣仁相伍，辛散与酸收并用，补血与行血结合，具有养血调肝之妙。甘草和中缓急，调和诸药为使。

6.加减应用

血虚甚而头目眩晕重者，加当归、白芍、枸杞子增强养血补肝之功；虚火重而咽干口燥甚者，加麦冬、生地黄以养阴清热；若寐而易惊，加龙齿、珍珠母镇惊安神；兼见盗汗，加五味子、牡蛎安神敛汗。

7.趣味方歌

母熊找灵草——母芎枣苓草。

8.正式方歌

酸枣仁汤治失眠，川芎知草茯苓煎，养血除烦清虚热，安然入梦睡乡甜。

四 天王补心丹

1.组成

人参、茯苓、玄参、丹参、桔梗、远志、当归、五味子、麦门冬、天门冬、柏子仁、酸枣仁、生地黄、竹叶、朱砂。（1995115、1994144、2010154）

2.用法

上为末，炼蜜为丸，如梧桐子大，用朱砂为衣，临卧，竹叶煎汤送下。

3.功用

滋阴养血，补心安神。

4.主治

阴虚血少，神志不安证。心悸怔忡，虚烦失眠，神疲健忘，或梦遗，手足心热，口舌生疮，大便干结，舌红少苔，脉细数。（2011052、201656）

真题【2016.56】

患者心悸失眠，虚烦神疲，梦遗健忘，口舌生疮，舌边少苔，脉细数，治宜选用

A.安神丸　　　　　B.天王补心丹
C.酸枣仁汤　　　　D.珍珠母丸

【答案】B

5.方义

①重用甘寒之生地黄，入心能养血，入肾能滋阴，故能滋阴养血，壮水以制虚火，为君药。

②天冬、麦冬滋阴清热，酸枣仁、柏子仁养心安神，当归补血润燥，共助生地黄滋阴补血，并养心安神，俱为臣药。

③玄参滋阴降火；茯苓、远志养心安神；人参补气以生血，并能安神益智；五味子之酸以敛心气，安心神；丹参清心活血，合补血药使补而不滞，则心血易生；朱砂镇心安神，以治其标，以上共为佐药。桔梗为舟楫，载药上行以使药力缓留于上部心经，为使药。（2009102）

④本方配伍，滋阴补血以治本，养心安神以治标，标本兼治，心肾两顾，但以补心治本为主，共奏滋阴养血、补心安神之功。（2007136）

6.加减应用

失眠重者，可酌加龙骨、磁石以重镇安神；心悸怔忡甚者，可酌加龙眼肉、夜交藤以增强养心安神之功；遗精者，可酌加金樱子、煅牡蛎以固肾涩精。

7.趣味方歌

三姊早搏两冬无，当地接令住五院——三参枣柏两冬无，当地桔苓朱五远。

8.正式方歌

补心地归二冬仁，远茯味砂桔三参，阴亏血少生肉熟，滋阴养血安心神。

五 珍珠母丸

1.组成

珍珠母、当归、熟地黄、人参、酸枣仁、柏子仁、犀

角、茯神、沉香、龙齿。

2. 功用

滋阴养血,镇心安神。

3. 主治

阴血不足,肝阳偏亢。神志不宁,入夜少寐,时而惊悸,头目眩晕,脉细弦等。

4. 方义

①重用人参、当归、熟地黄养血滋阴,益气生血,是治阴血不足之本。珍珠母、龙齿平肝潜阳,镇心安神以定惊悸,是平心肝阳亢之标。

②枣仁、柏子仁、茯神是用其安神定志,以宁心入寐。犀角、沉香用在本方的配伍作用,前者取其镇惊之功,后者用其摄纳浮阳之效。辰砂、金银用其具有镇惊安神作用。

③本方配伍是滋阴养血与平肝、宁心并用,对纯属痰热、痰火为患的惊悸、少寐之症尚不适用,免其误补留邪。本方为标本兼顾之方,以使阴复阳潜,心肝承制,惊悸、少寐诸症均可渐愈。

5. 正式方歌

珍珠母丸参地归,犀沉龙齿柏茯神,更加酸枣宁神志,镇心平肝此方推。

六 磁朱丸

1. 组成

磁石、朱砂、神曲、蜂蜜。

2. 功用

重镇安神,交通心肾。(2004043)

3. 主治

水火不济。心悸失眠,耳鸣耳聋,视物昏花。亦治癫痫。

4. 方义

①磁石入肾,能益阴潜阳,重镇安神;朱砂入心,能安神定志。二药合用,一能滋肾潜阳,以使水火既济,交通心肾,乃能入寐;肾精内充,乃能耳目聪明。二能安神定志,以使心安神藏。

②神曲在本方具有健脾助运之功,以防石药害胃;更与蜂蜜补中和胃相配合,促使脾胃散精,以填于肾,肾精充足,则诸证可祛。

5. 趣味方歌

磁朱封神——磁石、朱砂、蜂蜜、神曲。

6. 正式方歌

磁朱丸中有神曲,安神潜阳治目疾,心悸失眠皆可用,癫狂痫证服之宜。

七 甘麦大枣汤

1. 组成

甘草、小麦、大枣。

2. 功用

养心安神,和中缓急;亦补脾气。

3. 主治

脏躁。精神恍惚,常悲伤欲哭,不能自主,睡眠不安,甚则言行失常,呵欠频作,舌红苔少。

4. 方义

①脏躁多由心虚、肝郁所致。表现在神志失常的各种症状,如精神恍惚,睡眠不安等,凡此皆属心失所养,神不守舍而成。

②甘草甘缓和中,养心以缓急迫为主;辅以小麦微寒以养心宁神;大枣补益脾气,缓肝急并治心虚。三味甘药配伍,具有甘缓滋补、柔肝缓急、宁心安神之效。

③所谓"肝苦急,急食甘以缓之"。本方组合即属此配伍原则。

5. 正式方歌

甘草小麦大枣汤,妇人脏躁性反常,精神恍惚悲欲哭,和肝滋脾自然康。

八 交泰丸

1. 组成

生川连、肉桂心。

2. 功用

交通心肾,清火安神。

3. 主治

心火偏亢,心肾不交,怔忡,夜寐不宁等症。

4. 配伍特点

黄连苦寒,入少阴心经。肉桂辛热,入少阴肾经。取肉桂一钱以应"天一"之数,取黄连六钱以应"地六"之数。意在天一生水,地六成之。一改否卦为泰,名曰:交泰丸。

5. 正式方歌

心肾不交交泰丸,一份桂心六份连,怔忡不寐心阳亢,心肾交时自然安

九 本章相关方剂的对比分析及鉴别应用

1. 重镇安神

朱砂安神丸和珍珠母丸均有重镇安神作用,皆可用治于烦乱,不眠,惊悸,多梦等症,其中不同点在于:朱砂安神丸长于泻火清心,适用于心火亢盛而致阴血不足之证;(1991112)珍珠母丸长于养血滋阴,益气生血,适用于阴血不足,心肝阳亢之证。磁朱丸同有重镇

安神作用,但长于交通心肾,摄纳浮阳,适用于水不济火的失眠,耳聋,视物昏花等证。

2.滋养安神

酸枣仁汤、天王补心丹、甘麦大枣汤,同有滋阴养血、补心安神的作用,适用于虚烦少寐,心悸盗汗,健忘梦遗等证。其中酸枣仁汤长于养肝血,平虚阳,适用于肝血不足,阴虚阳亢的心悸,失眠之证;(1991111)天王补心丹侧重于滋阴养血,补心安神,适用于阴虚血少的虚烦不寐,心悸神疲等证;甘麦大枣汤长于养心安神,和中缓急,适用于脏躁证。

小试牛刀

1.酸枣仁汤中配伍茯苓的主要用意是:
   A. 健脾渗湿　　　　　B. 利水消肿
   C. 渗湿止泻　　　　　D. 以上都不是

2.虚劳虚烦不得眠,心悸盗汗,头目眩晕,咽干口燥,脉细弦者,治宜选用:
   A. 温胆汤　　　　　　B. 珍珠母丸
   C. 酸枣仁汤　　　　　D. 甘麦大枣汤

3.对酸枣仁汤配伍意义的分析,下列哪一项是错误的:
   A. 酸枣仁养肝血、宁心神
   B. 川芎调养肝血
   C. 茯苓健脾利水
   D. 知母补阴清火

4.下列方剂中,具有养血安神、清热除烦功用的是:
   A. 天王补心丹　　　　B. 朱砂安神丸

   C. 甘麦大枣汤　　　　D. 酸枣仁汤

5.治疗肝血不足,阴虚内热所导致失眠的最佳选方是:
   A. 朱砂安神丸　　　　B. 甘麦大枣汤
   C. 天王补心丹　　　　D. 酸枣仁汤

6.人参、麦冬、五味子同用的方剂是:
   A. 清暑益气汤　　　　B. 天王补心丹
   C. 炙甘草汤　　　　　D. 养阴清肺汤

7.磁朱丸的功效是:
   A. 益阴明目,镇惊安神
   B. 镇心安神,潜阳明目
   C. 镇心安神,滋阴潜阳
   D. 重镇安神,养血明目

8.川芎在酸枣仁汤中的作用是:
   A. 活血祛瘀　　　　　B. 行气活血
   C. 行气祛风　　　　　D. 疏达肝气

9.酸枣仁汤中养肝血、安心神的药物是:
   A. 知母　　　　　　　B. 川芎
   C. 茯苓　　　　　　　D. 酸枣仁

10.天王补心丹与朱砂安神丸组成中均含有的药物有:
   A. 酸枣仁　　　　　　B. 炙甘草
   C. 玄参　　　　　　　D. 生地黄

参考答案

1. D	2. C	3. C	4. D	5. D
6. B	7. B	8. D	9. D	10. D

第十一章

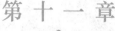

开窍剂

考纲要求

1.开窍剂的概念、适应范围、配伍规律、分类及应用注意事项。

2.安宫牛黄丸、紫雪、至宝丹、紫金锭(玉枢丹)、苏合香丸的组成、功用、主治及配伍特点。

考点解析

一 开窍剂的概念、适应范围、配伍规律、分类及应用注意事项

1.概念

凡以芳香开窍药为主,具有开窍醒神作用,治疗窍闭神昏证的方剂,统称开窍剂。

2.适应范围

凡邪盛气实而见神志昏迷,口噤不开,两手握固,二便不通,脉实有力的闭证方可用开窍剂。

3.配伍规律

均以芳香开窍药为主。凉开剂常配伍清热药、镇心安神药、清化热痰药、凉肝息风药,代表方如安宫牛黄丸、紫雪、至宝丹;温开剂多配伍温里行气药,代表方如苏合香丸。

4.分类

闭证有热闭和寒闭两种,热闭用凉开剂,寒闭用温开剂。

5.注意事项

①首先应辨别闭证和脱证。

②应辨清闭证之属热属寒,而正确地选用凉开或温开。

③只宜暂用,不宜久服,临床多用于急救,中病即止,麝香等药,有碍胎元孕妇慎用。

④本类方剂多制成丸散剂或注射剂,丸散剂在使用时宜温开水化服或鼻饲,不宜加热煎煮,以免药性挥发,影响疗效。

二 安宫牛黄丸

1.组成

牛黄、郁金、犀角、黄连、朱砂、冰片、麝香、珍珠、山栀、雄黄、黄芩、金箔衣。

2.功用

清热解毒,豁痰开窍。(2000048)

3.主治

邪热内陷心包证。高热烦躁,神昏谵语,舌謇肢厥,舌红或绛,脉数有力。亦治中风昏迷,小儿惊厥属邪热内闭者。(2016153)

真题 【2016.153】

安宫牛黄丸具有的功用是

A.清热泻火   B.凉血解毒

C.开窍醒神   D.平肝息风

【答案】ABC

4.配伍特点

本方清热泻火、凉血解毒与芳香开窍并用,但以清热解毒为主,其意为"使邪火随诸香一齐俱散也"(《温病条辨》)。

5.正式方歌

安宫牛黄开窍方,芩连栀郁朱雄黄,犀角真珠冰麝箔,热闭心包功用良。

三 紫雪

1.组成

黄金、寒水石、石膏、磁石、滑石、玄参、羚羊角、犀角、升麻、沉香、丁香、青木香、炙甘草、朴硝、硝石、麝香、朱砂。

2.功用

清热开窍,息风止痉。

3.主治

温热病,热闭心包及热盛动风证。高热烦躁,神昏谵语,痉厥,口渴唇焦,尿赤便闭,舌质红绛,苔黄燥,脉数有力或弦数;以及小儿热盛惊厥。(1996051)

4.配伍特点

本方证既有热闭心包,又见热盛动风,故以清热开窍、息风镇痉为主。诸药合用,心肝并治,于清热开窍

410

之中兼具息风止痉之效,既开上窍,又通下窍,是为本方配伍特点。(1997046)

5.正式方歌

紫雪犀羚朱朴硝,硝磁寒水滑和膏,沉丁木麝升玄草,更用赤金法亦超。

四 至宝丹

1.组成

生乌犀、生玳瑁、琥珀、朱砂、雄黄、牛黄、龙脑、麝香、安息香、金银箔。(2003104)

2.功用

化浊开窍,清热解毒。(1994051、2015153)

真题【2015.153】
属于至宝丹功用的是
A.芳香开窍　　　　B.化浊辟秽
C.息风止痉　　　　D.清热解毒
【答案】ABD

3.主治

痰热内闭心包证。神昏谵语,身热烦躁,痰盛气粗,舌绛苔黄垢腻,脉滑数。亦治中风、中暑、小儿惊厥属于痰热内闭者。

4.配伍特点

一是于化浊开窍,清热解毒之中兼能通络散瘀,镇心安神;二是化浊开窍为主,清热解毒为辅。

5.正式方歌

至宝朱珀麝息香,雄玳犀角与牛黄,金银两箔兼龙脑,开窍清热解毒良。

五 紫金锭(玉枢丹)

1.组成

山慈菇、红大戟、千金子霜、麝香、雄黄、朱砂、五倍子。

2.功用

化痰开窍,辟秽解毒,消肿止痛。(2004134、2014156)

真题【2014.156】
下列各项中,属于紫金锭(玉枢丹)功用的有
A.消肿止痛　　　　B.化痰开窍
C.辟秽解毒　　　　D.溃坚透脓
【答案】ABC

3.主治

暑令时疫。脘腹胀闷疼痛,呕吐泄泻,小儿痰厥。外敷治疗疔疮疖肿。

4.配伍特点

开窍化痰与辟秽解毒结合应用。

5.正式方歌

紫金锭用麝朱雄,慈戟千金五倍同,太乙玉枢名又别,祛痰逐秽及惊风。

六 苏合香丸

1.组成

白术、麝香、诃黎勒、香附子、沉香、青木香、丁子香、安息香、白檀香、荜茇、犀角、熏陆香、苏合香、龙脑香、朱砂。

2.功用

芳香开窍,行气止痛。(2001046)

3.主治

寒闭证。突然昏倒,牙关紧闭,不省人事,苔白,脉迟。亦治心腹猝痛,甚则昏厥,属寒凝气滞者。

4.配伍特点

①方中治以芳香开窍为主,配合温里散寒、行气活血、辟秽化浊之法。

②以苏合香、麝香、龙脑香(冰片)、安息香芳香开窍,启闭醒神,辟秽化浊,共为君药。

③以木香、香附、丁香、沉香、白檀香、乳香以行气解郁,散寒止痛,理气活血。

④佐以辛热之荜茇,温中散寒,助诸香药以增强驱寒止痛开郁之力;水牛角清心解毒,朱砂重镇安神,二者药性虽寒,但与大队温热之品相伍,则不悖温通开窍之旨;白术益气健脾、燥湿化浊,诃子收涩敛气,二药一补一敛,以防诸香辛散走窜太过,耗散真气。(2008048)

⑤本方配伍特点是集诸芳香药于一方,既长于辟秽开窍,又可行气温中止痛,且散收兼顾,补敛并施。

5.正式方歌

苏合香丸麝息香,木丁熏陆荜檀砂,犀冰术沉诃香附,再加龙脑温开方。

七 本章相关方剂的对比分析及鉴别应用

凉开三宝:安宫牛黄丸、紫雪、至宝丹合称凉开"三宝",由芳香开窍药和清热凉血解毒药为主组成,是凉开法的常用方剂。三方均有清热开窍之功,均可治疗热闭心包之证。

①安宫牛黄丸长于清热解毒,适用于热盛之证。

②至宝丹长于开窍醒神,化浊辟秽,适用于痰浊偏盛、神昏较重之证。

③紫雪清热解毒之力不及安宫牛黄丸,开窍之功逊于至宝丹,但长于息风止痉,故对热闭心包及热盛动风,神昏而有痉厥者,较为适合。(1991032)

小试牛刀

1.安宫牛黄丸的功用是:

A.清热开窍,豁痰解毒

B.清热泻火,开窍宁神

C.清心解毒,开窍安神

D.清热开窍,息风止痉

2.温热病,邪热内陷心包,症见高热烦躁,神昏谵语,痉厥,口渴唇焦,尿赤便秘者,治宜选用:

A.安宫牛黄丸　　　B.紫雪

C.至宝丹　　　　　D.紫金锭

3.功擅清热开窍、镇痉安神的方剂是:

A.玉枢丹　　　　　B.紫雪

C.至宝丹　　　　　D.苏合香丸

4.至宝丹的组成中含有的药物是:

A.麝香　　　　　　B.牛黄

C.二者均是　　　　D.二者均非

5.苏合香丸的功用是:

A.化痰开窍,辟秽解毒

B.芳香开窍,行气止痛

C.开窍定惊,清热化痰

D.清热开窍,化浊解毒

6.苏合香丸中配伍白术、诃子的用意是:

A.补气固表　　　　B.补气固精

C.补气收敛　　　　D.补脾化浊

7.安宫牛黄丸、紫雪丹、至宝丹三方功用各有所长,其中紫雪丹长于:

A.清热　　　　　　B.解毒

C.豁痰　　　　　　D.镇痉

8.至宝丹的功用是:

A.开窍定惊,清热化痰

B.清热解毒,开窍醒神

C.清热解毒,开窍安神

D.化浊开窍,清热解毒

9.“三宝”中安宫牛黄丸长于:

A.芳香开窍　　　　B.清热解毒

C.镇痉　　　　　　D.辟秽

■ 参 考 答 案

1. A　　2. B　　3. B　　4. C　　5. B

6. C　　7. D　　8. D　　9. B

第十二章

12

固涩剂

1. 固涩剂的概念、适应范围、配伍规律、分类及应用注意事项。
2. 牡蛎散、九仙散、真人养脏汤、四神丸、桑螵蛸散、固冲汤的组成、用法、功用、主治、方义、加减应用

及注意事项。

3. 金锁固精丸、缩泉丸、固经丸、易黄汤、清带汤的组成、功用、主治及配伍特点。

考点解析

一 固涩剂的概念、适应范围、配伍规律、分类及应用注意事项

1. 概念

凡以固涩药为主组成,具有收敛固涩作用,治疗气、血、精、津滑脱散失之证的方剂,统称固涩剂。

2. 适应范围

自汗、盗汗、久咳不止、久泻不止、遗精滑泄、小便失禁、崩漏、带下等滑脱散失之证。

3. 配伍规律

根据气血、阴阳、精气、津液耗伤程度的不同,在固涩药的基础上配伍相应的补益药,使之标本兼顾。

4. 分类

固表止汗、敛肺止咳、涩肠固脱、涩精止遗、固崩止带五类。

5. 应用注意事项 (2010155)

①元气大虚,亡阳欲脱所致的大汗淋漓、小便失禁或崩中不止,须急用大剂参附之类回阳固脱不可,而不能单纯固涩。

②凡外邪未尽者,不宜过早使用,以免"闭门留寇"。

③对于热病多汗、痰饮咳嗽、火扰遗泄、热痢初起、湿热或伤食泄泻、实热崩带等由实邪所致之证,均非本类方剂之所宜。

二 牡蛎散

1. 组成

黄芪、麻黄根、煅牡蛎(三药等份)、小麦或浮小麦。

2. 用法

等分作散剂,每服三钱或水煎服。

3. 功用

敛阴止汗,益气固表。 (199545、2010156)

4. 主治

体虚自汗、盗汗证。常自汗出,夜卧更甚,心悸惊惕,短气烦倦,舌淡红,脉细弱。

5. 方义

①煅牡蛎咸涩微寒,敛阴潜阳,固涩止汗,为君药。

②生黄芪味甘微温,益气实卫,固表止汗,为臣药。

③君臣相配,是为益气固表,敛阴潜阳的常用组合。

④麻黄根甘平,功专收敛止汗,为佐药。小麦甘凉,专入心经,养气阴,退虚热,为佐使药。

⑤配伍特点:补敛并用,兼潜心阳,共奏益气固表,敛阴止汗之功,可使气阴得复,汗出自止。

6. 加减应用

气虚甚而见气短神疲、自汗甚者,可重用黄芪,再加人参、白术;偏于阴虚而见手足心热、潮热、舌红少苔者,可加生地黄、白芍、五味子;偏于阳虚而见汗出畏寒肢冷者,可加附子、桂枝;盗汗甚者,可加糯稻根、山萸肉以止汗,疗效更佳。《医方集解》牡蛎散方将小麦改为浮小麦,则止汗之力更强,但养心之功稍逊。 (2015157)

真题 【2015.157】

牡蛎散原方煎服时加"小麦百余粒",其用意是

A. 退虚热　　　　　　B. 养心阴

C. 益心气　　　　　　D. 补心血

【答案】 ABC

7. 趣味方歌

骑马卖牡蛎——芪麻麦牡蛎。

8. 正式方歌

牡蛎散内用黄芪,麻黄根与小麦齐,益气固表又敛阴,体虚自汗盗汗宜。

不宜使用。若亡阳汗出,则当速予独参汤或参附汤益气回阳固脱,而非固表敛汗之法所宜。

三 九仙散

1.组成

人参、款冬花、桑白皮、桔梗、五味子、阿胶、乌梅、贝母、罂粟壳。

2.用法

作散剂或水煎服。

3.功用

敛肺止咳,益气养阴。

4.主治

久咳肺虚证。久咳不已,咳甚则气喘自汗,痰少而黏,脉虚数。

5.方义

①方中重用罂粟壳,其味酸涩,入肺经而善能敛肺止咳,故重用为君药。

②臣以酸涩之五味子、乌梅收敛肺气,助君药敛肺止咳以治标;人参益气生津以补肺,阿胶滋阴养血以润肺,可复耗伤之气阴以治本。

③佐以款冬花、桑白皮降气化痰,止咳平喘;贝母止咳化痰,合桑白皮清肺热;桔梗宣肺祛痰兼能载药入肺,与以上诸药配伍,则敛中有宣,降中寓升。

④配伍特点

集敛肺、补肺、肃肺于一方。但总以敛降为主,兼以气阴两补。

6.加减应用

若虚热明显,可加地骨皮、麦冬、玄参以加强润肺清热之功。

7.趣味方歌

九仙迎接媒人,叫上尉贝款——九仙罂桔梅人,胶桑味贝款。

8.正式方歌

九仙罂粟乌梅味,参胶桑皮款桔贝,敛肺止咳益气阴,久咳肺虚效堪谓。

◎提示▶▶▶多痰或外有表邪者,勿服;不宜多服、久服。本方未出过考题,为一般了解方剂的范围。

四 真人养脏汤

1.组成

人参、当归、白术焙、肉豆蔻、肉桂、炙甘草、白芍药、木香、诃子、罂粟壳。（1999146、2002146）

2.用法

水煎服。

3.功用

涩肠固脱,温补脾肾。

4.主治

久泻久痢,脾肾虚寒证。泻痢无度,滑脱不禁,甚至脱肛坠下,脐腹疼痛,喜温喜按,倦怠食少,舌淡苔白,脉迟细。（2007132）

5.方义

①重用罂粟壳涩肠止泻,为君药。（200849）

②臣以肉豆蔻温中涩肠;诃子苦酸温涩,功专涩肠止泻。君臣相须为用,体现"急则治标","滑者涩之"之法。

③佐以肉桂温肾暖脾,人参、白术补气健脾,三药合用温补脾肾以治本。佐以当归、白芍养血和血,木香调气醒脾,共成调气和血,既治下痢腹痛后重,又使全方涩补不滞。甘草益气和中,调和诸药,且合参、术补中益气,合芍药缓急止痛,为佐使药。（2006135）

④配伍特点:综观全方,具有标本兼治,重在治标;脾肾兼顾,补脾为主;涩中寓通,补而不滞等的配伍特点。诚为治疗虚寒泻痢、滑脱不禁之良方,故费伯雄言其"于久病正虚者尤宜"。

6.加减应用

脾肾虚寒而见洞泄无度,完谷不化者,可加炮附子、干姜、补骨脂以温肾暖脾;中气下陷而兼见脱肛坠下者,加升麻、黄芪、柴胡以益气升陷。

7.趣味方歌

真人养脏,应当老贵人煮药,木盒扣——真人养脏,罂当草桂人术药,木诃寇。

8.正式方歌

真人养脏木香诃,当归肉蔻与粟壳,术芍参桂甘草共,脱肛久痢服之瘥。

◎提示▶▶▶泻痢虽久而积滞热毒未清者,禁用;不宜久用。本方历年的考题较多,属于代表方剂。

五 四神丸

1.组成

肉豆蔻、补骨脂、五味子、吴茱萸、红枣、生姜。

2.用法

作丸剂或水煎服。

3.功用

温肾暖脾,固肠止泻。（1998113）

4.主治

脾肾阳虚之肾泄证。五更泄泻,不思饮食,食不消化,或久泻不愈,腹痛喜温,腰酸肢冷,神疲乏力,舌淡,苔薄白,脉沉迟无力。

5. 方义

①方中重用补骨脂辛苦性温,补命门之火以温养脾土,《本草纲目》谓其"治肾泄",故为君药。

②肉豆蔻温中涩肠,与补骨脂相伍,既可增温肾暖脾之力,又能涩肠止泻,为臣药。

③吴茱萸温脾暖胃以散阴寒;五味子酸温,固肾涩肠,合吴茱萸以助君、臣药温涩止泻之力,为佐药。用法中姜、枣同煮,枣肉为丸,意在温补脾胃,鼓舞运化。(2003138)

④诸药合用,俾火旺土强,肾泄自愈。

6. 加减应用

本方由《普济本事方》的二神丸(肉豆蔻、补骨脂)与五味子散(五味子、吴茱萸)两方组合而成。

7. 趣味方歌

四神完,骨肉喂鱼——四神丸,骨肉味萸。

8. 正式方歌

四神骨脂与吴萸,肉蔻五味四般齐,大枣生姜同煎合,五更肾泻最相宜。

◎提示▶▶▶ 禁用于湿热泄泻者;注意其治"五更泻"这个特点。四神丸历年的考题比较多,为代表方剂。

六 桑螵蛸散

1. 组成

桑螵蛸、远志、菖蒲、龙骨、人参、茯神、当归、龟甲。

2. 用法

上为末,夜卧人参汤调下。

3. 功用

调补心肾,涩精止遗。(201248)

4. 主治

心肾两虚证。小便频数,或尿如米泔色,或遗尿,或遗精,心神恍惚,健忘,舌淡苔白,脉细弱。(2007136)

5. 方义

①桑螵蛸甘咸平,补肾固精止遗,为君药。

②龙骨收敛固涩,且镇心安神;龟甲滋养肾阴,补心安神共为臣。桑螵蛸得龙骨则固涩止遗之力增,得龟甲则补肾益精之功著。

③人参大补元气,配茯神合而益心气、宁心神;当归补心血,与人参合用,能补益气血;菖蒲、远志安神定志,交通心肾,意在补肾涩精、宁心安神的同时,促进心肾相交。共为佐。

④原方作散剂,各药用量相等,而在服用时,又以人参汤调服,说明人参用量独大,于方中寓意有二:一为益心气以安心神,一为补元气以摄津液。

⑤配伍特点:配伍特点:本主包含了孔圣枕中丹(龟板、龙骨、菖蒲、远志)与定志丸(菖蒲、远志、茯苓、

人参)。诸药相合,共奏调补心肾、交通上下、补养气血、涩精止遗,寓补于涩之功。

6. 加减应用

加入益智仁、覆盆子——增强涩精缩尿止遗之力;若健忘心悸者——可加酸枣仁、五味子以养心安神;兼有遗精者——可加沙苑子、山萸肉以固肾涩精。

7. 趣味方歌

神龙远飘,仆人归家——神龙远螵,蒲人归甲。

8. 正式方歌

桑螵蛸散龙龟甲,参归茯神菖远加,调补心肾又涩精,心肾两虚尿频佳。

◎提示▶▶▶ 下焦湿热,或肾阳虚弱之尿频或失禁者,不宜用。本方考题不多,重点在于其功用主治及与金锁固精丸的鉴别,注意其治疗"心肾不交"的病证。

七 固冲汤

1. 组成

炒白术、生黄芪、煅龙骨、煅牡蛎、山萸肉、生杭芍、海螵蛸、茜草、棕边炭、五倍子。(2015160)

真题 【2015.160】

固冲汤与固经丸组成中均不含有的药物是

A. 龟板　　　　　　　B. 升麻

C. 牡蛎　　　　　　　D. 柴胡

【答案】BD

2. 用法

水煎服。

3. 功用

固冲摄血,益气健脾。(200748)

4. 主治

脾肾亏虚,冲脉不固证。猝然血崩或月经过多,或漏下不止,色淡质稀,头晕肢冷,心悸气短,神疲乏力,腰膝酸软,舌淡,脉微弱。(2010157)

5. 方义

①山萸肉甘酸而温,既能补益肝肾,又能收敛固涩,故重用以为君药。

②龙骨味甘涩,牡蛎咸涩收敛,合用以"收敛元气,固涩滑脱",龙、牡煅用,收涩之力更强,共助君药固涩滑脱,均为臣药。

③白术补气健脾,以助健运统摄;黄芪既善补气,又善升举,尤善治流产崩漏,二药合用,令脾气旺而统摄有权,亦为臣药。

④生白芍味酸收敛,功能补益肝肾,养血敛阴;棕榈炭、五倍子味涩收敛,善收敛止血;海螵蛸、茜草固摄下焦,既能止血,又能化瘀,使血止而无留瘀之弊,以上

共为佐药。

⑤本方的配伍特点有二：一是用众多敛涩药固涩滑脱为主，配伍补气药以助固摄为辅，意在急则治标；二是用大量收涩止血药配伍小量化瘀止血之品，使血止而不留瘀。

6.加减应用

若兼肢冷汗出、脉微欲绝者，为阳气虚衰欲脱之象，需加重黄芪用量，并合参附汤以益气回阳。

7.趣味方歌

探骑母龙背，潜航筑山海——炭芪牡龙倍，茜杭术山海。

8.正式方歌

固冲芪术山萸芍，龙牡倍棕茜海蛸，益气健脾固摄血，脾虚冲脉不固疗。

八 金锁固精丸

1.组成

沙苑蒺藜、芡实、莲须、龙骨、牡蛎。

2.功用

涩精补肾。

3.主治

肾虚不固之遗精。遗精滑泄，神疲乏力，腰痛耳鸣，舌淡苔白，脉细弱。

4.配伍特点

既补肾，又固精，标本兼顾，而以治标为主。因其能秘肾气，固精关，专为肾虚滑精者设，故美其名曰"金锁固精"。

5.趣味方歌

金锁撒冤钱时，莲子莲须鼓励——金锁沙苑芡实，莲子莲须骨蛎。

6.正式方歌

金锁固精芡莲须，龙骨牡蛎与蒺藜，莲粉糊丸盐汤下，补肾涩精止滑遗。

九 缩泉丸

1.组成

乌药、益智仁、山药。

2.功用

温肾祛寒，缩尿止遗。

3.主治

下元虚冷，小便频数，及小儿遗尿。

4.配伍特点

三药合用，温而不燥，除下元虚冷，则肾气复而膀胱约束有权，溺频遗可愈。

5.趣味方歌

缩泉无药治——缩泉乌药智。

6.正式方歌

缩泉丸治儿尿频，膀胱虚寒约失灵，山药台乌加益智，糊丸多服效显明。

十 固经丸

1.组成

炒黄芩、白芍、炙龟板、炒黄柏、椿树根皮、香附。（2015160）

2.功用

滋阴清热，固经止血。（200619）

3.主治

阴虚血热之崩漏。月经过多，或崩中漏下，血色深红或紫黑稠黏，手足心热，腰膝酸软，舌红，脉弦数。

4.配伍特点

①重用龟板咸甘性平，益肾滋阴而降火；白芍苦酸微寒，敛阴益血以养肝；黄芩苦寒，清热止血。三药用量偏大，是为滋阴清热止血的常用组合，共为君药。

②黄柏苦寒泻火坚阴，既助黄芩以清热，又助龟板以降火。椿根皮苦涩而凉，固经止血，为佐药。又恐寒凉太过止血留瘀，故用少量香附辛苦微温，调气活血，亦为佐药。诸药合用，使阴血得养，火热得清，气血调畅，则诸症自愈。

5.趣味方歌

秦香少妇归村——芩香芍附龟椿。

6.正式方歌

固经龟板芍药芩，黄柏椿根香附应，阴虚血热经量多，滋阴清热能固经。

十一 易黄汤

1.组成

山药、芡实、黄柏、车前子、白果。

2.功用

补益脾肾，清热祛湿，收涩止带。

3.主治

脾肾虚弱，湿热带下。带下黏稠量多，色黄如浓茶汁，其气腥秽，舌红，苔黄腻者。

4.配伍特点

肾与任脉相通，肾虚有热，损及任脉，气不化津，津液反化为湿，循经下注于前阴，故带下色黄、黏稠量多，其气腥秽。治宜固肾清热，祛湿止带。

①方中重用炒山药、炒芡实，意在补脾益肾，固涩止带。《本草求真》曰："山药之补，本有过于芡实，而芡实之涩，更有胜于山药。"故共为君药。

②白果收涩止带,兼除湿热,为臣药。

③用少量黄柏苦寒入肾,清热燥湿;车前子甘寒,清热利湿,均为佐药。

诸药合用,重在补涩,辅以清利,使肾虚得复,热清湿祛,则带下自愈。

5. 方歌

易黄山药与芡实,白果黄柏车前子,固肾清热又祛湿,肾虚湿热带下医。

十三 清带汤

1. 组成

生山药、生龙骨、生牡蛎、海螵蛸、茜草。

2. 功用

健脾、固涩、止带。

3. 主治

脾虚带下赤白,清稀量多,连绵不断,腰酸体乏,舌淡苔白,脉细缓而沉者。

4. 配伍特点

此方用龙骨、牡蛎以固脱,用茜草、海螵蛸以化滞,更用生山药以滋真阴固元气。遇有因寒者,加温热之药,因热者,加寒凉之药。

5. 正式方歌

清带汤中山茜草,龙骨牡蛎海螵蛸,赤带二钱芍苦参,白带三钱术鹿角。

小试牛刀

1. 牡蛎散的功用是:
A. 镇惊安神　　　　　B. 益气养阴
C. 益气养阴　　　　　D. 益气固表

2. 真人养脏汤的君药是:
A. 人参　　　　　　　B. 罂粟壳
C. 肉桂　　　　　　　D. 肉豆蔻

3. 四神丸可以治疗:

A. 厥阴虚寒,头疼干呕,吐涎沫者
B. 土虚木乘,肠鸣腹痛,大便泻泄者
C. 两者均可
D. 两者均不可

4. 四神丸中配伍五味子的功用是:
A. 涩精止遗　　　　　B. 涩肠止泻
C. 敛肺止咳　　　　　D. 收涩止汗

5. 固冲汤的功用是:
A. 补肾清热,祛湿止带
B. 滋阴清热,固冲止血
C. 益气健脾,固冲摄血
D. 益气健脾,渗湿止泻

6. 固经丸的功用是:
A. 滋阴清热,止血化瘀
B. 滋阴清热,止带固经
C. 补气健脾,固经摄血
D. 滋阴清热,止血固经

7. 金锁固精丸的功用是:
A. 涩精补肾　　　　　B. 滋阴降火
C. 调补心肾　　　　　D. 固肾止遗

8. 真人养脏汤主治之久泻久痢的主要病机是:
A. 肾阳衰微　　　　　B. 脾胃虚寒
C. 肠胃寒积　　　　　D. 脾肾虚寒

9. 四神丸的组成药物中含有:
A. 草豆蔻　　　　　　B. 白豆蔻
C. 肉豆蔻　　　　　　D. 砂仁

10. 固冲汤的组成药物中不含有的是:
A. 白术　　　　　　　B. 生黄芪
C. 五味子　　　　　　D. 海螵蛸

参考答案

1. D	2. B	3. D	4. B	5. C
6. D	7. A	8. D	9. C	10. C

◈基础篇◈

方剂学

第十三章

◆ 13 ◆

理气剂

考纲要求

1.理气剂的概念、适应范围、配伍规律、分类及应用注意事项。

2.柴胡疏肝散、半夏厚朴汤、瓜蒌薤白白酒汤、枳实薤白桂枝汤、天台乌药散、暖肝煎、枳实消痞丸(失笑丸)、苏子降气汤、定喘汤、旋覆代赭汤、橘皮竹茹汤

的组成、用法、功用、主治、方义、加减应用及注意事项。

3.越鞠丸、金铃子散、厚朴温中汤、四磨汤、加味乌药汤、橘核丸的组成、功用、主治及配伍特点。

考点解析

一 理气剂的概念、适应范围、配伍规律、分类及应用注意事项

1.概念

凡以理气药为主组成,具有行气或降气作用,治疗气滞或气逆证的方剂,统称理气剂。属"八法"中的消法。

2.适应范围

行气剂,适用于气机郁滞证。降气剂,适用于气逆之证,以肺逆喘咳和胃逆呕呃为主。

3.配伍规律

行气剂中脾胃气滞治疗常以陈皮、厚朴、枳壳、木香、砂仁等药为主组成方剂。肝郁气滞治疗常以香附、青皮、郁金、川楝子、乌药、小茴香等药为主组成方剂。降气剂中若属肺气上逆而咳喘者,常用降气祛痰,止咳平喘药如苏子、杏仁、沉香、款冬花等为主组成方剂;若属胃气上逆而呕吐、嗳气、呃逆者,常用降逆和胃止呕药如旋覆花、代赭石、半夏、生姜、竹茹、丁香、柿蒂等为主组成方剂。

4.分类

理气剂分为行气剂和降气剂两类。

5.应用注意事项

①首先应辨清气病之虚实,勿犯虚虚实实之戒。若气滞实证,当须行气,误用补气,则使气滞愈甚;若气虚之证,当补其虚,误用行气,则使其气更虚。

②辨有无兼夹,若气机郁滞与气逆不降相兼为病,应分清主次,行气与降气配合使用;若兼气虚者,则需配伍适量补气之品。

③理气药多属芳香辛燥之品,容易伤津耗气,应适可而止,勿使过剂,尤其是年老体弱、阴虚火旺、孕妇或素有崩漏吐衄者,更应慎之。

二 柴胡疏肝散

1.组成

柴胡、陈皮、川芎、芍药、枳壳、香附、炙甘草。

2.用法

水煎服,食前服。

3.功用

疏肝行气,行气止痛。

4.主治

主治肝气郁滞证。症见寒热往来,两胁肋疼痛,胸闷,常常叹息,情志抑郁不乐,或者急躁易怒,或嗳气,脘腹胀满,脉弦。

5.方解

①方中用柴胡疏肝解郁为君药。

②香附理气疏肝,助柴胡以解肝郁;川芎行气活血而止痛,助柴胡以解肝经之郁滞,二药相合,增其行气止痛之功,为臣药。

③陈皮、枳壳理气行滞;芍药、甘草养血柔肝,缓急止痛,为佐药。

④甘草兼调诸药,亦为使药之用。

⑤诸药相合,共奏疏肝行气、活血止痛之功。使肝气条达,血脉通畅,营卫自和,痛止而寒热亦除。

6.加减应用

若胁肋痛甚者,酌加当归、郁金、乌药等以增强行气活血之力;肝郁化火,口渴舌红,脉象弦数者,加山栀、川楝子、黄芩等以清热泻火。

7.使用注意

本方中的药物芳香温燥,容易消耗人体的气阴,不宜久服。若胁痛伴有口干,舌红苔少等肝阴不足者,应配伍养血滋阴的药物。

8.正式方歌

柴胡疏肝芍川芎,枳壳陈皮草香附,疏肝行气兼活血,胁肋疼痛立能除。

三 半夏厚朴汤(199754)

1.组成

半夏、厚朴、茯苓、生姜、苏叶。(200953)

2.用法

水煎服。

3.功用

行气散结,降逆化痰。(199443)

4.主治

梅核气。咽中如有物阻,咳吐不出,吞咽不下,胸膈满闷,或咳或呕,舌苔白润或白滑,脉弦缓或弦滑。

5.方义

①半夏辛温入肺胃,化痰散结,降逆和胃,为君药。

②厚朴苦辛性温,下气除满,助半夏散结降逆,为臣药。

③茯苓甘淡渗湿健脾,以助半夏化痰;生姜辛温散结,和胃止呕,且制半夏之毒;苏叶芳香行气,理肺疏肝,助厚朴行气宽胸、宣通郁结之气,共为佐药。

④全方辛苦合用,辛以行气散结,苦以燥湿降逆,使郁气得疏,痰涎得化,则痰气郁结之梅核气自除。

6.加减应用

气郁较甚者——可酌加香附、郁金助行气解郁之功;胁肋疼痛者——酌加川楝子、延胡索以疏肝理气止痛;咽痛者——酌加玄参、桔梗以解毒散结,宣肺利咽。

7.趣味方歌

梅核气生下后舒服——梅核气生夏厚苏茯。

8.正式方歌

半夏厚朴与紫苏,茯苓生姜共煎服,痰凝气聚成梅核,降逆开郁气自舒。

◎提示▶▶▶ 阴虚津亏或火旺者不宜。本方历年的考题较多,是代表方剂。

四 瓜蒌薤白白酒汤

1.组成

瓜蒌实、薤白、白酒。

2.用法

加适量黄酒,水煎服。

3.功用

通阳散结,行气祛痰。

4.主治

胸阳不振,痰气互结之胸痹轻证。胸部满痛,甚至胸痛彻背,喘息咳唾,短气,舌苔白腻,脉沉弦或紧。

5.方义

①瓜蒌实苦寒滑利,豁痰下气,宽畅胸膈。

②薤白辛温,通阳散结以止痹痛。

③白酒通阳,可助药势。

④诸药配伍,使痹阻得通,胸阳得宣,则诸症可解。

6.加减应用

该方加半夏——瓜蒌薤白半夏汤;去黄酒加枳实、厚朴、桂枝——枳实薤白桂枝汤。

7.正式方歌

瓜蒌薤白白酒汤,胸痹胸闷痛难当,喘息短气时咳唾,难卧仍加半夏良。

五 枳实薤白桂枝汤

1.组成

枳实、厚朴、薤白、桂枝、瓜蒌。

2.用法

先煮枳实、厚朴,去滓纳诸药。

3.功用

通阳散结,祛痰下气。

4.主治

胸阳不振痰气互结之胸痹。胸满而痛,甚或胸痛彻背,喘息咳唾,短气,气从胁下冲逆,上攻心胸,舌苔白腻,脉沉弦或紧。

5.方义

①瓜蒌味甘性寒入肺,涤痰散结,开胸通痹;薤白辛温,通阳散结,化痰散寒,能散胸中凝滞之阴寒、化上焦结聚之痰浊、宣胸中阳气以宽胸,乃治疗胸痹之要药,共为君药。

②枳实下气破结,消痞除满;厚朴燥湿化痰,下气除满,二者同用,共助君药宽胸散结、下气除满、通阳化痰之效,均为臣药。

③桂枝通阳散寒,降逆平冲,为佐药。(2007173、2015158、201735)

④诸药配伍,使胸阳振,痰浊降,阴寒消,气机畅,则胸痹而气逆上冲诸证可除。

⑤本方的配伍特点有二:一是寓降逆平冲于行气之中,以恢复气机之升降;二是寓散寒化痰于理气之内,以宣通阴寒痰浊之痹阻。

枳实薤白桂枝汤与苓桂术甘汤中桂枝的配伍用意的共同点是

A. 温阳化气　　　　　B. 通阳散寒
C. 温通经脉　　　　　D. 平冲降逆

【答案】D

6. 加减应用

①本方去枳实、厚朴、桂枝加黄酒——瓜蒌半夏白酒汤；功用：通阳散结，祛痰宽胸。主治：胸痹而痰浊较甚，胸痛彻背，不能安卧者。

②本方去枳实、厚朴、桂枝加半夏、黄酒——瓜蒌薤白半夏汤。

7. 趣味方歌

止泻后支瓜——枳薤厚枝瓜。

8. 正式方歌

枳实薤白桂枝汤，厚蒌合治胸痹方，胸阳不振痰气结，通阳散结下气强。

六 天台乌药散

1. 组成

天台乌药、木香、小茴香、青皮、高良姜、槟榔、川楝子、巴豆、酒。（201446）

天台乌药散与暖肝煎组成中均含有的药物是

A. 当归、枸杞子　　　B. 沉香、川楝子
C. 肉桂、木香　　　　D. 乌药、小茴香

【答案】D

2. 用法

巴豆与川楝子同炒黑，去巴豆，水煎取汁，冲入适量黄酒服。

3. 功用

行气疏肝，散寒止痛。（1991141、1999147）

4. 主治

肝经寒凝气滞证。小肠疝气，少腹引控睾丸而痛，偏坠肿胀，或少腹疼痛，苔白，脉弦。

5. 方义

①乌药辛温，行气疏肝，散寒止痛，为君药。

②青皮疏肝理气、小茴香暖肝散寒、高良姜散寒止痛、木香行气止痛等一派辛温芳香之品，助行气散结、祛寒止痛之力，共为臣药。

③槟榔直达下焦，行气化滞而破坚；取苦寒之川楝子与辛热之巴豆同炒，去巴豆而用川楝子，既可减川楝子之寒，又能增强其行气散结之效，共为佐使药。

④配伍特点：以大队辛温行气之疏肝，散寒通滞之品，并作散以温酒送服，使寒凝得散，气滞得疏，肝络得

调，则疝痛、腹痛可愈。

6. 加减应用

①四磨汤（《济生方》）：人参、槟榔、沉香、天台乌药。功用：行气降逆，宽胸散结。主治：七情所伤，肝气郁结证。胸膈烦闷，上气喘急，心下痞满，不思饮食，苔白脉弦。

②对睾丸痛而偏坠肿胀者，可酌加荔枝核、橘核等；寒甚而下身冷痛者，可加肉桂、吴茱萸。

7. 趣味方歌

八子回乡，木屋请宾喝高粱酒——巴子茴香，木乌青槟喝高良酒。

8. 正式方歌

天台乌药木茴香，青姜巴豆制楝榔，行气疏肝散寒痛，寒滞疝痛酒调尝。

◈提示▶▶▶ 疝痛属肝肾阴虚气滞或兼有内热者，禁用。本方历年所考较多。

七 暖肝煎

1. 组成

当归、枸杞子、小茴香、肉桂、乌药、沉香、茯苓、生姜。（2001145、200554、201446、2015151）

暖肝煎的组成药物中含有

A. 肉桂　　　　　　　B. 丁香
C. 吴茱萸　　　　　　D. 小茴香

【答案】AD

2. 用法

水煎服。

3. 功用

温补肝肾，行气止痛。（199947）

4. 主治

肝肾不足，寒滞肝脉证。睾丸冷痛，或小腹疼痛，疝气痛，畏寒喜暖，舌淡苔白，脉沉迟。

5. 方义

①肉桂辛甘大热，温肾暖肝，祛寒止痛；小茴香味辛性温，暖肝散寒，理气止痛，二药合用，温肾暖肝散寒，共为君药。

②当归辛甘性温，养血补肝；枸杞子味甘性平，补肝益肾，二药均补肝肾不足之本；乌药、沉香辛温散寒，行气止痛，以去阴寒冷痛之标，同为臣药。

③茯苓甘淡，渗湿健脾；生姜辛温，散寒和胃，皆为佐药。

④综观全方，以温补肝肾治其本，行气逐寒治其标，使下元虚寒得温，寒凝气滞得散，则睾丸冷痛、少腹

疼痛、疝气痛诸症可愈。

⑤配伍特点:本方补养、散寒、行气并重,运用时应视其虚、寒、气滞三者孰轻孰重,相应调整君臣药的配伍关系,使之更能切中病情。

6.加减应用

原书于方后说:"如寒甚者加吴茱萸、干姜,再甚者加附子。"若腹痛甚者,加香附行气止痛;睾丸痛甚者,加青皮、橘核疏肝理气。

7.趣味方歌

小狗无肉,铃铛生响——小枸乌肉,苓当生香。

8.正式方歌

暖肝煎中桂茴香,归杞乌沉茯加姜,温补肝肾散寒气,肝肾虚寒疝痛康。

八 苏子降气汤

1.组成

紫苏子、半夏、川当归、炙甘草、前胡、厚朴、肉桂、苏叶、生姜、大枣。(1998148、2009103)

2.用法

水煎服。

3.功用

降气平喘,祛痰止咳。

4.主治

上实下虚喘咳证。咳喘痰多,胸膈满闷,喘咳短气,呼多吸少,或腰疼脚弱,肢体倦怠,或肢体浮肿,舌苔白滑或白腻,脉弦滑。(2013158)

真题【2013.158】

苏子降气汤证中属于"下虚"表现的有

A.腰疼脚弱　　　　B.肢体浮肿
C.喘咳痰多　　　　D.呼多吸少

【答案】ABD

5.方义 (2016103、2016104)

①紫苏子降气平喘,祛痰止咳,为君药。

②半夏燥湿化痰降逆,厚朴下气宽胸除满,前胡下气祛痰止咳,三药助紫苏子降气祛痰平喘之功,共为臣药。君臣相配,以治上实。

③肉桂温补下元,纳气平喘,以治下虚;当归既治咳逆上气,又养血补肝润燥,同肉桂以增温补下虚之效;略加生姜、苏叶以散寒宣肺,共为佐药。

④甘草、大枣和中调药,是为使药。

⑤诸药合用,标本兼顾,上下并治,而以治上为主,使气降痰消,则喘咳自平。

真题【2016.103】

配伍肉桂以温补下元,纳气平喘的方剂是

A.定喘汤　　　　B.八珍汤

C.苏子降气汤　　　　D.地黄饮子

【答案】C

真题【2015.104】

配伍当归以养血补肝,兼治咳逆上气的方剂是

A.定喘汤　　　　B.八珍汤
C.苏子降气汤　　　　D.地黄饮子

【答案】C

6.加减应用

本方原书注"一方有陈皮去白一两半",则理气燥湿祛痰之力增强。《医方集解》载"一方无桂,有沉香",则温肾之力减,纳气平喘之效增。

7.趣味方歌

苏大官盛夏前后归国——苏大官生夏前厚归国。

8.正式方歌

苏子降气祛痰方,夏朴前苏甘枣姜,肉桂纳气归调血,上实下虚痰喘康。

九 定喘汤

1.组成

白果、麻黄、苏子、甘草、款冬花、杏仁、桑白皮、炒黄芩、半夏。(200143)

2.用法

水煎服,不用姜,不拘时候,徐徐服。(199644、199792、201344)

真题【2013.44】

原方用法中特别注明"不用姜"的方剂是

A.二陈汤　　　　B.苏子降气汤
C.定喘汤　　　　D.半夏白术天麻汤

【答案】C

◈ 提示▶▶▶ 定喘汤中"不用姜",因为生姜乃辛温解表药,可解表散寒、温中止呕、温肺止咳,这里主治之证因有内热而不用,以免加重痰热。

3.功用

宣降肺气,清热化痰。(199547)

4.主治

风寒外束,痰热内蕴证。咳喘痰多气急,质稠色黄,或微恶风寒,舌苔黄腻,脉滑数者。(200550)

5.方义

①麻黄宣肺散邪以平喘,白果敛肺定喘而祛痰,共为君药,一散一收,既可加强平喘之功,又可防麻黄耗散肺气。

②苏子、杏仁、半夏、款冬花降气平喘,止咳祛痰,共为臣药。

③桑白皮、黄芩清泄肺热,止咳平喘,共为佐药。

甘草调和诸药为使。

④诸药合用,使肺气宣降,痰热得清,风寒得解,则喘咳痰多诸症自除。注意本方中"不用姜"是因为生姜乃辛温解表药,这里主治之证因有内热而不用,以免加重痰热。

⑤本方的配伍特点:本方宣开与清降并用,发散与收敛兼施,融散、收、清、降于一方,定止咳之力颇著。

6.加减应用

若无表证者,以宣肺定喘为主,故麻黄可减量应用;痰多难咳者,可酌加瓜蒌、胆南星等以助清热化痰之功;肺热偏重,酌加石膏、鱼腥草以清泄肺热。

7.趣味方歌

桑叔炒白果黄杏拌麻花——桑苏草白果黄杏半麻花。

8.正式方歌

定喘白果与麻黄,款冬半夏白皮桑,苏子黄芩甘草杏,宣肺平喘效力彰。

十 旋覆代赭汤

1.组成

旋覆花、人参、生姜、代赭石、炙甘草、半夏、大枣。(2008155)

2.用法
水煎服。

3.功用
降逆化痰,益气和胃。

4.主治

胃虚痰阻气逆证。胃脘痞闷或胀满,按之不痛,频频嗳气,或见纳差、呃逆、恶心,甚或呕吐,舌苔白腻,脉缓或滑。(199138、199549、199251、199489)

5.方义

①旋覆花性温而能下气消痰,降逆止嗳,是为君药。

②代赭石(用量最轻)质重而沉降,善镇冲逆,但味苦气寒,故用量稍小为臣药。用量上,旋覆花:代赭石=3:1。(200441、200844)

③生姜于本方用量独重,寓意有三:一为和胃降逆以增止呕之效,二为宣散水气以助祛痰之功,三可制约代赭石的寒凉之性,使其镇降气逆而不伐胃。半夏辛温,祛痰散结,降逆和胃,并为臣药。人参、炙甘草、大枣益脾胃,补气虚,扶助已伤之中气,为佐使之用。(199791)

④诸药配合,共成降逆化痰,益气和胃之剂,使痰涎得消,逆气得平,中虚得复,则心下之痞硬除而嗳气、呃呃可止。后世用治胃气虚寒之反胃、呕吐涎沫,以及中焦虚痞而善嗳气者,亦取本方益气和胃,降逆化痰

之功。

6.加减应用

若胃气不虚者,可去人参、大枣,加重代赭石用量,以增重镇降逆之效;痰多者,可加茯苓、陈皮助化痰和胃之力;腹胀甚,可加枳实、厚朴以行气除满;脾寒而见腹痛喜暖者,可加干姜、吴茱萸以温中散寒;内有蕴热见舌红苔黄者,可加黄连、竹茹以清泄胃热。

7.趣味方歌

将干瞎找戴花人——姜甘夏枣代花人。

8.正式方歌

旋覆代赭重用姜,半夏人参甘枣尝,降逆化痰益胃气,胃虚痰阻痞嗳康。

十一 橘皮竹茹汤

1.组成

橘皮、竹茹、大枣、生姜、甘草、人参。

2.用法
水煎服。

3.功用
降逆止呃,益气清热。

4.主治

胃虚有热之呃逆。呃逆或干呕,虚烦少气,口干,舌红嫩,脉虚数。(199490)

5.方义

①橘皮辛温,行气和胃以止呃;竹茹甘寒,清热安胃以止呕,皆重用为君药。(201734)

②人参甘温,益气补虚,与橘皮合用,行中有补;生姜辛温,和胃止呕,与竹茹合用,清中有温,共为臣药。

③甘草、大枣助人参益气补中以治胃虚,并调药性,是为佐使药。

④诸药合用,补胃虚,清胃热,降胃逆,且补而不滞,清而不寒,对于胃虚有热之呃逆、干哕,最为适宜。

真题 【2017.34】

《金匮要略》橘皮竹茹汤中配伍竹茹的用意是

A.行气和胃止呕　　B.清热安胃止呃
C.清热除烦止呕　　D.清热化痰止呕

【答案】B

6.加减应用

若胃热呃逆兼气阴两伤者,可加麦冬、茯苓、半夏、枇杷叶以养阴和胃;兼胃阴不足者,可加麦冬、石斛等养胃阴;胃热呃逆,气不虚者,可去人参、甘草、大枣,加柿蒂降逆止呃。

7.趣味方歌

姜大人煮皮草——姜大人竹皮草。

8.正式方歌

橘皮竹茹重姜枣,参草益气共煎熬,降逆止呃又清热,胃虚有热呃逆疗。

十二 越鞠丸

1.组成

香附、川芎、苍术、栀子、神曲。

2.功用

行气解郁。

3.主治

六郁证。胸膈痞闷,脘腹胀痛,嗳腐吞酸,恶心呕吐,饮食不消。

4.配伍特点 (2017140)

①以五药治六郁,贵在治病求本;诸法并举,重在调理气机。

②香附辛香入肝,行气解郁为君药,以治气郁。

③川芎辛温入肝胆,为血中气药,既可活血祛瘀治血郁,又可助香附行气解郁;栀子苦寒清热泻火,以治火郁;苍术辛苦性温,燥湿运脾,以治湿郁;神曲味甘性温入脾胃,消食导滞,以治食郁,四药共为臣佐。

④因痰郁乃气滞湿聚而成,若气行湿化,则痰郁随之而解,故方中不另用治痰(无痰郁)之品,此亦治病求本之意。

真题【2017.140】

组方配伍中富有气血同治之意的方剂是

A.白虎汤 B.越鞠丸
C.芍药汤 D.清瘟败毒散

【答案】BCD

5.趣味方歌

父子唱川曲——附子苍川曲。

6.正式方歌

行气解郁越鞠丸,香附芎苍栀曲研,气血痰火湿食郁,随证易君并加减。

十三 金铃子散

1.组成

金铃子(川楝子)、玄胡(延胡索)。

2.功用

疏肝泄热,活血止痛。

3.主治

肝郁化火证。胸腹胁肋诸痛,时发时止,口苦,或痛经,或疝气痛,舌红苔黄,脉弦数。(199350、200053)

4.配伍特点

①金铃子苦寒入肝,疏肝气,泄肝火,以治胸腹胁肋疼痛而为君药。

②玄胡辛苦性温入肝经,能行血中气滞以达行气活血止痛之功,为臣佐之药。

③二药相配,气行血畅,疼痛自止。

5.趣味方歌

金铃悬壶——金铃玄胡。

6.正式方歌

金铃延胡等分研,黄酒调服或水煎,疏肝泄热行气血,肝郁化火诸痛蠲。

十四 厚朴温中汤

1.组成

厚朴、陈皮、炙甘草、茯苓、草豆蔻仁、木香、干姜、生姜。(1993144、201445)

2.功用

行气除满、温中燥湿。(200695、201549)

真题【2015.49】

厚朴温中汤的功用是

A.温中行气,健脾和胃
B.温中祛寒,消食除胀
C.疏肝理气,温中散寒
D.行气除满,温中燥湿

【答案】D

3.主治

脾胃寒湿气滞证。脘腹胀满或疼痛,不思饮食,四肢倦怠,舌苔白腻,脉沉弦。(199550)

4.配伍特点

①厚朴辛苦温燥,行气消胀,燥湿除满为君。

②草豆蔻辛温芳香,温中散寒,燥湿运脾为臣。

③陈皮、木香行气宽中,助厚朴消胀除满;干姜、生姜温脾暖胃,助草豆蔻散寒止痛;茯苓渗湿健脾,均为佐药。甘草益气和中,调和诸药,功兼佐使。

④诸药合用,共成行气除满、温中燥湿之功,使寒湿得除,气机调畅,脾胃复健,则痛胀自解。

⑤本方各为"温中",但功用重在行气而不在温中。

5.趣味方歌

幕后炒酱豆腐皮——木厚草姜豆茯皮。

6.正式方歌

厚朴温中苓陈草,干姜生姜一齐熬,行气燥湿蔻木香,脘腹胀痛服之消。

十五 四磨汤

1.组成

人参、槟榔、沉香、乌药。

2. 功用

行气降逆,宽胸散结。

3. 主治

主治七情所伤,肝气郁结证。症见七情郁滞,痰气交阻,胸膈胀闷,上气喘急,心下痞满,胸膈痞闷及水肿,不思饮食,苔白脉弦。

4. 配伍特点

①方中乌药行气疏肝,善理气机,为君药。

②沉香降气平喘,为臣药。

③佐以槟榔行气破滞。破气之品虽然可以迅速达到行滞散结的作用,但是过于辛散却容易损伤人体的正气,何况本来就有正气不足的一面,故方中又佐人参益气扶正,补其不足,使郁滞开而正气不伤。

5. 加减

体壮气实而气结较甚,大怒晕厥,心腹胀痛者,可去人参,加枳壳以增行气破结之力。

6. 趣味方歌

人参要想郎——人参药香槟。

7. 正式方歌

四磨汤治七情侵,人参乌药及槟沉,浓磨煎服调滞气,实者枳壳易人参。

十六 加味乌药汤

1. 组成

乌药、缩砂仁、木香、延胡索、香附、甘草、生姜。

2. 功用

行气活血,调经止痛

3. 主治

主治肝郁气滞之痛经。月经前或月经初行时,少腹胀痛,胀甚于痛,或连胸胁、乳房胀痛,舌淡,苔薄白,脉弦紧。

4. 配伍特点

①香附疏肝理气,调经止痛为君。

②臣以乌药辛散温通,助香附疏肝解郁,延胡索行气活血,调经止痛,二者合用,行气活血调经止痛。

③佐以木香、砂仁行气止痛而消胀,生姜温胃散寒。

④甘草调和诸药为使。

5. 正式方歌

加味乌药汤砂仁,香附木香姜草伦,配入延胡共七味,经前胀痛效堪珍。

十七 橘核丸

1. 组成

橘核、海藻、昆布、海带、川楝子、桃仁、厚朴、木通、

枳实、延胡索、桂心、木香。

2. 功用

行气止痛,软坚散结。

3. 主治

寒湿疝气。睾丸肿胀偏坠,或坚硬如石,或痛引脐腹。

4. 配伍特点

①橘核行气散结,专治疝痛者,为君药。

②川楝子、木香助橘核行气止痛;桃仁、延胡索活血散结,延胡索并善行气止痛;以上共为臣药。君臣相配,散厥阴肝经气血之郁滞。

③肉桂温肾暖肝而散寒;木通通利血脉而除湿;厚朴下气燥湿;枳实行气破坚;海藻、昆布、海带软坚散结;共为佐使药。

④综观全方,诸药合用可直达厥阴肝经而行气血,散寒湿,消肿胀,对于寒湿疝气,睾丸肿胀之证,甚为合适。

5. 趣味方歌

胡核桃肉,木箱子,厚实带澡布——胡核桃肉,木香子,厚实带藻布。

6. 正式方歌

橘核丸中楝桂存,枳朴延胡藻带昆,桃仁木通木香合,寒疝顽痛盐酒吞。

十八 枳实消痞丸(失笑丸)

1. 组成

生姜、炙甘草、麦芽曲、白茯苓、白术、半夏曲、人参、厚朴、枳实、黄连。

2. 用法

共为细末,水泛小丸或糊丸,每服 6～9g,饭后温开水送下,日 2 次;亦可作汤剂,水煎服。

3. 功用

行气消痞,健脾和胃。

4. 主治

脾虚气滞,寒热互结证。心下痞满,不欲饮食,倦怠乏力,舌苔腻而微黄,脉弦。

5. 方义

本方由枳术汤、半夏泻心汤、四君子汤三方加减而成。

①枳实苦辛微寒,行气消痞为君。

②厚朴苦辛性温,下气除满,与枳实相须为用,以增强行气消痞之力;重用黄连苦寒降泄,清热燥湿而开痞,共为臣药。

③佐以半夏散结和胃,干姜温中祛寒,二者与黄连相伍辛开苦降以除痞。又伍麦芽曲消食和胃,人参、白术、茯苓、炙甘草补中健脾,亦为佐药。炙甘草还有调药之用,兼为使药。

④本方消补兼施,消大于补;寒热并用,寒大于温。行气消痰之中纳辛开苦降之法。(2017 145)

6.加减应用

①枳术汤:枳实、白术,主治气滞水停。(枳实重于白术,消大于补)

②枳术丸:枳实、白术,主治脾虚气滞,饮食停积。(白术大于枳实,补大于消)

真题【2017.145】

寒热并用,苦辛并用,邪正兼顾的方剂是

A.半夏厚朴汤　　　　B.半夏泻心汤

C.枳实消痞丸　　　　D.枳实导滞丸

【答案】BC

7.正式方歌

枳实消痞四君全,麦芽夏曲朴姜连,蒸饼糊丸消积滞,消中有补两相宜。

■ **小试牛刀**

1.半夏厚朴汤的功用是:

A.行气降逆,燥湿化痰

B.疏肝散结,燥湿化痰

C.行气疏肝,温胃散寒

D.行气散结,降逆化痰

2.半夏厚朴汤属于:

A.祛痰剂　　　　B.消导剂

C.治风剂　　　　D.理气剂

3.天台乌药散的组成药物是:

A.乌药、木香、青皮、小茴香、干姜、槟榔、川楝子

B.乌药、木香、青皮、小茴香、煨姜、槟榔、川楝子

C.乌药、木香、青皮、小茴香、炮姜、香附、川楝子

D.以上都不是

4.暖肝煎的功用是:

A.暖肝温胃,行气止痛

B.行气疏肝,散寒止痛

C.行气止痛,软坚散结

D.以上都不是

5.苏子降气汤证的病变脏腑是:

A.脾肺　　　　B.肺胃

C.脾肾　　　　D.肺肾

6.定喘汤的功用是:

A.清热解表,止咳平喘

B.宣肺降气,清热化痰

C.解表散寒,化痰平喘

D.降气平喘,祛痰止咳

7.原方特别注名"不用姜"的方剂是:

A.平胃散

B.二陈汤

C.定喘汤

D.苏子降气汤

8.由桑白皮、麻黄、白果、苏子、甘草、款冬花、杏仁、黄芩、半夏组成的方剂是:

A.苏子降气汤　　　　B.止嗽散

C.小青龙汤　　　　D.定喘汤

9.定喘汤适用的病证是:

A.外感温燥,邪在肺卫

B.风寒客表,水饮内停

C.外感风寒,内伤湿滞

D.风寒外束,痰热内蕴

10.胃气虚弱,痰浊内阻,心下痞硬,噫气不除者治宜选用:

A.三子养亲汤

B.苏子降气汤

C.半夏泻心汤

D.旋覆代赭汤

11.旋覆代赭汤主治:

A.肝郁气结之痞

B.寒热互结之痞

C.水与热结之痞

D.胃虚痰阻之痞

12.旋覆代赭汤证的病机是:

A.肝气横逆,胃失和降

B.胃热阴虚,气火上逆

C.胃虚有热,气逆不降

D.胃虚痰阻,气逆不降

13.原方重用生姜的是:

A.定喘汤

B.小青龙汤

C.苏子降气汤

D.旋覆代赭汤

14.旋覆代赭汤原方中旋覆花和代赭石的配伍用量是:

A.旋覆花三两、代赭石三两

B.旋覆花三两、代赭石二两

C.旋覆花三两、代赭石一两

D.旋覆花二两、代赭石三两

15.旋覆代赭汤原方中用量最轻的药物是:

A.旋覆花　　　　B.代赭石

C.人参　　　　D.生姜

16.橘皮竹茹汤证的病机是:

A.肝气横逆,胃失和降

B.胃热阴虚,气火上逆

C.胃虚有热,气逆不降

D.胃虚痰阻,气逆不降

17.肝郁有热,心腹胁肋疼痛,时发时止,食热益甚,口苦,舌红苔黄,脉象弦数者,治宜选用:

A. 逍遥散　　　　　　　　B. 丹参饮
C. 越鞠丸　　　　　　　　D. 金铃子散

18. **脾胃伤于寒湿,症见脘腹胀满疼痛,不思饮食,四肢倦怠者,治宜选用:**
A. 理中丸　　　　　　　　B. 平胃散
C. 实脾散　　　　　　　　D. 厚朴温中汤

19. **厚朴温中汤的功用是:**
A. 清胆利湿,和胃化痰
B. 降气快膈,化痰消食
C. 清胃化痰,降逆止呕
D. 行气温中,燥湿除满

20. **半夏厚朴汤、厚朴温中汤和枳实消痞丸中均含有的药物是:**
A. 生姜　　　　　　　　　B. 干姜
C. 茯苓　　　　　　　　　D. 木香

21. **旋覆代赭石汤与橘皮竹茹汤中均含有的药物是:**
A. 人参、生姜　　　　　　B. 人参、茯苓
C. 陈皮、半夏　　　　　　D. 桔梗、半夏

22. **白果在定喘汤中的作用是:**

A. 散寒平喘　　　　　　　B. 敛肺定喘
C. 清泻肺热　　　　　　　D. 止咳化痰

23. **枳实消痞丸主治病证的病因病机是**
A. 脾胃素虚,升降失职,寒热互结,气壅湿聚
B. 脾胃虚弱,运化失常,食积停滞,郁而生热
C. 湿热食积,内阻肠胃,气机壅塞,传化失司
D. 饮食过度,积滞内停,脾失升运,胃失和降

24. **旋覆代赭汤原方重用生姜的目的是**
A. 温中和胃,以增降逆止噫之效
B. 宣散水气,以助消痰祛浊之力
C. 与甘草辛甘合化,以复脾胃之阳气
D. 制约赭石之沉寒,使其镇逆不伐胃

■ **参 考 答 案**

1. D	2. D	3. AC	4. D	5. D
6. B	7. C	8. D	9. D	10. D
11. D	12. D	13. D	14. C	15. B
16. C	17. D	18. D	19. D	20. C
21. A	22. B	23. A	24. ABD	

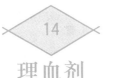

第十四章

14

理血剂

考纲要求

　　1.理血剂的概念、适应范围、配伍规律、分类及应用注意事项。

　　2.桃核承气汤、血府逐瘀汤、复元活血汤、温经汤、生化汤、补阳还五汤、小蓟饮子、槐花散、咳血方、黄土汤的组成、用法、功用、主治、方义、加减应用及注意事项。

　　3.七厘散、失笑散、桂枝茯苓丸、活络效灵丹、丹参饮、大黄䗪虫丸、十灰散、胶艾汤的组成、功用、主治及配伍特点。

考点解析

一 理血剂的概念、适应范围、配伍规律、分类及应用注意事项

1.概念

凡以理血药为主组成,具有活血祛瘀或止血作用,治疗血瘀或出血病证的方剂,统称理血剂。

2.适应范围

活血祛瘀剂,适用于各种血瘀证。止血剂,适用于血液离经妄行而出现的吐血、衄血、咳血、便血、崩漏等各种出血证。

3.配伍规律

活血祛瘀中常加理气、益气药,止血中又常加活血药。

4.分类

活血祛瘀剂和止血剂。

5.应用注意事项

①首先必须辨清造成瘀血或出血的原因,分清标本缓急,做到急则治标,缓则治本,或标本兼顾。

②逐瘀过猛或是久用逐瘀,均易耗血伤正,在使用活血祛瘀剂时,常辅以养血益气之品,使祛瘀而不伤正;且峻猛逐瘀,只能暂用,不可久服,中病即止,勿使过之。

③必要时在止血剂中辅以适当的活血祛瘀之品,或选用兼有活血祛瘀作用的止血药,使血止而不留瘀;至于瘀血内阻,血不循经所致的出血,法当祛瘀为先,因瘀血不去则出血不止。

④活血祛瘀剂虽能促进血行,但其性破泄,易于动血、伤胎,故凡妇女经期、月经过多及孕妇均当慎用或忌用。

二 桃核承气汤

1.组成

桃仁、大黄、桂枝、炙甘草、芒硝。（201828）

2.用法

作汤剂,水煎前 4 味,芒硝冲服,当微利。

3.功用

逐瘀泻热。

4.主治

下焦蓄血证。少腹急结,小便自利,神志如狂,甚则烦躁谵语,至夜发热;以及血瘀经闭,痛经,脉沉实而涩者。

5.方义

①桃仁苦甘平,活血破瘀;大黄苦寒,下瘀泻热。二者合用,瘀热并治,共为君药。（2014102）

②芒硝咸苦寒,泻热软坚,助大黄下瘀泻热;桂枝辛甘温,通行血脉,既助桃仁活血祛瘀,又防硝、黄寒凉凝血之弊,共为臣药。

③桂枝与硝、黄同用,相反相成,桂枝得硝、黄则温通而不助热;硝、黄得桂枝则寒下又不凉遏。炙甘草护胃安中,并缓诸药之峻烈,为佐使药。

④诸药合用,共奏破血下瘀泻热之功。服后"微利",使蓄血除,瘀热清,而邪有出路,诸症自平。

6.加减应用

跌打损伤,瘀滞疼痛者,可加赤芍、当归尾、红花、苏木等以活血止痛;月经不调瘀滞较甚者,痛经加延胡索、五灵脂;闭经加牛膝、当归、川芎;恶露不下加五灵脂、蒲黄;上部瘀热之头痛头胀,加牛膝、生地黄、丹皮、白茅根。

427

◇ 基础篇 ◇

方剂学

7. 趣味方歌

将军忙逃贵国——将军芒桃桂国。

8. 正式方歌

桃核承气硝黄草,少佐桂枝温经妙,下焦蓄血小腹胀,泻热破瘀微利效。

三 血府逐瘀汤

1. 组成

桃仁、红花、当归、生地黄、川芎、赤芍、牛膝、桔梗、柴胡、枳壳、甘草。(199542、200745、2014152)

真题【2014.152】

组成药物中含有牛膝的方剂有

A. 天麻钩藤饮　　　　B. 独活寄生汤
C. 血府逐瘀汤　　　　D. 羌活胜湿汤
【答案】ABC

2. 用法

水煎服。

3. 功用

活血化瘀,行气止痛。

4. 主治

胸中血瘀证。胸痛,头痛,日久不愈,痛如针刺而有定处,或呃逆日久不止,或饮水即呛,干呕,或内热瞀闷,或心悸怔忡,失眠多梦,急躁易怒,入暮潮热,唇暗或两目暗黑,舌质暗红,或舌有瘀斑、瘀点,脉涩或弦紧。(201555)

真题【2015.55】

患者心悸不安,胸痛如针刺而有定处,舌质暗红,脉弦紧。治宜首选

A. 桃核承气汤　　　　B. 血府逐瘀汤
C. 瓜蒌薤白白酒汤　　D. 活络效灵丹
【答案】B

5. 方义(2016158)

①桃仁破血行滞而润燥,红花活血祛瘀以止痛,共为君药。

②赤芍、川芎助君药活血祛瘀;牛膝活血通经,祛瘀止痛,引血下行,共为臣药。

③生地黄、当归养血益阴,清热活血;桔梗、枳壳,一升一降,宽胸行气;柴胡疏肝解郁,升达清阳,与桔梗、枳壳同用,尤善理气行滞,使气行则血行,以上均为佐药。桔梗并能载药上行,兼有使药之用;甘草调和诸药,亦为使药。

④全方配伍,特点有三:一为活血与行气相伍,既行血分瘀滞,又解气分郁结;二是祛瘀与养血同施,则活血而无耗血之虑,行气又无伤阴之弊;三为升降兼顾,既能升达清阳,又可降泄下行,使气血和调。合而用之,使血活瘀化气行,则诸症可愈,为治胸中血瘀证

之良方。

真题【2016.158】

下列各项中,属于血府逐瘀汤配伍特点的是

A. 活血行气相伍　　　B. 升降并用
C. 祛瘀血同施　　　　D. 开合相济
【答案】ABC

6. 加减应用

本方为桃红四物汤加四逆散加减变化而成。

①通窍活血汤(《医林改错》):赤芍、川芎、桃仁、红花、老葱、鲜姜、红枣、麝香、黄酒。功用:活血通窍。主治:瘀阻头面证。

②膈下逐瘀汤(《医林改错》):五灵脂、当归、川芎、桃仁、丹皮、赤芍、乌药、延胡索、甘草、香附、红花、枳壳,水煎服。功用:活血祛瘀,行气止痛。主治:瘀血阻滞膈下证。

③少腹逐瘀汤(《医林改错》):小茴香、干姜、延胡索、没药、当归、川芎、官桂、赤芍、蒲黄、五灵脂,水煎服。功用:活血祛瘀,温经止痛。主治:寒凝血瘀证。

④身痛逐瘀汤(《医林改错》):秦艽、川芎、桃仁、红花、甘草、羌活、没药、当归、五灵脂、香附、牛膝、地龙,水煎服。功用:活血行气,祛瘀通络,通痹止痛。主治:瘀血痹阻经络证。

7. 趣味方歌

俏桃红穿柴草要当牛耕地——壳桃红川柴草药当牛梗地。

8. 正式方歌

血府当归生地桃,红花枳壳草赤芍,柴胡芎桔牛膝等,血化下行不作劳。

四 复元活血汤

1. 组成

柴胡、瓜蒌根、当归、红花、甘草、穿山甲、酒大黄、酒桃仁。(201728)

2. 用法

共为粗末,每服30g,加黄酒30mL,水煎服,以利为度,得利痛减,不尽服。

3. 功用

活血祛瘀,疏肝通络。(2000147)

4. 主治

跌打损伤,瘀血阻滞证。胁肋瘀肿,痛不可忍。(1991081、1994091、1997052)

5. 方义

①重用酒制大黄,荡涤凝瘀败血,导瘀下行,推陈致新;柴胡疏肝行气,并可引诸药入肝经。两药合用,一升一降,以攻散胁下(病位)之瘀滞,共为君药。

②桃仁、红花活血祛瘀，消肿止痛；穿山甲破瘀通络，消肿散结，共为臣药。

③当归补血活血；瓜蒌根"续绝伤"（《神农本草经》），"消仆损瘀血"（《日华子本草》），既能入血分助诸药而消瘀散结，又可清热润燥，共为佐药。甘草缓急止痛，调和诸药，是为使药。大黄、桃仁酒制，及原方加酒煎服，乃增强活血通络之意。（1991142、2011103）

④诸药配伍，特点有二：一为升降同施，以调畅气血；二是活中寓养，则活血破瘀而不耗伤阴血。瘀祛新生，气行络通，胁痛自平。正如张秉成所言"去者去，生者生，痛自舒而元自复矣"，故名"复元活血汤"。

6.加减应用

瘀重而痛甚者，加三七或酌加乳香、没药、元胡等增强活血祛瘀，消肿止痛之功；气滞重而痛甚者，可加川芎、香附、郁金、青皮等以增强行气止痛之力。

7.趣味方歌

柴贵人山楼打草花——柴归仁山蒌大草花。

8.正式方歌

复元活血酒军柴，桃红归甲篓根甘，祛瘀疏肝又通络，损伤瘀痛加酒煎。

◎提示▶▶▶ 本方大黄用量偏重，服方后见微利痛减，当停用或小其用量，免伤正气。

五 温经汤

1.组成

吴茱萸、当归、芍药、川芎、人参、桂枝、阿胶、牡丹皮、生姜、甘草、半夏、麦冬。（2008155、2014153）

2.用法

水煎服，阿胶烊冲。

3.功用

温经散寒，养血祛瘀。（1998046）

4.主治

冲任虚寒、瘀血阻滞证。漏下不止，血色暗而有块，淋漓不畅，或月经超前或延后，或逾期不止，或一月再行，或经停不至，而见少腹里急，腹满，傍晚发热，手心烦热，唇口干燥，舌质暗红，脉细而涩。亦治妇人宫冷，久不受孕。

5.方义

①吴茱萸、桂枝温经散寒，通利血脉，其中吴茱萸功擅散寒止痛，桂枝长于温通血脉，共为君药。（2002150、2010103）

②当归、川芎活血祛瘀，养血调经；丹皮既助诸药活血散瘀，又能清血分虚热，共为臣药。

③阿胶甘平，养血止血，滋阴润燥；白芍酸苦微寒，

养血敛阴，柔肝止痛；麦冬甘苦微寒，养阴清热。三药合用，养血调肝，滋阴润燥，且清虚热，并制吴茱萸、桂枝之温燥。人参、甘草益气健脾，以资生化之源，阳生阴长，气旺血充；半夏、生姜辛开散结，通降胃气，以助祛瘀调经；其中生姜又温胃气以助生化，且助吴茱萸、桂枝以温经散寒，以上均为佐药。甘草尚能调和诸药，兼为使药。（199250、201353）

真题 【2013.53】

温经汤中配伍麦冬、阿胶的主要用意是

A. 养阴补血兼以活血

B. 养血止血兼以化瘀

C. 养血安胎兼清虚热

D. 养阴润燥兼清虚热

【答案】D

④诸药合用，共奏温经散寒、养血祛瘀之功。

⑤本方的配伍特点有二：一是方中温清补消并用，但以温经补养为主；二是大队温补药与少量寒凉药配伍，能使全方温而不燥、刚柔相济，以成温养化瘀之剂。

6.加减应用

若小腹冷痛甚者，去丹皮、麦冬，加艾叶、小茴香，或桂枝易为肉桂，以增强散寒止痛之力；寒凝而气滞者，加香附、乌药以理气止痛；漏下不止而血色暗淡者，去丹皮，加炮姜、艾叶以温经止血；气虚甚者，加黄芪、白术以益气健脾；傍晚发热甚者，加银柴胡、地骨皮以清虚热。

7.趣味方歌

熊皮贵，无人要，冬将夏，草当浇——芎皮桂，吴人药，冬姜夏，草当胶。

8.正式方歌

温经汤用萸桂芎，归芍丹皮姜夏冬，参草益脾胶养血，调经重在暖胞宫。

六 生化汤

1.组成

全当归、川芎、桃仁、炮干姜、炙甘草、黄酒、童便。（2006047）

2.用法

黄酒、童便各半煎服。（1993148）

◎提示▶▶▶ 温通血脉以助药力，另用童便同煎者，乃取其益阴化瘀，引败血下行之意。

3.功用

养血活血，温经止痛。

4.主治

血虚寒凝，瘀血阻滞证。产后恶露不行，小腹冷痛。（199139）

5. 方义

①重用全当归补血活血,化瘀生新,行滞止痛,为君药。(200148、201053、201796)

②川芎活血行气,桃仁活血祛瘀,均为臣药。

③炮姜入血散寒,温经止痛;黄酒温通血脉以助药力,共为佐药。

④炙甘草和中缓急,调和诸药,用以为使。

⑤原方另用童便同煎(现多已不用)者,乃取其益阴化瘀,引败血下行之意。全方配伍得当,寓生新于化瘀之内,使瘀血化,新血生,诸症向愈。正如唐宗海所云"血瘀可化之,则所以生之,产后多用"(《血证论》),故名"生化"。

真题【2017.96】

生化汤的君药是

A. 当归   B. 黄芪

C. 川芎   D. 桃仁

【答案】A

6. 加减应用

若恶露已行而腹微痛者,可减去破瘀的桃仁;若瘀滞较甚,腹痛较剧者,可加蒲黄、五灵脂、延胡索、益母草等以祛瘀止痛;若小腹冷痛甚者,可加肉桂、吴茱萸以温经散寒;若气滞明显者,加木香、香附、乌药等以理气止痛。

7. 正式方歌

生化汤是产后方,归芎桃草酒炮姜,消瘀活血功偏擅,止痛温经效亦彰。

◎提示▶▶▶本方虽是产后之要药,但全方药性偏温,产后腹痛属瘀热证者不宜用。本方历年的考题较多,重点在于把握其方中药物组成的作用以及其主治证候,出题较多。

七 补阳还五汤

1. 组成

生黄芪、当归尾、赤芍、地龙、川芎、红花、桃仁。

2. 用法

水煎服。

3. 功用

补气,活血,通络。(2006137)

4. 主治

中风之气虚血瘀证。半身不遂,口眼㖞斜,语言謇涩,口角流涎,小便频数或遗尿失禁,舌暗淡,苔白,脉缓无力。

5. 方义

①重用生黄芪,补益元气,意在气旺则血行,瘀去络通,为君药。(199450、199593、200452)

②当归尾活血通络而不伤血,用为臣药。

③赤芍、川芎、桃仁、红花协同当归尾以活血祛瘀;地龙通经活络,力专善走,周行全身,以行药力,亦为佐药。

④全方的配伍特点是:重用补气药与少量活血药相伍,使气旺血行以治本,祛瘀通络以治标,标本兼顾;且补气而不壅滞,活血又不伤正。合而用之,则气旺、瘀消、络通,诸症向愈。

6. 加减应用

若半身不遂以上肢为主者,可加桑枝、桂枝以引药上行,温经通络;下肢为主者,加牛膝、杜仲以引药下行,补益肝肾;日久效果不显著者,加水蛭、虻虫以破瘀通络。

7. 趣味方歌

当地穷人持红旗——当地芎人赤红芪。

8. 正式方歌

补阳还五赤芍芎,归尾通经佐地龙,四两黄芪为主药,血中瘀滞用桃红。

八 小蓟饮子

1. 组成

生地黄、小蓟、滑石、木通、蒲黄、藕节、淡竹叶、当归、山栀子、甘草。(200345)

2. 用法

水煎服。

3. 功用

凉血止血,利水通淋。(201547)

真题【2015.47】

以凉血止血、利水通淋为主要功能的方剂是

A. 八正散   B. 猪苓汤

C. 小蓟饮子   D. 程氏萆薢分清饮

【答案】C

4. 主治

热结下焦之血淋、尿血。尿中带血,小便频数,赤涩热痛,舌红,脉数。

5. 方义

①小蓟甘凉入血分,功擅清热凉血止血,又可利尿通淋,尤宜于尿血、血淋之症,是为君药。

②生地黄甘苦性寒,凉血止血,养阴清热;蒲黄、藕节助君药凉血止血,并能消瘀,共为臣药。

③君臣相配,使血止而不留瘀。热在下焦,宜因势利导,故以滑石、竹叶、木通清热利水通淋;栀子清泄三焦之火,导热从下而出;当归养血和血,引血归经,尚有防诸药寒凉滞血之功,合而为佐。使以甘草缓急止痛,和中调药。诸药合用,共成凉血止血为主,利水通淋为辅之方。

④本方是由导赤散加小蓟、藕节、蒲黄、滑石、栀子、当归而成,由清心养阴、利水通淋之方变为凉血止血,利水通淋之剂。其配伍特点是止血之中寓以化瘀,使血止而不留瘀;清利之中寓以养阴,使利水而不伤正。这是治疗下焦瘀热所致血淋、尿血的有效方剂。

6.加减应用

方中甘草应以生甘草为宜,以增强清热泻火之力;若尿道刺痛者,可加琥珀末1.5g吞服,以通淋化瘀止痛;若血淋、尿血日久气阴两伤者,可减木通、滑石等寒滑渗利之品,酌加太子参、黄芪、阿胶等以补气养阴。

7.趣味方歌

六一节牧童当生煮三黄鸡——六一节木通当生竹山黄蓟。

8.正式方歌

小蓟生地藕蒲黄,滑竹通栀归草襄,凉血止血利通淋,下焦瘀热血淋康。

九 槐花散

1.组成

槐花、柏叶、荆芥穗、枳壳。

2.用法

上为细末,用清米饮调下二钱,空心食前服。

3.功用

清肠止血,疏风行气。

4.主治

风热湿毒,壅遏肠道,损伤血络证。便前出血,或便后出血,或粪中带血,以及痔疮出血,血色鲜红或晦暗,舌红苔黄脉数。

5.方义

①槐花苦微寒,善清大肠湿热,凉血止血,为君药。

②侧柏叶味苦微寒,清热止血,可增强君药凉血止血之力,为臣药。

③荆芥穗辛散疏风,微温不燥,炒用入血分而止血;盖大肠气机被风热湿毒所遏,故用枳壳行气宽肠,以达"气调则血调"之目的,共为佐药。(199750、201451)

真题 【2014.51】

槐花散中配伍荆芥穗的用意是

A.祛风解痉　　　B.疏风止血

C.疏风解表　　　D.化瘀止血

【答案】B

④诸药合用,既能凉血止血,又能清肠疏风,使风热、湿热邪毒得清,则便血自止。本方具有寓行气于止血之中,寄疏风于清肠之内,相反相成的配伍特点。

6.加减应用

若便血较多,荆芥可改用荆芥炭,并加入黄芩炭、地榆炭、棕榈炭等,以加强止血之功;若大肠热甚,可加入黄连、黄芩等以清肠泄热;若脏毒下血紫暗,可加入苍术、茯苓等以祛湿毒;便血日久血虚,可加入熟地黄、当归等以养血和血。

7.趣味方歌

百岁之槐——柏穗枳槐。

8.正式方歌

槐花侧柏荆枳壳,等分为末米饮调,清肠止血又疏风,血热肠风脏毒疗。

十 咳血方

1.组成

青黛、瓜蒌仁、海粉、山栀子、诃子。

2.用法

上为末,以蜜同姜汁为丸,嚼化。

3.功用

清肝宁肺,凉血止血。

4.主治

肝火犯肺之咳血证。咳嗽痰稠带血,咳吐不爽,心烦易怒,胸胁作痛,咽干口苦,颊赤便秘,舌红苔黄,脉弦数。(200852)

5.方义

①青黛咸寒,入肝、肺二经,清肝泻火,凉血止血;山栀子苦寒,入心、肝、肺经,清热凉血,泻火除烦,炒黑可入血分而止血,两药合用,澄本清源,共为君药。

②火热灼津成痰,痰不清则咳不止,咳不止则血难宁,故用瓜蒌仁甘寒入肺、清热化痰、润肺止咳;海粉(现多用海浮石)清肺降火,软坚化痰,共为臣药。

③诃子苦涩性平入肺与大肠经,清降敛肺,化痰止咳,用以为佐。

④诸药合用,共奏清肝宁肺之功,使木不刑金,肺复宣降,痰化咳平,其血自止。

本方的配伍特点:寓止血于清热泻火之中,虽不专用止血药,火热得清则血不妄行,为图本之法。

6.加减应用

火热伤阴者,可酌加沙参、麦冬等以清肺养阴;若咳甚痰多者,可加川贝、天竺黄、枇杷叶等以清肺化痰止咳。本方去诃子、海粉,加青蒿、丹皮,治疗鼻衄,亦有较好疗效。

7.趣味方歌

请人刻石子——青仁诃石子。

8.正式方歌

咳血方中诃子收,瓜蒌海粉山栀投,青黛蜜丸口嚼化,咳嗽痰血服之瘳。

十一 黄土汤

1.组成

甘草、干地黄、白术、炮附子、阿胶、黄芩、灶心土。（199342）

2.用法

水煎服。

3.功用

温阳健脾,养血止血。（201449）

真题 【2014.49】
功能温阳健脾,养血止血的方剂是

A.黄土汤 　　　　B.归脾汤
C.温脾汤 　　　　D.健脾丸

【答案】A

4.主治

脾阳不足,脾不统血证。大便下血,先便后血,以及吐血、衄血、妇人崩漏,血色暗淡,四肢不温,面色萎黄,舌淡苔白,脉沉细无力。

5.方义

①灶心土(即伏龙肝),辛温而涩,温中止血,用以为君。

②白术、附子温阳健脾,助君药以复脾土统血之权,共为臣药。

③然辛温之术、附易耗血动血,且出血者,阴血每亦亏耗,故以生地黄、阿胶滋阴养血止血;与苦寒之黄芩合用,又能制约术、附过于温燥之性;而生地黄、阿胶得术、附则滋而不腻,避免了呆滞碍脾之弊,均为佐药。甘草调药和中为使。（1997111）

④配伍特点:诸药合用,共呈寒热并用,标本兼顾,刚柔相济。此方为温中健脾,养血止血之良剂,故吴瑭称本方为"甘苦合用,刚柔互济法"(《温病条辨》)。

6.加减应用

出血多者,酌加三七、白及等以止血;若气虚甚者,可加人参以益气摄血;胃纳较差者,阿胶可改为阿胶珠,以减其滋腻之性。脾胃虚寒较甚者,可加炮姜炭以温中止血。方中灶心土缺时,可以赤石脂代之。

7.趣味方歌

叫夫子在黄土地勤锄草——胶附子在黄土地芩术草。

8.正式方歌

黄土汤中芩地黄,术附阿胶甘草尝,温阳健脾能摄血,便血崩漏服之康。

十二 七厘散

1.组成

血竭、麝香、冰片、乳香、没药、红花、朱砂、儿茶。（200346）

2.功用

活血散瘀,止痛止血。

3.主治

跌打损伤,筋断骨折之瘀血肿痛,或刀伤出血。并治一切无名肿毒,烧伤烫伤等。

4.配伍特点

既可祛瘀行气,消肿止痛,又可收敛清热,生肌止血,是外敷、内服的伤科常用方剂。不但对外伤瘀血作痛,或血流不止,确有良效;而且对内伤之血瘀疼痛,吐血等证,也有较好疗效。

5.趣味方歌

朱红儿没乳摄冰雪——朱红儿没乳麝冰血。

6.正式方歌

七厘散治跌打伤,血竭红花冰麝香,乳没儿茶朱砂末,外敷内服均见长。

十三 失笑散

1.组成

五灵脂、蒲黄。

2.功用

活血祛瘀,散结止痛。（200749）

3.主治

瘀血停滞证。心腹刺痛,或产后恶露不行,或月经不调,少腹急痛等。（200254）

4.配伍特点

诸药合用,药简力专,共奏祛瘀止痛,推陈出新之功,使瘀血得去,脉道通畅,则诸症自解。前人运用本方,患者每于不觉中,诸症悉除,不禁欣然而笑,故名"失笑"。

5.趣味方歌

黄磷失效——黄灵失笑。

6.正式方歌

失笑灵脂蒲黄同,等量为散醋酽冲,瘀滞心腹时作痛,祛瘀止痛有奇功。

十四 桂枝茯苓丸

1.组成

桂枝、茯苓、丹皮、桃仁、芍药。

2.功用

活血化瘀,缓消癥块。（199346、200555）

3. 主治

瘀阻胞宫证。妇人素有癥块，妊娠漏下不止，或胎动不安，血色紫黑晦暗，腹痛拒按，或经闭腹痛，或产后恶露不尽而腹痛拒按者，舌质紫暗或有瘀点，脉沉涩。(199253、199492、200250)

4. 配伍特点

本方配伍特点有二：一为既用桂枝以温通血脉，又佐丹皮、芍药以凉血散瘀，寒温并用，则无耗伤阴血之弊；二为漏下之症，采用行血之法，体现通因通用之法，俾癥块得消，血行常道，则出血得止。

5. 趣味方歌

贵人服丹药——桂仁茯丹药。

6. 正式方歌

《金匮》桂枝茯苓丸，桃仁芍药与牡丹，等分为末蜜丸服，缓消癥块胎可安。

十五 活络效灵丹

1. 组成

当归、丹参、乳香、没药。(2011155)

2. 功用

活血祛瘀，通络止痛。

3. 主治

气血凝滞。心腹疼痛，腿痛臂痛，跌打瘀肿，内外疮疡，以及癥瘕积聚等。

4. 配伍特点

本方祛瘀止痛之力颇强，为治疗血瘀所致心腹诸痛，癥瘕积聚，以及跌打损伤。

5. 趣味方歌

辱没当绅——乳没当参。

6. 正式方歌

活络效灵用丹参，当归乳香没药存，癥瘕积聚腹中痛，煎服此方可回春。

十六 丹参饮

1. 组成

丹参、檀香、砂仁。

2. 功用

活血祛瘀，行气止痛。

3. 主治

主血瘀气滞证。症见心胃诸痛。痛有定处，以刺痛为主。

4. 配伍特点

本方为气滞血瘀之心胃疼痛而设，治宜活血祛瘀，行气止痛。

①方中重用丹参为君，取其活血化瘀止痛而不伤气血。

②配辛温芬芳之檀香、砂仁行气止痛，为臣药。

③三药合用，使气血通畅而疼痛自止。

5. 正式方歌

心腹诸痛有妙方，丹参十分做提纲，檀砂一分聊为佐，入咽咸知效验彰。

十七 大黄䗪虫丸

1. 组成

大黄、黄芩、甘草、桃仁、杏仁、芍药、干地黄、干漆、虻虫、水蛭、蛴螬、䗪虫、白蜜。(1991139)

2. 功用

祛瘀生新。

3. 主治

五劳虚极，瘀血内停证。形体羸瘦，腹满不能饮食，肌肤甲错，两目黯黑者。

4. 配伍特点

诸药合用，祛瘀血，清瘀热，滋阴血，润燥结，为"缓中补虚"之方，即尤在泾《金匮心典》所说"润以濡其干，虫以动其瘀，通以去其闭"之意。

5. 正式方歌

大黄䗪虫芩芍桃，地黄杏草漆蛴螬，虻虫水蛭和丸服，去瘀生新功独超。

十八 十灰散

1. 组成

大蓟、小蓟(同用)、荷叶、侧柏叶、茅根、茜根、山栀、大黄、牡丹皮、棕榈皮。(1997145)

2. 功用

凉血止血。

3. 主治

血热妄行之上部出血证。呕血、吐血、咯血、嗽血、衄血等，血色鲜红，来势急暴，舌红，脉数。

4. 配伍特点

寓止血于清热泻火之中，寄祛瘀于凉血止血之内。为一首急救止血方剂。

5. 趣味方歌

大鸡蛋黄和小鸡毛，总值百钱——大蓟丹黄荷小蓟茅，棕栀柏茜。

6. 正式方歌

十灰散用十般灰，柏茅茜荷丹棕煨，二蓟栀黄各炒黑，上部出血势能摧。

十九 胶艾汤

1.组成

川芎、阿胶、艾叶、甘草、当归、芍药、干地黄。

2.功用

补血止血,调经安胎。

3.主治

妇人冲任虚损,血虚有寒证。崩中漏下,月经过多,淋漓不止,或伴产后下血不绝,或妊娠下血,腹中疼痛者。

4.配伍特点

诸药合用,以补血止血为主,兼以调经安胎,为治疗血虚崩漏以及安胎的常用方剂。

5.趣味方歌

四物炒胶艾——四物草胶艾。

6.正式方歌

胶艾汤中四物先,更加炙草一同煎,暖宫养血血行缓,胎漏崩中自可痊。

■ 小试牛刀

1."血府逐瘀汤"的组成除"四物汤"外其余的几味药是:
   A.官桂、干姜、蒲黄、五灵脂
   B.乌药、香附、枳壳、延胡索
   C.柴胡、桔梗、枳壳、牛膝
   D.香附、牛膝、没药、五灵脂

2.下列方剂中,含有柴胡、枳壳的是:
   A.血府逐瘀汤　　　　B.复元活血汤
   C.四逆散　　　　　　D.小柴胡汤

3.跌打损伤,瘀留胁下,痛不可忍者,治宜选用:
   A.血府逐瘀汤　　　　B.通窍活血汤
   C.少腹逐瘀汤　　　　D.复元活血汤

4.复元活血汤证瘀阻的部位是:
   A.胸中　　　　　　　B.胁下
   C.胞宫　　　　　　　D.头面

5.温经汤中配伍半夏的主要用意是:
   A.燥湿化痰而和胃　　B.和胃降逆而止呕
   C.通降胃气而散结　　D.降逆散结而消痞

6.温经汤的功用是:
   A.温经散寒,养血祛瘀
   B.活血祛瘀,温经止痛
   C.温经活血,通络舒筋
   D.温经止痛,疏肝通络

7.产后血虚受寒,恶露不行,小腹冷痛者,治宜选用:
   A.复元活血汤　　　　B.桂枝茯苓丸
   C.失笑散　　　　　　D.生化汤

8.生化汤中,当归的作用是:
   A.活血祛痰,养血调经
   B.补血活血,化瘀生新
   C.补血养肝,和血调经
   D.活血祛瘀,温经止痛

9.下列方剂中,用炮姜的是:
   A.温经汤　　　　　　B.半夏泻心汤
   C.血府逐瘀汤　　　　D.生化汤

10.黄芪在补阳还五汤中的配伍用意是:
   A.补气利水　　　　　B.补气行血
   C.补气生血　　　　　D.补气生阳

11.下列方剂中,组成药物不含芍药的是:
   A.大柴胡汤　　　　　B.小建中汤
   C.大定风珠　　　　　D.小蓟饮子

12.槐花散中配伍荆芥穗的主要用意是:
   A.发热解表　　　　　B.透达郁热
   C.祛湿止带　　　　　D.疏风止血

13.咳血方主治证的病机是:
   A.热壅于肺,迫血妄行
   B.痰热蕴肺,络伤血溢
   C.阴虚火旺,虚火灼肺
   D.肝火犯肺,咳伤肺络

14.下列何药不是黄土汤的组成药物:
   A.干地黄　　　　　　B.黄芩
   C.炮附子　　　　　　D.阿胶

15.黄土汤中配伍黄芩的意义是:
   A.反佐　　　　　　　B.反治
   C.两者均是　　　　　D.两者均非

16.由血竭、麝香、冰片、乳香、没药、红花、朱砂、儿茶组成的方剂是:
   A.仙方活命饮　　　　B.活络效灵丹
   C.七厘散　　　　　　D.牵正散

17.失笑散主治的病证是:
   A.心腹剧痛,或产后恶露不行,或月经不调,小腹急痛者
   B.漏下不止,或月经不调,入暮发热,手心烦热,唇干口燥者
   C.小腹急结,小便不利,甚则谵语烦躁,至夜发热,脉沉实而涩者
   D.瘀血留于胁下,痛不可忍者

18.失笑散的功用是:
   A.活血祛瘀,散结止痛
   B.活血祛瘀,行气止痛
   C.活血化瘀,缓消积块
   D.活血祛瘀,疏肝通络

19.桂枝茯苓丸主治:
   A.脾阳不足,聚湿成饮,咳痰稀白,胸膈不快
   B.中阳不足,饮停心下,胸胁支满,心悸目眩

C.脾失健运,痰停中脘,流溢四肢,臂疼肢肿

D.以上俱非所宜

20.桂枝茯苓丸的功用是:

A.活血化瘀,缓消癥块

B.活血祛瘀,通络止痛

C.活血化瘀,温经止痛

D.活血祛瘀,散结止痛

21.瘀血留阻胞宫,胎动不安,漏血紫暗,腹痛拒按者,治宜选用:

A.复元活血汤　　　B.桂枝茯苓丸

C.生化汤　　　　　D.温经汤

22.桂枝茯苓丸证的病机是:

A.气滞血瘀　　　　B.冲任虚寒

C.水湿内停　　　　D.瘀阻胞宫

23.功用为活血化瘀、缓消癥块的方剂是:

A.桂枝茯苓丸　　　B.生化汤

C.复元活血汤　　　D.失笑散

24.组成药物中不含乳香、没药的方剂是:

A.七厘散　　　　　B.小金丹

C.小活络丹　　　　D.复元活血汤

25.温经汤与胶艾汤二方组成中相同的五味药是:

A.川芎、干地黄、当归、芍药、艾叶

B.川芎、干地黄、当归、芍药、干姜

C.川芎、甘草、人参、芍药、阿胶

D.川芎、甘草、当归、芍药、阿胶

26.复元活血汤的主治病证是:

A.跌打损伤,胸中瘀血

B.跌打损伤,头面瘀血

C.跌打损伤,筋断骨折

D.跌打损伤,胁肋瘀肿

27.温经汤的君药是:

A.当归、川芎　　　B.当归、肉桂

C.当归、吴茱萸　　D.吴茱萸、桂枝

28.组成中含有桔梗、牛膝的方剂是:

A.补阳还五汤　　　B.复元活血汤

C.血府逐瘀汤　　　D.独活寄生汤

■■ 参 考 答 案

1.C	2.A	3.D	4.B	5.C
6.A	7.D	8.B	9.D	10.B
11.D	12.D	13.D	14.B	15.D
16.C	17.A	18.A	19.D	20.A
21.B	22.D	23.A	24.D	25.D
26.D	27.D	28.C		

第十五章

治风剂

考纲要求

1.治风剂的概念、适应范围、配伍规律、分类及应用注意事项。

2.大秦艽汤、川芎茶调散、羚角钩藤汤、镇肝熄风汤、大定风珠的组成、用法、功用、主治、方义、加减应用及注意事项。

3.消风散、牵正散、小活络丹、天麻钩藤饮、阿胶鸡子黄汤、玉真散的组成、功用、主治及配伍特点。

考点解析

一 治风剂的概念、适应范围、配伍规律、分类及应用注意事项

1.概念

凡以辛散祛风或息风止痉药为主组成,具有疏散外风或平息内风作用,治疗风病的方剂,统称治风剂。

2.适应范围

疏散外风剂,适用于外风所致病证。平息内风剂,适用于内风所致病证。

3.配伍规律

应根据病人体质的强弱、感邪的轻重以及病邪的兼夹等不同情况,分别配伍祛寒、清热、祛湿、祛痰、养血、活血之品。

4.分类

治风剂分疏散外风和平息内风两类。

5.应用注意事项

①首先应辨清风病之属内、属外。外风治宜疏散,而不宜平息;内风只宜平息,而忌用疏散。

对这种错综复杂的证候,应分清主次,或以疏散为主兼以平息,或以平息为主兼以疏散。

②宜分清病邪的兼夹以及病情的虚实,进行相应的配伍,如兼寒、兼热、兼湿,或夹痰、夹瘀等,则应与散寒、清热、祛湿、化痰以及活血化瘀等法配合运用,以切合具体的病情。

二 大秦艽汤

1.组成

秦艽、甘草、川芎、当归、白芍药、细辛、川羌活、防风、黄芩、石膏、白芷、白术、生地黄、熟地黄(二地同用)、白茯苓、川独活。(2000145、2014154)

2.用法

水煎服。

3.功用

疏风清热,养血活血。(2015155)

真题【2015.155】

大秦艽汤与消风散均具有的治疗作用是

A.祛风清热   B.益气健脾

C.养血活血   D.燥湿化痰

【答案】AC

4.主治

风邪初中经络证。口眼㖞斜,舌强不能言语,手足不能运动,或恶寒发热,苔白或黄,脉浮数或弦细。(199351、201733)

真题【2017.33】

风邪初中经络,风邪散见,不拘一经者,治宜选用

A.牵正散   B.消风散

C.小活络丹   D.大秦艽汤

【答案】D

5.方义

①重用秦艽祛风通络,为君药。

②羌活、独活、防风、白芷、细辛等辛散之品,祛风散邪,加强君药祛风之力,并为臣药。

③熟地黄、当归、白芍、川芎(四物汤)养血活血,使血足而筋自荣,络通则风易散,寓有"治风先治血,血行风自灭"之意,并能制诸风药之温燥;脾为气血生化之源,故配白术、茯苓、甘草益气健脾,以化生气血;生地黄、石膏、黄芩清热,是为风邪郁而化热者设,以上共为方中佐药。甘草调和诸药,兼使药之用。(200850)

④配伍特点:本方用药,以祛风散邪为主,配伍补血、活血、益气、清热之品,疏养结合,邪正兼顾,共奏祛风清热,养血通络之效。

◆刘应科◆ 考研中医综合复习指导

6. 加减应用

若无内热，可去黄芩、石膏等清热之品。专以疏风养血通络为治。原方有"如遇天阴，加生姜煎七八片；如心下痞，每两加枳实一钱同煎"的用法，可资参考。

7. 正式方歌

大秦艽汤羌独防，辛芷芎芍二地当，苓术石膏黄芩草，风邪初中经络康。

三 川芎茶调散

1. 组成

薄荷叶、川芎、荆芥、细辛、防风、白芷、羌活、炙甘草。

2. 用法

上为细末。每服二钱(6g)，食后，茶清调下。

3. 功用

疏风止痛。

4. 主治

外感风邪头痛。偏正头痛，或颠顶作痛，目眩鼻塞，或恶风发热，舌苔薄白，脉浮。

5. 方义

①川芎辛温香窜，为血中气药，上行头目，为治诸经头痛之要药，善于祛风活血而止头痛，长于治少阳、厥阴经头痛(头顶或两侧头痛)，故为方中君药。

②薄荷、荆芥辛散上行，以助君药疏风止痛之功，并能清利头目，共为臣药。

③其中薄荷用量独重，以其之凉，可制诸风药之温燥，又能兼顾风为阳邪，易于化热化燥之特点。羌活、白芷疏风止痛，其中羌活长于治太阳经头痛(后脑连项痛)，白芷长于治阳明经头痛(前额及眉棱骨痛)，李东垣谓"头痛须用川芎。如不愈，各加引经药，太阳羌活，阳明白芷"(《本草纲目》卷14)；细辛祛风止痛，善治少阴经头痛(脑痛连齿)，并能宣通鼻窍；防风辛散上部风邪。上述诸药，协助君、臣药以增强疏风止痛之功，共为方中佐药。甘草益气和中，调和诸药为使。

④服时以茶清调下，取其苦凉轻清，清上降下，既可清利头目，又能制诸风药之过于温燥与升散，使升中有降，亦为佐药之用。

⑤配伍特点：综合本方，集众多辛散疏风药于一方，升散中寓有清降，具有疏风止痛而不温燥的特点，共奏疏风止痛之功。

⑥川芎茶调散遣药组方的主要理论根据是：外风宜散；以颠顶之上，唯风药可到。(1991114)

6. 加减应用

风为百病之长，外感风邪，多有兼夹。若属外感风寒头痛，宜减薄荷用量，酌加苏叶、生姜以加强祛风散

寒之功；外感风热头痛，加菊花、僵蚕、蔓荆子以疏散风热；外感风湿头痛，加苍术、藁本以散风祛湿；头风头痛，宜重用川芎，并酌加桃仁、红花、全蝎、地龙等以活血祛瘀、搜风通络。

7. 趣味方歌

熊进房，薄老仔细查枪——芎荆防，薄老芷细茶羌。

8. 正式方歌

川芎茶调有荆防，辛芷薄荷甘草羌，目昏鼻塞风攻上，偏正头痛悉能康。

四 羚角钩藤汤

1. 组成

羚角片、霜桑叶、京川贝、鲜生地黄、双钩藤、滁菊花、茯神木、生白芍、生甘草、淡竹茹。

2. 用法

水煎服。

3. 功用

凉肝息风，增液舒筋。(199445)

4. 主治

肝热生风证。高热不退，烦闷躁扰，手足抽搐，发为痉厥，甚则神昏，舌绛而干，或舌焦起刺，脉弦而数；以及肝热风阳上逆，头晕胀痛，耳鸣心悸，面红如醉，或手足躁扰，甚则瘛疭，舌红，脉弦数。(2005131)

5. 方义

①羚羊角咸寒，入肝经，善于凉肝息风；钩藤甘寒，入肝经，清热平肝，息风解痉。二药合用，相得益彰，清热凉肝，息风止痉之功益著，共为君药。

②桑叶、菊花清热平肝，以加强凉肝息风之效，用为臣药。

③风火相扇，最易耗阴劫液，故用鲜地黄凉血滋阴，白芍养阴泄热，柔肝舒筋，二药与甘草相伍，酸甘化阴，养阴增液，舒筋缓急，以加强息风解痉之力；邪热每多炼液为痰，故又以川贝母、鲜竹茹以清热化痰；热扰心神，以茯神木平肝宁心安神，为"清金平木"的体现，以上俱为佐药。甘草兼调和诸药，为使。(1998049)

④综观全方，以凉肝息风为主，配伍滋阴、化痰、安神之品，标本兼治，为凉肝息风法的代表方。(2011102)

6. 加减应用

若邪热内闭，神昏谵语者，宜配合紫雪或安宫牛黄丸以清热开窍；抽搐甚者，可配合止痉散以加强息风止痉之效；便秘者，加大黄、芒硝通腑泻热。本方清热凉血解毒之力不足，运用时可酌加水牛角、丹皮等。

7. 趣味方歌

领狗上草地，主妇少背菊——羚钩桑草地，竹茯芍贝菊。

8. 正式方歌

羚角钩藤菊花桑,地芍贝茹茯草襄,凉肝息风又养阴,肝热生风急煎尝。

五 镇肝熄风汤

1. 组成

怀牛膝、生赭石、生龙骨、生牡蛎、生龟板、生杭芍、玄参、天冬、川楝子、生麦芽、茵陈、甘草。(200788)

2. 用法

水煎服。

3. 功用

镇肝息风,滋阴潜阳。

4. 主治

类中风。头目眩晕,目胀耳鸣,脑部热痛,面色如醉,心中烦热,或时常噫气,或肢体渐觉不利,口眼渐形喝斜;甚或眩晕颠仆,昏不知人,移时始醒,或醒后不能复元,脉弦长有力。病机要点:肝肾阴亏、肝阳化风、气血逆乱。(2011158)

5. 方义

①怀牛膝归肝肾经,入血分,性善下行,故重用以引血下行,并有补益肝肾之效为君。(199646、201350)

张锡纯创制镇肝熄风汤重用牛膝的用意是

A. 补益肝肾　　　　B. 活血利水

C. 祛瘀通经　　　　D. 引血下行

【答案】D

②代赭石之质重沉降,镇肝降逆,合牛膝以引气血下行,急治其标;龙骨、牡蛎、龟板、白芍益阴潜阳,镇肝息风,共为臣药。

③玄参、天冬下走肾经,滋阴清热,合龟板、白芍滋水以涵木,滋阴以柔肝;肝为刚脏,性喜条达而恶抑郁,过用重镇之品,势必影响其条达之性,故又以茵陈、川楝子、生麦芽清泄肝热,疏肝理气,以遂其性,以上俱为佐药。(1992113、199214、199850、200447、201452)

真题【2014.52】

张锡纯在镇肝熄风汤中少佐茵陈的主要用意是

A. 清热利湿　　　　B. 清泄肝热

C. 泄热疏肝　　　　D. 疏肝解郁

【答案】C

④甘草调和诸药,合生麦芽能和胃安中,以防金石、介类药物碍胃为使。诸药合用,共奏温经散寒,养血祛瘀之功。

⑤配伍特点:急则治标。肝阳亢奋化风,气血上逆无制,故重用牛膝配代赭石,遏止上亢之肝阳,平降上逆气血,从而达到息风之目的,为急则治标之法。重镇与潜降相伍。标本兼顾。方中配龟板、天冬、玄参、白芍,滋阴壮

水,使阴充以制阳,属顾本之法。平肝佐以疏肝。

6. 加减应用

心中烦热甚者,加石膏、栀子以清热除烦;痰多者,加胆南星、竹沥水以清热化痰;尺脉重按虚者,加熟地黄、山茱萸以补肝肾;中风后遗有半身不遂、口眼喝斜等不能复原者,可加桃仁、红花、丹参、地龙等活血通络。

7. 趣味方歌

天上元龙恋母龟,诚实国老喜烧卖——天上元龙楝牡龟,陈石国老膝芍麦。

8. 正式方歌

镇肝息风芍天冬,玄参龟板赭茵从,龙牡麦芽膝草楝,肝阳上亢能奏功。

六 大定风珠

1. 组成

生白芍、阿胶、生龟板、干地黄、麻仁、五味子、生牡蛎、麦冬、炙甘草、生鸡子黄、生鳖甲。(201447)

真题【2014.47】

龟板与鳖甲同用的方剂是

A. 桑螵蛸散　　　　B. 羚角钩藤汤

C. 大定风珠　　　　D. 天麻钩藤饮

【答案】C

2. 用法

水煎,去渣,入阿胶烊化,再入鸡子黄,搅匀,分三次温服。

3. 功用

滋阴息风。

4. 主治

阴虚风动证。手足瘈疭,形消神倦,舌绛少苔,脉气虚弱,时时欲脱者。(199554)

5. 方义

①鸡子黄、阿胶为血肉有情之品,滋阴养液以息虚风,共为君药。

②重用生白芍、干地黄、麦冬,滋阴柔肝,缓急舒筋为臣药。

③阴虚则阳浮,故以龟板、鳖甲、牡蛎介类潜镇之品,以滋阴潜阳,重镇息风;麻仁养阴润燥;五味子酸收,与滋阴药相伍,而能收敛真阴;与生白芍、甘草相配,又具酸甘化阴之功。以上诸药,协助君、臣药加强滋阴息风之效,均为佐药。炙甘草调和诸药,为使药。

④本方配伍,以大队滋阴养液药为主,配以介类潜阳之品,寓息风于滋养之中,使真阴得复,浮阳得潜,则虚风自息。

6. 加减应用

本方由加减复脉汤(炙甘草、干地黄、生白芍、阿胶、

麦冬、麻仁)加味变化而成。由于温病时久,邪热灼伤真阴,虚风内动,故加鸡子黄、五味子、龟板、鳖甲、牡蛎等滋阴潜阳之品,从而由滋阴润燥之方衍化而成滋阴息风之剂。

7.趣味方歌

五嫂卖母鸡,吵架骂干弟阿龟——五芍麦牡鸡,草甲麻干地阿龟。

8.正式方歌

大定风珠鸡子黄,麦地胶芍草麻桑,三甲并同五味子,滋阴息风是妙方。

七 消风散

1.组成

当归、生地黄、防风、蝉蜕、知母、苦参、胡麻、荆芥、苍术、牛蒡子、石膏、甘草、木通。

2.功用

疏风除湿,清热养血。(2015155)

3.主治

风疹、湿疹。皮肤瘙痒,疹出色红,或遍身云片斑点,抓破后渗出津水,苔白或黄,脉浮数。(200252)

4.配伍特点

诸药合用,以祛风为主,配伍祛湿、清热、养血之品,祛邪之中,兼顾扶正,使风邪得散、湿热得清、血脉调和,则痒止疹消,为治疗风疹、湿疹之良方。

5.趣味方歌

朱妈通知老高,当地竞产牛子裤风——术麻通知老膏,当地荆蝉牛子苦风。

6.正式方歌

消风散中有荆防,蝉蜕胡麻苦参苍,知膏蒡通归地草,风疹湿疹服之康。

八 牵正散

1.组成

白附子、白僵蚕、全蝎、热酒。(199244)

2.功用

祛风化痰,通络止痉。

3.主治

风中头面经络。口眼喝斜,或面肌抽动,舌淡红,苔白。

4.配伍特点

①附子辛温燥烈,入阳明经而走头面,以祛风化痰,尤其善散头面之风为君。

②全蝎、僵蚕均能祛风止痉,其中全蝎长于通络,僵蚕且能化痰,合用既助君药祛风化痰之力,又能通络止痉,共为臣药。

③用热酒调服,以助宣通血脉,并能引药入络,直达病所,以为佐使。

④药虽三味,合而用之,力专而效著。风邪得散,痰浊得化,经络通畅,则喝斜之口眼得以复正,是名"牵正"。

5.趣味方歌

钱正馋服蝎子酒——牵正蚕服蝎子酒。

6.正式方歌

牵正散治口眼斜,白附僵蚕合全蝎,等分为末热酒下,祛风化痰痉能解。

九 小活络丹

1.组成

川乌、草乌(同用)、地龙、天南星、乳香、没药。(200347)

2.功用

祛风除湿,化痰通络,活血止痛。(2006136、2014155)

真题 【2014.155】
小活络丹具有的功用有
A.除湿　　B.活血　　C.祛风　　D.化痰
【答案】ABCD

3.主治

风寒湿痹。肢体筋脉疼痛,麻木拘挛,关节屈伸不利,疼痛游走不定,舌淡紫,苔白,脉沉弦或涩。亦治中风手足不仁,日久不愈,经络中有湿痰瘀血,而见腰腿沉重,或腿臂间作痛。

4.配伍特点

①方中川乌、草乌大辛大热,长于祛风除湿、温通经络,并有较强的止痛作用,共为君药。

②天南星辛温燥烈,善能祛风燥湿化痰,以除经络中之风痰湿浊,为臣药。

③佐以乳香、没药活血化瘀通络而止痛,并使经络气血流畅,则风寒湿邪不复留滞;地龙性善走窜,为入络之佳品,功能通经活络。以酒送服,取其辛散温通之性,以助药势,并引诸药直达病所为使。

④诸药合用,可祛除留滞于经络中之风寒湿邪与痰浊、瘀血,使气血流畅,经络宣通,则诸症可愈。

本方剂型为丸剂,取"丸者,缓也"。因风寒湿痰瘀血阻于经络,为时日久,虽需峻利之品以搜剔,但亦不宜过于峻猛,否则有形之邪非但不易消散,反而伤正,只宜缓消,是"治之以峻,行之以缓"之理。

5.趣味方歌

二乌南星乳没龙。

6.正式方歌

小活络祛风湿寒,化痰活血三者兼,二乌南星乳没龙,寒湿痰瘀痹痛蠲。

十 天麻钩藤饮(201447)

1.组成

天麻、钩藤、生决明、山栀、黄芩、川牛膝、杜仲、益母草、桑寄生、夜交藤、朱茯神。(2014152、201544)

真题【2015.44】
天麻钩藤饮中含有的药物是
A. 川牛膝 　　　 B. 牡蛎
C. 龟板 　　　 D. 鳖甲
【答案】A

2.功用

平肝息风,清热活血,补益肝肾。(1993149、2002149)

3.主治

肝阳偏亢,肝风上扰证。头痛,眩晕,失眠多梦,或口苦面红,舌红苔黄,脉弦或数。

4.配伍特点

①天麻、钩藤平肝息风,为君药。

②石决明咸寒质重,功能平肝潜阳,并能除热明目,与君药合用,加强平肝息风之力;川牛膝引血下行,并能活血利水,共为臣药。

③杜仲、寄生补益肝肾以治本;栀子、黄芩清肝降火,以折其亢阳;益母草合川牛膝活血利水,有利于平降肝阳;夜交藤、朱茯神宁心安神,均为佐药。

④诸药合用,共成平肝息风,清热活血,补益肝肾之剂。

5.趣味方歌

杜茯寄宿黄山,见益母夜天钩戏决明——杜茯寄宿黄山,见益母夜天钩膝决明。

6.正式方歌

天麻钩藤石决明,栀牡寄生膝与芩,夜藤茯神益母草,主治眩晕与耳鸣。

十一 阿胶鸡子黄汤

1.组成

阿胶、生白芍、石决明、双钩藤、生地黄、炙草、生牡蛎、络石藤、茯神木、鸡子黄。

2.功用

滋阴养血,柔肝息风。

3.主治

邪热久羁,阴血不足,虚风内动。筋脉拘急,手足瘛疭,类似风动,或头目眩晕,舌绛苔少,脉细数者。

4.配伍特点

①方中以阿胶、鸡子黄为君,滋阴养血,息风阳;生地黄、芍药、甘草为臣,酸甘化阴,柔肝息风。

②钩藤协石决明、牡蛎为佐,取其介类潜阳,合用以平息肝木之亢;复用茯神木平肝安神,以加强其效。筋挛则络亦不舒,故用络石藤为使,配合白芍、甘草,以舒筋通络。

③合而用之,成为养血滋阴、柔肝息风之剂。

5.正式方歌

阿胶鸡子黄汤好,地芍钩藤牡蛎草,决明茯神络石藤,阴虚风动此方保。

十二 玉真散

1.组成

天南星、防风、白芷、天麻、羌活、白附子。

2.功用

祛风化痰,定搐止痉。

3.主治

破伤风。牙关紧急,口撮唇紧,身体强直,角弓反张,甚则咬牙缩舌,脉弦紧。

4.配伍特点

①君以白附子、天南星祛风化痰,定搐解痉。

②臣以羌活、防风、白芷,协助主药疏散经络中之风邪,导邪外出。

③佐以天麻协助主药息风解痉。

④使以热酒、童便行气血疏通经络。

各药合用,使风散搐定,诸症可图缓解。

5.正式方歌

玉真散治破伤风,牙关紧急反张弓,星麻白附羌防芷,外敷内服一方通。

小试牛刀

1.**大秦艽汤中用以凉血、清热的药物是:**
　　A.石膏、黄芩、生地黄
　　B.石膏、知母、生地黄
　　C.黄芩、赤芍、生地黄
　　D.黄芩、赤芍、知母

2.**羚角钩藤汤的功用是:**
　　A.凉肝息风,滋阴养血
　　B.清热凉肝,滋阴潜阳
　　C.凉肝息风,增液舒筋
　　D.清热凉肝,镇惊安神

3.**方药配伍中寓"清金制木"之义的是:**
　　A.桑菊饮 　　　 B.泻白散
　　C.凉膈散 　　　 D羚角钩藤汤

4.**镇肝熄风汤中生麦芽的主要作用是:**
　　A.消食和中 　　　 B.疏肝解郁
　　C.和中护胃 　　　 D.行气消食

5.**属于镇肝熄风汤组成药物的是:**

◆刘应科◆ 考研中医综合复习指导

A. 玄参、川楝子、天冬

B. 鲜生地黄、川贝母、生白芍

C. 高良姜、川楝子、小茴香

D. 玄参、麦冬、丹参

6. 温病热邪久羁,灼伤真阴,症见神倦,瘛疭,脉气虚弱,舌绛苔少,有时时欲脱之势,治宜选用:

A. 增液汤　　　　B. 生脉散

C. 复脉汤　　　　D. 大定风珠

7. 治疗风疹、湿疹,苔白或黄,脉浮数者,宜用的方剂是:

A. 玉真散　　　　B. 消风散

C. 仙方活命饮　　D. 普济消毒饮

8. 牵正散的组成药物是:

A. 僵蚕、白附子、薄荷

B. 蜈蚣、白附子、全蝎

C. 全蝎、白附子、僵蚕

D. 蜈蚣、白附子、僵蚕

9. 下列哪一项不是小活络丹的功用:

A. 行气　　　　　B. 活血

C. 祛风　　　　　D. 除湿

10. 主治肝肾阴亏,肝阳上亢,气血逆乱证的方剂是:

A. 羚角钩藤汤　　B. 地黄饮子

C. 大定风珠　　　D. 镇肝熄风汤

11. 大定风珠的组成药物中含有:

A. 柏子仁　　　　B. 桃仁

C. 郁李仁　　　　D. 麻子仁

12. 组成药物中含有地黄、麦冬、五味子的方剂是:

A. 大定风珠　　　B. 羚角钩藤汤

C. 大秦艽汤　　　D. 增液汤

13. 川芎茶调散以川芎为君的依据是

A. 川芎辛温升散,上行头目

B. 川芎为治疗头痛之要药

C. 川芎善于祛风活血止痛

D. 川芎能载药上行

■■ 参 考 答 案

1. A　　2. C　　3. D　　4. B　　5. A

6. D　　7. B　　8. C　　9. A　　10. D

11. D　　12. A　　13. ABC

基础篇

方剂学

第十六章

16

治燥剂

考纲要求

1.治燥剂的概念、适应范围、配伍规律、分类及应用注意事项。

2.杏苏散、清燥救肺汤、养阴清肺汤、麦门冬汤、百合固金汤的组成、用法、功用、主治、方义、加减应用

及注意事项。

3.桑杏汤、增液汤、益胃汤、玉液汤、琼玉膏的组成、功用、主治及配伍特点。

考点解析

一 治燥剂的概念、适应范围、配伍规律、分类及应用注意事项

1.概念

凡以轻宣辛散或甘凉滋润药为主组成,具有轻宣外燥或滋阴润燥等作用,治疗燥证的方剂,统称治燥剂。

2.适应范围

轻宣外燥剂,适用于外感凉燥或温燥之证。

3.配伍规律

酌情配伍清热泻火或益气生津之品,但总以甘寒或咸寒者为宜。

4.分类

轻宣外燥和滋阴润燥两类。

5.应用注意事项

①治疗燥证,首先要分清外燥和内燥,外燥中又须分清是凉燥还是温燥。

②然而人体内外、脏腑之间相互联系,故临床上所见燥证亦多内外相兼,上下互见,治法亦须随证而施。根据具体病情,灵活运用。

③辛香耗津、苦寒化燥之品,均非燥证所宜。此外,甘凉滋润药物易于助湿滞气,脾虚便溏或素体湿盛者忌用。

二 杏苏散

1.组成

苏叶、半夏、茯苓、前胡、苦桔梗、枳壳、甘草、生姜、大枣、杏仁、橘皮。(2001112、200750、2009103、2009104)

2.用法

水煎温服。

3.功用

轻宣凉燥,理肺化痰。(200147)

4.主治

外感凉燥证。恶寒无汗,头微痛,咳嗽痰稀,鼻塞咽干,苔白脉弦。(201557)

真题【2015.57】

患者干咳少痰,咽干鼻燥,恶寒发热,头痛无汗,舌苔薄白而干,脉浮。治宜选用

A.杏苏散　　　　　　B.桑菊饮

C.桑杏汤　　　　　　D.止嗽散

【答案】A

5.方义

①苏叶辛温不燥,发表散邪,宣发肺气,使凉燥之邪从外而散;杏仁苦温而润,降利肺气,润燥止咳,二者共为君药。

②前胡疏风散邪,降气化痰,既协苏叶轻宣达表,又助杏仁降气化痰;桔梗、枳壳一升一降,助杏仁、苏叶理肺化痰,共为臣药。

③半夏、橘皮燥湿化痰,理气行滞;茯苓渗湿健脾以杜生痰之源;生姜、大枣调和营卫以利解表,滋脾行津以润干燥,是为佐药。甘草调和诸药,合桔梗宣肺利咽,功兼佐使。

④本方乃苦温甘辛之法,发表宣化,表里同治之方,外可轻宣发表而解凉燥,内可理肺化痰而止咳嗽,表解痰消,肺气调和,诸症自除。

⑤配伍特点:本方虽为治疗外感凉燥而设,但因凉燥乃秋令"小寒"为患,与外感风寒是同一属性的病邪,故临床也常用本方治疗外感风寒咳嗽。

442

6.加减应用

若无汗,脉弦甚或紧,加羌活、防风以解表发汗;汗后咳不止,去苏叶、羌活,加苏梗以降肺气;兼泄泻腹满者,加苍术、厚朴以化湿除满;头痛兼眉棱骨痛者,加白芷以祛风止痛;热甚者,加黄芩以清解肺热。

7.趣味方歌

苏杏姐将找二陈支钱——苏杏桔姜枣二陈(汤)枳前。

8.正式方歌

杏苏散内夏陈前,苓草枳桔姜枣研,轻宣温润治凉燥,咳止痰化病自痊。

三 清燥救肺汤

1.组成

霜桑叶、煅石膏、甘草、人参、胡麻仁、阿胶、麦门冬、杏仁、枇杷叶。(199443、200044、200597)

2.用法

水煎服。

3.功用

清燥润肺,养阴益气。

4.主治

温燥伤肺,气阴两伤证。身热头痛,干咳无痰,气逆而喘,咽喉干燥,鼻燥,心烦口渴,胸满胁痛,舌干少苔,脉虚大而数。(199352、200251)

5.方义

①重用桑叶质轻性寒,轻宣肺燥,透邪外出,为君药。

②温燥犯肺,温者属热宜清,燥胜则干宜润,故臣以石膏辛甘而寒,清泄肺热;麦冬甘寒,养阴润肺。石膏虽沉寒,但用量轻于桑叶,则不碍君药之轻宣;(201551)麦冬虽滋润;但用量不及桑叶之半,自不妨君药之外散。君臣相伍,宣中有清,清中有润,是为清宣润肺的常用组合。

真题 【2015.51】

清燥救肺汤中配伍石膏的用意是

A. 清泄肺热   B. 敛肺定喘
C. 除烦止渴   D. 化痰止咳

【答案】A

③《难经·十四难》云"损其肺者,益其气",而土为金之母,故用人参益气生津,合甘草以培土生金;胡麻仁、阿胶助麦冬养阴润肺,肺得滋润,则治节有权;《素问·脏气法时论》曰"肺苦气上逆,急食苦以泄之",故用少量杏仁、枇杷叶苦降肺气,以上均为佐药。甘草兼能调和诸药,是为使药。

④全方宣、清、润、降四法并用,气阴双补,且宣散

不耗气,清热不伤中,滋润不腻膈,是为本方配伍特点。

6.加减应用

若痰多,加川贝、瓜蒌以润燥化痰;热甚者,加羚羊角、水牛角以清热凉血,若燥热动血者,去人参,加水牛角、白及、生地黄。

7.趣味方歌

失业人胡麻仁,卖芭蕉炒杏仁——石叶人胡麻仁,麦杷胶草杏仁。

8.正式方歌

清燥救肺桑麦膏,参胶胡麻杏杷草,清宣润肺养气阴,温燥伤肺气阴耗。

四 养阴清肺汤

1.组成

大生地黄、麦冬、生甘草、玄参、贝母、丹皮、薄荷、白芍。

2.用法

水煎服。

3.功用

养阴清肺,解毒利咽。

4.主治

白喉之阴虚燥热证。喉间起白如腐,不易拭去,并逐渐扩展,病变甚速,咽喉肿痛,初起或发热或不发热,鼻干唇燥,或咳或不咳,呼吸有声,似喘非喘,脉数无力或细数。

5.方义

①重用大生地黄甘寒入肾,滋阴壮水,清热凉血,为君药。

②玄参滋阴降火,解毒利咽;麦冬养阴清肺,共为臣药。

③佐以丹皮清热凉血,散瘀消肿;白芍敛阴和营泄热;贝母清热润肺,化痰散结;少量薄荷辛凉散邪,清热利咽。生甘草清热,解毒利咽,并调和诸药,以为佐使。(200651)

④诸药配伍,共奏养阴清肺、解毒利咽之功。本方配伍特点是邪正兼顾,养肺肾之阴以扶其正;凉血解毒,散邪利咽以祛其邪。

6.加减应用

若阴虚甚者,加熟地黄滋阴补肾;热毒甚者,加银花、连翘以清热解毒;燥热甚者,加天冬、鲜石斛以养阴润燥。

7.趣味方歌

玄生卖货单少河北草——玄生麦货丹芍荷贝草。

8.正式方歌

养阴清肺是妙方,玄参草芍冬地黄,薄荷贝母丹皮

入,时疫白喉急煎尝。

五 麦门冬汤

1.组成

麦门冬、半夏、人参、甘草、粳米、大枣。(2003133、2014153)

2.用法

水煎服。

3.功用

清养肺胃,降逆下气。

4.主治

①虚热肺痿。咳嗽气喘,咽喉不利,咳痰不爽,或咳唾涎沫,口干咽燥,手足心热,舌红少苔,脉虚数。(2014103、201561)

真题【2015.61】

患者干呕时作,饥不欲食,口干咽燥,舌红少津,脉细数。治宜选用

A.沙参麦冬汤　　　　　B.竹叶石膏汤
C.生脉散　　　　　　　D.麦门冬汤

【答案】D

②胃阴不足证。呕吐,纳少,呃逆,口渴咽干,舌红少苔,脉虚数。

5.方义

①重用麦冬为君,甘寒清润,既养肺胃之阴,又清肺胃虚热。

②人参益气生津为臣。

③佐以甘草、粳米、大枣益气养胃,合人参益胃生津,胃津充足,自能上归于肺,此正"培土生金"之法。肺胃阴虚,虚火上炎,不仅气机逆上,而且进一步灼津为涎,故又佐以半夏降逆下气,化其痰涎,虽属温燥之品,但用量很轻,与大剂麦门冬配伍,则其燥性减而降逆之用存,且能开胃行津以润肺,又使麦门冬滋而不腻,相反相成。甘草并能润肺利咽,调和诸药,兼作使药。

④本方配伍特点有二:一是体现"培土生金"法;二是于大量甘润剂中少佐辛燥之品,主从有序,润燥得宜,滋而不腻,燥不伤津。麦冬与半夏的用量比为7:1。(199291、199789)

6.加减应用

若津伤甚者,可加沙参、玉竹以养阴液;若阴虚胃痛、脘腹灼热者,可加石斛、白芍以增加养阴益胃止痛之功。

7.趣味方歌

干净人卖夏枣——甘粳人麦夏枣。

8.正式方歌

麦门冬汤用人参,枣草粳米半夏存,肺痿咳逆因虚

火,清养肺胃此方珍。

六 百合固金汤

1.组成

熟地黄、生地黄、归身、白芍、甘草、桔梗、玄参、贝母、麦冬、百合。(2000145)

2.用法

水煎服。

3.功用

滋养肺肾。

4.主治

肺肾阴亏,虚火上炎证。咳嗽气喘,痰中带血,咽喉燥痛,头晕目眩,午后潮热,舌红少苔,脉细数。(200854、201556)

真题【2015.56】

患者咳嗽气喘,咽喉干燥,咳痰不多,痰中带血,舌红少苔,脉象细数。治宜选用

A.泻白散　　　　　　　B.定喘汤
C.咳血方　　　　　　　D.百合固金汤

【答案】D

5.方义

①百合甘苦微寒,滋阴清热,润肺止咳;生地黄、熟地黄并用,滋肾壮水,其中生地黄兼能凉血止血。三药相伍,为润肺滋肾,金水并补的常用组合,共为君药。

②麦冬甘寒,协百合以滋阴清热,润肺止咳;玄参咸寒,助二地滋阴壮水,以清虚火,兼利咽喉,共为臣药。

③当归治咳逆上气,配伍白芍以养血和血;贝母清热润肺,化痰止咳,俱为佐药;桔梗宣肺利咽,化痰散结,并载药上行;生甘草清热泻火,调和诸药,共为佐使药。

④本方配伍特点有二:一为滋肾保肺,金水并调,尤以润肺止咳为主;二为滋养之中兼以凉血止血,宣肺化痰,标本兼顾但以治本为主。本方以百合润肺为主,服后可使阴血渐充,虚火自清,痰化咳止,以达固护肺阴之目的,故名"百合固金汤"。(199292、199790、201153)

6.加减应用

若痰多而色黄者,加胆南星、黄芩、瓜蒌皮以清肺化痰;若咳喘甚者,可加杏仁、五味子、款冬花以止咳平喘;若咳血重者,可去桔梗之升提,加白及、白茅根、仙鹤草以止血。

7.趣味方歌

二弟少归草,被借麦百元——生地熟地芍归草,贝桔麦百玄。

444

8.正式方歌

百合固金二地黄,玄参贝母桔草藏,麦冬芍药当归配,喘咳痰血肺家伤。

七 桑杏汤

1.组成

桑叶、杏仁、沙参、象贝、香豉、栀皮、梨皮。

2.功用

清宣温燥,润肺止咳。

3.主治

外感温燥证。身热不甚,口渴,咽干鼻燥,干咳无痰或痰少而黏,舌红,苔薄白而干,脉浮数而右脉大者。(200152、200656)

4.配伍特点

①桑叶清宣燥热,透邪外出;杏仁宣利肺气,润燥止咳,共为君药。

②豆豉辛凉透散,助桑叶轻宣透热;贝母清化热痰,助杏仁止咳化痰;沙参养阴生津,润肺止咳,共为臣药。

③栀子皮质轻而入上焦,清泄肺热;梨皮清热润燥,止咳化痰,均为佐药。

④配伍特点:本方乃辛凉甘润之法,轻宣凉润之方,使燥热除而肺津复,则诸症自愈。因本方证邪气轻浅,故诸药用量较轻,且煎煮时间也不宜过长,正如原书方后注云:"轻药不得重用,重用必过病所。"

5.趣味方歌

傻贝母只吃桑杏梨皮——沙贝母栀豉桑杏梨皮。

6.正式方歌

桑杏汤中浙贝宜,沙参栀豉与梨皮,干咳鼻涸又身热,清宣凉润温燥医。

八 增液汤

1.组成

玄参、麦冬、细生地黄。

2.功用

增液润燥。

3.主治

治阳明温病,无上焦证,数日不大便,其阴素虚,不可用承气汤者。

4.方解

①玄参养阴生津,清热润燥,为君药。

②麦冬滋液润燥,生地黄养阴清热,为臣药。

5.正式方歌

增液玄参与地冬,热病津枯便不通,补药之体做泻剂,若非重用不为功。

九 益胃汤

1.组成

沙参、麦冬、冰糖、细生地黄、玉竹。

2.功用

滋养胃阴。

3.主治

主治阳明温病,胃阴损伤证。不能食,口干咽燥,舌红少苔,脉细数者。

4.配伍特点

①方中重用生地黄、麦冬,味甘性寒,功能养阴清热,生津润燥,为甘凉益胃之上品,共为君药。

②配伍北沙参、玉竹为臣,养阴生津,以加强生地黄、麦冬益胃养阴之力。

③冰糖濡养肺胃,调和诸药,为使。

④全方药简力专,共奏养阴益胃之效。

5.正式方歌

温病条辨益胃汤,沙参麦地合成方,玉竹冰糖同煎服,温病须虑把津伤。

十 玉液汤

1.组成

生山药、生黄芪、知母、生鸡内金、葛根、五味子、天花粉。(201045)

2.功用

益气滋阴,固肾止渴。(2008156)

3.主治

消渴气阴两虚证。气不布津,肾虚胃燥,口渴引饮,小便频数量多,或小便混浊,困倦气短,脉虚细无力。

4.配伍特点

①生山药补脾固肾以止便数,润肺生津而止口渴,以黄芪升阳益气,助脾气上升,复其散精达肺之职,《名医别录》亦言黄芪能止渴,二者共为君药。

②知母、天花粉为臣,滋阴润燥而止渴。张锡纯说:"黄芪能大补肺气,以益肾水之上源,使气旺自能生水,而知母又能滋肺中津液,俾阴阳不至偏胜,而生水之功益普也。"

③佐以鸡内金助脾之运化,使水谷化生津液;葛根升脾中清阳,输津液以溉五脏;五味子敛阴生津,且能固肾涩精。

④诸药相伍,共奏补气生津、润燥止渴之效。

5.趣味方歌

葛天花岂知山鸡味——葛天花芪知山鸡味。

6.正式方歌

玉液山药芪葛根,花粉知味鸡内金,消渴口干溲多数,固脾益肾益气阴。

十一 琼玉膏

1.组成

人参、生地黄、白茯苓、白蜜。

2.功用

滋阴润肺,益气补脾。

3.主治

肺痨肺肾阴亏证。虚劳干咳,咽燥咯血,肌肉消瘦,气短乏力等。

4.配伍特点

诸药相合,共奏滋阴润肺、益气补脾之效,使水盛则火制,土旺则金生,肺得濡润,治节有权,其咳自愈。(201351)

真题【2013.51】

琼玉膏的功用特点是

A.滋补肺胃兼降逆气　　B.滋补肺肾兼清虚热

C.滋阴润肺兼补脾气　　D.补气生津兼以固肾

【答案】C

5.正式方歌

琼玉膏用生地黄,人参茯苓白蜜糖,合成膏剂缓缓服,干咳咳血肺阴伤。

小试牛刀

1.杏苏散的功用是:

　A.轻宣温燥,止咳化痰

　B.轻宣凉燥,宣肺化痰

　C.清燥润肺,止咳平喘

　D.解表散寒,止咳平喘

2.组成药物中含桔梗、枳壳的方剂是:

　A.杏苏散　　　　　　B.败毒散

　C.二者均是　　　　　D.二者均非

3.由半夏、茯苓、橘皮、前胡、桔梗、苏叶、甘草、大枣、生姜、杏仁、枳壳组成的方剂是:

　A.半夏厚朴汤　　　　B.杏苏散

　C.清燥救肺汤　　　　D.败毒散

4.头痛身热,干咳无痰,气逆而喘,咽喉干燥,胸满胁痛,心烦口渴,舌干无苔,脉虚大而数者,治宜选用:

　A.桑菊饮　　　　　　B.桑杏汤

　C.麻杏甘石汤　　　　D.清燥救肺汤

5.由桑叶、杏仁、人参、石膏、甘草、胡麻仁、阿胶、麦门冬、枇杷叶组成的方剂是:

　A.桑杏汤　　　　　　B.止嗽散

　C.麦门冬汤　　　　　D.清燥救肺汤

6.属于清燥救肺汤组成药物的是:

　A.石膏、知母　　　　B.石膏、人参

　C.石膏、粳米　　　　D.石膏、牛膝

7.养阴清肺汤中少佐薄荷的主要用意是:

　A.疏肝解郁　　　　　B.清利头目

　C.芳香辟秽　　　　　D.散邪利咽

8.麦门冬汤体现的治法是:

　A.金水并补　　　　　B.培土生金

　C.滋水涵木　　　　　D.补火生土

9.百合固金汤体现的治法是:

　A.金水并补　　　　　B.培土生金

　C.滋水涵木　　　　　D.补火生土

10.肺肾阴亏,元气不足,虚劳干咳者,治疗宜用:

　A.琼玉膏　　　　　　B.百合固金汤

　C.麦门冬汤　　　　　D.养阴清肺汤

11.某患者,身热不甚,干咳无痰,咽干口渴,鼻燥,右脉数大,治宜选用的方剂是:

　A.杏苏散　　　　　　B.桑杏汤

　C.桑菊饮　　　　　　D.清燥救肺汤

12.百合固金汤、养阴清肺汤和清燥救肺汤均含有的药物是:

　A.生地黄　　　　　　B.玄参

　C.沙参　　　　　　　D.麦冬

13.薄荷在养阴清肺汤中的作用是:

　A.疏散肺经风热　　　B.透达肝经郁热

　C.辛凉散邪利咽　　　D.清利头目利咽

14.麦门冬汤的功用是:

　A.养阴补肺,清热止血

　B.滋养肺肾,止咳化痰

　C.清养肺胃,降逆下气

　D.养阴益气,润肺止咳

15.麦门冬汤中配伍粳米、大枣、甘草的意义有:

　A.佐金平木　　　　　B.培土生金

　C.扶土抑木　　　　　D.滋水涵木

16.原方石膏煅用,寓"清肺热而不伤胃气"之意的是

　A.清燥救肺汤　　　　B.桂苓甘露饮

　C.玉女煎　　　　　　D.竹叶石膏汤

17.主治肺胃阴虚、气火上逆所致之肺痿,又可用治胃阴不足所致之呕吐、纳少、呃逆的方剂是

　A.生脉散　　　　　　B.养阴清肺汤

　C.橘皮竹茹汤　　　　D.麦门冬汤

参考答案

1. B	2. C	3. B	4. D	5. D
6. B	7. D	8. B	9. A	10. A
11. B	12. D	13. C	14. C	15. B
16. A	17. D			

◇ 刘应科 ◇

考研中医综合复习指导

第十七章

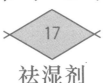

祛湿剂

1.祛湿剂的概念、适应范围、配伍规律、分类及应用注意事项。

2.平胃散、藿香正气散、三仁汤、茵陈蒿汤、二妙散、连朴饮、八正散、五苓散、猪苓汤、防己黄芪汤、真武汤、苓桂术甘汤、实脾散的组成、用法、功用、主治、方义、加减应用及注意事项。

3.甘露消毒丹、当归拈痛汤、五皮散、萆薢分清饮、羌活胜湿汤、独活寄生汤的组成、功用、主治及配伍特点。

■■ 考点解析

一 祛湿剂的概念、适应范围、配伍规律、分类及应用注意事项

1.概念

凡以祛湿药为主组成,具有化湿利水、通淋泄浊等作用,治疗水湿病证的方剂,统称祛湿剂。属"八法"中的"消法"。

2.适应范围

燥湿和胃剂,适用于湿浊内阻,脾胃失和证。清热祛湿剂,适用于外感湿热,或湿热内郁,或湿热下注所致的湿温、黄疸、霍乱、热淋、痢疾、泄泻、痿痹等病证。利水渗湿剂,适用于水湿壅盛所致的水肿、泄泻等证。温化寒湿剂,适用于阳虚不能化水或湿从寒化所致的痰饮、水肿。祛风胜湿剂,适用于风湿在表所致的头痛身重或风湿侵袭痹阻经络所致的腰膝顽麻痛痹等证。

3.配伍规律

常配伍理气之品,以求气化则湿化。

4.分类

燥湿和胃、清热祛湿、利水渗湿、温化寒湿、祛风胜湿等五类。

5.应用注意事项

祛湿剂多由芳香温燥或甘淡渗利之药组成,易于耗伤阴津,故素体阴虚津亏、病后体弱,以及孕妇均应慎用。

二 平胃散

1.组成

苍术、厚朴、陈橘皮、炙甘草、生姜、大枣。

2.用法

上为散。每服二钱(6g),水一中盏,加生姜二片,大枣二枚,同煎至六分,去滓,食前温服。

3.功用

燥湿运脾,行气和胃。(200248)

4.主治

湿滞脾胃证。脘腹胀满,不思饮食,口淡无味,恶心呕吐,嗳气吞酸,肢体沉重,怠惰嗜卧,常多自利,舌苔白腻而厚,脉缓。

5.方义

①苍术为君药,以其辛香苦温,入中焦能燥湿健脾,使湿去则脾运有权,脾健则湿邪得化。

②臣以厚朴,本品芳化苦燥,长于行气除满,且可化湿。与苍术相伍,行气以除湿,燥湿以运脾,使滞气得行,湿浊得去。

③陈皮为佐,理气和胃,燥湿醒脾,以助苍术、厚朴之力。使以甘草,调和诸药,且能益气健脾和中。煎加姜、枣,以生姜温散水湿且能和胃降逆,大枣补脾益气以襄助甘草培土制水之功,姜、枣相合尚能调和脾胃。

④综合全方,燥湿与行气并用,而以燥湿为主。燥湿以健脾,行气以祛湿,使湿去脾健,气机调畅,脾胃自和。

⑤配伍特点:本方配伍以苦辛芳香温燥为特点,其中苦降辛开能消胀除满,芳香化浊能醒脾和胃,温中燥湿能健运脾胃。

6.加减应用

证属湿热者,宜加黄连、黄芩以清热燥湿;属寒湿者,宜加干姜、草豆蔻以温化寒湿;湿盛泄泻者,宜加茯苓、泽泻以利湿止泻。

7. 趣味方歌

姜枣草皮厚猪不吃——姜枣草皮厚术不吃。

8. 正式方歌

平胃散内君苍术,厚朴陈草姜枣煮,燥湿运脾又和胃,湿滞脾胃胀满除。

三 藿香正气散

1. 组成

大腹皮、白芷、紫苏、茯苓、半夏曲、白术、陈皮、厚朴、苦桔梗、藿香、炙甘草、姜、枣。

2. 用法

上为细末,每服二钱,水一盏,姜三片,枣一枚,同煎至七分,热服,如欲出汗,衣被盖,再煎并服。

3. 功用

解表化湿,理气和中。

4. 主治

外感风寒,内伤湿滞证。恶寒发热,头痛,胸膈满闷,脘腹疼痛,恶心呕吐,肠鸣泄泻,舌苔白腻,以及山岚瘴疟等。

5. 方义

①藿香为君,既以其辛温之性而解在表之风寒,又取其芳香之气而化在里之湿浊,且可辟秽和中而止呕,为治霍乱吐泻之要药。

②半夏曲、陈皮理气燥湿,和胃降逆以止呕;白术、茯苓健脾运湿以止泻,共助藿香内化湿浊而止吐泻,俱为臣药。

③湿浊中阻,气机不畅,故佐以大腹皮、厚朴行气化湿,畅中行滞,且寓气行则湿化之义;紫苏、白芷辛温发散,助藿香外散风寒,紫苏尚可醒脾宽中,行气止呕;白芷兼能燥湿化浊;桔梗宣肺利膈,既益解表,又助化湿;煎用生姜、大枣,内调脾胃,外和营卫。使以甘草调和药性,并协姜、枣以和中。

④诸药合用,外散风寒与内化湿滞相伍,健脾利湿与理气和胃共施,使风寒外散,湿浊内化,气机通畅,脾胃调和,清升浊降,则霍乱自已。感受山岚瘴气及水土不服者,亦可以本方辟秽化浊,和中悦脾而治之。

⑤配伍特点:表里同治,以治里为主。

6. 加减应用

若表邪偏重,寒热无汗者,可加香薷以助解表;兼气滞脘腹胀痛者,可加木香、延胡索以行气止痛。

7. 趣味方歌

陈姐服下腹皮草后想找江苏白蜘蛛——陈桔茯夏腹皮草厚香枣姜苏白芷术。

8. 正式方歌

藿香正气腹皮苏,甘桔陈苓朴白术,夏曲白芷加姜

枣,风寒暑湿并能除。

四 三仁汤

1. 组成

杏仁、飞滑石、白通草、白蔻仁、竹叶、厚朴、生薏苡仁、半夏。

2. 用法

甘澜水八碗,煮取三碗,每服一碗,日三服。

3. 功用

宣畅气机,清利湿热。

4. 主治

湿温初起及暑温夹湿之湿重于热证。头痛恶寒,身重疼痛,肢体倦怠,面色淡黄,胸闷不饥,午后身热,苔白不渴,脉弦细而濡。

5. 方义

①杏仁宣利上焦肺气,气行则湿化;白蔻仁芳香化湿,行气宽中,畅中焦之脾气;薏苡仁甘淡性寒,渗湿利水而健脾,使湿热从下焦而去。三仁合用,三焦分消,是为君药。(200955)

②滑石、通草、竹叶甘寒淡渗,加强君药利湿清热之功,是为臣药。

③半夏、厚朴行气化湿,散结除满,是为佐药。

④配伍特点:综观全方,体现了宣上、畅中、渗下,三焦分消的配伍特点,气畅湿行,暑解热清,三焦通畅,诸症自除。

6. 加减应用

若湿温初起,卫分症状较明显者,可加藿香、香薷以解表化湿;若寒热往来者,可加青蒿、草果以和解化湿。

7. 趣味方歌

三人扑通滑竹下——三仁朴通滑竹夏。

8. 正式方歌

三仁杏蔻薏苡仁,朴夏通草滑竹存,宣畅气机清湿热,湿重热轻在气分。

五 茵陈蒿汤

1. 组成

茵陈、栀子、大黄。

2. 用法

先煮茵陈。

3. 功用

清热,利湿,退黄。

4. 主治

湿热黄疸证。一身面目俱黄,黄色鲜明,发热,无汗或但头汗出,口渴欲饮,恶心呕吐,腹微满,小便短

赤,大便不爽或秘结,舌红苔黄腻,脉沉数或滑数有力。

5.方义

①重用茵陈为君药,本品苦泄下降,善能清热利湿,为治黄疸要药。

②臣以栀子清热降火,通利三焦,助茵陈引湿热从小便而去。

③佐以大黄泻热逐瘀,通利大便,导瘀热从大便而下。(2008102)

④三药合用,利湿与泄热并进,通利二便,前后分消,湿邪得除,瘀热得去,黄疸自退。

6.加减应用

①栀子柏皮汤(《伤寒论》):栀子、甘草、黄柏。功用:清热利湿。主治:黄疸,热重于湿证。身热,发黄,心烦懊憹,口渴,苔黄。

②茵陈四逆汤(《伤寒微旨论》):甘草、茵陈、干姜、附子。功用:温里助阳,利湿退黄。主治:阴黄。黄色晦暗,皮肤冷,背恶寒,手足不温,身体沉重,神倦食少,口不渴或渴喜热饮,大便稀溏,舌淡苔白,脉紧细或沉细无力。

7.趣味方歌

黄山好——黄山蒿。

8.正式方歌

茵陈蒿汤大黄栀,瘀热阳黄此方施,便难尿赤腹胀满,功在清热与利湿。

六 二妙散

1.组成

黄柏、苍术。

2.用法

上二味为末。每服 3～5 克,日服二次,用沸汤加姜汁送服。表实体壮者,加酒少许佐之。

3.功用

清热燥湿。

4.主治

主湿热下注症。筋骨疼痛,或两足痿软,或足膝红肿热痛,或湿热带下,或下部湿疮、湿疹,小便短赤,舌苔黄腻等症。

5.方义

①方中以黄柏为君,取其寒以胜热、苦以燥湿,且善祛下焦之湿热。尤对骨节肿痛、足膝酸痛无力为妙,其散阴分之火,清下部之热,除足膝之湿,为治下焦湿热要药。

②湿自脾来,故臣以苍术,燥湿健脾,使湿邪去而不再生。

③本方组方严谨,药少力专,两药相合,标本兼顾,

使湿热得除,诸症自解。

6.加减应用

湿重于热,苍术为君药,用量可大于黄柏;如热重于湿,以黄柏为君药,用量可大于苍术;湿热并重者,两药等量。腰及关节疼痛属下焦湿热者,加牛膝、木瓜、五加皮、豨莶草;湿热脚气,可加薏苡仁、木瓜、槟榔;湿热带下、量多,加赤茯苓、栀子、薏苡仁、车前子;下部湿疮,加龙胆草、泽泻、赤小豆、土茯苓。若湿热痿证,可加豨莶草、木瓜、萆薢等,以祛湿热强筋骨。痛甚者加生姜汁,热服。

7.使用注意

阴虚或寒湿为患者不宜使用。湿多热少者,不宜使用。

8.正式方歌

二妙散中苍柏兼,若云三妙牛膝添,四妙再加薏苡仁,湿热下注痿痹痊。

七 连朴饮

1.组成

制厚朴、川连、石菖蒲、制半夏、香豆豉、焦栀、芦根。(2017137)

2.用法

水煎温服。

3.功用

清热化湿,理气和中。(200089、200349)

4.主治

湿热霍乱。上吐下泻,胸脘痞闷,心烦躁扰,小便短赤,舌苔黄腻,脉滑数。

5.方义

①黄连清热燥湿,厚朴行气化湿,共为君药。

②石菖蒲芳香化湿而悦脾,半夏燥湿降逆而和胃,增强君药化湿和胃止呕之力,是为臣药。

③山栀、豆豉清宣胸脘之郁热;芦根性甘寒质轻,清热和胃,除烦止呕,生津行水,皆为佐药。

④诸药相合,清热祛湿,理气和中,清升浊降,则湿热去,脾胃和而吐泻止。

6.加减应用

本方主治湿热霍乱以吐为主者,若腹泻重者,可加白扁豆、薏苡仁以渗湿止泻。

7.趣味方歌

廉颇下山斗芦昌——连朴夏山豆芦菖。

8.正式方歌

连朴饮用香豆豉,菖蒲半夏焦山栀,芦根厚朴黄连入,湿热霍乱此方施。

八 八正散

1. 组成

车前子、瞿麦、萹蓄、滑石、山栀子仁、炙甘草、木通、大黄。

2. 用法

散剂,每服 6～10g,灯心草煎汤送服;汤剂,加灯心草,水煎服,用量根据病情酌定。

3. 功用

清热泻火,利水通淋。(200189)

4. 主治

湿热淋证。尿频尿急,溺时涩痛,淋沥不畅,尿色浑赤,甚则癃闭不通,小腹急满,口燥咽干,舌苔黄腻,脉滑数。

5. 方义

①滑石、木通为君药。滑石善能滑利窍道,清热渗湿,利水通淋,《药品化义》谓之"体滑主利窍,味淡主渗热";木通上清心火,下利湿热,使湿热之邪从小便而去。

②萹蓄、瞿麦、车前子为臣,三者均为清热利水通淋之常用品。

③佐以山栀子仁清泄三焦,通利水道,以增强君、臣药清热利水通淋之功;大黄荡涤邪热,并能使湿热从大便而去。甘草调和诸药,兼能清热、缓急止痛,是为佐使之用。煎加灯心草以增利水通淋之力。

6. 加减应用

本方苦寒清利,凡淋证属湿热下注者均可用之。若属血淋者,宜加生地黄、小蓟、白茅根以凉血止血;石淋,可加金钱草、海金沙、石韦等以化石通淋;膏淋,宜加萆薢、菖蒲以分清化浊。

7. 趣味方歌

老石聚黄山,等车通宿——老石瞿黄山,灯车通蓄。

8. 正式方歌

八正木通与车前,萹蓄大黄栀滑研,草梢瞿麦灯心草,湿热诸淋宜服煎。

九 五苓散

1. 组成

猪苓、泽泻、白术、茯苓、桂枝。

2. 用法

捣为散,以白饮和服方寸匕,日三服,多饮暖水,汗出愈,如法将息。(199544、201444)

真题【2014.44】

原方用法注名服药后"多饮暖水,汗出愈"的方剂是
A. 止嗽散　　　　　　B. 消风散
C. 五苓散　　　　　　D. 牵正散
【答案】C

3. 功用

利水渗湿,温阳化气。

4. 主治

膀胱气化不利之蓄水证。小便不利,头痛微热,烦渴欲饮,甚则水入即吐;或脐下动悸,吐涎沫而头目眩晕;或短气而咳;或水肿、泄泻。舌苔白,脉浮或浮数。(2017144)

真题【2017.144】

可以用五苓散治疗的病证是
A. 水逆　　　　　　　B. 水肿
C. 泄泻　　　　　　　D. 痰饮
【答案】ABCD

5. 方义

①重用泽泻为君,以其甘淡,直达肾与膀胱,利水渗湿。

②臣以茯苓、猪苓之淡渗,增强其利水渗湿之力。

③佐以白术,和茯苓健脾以运化水湿。《素问·灵兰秘典论》谓"膀胱者,州都之官,津液藏焉,气化则能出矣",膀胱的气化有赖于阳气的蒸腾,故方中又佐以桂枝温阳化气以助利水,解表散邪以祛表邪,《伤寒论》示人服后当饮暖水,以助发汗,使表邪从汗而解。(1999113、2011160)

④诸药相伍,甘淡渗利为主,佐以温阳化气,使水湿之邪从小便而去。

6. 加减应用

①四苓散即五苓散去桂枝,功专淡渗利水,主治水湿内停,小便不利诸证。

②胃苓汤系平胃散与五苓散合方,具有祛湿和胃,行气利水之功,主要用于水湿内盛之泄泻、水肿、小便不利等。

③茵陈五苓散即五苓散与倍量的茵陈相合而成,具有利湿清热退黄之功,适用于黄疸湿多热少、小便不利之证。

7. 趣味方歌

吾令贵侳择白猪——五苓桂枝泽白猪。

8. 正式方歌

五苓散治太阳腑,白术泽泻猪苓茯,桂枝化气兼解表,小便通利水饮逐。

◈提示▶▶▶ 作散剂服用,需多饮暖水;作汤剂不宜久煎。本方渗湿作用强,不宜常服。

十 猪苓汤

1. 组成

猪苓、茯苓、泽泻、阿胶、滑石。

2. 用法

以水四升,先煮四味,取二升,去滓,内阿胶烊消,温服七合,日三服。

3.功用

利水,养阴,清热。

4.主治

水热互结证。小便不利,发热,口渴欲饮,或心烦不寐,或兼有咳嗽、呕恶、下利,舌红苔白或微黄,脉细数。又治血淋,小便涩痛,点滴难出,小腹满痛者。(1994147)

◎提示▶▶▶猪苓汤主治证候的病因病机是:水热互结,邪热伤阴,气化不利,津液不布。

5.方义(2016156)

①猪苓为君,取其归肾、膀胱经,专以淡渗利水。

②臣以泽泻、茯苓之甘淡,益猪苓利水渗湿之力,且泽泻性寒兼可泄热,茯苓尚可健脾以助运湿。

③佐入滑石之甘寒,利水、清热两彰其功;阿胶滋阴润燥,既益已伤之阴,又防诸药渗利重伤阴血。诸药相伍,甘淡渗利为主,佐以温阳化气,使水湿之邪从小便而去。

④五药合方,利水渗湿为主,清热养阴为辅,体现了利水而不伤阴,滋阴而不碍湿的配伍特点。水湿去,邪热清,阴津复,诸症自除。血淋而小便不利者,亦可用本方利水通淋、清热止血。

真题【2016.156】

猪苓汤中配用阿胶的目的是

A.滋阴清热　　　B.滋阴润燥

C.凉血止血　　　D.防止渗利伤阴

【答案】BD

6.加减应用

本方可用于热淋、血淋、尿血之属于水热互结而兼阴虚者。用治热淋,可加栀子、车前子,以清热利水通淋;用治血淋、尿血,可加白茅根、大蓟、小蓟以凉血止血。

7.趣味方歌

猪苓腹泻滑一跤——猪苓茯泻滑一胶。

8.正式方歌

猪苓汤内有茯苓,泽泻阿胶滑石并,小便不利兼烦渴,滋阴利水症自平。

十一 防己黄芪汤

1.组成

防己、黄芪、甘草、白术、生姜、大枣。

2.用法

上锉麻豆大,每服五钱匕(15g),生姜四片,大枣一枚,水盏半,煎八分,去滓温服,良久再服,服后当如虫行皮中,以腰以下如冰,后坐被中,又以一被绕腰以下,

温令微汗,瘥。

3.功用

益气祛风,健脾利水。

4.主治

表虚不固之风水或风湿证。汗出恶风,身重微肿,或肢节疼痛,小便不利,舌淡苔白,脉浮。(199353、200253)

5.方义

①防己、黄芪共为君药,防己祛风行水,黄芪益气固表,兼可利水,两者相合,祛风除湿而不伤正,益气固表而不恋邪,使风湿俱去,表虚得固。(199594、2008158)

②臣以白术补气健脾祛湿,既助防己祛湿行水之功,又增黄芪益气固表之力。

③佐入姜、枣调和营卫。甘草和中,兼可调和诸药,是为佐使之用。

④诸药相伍,祛风与除湿健脾并用,扶正与祛邪兼顾,使风湿俱去,诸症自除。

6.加减应用

若兼喘者,加麻黄以宣肺平喘;腹痛肝脾不和者,加芍药以柔肝理脾;冲气上逆者,加桂枝以平冲降逆;水湿偏盛,腰膝肿者,加茯苓、泽泻以利水退肿。

7.趣味方歌

老房骑猪过大江——老防芪术过大姜。

8.正式方歌

金匮防己黄芪汤,白术甘草加枣姜,益气祛风行水良,表虚风水风湿康。

十二 真武汤

1.组成

茯苓、芍药、白术、生姜、炮附子。(2001114、201794)

2.用法

水煎服。

3.功用

温阳利水。

4.主治

阳虚水泛证。畏寒肢厥,小便不利,心下悸动不宁,头目眩晕,身体筋肉瞤动,站立不稳,四肢沉重疼痛,浮肿,腰以下为甚;或腹痛,泄泻;或咳喘呕逆。舌质淡胖,边有齿痕,舌苔白滑,脉沉细。(201559)

真题【2015.59】

患者胸闷气短,动则更甚,面白畏寒,心悸喘促,下肢水肿,舌质淡胖,苔白滑,脉沉迟。治宜选用

A.乌头赤石脂丸　　　B.右归饮

C.真武汤　　　D.枳实薤白桂枝汤

5.方义

①附子为君药,本品辛甘性热,用之温肾助阳,以化气行水,兼暖脾土,以温运水湿。

②臣以茯苓利水渗湿,使水邪从小便去;白术健脾燥湿。

③佐以生姜之温散,既助附子温阳散寒,又合苓、术宣散水湿。

④白芍亦为佐药,其义有四:一者利小便以行水气,《本经》言其能"利小便",《名医别录》亦谓之"去水气,利膀胱";二者柔肝缓急以止腹痛;三者敛阴舒筋以解筋肉眴动;四者可防止附子燥热伤阴,以利于久服缓治。如此组方,温脾肾以助阳气,利小便以祛水邪。(199948、2001114、2007179)

6.加减应用

附子汤与真武汤组成药物仅一味之差,均主治肾阳虚衰兼水湿泛溢之证。不同之处:附子汤重用附、术,并伍以人参,重在温补脾阳而祛寒湿;真武汤附、术半量,更佐生姜,重在温补肾阳而散水气。原方后注云:若咳者,加五味子、细辛、干姜;若小便不利者,去茯苓;若下利者,去芍药,加干姜;若呕者,去附子,加重干姜。(2010158)

7.趣味方歌

珠江少妇灵——术姜芍附苓。

8.正式方歌

真武附苓术芍姜,温阳利水壮肾阳,脾肾阳虚水气停,腹痛悸眩眴惕恙。

十三 苓桂术甘汤

1.组成

茯苓、桂枝、白术、炙甘草。

2.用法

水煎服。

3.功用

温阳化饮,健脾利湿。(200292)

4.主治

中阳不足之痰饮。胸胁支满,目眩心悸,短气而咳,舌苔白滑,脉弦滑或沉紧。(200556)

5.方义

①重用甘淡之茯苓为君,健脾利水,渗湿化饮,既能消除已聚之痰饮,又善平饮邪之上逆。

②桂枝为臣,功能温阳化气,平冲降逆。苓、桂相合为温阳化气,利水平冲之常用组合。(1996149、1999114)

③白术为佐,功能健脾燥湿,苓、术相须,为健脾祛

湿的常用组合,在此体现了治生痰之源以治本之意;桂、术同用,也是温阳健脾的常用组合。

④炙甘草用于本方,其用有三:一可合桂枝以辛甘化阳,以襄助温补中阳之力;二可合白术益气健脾,崇土以利制水;三可调和诸药,功兼佐使之用。

⑤四药合用,温阳健脾以助化饮,淡渗利湿以平冲逆,全方温而不燥,利而不峻,标本兼顾,配伍严谨,为治疗痰饮病之和剂。

◎**提示▶▶▶**此方服后,当小便增多,是饮从小便而去之征,故原方用法之后有"小便当利"之说。此亦即《金匮要略》"夫短气有微饮者,当从小便去之"之意。

6.加减应用

咳嗽痰多者,加半夏、陈皮以燥湿化痰;心下痞或腹中有水声者,可加枳实、生姜以消痰散水。

7.正式方歌

苓桂术甘仲景剂,温阳化饮又健脾,中阳不足饮停胃,胸胁支满悸眩施。

十四 实脾散

1.组成

厚朴、白术、木瓜、木香、草果仁、大腹子、炮附子、白茯苓、炮干姜、炙甘草、生姜、大枣。(1993144、200751、201699)

真题【2016.99】

实脾散与健脾丸的组成中均含有的药物是

A.附子　　B.茯苓　　C.神曲　　D.人参

【答案】B

2.用法

加生姜、大枣,水煎服,用量按原方比例酌减。

3.功用

温阳健脾,行气利水。(200291、200350、2015101)

4.主治

脾肾阳虚,水气内停之阴水。身半以下肿甚,手足不温,口中不渴,胸腹胀满,大便溏薄,舌苔白腻,脉沉弦而迟者。(199648)

5.方义

①附子、干姜为君,附子善于温肾阳而助气化以行水;干姜偏于温脾阳而助运化以制水,二药相合,温肾暖脾,扶阳抑阴。

②臣以茯苓、白术渗湿健脾,使水湿从小便去。

③佐以木瓜除湿醒脾和中;厚朴、木香、大腹子(槟榔)、草果行气导滞,令气化则湿化,气顺则胀消,且草果、厚朴兼可燥湿,槟榔且能利水。甘草、生姜、大枣益脾和中,生姜兼能温散水气,甘草还可调和诸药,同为佐使之用。(2001113、201154)

④诸药相伍,脾肾同治,而以温脾阳为主;寓行气于温利之中,令气行则湿化。

6.加减应用

若气短乏力,倦惰懒言者,可加黄芪补气以助行水;小便不利,水肿甚者,可加猪苓、泽泻以增利水消肿之功;大便秘结者,可加牵牛子以通利二便。

7.趣味方歌

夫妇枣煮草姜,生瓜果脯香槟——附茯枣术草姜,生瓜果朴香槟。

8.正式方歌

实脾温阳行利水,干姜附苓术草从,木瓜香槟朴草果,阳虚水肿腹胀祟。

十五 甘露消毒丹

1.组成

飞滑石、淡黄芩、绵茵陈、石菖蒲、川贝母、木通、藿香、连翘、白豆蔻仁、薄荷、射干。

2.功用

利湿化浊,清热解毒。(200190、201048)

3.主治

湿温时疫,邪在气分,湿热并重证。发热倦怠,胸闷腹胀,肢酸咽痛,身目发黄,颐肿口渴,小便短赤,泄泻淋浊,舌苔白或厚腻或干黄,脉濡数或滑数。(2004136)

4.配伍特点

①重用滑石、茵陈、黄芩,其中滑石利水渗湿,清热解暑,两擅其功;茵陈善清利湿热而退黄;黄芩清热燥湿,泻火解毒。三药相合,正合湿热并重之病机,共为君药。

②臣以石菖蒲、藿香、白豆蔻行气化湿,悦脾和中,令气畅湿行;木通清热利湿通淋,导湿热从小便而去,以益其清热利湿之力。

③佐以连翘、射干、贝母、薄荷,合以清热解毒,散结消肿而利咽止痛。

④纵观全方,利湿清热,两相兼顾,且以芳香行气悦脾,寓气行则湿化之义;佐以解毒利咽,令湿热疫毒俱去,诸症自除。

5.趣味方歌

秦香莲被射中,花和尚都沉痛——芩香连贝射,滑荷菖豆陈通。

6.正式方歌

甘露消毒蔻藿香,茵陈滑石木通菖,芩翘贝母射干薄,湿热时疫是主方。

十六 当归拈痛汤

1.组成

羌活、甘草、茵陈、防风、苍术、当归身、知母、猪苓、泽泻、升麻、白术、黄芩、葛根、人参、苦参。

2.功用

利湿清热,疏风止痛。

3.主治

湿热相搏,外受风邪证。遍身肢节烦痛,或肩背沉重,或脚气肿痛,脚膝生疮,舌苔白腻或微黄,脉濡数。

4.配伍特点

①方中羌活辛散祛风,苦燥胜湿,通痹止痛,尤擅治上肢肩背之痛;茵陈苦泄下降,清热利湿,《本草拾遗》言其能“通关节,去滞热”。两药相合,共成祛风散邪,除湿清热,通痹止痛之功,使风湿热邪由内外分消,故重用以为君药。

②臣以猪苓、泽泻甘淡以助茵陈渗湿热于下;黄芩、苦参寒凉以助茵陈清热毒于内。

③佐入防风、升麻、葛根辛散以助羌活祛风湿于外;苍术辛温,擅除内外之湿;白术甘温,专以健脾燥湿;知母苦寒质润,既可助诸药清热之力,又可防苦燥渗利伤阴之偏;当归养血活血;人参、甘草“补脾养正气,使苦药不能伤胃”(《医学启源》),俱为佐药。

④甘草清热解毒,调和诸药,兼作使药。

5.正式方歌

当归拈痛猪苓泽,二术茵芩苦羌葛,升麻防风知参草,湿重热轻兼风邪。

十七 五皮散

1.组成

生姜、桑白皮、陈橘皮、大腹皮、茯苓皮。

2.功用

利水消肿,理气健脾。

3.主治

水停气滞之皮水证。

4.方解

①茯苓皮健脾渗湿,利水消肿,为君药。

②大腹皮行气消胀,利水消肿;橘皮理气和胃,醒脾化湿,为臣药。

③生姜皮间水气以消肿,桑白皮肃降肺气,为佐药。

5.正式方歌

五皮散用五种皮,苓腹陈姜桑白齐,利水消肿理健脾,脾虚湿滞皮水医。

十八 萆薢分清饮

1.组成

益智、川萆薢、石菖蒲、乌药、盐。

2.功用

温肾利湿,分清化浊。

3.主治

下焦虚寒之膏淋、白浊。小便频数,浑浊不清,白如米泔,凝如膏糊,舌淡苔白,脉沉。(199354)

4.配伍特点

①萆薢利湿而分清化浊,为治白浊之要药,故以为君。

②益智仁温补肾阳,涩精缩尿,为臣药。

③石菖蒲辛香苦温,化浊祛湿,兼祛膀胱之寒,以助萆薢分清化浊;乌药温肾散寒,行气止痛,能除膀胱冷气,治小便频数,为佐药。

④加盐同煎,则取其咸以入肾,引药直达下焦,为使药。

5.趣味方歌

颜巫医比唱——盐乌益草菖。

6.正式方歌

萆薢分清益智仁,菖蒲乌药盐煎成,下焦虚寒得温利,分清化浊效如神。

十九 羌活胜湿汤

1.组成

羌活、独活、藁本、防风、炙甘草、蔓荆子、川芎。

2.功用

祛风,胜湿,止痛。

3.主治

风湿在表之痹证。肩背痛不可回顾,头痛身重,或腰脊疼痛,难以转侧,苔白,脉浮。

4.配伍特点

①羌活、独活共为君药,二者皆为辛苦温燥之品,其辛散祛风,味苦燥湿,性温散寒,故皆可祛风除湿、通利关节。其中羌活善祛上部风湿,独活善祛下部风湿,两药相合,能散一身上下之风湿,通利关节而止痹痛。

②臣以防风、藁本,入太阳经,祛风胜湿,且善止头痛。

③佐以川芎活血行气,祛风止痛;蔓荆子祛风止痛。使以甘草调和诸药。

④综合全方,以辛苦温散之品为主组方,共奏祛风胜湿之效,使客于肌表之风湿随汗而解。

5.趣味方歌

高兄疯蛮抢活干——藁芎风蔓羌活甘。

6.正式方歌

羌活胜湿独防风,蔓荆藁本草川芎,祛风胜湿止痛良,善治周身风湿痛。

二十 独活寄生汤

1.组成

独活、桑寄生、杜仲、牛膝、细辛、秦艽、茯苓、肉桂心、防风、川芎、人参、甘草、当归、芍药、干地黄。(200946、2014152)

2.功用

祛风湿,止痹痛,益肝肾,补气血。(2011156)

3.主治

痹证日久,肝肾两虚,气血不足证。腰膝疼痛、痿软,肢节屈伸不利,或麻木不仁,畏寒喜温,心悸气短,舌淡苔白,脉细弱。

4.配伍特点

①重用独活为君,辛苦微温,善治伏风,除久痹,且性善下行,以祛下焦与筋骨间的风寒湿邪。

②臣以细辛、防风、秦艽、桂心,细辛入少阴肾经,长于搜剔阴经之风寒湿邪,又除经络留湿;秦艽祛风湿,舒筋络而利关节;桂心温经散寒,通利血脉;防风祛一身之风而胜湿,君臣相伍,共祛风寒湿邪。

③佐入桑寄生、杜仲、牛膝以补益肝肾而强壮筋骨,且桑寄生兼可祛风湿,牛膝尚能活血以通利肢节筋脉;当归、川芎、地黄、白芍(四物汤)养血和血,人参、茯苓、甘草健脾益气,以上诸药合用,具有补肝肾、益气血之功。且白芍与甘草相合,尚能柔肝缓急,以助舒筋。当归、川芎、牛膝、桂心活血,寓"治风先治血,血行风自灭"之意。甘草调和诸药,兼使药之用。(200851、201251)

④配伍特点:纵观全方,以祛风寒湿邪而止痹痛为主,辅以补肝肾、益气血之品,邪正兼顾,祛邪不伤正,扶正不留邪。

5.趣味方歌

情人细心独寄贵药,杜兄放牛归伏草地——秦人细辛独寄桂药,杜芎防牛归茯草地。

6.正式方歌

独活寄生艽防辛,归芎地芍桂苓均,杜仲牛膝人参草,顽痹风寒湿是因。

■ 小试牛刀

1.平胃散的功用是:
　A.清胆利湿,和胃化痰
　B.燥湿运脾,行气和胃
　C.行气消痞,健脾和胃
　D.行气温中,燥湿除满

2.茵陈蒿汤中配伍大黄意在:
　A.荡涤积滞　　　　B.泻热逐瘀
　C.通因通用　　　　D.以泻代清

3.连朴饮的功用是:
　A.解表化湿,理气和中
　B.清热化湿,理气和中
　C.宣畅气机,清热利湿

D. 行气降浊,宣化寒湿

4. 八正散的功用是:
    A. 清胆利湿,化痰和胃
    B. 清热祛湿,利胆退黄
    C. 泻火凉肝,清热利湿
    D. 清热泻火,利水通淋

5. 原方用法要求药后"多饮暖水"的是:
    A. 生脉散　　　　　B. 五苓散
    C. 玉屏风散　　　　D. 桑螵蛸散

6. 桂枝在五苓散中的作用是:
    A. 解表散寒　　　　B. 温阳化气
    C. 二者均是　　　　D. 二者均非

7. 卫外不固,汗出恶风,身重,小便不利,舌淡苔白,脉浮者,治宜选用:
    A. 玉屏风散　　　　B. 五皮饮
    C. 桂枝汤　　　　　D. 防己黄芪汤

8. 防己黄芪汤中重用黄芪的用意是:
    A. 补气升阳　　　　B. 益气固表
    C. 补气行水　　　　D. 疏表透疹

9. 真武汤中配伍芍药的用意是:
    A. 益阴和营　　　　B. 益阴敛阴
    C. 缓急止痛　　　　D. 敛阴缓急

10. 真武汤的组成药物除白术、茯苓、芍药外,其余是:
    A. 炮附子、干姜　　B. 生附子、人参
    C. 炮附子、干姜　　D. 炮附子、生姜

11. 桂枝在苓桂术甘汤中的作用是:
    A. 解表散寒　　　　B. 温阳化气
    C. 二者均是　　　　D. 二者均非

12. 功用为温阳化饮、健脾利湿的方剂是:
    A. 五皮散　　　　　B. 实脾散
    C. 完带汤　　　　　D. 苓桂术甘汤

13. 治疗胸胁胀满,目眩心悸,或短气而咳,舌苔白滑,脉弦滑的最佳选方是:
    A. 十枣汤　　　　　B. 防己黄芪汤
    C. 苓桂术甘汤　　　D. 真武汤

14. 实脾散证的病因病机是:
    A. 脾阳不足,冷积内结
    B. 脾胃虚弱,痰食交阻
    C. 脾虚气滞,饮食停聚
    D. 脾肾阳虚,水气内停

15. 木瓜在实脾散中的作用是:

A. 化湿和胃　　　　B. 敛阴护阴
C. 二者均是　　　　D. 二者均非

16. 功用为温阳健脾、行气利水的方剂是:
    A. 五皮散　　　　　B. 实脾散
    C. 完带汤　　　　　D. 萆薢分清饮

17. 下列选项中,属于实脾散组成的药物是:
    A. 生姜、芍药　　　B. 猪苓、滑石
    C. 厚朴、木香　　　D. 苍术、陈皮

18. 甘露消毒丹的功用是:
    A. 清胆利湿,化痰和胃
    B. 清热祛湿,利胆退黄
    C. 泻火凉肝,清热利湿
    D. 利湿化浊,清热解毒

19. 下元虚寒,症见小便白浊,频数无度,尿如米泔,凝如膏糊者,治宜选用:
    A. 缩泉丸　　　　　B. 桑螵蛸散
    C. 萆薢分清饮　　　D. 水陆二仙丹

20. 独活寄生汤中用以祛风湿兼补肝肾的药物是:
    A. 杜仲、牛膝、桑寄生
    B. 杜仲、当归、桑寄生
    C. 桂心、牛膝、桑寄生
    D. 杜仲、桂心、牛膝

21. 下列方剂中,组成药物含有大黄、栀子的除哪项:
    A. 八正散　　　　　B. 凉膈散
    C. 茵陈蒿汤　　　　D. 黄连解毒汤

22. 三仁汤中具有"宣上、畅中、渗下"作用的药物是:
    A. 杏仁、草蔻仁、薏苡仁
    B. 杏仁、白蔻仁、冬瓜仁
    C. 杏仁、白蔻仁、薏苡仁
    D. 杏仁、桃仁、薏苡仁

23. 茵陈蒿汤的药物组成是:
    A. 茵陈、大黄、栀子　　B. 茵陈、黄连、栀子
    C. 茵陈、黄柏、栀子　　D. 茵陈、苍术、栀子

参考答案

1. B	2. B	3. B	4. D	5. B
6. C	7. D	8. C	9. D	10. D
11. B	12. D	13. C	14. D	15. A
16. B	17. C	18. D	19. C	20. A
21. D	22. C	23. A		

第十八章

18

祛痰剂

考纲要求

考纲要求

1. 祛痰剂的概念、适应范围、配伍规律、分类及应用注意事项。

2. 二陈汤、温胆汤、贝母瓜蒌散、清气化痰丸、小陷胸汤、半夏白术天麻汤的组成、用法、功用、主治、方义、加减应用及注意事项。

3. 小半夏汤、止嗽散、三子养亲汤、滚痰丸、苓甘五味姜辛汤、定痫丸的组成、功用、主治及配伍特点。

考点解析

一 祛痰剂的概念、适应范围、配伍规律、分类及应用注意事项

1. 概念

凡以祛痰药为主组成,具有消除痰涎作用,治疗各种痰病的方剂,统称祛痰剂。属"八法"中的"消法"。

2. 适应范围

湿痰、热痰、燥痰、寒痰、风痰等。

3. 配伍规律

①治疗痰病,不仅要消除已生之痰,而且要着眼于杜绝生痰之本。多配伍健脾祛湿药,有时酌配益肾之品,以图标本同治。

②又常配伍理气药,因痰随气而升降,气滞则痰聚,气顺则痰消。

③至于痰流经络、肌腠而为瘰疬、痰核者,又常结合软坚散结之法,随其虚实寒热而调。

4. 分类

祛痰剂分燥湿化痰、清热化痰、润燥化痰、温化寒痰和化痰息风五类。

5. 应用注意事项

①首先应辨别痰病的性质,分清寒热燥湿的不同。

②同时应注意病情,辨清标本缓急。有咳血倾向者,不宜使用燥热之剂,以免引起大量出血;表邪未解或痰多者,慎用滋润之品,以防壅滞留邪,病久不愈。

二 二陈汤

1. 组成

半夏、橘红、白茯苓、炙甘草、生姜、乌梅。

2. 用法

水煎服。

3. 功用

燥湿化痰,理气和中。

4. 主治

湿痰证。咳嗽痰多,色白易咳,恶心呕吐,胸膈痞闷,肢体困重,或头眩心悸,舌苔白滑或腻,脉滑。

5. 方义

①半夏辛温性燥,善能燥湿化痰,且又和胃降逆,为君药。

②橘红为臣,既可理气行滞,又能燥湿化痰。君臣相配,寓意有二:一为等量合用,不仅相辅相成,增强燥湿化痰之力,而且体现治痰先理气,气顺则痰消之意;二为半夏、橘红皆以陈久者良,而无过燥之弊,故方名"二陈"。此为本方燥湿化痰的基本结构。

③佐以茯苓健脾渗湿,渗湿以助化痰之力,健脾以杜生痰之源。鉴于橘红、茯苓是针对痰因气滞和生痰之源而设,故二药为祛痰剂中理气化痰、健脾渗湿的常用组合。煎加生姜,既能制半夏之毒,又能协助半夏化痰降逆、和胃止呕;复用少许乌梅,收敛肺气,与半夏、橘红相伍,散中兼收,防其燥散伤正之虞,均为佐药。以甘草为佐使,健脾和中,调和诸药。(201352)

真题【2013.52】

二陈汤煎加乌梅的主要用意是

A. 滋阴生津　　　　B. 敛肺护正

C. 生津止渴　　　　D. 涩肠止泻

【答案】B

④配伍特点:综合本方,结构严谨。散收相合,标本兼顾,燥湿理气祛已生之痰,健脾渗湿杜生痰之源,共奏燥湿化痰、理气和中之功。

6.加减应用

①导痰汤是二陈汤去乌梅、甘草,加天南星、枳实而成。天南星增半夏燥湿化痰之力,枳实助橘红理气化痰之功,故燥湿化痰行气之力较二陈汤为著,主治痰浊内阻、气机不畅之痰厥等证。

②涤痰汤又在导痰汤基础上加石菖蒲、竹茹、人参、甘草,较之导痰汤又多开窍扶正之功,常用治中风痰迷心窍、舌强不能言。

③六君煎是二陈汤去乌梅,加熟地黄、当归滋阴养血,肺肾并调,金水相生,故适用于年迈者肺肾阴虚、湿痰内盛之证。

7.趣味方歌

陈夏领草莓酱——陈夏苓草梅姜。

8.正式方歌

二陈汤用半夏陈,苓草梅姜一并存,理气祛痰兼燥湿,湿痰为患此方珍。

三 温胆汤

1.组成

半夏、竹茹、枳实、陈皮、炙甘草、茯苓、生姜、大枣。(200142)

2.用法

水煎服。

3.功用

理气化痰,和胃利胆。

4.主治

胆胃不和,痰热内扰证。胆怯易惊,头眩心悸,心烦不眠,夜多异梦;或呕恶呃逆,眩晕,癫痫。苔白腻,脉弦滑。(199453、199552、201558)

真题【2015.58】

患者心悸时作,受惊易发,胸闷烦躁,失眠多梦,尿赤便干,舌红苔黄腻,脉弦滑。治宜选用

A.安神定志丸　　　　B.导赤散

C.黄连温胆汤　　　　D.天王补心丹

【答案】C

5.方义

①半夏辛温,燥湿化痰,和胃止呕,为君药。

②臣以竹茹,取其甘而微寒,清热化痰,除烦止呕。半夏与竹茹相伍,一温一凉,化痰和胃,止呕除烦之功备;陈皮辛苦温,理气行滞,燥湿化痰;枳实辛苦微寒,降气导滞,消痰除痞。陈皮与枳实相合,亦为一温一凉,而理气化痰之力增。

③佐以茯苓,健脾渗湿,以杜生痰之源;煎加生姜、大枣调和脾胃,且生姜兼制半夏毒性。以甘草为使,调和诸药。

④综合全方,半夏、陈皮、生姜偏温,竹茹、枳实偏凉,温凉兼进,令全方不寒不燥,理气化痰以和胃,胃气和降则胆郁得舒,痰浊得去则胆无邪扰,如是则复其宁谧,诸症自愈。

6.加减应用

本方为二陈汤去乌梅加大枣、枳实、竹茹而成。加黄连为黄连温胆汤;去姜、枣,易枳实、茯苓为枳壳、赤茯苓,更加青蒿、青子芩、碧玉散,为蒿芩清胆汤。

7.趣味方歌

珠江下令早食柑橘——竹姜夏苓枣实甘橘。

8.正式方歌

温胆夏茹枳陈助,佐以茯草姜枣煮,理气化痰利胆胃,胆郁痰扰诸症除。

四 贝母瓜蒌散

1.组成

贝母、瓜蒌、天花粉、茯苓、橘红、桔梗。(2015159、2017138)

真题【2017.138】

橘红、茯苓同用的方剂是

A.止咳散　　　　　　B.二陈汤

C.贝母瓜蒌散　　　　D.半夏白术天麻汤

【答案】BCD

2.用法

水煎服。

3.功用

润肺清热,理气化痰。

4.主治

燥痰咳嗽。咳嗽呛急,咳痰不爽,涩而难出,咽喉干燥哽痛,苔白而干。

5.方义

①贝母苦甘微寒,润肺清热,化痰止咳;瓜蒌甘寒微苦,清肺润燥,开结涤痰,与贝母相须为用,是为润肺清热化痰的常用组合,共为君药。

②臣以天花粉,既清降肺热,又生津润燥,可助君药之力。痰因湿聚,湿自脾来,痰又易阻滞气机,无论湿痰抑或燥痰,皆须配伍橘红理气化痰、茯苓健脾渗湿,此乃祛痰剂配伍通则,但橘红温燥、茯苓渗利,故用量颇轻。(2011104)

③橘红佐于贝母、瓜蒌、花粉等寒性药中,则可去性存用,并能加强脾运,输津以润肺燥。桔梗宣肺化痰,且引诸药入肺经,为佐使药。

④配伍特点:方清润宣化并用,肺脾同调,而以润肺化痰为主,且润肺而不留痰,化痰又不伤津,如此则肺得清润而燥痰自化,宣降有权而咳逆自平。

6.加减应用

如兼感风邪,咽痒而咳,微恶风者,可加桑叶、杏仁、

蝉蜕、牛蒡子等宣肺散邪;燥热较甚,咽喉干涩哽痛明显者,可加麦冬、玄参、生石膏等清燥润肺;声音嘶哑、痰中带血者,可去橘红,加南沙参、阿胶、白及等养阴清肺,化痰止血。

7.趣味方歌

红花楼桔梗被俘——红花蒌桔梗贝茯。

8.正式方歌

贝母瓜蒌臣花粉,橘红茯苓加桔梗,肺燥有痰咳难出,润肺化痰此方珍。

五 清气化痰丸

1.组成

陈皮、杏仁、枳实、酒黄芩、瓜蒌仁、茯苓、胆南星、制半夏、姜汁。(201546)

真题 【2015.46】

清气化痰丸中不含的药物是

A.瓜蒌、黄芩   B.胆南星、杏仁

C.陈皮、茯苓   D.浙贝母、桔梗

【答案】D

2.用法

姜汁为丸,温开水送下。

3.功用

清热化痰,理气止咳。

4.主治

痰热咳嗽。咳嗽气喘,咳痰黄稠,胸膈痞闷,甚则气急呕恶,烦躁不宁,舌质红,苔黄腻,脉滑数。(200191、200385)

5.方义

①胆南星苦凉、瓜蒌仁甘寒,均长于清热化痰,瓜蒌仁尚能导痰热从大便而下,二者共为君药。

②制半夏虽属辛温之品,但与苦寒之黄芩相配,一化痰散结,一清热降火,既相辅相成,又相制相成,共为臣药。

③治痰者当须降其火,治火者必须顺其气,故佐以杏仁降利肺气以宣上,陈皮理气化痰以畅中,枳实破气化痰以宽胸,并佐茯苓健脾渗湿以杜生痰之源。使以姜汁为丸,用为开痰之先导。

④诸药合用,化痰与清热、理气并进,俾气顺则火降,火清则痰消,痰消则火无所附,诸症悉除。

6.加减应用

若痰多气急者,可加鱼腥草、桑白皮;痰稠胶黏难咳者,可减半夏用量,加青黛、蛤粉;恶心呕吐明显者,加竹茹;烦躁不眠者,可去黄芩,加清热除烦之黄连、山栀,并酌加琥珀粉、远志等宁心安神之品。

7.趣味方歌

陈皮杏仁伴黄瓜实难服——陈皮杏仁半黄瓜实南茯。

8.正式方歌

清气化痰胆星蒌,夏芩杏陈枳实投,茯苓姜汁糊丸服,气顺火清痰热瘳。

六 小陷胸汤

1.组成

黄连、半夏、瓜蒌实。(201545)

真题 【2015.45】

小陷胸汤中不含的药物是

A.黄连   B.大黄

C.瓜蒌   D.半夏

【答案】B

2.用法

先煮瓜蒌,后纳他药,水煎温服。

3.功用

清热化痰,宽胸散结。

4.主治

痰热互结之结胸证。心下(病位)痞闷,按之则痛,或心胸闷痛,或咳痰黄稠,舌红苔黄腻,脉滑数。(199650、199753、200192、200386、200741)

5.方义

①全瓜蒌甘寒,清热涤痰,宽胸散结,用时先煮,意在"以缓治上"而通胸膈之痹,为君药。

②臣以黄连苦寒泄热除痞,半夏辛温化痰散结。两者合用,一苦一辛,体现辛开苦降之法;与瓜蒌相伍,润燥相得,是为清热化痰,散结开痞的常用组合。

6.加减应用

方中加入破气除痞之枳实,可提高疗效。若心胸闷痛者,加柴胡、桔梗、郁金、赤芍等以行气活血止痛;咳痰黄稠难咳者,可减半夏用量,加胆南星、杏仁、贝母等以清润化痰。

7.趣味方歌

拌黄瓜——半黄瓜。

8.正式方歌

小陷胸汤连半蒌,宽胸开结涤痰优,膈上热痰痞满痛,舌苔黄腻服之休。

七 半夏白术天麻汤

1.组成

半夏、天麻、茯苓、橘红、白术、甘草、生姜、大枣。(2015159、2017138)

2.用法

水煎服。

3.功用

化痰息风,健脾祛湿。(200247)

4.主治

风痰上扰证。眩晕,头痛,胸膈痞闷,恶心呕吐,舌苔白腻,脉弦滑。(200351)

5.方义

①半夏燥湿化痰,降逆止呕;天麻平肝息风,而止头眩,两者合用,为治风痰眩晕头痛之要药。李东垣在《脾胃论》中说:"足太阴痰厥头痛,非半夏不能疗;眼黑头眩,风虚内作,非天麻不能除。"故以两味为君药。

②以白术、茯苓为臣,健脾祛湿,能治生痰之源。

③佐以橘红理气化痰,俾气顺则痰消。使以甘草和中调药;煎加姜、枣调和脾胃,生姜兼制半夏之毒。

④综观全方,风痰并治,标本兼顾,但以化痰息风治标为主,健脾祛湿治本为辅。(201834)

真题【2018.34】

体现风痰并治,标本兼顾的方剂

A.天麻钩藤饮　　　B.半夏白术天麻汤

C.清气化痰丸　　　D.三子养亲汤

【答案】B

6.加减应用

《医学心悟·头痛》中另有一半夏白术天麻汤,较本方多蔓荆子三钱,白术减为一钱,治痰厥头痛、胸膈多痰,动则眩晕之证。

7.趣味方歌

夏伏天煮姜枣炒橘红——夏茯天术姜枣草橘红。

8.正式方歌

半夏白术天麻汤,苓草橘红枣生姜,眩晕头痛风痰盛,痰化风息复正常。

八 小半夏汤

1.组成

半夏、生姜。

2.功用

和胃降逆,消痰蠲饮。

3.主治

主治痰饮内停,心下痞闷,呕吐不渴,及胃寒呕吐,痰饮咳嗽。

4.配伍特点

半夏之味辛,其性燥,辛可散结,燥可胜湿,用生姜以制其悍;孙真人云:生姜呕家之圣药,呕为气逆不散,故用生姜以散之。二者合用,共奏和胃降逆化痰消饮之功。

九 止嗽散

1.组成

桔梗、荆芥、紫菀、百部、白前、甘草、陈皮。

2.功用

宣利肺气,疏风止咳。

3.主治

风邪犯肺证。咳嗽咽痒,咳痰不爽,或微有恶风发热,舌苔薄白,脉浮缓。

4.配伍特点

综观全方,药虽七味,量极轻微,具有温而不燥、润而不腻、散寒不助热、解表不伤正的特点。

5.趣味方歌

百草园前臣敬接——百草菀前陈荆桔。

6.正式方歌

止嗽散用百部菀,白前桔草枣生姜,宣肺疏风止咳痰,姜汤调服不必煎。

十 三子养亲汤

1.组成 4

紫苏子、白芥子、莱菔子。

2.功用

温肺化痰,降气消食。(200694)

3.主治

痰壅气逆食滞证。咳嗽喘逆,痰多胸痞,食少难消,舌苔白腻,脉滑。

4.配伍特点

方中白芥子温肺化痰,利气散结;苏子降气化痰,止咳平喘;莱菔子消食导滞,下气祛痰。三药相伍,各有所长,白芥子长于豁痰,苏子长于降气,莱菔子长于消食,临证当视痰壅、气逆、食滞三者之孰重孰轻而定何药为君,余为臣佐。

5.趣味方歌

三子白舒服——三子白苏菔。

6.正式方歌

三子养亲祛痰方,芥苏莱菔共煎汤,大便实硬加熟蜜,冬寒更可加生姜。

十一 滚痰丸

1.组成

礞石、大黄、片黄芩、沉香。

2.功用

泻火逐痰。

3.主治

主治实热老痰证。癫狂惊悸,或咳喘痰稠,或胸脘痞闷,或眩晕耳鸣,或绕项结核,或口眼蠕动,或不寐,或梦寐奇怪之状,或骨节猝痛难以名状,或噎息烦闷。大便秘结,舌苔黄腻,脉滑数有力。

4. 配伍特点

①方中以礞石为君,取其燥悍重坠之性,善能攻坠陈积伏匿之老痰,与焰硝同煅,其攻逐下行之性尤强。制以硝石,使木平气下,而痰积通利,诸症自除。

②臣以大黄之苦寒,荡涤实热,开痰火下行之路。

③佐以黄芩苦寒泻火,专清上焦气分之热;复以沉香降逆下气,亦为治痰必先顺气之理。

诸药相伍,泻火逐痰之力较猛,可使痰积恶物自肠道而下。对于形气壮实、痰火胶固为病者,用之最宜。

5. 正式方歌

礞石硝煅滚痰丸,大黄黄芩沉香添,泻火逐痰临睡服,实火顽痰怪证蠲。

十二 苓甘五味姜辛汤

1. 组成

茯苓、甘草、干姜、细辛、五味子。

2. 功用

温肺化饮。

3. 主治

寒饮内停之咳嗽。咳痰量多,清稀色白,或喜唾涎沫,胸满不舒,舌苔白滑,脉弦滑。

4. 配伍特点

①方以干姜为君,既温肺散寒以化饮,又温运脾阳以化湿。

②臣以细辛,取其辛散之性,温肺散寒,助干姜温肺散寒化饮之力;复以茯苓健脾渗湿,化饮利水,一以导水饮之邪从小便而去,一以杜绝生饮之源,合干姜温化渗利,健脾助运。

③为防干姜、细辛耗伤肺气,又佐以五味子敛肺止咳,与干姜、细辛相伍,一温一散一敛,使散不伤正,敛不留邪,且能调节肺司开合之职,为仲景用以温肺化饮的常用组合。

④使以甘草和中调药。

综观全方,具有温散并行、开合相济、肺脾同治、标本兼顾的配伍特点,堪称温化寒饮之良剂。

5. 正式方歌

苓甘五味姜辛汤,温肺化饮常用方,半夏杏仁均可加,寒痰水饮咳嗽康。

十三 定痫丸

1. 组成

明天麻、川贝母、半夏、茯苓、茯神、胆南星、石菖蒲、全蝎、僵蚕、真琥珀、陈皮、远志、丹参、麦冬、辰砂、甘草。

2. 功用

涤痰息风,清热定痫。

3. 主治

痰热内扰之痫病。忽然发作,眩仆倒地,目睛上视,口吐白沫,喉中痰鸣,叫喊作声,甚或手足抽搐,舌苔白腻微黄,脉弦滑略数。亦可用于癫狂。

4. 配伍特点

①方中竹沥、贝母、胆南星苦凉性降,清热化痰,其中竹沥尚能镇惊利窍,贝母功擅开郁散结,胆南星兼具息风解痉;半夏、陈皮、茯苓相合,温燥化痰,理气和中,是取二陈汤之义;全蝎、僵蚕、天麻功专平肝息风而止痉。以上为本方涤痰息风的主要组成部分。

②又伍石菖蒲、远志、茯神祛痰开窍,宁心安神;丹参、麦冬偏凉清心,麦冬甘润又能养阴润燥,合贝母可防半夏、陈皮、全蝎、僵蚕辛烈伤阴;琥珀、朱砂镇心安神;甘草调和诸药。加入姜汁者,意在温开以助化痰利窍,并防竹沥、胆星、贝母寒凉有碍湿痰之消散。

诸药相配,寒热兼进,润燥得宜,共奏涤痰息风,开窍安神之功。

5. 正式方歌

定痫二茯贝天麻,丹麦陈远蒲姜夏,胆星全蝎蚕琥珀,竹沥姜汁草朱砂。

十四 本章相关方剂的对比分析及鉴别应用

贝母瓜蒌散、桑杏汤、清燥救肺汤皆能清润肺燥而止咳,用治肺有燥热之咳嗽证。但贝母瓜蒌散重在润肺祛痰,润燥与化痰两相兼顾,主治燥痰咳嗽证;其病位在肺,故以咳嗽痰少而黏,涩而难出,咽干口燥,舌苔干为主。桑杏汤用药轻清宣透,偏于轻宣肺经温燥之邪而化痰止咳,其宣散之力大于清润化痰之力,适用于温燥外袭,肺燥津伤之轻证,症见身热不甚,干咳或痰少而黏,脉浮数者。清燥救肺汤则重于清燥润肺,止咳平喘,兼以养阴益气;适用于温燥伤肺之重证;症见身热,心烦口渴,干咳无痰,气逆而喘,舌红少苔,脉虚数者。

小试牛刀

1. 胆胃不和,痰热内扰,症见虚烦不眠,惊悸不宁,或呕吐呃逆者,治宜选用:
   A. 蒿芩清胆汤　　　　B. 温胆汤
   C. 清气化痰丸　　　　D. 小陷胸汤丸

2. 温胆汤(《三因方》)的组成药物除半夏、竹茹、生姜、大枣外,其余是:
   A. 陈皮、枳实、白茯苓、生甘草
   B. 橘红、枳实、白茯苓、炙甘草
   C. 橘红、枳壳、赤茯苓、生甘草
   D. 陈皮、枳壳、赤茯苓、炙甘草

3. 痰热内结,症见咳嗽痰黄,胸闷痞满,小便短赤,舌质红,苔黄腻,脉滑数者,治宜选用:

A. 温胆汤   B. 清气化痰丸

C. 茯苓丸   D. 半夏白术天麻汤

4. 痰热互结,症见胸脘痞闷,按之则痛,舌苔黄腻,脉滑数者,治宜选用:

  A. 清气化痰丸 B. 贝母瓜蒌散

  C. 小陷胸汤   D. 泻白散

5. 小陷胸汤证邪结的部位是:

  A. 胸中   B. 心下

  C. 两胁   D. 少腹

6. 具有清热化痰、宽胸散结功用的方剂是:

  A. 清气化痰丸 B. 贝母瓜蒌散

  C. 小陷胸汤   D. 温胆汤

7. 半夏白术天麻汤的功用是:

  A. 镇肝息风,滋阴潜阳

  B. 平肝息风,清热活血

  C. 滋阴养血,柔肝息风

  D. 燥湿化痰,平肝息风

8. 治疗风痰眩晕和痰厥头痛的代表方剂是:

  A. 天麻钩藤饮

  B. 镇肝熄风汤

  C. 苓桂术甘汤

  D. 半夏白术天麻汤

9. 三子养亲汤的功用是:

  A. 清胆利湿,和胃化痰

  B. 降气快膈,化痰消食

  C. 清胃化痰,降逆止呕

  D. 行气温中,燥湿除满

10. 眩晕头痛,胸膈痞闷,恶心呕吐,舌苔白腻,脉弦滑者,治宜选用:

  A. 温胆汤   B. 镇肝熄风汤

  C. 羚角钩藤汤 D. 半夏白术天麻汤

11. 小陷胸汤主治证候中有:

  A. 痰白而稀   B. 干咳无痰

  C. 咳痰黄稠   D. 痰中带血

12. 二陈汤中的君药是:

  A. 橘红   B. 半夏

  C. 茯苓   D. 乌梅

■ ■ ■ 参考答案

1. B 2. B 3. B 4. C 5. B

6. C 7. D 8. D 9. B 10. D

11. C 12. B

◎ 基础篇 ◎

方剂学

第十九章

◇ 19 ◇

消导化积剂

考纲要求

1. 消导化积剂的概念、适应范围、配伍规律、分类及应用注意事项。

2. 保和丸、枳术丸、健脾丸的组成、用法、功用、主治、方义、加减应用及注意事项。

3. 木香槟榔丸、枳实导滞丸、葛花解酲汤、鳖甲煎丸、海藻玉壶汤、消瘰丸的组成、功用、主治及配伍特点。

考点解析

一 消导化积剂的概念、适应范围、配伍规律、分类及应用注意事项

1. 概念

凡以消食药为主组成,具有消食健脾或化积导滞作用,治疗食积停滞的方剂,统称消食剂。属于"八法"中的"消法"。

2. 适应范围

凡由气、血、痰、湿、食、虫等壅滞而成的积滞痞块,均可用之。

3. 配伍规律

消食药如山楂、神曲、莱菔子、麦芽等为主组成方剂。食积易阻气机,又容易生湿化热,故常配伍理气、化湿、清热之品。

4. 分类

消导化积剂分为消食化滞剂和健脾消食两类。

5. 应用注意事项

①食积内停,易使气机阻滞,气机阻滞又可导致积滞不化,故消食剂中又常配伍理气药,使气行而积消。

②消食剂虽较泻下剂缓和,但毕竟属于攻伐之剂,故不宜久服,纯虚无实者禁用。

二 保和丸

1. 组成

山楂、神曲、半夏、茯苓、陈皮、连翘、莱菔子。

2. 用法

作丸剂,食远白汤下。

3. 功用

消食和胃。

4. 主治

食滞胃脘证。脘腹痞满胀痛,嗳腐吞酸,恶食呕逆,或大便泄泻,舌苔厚腻,脉滑。(2016154)

真题【2016.154】

保和丸和健脾丸均具有的功用是

A. 健脾　　　B. 和胃　　　C. 消食　　　D. 止泻

【答案】BC

5. 方义

①重用酸甘性温之山楂为君,消一切饮食积滞,长于消肉食油腻之积。

②神曲甘辛性温,消食健胃,长于化酒食陈腐之积;莱菔子辛甘而平,下气消食除胀,长于消谷面之积。二药同用为臣,能消各种食物积滞。

③食积易于阻气、生湿、化热,故以半夏、陈皮辛温,理气化湿,和胃止呕;茯苓甘淡,健脾利湿,和中止泻;连翘味苦微寒,既可散结以助消积,又可清解食积所生之热,均为佐药。(1993147)

④配伍特点:诸药配伍,使食积得化,胃气得和,热清湿去,则诸症自除。

6. 加减应用

本方药力较缓,若食积较重者,可加枳实、槟榔;苔黄脉数者,可加黄连、黄芩;大便秘结者,可加大黄;兼脾虚者,可加白术为"大安丸"。

7. 趣味方歌

神父下山敲陈来——神茯夏山翘陈莱。

8. 正式方歌

保和山楂莱菔曲,夏陈茯苓连翘取,炊饼为丸白汤下,消食和胃食积去。

三 枳术丸

1. 组成

枳实、白术。

2.用法

荷叶裹烧饭为丸,用白汤下。

3.功用

健脾消痞。

4.主治

脾虚气滞,饮食停聚。胸脘痞满,不思饮食。(1991113)

5.方义

①白术为君,重在健脾祛湿,以助脾之运化,以枳实为臣,下气化滞,消痞除满。白术用量重于枳实一倍,意在以补为主,乃补重于消,寓消于补之中,"本意不取其食速化,但令人胃气强不复伤也"。

②更以荷叶烧饭为丸,取其养脾胃而升清,以助白术健脾益胃之功。荷叶与枳实相伍,一升清,一降浊,清升浊降,脾胃调和,使脾健积消。气调胃和,痞满得除,饮食如常。(199950)

③配伍特点:本方是张元素从《金匮要略》枳术汤变化而来,枳术汤枳实之用量倍于白术,且用汤剂,治"心下坚,大如盘,边如旋盘,水饮欲作"之证。其证属于气滞水停,治当行气消痞,故重用枳实,意在以消为主。而枳术丸,是脾虚重于积滞,治宜健脾化积,故重用白术,意在以补为主。

6.趣味方歌

枳术丸消痞。

7.正式方歌

枳术丸是消补方,荷叶烧饭作丸尝,若加麦芽与神曲,消食化滞力更强。

四 健脾丸

1.组成

白术、木香、黄连、甘草、白茯苓、人参、神曲、陈皮、砂仁、麦芽、山楂、山药、肉豆蔻。(1999146)

2.用法

陈米汤送服。

3.功用

健脾和胃,消食止泻。(199548、200049、200442、2015102)

4.主治

脾虚食积证。食少难消,脘腹痞闷,大便溏薄,倦怠乏力,苔腻微黄,脉虚弱。(199452)

5.方义

①重用白术、茯苓为君,健脾祛湿以止泻。

②山楂、神曲、麦芽消食和胃,除已停之积;人参、山药益气补脾,以助苓、术健脾之力,是为臣药。

③木香、砂仁、陈皮皆芳香之品,功能理气开胃,醒脾化湿,既可解除脘腹痞闷,又使全方补而不滞;肉豆蔻温涩,合山药以涩肠止泻;黄连清热燥湿,且可清解食积所化之热,皆为佐药。甘草补中和药,是为佐使之用。

④诸药合用,脾健则泻止,食消则胃和,诸症自愈。补气健脾药与消食行气药同用,为消补兼施之剂,补而不滞,消不伤正。因方中含四君子汤及山药等益气健脾之品居多,故补重于消,且食消脾自健,故方名"健脾"。

6.加减应用

湿甚者加车前子、泽泻以利水渗湿;兼寒者去黄连,加干姜以温中祛寒。

7.趣味方歌

肩疲身沉,夫乍干卖猪,曲腰连相煞扣——肩疲参陈,茯楂甘麦术,曲药连香砂蔻。

8.正式方歌

健脾参术苓草陈,肉蔻香连合砂仁,楂肉山药曲麦炒,消补兼施不伤正。

五 木香槟榔丸

1.组成

木香、槟榔、青皮、陈皮、莪术、枳壳、黄连、黄柏、大黄、香附子、牵牛。

2.功用

行气导滞,攻积泄热。

3.主治

积滞内停,湿蕴生热。脘腹痞满胀痛,赤白痢疾,里急后重,或大便秘结,舌苔黄腻,脉沉实。

4.配伍特点

全方行气药与攻下药配伍,共奏行气导滞、攻积泄热之效。使积滞得下,腑气得通,热随积去,诸症自愈。该方亦体现了"通因通用"之法。《医方集解》所载之木香槟榔丸,更加三棱,并以芒硝水为丸,其攻积导滞之力更强。(199645)

5.趣味方歌

俏郎清晨牵牛,香妇白脸牧黄鹅——壳榔青陈牵牛,香附柏连木黄莪。

6.正式方歌

木香槟榔青陈皮,枳柏黄连莪术齐,大黄牵牛加香附,热滞泻痢皆相宜。

六 枳实导滞丸

1.组成

大黄、枳实、神曲、茯苓、黄芩、黄连、白术、泽泻。

2.功用

消导化积，清热利湿。

3.主治

湿热食积证。脘腹胀痛，下痢泄泻，或大便秘结，小便短赤，舌苔黄腻，脉沉有力。

4.配伍特点

诸药相伍，积去食消，湿去热清，诸症自解。此方用于湿热食滞之泄泻、下痢，亦属"通因通用"之法。

5.正式方歌

枳实导滞曲连芩，大黄术泽与茯苓，食湿两滞生郁热，胸痞便秘效堪灵。

七 葛花解醒汤

1.组成

青皮、木香、橘皮、人参、猪苓、白茯苓、神曲、泽泻、干生姜、白术、白豆蔻、葛花、砂仁。

2.功用

分消酒湿，温中健脾。

3.主治

嗜酒中虚，湿伤脾胃，头痛心烦，眩晕呕吐，胸膈痞闷，食少体倦，小便不利，大便泄泻。

4.方解

葛花独入阳明，解酒醒脾；猪苓、茯苓、泽泻淡渗利湿，使酒湿之邪从小便而出；砂仁、白蔻仁、青皮、橘皮、木香、干姜温中健脾，行气和胃；人参、白术补气健脾；神曲解酒化食。诸药同用，共奏分消酒湿，温中健脾之功。

5.正式方歌

葛花解醒泽二苓，砂蔻青陈木香并，姜曲参术温健脾，分消寒化酒湿灵。

八 鳖甲煎丸

1.组成

鳖甲、乌扇、黄芩、鼠妇、干姜、大黄、桂枝、石韦、厚朴、瞿麦、紫葳、阿胶、柴胡、蜣螂、芍药、牡丹、䗪虫、蜂窠、赤硝、桃仁、人参、半夏、葶苈。

2.功用

行气活血，祛湿化痰，软坚消癥。

3.主治

疟母。疟疾日久不愈，胁下癖块，以及癥瘕积聚，腹中疼痛，肌肉消瘦，饮食减少，时有寒热，或女子月经闭止等。

4.配伍特点

①疟母必著于左胁，肝邪必结肝部也。积既留著，客邪，内从火化，当无外散之理，故专取鳖甲伐肝消积。尤妙在灰煮去滓，后下诸药，则诸药咸得鳖甲引入肝胆部分。

②佐以柴胡、黄芩同济少阳区域；参、姜、朴、半助胃祛痰；桂、芍、牡丹、桃、葳、阿胶和营散血；蜣螂、蜂窠、䗪虫、乌扇聚毒势攻；瞿、韦、硝、葶苈、大黄利水破结。

③未食前服7丸，日服不过二十余粒。药虽峻而不骤伤元气，深得峻药缓攻之法。又易《金匮》方中赤硝毒劣，则易之以藻、戟；鼠妇难捕，乃易之以虻虫。略为小变，不失大端。

5.正式方歌

鳖甲煎丸疟母方，䗪虫鼠妇及蜣螂，蜂窠石韦人参射，桂朴紫葳丹芍姜，瞿麦柴芩胶半夏，桃仁葶苈和硝黄，疟缠日久胁下硬，癥消积化保安康。

九 海藻玉壶汤

1.组成

海藻、贝母、陈皮、昆布、青皮、川芎、当归、连翘、半夏、甘草节、独活、海带。

2.功用

化痰软坚，理气散结，滋阴泻火。

3.主治

瘿瘤初起，或肿或硬，或赤或不赤，但未破者，甲状腺功能亢进，脂膜炎，乳腺增生，淋巴结核，结核性腹膜炎，多发性疖病等。

4.配伍特点

本方在临床常用于气瘿、肉瘿等病症。本病多发于颈部，以漫肿或结块，皮色不变，不痛，不溃为辨证要点。本病多成于气滞痰凝，由气及血，以致气血结聚而成。

故用海藻、昆布、海带化痰软坚，为治瘿瘤主药。青皮、陈皮疏肝理气，当归、川芎、独活活血以通经脉，配合理气和调，促进瘿病的消散。象贝、连翘散结，甘草调和诸药，共收化痰软坚，行气活血之功。

5.正式方歌

海藻玉壶带昆布，青陈二皮翘贝母，独活甘草夏归芎，消瘿散结效或睹。

十 消瘰丸

1.组成

玄参、牡蛎、贝母。

2.功用

清润化痰，软坚散结。

3. 主治

痰火凝结之瘰疬痰核。颈项结核,累累如珠,久不消散,不红不热,按之不痛,或伴有潮热盗汗,舌质红,脉弦滑或弦细。(2017142)

4. 配伍特点

①方中贝母以浙贝为佳。浙贝母苦辛微寒,善消痰散结,且兼开郁清热,为君药。

②牡蛎味咸微寒,可助贝母软坚散结,兼能潜阳益阴,为臣药。

③玄参苦甘咸寒,既可滋肺肾之阴,又可清降虚火,使液充火降则痰无由生,其咸能软坚也助君臣散结消瘰,为方中之佐药。

5. 正式方歌

《医学心悟》消瘰丸,牡蛎玄参贝母研,颈生瘰疬因痰火,化痰清热可渐安。

十一 本章相关方剂的对比分析及鉴别应用

①木香槟榔丸与枳实导滞丸均为消夏兼清,"通因通用"之剂,皆治湿热积滞之便秘或痢疾,然前者行气攻积之力较强,祛湿之力弱,用于积滞较重,脘腹胀痛较甚者;后者行气攻下之力较缓和,清热利湿之效佳,用于湿热食积病情较轻者。

②大黄䗪虫丸与鳖甲煎丸均有活血化瘀之功,可用于治疗癥瘕属于瘀血内停者,但前者祛瘀力较强,兼能清瘀热,滋阴血,润燥结,主治五劳虚极、瘀血内停之干血劳;后者重在软坚消癥,兼有祛湿化痰之功。主治疟母及寒热,痰湿与气血相搏所形成的癥瘕。

小试牛刀

1. 木香槟榔丸较枳实导滞丸更强的功用是:
- A. 泻热逐邪
- B. 导滞化湿
- C. 行气除满

- D. 行气攻下

2. 大安丸的组成是:
- A. 平胃散加人参
- B. 平胃散加山药
- C. 保和丸加白术
- D. 保和丸加莲子

3. 《医方集解》所载木香槟榔丸和原方在组成药物上多:
- A. 神曲、山楂
- B. 神曲、麦芽
- C. 神曲、半夏
- D. 三棱、芒硝

4. 健脾丸的功效是:
- A. 健脾和胃,消食止泻
- B. 健脾和胃,消痞除满
- C. 健脾和胃,化食消痞
- D. 健脾和胃,渗湿止泻

5. 消补兼施,主治脾胃虚弱,食少难消,脘腹痞闷,大便溏薄之证的方剂是:
- A. 保和丸
- B. 健脾丸
- C. 实脾散
- D. 枳实导滞丸

6. 枳实导滞丸主治病证的病因病机是
- A. 脾胃素虚,升降失职,寒热互结,气壅湿聚
- B. 脾胃虚弱,运化失常,食积停滞,郁而生热
- C. 湿热食积,内阻肠胃,气机壅塞,传化失司
- D. 饮食过度,积滞内停,脾失升运,胃失和降

参考答案

1. D   2. C   3. D   4. A   5. B
6. C

20

驱虫剂

考纲要求

1.驱虫剂的概念、适应范围、配伍规律、分类及应用注意事项。	用及注意事项。
2.乌梅丸的组成、用法、功用、主治、方义、加减应用注意事项。	3.肥儿丸、化虫丸、布袋丸、伐木丸的组成、功用、主治及配伍特点。

考点解析

一 驱虫剂的概念、适应范围、配伍规律、分类及应用注意事项

1.概念

凡以安蛔、驱虫药物为主组成,用于治疗人体消化道寄生虫病的方剂,统称驱虫剂。

2.适应范围

驱除消化道蛔虫、蛲虫、绦虫、钩虫等寄生虫为主。

3.配伍规律

根据人体寒热虚实的不同,适当配伍清热药如黄连、黄柏,温里药如干姜、附子,消导药如神曲、麦芽,补益药如人参、当归等。

4.分类

驱虫剂。

5.应用注意事项

①服药时应忌吃油腻食物,并以空腹为宜。

②有些驱虫药含有毒性,因此在运用时要注意剂量,用量过大,易伤正气或中毒;用量不足,则难见效。

③有些驱虫药具有攻伐作用,对年老体弱、孕妇等,使用宜慎重,或禁用。

④服驱虫剂之后,见有脾胃虚弱者,宜适当内服调补脾胃之剂,以善其后。

⑤凡见有寄生虫病症状,可以先作粪便检查,发现虫卵,再结合辨证使用驱虫剂,这样可以达到安全、准确的目的。

二 乌梅丸

1.组成

乌梅、细辛、干姜、黄连、当归、炮附子、蜀椒、桂枝、人参、黄柏、蜜。(199541、1998149)

2.用法

作丸剂或水煎服,用量按原方比例酌减。

3.功用

温脏安蛔。

4.主治

脏寒蛔厥证。脘腹阵痛,烦闷呕吐,时发时止,得食则吐,甚则吐蛔,手足厥冷;或久泻久痢。(2007132、200855、2011157)

5.方义(2016157)

①重用味酸之乌梅,取其酸能安蛔,使蛔静则痛止,为君药。

②蛔动因于肠寒,蜀椒、细辛辛温,辛可伏蛔,温可祛寒,共为臣药。

③黄连、黄柏(并用)性味苦寒,苦能下蛔,寒能清解因蛔虫上扰,气机逆乱所生之热;附子、桂枝、干姜皆为辛热之品,既可增强温脏祛寒之功,亦有辛可制蛔之力;当归、人参补养气血,且合桂枝以养血通脉,以解四肢厥冷,均为佐药。以蜜为丸,甘缓和中,为使药

④本方的配伍特点:一是酸苦辛并进,使"蛔得酸则静,得辛则伏,得苦则下";二是寒热并用,邪正兼顾。

⑤关于久泻久痢,多呈脾胃虚寒,肠滑失禁,气血不足而湿热积滞未去之寒热虚实错杂证候,本方集酸收涩肠、温阳补虚、清热燥湿诸法于一方,切中病机,故每可奏效。

真题【2016.157】

乌梅丸重用乌梅的用意是

A.安蛔　　　B.和胃　　　C.敛肺　　　D.涩肠

【答案】ABD

6.加减应用

本方以安蛔为主,杀虫之力较弱,临床运用时可酌加使君子、苦楝根皮、榧子、槟榔等以增强驱虫作用。若热重者,可去附子、干姜;寒重者,可减黄连、黄柏;口

苦,心下疼热甚者,重用乌梅、黄连,并加川楝子、白芍;无虚者,可去人参、当归;呕吐者,可加吴茱萸、半夏;大便不通者,可加大黄、槟榔。

7.趣味方歌

富贵新疆人属之白脸美——附归辛姜人蜀枝柏连梅。

8.正式方歌

乌梅丸用细辛桂,黄连黄柏及当归,人参椒姜加附子,温肠清热又安蛔。

三 肥儿丸

1.组成

神曲、黄连、肉豆蔻、使君子、麦芽、槟榔、木香。

2.功用

杀虫消积,健脾清热。

3.主治

虫积腹痛,消化不良。面黄体瘦,肚腹胀满,发热口臭,大便稀溏等证。(200653)

4.配伍特点

全方有健脾、消积、清热、驱虫的作用。

5.趣味方歌

君子卖香槟连曲肉——君子麦香槟连曲肉。

6.正式方歌

肥儿丸内用使君,豆蔻香连曲麦槟,猪胆为丸热水下,虫疳食积一扫清。

四 化虫丸

1.组成

炒铅粉、鹤虱、槟榔、苦楝根、枯矾。

2.功用

杀肠中诸虫。

3.主治

主治虫积。发作时腹中疼痛,往来上下,其痛甚剧,呕吐清水,或吐蛔虫。或结聚成团,或呕吐清水涎津,多食而瘦,面色青黄。

4.配伍特点

①方中鹤虱苦辛平,有小毒,能驱杀诸虫。
②苦楝皮苦寒有毒,既能驱杀蛔虫、蛲虫,又可缓解腹痛。
③槟榔辛苦温,能驱杀蛔虫、绦虫、姜片虫,而且借其轻泻导滞之功以促进虫体排出。
④枯矾、铅粉皆有杀虫之效。

5.正式方歌

化虫丸中用胡粉,鹤虱槟榔苦楝根,少加枯矾面糊

丸,专治虫病未虚人。

五 布袋丸

1.组成

夜明砂、芜荑、使君子、白茯苓、白术、人参、甘草、芦荟。

2.功用

驱蛔消疳,补养脾胃。

3.主治

儿童虫疳。表现有体热面黄、发焦目暗,肢细腹大等症。

4.配伍特点

①方中芜荑、使君子驱虫消疳;芦荟即可驱蛔,又可泻热通便,三药同用,有较强的驱虫作用。并借芦荟的泄热,可引虫体随大便泻出。虫积日久,肝血亏虚而生郁热,故以夜明砂清肝明目;虫积之证,脾虚是致病之本,故以四君子之人参、白术、云苓、炙甘草补气健脾固本;炙甘草调和诸药。全方攻补兼施,则祛邪而不伤脾胃,故适用于正虚邪实之证。

②方中使君子、芜荑、芦荟、夜明砂驱蛔消疳;人参、白术、茯苓、甘草、精猪肉补中益脾,使杀虫之功寓于补养脾气之中,疳消而正不伤。

5.正式方歌

参苓术草明砂荟,使君芜荑布袋丸,小儿虫疳用此方,补养脾胃功效良。

六 伐木丸

1.组成

苍术、黄酒曲、皂矾。

2.功用

消积、燥湿、泻肝、驱虫。

3.主治

黄肿病(多见于钩虫病)。脾土衰弱,肝木气盛,皮肤黄肿如土色,心腹胀满,肢倦无力,能食而不消化。亦治疳积,疟痢之面色萎黄,浮肿,心悸,气促,肢倦无力者。

4.配伍特点

方以苍术之苦温燥湿为君,用酒曲消积食为辅,加皂矾为佐,更能化湿泻肝而驱虫。皂矾,色绿味酸,烧之则赤,既能入血分伐木,又能燥湿化涎,利小便,消食积,治肿满黄肿、疟痢疳积。三药合用以扶土伐木,肝得疏泄,脾得健运,积滞得消,则黄肿自退,疳积可愈。李时珍常用此方加平胃散治上证多效。

本方功在除湿祛虫,若用后外证已消而虫积未除,第二步可考虑用布袋丸以扶正祛邪。

5. 正式方歌

伐木丸中有绿矾,苍术酒曲醋糊丸,泻肝益脾消黄肿,钩虫为患效可观。

小试牛刀

1. 下列药物不是或者不完全是乌梅丸的组成药物的有:
   A. 乌梅、肉桂　　　　B. 干姜、附子
   C. 蜀椒,细辛　　　　D. 黄连,黄柏

2. 治疗久泻久痢之寒热虚实错杂证,宜首选:
   A. 芍药汤　　　　　　B. 乌梅丸
   C. 白头翁汤　　　　　D. 葛根黄芩黄连汤

3. 小儿虫积,腹痛时作,面黄体瘦,肚腹胀满,发热口臭,大便失常者,治疗宜用:
   A. 肥儿丸　　　　　　B. 布袋丸
   C. 化虫丸　　　　　　D. 伐木丸

4. 组成药物中含有桂枝的方剂是:
   A. 乌梅丸　　　　　　B. 芍药汤
   C. 暖肝煎　　　　　　D. 阳和汤

5. 黄连、黄柏同用的方剂除哪项:
   A. 乌梅丸　　　　　　B. 枳实消痞丸
   C. 木香槟榔丸　　　　D. 黄连解毒汤

参考答案

1. A　　　2. B　　　3. A　　　4. A　　　5. B

◆刘应科◆ 考研中医综合复习指导

第二十一章

21

痈疡剂

考纲要求

1.痈疡剂的概念、适应范围、配伍规律、分类及应用注意事项。	2.犀黄丸、透脓散(《外科正宗》)、小金丹的组成、功用、主治及配伍特点。

考点解析

一 痈疡剂的概念、适应范围、配伍规律、分类及应用注意事项

1.概念

凡用以治疗痈疽疮疡的一类方剂称痈疡剂。这类方剂主要具有解毒消肿、托里排脓、生肌敛疮作用。

2.适应范围

常用于体表痈、疽、疔、疮、丹毒、流注、瘿、瘤、瘰疬等,以及内在脏腑的痈疽等病症。

3.配伍规律

根据痈疡的不同分类,不同的证型,有不同的药物配伍。如体表类的内治法初期多清热解毒药为主,脓成时多逐瘀排脓药为主,溃后期多补药为主。

4.分类

痈疡治法有消、托、补三法,因此有消散痈毒剂、托毒透脓剂、补益扶正剂。

5.应用注意事项

①痈疡发于内在脏腑,在辨证上主要是分清寒热虚实,已成脓或未成脓等。

②痈疡发于内在脏腑的治法,是以清热解毒,逐瘀排脓,散结消肿为主。如痈疡已成,毒盛使用托法,应注意解毒,防止余毒留恋;化脓迟缓,还必须注意攻透,力求毒随脓泄,防止内陷。

③在痈疡余毒未尽之际,纯补太早,终非所宜,还应兼顾清解余毒,以免因补留邪。

二 犀黄丸

1.组成

犀黄、麝香、乳香、没药、黄米饭。

2.功用

解毒消痈,化痰散结,活血祛瘀。

3.主治

乳癌、横痃、瘰疬、痰核、流注、肺痈、小肠痈等证。

4.配伍特点

方用犀黄清热解毒,化痰散结为主;麝香窜通消散,活血开壅为辅;佐乳香、没药活血祛瘀,消肿定痛,黄米饭调养胃气,以防碍胃。酒送服,是用其活血行血以加速药效。

5.趣味方歌

麝香没乳喂稀饭。

6.正式方歌

犀黄丸内用麝香,乳香没药与牛黄,乳岩横痃或瘰疬,正气未虚均可尝。

三 透脓散(《外科正宗》)

1.组成

生黄芪、当归、穿山甲、皂角刺、川芎。

2.功用

托毒溃脓。

3.主治

痈疡肿痛,正虚不能托毒。内已成脓,外不易溃,漫肿无头,或酸胀热痛。

4.配伍特点

本方配伍特点,是祛邪中兼以扶正,属于托法范围。目的在于托毒排脓,使毒随脓泄,腐祛新生。(201453)

真题 【2014.53】
透脓散的配伍特点是
A.益气升陷与托里通透共投
B.清热解毒与活血散瘀并用
C.清热解毒与溃坚排脓共投
D.扶正托毒与消散通透并用
【答案】D

5. 趣味方歌

归旗刺山熊——归芪刺山芎。

6. 正式方歌

透脓散治毒成脓，芪归山甲皂刺芎，程氏又加银蒡芷，更能速奏溃破功。

四 小金丹

1. 组成

白胶香、草乌、五灵脂、地龙、木鳖、乳香、没药、酒归身、麝香、黑炭。(2003103)

2. 功用

化痰祛湿，祛瘀通络。

3. 主治

寒湿痰瘀，阻滞凝结，如流注、痰核、瘰疬、乳岩、横痃、贴骨疽、蟮头等病。初起皮色不变，肿硬作痛者。

4. 配伍特点

以温通消散为主。诸药相配，温通、活血、消痈、散结之力较强，可使寒散络通，痰消瘀化，疽肿自平。

5. 正式方歌

小金丹用麝草乌，灵脂胶香与乳没，木鳖地龙归墨炭，诸疮肿痛最宜服。

■■ 小 试 牛 刀

1. 小金丹的组成中含有的药物是：
   A. 麝香　　　　　　　B. 牛黄
   C. 二者均是　　　　　D. 二者均非
2. 透脓散组成中含有的药物是：
   A. 桔梗　　　　　　　B. 白芷
   C. 皂角刺　　　　　　D. 赤芍

■■ 参 考 答 案

1. A　　　　2. C

基 础 篇 ◈ 中 医 内 科 学

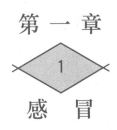

第一章

感冒

■ **考纲要求**

概念、沿革、病因病机、辨证要点、治疗原则、分证论治、转归预后、预防调摄及临证备要。

■ **考点解析**

一 概念

感冒是感受触冒风邪,邪犯卫表所导致的常见外感疾病。临床表现以鼻塞、流涕、喷嚏、咳嗽、头痛、恶寒、发热、全身不适、脉浮等为其特征。

二 历史沿革

①《内经》时代已认识到感冒主要是外感风邪所致。

②《伤寒论》所论中风、伤寒之桂枝、麻黄两个汤证,实质包括感冒风寒的轻重两类证候,为感冒的辨证论治奠定了基础。

③朱丹溪创立辛温、辛凉两大治法。

④感冒之名始载于北宋《仁斋直指方·诸风》(199762),明清时期多将其与伤风互称(199555),并对虚人感冒有进一步认识,提出扶正达邪的治疗原则。

⑤隋·巢元方《诸病源候论》中提示其属的"时行病",而清·林珮琴《类证治裁·伤风》中首先明确提出"时行感冒"之名。(201257)

三 病因病机

1.病因

外感六淫风为主因,时行疫毒伤人。

2.病机

(1)基本病机

邪犯肺卫,卫表不和,风性轻扬,为疫多犯上焦,故外邪从口鼻、皮毛入侵,肺卫首当其冲,感邪之后出现卫表不和及上焦症状。卫表不和则恶寒、发热、头痛、身痛;肺失宣肃则鼻塞、流涕、咳嗽。其中尤以卫表不和为其主要方面。(199955)

(2)病位

主要在肺卫。

(3)病理性质

主要为表实证,有寒热之异,亦有因体虚而感受外邪者,属邪实正虚。

四 辨证论治

1.辨证要点

①本病为邪在肺卫,多属表属实,但必须区别风寒、风热和暑湿兼夹之证。

②虚体感冒则须辨别气虚、阴虚。

2.治疗原则

①基本原则为解表达邪。

②风寒者辛温发汗、风热者辛凉清解、暑湿兼夹者清暑祛湿解表,虚体感冒者扶正与解表兼施。

3.辨证论治

(1)风寒束表证

①临床表现:恶寒重,发热轻,无汗,头痛,舌苔薄白而润,脉浮或浮紧。

②治法:辛温解表。

③代表方:荆防达表汤或荆防败毒散加减。(2008171)

(2)风热犯表证

①临床表现:身热较著,微恶风,汗泄不畅,口干欲饮,舌苔薄白微黄、边尖红,脉浮数。

②治法:辛凉解表。

③代表方:银翘散或葱豉桔梗汤加减。(2018152)

真题【2018.152】

患者发热,微恶风,咽痛,流黄浊涕,舌边尖红,脉浮数,治疗可选

A.银翘散　　　　　　　B.桑杏汤

C.杏苏散　　　　　　　D.葱豉桔梗汤

【答案】AD

(3)暑湿伤表证(200657)

①临床表现:身热,汗少,肢体酸重,头昏重胀痛,渴不多饮,胸闷,舌苔薄黄而腻、白腻,脉濡数或滑。

②治法:清暑祛湿解表。

③代表方:新加香薷饮加减。(200557、200969)

基础篇

中医内科学

(4)气虚感冒

①临床表现:恶寒较甚,发热,无汗,身楚倦怠,咳嗽,咳痰无力,舌苔淡白,脉浮而无力。

②治法:益气解表。(2011163)

③代表方:参苏饮加减。(2007138)若表虚自汗,易受风邪者,可用玉屏风散益气固表,以防感冒。(2007138)若见恶寒重,发热轻,四肢欠温,语音低微,舌质淡胖,脉沉细无力,为阳虚外感,当助阳外表,用再造散加减。

(5)阴虚感冒

①临床表现:身热,微恶风寒,少汗,头昏,心烦,口干咽燥,干咳少痰,舌红少苔,脉细数。

②治法:滋阴解表。(2011163)

③代表方:加减葳蕤汤化裁。

◎提示▶▶▶虚体感冒治法不包括润燥解表。

五 感冒与温病早期的鉴别诊断

1.感冒与温病早期的鉴别诊断

①感冒发热多不高或不发热,感冒服解表药后,多能汗出身凉脉静,病势轻,病程短,不传变,预后好。

②温病早期尤其是肺系温病,每常表现类似感冒的症状,如风温初起即极似风热感冒之证,一般而言,温热病必有发热甚至高热,温热病汗出后热虽暂降,但脉数不静,身热旋即复起,且见传变入里的证候。

2.普通感冒与时行感冒的鉴别诊断

①普通感冒在气候变化时发病率可以升高,但无明显的流行特点。若感冒1周以上不愈,发热不退,或反复加重,应考虑继发他病。(199455)

②时行感冒发病迅速,不限于季节性,病情多重,往往具有传染性,传变迅速,治疗不及时易发生其他变证。(199355、1992157、1996154)

六 感冒的预防调护及预后

1.预防

在本病流行期间,尤当重视预防,服用防治方药。治疗期间应认真护理,加强观察,注意煎药及服药要求。

2.预后

一般而言,感冒本属轻浅之疾,只要能及时而恰当地处理,或选用适当的简验方、中成药,即可较快痊愈,但对老年、婴幼、体弱患者及时感重症,必须加以重视,注意有无特殊情况,防止发生传变,或同时夹杂其他疾病。

七 感冒的临证备要

1.治疗禁忌

临床当辨清病邪之性质。若风寒之候误用辛凉,病邪难以外达;风热之证误用辛温,易引起传变。除虚

体感冒兼顾扶正补虚外,一般均忌用补敛之品,以免留邪。

2.寒热二证不显者,可予辛平轻剂

3.寒热杂见者当温凉合用

若风寒外感,表尚未解,内郁化热,或肺有蕴热,复感风寒之证,可取温清并施,辛温与辛凉合用之法,适当配伍,方如麻杏石甘汤、大青龙汤,即属此类方剂。

4.对有并发症和夹杂症者应适当兼顾

感冒病在卫表,一般无传变,但老人、婴幼儿体弱或感受时邪较重者,可见化热入里犯肺,逆传心包(如并发肺炎,流感的肺炎型、中毒型)的传变过程,当以温病辨治原则处理。原有宿疾,再加新感,当据其标本主次,适当兼顾。

■■ 小试牛刀

1.将感冒与伤风互称,始于哪个朝代:

A.汉唐以前

B.汉唐以后

C.金元

D.明清

2."感冒"之名,始见于何书:

A.《黄帝内经》

B.《伤寒论》

C.《仁斋直指方》

D.《温病条辨》

3.风寒感冒出现恶寒发热的病机为:

A.热淫肌肤

B.邪热入里

C.卫阳被遏

D.卫气不固

4.身热,汗少,头昏,肢体疲重,心烦口渴,苔黄腻,脉濡数。治疗宜用:

A.荆防败毒散

B.藿香正气散

C.玉屏风散

D.新加香薷饮

5.身热,微恶风,汗少,肢体酸重,头昏重胀痛,鼻流浊涕,胸闷,泛恶,小便短赤,舌苔薄白而腻,脉濡。其证候是:

A.风寒证

B.风热证

C.暑湿证

D.暑热证

6.下列哪项不是时行感冒的特点:

A.起病急

B.全身症状重

C.多呈流行性

D. 常见痰热郁肺症状

7. 下列哪项不是感冒的特征：

　　A. 恶寒发热

　　B. 呈流行性

　　C. 头身疼痛

　　D. 鼻塞流涕

8. "其在皮者,汗而发之"出自的医著是：

　　A.《黄帝内经》

　　B.《难经》

　　C.《金匮要略》

　　D.《伤寒论》

9. 导致感冒的主因是：

　　A. 寒邪　　　　　　B. 热邪

　　C. 风邪　　　　　　D. 湿邪

10. 下列哪项不是时行感冒的特征：

　　A. 传染性强

　　B. 证候相似

　　C. 集中发病

　　D. 老幼易感

11. 患者,女,67岁,平素体弱消瘦,近日外感,出现身热,微恶风,少汗,头昏,心烦,口干咽痛,舌红少苔,脉细数。其证候是：

　　A. 风寒感冒

　　B. 风热感冒

　　C. 阴虚感冒

　　D. 暑湿感冒

12. 患者,男,23岁,恶寒,发热,鼻塞声重,流清涕,头痛,咳嗽,口不渴,舌苔薄白,脉浮紧。其治法是：

　　A. 清暑解表

　　B. 益气解表

　　C. 滋阴解表

　　D. 辛温解表

■■■ 参考答案

1. D	2. C	3. C	4. D	5. C
6. D	7. B	8. A	9. C	10. B
11. C	12. D			

基础篇

中医内科学

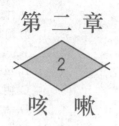

第二章

咳嗽

考纲要求

概念、沿革、病因病机、辨证要点、分证论治、转归预后、预防调摄及临证备要。

考点解析

一 概念

咳嗽是指肺失宣降,肺气上逆作声,咳吐痰而言,为肺系病的主要证候之一。分而言之,有声无痰为咳,有痰无声为嗽,一般多为痰声并见,难以截然分开,故以并称。

二 历史沿革

①《素问·咳论》说"五脏六腑皆令人咳,非独肺也"。强调外邪犯肺或脏腑功能失调,病及于肺,均能导致咳嗽。

②《河间六书·咳嗽论》谓:"寒、暑、燥、湿、风、火六气,皆令人咳嗽。"

③明张景岳执简驭繁地归纳为外感、内伤两大类。(200155、200970)

④《医学心悟》亦指出:"肺体属金,譬若钟然,钟非叩不鸣,风寒暑湿燥火六淫之邪,自外击之则鸣,劳欲情志、饮食炙煿之火自内攻之则亦鸣。"(199856)提示咳嗽是内、外病邪犯肺,肺脏为了祛邪外达所产生的一种病理反应。

⑤清·喻昌《医门法律》论述燥的病机,创立温润、凉润治咳之法。

三 病因病机

1.病因

咳嗽的病因有外感、内伤两大类。

（1）外感六淫

外感咳嗽为六淫外邪侵袭肺系,主要以风为先导,夹杂寒、热、燥等邪气。

（2）内邪干肺

内伤咳嗽为脏腑功能失调,内邪干肺。有肺脏自病者,亦有因脾、肝、肾等病变累及于肺者。(1991146、1992152、2000151)

2.病机

（1）基本病机

邪犯于肺,肺气上逆。不论邪从外入,或自内而发,均可引起肺失宣肃,肺气上逆作咳。

（2）病位

在肺,与肝脾有关,久则及肾。

（3）病理性质

外感咳嗽属于邪实,为外邪犯肺,肺气阻遏不畅所致;内伤咳嗽多属邪实与正虚并见。

（4）病理因素

外感:六淫外邪,主要是风寒、风热、风燥。

内伤:主要是"痰"与"火"。而痰有寒热之别,火有虚实之分。痰火可互为因果,痰可郁而化火,火能炼液灼痰。因其常反复发作,迁延日久,脏器多虚,故病理性质属邪实与正虚并见。

四 辨证论治

1.辨证要点

（1）首当区别外感与内伤

外感咳嗽,多为新病,起病急,病程短,常伴有恶寒、发热、头痛等表证。内伤咳嗽,多为久病,常反复发作.病程长,可伴他脏见证。(200255)

（2）痰的性质

	颜色	性质	痰量	气味
寒	白	清稀	多	无
热	黄	黏稠	多或者少	腥
湿	白	稠厚	多	甜
燥	白或黄	黏连成丝	少	无

（3）辨咳嗽特征

咳声高亢激昂多属实证,咳声低弱无力多属于虚证,病势急而病程短暂多为实证,病势缓慢而病程较长多为虚证;咳嗽时作,白昼明显,鼻塞声重多为外感咳嗽,咳嗽连声重浊,晨起阵发性加剧,痰出咳减者多为痰湿咳嗽或者痰热咳嗽;午后黄昏咳嗽加重,夜间有单声咳嗽,咳声轻微短促多属于肺燥阴虚;夜间咳嗽较剧烈,持续不断伴有气喘者多为久咳致喘的虚寒证。

2.治疗原则

（1）外感

多属邪实，治以祛邪利肺。按病邪性质分为风寒、风热、风燥论治。

（2）内伤

多属邪实正虚，治当祛邪止咳，扶正补虚，标本兼顾，分清虚实主次处理。还应从整体出发，注意治脾、治肝、治肾。

3.辨证论治

（1）外感咳嗽

①风寒袭肺证：

· 临床表现：咳嗽声重，咳痰稀薄色白，常伴头痛，肢体酸楚，恶寒，发热，无汗等表证，舌苔薄白，脉浮或浮紧。

· 治法：疏风散寒，宣肺止咳。

· 代表方：三拗汤、止嗽散加减，其中止嗽散以疏风润肺为主，用于咳嗽迁延不愈或愈而复发者。

②风热犯肺证：

· 临床表现：咳嗽频剧，气粗，喉燥咽痛，常伴痰黏稠或稠黄，口渴，头痛肢楚，恶风身热等表证，舌苔薄黄，脉浮数或浮滑。

· 治法：疏风清热，宣肺止咳。

· 代表方：桑菊饮加减。

③风燥伤肺证：

· 临床表现：干咳，咽喉唇鼻干燥，痰少不易咳出，或痰中带有血丝，口干，舌苔薄白或薄黄，质红、干而少津，脉浮数或小数。

· 治法：疏风清肺，润燥止咳。（1994151、200490）

· 代表方：桑杏汤加减。（200658）

凉燥证，乃燥证与风寒并见，表现干咳少痰或无痰，咽干鼻燥，兼有恶寒发热，头痛无汗，舌苔薄白而干等症，方取杏苏散。（200558）

◎提示▶▶▶注意区分凉燥与温燥的区别：一般无汗恶寒即为凉燥，微汗或有汗者为温燥。

（2）内伤咳嗽（2014162、2017157）

①痰湿蕴肺证：

· 临床表现：咳声重浊，痰多黏腻或稠厚成块，色白或带灰色，胸闷脘痞，食少体倦，大便时溏，舌苔白腻，脉象濡滑。

· 治法：燥湿化痰，理气止咳。

· 代表方：二陈平胃散合三子养亲汤加减。

症情平稳后可服六君子丸以资调理，或合杏苏二陈丸标本兼顾。（199144、199670、2010162、2017157）

②痰热郁肺证：

· 临床表现：咳嗽气息粗促，痰多质黏厚或稠黄，胸胁胀满，咳时引痛，面赤或有身热，口干欲饮，舌苔薄黄腻，质红，脉滑数。

· 治法：清热肃肺，豁痰止咳。

· 代表方：清金化痰汤加减，中成药可服蛇胆川贝散。

③肝火犯肺证：

· 临床表现：上气咳逆阵作，咳时面赤咽干，胸胁胀痛，咳时引痛，口干苦。症状可随情绪波动增减。舌苔薄黄少津，脉象弦数。

· 治法：清肺泄肝，化痰止咳。（200355）

· 代表方：加减泻白散合黛蛤散加减。

④肺阴亏耗证：

· 临床表现：干咳，咳声短促，口干咽燥，或午后潮热颧红，手足心热，夜寐盗汗，神疲，舌质红、少苔，脉细数。

· 治法：养阴清热，润肺止咳。（201658）

· 代表方：沙参麦冬汤加减。（200797）

【真题】【2016.58】

患者干咳，痰少质黏，口干咽燥，盗汗，舌边少苔，脉细数。治宜选用

A.滋阴润肺，化痰止咳　　B.清热润肺，化痰止咳

C.宣降肺气，化痰止咳　　D.清肺泻肝，化痰止咳

【答案】A

【真题】【2014.162】

下列各项中，属于内伤咳嗽治法的有

A.滋阴润肺，化痰止咳　　B.疏风清肺，润燥止咳

C.燥湿化痰，理气止咳　　D.清热肃肺，豁痰止咳

【答案】ACD

五 风寒感冒与风寒咳嗽的鉴别诊断

1.风寒感冒与风寒咳嗽的鉴别诊断

（1）风寒感冒

①症见：恶寒重，发热轻，无汗，头痛，舌苔薄白而润，脉浮或浮紧。

②治法：辛温解表。

③方用荆防达表汤或荆防败毒散加减。

（2）风寒咳嗽

①症见：咳嗽声重，咳痰稀薄色白，常伴头痛，肢体酸楚，恶寒发热，无汗等表证，舌苔薄白，脉浮或浮紧。

②治法：疏风散寒，宣肺止咳。

③方选三拗汤合止嗽散加减。

2.风热感冒与风热咳嗽的鉴别诊断

（1）风热感冒

①症见：身热较著，微恶风，汗泄不畅，口渴欲饮，舌苔薄白微黄、边尖红，脉象浮数。

②治法：辛凉解表。

③方选银翘散、葱豉桔梗汤加减。

（2）风热咳嗽

①症见：咳嗽频剧，气粗喉燥咽痛，常伴痰黏稠或稠黄，口渴，头痛肢楚，恶风身热等表证，舌苔薄黄，脉浮数或浮滑。

②治以疏风清热,宣肺止咳。

③方选桑菊饮加减。

六 感冒与咳嗽的疾病转化

1. 感冒与咳嗽的疾病转化

①咳嗽可以是原发病,也可由其他疾病发展而来。

②感冒失治误治,或体弱者后期迁延,病邪深入,耗伤肺气,可发展为咳嗽。

2. 外感咳嗽与内伤咳嗽的转化

①外感咳嗽如迁延失治,邪伤肺气,更易反复感邪,而致咳嗽屡作,肺气益伤,逐渐转为内伤咳嗽。

②肺脏有病,卫外不强,易受外邪引发或加重,而转为外感咳嗽。

③咳嗽虽有外感、内伤之分,但有时两者又可互为因果。

七 临证备要

1. 治疗禁忌

外感忌用敛肺、收涩的镇咳药。误用则致肺气郁遏不得宣畅,不能达邪外出,邪恋不去,反而久咳伤正。内伤咳嗽忌用宣肺散邪法。误用每致耗损阴液,伤及肺气,正气愈虚。

2. 注意审证求因,切勿见咳止咳

咳嗽是人体祛邪外达的一种病理表现,治疗决不能单纯见咳止咳,必须按照不同的病因分别处理。

3. 病有治上、治中、治下的区分

治上者,指治肺,主要是温宣、清肃两法,是直接针对咳嗽主病之脏施治。治中者,指治脾,即健脾化痰和补脾养肺等法。健脾化痰法适用于痰湿偏盛,标实为主,咳嗽痰多者;补脾养肺法适用于脾虚肺弱,脾肺两虚,咳嗽,神疲食少者。治下者,指治肾,咳嗽日久,咳而气短,则可考虑用治肾(益肾)的方法。

小试牛刀

1. 哪部著作指出:"肺体属金,譬若钟然,钟非叩不鸣,风寒暑湿燥火六淫之邪,自外击之则鸣;劳欲情志,饮食炙煿之火自内攻之则鸣":
A.《景岳全书》　　　　B.《河间六书》
C.《内外伤辨惑论》　　D.《医学心悟》

2. 明确将咳嗽分为外感、内伤两大类的是哪一部书:
A.《景岳全书》　　　　B.《诸病源候论》
C.《医学心悟》　　　　D.《金匮要略》

3. 某患者,久咳,兼有便溏乏力之症,医师用六君子汤治疗,病情有所好转。此种治疗方法,符合中医哪种治则:
A. 急则治其标,缓则治其本
B. 益火消阴

C. 开通表里
D. 虚补其母

4. 咳嗽初起,用药不当,易致"关门留寇",下列哪类药最为明显:
A. 镇咳药　　　　　　B. 通下药
C. 温补药　　　　　　D. 收涩药

5. 咳嗽的辨证要点是:
A. 风热与风寒　　　　B. 痰热与痰湿
C. 实热与虚寒　　　　D. 外感与内伤

6. 久咳气逆,阵阵发作,痰少质黏,咳引胸胁疼痛,口干咽干,舌苔薄黄少津,脉象弦数,治法宜用:
A. 养阴清肝,化痰止咳　B. 清肺化痰,宣肃肺气
C. 清肺润燥,化痰止咳　D. 清肺平肝,顺气降火

7. 干咳无痰,咽干鼻燥,恶寒发热,头痛无汗,舌苔薄白少津,治疗宜用:
A. 桑杏汤　　　　　　B. 杏苏散
C. 清燥救肺汤　　　　D. 桑菊饮

8. 干咳,连声作呛,喉痒,咽喉干疼,唇干鼻燥,痰黏而少,不易咳出,微恶风无汗,舌苔薄白而少津,脉浮者,治疗宜用:
A. 止嗽散
B. 桑菊饮
C. 桑杏汤
D. 杏苏散

9. 在外感咳嗽中,病程缠绵,久则导致肺阴亏耗的是:
A. 风寒　　　　　　　B. 风热
C. 暑湿　　　　　　　D. 风燥

10. 下列各项,除哪项外,均是内伤咳嗽的常见病因:
A. 情志刺激　　　　　B. 饮食不节
C. 过劳怒伤　　　　　D. 肺脏虚弱

11. 治疗咳嗽迁延不愈或愈而复发,应首选:
A. 止嗽散　　　　　　B. 三拗汤
C. 桑杏汤　　　　　　D. 泻白散

12. 咳嗽风燥伤肺证的特点是:
A. 咳嗽声重,气急咽痒
B. 咳嗽频剧,咳声嘶哑
C. 干咳喉痒,痰少而黏
D. 咳声重浊,痰多稠厚

13. 患者,女,20岁。每遇生气后即咳逆阵作,口苦咽干,胸胁胀痛,咳时面赤,舌红苔薄黄,脉弦数。其证候是:
A. 痰热郁肺　　　　　B. 肝肺气逆
C. 肝火犯肺　　　　　D. 阴虚火旺

参考答案

1. D　　　2. A　　　3. D　　　4. D　　　5. D
6. D　　　7. B　　　8. D　　　9. D　　　10. C
11. A　　12. C　　13. C

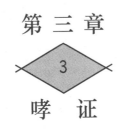

第三章

3

哮　证

概念、沿革、病因病机、辨证要点、分证论治、转归预后、预防调摄及临证备要。

考点解析

一 概念

哮证是一种发作性的痰鸣气喘疾患。发时喉中哮鸣有声,呼吸气促困难,甚则喘息不能平卧。

二 历史沿革

①《金匮要略·肺痿肺痈咳嗽上气病》:"咳而上气,喉中水鸡声,射干麻黄汤主之。"明确指出哮病发作时的证治。

②朱丹溪首创哮喘之名,阐明病机专主于痰,提出未发以扶正气为主,既发以攻邪气为急的治疗原则。(199458)

③明代虞抟《医学正传》中进一步对哮与喘做了明确的区分:"喘以气息言,哮以声响言。"

④张景岳提出哮喘有夙根,《景岳全书·喘促》曰:"喘有夙根,遇寒即发,或遇劳即发者,亦名哮喘。"

三 病因病机

1.病因

外邪侵袭;饮食不当;体虚病后;情志失调。(2002151)

2.病机

(1)基本病机

哮病的发生是由于脏腑功能失调,以致津液凝聚成痰,伏痰于肺成为发病的潜在"夙根",因各种诱因如气候、饮食、情志、劳累等诱发。发作期的基本病理变化为"伏痰"遇感引触,痰随气升,气因痰阻,相互搏结,壅塞气道,肺管狭窄,通畅不利,肺气宣降失常,引动停积之痰,而致痰鸣如吼,气息喘促。(199142、199255、200457)

(2)病位

在肺,与脾、肾密切相关。

(3)病理性质

哮病发作时的病理环节为痰阻气闭,以邪实为主。

在平时表现肺、脾、肾等脏器虚弱之候。大发作期则邪实与正虚错综并见。

3.病理转归

①若长期反复发作,寒痰伤及脾肾之阳,痰热耗灼肺肾之阴,则可从实转虚,表现肺、脾、肾等脏气虚弱之候。

②若大发作时伤及心肾之阳,甚至可发生"喘脱"危候。

③长期不愈,反复发作,病由肺及脾、肾、心可致肺胀重证。

四 辨证论治

1.辨证要点

辨证总属邪实正虚,已发作的以邪实为主,未发作的以正虚为主。

(1)辨发作期和缓解期

	发作期	缓解期
声息	喘哮气粗声高	喘哮气怯声低
呼吸	呼吸深长,呼出为快	呼吸短促难续,吸气不利
脉相	有力	沉细或细数

(2)辨寒热

	寒哮	热哮
症状	气促哮鸣,痰稀色白,面色晦暗口不渴或渴喜热饮,形寒畏冷	气粗声涌,痰稠色黄,面赤口苦,渴喜冷饮,不恶寒
舌脉象	舌薄白或白滑,脉弦紧或浮紧	舌红苔黄,脉滑数或弦滑

2.治疗原则

治疗当根据"发时治标,平时治本"的原则。

（1）发作

发时应攻邪治标，祛痰利气，寒痰宜温化宣肺，热痰当清化肃肺，反复日久，发时正虚邪实者，又当兼顾，不可单纯拘泥于攻邪。若喘脱危候，当扶正救脱。

（2）平时

应扶正治本，阳气虚者应予温补，阴虚者则予滋养，分别采取补肺、健脾、益肾等法，以冀减轻、减少或控制其发作。如寒热虚实错杂者，当兼以治之。

3. 辨证论治

（1）发作期

①冷哮证：（1995119、1997115）

·临床表现：呼吸急促，喉中哮鸣有声，面色晦滞带青，天冷或受寒易发，形寒怕冷，舌苔白滑，脉弦紧或浮紧。

·治法：宣肺散寒，化痰平喘。

·代表方：射干麻黄汤。（2012162、201161、199367、199957）若表寒里饮，寒象较甚者，可用小青龙汤。（1995120、1997116）

若病久，阴盛阳虚，发作频繁者，用苏子降气汤。（见于五版教材）（199857、200357、200661）

②热哮证：

·临床表现：气粗息涌，喉中痰鸣如吼，胸高胁胀，咳痰色黄黏稠，汗出面赤口苦，口渴喜饮，舌红苔黄腻，脉滑数或弦滑。

·治法：清热宣肺，化痰定喘。

·代表方：定喘汤加减。（200156）若病久热盛伤阴，虚中夹实，可用麦门冬汤。若痰气壅实，寒热不显著者，用三子养亲汤。

（2）缓解期

①肺虚

·临床表现：喘促气短，语声低微，面色白，自汗畏风，咳痰清稀色白，多因气候变化而诱发，发前喷嚏频作，鼻塞流清涕，舌淡苔白，脉细弱或虚大。

·治法：补肺益气。

·代表方：玉屏风散。

②脾虚

·临床表现：倦怠乏力，食少便溏，面色萎黄无华，痰多而黏，咳吐不爽，胸脘满闷，恶心纳呆，或食油腻易腹泻，每因饮食不当而诱发，舌质淡，苔白滑或腻，脉细弱。

·治法：健脾益气。

·代表方：六君子汤。

③肾虚证

·临床表现：平素息促气短，动则为甚，呼多吸少，咳痰质黏起沫，脑转耳鸣，腰膝酸软，心慌，不耐劳累，或五心烦热，颧红，口干，畏寒肢冷，面色苍白，舌淡苔

白质胖，或舌红少苔，脉沉细或细数。

·治法：补肾纳气。

·代表方：金匮肾气丸或七味都气丸加减。

哮证属肺脾气虚者，治宜选用

A. 四君子汤合二陈汤

B. 生脉散合补肺汤

C. 金匮肾气丸合参蛤散

D. 生脉散合黑锡丹

【答案】A

治疗久哮肺肾的虚证，可选用的方剂有

A. 金水六君煎　　　B. 补肺汤

C. 麦门冬汤　　　　D. 生脉地黄汤

【答案】AD

五 哮证与喘证的鉴别诊断

①一方面哮指声响言，为喉中有哮鸣音，反复发作，有发病的"夙根"；喘指气息言，为呼吸气促困难，是多种急慢性疾病的一个症状。

②另一方面，哮必兼喘，喘未必兼哮。（2003139）

六 哮证与喘证的转化

哮必兼喘，喘未必兼哮，哮病久延可发展成为经常性的痰喘，故可将哮列入喘证范围。

七 临证备要

1. 注意寒热虚实的互相兼夹与转化

寒痰冷哮久郁可化热，尤其在感受外邪引发时，更易如此。小儿、青少年阳气偏盛者，多见热哮，但久延而至成年、老年，阳气渐衰，每可转从寒化，表现冷哮。虚实之间也可在一定条件下互相转化。一般而言，新病多实，发时邪实，久病多虚，平时正虚，但实证与虚证可以因果错杂为患。

2. 发时治标顾本，平时治本顾标

临证所见，痰饮留伏的病理因素仍然存在，因此对于哮病的治疗，发时未必全从标治，当治标顾本，平时亦未必全恃扶正，当治本顾标。尤其是大发作有喘脱倾向者，更应重视回阳救脱，急固其本，若拘泥于"发时治标"之说，则坐失救治良机。平时当重视治本，区别肺、脾、肾的主次，在抓住重点的基础上，适当兼顾，其中尤以补肾为要着，因肾为先天之本，五脏之根，肾精充足则根本得固。但在扶正的同时，还当注意参入降气化痰之品，以祛除内伏之顽痰，方能减少复发。

3. 重视虫类祛风通络药的应用

风邪致病者，为痰伏于肺，外感风邪触发，具有起病多快，病情多变等风邪"善行而数变"的特性，虫类祛风药尤擅长于入络搜邪，如僵蚕、蝉衣、地龙、露蜂房

等,均为临床习用治哮之药,可选择应用。

小试牛刀

1.关于哮证的治疗,古代医学家中谁提出未发以扶正为主,既发以攻为急的原则:
   A.张仲景　　　　　　B.张景岳
   C.李东垣　　　　　　D.朱丹溪

2.哮证发作期的病因病机关键是:
   A.宿痰内伏于肺
   B.外邪侵袭,触动伏痰
   C.痰气相击,气道被阻
   D.邪客于肺,气道不利

3.哮证发作的病理关键是:
   A.宿痰内伏于肺
   B.外邪侵袭,触动伏痰
   C.痰气相搏,气道被阻
   D.邪客于肺,肺气不利

4.哮证发作期的主要病因病机是:
   A.外邪侵袭,触动伏痰
   B.宿痰内伏于肺
   C.邪客于肺,气道不利
   D.痰瘀相搏,气道被阻

5.患者因受寒而哮喘发作,呼吸急促,喉中哮鸣,如水鸡声,咳嗽,胸膈满闷,痰少咳吐不爽,形寒怕冷,渴喜热饮,舌苔白滑,脉象浮紧,主方选:
   A.射干麻黄汤　　　　B.三子养亲汤
   C.苏子降气汤　　　　D.小青龙汤

6.寒哮病久,发时喉中痰鸣如鼾,声低,气短不足以息,咳痰清稀,面色苍白,汗出肢冷,舌淡白,脉沉细者,治宜选用:
   A.小青龙汤　　　　　B.紫金丹
   C.苏子降气汤　　　　D.参蛤散

7.患者气粗息涌,喉中痰鸣如吼,胸高胁胀,咳呛阵作,咳痰色黄或白,黏浊稠厚,咳吐不利,烦闷不安,汗出,面赤,口苦,口渴喜饮,不恶寒,舌红苔黄腻,脉滑数,治宜选用:
   A.小青龙加石膏汤　　B.桑白皮汤
   C.清金化痰汤　　　　D.定喘汤

8.哮证缓解期,属脾虚者,治疗宜用:
   A.人参蛤蚧散　　　　B.平喘固本汤
   C.补中益气汤　　　　D.六君子汤

9.具有发作性痰鸣气喘特点的疾患是:
   A.咳嗽　　　　　　　B.哮病
   C.喘证　　　　　　　D.肺痈

10.治疗哮病寒包热哮证,应首选:
   A.射干麻黄汤　　　　B.三子养亲汤
   C.定喘汤　　　　　　D.厚朴麻黄汤

11.治疗哮病之虚哮证,应首选:
   A.三子养亲汤　　　　B.六君子汤
   C.平喘固本汤　　　　D.金水六君煎

12.治疗哮病风痰哮证的代表方剂是:
   A.定喘汤　　　　　　B.三子养亲汤
   C.小青龙汤　　　　　D.射干麻黄汤

13.患者,男,42岁。呼吸气促,喉中哮鸣有声,胸闷如窒,口不渴,形寒怕冷,面色晦暗,舌苔白滑,脉弦紧。治疗应首选:
   A.二陈汤　　　　　　B.麻黄汤
   C.定喘汤　　　　　　D.射干麻黄汤

14.哮喘患者,气短息弱,自汗畏风,面色㿠白,咳嗽痰稀,舌淡苔白,脉弱。其诊断是:
   A.哮证缓解期,肺虚　B.哮证缓解期,脾虚
   C.哮证缓解期,肾虚　D.虚喘,肺虚

参考答案

1. D	2. B	3. C	4. A	5. A
6. C	7. D	8. D	9. B	10. D
11. C	12. B	13. D	14. A	

基础篇

中医内科学

481

第四章

◆ 4 ◆

喘　证

概念、沿革、病因病机、辨证要点、治疗原则、分证论治、转归预后、预防调摄及临证备要。

考点解析

一　概念

喘证是以呼吸困难，甚至张口抬肩，鼻翼扇动，不能平卧为特征。严重者每致喘脱。可见于多种急、慢性疾病的过程中。

二　历史沿革

①《内经》时期即对喘证的症状、体征、病因、病位有所论述。

②《金匮要略·肺痿肺痈咳嗽上气病脉证治》中有"上气"病，并指出其证治。

③张景岳《景岳全书·喘促》篇说："实喘者有邪，邪气实也；虚喘者无邪，元气虚也。"把喘证归纳为虚实二大类，作为辨治纲领。

④《类证治裁·喘症》认为："喘由外感者治肺，由内伤者治肾。"这些论点对指导临床具有重要的实践意义。

三　病因病机

1. 病因

外邪侵袭；饮食不当；情志所伤；劳欲久病。

2. 病机

（1）基本病机

肺失宣肃，肺气上逆，或肺肾两虚，气失所主，肾失摄纳。（1998151、2003143）

（2）病位

主要在肺、肾，与肝、脾相关。

（3）病理性质

虚实两端。实喘多因外邪、痰浊、肝郁气逆等致邪塞肺气，宣降不利所致；虚喘则多因肺肾俱虚，或气阴两虚，或肾中精气不足等致出纳失常所致，且尤以气虚为主。从病程来看，早期多为实证，日久则可形成上盛下虚，正虚邪实等虚实夹杂之候或虚候。

3. 病理转归

①后期精气不足，气阴亏耗而致肺肾两虚、气失

摄纳。

②在孤阳欲脱之时，每多影响到心。因心脉上通于肺，肺气治理调节心血的运行。宗气贯心肺而行呼吸，肾脉上络于心，心肾相互既济，心阳根于命门之火，心脏阳气的盛衰，与先天肾气及后天呼吸之气皆有密切关系。故肺肾俱虚，亦可导致心气、心阳衰惫，甚则出现喘汗致脱，亡阳、亡阴的危局。（199660、2007157）

四　辨证论治

1. 辨证要点

喘证辨证首应审其虚实，实喘当辨外感与内伤。虚喘应辨病发脏器。

（1）实喘（2014164）

呼吸深长有余，呼出为快，气粗声高，伴有痰鸣咳嗽，脉数有力，病势多急。

①因于外感者，发病骤急，病程短，多有表证。

②因于内伤者，病程多久，反复发作，外无表证。

真题【2014.164】

下列各项中，属于喘证实喘辨证要点的是

A. 呼吸深长有余　　　B. 呼出为快

C. 呼吸气粗声高　　　D. 呼多吸少

【答案】ABC

（2）虚喘

呼吸短促难续，深吸为快，气怯声低，少有痰鸣咳嗽，脉象微弱或浮大中空，病势徐缓，时轻时重，遇劳则甚。

①肺虚者操劳后则喘。

②肾虚者静息时亦苦气息喘促，动则更甚。

③心气心阳虚衰者，可见喘息持续不已。

2. 治疗原则

（1）实喘

其治主要在肺，治予祛邪利气，区别寒、热、痰、气的不同，采用温宣、清肃、化痰理气等法。

（2）虚喘

治在培补摄纳，而尤以肾为主，治予培补摄纳，针

对脏腑病机,采用补肺、健脾、纳肾、益气、养阴等法。

(3)虚实夹杂,下虚上实者,当分清主次,权衡标本,适当处理

3.辨证论治

(1)实喘

①风寒犯肺证:临床表现:喘息咳逆,呼吸急促,胸部胀闷,痰多稀薄色白,兼有头痛,恶寒,或伴发热,口不渴,无汗。苔薄白而滑,脉浮紧。治法:宣肺散寒。代表方:麻黄汤合华盖散加减。若得汗而喘不平,可用桂枝加厚朴杏子汤。若属支饮复感外寒而喘咳,痰液清稀多泡沫,可用小青龙汤。(1999117)

②表寒肺热证:临床表现:喘逆上气,胸胀或痛,息粗息扇,痰吐稠黏,伴有形寒身痛,身热烦闷,口渴,苔薄白或罩黄,舌质红,脉浮数(滑)。治法:解表清里,化痰平喘。代表方:麻杏石甘汤加减。(2015105)

③痰热郁肺证:临床表现:喘咳气涌,胸部胀痛,息粗鼻扇痰多黏稠色黄,伴有胸中烦闷,有汗,渴喜冷饮,面红咽干,尿赤便秘,苔黄腻,脉滑数。治法:清热化痰,宣肺平喘。(200196、2015106)代表方:桑白皮汤加减。(200964)

④痰浊阻肺证:临床表现:喘而胸满闷窒,甚则胸盈仰息,咳嗽痰多黏腻色白,咳吐不利,兼有呕恶、纳呆,口黏不渴,苔厚腻、色白,脉滑或濡。治法:祛痰降逆,宣肺平喘。(200559、200758)代表方:二陈汤合三子养亲汤加减。

⑤肝气乘肺:临床表现:每遇情志刺激而诱发,发时突然呼吸短促,但喉中痰声不著,气憋,胸闷胸痛,咽中如窒,或失眠心悸,苔薄,脉弦。治法:开郁降气平喘。(200456)代表方:五磨饮子加减。(200157、200663)

⑥水凌心肺证

临床表现:喘咳气逆,倚息难于平卧,咳爽稀白,心悸,全身浮肿,尿少,怯寒肢冷,面色瘀暗,唇甲青紫;舌淡胖或胖暗,或有瘀斑、瘀点,舌下青筋显露;苔白滑,脉沉细或涩。治法:温阳利水,泻肺平喘。代表方:真武汤合葶苈大枣泻肺汤。

真题【2015.105】

患者咳喘,胸部胀满,咳痰黏稠,伴恶寒身痛,身热无汗,舌红苔黄,脉滑。治宜选用

A.麻杏石甘汤　　　　B.桑白皮汤
C.苏子降气汤　　　　D.三子养亲汤

【答案】A

真题【2015.106】

患者咳喘,胸部胀痛,咳痰黄稠,伴口渴便秘,身热烦闷,舌红苔黄,脉滑。治宜选用

A.麻杏石甘汤　　　　B.桑白皮汤
C.苏子降气汤　　　　D.三子养亲汤

【答案】B

(2)虚喘

①肺虚:临床表现:喘促短气,气怯声低,咳声低弱,痰吐稀薄,自汗畏风,或烦热口干,面色潮红,舌质淡红或舌红苔剥,脉软弱或细数。治法:补肺益气养阴。(1993118)代表方:生脉散合补肺汤加减。中气虚弱,脾肺同病者,补中益气汤加减。

②肾虚:临床表现:喘促日久,动则喘甚,呼多吸少,气不得续,形瘦神惫,跗肿,汗出肢冷,面青唇紫,舌淡苔白或黑润,脉微细或沉弱。或喘咳,面红烦躁,口咽干燥,足冷,汗出如油,舌红少津,脉细数。治法:补肾纳气。(1993117)代表方:金匮肾气丸、参蛤散加减。(2010164)肾阴虚者,用七味都气丸合生脉散。(2011167)上实下虚者,用苏气降气汤。阳虚饮停者,用真武汤。(199457、201756、201757)

③正虚喘脱证:临床表现:喘逆剧甚,张口抬肩,鼻扇气促,端坐不能平卧,心慌动悸,烦躁不安,面青唇紫,汗出如珠,肢冷,脉浮大无根。治法:扶阳固脱,镇摄肾气。(200358、201758)代表方:参附汤送服黑锡丹,配合蛤蚧粉。

五 实喘与虚喘的鉴别诊断——肺胀与咳嗽、喘证、痰饮鉴别诊断

1.实喘与虚喘的鉴别诊断

①实喘呼吸深长有余,呼出为快,气粗声高,伴有痰鸣咳嗽,脉数有力。

②虚喘呼吸短促难续,深吸为快,气怯声低,少有痰鸣咳嗽,脉象微弱或浮大中空,病势徐缓,时轻时重,遇劳则甚。

2.肺胀与咳嗽、喘证、痰饮鉴别诊断

(1)咳嗽

咳嗽为主要症状,不伴有喘促。

(2)肺胀

肺胀兼有咳嗽咳痰,但有久患咳喘哮等病史,病程长,缠绵难愈,是多种慢性肺系疾患反复发作迁延不愈,导致肺气胀满,不能敛降的一种病证。临床表现除喘咳上气外,常伴胸部膨满,胀闷如塞,甚则见唇甲发绀心悸,水肿,昏迷,喘脱等危重证候。

(3)喘

喘以气息言,以呼吸困难,甚至张口抬肩,鼻翼扇动,不能平卧为特征。是多种急、慢性疾病的一个症状,随疾病的治愈不再复发。

(4)三者关系

哮证与喘证病久不愈,可发展为肺胀,肺胀又可见哮、喘之证,肺胀因外感诱发,病情加重时可表现为痰饮病中的"支饮"证。

六 咳嗽、喘证、痰饮与肺胀疾病转化——咳嗽与喘证的疾病转化

1.咳嗽、喘证、痰饮与肺胀疾病转化

肺胀的发生,多因久病肺虚,痰浊内停,每因再感外邪,诱使病情发作加重,久病肺虚,如内伤久咳,支饮,哮喘,肺痨等肺系慢性疾病,迁延失治,痰浊内停,气还肺间,日久导致肺虚,成为本病的发病基础。即肺胀可由咳嗽、喘证、痰饮转化而来(2013168)

真题【2013.168】

下列病证可转化为肺胀的有

A.咳嗽   B.喘证   C.哮病   D.肺痈

【答案】ABC

2.咳嗽与喘证的疾病转化

咳嗽反复发作,久病肺弱,咳伤肺气,肺之气阴不足,以致气失所主而短气喘促,久病迁延不愈,由肺及肾,肾之真元伤损,根本不固,则气失摄纳,上出于肺,出多入少,逆气上奔而为喘,若肾阳衰弱,水无所主,凌心射肺,肺气上逆,心阳不振而致喘,则属虚中夹实之候。即咳嗽日久,可致喘证。

七 临证备要

1.注意寒热的转化互见

喘证的证候之间,存在着一定的联系。临床辨证除分清实喘、虚喘之外,还应注意寒热的转化。如实喘中的风寒壅肺证,若风寒失于表散,入里化热,可出现表寒肺热;痰浊阻肺证,若痰郁化热,或痰阻气壅,血行瘀滞,又可呈现痰热郁肺,或痰瘀阻肺证。

2.掌握虚实的错杂

本病在反复发作过程中,每见邪气尚实而正气已虚,表现肺实肾虚的"上实下虚"证。因痰浊壅肺,见咳嗽痰多,气急,胸闷,苔腻;肾虚于下,见腰酸,下肢欠温,脉沉细或兼滑。治疗宜化痰降逆,温肾纳气,以苏子降气汤为代表方,并根据上盛下虚的主次分别处理。另外可因阳虚饮停,上凌心肺,泛溢肌肤,而见喘咳心悸,胸闷,咳痰清稀,肢体浮肿,尿少,舌质淡胖,脉沉细。治当温肾益气行水,用真武汤加桂枝、黄芪、防己、葶苈子、万年青根等。

3.虚喘尤重治肾,补正当辨阴阳

虚喘有补肺、补肾及健脾、养心的不同治法,且每多相关,应结合应用,但肾为气之根,故必须重视治肾,纳气归原,使根本得固。扶正除辨别脏器所属外,须进一步辨清阴阳。阳虚者温养阳气,阴虚者滋阴填精,阴阳两虚者根据主次酌情兼顾。一般而论,以温阳益气为主。

4.对于喘脱的危重证候,尤当密切观察,及时采取应急措施

■ 小试牛刀

1.症见喘促短气,言语无力,咳声低弱,自汗畏风,咽喉不利,口干面红,舌质淡红,脉象细弱。当属何种证候:
A.肺阴亏虚之喘证   B.肺脾气虚之喘证
C.肺气阴两虚之喘证 D.肺肾阴亏之喘证

2.喘咳痰多,气急胸闷,动则气喘尤甚,肢冷,汗出,小便频数,舌苔腻,脉沉细而滑。其证候是:
A.肾气虚衰   B.心阳欲脱
C.痰浊阻肺   D.上实下虚

3.喘证严重者,出现面色、唇舌、指甲青紫,表明病已波及:
A.心   B.肝
C.脾   D.肾

4.患者喘促,不能平卧,心悸尿少,肢体浮肿,舌质淡胖,脉沉细,宜用何方治疗:
A.苓桂术甘汤   B.五苓散
C.苏子降气汤   D.真武汤

5.喘促,每遇情志刺激而诱发,发时突然,呼吸短促,但喉中痰声不著,气憋,胸闷而痛,咽中如窒,或失眠,心悸,苔薄,脉弦。治宜选用:
A.柴胡疏肝散   B.越鞠丸
C.四磨汤   D.五磨饮子

6.患者呼吸浅短,难续声低气怯,甚者,张口抬肩,倚息不能平卧,咳嗽,咳痰不利,胸闷心悸,舌淡,脉沉细数无力。治疗宜选:
A.补肾纳气,化痰平喘
B.健脾益肺,化痰降气
C.益肾纳气,化饮平喘
D.补肺纳肾,降气平喘

7.患者每遇情志刺激而诱发,突然呼吸短促,但喉中痰声不著,气憋,胸闷胸痛,咽中如窒,心悸,苔薄,脉弦。其治法是:
A.理气化痰平喘   B.清热泻火理气
C.疏肝清肺化痰   D.开郁降气平喘

8.喘咳胸满,但坐不得卧,喉中痰鸣,咳痰黏腻难出,舌苔厚浊,脉滑实。其治法是:
A.化痰健脾,降气平喘
B.温肺散寒,化痰平喘
C.化痰降逆,和胃平喘
D.涤痰利窍,降气平喘

9.喘咳久病,神志恍惚,谵语,烦躁不安,肢体抽搐,咳逆喘促,咳痰不爽,舌质暗红,苔黄腻,脉细滑数。其治法是:
A.涤痰、开窍、息风
B.清肺化痰,降逆平喘
C.清肺平肝,化痰开窍

D. 豁痰开窍,降逆平喘

10. 喘而胸满闷窒,甚则胸盈仰息,咳嗽痰多,黏腻色白,咳吐不利,兼有呕恶,纳呆,舌苔白腻,脉滑。其治法是:

    A. 化痰健脾   B. 化痰行气

    C. 化痰降气   D. 燥湿化痰

11. 喘证的辨证,首先应审其:

    A. 表里   B. 寒热

    C. 虚实   D. 阴阳

12. 喘证的病变部位在:

    A. 心、肺   B. 肺、肾

    C. 心、肾   D. 脾、肾

13. 患者喘促日久,动则喘甚,呼多吸少,气不得续,汗出肢冷,跗肿,面青唇紫,舌淡苔白,脉沉弱。其治疗应首选:

    A. 平喘固本汤合补肺汤

    B. 金匮肾气丸合参蛤散

    C. 参附汤合黑锡丹

    D. 生脉散合补肺汤

14. 治疗喘证表寒肺热证,应首选:

    A. 射干麻黄汤   B. 三子养亲汤

    C. 定喘汤   D. 麻杏石甘汤

15. 患者,男,70 岁。喘促气短,声低气怯,咳声低弱,咳痰稀白,自汗畏风,舌淡红,苔薄白,脉弱无力。治疗应首选:

    A. 三子养亲汤合二陈汤

    B. 生脉散合补肺汤

    C. 七味都气丸合生脉散

    D. 参蛤散合金匮肾气丸

16. 患者,男,42 岁。喘逆上气,咳痰不爽,痰质稠、色黄,恶寒身热,无汗,舌红苔黄,脉浮滑而数。治疗应首选:

    A. 麻杏石甘汤   B. 黄连解毒汤

    C. 清金化痰汤   D. 银翘散

■ 参考答案

1. C	2. D	3. A	4. D	5. D
6. D	7. D	8. D	9. D	10. C
11. C	12. B	13. B	14. D	15. B
16. A				

◇ 基础篇 ◇

中医内科学

第五章

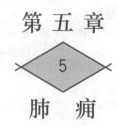

肺 痈

考纲要求

概念、沿革、病因病机、辨证要点、治疗原则、分证论治、转归预后、预防调摄及临证备要。

考点解析

一 概念

肺痈是肺叶生疮,形成脓疡的一种病证,属于内痈之一。临床以咳嗽,胸痛,发热,咳吐腥臭浊痰,甚则脓血相兼为主要特征。(2001116)

二 历史沿革

①肺痈病名首见于《金匮要略》,提出"始萌可救,脓成则死"的预后判断,以强调早期治疗的重要性,同时还指出成脓者治以排脓,用桔梗汤,未成脓者治以泻肺,用葶苈大枣泻肺汤。

②隋·巢元方《诸病源候论》强调正虚是发病的重要内因。

③《备急千金要方》创用苇茎汤以清热排脓。

④《外科正宗》根据病机演变及证候表现,提出初起在表者宜散风清肺,已有里热者宜降火抑阴,成脓者宜平肺排脓,脓溃正虚者宜补肺健脾等治疗原则。

三 病因病机

1.病因

感受外邪;痰热素盛;内外合邪。

2.病机

(1)基本病机

热伤肺气,蒸液成痰,热壅血瘀,血败内腐。因邪热郁肺,蒸液成痰,邪阻肺络,血滞为瘀,而致痰热与瘀血互结,蕴酿成痈,血败肉腐化脓,肺络损伤,脓疡溃破外泄,其成痈化脓的病理基础,主要在于热壅血瘀。

(2)病位

在肺。

(3)病理性质

主要为邪盛的实热证候,脓疡溃后方见阴伤气耗之象。

3.病理转归

(1)初期

因风热之邪侵犯卫表,内郁于肺,肺卫同病,出现恶寒、发热、咳嗽等肺卫表证。

(2)成痈期

邪热壅肺,蒸液成痰,气分之热毒浸淫及血,热伤血脉,血为之凝滞,热壅血瘀,蕴酿成痈,表现高热、振寒、咳嗽、气急、胸痛等痰瘀热毒蕴肺之候。(199141、199459、201737)

真题【2017.37】

肺痈成痈期的病理特点是

A. 热痈血瘀　　　　B. 热盛痰阻
C. 肉腐血败　　　　D. 热毒留恋

【答案】A

(3)溃脓期

痰热与瘀血壅阻肺络,肉腐血败化脓,肺损络伤,脓疡溃破,排出大量腥臭脓痰或脓血痰。

(4)恢复期

脓疡内溃外泄之后,邪毒渐尽,病情趋向好转,但因肺体损伤,故可见邪去正虚,阴伤气耗的病理过程,继则正气逐渐恢复,痈疡渐告愈合。

四 辨证论治

1.辨证要点

辨证总属实热证候,为热毒瘀结在肺,成痈酿脓,故发病急,病程短,邪盛证实。

(1)初期(表证期)

热伤肺气,有肺卫表证。

(2)成痈期

邪热蕴肺,有痰瘀热毒蕴肺的证候。

(3)溃脓期

血败肉腐,肺络损伤,有虚实夹杂的证候。(2015161)

肺痈溃脓期逆证的临床表现为

A. 溃脓后身热不退　　B. 溃脓如败卤

C. 溃脓腥臭异常　　　D. 溃脓状如米粥

【答案】ABC

（4）恢复期

邪毒渐尽，阴伤气耗，以虚为主。

2.治疗原则

治疗当以祛邪为原则，采用消热解毒，化瘀排脓的治法，脓未成应着重清肺消痈，脓已成需排脓解毒。

（1）初期

清肺散邪。（200965）

（2）成痈期

清热解毒，化瘀消痈。（2011107）

（3）溃脓期

排脓解毒。（2011108）

（4）恢复期

养阴益气。

（5）久病邪恋正虚者，当扶正祛邪

3.辨证论治

（1）初期

①临床表现：恶寒发热，咳嗽，咳白色黏沫痰，痰量由少渐多，胸痛，咳时尤甚，苔薄黄或薄白，脉浮数而滑。

②治法：疏风散热，清肺化痰。（200762）

③代表方：银翘散加减。

（2）成痈期

①临床表现：身热转甚，继则壮热，汗出烦躁，咳嗽气急，胸满作痛，咳吐浊痰，呈黄绿色，自觉喉间有腥味，苔黄腻，脉滑数。

②治法：清肺解毒，化瘀消痈。（199756、200458）

③代表方：千金苇茎汤合如金解毒散加减。热毒瘀结，咳脓浊痰，腥臭味严重者，合犀黄丸以解毒化瘀。

（3）溃脓期

①临床表现：咳吐大量脓血痰，或如米粥，腥臭异常，胸中烦满而痛，身热面赤，烦渴喜饮，舌红苔黄腻，脉滑数或数实。（201458）

②治法：排脓解毒。（199557）

③代表方：加味桔梗汤加减。（199655、200256）胸部满胀，喘不得卧，大便秘结，脉滑数有力，可予桔梗白散峻驱其脓。

真题 【2014.58】

患者身热面赤，咳吐大量腥臭脓痰，胸痛，喘不得卧，大

便秘结，脉滑数有力。其诊断是

A. 肺痈恢复期　　　　B. 肺痈初期

C. 肺痈成痈期　　　　D. 肺痈溃脓期

【答案】D

（4）恢复期

①临床表现：身热渐退，咳嗽减轻，咳吐脓痰渐少，痰液转为清稀，精神渐振，或见胸胁隐痛，难以久卧，气短，自汗盗汗，午后潮热，面色不华，形体消瘦，精神萎靡，舌质红或淡红，苔薄，脉细或细数无力。

②治法：益气养阴清肺。

③代表方：沙参清肺汤、桔梗杏仁煎、竹叶石膏汤加减。（2008172）

五 肺痈与风温鉴别诊断

①风温起病多急，以发热、咳嗽、烦渴或伴气急胸痛为特征，风温经正确及时治疗后，多在气分而解。

②肺痈之振寒，咳吐浊痰明显，喉中有腥味，身热仍不易消退，或退而复升。

六 肺痈的预后及预防调摄

1.预后

溃脓期是病情顺和逆的转折点。（201840）

①顺证：脓血稀而渐少，脱臭味转淡，身体不热，脉象缓滑。

②逆证：脓血的败卤，腥臭异常，胸痛，身热不退，脉短涩或强急，为肺叶腐败恶候。

真题 【2018.40】

肺痈预后顺与逆的转折点是

A. 初期　　　　　　　B. 成痈期

C. 溃脓期　　　　　　D. 恢复期

【答案】C

2.预防调摄

①在预防方面，当注意寒温适度，起居有节，以防受邪致病；并禁烟酒及辛辣炙煿食物，以免燥热伤肺。一旦发病，则当及早治疗。

②对于肺痈患者的护理，应做到安静卧床休息，饮食宜食清淡蔬菜，每天可用薏米煨粥，食鲜芦根煎汤代茶。

七 临证备要

1.脓液能否排出是治疗成败的关键

在痈脓溃破时，蓄结之脓毒尚盛，邪气仍实，决不能忽视脓毒的清除。脓液是否能畅利排出，是治疗成败的关键，当选桔梗为排脓的主药，且用量宜大。脓毒去则正自易复，不可早予补敛，以免留邪，延长病程，即使见有虚象，亦当分清主次，酌情兼顾。恢复期虽属邪衰正虚，阴气内伤，应以清养补肺为主，扶正以托邪，但

仍需防其余毒不净,适当佐以排脓之品。若溃后脓痰一度清稀而复转臭浊,或腥臭脓血迁延日久不尽,时轻时重,此为邪恋正虚,脓毒未净,虚实错杂,提示邪毒复燃或转为慢性,更须重视解毒排脓之法。

2. 防止发生大咯血

本病在成痈溃脓时,若病灶部位有较大的肺络损伤,可以发生大量咳血,应警惕出现血块阻塞气道,或气随血脱的危象,当按照"血证"治疗,采取相应的急救措施。

3. 慎温补,宜通腑

本病不可滥用温补保肺药,尤忌发汗损伤肺气;还应注意保持大便通畅,以利于肺气肃降,使邪热易解。

4. 痈脓流入胸腔者预后较差

痈脓破溃流入胸腔,可形成脓胸的恶候,必要时可作胸腔穿刺引流。

此外,如迁延转为慢性,病程在3个月以上,经内科治疗,肺部脓腔仍然存在,有手术指征者,可转外科处理。

■ 小试牛刀

1. 肺痈成痈期的病理是:
   A. 热盛血瘀　　　　　B. 热伤肺气
   C. 肉腐血败　　　　　D. 热毒留恋

2. 肺痈之溃脓期,治疗方法应该选用:
   A. 清肺、化痰、排脓
   B. 清热、解表、排脓
   C. 清热、解毒、排脓
   D. 排脓、解毒

3. **身热面赤,咳吐大量脓血痰,腥臭异常,胸中烦满而痛,甚则气喘不能卧,舌红,苔黄腻,脉滑数。治疗应**

选何方:
   A. 千金苇茎汤　　　　B. 如意金黄散
   C. 加味桔梗汤　　　　D. 桔梗杏仁煎

4. 肺痈成痈的最佳治法是:
   A. 清热解毒,化瘀散结
   B. 清热解毒,宣肺化痰
   C. 清肺化痰散结
   D. 清肺化痰消痈

5. 肺痈溃脓期治疗主方是:
   A. 苇茎汤　　　　　　B. 如意解毒散
   C. 加味桔梗汤　　　　D. 桔梗散

6. **患者身热转甚,振寒,壮热,汗出烦躁,咳嗽气急,胸满作痛,转侧不利,咳吐浊痰,喉中有腥味,口干咽燥,舌苔黄腻,脉滑数。其治法是:**
   A. 清肺化瘀消痈　　　B. 宣肺清热化痰
   C. 清热化痰理气　　　D. 清肺解毒排脓

7. **咳吐脓血痰,腥臭异常,胸中烦满而痛,气喘不能卧,身热面赤,烦渴喜饮,舌质红,苔薄腻,脉滑数。治疗宜首选:**
   A. 银翘散　　　　　　B. 麻杏甘石汤
   C. 如金解毒散　　　　D. 加味桔梗汤

8. 肺痈初期的治法是:
   A. 宣肺化痰　　　　　B. 清肺化痰
   C. 解表清肺　　　　　D. 清肺消痈

9. 治疗肺痈初期的代表方剂是:
   A. 银翘散　　　　　　B. 千金苇茎汤
   C. 加味桔梗汤　　　　D. 沙参清肺汤

■ 参考答案

1. A　　　2. D　　　3. C　　　4. D　　　5. C
6. A　　　7. D　　　8. C　　　9. A

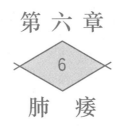

第六章

6

肺 痿

考纲要求

辨证论治规律。

考点解析

一 概念

肺痿是指咳嗽日久不愈,肺气受损,或因肺阴耗伤所致肺叶痿弱不用,临床以长期反复咳吐浊唾涎沫为主证的慢性肺脏虚损性疾患。

二 病因病机

1.病因

久病损肺;误治津伤。外感六淫、情志失调。(1998152)

2.病机

(1)基本病机

总缘肺脏虚损,津气大伤,以致肺叶枯萎。(2000115)

①虚热肺痿,因热在上焦,消亡津液,阴虚生内热,津枯则肺燥,肺燥且热,清肃之令不行,脾胃上输之津液转从热化,煎熬而成涎沫,或因脾阴胃液耗伤,不能上输于肺,肺失濡养,遂致肺叶枯萎。

②虚寒肺痿为肺气虚冷,不能温化布散脾胃上输之津液,反而聚为涎沫,复因上焦热盛、治节无权,上虚不能制下,膀胱失于约束,而小便不禁。

(2)病位

在肺,与五脏相关,尤其与脾肾关系密切。

(3)病理性质

有肺燥津伤(虚热)、肺气虚冷(虚寒)之分。

三 辨证分型

1.辨证要点(1993116、1994116)

(1)虚热

易火逆上气,常伴咳逆喘息。

(2)虚寒

常见上不制下,小便频数。

2.治疗原则

治疗总以补肺生津为原则。

(1)虚热

治当生津清热,以润其枯。

(2)虚寒

治当温肺益气,而摄涎沫。

3.辨证论治

(1)虚热

①临床表现:咳吐浊唾涎沫,质黏稠,或咳痰带血,咳声不扬。口渴咽燥,午后潮热,形体消瘦,皮毛干枯,舌红而干,脉虚数。

②治法:滋阴清热,润肺生津。(201740)

③代表方:麦门冬汤合清燥救肺汤加减。(2004107、201160、2012111)

真题【2012.111】

治疗痿病肺热津伤证,宜选用

A.清燥救肺汤　　　　B.大定风珠

C.大补阴丸　　　　　D.补肺汤

【答案】A

(2)虚寒

①临床表现:咳吐涎沫,其质清稀量多,不渴,短气不足以息,头眩,神疲乏力,食少形寒,小便数或遗尿,舌质淡,脉虚弱。

②治法:温肺益气,生津润肺。

③代表方:甘草干姜汤或生姜甘草汤加减。

四 肺痈、肺痨、咳嗽、喘证、哮证与肺痿的转化关系

1.肺痨、肺痈致痿

肺痨久嗽,耗伤阴津,虚热内灼,肺痈热毒熏蒸伤阴,消渴津液耗伤,热病邪热伤津。或因误治(汗、吐、下利等)消亡津液,以致热壅上焦,消灼肺津,变生涎沫,肺燥阴竭,肺失濡养,日渐枯萎。

2.咳嗽、喘证、哮证致痿

内伤久咳、久喘、久哮等,耗气伤阳,以致肺虚有寒,气不化津,肺失濡养,痿弱不用。或为肺燥津伤,或为肺气虚冷,气不化津,以致肺失濡养,日渐肺叶枯萎而成肺痿。

五 临证备要

①重视调补脾胃。脾胃为后天之本,肺金之母,培土有助于生金。

②不可妄投燥热,以免助火伤津,亦忌苦寒滋腻碍胃。

③慎用祛痰峻剂。

④时刻注意病机的演变,随时调整治则治法。

小试牛刀

1.咳吐浊唾涎沫,其质较黏稠,咳声不扬,口渴咽燥,午后潮热,舌红而干,脉虚数,治疗应首选的方剂是:

  A.清金化痰汤合桑杏汤

  B.桔梗杏仁煎合泻白散

  C.麦门冬汤合清燥救肺汤

  D.加味桔梗汤合桑白皮汤

2.治疗肺燥津伤之肺痿,宜选:

  A.清燥救肺汤   B.麦门冬汤

  C.二者均是   D.二者均非

3.肺痿的主要病理为:

  A.虚热   B.虚寒

  C.两者均有   D.两者均无

参考答案

1.C   2.C   3.C

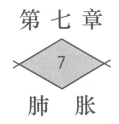

第 七 章

肺 胀

考纲要求

概念、沿革、病因病机、辨证要点、治疗原则、分证论治、转归预后、预防调摄及临证备要。

考点解析

一 概念

肺胀是多种慢性肺系疾患反复发作迁延不愈,导致肺气胀满,不能敛降的一种病证。临床表现为胸部膨满,憋闷如塞,喘息上气,咳嗽痰多,烦躁,心悸,面色晦暗,或唇甲紫绀,脘腹胀满,肢体浮肿等,其病程缠绵,时轻时重,经久难愈,严重者可出现神昏,痉厥,出血,喘脱等危重证候。(2014168)

二 历史沿革

①《灵枢·经脉》首先提出肺胀病名,并指出病因病机及证候表现,如《灵枢·胀论》:"肺胀者,虚满而喘咳。"《灵枢·经脉》:"肺手太阴之脉……是动则病肺胀满,膨膨而喘咳。"

②《金匮要略·肺痿肺痈咳嗽上气病脉证治》指出本病的主症是"咳而上气,此为肺胀,其人喘,目如脱状"。并提出治疗方药:越婢加半夏汤、小青龙加石膏汤等。

③《诸病源候论》记载肺胀的发病机理是由于:"肺虚为微寒所伤则咳嗽,嗽则气还于肺间则肺胀,肺胀则气逆,而肺本虚,气为不足,复为邪所乘,壅痞不能宣畅,故咳逆,短乏气也。"

④《丹溪心法·咳嗽》篇说:"肺胀而咳,或左或右不得眠,此痰夹瘀血碍气而病。"提示病理因素主要是痰、瘀阻碍肺气所致。(199147)

⑤《张氏医通·肺痿》篇说:"盖肺胀实证居多。"

⑥《证治汇补·咳嗽》篇认为肺胀:"又有气散而胀者,宜补肺,气逆而胀者,宜降气,当参虚实而施治。"说明对肺胀的辨证施治当分虚实两端。(200760)

三 病因病机

1. 病因

久病肺虚;感受外邪;年老体虚。(2015162)

真题 【2015.162】

属于肺胀病因的是

A. 久病肺虚 　　　　　　B. 感受外邪
C. 情志内伤 　　　　　　D. 禀赋不足

【答案】AB

2. 病机

(1)基本病机

肺气胀满,不能敛降。

(2)病位

首先在肺,继则影响脾、肾,后期病及于心。

(3)病理因素

主要为痰浊、水饮、血瘀互为影响,兼见同病。(2012163、1993157、199558)

(4)病理性质

多属标实本虚,但有偏实、偏虚的不同,且多以标实为急。感邪则偏于邪实,平时偏于本虚。早期多属气虚、气阴两虚,由肺而及脾、肾;晚期气虚及阳,以肺、肾、心为主,或阴阳两虚,但纯属阴虚者罕见。

3. 病理转归

病变首先在肺,继则影响脾、肾,后期病及于心。(2002152)

①肺病及脾,子耗母气,脾失健运,则可导致肺脾两虚。

②肺虚及肾,肺不主气,肾不纳气,可致气喘日益加重,吸入困难,呼吸短促难续,动则更甚。

③肺与心脉相通,肺虚治节失职,久则病及于心。心阳根于命门真火,久则导致心肾阳衰,出现喘脱等危候。

四 辨证论治

1. 辨证要点

(1)辨虚实标本

辨证总属标实本虚,一般感邪时偏于邪实,平时偏于本虚。

①邪实：须分清痰浊、水饮、血瘀的偏盛及兼感外邪所属。

②本虚：当区别气（阳）虚、阴虚的性质，及肺、心、肾、脾病变的主次。

（2）辨证候轻重

2. 治疗原则

祛邪与扶正共施，依其标本缓急，有所侧重。抓住治标、治本两个方面。

①标实者：根据病邪的性质，采取祛邪宣肺（辛温或辛凉），降气化痰（温化、清化），温阳利水（通阳、淡渗），甚或开窍、息风、止血等法。

②本虚者：当以补养心肺、益肾健脾为主，或气阴兼调，或阴阳两顾，正气欲脱时则应扶正固脱，救阴回阳。

3. 辨证论治

（1）痰浊壅肺证

①临床表现：胸膺满闷，短气喘息，稍劳即著，咳嗽痰多，色白黏腻或呈泡沫，畏风易汗，脘痞纳少，舌质偏淡，苔薄腻或浊腻，脉小滑。

②治法：化痰降气，健脾益气。（201659）

③代表方：苏子降气汤合三子养亲汤加减。（201359）外感风寒诱发，痰从寒化为饮，喘咳痰多黏白泡沫，见表寒里饮证者，用小青龙汤；饮郁化热，烦躁而喘，脉浮，用小青龙加石膏汤兼清郁热。

真题【2016.59】

肺胀患者，喘息敛气，咳嗽痰多，胸胁满闷，畏风易汗，倦怠乏力，苔薄腻，脉滑，治宜

A. 宣肺化痰，降逆平喘　　B. 祛风涤痰，降气平喘

C. 化痰降气，健脾益肾　　D. 化痰降气，健脾益肺

【答案】D

真题【2013.59】

患者咳嗽喘促，痰多质黏色白，咳吐不利，胸闷如窒，舌苔白腻，脉滑。治宜选用

A. 二陈汤合三子养亲汤　　B. 止嗽散合补肺汤

C. 桑白皮汤合六君子汤　　D. 苏子降气汤合导痰汤

【答案】A

（2）痰热郁肺证（2008110）

①临床表现：咳逆喘息气粗，胸满烦躁，目胀睛突，痰黄或白，黏稠难咳。或伴身热，微恶寒，有汗不多，溲黄便干，口渴舌红，舌苔黄或黄腻，边尖红，脉数或滑数。

②治法：清肺泄热，降逆平喘。（200966）

③代表方：越婢加半夏汤或桑白皮汤加减。（2014106）

（3）痰蒙神窍证（199858）

①临床表现：神志恍惚谵妄，烦躁不安，撮空理线，表情淡漠，嗜睡昏迷，或伴抽搐，咳逆喘促，苔白腻或淡黄腻，舌质暗红或淡紫，脉细滑数。

②治法：涤痰、开窍、息风。

③代表方：涤痰汤加减，另服安宫牛黄丸或至宝丹。（2014105）

真题【2014.105】

肺胀，痰蒙神窍，神识恍惚，脉滑者。治疗宜用

A. 桑白皮汤　　　　　B. 麻杏石甘汤

C. 小青龙加石膏汤　　D. 涤痰汤

【答案】D

（4）肺肾气虚证（199858）

①临床表现：咳嗽，痰白如沫，咳吐不利，呼吸浅短难续，声低气怯，甚则张口抬肩，倚息不能平卧，形寒汗出，或腰膝酸软，小便清长，或尿有余沥，舌淡或黯紫，脉沉细数无力，或有结代。

②治法：补肺纳肾，降气平喘。

③代表方：补益汤合参蛤散加减。喘脱危象者，急加参附汤送服蛤蚧粉或黑锡丹补气纳肾，回阳固脱。病情稳定阶段，可常服皱肺丸。

（5）阳虚水泛证（199858、201166）

①临床表现：面浮肢肿，甚则一身悉肿，腹部胀满有水，心悸喘咳，咯痰清稀，脘痞纳差，尿少怕冷，面唇青紫，苔白滑，舌胖质黯，脉沉细。

②治法：温阳化饮利水。（201167）

③代表方：真武汤合五苓散加减。（201168）

（6）外寒内饮证

①临床表现：咳逆喘满不得卧，气短气急，咳痰白稀，呈泡沫状，胸部膨满，恶寒，周身酸楚，或有口干不欲饮，面色青暗；舌体胖大，舌质暗淡，舌苔白滑，脉浮紧。

②治法：温肺散寒，降逆涤痰。

③代表方：小青龙汤。

（7）痰瘀阻肺

①临床表现：咳嗽痰多，色白或呈泡沫，喉间痰鸣，喘息不能平卧，胸部膨满，憋闷如塞，面色灰白而暗，唇甲紫绀；舌质暗或紫舌下瘀筋增粗，苔腻或浊腻，脉弦滑。

②治法：涤痰祛瘀，泻肺平喘。

③代表方：葶苈大枣泻肺汤合桂枝茯苓丸。

（8）肺脾两虚

①临床表现：咳嗽，痰白泡沫状，少食乏力，自汗怕风，面色少华，腹胀，便溏；舌体胖大、齿痕，舌质淡，舌苔白，脉细或脉缓或弱。

②治法:补肺健脾,降气化痰。
③代表方:六君子汤合玉屏风散。

五 肺胀的预后转归及预防调摄

1.预后

一般来说,因本病多属渐积而成,病程缠绵,经常反复发作,难期根治。

2.预防调摄

重视本病的原发病,防止经常感冒、内伤咳嗽迁延发展成为慢性咳喘,是预防形成本病的关键。平时应加强体育锻炼,增强体质;也可常服扶正固本药物,提高机体抗病能力,防止病情发展。

六 临证备要

1.掌握证候的相互联系

临床常见痰浊壅肺、痰热郁肺、痰蒙神窍、肺肾气虚、阳虚水泛五个证候。各证常可互相兼夹转化,夹杂出现。临证既需掌握其辨证常规,又要根据其错杂表现灵活施治,其中以痰蒙神窍、肺肾气虚、阳虚水泛尤为危重,如不及时控制则预后不良。

2.老年、久病防止感邪恶化,警惕变证丛生

老年、久病体虚的后期患者,每因感邪使病情恶化,若不及时控制,极易发生变端,出现神昏、痉厥、出血、喘脱危重证候。

■■■小试牛刀

1.记载"肺胀而咳,或左或右不得眠,此痰夹瘀血碍气而病"者,是哪一书:
   A.《灵枢·胀病》
   B.《金匮要略·肺痿肺痈咳嗽上气病脉证治》
   C.《金匮要略·痰饮咳嗽病脉证并治》
   D.《丹溪心法·咳嗽》

2.《证治汇补》强调肺胀的辨证首当区分:
   A. 阴阳   B. 气血
   C. 寒热   D. 虚实

3.肺胀的病理因素,主要责之于:
   A. 肺肾两虚,气失摄纳
   B. 心肾阳虚,水气凌心
   C. 痰浊水饮与血瘀互为影响,兼见同病
   D. 痰气交阻,伤及肺、脾、肾,本虚标实

4.下列哪项不是肺胀危重时的临床表现:
   A. 心慌动悸   B. 面唇紫绀
   C. 肢体浮肿   D. 咳吐脓血

5.肺胀晚期,病变为主的脏是:
   A. 肺、脾、肾   B. 肺、脾、心
   C. 肺、肾、心   D. 脾、肾、心

6.下列各项,不属肺胀阳虚水泛证主证的是:
   A. 心悸,喘咳,咳痰清稀
   B. 痰黄或白,黏稠难咳
   C. 面浮,下肢浮肿
   D. 尿少,怕冷

7.患者,女,57岁。有15年肺胀病史。1周前,劳累后出现面浮肿,呼吸喘促难续,心悸,胸脘痞闷,尿少,怕冷,纳呆,舌苔白滑,脉沉细。治疗应首选:
   A. 济生肾气丸   B. 真武汤
   C. 实脾饮   D. 参附汤

■■■参考答案

1. D   2. D   3. C   4. D   5. C
6. B   7. B

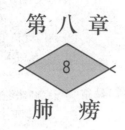

第八章

8

肺痨

辨证论治规律。

考点解析

一 概念

肺痨是具有传染性的慢性虚损疾患。主要以咳嗽、咳血、潮热、盗汗及身体逐渐消瘦等为其特征。(199771)

二 历史沿革

①《内经》对本病临床特点有具体记载,认为本病是属于"虚劳"范围的慢性虚损疾病。

②华佗《中藏经》已认识到本病具有传染的特点。

③《仁斋直指方》即提出"治瘵疾,杀瘵虫"的论点。

④朱丹溪倡"痨瘵主乎阴虚",突出阴虚是其基本病理特点。

⑤葛可久《十药神书》收载十方,为治疗肺痨我国现存的第一部专著。(199657、200257)

⑥《医学正传·劳极》确立杀虫与补虚的两大治疗原则。

三 病因病机

1.病因

外因感染痨虫;内因正气虚弱,主要有禀赋不足、酒色劳倦、病后失调、营养不良。

2.病机

(1)基本病机

阴虚。

(2)病位

本病病变主脏在肺,可累及脾肾,甚则传遍五脏。

(3)病理性质

病理性质方面,基本以阴虚为主,继则阴虚生内热而致阴虚火旺;或因阴伤气耗导致气阴两虚,甚则阴损及阳而见阴阳两虚。(1998153)

四 辨证分型

1.辨证要点

(1)辨病变部位

病变初期在肺,阴虚火旺者常肺肾两虚,气阴耗伤者多肺脾司病;久延病重,由气及阳,阴阳两虚者属肺脾肾三脏皆损,并涉及心肝。

(2)辨顺证逆证

顺证为元气未衰,胃气未伤,无大热,低热轻,无咯血,无短气不续,脉来有根,凡顺证一般均较易治;逆证为胃气大伤,大热或低热不退,大量咯血,反复发作,大骨枯槁,大肉陷下,骨枯发焦,喘,短气不续,动则大汗,声音低微,唇色紫,脉浮大无根,或细而数疾等,凡逆证均较难治。

2.治疗原则

以补虚培元和治痨杀虫为原则。(2004149、2011166)

3.辨证论治

(1)肺阴亏损证

①临床表现:干咳,咳声短促,痰中有时带血,色鲜红,午后手足心热,皮肤干灼,胸部隐隐闷痛,苔薄,边尖质红,脉细或兼数。

②治法:滋阴润肺。

③代表方:月华丸加减。(2005100、200858)

(2)虚火灼肺

①临床表现:咳呛气急,痰少质黏,时时咯血,血色鲜红,午后潮热、骨蒸,五心烦热,颧红,恶风怕冷,纳少神疲,盗汗量多,口渴,心烦失眠,性急善怒,胸胁掣痛,男子可见遗精,女子月经不调,形体日渐消瘦,舌质红绛而干,苔薄黄或剥,脉细数。

②治法:滋阴降火。

③代表方:百合固金丸合秦艽鳖甲散加减。

(3)气阴耗伤证(200660)

①临床表现:咳嗽无力,气短声低,痰中偶或夹血,

血色淡红,午后潮热,颧红,恶风怕冷,纳少神疲,舌质嫩红,边有齿印,苔薄,脉细弱而数。

②治法:益气养阴。

③代表方:保真汤。(199272、200359、201738)

真题【2017.38】

患者女性,21岁。肺痨迁延2年不愈,咳嗽无力,气短声低,午后潮热,颧红,自汗盗汗,纳少便溏,舌苔薄,脉细数。治宜选用

A.月华丸　　　　　B.补天大造丸

C.百合固金汤　　　D.保真汤

【答案】D

(4)阴阳两虚证

①临床表现:咳逆喘息少气,痰中或见夹血,血色暗淡,潮热、形寒、自汗、盗汗,声嘶失音,面浮肢肿,心慌,唇紫,肢冷,五更腹泻,口舌生糜,大肉尽脱,男子滑精、阳痿,女子经少、经闭,舌光质红少津,或舌淡体胖边有齿痕,脉微细而数,或虚大无力。(1991148)

②治法:滋阴补阳。

③代表方:补天大造丸加减。(201063)

五 肺痈与肺痨的鉴别诊断

1.肺痨

由于正气虚弱,感染痨虫,侵蚀肺脏所致,以咳嗽,咯血,潮热,盗汗以及形体逐渐消瘦为临床特征,具有传染性的慢性虚弱性疾患,四大主症:咳嗽,咯血,潮热,盗汗。

2.肺痈

肺叶生疮,形成脓疡的一种病证,属内痈之一,临床以咳嗽,胸痛,发热,咳吐腥臭浊痰,甚则脓血相间为主要特征。

六 临证备要

1.辨主症治疗

根据症状咳嗽,咳血,潮热,骨蒸,盗汗自汗,泄泻,遗精,月经不调分别辨主症治疗。

2.重视补脾助肺

3.掌握虚中夹实的特殊性

4.忌苦寒太过伤阴败胃

5.在辨证基础上配合抗痨杀虫药物

小试牛刀

1.下列哪一项不是肺痨的主症:

A.咳嗽　　　　　　B.咳血

C.盗汗　　　　　　D.胸闷胁胀

2.我国现存治疗肺痨的第一部专著是:

A.《太平圣惠方》　　B.《中藏经》

C.《普济本事方》　　D.《十药神书》

3.患者咳呛咯血,劳热骨蒸,盗汗遗精,声嘶失音,形体虚弱,形寒畏冷,自汗,喘息气短,面浮肢肿,饮食少进,大便溏薄,舌淡胖有齿痕,脉象微细。治宜选用:

A.百合固金汤　　　B.补肺阿胶汤

C.保真汤　　　　　D.月华丸

4.患者咳嗽无力,气短声低,痰中偶然夹血,血色淡红,午后潮热,热势不剧,两颧发红,舌质嫩红,边有齿印,苔薄,脉细弱而数。治疗宜选:

A.月华丸　　　　　B.补肺汤

C.保真汤　　　　　D.生脉散

5.治疗肺阴亏损所致肺痨者,应首选:

A.百合固金汤　　　B.月华丸

C.沙参清肺汤　　　D.沙参麦冬汤

6.咳嗽无力,气短声低,痰中偶或夹血,血色淡红,午后潮热,面色㿠白,颧红,舌质嫩红,边有齿印,苔薄白,脉细弱而数。其证候是:

A.肺阴亏损　　　　B.阴虚火旺

C.气阴两虚　　　　D.阴阳两虚

7.确立以滋阴降火为肺痨治疗大法的医家是:

A.张仲景　　　　　B.华佗

C.孙思邈　　　　　D.朱丹溪

8.肺痨的外在致病因素是:

A.燥邪　　　　　　B.痨虫

C.痰浊　　　　　　D.瘀血

9.患者,咳逆喘息少气,咳痰色白有沫,潮热,自汗,盗汗,声嘶,面浮肢肿,肢冷,形寒,遗精阳痿,苔黄而剥,舌质光润隐紫,少津,脉微细而数。其证候是:

A.肺阴亏虚证　　　B.阴虚火旺证

C.气阴两虚证　　　D.阴阳虚损证

10.患者,男,27岁。干咳少痰,咳声短促,痰中带血,五心烦热,时有盗汗,形体消瘦,胸部闷痛隐隐,舌红少苔,脉细数。其诊断是:

A.咳嗽肺阴亏耗证　　B.肺痨肺阴亏损证

C.哮证肺虚证　　　　D.喘证肺虚证

参考答案

1.D	2.D	3.C	4.C	5.B
6.C	7.D	8.B	9.D	10.B

第九章

心 悸

概念、沿革、病因病机、辨证要点、治疗原则、分证论治、转归预后、预防调摄及临证备要。

考点解析

一 概念

心悸是指心之气血阴阳亏虚，或痰饮瘀血阻滞，致心神失养或心神失扰，出现心中惊动不安或甚则不能自主的一种病证。临床一般多呈阵发性，每因情志波动或劳累过度而发作。且常与失眠、健忘、眩晕、耳鸣等症同时并见。病情较轻者为惊悸，病情较重者为怔忡。

二 历史沿革

①《内经》认为病因为宗气外泄、心脉不通、突受惊恐、复感外邪等。

②心悸病名首见于张仲景的《金匮要略》和《伤寒论》，称之为心动悸、心下悸、心中悸及惊悸，并以炙甘草汤为治疗用方。

③成无己《伤寒明理论·悸》认为心悸是水停于心下及心气虚所致，"心悸之由，不越二种，一者气虚也，二者停饮也"。

④《丹溪心法》又提出了"责之虚与痰"的理论，认为血虚与痰火是怔忡致病的根本原因。

⑤《景岳全书·怔忡惊恐》认为怔忡由阴虚劳损所致。

⑥《医林改错·心慌》则认为瘀血内阻亦能导致心悸怔忡。

三 病因病机

1.病因

体虚劳倦；七情所伤；感受外邪；药食不当。

2.病机（1996118、2011164）

(1)基本病机

气血阴阳亏虚，心失所养，或邪扰心神，心神不宁。

①平素心虚胆怯之人，由于突然惊恐，使心惊神慌不能自主，渐至稍惊则心悸不已。

②心血不足，心无所养，常能导致心悸、怔忡。

③阴虚火旺虚火妄动，上扰心神，亦能导致本病。

④心阳不振，阳气衰弱，不能温养心脉，故心悸不安。

⑤脾肾阳虚，不能蒸化水液，停聚而为饮，饮邪上犯，心阳被抑，因而引起心悸。

⑥风寒湿邪搏于血脉，内犯于心，以致心脉痹阻，营血运行不畅，亦能引起心悸怔忡。

(2)病位

在心，与肝、脾、肾、肺四脏密切相关。

(3)病理性质

病理性质：有虚实两方面。

①虚者为气、血、阴阳亏损，使心失滋养，而致心悸。

②实者多由痰火扰心，水饮上凌或心血痹阻，气血运行不畅所致。虚实之间可以相互夹杂或转化。

四 辨证论治

1.辨证要点

(1)首辨虚实

①虚者，脏腑气血阴阳亏虚。

②实者，多痰饮、瘀血、火邪上扰。

(2)辨本脏与他脏疾病

2.治疗原则

分虚实论治。

(1)虚证

补气、养血、滋阴、温阳。如心阳不足或阳虚饮逆，当补养心气，温通心阳，降逆化饮为治。

(2)实证

祛痰、化饮、清火、行瘀。如因瘀血所致，当以活血化瘀为法，如果病由痰热引发，治疗又当从清热化痰着手为妥。（201061）

(3)虚中有实

病情较为复杂者，则宜标本兼顾，攻补兼施。

(4)酌情配合安神宁心或镇心之法。

3.辨证论治

(1)虚证

①心虚胆怯证

·临床表现:心悸,善惊易恐,坐卧不安,少寐多梦,舌苔薄白或如常,脉象动数或虚弦。(199257、1994118)

·治法:镇惊定志,养心安神。(201263)

·代表方:安神定志丸加减。(200561、200667)痰热内扰,胃失和降者,可用黄连温胆汤。(199658、1998117)

真题【2012.63】

心悸不宁,善惊易恐,坐卧不安,多梦易醒,苔白,脉弦细,其治法是

A.益气补血,养心安神　　B.滋养心阴,益气安神
C.镇惊定志,养心安神　　D.滋阴补血,养心安神

【答案】C

②心血不足证

·临床表现:心悸头晕,面色不华,倦怠无力,舌质淡红,脉象细弱。(199257、199769、200794)

·治法:补血养心,益气安神。

·代表方:归脾汤加减。(199866)

③阴虚火旺证

·临床表现:心悸不宁,心烦少寐,头晕目眩,手足心热,耳鸣腰酸,舌质红,少苔或无苔,脉象细数。(1993158、200795)

·治法:滋阴清火,养心安神。

·代表方:天王补心丹合朱砂安神丸。阴虚而火不旺者,可用天王补心丹加减。阴虚相火妄动者,可用知柏地黄丸。

④心阳不振证(2007154)

·临床表现:心悸不安,胸闷气短,面色苍白,形寒肢冷,舌质淡白,脉象虚弱或沉细无力。(1994117、2014107)

真题【2014.107】

心悸证属心阳不振者,其主症特点是

A.心悸不安,形寒肢冷　　B.心悸眩晕,面浮肢肿
C.心悸不寐,多梦易醒　　D.心悸心烦,胸闷泛恶

【答案】A

·治法:温补心阳,安神定悸。

·代表方:桂枝甘草龙骨牡蛎汤合参附汤加减。(201660)

真题【2016.60】

患者心悸不宁,胸闷气短,动则尤甚,面色苍白,形寒肢冷,舌淡苔白,脉弱,治宜选用

A.天王补心丹合炙甘草汤
B.桂枝甘草龙骨牡蛎汤合参附汤
C.右归饮合生脉饮

D.桃仁红花煎合归脾汤

【答案】B

⑤水饮凌心证:

·临床表现:心悸眩晕,胸脘痞满,形寒肢冷,小便短少,或下肢浮肿,渴不欲饮,恶心吐涎,舌苔白滑,脉象弦滑或沉细而滑。(200487、2014108)

真题【2014.108】

心悸证属水饮凌心者,其主症特点是

A.心悸不安,形寒肢冷　　B.心悸眩晕,面浮肢肿
C.心悸不寐,多梦易醒　　D.心悸心烦,胸闷泛恶

【答案】B

·治法:振奋心阳,化气行水,宁心安神。

·代表方:苓桂术甘汤加减(200296、200859)肾阳虚衰不能制水,水气凌心者,宜用真武汤加减。(200295)

(2)实证

①痰阻心脉

·临床表现:心悸不安,胸闷不舒,心痛时作,痛如针刺或见唇甲青紫,舌质紫暗或有瘀斑,脉涩或结代。

·治法:活血化瘀,理气通络。

·代表方:桃仁红花煎加减。(200159)

②痰火扰心证

·临床表现:心悸时发时止,受惊易作,胸闷烦躁,失眠多梦,口干苦,大便秘结,小便短赤,舌红,苔黄腻,脉弦滑。(200488)

·治法:清热化痰,宁心安神。

·代表方:黄连温胆汤。

五 惊悸与怔忡的鉴别诊断

1.怔忡

每由久病体虚、心脏受损等内因引起,并无外惊,自觉心中惕惕,不能自控,稍劳即发,病来虽渐,但全身情况较差,病情较为深重。

2.惊悸

常由外因而成,偶受外来刺激,或因惊恐,或因恼怒,均可发病,发则心悸,时作时止,病来虽速,但全身情况较好,病势浅而短暂。

3.区别

二者在病因、病情程度上是有明显差异的。但是二者亦有密切的联系,惊悸日久可以发展为怔忡。

六 临证备要

①在辨证论治基础上酌情加用经现代药理研究证实有抗心律失常作用的中草药,如快速型心律失常加用益母草、苦参、莲子心、延胡索等,缓慢型心律失常加用麻黄、细辛、熟附子、桂枝等。

②功能性心律失常,多为肝气郁结所致,当在辨证

基础上加郁金、佛手、香附、柴胡、枳壳、合欢皮等疏肝解郁之品。

③根据中医"久病必虚""久病入络"的理论，心悸日久当补益与通络并用。

④临证如出现严重心律失常，如室上性心动过速、快速心房纤颤、Ⅲ度房室传导阻滞、室性心动过速、严重心动过缓、病态窦房结综合征等，导致严重的血流动力学异常者，当及时运动中西医两法加以处理。

小试牛刀

1. 下列除哪项外，均为心血不足型心悸的主症：
   A. 善惊易恐　　　　　　B. 心悸头晕
   C. 面色无华　　　　　　D. 倦怠无力

2. 心悸而烦、善惊梦多、食少泛恶、舌苔黄腻、脉滑数，宜选用何方：
   A. 安神定志丸　　　　　B. 朱砂安神丸
   C. 黄连温胆汤　　　　　D. 香砂六君子丸

3. 心悸健忘，失眠多梦，头晕两目干涩，肢体麻木，月经量少色淡，舌质地淡，脉细，证属：
   A. 心脾两虚　　　　　　B. 肝阴不足
   C. 心肝血虚　　　　　　D. 肝血不足

4. 患者心悸，头晕乏力，面色无华，神疲倦怠，舌质淡红，脉象细弱，治疗最佳方剂为：
   A. 天王补心丹
   B. 安神定志丹
   C. 归脾汤
   D. 桂枝甘草龙骨牡蛎汤加味

5. 心血瘀阻所致之心悸，治宜选用：
   A. 丹参饮　　　　　　　B. 桃仁红花煎
   C. 血府逐瘀汤　　　　　D. 桃红四物汤

6. 患者平素体健，三日前突受惊吓，现心悸易惊，坐卧不宁，少寐多梦，舌苔薄白，脉弦。治疗宜用：
   A. 朱砂安神丸　　　　　B. 归脾汤
   C. 安神定志丸加减　　　D. 天王补心丹

7. 患者心悸眩晕，胸闷痞满，渴不欲饮，下肢浮肿，小便短少，形寒肢冷，恶心欲吐，舌淡胖，苔白滑，脉弦滑。治疗宜首选：
   A. 苓桂术甘汤　　　　　B. 参附汤
   C. 五苓散　　　　　　　D. 实脾饮

8. 下列何项不是惊悸与怔忡的鉴别要点：
   A. 致病多由外因或内因引起
   B. 诱因常与惊恐、恼怒或劳累有关
   C. 全身情况较好或较差
   D. 病位在肝或在心

参考答案

1. A　　　2. C　　　3. C　　　4. C　　　5. B
6. C　　　7. A　　　8. D

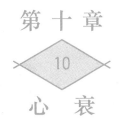

第十章

心 衰

概念、沿革、病因病机、辨证要点、治疗原则、分证论治、转归预后、预防调摄和临证备要。

■■ 考点解析

一 概念

心衰是以心悸、气喘、肢体水肿为主症的一种病证，多继发于胸痹心痛、心悸、心痹等疾病，是各种心脏疾病的最终转归，亦见于其他脏腑疾病的危重阶段。早期表现为乏力，气短，动则气喘、心悸；继而喘悸加重，喘不得卧，尿少肢肿，腹胀纳呆。每因外感、劳倦和情志等因素使病情急剧加重，可发生猝死。

二 历史沿革

《内经》无心衰病名，但有相关症状和病机的论述。《金匮要略·水气病脉证并治》曰："心水者，其身重而少气，不得卧，烦而躁，其人阴肿。"创制了真武汤，葶苈大枣泻肺汤。西晋王叔和在《脉经》中首先提出"心衰"病名。

三 病因病机

1.病因

久病耗伤、感受外邪、七情所伤、劳倦内伤。

2.病机

心之气血阴阳虚衰，脏腑功能失调，心失所养，心血不运，血脉瘀阻。

3.病理性质

总属本虚标实，本虚为气血阴阳亏虚，标实指瘀血、痰浊、水饮、气滞。

4.病位

在心，与肺、脾、肾、肝关系密切。

四 辨证要点、治则治法

1.辨证要点

辨标本虚实，明脏腑病位，分急性慢性。

2.治则治法

治则：权衡缓急，补虚泻实。治疗首当补益心气，温补心阳；养心为本，兼顾五脏。其次，活血化瘀法贯穿治疗全过程。

五 分证论治

1.气虚血瘀

(1)症状

心悸气短，神疲乏力，自汗，动则尤甚，甚则喘咳，面白或黯红，唇甲青紫，甚则颈脉青筋暴露，胁下积块。舌质紫暗或有瘀斑，脉沉细，涩或结代。

(2)治法

补益心肺，活血化瘀。

(3)方药

保元汤合血府逐瘀汤。(胁痛积块，用膈下逐瘀汤加减。)

2.气阴两虚

(1)症状

心悸气短，体瘦乏力，心烦失眠，口干咽燥，小便短赤，甚则潮热盗汗，尿少肢肿；或面白无华，唇甲色淡。舌质黯红，少苔或无苔，脉细数或虚数。

(2)治法

益气养阴，活血化瘀。

(3)方药

生脉散合血府逐瘀汤。(面白无华，唇甲色淡，气血两虚，合用当归补血汤；外感之后，邪毒侵心，损及气阴，合五味消毒饮，加黄芪；心动悸，脉结代者，用炙甘草汤。)

3.阳虚水泛

(1)症状

心悸，气短喘促，动则尤甚，或端坐不得卧，形寒肢冷，尿少肢肿，下肢尤甚，面色苍白或晦暗，口唇青紫。舌淡黯，苔白，脉沉弱或沉迟。

(2)治法

温气温阳，化瘀利水。

（3）方药

真武汤合葶苈大枣泻肺汤。（心肾阳虚重者，用参附汤合五苓散。）

4.喘脱危证

（1）症状

面色晦暗，喘悸不休，烦躁不安，或额汗如油，四肢厥冷，尿少肢肿；舌淡苔白，脉微细欲绝或疾数无力。

（2）治法

回阳固脱。

（3）方药

参附龙骨牡蛎汤。

1.患者男性,70岁,冠心病病史8年,平素时有心悸,近一周来心悸加重,气短喘促,动则尤甚,形寒肢冷,尿少肢肿,面色苍白,口唇青紫,舌淡黯,苔白,脉沉弱,治宜选用

A.苓桂术甘汤　　　　B.真武汤

C.四逆加人参汤　　　D.保元汤

2.心衰的常用治法有

A.益气活血化瘀　　　B.益气养阴活血

C.温阳活血利水　　　D.益气回阳固脱

1.B　　　　2.ABCD

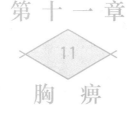

第十一章

胸 痹

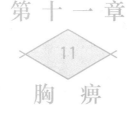

考纲要求

概念、沿革、病因病机、辨证要点、治疗原则、分证论治、转归预后、预防调摄及临证备要。

考点解析

一 概念

胸痹是指胸部闷痛,甚则胸痛彻背,喘息不得卧为主症的一种疾病,轻者仅感胸闷隐痛,呼吸欠畅,重者则有胸痛,严重者心痛彻背,背痛彻心。

二 历史沿革

①胸痹的临床表现最早见于《内经》。

②汉代张仲景,《金匮要略》正式提出胸痹的名称,并强调以宣痹通阳为主,其所载之方剂,至今在临床上仍有指导意义。(199664)

③金元时期丰富了本病的治法,多予芳香、辛散、温通之品,并与益气、养血、滋阴、温阳之品相互为用。

④《世医得效方·心痛门》提出了用苏合香丸芳香温通的方法"治猝暴心痛"。

⑤明代王肯堂《证治准绳》首次明确对心痛与胃脘痛作了鉴别,并提出用大剂红花、桃仁、降香、失笑散等治疗死血心痛。(199256)

⑥《医林改错》用血府逐瘀汤治疗胸痹心痛,并沿用至今。

三 病因病机

1.病因

寒邪内侵;饮食失调;情志失节;年迈体虚;劳倦内伤。

2.病机

(1)基本病机

主要为心脉痹阻。(1994153、1995152、2005149、201663)

①实为寒凝、气滞、血瘀、痰阻,痹遏胸阳,阻滞心脉。

②虚为心脾肝肾亏虚,心脉失养。

真题【2016.63】

胸痹的基本病机是

A.寒邪凝滞　　　　B.气机郁滞

C.心气不足　　　　D.心脉痹阻

【答案】D

(2)病位

在心,与肝、脾、肾、肺有关。

(3)病理性质

本虚标实,虚实夹杂。本虚有气血阴阳亏虚的不同;标实有血瘀、寒凝、痰浊、气滞,且可相兼为病。

3.病理转化

①可因实致虚,亦可因虚致实。

②本病进一步发展,瘀血闭阻心脉,可见心胸猝然大病,而发为真心痛。

③心阳阻遏,心气不足,鼓动无力,可见心动悸,脉结代。

④若心肾阳虚,水邪泛滥,水饮凌心射肺,可出现喘咳、肢肿等症。

四 辨证论治

1.辨证要点

(1)首辨标本虚实

①标实:区别气滞、痰浊、血瘀、寒凝的不同。

②本虚:区别心脾肝肾阴阳气血亏虚的不同,但一般以气虚、阳虚、气阴两虚常见。

(2)辨病情轻重

2.治疗原则

应先治其标,后治其本,必要时根据虚实标本主次,兼顾同治。

(1)治标

常以活血化瘀、辛温通阳、泄浊豁痰、疏理气机为主。(2006150)

(2)治本

常用温阳补气、滋阴益肾为法。

3.辨证论治

(1)心血瘀阻证(1991115)

①临床表现:胸部刺痛,固定不移,入夜更甚,时或心悸不宁,舌质紫暗,脉象沉涩。

②治法:活血化瘀,通脉止痛。(201258)

③代表方:血府逐瘀汤加减。(1997159)若血瘀轻者,则可改用丹参饮为治。(1997159)气虚血瘀用人参养荣汤合桃红四物汤;猝然发作用复方丹参滴丸、速效救心丸。

真题【2012.58】

心胸疼痛,痛如针刺,痛有定处,入夜尤甚,甚则心痛彻背,背痛彻心,气短乏力,自汗,舌暗有瘀斑,脉结代,治法宜选用

A.行气活血,通脉止痛　　B.益气活血,通脉止痛
C.辛温散寒,宣通心阳　　D.滋补心阴,活血通脉

【答案】B

(2)痰浊闭阻证

①临床表现:胸闷重而心痛微,痰多气短,肢体沉重,形体肥胖,遇阴雨天易发作或加重,伴有倦怠乏力,纳呆便溏,咳吐痰涎,舌体胖大且边有点痕,苔浊腻或白滑,脉滑。

②治法:通阳泄浊,豁痰宣痹。(200860)

③代表方:瓜蒌薤白半夏汤合涤痰汤加减。痰浊郁而化热用黄连温胆汤加郁金。

(3)寒凝心脉证(1991116)

①临床表现:猝然心痛如绞,心痛彻背,喘不得卧,多因气候骤冷或骤感风寒,而发病或加重,伴形寒,甚则手足不温,冷汗自出,胸闷气短,心悸,面色苍白,苔薄白,脉沉紧或沉细。

②治法:辛温散寒,宣通心阳。(200364)若痛剧而四肢不温,冷汗自出,即舌下含化苏合香丸或麝香保心丸。

③代表方:枳实薤白桂枝汤合当归四逆汤加减。心痛彻背,背痛彻心之胸痹重证者,宜用乌头赤石脂丸和苏合香丸。(199368、2006157)若痛剧而四肢不温,冷汗自出,即舌下含化苏合香丸或麝香保心丸。

(4)气滞心胸证

①临床表现:心胸满闷,隐痛阵发时欲太息,易受情志诱发,兼有脘腹胀闷,得嗳气或矢气则舒,苔薄或薄腻,脉细弦。

②治法:疏肝理气,活血通络。

③代表方:柴胡疏肝散加减。胸闷心痛明显,为气滞血瘀,可用失笑散;气郁日久化热用丹栀逍遥散;便秘严重者用当归芦荟丸。

(5)心肾阴虚证

①临床表现:心痛憋闷,心悸盗汗,虚烦不寐,腰酸膝软,头晕耳鸣,口干便秘,舌红少津,苔薄或剥,脉细数或促代。

②治法:滋阴清火,养心和络。

③代表方:天王补心丹合炙甘草汤加减。(2010105)阴不敛阳,虚火内扰心神,虚烦不寐,舌红少津,可用酸枣仁汤;风阳上扰可用黄连阿胶汤;心肾

阴虚兼头晕目眩,腰酸膝软,遗精盗汗用左归丸。

(6)气阴两虚证

①临床表现:胸闷隐痛,时作时止,心悸气短,倦怠懒言,面色少华,遇劳则甚,舌偏红或有齿印,脉细弱无力,或结代。

②治法:益气养阴,活血通脉。(201842)

③代表方:生脉散合人参养荣汤加减。若脉结代者,可合炙甘草汤。(199963)

真题【2018.42】

患者女性,54岁,糖尿病史3年,近来胸胁隐痛,时作时止,心悸气短,动则益甚,倦怠乏力,舌质淡红少津,脉细,治宜选用

A.益气温阳,活血通脉　　B.温补阳气,振奋心阳
C.益气养阴,活血通脉　　D.滋阴清热,养心和络

【答案】C

(7)心肾阳虚证

①临床表现:心悸而痛,胸闷气短,动则更甚,自汗,面色㿠白,神倦怯寒,四肢欠温或肿胀,舌质淡胖,边有齿痕,苔白或腻,脉沉细迟。

②治法:温补阳气,振奋心阳。

③代表方:参附汤合右归饮加减。(2010106)肾阳虚衰,不能制水者,可用真武汤。阳虚欲脱厥逆用四逆加人参汤。

(8)正虚阳脱证:

①临床表现:心胸绞痛,胸中憋闷或有窒息感,喘促不宁,心慌,面色苍白,大汗淋漓,烦躁不安或表情淡漠,重则神识昏迷,四肢厥冷,口开目合,手撒尿遗;脉疾数无力或脉微欲绝。

②治法:回阳救逆,益气固脱。

③代表方:四逆加人参汤。

五 胸痹与真心痛,胸痹与胃痛、胁痛、悬饮的鉴别诊断

1.胸痹与真心痛的鉴别诊断

(1)胸痹

胸痹是指胸部闷痛,甚则胸痛彻背,短气、喘息不得卧为主症的一种疾病,轻者仅感胸闷如窒,呼吸欠畅,重者则有胸痛,严重者心痛彻背,背痛彻心。

(2)真心痛

真心痛乃胸痹的进一步发展,症见心痛剧烈,甚则持续不解,伴有汗出、肢冷、面白、唇紫、手足青至节、脉微细或结代等危重证候。(2009168)

2.胸痹与胃痛、胁痛、悬饮的鉴别诊断

(1)胸痹

胸部闷痛,甚则胸痛彻背,短气、喘息不得卧为主症的一种疾病,轻者仅感胸闷如窒,呼吸欠畅,重者则有胸痛,严重者心痛彻背,背痛彻心。

(2)胸痹与胃痛近似处

心在胃上,胃在心下,故有胃脘当心而痛之称,胸痹之不典型者,其疼痛可在胃脘部,而易与胃脘痛混淆。

①胸痹以闷痛为主,为时短暂,虽与饮食有关,但休息,服药常可缓解。

②胃脘痛与饮食有关,以胀痛为主,局部有压痛,持续时间较长,多伴有嗳气、呃逆、泛吐酸水或清涎等脾胃证候,可予以鉴别。

(3)胸痹与胁痛

胸痹不典型者,其疼痛可在胁部,但胁痛以一侧或双侧的胁肋部胀痛或窜痛为主,伴有口苦、目眩等症。

(4)胸痹与悬饮

相同点二者均有胸痛。

①胸痹:当胸闷痛,并可向左肩或左臂内侧等部位放射,常因受寒、饱餐、激动、劳累而突然发作,历时短,休息或用药后可得缓解。

②悬饮:胁肋胀痛,持续不减。多伴有咳唾,转侧,呼吸时疼痛加重,并有咳嗽咳痰等肺系证候。

六 胸痹与心悸的转化

①心悸日久不愈或失治误治,气滞、血瘀、痰阻,痹遏胸阳,阻滞心脉可致胸痹。

②心阳不足,胸阳失运,气血运行失畅,痹遏胸阳,阻滞心脉可发展为胸痹。

七 临证备要

1.治疗应以通为补,通补结合

胸痹病机为本虚标实。临床治疗应以通为补,其"通"法包括芳香温通法,如复方丹参滴丸、冠心苏合丸、速效救心丸、麝香保心丸等;宣痹通阳法,如瓜蒌薤白半夏汤、枳实薤白桂枝汤等;活血通络法,如血府逐瘀汤、丹参饮、川芎嗪、三七总苷、冠心Ⅱ号等。临证可加用养血活血药,如鸡血藤、益母草、当归等,活血而不伤正。"补"法包括补气血,选用八珍汤、当归补血汤、四物汤等;温肾阳,选加淫羊藿、仙茅、补骨脂等;补肾阴,选加旱莲草、牛膝、生地黄等。临床证明,通法与补法是治疗胸痹的不可分割的两大原则,应通补结合,或交替应用为妥。

2.活血化瘀法的应用

胸痹瘀血的形成,多由正气亏损,气虚阳虚或气阴两虚而致,亦可因寒凝、痰浊、气滞发展而来,加之本病具有反复发作,病程日久的特点,属单纯血瘀实证者较少,多表现为气虚血瘀或痰瘀交阻、气滞血瘀等夹杂证候,故临床治疗应注意在活血化瘀中伍以益气、养阴、化痰、理气之品,辨证配伍用药,加强祛瘀疗效。活血化瘀药物临床上主要选用养血活血之品,如丹参、鸡血藤、当归、赤芍、郁金、川芎、泽兰、牛膝、三七、益母草等。破血活血之品,虽有止痛作用,但易伤及正气,应慎用。若必用,切不可久用、多用,痛止后须扶正养营,

方可巩固疗效。同时必须注意有无出血倾向或征象,一旦发现,立即停用,并予相应处理。

3.芳香温通法的应用

寒邪内闭是导致胸痹发作的重要病机之一,临床以芳香走窜、温通行气类中药,如桂心、干姜、吴茱萸、麝香、细辛、蜀椒、丁香、木香、安息香、苏合香油等。近几年来,在此基础上各地研制的心痛舒喷雾剂、苏合香丸、麝香保心丸、麝香苏合丸、速效救心丸等速效、高效、无毒、无副作用的芳香温通制剂,较好地满足了临床需要,显示出良好的效果。实验研究证实,芳香温通类药大多含有挥发油,具有解除冠脉痉挛,增加冠脉流量,减少心肌耗氧量,改善心肌供血,同时对血液流变性、心肌收缩力均有良好的影响。

小试牛刀

1. 最早提出用大剂红花、桃仁、降香及失笑散治疗死血心痛的医家是:
   A. 孙思邈　　　　　　　　B. 危亦林
   C. 朱丹溪　　　　　　　　D. 王肯堂

2. 《金匮要略》治疗胸痹,强调以下何种治法为主:
   A. 活血化瘀　　　　　　　B. 宣痹通阳
   C. 豁痰泄浊　　　　　　　D. 温阳散寒

3. 胸痛彻背,心悸气促,面色唇甲青紫,大汗淋漓,四肢厥冷,脉沉微欲绝,其病机是:
   A. 阴津枯竭,阳气欲脱　　B. 阳虚水泛,上凌心肺
   C. 阳气虚衰,水湿内盛　　D. 阳气虚衰,心阳欲脱

4. 患者胸痛反复发作半年,刻下心痛彻背,背痛彻心,疼痛剧烈,身寒肢冷,喘不能卧,舌苔白,脉沉紧,治疗首选:
   A. 瓜蒌薤白半夏汤
   B. 参附汤
   C. 丹参饮
   D. 乌头赤石脂丸合苏合香丸

5. 胸闷隐痛,时作时休,心悸气短,倦怠懒言,面色少华,头晕目眩,遇劳加重,舌淡胖有齿印,脉结代,治疗选用:
   A. 生脉散　　　　　　　　B. 天王补心丹
   C. 炙甘草汤　　　　　　　D. 人参养荣汤

6. 胸痛彻背,感寒痛甚,伴胸闷心悸,舌苔白腻,脉细,治法宜用:
   A. 理气宽胸,通络止痛　　B. 宣痹通阳,行气散寒
   C. 活血化瘀,温经止痛　　D. 辛温通阳,开痹散寒

7. 痰浊闭阻所致胸痹,其治法是:
   A. 祛痰降逆,理气宣痹　　B. 燥湿化痰,理气通络
   C. 豁痰理气,化瘀通络　　D. 通阳泄浊,豁痰宣痹

参考答案

| 1. D | 2. B | 3. D | 4. D | 5. C |
| 6. D | 7. D | | | |

第十二章

◇ 12 ◇

癫 狂

■ 考纲要求

概念、沿革、病因病机、辨证要点、治疗原则、分证论治、转归预后、预防调摄及临证备要。

■ 考点解析

一 概念

癫与狂都是精神失常的疾患。癫证以精神抑郁,表情淡漠,沉默痴呆,语无伦次,静而少动,或静而多喜为特征;狂证以喧扰不宁,毁物打骂,动而多怒为特征。因二者在症状上不能截然分开,又能相互转化,故癫狂并称。本证多见于青壮年。(199263、199369、199662、200172、2002115、2002116)

二 历史沿革

①本病病名最早出自《内经》,如《素问·至真要大论》说:"诸躁狂越,皆属于火。"《素问·病能论》又说:"有病狂怒者……使之服以生铁落为饮。"

②《难经》提出:"重阴者癫""重阳者狂",使癫病与狂病相鉴别。

③《丹溪心法·癫狂》篇说:"癫属阴,狂属阳……大率多因痰结于心胸间。"并提出了癫狂与"痰"有密切关系的理论,不仅对当时影响颇大,且为后世用吐法治疗本证建立了理论基础。

④明代以前癫、狂、痫同时并称,直到明代,王肯堂始将其详细分辨,提出了癫狂与痫之不同。

⑤清·王清任《医林改错》认为本病因"气血凝滞脑气"所致、创"癫狂梦醒汤"治疗本病,开创从瘀论治本病的先河。

三 病因病机

1.病因

情志所伤;饮食失节;禀赋不足。

2.病机

(1)基本病机

脏腑功能失调,或阴阳失于平衡,产生气滞,痰结,火郁,血瘀。(200095、2005138)

①癫:癫证多由痰气郁结。蒙蔽心窍,久则心脾耗伤,气血不足。

②狂:狂证多因痰火上扰,心神不安,久则火盛伤阴,心肾失调。

(2)病位

病位在脑,涉及肝、心、胆、脾,久而伤肾。(2011165)

(3)病理性质

本虚标实。

四 辨证论治

1.辨证要点

(1)首辨癫狂之不同

①癫

精神抑郁,沉默痴呆,喃喃自语。静而少动。

②狂

喧扰打骂,狂躁不宁。动而多怒。

(2)再辨病性之虚实

①虚

多为久病,癫证久延则脾气心血亏耗,形成心脾两虚证,狂证久延则心肾阴伤,水不济火,而致阴虚火旺。

②实

多为初病,癫为气郁、痰阻、血瘀;狂为火郁、痰壅、热瘀。

(3)辨病情之轻重

2.治疗原则(总以调整阴阳为原则,以平为期)

(1)初期邪实

理气解郁,降(泄)火豁痰,化瘀通窍。(2003144)

(2)后期正虚

补益心脾,滋阴养血,调整阴阳。

3.辨证论治(2017155)

(1)癫(1991149)

①痰气郁结证

·临床表现:精神抑郁,表情淡漠,神志痴呆,语无伦次,或喃喃独语,喜怒无常,不思饮食,舌苔腻,脉

刘应科 ◆ 考研中医综合复习指导

弦滑。

· 治法:疏肝解郁,化痰醒神。

· 代表方:逍遥散合涤痰汤加减。如神思迷茫,表情呆钝,言语错乱目瞪不顺,舌苔白腻,为痰迷心窍,治宜理气豁痰,宣窍散结,用苏合香丸。(200862)

②心脾两虚证

· 临床表现:神思恍惚,魂梦颠倒,心悸易惊,善悲欲哭,肢体困乏,饮食衰少,舌色淡,脉细无力。

· 治法:健脾养心,解郁安神。

· 代表方:养心汤合越鞠丸加减。(2011105)亦可与甘麦大枣汤。(201566)

③气虚痰结

· 临床表现:情感淡漠,不动不语,甚至呆若木鸡,目瞪如愚,傻笑自语,灵机混乱,妄闻妄见,自责自罪,面色萎黄,食少便溏;舌淡苔白腻,脉细滑或细弱。

· 治法:益气健脾,涤痰宣窍。

· 代表方:四君子汤合涤痰汤。

真题 【2015.66】

患者精神恍惚,心神不安,悲忧善哭,多疑易惊,时时欠伸。治宜选用

A. 归脾汤
B. 甘麦大枣汤
C. 丹栀逍遥散
D. 朱砂安神丸

【答案】B

(2)狂

①痰火扰神证

· 临床表现:病起急骤,性情急躁,两目怒视,面红目赤,狂乱无知,不避亲疏,毁物伤人。舌质红绛,苔多黄腻,脉象弦大滑数。

· 治法:镇心涤痰,清肝泻火。(2007140)

· 代表方:生铁落饮。如神思迷茫,表情呆钝,言语错乱目瞪不顺,舌苔白腻,为痰迷心窍,治宜理气豁痰,宣窍散结,用苏合香丸。(200163)

真题 【2012.106】

狂病时而狂躁,心烦不寐,舌苔黄腻,脉滑数,治宜选用

A. 生铁落饮合小承气汤
B. 生铁落饮合朱砂安神丸
C. 二阴煎合琥珀养心丹
D. 温胆汤合朱砂安神丸

【答案】D

◎提示▶▶▶见于五版教材:阳明热盛,大便秘结者,可用加减承气汤。(2012105)痰热未尽,心烦不寐者,可用温胆汤。(2012106)

②痰热瘀结证

· 临床表现:癫狂日久不愈,面色晦滞而秽,情绪躁扰不安,甚至登高而歌,弃衣而走,舌质紫暗,有瘀斑,脉弦细或细涩。

· 治法:豁痰化瘀,调畅气血。

· 代表方:癫狂梦醒汤加减。蓄血内结者加服大黄䗪虫丸;不饥不食者,加左金丸。

③火盛伤阴证

· 临床表现:狂病日久其势渐减,且有疲惫之象,多言善惊,时而烦躁,形瘦面红,舌质红,脉细数。

· 治法:滋阴降火,安神定志。

· 代表方:二阴煎合琥珀养心丹加减。(2015107)

真题 【2015.107】

狂病火盛阴伤证,治宜选用

A. 天王补心丹
B. 生铁落饮
C. 化肝煎
D. 二阴煎

【答案】D

◎提示▶▶▶要牢记癫证的分型有痰气郁结、心脾两虚两型;而狂证的分型有痰火上扰、痰热瘀结、火盛伤阴三型。面对题目时要仔细审题,以免混淆。

五 癫狂的转归预后与预防调摄

癫病日久,心脾两亏,气血俱衰;狂久不已,耗气伤阴,气不足则狂势渐减,精神疲惫。而且此病除了药物治疗外,必须重视生活调摄,精神安慰及必要的安全护理,以防发生意外,减少发作次数,提高生活质量。

六 临证备要

1. **注意癫狂先兆症状的发现**

癫狂病患者在发病前,往往有精神异常的先兆出现。

2. **掌握吐下逐痰法的应用**

癫狂的基本病理因素为痰,或痰凝气滞,或痰郁化火。故初病体实,饮食不衰者,可予吐下劫夺,荡涤痰浊,如大黄、礞石、芒硝、芫花之类。若痰浊壅盛,胸膈瞀闷,口多痰涎,脉滑大有力,形体壮实者,可先用三圣散取吐,劫夺痰涎,倘吐后形神俱乏,宜及时饮食调养

3. **注意活血化瘀法在癫狂病中的应用**

癫狂日久,气滞痰凝,影响血行,形成痰瘀胶结,痰为瘀之基,瘀亦能变生痰浊,痰夹瘀血,形成宿疾,潜伏脏腑经络之中,每因触动而发,遂成灵机逆乱,神志失常。为此学者将癫狂责之痰浊血瘀为主而加以辨证论治,选用活血化瘀法治疗,常用破血下瘀的桃仁承气汤,理气活血的血府逐瘀汤、癫狂梦醒汤、通窍活血汤等。

4. **注意开窍法的应用**

本病总由痰闭心窍,蒙蔽神志所致,故开窍法的应用十分重要。

小试牛刀

1. 下列哪项不是癫狂病的主症:

A. 语无伦次
B. 躁妄打骂
C. 喜怒无常
D. 流涎抽搐

2. 因精神抑郁,心悸失眠,渐至不思饮食,寡言少动,表

情淡漠,时或独语,舌苔腻,脉弦滑,属何证:
　　A.郁证　　　　　　　B.心悸
　　C.不寐　　　　　　　D.癫证
3.下列除哪项以外,均为癫证的特点:
　　A.沉默痴呆　　　　　B.语无伦次
　　C.喧扰不宁　　　　　D.静而多喜
4.患者病起急骤,先有性情急躁,头痛,两目怒视,面红目赤,突然狂乱无知,逾垣上屋,不避亲疏,不食不眠,舌红绛,苔黄腻,脉弦大滑数,治宜选用:
　　A.礞石滚痰丸　　　　B.涤痰汤

　　C.黄连温胆汤　　　　D.生铁落饮
5.癫证患者精神抑郁,表情淡漠,沉默痴呆,时时太息,言语无序,舌红苔白腻,脉弦滑。治疗应首选:
　　A.安神定志丸合半夏厚朴汤
　　B.四逆散合二陈汤
　　C.逍遥散合顺气导痰汤
　　D.涤痰汤合五磨饮子

■■ 参 考 答 案

1.D　　　2.D　　　3.C　　　4.D　　　5.C

考纲要求

概念、沿革、病因病机、辨证要点、治疗原则、分证论治、转归预后、预防调摄及临证备要。

考点解析

一 概念

痫病是由先天或后天因素,使脏腑功能失调,气机逆乱,元神失控,所导致的一种发作性神志异常性疾病,以突然意识丧失,甚则仆倒,不省人事,两目上视,口吐涎沫,强直抽搐,或口中怪叫,移时苏醒,醒后一如常人为主要临床表现,又称为"痫证""癫痫""羊痫风"等。发作前可有眩晕,胸闷等先兆,发作后常有疲倦乏力等症状。

二 历史沿革

①癫痫最早见于《内经》:"人生而有病癫疾者……此得之在母腹中时,其母有所大惊,气上而不下,精气并居,故令子发为癫疾也。"

②朱丹溪强调痰迷孔窍引发本病。

③王清任认为疾病的发生与元气虚,"不能上转入脑髓",与脑髓瘀血有关,并创龙马自来丹、黄芪赤风汤主之。

三 病因病机

1.病因

禀赋异常,情志失调,饮食不节,脑窍损伤。
(2013166)

真题 【2013.166】

下列各项中,属于痫病病因的有

A.禀赋不足　　　　　B.脑部外伤

C.七情失调　　　　　D.食欲不节

【答案】ABCD

2.病机

(1)基本病机

气机逆乱,元神失控。(200356)

(2)病位

病位在脑,与心、肝、脾、肾等密切相关。

(3)病理性质

本病属于本虚标实之证。

四 辨证论治

1.辨病情轻重

(1)病重

持续时间长则病重,间隔时间短暂,痰浊深,正气虚。突然昏倒,不省人事,两目上视,四肢抽搐,口吐涎沫,或有异常叫声等,醒后对发作一无所知。

(2)病轻

持续时间短,间隔时间久,痰浊浅,正气盛。仅有突然呆木无知,不闻不见,不动不语。但无抽搐,面色苍白,两眼瞪视,呼之不应,或头部下垂,肢软无力。

2.辨标本虚实

实者当辨风、痰、火、瘀之别。虚者则当区分脾虚不运,心脾两虚,心肾两虚,肝肾阴虚等不同。

3.发作时辨阴痫、阳痫

发作时牙关紧闭,伴面红、痰鸣声粗、舌红脉数有力者多为阳痫,多属实;面色晦暗或萎黄、肢冷、口无怪叫或叫声低微者多为阴痫,多属虚。

4.治疗原则

痫证之治疗当依其标本缓急而有所区别。

①发作之时,以治标、控制发作为当务之急,可按病情选用清泻肝火,豁痰息风,开窍定痫等法。(199964、2001153)

②间歇期当调理脏腑以治本为主,或佐健脾化痰,滋补肝肾,养心定神诸法以标本兼顾。(1995153、2012161)

真题 【2012.161】

痫病缓解期常用的治法有

A.健脾化痰　　　　　B.滋补肝肾

C.清肝化痰　　　　　D.涤痰息风

【答案】AB

5.分证论治

(一)休止期

（1）肝火痰热证

①临床表现：平时急躁易怒，面红目赤，心烦失眠，咳痰不爽，口苦咽干，便秘溲黄。发作时昏仆抽搐，吐涎，或有吼叫。舌红，苔黄腻，脉弦滑而数。

②治法：清肝泻火，化痰宁心。

③代表方：龙胆泻肝汤合涤痰汤加减。(201843)

真题【2018.43】

患者，男性，22岁，一年前突发昏仆抽搐，经救治后未再发。平素急躁易怒，心烦失眠，昨日又突发昏仆抽搐，口吐涎沫，尿黄，便秘，舌红苔黄，脉滑数，治宜

A.定痫丸合四逆汤　　　　B.黄连清心饮合四七汤

C.柴胡疏肝散合通瘀汤　　D.龙胆泻肝汤合涤痰汤

【答案】D

（2）脾虚痰盛证

①临床表现：平素神疲乏力，少气懒言，胸脘痞闷，纳差便溏。发作时面色晦滞或㿠白，四肢不温，蜷卧拘急，呕吐涎沫，叫声低怯。舌质淡，苔白腻，脉濡滑或弦细滑。

②治法：健脾化痰。

③代表方：六君子汤加减。兼见心脾气血两虚者，合归脾汤加减；精神不振，久而不复，当大补精血，益气养神，宜河车大造丸。

（3）肝肾阴虚证

①临床表现：痫病频发，神思恍惚，面色晦暗，头晕目眩，伴两目干涩，耳轮焦枯不泽，健忘失眠，腰膝酸软，大便干燥，舌红，苔薄白或薄黄少津，脉沉细数。

②治法：滋养肝肾，填精益髓。

③代表方：大补元煎加减。神思恍惚，持续时间长者，可合酸枣仁汤；恐惧焦虑忧郁者，合甘麦大枣汤；水不制火，心肾不交者，合交泰丸加减清心除烦。

（4）瘀阻脑络证

①临床表现：平素头晕头痛，痛有定处，颜面口唇青紫，舌质暗红或有瘀斑，舌苔薄白，脉涩或弦。

②治法：活血化瘀，息风通络。

③代表方：通窍活血汤加减。脾肾两虚，偏于阳虚，出现四肢，形寒肢冷，五更泄泻等，方用金匮肾气丸温补肾阳；若伴有腰膝酸软，颧红盗汗，耳鸣如蝉，舌瘦质红，少苔，脉弦细数，为肝肾阴虚，用知柏地黄丸和转呆汤加减。

（二）发作期

（1）阳痫

①临床表现：突然昏仆，不省人事，面色潮红，紫红，继之转为青紫或苍白，口唇青紫，牙关紧闭，两目上视，项背强直，四肢抽搐，口吐涎沫，或喉中痰鸣，或发怪叫，甚则二便自遗，移时苏醒如常人。病发前多有眩晕，头痛而胀，胸闷乏力，喜伸欠等先兆症状。平素多

有情绪急躁，心烦失眠，口苦咽干，便秘尿黄等症。舌质红，苔白腻或黄腻，脉弦数或弦滑。

②治法：急以开窍醒神，继以泻热涤痰息风。

③代表方：黄连解毒汤和定痫丸加减。热甚者可选用安宫牛黄丸清热化痰，开窍醒神，或紫雪丹清热息风止痉。

（2）阴痫

①临床表现：突然昏仆，不省人事，面色晦暗青灰而黄，手足清冷，双眼半开半合，肢体拘急，或抽搐时作，口吐涎沫，一般口不啼叫，或声音微小。醒后周身疲乏，或如常人。或仅表现为一过性呆目无知，不闻不见，不动不语，数秒或数分钟即可恢复，恢复后对上述症状全然不知，多一日数次或数十次频作。平素多见神疲乏力，恶心泛呕，胸闷咳嗽，纳差便溏等症。舌质淡，苔白腻，脉多沉细或沉迟。

②治法：急以开窍醒神，继以温化痰涎，顺气定痫。

③代表方：五生饮合二陈汤加减。痫病重证，偏阳衰者，面色苍白，汗出肢冷，脉微欲绝者，参附注射液滴注。偏阴竭者，面红身热，躁动不安，息粗痰鸣，呕吐频繁参麦注射液静滴。抽搐者，紫雪丹。

五 癫、狂、痫证的鉴别诊断(201662)

①癫与狂，均属精神失常，这是共同特征。

②但癫者静，狂者动；癫者多喜，狂者多怒。

③痫证平素如常人，发则眩仆倒地，昏不知人，常伴见口吐涎沫，两目上视，四肢抽搐，或口中发出猪羊叫声等候，临床上不难区别。(199897)

真题【2016.62】

痫病与狂病均可见到的证候是

A.心脾两虚证　　　　　　B.火盛伤阴证

C.痰火扰神证　　　　　　D.阴血亏虚证

【答案】C

六 痫证的预防调摄

①生活的调理在痫证的治疗上占有重要地位。患者必须避免劳累过度及精神刺激，保持心情舒畅，力求去除发病之诱因；羊肉、酒浆等燥热之品，常易诱发痫证，应当禁忌。

②本证患者不宜从事驾驶工作、高空及水上作业，不宜骑自行车，以免发生意外。发作期间，须注意去除义齿，保护舌头。昏迷时间较长者，要特别注意口腔卫生及痰液排出的通畅。

七 临证备要

1.痫病的治疗遵循"间者并行，甚者独行"原则

临床实践证明，本病大多是在发作后进行治疗的，治疗的目的，旨在控制其再发作。应急则治其标，采用豁痰顺气法，顽痰胶固需辛温开导，痰热胶着须清化降火，其治疗着重在风、痰、火、虚四个字上。当控制本病

发作的方药取效后,一般不应随意更改(改治其本),否则往往可导致其大发作。在痫病发作缓解后,应坚持标本并治,守法守方,持之以恒,服用 3～5 年后再逐步减量,方能避免或减少发作。

2.注意辛热开破法在痫病的应用

辛热开破法是针对痫痰难化这一特点而制定的治法。痰浊闭阻,气机逆乱是本病的核心病机,故治疗多以涤痰、行痰、豁痰为大法。然而痫病之痰,异于一般痰邪,具有深遏潜伏,胶固难化,随风气而聚散之特征,非一般祛痰与化痰药物所能涤除。辛热开破法则采用大辛大热的川乌、半夏、南星、白附子等具有振奋阳气、推动气化作用的药物,以开气机之闭塞,破痰邪之积聚,捣沉痼之胶结,从而促进顽痰消散,痫病缓解。

3.注意芳香开窍药与虫类药在痫病中的应用

芳香开窍类药物性多辛散走窜,能通善开,不仅能醒神开窍,且气味芳香有助于宣化痰浊,临证时应酌情应用,常用药有人工麝香、冰片、菖蒲、远志、人工牛黄、郁金等。虫类药具有良好减轻和控制发作的效果,对各类证候均可在辨证处方中加用,因此类药物入络搜风,止瘀化痰,非草木药所能代替。

■ 小试牛刀

1.痫证发作的基本病理因素是:
　　A.肝火偏旺,火动生风
　　B.肝气郁结,肝阳上亢
　　C.痰热互阻,腑气不能
　　D.风阳痰浊,蒙蔽心窍

2.痫证的主要病位是:
　　A.心、脾、肾　　　　　　B.肺、脾、肾
　　C.肝、脾、肾　　　　　　D.心、肝、肾

3.风痰闭阻之痫证的治法应为:
　　A.清肝泻火,化痰开窍
　　B.涤痰息风,开窍定痫
　　C.平肝息风,定神定惊
　　D.清热泻火,顺气豁痰

4.下列哪项不是痫证发作时治标之法:
　　A.疏肝解郁　　　　　　B.平肝息风
　　C.豁痰顺气　　　　　　D.安神定惊

5.发作时昏倒,抽搐吐涎,平日情绪急躁,心烦失眠,咳痰不爽,口苦而干,便秘,舌红苔黄腻,脉弦滑数。其治法是:
　　A.化痰开窍,息风定惊
　　B.清肝泻火,化痰宁心
　　C.平肝息风,化痰定搐
　　D.清心泻火,开窍息风

6.治疗心肾亏虚所致痫证,应首选:
　　A.大补阴丸合定痫丸
　　B.六味地黄丸合生脉散
　　C.右归丸合交泰丸
　　D.左归丸合天王补心丹

■ 参考答案

1.D　　　　2.C　　　　3.B　　　　4.A　　　　5.B
6.D

◇ 基础篇 ◇

中医内科学

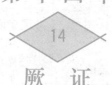

第 十 四 章

厥 证

考纲要求

辨证论治规律。

考点解析

一 概念

厥证是由于阴阳失调,气机逆乱所引起的。以**突然昏倒,不省人事**,四肢厥冷为主要表现的一种病证。轻者昏厥时间较短,自会逐渐苏醒,清醒后无偏瘫、失语、口眼喎斜等后遗症。严重者,则会一厥不醒而导致死亡。

二 病因病机

1.病因

情志内伤;体虚劳倦;亡血失津;饮食不节。
(2018157)

下列各项中,属于厥证病因的有
A.情志内伤　　　　B.体虚劳倦
C.亡血失津　　　　D.饮食不节
【答案】ABCD

2.病机

(1)基本病机

主要是由于气机突然逆乱,升降乖戾,阴阳不相顺接造成的。(199164、1997153)

①气厥:恼怒惊骇,情志过极,以致气机逆乱,或由于元气素弱,又遇悲恐,或因疲劳过度,以致阳气消乏,气虚下陷,从而清阳不升,造成突然昏厥。

②血厥:肝阳上亢,以致血随气逆,气血上壅,清窍不利,昏倒无知或久病血虚及产后或其他疾病失血过多,气随血脱,亦可发生昏厥。

③痰厥:痰浊内阻,气机不利,偶因恼怒气逆,痰随气升,上蒙清窍,以致突然眩仆而厥。

④食厥:饮食不节,积滞内停,转输失常,气机受阻,以致窒闷而厥。

(2)病位

主要在心肝,涉及脾胃。

(3)病理性质

①实:气盛有余,气逆上冲,血随气逆,或夹痰浊壅滞于上,以致清窍闭塞,不知人事,为厥之实证。

②虚:气虚不足,清阳不升,气陷于下,或大量出血,气随血脱,血不上达,以致神明失养,不知人事,为厥之虚证。

三 辨证分型

1.辨证要点

(1)辨病因

①气厥虚证,多属平素体质虚弱,厥前有过度疲劳、睡眠不足、饥饿受寒等诱因。

②血虚厥证,常继发于大出血之证。

③痰厥,好发于恣食肥甘、体丰湿盛之人。

④食厥多发于暴饮暴食之后。

(2)辨虚实

①实者:突然昏仆,面红气粗,声高息促,口噤握拳,或夹痰涎壅盛,舌红苔黄腻,脉洪大有力。

②虚者:眩晕昏厥,面色苍白。声低息微,口开手撒,或汗出肢冷,舌胖或淡,脉细弱无力。

(3)辨气血

厥证以气厥、血厥为多见,应注意分辨。其中尤以气厥实证及血厥实证两者易于混淆,应注意区别。气厥实者,乃肝气升发太过所致。体质壮实之人肝气上逆,由惊恐而发,表现为突然昏仆、呼吸气粗、口噤握拳、头晕头痛、舌红苔黄、脉沉而弦。血厥实者,乃肝阳上亢,阳气暴张,血随气升,气血并走于上,表现为突然昏仆牙关紧闭、四肢厥冷、面赤唇紫,或鼻衄、舌质暗红,脉弦有力。

2.治疗原则

发作时的治疗原则是回厥醒神,醒后则需辨证论治,调治气血。

(1)气厥

实证:顺气开郁;虚证:补气回阳。

（2）血厥

实证:活血顺气;虚证:补养气血。

（3）痰厥

行气豁痰。

3. 辨证论治 (2015163)

（1）气厥

①实证

·临床表现:由情志异常,精神刺激而发作,突然昏倒,不省人事,口噤拳握,呼吸气粗,或四肢厥冷,苔薄白,脉伏或沉弦。

·治法:顺气开窍开郁。(199561)

·代表方:五磨饮子加减。(199860、201060)

②虚证

·临床表现:眩晕昏仆,面色苍白,呼吸微弱,汗出肢冷,舌质淡,脉沉微。

·治法:补气回阳醒神。

·代表方:四味回阳饮。(199862、2007152)

反复发作者,平时可常服香砂六君子丸,另可加用甘麦大枣汤。(五版教材)

（2）血厥

①实证

·临床表现:多因急躁恼怒而发,突然昏倒,不省人事,牙关紧闭,面赤唇紫,舌暗红,脉多沉弦有力。

·治法:平肝潜阳,理气通瘀。

·代表方:羚角钩藤汤或通瘀煎加减。

②虚证

·临床表现:常因失血过多突然昏厥,面色苍白,口唇无华,四肢震颤,目陷口张,自汗肤冷,呼吸微弱,舌质淡,脉芤或细数无力。

·治法:补养气血。

·代表方:急用独参汤灌服。继用人参养营汤。

③痰厥

·临床表现:素有咳喘、宿痰,多湿多痰,突然昏厥,喉有痰声,或呕吐涎沫,呼吸气粗,苔白腻,脉沉滑。

·治法:行气豁痰。(201743)

·代表方:导痰汤为主。(200465、201259)

痰湿化热,口干便秘者,用礞石滚痰丸。(五版教材)

真题【2015.163】

属于厥证常见证候的是

A. 痰厥 　 B. 寒厥 　 C. 气厥 　 D. 血厥

【答案】ACD

四 暑厥、蛔厥、气厥的鉴别

气厥,暑厥、蛔厥,既有相似之点,又有不同之处。

1. 相同之点

气厥、暑厥都有突然昏迷这一症状,气厥和蛔厥都

有手足厥冷之特点。

2. 不同之处

（1）暑厥

发生在夏令炎暑季节,多见于久曝烈日之下,或久劳于高温之室的人,感受暑邪,热郁气逆,阻遏气机,闭塞清窍而猝然发厥,兼见头晕、头痛,胸闷身热,面色潮红,或有谵妄等症。

（2）蛔厥

由于蛔虫扭结成团,阻塞肠道,逆行入胃,胃气上逆,钻孔乱窜,进入胆道,以致出现脘腹剧痛,按之有瘕块,甚则呕吐蛔虫,汗出肢冷等症。因其呕吐蛔虫加上四肢厥冷故称蛔厥。在临证之时,应根据其不同症状和本证加以区别。

（3）气厥

由于肝气不舒,气机逆乱,上壅心胸,阻塞清窍,故见突然昏倒,不省人事,口噤握拳。而肝气上逆,气机闭塞,肺气不宣,则呼吸气粗。阳气被郁,不能外达,则四肢厥冷。气闭于内,则见脉伏,肝气郁滞未畅,则脉见沉弦。

五 临证备要

1. 本病的特点有急骤性、突发性和一时性

急骤发病,突然昏倒,移时苏醒。往往在发病前有明显的诱发因素,最多见的是情志过极,如暴怒、紧张、恐惧、惊吓等。发作前有头晕、恶心、面色苍白、出汗等先期症状。发作时昏仆,不知人事,或伴有四肢逆冷。对于重症患者,应采取中西医结合,及中成药、针灸等综合应急措施,及时救治。

2. 各型之厥,特点不同,但也有其内在的联系,这种联系主要是由生理上的关联和病因病机的共性所决定

例如气厥与血厥,因气为血帅,血为气母,而互相影响;又如痰厥与气厥,由于痰随气动而互相联系。至于情志过极以致气血逆乱而发厥,则与气厥、血厥、痰厥均有密切关系。因此临床上既要注意厥证不同类型的特点,又要把握厥证的共性,全面兼顾,方能提高疗效。

3. 厥证是内科常见危急重症

由于厥证常易进而并发脱证,故有时也厥脱并称。近十多年来,中医加强了对本证的研究与探索,治疗本证的药物剂型,已从传统的口服丸、散、片、汤剂型发展为多种剂型,尤其是注射剂型,给药途径也从单一口服发展为多途径的给药,从而提高了中医治疗厥脱证的疗效。回阳救逆的参附注射液,益气养阴的生脉注射液和参麦注射液等,可根据临床情况,于急需时采用。

1. 厥证的基本病理为：
   A. 气虚下陷,清阳不升
   B. 阴阳失调,气机逆乱
   C. 痰随气升,上蒙清窍
   D. 失血过多,气随血脱

2. 治疗气厥实证的最佳方剂为：
   A. 四磨汤　　　　　B. 五磨饮子
   C. 六磨汤　　　　　D. 逍遥散

3. 突然昏厥不省人事,目合口张,手撒肢冷肢体软瘫,汗出甚多,二便自遗脉微欲绝者,首选：
   A. 独参汤　　　　　B. 参附汤
   C. 生脉散　　　　　D. 参附汤合生脉散

4. 患者突然昏仆,不省人事,牙关紧闭,口噤不开,两手握固,大小便闭,肢体强痉,面白唇暗,静卧不烦,四肢不温,痰涎壅盛,苔白腻,脉沉滑。治宜选用：
   A. 局方至宝丹　　　B. 安宫牛黄丸
   C. 清开灵注射液　　D. 苏合香丸

5. 患者突然昏厥,喉有痰声,或呕吐涎沫,呼吸气粗,舌苔白腻,脉沉滑。治疗宜选：
   A. 二陈汤　　　　　B. 六磨汤
   C. 温胆汤　　　　　D. 导痰汤

6. 厥证属虚者,若见面白气微,汗出而热,舌红,脉微细数,治疗宜用：
   A. 四味回阳饮　　　B. 生脉散
   C. 甘麦大枣汤　　　D. 独参汤

7. 血厥实证的治法是：
   A. 平肝息风,理气通瘀
   B. 清热泻火,化瘀开窍
   C. 涤痰息风,开窍通络
   D. 清肝泻热,凉血开窍

1. B　　　2. B　　　3. D　　　4. D　　　5. D
6. B　　　7. A

第十五章

15

痴 呆

概念、沿革、病因病机、辨证要点、治疗原则、分证论治、转归预后、预防调摄及临证备要。

■ 考点解析

一 概念

痴呆是由髓减脑消,或痰瘀痹阻脑络,神机失用所导致的一种神志异常的疾病,以呆傻愚笨,智能低下,善忘等为主要临床表现。其轻者可见神情淡漠,寡言少语,反应迟钝,善忘;重者则表现为终日不语,或闭门独居,或口中喃喃,言辞颠倒,行为失常,忽笑忽哭,或不欲食,数日不知饥饿等。

二 历史沿革

①《景岳全书·杂证谟》有"癫狂痴呆"专篇,指出了本病由郁结、不遂、思虑、惊恐等多种病因积渐而成。

②陈士铎《辨证奇闻》立有"呆病门",对呆病症状描述甚详,认为其主要病机在于肝郁乘脾,胃衰痰生,积于胸中,盘踞心窍,使神明受累,髓减脑消而病。

三 病因病机

1.病因

先天不足,后天失养;年老肾虚;久郁不解;中风外伤。

2.病机

(1)基本病机

髓减脑消,神机失用。精、气、血亏损不足,髓海失充,脑失所养,或气、火、痰、瘀诸邪内阻,上扰清窍所致。(201570)

真题 【2015.70】

痴呆的基本病机是

A.髓海不足,神机失用 　 B.积损正伤,心神失养
C.年老体衰,心脾两虚 　 D.气火痰瘀,上扰清窍

【答案】A

(2)病位

主要在脑,与心、肝、脾、肾功能失调密切相关。尤与肾虚关系密切。

(3)病理性质

属本虚标实之候,本虚为肾精不足、气血亏虚。标实为气、火、痰、瘀内阻于脑。(2010167)

四 辨证论治

1.辨证要点

(1)辨虚实

本病乃本虚标实之证,临床上以虚实夹杂者多见。无论为虚为实,都能导致髓减脑消,脏腑功能失调,因而辨证时需分清虚实。

①虚证:髓海不足,肝肾亏虚、脾肾两虚。

②实证:痰浊、瘀血、风火阻滞所致。

论病期、缓急。

2.治疗原则:补虚泻实

(1)治标

开郁逐痰、活血通窍、平肝泻火。

(2)治本

补肾填髓,补益气血。

3.辨证论治

(1)髓海不足证

①临床表现:智能减退,神情呆钝,头晕耳鸣,懈惰思卧,齿枯发焦,腰酸骨软,步履艰难,舌瘦色淡,苔薄白,脉沉细弱。

②治法:滋补肝肾,生精养髓。

③代表方:七福饮加减。也可用参茸地黄丸或河车大造丸。

(2)脾肾两虚证

①临床表现:表情呆滞,沉默寡言,记忆减退,失认失算,口齿含糊,词不达意,伴腰膝酸软,肌肉萎缩,食少纳呆,气短懒言,口涎外溢,或四肢不温,腹痛喜按,鸡鸣泄泻,舌质淡白,舌体胖大,苔白,或舌红,苔少或无苔,脉沉细弱,双尺尤甚。

②治法:温补脾肾,养心安神。

③代表方:还少丹加减。若脾肾两虚,偏于阳虚,出现四肢,形寒肢冷,五更泄泻等,方用金匮肾气丸温补肾阳;若伴有腰膝酸软,颧红盗汗,耳鸣如蝉,舌瘦质红,少苔,脉弦细数,为肝肾阴虚,用知柏地黄丸和转呆汤加减。

(3)痰浊蒙窍证

①临床表现:表情呆钝,智力衰退,或哭笑无常,喃喃自语,不思饮食,脘腹痞满,口多涎沫,头重如裹,舌质淡,苔白腻,脉滑。

②治法:化痰开窍,醒神益智。

③代表方:洗心汤加减。若痰浊郁久化火,蒙蔽清窍,扰动心神,症见心烦躁动,言语颠倒,哭笑不休,甚或反喜污秽,用涤痰汤化痰开窍。

(4)瘀阻脑络

①临床表现:表情迟钝,言语不利,善忘,易惊恐,肌肤甲错,口干不欲饮,面色晦暗,舌质暗或有瘀点瘀斑,脉细涩。

②治法:活血化瘀,通窍醒神。

③代表方:通窍活血汤加减。

(5)心肝火旺证

①临床表现:急躁易怒,善忘,伴眩晕头痛,面红目赤,心烦失眠,口干咽燥,口臭生疮,尿黄便秘,舌红苔黄,脉弦数。

②治法:清心平肝,安神定志。

③代表方:黄连解毒汤加减。若心火偏旺可用牛黄清心丸。

(6)气血不足

①临床表现:善忘茫然,找词困难,不识人物,言语颠倒;多梦易惊,少言寡语;倦怠少动,面唇无华,爪甲苍白;纳呆食少,大便溏薄;舌淡苔白,脉细弱。

②治法:益气健脾,养血安神。

③代表方:归脾汤。

(7)热毒内盛

①临床表现:无欲无语,迷蒙昏睡,不识人物;神呆遗尿,或二便失禁,身体蜷缩不动;躁扰不宁,甚则狂越,或谵语妄言;肢体僵硬,或颤动,或瘛疭;舌红绛少

苔,苔黏腻浊,或腐秽厚积,脉数。

②治法:清热解毒,通络达邪。

③代表方:黄连解毒汤。

五 痴呆的预后转归及预防调摄

痴呆的病程多较长。虚证患者若长期服药,积极接受治疗,部分精神症状可有明显改善,但不易根治。实证患者,及时有效地治疗,待实邪去,部分患者可获愈。虚中夹实者,则往往病情缠绵,更需临证调理,方可奏效。精神调摄、智能训练、调节饮食起居既是预防措施,又是治疗的重要环节。

六 临证备要

①痴呆首重补肾。肾虚是痴呆病的核心病机,治疗首应补肾。临证时根据肾阳阴阳之偏衰选择补肾药。临床应注意缓补而非峻补,或补中寓通,补而不腻,以免滋生痰浊。

②痴呆应重化痰活血。痰瘀既是病理产物,又是导致痴呆发生的致病因素。化痰活血是临床治疗本病的常用方法,如癫狂梦醒汤临床实践中常根据标本虚实轻重将化痰活血法与补虚法联合应用。

③注重开窍醒神法及"风药"应用。临床常以芳香之品开窍醒神。另外,临床多有用"风药"治疗本病的经验,一则脑居颠顶,为诸阳之会,唯风药辛宣,方可疏通经脉,升发清阳之气贯注于脑,以壮髓海;二则阳升气旺,有助于化痰逐瘀。

小 试 牛 刀

1.治疗痴呆脾肾两虚证,应首选:

    A.七福饮   B.还少丹
    C.转呆丹   D.知柏地黄丸

2.洗心汤治疗痴呆的证候是:

    A.瘀血内阻证   B.髓海不足证
    C.痰浊蒙窍证   D.脾肾两虚证

参 考 答 案

1.B   2.C

刘应科
考研中医综合复习指导

514

第十六章

16

不 寐

基础篇

中医内科学

■ 考纲要求

概念、沿革、病因病机、辨证要点、治疗原则、分证论治、转归预后、预防调摄及临证备要。

■ 考点解析

一 概念

不寐亦称失眠是由心神失养或心神不安所致。以经常不能获得正常睡眠为特征的一种病证。主要表现为睡眠时间、深度的不足,轻者入睡困难,或寐而不酣,时寐时醒,或醒后不能再寐,重则彻夜不寐。

二 历史沿革

①不寐在《内经》称为"不得卧""目不瞑"。《素问·逆调论》有"胃不和则卧不安"的记载。

②张仲景提出"虚劳虚烦不得眠,酸枣仁汤主之"的论述,至今临床仍有应用价值。

③《景岳全书·不寐》中将不寐病机概括为有邪、无邪两种类型。"其所以不安者,一由邪气之扰,一由营气不足耳。有邪者多实证,无邪者皆虚证。"

三 病因病机

1.病因

饮食不节;情志失常;劳逸失调;病后体虚。

2.病机

(1)基本病机

阳盛阴衰,阴阳失交。

(2)病位

主要在心,与肝、脾、肾密切相关。

(3)病理性质

有虚实两端。肝郁化火,痰热内扰,心神不安者属实,心脾两虚,心胆气虚,心肾不交属虚,但久病可表现为虚实兼夹,或为瘀血所致。(199149、199966、2004148)

四 辨证论治

1.辨证要点

(1)辨受病脏腑

由于受累脏腑不同,临床表现的兼证亦各有差别,

不寐主要病位在心,但肝胆脾胃肾等脏腑若出现阴阳气血失调,亦可扰动心神而发不寐。若兼有急躁易怒多为肝火内扰;若有不思饮食、腹胀、便溏、面色少华多为脾虚不运;若有腰酸、心烦、心悸、头晕、健忘多为肾阴虚,心肾不交;嗳腐吞酸多为胃气不和。

(2)辨病情轻重久暂

本病轻者仅有少眠或不眠,病程短,舌苔腻、脉弦滑数多见,以实证为主。重者则彻夜不眠,病程长,易反复发作,舌苔较薄,脉沉细无力,多以虚证为主。

(3)辨证结合临床辅助检查

详细询问病史,患者除失眠外的其他症状和阳性体征对疾病的诊断有重要的指导意义。必要时做相关检查,排除如肿瘤疼痛、呼吸衰竭、心力衰竭、骨折等引起不寐的器质性病变。不寐的确诊可采用多导睡眠图来判断:①测定其平均睡眠潜伏期时间延长大于30分钟;②测定实际睡眠时间减少,小于6.5小时/夜;③测定觉醒时间增多,大于30分钟/夜。

2.治疗原则

(1)基本原则

补虚泻实,调整脏腑阴阳。

(2)实证虚证

治疗当以补虚泻实,调整脏腑阴阳为原则。实证泄其有余,如疏肝泻火,清化痰热,消导和中;虚证补其不足,如补益心脾,滋阴降火,益气镇惊安神。在此基础上加安神之品。

3.辨证论治

(1)实证

①肝火扰心证(2009169、1996116)

• 临床表现:不寐,性情急躁易怒,不思饮食,口渴喜饮,目赤口苦,小便黄赤,大便秘结,舌红,苔黄,脉弦而数。

• 治法:疏肝泻热,镇心安神。

• 代表方:龙胆泻肝汤加味。若肝胆之火上炎,彻

夜不寐,头晕目眩,头痛欲裂,便秘可用当归龙荟丸。(1996159、200568、200272、200861)

②痰热扰心证

· 临床表现:不寐心烦,痰多胸闷,恶食嗳气,吞酸恶心,头重口苦,目眩,苔腻而黄,脉滑数。

· 治法:清热化痰,和中安神。

· 代表方:黄连温胆汤加减。(201746)

· 加减:若痰食阻滞,胃中不和者,可合用半夏秫米汤。若痰热重而大便不通者,可用礞石滚痰丸。

真题 【2017.46】

患者男性,59岁。近2周心烦不寐,胸闷脘痞,口苦目眩,舌红苔黄腻,脉滑数。治宜选用

A.连朴饮 B.酸枣仁汤
C.半夏秫米汤 D.黄连温胆汤

【答案】D

(2)虚证

①心脾两虚证(2012170)

· 临床表现:多梦易醒,心悸健忘,头晕目眩,肢倦神疲,饮食无味,面色少华,舌淡,苔薄,脉细弱。

· 治法:补养心脾,养血安神。

· 代表方:用归脾汤主之。(200799)本证亦有以归脾汤、养心汤二方化裁同用而收效者。

真题 【2012.170】

下列各项中,可用归脾汤治疗的病证有

A.气血亏虚眩晕
B.心脾两虚不寐
C.气血亏虚内伤发热
D.心阴不足盗汗

【答案】ABC

②心胆气虚证

· 临床表现:不寐多梦,易于惊醒,胆怯心悸,遇事善惊,气短倦怠,小便清长,舌淡,脉弦细。

· 治法:益气镇惊,安神定志。

· 代表方:安神定志丸合酸枣仁汤加减。(199365、200058、200161、199761、200798)

· 加减:若血虚阳浮,虚烦不寐者,宜用酸枣仁汤。(199298、199560、2006103、200752)

病后血虚肝热而不寐者,宜用琥珀多寐丸。(199297)若心肾不交,虚阳上扰者,可用交泰丸。(五版教材)

③心肾不交证(2011106)

· 临床表现:心烦不寐,入睡困难,心悸多梦,伴头晕耳鸣,腰膝酸软,潮热盗汗,男子遗精,女子月经不调,舌红少苔,脉细数。

· 治法:滋阴降火,交通心肾。

· 代表方:六味地黄丸合交泰丸加减。

· 加减:若心阴不足为主者,天王补心丹加减。阴血不足,心火亢盛,用朱砂安神丸。

◎提示▶▶▶七版教材有阴虚火旺证型,新版无。建议看一下。

五 心悸与不寐的转化

不寐一证,多为情志所伤、劳逸失度、久病体虚、五志过极、饮食不节等引起阴阳失交、阳不入阴而形成。心悸也可由这些病因导致。心悸与不寐虽属于两种疾病,但临床可以一起出现,因为病机相同,可以相互转化,互为疾病。

六 临证备要

1.治疗不寐应掌握三个要领

①注意调整脏腑气血阴阳的平衡。如补益心脾,应佐以少量醒脾运脾药,以防碍脾;交通心肾,用引火归原的肉桂,其量宜轻;益气镇惊,常需健脾,慎用滋阴之剂;疏肝泻火,注意养血柔肝,以体现"体阴用阳"之意。"补其不足,泻其有余,调其虚实",使气血调和,阴平阳秘。

②在辨证论治基础上,根据不寐虚实的不同,加用重镇安神或养血安神之品。安神的方法有养血安神、清心安神、育阴安神、益气安神、镇惊安神、安神定志等不同,可随证选用。

③注意精神治疗的作用。消除顾虑及紧张情绪,保持精神舒畅。

2.活血化瘀法的应用

长期顽固性不寐,临床多方治疗效果不佳,伴有心烦,舌质偏暗,有瘀点者,依据古训"顽疾多瘀血"的观点,可从瘀论治,选用血府逐瘀汤。

小试牛刀

1.虚证不寐的病理变化,主要与下列哪项有关:
　　A.阴血不足 B.气血两虚
　　C.脾虚胃弱 D.胆虚有热
　　E.阳气不足

2.下列哪项不是不寐的主要病因:
　　A.思虑劳倦,伤及心脾
　　B.心虚胆怯,心神不安
　　C.阴虚火旺,肝火扰心
　　D.阳不交阴,水火不济
　　E.瘀血阻络,心失所养

3.不寐多梦,易于惊醒,胆怯心悸,气短倦怠,舌淡脉细者,主方是:
　　A.归脾汤 B.养心汤
　　C.安神定志丸 D.酸枣仁汤
　　E.枕中丹

4. 患者两年来,因工作繁忙劳累,时觉心中烦急,夜不能寐,或寐而多梦常有惊醒,心悸,头晕健忘,舌淡红,苔薄白,脉弦细,证属血虚阳浮者,治疗当选:
    A. 安神定志丸
    B. 酸枣仁汤
    C. 琥珀多寐丸
    D. 归脾汤
    E. 朱砂安神丸

5. 某患者,36 岁。平素性情急躁易怒,近日因工作不顺而致失眠,不思饮食,口渴喜饮,口苦目赤,小便短赤,舌红苔黄,脉象弦数。治疗选用:
    A. 柴胡疏肝散
    B. 丹栀逍遥散
    C. 黄连温胆汤
    D. 龙胆泻肝汤加味

    E. 滋水清肝饮

6. 治疗肝血不足,阴虚内热所致失眠的最佳选方是:
    A. 朱砂安神丸
    B. 甘麦大枣汤
    C. 天王补心丹
    D. 酸枣仁汤

7. 治疗不寐肝火扰心证,应首选:
    A. 栀子清肝汤
    B. 龙胆泻肝汤
    C. 当归龙荟丸
    D. 丹栀逍遥散

■ 参 考 答 案

1. A   2. E   3. C   4. B   5. D
6. D   7. B

◇ 基础篇 ◇

中医内科学

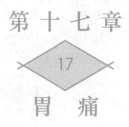

第十七章

胃痛

■ 考纲要求

胃痛的概念、历史沿革、病因病机、辨证要点、分证论治、鉴别诊断、预防调摄及临证备要。

■ 考点解析

一 概念

胃痛,又称胃脘痛,是以上腹胃脘部近心窝处经常发生疼痛为主证。(1993154)

二 历史沿革

①《证治准绳·心痛胃脘痛》曰:"或问丹溪言痛即胃脘痛然乎?曰心与胃各一脏,其病形不同,因胃脘痛处在心下,故有当心而痛之名,岂胃脘痛即心痛者哉?"

②《医学正传·胃脘痛》也说:"古方九种心痛……详其所由。皆在胃脘,而实不在于心也。"

③《四明心法·吞酸》说:"凡为吞酸尽属肝木,曲直作酸也。河间主热,东垣主寒,毕竟东垣是言其因,河间言其化也。盖寒则阳气不舒,气不舒则郁而为热,热则酸矣;然亦有不因寒而酸者,尽是木气郁甚,熏蒸湿土而成也,或吞或吐也。又有饮食太过,胃脘膜塞,脾气不运而酸者,是佛郁之极,湿热蒸变,如酒缸太甚则酸也。然总是木气所致。"可知吐酸一证,虽分寒热两端,总之治肝为根本。

④直至金元时期,《兰室秘藏》首立"胃脘痛"一门,将胃脘痛的证候、病因病机和治法明确区别于心痛,使胃痛成为独立的病证。

三 病因病机

1.病因

感受外邪、内伤饮食,情志失调,体虚久病损害。(1996160、1991150)

2.病机

(1)基本病机

胃气郁滞,失于和降,不通则痛。(2001154)

(2)病理性质

胃痛早期由外邪、饮食、情志所伤者,多为实证;后期常为脾胃虚弱,但往往虚实夹杂,如脾胃虚弱夹湿、夹瘀等。

(3)胃痛的病变部位

胃,但与肝、脾的关系极为密切。

(4)胃痛的病理因素

以气滞为主,并见寒凝、热郁、湿阻、血瘀。

四 辨证论治

1.辨虚实

虚者病程多长,痛处喜按,饥时痛著,纳后痛减,体弱脉虚。属虚者应进一步辨气虚阳虚与阴虚。实者多病程短,痛处拒按,饥时痛减,纳后痛增,体壮脉盛。属实者应进一步辨别不同的病理因素为病。

2.辨寒热

胃痛遇寒者痛甚,得温痛减,泛吐清水者为寒证;胃脘灼痛,痛势急迫,喜凉恶热,泛吐酸水者为寒证。寒与热均有虚实之分。

3.辨气滞、血瘀

一般初病在气,久病在血。气滞者,多见胀痛,痛无定处,或攻窜两胁,疼痛与情志因素密切相关;血瘀者,疼痛部位固定不移,持续疼痛,入夜加重,舌质紫暗或有瘀斑,或兼见呕血、便血。

4.辨兼夹证

五 治疗原则

以理气和胃止痛为主,再须审证求因,辨证施治。邪盛以祛邪为急,正虚以养正为先。虚实夹杂者,则又当邪正兼顾,祛邪扶正并举。

六 分证论治

(1)寒邪客胃证

①临床表现:胃痛暴作,拘急冷痛,恶寒喜暖,脘腹得温则痛减,遇寒则痛增,口淡不渴,喜热饮,苔薄白,脉弦紧。

②治法:温胃散寒,理气止痛。(201560)

真题【2015.60】

患者胃痛暴作,恶寒喜暖,口淡不渴,舌淡苔白,脉弦

紧。治宜选用

A. 辛开苦降,缓急止痛　　B. 温胃散寒,行气止痛
C. 健脾和胃,行气止痛　　D. 理气和胃,缓急止痛

【答案】B

　　③代表方:香苏散和良附丸加味。若因过食生冷,夹有宿食停滞,兼见胸脘痞闷,嗳气或呕吐者加保和丸;若寒邪郁久化热加半夏泻心汤。(201260、200267)

　　(2)宿食积滞

　　①临床表现:胃痛,脘腹胀满,嗳腐吞酸,或吐不消化食物,吐食或矢气后痛减,或不思饮食,大便不爽,苔厚腻,脉滑。(1999120)

　　②治法:消食导滞,和中止痛。

　　③代表方:保和丸加减。(2009163、2015164)如服上药不效,胃脘痛胀而便闭者,可合用小承气汤。或改用枳实导滞丸以通腑行气,胃痛急剧而拒按,伴见苔黄燥便秘者,为食积化热成燥,则合用大承气汤。(201062)

真题【2015.164】

可选用保和丸治疗的病证是

A. 腹痛属饮食积滞者　　B. 胃痛属饮食伤胃证者
C. 呕吐属食滞内停证者　　D. 泄泻属食滞肠胃证者

【答案】ABCD

　　(3)肝气犯胃证

　　①临床表现:胃脘胀闷,攻撑作痛,脘痛连胁,嗳气频繁,大便不畅,每因情志因素而痛作,嗳气矢气而痛舒,苔多薄白,脉沉弦。(200670、1999119)

　　②治法:疏肝解郁,理气止痛。

　　③代表方:柴胡疏肝散为主方。泛吐酸水者加左金丸。患者性情急躁易怒,胃脘胀痛,嘈杂泛酸,口干而苦,大便秘结,面红目赤,舌质红苔黄,脉弦数,宜用化肝煎或丹栀逍遥散合左金丸。(201269)

　　(4)湿热中阻证

　　①临床表现:胃脘灼痛,吐酸嘈杂,痛势急迫,脘闷灼热,口干口苦,口渴而不欲饮,纳呆恶心,小便色黄,大便不畅,舌红,苔黄腻,脉滑数。

　　②治法:清化湿热,理气和胃。

　　③代表方:清中汤加减。(200960)

　　(5)瘀血停滞

　　①临床表现:胃脘刺痛,痛有定处而拒按,或疼痛延久屡发,食后痛甚,或见吐血便黑,舌质紫黯,脉涩。

　　②治法:化瘀通络,理气和胃。

　　③代表方:失笑散合丹参饮加减。(201739)若呕血便黑,面色萎黄,四肢不温,舌淡脉弱无力者,属脾胃虚寒,脾不统血,可用黄土汤。(200160)若失血日久,心悸少气,多梦少寐,体倦纳差,唇白舌淡,脉虚弱者,可用归脾汤。瘀血停滞兼阴血不足所致胃

痛,可用调营敛肝汤。(200361)(五版教材)。

真题【2017.39】

患者男性,45岁。胃痛反复发作6年,刻下症见:胃痛脘满,痛有定处,夜间疼痛影响睡眠,食少吞酸,舌暗苔白,脉弦。治宜选用

A. 四七汤和芍药甘草汤
B. 失笑散合丹参饮
C. 柴胡疏肝散和香苏散
D. 良附丸合左金丸

【答案】B

　　(6)胃阴不足证

　　①临床表现:胃痛隐隐有时嘈杂似饥而欲食,口燥咽干,大便干结,舌红少津,或光剥无苔,脉细数。(199356、2018146)

　　②治法:养阴益胃,和中止痛。

　　③代表方:益胃汤加味(2013167)若胃中嘈杂或吞酸者,可加左金丸以制酸和胃。

◈提示▶▶▶五版教材中用一贯煎合芍药甘草汤加减。

真题【2018.146】

阴虚胃痛的主要特点有

A. 胃痛隐隐　　B. 饥不欲食
C. 口淡不渴　　D. 胃痛连胁

【答案】AB

真题【2013.167】

胃痛隐隐,饥不欲食,口干咽燥,乏力便干,舌红少津,脉细数者,治宜选用

A. 黄芪建中汤　　B. 益胃汤
C. 一贯煎　　D. 香砂六君子汤

【答案】BC

　　(7)脾胃虚寒证

　　①临床表现:胃痛隐隐,绵绵不休,喜温喜按,空腹痛甚,得食痛减,泛吐清水,纳差,神疲乏力,甚则手足不温,大便溏薄,舌淡苔白,脉虚弱或迟缓。

　　②治法:温中健脾,和胃止痛。

　　③代表方:黄芪建中汤加减。(199965)若泛吐酸较多或胃有振水声,配用苓桂术甘汤温化饮邪。

　　如寒胜而痛甚,呕吐肢冷,可用大建中汤或理中丸。又有胃痛治不及时或治不如法,形成寒热错杂者,常见胃脘痞硬,干噫食臭,腹中雷鸣下利,舌苔黄白相兼,脉弦数者(200668),可与《伤寒论》之甘草泻心汤以辛开苦降,和胃消痞。(200059)(五版教材)。

　　(8)肝胃郁热证

　　临床表现:胃脘灼痛,烦躁易怒,烦热不安,胁胀不舒,泛酸嘈杂,口干口苦,舌红苔黄,脉弦或数。

　　治法:平逆散火,泄热和胃。

　　代表方:化肝煎。

七　胃痛与真心痛的鉴别诊断

1.胃痛

又称胃脘痛,是以上腹胃脘部近心窝处经常发生疼痛为主证。

2.真心痛

真心痛是胸痹心痛的严重证候。多见于老年人,常有胸痹病史,一般为胸膺部闷痛,刺痛或绞痛,疼痛剧烈,痛引肩背,常伴心悸气短,汗出肢冷,唇甲紫绀等症状,病情危急。其病史、病机要点,病变脏腑,临床特征及其预后等方面,与胃痛有明显区别。

八　胃病的调护特点

胃病三分靠药,七分靠养。所以胃病患者在平时的饮食上要注意不可暴饮暴食,贪食生冷,油腻的食品。要少食多餐,禁酒忌辣,注意调摄。

九　临证备要

①治肝可以安胃。肝胃失调所致胃痛十分常见,主要有以下情况:一为疏泄太过,木旺克土,治疗以抑肝气、泻肝火为主,并重视酸甘之品以敛肝、缓肝的运用;二为疏泄不及,木郁土壅,治疗宜用辛散之品,疏肝理气;三为脾胃亏虚,土虚木乘,通过健脾益气、益养胃阴以培土,酌配酸敛以抑肝。而辛开苦降以泄肝安胃止痛则在胃痛肝胃失调的证候的治疗中有广泛的应用。

②注意"忌刚用柔"。理气和胃止痛为治疗胃痛的大法,但久用辛香理气之剂易耗阴伤气,尤其肝胃郁热、胃阴不足患者,治疗时辛香热燥、苦寒清热的药物不宜多用,以免损伤胃气,耗伤胃阴,宜"忌刚用柔"。如治疗胃阴不足证,应在养阴清热基础上疏肝调气,如用沙参、麦冬、玉竹、石斛、山药等甘凉濡润之品以养阴清热;用乌梅、木瓜、白芍、山楂、甘草等酸甘之品以养阴柔肝;用玫瑰花、佛手、绿萼梅、香橼等辛平之品以疏肝理气。

③合理运用活血祛瘀药。慢性胃痛多兼有血瘀,即"久病入络""胃病久发,必有聚瘀",治疗应重视活血祛瘀药的运用。同时根据不同证候配合其他治法方药,如瘀热者,配用赤芍、茜草根等以凉血活血;瘀毒者,配用半枝莲、白花蛇舌草等以解毒祛瘀;气虚者,配用黄芪、党参等以益气行血;阴虚者,配用沙参、麦冬等以养阴畅血。

④久痛防变。中年以上患者,胃痛经久不愈,痛无定时,消瘦无力,贫血,当防恶性病变,应注意及时检查调治。

■ 小试牛刀

1.下列哪项不是胃阴亏虚之胃痛的主证:
- A.胃痛隐隐　　　　　　　B.泛酸嘈杂
- C.口燥咽干　　　　　　　D.大便干燥

2.**胃脘隐痛,喜温喜按,得食痛减,神疲乏力,手足欠温,纳差便溏,舌淡苔白,脉迟缓,治疗选用:**
- A.良附丸　　　　　　　　B.理中丸
- C.小建中汤　　　　　　　D.黄芪建中汤

3.**胃脘疼痛痞硬,干噫食臭,肠鸣不利,舌苔黄白相兼,脉弦数,治宜:**
- A.消食导滞,理气和胃
- B.温中健脾,消导和胃
- C.辛开苦降,和胃消痞
- D.泄热和中,健运脾胃

4.**胃痛日久未愈,症见便血紫暗,甚则色黑,腹部隐痛,喜热饮,便溏,面色萎黄,神倦懒言,舌质淡,脉细弱,治宜选用:**
- A.补中益气汤　　　　　　B.黄芪建中汤
- C.当归补血汤　　　　　　D.黄土汤

5.**胃脘痞硬而痛,干噫食臭,腹中雷鸣下利,舌苔黄白相兼,脉弦数。其证候是:**
- A.饮食停滞　　　　　　　B.肝胃郁热
- C.寒湿中阻　　　　　　　D.寒热错杂

6.**呕吐酸水,嗳气频作,胸胁闷痛,舌苔薄腻,脉弦。其病机是:**
- A.外邪入里化热　　　　　B.胃中蕴热
- C.肝气犯胃　　　　　　　D.饮食停滞

■ 参考答案

1.B　　　2.D　　　3.C　　　4.D　　　5.D
6.C

第十八章

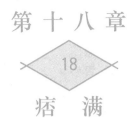

痞 满

考纲要求

痞满的概念、历史沿革、病因病机、辨证要点、分证论治、预防调摄、转归预后及临证备要。

考点解析

一 概念

痞满是由于中焦气机阻滞,脾胃升降失职,出现脘腹满闷不舒为主症的病证。以自觉胀满、触之无形、按之柔软、压之无痛为临床特点。

二 历史沿革

痞满在《内经》中称"痞""痞塞"和"痞隔"等。痞满病名首见于《伤寒论》,"满而不痛者,此为痞"。

三 病因病机

1.病因

痞满的成因为感受外邪、内伤饮食,情志失调,体虚久病。

2.基本病机

中焦气机不利,脾胃升降失职。

3.基本病位

在胃,与肝、脾的关系密切。

4.病理性质

不外虚实两端,实者实邪内阻(食积、痰湿、外邪、气滞等),虚为脾胃虚弱(气虚或阴虚),虚实夹杂者两者兼而有之。

四 辨证论治

1.辨证要点

首辨虚实。实证:痞满能食,食后尤甚,饥时可缓,伴便秘,舌苔厚腻,脉实有力;虚证:饥饱均满,食少纳呆,大便清利,脉虚无力。

次辨寒热。寒证:痞满绵绵,得热则减,口淡不渴,或渴不欲饮,舌淡苔白,脉沉迟或沉涩;热证:痞满势急,口渴喜冷,舌红苔黄,脉数。

辨在经(气)与在络(血)。初得病者,气机不畅,病位表浅,责之在经,或每于情志不畅时加重,嗳气觉舒;失治误治,气滞血瘀,病位入里,络脉瘀阻,舌质紫暗,或见瘀斑瘀点,身体消瘦,甚则聚为有形实邪,产生噎膈等变证。

辨胃痞与腹胀。胃痞病位在胃脘,属上腹部,腹胀病位在中下腹部,若二者同时出现,则称为脘腹胀满。腹胀的病机为腑气不畅,传导失司,故治疗上总以行气消胀为法则,使气下行,通畅腑气。

2.治疗

以调理脾胃升降、行气除痞消满为基本法则。

3.分证论治

(1)实痞

①饮食内停证

· 临床表现:脘腹痞闷而胀,进食尤甚,拒按,嗳腐吞酸,恶食呕吐,或大便不调,矢气频作,味臭如败卵,舌苔腻,脉滑。

· 治法:消食和胃,行气消痞。

· 代表方:保和丸加减。若食积化热,大便秘结者,用枳实导滞丸;兼脾虚便溏者用枳实消痞丸消痞除满。

②痰湿中阻证

· 临床表现:脘腹痞塞不舒,胸膈满闷,头晕目眩,身重困倦,呕恶纳呆,口淡不渴,小便不利,舌苔白厚腻,脉沉滑。

· 治法:燥湿健脾,化痰理气。

· 代表方:平胃散合二陈汤加减。如渴不欲饮,饮入即吐,合用五苓散;痰湿郁久化热而口苦苔黄,可用黄连温胆汤。(201848)

③寒热错杂证

· 临床表现:心下痞满,纳呆呕恶,嗳气不舒,肠鸣下利;舌淡苔腻,脉濡或滑。

· 治法:辛开苦降,寒热平调。

· 代表方:半夏泻心汤。

④外寒内滞证

· 临床表现:脘腹痞闷,不思饮食,嗳气呕恶,恶寒发热,头痛无汗,身体疼痛,大便溏薄,舌苔薄白或白腻,脉浮紧或濡。

基础篇

中医内科学

- 治法:理气和中,疏风散寒。
- 代表方:香苏散。

真题【2018.48】

患者女性,30岁。1月来脘腹痞塞不舒,不思饮食,恶心欲呕,泛吐痰涎,头晕目眩,体位变化时眩晕加重,舌苔白腻,脉沉。治疗宜选

A.小陷胸汤   B.二陈平胃散

C.枳实消痞丸 D.半夏泻心汤

【答案】B

真题【2016.61】

患者脘腹痞闷,嘈杂不舒,恶心呕吐,口干不欲饮,口苦纳少,舌红苔黄腻,脉滑数,治宜

A.清热化湿,和胃疏肝 B.清热化湿,和胃消痞

C.清肝消热,和胃消痞 D.疏肝解郁,和胃降逆

【答案】B

- 代表方:泻心汤合连朴饮加减。(201759)如寒热错杂,用半夏泻心汤。(201760、201761)

⑤肝郁气滞证

- 临床表现:脘腹痞闷,胸胁胀满,心烦易怒,善太息,呕恶嗳气,或吐苦水,大便不爽,舌质淡红,苔薄白,脉弦。

- 治法:疏肝解郁,和胃消痞。

- 代表方:越鞠丸合枳术丸加减。气郁明显,胀满较甚者,用五磨饮子。郁而化火,嘈杂反酸可合用左金丸。

(2)虚痞

①脾胃虚弱证

- 临床表现:脘腹满闷,时轻时重,喜温喜按,纳呆便溏,神疲乏力,少气懒言,语声低微,舌质淡,苔薄白,脉细弱。

- 治法:补气健脾,升清降浊。

- 代表方:补中益气汤加减。四肢不温,阳虚明显者合理中丸;舌苔厚腻,湿浊内蕴者用香砂六君子汤。

②胃阴不足证

- 临床表现:脘腹痞闷,嘈杂,饥不欲食,恶心嗳气,口燥咽干,大便秘结,舌红少苔,脉细数。

- 治法:养阴益胃,调中消痞。

- 代表方:益胃汤加减。

五 痞满的预防调摄

①节制食欲,宜清淡,忌肥甘厚味,辛辣醇酒。

②乐观开朗,心情舒畅。

③慎起居,适寒暑,防六淫。

④适当功能锻炼。

六 痞满的转归预后

尽管病情迁延反复,但一般预后较好。

七 临证备要

1.久痞虚实夹杂,寒热并见者,治宜温清并用,辛开苦降

痞满虽有虚实寒热之别,但在病变过程中,常出现虚实相兼、寒热错杂等复杂证型。如脘腹灼热嘈杂、口苦、苔黄腻,与肠鸣辘辘、腹中冷痛、下利清稀互见得胃热肠寒证;或脘腹痞闷、喜温喜按、得热则减,与腹胀便秘、食热为甚得胃寒肠热证。对此,应效法仲景诸泻心汤法,辛开苦降,温清并用,补泻同施,以达辛开苦降甘调,泻不伤正,补不滞中的目的。诸泻心汤主要针对胃热肠寒证所设,对于胃寒肠热之证可选用枳实消痞丸、枳实导滞丸等消补兼施,苦降辛开。

2.久痞由气及血,痰瘀内生者,治宜软坚散结,化瘀活血

因痞满以自觉胀满、疼痛不著、触之无形为临床特点,因此一般不从痰浊瘀血论治。但痞满在临床上具有病情迁延,反复发作,易发作为积聚、噎膈、癌病等病变的特点,根据"怪病多痰""久病多瘀",可以我们有理由认为由气及血,痰瘀内生是痞满迁延不愈的重要病机。早在《类证治裁·痞满论治》中即云:"痰夹瘀血,成窠囊,作痞,脉沉涩,日久不愈,惟悲哀抑郁之人有之,宜从血论治。"因此对于久治不愈的痞满,可考虑应用软坚散结,化痰活血的治法,选用莪术、三棱、乳香、没药、山慈菇、土鳖虫等药物。

小试牛刀

1.患者以胃脘痞塞,满闷不舒为主,按之柔软,压之不痛,望无胀形。发病缓慢,时轻时重,反复发作,病程漫长。多因饮食、情志、起居、寒温等因素诱发。其诊断是:

A.胃痛   B.鼓胀

C.痞满   D.胸痹

2.患者脘腹痞闷,嘈杂,饥不欲食,恶心嗳气,口燥咽干,大便秘结,舌红少苔,脉细数。其治法是:

A.补气健脾,升清降浊 B.养阴益胃,调中消痞

C.清热化湿,和胃消痞 D.疏肝解郁,和胃消痞

3.患者脘腹痞塞不舒,胸膈满闷,头晕目眩,身重困倦,呕恶纳呆,口淡不渴,舌苔白厚腻,脉沉滑。治疗应首选:

A.保和丸   B.泻心汤

C.平胃散合二陈汤 D.越鞠丸

参考答案

1.C 2.B 3.C

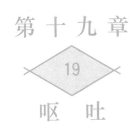

第十九章

呕 吐

考纲要求

呕吐的概念、历史沿革、病因病机、辨证要点、分证论治、鉴别诊断、转归预后、预防调摄及临证备要。

考点解析

一 概念

呕吐是一个症状,由于胃失和降,气逆于上,迫使胃中之物从口中吐出,所引起的病证。前人以有物有声谓之呕,有物无声谓之吐,无物有声谓之干呕。

二 历史沿革

①《灵枢·四时气》谓:"邪在胆,逆在胃,胆液泄,则口苦,胃气逆,则呕苦。"认为呕吐可由寒气、火热、湿浊、饮食以及胆气犯胃等引起。

②《金匮要略》对呕吐脉证治疗阐发甚详,不仅提出了一些现在仍然行之有效的方剂,而且认识到呕吐有时又是人体排出胃中有害物质的保护性反应,此时治疗,不应止呕,当因势利导,驱邪外出。如《金匮要略·呕吐哕下利病》说:"夫呕家有痈脓,不可治呕,脓尽自愈。"

三 病因病机

1.病因

呕吐的成因为外邪犯胃,饮食不节,情志失调,脾胃虚弱。

2.病机

(1)发病机理

总为胃失和降,气逆于上。(200961、2005102)

(2)病理表现

不外有虚实之分,实者因外邪、食滞、痰饮、肝气等邪气犯胃,脾胃虚寒或胃阴不足属虚,实与虚可相互转化。

(3)病变脏腑

主要在胃,还与肝、脾有密切的关系。

四 辨证论治

1.辨证要点

(1)辨虚实

呕吐一证,当以辨虚实为纲。实证多由外邪、饮食所伤,发病较急,病程较短,呕吐量多,呕吐物多有酸臭味;虚证多为脾胃运化功能减退,发病缓慢,病程较长。常伴有精神萎靡,倦怠乏力,脉弱无力等症。属虚者常有脾胃气虚和胃阴不足的区别。

(2)辨呕吐特点

若发病急,伴有表证者,属于外邪犯胃;呕吐酸腐量多,气味难闻者,为宿食留胃;呕吐清水痰涎,胃脘如囊裹水者,属痰饮内停;呕吐泛酸,抑郁善怒者,则多属肝气郁结;呕吐苦水者,多因胆热犯胃;反复发作,纳多即吐者,属脾胃气虚;干呕嘈杂,或伴有口干、似饥而不欲食者,为胃阴不足。

2.治疗

以和胃降逆止呕为原则。实证因邪气犯胃,浊气上逆所致,治以祛邪解表,消食化痰之法以求邪去胃安呕止之效;虚证乃中阳不振,或胃阴不足,失其和降而成,治以扶正为主,或温中健胃,或滋养胃阴。如虚实夹杂,应适当兼顾。

3.分证论治

(1)实证

①外邪犯胃证

• 临床表现:突然呕吐,频频泛恶,可伴发热恶寒,头身疼痛,胸脘满闷,苔白腻,脉濡。

• 治法:疏邪解表,化浊和中。

• 代表方:藿香正气散加减。(201261、2007158、199968)如感受秽浊之气,忽然呕吐,可先吞服玉枢丹以辟浊止呕。

(真题)【2012.61】

患者突然呕吐,发热恶寒,胸脘满闷,舌苔白腻,脉濡。治宜选用

A.藿香正气散　　　　B.黄连香薷饮

C.半夏厚朴汤　　　　D.小半夏汤

【答案】A

基础篇

中医内科学

②饮食停滞证

• 临床表现:呕吐酸腐量多,脘腹胀满,嗳气厌食,得食愈甚吐后反快,大便秽臭或溏薄或秘结,苔厚腻,脉滑实有力。

• 治法:消食化滞,和胃降逆。(2018101)

• 代表方:保和丸加减。如积滞较多,腹满便秘拒按者,可合用小承气汤。若胃中积热上冲,食已即吐,口臭而渴,苔黄脉数者,宜用大黄甘草汤合橘皮竹茹汤。(1991153、2015164)

真题【2018.101】

呕吐食物酸腐,脘腹胀满,苔厚腻,脉滑,治宜

A. 温中化饮,和胃降逆　　B. 健脾化痰,和胃降逆

C. 疏肝健脾,和胃降逆　　D. 消食化滞,和胃降逆

【答案】D

③痰饮内阻证

• 临床表现:呕吐多为清水痰涎,胃部如囊裹水,脘闷不食,头眩心悸,或逐渐消瘦,苔白腻,脉滑。(201360)

真题【2013.60】

患者呕吐清水痰涎,脘闷食少,头晕心悸,舌淡,苔白滑,脉弦滑。其辨证是

A. 痰湿中阻　　　　　　B. 脾虚湿阻

C. 寒湿犯胃　　　　　　D. 饮停于胃

【答案】D

• 治法:温化痰饮,和胃降逆。

• 代表方:小半夏汤合苓桂术甘汤加减。(199759、2014165)如痰郁化热,壅阻于胃,胃失和降,出现胸膈烦闷、心烦、少寐、恶心呕吐等证,可用黄连温胆汤。

◎提示▶▶▶此证型五版教材选用四七汤。

④肝气犯胃证

• 临床表现:呕吐吞酸,嗳气频繁,脘胁胀痛,舌边红,苔薄腻或微黄,脉弦。(201461)

真题【2014.61】

下列各项中,不属于呕吐肝气犯胃证临床表现的是

A. 脘胁胀痛　　　　　　B. 呕吐吞酸

C. 呕吐酸腐　　　　　　D. 嗳气频作

【答案】C

• 治法:疏肝和胃,降逆止呕。

• 代表方:四七汤加减。呕吐苦水或黄绿水者,属于"胆呕",多因胆热犯胃所致,宜黄连温胆汤合左金丸清泄胆火,降胃止呕。(2010165、200865)

(2)虚证

①脾胃虚寒证

• 临床表现:饮食稍有不慎,即易呕吐,时作时止,面色㿠白,倦怠乏力,口干而不欲饮,四肢不温,大便溏薄,舌质淡,脉濡弱。

• 治法:温中健脾,和胃降逆。

• 代表方:理中丸加减。若呕吐日久,肝肾俱虚,冲气上逆者可用来复丹镇逆止吐。

②胃阴不足证

• 临床表现:呕吐反复发作,时作干呕,口燥咽干,似饥而不欲食,舌红津少,脉多细数。

• 治法:滋养胃阴,降逆和胃。

• 代表方:麦门冬汤加减。(201561)

◎提示▶▶▶五版教材中有脾胃气虚证型,方选香砂六君子汤。

真题【2015.61】

患者干呕时作,饥不欲食,口干咽燥,舌红少津,脉细数。治宜选用

A. 沙参麦冬汤　　　　　B. 竹叶石膏汤

C. 生脉散　　　　　　　D. 麦门冬汤

【答案】D

五 呃逆与干呕、嗳气的鉴别

1. 干呕

无物有声谓之干呕乃胃气上逆,冲咽而出,发出呕吐之声。

2. 嗳气

胃气郁阻,气逆于上,冲咽而出,发出沉缓的嗳气声,常伴酸腐气味,食后多发,故张景岳称之为"饱食之气"。

3. 呃逆

古名为"哕",是以喉间呃呃连声,声短而频,令人不能自制为特征。

4. 三者区别

在病位上,呕吐、嗳气在胃,呃逆在膈肌;在病机上,三者都有胃气上逆,而呃逆还有膈间不利的因素存在。故临床特征各异,是不难分辨的。(1998160)

六 呕吐与反胃的转化

呕吐日久不愈,渐致脾胃虚寒,脾胃虚弱,中阳不振,水谷熟腐运化不及,食入胃中,脾胃虚寒不能腐熟水谷,导致朝食暮吐,暮食朝吐,渐成反胃。

七 呕吐的预防调摄

饮食失调是最常见病因,因此养成良好的饮食习惯,避免暴饮暴食,忌食生冷、辛辣、香燥之品,同时保持心情舒畅,根据病因积极治疗。

八 临证备要

1. 合理使用和胃降逆药物

胃气上逆是呕吐发病的关键,治疗呕吐当以和胃降逆为基本治法,故在审因论治中,不论何种治法,皆应配合和胃降逆药物,以顺应"胃气以下行为顺"的正

◇刘应科◇
考研中医综合复习指导

常生理功能,呕吐始能得止。处方宜精,选药宜少,以芳香醒脾之剂为宜,历代医家认为降逆止呕药中,以半夏、代赭石效力最著。而辛开苦降一法中,生姜味辛,黄连味苦,为该治法中具有代表性的药物,值得参用。

2.注意对因治疗

由于呕吐可涉及多种疾病,在辨证施治的同时,应结合辨病,明确发病原因,对因治疗以消除致呕之源。

3.不可见吐治吐

如遇饮食腐秽,停饮积痰,或误吞毒物,邪停上脘,欲吐不能或吐而未净者,不应止吐,当因势利导,给予探吐以祛除病邪。

4.合理运用下法

就一般而论,呕吐病位在胃,不应用下药攻肠。若呕吐属虚者,下之更有虚虚之弊。但下法又非所有呕吐之禁忌。胃与肠相连,同主运化,若呕吐因于胃肠实热,又兼大便秘结者,应及时使用下法,通其大便可折其上逆之势。

5.呕吐日久变证多

顽固性呕吐日久,多伤津损液耗气,甚至引起气随津脱等变证,应采取纠正脱水、调整水电解质平衡等措施,防治变证。

■小试牛刀

1.呕吐反复发作,时作干呕,口干咽燥,舌红津少,脉细数,病机是:

A. 胃阴不足,虚中有热
B. 气逆痰阻,胃气上逆
C. 脾胃阳虚,膈间不利
D. 肝气上乘,胃气上冲

2.患者胃病多年,近日呕吐,吐物多为清水痰涎,脘闷纳呆,头晕心悸,脉滑,苔白腻,治用何方:

A. 藿香正气散
B. 香砂六君子丸
C. 小半夏加茯苓汤
D. 小半夏汤合苓桂术甘汤

3.突发呕吐,伴有发热恶寒,头身疼痛,胸脘满闷,苔白,脉濡,治疗选用:

A. 荆防败毒散　　　　B. 新加香薷饮
C. 藿香正气散　　　　D. 半夏厚朴汤

4.突然呕吐,胸脘满闷,发热恶寒,头身疼痛,舌苔白腻,脉濡缓。其治疗宜选:

A. 二陈汤　　　　　　B. 藿香正气散
C. 平胃散　　　　　　D. 半夏厚朴汤合左金丸

5.治疗肝气犯胃所致呕吐,应首选:

A. 柴胡疏肝散　　　　B. 四七汤
C. 小柴胡汤　　　　　D. 五磨饮子

■参考答案

1. A　　　2. D　　　3. C　　　4. B　　　5. B

第二十章

考纲要求

噎膈的概念、历史沿革、病因病机、辨证要点、分证论治、鉴别诊断。

考点解析

一 概念

噎膈是由于食道干涩或食管狭窄导致吞咽食物哽噎不顺,饮食难下或食而复出的疾患。噎即噎塞,指吞咽之时哽噎不顺;膈为格拒,指饮食不下,或食入即吐。噎虽可单独出现,而又每为膈的前驱,故往往以噎膈并称。

二 历史沿革

①膈之病名,首见于《内经》。《素问·阴阳别论》云:"三阳结,谓之膈。"

②《证治汇补·噎膈》认为,噎"有气滞者,有血瘀者,有火炎者,有痰凝者,有食积者,虽有五种,总归七情之变",并提出"化痰行瘀"的治法。

③叶天士《临证指南医案·噎膈反胃》又明确指出噎膈的病机为"脘管窄隘"。

三 病因病机

1. 病因病机 (1996158、1993119)

(1)情志失调

多由忧思恼怒而成,忧思可以伤脾,气结痰凝,痰气交阻食道,于是渐生噎膈。

(2)饮食不节

酒食助湿生热,生痰;津伤耗损,痰热内结,使食道窄隘或咽管干涩,均能妨碍咽食而发生噎膈。

(3)年老体弱

胃痛、呕吐日久,饮食减少,气血化源不足,津液亏耗,胃脘枯槁;或年高体衰,精血亏损,气阴渐伤,津气失布,痰气瘀阻,而成噎膈。

2. 病机

(1)基本病机

总属气痰瘀交结,阻隔于食道、胃脘所致。

(2)病位

在食道,属胃所主。病变脏腑与肝、脾、肾三脏有关。

(3)病理性质

总属本虚标实。

3. 病理转归 (1992153)

一般而言,本病初期,以标实为主,由痰气交阻于食道和胃,故吞咽之时哽噎不顺,格塞难下,继而瘀血内结,痰、气、瘀三者交互搏结,胃之通降阻塞,上下不通,因此饮食难下,食而复出。久则气郁化火,或痰瘀生热,伤阴耗液,病由标实转为正虚为主,病情由轻转重。如阴津日益枯槁,胃腑失其濡养,或阴损及阳,脾胃阳气衰败,不能输化津液,痰气瘀结倍甚,多形成虚实夹杂之候。

四 辨证论治

1. 辨证

(1)辨病性的虚实

病之初期,多以实证为主,有情志失调和饮食不节之别。久病多为正虚邪实,虚中夹实。正虚者,津液枯槁,脾肾亏虚;邪实者,气滞痰结瘀血互相交结。

(2)辨病邪的轻重

哽噎不顺,胸胁胀痛,情志抑郁时加重,属气郁;吞咽梗阻,胸膈痞满,呕吐痰涎,属痰湿;饮食梗阻难下,胸膈疼痛,固定不移,面色晦暗,肌肤甲错者,属血瘀。

(3)辨病变的预后

2. 治疗

本病的治疗应分清标本虚实,主次兼顾。初期以标实为主,重在治标,宜理气、化痰消瘀、降火;后期以正虚为主,重在治本,宜滋阴润燥,或补气温阳。然噎膈之病,病机复杂,虚实每多夹杂,则当标本同治。

3.分证论治

(1)痰气交阻证

①临床表现:吞咽梗阻,胸膈痞闷,情志舒畅时可稍减轻,口干咽燥,大便燥结,舌质偏红,苔薄腻,脉弦滑。

②治法:开郁、化痰、润燥、降气。

③代表方:启膈散加减。(201837、200962、199563)泛吐痰涎甚多含化玉枢丹;脾胃虚弱,胸膈痞满,嗳气用木香顺气丸。

(2)津亏热结证

①临床表现:吞咽梗涩而痛,固体食物难入,汤水可下,形体逐渐消瘦,口干咽燥,大便干结,小便短赤,五心烦热,舌质红干,或带裂纹,脉细数。

②治法:滋阴清热,润燥生津。

③代表方:沙参麦冬汤加减。(2012107)食道干涩,口燥咽干,可饮五汁安中饮。食入即吐,吐物酸热者,改用竹叶石膏汤。

真题【2012.107】

噎膈,食入不下,心烦口干,胃脘灼热,大便干结,舌光红少津,脉细数,治宜选用

A.沙参麦冬汤　　　　B.化肝煎

C.竹叶石膏汤　　　　D.白虎加人参汤

【答案】A

(3)瘀血内结证

①临床表现:胸膈疼痛,食不得下而复吐出,甚至水饮难下,大便坚如羊屎,或吐出物如赤豆汁,面色晦滞,形体更为消瘦,肌肤枯燥,舌红少津,或带青紫,脉细涩。

②治法:破结行瘀,滋阴养血。(201562)

真题【2015.62】

患者饮食难下,呕吐物如赤豆汁,胸膈疼痛,形体消瘦,舌质紫暗,脉细涩。治宜选用

A.滋阴养血,破血行瘀　　B.益气滋阴,活血化瘀

C.清热凉血,破血行瘀　　D.开郁化痰,活血化瘀

【答案】A

③代表方:通幽汤加减。如服药即吐,难于下咽。可先服玉枢丹以开膈降逆,随后再服汤药。(201664)

真题【2016.64】

患者饮食难下,胸膈疼痛,肌肤干燥,形体消瘦,舌质紫暗,脉弱,治宜选用

A.凉膈散　　　　　　B.鳖甲煎丸

C.通幽汤　　　　　　D.膈下逐瘀汤

【答案】C

真题【2018.37】

患者,男,64岁,大量饮酒后出现吞咽梗阻,进食后胸脘满闷,呕吐痰涎,口干咽燥,舌红苔薄黄,脉弦滑,治法宜选用

A.疏肝解郁,和胃消痞　　B.健脾和中,理气化痰

C.开郁化痰,润燥降气　　D.理气和胃,降逆止呕

【答案】C

(4)气虚阳微证

①临床表现:长期吞咽受阻,饮食不下,面色㿠白,精神疲惫,形寒气短,泛吐清涎,面浮,足肿,腹胀,便溏,舌淡苔白,脉细弱。

②治法:温补脾肾。

③代表方:补气运脾汤加减。肾阳虚明显者,可用左归丸;中阳不足痰凝痰阻用理中汤。

五　噎膈、反胃、梅核气、呕吐的鉴别诊断

1.噎膈

痰气瘀互结于食管,阻塞食管,胃脘导致吞咽食物哽噎不顺,饮食难下,由胃复出的病证。

2.反胃

饮食入胃,脾胃虚寒,胃中无火,宿谷不化,经过良久,由胃返出之病。即食尚能入,停留胃中,朝食暮吐,方用丁香透膈散温中健脾,和胃降逆。

3.呕吐

外感,饮食,情志等因素导致胃气上逆所致。

4.梅核气

为无形之痰气阻于咽喉,自觉咽中如有物梗阻,吐之不出,咽之不下,但饮食咽下顺利。

小试牛刀

1.治疗痰气交阻之噎膈的首选方剂为:

A.香苏散　　　　　　B.柴胡疏肝散

C.旋覆代赭汤　　　　D.以上都不是

2.李某,患胃病多年,食后脘腹胀满,朝食暮吐,吐出宿谷不化,吐后即觉舒适,神疲乏力,面色少华,舌淡苔薄,脉象细缓无力。治疗选用:

A.理中汤　　　　　　B.丁香透膈散

C.大半夏汤　　　　　D.竹茹汤

参考答案

1.D　　　2.B

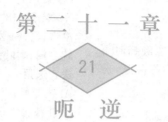

第二十一章

呃 逆

考纲要求

考纲要求

呃逆的概念、病因病机、辨证要点、分证论治。

考点解析

一 概念

呃逆是指胃气上逆动膈以气逆上冲,喉间呃呃连声,声短而频,令人不能自制为主证的一种疾病,应重点掌握其分证论治。

二 病因病机

1. 病因

(1)饮食不节

过食生冷或寒凉药物或过食辛热煎炒之品,或过用温补之剂,均可动膈而发生呃逆。

(2)情志不遂

恼怒抑郁,气机不利,则津液失布而滋生痰浊,若肝气逆乘肺胃,导致胃气夹痰上逆,亦能动膈而发生呃逆。

(3)正气亏虚

重病久病之后,气阴两虚,均可使胃失和降而发生呃逆。如病深及肾,则呃逆多为肾气失于摄纳,引动冲气上乘,夹胃气动膈所致。

(4)外邪犯胃

2. 病机(199564)

(1)基本病机

胃失和降,膈间气机不利,胃气上逆动膈。此外,肺气失于肃降,在发病过程中也起了一定的作用。

(2)病位

在膈,病变的关键脏腑在胃,还与肝、脾、肺、肾诸脏腑有关。

(3)胃失和降的病理因素

有寒气蕴蓄、燥热内盛、气郁痰阻及气血亏虚等方面。

(4)病理性质

虚实之分,实证多为寒凝、火郁、气滞、痰阻,胃失和

降;虚证每由脾肾阳虚,或胃阴耗损等正虚气逆所致。但亦有虚实夹杂并见者。

三 辨证论治

1. 辨证要点

(1)辨生理或病理性呃逆

呃逆应首先分清是生理现象还是疾病状态。普通人因情绪影响或快速吞咽食物,或吸入冷凉空气,可发生一时性气逆而作呃,经饮水,或闭气,或分散注意力而消失,无持续或反复发作者,为生理现象。若呃逆时常反复发作,或持续且难以自制,同时伴有其他症状者,为病理表现。

(2)辨虚实、寒热

呃逆有虚实之分。实证多为寒凝、火郁、气滞、痰阻等致胃失和降而产生,其呃声响亮有力,连续发作;虚证每由胃阴耗损,或脾肾阳虚等使正虚气逆引起,其呃声时断时续,气怯乏力。寒证因寒邪内舍,胃失和降,上逆动膈,呃声沉缓有力,遇寒凉更甚;热证属燥热伤胃,阳明腑气不顺,胃气上逆,呃声高响且短,气涌而出。

2. 治疗

以理气和胃,降逆平呃为基本治法。平呃要分清寒、热、虚、实,分别施以祛寒、清热、补虚、泻实之法。在此基础上,辅以降逆平呃之品,以利膈间之气。

(1)实证

属于胃家寒冷者,治宜温中祛寒;属于胃火上逆的,治以清降泄热。

(2)虚证

属于脾胃阳虚者,治宜补中益气,降逆和胃;属于胃阴不足者,治以生津养胃。

3. 分证论治

(1)实证

①胃中寒冷证(201741)

· 临床表现:呃声沉缓有力,膈间及胃脘不舒,得热

◇刘应科◇ 考研中医综合复习指导

则减,得寒愈甚,食欲减少,口淡不渴,舌苔白润,脉象迟缓。(199696)

· 治法:温中散寒,降逆止呃。

· 代表方:丁香散加减。(2018147)

真题【2018.147】

呃逆属胃寒证,治宜选用

A. 丁香散　　　　　　B. 丁香柿蒂散

C. 良附丸　　　　　　D. 启膈散

【答案】AB

真题【2017.41】

患者男性,19 岁。呃逆反复发作,呃声沉缓有力,胸膈胃脘不舒,遇寒加剧,得痛则减,口淡不渴,舌苔白润,脉缓。其辨证是

A. 胃中寒冷证　　　　B. 气机郁滞证

C. 脾胃阳虚证　　　　D. 肾阳亏虚证

【答案】A

②胃火上逆证

· 临床表现:呃声洪亮,冲逆而出,口臭烦渴,喜冷饮,小便短赤,大便秘结,舌苔黄,脉象滑数。(199695)

· 治法:清火降逆,和胃止呃。

· 代表方:竹叶石膏汤加减。(199557)如大便秘结,脘腹痞满,可合用小承气汤以通腑泄热,腑气通则胃气降,而呃逆自止。若胸膈烦热,大便秘结,用凉膈散攻下泻热。

③气机郁滞证

· 临床表现:呃逆连声,常因情志不畅而诱发或加重,伴有胸闷,纳减,脘胁胀闷,肠鸣矢气,舌苔薄白,脉象弦。

· 治法:理气解郁,降逆止呃。

· 代表方:五磨饮子加减。(200362)若气逆痰阻,则可有头目昏眩,或时有恶心,舌苔白腻,脉象弦滑,可合旋覆代赭汤、二陈汤化裁,以顺气降逆,化痰和胃。若气滞日久成瘀,瘀血内结,胸胁刺痛,久呃不止,用血府逐瘀汤加减。

(2)虚证

①脾胃阳虚证

· 临床表现:呃声低弱无力,气不得续,面色苍白,手足不温,食少困倦,舌淡苔白,脉象沉细弱。

· 治法:温补脾胃和中止呃。

· 代表方:理中丸加吴茱萸、丁香。若呃逆不止,心下痞硬,可合用旋覆代赭汤以重镇和中降逆。(七版教材)。如肾阳亦虚,见形寒肢冷,腰膝酸软,舌质胖嫩,脉象沉迟者,可加附子、肉桂以温肾助阳。若中气大亏,呃声低弱难续,食少便溏,体倦乏力,脉虚者,宜用补中益气汤。

②胃阴不足证

· 临床表现:呃声短促而不得续,口干舌燥,烦躁不安,舌质红而干或有裂纹,脉象细数。(199970)

· 治法:养胃生津,降逆止呃。

· 代表方:益胃汤加减。如神疲乏力,气阴两虚,则可合用西洋参或山药以益气生津。

小试牛刀

1. 呃逆的发生除由于胃气上逆所致以外,尚与下述何脏腑有关:

A. 脾　　　　　　　　B. 肝

C. 肺　　　　　　　　D. 肾

2. 呃声洪亮,冲逆而出,烦躁,口臭,渴喜冷饮,苔黄,脉滑数,治疗时宜用何方与柿子蒂相伍:

A. 白虎汤　　　　　　B. 玉女煎

C. 竹叶石膏汤　　　　D. 泻心汤

3. 热病之后,胃阴耗伤所致呃逆者,其特点为:

A. 呃声沉缓,得寒则去

B. 呃声洪亮,冲逆而出

C. 呃逆连声,遇怒加重

D. 呃声短促,常不连续

4. 呃逆频作,胸胁胀满,发作与情绪有关,纳食减少,肠鸣矢气,舌苔薄白,脉象弦,治疗宜选:

A. 半夏泻心汤　　　　B. 丁香柿蒂汤

C. 五磨饮子　　　　　D. 苏子降气汤

参考答案

1. ABCD　　2. C　　　3. D　　　4. C

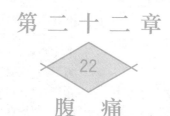

第二十二章

22

腹 痛

考纲要求

腹痛的概念、历史沿革、病因病机、辨证要点、分证论治、鉴别诊断、预防调摄及临证备要。

考点解析

一 概念

腹痛是指胃脘以下,耻骨毛际以上的部位发生疼痛的症状而言。在临床上极为常见,可出现于多种疾病中。

二 历史沿革

①《医学真传》说:"夫通则不痛,理也。但通之之法,各有不同,调气以和血,调血以和气,通也;下逆者使之上行,中结者使之旁达,亦通也;虚者助之使通,寒者温之使通,无非通之之法也。若必以下泄为通,则安矣。"

②《景岳全书·心腹痛》:"痛有虚实,凡三焦痛证惟食滞、寒滞、气滞者最多,其有因虫、因火、因痰、因血者,皆能作痛。大多暴痛者,多有前三证;渐痛者多由后四证……可按者为虚,拒按者为实。久痛者多虚,暴痛者多实。得食稍可者为虚,胀满畏食者为实。痛徐而缓,莫得其处者多虚,痛剧而坚,一定不移者为实。"

③唐荣川在《血证论》中曰:"血家腹痛,多是瘀血。"并指出瘀血在中焦,可用血府逐瘀汤,瘀血在下焦,应以膈下逐瘀汤治疗,对腹痛辨治提出新的创见。

三 病因病机

1.病因

腹痛的成因为外感时邪、饮食不节、情志失调及禀赋不足、劳倦内伤、跌仆损伤、腹部手术。

2.病机

①腹痛的基本病机为脏腑气机阻滞,气血运行不畅,经脉痹阻,"不通则痛",或脏腑经脉失养,不荣则痛。

②病理性质不外寒、热、虚、实四端。四者往往相互错杂,或寒热交错,或虚实夹杂;或为虚寒,或属实热。

③病理因素主要有寒凝、火郁、食积、气滞、血瘀。

四 辨证论治

1.辨证要点

腹痛的临床辨证,主要根据病因、疼痛部位、疼痛性质等。辨别其寒、热、虚、实,在气在血,在腑在脏。(1993153)

2.辨证

①辨腹痛性质,一般而论,实痛拒按,虚痛喜按;饱则痛为实,饥则痛为虚;得热痛减为寒,得寒痛减为热;气滞腹部胀痛,痛无定处;血瘀腹部刺痛,固定不移。

②从部位辨证,少腹疼痛,掣及两胁,多属肝胆病;小腹痛及脐周多属脾胃、小肠、肾、膀胱的病。脐腹痛,多是虫积。

3.治疗

治疗腹痛,多以"通"字立法。但通之之法,各有不同,调气以和血,调血以和气,通也;下逆者使之上行,中结者使之旁达,亦通也;虚者助之使通,寒者温之使通,无非通之之法也。若必以下泄为通,则安矣。

4.分证论治

(1)寒邪内阻证

①临床表现:腹痛急暴,得温痛减,遇冷更甚,口淡不渴,小便清利,大便清稀或秘结,舌苔白腻,脉象沉紧。

②治法:温中散寒,理气止痛。(2010107)

③代表方:良附丸合正气天香散为主方。

如脐中痛不可忍,喜按喜温,手足厥逆,脉微欲绝者,为肾阳不足,寒邪内侵,宜通脉四逆汤。(200671、199565)如少腹拘急冷痛,苔白,脉沉紧,为下焦受寒,厥阴之气失于疏泄,宜暖肝煎。(200564、200164、199468、1991152)如腹中冷痛,手足逆冷,而又身体疼痛,为内外皆寒,宜乌头桂枝汤。(200755)如腹中雷鸣切痛,胸胁逆满,呕吐,为寒邪上逆,宜附子粳米汤。(200454)(五版教材,很重要!)

(2)湿热壅滞证

①临床表现:腹痛拒按,胸闷不舒,大便秘结或溏滞不爽,烦渴引饮,自汗,小便短赤,舌苔黄腻,脉象

滑数。

②治法:泄热通腑,行气导滞。

③代表方:大承气汤或枳实导滞丸加减。若腹痛剧烈寒热往来,恶心呕吐,大便秘结,可改用大柴胡汤,表里双解。(200866)

(3)饮食积滞证

①临床表现:脘腹胀满疼痛,拒按,恶食,嗳腐吞酸,或痛而欲泻,泻后痛减,或大便秘结,舌苔腻,脉滑实。

②治法:消食导滞,理气止痛。

③代表方:枳实导滞丸加减。

若食滞不重,腹痛较轻者,用保和丸。

若兼下利后重者,可用木香槟榔丸消食导滞,清热利湿;如兼有蛔虫以致腹痛时作,可用乌梅丸。(2015164)(五版教材)。

(4)肝郁气滞证

①临床表现:脘腹胀闷或痛,攻窜不定,痛引少腹,得嗳气或矢气则胀痛酌减,遇恼怒则加剧,舌质红,苔薄,脉弦。

②治法:疏肝解郁,理气止痛。

③代表方:木香顺气散加减。若腹痛肠鸣,气滞腹泻者,可用痛泻要方。若少腹绞痛,阴囊寒疝者,可用天台乌药散。(201059)

(5)瘀血内停证

①临床表现:少腹疼痛,痛势较剧,痛如针刺,痛处不移,经久不愈,舌质紫黯,脉弦或细涩。

②治法:活血化瘀,和络止痛。

③代表方:用少腹逐瘀汤加减。(2012168、199995)若下焦蓄血,大便色黑,可用桃核承气汤。(2012168)若胁下积块,疼痛拒按者,可用膈下逐瘀汤。

(6)中虚脏寒证

①临床表现:腹痛绵绵,时作时止,喜温喜按,痛时喜按,饥饿劳累后更甚,得食或休息后稍减;大便溏薄,兼有神疲、气短、怯寒等症;舌淡苔白,脉象沉细。

②治法:温中补虚,缓急止痛。(2010108)

③代表方:大建中汤或小建中汤为主方。(2010166)若虚寒腹痛见证较重,呕吐肢冷脉微者,用大建中汤。若腹痛自利,肢冷脉沉迟者,则属脾肾阳虚,用附子理中汤。若大肠虚寒,积冷便秘,可用温脾汤温阳通下;若中气大虚,少气懒言,可用补中益气汤。

五 疝气、肠痈与腹痛的鉴别诊断 胃痛与腹痛的鉴别诊断

1.疝气、肠痈与腹痛的鉴别诊断

(1)腹痛

外感时邪、饮食不节、情志失调等导致的气机郁滞、脉络痹阻及经脉失养所致的胃脘以下,耻骨毛际以上的部位发生疼痛。

(2)肠痈之腹痛

集中于右少腹部,拒按明显,转侧不便,右足喜屈而畏伸。

(3)疝气之腹痛

少腹痛引睾丸。与本篇所讨论之单纯腹痛是有明显的区别,临床结合并发的其他症状是不难鉴别的。

2.胃痛与腹痛的鉴别诊断

①胃处腹中,因此,腹痛与胃痛,是有密切联系的。

②就部位而论,是有区别的,以上腹部胃脘近心窝处疼痛者为胃痛;以胃脘以下,耻骨毛际以上的部位疼痛者为腹痛。

③就症状而论,胃痛多出现脘腹胀闷,纳差,或得食痛减,或食后痛增,或吐苦泛酸,或呕逆嗳气等症。这些症状,在腹痛是少见的,两者亦不难鉴别。

六 腹痛的预防调摄

①饮食有节。

②注意防寒保暖。

③密切观察患者的面色,腹痛部位,性质,程度及其伴随症状,并注意观察腹痛与情绪,饮食寒温的关系。

④如出现腹痛剧烈,拒按,冷汗淋漓,四肢不温,呕吐不止等症状,须警惕出现脱证,必须立即处理。

七 临证备要

1.灵活运用温通之法治疗腹痛

温通法是以辛温或辛热药为主体,配合其他药物,借能动能通之力,以收通则不痛之效的治疗方法。一是与理气药为伍,如良附丸中高良姜与香附同用,温中与理气相辅相成,用于寒凝而致气滞引起的腹痛十分相宜。二是与养阴补血药相合,刚柔相济,也可发挥温通止痛作用,如当归四逆汤中桂枝、细辛与当归、白芍同用。三是与活血祛瘀药配用,如少腹逐瘀汤,在活血化瘀的同时使用小茴香、干姜、肉桂等辛香温热之品,来化解滞留于少腹的瘀血。四是与补气药相配,温阳与补气相得益彰,如附子理中汤,对中虚脏寒的腹痛切中病机。五是与甘缓药同用,常用甘草、大枣、饴糖等味甘之品,使其温通而不燥烈,缓急止痛而不碍邪。

2.运用清热通腑法治疗急性热证腹痛

清热通腑法是以清热解毒药(如银花、黄连、黄芩等)与通腑药(如大黄、虎杖、枳实、芒硝等)为主体,以通则不痛为法,现代用来治疗急慢性胰腺炎取得了良好成效。对于不完全性肠梗阻患者,可予调胃承气汤加减,加用木香、槟榔等理气之品,收理气通腑之效。本法应用,中病即止,不可过用,以免伤阴太过。

1. 少腹拘急冷痛,苔白,脉沉紧,其病理为:
   A. 下焦受寒,厥阴之气失于疏泄
   B. 肾阳不足,寒邪内侵
   C. 脾阳不振,寒邪内侵
   D. 寒邪内侵,阳气不运

2. 少腹拘急冷痛,苔白,脉沉紧,治疗选方宜用:
   A. 大建中汤   B. 乌头桂枝汤
   C. 暖肝煎   D. 附子粳米汤

3. 脐中痛不可忍,喜按喜温,手足厥逆,脉欲绝者属:
   A. 寒邪入侵,阳气不足
   B. 下焦受寒,气血凝滞
   C. 中焦受寒,气滞血瘀
   D. 肾阳不足,寒邪内袭

4. 患者腹中雷鸣切痛,胸胁苦满,呕吐,舌苔白,脉沉紧。治疗宜选:

A. 乌头桂枝汤   B. 金匮肾气丸
C. 附子粳米汤   D. 通脉四逆汤

5. 脐中痛不可忍,喜按喜温,手足厥逆,脉微欲绝者,治疗宜用:
   A. 理中汤   B. 通脉四逆汤
   C. 暖肝煎   D. 桂附地黄丸

6. 腹中冷痛,手足厥冷,身体疼痛,内外皆寒。治疗宜用:
   A. 乌头桂枝汤   B. 桂枝汤
   C. 通脉四逆汤   D. 济川煎

7. 治疗腹痛实热壅滞证,应首选:
   A. 枳术丸   B. 大柴胡汤
   C. 六磨汤   D. 大承气汤

■■ 参 考 答 案

1. A   2. C   3. D   4. C   5. B
6. A   7. D

第二十三章

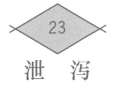

泄 泻

考纲要求

考纲要求

泄泻的概念、历史沿革、病因病机、辨证要点、分证论治、鉴别诊断、转归预后、预防调摄及临证备要。

考点解析

一 概念

泄泻,是指排便次数增多,粪便稀溏或完谷不化,甚至泻出如水样而言。前者以大便溏薄而势缓者为泄,大便清稀如水而直下者为泻。本病一年四季均可发生,但以夏秋两季为多见。

二 历史沿革

①《内经》称为泄,有"濡泄","洞泄""飧泄""注下"等。

②《景岳全书·泄泻》中所述:"泻浅而痢深,泻轻而痢重,泻由水谷不分,出于中焦,痢以脂血伤败,病在下焦。在中焦者,湿由脾胃而分于小肠,故可澄其源,所以治宜分利;在下焦者,病在肝肾大肠,分利已无所及,故宜调理真阴,并助小肠之主,以益气化之源。"

③《医宗必读》提出治泻有九法:即淡渗、升提、清凉、疏利、甘缓、酸收、燥脾、温肾、固涩,在治法上有了较大的发展。(201470)

三 病因病机

1.病因

有感受外邪,饮食所伤,情志失调及劳倦伤脾,禀赋不足,病后体虚,但主要关键在于脾胃功能障碍。脾胃功能障碍是由多种原因引起的,有外邪影响,脾胃本身虚弱,肝脾不和以及肾阳不足等,均可导致脾胃功能失常,而发生泄泻。

2.病机

(1)基本病机变化

主要病机是脾虚湿盛,脾胃运化功能失调,肠道分清泌浊,传导功能失司。(201369、199469)

真题【2013.69】

泄泻的基本病机是

A.脾虚湿盛　　　　　B.脾胃虚弱

C.湿邪困脾　　　　　D.寒湿中阻

【答案】A

(2)病位

在肠,主病之脏属脾,同时与肝、肾密切相关。

(3)病理因素

主要是湿,湿为阴邪,易困脾阳。

(4)病理性质

有虚实之分,一般来说,暴泄以湿盛为主,多因湿盛伤脾,或食滞生湿,壅滞中焦,脾为湿困,病属实证;久泄多偏于虚证,由脾虚不运而生湿,或他脏及脾,如肝木克脾,或肾虚火不暖脾,水谷不化所致。

四 辨证论治

1.辨证要点

(1)辨缓急

一般而言起病较急,病程短促,泄泻次数频多,以湿盛为主;久泄起病较缓,病程长,泄泻间歇发作,以脾虚多见。

(2)辨虚实

泻下腹痛,痛势急迫拒按,泻后痛减,多属实证;病程较长,腹痛不甚,喜温喜按,神疲肢冷,多属虚证。

(3)辨寒热

大便清稀,完谷不化,多属寒证;大便色黄褐而臭,泻下急迫,肛门灼热,多属热证。

(4)辨轻重

2.治疗

泄泻的治疗大法为运脾化湿(200867)。急性暴泻以湿盛为主,应着重化湿,参以淡渗利湿,根据寒湿、湿热与暑湿的不同,分别采用温化寒湿、清化湿热和清暑祛湿之法,结合健运脾胃;慢性久泻以脾虚为主当以健运脾气为要,佐以化湿利湿;若夹有肝郁者,宜配合抑肝扶脾;肾阳虚衰者,宜补火暖土。

基础篇　中医内科学

3. 分证论治

（1）暴泻

①寒湿内盛：

· 临床表现：泄泻清稀，甚至如水样，腹痛肠鸣，脘闷食少，或并有恶寒发热，鼻塞头痛，肢体酸痛，苔薄白或白腻，脉濡缓。

· 治法：芳香化湿，疏表散寒。（200368）

· 代表方：藿香正气散为主方。（199154）如湿邪偏重，证见胸闷腹胀尿少，肢体倦怠，苔白腻者，用胃苓汤以健脾燥湿，淡渗分利。

②湿热中阻：

· 临床表现：泄泻腹痛，泻下急迫，或泻而不爽，粪色黄褐而臭，肛门灼热，烦热口渴，小便短黄，舌苔黄腻，脉濡数或滑数。（2001157）

· 治法：清热燥湿，分消止泻。（200265）

· 代表方：葛根芩连汤加减。（199798）若湿邪偏重，证见胸腹满闷，口不渴，或渴不欲饮，舌苔微黄厚腻，脉濡缓，可合平胃散。若发生夏季盛暑，暑湿犯表，困遏脾胃，真热烦渴，胸闷脘痞，吐呕下利即暑湿泄泻，可用黄连香薷饮。病情较轻者可用六一散煎汤送服红灵丹。

③食滞肠胃：

· 临床表现：腹痛肠鸣，泻下粪便臭如败卵，泻后痛减，伴有不消化之物，脘腹痞满，嗳腐酸臭，不思饮食，舌苔垢浊或厚腻，脉滑。

· 治法：消食导滞。（2009106）

· 代表方：保和丸加减。若食滞较重化热，脘腹胀满，泻而不爽者，可因势利导，采用"通因通用"之法，用枳实导滞丸。（2015164）

（2）久泻

①脾胃虚弱证：

· 临床表现：大便时溏时泻，水谷不化，稍进油腻之物，则大便次数增多，饮食减少，脘腹胀闷不舒，面色萎黄，肢倦乏力。舌淡苔白，脉细弱。

· 治法：健脾益气，化湿止泻。

· 代表方：参苓白术散加减。若脾阳虚衰，阴寒内盛，腹中冷痛，手足不温，宜用附子理中丸加吴茱萸、肉桂以温中散寒。（1999159）若久泻不止，中气下陷，而致脱肛者，可用补中益气汤，益气升清，健脾止泻。湿热未尽，泄泻日久，便溏而黏，气阴两伤，形瘦乏力，舌瘦质淡红，苔薄黄腻者，可用益胃汤加乌梅、五味子、石榴皮、焦山楂、黄柏等标本兼治。

②肾阳虚衰证：

· 临床表现：泄泻多在黎明之前，腹部作痛，肠鸣即泻，泻后则安，形寒肢冷，腰膝酸软，舌淡苔白，脉沉细。

· 治法：温肾健脾，固涩止泻。（2009105）

· 代表方：附子理中丸合四神丸加减。（1999159）若年老体衰，久泻不止，中气下陷，宜加补中益气汤益气健脾，滑脱不禁者合桃花汤以固涩止泻。（1999159）若肝泻日久，气郁不解，转入血络，脾土不舒，泄泻缠绵难愈，可从化瘀入手，用血府逐瘀汤。可根据寒热不同，选用少腹逐瘀汤，或膈下逐瘀汤。脾气虚弱者，可参加参苓白术丸，证情平稳后，可用逍遥丸以善后。

③肝气乘脾证：

· 临床表现：平时多有胸胁胀闷，嗳气食少，每因抑郁恼怒或情绪紧张之时，发生腹痛泄泻，舌淡红，脉弦。

· 治法：抑肝扶脾。

· 代表方：痛泻要方加减。（200669）如神思迷茫，表情呆钝，言语错乱目瞪不顺，舌苔白腻，为痰迷心窍，治宜理气豁痰，宣窍散结，用苏和香丸。

五 泄泻与痢疾的鉴别诊断

泄泻与痢疾的病变部位都在肠间，应予鉴别：

①以腹痛，里急后重，痢下赤白黏液者为痢疾；而痢疾之腹痛是与里急后重同时出现，其痛便后不减。

②以排便次数增多，粪便稀溏，甚至如水样者为泄泻。泄泻亦有腹痛证，但多与肠鸣脘胀同时出现，其痛便后即减。二者是不难分辨的。

六 泄泻与痢疾的转化

证诸临床，泻痢两者，可以相互转化，有先泻转痢者，亦有先痢转泻者。两者病机以及临床症状虽各有不同，而病变之部位皆在肠间则是一致的。所以症状有同有异，临证时必须同中求异。

七 泄泻的预防调摄

①起居有常，调畅情志，谨防风寒湿邪侵袭。

②在治疗的同时，应注意饮食，避免生冷，禁食荤腥油腻等物。

八 临证备要

①注意"风药"的临床运用。脾气不升是慢性泄泻的主要病机之一。风药轻扬升散，同气相召，脾气上升，运化乃健，泄泻可止。湿是形成泄泻的病理因素之一，湿见风则干，风药具有燥湿之性。湿邪已祛，脾运得复，清气上升，泄泻自止。风药尚具有促进肝之阳气升发的作用，肝气升发调达，疏泄乃治。

②虚实夹杂者，寒热并用。慢性泄泻纯实者较少，虚实夹杂者多。脾虚与湿盛是本病的两个主要方面。脾气虚弱，清阳不升，运化失常则生飧泄，治疗可用参苓白术散、理中汤等；若脾虚生湿，或外邪内侵，引动内

534

湿,则虚中夹实,治当辨其湿邪夹热与夹寒的不同。

③掌握通法在慢性泄泻中的运用时机。

④久泻使用化瘀之法。辨证上应注意血瘀征象的有无。王清任的诸逐瘀汤,结合临床,变通使用得当,往往可以获效。

小试牛刀

1.导致泄泻的根本病理在于:

A.脾虚湿盛

B.食滞肠胃

C.脾胃虚弱

D.感受外邪

2.患者便溏腹痛,泻而不爽,大便黄褐而臭,肛门灼热,烦渴欲饮,小便黄赤,舌苔黄腻,脉象濡数。治法宜选:

A.消食导滞

B.泻热通腑

C.清热利湿

D.清暑化湿

3.患者腹泻清稀,腹痛肠鸣,脘闷食少,恶寒发热,鼻塞头痛,肢体酸痛,舌苔薄白,脉濡缓。治法宜选:

A.解表散寒,芳香化湿

B.散寒除湿,健脾和胃

C.疏风散寒,健脾燥湿

D.解肌疏风,化湿和胃

4.患者平时多有胸胁胀闷,嗳气少食,每因情志不遂则腹痛腹泻,舌淡红,脉弦。治疗宜首选:

A.四七汤

B.痛泻要方

C.逍遥散

D.滋水清肝饮

5.泄泻的治疗原则是:

A.健脾燥湿

B.运脾化湿

C.补脾祛湿

D.理脾利湿

参考答案

1. A   2. C   3. A   4. B   5. B

第二十四章

24

痢 疾

痢疾的概念、历史沿革、病因病机、辨证要点、分证论治、转归预后、预防调摄及临证备要。

考点解析

一 概念

痢疾是由于邪蕴肠腑,气血凝滞,大肠脂膜血络损伤,以大便次数增多、腹痛、里急后重、下痢赤白脓血为主症。多发于夏秋季节。

二 历史沿革

①《内经》谓之肠澼赤沃。

②《难经》谓之大瘕泄。

③《伤寒论》谓之热利下重与下利便脓血。至晋唐方谓之痢。

④《千金要方·热痢第七》指出:"大凡痢有四种,谓冷、热、疳、蛊;冷则白,热则赤,疳则赤白相杂……蛊则纯痢瘀血。"并举有治赤白滞下方。(199158)

⑤《证治汇补·下窍门》指出:"饮食不节,起居不时……闭塞滞下,为飧泄肠澼。滞下者,谓气食滞于下焦;肠澼者,谓湿热积于肠中,即今之痢疾也,故曰无积不成痢,痢乃湿热食积三者。"

⑥刘河间指出:"调气则后重自除,行血则便脓自愈。"

⑦《济生方·痢疾论治》正式启用"痢疾"之病名。

⑧《丹溪心法·痢病》进一步阐明痢疾具有流行性、传染性。

三 病因病机

1.病因

本病多由外感时邪疫毒,或内伤饮食生冷,损伤脾胃与肠腑而形成,其发病多与季节有关。外感湿热或湿热内生,壅滞腑气——湿热痢。寒湿困土,脾失健运,邪气阻滞——寒湿痢。疫毒热盛伤津或湿热内郁不清,日久伤阴耗气;素体阴虚——阴虚痢。

2.病机

①其病位在肠,与脾胃密切相关,可涉及肾。

②病理性质分寒热虚实。

3.病理转归

热毒壅盛,发病急骤,下痢鲜紫脓血。甚至烦躁、昏迷痉厥者,为疫毒痢;湿热、疫毒之气,上攻于胃,或久痢伤正,胃虚气逆,则胃不纳食,而成为噤口痢;痢疾迁延,正虚邪恋,或治疗不当,收涩太早,关门留寇,则成久痢或时愈时发的休息痢;痢久不愈,或反复发作,不但损伤脾胃而且影响及肾,导致脾肾亏虚,形成下痢不止。外感湿热或湿热内生,壅滞腑气,为湿热痢;寒湿困土,脾失健运,邪气阻滞,为寒湿痢;疫毒热盛伤津或湿热内郁不清,日久伤阴耗气或者素体阴虚,则会导致阴虚痢。

四 辨证论治

1.辨证

①辨久暴,察虚实主次。暴痢发病急,病程短,痛而拒按,痛时窘迫欲便,便后里急后重暂时减轻者为实;久痢发病慢病程长,腹痛绵绵,痛而喜按,便后里急后重不减或虚坐努责者,常为虚。

②识寒热偏重。大便排出脓血,色鲜红,甚至紫黑,浓厚黏稠腥臭,属热;大便排出赤白清稀,白多赤少,清淡无臭,属寒。

③辨伤气、伤血。下痢白多赤少,湿邪伤及气分;赤多白少,或以血为主者,热邪伤及血分补邪正盛衰。

2.治疗 (2017148)

①痢疾的治疗应根据病症的寒热虚实确定治疗原则。热痢清之,寒痢温之,寒热交错着,温清并举。初期之时,实证热证多见,宜清热化湿解毒。久痢寒证,虚证多见,宜补虚温中,调理脾胃,兼以清肠,收涩固脱。虚实夹杂着,通涩兼施。

②调和气血,消积导滞:痢疾不论虚实,肠中多有滞,气血失于调畅。因此,消导去滞调气和血为治痢的基本方法。赤多重用血药,白多重用气药。

③顾护胃气:"人以胃气为本,而治痢尤要"说明顾护胃气应贯穿治痢过程之始终。

下列各项中,属于痢疾治疗原则的是

A.痢下赤多,重用血药　　B.痢下白多,重用血药

C.初痢宜通　　　　　　　D.久痢宜涩

【答案】ABCD

3.分证论治

(1)湿热痢

①临床表现:腹痛,里急后重,下痢赤白相杂,肛门灼热,小便短赤,苔腻微黄,脉滑数或浮数。

②治法:清肠化湿,调气和血。(2004141)

③代表方:芍药汤加减。(200093)若痢疾初起,发热恶寒,头身重痛,见表证者,可用解表法,活人败毒散主之。倘身热汗出,脉象急促,表邪未解而里热已盛者,则用葛根芩连汤,如表证已减,痢犹未止,可加香连丸。若实滞,见痢下不爽,腹痛拒按,苔黄腻脉滑者,可用枳实导滞丸。

(2)疫毒痢

①临床表现:发病急骤,痢下鲜紫脓血,腹痛剧烈,里急后重较湿热痢为甚,或壮热口渴,头痛烦躁,甚则神昏痉厥或面色苍白,汗冷肢厥,舌质红绛,苔黄燥或苔黑润滑,脉滑数。(2012166、1999156)

②治法:清热解毒,凉血除积。(2007177)

③代表方:白头翁汤合芍药汤加减。(200094)如见神昏谵语,甚则痉厥,脉象弦细,舌质红绛而苔黄糙者,为热毒深入心营,病势危急,上方加犀角地黄汤、紫雪丹等,再合用神犀丹以清热解毒,开窍镇痉。积滞甚,痢下臭秽难闻,腹痛拒按者,大承气汤。暴痢致脱,应急服参附汤或独参汤或参附注射液镇痛。

(3)寒湿痢

①临床表现:痢下赤白黏冻,白多赤少,或纯为白冻,伴有腹痛,里急后重,饮食乏味,胃脘饱闷,头身重困,舌质淡,苔白腻,脉濡缓。

②治法:温中燥湿,调气和血。(201057)

③代表方:胃苓汤加减。兼表证者,可合荆防败毒散,祛邪外出。

(4)阴虚痢

①临床表现:痢下赤白脓血,或下鲜血黏稠,脐腹灼痛,虚坐努责,食少,心烦口干,舌质红绛少苔,或舌光红乏津,脉细数。

②治法:养阴和营,清肠化湿。(2006104)

③代表方:驻车丸合黄连阿胶汤加减。(200370、199599、2015109)

痢疾属阴虚证者,治宜选用

A.增液汤　　　　　　　　B.润肠丸

C.桃花汤　　　　　　　　D.驻车丸

【答案】D

(5)虚寒痢

①临床表现:下痢稀薄,带有白冻,甚则滑脱不禁,或腹部隐痛,食少神疲,四肢不温,腰酸怕冷或脱肛,舌淡苔白滑,脉沉细而弱。

②治法:温补脾肾,收涩固脱。

③代表方:桃花汤合真人养脏汤加减。如痢久脾虚气陷,导致少气脱肛,可用补中益气汤加减。(201845)

患者男,41岁,便下赤白脓血,半年服药好转,停药又发,刻下症见,痢下赤白,滑脱不禁,肛门坠胀,腹部隐痛,喜温喜按,食少神疲,四末不温,舌淡苔薄白,脉沉细,治宜选用

A.芍药汤合白头翁汤　　　B.桃花汤合真人养脏汤

C.驻车丸合黄连阿胶汤　　D.连理汤合乌梅丸

【答案】B

(6)休息痢

以时发时止,终年不愈为重点,临床分发作期和缓解期。

发作期

·临床表现:腹痛,里急后重,大便夹有脓血,倦怠怯冷,嗜卧,食少,舌质淡,苔腻,脉濡软或虚数。

·治法:温中清肠,调气化滞。

·代表方:连理汤加减。

五 痢疾的预后与转归

预后转归因病人的正气虚弱,感受邪毒的深浅及发病的轻重而不同。体质好,正气盛者,虽感湿热,寒湿之邪而患急性痢疾者,只要治疗及时正确,调护得当,预后一般良好。而疫毒邪盛者,可很快出现热入心营,热盛动风或内闭外脱的危证,甚或死亡,应积极救治。慢性痢疾多由急性痢疾迁延不愈而致,如休息痢、阴虚痢、虚寒痢,一般病情缠绵,难于骤效,但只要辨证正确,治疗恰当,多能缓解或痊愈,如若不注意,则会逐步加重。

六 活人败毒散证与葛根芩连汤证的转化

1.活人败毒散

若痢疾初起,发热恶寒,头身重痛,见表证者,可用解表法,活人败毒散主之。方中以人参坐镇中州,为督帅之师,以二活二胡合川芎从半表半里之际领邪外出。此即喻嘉言所谓逆流挽舟之法。更以枳壳宣中焦之气,茯苓渗下焦之湿,桔梗开上焦之痹,甘草和合诸药,乃陷者举之之法,不治痢而治致痢之源。

2.葛根芩连汤

若身热汗出,脉象急促,表邪未解而里热已盛者,

则用葛根芩连汤以解表清里。

3.若痢疾初起

见表证的活人败毒散失治误治,表邪入里化热,表邪未解而里热已盛者,转为葛根芩连汤证。

七 痢疾的调摄特点

①做好水、粪的管理,饮食的管理,消灭苍蝇。

②饮食的宜忌,与治疗的配合,至关重要,必须说服病人,严格忌口,宜进清淡之食,禁食荤腥油腻之品,前者养肠胃以却邪,后者败肠胃而留邪。

八 临证备要

1.噤口痢的治疗

痢疾不能进食,或呕不能食者,成为噤口痢。其证有虚有实。实证多由湿热、疫毒蕴结肠中,上攻于胃,胃失和降所致,宜用开噤散煎水少量多次,徐徐咽下,以苦辛通降,泄热和胃。若汤剂不受,可先用玉枢丹磨汁少量与服,再予前方徐徐咽下。若胃阴大伤,频繁呕吐,舌红绛无苔,脉细数者,于方中酌加人参、麦冬、石斛、沙参以益气养阴。并可用人参与姜汁炒黄连同煎,频频呷之,再吐再呷,以开噤为止。虚证多由素体脾胃虚弱,或久痢以致胃虚气逆,出现呕吐不食,或食入即吐,口丹不渴,舌质淡,脉弱,治宜健脾和胃为主,方用六君子汤加石菖蒲、姜汁以醒脾开胃。若下痢无度,饮食不进,肢冷脉微,为病势危重,急用独参汤或参附注射液以益气回阳救逆。

2.注意灌肠疗法

痢疾除内服药物外,亦可用灌肠疗法,使药物直达病所,提高疗效。

3.慢性痢疾要辨外感、内伤两类

治疗上由外感所致者,不忘清余邪,而内伤所致者,应以调脾胃为主。

4.**注意痢疾治疗禁忌**。忌过早补涩,忌峻下攻伐,忌分利小便,以免留邪或伤正。

■■ 小 试 牛 刀

1.哪一书,将痢疾称之为"滞下":
   A.《内经》　　　　　B.《难经》
   C.《诸病源候论》　　D.《千金要方》

2.谢某,女性,52 岁。病下利时发时止,日久不愈,饮食减少,口干而苦,脘腹不舒,临厕腹痛里急,大便夹有黏液及少许脓血,舌淡苔黄腻,脉细滑。治疗选用:
   A.香连丸　　　　　B.乌梅丸
   C.温脾汤　　　　　D.连理汤

3.痢下赤白脓血,脐腹灼痛,饮食减少,心烦口干,舌质红绛少苔,脉细数者。治疗宜选:
   A.驻车丸　　　　　B.连理汤
   C.香连丸　　　　　D.芍药汤

4.患者,女,27 岁。发热,腹痛拒按,腹泻,大便赤白相间,里急后重,舌红苔黄腻,脉滑数。其治则是:
   A.塞因塞用　　　　B.热因热用
   C.寒因寒用　　　　D.通因通用

■■ 参 考 答 案

1. D　　　2. B　　　3. A　　　4. D

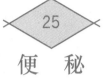

第二十五章

便 秘

考纲要求

便秘的概念、病因病机、辨证要点、分证论治、临证备要。

考点解析

一 概念

便秘是指粪便在肠内滞留过久,秘结不通,排便周期延长,或周期不长,但粪质干结,排出艰难,或粪质不硬,虽有便意,但便而不畅的病证。

二 病因病机

1.病因

便秘的成因为素体阳盛、情志失调、年老体虚、感受外邪。

2.病机

①便秘的基本病变属大肠传导失常,病位主要在大肠,同时与肺、脾、胃、肝、肾等脏腑的功能失调有关。
②病理性质可概括为虚、实四个方面。

三 辨证论治

1.辨证要点

便秘的辨证当分清虚实,实者包括热秘、气秘和冷秘,虚者当辨气虚、血虚、阴虚和阳虚的不同。

2.治疗

治疗当以通下为主,但绝不可单纯用泻下药,应针对不同的病因采取相应的治法。实秘为邪滞肠胃、壅塞不通所致,故以祛邪为主,给予泻热、温散、通导之法,使邪去便通;虚秘为肠失润养、推动无力而致,故以扶正为先,给予益气温阳、滋阴养血之法,使正盛便通。

3.分证论治

(1)热秘

①临床表现:大便干结,腹胀腹痛,口干口臭,面红心烦,或有身热,小便短赤,舌红,苔黄燥,脉滑数。
②治法:泻热导滞,润肠通便。
③代表方:麻子仁丸加减。若兼郁怒伤肝,症见易怒目赤等,可另服更衣丸以清肝通便。(2007176、1996153、1995156、1991152)

(2)气秘

①临床表现:大便干结,或不甚干结,欲便不得出,或便而不爽,肠鸣矢气,腹中胀痛,嗳气频作,纳食减少,胸胁痞满,舌苔薄腻,脉弦。(200269)
②治法:顺气导滞,降逆通便。(200672、1992154、201467)

真题【2014.67】
患者大便干结,腹部胀满,嗳气频作,舌苔薄腻,脉弦,其治法是
A.疏肝理气　　　　B.顺气导滞
C.泻热导滞　　　　D.清热润肠
【答案】B
③代表方:六磨汤加减。(201058)

(3)冷秘

①临床表现:大便艰涩,腹痛拘急,胀满拒按,胁下偏痛,手足不温,呃逆呕吐,舌苔白腻,脉弦紧。
②治法:温里散寒,通便止痛。
③代表方:温脾汤合半硫丸加减。(200868、2008160)若心腹腹痛,口噤暴痢,属大寒积聚者,可用三物备急丸。

◎提示▶▶▶此证型在五版教材中方选温脾汤合半硫丸。

(4)气虚秘

①临床表现:大便并不干硬,虽有便意,但排便困难,用力努挣则汗出短气,便后乏力,面白神疲,肢倦懒言,舌淡苔白,脉弱。
②治法:补脾益肺,润肠通便。(201742)
③代表方:黄芪汤加减。(1998115、201898)若排便困难,腹部坠胀合用补中益气汤益气举陷;气短懒言,多汗少动,可用生脉散补益肺气;肢倦腰酸,二便不利者,可用大补元煎补肾气。

真题【2017.42】
患者女性,79岁。三年来排便困难,大便并不干结,努挣则短气汗出,便后乏力,神疲懒言,舌淡苔薄白,脉

细。治法宜选用

A. 滋阴润肠　　　　　　B. 温阳通便

C. 益气润肠　　　　　　D. 养血润燥

【答案】C

（5）血虚秘

①临床表现：大便干结，面色无华，头晕目眩，皮肤干燥，心悸气短，健忘少寐，口唇色淡，舌淡苔白，脉细。

②治法：养血滋阴，润燥通便。

③代表方：润肠丸加减。（200959、2015110、201899）

真题【2018.98】

患者大便难下，面白神疲，肢倦懒言，舌淡苔白，脉弱，宜用

A. 黄芪汤　　　　　　　B. 六磨汤

C. 增液汤　　　　　　　D. 润肠丸

【答案】A

真题【2018.99】

患者大便干结，面色无华，头晕目眩，舌淡苔白，脉细，宜用

A. 黄芪汤　　　　　　　B. 六磨汤

C. 增液汤　　　　　　　D. 润肠丸

【答案】D

真题【2015.110】

便秘属血虚证者，治宜选用

A. 增液汤　　　　　　　B. 润肠丸

C. 桃花汤　　　　　　　D. 驻车丸

【答案】B

（6）阴虚秘

①临床表现：大便干结，如羊屎状，形体消瘦，头晕耳鸣，两颧红赤，心烦少眠，潮热盗汗，腰膝酸软，舌红少苔，脉细数。

②治法：滋阴增液，润肠通便。

③代表方：增液汤加减。若胃阴不足，口渴纳减者，可用益胃汤；肾阴不足，腰膝酸软者可用六味地黄丸；若阴亏燥结，热盛伤津者，可用增液承气汤滋阴增液，泄热通便。

（7）阳虚秘

①临床表现：大便干或不干，排出困难，小便清长，面色㿠白，四肢不温，腹中冷痛，或腰膝酸冷，舌淡苔白，脉沉迟。

②治法：补肾温阳，润肠通便。

③代表方：济川煎加减。（2008160、2007167、201832）如老人虚冷便秘可合用半硫丸。

真题【2018.32】

患者大便秘结，小便清长，头目眩晕，腰膝酸软，舌淡苔白，脉沉迟，治宜选用

A. 温脾汤　　　　　　　B. 肾气丸

C. 济川煎　　　　　　　D. 大黄附子汤

【答案】C

四 临证备要

①关于通下法的应用：通下法虽然是治疗便秘的常法，但绝不是简单地应用泻下药。首先，应在辨证论治原则的指导下选用寒下、温下等法。寒下指针对热秘等证型中的肠胃燥热病机，选用大黄、芒硝等寒凉药物通下；温下指针对寒秘等证型中的阴寒凝滞肠胃病机，选用皂角、硫黄等热性通便药通下，或寒凉通便药配伍温药通下。其次，长期滥用通下不仅可产生不良反应，也可使患者产生赖药性。正确的方法是从最大有效剂量开始，治疗一定疗程后递减至维持量，后逐渐停药。在此过程中同时进行生活调摄，消除饮食不节、情志所伤、劳逸过度、体虚等致病因素，方有望彻底治愈便秘。

②关于外治法的应用：对年老体虚，便秘较甚，服药不应之患者，不可单存依赖药物，可配合应用外治法。《伤寒论·辨阳明病脉证并治》："此为津液内竭，便虽硬不可攻之，当须自欲大便，宜蜜煎导而通之。"开创了便秘外导法的先河。

■■ 小试牛刀

1. 燥热便秘的治法宜：

　　A. 清热通便　　　　　　B. 清热润肠

　　C. 养血润肠　　　　　　D. 益气润肠

2. 张某，男性，43岁。大便数日一行，欲便不畅，伴有胸胁胀满，腹中胀痛，善太息，寐不宁，舌苔薄腻，脉弦。其诊断是：

　　A. 气秘　　　　　　　　B. 气虚便秘

　　C. 血虚便秘　　　　　　D. 阳虚便秘

3. 大便秘结，欲便不得，嗳气频作，胸胁痞满，甚则腹中胀痛，纳食减少，舌苔薄腻，脉弦。其治法是：

　　A. 泻热通腑　　　　　　B. 养血润肠

　　C. 消食导滞　　　　　　D. 顺气行滞

4. 老年患者，大便艰涩，排出困难，四肢不温，腹中冷痛，腰膝酸冷，舌淡苔白，脉沉迟。其治疗宜选：

　　A. 润肠丸　　　　　　　B. 五仁丸

　　C. 黄芪汤　　　　　　　D. 济川煎

5. 治疗冷秘，应首选：

　　A. 济川煎合黄芪汤　　　B. 滋肾通关丸合润肠丸

　　C. 大黄附子汤　　　　　D. 更衣丸合理中丸

■■ 参考答案

1. B　　　　2. A　　　　3. D　　　　4. D　　　　5. C

考纲要求

胁痛的概念、历史沿革、病因病机、辨证要点、分证论治。

考点解析

一 概念

胁痛是指以一侧或两侧胁肋部疼痛为主要表现的病证,是临床上比较多见的一种自觉症状,易于鉴别诊断,以气滞血瘀为主,不通则痛;以及血虚失养,不荣则痛也不少见。

二 历史沿革

①有关胁痛的记载,最早见于《内经》,《内经》明确指出了本病的发生主要与肝胆病变相关。

②《诸病源候论·腹痛诸候·胸胁痛候》言:"胸胁痛者,由胆与肝及肾之支脉虚,为寒所乘故也。……此三经之支脉并循行胸胁,邪气乘于胸胁,故伤其经脉。邪气之与正气交击,故令胸胁相引而急痛也。"指出胁痛的发病脏腑主要与肝、胆、肾相关。

③严用和《济生方·胁痛评治》篇中认为胁痛的病因主要是由于情志不遂所致。"夫胁痛之病,……多因疲极嗔怒,悲哀烦恼,谋虑惊忧,致伤肝脏。肝脏既伤,积气攻注,攻于左,则左胁痛;攻于右,则右胁痛;移逆两胁,则两胁俱痛。"

④《景岳全书》中进一步指出,胁痛的病因主要与情志、饮食、房劳等关系最为紧切,并将胁痛分为外感与内伤的两大类。

⑤《证治汇补·胁痛》篇对胁痛的病因和治疗原则进行了较为全面系统地描述。

三 病因病机

1. 病因

胁痛的成因为情志不遂、跌仆损伤、饮食失宜、外邪内侵、劳欲久病。

2. 病机

(1)胁痛的基本病机

肝络失和。(2005141、2004140)

(2)胁痛的病变脏腑

主要在于肝胆,又与脾胃及肾有关。

(3)病理性质

胁痛病证有虚实之分,而以实证多见。实证中以气滞、血瘀、湿热为主,三者又以气滞为先。虚证多属阴血亏损,肝失所养。虚实之间可以相互转化,故临床常见虚实夹杂之证。

(4)病理因素

不外乎气滞、血瘀、湿热三者。因肝郁气滞、瘀血停着、湿热蕴结所导致的胁痛多属实证,是为"不通则痛";而因阴血不足,肝络失养所导致的胁痛则为虚证,属"不荣则痛"。病理变化可归结为"不通则痛"与"不荣则痛"两类。

四 辨证论治

1. 辨证要点(201172、199863)

(1)辨在气在血

大抵胀痛多属气郁,且疼痛游走不定,时轻时重,症状轻重与情绪变化有关;刺痛多属血瘀,且痛处固定不移,疼痛持续不已,局部拒按,入夜尤甚。

(2)辨属虚属实

实证之中以气滞、血瘀、湿热为主,多病程短,来势急,症见疼痛较重而拒按,脉实有力。虚证多为阴血不足,脉络失养,症见其痛隐隐,绵绵不休,且病程长,来势缓,并伴见全身阴血亏耗之证。

2. 治疗原则(2013162)

胁痛之治疗原则当根据"不通则痛,不荣则痛"的理论,以疏肝和络止痛为基本治则,结合肝胆的生理特点,灵活运用。实证之胁痛,宜用理气、活血、清利湿热之法;虚证之胁痛,宜补中寓通,采用滋阴、养血、柔肝之法。

真题【2013.162】

胁痛的治疗方法有

A. 温经散寒　　　　　　B. 祛瘀通络

基础篇

中医内科学

C. 清热利湿　　　　　D. 养阴柔肝

【答案】BCD

3. 分证论治 (201744)

（1）肝郁气滞证

①临床表现：胁肋胀痛，走窜不定，甚则引及胸背肩臂，疼痛每因情志变化而增减，胸闷腹胀，嗳气频作，得嗳气而胀痛稍舒，纳少口苦，舌苔薄白，脉弦。

②治法：疏肝理气。

③代表方：柴胡疏肝散或逍遥散加减。若肝气横逆犯脾，症见肠鸣腹泻，腹胀者，可服逍遥丸。

（2）肝胆湿热证

①临床表现：胁肋胀痛或灼热疼痛，口苦口黏，胸闷纳呆，恶心呕吐，小便黄赤，大便不爽，或兼有身热恶寒，身目发黄，舌红苔黄腻，脉弦滑数。

②治法：清热利湿。

③代表方：龙胆泻肝汤加减。（200673、201462）

（3）瘀血阻络证

①临床表现：胁肋刺痛，痛有定处，痛处拒按，入夜痛甚，胁肋下或见有癥块，舌质紫暗，脉象沉涩。

②治法：祛瘀通络。

③代表方：膈下逐瘀汤加减。（201264、2007175、1996152）

【2012.64】

患者外伤后胁肋疼痛难忍，痛处固定而拒按，脉弦。治宜选用

A. 血府逐瘀汤

B. 膈下逐瘀汤

C. 鳖甲煎丸

D. 复元活血汤

【答案】D

（4）肝络失养证

①临床表现：胁肋隐痛，悠悠不休，遇劳加重，口干咽燥，心中烦热，头晕目眩，舌红少苔，脉细弦而数。

②治法：养阴柔肝。

③代表方：一贯煎加减。（200270、200070、199362、201564）若胁下有癥块，而正气未衰者，可服鳖甲煎丸。

（5）邪郁少阳证

①临床表现：胸胁苦满疼痛，兼寒热往来，口苦咽干，头痛目眩，心烦喜呕；舌苔薄白或微黄，脉弦。

②治法：和解少阳。

③代表方：小柴胡汤。

真题【2015.64】

患者与人争吵后，胁肋疼痛，迁延日久，隐痛绵绵，心中烦热，舌红少苔，脉弦细。治宜选用

A. 血府逐瘀汤　　　　　B. 柴胡疏肝散

C. 逍遥散　　　　　D. 一贯煎

【答案】D

真题【2017.44】

下列各项中，不属于胁痛常见证候的是

A. 肝胆湿热证　　　　　B. 肝络失养证

C. 瘀血阻络证　　　　　D. 痰湿内阻证

【答案】D

五 临证备要

1. 治疗胁痛宜疏肝柔肝并举，以防辛燥劫阴之弊

胁痛之病机以肝经气郁，肝失条达为先，故疏肝解郁，理气止痛是治疗胁痛的常用之法。然肝为刚脏，体阴而用阳，治疗之时宜柔肝而不宜伐肝。疏肝理气药大多辛温香燥，若久用或配伍不当，易于耗伤肝阴，甚至助热化火。故临证使用疏肝理气药时，一要尽量选用轻灵平和之品，如香附、苏梗、佛手片、绿萼梅之类；二要注意配伍柔肝养阴药物，以固护肝阴，以利肝体。如仲景之四逆散中柴胡与白芍并用，薛己之滋水清肝饮中柴胡与生地黄配伍，均是疏肝柔肝并用的范例。

2. 临证应辨证结合辨病，配合针对性药物

经检查，如属病毒性肝炎，可用疏肝运脾、化湿行瘀、清热解毒等治法，结合临床经验和药理研究，选择具有抗病毒、改善肝功能、调节免疫及抗纤维化作用的药物。如胁痛兼有砂石结聚者，治疗当注意通腑、化石、排石药的应用。若兼有湿热阻滞，肝胆气机失于通降，出现右胁肋部绞痛难忍，恶心呕吐，口苦纳呆，治疗当清利肝胆，通降排石，方剂常用大柴胡汤加减。

■ 小试牛刀

1. 胁痛的辨证要点，当以何者为主：

　A. 肝胆　　　　　B. 气血

　C. 虚实　　　　　D. 表里

2. 胁痛口苦，胸闷纳呆，恶心呕吐，小便黄赤，舌苔黄腻，脉弦滑数，治疗宜用：

　A. 化肝煎　　　　　B. 丹栀逍遥散

　C. 龙胆泻肝汤　　　　　D. 滋水清肝饮

■ 参考答案

1. B　　　2. C

542

第二十七章

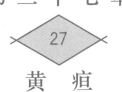

黄 疸

■■ 考纲要求

黄疸的概念、历史沿革、病因病机、辨证要点、分证论治、鉴别诊断、转归预后、预防调摄及临证备要。临床上较为常见，考试重点在病机及辨证论治部分，尤其以病案形式的题目较多，复习时应当注意。

■■ 考点解析

一 概念

黄疸是指因外感湿热疫毒，内伤饮食，劳倦或病后导致湿邪困遏脾胃，壅塞肝胆，疏泄失常，胆汁泛溢或血败不华。以目黄、身黄、小便黄为主症的一种病证，其中目睛黄染尤为本病的重要特征。(199193)

二 历史沿革

①《内经》即有关于黄疸病名和主要症状的记载，如《素问·平人气象论》说："溺黄赤，安卧者，黄疸，……目黄者曰黄疸。"《灵枢·论疾诊尺》说："身痛面色微黄，齿垢黄，爪甲上黄，黄疸也。"

②张仲景《伤寒杂病论》把黄疸分为黄疸、谷疸、酒疸、女劳疸、黑疸五种，并对各种黄疸的形成机理、症状特点进行了探讨，其创制的茵陈蒿汤成为历代治疗黄疸的重要方剂。其中《金匮要略·黄疸病脉证并治》指出："黄家所得，从湿得之。"(199155)说明黄疸的病机关键是湿。

③《圣济总录》又分为九疸、三十六黄。记述了黄疸的危重证候"急黄"，并提到了"阴黄"一证。

④程钟龄《医学心悟》创制茵陈术附汤，至今仍为治疗阴黄的代表方剂。

三 病因病机

1.病因

（1）感受外邪

夏秋季节，暑湿当令，或因湿热偏盛，由表入里，内蕴中焦，湿郁热蒸，不得泄越，而致发病。若湿热夹时邪疫毒伤人，则病势尤为暴急，具有传染性，表现热毒炽盛，内及营血的危重现象，称为急黄。如《诸病源候论·急黄候》指出："脾胃有热，谷气郁蒸，因为热毒所加，故猝然发黄，心满气喘，命在顷刻，故云急黄也。"

（2）饮食所伤

长期嗜酒无度，或过食肥甘厚腻，或饮食污染不

洁，脾胃损伤，运化失职，湿浊内生，郁而化热，湿热熏蒸，胆汁泛溢而发为黄疸。

（3）脾胃虚寒

长期饥饱失常，或恣食生冷，或劳倦太过，或病后脾阳受损，都可导致脾虚寒湿内生，困遏中焦，壅塞肝胆，致使胆液不循常道，外溢肌肤而为黄疸。

（4）病后续发胁痛、癥积或其他疾病之后，瘀血阻滞，湿热残留，日久损肝伤脾，湿遏瘀阻，胆汁泛溢肌肤，也可产生黄疸。

（5）其他亦有因砂石、虫体阻滞胆道而导致胆汁外溢而发黄者。

2.病机

（1）黄疸形成的关键

湿邪，由于湿邪困遏脾胃，壅塞肝胆，疏泄失常，胆汁泛溢而发生黄疸。

（2）黄疸的病理因素

湿邪、热邪、寒邪、疫毒、气滞、瘀血六种，但其中以湿邪为主。(201565)

真题 【2015.65】

黄疸形成的关键病理因素是

A. 热邪   B. 寒邪

C. 瘀血   D. 湿邪

【答案】D

（3）黄疸的病位

主要在脾胃肝胆。(2004144)

（4）黄疸的病理表现

湿热和寒湿两端。由于致病因素不同及个体素质的差异，湿邪可从热化或从寒化。湿热蕴积化毒，疫毒炽盛(200363)，充斥三焦，深入营血，内陷心肝，可见猝然发黄，神昏谵妄，痉厥出血等危重症，称为急黄。阳黄、急黄、阴黄在一定条件下可以相互转化。如阳黄治疗不当，病情发展，病状急剧加重，热势鸱张，侵犯营血，内蒙心窍，引动肝风，则发为急黄。如阳黄误治失

治,迁延日久,脾阳损伤,湿从寒化,则可转为阴黄(2010171)。如阴黄复感外邪,湿郁化热,又可呈阳黄表现,病情较为复杂。

四 辨证论治

1.辨证要点

①辨急黄、阳黄、阴黄。

急黄因湿热疫毒而致,起病急骤,变化迅速,身黄如金,伴热毒炽盛,或神志异常,或动血,或正虚邪实,错综复杂等危重症,需紧急救治。阳黄乃湿热为患,起病速,病程短,黄色鲜明如橘色,常伴口干、发热,小便短赤,大便秘结,舌苔黄腻,动脉弦数等热证、实证的表现,若治疗及时,一般预后良好。阴黄多以寒湿为主,起病缓,病程长,黄色晦暗或黧黑,常伴纳少,脘腹胀满,大便不实,神疲形寒,口淡不渴,舌淡苔白腻,脉濡滑或沉迟等虚证、寒证以及血瘀证的表现,病情多缠绵,不易速愈。

②辨阳黄湿热偏胜。

由于感受湿与热邪的程度、素体阴阳偏胜之不同。临床中阳黄有湿与热孰轻孰重之分。阳黄热重于湿者,见身目俱黄,黄色鲜明,伴发热口渴小便短少黄赤,便秘,苔黄腻,脉滑数等象;湿重于热者,黄色不及前者鲜明,常伴身热不扬、头身困重,胸脘痞闷,恶心呕吐,口黏,便溏,苔白腻,脉滑偏缓之象。

③辨阴黄虚实不同。

阴黄寒湿阻遏、肝郁血瘀多为实证,或虚实夹杂;脾虚血亏为虚证。具体而言:黄色晦暗,伴脘腹痞闷、畏寒神疲、苔白腻多属阴黄寒湿证;色黄晦暗,面色黧黑,舌质紫暗有瘀斑,多属阴黄血瘀证;目黄、身黄而色淡,伴心悸气短,纳呆便溏,舌淡苔薄等为阴黄虚证。

④辨阳黄之湿热轻重。

2.治疗

黄疸的治疗大法,主要为化湿邪,利小便。(2002199)化湿可以退黄,如属湿热,当清热化湿,必要时还应通利腑气,以使湿热下泄;如属寒湿,应予健脾温化。利小便,主要是通过淡渗利湿,达到退黄的目的。至于急黄热毒炽盛,邪入心营者,又当以清热解毒、凉营开窍为主;阴黄脾虚湿滞者,治以健脾养血,利湿退黄。黄疸中末期,治疗应重在健脾疏肝,活血化瘀,以防黄疸转至积聚、鼓胀而先安未受邪之地。

3.分证论治

(1)阳黄

①热重于湿证

· 临床表现:身目俱黄,黄色鲜明,发热口渴,或见心中懊侬,腹部胀闷,口干而苦,恶心呕吐,小便短少黄赤,大便秘结,舌苔黄腻,脉象弦数。(201064)

· 治法:清热通腑,利湿退黄。

· 代表方:茵陈蒿汤加减。(199260)如因砂石阻滞胆道,而见身目染黄,右胁疼痛,牵引肩背,或有恶寒发热,大便色淡灰白,宜用大柴胡汤加茵陈、金钱草、郁金以疏肝利胆,清热退黄。(1999158、199566)

②湿重于热证

· 临床表现:身目俱黄,黄色不及前者鲜明,头重身困,胸脘痞满,食欲减退,恶心呕吐,腹胀或大便溏垢,舌苔厚腻微黄,脉象濡数或濡缓。

· 治法:利湿化浊运脾,佐以清热。

· 代表方:茵陈五苓散合甘露消毒丹加减。如邪郁肌表、寒热头痛,宜先用麻黄连翘赤豆汤。

③胆腑郁热证

· 临床表现:身目发黄,黄色鲜明,上腹、右胁胀闷疼痛,牵引肩背,身热不退,或寒热往来,口苦咽干,呕吐呃逆,尿黄赤,大便秘,苔黄舌红,脉弦滑数。

· 治法:疏肝泄热,利胆退黄。

· 代表方:大柴胡汤加减。

④疫毒炽盛证(急黄)

· 临床表现:发病急骤,黄疸迅速加深,其色如金,皮肤瘙痒,高热口渴,胁痛腹满,神昏谵语,烦躁抽搐,或见衄血、便血,或肌肤瘀斑,舌质红绛,苔黄而燥,脉弦滑或数。

· 治法:清热解毒,凉血开窍。(2007143、200260)

· 代表方:《千金》犀角散加味。如动风抽搐者,服羚羊角或紫雪丹;如神昏谵语,加服安宫牛黄丸,凉开透窍。(201267)

真题【2012.67】

患者高热,身目深黄,腹胀便秘,烦躁,鼻衄发斑,舌绛苔黄褐干燥,脉弦数。治宜选用

A. 犀角散　　　　　　　　B. 安宫牛黄丸

C. 茵陈蒿汤　　　　　　　D. 清瘟败毒饮

【答案】A

(2)阴黄

①寒湿阻遏证:

· 临床表现:身目俱黄,黄色晦暗,或如烟熏,脘腹痞胀,纳谷减少,大便不实,神疲畏寒,口淡不渴,舌淡苔腻,脉濡缓或沉迟。

· 治法:温中化湿,健脾和胃。

· 代表方:茵陈术附汤加减。若湿浊不清,气滞血结,胁下结痛,腹部胀满,肤色苍黄或黧黑,可加服硝石矾石散。

②瘀血内阻证:

· 临床表现:黄疸日久,肤色暗黄,苍黄,甚则黧黑,胁下癥结拒按,面颈部见丝丝红纹;舌有紫斑或瘀点,脉涩。

· 治法:活血化瘀消癥。

· 代表方:鳖甲煎丸。

患者身目发黄,黄色较淡,心悸气短,肢体倦怠,乏力食少,舌淡苔薄,脉细,其治法为

A. 温中化湿,健脾和胃　　B. 除湿化浊,泄热退黄

C. 清热利湿,健脾和胃　　D. 补气养血,健脾退黄

【答案】D

（3）黄疸消退后的调治

黄疸消退,有时并不代表病已痊愈。如湿邪不清,肝脾气血未复,可导致病情迁延不愈,或黄疸反复发生,甚至转成癥积、鼓胀。因此,黄疸消退后,仍须根据病情继续调治。

①湿热留恋证（201745）

· 临床表现:脘痞腹胀,胁肋隐痛,饮食减少,口中干苦,小便黄赤,苔腻,脉濡数。

· 治法:利湿清热。

· 代表方:茵陈四苓散加减。

②肝脾不调证

· 临床表现:脘腹痞闷,肢倦乏力,胁肋隐痛不适,饮食欠佳,大便不调,舌苔薄白,脉来细弦。（201838）

· 治法:调和肝脾,理气助运。

· 代表方:柴胡疏肝散或归芍六君子汤加减。

女子,43岁,胁胁胀痛反复8年,进食油腻食物加重,半年前黄疸,手术后黄疸消退。先胁肋隐痛,脘痞胀闷,食少便溏,舌苔薄白,脉弦细。其证型是

A. 肝气郁滞　　　　B. 湿热阻滞

C. 气滞血瘀　　　　D. 肝脾不调

【答案】D

五 黄疸的类证鉴别

1. 黄疸与萎黄（199760、199194）

（1）黄疸

发病与感受外邪、饮食劳倦或病后有关;其病机为湿滞脾胃,肝胆失疏,胆汁外溢;其主症为身黄、目黄、小便黄。

（2）萎黄

病因与饥饱劳倦、食滞虫积或病后失血有关;其病机为脾胃虚弱,气血不足,肌肤失养;其主症为肌肤萎黄不泽,目睛及小便不黄,常伴头昏倦怠、心悸少寐,纳少便溏等症状。

2. 阳黄与阴黄（1995154）

①临证应根据黄疸的色泽,并结合症状、病史予以鉴别。

②阳黄黄色鲜明,发病急,病程短,常伴身热,口干苦,舌苔黄腻,脉象弦数。急黄为阳黄之重症,病情急骤,疸色如金,兼见神昏、发斑、出血等危象。

③阴黄黄色晦暗,病程长,病势缓,常伴纳少、乏力、舌淡、苔白腻,脉沉迟或细缓。

六 黄疸的转归预后及预防调护

1. 黄疸的预后转归方面

①一般说来,阳黄病程较短,消退较易;但阳黄湿重于热者,消退较缓,应防其迁延转为阴黄。急黄为阳黄的重症,湿热疫毒炽盛,病情重笃,常可危及生命,若救治得当,亦可转危为安。

②阴黄病程缠绵,收效较慢;倘若湿浊瘀阻肝胆脉络,黄疸可能数月或经年不退,须耐心调治。

③总之黄疸以速退为顺,若久病不愈,气血瘀滞,伤及肝脾,则有酿成癥积、鼓胀之可能。

2. 黄疸的调护

①在发病初期,应卧床休息,急黄患者须绝对卧床,恢复期和转为慢性久病患者,可适当参加体育活动,如散步、太极拳、静养功之类。

②保持心情愉快舒畅,肝气条达,有助于病情康复。

③进食富于营养而易消化的饮食,以补脾益肝;禁食辛热、油腻、酒辣之品,防止助湿生热,碍脾运化。

七 临证备要

1. 黄疸的诊断

黄疸可出现于多种疾病之中,临证时,除根据黄疸的色泽、病史、症状,辨别其属阴属阳外,尚应进行有关理化检查,区分肝细胞性、阻塞性或溶血性黄疸等不同性质,明确病毒性肝炎、胆囊炎、胆结石、消化道肿瘤或蚕豆黄等疾病诊断,以便采取相应的治疗措施。

2. 必须注意病程的阶段性与病证的动态变化

在黄疸的治疗过程中,应区别病证偏表与偏里、湿重与热重、阳证与阴证。应及时掌握阴黄与阳黄之间的转化,以作相应的处理。切不可不顾病情变化,墨守成法,贻误病情。

3. 关于大黄的应用

治疗阳黄证时,常选用茵陈蒿汤、栀子大黄汤及大黄硝石汤等方剂,此类方中均有大黄,吴又可谓"退黄以大黄为专功"。实践证明,茵陈与大黄协同使用,退黄效果更好。根据临床体会,大黄除有清热解毒、通下退黄作用外,且有止血、消瘀、化癥之功,不仅在急性黄疸型肝炎时可用大黄,即使慢性肝炎或肝硬化出现黄疸,亦可配伍使用大黄。

4. 关于淤胆型肝炎的诊断治疗

淤胆型肝炎病机特点为痰湿瘀结,肝胆络脉阻滞。本病初期多属阳黄,系湿热与痰瘀蕴结,胆汁泛溢;后期多属阴黄,为寒湿痰瘀胶结,正气渐损。治疗在参照黄疸病辨证施治的基础上,常加入活血行瘀、化痰散

结、利胆通络之品。

1."黄家所得,从湿得之",是哪一本书最早提出来的:
  A.《诸病源候论》
  B.《景岳全书》
  C.《金匮要略》
  D.《医学心悟》

2.急黄的主要病机是:
  A.湿热蕴蒸,胆汁外溢
  B.肝胆郁热,胆汁上逆
  C.湿热夹毒,热毒炽盛
  D.湿遏中州,胆汁外泄

3.证见目黄身黄,其色鲜明,发热口渴,心中懊恼,恶心呕吐,小便短少而黄,大便秘结,舌苔黄腻,脉象弦数,治疗主方应为:
  A.茵陈五苓散
  B.茵陈蒿汤
  C.甘露消毒丹
  D.麻黄连翘赤小豆汤

4.因为砂石阻滞胆道,而见身目黄染,右胁疼痛,牵引肩背,或有寒热往来,大便色淡灰白,宜用何方加金钱草、鸡内金、郁金、茵陈:
  A.小柴胡汤
  B.柴芩清胆汤
  C.大柴胡汤
  D.麻黄连翘赤小豆汤

5.身目俱黄而晦暗,胁下癥块,刺痛而拒按,为气滞血瘀,湿浊残留所致者,宜在服用逍遥散的同时加服下列何方:
  A.硝石矾石散
  B.鳖甲煎丸
  C.桃红四物汤
  D.茵陈五苓散

6.阳黄初起见表证者,治宜选用:
  A.小柴胡汤
  B.甘露消毒丹
  C.茵陈术附汤
  D.麻黄连翘赤小豆汤

7.急黄的治法是:
  A.清热利湿,和胃醒神
  B.清热解毒,利湿化浊
  C.清热解毒,凉血安神
  D.清热解毒,凉营开窍

1.C   2.C   3.B   4.C   5.B
6.D   7.D

第二十八章

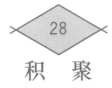

积 聚

积聚的概念、历史沿革、病因病机、辨证要点、分证论治、转归预后、预防调摄及临证备要。

考点解析

一 概念

积聚是腹内结块,或痛或胀的病证。分别言之,积属有形,结块固定不移,痛有定处,病在血分,是为脏病(2009171);聚属无形,包块聚散无常,痛无定处,病在气分,是为腑病(201162)。因积与聚关系密切,故两者往往一并论述。(2011171)

二 历史沿革

①《内经》首先提出了积聚的病名,并对其形成和治疗原则进行了探讨。

②《难经·五十五难》明确了积与聚在病理及临床表现上的区别,指出:"积者五脏所生,聚者六腑所成。"(199363)

③《金匮要略·五脏风寒积聚病脉证并治》进一步说明:"积者,脏病也,终不移;聚者,腑病也,发作有时。"仲景所制鳖甲煎丸、大黄䗪虫丸至今仍为治疗积聚的常用方剂。

④《景岳全书·积聚》篇认为积聚治疗"总其要不过四法,曰攻曰消曰散曰补,四者而已",并创制了化铁丹、理阴煎等新方。

⑤《医宗必读·积聚》篇则提出了积聚分初、中、末三个阶段的治疗原则,受到后世医家的重视。"初者,病邪初起,正气尚强,邪气尚浅,则任受攻;中者,受病渐久,邪气较深,正气较弱,任受且攻且补;末者,病魔经久,邪气侵凌,正气消残,则任受补。"(200061、199261)

三 病因病机

1.病因

积聚的成因为情志失调、饮食所伤、外邪侵袭,他病续发,正气亏虚。

2.病机

(1)积聚病机

主要是气机阻滞,瘀血内结。两者比较,聚证以气滞为主,积证以血瘀为主,又有一定区别。

(2)病理因素

寒邪、湿浊、痰浊、食滞、虫积等,其间又往往交错夹杂,相互并见,然而,最终导致气滞血瘀结成积聚。

(3)病位

主要在于肝脾胃肠。

(4)病理性质

本病初起,气滞血瘀,邪气壅实,正气未虚,病理性质多属实;积聚日久,病势较深,正气耗伤,可转为虚实夹杂之证。病至后期,气血衰少,体质羸弱,则往往转以正虚为主。

四 辨证论治

1.辨证要点

①辨积与聚:聚证病在气分,多属于腑,病机以气机逆乱为主,腹内结块望之有形,但按之无块,聚散无常,痛无定处,病程较短,病情一般较轻,治疗较易;积证则病在血分,多属于脏,病机以痰凝血瘀为主,腹内结块望之可无形,但触之有结块,固定不移,痛有定处,病程较长,病情一般较重,治疗较难。

②辨积证初中末三期:根据病史长短,邪实正衰以及伴随症状,辨其虚实主次。聚证多实。积证初起,正气未虚,以邪实为主;中期,积块增大,质地较硬,正气渐伤,邪实正虚;后期,日久郁结不去,正气大伤,则以正虚为主。

③辨部位:积块的部位不同,标志着所病的脏腑不同,临床症状,治疗方药也不尽相同,故要加以鉴别。区分右胁部左胁部,胃脘部,腹部积块的不同。

④辨标本缓急。

按照急则治标或标本兼顾的原则。

2.治疗

聚证病在气分,重在调气,以疏肝理气,行气消聚为基本原则,积证病在血分,重在活血,以活血化瘀,软坚散结为基本治则。积证治疗宜分初、中、末三个阶段:积证初期属邪实,应予消散;中期邪实正虚,予消补兼施;后期以正虚为主,应予养正除积。

3.分证论治

(1)聚证

①肝郁气滞证

· 临床表现:腹中结块柔软,时聚时散,攻窜胀痛,脘胁胀闷不适,苔薄,脉弦等。

· 治法:疏肝解郁,行气散结。

· 代表方:逍遥散加减。(200074)兼有热象者,加左金丸;寒湿中阻,脘腹痞满,舌苔白腻,用木香顺气散。

②食滞痰阻证

· 临床表现:腹胀或痛,腹部时有条索状物聚起,按之胀痛更甚,便秘,纳呆,舌苔腻,脉弦滑等。(200297、199766)

· 治法:理气化痰,导滞通便。

· 代表方:六磨汤加减。蛔虫积聚,阻于肠道而引起者,可用乌梅丸;反复发作,脾气损伤可用香砂六君子汤。

(2)积证

①气滞血阻证

· 临床表现:腹部积块质软不坚,固定不移,胀痛不适,舌苔薄,脉弦。

· 治法:理气活血,消积通络。(201847)

· 代表方:大七气汤加减。补充:五版教材中首选金铃子散合失笑散。若气滞血阻较甚,兼有寒象者,用大七气汤。(1991154)

真题【2018.47】

患者男性,49岁,每日饮白酒四两,体检时发现腹部积块,固定不移,胀痛不适,舌苔薄白,脉弦,治法宜用

A. 补益气血,化瘀消积　　B. 祛瘀软坚,益气化瘀

C. 理气化瘀,软坚散结　　D. 理气消积,活血化瘀

【答案】D

②瘀血内结证

· 临床表现:腹部积块明显,质地较硬,固定不移,隐痛或刺痛,形体消瘦,纳谷减少,面色晦暗黧黑,面颈胸臂或有血痣赤缕,女子可见月事不下,舌质紫或有瘀斑瘀点,脉细涩等。(201463)

真题【2014.63】

患者腹痛,腹中包块半年。现包块,面黯消瘦,经闭不行,舌紫有瘀点,脉弦细。应诊断为

A.食滞痰阻之聚证　　B.肝气郁滞之聚证

C.瘀血内结之积证　　D.气滞血阻之积证

【答案】C

· 治法:祛瘀软坚。

· 代表方:膈下逐瘀汤加减。可与六君子汤煎服,共同组成攻补兼施之法。如积块肿大坚硬而正气受损者,

可并服鳖甲煎丸化瘀软坚,兼顾正气。

③正虚瘀结证

· 临床表现:久病体弱,积块坚硬,隐痛或剧痛,饮食大减,肌肉瘦削,神倦乏力,面色萎黄或黧黑,甚则面肢浮肿,舌质淡紫,或光剥无苔,脉细数或弦细。

· 治法:补益气血,化瘀活血。(201265、201765、201766、201767)

真题【2012.65】

腹部癥块坚硬,疼痛渐重,面色黧黑,饮食大减,肌肉瘦削,神疲头晕,舌淡紫无苔,脉弦细者,治宜

A. 益气养阴,活血化瘀

B. 理气活血,化痰散结

C. 理气活血,祛瘀软坚

D. 大补气血,活血化瘀

【答案】D

· 代表方:八珍汤合化积丸加减。(201366)

真题【2013.66】

患者腹部积块坚硬,疼痛日渐加剧,面色萎黄,形脱骨立,舌质淡紫,无苔,脉无力。治宜选用

A. 补中益气汤合少腹逐瘀汤

B. 六君子汤合桃红四物汤

C. 八珍汤合化积丸

D. 四物汤合大黄䗪虫丸

【答案】C

五 积聚的转归预后及预防调摄

1.转归预后(2001156、1998156)

①聚证病程较短,一般预后良好。少数聚证日久不愈,可以由气入血转化成积证。

②癥积日久,瘀阻气滞,脾运失健,生化乏源,可导致气虚、血虚,甚或气阴并亏。若正气愈亏,气虚血涩,则癥积愈加不易消散,甚则逐渐增大。如病势进一步发展,还可出现一些严重变证。如积久肝脾两伤,藏血与统血失职,或瘀热灼伤血络,而导致出血;若湿热瘀结,肝脾失调,胆汁泛溢,可出现黄疸;若气血瘀阻,水湿泛滥,亦可出现腹满肢肿等症,另外积聚日久,气滞血瘀日甚,导致气郁发热或瘀血发热等内伤发热病证。故积聚的病理演变,与血证、黄疸、鼓胀、内伤发热等病证有较密切的联系。

2.预防调摄

饮食有节,起居有时,注意冷暖,调畅情志,保持正气充沛,气血流畅,是预防积聚的重要措施。

六 临证备要

①积聚临证应抓住主症,审查病机,确定治则,应遵循《素问·至真要大论》所谓"坚者削之""结者散之""留者攻之""逸者行之""衰者补之"法则,贯穿

调气理血的基本大法。

②积聚除按气血虚实辨证外,尚须根据结块部位、脏腑所属综合考虑,结合现代医学检查手段明确积聚的性质,对治疗和估计预后有重要意义。如癥积系病毒性肝炎所致肝脾肿大者,在辨证论治的基础上可选加具有抗病毒、护肝降酶、调节免疫、抗纤维化等作用的药物;如恶性肿瘤宜加入扶正固本、调节免疫功能以及实验筛选和临床证实有一定抗肿瘤作用的药物。

③积聚治疗上始终要注意顾护正气,攻伐药物不可过用。如过用、久用攻伐之品,易于损正伤胃;过用破血、逐瘀之品,易于损络出血;过用香燥理气之品,则易耗气伤阴积热,加重病情。

④在对积证的治疗中,可适时选用软坚之药和虫类药以破瘀消积。不论初起或久积,均可配合外治法,如敷贴阿魏膏、水红花膏等,有助于活血散结、软坚消积。此外,尚可配合针灸、气功等疗法。

小试牛刀

1. "初者,病邪初起,正气尚强,邪气尚浅,则任受攻;中者,受病渐久,邪气较深,正气较弱,任受且攻且补;末者,病魔经久,邪气侵凌,正气消残,则任受补。"此语出自:

A.《诸病源候论·癥瘕病诸候》
B.《济生方·积聚论治》
C.《医学入门·积聚门》
D.《医宗必读·积聚》

2. "积者,五脏所生;聚者,六腑所成也。积者,阴气也,其始发有常处,其痛不离其部,上下有所终始,左右有所穷所;聚者,阳气也;其始发无根本;上下无所留止;其痛无常处;谓之聚,故以是别知积聚也。"此文出自哪一书:

A.《黄帝内经》   B.《难经》
C.《中藏经》   D.《金匮要略》

3. 患者腹胀且痛,便秘纳呆,时有如条状物伏于腹部,重按则胀痛更甚,苔腻脉弦滑,应诊断为:

A. 气结血瘀之积证   B. 肝气夹痰之聚证
C. 食滞痰阻之聚证   D. 肝郁气滞之聚证

4. 病积聚之轻者,症见脘腹痞满,食少纳呆,舌苔白腻,脉象弦缓。治疗宜用:

A. 逍遥散   B. 四逆散
C. 柴胡疏肝散   D. 香苏散

参考答案

1.D   2.B   3.C   4.A

鼓胀的概念、历史沿革、病因病机、辨证要点、分证论治、转归预后、预防调摄及临证备要。

一 概念

鼓胀是指腹部胀大如鼓的一类病证,临床以腹大胀满,绷急如鼓,皮色苍黄,脉络显露为特征,故名鼓胀。

二 历史沿革

①鼓胀病名最早见于《内经》,如《灵枢·水胀》载:"鼓胀何如? 岐伯曰:腹胀,身皆大,大与肤胀等也,色苍黄,腹筋起,此其候也。"较详细地描述了鼓胀的临床特征。

②《金匮要略·水气病脉证并治》之肝水、脾水、肾水,均以腹大胀满为主要表现,亦与鼓胀类似。

③明代李梴提出本病的治疗法则,《医学入门·鼓胀》说:"凡胀初起是气,久则成水……治胀必补中行湿,兼以消积,更断盐酱。"

④喻嘉言《医门法律·胀病论》认识到癥积日久可致鼓胀,"凡有癥瘕、积块、痞块,即是胀病之根"。关于鼓胀病机的论述有"胀病亦不外水裹、气结、血瘀"。(199567)

三 病因病机

1.病因

鼓胀的成因为酒食不节、情志刺激、虫毒感染、他病续发。(2009167)

2.病机

(1)鼓胀的基本病理变化

总属肝、脾、肾受损,气滞、血瘀、水停腹中。(199395)

(2)病变部位

主要在于肝脾,久则及肾。(199198)

(3)病理因素

不外乎气滞、血瘀、水湿,水液停蓄不去,腹部日益胀大成鼓。气、血、水三者既各有侧重,又常相互为因,错杂同病。

(4)病理性质

总属本虚标实。

四 辨证论治

1.辨证要点

鼓胀为本虚标实之证,初期以实为主,其标实又有气滞、血瘀、水停的侧重,同时又有肝、脾、肾脏腑之不同;晚期以虚为主,同时可兼见出血、昏迷等危重证候。

(1)鼓胀早期

①辨病性

腹部膨隆,腹皮绷急,按之空空然,叩之如鼓,喜大息,嗳气,嗳气或矢气后胀减,口苦脉弦,病性偏于气滞;腹部胀大,状如蛙状,按之如囊裹水,尿少肢肿,周身困乏无力,苔白腻者,病性偏寒湿;脘腹撑急,灼热口苦,小便短赤,大便秘结,苔黄腻者,病性偏湿热;腹大坚满或脐心外突,脉络怒张,面色黧黑,面、胸、臂红痣血缕,手掌赤痕,舌质暗或有瘀斑,病性偏血瘀。

②辨病位

鼓胀主要涉及肝、脾、肾三脏。腹大胀满,按之不坚,胁部或胀或痛,攻窜不定者,病变及肝;腹大胀满,食少脘痞,四肢困重,疲倦无力者病变及脾;腹大胀满,精神委顿,肢冷怯寒,下肢浮肿,尿少者,病变及肾。

(2)鼓胀晚期

①辨阴阳

腹胀满不舒,朝宽暮急,面色苍黄,神疲乏力,四肢不温,舌淡紫,脉沉细者,病性偏阳虚;腹大胀满,心烦失眠,口燥,衄血,形体消瘦,小便短赤,舌红绛少津,脉弦细数者,病性偏阴虚。

②辨危候

鼓胀后期,常并发危重证候,预后不佳。如骤然大量呕血,血色鲜红,大便下血,暗红或油黑,伴手足震颤、狂躁、神志昏迷及尿闭,脉数不静或脉大弦紧者,证属浊毒闭窍,生风动血;若神志昏迷,烦躁不安,甚则怒目狂叫,四肢抽搐颤动,口臭便秘,溲赤尿少,舌红苔黄,脉弦滑者,证属痰热扰神;若神志昏迷,汗出肢冷,气促,撮空,两手抖动,脉细弱者,证属正气衰败,真阳欲脱之危候。

2.治疗

标实为主者,当根据气、血、水的偏盛,分别采用行气、活血、祛湿利水或暂用攻逐之法,同时配以疏肝健脾;本虚为主者,当根据阴阳的不同,分别采取温补脾肾或滋养肝肾法,同时配合行气活血利水。由于本病总属本虚标实错杂,故治当攻补兼施,补虚不忘实,泻实不忘虚。

3.分证论治

(1)气滞湿阻证

①临床表现:腹胀按之不坚,胁下胀满或疼痛,饮食减少,食后胀甚,得嗳气、矢气稍减,小便短少,舌苔薄白腻,脉弦。

②治法:疏肝理气,运脾利湿。

③代表方:柴胡疏肝散合胃苓汤加减。

(2)水湿困脾证

①临床表现:腹大胀满,按之如囊裹水,甚则颜面微浮,下肢浮肿,脘腹痞胀,得热则舒,精神困倦,怯寒懒动,小便少,大便溏,舌苔白腻,脉弦迟。(201464)

【2014.64】

患者腹大胀满,按之如囊裹水,精神困倦,怯寒懒动,小便少,大便溏,苔白腻,脉缓。其辨证是

A.寒湿困脾证　　　　B.气滞湿阻证

C.脾肾阳虚证　　　　D.湿热蕴结证

【答案】A

②治法:温中健脾,行气利水。

③代表方:实脾饮加减。(201163、2003109、199997、199770)

(3)湿热蕴结证

①临床表现:腹大坚满,脘腹胀急,烦热口苦,渴不欲饮,或有面、目、皮肤发黄,小便赤涩,大便秘结或溏垢,舌边尖红,苔黄腻或兼灰黑,脉象弦数。

②治法:清热利湿,攻下逐水。

③代表方:中满分消丸加减。如腹部胀急殊甚,大便干结,可用舟车丸。(2007153、200675、200466、199865)

(4)肝脾血瘀证

①临床表现:脘腹坚满,青筋显露,胁下癥结痛如针刺,面色晦暗黧黑,或见赤丝血缕,面、颈、胸、臂出现血痣或蟹爪纹,口干不欲饮水,或见大便色黑,舌质紫黯或有紫斑,脉细涩。

②治法:活血化瘀,行气利水。

③代表方:调营饮加减。(200870)本方活血化瘀,行气利水,适用于瘀血阻滞,水湿内停之肿胀。如瘀血内停,腹部肿块肌肤甲错,面色黯黑,潮热羸瘦,经闭不行,用大黄䗪虫丸;病久体虚,气血不足或攻逐之后,正气受损宜用八珍汤或人参养荣汤。

(5)脾肾阳虚

①临床表现:腹大胀满,形似蛙腹,朝宽暮急,面色苍黄,或呈㿠白,脘闷纳呆,神倦怯寒,肢冷浮肿,小便短少不利,舌体胖,质紫,苔淡白,脉沉细无力。

②治法:温补脾肾,化气利水。

③代表方:附子理苓汤加减。(201266、2015166)

【2012.66】

患者腹大胀满不舒,早宽暮急,面色苍黄,脘闷纳呆,神倦怯寒,小便不利,舌淡胖而紫,脉沉细无力。治疗除用五苓散外,还宜选用

A.参苓白术散　　　　B.温脾汤

C.附子理中丸　　　　D.实脾饮

【答案】C

【2015.166】

鼓胀属阳虚水盛证者,治疗可选用

A.五皮饮　　　　　　B.附子理苓汤

C.胃苓汤　　　　　　D.济生肾气丸

【答案】BD

(6)肝肾阴虚证

①临床表现:腹大胀满,或见青筋暴露,面色晦滞,唇紫,口干而燥,心烦失眠,时或鼻衄,牙龈出血,小便短少,舌质红绛少津,苔少或光剥,脉弦细数。

②治法:滋肾柔肝,养阴利水。

③代表方:六味地黄丸合一贯煎加减。

(7)变证

鼓胀病后期,肝脾肾受损,水湿瘀热结,正虚邪盛,危机四伏,若药食不当,或腹感外邪,病情可迅速恶化,导致大出血、昏迷、虚脱等多种危重病候。

五 鼓胀的转归预后及预防调护

1.转归预后

由于鼓胀病情易于反复,预后一般较差,因气、血、水互结,邪盛而正衰,治疗较为棘手。

①若病在早期,正虚不著,经适当调治,腹水可以消失,病情可趋缓解。

②如延至晚期,邪实正虚,则预后较差,腹水反复发生,病情不易稳定。如阴虚血热,络脉瘀损,可致鼻衄、齿衄,甚或大量呕血、便血;或肝肾阴虚,邪从热化,蒸液生痰,内蒙心窍,引动肝风,则见神昏谵语、痉厥等严重征象;如脾肾阳虚,湿浊内蒙,蒙蔽心窍,亦可导致神糊昏厥之变,终至邪陷正虚,气阴耗竭,由闭转脱,病情极为险恶。(2011170、2000159、1994159)

2.预防调摄

①宜进清淡、富有营养而且易于消化之食物。生冷寒凉不洁食物易损伤脾阳,辛辣油腻食物易蕴生湿热,粗硬食物易损络动血,故应禁止食用。

②食盐有凝涩水湿之弊,一般鼓胀患者宜进低盐饮食;下肢肿甚,小便量少时,则应忌盐。

六 临证备要

1.关于逐水法的应用

鼓胀患者病程较短,正气尚未过度消耗,而腹胀殊甚,腹水不退,尿少便秘,脉实有力者,可遵照《素问·阴阳应象大论》"中满者,泻之于内"的原则,酌情使用逐水之法,以缓其苦急,主要适用于水热蕴结和水湿困脾证。临床使用注意事项:

①中病即止:遵循"衰其大半而止"的原则,以免损伤脾胃,引起昏迷、出血之变。

②严密观察:服药时必须严密观察病情,注意药后反应,加强调护。一旦发现有严重呕吐、腹痛、腹泻者,即应停药,并做相应处理。

③明确禁忌证:鼓胀日久,正虚体弱,或发热,黄疸日渐加深,或有消化道溃疡,曾并发消化道出血,或见出血倾向者,均不宜使用。

2.注意祛邪与扶正药物的配合

本病患者腹胀腹大,气、血、水壅塞,治疗每用祛邪消胀诸法。若邪实而正虚,在使用行气、活血、利水、攻逐等法时,又常需配合扶正药物。临证还可根据病情采用先攻后补,或先补后攻,或攻补兼施等方法,扶助正气,调理脾胃,减少副作用,增强疗效。

3.鼓胀"阳虚易治,阴虚难调"

水为阴邪,得阳则化,故阳虚患者使用温阳利水药

物,腹水较易消退。若是阴虚型鼓胀,温阳易伤阴,滋阴又助湿,治疗颇为棘手。临证可选用甘寒淡渗之品,以达到滋阴生津而不黏腻助湿的效果。此外,在滋阴药中少佐温化之品(如小量桂枝或附子),既有助于通阳化气,又可防止滋腻太过。

■■ 小试牛刀

1.古代哪部书论述鼓胀病机认为"胀病亦不外水裹,气结,血瘀":
   A.朱丹溪《格致余论》
   B.喻嘉言《医门法律》
   C.李中梓《医宗必读》
   D.李挺《医学入门》

2.患者腹大胀满,按之如囊裹水,下肢浮肿,脘腹痞胀,得热稍舒,怯寒神倦,溲少便溏舌苔白腻,脉浮,治疗宜用何方:
   A.实脾饮　　　　　B.温脾汤
   C.胃苓汤　　　　　D.真武汤

3.患者腹大坚满,脘腹撑满,烦热口苦,渴不欲饮,小便赤涩,大便秘结或溏垢,舌边尖红,苔黄腻,脉弦细滑,治宜选用:
   A.实脾饮　　　　　B.滋水清肝饮
   C.中满分消丸　　　D.木香顺气丸

4.治疗鼓胀瘀结水留证,应首选:
   A.中满分消丸　　　B.实脾饮
   C.少腹逐瘀汤　　　D.调营饮

■■ 参考答案

1.B　　　2.A　　　3.C　　　4.D

◎ 刘应科 ◎

考研中医综合复习指导

第三十章

◇ 30 ◇

头 痛

考纲要求

概念、沿革、病因病机、辨证要点、治疗原则、分证论治、转归预后、预防调摄及临证备要。

考点解析

一 概念

头痛是指因外感六淫、内伤杂病而引起的,以头痛为主要表现的一类病证。

二 病因病机

1.病因(2014166)

感受外邪;情志失调;先天不足或房事不节;饮食劳倦或体虚久病;头部外伤或久病入络。

2.病机

(1)外感

外邪上扰清空,壅滞经络,络脉不通。

(2)内伤

肝脾肾功能失调。(200365)

◎提示▶▶▶偏头痛的病机多为肝阳偏亢,肝经风火上扰。(199861)

三 辨证分型

1.辨证要点

头痛辨证关键在于辨头痛之久暂分虚实,辨头痛之性质分寒热,辨头痛之部位分经脉。(2010170)

(1)辨外感头痛与内伤头痛

①外感头痛起病急,疼痛剧烈,痛无休止,疼痛性质为:掣痛、跳痛、灼痛、胀痛、重痛;外感头痛多属实证;治疗以疏风为主,兼散热、祛湿、清热。

②内伤头痛起病缓慢,疼痛较轻,痛势悠悠,遇劳加重,时作时止;疼痛性质为:隐痛、空痛、昏痛;内伤头痛多属虚证或虚实夹杂;治疗以滋阴养血,益肾填精。如因肝阳、痰浊、瘀血所致者属实,表现为头昏胀痛,或昏蒙重痛,或刺痛钝痛,痛点固定,常伴有肝阳、痰浊、瘀血的相应证候,治以平肝、化痰、祛瘀。

◎提示▶▶▶从发病特点、疼痛性质、病理性质、治疗方面鉴别。

(2)辨头痛部位

①太阳头痛:头后部、项;引经药可选羌活、蔓荆子、川芎。

②阳明头痛:前额部、眉棱骨。(199460)引经药可选葛根、白芷、知母。

③少阳头痛:头之两侧,连及于耳;引经药可选柴胡、黄芩、川芎。(199265)

④厥阴头痛:颠顶部位,连及目系,引经药可选吴茱萸、藁本。(201065)

(3)辨头痛性质

因于风寒者,头痛剧烈而连项背;因于风热者,头胀而痛;因于风湿者,头痛如裹;因于痰湿者,头痛而沉重;因于肝火者,头痛呈跳痛;因于肝阳者,头痛而胀;因于瘀血者,头痛部位固定,呈刺痛;因于虚者,头部隐痛,或空痛。

(4)辨病势顺逆

若起病急骤,头痛如破,短时间内出现神昏伴颈项强直,呕吐如喷,甚者旦发夕死者,属真头痛,病势凶险;因于外感,头痛剧烈而见神志变化,或肢体强痉抽搐,甚或角弓反张者,为脑髓受损或脑络破裂所致,皆属于逆证,预后不良。

2.治疗原则

(1)外感

主以疏风,兼以散寒、清热、祛湿。

(2)内伤

虚证滋阴养血、益肾填精;实证平肝、化痰、行瘀;虚实兼杂者兼顾。

(3)应重视经络用药

如太阳头痛选用羌活、蔓荆子、川芎;阳明头痛选用葛根、白芷、知母;少阳头痛选用柴胡和黄芩,川芎;厥阴头痛选用吴茱萸、藁本;少阴头痛选用细辛;太阴头痛选用苍术。

3.分证论治

(1)外感头痛

①风寒头痛

· 临床表现:头痛连及项背,常有拘急收紧感,或伴恶风畏寒,遇风尤剧,口不渴,苔薄白,脉浮紧。

· 治法:疏风散寒止痛。

· 代表方:川芎茶调散加减。

· 加减:寒邪侵于厥阴经脉,症见颠顶头痛,干呕,吐涎沫,四肢厥冷,苔白,脉弦者,方用吴茱萸汤加减温散寒邪,降逆止痛;寒邪客于少阴经脉,症见头痛,足寒,气逆,背冷,脉沉细,方用麻黄附子细辛汤加减温经散寒止痛。

②风热头痛

· 临床表现:头痛而胀,甚则头胀如裂,发热或恶风,面红目赤,口渴喜饮,大便不畅,或便秘,溲赤,舌尖红,苔薄黄,脉浮数。

· 治法:疏风清热和络。

· 代表方:芎芷石膏汤加减。(200763、199959、199669)

· 加减:大便秘结,腑气不通,口舌生疮者,可用黄连上清丸泄热通腑。

③风湿头痛

· 临床表现:头痛如裹,肢体困重,胸闷纳呆,大便或溏,苔白腻,脉濡。

· 治法:祛风胜湿通窍。

· 代表方:羌活胜湿汤加减。若病发于夏季感受暑湿,症见头痛而胀,身热汗出,心烦口渴,胸闷欲呕者,方选黄连香薷饮。(2000119)

(2)内伤头痛

①肝阳头痛

· 临床表现:头昏胀痛,两侧为重,心烦易怒,夜寐不宁,口苦面红,或兼胁痛,舌红苔黄,脉弦数。

· 治法:平肝潜阳。

· 代表方:天麻钩藤饮加减。(2009109)

②血虚头痛

· 临床表现:头痛隐隐,时时昏晕,心悸失眠,面色少华,神疲乏力,遇劳加重,舌质淡,苔薄白,脉细弱。(199195、2015111)

真题【2015.111】
血虚头痛的主症特点

A. 头痛昏蒙　　　　　B. 头痛隐隐

C. 头痛且胀　　　　　D. 头痛且空

【答案】B

· 治法:养血滋阴。

· 代表方:加味四物汤加减。

③痰浊头痛

· 临床表现:头痛昏蒙,胸脘满闷,纳呆呕恶,苔

白腻,脉滑或弦滑。(200259、199196)

· 治法:化痰降逆。

· 代表方:半夏白术天麻汤加减。(2000120)

④肾虚头痛

· 临床表现:头痛且空,眩晕耳鸣,腰酸膝软,神疲乏力,滑精带下,舌红少苔,脉细无力。(199971、2015112)

真题【2015.112】
肾虚头痛的主症特点

A. 头痛昏蒙　　　　　B. 头痛隐隐

C. 头痛且胀　　　　　D. 头痛且空

【答案】D

· 治法:养阴补肾,填精生髓。

· 代表方:大补元煎加减。(2008112)

· 加减:肾阴亏虚,虚火上炎者方用知柏地黄丸滋阴泻火;肾阳不足者方用右归丸或金匮肾气丸温补肾阳。(2017152)

真题【2017.152】
患者头疼畏寒,面色苍白,四肢不温,腰膝无力,舌淡,脉弱。治疗可选用

A. 左归丸　　　　　B. 大补元煎

C. 金匮肾气丸　　　D. 右归丸

【答案】CD

⑤瘀血头痛

· 临床表现:头痛经久不愈,痛处固定不移,痛如锥刺,或有头部外伤史,舌紫暗,或有瘀斑、瘀点,苔薄白,脉细或细涩。

· 治法:活血化瘀。

· 代表方:通窍活血汤加减。

⑥气虚头痛

· 临床表现:头痛隐隐,时发时止,遇劳加重,纳食减少,神疲乏力,气短懒言,舌质淡,苔薄白,脉细弱。

· 治法:益气升清。

· 代表方:益气聪明汤加减。若气血两虚,头痛绵绵不休,心悸怔忡,失眠,可用人参养荣汤。

四 临证备要

1.临证首当排除真头痛

真头痛起病急暴,病情危重,预后凶险,若抢救不及时,可迅速死亡。临证当辨别病情,明确诊断,多法积极救治。

2.偏头痛的特点与治疗

偏头痛,又称偏头风,临床颇为常见。其特点是疼痛暴作,痛势甚剧,一侧头痛,或左或右,或连及眼齿,呈胀痛、刺痛或跳痛,可反复发作,经年不愈,痛止如常人。可因情绪波动,或疲劳过度而引发。偏头痛的病因虽多,但与肝阳偏亢,肝经风火上扰关系最为密切。

偏头痛的治疗多以平肝清热,息风通络为法,选用菊花、天麻、黄芩、白芍、川芎、白芷、生石膏、珍珠母、藁本、蔓荆子、钩藤、全蝎、地龙等药。肝火偏盛者,加龙胆草、夏枯草、山栀、丹皮等;若久病入络,证见面色晦滞,唇舌紫暗瘀斑者,可合入血府逐瘀汤,并酌加全蝎、蜈蚣、䗪虫等,以散瘀通络,搜剔息风。

3.雷头风

以头痛如雷鸣、头面起核为特点,多为湿热夹痰上冲,可用清震汤加味治疗。如头面起核,肿痛红赤,可合普济消毒饮以清热解毒。

4.注意配伍风药

临床治疗头痛,不唯外感,即使内伤头痛,亦当配伍风药,方能达到最好疗效,如防风、白芷、羌活、蔓荆子、白蒺藜等。但风药辛散,久服易耗气伤阴,气血不足、阴津亏虚之人当慎用。

5.久痛应重视活血化瘀药的运用

凡头痛日久者,无论有否其他瘀血征,均宜加用活血化瘀之品以获较好疗效,如川芎、桃仁、红花、丹参、赤芍等。需分清气滞血瘀、气虚血瘀、血虚血瘀、血热血瘀、阳虚血瘀的不同,分别配以理气、补气、养血、凉血、温阳之品。

6.久痛重视虫类药的应用

部分慢性头痛,病程长,易反复,经年难愈,治疗时可在辨证论治的基础上,选配全蝎、蜈蚣、僵蚕、地龙、地鳖虫等虫类药,以祛瘀通络,解痉定痛,平肝息风,可获良效。

小试牛刀

1.偏头痛的病机多为:
　　A.肾虚精髓不足
　　B.气血亏虚,不荣于脑

C.外邪侵袭,阻遏络道
D.肝经风火上扰

2.内伤头痛的发生,与下列哪些脏腑关系最密切:
　　A.心、脾、肾　　　　　　B.肺、胃、肾
　　C.心、肺、肾　　　　　　D.肝、脾、肾

3.少阳头痛可选用下列哪组引经药:
　　A.黄芩、蔓荆子、川芎
　　B.柴胡、川芎、黄芩
　　C.吴茱萸、藁本、钩藤
　　D.葛根、白芷、柴胡

4.头痛且空,眩晕耳鸣,神疲乏力,舌红苔少,脉细弱者,其证属:
　　A.血虚头痛
　　B.阴虚头痛
　　C.肾虚头痛
　　D.气虚头痛

5.患者头痛昏蒙,胸脘满闷,呕吐痰涎,舌苔白腻,脉象弦滑。治宜选用:
　　A.羌活胜湿汤
　　B.川芎茶调散
　　C.半夏白术天麻汤
　　D.天麻钩藤饮

6.阳明经头痛的部位是:
　　A.在前额部,连及目系
　　B.在前额部及眉棱骨处
　　C.在头之侧,并连及耳部
　　D.在颠顶部位,或连于目系

参考答案

1.D　　　　2.D　　　　3.B　　　　4.C　　　　5.C
6.B

第三十一章

31

眩晕

考纲要求

眩晕的概念、历史沿革、病因病机、辨证要点、分证论治、鉴别诊断、转归预后、预防调摄及临证备要。

考点解析

一 概念

眩是指眼花或眼前发黑,晕是指头晕甚或感觉自身或外界景物旋转。二者常同时并见,故统称为"眩晕"。轻者闭目即止;重者如坐车船,旋转不定,不能站立,或伴有恶心、呕吐、汗出,甚则昏倒等症状。

二 历史沿革

①眩晕最早见于《内经》,称之为"眩冒"。在《内经》中对本病的病因病机作了较多的论述,认为眩晕属肝所主,与髓海不足、血虚、邪中等多种因素有关。如《素问·至真要大论》云:"诸风掉眩,皆属于肝。"《灵枢·海论》曰:"髓海不足,则脑转耳鸣,胫酸眩冒。"《灵枢·卫气》说:"上虚则眩。"《灵枢·大惑论》中说:"故邪中于项,因逢其身之虚……入于脑则脑转,脑转则引目系急,目系急则目眩以转矣。"《素问·六元正纪大论》云:"木郁之发……甚则耳鸣眩转。"(2005142)

②《素问·玄机原病式·五运主病》中言:"所谓风气甚,而头目眩运者,由风木旺,必是金衰不能制木,而木复生火,风火皆属阳,多为兼化,阳主乎动,两动相搏,则为之旋转。"主张眩晕的病机应从风火立论。(2005142)

③《丹溪心法·头眩》中则强调"无痰则不作眩",提出了痰水致眩学说。(200098、199795)

④《景岳全书·眩运》篇中指出:"眩运一证,虚者居其八九,而兼火兼痰者,不过十中一二耳。"强调指出"无虚不能作眩。"(200097、199796)

三 病因病机

1. 病因

眩晕的成因为:情志不遂;年高体弱;久病劳倦;饮食不节;外感六淫;跌仆坠损。

2. 病机

(1)基本病机

虚者:气血精不足,髓海失养;实者:风、火、痰、瘀扰乱,清窍失宁。

(2)眩晕的病位

在于脑,其病变脏腑与肝、脾、肾三脏相关。(200165、199568)

(3)病理性质

以虚者居多,气虚血亏、髓海空虚、肝肾不足所导致的眩晕多属虚证;因痰浊中阻、瘀血阻络、肝阳上亢所导致的眩晕属实证或本虚标实证。(1994154、199357)

(4)眩晕的常见病理因素

风、火、痰、瘀、虚。(199160)

⊗提示▶▶▶对眩晕的病理因素颇有争议,五版教材多认为是风、火、痰、虚,而七版教材倾向于风、火、痰、瘀为多,由于近年考试已向七版教材靠拢,故建议按七版为准。

四 辨证论治

1. 辨证要点

(1)辨相关脏腑

眩晕病在脑窍,但与肝、脾、肾三脏功能失调密切相关。肝阳上亢、脾胃虚弱,气血不足、脾失健运,痰湿中阻、肾精不足所导致的眩晕症状各不相同。

(2)辨标本虚实

①凡病程较长,反复发作,遇劳即发,伴两目干涩,腰膝酸软,或面色㿠白,神疲乏力,脉细或弱者,多属虚证,由精血不足或气血亏虚所致。

②凡病程短,或突然发作,眩晕重,视物旋转,伴呕吐痰涎,头痛,面赤,形体壮实者,多属实证。其中,痰湿所致者,头重昏蒙,胸闷呕恶,苔腻脉滑;瘀血所致者,头昏头痛,痛点固定,唇舌紫暗,舌有瘀斑;肝阳风火所致者,眩晕,面赤,烦躁,口苦,肢麻震颤,甚则昏仆,脉弦有力。

2. 治疗

眩晕的治疗原则是补虚泻实,调整阴阳。虚者当滋养肝肾,补益气血,填精生髓。实证当平肝潜阳,清肝泻火,化痰行瘀。

3.分证论治

(1)肝阳上亢证

①临床表现:眩晕,耳鸣,头目胀痛,口苦,失眠多梦,遇烦劳郁怒而加重,甚则仆倒,颜面潮红,急躁易怒,肢麻震颤,舌红苔黄,脉弦或数。

②治法:平肝潜阳,清火息风。(201164)

③代表方:天麻钩藤饮加减。(2009110、2003145)若见目赤便秘,可选加大黄、芒硝或当归龙荟丸以通腑泄热。(199266、201571)

真题【2015.71】

患者不寐,急躁易怒,头晕目眩,头痛欲裂,大便燥结,三日未行。治宜选用

A.丹栀逍遥散　　　　B.龙胆泻肝汤

C.增液承气汤　　　　D.当归龙荟丸

【答案】D

(2)气血亏虚证

①临床表现:眩晕动则加剧,劳累即发,面色㿠白,神疲乏力,倦怠懒言,唇甲不华,发色不泽,心悸少寐,纳少腹胀,舌淡苔薄白,脉细弱。

②治法:补益气血,调养心脾。(2010109、200293)

③代表方:归脾汤加减。中气不足,清阳不升兼气短乏力色白少神,食少便溏,腹部坠胀,脉细弱,治宜选用补中益气汤。(201368)

(3)肾精不足证

①临床表现:眩晕日久不愈,精神萎靡,腰酸膝软,少寐多梦,健忘,两目干涩,视力减退;或遗精滑泄,耳鸣齿摇;或颧红咽干,五心烦热,舌红少苔,脉细数;或面色㿠白,形寒肢冷,舌淡嫩,苔白,脉弱尺甚。

②治法:滋养肝肾,益精填髓。

③代表方:左归丸加减。若阴损及阳,肾阳虚明显,表现为四肢不温,形寒怕冷,精神萎靡,舌淡脉沉者,或予右归丸。(2008111)

(4)痰湿中阻证

①临床表现:眩晕,头重昏蒙,或伴视物旋转,胸闷恶心,呕吐痰涎,食少多寐,舌苔白腻,脉濡滑。

②治法:化痰祛湿,健脾和胃。(200754)

③代表方:半夏白术天麻汤加减。(201749、2000120、1992120)若痰郁化火,头晕头胀,心烦口苦,渴不欲饮,舌红苔黄腻,脉弦滑者,宜用黄连温胆汤清化痰热。

真题【2017.49】

患者女性,44岁。1周来眩晕,头重昏蒙,胸闷恶心,食少多寐,舌苔白腻,脉沉缓。治宜选用

A.二陈汤　　　　　　B.半夏天麻白术汤

C.天麻钩藤饮　　　　D.羚角钩藤汤

【答案】B

(5)瘀血阻窍证

①临床表现:眩晕,头痛,兼见健忘,失眠,心悸,精神不振,耳鸣耳聋,面唇紫暗,舌暗有瘀斑,脉涩或细涩。

②治法:祛瘀生新,活血通窍。

③代表方:通窍活血汤加减。(200963)

五 眩晕的类证鉴别

1.眩晕与头痛

①头痛与眩晕可单独出现,也可同时出现。

②就病因而言,头痛之病因有外感与内伤两方面,眩晕则以内伤为主。临床表现,头痛以疼痛为主,实证较多;而眩晕则以昏眩为主,虚证较多。

2.眩晕与中风(200570)

(1)中风

以猝然昏仆,不省人事,口眼㖞斜,半身不遂,失语,或不经昏仆,仅以㖞僻不遂为特征。

(2)眩晕

眩是指眼花或眼前发黑,晕是指头晕甚或感觉自身或外界景物旋转。二者常同时并见,故统称为"眩晕"。轻者闭目即止;重者如坐车船,旋转不定,不能站立,或伴有恶心、呕吐、汗出,甚则昏倒等症状。

(3)区别

中风昏仆与眩晕之甚者相似,眩晕之甚者亦可仆倒,但无半身不遂及不省人事、口眼㖞斜诸症。也有部分中风病人,以眩晕、头痛为其先兆表现,故临证当注意中风与眩晕的区别与联系。

六 眩晕的转归预后及预防调摄

1.转归预后

在眩晕的病变过程中,各个证候之间相互兼夹或转化。如脾胃虚弱,气血亏虚而生眩晕,而脾虚又可聚湿生痰,二者相互影响,临床上可以表现为气血亏虚兼有痰湿中阻的证候。如痰湿中阻,郁久化热,形成痰火为患,甚至火盛伤阴,形成阴亏于下,痰火上蒙的复杂局面。再如肾精不足,本属阴虚,若阴损及阳,或精不化气,可以转为肾阳不足或阴阳两虚之证。此外,风阳每夹有痰火,肾虚可以导致肝旺,久病入络形成瘀血,故临床常形成虚实夹杂之证候。若中年以上,阴虚阳亢,风阳上扰,往往有中风晕厥的可能。

2.预防调摄

①要坚持适当的体育锻炼,增强体质。

②保持心情舒畅,情绪稳定,防止七情内伤。

③注意劳逸结合,避免体力和脑力的过度劳累。

④饮食有节,防止暴饮暴食,过食肥甘醇酒及过咸伤肾之品,尽量戒烟戒酒。

七 临证备要

1.眩晕从肝论治

经曰:"诸风掉眩,皆属于肝。"肝木旺,风气甚,则头目眩晕,故眩晕之病与肝关系最为密切。其病位虽主要在肝,但由于病人体质因素及病机演变的不同,可表现肝阳上亢、内风上旋,水不涵木、虚阳上扰,阴血不足、血虚生风,肝郁化火、火性炎上等不同的证候,因此,临证之时,当根据病机的异同择用平肝、柔肝、养肝、疏肝、清肝诸法。

2.警惕"眩晕乃中风之渐"

眩晕一证在临床较为多见,其病变以虚实夹杂为主,其中因肝肾阴亏,肝阳上亢而导致的眩晕最为常见,此型眩晕若肝阳暴亢,阳亢化风,可夹痰夹火,窜走经隧,病人可以出现眩晕头胀,面赤头痛,肢麻震颤,甚则昏倒等症状,当警惕有发生中风的可能。必须严密监测血压、神志、肢体肌力、感觉等方面的变化,以防病情突变。还应嘱咐病人忌恼怒急躁,忌肥甘醇酒,按时服药,控制血压,定期就诊,监测病情变化。

3.部分病人可配合手法治疗

部分眩晕病人西医诊断属椎基底动脉供血不足,检查多发现有颈椎病的表现,临证除给予药物治疗外,还可以适当配合手法治疗,以缓解颈椎病的症状。

小试牛刀

1.眩晕病机颇为复杂,归纳起来不外下列哪四个方面:

　A.痰、火、风、瘀

　B.风、痰、湿、瘀

　C.风、痰、虚、瘀

　D.痰、湿、虚、瘀

2.眩晕发生时,与哪些脏腑关系密切:

　A.肺、脾、肾

　B.心、肝、肾

　C.肝、脾、肾

　D.肺、胃、肾

3.患者时感天旋地转,恶心欲吐,站立不稳,跌倒在地,神志清楚,数分钟后自行缓解。应诊断为:

　A.中风　　　　　　B.厥证

　C.痫证　　　　　　D.眩晕

4.患者眩晕耳鸣,头痛且胀,每因烦劳或恼怒而头晕,头痛加剧,面时潮红,急躁易怒,少寐多梦,口苦,舌红少苔,脉弦细数。其治法是:

　A.清肝息风,开窍化痰

　B.豁痰息风,降气开窍

　C.镇肝息风,化痰通络

　D.平肝潜阳,滋养肝肾

5.眩晕而见头重如蒙,胸闷恶心,食少多寐,舌苔白腻,脉濡滑。其治法是:

　A.清化湿热,健脾化痰

　B.燥湿祛痰,健脾和胃

　C.化湿除痰,理气和胃

　D.化痰理气,健脾消食

参考答案

1.A　　　　2.C　　　　3.D　　　　4.D　　　　5.B

第三十二章

32

中 风

■■ 考纲要求

概念、沿革、病因病机、辨证要点、治疗原则、分证论治、转归预后、预防调摄及临证备要。

■■ 考点解析

一 概念

中风是以猝然昏仆、不省人事、半身不遂、口眼㖞斜、语言不利为主症的病证。病轻者可无昏仆而仅见半身不遂及口眼㖞斜等症状。

二 历史沿革

① 唐宋以前以"外风"学说为主,多从"内虚邪中"立论。张仲景认为"络脉空虚",风邪入中是本病发生的主因,并以邪中深浅、病情轻重而分为中经中络、中脏中腑。在治疗上,主要以疏风散邪,扶助正气为法。(1997119)

② 唐宋以后,特别是金元时期,突出以"内风"立论,是中风病因学说的一大转折。《医学发明·中风有三》说:"中风者,非外来风邪,乃本气自病也。凡人年逾四旬,多有此疾。"朱丹溪主张"湿痰生热"。(1997120)

③《临证指南医案·中风》进一步阐明了"精血衰耗,水不涵木……肝阳偏亢,内风时起"的发病机理,并提出滋液息风,补阴潜阳,以及开闭、固脱等法。

④ 王清任指出中风半身不遂,偏身麻木是由于"气虚血瘀"所致,立补阳还五汤治疗偏瘫,至今仍为临床常用。

⑤ 近代医家张伯龙、张山雷、张寿甫总结前人经验,进一步探讨发病机理,认识到本病的发生主要在于肝阳化风,气血并逆,直冲犯脑。至此对中风的病因病机和治法认识渐趋深化。(1991157)

三 病因病机

1.病因

内伤积损;情志过极;饮食不节;体态肥盛。

2.病机

(1)基本病机

阴阳失调,气血逆乱。

(2)病机归纳

虚(阴、血)、火(肝、心)、风(肝、外)、痰(风痰、湿痰)、气(气逆、气滞)、瘀(血瘀)。

(3)病位

病位在脑,与肝,脾,肾关系密切。(200764)

(4)病理基础

肝肾阴虚或气血亏虚。

(5)病理因素

风、火、痰、气、瘀。

(6)病理性质

本虚标实。

四 辨证分型

1.辨证要点

(1)辨中经络、中脏腑

中经络意识清楚,中脏腑昏不知人。

(2)中脏腑辨闭证与脱证(200461、200064)

① 闭证属实,邪气内闭清窍所致,证见神志昏迷,牙关紧闭,口噤不开,两手握固,肢体强痉,大小便闭等。闭证之中腑者,因肝阳暴亢或痰热腑实,风痰上扰,见㖞僻不遂,神志欠清,大便不通;中脏者,风阳痰火内闭神窍,脑络瘀阻,则见昏仆,不省人事,肢体拘急等症。

② 脱证属虚,真阳散脱阴阳离决之候,证见神志昏愦,目合口开,四肢松懈瘫软,手撒肢冷汗多,二便自遗,鼻息低微。

③ 闭证常见于骤起,脱证则由闭证恶变转化而成,并可见内闭外脱之候。

(3)闭证当辨阳闭和阴闭

阳闭有瘀热痰火之象;阴闭有痰浊瘀阻之象。

(4)辨病期

急性期(2周~1个月)、恢复期(1~6个月)、后遗症期(6个月以上)。

◆ 基础篇 ◆

中医内科学

(5)辨病势顺逆

2.治疗原则

(1)中经络

急性期平肝息风,化痰祛瘀通络。(2009107)

(2)中脏腑

①闭证:治当息风清火,豁痰开窍,通腑泄热。(2009108、200563、1993113)

②脱证:救阴回阳固脱。(1993114)

③内闭外脱:醒神开窍与扶正固脱兼用。

(3)恢复期

平肝息风、化痰祛瘀与滋养肝肾、益气养血并用。

3.分证论治

(1)中经络

①风痰瘀阻证:临床表现:头晕,头痛,手足麻木,突然发生口舌㖞斜,口角流涎,舌强言謇,半身不遂,或手足拘挛,舌苔薄白或紫暗,或有瘀斑,脉弦涩或小滑。治法:息风化痰,活血通络。代表方:半夏白术天麻汤。

②风阳上扰证:临床表现:常感眩晕头痛,耳鸣面赤,腰腿酸软,突然发生口舌㖞斜,语言謇涩,半身不遂,苔薄黄,舌质红,脉弦细数或弦滑。治法:清肝泻火,息风潜阳。代表方:镇肝熄风汤或天麻钩藤汤加减。

③痰热腑实证:临床表现:半身不遂,肌肤不仁,口舌歪斜;言语不利,或言语謇涩,头晕目眩,吐痰或痰多,腹胀,便干或便秘;舌质暗红或暗淡,苔黄或黄腻,脉弦滑或兼数。治法:清热化痰,通腑泻浊。代表方:星蒌承气汤。

④气虚血瘀:临床表现:半身不遂,肌肤不仁,口舌歪斜;言语不利,或謇涩或不语,面色无华气短乏力,口角流涎,自汗,心悸,便溏;手足或偏身肿胀;舌质暗淡或瘀斑,舌苔薄白或腻,脉沉细、细缓或细弦。治法:益气扶正,活血化瘀。代表方:补阳还五汤。

⑤阴虚风动:临床表现:半身不遂,一侧手足沉重麻木,口舌面斜,舌强语謇,平素头痛头痛,耳鸣目眩,双目干涩,腰膝酸软,急躁易怒,少眠多梦;舌质红绛或暗红,少苔或无苔,脉细弦或细弦数。治法:滋养肝肾,潜阳息风。代表方:镇肝息风汤。

(2)中脏腑

①闭证:

阳闭:临床表现:突然昏仆,不省人事,牙关紧闭,口噤不开,两手握固,肢体偏瘫,拘急,抽搐。兼见面红气粗,躁动不安,舌红苔黄,脉弦滑有力。治法:清热化痰,开窍醒神。代表方:先服(或用鼻饲法)至宝丹或安宫牛黄丸以清心开窍,并用羚角钩藤汤加减。腹实热结,腹胀便秘用礞石滚痰丸。

阴闭:临床表现:突然昏仆,不省人事,牙关紧闭,口噤不开,两手握固,肢体偏瘫,拘急,抽搐。兼见面白唇紫或黯,四肢不温,静而不烦,舌质暗淡,苔白腻滑,脉沉滑。治法:温阳化痰,开窍醒神。代表方:急用苏合香丸温开水化开灌服(或用鼻饲法)并用涤痰汤加减。

②脱证:临床表现:突然昏仆,不省人事,面色苍白,目合口开,鼻鼾息微,手撒遗尿,汗出肢冷,舌萎缩,脉沉细微欲绝或浮大无根。治法:回阳救阴,益气固脱。代表方:立即用大剂参附汤。

◎提示▶▶▶ 此是九版教材证型,与老版教材差别较大,建议都复习一下。

五 类证鉴别

1.中风与厥证

厥证也有突然昏仆、不省人事之表现,一般而言,厥证神昏时间短暂,发作时常伴有四肢逆冷,移时多可自行苏醒,醒后无半身不遂、口眼㖞斜、言语不利等表现。

2.中风与痉证

痉证以四肢抽搐、项背强直,甚至角弓反张为主症,发病时也可伴有神昏,需与中风闭证相鉴别。但痉证之神昏多出现在抽搐之后,而中风患者多在起病时即有神昏,而后可以出现抽搐。痉证抽搐时间长,中风抽搐时间短。痉证患者无半身不遂、口眼㖞斜等症状。

3.中风与痫证

痫证发作时起病急骤,突然昏仆倒地,与中风相似。但痫证为阵发性神志异常的疾病,猝发仆地时常口中作声,如猪羊啼叫,四肢频抽而口吐白沫;中风则仆地无声,一般无四肢抽搐及口吐涎沫的表现。痫证之神昏多为时短暂,移时可自行苏醒,醒后一如常人,但可再发;中风患者昏仆倒地,其神昏症状严重,持续时间长,难以自行苏醒,需及时治疗方可逐渐清醒。中风多伴有半身不遂、口眼㖞斜等症,亦与痫证不同。

六 临证备要

1.中风的应急处理

首先要使病人安静卧床,勿随意变动体位。如为闭证,头部应稍枕高,并偏向一侧,以利痰涎流出,避免痰涎壅塞气道而致窒息;若属脱证,头部应放平,下肢稍抬高。另外,应注意清洁病人口腔。牙关紧闭者,可用冰片、南星、乌梅等擦牙。

2.出血性中风,可配凉血化瘀法

脑出血或蛛网膜下腔出血,可参照血证有关内容。其出血的机理多有瘀热搏结,络伤血溢,临床有时可见面唇青紫,舌绛或紫黯,可配合凉血、化瘀、止血法,以犀角地黄汤为基础方治疗,以行瘀热,有助止血,但应注意活血而不破血、动血。

3. 中风后遗症口眼歪斜的治法

中风后遗口眼歪斜多由风痰阻于络道所致,治宜祛风、除痰、通络,方用牵正散。

小试牛刀

1. 中风偏枯不用,肢软乏力,面色萎黄,或肢体麻木,舌淡紫或有瘀斑,苔白,脉细涩或虚弱,治用何方最佳:
   A. 桃仁红花煎　　　　B. 天麻钩藤饮
   C. 当归四逆汤　　　　D. 补阳还五汤

2. 症见突然昏仆,不省人事,口眼㖞斜,牙关紧闭,肢体强劲而不温,面白唇黯,喉中痰声,静卧不烦,苔白腻,脉沉滑,其治疗宜选用:
   A. 局方至宝丹　　　　B. 菖蒲郁金汤
   C. 苏合香丸　　　　　D. 牵正散加味

3. 室外劳作,突然昏仆,不省人事,牙关紧闭,气粗口臭,躁扰不宁,身热面赤,舌苔黄腻,脉弦滑者,应首先灌服:
   A. 紫雪丹　　　　　　B. 玉枢丹
   C. 安宫牛黄丸　　　　D. 牛黄清心丸

4. 平素头晕耳鸣,寐少梦多,与他人争吵后突发口眼㖞斜,舌强语謇,半身不遂,舌红苔黄,脉弦滑,治疗选用:
   A. 天麻钩藤饮　　　　B. 镇肝熄风汤

C. 牛黄清心丸　　　　D. 安宫牛黄丸

5. 下列哪项不是辨别中风闭证与脱证的依据:
   A. 口开目合与口噤不开
   B. 手撒肢冷与两手握固
   C. 二便自遗与大小便闭
   D. 躁动不安与静而不烦

6. 中风阴闭的治法是:
   A. 益气回阳,开窍豁痰
   B. 养阴息风,通络开窍
   C. 化痰息风,理气开窍
   D. 豁痰息风,辛温开窍

7. 平素头晕耳鸣,腰酸,少寐多梦,突然发生口舌歪斜,言语不利,手指瞤动,半身不遂,舌质红,脉弦细数。其病机是:
   A. 脉络空虚,风邪入中
   B. 肝火偏旺,阳亢化风
   C. 肝肾阴虚,风阳上扰
   D. 痰热阻滞,风痰上扰

参考答案

1. D　　　　2. C　　　　3. C　　　　4. A　　　　5. D
6. D　　　　7. C

基础篇

中医内科学

561

第三十三章

33

瘿 病

考纲要求

辨证论治规律。

考点解析

一 概念

瘿病是由于情志内伤,饮食及水土失宜,以致气滞、痰凝、血瘀壅结于颈前所引起的以颈前喉结两旁结块肿大为主要临床特征的一类疾病。古籍中有称瘿、瘿气、瘿瘤、瘿囊、影袋等名者。

二 历史沿革

①早在公元前 3 世纪,我国已有关于瘿病的记载:战国时期的《庄子·德充符》即有"瘿"的病名。

②《吕氏春秋·季春纪》所说"轻水者,多秃与瘿人"不仅记载了瘿病的存在,而且观察到瘿的发病与地理环境密切相关。

③《诸病源候论》认为"诸山水黑土中,出泉流者,不可久居,常食令人作瘿病,动气增患"。指出瘿病的病因主要是情志内伤及水土因素。

④《千金要方》及《外台秘要》记载了数十个治疗瘿病的方剂,常用药物有海藻、昆布、羊靥等,表明此时对含碘药物及用甲状腺作脏器疗法已有相当认识。

⑤《外科正宗·瘿瘤论》认为:"夫人生瘿瘤之症,非阴阳正气结肿,乃五脏瘀血、浊气、痰滞而成。"指出瘿瘤主要由气、痰、瘀壅结而成,采用的主要治法是"行散气血""行痰顺气""活血散坚",该书所载海藻玉壶汤等方至今仍为临床习用。

三 病因病机

1.病因

情志内伤;饮食及水土失宜;体质因素。(2009165、2014161)

2.病机

(1)基本病机

气滞、痰凝、血瘀壅结颈前。

(2)病位

主要在肝、脾,与心有关。(2016108)

真题 【2016.108】

瘿病的病变脏腑主要是

A. 肝、胃、肾 B. 肝、脾、肺

C. 肝、脾、心 D. 肺、胃、肾

【答案】C

(3)病理性质

以实证居多,久病由实致虚,可见气虚、阴虚等虚候或虚实夹杂之候。

四 辨证分型

1.辨证要点

(1)辨痰与瘀

本病初期,多为气机郁滞,津凝痰聚,痰气搏结颈前,临床表现为颈前喉结两旁结块肿大,质软不痛,颈部觉胀,当从痰论治,重在理气化痰;本病日久,深入血分,血液运行不畅,血脉瘀阻于颈前,临床表现为颈前喉结两旁结块肿大,按之较硬或有结节,肿块经久未消,当从瘀论治,重在活血化瘀。

(2)辨火旺与阴伤

本病常表现为肝火旺盛及阴虚火旺之证。如兼见烦热,易汗,性情急躁易怒,眼球突出,手指颤抖,面部烘热,口苦,舌红苔黄,脉数者,为肝火旺;如见心悸不宁,心烦少寐,易出汗,手指颤动,两目干涩,头晕目眩,耳鸣,腰膝酸软,倦怠乏力,舌红,苔少或无苔,脉弦细数者,为阴虚。

2.治疗原则

(1)基本治则

理气化痰,消瘿散结。

(2)治疗方法

瘿肿质地较硬及有结节者,配合活血化瘀;火郁阴伤而表现阴虚火旺者,以滋阴降火为主。(2018156)

真题 【2018.156】

瘿病的常用治法是

A. 理气化痰 B. 活血化瘀

◆ 刘应科 ◆ 考研中医综合复习指导

C. 清肝泻火　　　　D. 滋阴降火

【答案】ABCD

3. 分证论治(2015168)

真题 **【2015.168】**

瘿病实证常见的证候有

A. 气郁痰阻　　　　B. 痰结血瘀
C. 肝火旺盛　　　　D. 痰饮内阻

【答案】ABC

(1)气郁痰阻证

①临床表现:颈前喉结两旁结块肿大,质软不痛,颈部觉胀,胸闷,喜太息,或兼胸胁窜痛,病情常随情志波动,苔薄白,脉弦。

②治法:理气舒郁,化痰消瘿。

③代表方:四海舒郁丸。中成药可用消瘿丸、消瘿气瘰丸。(199765)

(2)痰结血瘀证

①临床表现:颈前喉结两旁结块肿大,按之较硬或有结节,肿块经久未消,胸闷,纳差,舌质暗或紫,苔薄白或白腻,脉弦或涩。

②治法:理气活血,化痰消瘿。

③代表方:海藻玉壶汤。

(3)肝火旺盛证

①临床表现:颈前喉结两旁轻度或中度肿大,一般柔软光滑,烦热,容易出汗,性情急躁易怒,眼球突出,手指颤抖,面部烘热,口苦,舌质红,苔薄黄,脉弦数。

②治法:清肝泄火,消瘿散结。

③代表方:栀子清肝汤合消瘰丸加减。

④加减:火郁伤阴,阴虚火旺而见烦热,多汗,消瘦乏力,舌红少苔,脉细数等症者,可用二冬汤合消瘰丸加减。

(4)心肝阴虚证

①临床表现:颈前喉结两旁结块或大或小,质软,病起较缓,心悸不宁,心烦少寐,易出汗,手指颤动,眼干,目眩,倦怠乏力,舌质红,苔少或无苔,舌体颤动,脉弦细数。(2007162)

②治法:滋阴降火,宁心柔肝。

③代表方:天王补心丹或一贯煎加减。(2015108)

真题 **【2015.108】**

瘿病心肝阴虚证,治宜选用

A. 天王补心丹　　　　B. 生铁落饮
C. 化肝煎　　　　D. 二阴煎

【答案】A

五 临证备要

1. 根据不同的病机施以相应的治法及用药

如火盛,宜清热泻火;如痰凝,宜化痰散结;如血瘀,宜活血软坚。本病后期,多出现由实转虚,如阴伤,宜养阴生津;如气虚,宜益气健脾;气阴两虚者,药用黄芪、太子参、麦冬、五味子、黄精、玉竹、女贞子等。

2. 不同疾病阶段用药有所不同

瘿病早期出现眼突者,证属肝火痰气凝结,应治以化痰散结,清肝明目。后期出现眼突者,为脉络涩滞,瘀血内阻所致,应治以活血散瘀,益气养阴。

3. 谨慎应用含碘药物

中医学的许多消瘿散结的药物,如四海舒郁丸中的海带、海藻、海螵蛸、海蛤壳等药物的含碘量都较高,临证时须注意,若患者确系碘缺乏引起的单纯性甲状腺肿大,此类药物可以大量使用,若属甲状腺功能亢进之症,则使用时需慎重。

4. 谨慎应用有毒药物

黄药子具有消瘿散结、凉血降火之功效,治疗痰结血瘀证和肝火旺盛证时可配合应用。但黄药子有小毒,长期服用对肝脏损害较大,必须慎用,用量一般不宜超过10g。

小试牛刀

1. 患者颈前两旁肿大,发胀,质软不硬,常太息,胸闷,两胁窜痛,苔薄白,脉弦,宜选何方:
   A. 柴胡疏肝散　　　　B. 柴枳半夏汤
   C. 逍遥散　　　　D. 四海舒郁丸

2. 患者,女,39岁。症见心悸多汗,消谷善饥,消瘦手颤,五心烦热,急躁失眠,眼突颈胀,舌红苔少,脉弦细数。其辨证是:
   A. 痰气热结　　　　B. 肝火旺盛
   C. 心肝阴虚　　　　D. 脾肾两虚

参考答案

1. D　　　2. C

第三十四章

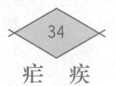

疟 疾

考纲要求

疟疾的概念、病因病机、辨证要点、分证论治。

考点解析

一 概念

疟疾是感受疟邪引起的以寒战、壮热、头痛、汗出、休作有时为临床特征的一类疾病。本病常发生于夏秋季节,但其他季节亦可发生。

二 病因病机

1.病因

主要是感受"疟邪",但其发病与正虚抗邪能力下降有关,诱发因素则与外感风寒、暑湿、饮食劳倦有关,其中尤以暑湿诱发为最多。

2.病机

(1)基本病机

邪伏半表半里,出入营卫之间,邪正交争,则疟病发作;疟邪伏藏,则发作休止。

(2)病位

总属少阳,故历来有"疟不离少阳"之说。

(3)病理性质

以邪实为主。

三 辨证论治

1.辨证要点

疟疾的辨证应根据病情的轻重,寒热的偏盛,正气的盛衰及病程的久暂,区分正疟、温疟、寒疟、瘴疟、劳疟的不同。

2.治疗原则

疟疾的治疗以祛邪截疟为基本治则,区别寒与热的偏盛进行处理。如温疟兼清,寒疟兼温,瘴疟宜解毒除瘴,劳疟则以扶正为主,佐以截疟。如属疟母,又当祛瘀化痰软坚。

3.分证论治

(1)正疟

①临床表现:发作症状比较典型,常先有呵欠乏

力,继则寒战鼓颔,寒罢则内外皆热,头痛面赤,口渴引饮,终则遍身汗出,热退身凉,每日或间一二日发作一次,寒热休作有时,舌红,苔薄白或黄腻,脉弦。

②治法:祛邪截疟,和解表里。(200389)

③代表方:柴胡截疟饮或截疟七宝饮加减。(2017154)两方均有祛邪截疟作用。但前方兼能和解表里,导邪外出,主治疟疾寒热往来,休作有时;后方偏重化痰散结,理气和中,用于疟疾痰湿困中,恶心较著,舌苔浊腻者。

真题【2017.154】

治疗正疟,可选用的方剂是

A.柴胡桂枝干姜汤　　B.柴胡截疟饮
C.截疟七宝饮　　D.大柴胡汤

【答案】BC

(2)温疟

①临床表现:发作时热多寒少,汗出不畅,头痛,骨节酸痛,口渴引饮,便秘尿赤,舌红干而无苔,脉弦数。

②治法:清热解表,和解祛邪。(200390)

③代表方:白虎加桂枝汤加减。

(3)寒疟

①临床表现:发作时热少寒多,口不渴,胸闷脘痞,神疲体倦,舌苔白腻,脉弦。

②治法:和解表里,温阳达邪。(2007155、201465)

真题【2014.65】

患者近两周来,往来寒热,三日一发,热少寒多,胸闷,神疲倦怠,口不渴,舌苔白腻,脉弦。治法宜选

A.解毒祛瘴,芳香化浊　　B.清热解表,和解祛邪
C.和解表里,祛邪截疟　　D.和解表里,温阳达邪

【答案】D

③代表方:柴胡桂枝干姜汤合截疟七宝饮加减。前方功能和解表里,温阳达邪,用于寒多热少或但寒不热之寒疟。后方具有截疟化痰、运脾和胃作用,用于痰湿偏盛之疟疾。

(4)瘴疟

①热瘴

·临床表现:热甚寒微,或壮热不寒,头痛,肢体烦疼,面红目赤,胸闷呕吐,烦渴饮冷,大便秘结,小便热赤,甚至神昏谵语,舌质红绛,苔黄腻或垢黑,脉洪数或弦数。

·治法:解毒除瘴,清热保津。

·代表方:清瘴汤加减。(2003150)本方清热解毒,除瘴截疟,用于热瘴热甚寒微或壮热不寒者。神昏痉厥高热不退者,急用紫雪丹清心开窍。

②冷瘴

·临床表现:寒甚热微,或但寒不热,或呕吐腹泻,甚则形寒肢冷,嗜睡不语,神志昏蒙,舌苔厚腻色白,脉弦。

·治法:解毒除瘴,芳化湿浊。

·代表方:加味不换金正气散。(2003150)本方燥湿化浊,除瘴截疟,用于冷瘴见有寒甚热微或但寒不热、呕吐腹泻者。嗜睡昏蒙者,可服苏合香丸;呕吐较甚,可吞服玉枢丹辟秽和中止呕。

(5)劳疟

①临床表现:疟疾迁延日久,每遇劳累辄易发作,发时寒热较轻,面色萎黄,倦怠乏力,短气懒言,纳少自汗,舌质淡,脉细弱。(201567)

真题【2015.67】
疟疾日久,遇劳即发,面色萎黄,倦怠乏力,短气懒言,舌淡脉弱。其诊断是

A. 温疟　　　　　　　B. 寒疟

C. 劳疟　　　　　　　D. 正疟

【答案】C

②治法:益气养血,扶正祛邪。

③代表方:何人饮加减。本方功能补气养血,用于气血亏虚,久疟不已,面色萎黄,倦怠之证。

小试牛刀

1. 疟疾症见寒多热少,休作有时,其治法是:
   A. 祛邪截疟,和解表里
   B. 清热解表,和解祛邪
   C. 截疟除湿,化痰和胃
   D. 和解表里,温阳达邪

2. 首见"疟疾"病名的医籍是:
   A.《内经》　　　　　　B.《金匮要略》
   C.《神农本草经》　　　D.《诸病源候论》

3. 患者久疟不愈,反复发作,左胁下可及痞块,舌质暗,脉涩。其治法是:
   A. 祛邪截疟,和解表里
   B. 和解表里,温阳达邪
   C. 解毒除瘴,芳化湿浊
   D. 软坚散结,祛瘀化痰

4. 热甚寒微,或壮热不寒,头痛,肢体烦疼,面红目赤,胸闷呕吐,烦渴饮冷,大便秘结,小便热赤,甚至神昏谵语。舌质红绛,苔黄腻或垢黑,脉洪数或弦数。**方用**:
   A. 加味不换金正气散
   B. 何人饮
   C. 柴胡桂枝干姜汤合截疟七宝饮
   D. 清瘴汤

参考答案

1. D　　　　2. A　　　　3. D　　　　4. D

中医内科学

第三十五章

水　肿

考纲要求

概念、沿革、病因病机、辨证要点、分证论治、转归预后、预防调摄及临证备要。

考点解析

一 概念

水肿是体内水液潴留,泛滥肌肤,表现以头面、眼睑、四肢、腹背,甚至全身浮肿为特征的一类病证。

二 历史沿革

①本病在《内经》中称为"水",并根据不同症状分为"风水""石水""涌水"。

②汉代张仲景对水肿的分类较《内经》更为详细,《金匮要略·水气病脉证并治》以表里上下为纲,分为风水、皮水、正水、石水、黄汗五种类型。该书又根据五脏发病的机制及证候将水肿分为心水、肝水、肺水、脾水、肾水。在治疗上又提出了发汗、利尿两大原则:"诸有水者,腰以下肿,当利小便,腰以上肿,当发汗乃愈。"

③唐代孙思邈对于水肿的认识续有阐发,在《备急千金要方·水肿》中首次提出了水肿必须忌盐,并指出水肿有五不治,这些论述为水肿病的护理及预后判断提供了宝贵经验。

④宋代严用和将水肿分为阴水、阳水两大类。

三 病因病机

1.病因

风邪袭表;疮毒内犯;外感水湿;饮食不节;禀赋不足;久病劳倦。

2.病机

(1)水肿发病的病机

肺失通调,脾失转输,肾失开阖,三焦气化不利,水液潴留。

(2)病位

其病位在肺、脾、肾,而关键在肾。(1996151、1994156、1992160)

(3)病理因素

风邪、水湿、疮毒、瘀血。

(4)病理性质

由于致病因素及体质的差异,水肿的病理性质有阴水、阳水之分,并可相互转换或夹杂。

(5)分类

水湿浸渍证由于体质差异,湿有寒化、热化之不同。湿从寒化,寒湿伤及脾阳,则变为脾阳不振之证,甚者脾虚及肾,又可成为肾阳虚衰之证。湿从热化,可转为湿热壅盛之证。湿热伤阴,则可表现为肝肾阴虚之证。此外,肾阳虚衰,阳损及阴,又可导致阴阳两虚之证。最后,水肿各证,日久不退,水邪壅阻经隧,络脉不利,瘀阻水停,则水肿每多迁延不愈。

(6)病症鉴别

①水肿与鼓胀:二者均可见肢体水肿,腹部膨隆。鼓胀的主症是单腹胀大,面色苍黄,腹壁青筋暴露,四肢多不肿,反见瘦削。水肿则头面或下肢先肿,继及全身,面色白光白腹壁无青筋暴露。

②水肿阳水与阴水:阳水发病较急,肿多由面目开始,自上而下,继及全身,肿处皮肤绷急光亮,按之凹陷即起;阴水发病缓慢,自下而上,继及全身,肿处皮肤松弛,按之凹陷不易恢复。

四 辨证论治

1.辨证要点

水肿病证首先须辨阳水、阴水,区分其病理属性。阳水属实,由风、湿、热、毒诸邪导致水气的潴留;阴水多属本虚标实,因脾肾虚弱,而致气不化水,久则可见瘀阻水停。其次应辨病变之脏腑,在肺、脾、肾、心之差异。最后,对于虚实夹杂,多脏共病者,应仔细辨清本虚标实之主次。

2.治疗原则

发汗、利尿、泻下逐水为治疗水肿的三条基本原则,具体应用视阴阳虚实不同而异。阳水以祛邪为主,应予发汗、利水或攻逐,同时配合清热解毒、理气化湿等法。阴水当以扶正为主,健脾温肾,同时配以利水、养阴、活血、祛瘀等法。对于虚实夹杂者,则当兼顾,或先攻后补,或攻补兼施。

◈提示▶▶▶《素问·汤液醪醴论》提出"平治于权衡,去菀陈莝……开鬼门,洁净府"的治疗原则。

3.分证论治

(1)阳水(2018151)

①风水相搏证

• 临床表现:眼睑浮肿,继则四肢及全身皆肿,来势迅速,多有恶寒、发热、肢节酸楚、小便不利等症。偏于风热者,伴咽喉红肿疼痛,舌质红,脉浮滑数。偏于风寒者,兼恶寒,咳喘,舌苔薄白,脉浮滑或浮紧。

• 治法:疏风清热,宣肺行水。

• 代表方:越婢加术汤加减。

• 加减:如见汗出恶风,卫阳已虚,用防己黄芪汤加减以益气行水。

②湿毒浸淫证(200571)

• 临床表现:眼睑浮肿,延及全身,皮肤光亮,尿少色赤,身发疮痍,甚则溃烂,恶风发热,舌质红,苔薄黄,脉浮数或滑数。(199571)

• 治法:宣肺解毒,利湿消肿。

• 代表方:麻黄连翘赤小豆汤合五味消毒饮加减。

③水湿浸渍证

• 临床表现:全身水肿,下肢明显,按之没指,小便短少,身体困重,胸闷,纳呆,泛恶,苔白腻,脉沉缓,起病缓慢,病程较长。(1997152)

• 治法:运脾化湿,通阳利水。(201750)

• 代表方:五皮饮合胃苓汤加减。(2006139)

真题【2017.50】

患者女性,33岁。水肿反复发作4年,经治疗好转,1周前外感后水肿加重,刻下症见:全身水肿,按之没指,小便短少,身体困重,胸闷纳呆,舌苔白腻,脉沉缓。治法宜选用

A.运脾化湿,通阳利水
B.益气健脾,利水消肿
C.温肾助阳,化气行水
D.活血化瘀,化气行水

【答案】A

④湿热壅盛证

• 临床表现:遍体浮肿,皮肤绷急光亮,胸脘痞闷,烦热口渴,小便短赤,或大便干结,舌红,苔黄腻,脉沉数或濡数。(199666、199267)

• 治法:分利湿热。

• 代表方:疏凿饮子加减。

• 加减:若湿热久羁,亦可化燥伤阴,故有水肿与伤阴并见之象。可用《伤寒论》猪苓汤,方中猪苓、茯苓、泽泻、滑石清利水邪,阿胶滋养阴血,共奏滋阴清热利水之功。(200464、200067)腹满不减,大便不通者,可合己椒苈黄丸,以助攻泻之力,使水从大便而泄。

真题【2018.151】

属于阳水证型的是

A.瘀水互结   B.风水相搏
C.湿毒浸淫   D.湿热壅盛

【答案】BCD

(2)阴水

①脾阳虚衰证

• 临床表现:身肿日久,腰以下为甚,按之凹陷不易恢复,脘腹胀闷,纳减便溏,面色不华,神疲乏力,四肢倦怠,小便短少,舌质淡,苔白腻或白滑,脉沉缓或沉弱。

• 治法:健脾温阳利水。

• 代表方:实脾饮加减。(200958)

• 又有水肿一证,由于长期饮食失调,脾胃虚弱,精微不化,而见遍体浮肿,面色萎黄,晨起头面较甚,动则下肢肿胀,能食而疲倦乏力,大便如常或溏,小便反多,舌苔薄腻,脉软弱。此由脾气虚弱,不能运化水湿所致。治宜益气健脾,行气化湿,不宜分利伤气,可用参苓白术散加减。

②肾阳衰微证

• 临床表现:水肿反复消长不已,面浮身肿,腰以下甚,按之凹陷不起,尿量减少或反多,腰酸冷痛,四肢厥冷,怯寒神疲,面色㿠白,甚者心悸胸闷,喘促难卧,腹大胀满,舌质淡胖,苔白,脉沉细或沉迟无力。(200566、199867)

◈提示▶▶▶心悸,喘咳,不能平卧为阳虚水泛、水气凌心所致;呼吸急促,张口抬肩,呼多吸少则应补肾纳气。

• 治法:温肾助阳,化气行水。(201066)

• 代表方:真武汤加减。

• 加减:若症见面部浮肿为主,表情淡漠,动作迟缓,形寒肢冷,治以温补肾阳为主,方用右归丸加减;病至后期,导致肾阴亏虚,出现水肿反复发作,精神疲惫,腰酸遗精,口渴干燥,五心烦热,舌红,脉细弱等,治当滋补肾阴为主,兼利水湿,方用左归丸加泽泻、茯苓、冬葵子等。如病程缠绵,反复不愈,正气日衰,复感外邪,症见发热恶寒,肿势增剧,小便短少,此为虚实夹杂,本虚标实之证,治当急则治标,先从风水论治,兼顾正气虚衰,以越婢汤为主,酌加党参、菟丝子等补气温肾之药,扶正与祛邪并用。

③瘀水互结证

基础篇 ◈ 中医内科学

·临床表现:水肿延久不退,肿势轻重不一,四肢或全身浮肿,以下肢为主,皮肤瘀斑,腰部刺痛,或伴血尿,舌紫暗,苔白,脉沉细涩。

·治法:活血祛瘀,化气行水。(2001160)

·代表方:桃红四物汤合五苓散。

·加减:如见腰膝酸软,神疲乏力,乃为脾肾亏虚之象,可合用济生肾气丸以温补脾肾,利水肿。

五 预后转归及预防调摄

1.水肿转归(2005143)

一般而言,阳水易消,阴水难治。

①阳水患者如属初发年少,体质尚好,脏气未损,治疗及时,则病可向愈。

②若病变后期,肾阳衰败,气化不行,浊毒内闭,是由水肿发展为关格。

③若肺失通调,脾失健运,肾失开阖,致膀胱气化无权,可见小便点滴或闭塞不通,则是水肿转为癃闭。

④若阳损及阴,造成肝肾阴虚,肝阳上亢,则可兼见眩晕之证。

⑤若水邪壅盛或阴水日久,脾肾衰退,水气上犯,则可出现水邪凌心犯肺之重证。

2.预防调摄

避免风邪外袭。防止水湿外侵。注意调摄饮食。保持皮肤清洁,避免抓破皮肤。劳逸结合,调畅情志。

六 临证备要

1.正确使用攻下逐水法

攻下逐水法是治疗阳水的一种方法,即《内经》"去菀陈莝"之意,只宜用于病初体实肿甚,正气尚旺,用发汗、利水法无效,症见全身高度浮肿,气喘,心悸,腹水,小便不利,脉沉而有力者。使用该法,宜抓住时机,以逐水为急,使水邪从大小便而去,可用十枣汤治疗,但应中病即止,以免过用伤正。俟水退后,即行调补脾胃,以善其后。病至后期,脾肾两亏而水肿甚者,逐水峻药应慎用。

2.活血化瘀利水法的应用

水与血生理上皆属于阴,相互倚行,互宅互生。病理状态下,水病可致血瘀,瘀血可致水肿。水肿日久,水湿停积,一则久病入络,气机不利,血流不畅,成为瘀血。二则脏腑阳气受损,血失温运而水液滞留。对于此类水肿,单纯采用发汗、利水、行气、温阳之法,往往水肿难除,如化瘀得当,则水肿自消。因此应用活血化瘀利水法,往往是提高水肿疗效的重要环节。

3.及时治疗水肿的严重变证

水肿诸型,久治不愈,或误治失治,都可发展成脾

肾衰败,或湿浊蕴结不泄,气机逆乱的各种严重变证。若不及时救治,均可危及生命。临证应不失时机,力挽危局。水肿的严重变证主要有:

①水毒内阻,胃失和降:本证多由湿热壅塞及通降受阻发展而来。症见神昏嗜睡,泛恶呕吐,口有尿味,不思纳食,小便短少,甚或二便不通,舌苔浊腻,脉细数。治宜通腑泄浊,和胃降逆。方用黄连温胆汤加大黄、石菖蒲。

②水凌心肺,阳气衰微:本证多由阳虚水泛发展而来。症见心悸胸闷,喘促难卧,咳吐清涎,手足肿甚,舌淡胖,脉沉细而数。治宜通阳泄浊,温振心阳。方用真武汤合黑锡丹。

③虚风扰动,神明不守:本证是由肾精内竭、肝风内动发展而来。症见头晕头痛,步履漂浮,肢体微颤等。治宜息风潜阳,补元固本。方用大补元煎合羚角钩藤汤。

④邪毒内闭,元神涣散:本证多由各型阴水迁延不愈发展而来。症见神昏肢冷,面色晦滞,泛恶口臭,二便不通,肌衄牙宣,舌红绛,苔焦黄,脉细数。治宜清热解毒,通窍泄浊。方用安宫牛黄丸或紫雪丹口服,大黄煎液保留灌肠。

■■ 小试牛刀

1.患者遍身浮肿而光亮,伴胸腹痞闷,烦热口渴,尿短赤,便干结,苔黄腻,脉沉数,宜选用何方:

A.五皮饮合五苓散

B.疏凿饮子

C.猪苓汤

D.十枣汤

2.下肢浮肿五年,一周来,尿量减少,纳呆脘痞,恶心呕吐,胸闷烦躁,舌胖质淡,舌苔黄腻,脉沉数,主方是:

A.滋肾通关丸加车前子

B.五苓散加泽泻

C.黄连温胆汤加车前子

D.胃苓汤

3.从某,男,22岁身发疮痍,甚者溃烂已一年,久治不效。近一周眼睑突然浮肿,延及全身,伴见恶风发热,小便不利,舌质红,苔薄黄,脉搏浮数,治疗宜选:

A.麻黄连翘赤小豆汤

B.越婢加术汤

C.麻黄连翘赤小豆汤合五味消毒饮

D.五苓散合五味消毒饮

4.患者水肿十年,反复发作,日轻夜重,下肢肿甚,腰膝酸软,畏寒肢冷,呼吸急促,张口抬肩,舌淡胖有齿痕,脉沉细甚,最佳治疗除利水外,还应:

A.温肾健脾

B. 滋阴固肾

C. 温肺散寒

D. 温肾纳气

5. 水肿证见湿热久羁,化燥伤阴,治宜选用:

　　A. 猪苓汤　　　　　B. 知柏地黄丸

　　C. 五皮饮　　　　　D. 滋肾通关丸

6. 患者水肿 8 年,未进行系统治疗,出现心悸,喘咳,不能平卧,小便不利,下肢浮肿,畏寒肢冷,舌淡,苔水滑,脉弦滑。其病机是:

　　A. 心脾两虚,血不养心

　　B. 肺气不足,通调失司

　　C. 脾气虚弱,健运失司

　　D. 阳虚水泛,水气凌心

7. 水肿日久,经一般常法治疗不效者,可参合下列

何法:

　　A. 泻肺行水　　　　B. 攻下逐水

　　C. 活血化瘀　　　　D. 补益气血

8. 患者,女,45 岁。患水肿十年,近来小便不通,面色苍白,呕吐清水,面色晦滞,畏寒肢冷,大便正常,舌淡苔白滑,脉沉细。治疗应首选:

　　A. 乌头汤合二陈汤

　　B. 舟车丸

　　C. 六味地黄丸

　　D. 温脾汤合吴茱萸汤

■ 参 考 答 案

1. B　　　2. C　　　3. C　　　4. D　　　5. A

6. D　　　7. C　　　8. D

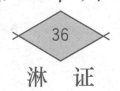

第三十六章

36

淋 证

■ 考纲要求

概念、沿革、病因病机、辨证要点、分证论治、转归预后、预防调摄及临证备要。

■ 考点解析

一 概念

淋证是指以小便频数短涩,淋沥刺痛,小腹拘急引痛为主症的病证。

◎提示▶▶▶《临证指南医案·淋浊》所言:"大凡痛则为淋,不痛为浊。"膏淋与尿浊在小便混浊症状上相似,后者在排尿时无疼痛滞涩感,可资鉴别。(1995117、1995118)

二 历史沿革

①淋之名称,始见于《内经》,《素问·六元正纪大论》称本病为"淋"指出了淋证为小便淋沥不畅,甚或闭阻不通之病证。

②汉代张仲景在《金匮要略·五脏风寒积聚病脉证并治》中称其为"淋秘",将其病机归为"热在下焦"。

③《中藏经》根据淋证临床表现不同,提出了淋有冷、热、气、劳、膏、砂、虚、实八种,乃为淋证临床分类的雏形。

④巢元方在《诸病源候论·诸淋病候》中对淋证的病机进行了高度概括,他指出:"诸淋者,由肾虚而膀胱热故也。"这种以肾虚为本,膀胱热为标的淋证病机分析,成为多数医家临床诊治淋证的主要依据。

⑤唐代《千金要方》《外台秘要》将淋证归纳为石、气、膏、劳、热五淋。

⑥宋代《济生方》又分为气、石、血、膏、劳淋五种。

⑦张景岳在《景岳全书·淋浊》中提出:淋证初起,虽多因于热,但由于治疗及病情变化各异,又可转为寒、热、虚等不同证型,从而倡导"凡热者宜清,涩者宜利,下陷者宜升提,虚者宜补,阳气不固者宜温补命门"的治疗原则。

三 病因病机

1.病因

外感湿热;饮食不节;情志失调;劳伤久病;禀赋不足。

2.病机

①淋证的成因有内、外因之分,基本病机为湿热蕴结下焦,肾与膀胱气化不利(200168)。另外,虚证多责之于脾肾两虚,膀胱气化无权。(2007145、2003108、1997158)

②其病位在膀胱,与肾、肝、脾相关。

③其病理因素主要为湿热之邪。

④淋证的病理性质有实、有虚,且多见虚实夹杂之证。

⑤湿热客于下焦,膀胱气化不利,则为热淋;湿热久蕴,熬煎成石,遂致石淋;膀胱湿热,灼伤血络,迫血妄行,或肾阴不足,虚火扰动阴血,或脾虚气不摄血,血随尿出,则见血淋;湿热蕴久,阻滞经脉,脂液不循常道,或肾虚下元不固,不能摄纳脂液精微,则称膏淋;肝气失于疏泄,气火郁于膀胱,或中气不足,气虚下陷,膀胱气化无权,则成气淋;久淋不愈,正虚邪弱,遂致劳淋。

四 辨证论治

1.辨证要点

淋证有六淋之分,证情有虚有实,且多虚实夹杂,各种淋证又常易转化。临床辨证首先应别六淋之类别,其次,须辨证候之虚实,虚实夹杂者,须分清标本虚实之主次,证情之缓急,最后须辨明各淋证的转化与兼夹。

2.治疗原则

实则清利,虚则补益,为淋证的基本治则。

①实证以膀胱湿热为主者,治宜清热利湿;以热灼血络为主者,治以凉血止血;以砂石结聚为主者,治以通淋排石;以气滞不利为主者,治以利气疏导。

②虚证以脾虚为主者,治以健脾益气;以肾虚为主者,治宜补虚益肾。

③同时正确掌握标本缓急,在淋证治疗中尤为重要。对虚实夹杂者,又当通补兼施,审其主次缓急,兼顾治疗。

3.分证论治

(1)热淋

①临床表现:小便频数短涩,灼热刺痛,溺色黄赤,少腹拘急胀痛,或有寒热,口苦,呕恶,或有腰痛拒按,或有大便秘结,苔黄腻,脉滑数。

②治法:清热利湿通淋。

③方药:八正散加减

④加减:若热毒弥漫三焦,用黄连解毒汤合五味消毒饮以清热泻火解毒。

(2)石淋

①临床表现:尿中夹砂石,排尿涩痛,或排尿时突然中断,尿道窘迫疼痛,少腹拘急,往往突发,一侧腰腹绞痛难忍,甚则牵及外阴,尿中带血,舌红,苔薄黄,脉弦或数。若病久砂石不去,可伴见面色少华,精神委顿,少气乏力,舌淡边有齿印,脉细而弱;或腰腹隐痛,手足心热,舌红少苔,脉细数。

②治法:清热利湿,排石通淋。(201271)

真题 【2012.71】

患者尿道窘迫疼痛,排尿中断,尿色红赤,腰腹绞痛,舌红苔黄,脉弦。治宜

A.清热利湿,凉血止血　　B.清热利湿,排石通淋

C.清热通淋,缓急止痛　　D.清热利湿,化瘀止痛

【答案】B

③代表方:石韦散加减。(2010111、2004142)

④加减:若症见神疲乏力,少腹坠胀者,为虚实夹杂,当标本兼顾,用补中益气汤加金钱草、海金沙、冬葵子益气通淋。

石淋日久,气血亏虚者,宜二神散合八珍汤;阴液耗伤者,宜六味地黄丸合石韦散;(2004142)肾阳不足者,宜金匮肾气丸合石韦散(五版教材)。

(3)血淋

①临床表现:小便热涩刺痛,尿色深红,或夹有血块,疼痛满急加剧,或见心烦,舌尖红,苔黄,脉滑数。

②治法:清热通淋,凉血止血。

③代表方:小蓟饮子加减。(199366)

④加减:若久病肾阴不足,虚火扰动阴血,症见尿色淡红,尿痛涩滞不显著,腰膝酸软,神疲乏力者,宜滋阴清热,补虚止血,用知柏地黄丸加减;若久病脾虚气不摄血,症见神疲乏力,面色少华者,宜归脾汤加仙鹤草、泽泻、滑石益气养血通淋。

(4)气淋

①临床表现:郁怒之后,小便涩滞,淋沥不宣,少腹胀满疼痛,苔薄白,脉弦。

②治法:理气疏导,通淋利尿。

③代表方:沉香散加减。(2010112、199493)

④加减:虚证表现为少腹坠胀,尿有余沥,面色㿠

白,舌质淡,脉虚细无力。宜用补中益气汤以补益中气。(2005105)

(5)膏淋

①临床表现:小便浑浊,乳白或如米泔水,上有浮油,置之沉淀,或伴有絮状凝块物,或混有血液、血块,尿道热涩疼痛,尿时阻塞不畅,口干,苔黄腻,舌质红,脉濡数。

②治法:清热利湿,分清泄浊。(201370、2006138、1991155)

真题 【2013.70】

患者平素嗜食肥甘,近一周来出现小便浑浊,上有浮油,尿道热疼痛,口渴,苔黄腻,脉濡数。其治法为

A.清热化湿,利尿通淋　　B.清热化湿,升清降浊

C.清热利湿,分清化浊　　D.清热利湿,解毒活血

【答案】C

③代表方:程氏萆薢分清饮加减。

④加减:膏淋病久不愈,反复发作,淋出如脂,涩痛不甚,形体日见消瘦,头昏无力,腰膝酸软,舌淡,苔腻,脉细无力,此为脾肾两虚,气不固摄,用膏淋汤补脾益肾固涩;(1991155)偏于脾虚中气下陷者,配用补中益气汤益气升陷;(1991155)偏于肾阴虚者,配用七味都气丸滋肾固涩;偏于肾阳虚者,用金匮肾气丸加减。

(6)劳淋

①临床表现:小便不甚赤涩,溺痛不甚,但淋沥不已,时作时止,遇劳即发,腰膝酸软,神疲乏力,病程缠绵,舌质淡,脉细弱。(201459)

真题 【2014.59】

患者淋证反复发作,小便频数,淋沥不已,涩痛不甚,时作时止,腰酸神疲。其诊断是

A.劳淋　　　　　　　　B.膏淋

C.气淋　　　　　　　　D.热淋

【答案】A

②治法:补脾益肾。

③代表方:无比山药丸加减。

④加减:中气下陷,症见少腹坠胀,尿频涩滞,余沥难尽,不耐劳累,面色苍白,少气懒言,舌淡,脉细无力,可用补中益气汤加减;(200957、2005105)阴虚火旺,舌红少苔,面红烦热,尿黄赤伴有灼热不适者,可用知柏地黄丸滋阴降火。

五 转归预后及预防调摄

1.淋证的预后

①热淋、血淋有时可发生热毒入血,出现高热神昏等重度证候。

②病久不愈或反复发作,脾肾两虚,发为劳淋。

③甚者脾肾衰败,成为水肿、癃闭、关格。

④或肾虚肝旺,成为头痛、眩晕。

⑤或石阻水道,出现水肿、癃闭、关格。

⑥膏淋久延可致消瘦乏力,气血大亏而成虚劳。

2.预防调摄

①积极治疗消渴、肺痨等肾虚疾患,也可减少淋证发生。

②淋证患者多喝水,禁房事,注意休息,调畅情志。

③注意外阴清洁,不憋尿,多饮水,每2～3小时排尿一次,房事后即行排尿,防止秽浊之邪从下阴上犯膀胱。

④养成良好的饮食起居习惯,饮食宜清淡,忌肥腻辛辣酒醇之品。

六 临证备要

1. 辨轻重缓急,重标本虚实

淋证有轻重不同,轻者尿急、尿频、尿痛,但无恶寒、发热、腰痛等,治疗上清热利湿通淋,用药1周即可,若见发热、恶寒者,当加以清热解毒之品,且需服药2周以上,以免湿热留恋。体虚者感受湿热之邪,先去其邪,之后扶正。年老体虚甚者或淋证日久,须兼顾祛邪与扶正,不可一味苦寒清热,避免邪虽去而正亦伤,正伤而邪易侵,反复发作。老年人尤其注意补益脾肾,遵循肾虚而膀胱热的病机,攻补兼施,温清并用。

2. 淋证急发须通淋凉血,迁延日久重补肾化浊

淋证急性期多因湿热蕴结膀胱,治疗上以清热通淋为主,但热结血分,动血伤络,多见尿血,应加入凉血之品,凉血有助于泄热,生地榆、生槐角、大青叶为常用药物。其中地榆生用凉血清热力专,直入下焦凉血泄热而除疾,生槐角能入肝经血分,泄热为其特长,两药配伍治淋,有明显的解毒、抗菌、消炎作用,能迅速改善尿频、尿急、尿痛等尿路刺激症状。淋证迁延日久,可致肾气虚弱,腰酸,小便淋沥不已,时作时止,补虚时须配合泄浊化瘀。

■ 小试牛刀

1. 淋证发生的主要病机是:

　A. 肝肾阴虚

　B. 气机不利

　C. 气滞血瘀

　D. 湿热蕴结下焦,膀胱气化不利

2. 小便热涩刺痛,尿色鲜红,夹有血块,甚则尿痛尿急,舌苔黄,脉滑数者,主方选:

　A. 八正散　　　　　　B. 导赤散

　C. 小蓟饮子　　　　　D. 石苇散

■ 参考答案

1. D　　　　2. C

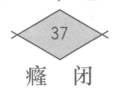

第三十七章

癃 闭

概念、沿革、病因病机、辨证要点、分证论治、转归预后、预防调摄及临证备要。

■ 考点解析

一 概念

癃闭是以小便量少、排尿困难,甚则小便闭塞不通为主症的一种病证。(1997157)其中小便不畅,点滴而短少,病势较缓者称为癃;小便闭塞,点滴不通,病势较急者称为闭。癃与闭都是指排尿困难,二者只是在程度上有差别,因此多合称为癃闭。

◎提示▶▶▶ 癃闭病在服药的同时出现急症,应配合针灸、取嚏、探吐、导尿、外敷等法急通小便。(1992158)

二 历史沿革

①癃闭之名,首见于《内经》,该书称其为"癃闭"或"闭癃",对其病因、病机、病位都做了较为详细的论述。

②张仲景的《伤寒论》与《金匮要略》有关淋病和小便不利的记载中包含癃闭的内容。在小便不利的论述中,提出其病因病机主要有膀胱气化不利、水湿互结、瘀血夹热及脾肾两虚等。对其治疗,因气机不利者,用五苓散;因水热互结者,用猪苓汤;因瘀血夹热者,用蒲灰散或滑石白鱼散;因脾肾两虚而夹湿者,用茯苓戎盐汤。

③孙思邈在《千金要方》中载有治小便不通方剂十三首,特别值得指出的是,在该书中载有用导尿术治小便不通的方法,这是世界上最早关于导尿术的记载。(199961)

④明代张景岳开始将癃闭与淋证分开论治,并将癃闭的病因病机归为四个方面,即:热结膀胱,热闭气化;热居肝肾,败精槁血,阻塞水道;真阳下竭,气虚不化;肝强气逆,气实而闭。其对气虚不化及阴虚不能化阳所致癃闭的治法有独到见解。

三 病因病机

1.病因

外邪侵袭;饮食不节;情志失调;尿路阻塞;体虚久病。

2.病机

①癃闭虽病因多端,但基本病理变化为肾与膀胱气化功能失调,尿液生成或排泄障碍,(199994、199667、199570、199167)其病位主要在膀胱与肾。(1996151、1994156、1992160)

②人体小便的通畅,有赖于三焦气化的正常,而三焦气化主要依靠肺的通调,脾的转输,肾的气化来维持,又需要肝的疏泄来协调。故肺、脾、肾、肝功能失调,亦可致癃闭。由此可见,癃闭的病位虽在肾与膀胱,但与肺、脾、肝、三焦密切相关。(199868)

③其病理因素:湿热、热毒、气滞、瘀血。

④由于癃闭的病因不同,故其病理性质有虚实之分。膀胱湿热,肺热气壅,肝郁气滞,尿路阻塞,以致膀胱气化不利者为实证。脾气不升,肾阳衰惫,导致膀胱气化无权者为虚证。(2003107)

四 类证鉴别及转化

1.癃闭与淋证

癃闭与淋证均属膀胱气化不利,故皆有排尿困难,点滴不畅的证候。但癃闭无尿道刺痛,每日尿量少于正常,甚或无尿排出,而淋证则小便频数短涩,滴沥刺痛,欲出未尽,而每日排尿量正常。(1996157)《医学心悟·小便不通》所言:"癃闭与淋证不同,淋则便数而茎痛,癃闭则小便短涩而难通。"但淋证日久不愈,可发展成癃闭,而癃闭感受外邪,常可并发淋证。

2.癃闭与水肿

癃闭与水肿临床都表现为小便不利,小便量少,但水肿是体内水液潴留,泛溢于肌肤,引起头面、眼睑、四肢浮肿,甚者伴有胸、腹水,并无水蓄膀胱之证候,而癃闭多不伴有浮肿,部分患者还兼有小腹胀满膨隆,小便欲解不能,或点滴而出的水蓄膀胱之证,可资鉴别。

五 辨证论治

1.辨证要点

①首先要判别病之虚实。实证当辨湿热、浊瘀、肺

热、肝郁之偏胜;虚证当辨脾、肾虚衰之不同,阴阳亏虚之差别。

②其次要了解病情之缓急,病势之轻重。水蓄膀胱,小便闭塞不通为急病;小便量少,但点滴能出,无水蓄膀胱者为缓证。由"癃"转"闭"为病势加重;由"闭"转"癃"为病势减轻。

③膀胱有尿无尿

	有尿	无尿
腹部特征	小腹胀满膨隆	小腹无胀满或胀满不甚,外形如常
小便情况	小便欲解不得或点滴而下	无排尿意,尿量少或无
病机特点	水蓄膀胱	津伤液涸
病情程度	病情较轻	病情较重

2.治疗原则

应以"腑以通为用"为原则,但通利之法,又因证候虚实之不同而异。实证者宜清邪热,利气机,散瘀结;(2012167、2008170、2006140)虚证者宜补脾肾,助气化,不可不经辨证,滥用通利小便之法。对于水蓄膀胱之急症,应配合针灸、取嚏、探吐、导尿、外敷等法急通小便。(2015170)

真题【2015.170】

癃闭水蓄膀胱急症,当急通小便,可用的治疗措施有

A. 取嚏　　　　　　　　B. 探吐

C. 药浴　　　　　　　　D. 针刺

【答案】ABD

真题【2012.167】

治疗癃闭常用的方法有

A. 清湿热　　　　　　　B. 逐水饮

C. 利水道　　　　　　　D. 散瘀结

【答案】ACD

3.分证论治

(1)膀胱湿热证

①临床表现:小便点滴不通,或量极少而短赤灼热,小腹胀满,口苦口黏,或口渴不欲饮,或大便不畅,舌质红,苔黄腻,脉数。

②治法:清利湿热,通利小便。

③代表方:八正散加减。(2014111)

真题【2014.111】

患者小便不通,小腹胀满,口苦咽干,舌红苔腻,脉滑数。治宜选用

A. 八正散　　　　　　　B. 六磨汤

C. 清肺汤　　　　　　　D. 沉香散

【答案】A

④加减:舌苔厚腻者,可加二妙丸以加强清化湿热;若兼心烦、口舌生疮糜烂者,可合导赤散以清心火、利湿热;若湿热久恋下焦,导致肾阴灼伤而出现口干咽燥,潮热盗汗,手足心热,舌光红,可改用滋肾通关丸加减以滋肾阴,清湿热,而助气化;若因湿热蕴结三焦,气化不利,小便量极少或无尿,面色晦滞,胸闷烦躁,恶心呕吐,口中有尿臭,甚则神昏谵语,宜用黄连温胆汤加减,以降浊和胃,清热利湿。

(2)肺热壅盛证

①临床表现:小便不畅或点滴不通,咽干,烦渴欲饮,呼吸急促,或有咳嗽,舌红,苔薄黄,脉数。

②治法:清泄肺热,通利水道。

③代表方:清肺饮加减。(2014112)

真题【2014.112】

患者小便不通,小腹胀满,烦渴欲饮,咳嗽气急,舌红苔黄,脉数,治宜选用

A. 八正散　　　　　　　B. 六磨汤

C. 清肺饮　　　　　　　D. 沉香散

【答案】C

④加减:兼尿赤灼热、小腹胀满者,合八正散上下并治。

(3)肝郁气滞证

①临床表现:小便不通或通而不爽,情志抑郁,或多烦善怒,胁腹胀满,舌红,苔薄黄,脉弦。(200792)

②治法:理气解郁,通利小便。(199494)

③代表方:沉香散加减。(2004143、201568、201850)

真题【2018.50】

患者男性,61岁,平素急躁易怒,昨日与人争吵后胁腹胀满,小便点滴而下,舌苔薄白,脉弦,治宜选用

A. 代抵当丸　　　　　　B. 逍遥散

C. 沉香散　　　　　　　D. 八正散

【答案】C

真题【2015.68】

患者小便不畅,情志抑郁,胁腹胀满,苔白脉弦。治宜选用

A. 木香顺气散　　　　　B. 四逆散

C. 沉香散　　　　　　　D. 五磨饮子

【答案】C

④加减:若肝郁气滞症状严重者,可合六磨汤以增强其疏肝理气的作用。(2004143)

(4)浊瘀阻塞证

①临床表现:小便点滴而下,或尿如细线,甚则阻塞不通,小腹胀满疼痛,舌紫暗,或有瘀点,脉涩。(200793)

②治法:行瘀散结,通利水道。

③代表方:代抵当丸加减。

(5)脾气不升证

①临床表现:小腹坠胀,时欲小便而不得出,或量少而不畅,神疲乏力,食欲不振,气短而语声低微,舌淡,苔薄脉细。(2005104)

②治法:升清降浊,化气行水。(201362)

真题【2013.62】

患者小便不畅数年,近一周来小便量少,排尿困难,气短声低,神疲乏力,小腹坠胀,舌淡苔白,脉缓无力。其治法是

A.健脾利尿　　　　　B.温肾利尿

C.温补脾肾,通利小便　D.益气升清,降浊利尿

【答案】D

③代表方:补中益气汤合春泽汤加减。

④加减:气虚及阴,脾阴不足,清气不升,气阴两虚,症见舌红苔少,可改用参苓白术散;若脾虚及肾,可合济生肾气丸以温补脾肾,化气利水。

(6)肾阳衰惫证

①临床表现:小便不通或点滴不爽,排出无力,面色㿠白,神气怯弱,畏寒肢冷,腰膝冷而酸软无力,舌淡胖,苔薄白,脉沉细或弱。(201069)

②治法:温补肾阳,化气利水。

③证机概要:肾阳虚衰,气化无权。(201071)

④代表方:济生肾气丸加减。(201071)

⑤加减:形神委顿,腰脊酸痛,为精血俱亏,病及督脉,多见于老人,治宜香茸丸补养精血,助阳通窍;若因肾阳衰惫,命火式微,致三焦气化无权,浊阴内蕴,小便量少,甚至无尿,呕吐、烦躁、神昏者,治宜千金温脾汤合吴茱萸汤,以温补脾肾,和胃降逆。(201471)

真题【2014.71】

患者水肿病史10余年,近日小便不通,呕吐清水,面色苍白,畏寒肢冷,舌苔白滑,脉沉细。治宜选用

A.左归丸合小半夏汤　B.济生肾气丸

C.舟车丸　　　　　　D.温脾汤合吴茱萸汤

【答案】D

六 转归预后及预防调摄

①癃闭病机转化迅速,病情稍有延误,常易并发水肿、喘促、心悸甚或关格等危重病证,临证应正确、及时诊治,以防变证的发生。

②锻炼身体,增强抵抗力,起居生活要有规律,避免久坐少动。保持心情舒畅,消除紧张情绪,切忌忧思恼怒。消除外邪入侵和湿热内生的有关因素,如过食肥甘、辛辣、醇酒,或忍尿,纵欲过度等。

七 临证备要

1.急则治标,缓则治本

癃闭为临床最为急重的病证之一。水蓄膀胱,欲排不能,小腹胀痛难忍,甚是急迫;小便不通,水毒蓄于内,可致肿胀、喘促、心悸、关格等危重变证。因此,癃闭的治疗,必须急则治标,缓则治本。对水蓄膀胱之证,内服药缓不济急,可急用导尿、针灸、少腹及会阴部热敷等法,急通小便。

2.下病上治,欲降先升

中医学认为小便的排泄,除了肾的气化外,尚需依赖肺的通调,脾的转输。小便涓滴不下时,常可在原方基础上稍加开宣肺气、升提中气之桔梗、杏仁、紫菀、升麻、柴胡等,此为下病上治,提壶揭盖,升清降浊之法。除了内服药外,应用取嚏法也是取其旨意。

小试牛刀

1.癃闭的发生,是由于何者气化失常所致:

A.肺　　　　　　B.脾

C.肾　　　　　　D.肾与膀胱

2.以下哪项不是癃闭的病因病机:

A.膀胱湿热　　　B.肺热壅盛

C.心火亢盛　　　D.肝郁气滞

参考答案

1.D　　　2.C

第三十八章

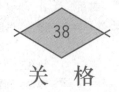

关格

考纲要求

辨证论治规律。

考点解析

一 概念

关格是指由于脾肾阴阳衰惫,气化不利,浊邪壅塞三焦,而致小便不通与呕吐并见的病证。小便不通谓之关,呕吐时作称为格。多见于水肿、癃闭、淋证等病的晚期。(201756)

二 辨证论治

1.辨证要点

①分清标本虚实。

②辨明病位。

2.治则

治主当缓,治客当急。

3.分证论治

(1)脾肾阳虚,湿浊内蕴证

①临床表现:小便短少,色清,甚则尿闭,面色晦滞,形寒肢冷,神疲乏力,浮肿腰以下为主,纳差,腹胀,泛恶呕吐,大便溏薄,舌淡体胖,边有齿印,苔白腻,脉沉细。

②治法:温补脾肾,化湿降浊。(200261)

③代表方:温脾汤合吴茱萸汤加减。(2007156)

④加减:若痰湿壅肺者,可合用小青龙汤;水气凌心者,应加用己椒苈黄丸;尿少或小便不通者,可合用滋肾通关丸,以滋肾阴,助气化。

(2)肝肾阴虚,肝风内动证

①临床表现:小便短少,呕恶频作,头晕头痛,面部烘热,腰膝酸软,手足抽搐,舌红,苔黄腻,脉弦细。

②治法:滋补肝肾,平肝息风。

③代表方:杞菊地黄丸合羚角钩藤汤加减。若出现舌干苔红,抽搐不止,宜用大定风珠;浊邪入营动血者,可用犀角地黄汤、清营汤同时配合至宝丹、紫雪丹。

(3)肾气衰微,邪陷心包证

①临床表现:无尿或少尿,全身浮肿,面白唇暗,四肢厥冷,口中尿臭,神识昏蒙,循衣摸床,舌卷缩,淡胖,苔白腻或灰黑,脉沉细欲绝。

②治法:温阳固脱,豁痰开窍。

③代表方:急用参附汤合苏合香丸,继用涤痰汤。

④加减:若狂躁痉厥,可改服紫雪丹。若症见汗多、面色苍白、手足厥冷、舌质淡、脉细微,为阳虚欲脱,急宜回阳固脱,用参附汤加龙骨、牡蛎。(201363)若汗多、面色潮红、口干、舌质红、脉细数,为阴液耗竭,应益气敛阴,重用生脉散或用生脉注射液静脉滴注救治。昏迷不醒者,可用醒脑静注射液开窍醒神。

真题【2013.63】

患者关格病史数年,突然出现汗多,面色苍白,手足逆冷,舌淡润,脉微。治宜选用

A.参附汤   B.生脉散

C.独参汤   D.补中益气汤

【答案】A

◈提示▶▶▶ 关格病人,还可用灌肠法加强通腑降浊解毒作用。

三 临证备要

①合理运用中药保留灌肠法。中药保留灌肠是中医治疗关格的重要方法,临床常用的灌肠中药归纳起来有以下几类。通腑泄浊类:大黄、芒硝。重镇安神类:牡蛎、龙骨。温阳类:肉桂、附子。清热解毒、燥湿化浊类:蒲公英、山栀、土茯苓、六月雪、槐米、白花蛇舌草、石韦等。活血化瘀类:丹参、桃仁、红花、益母草、川芎、赤芍等。

②大黄在关格治疗中的应用:关格由于脾肾衰败,气化无权,两便失司,临床上不仅可见尿闭,亦可出现大便秘结,应用大黄通腑泄浊,使邪有出路,对于缓解病情十分必要。大黄为寒下之品,适宜于里热实证

576

但关格多系正虚邪实之证,因此常扶正与攻下并用。正虚有气虚、阳虚、阴虚之分,所以扶正攻下可以益气、养血、温阳、养阴诸法与攻下并用。凡阳虚便秘者,常配温阳益气之药,常用方有温脾汤、大黄附子汤等。凡阴血亏虚便秘者,宜采用增水行舟、滋阴养血攻下法,常用方为增液承气汤、四物汤、麦味地黄汤等。

小试牛刀

1. 患者双下肢水肿五年,渐致面色㿠白,神疲畏寒,腰膝酸软,小便点滴不爽,排尿无力。近两天来,尿闭不通,头昏泛恶,舌淡苔白,脉沉细尺弱。治法宜选:

A. 温运脾阳,行气利水
B. 温补脾肾,化湿降浊
C. 温阳益气,补肾利尿
D. 温肾助阳,化气行水

2. 对该患者的诊断是:

A. 淋证　　　　　　B. 腰痛
C. 癃闭　　　　　　D. 关格

参考答案

1. B　　　　2. D

第三十九章

◇ 39 ◇

遗 精

■ 考纲要求

辨证论治规律。

■ 考点解析

一 概念

遗精是指不因性生活而精液遗泄的病证。其中因梦而遗精的称"梦遗",无梦而遗精,甚至清醒时精液流出的谓"滑精"。必须指出,凡成年未婚男子,或婚后夫妻分居,长期无性生活者,一月遗精1~2次属生理现象。如遗精次数过多,每周2次以上,或清醒时流精,并有头昏、精神萎靡、腰腿酸软、失眠等症,则属病态。

二 病因病机

病因劳心太过,恣情纵欲,饮食不节,欲念不遂。

1. 基本病机

肾失封藏,精关不固。

2. 病位

在肾,与心、肝、脾三脏密切相关。

3. 病理因素

不外乎湿与火。

4. 病理性质

有虚实之别,且多虚实夹杂。因君相火旺、湿热下注,扰动精室,精关不固而遗者多属实;心脾两虚,气不摄精,或肾精亏虚,封藏失职,精关不固而泄者多属虚。初起以实证为主,久病多为虚证。亦可出现虚实夹杂之证。(2010168)

三 辨证论治规律

1. 辨证要点

①应首先辨明虚实,可从病之新久浅深判别:新病梦遗有虚有实,多虚实参见;久病精滑虚多实少;湿热下注常多为实证。

②其次需审查脏腑病位:用心过度,邪念妄想梦遗者,多责于心;精关不固,无梦滑泄者,多由于肾。此外,对肾虚不藏者还应辨别阴阳。

2. 治疗原则

①实证以清泄为主,依其君火、相火、湿热的不同,或清或泄。

②虚证宜用补涩为要,针对脏腑阴阳不同,分别治以滋阴温肾,调补心脾,固涩精关为宜。

③虚实夹杂者,应虚实兼顾。久病入络夹瘀者,可佐以活血通络。

3. 分证论治

(1)君相火旺证

①临床表现:少寐多梦,梦则遗精,阳事易举,心中烦热,头晕目眩,口苦胁痛,小溲短赤,舌红,苔薄黄,脉弦数。

②治法:清心泄肝。

③代表方:黄连清心饮合三才封髓丹加减。(2007144、2003147)

④加减:心肾不交,火灼心阴者,可用天王补心丹加石菖蒲、莲子心以滋阴安神。若久遗伤肾,阴虚火旺者,可用知柏地黄丸加减,或用大补阴丸,滋阴泄火。若梦遗日久,烦躁失眠,心神不宁或心悸易惊,可予安神定志丸加减以宁心安神。(五版教材)

◈ 提示▶▶▶多选题中尤其注意加减方的应用。

(2)湿热下注证

①临床表现:遗精时作,小溲黄赤,热涩不畅,口苦而腻,舌质红,苔黄腻,脉濡数。(199869、199573)

②治法:清热利湿。

③代表方:程氏萆薢分清饮加减。(199495)

◈ 提示▶▶▶湿热下注,宗筋弛纵而致阳痿的首选方为龙胆泻肝汤(七版)或知柏地黄丸(五版)。(199496)此考点非大纲要求,但曾经考过,故请同学们注意。

④加减:湿热下注肝经,症见阴囊湿痒,小溲短赤,口苦胁痛,可用龙胆泻肝汤以清热利湿。(2008169)若兼见胸腹脘闷,口苦或淡,渴不欲饮,头晕肢困,饮食不馨,可用苍术二陈汤加黄柏、升麻、柴胡以升清化湿。(2008169)(出现于五版教材,重要!)

◈ 提示▶▶▶多选题中尤其注意加减方的应用。

(3)劳伤心脾证

①临床表现:劳则遗精,失眠健忘,心悸不宁,面色

萎黄,神疲乏力,纳差便溏,舌淡苔薄,脉弱。

②治法:调补心脾,益气摄精。

③代表方:妙香散加减。(201751、2009161、2006144)

④加减:若中气下陷明显者,可用补中益气汤加减;若心脾血虚显著者,可改用归脾汤治疗。

⊗提示▶▶▶多选题中尤其注意加减方的应用。

真题【2017.51】

患者男性,49岁。1年来劳则遗精,失眠健忘,心悸不宁,面色萎黄,神疲乏力,纳差便溏,舌淡苔薄,脉弱。治宜选用

A.金锁固精丸　　　　B.妙香散

C.三才封髓汤　　　　D.青娥丸

【答案】B

(4)肾气不固证

①临床表现:多为无梦而遗,甚则滑泄不禁,精液清稀而冷,形寒肢冷,面色㿠白,头昏目眩,腰膝酸软,阳痿早泄,夜尿清长,舌淡胖,苔白滑,脉沉细。

②治法:补肾益精,固涩止遗。

③代表方:金锁固精丸加减。阴损及阳,或阳损及阴,肾中阴阳两虚者,可合用右归丸以温肾固本。

■■ 小试牛刀

1. 患者遗精频作,心烦少寐,口苦或渴,小便热赤不爽,舌苔黄腻,脉濡数,其最佳治疗方剂是:
   A. 程氏萆薢分清饮　　B. 二妙散
   C. 导赤散　　　　　　D. 龙胆泻肝汤

2. 湿热下注,扰动精室而致遗精的首选方为:
   A. 黄连清心饮　　　　B. 三才封髓丹
   C. 程氏萆薢分清饮　　D. 知柏地黄丸

■■ 参考答案

1. A　　　　2. C

基础篇

中医内科学

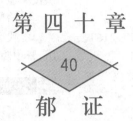

第四十章

郁 证

考纲要求

概念、沿革、病因病机、辨证要点、分证论治、转归预后、预防调摄及临证备要。

考点解析

一 概念

郁证是由于情志不舒,气机郁滞所引起的一类病证。主要表现为心情抑郁,情绪不宁,胁肋胀痛,或易怒善哭,以及咽中如有异物梗阻,失眠等各种复杂症状。(2010169、199962)

①《金匮要略·妇人杂病脉证并治》记载了属于郁证的脏躁及梅核气两种病证。

②《丹溪心法·六郁》将郁证列为一个专篇,提出了气、血、火、食、湿、痰六郁之说,创立了六郁汤、越鞠丸等相应治疗方剂。

③《医学正传》首先采用郁证这一病证名称。

二 病因病机

1.病因

情志所伤;脏气易郁。

2.病机

病位主要在肝,但可涉及心、脾、肾。病理基础为气机郁滞。郁证的发生,因郁怒、思虑、悲哀、忧愁七情之所伤,导致肝失疏泄,脾失运化,心失所养,(2009166、2008168)脏腑阴阳气血失调而成。初病因气滞而夹湿痰、食积、热郁者,则多属实证;久病由气及血,由实转虚,如久郁伤神,心脾俱亏;阴虚火旺等均属虚证。(1991117)

三 辨证论治

1.辨证要点

①辨受病脏腑。

一般来说,气郁、血郁、火郁主要关系肝,食郁、湿郁、痰郁主要关系脾;而虚证则是与心的关系最为密切,如心神失常,心血不足,心阴亏虚等为心系的病变,其次是肝脾肾的亏虚。

②辨虚实。

本病初起一般以气郁痰火等郁证为主,属实;日久易伤正气,气血阴精不足,则属虚。

2.治疗

理气开郁、调畅气机、怡情易性是治疗郁病的基本原则。对于实证,首当理气开郁,并应根据是否兼有他郁分别采用活血、降火、祛痰、化湿、消食等法。对于虚证则据病情不同予养心安神、补益心脾或滋养肝肾。对于虚实夹杂则应兼顾。

3.分证论治(2017155)

真题【2017.155】

郁证和痫证均可见的证候是

A. 心肾阴虚证　　　　　B. 心脾两虚证
C. 肝火犯肺证　　　　　D. 痰湿蕴肺证

【答案】BD

(1)实证(2011161)

①肝气郁结证

· 临床表现:精神抑郁,情绪不宁,善太息,胸胁胀痛,痛无定处,脘闷嗳气,腹胀纳呆,或呕吐,大便失常,女子月事不行,苔薄腻,脉弦。

· 治法:疏肝解郁,理气和中。(201358)

真题【2013.58】

患者精神抑郁,心绪不宁,胸胁胀痛,痛无定处,大便失调,舌苔薄白,脉弦。其治法为

A. 行气活血解郁　　　　B. 化痰理气解郁
C. 疏肝理气解郁　　　　D. 和胃疏肝解郁

【答案】C

· 代表方:柴胡疏肝散加减。

②气郁化火证(2006101)

· 临床表现:性情急躁易怒,胸闷胁胀,嘈杂吞酸,口干而苦,大便秘结,或头痛、目赤、耳鸣,舌质红,苔黄,脉弦数。

· 治法:疏肝解郁,清肝泻火。

· 代表方:加味逍遥散加减。

· 加减:肝火犯胃而见胁肋疼痛,口苦,嘈杂吞酸,嗳气,呕吐者,可加左金丸清肝泻火,降逆止呕;热盛伤阴,而见舌红少苔,脉细数者,可用滋水清肝饮养阴清火。(200388、199574、1994160、201468)

患者长期抑郁,刻下眩晕,心悸少寐,心烦易怒,舌质红苔少,脉弦细而数。治宜选用

A.左归丸　　　　　　B.归脾汤
C.六味地黄丸　　　　D.滋水清肝饮

【答案】D

　③痰气郁结证
　·临床表现:咽中不适,如有物梗阻,咳之不出,咽之不下,胸中窒闷,或兼胁痛,苔白腻,脉弦滑。
　·治法:行气开郁,化痰散结。(200062、199465)
　·代表方:半夏厚朴汤加减。(200753)
　·加减:如兼见呕恶,口苦,苔黄而腻,证属痰热,可用温胆汤,以化痰清热,而利气机。(2007161、200567)

　(2)虚证

　①心神失养证(2006100)
　·临床表现:精神恍惚,心神不宁,悲忧善哭,时时欠伸,舌质淡,苔薄白,脉弦细。(199562)
　·治法:甘润缓急,养心安神。(201158)
　·代表方:甘麦大枣汤加减。(200162)
　·加减:表现为喘促气逆者,可合五磨饮子开郁散结,理气降逆。

　②心脾两虚证
　·临床表现:多思善虑,心悸胆怯,少寐健忘,面色不华,头晕神疲,食欲不振,舌质淡,脉细弱。
　·治法:健脾养心,益气补血。
　·代表方:归脾汤加减。

　③心肾阴虚证
　·临床表现:眩晕,心悸,少寐,心烦易怒,或遗精腰酸,妇女则月经不调,舌质红,脉弦细而数。
　·治法:滋养心肾。
　·代表方:天王补心丹加减。
　·加减:心肾不交而见失眠,多梦遗精者,可合交泰丸交通心肾。

四 预防调摄

　本证除上述药物治疗外,精神治疗极为重要,医者应关心病人的疾苦,做好思想工作,充分调动病人的积极因素,正确对待客观事物,解除思想顾虑,树立乐观主义精神和战胜疾病的信心,同时可配合气功、太极拳等治疗。

五 临证备要

　①郁证以情志所伤、肝气郁结为基本病机,因此疏肝理气解郁既是郁证早期的常用治法,也是郁证总的治疗原则。理气药的选用,注意忌刚用柔,防香燥耗阴,尤其对久病阴血不足之体,更当谨慎。

　②郁证一般病程较长,用药不宜峻猛。在实证的治疗中,应注意理气而不耗气,活血而不破血,清热而

不败胃,祛痰而不伤正;在虚证的治疗中,应注意补益心脾而不过燥,滋养肝肾而不过腻。

　③心失所养,心神惑乱可出现多种多样的临床表现。在发作时,可根据具体病情选用适当的穴位进行针刺治疗,并结合语言暗示、诱导,对控制发作,解除症状,常能收到良好效果。

■■ 小试牛刀

1.下列何项不是郁证的临床特点:
　A.失眠多梦　　　　　B.情绪不宁
　C.烦急易怒　　　　　D.四肢厥冷

2.患者,女,50岁,因情志不遂,出现失眠健忘,坐卧不宁,抑郁不乐,渐至神志痴呆,反应迟钝,喃喃自语,问之不答,舌质淡红,舌苔白腻,脉象弦滑,其最佳治法为:
　A.养心安神,开窍解郁
　B.益气养心,安神定志
　C.化痰清热,和中安神
　D.理气解郁,化痰开窍

3.治疗阴虚火旺之郁证的方剂宜用:
　A.百合知母汤　　　　B.大补阴丸
　C.滋水清肝饮　　　　D.化肝煎

4.患者,女,症见精神恍惚,心神不宁,悲忧善哭,时时欠伸,舌质淡,苔薄白,脉弦细。属郁证中的哪一证候:
　A.心脾两虚　　　　　B.阴虚火旺
　C.忧郁伤神　　　　　D.气滞痰凝

5.患者咽中不适,如有炙脔,胸中窒闷,舌苔白腻,脉弦滑。治宜:
　A.疏肝理气解郁　　　B.行气活血散结
　C.化痰利气解郁　　　D.解毒利咽消肿

6.一女子神志恍惚,心悸易惊,善悲欲哭,肢体困乏,纳食减少,舌淡,脉细。治宜选用:
　A.养心汤　　　　　　B.温胆汤
　C.桂枝加龙骨牡蛎汤　D.甘麦大枣汤

7.患者,女,42岁。刻下见咽中不适,如有物梗阻,咳之不出,咽之不下,胸中窒闷,胁痛,若见呕恶,口苦,苔黄而腻,脉滑数。治疗宜用:
　A.二陈汤　　　　　　B.涤痰汤
　C.黄连温胆汤　　　　D.半夏厚朴汤

8.治疗气滞痰郁所致郁证的最佳方剂是:
　A.柴胡疏肝散　　　　B.丹栀逍遥散
　C.半夏厚朴汤　　　　D.半夏秫米汤

■■ 参考答案

| 1.D | 2.D | 3.C | 4.C | 5.C |
| 6.D | 7.C | 8.C | | |

第四十一章

◇ 41 ◇

血 证

概念、沿革、病因病机、辨证要点、分证论治、转归预后、预防调摄及临证备要。

考点解析

一 概念

凡血液不循常道,或上溢于口鼻诸窍,或下泄于前后二阴,或渗出于肌肤所形成的出血性疾患,统称为血证。

二 历史沿革

①《金匮·惊悸吐衄下血胸满瘀血病脉证治》最早记载了泻心汤、柏叶汤、黄土汤等治疗吐血、便血的方剂,沿用至今。

②《先醒斋医学广笔记·吐血》提出了治吐血三要法,对血证的治疗有重要参考意义:宜行血不宜止血,宜补肝不宜伐肝,宜降气不宜降火。(2003140、199150)

③《景岳全书·血证》对血证的内容做了比较系统的归纳,将引起出血的病机提纲挈领地概括为"火盛"及"气虚"两个方面。

④《血证论》是论述血证的专著,对各种血证的病因病机、辨证施治均有许多精辟论述,该书所提出的止血、消瘀、宁血、补血的治血四法,确实是通治血证之大纲。(199768、199358)

三 病因病机

1. 病因 (2001152)

①风热燥邪,侵犯脏腑,损伤脉络而引起出血。其中尤以感受热邪所导致者为多。

②饮酒过多或嗜食辛辣厚味,湿热内蕴,熏灼血络,迫血妄行而引起衄血、吐血、便血等症;或损伤脾胃,脾胃虚衰,失其健运统摄之职,以致血溢脉外而发生血证。

③情志过极,则火动于内,气逆于上,迫血妄行而成血证。

④体虚久病,统血无权。

2. 病机

基本病机可归结为火热熏灼、迫血妄行及气虚不摄、血溢脉外两类。在火热之中,又有实火及虚火之分。外感风热燥火,湿热内蕴,肝郁化火等,均属实火;而阴虚火旺之火则属虚火。气虚之中,又有仅见气虚及气损及阳,阳气亦虚之别。(1994157)

血证的预后与下述三个因素有关:引起血证的原因;出血量的多少;与兼见症状有关,伴有发热、咳喘、脉数等症者病情较重。

四 辨证论治

1. 辨证要点

①辨病证之不同

引起出血的原因以及出血的部位,应注意辨清不同的病症。

②辨脏腑病变之宜

同一血证,可以由不同的脏腑病变而引起。

③辨证候之虚实

一般初病多实,久病多虚;由火热迫血所致者属实,由阴虚火旺,气虚不摄甚至阳气虚衰所致者属虚。

2. 治疗

①对血证的治疗可归纳为治火、治气、治血三个原则。一曰治火,实火当清热泻火,虚火当滋阴降火;二曰治气,实证当清气降气,虚证当补气益气;三曰治血,如《血证论·吐血》说:"则存得一分血,便保得一分命。"

②应根据情况结合应用凉血止血,收敛止血或祛瘀止血的方药。因血证之中,以热迫血行所致者最多,所以凉血止血药相应地应用得较多。

3. 分证论治

(1)鼻衄 (2015171)

①热邪犯肺证

·临床表现:鼻燥衄血,口干咽燥,或兼有身热、咳嗽痰少等症,舌质红,苔薄,脉数。

·治法:清泄肺热,凉血止血。(199597、199191)

·代表方:桑菊饮加减。

②胃热炽盛证

582

- 临床表现:鼻衄,或兼齿衄,血色鲜红,口渴欲饮,鼻干,口干臭秽,烦躁,便秘,舌红,苔黄,脉数。
- 治法:清胃泻火,凉血止血。(2008106、199192)
- 代表方:玉女煎加减。(200360)

③肝火上炎证
- 临床表现:鼻衄(多为两侧弥漫性),头痛,目眩,耳鸣,烦躁易怒,两目红赤,口苦,舌红,脉弦数。
- 治法:清肝泻火,凉血止血。
- 代表方:龙胆泻肝汤加减。(2013165、199893、199295)

④气血亏虚证
- 临床表现:鼻衄,或兼齿衄,肌衄,神疲乏力,面色㿠白,头晕,耳鸣,心悸,夜寐不宁,舌质淡,脉细无力。
- 治法:补气摄血。
- 代表方:归脾汤加减。

真题【2015.171】
鼻衄的常见证候有
A. 心火上炎证   B. 胃热炽盛证
C. 肝火上炎证   D. 气血亏虚证
【答案】BCD

真题【2013.165】
以龙胆泻肝汤为主方加减治疗的血证有
A. 鼻衄   B. 吐血
C. 齿衄   D. 便血
【答案】AB

(2)齿衄
①胃火炽盛证
- 临床表现:齿衄血色鲜红,齿龈红肿疼痛,头痛,口臭,舌红,苔黄,脉洪数。
- 治法:清胃泻火,凉血止血。
- 代表方:加味清胃散合泻心汤加减。

②阴虚火旺证
- 临床表现:齿衄,血色淡红,常因受热及烦劳而诱发,齿摇不坚,舌红苔少,脉细数。
- 治法:滋阴降火,凉血止血。(199598)
- 代表方:六味地黄丸合茜根散。

(3)咳血(2009164、2014170)
①燥热伤肺证
- 临床表现:喉痒咳嗽,痰中带血,口干鼻燥,或有身热,舌红,少津,苔薄黄,脉数。
- 治法:清热润肺,宁络止血。
- 代表方:桑杏汤加减。

②肝火犯肺证
- 临床表现:咳嗽阵作,痰中带血或纯血鲜红,胸胁胀痛,烦躁易怒,口苦,舌质红,苔薄黄,脉弦数。
- 治法:清肝泻火,凉血止血。

- 代表方:泻白散合黛蛤散。(2004110)
- 加减:若咳血量较多,纯血鲜红,可用犀角地黄汤加三七粉冲服,以清热泻火,凉血止血。

③阴虚肺热证
- 临床表现:咳嗽痰少,痰中带血或反复咳血,血色鲜红,口干咽燥,颧红,潮热盗汗,舌质红,脉细数。
- 治法:滋阴润肺,宁络止血。
- 代表方:百合固金丸加减。
- 加减:可合用十灰散凉血止血。

真题【2014.170】
下列各项中,与血证预后有关的因素有
A. 出血的病因   B. 血量的多少
C. 出血的病程   D. 兼见症状
【答案】ABCD

(4)吐血(1999116)
①胃热壅盛证
- 临床表现:脘腹胀闷,甚则作痛,吐血色红或紫黯,常夹有食物残渣,口臭,便秘或大便色黑,舌红,苔黄腻,脉滑数。
- 治法:清胃泻火,化瘀止血。(2008105)
- 代表方:泻心汤合十灰散加减。

②肝火犯胃证
- 临床表现:吐血色红或紫黯,口苦胁痛,心烦易怒,寐少梦多,舌质红绛,脉弦数。
- 治法:泻肝清胃,凉血止血。
- 代表方:龙胆泻肝汤加减。(2013165、2004109、199894、199296)

③气虚血溢证
- 临床表现:吐血缠绵不止,时轻时重,血色暗淡,神疲乏力,心悸气短,面色苍白,舌质淡,脉细弱。
- 治法:健脾益气,摄血。
- 代表方:归脾汤加减。
- 加减:若气损及阳,脾胃虚寒,症见肤冷、畏寒、便溏者,治宜温经摄血,可改用柏叶汤;若出血过多,气随血脱,症见面色苍白、四肢厥冷,汗出,脉微者,应急服独参汤益气固脱,并积极抢救。(199665)

(5)便血(2005140)
①肠道湿热证
- 临床表现:便血鲜红,大便不畅或稀溏,或有腹痛,口苦,苔黄腻,脉濡数。
- 治法:清化湿热,凉血止血。
- 代表方:地榆散合槐角丸加减。
- 加减:若便血日久,湿热未尽而营阴已亏,可选用清脏汤或脏连丸,以清热利湿、补益阴血双管齐下。(2008167)

②脾胃虚寒证
- 临床表现:便血紫黯,甚则黑色,腹部隐痛,喜热

饮,面色不华,神倦懒言,便溏,舌质淡,脉细。

· 治法:健脾温中,养血止血。

· 代表方:黄土汤加减。

③气虚不摄证

临床表现:便血色红或紫黯,食少,体倦,面色萎黄,心悸,少寐,舌质淡,脉细。

治法:益气摄血。

代表方:归脾汤加减。

④热灼胃络证

· 临床表现:便色如柏油,或稀或稠,常有饮食伤胃史,伴胃脘疼痛,口干;舌淡红,苔薄黄,脉弦细。

· 治法:清胃止血。

· 代表方:泻心汤合十灰散。

(6)尿血(1999115)

①下焦热盛证

· 临床表现:小便黄赤灼热,尿血鲜红,心烦口渴,面赤口疮,夜寐不安,舌红,脉数。

· 治法:清热利湿,凉血止血。

· 代表方:小蓟饮子加减。

②肾虚火旺证

· 临床表现:小便短赤带血,头晕耳鸣,神疲,颧红潮热,腰膝酸软,舌质红,脉细数。

· 治法:滋阴降火,凉血止血。(200665)

· 代表方:知柏地黄丸加减。(200765)

③脾不统血证

· 临床表现:久病尿血,面色不华,体倦乏力,气短声低,或兼齿衄,肌衄,舌质淡,脉细弱。

· 治法:补中健脾,益气摄血。

· 代表方:归脾汤加减。

· 加减:对于有气虚下陷表现者,亦可采用补中益气汤加减。(199259)

④肾气不固证

· 临床表现:久病尿血,色淡红,头晕耳鸣,精神困惫,腰脊酸痛,舌质淡,脉沉弱。(201563)

【真题】【2015.63】

患者尿血日久,头晕耳鸣,神疲乏力,腰背酸痛,舌淡脉弱,其辨证是

A.膀胱湿热   B.肾虚火旺

C.肾气不固   D.脾不统血

【答案】C

· 治法:补益肾气,固摄止血。

· 代表方:无比山药丸加减。(199259)

◎提示▶▶▶分型牢记。另:血淋与尿血的鉴别要点在于尿痛与不痛。(199168)

(7)紫斑

①血热妄行证

· 临床表现:皮肤出现青紫斑点或斑块,或伴有鼻

衄,齿衄,便血,尿血,或有发热,口渴,便秘,舌红,苔黄,脉弦数。

· 治法:清热解毒,凉血止血。

· 代表方:十灰散加减。

②阴虚火旺证

· 临床表现:皮肤青紫斑点或斑块时发时止,常伴鼻衄、齿衄或月经过多,颧红,心烦,口渴,手足心热,或有潮热,盗汗,舌质红,苔少,脉细数。

· 治法:滋阴降火,宁络止血。

· 代表方:茜根散。

· 加减:对于本证候中之肾阴亏虚而火热不甚,症见腰膝酸软,头晕、乏力、手足心热、舌红少苔、脉沉细数者,可用六味地黄丸滋补肾阴。

◎提示▶▶▶此证型五版教材选方用滋水清肝饮合茜根散。

③气不摄血证

· 临床表现:久病不愈,反复发生肌衄,神疲乏力,头晕目眩,面色苍白或萎黄,食欲不振,舌质淡,脉细弱。

· 治法:补气摄血。

· 代表方:归脾汤加味。

五 相同病理,导致不同血证;相同处方,治疗不同血证

1.相同病理,导致不同血证

各种原因导致出血,其共同的病机可以归结为火热熏灼,迫血妄行,及气虚不摄,血溢脉外,血证以出血为突出表现,随其病因,病位的不同,而表现为不同的出血证,火热灼伤的部位不同而表现为不同的出血证。

2.相同处方,治疗不同血证

(1)龙胆泻肝汤

肝火上炎之鼻衄;肝火犯胃之吐血。(2002153)

(2)归脾汤

鼻衄之气血亏虚型;吐血辨证为气虚血溢型;便血辨证为气虚不摄型;尿血辨证为脾不统血型;肌衄辨证为气不摄血型。(2006149)

六 临证备要

1."治吐血三要法"及"治血四法"

明代缪希雍《先醒斋医学广笔记·吐血》强调了行血、补肝、降气在治疗吐血中的重要作用,提出了"宜行血不宜止血""宜补肝不宜伐肝""宜降气不宜降火"的治吐血三要法。清代唐容川在《血证论》中提出止血、消瘀、宁血、补虚的治血四法。止、消、宁、补治血四法,确实是通治血证之大纲,值得临床借鉴参考。

2.注意辨证与辨病的互参

由于中医内科的血证至少包括鼻衄、齿衄、咳血、

吐血、便血、尿血、紫斑七个病证,更见于西医学的百余种疾病,故在诊治过程中,于辨证论治的同时,应与西医学的辨病相结合,以提高疗效。

3.鼻衄、尿血的用药特点

据临床观察,火热与瘀血是鼻出血和尿血的主要原因,祛瘀凉血是常用的治法。

4.大黄在急性上消化道出血中的应用

急性上消化道出血(可表现为吐血及便血)的现代治疗中,大黄、白及、云南白药、三七、地榆等药常被选用。尤其是大黄,其疗效确切,安全无毒。现代药理研究证实,大黄具有多方面的止血作用。因此治疗急性上消化道出血,大黄常作为首选药物。

5.治法

清热利湿、凉血止血,滋阴降火、养血止血,补脾固肾、益气摄血三法为治疗尿血重要治法。

6.实验室检查

大便潜血试验阳性者可归入便血治疗,而尿液显微镜下见红细胞或隐血者可归入尿血论治。

■ 小试牛刀

1.治吐血三要法:宜行血不宜止血,宜补肝不宜伐肝,宜降气不宜降火,出自何书:
A.《景岳全书》
B.《济生方》
C.《血证论》
D.《先醒斋医学广笔记》

2.止血、消瘀、宁血、补血的治血四法,出于何书:
A.《景岳全书》　　　　　B.《济生方》
C.《血证论》　　　　　　D.《先醒斋医学广笔记》

3.下列哪一种治法不是《血证论》提出的治血证的大法:

A.止血　　　　　　　　B.宁血
C.补血　　　　　　　　D.凉血

4.血淋与尿血的鉴别要点,在于:
A.属虚属实　　　　　　B.在表在里
C.属寒属热　　　　　　D.尿痛与不痛

5.患者小便频数带血,其色淡红,饮食减少,精神困惫,面色萎黄,腰背酸痛,少腹坠胀不舒,头晕耳鸣,舌质淡,脉虚软,治疗主方宜选:
A.六味地黄丸合补中益气汤
B.六味地黄丸合无比山药丸
C.无比山药丸合补中益气汤
D.无比山药丸合六君子汤

6.吐血过多、面色苍白、四肢厥冷、汗出、脉散,在止血同时,应选用下列何方:
A.独参汤　　　　　　　B.黄土汤
C.四逆汤　　　　　　　D.生脉散

7.患者鼻衄,血色鲜红,口渴欲饮,鼻干口干臭秽,烦躁,便秘,舌红苔黄,脉数。治疗宜选:
A.白虎汤　　　　　　　B.玉女煎
C.泻白散　　　　　　　D.茜根散

8.小便短赤带血,头晕耳鸣,神疲,颧红潮热,腰膝酸软,舌红,脉细数。其治法是:
A.清热泻火,凉血止血　B.清热化湿,凉血止血
C.滋阴降火,凉血止血　D.清热利湿,化瘀止血

9.小便短赤带血,头晕耳鸣,神疲,颧红潮热,腰膝酸软,舌质红,脉细数。治疗宜用:
A.无比山药丸　　　　　B.小蓟饮子
C.知柏地黄丸　　　　　D.当归龙荟丸

■ 参考答案

1. D　　2. C　　3. D　　4. D　　5. C
6. A　　7. B　　8. C　　9. C

◈ 基础篇 ◈

中医内科学

第四十二章

42

痰 饮

考纲要求

概念、沿革、病因病机、辨证要点、分证论治、转归预后、预防调摄及临证备要。

考点解析

一 概念

痰饮是指体内水液输布运化失常,停积于某些部位的一类病证。痰,古作淡,淡与澹通,形容水的淡荡流动;饮,水也,故亦有称为"淡饮""流饮"者。

二 历史沿革

①《金匮要略》首创痰饮病名,并提出"用温药和之"的治疗原则。予以专篇论述,对脉证治疗阐发甚详,成为后世辨证论治的主要依据。

②自隋唐以至金元,在痰饮病的基础上,逐渐发展了痰的病理学说,倡百病兼痰的论点,从而有痰证与饮证之分。

③《景岳全书·痰饮》:"痰之与饮,虽曰同类,而实有不同也。盖饮为水液之属,凡呕吐清水及胸腹膨满,吞酸嗳腐,渥渥有声等证,此皆水谷之余停积不行,是即所谓饮也。若痰有不同于饮者,饮清澈而痰稠浊;饮惟停积肠胃而痰则无处不到。水谷不化而停为饮者,其病全由脾胃;无处不到而化为痰者,凡五脏之伤皆能致之。故治此者,当知所辨,而不可不察其本也。"

④《仁斋直指方》首次将饮和痰的概念做了明确的区分。

三 病因病机

1.病因

饮证的成因为外感寒湿,饮食不当,或劳欲体虚。

2.病机

主要病机是三焦气化失宣。肺脾肾三脏的气化功能失调,(1996151、1994156、1992160)水谷不得化为精微输布周身,津液停积,变生痰饮。水液的运行与脾肺肾三脏有关,如三脏功能失调,肺之通调涩滞,脾之转输无权,肾之蒸化失职,则三者互为影响,导致水液停积为饮。三脏之中,脾运失司,首当其要。

3.病理性质

论其病理性质,则总属阳虚阴盛,输化失调,因虚致

实,(1998154、1997151)水液停积为患。中阳素虚,脏气不足,实是发病的内在病理基础。因水为阴类,非阳不运,若阳气虚衰,气不化津,则阴邪偏盛,寒饮内停。

四 辨证论治

1.辨证要点

①辨清部位

辨明饮邪停聚的部位,即可区分不同的证候。留于肠胃者为痰饮;流于胁下者为悬饮;溢于肢体者为溢饮;聚于胸肺者为支饮。

②标本虚实

掌握阳虚阴盛,本虚标实的特点。本虚为阳气不足;标实指水饮留聚。无论病之新久,都要根据症状辨别两者主次。

③区分兼夹

痰饮虽为阴邪,寒证居多,但亦有郁久化热者。初起若有寒热见症,为夹表邪,饮积不化,气机升降受阻,常兼气滞。

④预后转归

痰饮之病,主要为肺、脾、肾三脏气化功能失常所致,若施治得法,一般预后尚佳。若饮邪内伏或久留体内,其病势多缠绵难愈,且易因感外邪或饮食不当而诱发。《金匮要略》根据脉诊推断痰饮病的预后,认为久病正虚而脉弱,是脉证相符,可治;如脉反实大而数,是正衰邪盛,病为重危之候;脉弦而数,亦为难治之证,因饮为阴邪,脉当弦或沉,如脉数乃脉证相反之征。

2.治疗

治疗当以温化为原则,(199460)由于饮为阴邪,遇寒则聚,得温则行。同时还当分别标本缓急,根据表里虚实的不同,采取相应的处理,水饮壅盛者祛饮治标,阳微气虚者温阳治本。即使实证,当饮邪基本消除后,如正气虚馁者,亦需继用健脾温肾之剂,以固其本。

3.分证论治

(1)痰饮

①脾阳虚弱证

・临床表现:胸胁支满,心下痞闷,胃中有振水音,脘腹喜温畏冷,背寒,呕吐清水痰涎,水入易吐,口渴不欲饮,心悸、气短、头昏目眩,食少,大便或溏,形体逐渐消瘦,舌苔白滑,脉弦细而滑。

・治法:温脾化饮。

・代表方:苓桂术甘汤合小半夏加茯苓汤加减。(200556、2014165)

真题【2014.165】

以苓桂术甘汤为主方治疗的病症有

A.呕吐之痰饮内阻证　　B.肺胀之阳虚水泛证

C.水肿之脾阳虚衰证　　D.痰饮之脾阳虚弱证

【答案】AD

②饮留胃肠证

・临床表现:心下坚满或痛,自利,利后反快,虽利心下续坚满;或水走肠间,沥沥有声,腹满、便秘、口舌干燥,舌苔腻、色白或黄,脉沉弦或伏。

・治法:攻下逐饮。

・代表方:甘遂半夏汤或己椒苈黄丸加减。前方攻守兼施,因势利导,用于水饮在胃;后方苦辛宣泄,前后分消,用于水饮在肠,饮郁化热之证。(200664、199293、199559、2018148)

真题【2018.148】

治疗痰饮饮留胃肠证,宜选用

A.柴枳半夏汤　　B.椒目瓜蒌汤

C.甘遂半夏汤　　D.己椒苈黄丸

【答案】CD

(2)悬饮

①邪犯胸肺证

・临床表现:寒热往来,身热起伏,汗少,或发热不恶寒,有汗而热不解,咳嗽,少痰,气急,胸胁刺痛,呼吸、转侧疼痛加重,心下痞硬,干呕,口苦,咽干,舌苔薄白或黄,脉弦数。

・治法:和解宣利。

・代表方:柴枳半夏汤加减。(200967、200354)

②饮停胸胁证

・临床表现:咳唾引痛,但胸胁痛势较初期减轻,而呼吸困难加重,咳逆气喘息促不能平卧,或仅能偏卧于停饮的一侧,病侧肋间胀满,甚则可见偏侧胸廓隆起。舌苔薄白腻,脉沉弦或弦滑。

・治法:泻肺祛饮。

・代表方:椒目瓜蒌汤合十枣汤。

③络气不和证

・临床表现:胸胁疼痛,胸闷不适,胸痛如灼,或感刺痛,呼吸不畅,或有闷咳,甚则迁延经久不已,天阴时更为明显,舌苔薄,质暗,脉弦。

・治法:理气和络。

・代表方:香附旋覆花汤加减。

④阴虚内热证

・临床表现:咳呛时作,咳吐少量黏痰,口干咽燥,或午后潮热,颧红,心烦,手足心热,盗汗,或伴胸胁闷痛,病久不复,形体消瘦,舌质偏红,少苔,脉小数。

・治法:滋阴清热。

・代表方:沙参麦冬汤合泻白散加减。

(3)溢饮

①临床表现:身体疼痛而沉重,甚则肢体浮肿、恶寒、无汗,或有喘咳,痰多白沫,胸闷,干呕,口不渴,舌苔白,脉弦紧。

②治法:发表化饮。

③代表方:小青龙汤加减。若表寒之象不显著者,用大青龙汤发表清里。

(4)支饮(1996156、1991147)

①寒饮伏肺证(2008166)

・临床表现:咳逆喘满不得卧,痰吐白沫量多,往往经久不愈,天冷受寒加重,甚至引起面浮跗肿。或平素伏而不作,每值遇寒即发,发则寒热、背痛、腰疼、目泣自出、身体振振瞤动。舌苔白滑或白腻,脉弦紧。

・治法:宣肺化饮。

・代表方:小青龙汤加减。

・加减:体虚表证不著者,可改用苓甘五味姜辛汤,若饮多寒少,外无表证,喘咳痰盛不得息,可用葶苈大枣泻肺汤泻肺逐饮。(199294)若痰饮久郁,酿生痰热,损伤肺阴,喘咳咳痰,稠厚而黄,口干咽燥,舌红少津,脉细滑数,可用麦门冬汤。

・若邪实正虚,饮郁化热,喘满胸闷,心下痞坚,烦渴,面色黧黑,苔黄而腻,脉沉紧,或经吐下而不愈者。当行水散结,补虚清热,用木防己汤。

②脾肾阳虚证

・临床表现:喘促动则为甚,气短,或咳而气怯,痰多,食少,胸闷,怯寒肢冷,神疲,小腹拘急不仁,脐下悸动,小便不利,足跗浮肿,或吐涎沫而头目昏眩,舌苔白润或灰腻,舌质胖大,脉沉细兼滑。

・治法:温补脾肾,以化水饮。

・代表方:金匮肾气丸合苓桂术甘汤加减。(2001151)

・加减:如脐下悸,吐涎沫,头目昏眩,是饮邪上逆,虚中夹实之候,可先用五苓散化气行水。

◇提示▶▶▶多选题尤当注意加减应用。

五 苓桂术甘汤与甘遂半夏汤治疗饮停于胃的鉴别诊断

痰饮(狭义)的病因是素体脾虚,运化不健,复加饮食不当,或外湿所伤,而致脾阳虚弱,饮留胃肠。由于虚实主次的不同,可以分为两类。

1.脾阳虚弱

①症见心下痞闷,胃中有振水音,脘腹喜温畏冷,

背寒、呕吐清水痰涎，水入易吐，口渴不欲饮，心悸、气短、头昏目眩、食少、大便或溏，形体逐渐消瘦，舌苔白滑，脉弦细而滑。

②治疗应温脾化饮。

③方用苓桂术甘汤，温脾阳，利水饮。药用桂枝、甘草，通阳化气，白术、茯苓健脾渗湿。

2.饮留胃肠

①症见心下坚满或痛，自利，利后反快，虽利心下续坚满；或水走肠间，沥沥有声，腹满、便秘、口舌干燥，舌苔腻、色白或黄，脉沉弦或伏。

②治疗应攻下逐饮。

③方用甘遂半夏汤，攻守兼施，因势利导，药取甘遂、半夏逐饮降逆；白芍、蜂蜜酸甘缓中，以防伤正，借遂、草相反相激，祛逐留饮。

六 痰饮的疾病转化

①痰、饮、水、湿同出一源，俱为津液不归正化，停积而成。

②从形质言，饮为稀涎，痰多厚浊，水属清液，湿性黏滞。

③从病症言，饮之为病，多停于体内局部，痰、湿为病，无处不到，变化多端，水之为病，可泛滥体表、全身。(199143)

④从病理属性而言，饮主要因寒积聚而成，痰多因热煎熬而成，水属阴类，由于导致发病之因不一，而有阳水、阴水之分，湿为阴邪，但无定体，可随五气从化相兼为病。

⑤合而言之，因四者源出一体，在一定条件下又可相互转化。

七 临证备要

1.扶正与祛邪相宜

痰饮为病，阴盛阳虚者，健脾温肾为正治之法，发汗、利水、攻逐，属于治标权宜，待水饮渐去，仍当温补脾肾，扶正固本。

2.痰饮的转归主要表现

主要表现为脾病及肺、脾病及肾、肺病及肾。若肾虚开阖不利，痰饮也可凌心、射肺、犯脾。

3.根据痰的形质不同，可分为有形之痰和无形之痰。本节痰饮属于有形之痰的范围

小试牛刀

1.饮证与水肿，同为津液病变，其不同在于：
　　A.邪在表与在里　　B.正虚与邪盛
　　C.饮邪的多少　　　D.局部与全身

2.治疗饮证的总则是：
　　A.发汗　　　　　　B.利水
　　C.逐饮　　　　　　D.温化

3.水饮在胃，化热伤阴时应用何方治疗为佳：
　　A.黄芩温胆汤　　　B.大半夏汤
　　C.己椒苈黄汤　　　D.甘遂半夏汤

4.治疗邪犯胸肺之悬饮宜选用：
　　A.柴枳半夏汤　　　B.椒目瓜蒌汤
　　C.香附旋覆花汤　　D.己椒苈黄丸

5.治疗胸胁胀满，目眩心悸，或短气而咳，舌苔白滑，脉弦滑的最佳选方是：
　　A.十枣汤　　　　　B.防己黄芪汤
　　C.苓桂术甘汤　　　D.真武汤

6.患者病痰饮，心下坚满而痛，自利，利后反快，虽利心下续坚满，口舌干燥，舌苔黄腻，脉沉弦。治疗宜首选：
　　A.甘遂半夏汤　　　B.己椒苈黄丸
　　C.小陷胸汤　　　　D.小半夏加茯苓汤

7.支饮，饮邪停留的部位是：
　　A.胁下　　　　　　B.胸肺
　　C.肢体　　　　　　D.胃

8.胸胁饱满，咳唾引痛，喘促不能平卧，其病证是：
　　A.胁痛　　　　　　B.喘证
　　C.悬饮　　　　　　D.溢饮

9.咳逆倚息，短气不能平卧，其形如肿者属：
　　A.痰饮　　　　　　B.悬饮
　　C.留饮　　　　　　D.支饮

10.患者胸胁疼痛，咳唾隐痛，咳逆气喘，息促不能平卧，喜向右侧偏卧，右侧肋间胀满，舌苔白，脉沉弦，其治法是：
　　A.攻下逐饮　　　　B.和解宣利
　　C.理气和络　　　　D.泻肺祛饮

11.患者2个月前患悬饮，经积极治疗，饮邪已退病情好转。现仍胸胁灼痛，呼吸不畅，闷咳，天阴时明显，舌暗苔薄，脉弦。治疗应首选：
　　A.柴胡疏肝散　　　B.柴枳半夏汤
　　C.小柴胡汤　　　　D.香附旋覆花汤

参 考 答 案

1.D　　　2.D　　　3.D　　　4.A　　　5.C
6.A　　　7.B　　　8.C　　　9.D　　　10.A
11.D

第四十三章

43

消 渴

概念、沿革、病因病机、辨证要点、分证论治、转归预后、预防调摄及临证备要。

考点解析

一 概念

消渴是以多饮、多食、多尿、乏力、消瘦,或尿有甜味为主要临床表现的一种疾病。(199758)

二 历史沿革

①消渴之名,首见于《素问·奇病论》,根据病机及症状的不同,《内经》还有消瘅、肺消、膈消、消中等名称的记载,认为五脏虚弱、过食肥甘、情志失调是引起消渴的原因,而内热是其主要病机。

②张仲景《金匮要略》有专篇讨论,并最早提出治疗方药,主方有白虎加人参汤、肾气丸等。

③《外台秘要·消中消渴肾消》篇引《古今录验》(2001117)说:"渴而饮水多,小便数,有脂,似麸片甜者,皆是消渴病也。"

④《圣济总录·消渴门》也指出:"消渴者……久不治,则经络壅涩,留于肌肉,变为痈疽。"(2001118)

⑤《证治准绳·消瘅》在前人论述的基础上,对三消的临床分类做了规范,"渴而多饮为上消(经谓膈消),消谷善饥为中消(经谓消中),渴而便数有膏为下消(经谓肾消)"。

⑥《医学心悟》指出"渴而多饮为上消;消谷善饥为中消;口渴,小水如膏者为下消"。(199270)《医学心悟·三消》指出"治上消者,宜润其肺,兼清其胃","治中消者,宜清其胃,兼滋其肾","治下消者,宜滋其肾,兼补其肺"。(2009111、2009112)

三 病因病机及病理转归

1.病因

禀赋不足;饮食失节;情志失调;劳欲过度。(2015172)

真题 【2015.172】
属于消渴病因的是
A. 禀赋不足　　　　B. 亡血失津
C. 劳欲过度　　　　D. 情志失调
【答案】ACD

2.病机

(1)病机总属阴虚燥热

肺受燥热所伤,则津液不能敷布而直趋下行,随小便排出体外,故小便频数量多;肺不布津则口渴多饮。脾胃为燥热所伤,胃火炽盛,脾阴不足,则口渴多饮,多食善饥;脾气虚不能转输水谷精微,则水谷精微下流注入小便,故小便味甘;水谷精微不能濡养肌肉,故形体日益消瘦。肾阴亏则虚火内生,上燔心肺则烦渴多饮,中灼脾胃则胃热消谷,肾失开阖固摄,水谷精微直趋下泄,则尿味多甘。

消渴的病机主要在于阴津亏损,燥热偏胜,而以阴虚为本,燥热为标。(199169)

(2)病变的脏腑

主要在肺、胃、肾,尤以肾为关键。(199767、2007139、2008165、2016107)消渴病虽有在肺、胃、肾的不同,但常常互相影响。如肺燥津伤,津液失于敷布,则脾胃不得濡养,肾精不得滋助;脾胃燥热偏盛,上可灼伤肺津,下可耗伤肾阴;肾阴不足则阴虚火旺,亦可上灼肺胃,终致肺燥胃热肾虚。

真题 【2016.107】
消渴的病变脏腑主要是
A. 肝、胃、肾　　　　B. 肝、脾、肺
C. 肝、脾、心　　　　D. 肺、胃、肾
【答案】D

3.转归

消渴病日久,易发生以下两种病变:一是阴损及阳,阴阳俱虚。二是病久入络,血脉瘀滞。血瘀是消渴病的重要病机之一,且消渴病多种并发症的发生也与血瘀密切有关。(1999152)消渴病常病及多个脏腑,病变影响广泛,未及时医治以及病情严重的患者,常可并发多种病证:

①消渴日久,肺失滋润,而发肺痨。

②肾阴亏损,肝失濡养,肝肾精血不足,无以上承就会并发白内障、雀目、耳聋。(2011112、199498)

③燥热内结,营阴被灼,络脉瘀阻,蕴毒成脓,发为疮疖痈疽。

④阴虚热炽,炼液成痰,痰阻经络,发为胸痹、中风偏瘫。(2011111、199497)

⑤阴损及阳,脾肾衰败,水湿潴留,泛滥肌肤,则成水肿。

⑥阴竭阳亡而见厥证。(2005144、2004150、1996119、1996120、1995157、1991159)

四 辨证分型

1.辨证要点(2017151)

(1)辨病位

消渴病的"三多"症状,往往同时存在,但根据其程度的轻重不同,而有上、中、下三消之分,及肺燥、胃热、肾虚之别。

(2)辨标本

本病以阴虚为主,燥热为标,两者互为因果。一般初病多以燥热为主,病程较长者则阴虚与燥热互见。日久则以阴虚为主,进而由于阴损及阳,导致阴阳俱虚。

(3)辨本症与并发症

多饮、多食、多尿和乏力、消瘦为消渴病本症的基本临床表现,而易发生诸多并发症为本病的另一特点。

真题【2017.151】

下列选项中,属于消渴辨证要点的是

A. 辨病位   B. 辨标本

C. 辨气血   D. 辨本症和并发症

【答案】ABD

2.治疗原则

本病的基本病机是阴虚为本,燥热为标,故清热润燥、养阴生津为本病的治疗大法。由于本病常发生血脉瘀滞及阴损及阳的病变,以及易并发痈疽、眼疾、劳嗽等症,故还应针对具体病情,及时合理地选用活血化瘀、清热解毒、健脾益气、滋补肾阴、温补肾阳等治法。

3.分证论治

(1)上消:肺热津伤证

①临床表现:口渴多饮,口舌干燥,尿频量多,烦热多汗,舌边尖红,苔薄黄,脉洪数。(201844)

②治法:清热润肺,生津止渴。

③代表方:消渴方加减。

④加减:若烦渴不止,小便频数,而脉数乏力者用玉泉丸或二冬汤。(200367)

真题【2018.44】

患者糖尿病多年,出现口咽干燥,干咳无痰,痰中带血,诊断为

A. 肝火犯肺   B. 肺阴亏虚

C. 气阴两伤   D. 肺肾阴虚

【答案】B

(2)中消

①胃热炽盛证

· 临床表现:多食易饥,口渴,尿多,形体消瘦,大便干燥,苔黄,脉滑实有力。

· 治法:清胃泻火,养阴增液。

· 代表方:玉女煎加减。(2006141、200572)

· 加减:大便秘结用增液承气汤润燥通腑。(2006141)本证亦可选用白虎加人参汤。

②气阴亏虚证

· 临床表现:口渴引饮,能食与便溏并见,或饮食减少,精神不振,四肢乏力,舌质淡,苔白而干,脉弱。

· 治法:益气健脾,生津止渴。

· 代表方:七味白术散加减。

(3)下消

①肾阴亏虚证(2011167)

· 临床表现:尿频量多,混浊如脂膏,或尿甜,腰膝酸软,乏力,头晕耳鸣,口干唇燥,皮肤干燥,瘙痒,舌红苔少,脉细数。

· 治法:滋阴固肾。

· 代表方:六味地黄丸加减。(2009162、200066)

· 加减:阴虚火旺者宜用知柏地黄丸。(200262)若烦渴头痛,唇红舌干,呼吸深快,阴伤阳浮者用生脉散;如神昏肢厥,脉微细等阴竭阳亡危象者,可用参附龙牡汤。

②阴阳两虚证

· 临床表现:小便频数,混浊如膏,甚至饮一溲一,面容憔悴,耳轮干枯,腰膝酸软,四肢欠温,畏寒肢冷,阳痿或月经不调,舌苔淡白而干,脉沉细无力。

· 治法:滋阴温阳,补肾固涩。

· 代表方:金匮肾气丸加减。(2009162)

· 并发症:白内障雀盲、耳聋,主要病机为肝肾精血不足,不能上承耳目所致,宜滋补肝肾,益精补血,可用杞菊地黄丸或明目地黄丸。对于并发疮毒痈疽者,则宜清热解毒,消散痈肿,用五味消毒饮。

五 临证备要

①"三多"和消瘦的程度,是判断病情轻重的重要标志。

②消渴病起病缓慢,以多饮、多食、多尿、倦怠乏力、形体消瘦,或尿有甜味为其证候特征。

③控制饮食,对于本病的治疗有极为重要的意义。

④瘀血是贯穿糖尿病发病始终的重要病机。因此,可以在原有消渴病机"阴虚为本,燥热为标"的基础上,补充"瘀血为患"。

1. "渴而多饮为上消;消谷善饥为中消;口渴,小水如膏者为下消",此论见于:

    A.《诸病源候论》   B.《儒门事亲》

    C.《景岳全书》   D.《医学心悟》

2. 消渴的病理主要是:

    A. 劳累过度,伤肺损脾

    B. 劳欲过度,损伤元气

    C. 饮食不节,食积化热

    D. 燥热偏胜,阴津亏耗

3. 消渴的主要病位在:

    A. 肺,脾,肾   B. 肺,胃,肾

    C. 肝,脾,肾   D. 肺,心,肾

4. 下列哪一项不是消渴的典型症状:

    A. 多饮   B. 多食

    C. 多尿   D. 雀目、耳聋

5. 尿频量多,混浊如脂膏,尿有甜味,口干唇燥,舌质红,脉沉细数,治宜选用:

    A. 程氏萆薢分清饮   B. 水陆二仙丹

    C. 六味地黄丸   D. 左归丸

6. 患者口干唇燥,口渴多饮,尿频量多,混浊如脂膏,时或烦躁,遗精,舌质红,脉沉细数。治疗选用:

    A. 左归丸   B. 玉女煎

    C. 消渴方   D. 知柏地黄丸

7. 患者烦渴多饮较甚,口干舌燥,小便频数,尿量较多,舌苔薄黄,脉洪数无力。治疗宜选:

    A. 消渴方   B. 二阴煎

    C. 清肺饮   D. 二冬汤

8. 多食易饥,形体消瘦,大便干燥,舌苔黄,脉滑数。治疗宜用:

    A. 消渴方   B. 白虎加人参汤

    C. 知柏地黄丸   D. 玉女煎

■■ 参考答案

1. D	2. D	3. B	4. D	5. C
6. D	7. D	8. D		

第四十四章

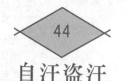

自汗盗汗

考纲要求

辨证论治规律。

考点解析

一 概念

自汗、盗汗是由于阴阳失调,腠理不固,而致汗液外泄失常的病证。不因外界环境因素的影响,而白昼时时汗出,动辄益甚者称为自汗;寐中汗出,醒来自止者称为盗汗,亦称寝汗。

二 病因病机

1.病因

体虚久病;情志失调;饮食不节。

2.病机

病机总属阴阳失调,腠理不固,营卫失和,汗液外泄失常。

(1)卫外失司而津液外泄

①肺气不足:素体薄弱,病后体虚,或久患咳喘,耗伤肺气,肺气不足之人,肌表疏松,表卫不固,腠理开泄而致自汗。

②营卫不和:由于体内阴阳的偏盛、偏衰,或表虚之人微受风邪,以致营卫不和,卫外失司,而致汗出。

(2)迫津外泄

①阴虚火旺:烦劳过度、亡血失精,或邪热耗阴,以致阴精亏虚,虚火内生,阴津被扰,不能自藏而外泄作汗。

②邪热郁蒸:由于情志不舒,肝气郁结,肝火偏旺,或嗜食辛辣厚味,或素体湿热偏盛等,以致肝火或湿热内盛,邪热郁蒸,津液外泄而致汗出增多。

三 辨证分型

1.辨证要点

应着重辨别阴阳虚实。自汗多属气虚不固,然实证也或有之;盗汗多属阴虚内热,然气虚、阳虚、湿热也或有之。

(1)辨自汗、盗汗

不因外界环境因素的影响,而白昼时时汗出,动辄益甚者为自汗,寐中汗出,醒来自止者为盗汗。

(2)辨伴随症状

动辄汗出、气短、平时易患感冒多属肺卫气虚。汗出伴有恶风、周身酸楚、时寒时热多属营卫不和。盗汗伴有五心烦热、潮热、颧红、口干多属阴虚火旺。自汗或者盗汗伴有心悸失眠、头晕乏力、面色不华多属心血不足;伴有脘腹胀闷、大便燥结或口苦、烦躁多属湿热肝火。

(3)辨汗出部位

头面汗出,食后尤甚,手足汗出,多为湿热蕴蒸;腋下,阴部汗出,多属肝经有热;半身或局部汗出,为营卫不和;心胸部汗出,多为心脾两虚、心血不足;遍身汗出,鼻尖尤甚,多为肺气不足。

2.病理转归

自汗久则可以伤阴,盗汗久则可以伤阳,出现气阴两虚,或阴阳两虚之证。邪热郁蒸,病久伤阴,则见虚实兼夹之证。

3.治疗原则 (2015169)

①虚证应益气养阴,补血,调和营卫。

②实证当清肝泄热,化湿和营。

③虚实夹杂者,则根据虚实的主次而适当兼顾。

④此外,可酌加固涩之品,以增强止汗的作用。

真题 【2015.169】

汗证的常用治法有

A. 开宣肺气 　　　　　B. 养血补心

C. 益气固表 　　　　　D. 滋阴降火

【答案】BCD

4.分证论治 (2017153、2003142、1993159)

◎提示▶▶▶病机与证型的对应关系应灵活掌握,相应的治法可推论得出。

(1)肺卫不固证

①临床表现:汗出恶风,稍劳尤甚,易于感冒,体倦乏力,面色少华,脉细弱,苔薄白。

②治法:益气固表。

③代表方:桂枝加黄芪汤或玉屏风散加减。
(199372)

④加减:半身或局部汗出,配合甘麦大枣汤甘润以缓急。

(2)阴虚火旺证

①临床表现:夜寐盗汗,或有自汗,五心烦热,或兼午后潮热,两颧色红,口渴,舌红少苔,脉细数。

②治法:滋阴降火。

③代表方:当归六黄汤加减。(200968、200463、199763)

④加减:以阴虚为主而火热不甚者,可改用麦味地黄丸以补益肺肾,滋阴清热。(200666、200056、199258)

◎提示▶▶▶肺肾阴虚之盗汗选用八仙长寿丸。
(199461)

(3)邪热郁蒸证

①临床表现:蒸蒸汗出,汗液易黏或衣服黄染,面赤烘热,烦躁,口苦,小便色黄,舌苔薄黄,脉象弦数。

②治法:清肝泄热,化湿和营。

③代表方:龙胆泻肝汤加减。(2008164)

④加减:如湿热内蕴而热势不盛,面赤烘热,口苦等症不显著者,亦可改用四妙丸,以清热除湿。
(2008164、199148)

(4)心血不足证

①自汗或盗汗,心悸少寐,神疲气短,面色不华,舌质淡,脉细。

②证机概要:心血耗伤,心液不藏。

③治法:养血补心。

④代表方:归脾汤加减。

四 自汗与脱汗、战汗、黄汗的鉴别

1.脱汗

发生于病情危重之时,正气欲脱,阳不敛阴,以致汗液大泄,表现大汗淋漓或汗出如珠,常同时伴有声低息短,精神疲惫,四肢厥冷,脉微欲绝或散大无力等症状,故又称为绝汗。

2.战汗

发生于急性热病过程中,症见发热烦渴,突然全身恶寒战栗,继而汗出,热势渐退,多为正气拒邪,若正胜邪退,乃属病趋好转之象。

3.黄汗

以汗出色黄如柏汁,染衣着色为特点,多因湿热内蕴所致。

4.自汗、盗汗

由于阴阳失调,腠理不固,而致汗液外泄失常的病证。

五 临证备要

①明辨伴随症状,整体调整。
②辨别气虚、阴虚、血瘀,重视活血化瘀。

1.症见自汗或盗汗,汗液黏或衣服黄染,小便色黄,舌苔薄黄,脉象沉滑,属湿热内蕴而热势不盛者,宜用:
　　A.龙胆泻肝汤　　　　B.黄芩滑石汤
　　C.三仁汤　　　　　　D.四妙丸

2.久病自汗、盗汗、病及肺肾,以阴亏为主而火热不甚,应选用:
　　A.黄连阿胶汤　　　　B.当归六黄汤
　　C.知柏地黄丸　　　　D.麦味地黄丸

3.夜寐盗汗,五心烦热,或兼午后潮热,两颧色红,口渴,舌红苔少,脉细数。治疗宜选:
　　A.当归六黄汤　　　　B.知柏地黄丸
　　C.麦味地黄丸　　　　D.玉屏风散

1. A　　　　2. D　　　　3. A

第四十五章

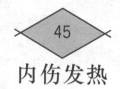

内伤发热

考纲要求

考纲要求

概念、沿革、病因病机、辨证要点、分证论治、转归预后、预防调摄及临证备要。

考点解析

一 概念

内伤发热是指以内伤为病因,脏腑功能失调,气、血、阴、阳失衡为基本病机,以发热为主要临床表现的病证。一般起病较缓,病程较长,热势轻重不一,但以低热为多,或自觉发热而体温并不升高。

二 沿革与名家名著

①早在《内经》即有关于内伤发热的记载,其中对阴虚发热的论述较详。《金匮要略·血痹虚劳病脉证并治》以小建中汤治疗手足烦热,可谓是后世甘温除热治法的先声。

②钱乙《小儿药证直诀》在《内经》五脏热病学说的基础上,提出了五脏热证的用方,钱氏并将肾气丸化裁为六味地黄丸,为阴虚内热的治疗提供了一个重要的方剂。

③李东垣对气虚发热的辨证及治疗做出了重要的贡献,以其所拟定的补中益气汤作为治疗的主要方剂,使甘温除热的治法具体化。李氏在《内外伤辨惑论》里,对内伤发热与外感发热的鉴别做了详细的论述。朱丹溪对阴虚发热有较多的论述,强调保养阴精的重要性。

④《医林改错》及《血证论》二书对瘀血发热的辨证及治疗做出了重要贡献。

⑤明代秦景明《症因脉治·内伤发热》最先明确提出"内伤发热"这一病证名称。

三 病因病机

1.病因

久病体虚;饮食劳倦;情志失调;外伤出血。

2.病机

总属脏腑功能失调,阴阳失衡所致。气、血、阴、阳亏虚;气、血、湿等郁结壅遏。由气郁化火、瘀血阻滞及痰湿停聚所致者属实,其基本病机为气、血、湿等郁结,壅遏化热而引起发热。(2008163)由中气不足、血虚失养、阴精亏虚及阳气虚衰所致者属虚。(2006148)

四 类证鉴别

内伤发热与外感发热:

内伤发热的诊断要点是:起病缓慢,病程较长,多为低热,或自觉发热,而体温并不升高,不恶寒,虽有怯冷,但得衣被则温;常兼头晕、神疲、自汗、盗汗、脉弱等症,并且一般有气、血、阴、阳亏虚或气郁、血瘀、湿阻的病史或反复发热史。而外感发热表现的特点是:因感受外邪而起,起病较急,病程较短,发热初期大多伴有恶寒,其恶寒得衣被而不减。发热的热度大多较高,发热的类型随病种的不同而有所差异。初起常兼有头身疼痛、鼻塞、流涕、咳嗽、脉浮等表证。外感发热由感受外邪,正邪相争所致,属实证者居多。

五 辨证论治

1.辨证要点

(1)辨证候虚实

应依据病史、症状、脉象等辨明证候的虚实,这对治疗原则的确定具有重要意义。由气郁、血瘀、痰湿所致的内伤发热属实;由气虚、血虚、阴虚、阳虚所致的内伤发热属虚。若邪实伤正及因虚致实,表现虚实夹杂证候者,应分析其主次。

(2)辨病情轻重

病程长久,热势亢盛,持续发热或反复发作,经治不愈,胃气衰败,正气虚甚,兼夹证多,均为病情较重的表现。反之病情较轻。若内脏无实质性病变,仅属一般体虚所致者,病情亦轻。

2.治疗原则

根据证候、病机的不同而分别采用有针对性的治法。(1999151)

①属实者,治宜解郁、活血、除湿为主,适当配伍清热。

②属虚者,则应益气、养血、滋阴、温阳,除阴虚发热可适当配伍清退虚热的药物外,其余均应以补为主。

③对虚实夹杂者,则宜兼顾之。

3.分证论治

(1)阴虚发热证

①临床表现:午后潮热,或夜间发热,不欲近衣,手足心热,烦躁,少寐多梦,盗汗,口干咽燥,舌质红,或有裂纹,苔少甚至无苔,脉细数。

②治法:滋阴清热。(199146)

③代表方:清骨散加减。(200158、199272、2016109)

真题【2016.109】

内伤发热属阴虚证者,治宜选用

A.清骨散　　　　　　　　B.六味地黄丸

C.补中益气汤　　　　　　D.归脾汤

【答案】A

(2)血虚发热证

①临床表现:发热,热势多为低热,头晕眼花,身倦乏力,心悸不宁,面白少华,唇甲色淡,舌质淡,脉细弱。

②治法:益气养血。

③代表方:归脾汤加减。

(3)气虚发热证

①临床表现:发热,热势或低或高,常在劳累后发作或加剧,倦怠乏力,气短懒言,自汗,易于感冒,食少便溏,舌质淡,苔白薄,脉细弱。(200574、199872)

②治法:益气健脾,甘温除热。

③代表方:补中益气汤加减。(2016110)

真题【2016.110】

内伤发热属气虚证者,治宜选用

A.清骨散　　　　　　　　B.六味地黄丸

C.补中益气汤　　　　　　D.归脾汤

【答案】C

(4)阳虚发热证

①临床表现:发热而欲近衣,形寒怯冷,四肢不温,少气懒言,头晕嗜卧,腰膝酸软,纳少便溏,面色㿠白,舌质淡胖,或有齿痕,苔白润,脉沉细无力。

②治法:温补阳气,引火归原。

③代表方:金匮肾气丸加减。

(5)气郁发热证

①临床表现:发热多为低热或潮热,热势常随情绪波动而起伏,精神抑郁,胁肋胀满,烦躁易怒,口干而苦,纳食减少,舌红,苔黄,脉弦数。

②治法:疏肝理气,解郁泻热。

③代表方:加味逍遥散加减。(199271)

④加减:素体阴虚而病肝郁发热属内伤发热,方用滋水清肝饮滋养肝肾、疏肝清热。(201165、200757)

(6)痰湿郁热证

①临床表现:低热,午后热甚,心内烦热,胸闷脘痞,不思饮食,渴不欲饮,呕恶,大便稀薄或黏滞不爽,舌苔白腻或黄腻,脉濡数。

②治法:燥湿化痰,清热和中。

③代表方:黄连温胆汤合中和汤加减。

(7)血瘀发热证

①临床表现:午后或夜晚发热,或自觉身体某些部位发热,口燥咽干,但不多饮,肢体或躯干有固定痛处或肿块,面色萎黄或晦暗,舌质青紫或有瘀点、瘀斑,脉弦或涩。(2005146、2003148)

②治法:活血化瘀。

③代表方:血府逐瘀汤加减。(200462、201841)

真题【2018.41】

内伤发热的血瘀证治宜选用

A.补阳还五汤　　　　　　B.血府逐瘀汤

C.四物汤　　　　　　　　D.圣愈汤

【答案】B

六 转归预后、预防调摄及临证备要

恰当的调摄护理对促进内伤发热的好转、治愈具有积极意义。内伤发热患者应注意休息,发热体温高者应卧床。部分长期低热的患者,在体力许可的情况下,可作适当户外活动。要保持乐观情绪,饮食宜进清淡、富于营养而又易于消化之品。由于内伤发热的患者常卫表不固而有自汗、盗汗,故应注意保暖、避风,防止感受外邪。

七 临证备要

①因内伤发热主要由于气、血、痰湿的郁滞壅遏,或气、血、阴、阳的亏损失调所导致,故在发热的同时,分别伴有气滞、血瘀、湿郁或气虚、血虚、阴虚、阳虚的症状,这是掌握内伤发热辨证及治疗的关键。

②《医学心悟·火字解》将外邪引起的发热称为"贼火",认为"贼可驱而不可留",由久病伤正、情志不舒、饮食失调、劳倦过度等引起的内伤发热称为"子火","子可养而不可害"。这对于掌握外感发热与内伤发热在性质及治法上的根本区别甚有裨益。内伤发热以属虚者为多,除气郁化火及痰湿蕴热者可配合清热除湿外,一般均应针对病情补益气血阴阳,以促进脏腑功能及阴阳平衡的恢复,切不可一见发热,便用发散解表及苦寒泻火之剂,以致耗气伤阴或伤败脾胃。

③甘温除热法,为中医治疗气虚发热的有效方法。

八 以血府逐瘀汤为主治疗的病证

1.胸痹之心血瘀阻证

(1)临床表现

心胸疼痛,如刺如绞,痛有定处,入夜为甚,甚则心痛彻背,背痛彻心,或痛引肩背,伴有胸闷,日久不愈,可因暴怒、劳累而加重,舌质紫暗,有瘀斑,苔薄,脉弦涩。

(2)治法

活血化瘀,通脉止痛。

(3)代表方

血府逐瘀汤加减。

2.胁痛之瘀血阻络证

(1)临床表现

瘀血阻络证:胁肋刺痛,痛有定处,痛处拒按,入夜痛甚,胁肋下或见有癥块,舌质紫暗,脉象沉涩。

(2)治法

祛瘀通络。

(3)代表方

血府逐瘀汤或复元活血汤加减。

3.内伤发热之血瘀发热证

(1)临床表现

午后或夜晚发热,或自觉身体某些部位发热,口燥咽干,但不多饮,肢体或躯干有固定痛处或肿块,面色萎黄或晦暗,舌质青紫或有瘀点、瘀斑,脉弦或涩。

(2)治法

活血化瘀。

(3)代表方

血府逐瘀汤加减。

小试牛刀

1.下列哪项不是导致内伤发热的病因:

 A.肝经郁热　　　　　B.暑湿中阻

 C.瘀血内停　　　　　D.气血亏虚

2.午后或夜间潮热,或手足心热,或骨蒸颧红,心烦盗汗,失眠多梦,口干咽燥,大便干结,尿少色黄,舌红而干,或有裂纹,无苔或少苔,脉象细数,治疗应取何法:

 A.益气生血,甘温除热

 B.滋阴清热

 C.益气养阴

 D.养血解表

3.患者低烧半载,时觉身热心烦,热势随情绪好坏而起伏,平时急躁易怒,胸胁胀闷,两乳作胀,月经不调,口苦,苔黄,脉弦略数,治宜选用:

 A.龙胆泻肝汤　　　　B.柴芩温胆汤

 C.丹栀逍遥散　　　　D.滋水清肝饮

4.治疗内伤发热,属阴虚内热证候者,首选方剂为:

 A.六味地黄丸　　　　B.二至丸

 C.清骨散　　　　　　D.青蒿鳖甲散

5.患者劳累后即见低热已五年,近旬每日上午低热,伴头痛头晕,倦怠乏力,舌淡苔薄,脉细弱,证属:

 A.阴虚　　　　　　　B.气虚

 C.血瘀　　　　　　　D.阳虚

6.疗阴虚发热,最佳选方为:

 A.一贯煎　　　　　　B.麦味地黄丸

 C.清骨散　　　　　　D.当归六黄汤

7.瘀血阻滞,气血壅遏而导致的内伤发热,治疗宜选:

 A.通瘀煎　　　　　　B.血府逐瘀汤

 C.通窍活血汤　　　　D.调营饮

8.治疗素体阴虚而病肝郁发热者,宜用:

 A.滋水清肝饮　　　　B.加味四物汤

 C.秦艽鳖甲散　　　　D.加减葳蕤汤

参 考 答 案

1. B	2. B	3. C	4. C	5. B
6. C	7. B	8. A		

第四十六章

◇ 46 ◇

虚 劳

考纲要求

概念、沿革、病因病机、辨证要点、分证论治、转归预后、预防调摄及临证备要。

考点解析

一 概念

虚劳又称虚损，是以脏腑亏损，气血阴阳虚衰，久虚不复成劳为主要病机，以五脏虚证为主要临床表现的多种慢性虚弱证候的总称。

二 历史沿革

①《素问·通评虚实论》所说的"精气夺则虚"可视为虚证的提纲。而《素问·调经论》所谓"阳虚则外寒，阴虚则内热"，进一步说明虚证有阴虚、阳虚的区别，并指明阴虚、阳虚的主要特点。

②《金匮要略·血痹虚劳病脉证并治》首先提出了虚劳的病名，详述证因脉治，分阳虚、阴虚、阴阳两虚三类，治疗重在温补脾肾，并提出扶正祛邪、祛瘀生新等治法，首倡补虚不忘治实的治疗要点。

③《景岳全书》对阴阳互根的理论作了深刻的阐发，在治疗肾阴虚、肾阳虚的理论及方药方面有新的发展。(2006143)

④《理虚元鉴·治虚有三本》："治虚有三本，肺、脾、肾是也。肺为五脏之天，脾为百骸之母，肾为性命之根，治脾、治肺、治肾，治虚之道毕矣。"(199172)

三 病因病机

1.病因

（1）先天不足，体质薄弱

虚劳的形成与先天禀赋不足、体质衰弱、素体阴阳偏盛偏衰相关。如父母体虚、胎孕失养、生育过多、喂养不当等，使禀赋薄弱，精气不充，易患疾病。且患病后易致久病不复，使脏腑、气血、阴阳亏虚日甚，发为虚劳。

（2）重病久病，耗伤正气

患大病重病，邪气偏盛，耗伤脏气，气血阴阳亏损；或重病久病迁延不愈，精气耗伤；或病后失于调养，正气难复，均可演变为虚劳。久病而成虚劳者，可因病性差异造成不同损伤，如热病日久，耗伤阴血；寒病日久，伤气损阳；瘀结日久，新血不生，阴血暗耗。

（3）误治失治，损耗精气

辨治失误或用药不当，可使精气损伤。如苦寒太过，损伤脾胃，耗伤阳气；燥热太过，损耗津液；攻伐太过，伤阴耗阳。误治失治亦延误救治时机，加重阴精、阳气耗损，更使正气难复。不当使用金石、虫类、有毒之品，或长期、过度接触化学有害物质，使阴精气血耗损，渐生虚损。

（4）烦劳过度，损伤五脏

此以劳神过度及房劳为多见。如忧郁思虑、积思不解，所欲未遂等过度劳神，易使心失所养，脾失健运，心脾两伤，气血亏损，久则成劳。或早婚多育、恣情纵欲，房事不节，频繁手淫等，易致肾精亏虚，肾气不足，阴阳两损，渐生虚劳。

（5）饮食不节，气血匮乏

暴饮暴食，饥饱不调，饮食偏嗜，营养不良，或饮酒过度，均致脾胃损伤，不能化生水谷精微，气血来源不充，脏腑经络失于濡养，日久形成虚劳之病。

2.病机

虚劳的病理性质主要为气、血、阴、阳的亏虚。病损主要在五脏，尤以脾肾为主。因脾肾为先后天之本，五脏有相互资生和制约的整体关系，在病理情况下可以互为影响转化。

四 类证鉴别

肺痨与虚劳鉴别。

两者鉴别的要点是：肺痨系正气不足而被痨虫侵袭所致，主要病位在肺，具有传染性，以阴虚火旺为其病理特点，以咳嗽、咳痰、咯血、潮热、盗汗、消瘦为主要临床症状；而虚劳则由多种原因所导致，久虚不复，病程较长，无传染性，以脏腑气、血、阴、阳亏虚为其基本病机,分别出现五脏气、血、阴、阳亏虚的多种症状。

五 辨证论治

1. 辨证要点

（1）辨别五脏气血阴阳亏虚

虚劳的证候虽多,但总不离乎五脏,而五脏之辨,又不外乎气、血、阴、阳,故对虚劳的辨证应以气、血、阴、阳为纲(2005148),五脏虚候为目。(2018149)

真题【2018.149】

关于虚劳辨证的叙述,正确的是

A. 阴阳气血为纲　　　B. 先天后天为纲

C. 营卫气血为目　　　D. 五脏虚候为目

【答案】AD

（2）辨有无兼夹病证

虚劳一般均有较长的病程,辨证论治时还应注意有无兼夹病证,尤其应注意下述三种情况:

①因病致虚、久虚不复者,应辨明原有疾病是否还继续存在。

②有无因虚致实的表现。

③是否兼夹外邪。

（3）辨证候的标本主次

虚劳之病,阳损及阴者,阳虚为本,阴虚为标;气虚及血者,气病为本,血病为标;若血虚及气者,血病为本气病为标;虚损及于脾肾者,脾肾之损为本,他脏之损为标;虚劳复有新感外邪者,虚损为本,新感为标;虚损不甚而又兼有积聚,痰瘀等宿病者,宿病为本,虚损为标。

（4）辨病势顺逆及轻重虚劳病

顺证:形气未脱,元气不败,饮食尚佳,无大热;或虽有热,治之能解,无喘息不续,能经受补益治疗。逆证:肉脱骨痿,元气衰败,食欲不振,泄泻不止,发热不休,难以解退,气喘不续,声低息微,慢性失血,精神委顿,郁烦不宁,悲观沮丧,神思恍惚淡漠,或内有实邪,不任攻伐,诸虚并集,虚不受补,舌质淡胖无华或光红如镜,或有裂纹,脉来急促细弦或浮大无根。虚劳顺证病情较轻,元气未衰,尤其脾肾功能尚无严重损害,只要诊治,调护得当,可扭转病势,预后良好。虚劳逆证为病情严重,元气衰败,脾肾衰惫,预后不良。

2. 治疗原则

（1）对于虚劳的治疗

根据"虚则补之""损者益之"的理论,当以补益为基本原则。在进行补益的时候,一是必须根据病理属性的不同,分别采取益气、养血、滋阴、温阳的治疗方药;二是要密切结合五脏病位的不同而选方用药,以加强治疗的

针对性。(2015165)

真题【2015.165】

属于虚劳治疗原则的是

A. 虚则补之,损者益之　　B. 强调肝肾同补

C. 辨证结合辨病论治　　　D. 重视补益脾肾

【答案】ACD

（2）注意事项

①重视补益脾肾在治疗虚劳中的作用。

②对于虚中夹实及兼感外邪者,当补中有泻,扶正祛邪。

③既可因虚致病,亦可因病致虚,故一方面补正以复其虚,一方面求因以治其病。

3. 证治分类

（1）气虚

面色㿠白或萎黄,气短懒言,语声低微,头昏神疲,肢体无力,舌苔淡白,脉细软弱。

①肺气虚证

·临床表现:咳嗽无力,痰液清稀,短气自汗,声音低怯,时寒时热,平素易于感冒,面白。

·治法:补益肺气。

·代表方:补肺汤加减。

②心气虚证

·临床表现:心悸,气短,劳则尤甚,神疲体倦,自汗。

·治法:益气养心。

·代表方:七福饮加减。

③脾气虚证

·临床表现:饮食减少,食后胃脘不舒,倦怠乏力,大便溏薄,面色萎黄。

·治法:健脾益气。

·代表方:加味四君子汤加减。

·加减:若中气不足,气虚下陷,脘腹坠胀,气短,脱肛者,可改用补中益气汤补气升陷。

④肾气虚证

·临床表现:神疲乏力,腰膝酸软,小便频数而清,白带清稀,舌质淡,脉弱。

·治法:益气补肾。

·代表方:大补元煎加减。

（2）血虚

面色淡黄或淡白无华,唇、舌、指甲色淡,头晕目花,肌肤枯糙,舌质淡红苔少,脉细。

①心血虚证

·临床表现:心悸怔忡,健忘,失眠,多梦,面色不华。

·治法:养血宁心。

·代表方:养心汤加减。

·加减:脾血虚常与心血虚同时并见,故临床常称心脾血虚。除前述的养心汤外,归脾汤为补脾与养心并进,益气与养血相融之剂,具有补益心脾、益气摄血的功能,是治疗心脾血虚的常用方剂。

②肝血虚证

·临床表现:头晕,目眩,胁痛,肢体麻木,筋脉拘急,或惊惕肉瞤,妇女月经不调甚则闭经,面色不华。(1998120)

·治法:补血养肝。

·代表方:四物汤加减。

·加减:若干血瘀结,新血不生,赢瘦,腹满,腹部触有癥块,硬痛拒按,肌肤甲错,状如鱼鳞,妇女经闭,两目黯黑,舌有青紫瘀点、瘀斑,脉细涩者,可同服大黄䗪虫丸祛瘀生新。

（3）阴虚

面颧红赤,唇红,低烧潮热,手足心热,虚烦不安,盗汗,口干,舌质光红少津,脉细数无力。

①肺阴虚证

·临床表现:干咳,咽燥,甚或失音,咯血,潮热,盗汗,面色潮红。

·治法:养阴润肺。

·代表方:沙参麦冬汤加减。

②心阴虚证

·临床表现:心悸,失眠,烦躁,潮热,盗汗,或口舌生疮,面色潮红。

·治法:滋阴养心。

·代表方:天王补心丹加减。

③脾胃阴虚证

·临床表现:口干唇燥,不思饮食,大便燥结,甚则干呕,呃逆,面色潮红。

·治法:养阴和胃。

·代表方:益胃汤加减。

④肝阴虚证

·临床表现:头痛,眩晕,耳鸣,目干畏光,视物不明,急躁易怒,或肢体麻木,筋惕肉瞤,面潮红。(2001120、1998119)

·治法:滋养肝阴。

·代表方:补肝汤加减。

⑤肾阴虚证

·临床表现:腰酸,遗精,两足痿弱,眩晕,耳鸣,甚则耳聋,口干,咽痛,颧红,舌红,少津,脉沉细。(2001119、1998119)

·治法:滋补肾阴。

·代表方:左归丸加减。

（4）阳虚

面色苍白或晦暗,怕冷,手足不温,出冷汗,精神疲倦,气息微弱,或有浮肿,下肢为甚,舌质胖嫩,边有齿印,苔淡白而润,脉细微、沉迟或虚大。

①心阳虚证

·临床表现:心悸,自汗,神倦嗜卧,心胸憋闷疼痛,形寒肢冷,面色苍白。

·治法:益气温阳。

·代表方:保元汤加减。

②脾阳虚证

·临床表现:面色萎黄,食少,形寒,神倦乏力,少气懒言,大便溏薄,肠鸣腹痛,每因受寒或饮食不慎而加剧。(1996155)

·治法:温中健脾。

·代表方:附子理中汤加减。

③肾阳虚证

·临床表现:腰背酸痛,遗精,阳痿,多尿或不禁,面色苍白,畏寒肢冷,下利清谷或五更泻泄,舌质淡胖,有齿痕。

·治法:温补肾阳。

·代表方:右归丸加减。

·加减:遗精合金锁固精丸;五更泻合用四神丸;阳虚水泛以致浮肿、尿少者,合五苓散;心肾阳虚者,用拯阳理劳汤合右归饮温补心肾,益气温阳。

◈提示▶▶▶ 虚劳感邪,易伤元气,宜扶正祛邪,治疗选用薯蓣丸。(200469)

六 转归预后、预防调摄及临证备要

虚劳一般病程较长,多为久病痼疾,症状逐渐加重,短期不易康复。其转归及预后,与体质的强弱,脾、肾的盛衰(200171),能否解除致病原因,以及是否得到及时、正确的治疗、护理等因素有密切关系。(1995158)脾肾未衰,元气未败,形气未脱,饮食尚可,无大热,或虽有热而治之能解,无喘息不续,能受补益等,为虚劳的顺证表现,其预后较好。反之,形神衰惫,肉脱骨痿,不思饮食,泄泻不止,喘急气促,发热难解,声哑息微,或内有实邪而不任攻,或诸虚并集而不受补,舌质淡胖无华或光红如镜,脉象急促细弦或浮大无根,为虚劳的逆证表现,其预后不良。

七 临证备要

1. 注意结合相关检查

虚劳是气血津液病证甚至是整个中医内科病证中涉及脏腑及表现证候最多的一种病证,涉及西医学的多种疾病。

2.对虚劳的辨证

既应以气血阴阳为纲,五脏虚候为目,提纲挈领。

3.补血需兼补气

补血养血是治疗血虚的治则,但由于血为气之母,故血虚均会伴有不同程度的气虚症状,所以补血不宜单用补血药,应适当配伍补气药,以达到益气生血的目的,当归补血汤是益气生血的应用范例。

4.在补阴补阳中,注意阴阳互根

《景岳全书·新方八略》说:"善补阳者,必于阴中求阳,则阳得阴助而生化无穷;善补阴者,必于阳中求阴,则阴得阳升而泉源不竭。"张景岳所制滋肾阴的左归丸及温肾阳的右归丸正体现了这一治疗原则。

5.充分重视食补

阳虚患者忌食寒凉,宜温补类食物;阴虚患者忌食燥热,宜清淡滋润类食物。

小试牛刀

1.《理虚元鉴》所说的"治虚有三本",是指哪三脏:
   A.心、肝、肾　　　　B.肺、肝、肾

C.心、肝、脾　　　　D.肺、脾、肾

2.下哪一项不是虚劳的病因病机:
   A.禀赋薄弱,体质不强
   B.情志不舒,肝气郁滞
   C.饮食不节,损伤脾胃
   D.烦劳过度,损伤五脏

3.患者久病体弱,面色㿠白,汗出畏寒,动则益甚,平时极易感冒,苔薄白,脉细弱,宜用何方调治:
   A.补中益气汤　　　　B.参苏饮
   C.麻黄附子细辛汤　　D.玉屏风散

4.虚劳感邪之后,易伤元气,宜扶正祛邪,治疗选用:
   A.化积丸　　　　　　B.薯蓣丸
   C.四七汤　　　　　　D.神术散

5.虚劳的预后,与哪些脏腑的关系最密切:
   A.肺、脾　　　　　　B.脾、胃
   C.肝、肾　　　　　　D.脾、肾

参考答案

1. D　　　2. B　　　3. D　　　4. B　　　5. D

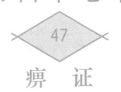
考纲要求

概念、沿革、病因病机、辨证要点、分证论治、转归预后、预防调摄及临证备要。

考点解析

一 概念

痹证是由于风、寒、湿、热等邪气闭阻经络,影响气血运行,导致肢体筋骨、关节、肌肉等处发生疼痛、重着、酸楚、麻木,或关节屈伸不利、僵硬、肿大、变形等症状的一种疾病。轻者病在四肢关节肌肉,重者可内舍于脏。

二 历史沿革

①《内经》不仅提出了痹之病名,而且对其病因病机、证候分类以及转归、预后等均做了较详细的论述。

②《素问·痹论》指出:"风、寒、湿三气杂至,合而为痹。其风气胜者为行痹,寒气胜者为痛痹,湿气胜者为着痹也。"

③《内经》又有五痹之分。《素问·痹论》曰:"以冬遇此者为骨痹,以春遇此者为筋痹,以夏遇此者为脉痹,以至阴遇此者为肌痹,以秋遇此者为皮痹。"

④《素问·痹论》还以整体观阐述了痹与五脏的关系:"五脏皆有合,病久而不去者,内舍于其合也。故骨痹不已,复感于邪,内舍于肾。筋痹不已,复感于邪,内舍于肝。脉痹不已,复感于邪,内舍于心。肌痹不已,复感于邪,内舍于脾。皮痹不已,复感于邪,内舍于肺。"并在预后方面指出:"其入脏者死,其留连筋骨者痛久,其留连皮肤者易已。"

⑤李中梓《医宗必读》阐明"治风先治血,血行风自灭"的治则。

三 病因病机

1.病因

主要因禀赋不足、外邪入侵、饮食不节,年老久病,劳逸不当等,导致素体亏虚,卫外不固,或风寒湿热,阻滞经络;或痰热内生,痰瘀互结;或肝肾不足,筋脉失养;或精气亏损,外邪乘袭,导致经络痹阻,气血不畅,发为痹证。

(1)禀赋不足

素体亏虚,卫外不固,或脾虚运化失常,气血生化乏源,易感外邪,如《诸病源候论·风湿痹候》云:"由血气虚,则受风湿,而成此病。"

(2)外邪入侵

风、寒、湿、热之邪为本病发病的外部条件。因久居湿地,涉水冒雨,睡卧当风,水中作业,冷热交错,或风寒湿痹日久不愈,郁而化热,亦可由于阳虚之体,而致风寒湿热之邪乘虚侵袭人体,留注经络而成痹证。正如《素问·痹论》云:"风寒湿三气杂至,合而为痹也。"

(3)饮食不节

过食肥甘厚味,伤及脾胃,酿生痰热,痰瘀互阻,导致经络瘀滞,气血运行不畅,故发为痹证。如《中藏经·论肉痹》云:"肉痹者,饮食不节,膏粱肥美之所为也。"

(4)年老久病

年老体虚,肝肾不足,肢体筋脉失养,或病后气血不足,腠理空疏,外邪乘虚而入。如《济生方·痹》云:"皆因体虚,腠理空疏,受风寒湿气而成痹也。"

(5)劳逸不当

劳欲过度,精气亏损,卫外不固;或激烈活动,耗损正气,汗出肌疏,外邪乘袭。

2.病机

(1)基本病机

病机主要为风寒湿热痰瘀虚。

(2)病理属性

①寒证:阳气虚衰者,寒自内生,复感风寒湿邪,多从阴化寒,而成为风寒湿痹。

②热证:素体阳气偏盛,内有蓄热者,感受风寒湿邪,易从阳化热,而成为风湿热痹。

3.病理转归 (2006145、2002154、1998159)

①风寒湿痹或热痹日久不愈,气血运行不畅日甚,

基础篇 ◇

中医内科学

瘀血痰浊阻痹经络,可出现皮肤瘀斑、关节周围结节、关节肿大、屈伸不利等症。

②病久使气血伤耗,因而呈现不同程度的气血亏虚或肝肾不足证候。

③痹证日久不愈,复感于邪。病邪由经络而病及脏腑,而出现脏腑痹的证候,其中以心痹较为常见。

四 痹证与痿证的鉴别诊断

1.相同点

病变均在肢体关节,均可出现肢体瘦削枯萎不能随意运动。

2.不同点

鉴别要点在于痛与不痛,其次观察肢体的活动障碍。痹证是由于风寒湿热导致经络气血痹阻不通为主,主要表现为肢体关节疼痛,多因疼痛影响活动,日久可导致肌肉萎缩;痿证多发于下肢,表现为肢体痿软无力,一般无肢体疼痛。

五 辨证分型

1.辨证要点

(1)辨邪气的偏盛

邪气偏盛主要是风、寒、湿、热、瘀等邪气偏盛。根据痹痛特点进行区分。痹痛游走不定者为行痹,属风邪盛;痛势较甚,痛有定处,遇寒加重者为痛痹,属寒邪盛;关节酸痛、重着、漫肿者为着痹,属湿邪盛;关节肿胀、肌肤焮红,灼热疼痛为热痹,属热邪盛。关节疼痛日久,肿胀局限,或见皮下结节者为痰;关节肿胀,僵硬,疼痛不移,肌肤紫暗或瘀斑等为瘀。(2012109、2012110)

真题【2012.109】

痹病关节剧痛、肿大、僵硬、变形,屈伸受限,其诊断是

A.行痹　　　　　　　B.痛痹

C.着痹　　　　　　　D.尪痹

【答案】D

真题【2012.110】

痹病关节酸痛重着,肿胀散漫,屈伸不利,其诊断是

A.行痹　　　　　　　B.痛痹

C.着痹　　　　　　　D.尪痹

【答案】C

(2)辨别虚实

痹证新发,风、寒、湿、热、痰、瘀之邪明显者为实;痹证日久,耗伤气血,损及脏腑,肝肾不足为虚;病程缠绵,日久不愈,常为痰瘀互结,肝肾亏虚之虚实夹杂证。

2.治疗原则

(1)基本原则

祛邪通络。根据邪气偏盛予以祛风、散寒、除湿、

清热、化痰、行瘀,兼顾"宣痹通络"。

(2)注意事项

治风宜重视养血活血,即所谓"治风先治血,血行风自灭";治寒宜结合温阳补火,即"阳气并则阴凝散";治湿宜结合健脾益气,即"脾旺能胜湿,气足无顽麻";久痹正虚者应重视扶正,补肝肾、益气血是常用之法。(2008162)

3.分证论治

(1)风寒湿痹证(201747)

①行痹

·临床表现:肢体关节、肌肉疼痛,屈伸不利,可累及多个关节,疼痛呈游走性,初起可见恶风、发热等表证,舌质淡,苔薄白或薄腻,脉浮或浮缓。

·治法:祛风通络,散寒除湿。

·代表方:防风汤。

②痛痹

·临床表现:肢体关节疼痛,疼势较剧,痛有定处,关节屈伸不利,局部皮肤或有寒冷感,遇寒痛甚,得热痛减,口淡不渴,恶风寒,舌质淡,苔薄白,脉弦紧。

·治法:温经散寒,祛风除湿。

·代表方:乌头汤。

③着痹

·临床表现:肢体关节,肌肉酸楚、重着、疼痛,关节活动不利,肌肤麻木不仁,或有肿胀,手足困重,舌质淡,苔白腻,脉濡缓。

·治法:除湿通络,祛风散寒。

·代表方:薏苡仁汤。

真题【2017.47】

患者男性,31岁。长期居住地下室,3个月来两膝关节肌肉疼痛,活动不利,阴雨天加重,舌淡苔白,脉弦紧。治宜选用

A.防风汤　　　　　　B.乌头汤

C.薏苡仁汤　　　　　D.蠲痹汤

【答案】B

(2)风湿热痹证

①临床表现:关节疼痛,游走不定,关节活动不利,局部灼热红肿,痛不可触,得冷则舒,可有肌肤红斑,常有发热、汗出、口渴、烦躁、溲赤,舌质红,舌苔黄或黄腻,脉滑数或浮数。

②治法:清热通络,祛风除湿。

③代表方:白虎加桂枝汤。

(3)痰瘀痹阻证

①临床表现:痹证日久,关节肌肉刺痛,固定不移,或关节肌肤紫暗、肿胀,按之较硬,肢体顽麻或重着,甚则关节僵硬变形,屈伸不利,有硬结、瘀斑,或胸闷痰多,舌质紫暗或有瘀斑,舌苔白腻,脉弦涩。

②治法：化痰行瘀，蠲痹通络。

③代表方：双合汤加减。

④加减：如关节漫肿而有积液，可加用小量控涎丹祛痰消肿。

(4)肝肾两虚

①临床表现：痹证日久不愈，关节疼痛时轻时重，疲劳加重，关节屈伸不利，肌肉瘦削，腰膝酸软，或畏寒肢冷，阳痿，遗精，或骨蒸劳热，心烦口干，舌质淡红，舌苔薄白或少津，脉沉细弱或细数。

②治法：补益肝肾，舒筋活络。

③代表方：独活寄生汤加减。

六 预防调摄

①平素应注意防风、防寒、防潮，避免居暑湿之地。

②平时应注意生活调摄，加强体育锻炼，增强体质，有助于提高机体对病邪的抵御能力。

③痹证初发，应积极治疗，防止病邪传变。病邪入脏，病情较重者应卧床休息。

七 临证备要

1.辨病位用药

痹在上肢可选用片姜黄、羌活、桂枝以通经达络，祛风胜湿；下肢疼痛者可选用独活、川牛膝、木瓜以引药下行；痹证累及颈椎，出现颈部僵硬不适，疼痛，左右前后活动受限者，可选用葛根、伸筋草、桂枝、羌活以舒筋通络，祛风止痛；痹证腰部疼痛、僵硬，弯腰活动受限者，可选用桑寄生、杜仲、巴戟天、淫羊藿、䗪虫以补肾强腰，化瘀止痛；痹证两膝关节肿胀，或有积液者，可用土茯苓、车前子、薏苡仁、猫爪草以清热利湿，消肿止痛；痹证四肢小关节疼痛、肿胀、灼热者，可选用土贝母、猫眼草、蜂房、威灵仙以解毒散结，消肿止痛。

2.注重内外、动静结合

慢性患者病位局限于少数关节时，尤当结合外治，如煎汤熏洗、药物外敷、针灸、推拿按摩等多种疗法综合运用。治疗痹证要动静结合。发作期，证情较重，又有心脏受累者，宜以静卧休息为主。病情缓解后，可逐步增加活动。恢复期，以动为主，加强关节锻炼。

3.有毒中药的应用

在痹证的治疗中，风寒湿痹疼痛剧烈者，常用附子、川乌、草乌等祛风除湿，温经止痛的药物。在运用时，应注意：①注意炮制法。如雷公藤须去皮，马钱子一般不入煎剂，川草乌应制用，先煎1小时以上减毒。②要严格掌握用量。药量应根据病情、体质而定，一般应由小量递增。如制川草乌初用3～5g，无反应者，可增加至6～12g；马钱子单用散剂日0.3～0.6g；雷公藤从5g递增至15g。③为防止中毒，可加甘草同煎。④注意药后反应，如有唇舌发麻、恶心、头晕、心悸、脉迟有歇止者，为中毒反应，应立即停药，并予解毒处理。

小试牛刀

1. 患者肢体关节疼痛重着，痛处不移，局部微肿，扪之无灼热感，四肢沉重，肌肤麻木，接近关节处尤为明显，舌淡胖、边有齿痕，苔白腻，脉濡缓，治当选用何方：
   A. 乌头汤　　　　　　B. 防风汤
   C. 薏苡仁汤　　　　　D. 三痹汤

2. 患者两个月来关节肿大窜痛，屈伸不利，恶风怕冷，虽经治疗，症无改善，又增关节局部灼热，口干便燥，脉滑稍数，舌苔薄黄，主方选用：
   A. 白虎桂枝汤　　　　B. 薏苡仁汤
   C. 防风汤　　　　　　D. 桂枝芍药知母汤

参考答案

1. C　　　2. D

第四十八章

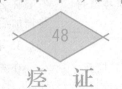

痉 证

考纲要求

辨证论治规律。

考点解析

一 概念

痉证是以项背强直、四肢抽搐,甚至口噤、角弓反张为主要临床表现的一种病证,古亦称为"痓"。(201068)

二 历史沿革

《金匮要略》明确了外感表实无汗为刚痉,表虚有汗为柔痉,并认为表虚过汗,风寒误下,疮家误汗以及产后血虚,汗出中风等误治、失治也可以致痉。(1991119、1991120)

三 病因病机

1. 病因

主要因外邪壅络,热盛津伤、痰瘀壅滞、阴血亏虚等,导致气血运行不利;或热盛动风,消灼津液;或痰瘀内生,滞塞筋脉;或气血亏虚,阴津不足,进而筋脉失于濡养,筋脉拘急,发为痉证。

2. 病机

(1)外邪壅络

外感风、寒、湿邪,壅阻脉络,气血运行不利,筋脉失养,拘挛抽搐而成痉。如《金匮要略方论本义·痉病总论》云:"脉者,人之正气,正血所行之道路也,杂错乎邪风、邪湿、邪寒,则脉行之道路必阻塞壅滞,而拘急蜷挛之证见矣。"

(2)热盛津伤

外感温热之邪,或寒邪郁而化热,里热炽盛,消灼津液,筋脉失于濡养而致痉;或热病伤阴,邪热内传营血,热盛动风而致痉。如《临证指南医案·痉厥》云:"五液劫尽,阳气与内风鸱张,遂变为痉。"

(3)痰瘀壅滞

久病入络,气血耗伤,络血不畅,瘀血内停,壅阻筋脉而致痉;或脾虚无力运化水湿,痰湿内生,邪火、肺

热蒸灼津液,炼液为痰,壅滞经络,筋脉失养而致痉。

(4)阴血亏虚

患者素体阴虚血虚,或亡血,或久病不愈,气血津液耗伤;或误用或过用汗、吐等下法,致阴亏血少,筋脉失养而成痉。

四 辨证论治

1. 辨证要点

(1)辨外感与内伤

首先要根据痉证的特征,确定病人是属于外感致痉,还是内伤致痉。外感致痉多有恶寒、发热、脉浮等表证,即使热邪直中,可无恶寒,但必有发热。内伤发痉则多无恶寒发热。

(2)辨虚证与实证

颈项强直,牙关紧闭,角弓反张,四肢抽搐频繁有力而幅度较大者,多属实证。实证多由外感或瘀血、痰浊所致。手足蠕动,或抽搐时休时止,神疲倦怠,多属虚证。虚证多由内伤所致气血阴津不足所致。

2. 治疗原则

痉证治疗原则为急则治其标,缓则治其本。

(1)治标应针药并施,舒筋解痉

感受风、寒、湿、热之邪而致痉者,祛邪为主,祛风散寒,清热祛湿,择而用之。肝经热盛者,治以清肝潜阳,息风镇痉;阳明热盛者,治以清泄胃热,存阴止痉;心营热盛者,治以清心凉血,开窍止痉;瘀血内阻而致痉者,治以活血化瘀,通窍止痉;痰浊阻滞而致痉者,治以祛风豁痰,息风镇痉。

(2)病势较缓则治其本,治以养血滋阴,舒筋止痉

津伤血少在痉证的发病中具有重要作用,所以滋养营阴是痉证的重要治疗方法。

3. 分证论治

(1)邪壅经络证

①临床表现:头痛,项背强直,恶寒发热,无汗或汗

出,肢体酸重,甚至口噤不能语,四肢抽搐。舌苔薄白或白腻,脉浮紧。

②治法:祛风散寒,燥湿和营。

③代表方:羌活胜湿汤加减。

④加减:若寒邪较甚,项背强急,肢痛拘挛,无汗,病属刚痉,以葛根汤为主方解肌发汗,和营止痉;(200366、200063、199262)若风邪偏盛,项背强急,发热不恶寒,汗出,头痛者,病属柔痉,以瓜蒌桂枝汤为主方。(2007142)

若暑温犯卫,症见身热无汗,微恶风寒,头痛呕吐,项背强急,筋脉拘挛,苔薄黄,脉濡数,宜清暑解表,芳香化湿,方选新加香薷饮加减;若湿热偏盛,筋脉拘急,胸脘痞闷,身热,渴不欲饮,小溲短赤,苔黄腻,脉滑数,用三仁汤加地龙、丝瓜络、威灵仙,清热化湿,通经和络。(五版教材)。

(2)肝经热盛证

①临床表现:高热头痛,口噤,手足躁动,甚则项背强急,四肢抽搐,角弓反张,舌质红绛,舌苔薄黄或少苔,脉弦细而数。

②治法:清肝潜阳,息风镇痉。

③代表方:羚角钩藤汤加减。

④加减:神昏痉厥者,选用安宫牛黄丸、局方至宝丹或紫雪丹,清心泄热,开窍醒神,息风定痉。

(3)阳明热盛证(199462)

①临床表现:壮热汗出,项背强急,手足挛急,甚则角弓反张,腹满便结,口渴喜冷饮,舌质红,苔黄燥,脉弦数。(201460)

真题【2014.60】

患者壮热汗出,项背强直,手足挛急,口噤龂齿,甚则角弓反张,腹胀便秘,舌红,苔黄燥,脉弦数。其辨证是

A. 阳明热盛证　　　　B. 邪壅经络证
C. 痰火内扰证　　　　D. 心营热盛证

【答案】A

②治法:清泄胃热,增液止痉。

③代表方:白虎汤合增液承气汤加减。(200971)

④加减:若热邪伤津而无腑实证者,可用白虎加人参汤以清热救津;阳明腑实,热结旁流者,选用大承气汤急下存阴。

(4)心营热盛证

①临床表现:高热烦躁,神昏谵语,项背强急,四肢抽搐,甚则角弓反张,舌质红绛,苔黄少津,脉细数。

②治法:清心透营,开窍止痉。

③代表方:清营汤加减。

④加减:若肢体抽搐无力,面色苍白,四肢厥冷,气短汗出,舌淡,脉细弱,证属亡阳脱证,当予急服独参汤、生脉散。

(5)阴血亏虚证

①临床表现:项背强急,四肢麻木,抽搐或筋惕肉瞤,直视口噤,头目昏眩,自汗,神疲气短,或低热,舌质淡或舌红无苔,脉细数。

②治法:滋阴养血,息风止痉。

③代表方:四物汤合大定风珠加减。(2012112、1999160)

④加减:属瘀血内阻者,可用通窍活血汤加减,以益气化瘀,活络止痉;若胸膈血瘀甚者,用血府逐瘀汤加味;属气血亏虚者,可用圣愈汤、八珍汤加减,以益气补血,缓急止痉。

真题【2012.112】

治疗痉证阴血亏虚证,宜选用

A. 清燥救肺汤　　　　B. 大定风珠
C. 大补阴丸　　　　　D. 补肺汤

【答案】B

(6)风痰入络证

①临床表现:头痛昏蒙,神识呆滞,项背强急,四肢抽搐,手足麻木,胸脘满闷,舌苔白腻,脉滑或弦滑。

②治法:祛风化痰,通络止痉。

③代表方:真方白丸子加减。

④加减:若痰浊上壅,蒙蔽清窍,突然昏厥抽搐,可急用竹沥加姜汁冲服安宫牛黄丸。

◎提示▶▶▶证型部分和五版教材差异较大,建议看一下。

■ 小试牛刀

1. 患者项背强直,口噤不语,时作抽搐,伴有恶寒发热、头痛、无汗等表证,苔薄白,脉浮紧,病前无创伤史,治当选用何方:

A. 葛根汤　　　　　　B. 玉真散
C. 五虎追风散　　　　D. 瓜蒌桂枝汤

2. 患者,男,15岁,发热胸闷,口噤,颈背强直,甚则角弓反张,手足挛急,腹胀便秘,舌红,苔黄厚腻,脉弦数,应属痉证中哪一证候:

A. 邪壅经络　　　　　B. 热甚发痉
C. 湿热入络　　　　　D. 痰瘀互阻

■ 参考答案

1. A　　　2. B

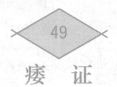

第四十九章

49

痿 证

概念、沿革、病因病机、辨证要点、分证论治、转归预后、预防调摄及临证备要。

考点解析

一 概念

痿证是指肢体筋脉弛缓,软弱无力,不能随意运动,或伴有肌肉萎缩的一种病证。临床以下肢痿弱较为常见,亦称"痿蹵"。

二 历史沿革

①《内经》对本病论述颇详,阐述了痿证的病因病机、病证分类及治疗原则。《素问·痿论》指出本病的主要病机是:"肺热叶焦",肺燥不能输精于五脏,因而五体失养,肢体痿软。还将痿证分为皮、脉、筋、骨、肉五痿,以示病情的浅深轻重以及与五脏的关系。

②在治疗上,《素问·痿论》提出"治痿独取阳明"的基本原则,其理论依据是:"阳明者,五脏六腑之海,主润宗筋,宗筋主束骨而利机关也。"冲、任、督、带脉皆络合于阳明,故"阳明虚则宗筋纵,带脉不引,故足痿不用也。""独取阳明"成为指导临床治疗痿证的重要原则。临床可以从以下三方面来理解:一是不论选方用药,针灸取穴,都应重视补益脾胃。二是"独取阳明"尚包括清胃火、祛湿热,以调理脾胃。三是临证时要重视辨证施治。(1992159)

三 病因病机

1.病因

感受温毒;湿热浸淫;饮食毒物所伤;久病房劳;跌仆瘀阻。(2012164)

真题【2012.164】

痿病实证的常见病因有

A.感受温热毒邪　　　B.感受风邪

C.湿热浸淫　　　　　D.寒湿侵袭

【答案】AC

2.病机

(1)病变部位

在筋脉肌肉与肝肾肺脾胃最为密切,但根柢在于

五脏虚损。肺主皮毛,脾主肌肉,肝主筋,肾主骨,心主血脉,五脏病变,皆能致痿,且脏腑间常相互影响。

(2)病理性质

以热证、虚证为多,虚实夹杂者亦不少见。(200565)

①外感温邪、湿热所致者,病初阴津耗伤不甚,邪热偏重,故属实证;但久延肺胃津伤,肝肾阴血耗损,则由实转虚,或虚实夹杂。

②内伤致病,脾胃虚弱,肝肾亏损,病久不已,气血阴精亏耗,则以虚证为主,但可夹湿、夹热、夹痰、夹瘀,表现本虚标实之候。

③故临床常呈现因实致虚、因虚致实和虚实错杂的复杂病机。

(3)本病病理因素

温邪、湿热和瘀血。

(4)病理演变

久痿虚极,脾肾精气虚败,病情危笃。足少阴脉贯行舌根,足太阴脉上行夹咽,连舌本,散于舌下。脾肾精气虚损则舌体失去支持,脾气虚损,无力升清,肾气虚衰,宗气不足,可见舌体瘫软,呼吸和吞咽困难等凶险之候。

四 辨证论治

1.辨证要点

痿证辨证,重在辨脏腑病位,审标本虚实。

①痿证初起,症见发热,咳嗽,咽痛,或在热病之后出现肢体软弱不用者,病位多在肺;凡见四肢痿软,食少便溏,面浮,下肢微肿,纳呆腹胀,病位多在脾胃;凡以下肢痿软无力明显,甚则不能站立,腰脊酸软,头晕耳鸣,遗精阳痿,月经不调,咽干目眩,病位多在肝肾。

②痿证以虚为本,或本虚标实。因感受温热毒邪或湿热浸淫者,多急性发病,病程发展较快,属实证。热邪最易耗津伤正,故疾病早期就常见虚实夹杂。内伤积损,久病不愈,主要为肝肾阴虚和脾胃虚弱,多属虚证,但又常兼夹郁热、湿热、痰浊、瘀血,而虚中有实。

◇ 刘应科 ◇ 考研中医综合复习指导

跌打损伤,瘀阻脉络或痿证日久,气虚血瘀,也属常见。

2.治疗原则

①虚证宜扶正补虚为主,肝肾亏虚者,宜滋养肝肾;脾胃虚弱者,宜益气健脾。

②实证宜祛邪和络,肺热伤津者,宜清热润燥;湿热浸淫者,宜清热利湿;瘀阻脉络者,宜活血行瘀。(2018154)

③虚实兼夹者,又当兼顾之。

真题【2018.154】

下列属于痿证实证的治法有

A. 理气解郁　　　　B. 活血行瘀

C. 清利湿热　　　　D. 清热润燥

【答案】BCD

3.分证论治(199960、199871、199671、199359、199170)

◎提示▶▶▶病因病机与分型的对应理解与记忆。

(1)肺热津伤证

①临床表现:发病急,病起发热,或热后突然出现肢体软弱无力,可较快发生肌肉瘦削,皮肤干燥,心烦口渴,咳呛少痰,咽干不利,小便黄赤或热痛,大便干燥,舌质红,苔黄,脉细数。(201469)

真题【2014.69】

患者发热后突发下肢痿软无力,咽干呛咳,心烦口渴,舌红苔黄,脉细数。其辨证是

A. 肺热津伤证　　　B. 湿热浸淫证

C. 脾胃亏虚证　　　D. 肝肾亏损证

【答案】A

②治法:清热润燥,养阴生津。

③代表方:清燥救肺汤加减。(2012111)

真题【2012.111】

治疗痿病肺热津伤证,宜选用

A. 清燥救肺汤　　　B. 大定风珠

C. 大补阴丸　　　　D. 补肺汤

【答案】A

④加减:若身热已退,兼见食欲减退,口干咽干较甚,此胃阴亦伤,宜用益胃汤加石斛、薏苡仁、山药、麦芽。

(2)湿热浸淫证

①临床表现:起病较缓,逐渐出现肢体困重,痿软无力,尤以下肢或两足痿弱为甚,兼见微肿,手足麻木,扪及微热,喜凉恶热,或有发热,胸脘痞闷,小便赤涩热痛,舌质红,舌苔黄腻,脉濡数或滑数。

②治法:清热利湿,通利经脉。

③代表方:二妙丸加减。(2011109、200167、199397)

(3)脾胃虚弱证

①临床表现:起病缓慢,肢体软弱无力逐渐加重,神疲肢倦,肌肉萎缩,少气懒言,纳呆便溏,面色㿠白或萎黄无华,面浮,舌淡苔薄白,脉细弱。

②治法:补中益气,健脾升清。

③代表方:参苓白术散加减。(200071)

④加减:肥人痰多或脾虚湿盛,可用六君子汤加减。(2006147、2004142)

(4)肝肾亏损证

①临床表现:起病缓慢,渐见肢体痿软无力,尤以下肢明显,腰膝酸软,不能久立,甚至步履全废,腿胫大肉渐脱,或伴有眩晕耳鸣,舌咽干燥,遗精或遗尿,或妇女月经不调,舌红少苔,脉细数。

②治法:补益肝肾,滋阴清热。

③代表方:虎潜丸加减。(2008161、200167)

④加减:若病久阴损及阳,阴阳两虚,兼有神疲,怯寒怕冷,阳痿早泄,尿频而清,妇女月经不调,脉沉细无力,服用鹿角胶丸、加味四斤丸;热甚者,可服用六味地黄丸滋阴补肾,以去虚火;阳虚畏寒,脉沉弱,加右归丸加减。

(5)脉络瘀阻证

①临床表现:久病体虚,四肢痿弱,肌肉瘦削,手足麻木不仁,四肢青筋显露,可伴有肌肉活动时隐痛不适。舌痿不能伸缩,舌质暗淡或有瘀点、瘀斑,脉细涩。

②治法:益气养营,活血行瘀。(199870)

③代表方:圣愈汤合补阳还五汤加减。

④加减:若见肌肤甲错,形体消瘦,手足痿弱,为瘀血久留,可用圣愈汤送服大黄䗪虫丸,补虚活血,以丸图缓。

五 转归预后

预后转归:痿证的预后与感邪轻重和正气强弱有关。感邪轻,起病急,正气强者,经数周或数月后可痊愈。若病情迁延,出现呼吸,吞咽困难,则属痿病重证。预后极差,危及生命。

六 预防调摄

①痿证的发生常与居住湿地、感受温热湿邪有关,因此,避居湿地,防御外邪侵袭,有助于痿证的预防和康复。

②病情危重,卧床不起,吞咽呛咳,呼吸困难者,要常翻身拍背,鼓励病人排痰,以防止痰湿壅肺和发生褥疮。对瘫痪者,应注意患肢保暖,保持肢体功能体位,防止肢体挛缩和关节僵硬,有利于日后功能恢复。由于肌肤麻木,知觉障碍,在日常生活与护理中,应避免冻伤或烫伤。

③痿证病人常因肌肉无力,影响肢体功能活动,坐卧少动,气血运行不畅,加重肌肉萎缩等症状。因此,应提倡病人进行适当锻炼,对生活自理者,可打太极拳,做五禽戏。病情较重者,可经常用手轻轻拍打患肢,以促进肢体气血运行,有利于康复。

七 临证备要

1. 祛邪不可伤正,补益防止助邪

补虚要分清气虚还是阴虚,气虚治阳明,阴虚补肝肾。临证又有夹湿、夹热、夹痰、夹瘀者,治疗时还当配合利湿、清热、化痰、祛瘀等法。此外,本病常有湿热、痰湿为患,用苦寒、燥湿、辛温等药物时要注意祛邪勿伤正,时时注意护阴,补虚扶正时亦当防止恋邪助邪。

2. 重视调畅气血

在治疗时,可酌情配合养血活血通脉之品。若元气亏损,气虚血滞成痿,又当补气化瘀。若因情欲太过而成痿者,必以调理气机为法,盖气化正常,气机畅顺,百脉皆通,其病可愈。

3. "治痿者独取阳明"

主要是指采用补益脾胃的方法治疗痿证。胃津不足者,宜养阴益胃,脾胃虚弱者,应益气健脾。对于"治痿独取阳明",临床可以从以下三方面来理解:一是不论选方用药,针灸取穴,都应重视补益脾胃。二是"独取阳明"尚包括清胃火、祛湿热,以调理脾胃。三是临证时要重视辨证施治。

4. 配合针灸治疗

《素问·痿论》"各补其荥而通其俞,调其虚实,和其逆顺"是针刺治疗痿证的一个重要原则,为历代医家所重视。对痿证的治疗除内服药物外,还应配合针灸、推拿、气功等综合疗法,并应加强肢体活动。

■ 小试牛刀

1. 痿证的病因,下列哪一项是错误的:
   A. 肺热伤津 　　　　B. 湿热浸淫
   C. 脾胃虚弱 　　　　D. 寒湿侵袭
2. 以下哪项不是痿证致病病机:

　　A. 肺热伤津,津液不布
　　B. 脾胃亏虚,精微不输
　　C. 湿热浸淫,气血不运
　　D. 风寒痹阻,经脉不通

3. 痿证的病理特点是:
   A. 实证为多 　　　　B. 寒证为多
   C. 热证为少 　　　　D. 虚证为多

4. 痿证与痹证的主要鉴别点是:
   A. 肌肉是否瘦削枯萎 　B. 关节有无肿大变形
   C. 肢体关节有无疼痛 　D. 肢体能够随意运动

5. 治疗痰结血瘀之痿病,宜用何法:
   A. 疏肝理气,化痰祛瘀
   B. 理气舒郁,化痰消痿
   C. 理气活血,化痰消痿
   D. 活血化瘀,祛痰消痿

6. 患者初始纳少,腹胀,便溏,面色少华,逐渐出现四肢痿软无力,神疲倦怠,舌胖苔白,脉弱,治宜选用:
   A. 加味二妙散 　　　　B. 清燥救肺汤
   C. 参苓白术散 　　　　D. 虎潜丸

7. 患者,男性,48岁,下肢痿软无力半年,逐渐加重,腰脊酸楚,肢体困倦,咽干耳鸣,小便热赤涩滞,苔黄腻,脉濡数,治宜选用:
   A. 虎潜丸合加味二妙散
   B. 三妙丸
   C. 宣痹汤
   D. 参苓白术散

■ 参 考 答 案

1. D 　　　2. D 　　　3. D 　　　4. C 　　　5. D
6. C 　　　7. A

第五十章

$$50$$

颤 证

辨证论治规律。

考点解析

一 概念

颤证是以头部或肢体摇动颤抖,不能自制为主要临床表现的一种病证。轻者表现为头摇动或手足微颤,重者可见头部振摇,肢体颤动不止,甚则肢节拘急,失去生活自理能力。本病又称"振掉""颤振""震颤"。(2014163)

真题【2014.163】

下列各项中,属于颤证诊断要点的有

A.肢体颤抖　　　　B.项背强直,肢体抽搐
C.头部摇动　　　　D.记忆减退、判断力差

【答案】AC

二 病因病机

1.病因

颤证的发生主要因年老体虚、情志过极、饮食不节、劳逸失当等,引起风阳内动,或痰热动风,或瘀血夹风,或虚风内动,或肾精气血亏虚,进而筋脉失养或风邪扰动筋脉而发为颤证。

2.病机

(1)年老体虚

中年之后,脾胃渐损,肝肾亏虚,精气暗衰,筋脉失养;或禀赋不足,肾精虚损,脏气失调;或罹患沉疴,久病体弱,脏腑功能紊乱,气血阴阳不足,筋脉失养,虚风内动。

(2)情志过极

情志失调,郁怒忧思太过,脏腑气机失于调畅。郁怒伤肝,肝气郁结不畅,气滞而血瘀,筋脉失养;或肝郁化火生风,风阳暴张,窜经入络,扰动筋脉;若思虑太过,则损伤心脾,气血化源不足,筋脉失养;或因脾虚不运,津液失于输布,聚湿生痰,痰浊流窜,扰动筋脉。

(3)饮食不节

恣食膏粱厚味或嗜酒成癖,损伤脾胃,聚湿生痰,

痰浊阻滞经络而动风;或滋生内热,痰热互结,壅阻经脉而动风;或因饥饱无常,过食生冷,损伤脾胃,气血生化乏源,致使筋脉失养而发为颤证。

(4)劳逸失当

行役劳苦,动作不休,使肌肉筋膜损伤疲极,虚风内动;或贪逸少动,使气缓脾滞而气血日减;或房事劳欲太过,肝肾亏虚,阴血暗损,筋脉失于调畅,阴虚风动,发为颤证。

三 辨证论治

1.辨证要点

颤证首先要辨清标本虚实。

①肝肾阴虚、气血不足为病之本,属虚;风、火、痰、瘀等病理因素多为病之标,属实。

②一般震颤较剧,肢体僵硬,烦躁不宁,胸闷体胖,遇郁怒而发者,多为实证;颤抖无力,缠绵难愈,腰膝酸软,体瘦眩晕,遇烦劳而加重者,多为虚证。

③但病久常标本虚实夹杂,临证需仔细辨别其主次偏重。

2.治疗原则

①本病的初期,本虚之象并不明显,常见风火相扇、痰热壅阻之标实证,治疗当以清热、化痰、息风为主。(201665)

②病程较长,年老体弱,其肝肾亏虚、气血不足等本虚之象逐渐突出,治疗当滋补肝肾、益气养血、调补阴阳为主,兼以息风通络。由于本病多发于中老年人,多在本虚的基础上导致标实,因此治疗更应重视补益肝肾,治病求本。

真题【2016.65】

颤证初期的主要治法是

A.滋肾、养肝、息风　　　B.益气、养血、祛风
C.清热、化痰、祛风　　　D.疏肝、健脾、化痰

【答案】C

3.分证论治(2018153)

(1)风阳内动证

①临床表现:肢体颤动粗大,程度较重,不能自制,

眩晕耳鸣,面赤烦躁,易激动,心情紧张时颤动加重,伴有肢体麻木,口苦而干,语言迟缓不清,流涎,尿赤,大便干,舌质红,苔黄,脉弦。

②治法:镇肝息风,舒筋止颤。

③代表方:天麻钩藤饮合镇肝熄风汤加减。

(2)痰热风动证

①临床表现:头摇不止,肢麻震颤,重则手不能持物,头晕目眩,胸脘痞闷,口苦口黏,甚则口吐痰涎,舌体胖大,有齿痕,舌质红,舌苔黄腻,脉弦滑数。

②治法:清热化痰,平肝息风。

③代表方:导痰汤合羚角钩藤汤加减。

(3)气血亏虚证

①临床表现:头摇肢颤,面色㿠白,表情淡漠,神疲乏力,动则气短,心悸健忘,眩晕,纳呆,舌体胖大,舌质淡红,舌苔薄白滑,脉沉濡无力或沉细弱。

②治法:益气养血,濡养筋脉。

③代表方:人参养荣汤加减。

(4)髓海不足证

①临床表现:头摇肢颤,持物不稳,腰膝酸软,失眠心烦,头晕,耳鸣,善忘,老年患者常兼有神呆、痴傻,舌质红,舌苔薄白,或红绛无苔,脉象细数。

②治法:滋补肝肾,育阴息风。

③代表方:龟鹿二仙膏加减。

(5)阳气虚衰证

①临床表现:头摇肢颤,筋脉拘挛,畏寒肢冷,四肢麻木,心悸懒言,动则气短,自汗,小便清长或自遗,大便溏。舌质淡,舌苔薄白,脉沉迟无力。

②治法:补肾助阳,温煦筋脉。

③代表方:地黄饮子加减。

◇刘应科◇

考研中医综合复习指导

真题 【2018.153】

颤证常见证型

A. 风阳内动　　　　　B. 痰热风动

C. 气血亏虚　　　　　D. 阳气虚衰

【答案】ABCD

◎提示▶▶▶五版教材还有证型髓海不足证,在新版课本中已删除。现补充如下:

临床表现:头摇肢颤,持物不稳,腰膝酸软,失眠心烦,头晕,耳鸣善忘,老年患者常兼神呆,痴傻,舌质红,苔薄白,或红绛无苔,脉细数。

治法:填精补髓,育阴息风。

代表方:龟鹿二仙膏合大定风珠加减。

小试牛刀

1.颤证的基本病机是:

　A.脾失健运,痰浊中阻

　B.胃热腑实,阴津耗伤

　C.肾精不足,隐血亏虚

　D.肝风内动,筋脉失养

2.患者,男,65岁,症见头摇不止,肢麻震颤,重则手不能持物,头晕目眩,胸脘痞闷,口苦口黏,甚则口吐痰涎。舌体胖大,有齿痕,舌质红,舌苔黄腻,脉弦滑数。采用的治法是:

　A.镇肝息风,舒筋止颤

　B.清热化痰,平肝息风

　C.填精补髓,育阴息风

　D.补肾助阳,温煦筋脉

参考答案

1.D　　　　2.B

第 五 十 一 章

51

腰　痛

概念、沿革、病因病机、辨证要点、分证论治、转归预后、预防调摄及临证备要。

考点解析

一概念

腰痛又称"腰脊痛",是指因外感、内伤或挫闪导致腰部气血运行不畅,或失于濡养,引起腰脊或脊旁部位疼痛为主要症状的一种病证。

二历史沿革

①《素问·脉要精微论》载:"腰者,肾之府,转摇不能,肾将惫矣。"首先提出了肾与腰部疾病的密切关系。

②《金匮要略·五脏风寒积聚病脉证并治》言:"肾著之病,其人身体重,腰中冷,如坐水中……腰以下冷痛,腹重如带五千钱,甘姜苓术汤主之。"论述了寒湿腰痛的发病、症状与治法。

③《丹溪心法·腰痛》谓:"腰痛主湿热,肾虚,瘀血,挫闪,有痰积。"(1994155)

④《证治汇补·腰痛》指出:"治惟补肾为先,而后随邪之所见者以施治,标急则治标,本急则治本,初痛宜疏邪滞,理经隧,久痛宜补真元,养血气。"这种分清标本先后缓急的治疗原则,在临床具有重要指导意义。

⑤《景岳全书·腰痛》篇所说:"盖此证有表里虚实寒热之异,知斯六者,庶乎尽矣,而治之亦无难也。"(1992157)

三病因病机

1.病因

外邪侵袭;体虚年老;跌仆闪挫。

2.病机

(1)基本病机

邪阻经脉,腰府失养。(200871)

(2)外感腰痛的主要发病机理

外邪痹阻经脉,气血运行不畅。寒为阴邪,其性收敛凝闭,侵袭肌肤经络,郁遏卫阳,凝滞营阴,以致腰府气血不通;湿邪侵袭,其性重着、黏滞,留着筋骨肌肉,闭阻气血,可使腰府经气不运;热邪常与湿合,或湿蕴生热而滞于腰府,造成经脉不畅而生腰痛。(1991156、2006142)

(3)内伤腰痛

多由肾精气亏虚,腰府失其濡养、温煦。精气亏虚则肾气不充,偏于阴虚则腰府不得濡养,偏于阳虚则腰府不得温煦,故发生腰痛。内伤不外乎肾虚,而风、寒、湿、热诸邪,常因肾虚而乘客,内外二因,相互影响,痹阻经脉,发生腰痛。

四辨证论治

1.辨证要点

①辨邪实正虚

邪实者,病史短,发病急骤,痛势剧烈,拒按,多由外邪所致。正虚者,病史久,反复发作,痛势绵绵,喜按,多由肾虚所致。

②分清病理因素

腰痛酸胀重着者,属湿;兼有冷感,得热为舒,属寒湿;腰痛兼有灼热感,为湿热;腰痛如锥如刺,难以转侧,动则痛剧,为瘀血;腰痛酸软无力,劳则为甚,多属肾虚。

2.治疗原则

腰痛治疗当分标本虚实。

①感受外邪属实,治宜祛邪通络,根据寒湿、湿热的不同,分别予以温散或清利。

②外伤腰痛属实,治宜活血祛瘀,通络止痛为主。

③内伤致病多属虚,治宜补肾固本为主,兼顾肝脾。

④虚实兼见者,宜辨主次轻重,标本兼顾。

3.分证论治

(1)寒湿腰痛

①临床表现:腰部冷痛重着,转侧不利,逐渐加重,静卧病痛不减,寒冷和阴雨天则加重。舌质淡,苔白腻,脉沉而迟缓。(201365)

真题【2013.65】

患者腰部冷痛重着,转侧不利,静卧痛不减,阴雨天疼

痛加剧,舌苔白腻,脉沉迟。其诊断为

A. 瘀血腰痛　　　　　　B. 湿热腰痛
C. 寒湿腰痛　　　　　　D. 肾虚腰痛

【答案】C

②治法:散寒行湿,温经通络。

③代表方:甘姜苓术汤(本方又名肾着汤)加减。(200761、2002159)

(2)湿热腰痛

①临床表现:腰部疼痛,重着而热,暑湿阴雨天气症状加重,活动后或可减轻,身体困重,小便短赤。苔黄腻,脉濡数或弦数。

②治法:清热利湿,舒筋止痛。

③代表方:四妙丸加味。(200468)

(3)瘀血腰痛

①临床表现:腰痛如刺,痛有定处,痛处拒按,日轻夜重,轻者俯仰不便,重则不能转侧。舌质暗紫,或有瘀斑,脉涩。部分病人有跌仆闪挫病史。(199764、199572)

②治法:活血化瘀,通络止痛。

③代表方:身痛逐瘀汤。

(4)肾虚腰痛

①肾阴虚

·临床表现:腰部隐隐作痛,酸软无力,缠绵不愈,心烦少寐,口燥咽干,面色潮红,手足心热。舌红少苔,脉弦细数。

·治法:滋补肾阴,濡养筋脉。

·代表方:左归丸加减。

·加减:肾阴不足,常有相火偏亢,可酌情选用知柏地黄丸或大补阴丸加减化裁;(2009170、2007160、1998158)虚劳腰痛,日久不愈,阴阳俱虚,阴虚内热者,可选用杜仲丸。(五版教材)

②肾阳虚

·临床表现:腰部隐隐作痛,酸软无力,缠绵不愈,局部发凉,喜温喜按,遇劳更甚,卧则减轻,常反复发作,少腹拘急,面色㿠白,肢冷畏寒,舌质淡,脉沉细无力。

·治法:补肾壮阳,温煦经脉。

·代表方:右归丸加减。(2012165、2002159)

真题【2012.165】

腰痛腰酸,不耐久立,遇劳增剧,时发时止,舌淡,脉细者,治疗可选用

A. 右归丸　　　　　　B. 金匮肾气丸
C. 左归丸　　　　　　D. 知柏地黄丸

【答案】AB

·加减:如无明显阴阳偏盛者,可服用青娥丸,补肾治腰痛;房劳过度而致肾虚腰痛者,可用血肉有情之

品调理,如河车大造丸、补髓丹等。(五版教材)

五 临证备要

1. 善用活血化瘀药物

腰病病久,每多夹瘀,无论祛邪或补肾,均可配活血化瘀通络之剂,必要时亦可配伍虫类药搜风通络剔邪。

2. 重视原发疾病的针对性治疗

针对原发疾病,采用不同的治疗方法。如泌尿系统的感染、结石可引起腰痛,治疗可参考淋证等节,采用清热通淋排石治法;肝胆系统疾病、骨伤科疾病、妇科生殖系统疾病等,也可累及腰部,引起疼痛,治疗时首先应考虑原发疾病的治疗,切忌腰痛治腰,以免贻误病情。

3. 临证强调综合治疗

根据病情选用牵拉复位、推拿、针灸、拔罐、理疗、穴位注射、药物外敷、中药离子透入等方法。

小试牛刀

1. 腰痛的基本病机是

A. 外感湿邪,经脉不畅　B. 筋脉痹阻,腰府失养
C. 肾虚精亏,瘀血阻滞　D. 邪痹经脉,气血不畅

2. 患者因为过劳而反复腰痛,静卧痛减,阴雨天加剧,一天前左侧腰疼剧烈,不能转侧,日轻夜重,痛处拒按,苔薄白腻,脉弦,治首选何方加减

A. 身痛逐瘀汤　　　　　B. 独活寄生汤
C. 右归丸　　　　　　　D. 肾着汤

3. 下列哪项不是瘀血腰痛的特点

A. 腰痛如刺　　　　　　B. 痛处喜按
C. 痛有定处　　　　　　D. 昼轻夜重

4. 湿热腰痛的主方是

A. 四妙丸　　　　　　　B. 妙香散
C. 石韦散　　　　　　　D. 肾著汤

5. 治疗寒湿腰痛的主方是

A. 石韦散　　　　　　　B. 乌头汤
C. 实脾饮　　　　　　　D. 肾着汤

6. 患者,男,27岁。3月前出现腰、骶、臀、髋疼痛酸软,腰膝无力,晨起加重,伴口燥咽干,手足心热,心烦多梦,面色潮红,舌红少苔,脉细弦小数。治疗宜首选

A. 身痛逐瘀汤加减威灵仙、制狗脊
B. 右归丸加人参、黄芪
C. 左归丸加知母、黄柏
D. 乌头汤加杜仲、续断

参考答案

1. B　　　2. A　　　3. B　　　4. A　　　5. D
6. C

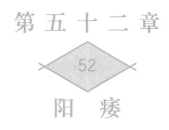

第五十二章
52
阳 痿

辨证论治规律。

考点解析

一 概念

阳痿是指成年男子性交时,由于阴茎痿软不举,或举而不坚,或坚而不久,无法进行正常性生活的病证。但对发热、过度劳累、情绪反常等因素造成的一时性阴茎勃起障碍,不能视为病态。

二 病因病机

1.病因

禀赋不足,劳伤久病;情志失调;饮食不节;劳逸失度。

2.病机

基本病机为肝、肾、心、脾受损,气血阴阳亏虚,阴络失荣;或肝郁湿阻,经络失畅导致宗筋不用而成。

三 辨证分型

1.辨证

(1)辨虚实

标实者需区别气滞、湿热;本虚者应辨气血阴阳虚损之差别,病变脏器之不同;虚实夹杂者,先别虚损之脏器,后辨夹杂之病邪。

(2)明脏腑

情志所伤,郁怒所致,病在肝或心;外受湿热,邪客肝经;气血不足或湿热内蕴,则脾胃先病,后入肝经;恣情纵欲,肾经先亏,精损及阳;胆怯多疑,病在心、胆、肾。

2.治疗

总的治疗原则为补肾疏肝,健脾益气,行气活血,恢复前阴宗筋气血正常运行。年轻而体壮者,病多在心肝,实证者为多,治宜调和心肝为主;年老而体弱者,病多在脾肾,虚证或虚实夹杂者为多,治以调补脾肾为先。本病往往因郁致痿或因痿致郁。在辨证的基础上适当加入解郁安神,行气活血之品,常可提高疗效。同时运用心理疏导方法。

3.分证论治

(1)命门火衰证

①临床表现:阳事不举,或举而不坚,精薄清冷,神疲倦怠,畏寒肢冷,面色㿠白,头晕耳鸣,腰酸膝软,夜尿清长,舌淡胖,苔薄白,脉沉细。

②治法:温肾填精,壮阳起痿。

③代表方:赞育丸加减。

④加减:若火衰不甚,精血薄弱,可予左归丸治疗。阴阳两虚可选还少丹。

(2)心脾亏虚证

①临床表现:阳痿不举,心悸,失眠多梦,神疲乏力,面色萎黄,食少纳呆,腹胀便溏,舌淡,苔薄白,脉细弱。

②治法:健脾养心,益气起痿。

③代表方:归脾汤加减。

(3)惊恐伤肾证

①临床表现:阳痿不振,心悸易惊,胆怯多疑,夜多噩梦,常有被惊吓史,苔薄白,脉弦细。

②治法:益肾宁神壮胆。

③代表方:启阳娱心丹加减。

(4)肝郁气滞证

①临床表现:阳事不起,或起而不坚,心情抑郁,胸胁胀痛,脘闷不适,食少便溏,苔薄白,脉弦。

②治法:疏肝解郁,行气起痿。

③代表方:柴胡疏肝散加减。

④加减:兼见纳呆便溏者,为肝郁脾虚,可选逍遥散。

(5)湿热下注证

①临床表现:阴茎痿软,阴囊潮湿,瘙痒腥臭,睾丸坠胀作痛,小便赤涩灼痛,胁胀腹闷,肢体困倦,泛恶口苦,舌红苔黄腻,脉滑数。

②治法:清利湿热。

基础篇

中医内科学

③代表方:龙胆泻肝汤。

若湿盛,困遏脾肾阳气者,可用右归丸合平胃散;若湿热久恋,灼伤肾阴,阴虚火旺者,可合用知柏地黄丸。

四 阳痿与早泄的鉴别

早泄是同房时,阴茎能勃起,但因过早射精,射精后阴茎痿软的病证。

小试牛刀

1. 患者阳痿不举,失眠多梦,神疲乏力,面色萎黄,食少纳呆,舌淡,苔薄白,脉细弱,宜选用:
   A. 交泰丸　　　　　　 B. 赞育丹
   C. 启阳娱心丹　　　　 D. 归脾汤

2. 阴茎痿软,阴囊潮湿,瘙痒腥臭,小便赤涩灼痛,肢体困倦,泛恶口苦,舌红苔黄腻,脉滑数者,宜选用:
   A. 程氏萆薢分清饮　　 B. 赞育丹
   C. 龙胆泻肝汤　　　　 D. 归脾汤

3. 患者阴茎痿软,阴囊潮湿,瘙痒腥臭,湿困脾肾阳气,可用:
   A. 右归丸合平胃散
   B. 龙胆泻肝汤合知柏地黄丸
   C. 程氏萆薢分清饮合肾气丸

D. 赞育丹合二陈汤

4. 阳事不起,或起而不坚,心情抑郁,胸胁胀痛,脘闷不适,食少便溏,苔薄白,脉弦者,宜选用:
   A. 逍遥散加减　　　　 B. 柴胡疏肝散加减
   C. 归脾汤加减　　　　 D. 四逆散加减

5. 男子阳痿不举,和哪些脏腑有关:
   A. 肝肾心脾　　　　　 B. 肝肾脾胃
   C. 肝胆心脾　　　　　 D. 肝肾心肾

6. 阳事不起,或起而不坚,心情抑郁,胸胁胀痛,脘闷不适,食少便溏,苔薄白,脉弦者。治宜:
   A. 补益心脾　　　　　 B. 疏肝解郁
   C. 清利湿热　　　　　 D. 温肾壮阳

7. 患者阴茎痿软,阴囊潮湿,瘙痒腥臭,睾丸坠胀作痛,小便赤涩灼痛,胁胀腹闷,肢体困倦,泛恶口苦,舌红苔黄腻,脉滑数。治宜:
   A. 补益心脾　　　　　 B. 疏肝解郁
   C. 清利湿热　　　　　 D. 温肾壮阳

参考答案

1. D　　　2. C　　　3. A　　　4. B　　　5. A
6. B　　　7. C

第五十三章

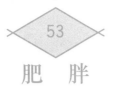

肥　胖

■ 考纲要求

辨证论治规律。

■ 考点解析

一 概念

肥胖是由于多种原因导致体内膏脂堆积过多,体重异常增加,并伴有头晕乏力、神疲懒言、少动气短等症状的一类病证。

二 病因病机

1.病因

年老体弱,饮食不节,劳逸失调,情志所伤,先天禀赋。

2.病机

胃强脾弱,酿生痰湿,导致气郁、血瘀、内热壅塞。病位主要在脾胃,与肌肉与肾虚关系密切。

三 辨证分型

1.辨证

①辨标本虚实:本虚要辨明气虚还是阳虚,标实要辨明痰湿、水湿瘀血之不同。

②辨明脏腑病位:有在脾、在肾、在心肺的不同,临证时需加详辨。

2.治疗

①以补虚泻实为原则。

②补虚常用健脾益气;脾病及肾,结合益气补肾。

③泻实常用祛湿化痰,结合行气、利水、消导、通腑、化瘀等法,以祛除体内病理性痰浊、水湿、瘀血、膏脂等。

④祛痰化湿法是最常用方法。

3.分证论治

(1)胃热火郁证

①临床表现:多食,消谷善饥,形体肥胖,脘腹胀满,面色红润,心烦头昏,口干口苦,胃脘灼痛嘈杂,得食则缓。舌红苔黄腻,脉弦滑。

②治法:清胃泻火,佐以消导。

③代表方:小承气汤合白虎汤加减。

④加减:肝火致便秘者,加更衣丸。食积化热,形成湿热,内阻肠胃,而致脘腹胀满,大便秘结,或泄泻,小便短赤,苔黄腻,脉沉有力,可用枳实导滞丸或木香槟榔丸。湿热郁于肝胆,可用龙胆泻肝汤。风火积滞壅积肠胃,表里俱实者,可用防风通圣散。

◎提示▶▶▶ 此证型在五版教材的代表方为小承气汤合保和丸。

(2)痰湿内盛证

①临床表现:形盛体胖,身体重着,肢体困倦,胸膈痞满,嗜食肥甘醇酒,神疲嗜卧。苔白腻或白滑,脉滑。

②治法:化痰利湿,理气消脂。

③代表方:导痰汤合四苓散加减。中成药可服保和丸以消食和胃。

◎提示▶▶▶ 此证型在五版教材的代表方为导痰汤。

(3)脾虚不运证

①临床表现:肥胖臃肿,神疲乏力,身体困重,胸闷脘胀,四肢轻度浮肿,晨轻暮重,劳累后明显,饮食如常或偏少,既往多有暴饮暴食史,小便不利,便溏或便秘。舌淡胖,边有齿印,苔薄白或白腻,脉濡细。

②治法:健脾益气,渗利水湿。

③代表方:参苓白术散合防己黄芪汤加减。

④加减:脾虚水停,肢体肿胀明显者,加大腹皮、桑白皮、木瓜,或加入五皮饮。

(4)脾肾阳虚证

①临床表现:形体肥胖,颜面虚浮,神疲嗜卧,气短乏力,腹胀便溏,自汗气喘,动则更甚,畏寒肢冷,下肢浮肿,尿昼少夜频。舌淡胖,苔薄白,脉沉细。

②治法:补益脾肾,温阳化气。

③代表方:真武汤合苓桂术甘汤加减。

④加减:表里俱寒,肢冷加重,畏寒喜热,厚衣多被,舌质淡胖,脉沉缓,可改用金匮肾气丸合理中丸加减。

(5)气郁血瘀型

①临床表现:肥胖懒动,善太息,胸闷胁满肢端色

泽不鲜,甚或紫暗,可伴便干、失眠,男子性欲下降甚至阳痿,女性月经不调,量少甚或闭经,经色暗或者有血块,舌质暗或有瘀斑瘀点,舌苔薄,脉或涩或滑。

②治法:理气解郁,活血化瘀。

③代表方:血府逐瘀汤。

无论痰湿内盛还是气郁血瘀,病延日久均可转为痰瘀互结。治疗当以活血化瘀、祛痰通络为主,可用导痰汤和血府逐瘀汤,或瓜蒌薤白半夏汤合桃红四物汤加减。

四 肥胖与水肿、黄胖的鉴别

1.水肿

水肿严重时,体重亦增加,也可出现肥胖的伴随症状,但水肿以颜面及四肢浮肿为主严重者可见腹部胀满,全身皆肿,与本病症状有别。水肿经治疗病理性水湿排出体外后,体重可迅速减轻降至正常,肥胖患者体重减轻则相对较缓。

2.黄胖

黄胖由肠道寄生虫与食积所致,以面部黄胖肿大为特征,与肥胖迥然有别。

小 试 牛 刀

1.形体肥胖,颜面虚浮,神疲嗜卧,气短乏力,畏寒肢冷,下肢浮肿,尿昼少夜频。舌淡胖,苔薄白,脉沉细者,宜选用:
  A.五苓散合真武汤
  B.真武汤合苓桂术甘汤加减
  C.参苓白术散合防己黄芪汤
  D.保和丸合肾气丸

2.肥胖患者病位在:
  A.脾胃   B.脾肺
  C.脾胃肌肉   D.脾肾

3.患者肥胖臃肿,神疲乏力,身体困重,胸闷脘胀,四肢轻度浮肿,晨轻暮重,劳累后明显,饮食如常或偏少,舌淡胖,苔薄白或白腻,脉濡细,宜选用:
  A.五苓散合真武汤
  B.真武汤合苓桂术甘汤加减
  C.参苓白术散合防己黄芪汤
  D.保和丸合肾气丸

4.肥胖,多食,消谷善饥,食积化热,形成湿热,内阻肠胃,而致脘腹胀满,大便秘结,小便短赤,心烦头昏,口干口苦,苔黄腻,脉沉有力者,宜选用:
  A.小承气汤合保和丸 B.小承气汤合更衣丸
  C.枳实导滞丸   D.小承气汤合平胃散

5.患者形盛体胖,身体重着,肢体困倦,胸膈痞满,食肥甘醇酒,神疲嗜卧,苔白腻或白滑,脉滑,治宜:
  A.化痰利湿,理气消脂
  B.温补脾肾,利水化饮
  C.健脾益气,渗利水湿
  D.健脾燥湿,理气消积

6.形盛体胖,身体重着,肢体困倦,胸膈痞满,食肥甘醇酒,神疲嗜卧,苔白腻或白滑,脉滑者,其辨证为:
  A.胃热滞脾证   B.脾虚不运证
  C.脾肾阳虚证   D.痰湿内盛证

7.多食,消谷善饥,形体肥胖,脘腹胀满,面色红润,心烦头昏,口干口苦,胃脘灼痛嘈杂,得食则缓,舌红苔黄腻,脉弦滑。治宜:
  A.健脾益气,渗利水湿 B.温补脾肾,利水化饮
  C.燥湿化痰,理气消痞 D.清胃泻火,佐以消导

参 考 答 案

1.B   2.C   3.C   4.A   5.A
6.D   7.D

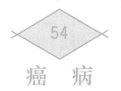

第五十四章

54

癌 病

考纲要求

辨证论治规律。

考点解析

一 概念

癌病是多种恶性肿瘤的总称,以脏腑组织发生异常增生为其基本特征。临床表现主要为肿块逐渐增大,表面高低不平,质地坚硬,时有疼痛,发热,并常伴见纳差、乏力、日渐消瘦等全身症状。

二 病因病机

1.病因

六淫邪毒,七情内伤,饮食失调,素体内虚。

2.病机

①主要病机为痰瘀郁毒,阴伤气耗,虚实夹杂,气郁为先。

②基本病理变化为正气内虚,气滞、血瘀、痰结、湿聚热毒等相互纠结,日久积滞而成有形之肿块。

③病理属性总属本虚标实。初期邪盛而正虚不显,故以气郁、痰浊、湿阻、血瘀、毒聚等实证为主。中晚期由于癌瘤耗伤人体气血津液,故多出现气血亏虚、阴阳两虚等病机转变,由于邪愈盛而正愈虚,本虚标实,病变错综复杂,病势日益深重。

④脑瘤的本虚以肝肾亏虚、气血两亏多见,标实以痰浊、瘀血、风毒多见;肺癌之本虚以阴虚、气阴两虚多见,标实以气阻、瘀血、痰浊多见;大肠癌的本虚则以脾肾双亏、肝肾阴虚为多见,标实以湿热、瘀毒多见;肾癌及膀胱癌的本虚以脾肾两虚、肝肾阴虚多见,标实以湿热蕴结、瘀血内阻多见。

⑤由于肝主疏泄,条达气机,脾为气血生化之源,肾主髓,藏元阴元阳,故上述癌病的发生发展,与肝、脾、肾的关系也较为密切。

三 辨证分型

1.辨证

（1）辨病期

病期	证候特点
早期	实为主,痰湿、气滞、血瘀与热毒互结为癌块,正虚不显
中期	正虚渐甚,癌块增大、变硬,侵及范围增大
晚期	正衰为主,正气消残,邪气侵凌范围广泛,或有远处转移,呈大虚大实状态

（2）辨正虚

病性	证候特点
血虚	干咳或痰少,口咽干燥,形体消瘦,潮热盗汗,颧红目涩,舌红少津,脉细数。多见于放疗之后
阳虚	咳喘无力,短气,动则加重,声音低怯,神疲体倦,自汗,纳食不馨,腹胀,腰膝酸软。多见于放化疗或手术之后

（3）辨邪实

病性	证候特点
气郁	情志抑郁,或性情急躁,胁肋胀痛,或胸闷,或咽部有异物感,嗳气,泛恶,纳食减少,或乳房胀痛。多见于甲状腺癌、乳腺癌等
痰浊	咳嗽咳痰(注意痰的颜色、形状、稀稠度、气味等),固定部位肿块质地不甚坚硬,形体肥胖,肢体关节僵硬或疼痛,舌胖苔白腻,脉滑。多见于肺癌、甲状腺癌、淋巴癌等
湿浊	口黏,身重,苔厚浊腻,大便溏烂不爽,小便不畅,白带偏多等。多见于胃肠道癌、泌尿系癌

病性	证候特点
瘀血	固定部位肿块,疼痛,出血,发绀,舌质紫暗或有瘀点瘀斑,脉涩等。多见于癌病中晚期或术后患者
热毒	发热,口苦,口干多饮,大便干结,体表癌病局部红肿灼热,舌质深红,舌苔黄燥等。多见于头面部癌或癌病放疗后患者
寒毒	畏寒怕冷,脘腹冷痛,便溏,小便清长,面黄晦暗,局部肿块色白或暗,舌质暗淡,舌苔白腻水滑等。多见于癌病晚期,或素体阳虚或久用苦寒患者

2.治疗

①基本原则是扶正祛邪,攻补兼施。

②初期邪盛正虚不明显,当先攻之;中期宜攻补兼施;晚期正气大伤,不耐攻伐,当以补为主,扶正培本以抗邪气。

3.分证论治

(1)气郁痰瘀证

①临床表现:胸膈痞闷,善太息,神疲乏力,脘腹胀满,或胀痛不适,或隐痛或刺痛,纳呆食少,便溏或呕血、黑便,或咳嗽咳痰,痰质稠黏,痰白或黄白相兼,舌苔薄腻,质暗隐紫,脉弦或细涩。

②治法:行气解郁,化痰祛瘀。

③代表方:越鞠丸合化积丸加减。

(2)热毒炽盛证

①临床表现:局部肿块灼热疼痛,发热,口咽干燥,咳嗽无痰或少痰,或痰中带血,胸痛或腰酸背痛,小便短赤,大便秘结或便溏泄泻,舌质红,舌苔黄腻或薄黄少津,脉细数或弦细数。

②治法:清热解毒,抗癌散结。

③代表方:犀角地黄汤合犀黄丸加减。

(3)湿热郁毒证

①临床表现:时有发热,恶心,胸闷,口干口苦,心烦易怒,胁痛或腹部阵痛,身黄,目黄,尿黄,便中带血或黏液脓血便,里急后重,或大便干稀不调,肛门灼热,舌质红,苔黄腻,脉弦滑或滑数。

②治法:清热利湿,散结解毒。

③代表方:龙胆泻肝汤合五味消毒饮加减。

(4)瘀毒内阻证

①临床表现:面色晦暗,或肌肤甲错,胸痛或腰腹疼痛,痛有定处,痰中带血或尿血,口唇紫暗,舌质暗或有瘀点、瘀斑,苔薄或薄白,脉涩或弦或细涩。

②治法:活血化瘀,理气散结。

③代表方:血府逐瘀汤。

(5)气阴两虚证

①临床表现:口咽干燥,盗汗,头晕耳鸣,五心烦热,腰膝酸软,乏力,纳差,腹痛隐隐,大便秘结或溏泄,舌质淡红少苔,脉细数或细。

②治法:益气养阴,扶正抗癌。

③代表方:生脉地黄汤加减。

(6)气血双亏证

①临床表现:形体消瘦,面色无华,唇甲色淡,气短乏力,伴头昏心悸,口干舌燥,纳呆食少,舌质红或淡,脉细或细弱。

②治法:益气养血,扶正抗癌。

③代表方:十全大补汤加减。

■□ 小 试 牛 刀

1.患者头晕头痛,项强,目眩,视物不清,呕吐,失眠健忘,肢体麻木,面唇暗红或紫暗,舌质紫暗或瘀点或有瘀斑,脉涩,治宜:

A.平肝潜阳,清热解毒　　B.健脾燥湿,理气消积
C.息风化痰,祛瘀通窍　　D.行气活血,散瘀消结

2.胁肋疼痛,胁下结块,质硬拒按,五心烦热,潮热盗汗,头晕目眩,纳差食少,腹胀大,甚则呕血、便血、皮下出血,舌红少苔,脉细而数,治宜:

A.平肝潜阳,清热解毒　　B.健脾燥湿,理气消积
C.息风化痰,祛瘀通窍　　D.养血柔肝,凉血解毒

3.腰痛,腰腹部肿块,五心烦热,口干,小便短赤,大便秘结,消瘦乏力,舌质红,苔薄黄少津,脉细数,治宜:

A.健脾燥湿,理气消积　　B.滋阴清热,化瘀止痛
C.息风化痰,祛瘀通窍　　D.养血柔肝,凉血解毒

4.腰痛,腹胀,尿血,腰腹部肿块,纳差,呕恶,消瘦,气短乏力,便溏,畏寒肢冷,舌质淡,苔薄白,脉沉细。其辨证为:

A.脾肾两虚证　　　　　B.瘀血内阻证
C.湿热郁毒证　　　　　D.气滞血瘀证

■□ 参 考 答 案

1.C　　　　2.D　　　　3.B　　　　4.A

基础篇 ◈ 针灸学

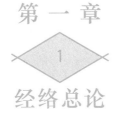

第一章

经络总论

1. 腧穴的概念及分类。
2. 腧穴的主治特点及主治规律。
3. 腧穴的定位方法。

考点解析

一 腧穴的概念

①腧穴是人体脏腑经络之气输注于体表的特殊部位,它既是疾病的反应点,又是针灸的施术部位。

②腧穴在《内经》中又称作"节""会""气穴""气府""骨空"等;后世医家还将其称之为"孔穴""穴道""穴位";宋代的《铜人腧穴针灸图经》则通称"腧穴"。

③"腧""输""俞"三者均指腧穴,但具体含义则有所区别。腧穴,是对穴位的统称;输穴,是对五输穴中的第三个穴位的专称;俞穴,专指特定穴中的背俞穴。

二 腧穴的分类

1. 十四经穴

①十四经穴具有固定的名称和位置,且归属于十二经脉及任、督二脉上的腧穴。

②该类腧穴具有主治本经和相应脏腑病证的共同作用,而归纳于十四经系统中,简称"经穴"。

③它们是腧穴的主要部分,现共有 362 个。(2007068)

2. 奇穴

①奇穴指既有一定的穴名,又有明确的位置,但尚未列入十四经脉系统的腧穴,又称"经外奇穴"。

②这些腧穴主治范围单纯局限,对某些病证具有特殊的治疗作用。

③奇穴与经络系统有一定联系,有一部分也列入了经穴。

3. 阿是穴

①阿是穴又称压痛点、天应穴、不定穴。

②这一类腧穴既无具体名称,又无固定位置,而是以压痛点或病变部位或其他反应点作为针灸部位。阿是穴多治局部病变。

③其命名由唐代孙思邈首先提出。(2008072)

三 腧穴的主治特点

1. 近治作用

①一切腧穴主治作用的共同点。

②腧穴均能治疗该穴所在部位及邻近组织、器官的病症。"腧穴所在,主治所在。"

③举例:如睛明、承泣、四白、瞳子髎各穴,均能治疗眼病;听宫、听会、耳门、翳风诸穴,皆能治疗耳病;中脘、建里、梁门诸穴,皆能治疗胃病等。(2007067)

2. 远治作用 (2015177)

①十四经腧穴主治作用的基本规律,尤其是十二经脉在四肢肘、膝关节以下的腧穴,不仅治局部病症,还治疗本经循行所及的远隔部位的脏腑、组织、器官的病症,有的还有影响全身的作用。"经脉所过,主治所及。"

②例如:合谷穴能治手腕部病症,又治颈部和头面部病症,还可治外感病的发热;足三里穴能治下肢病症,还可调整整个消化系统的功能,对人体防卫、免疫也具有很大的作用。

真题【2015.177】

属于腧穴远治作用的是

A. 翳风治疗耳聋
B. 劳宫治疗口疮
C. 养老治疗目疾
D. 太渊治疗无脉症

【答案】BC

3. 特殊作用

①特殊作用指针刺某些腧穴,对机体的不同状态,可起着双向的良性调整作用。例如:针刺天枢既止泻又治便秘;内关可治心动过缓和心动过速。

②此外,腧穴的治疗作用还具有相对的特异性,如大椎退热,至阴矫正胎位,阑尾穴治疗阑尾炎等。

4. 十四经穴的主治作用

归纳为:本经腧穴能治本经病,表里经腧穴能相互

基础篇

针灸学

治疗表里两经病,邻近经穴能配合治疗局部病。

◎提示▶▶▶一切腧穴包括十四经穴、奇穴、阿是穴均有近治作用,只有十四经穴有远治作用,特殊作用只是某些腧穴所特有的作用。

四 腧穴的主治规律

1.分经主治规律

某一经脉所属的经穴均可治疗该经循行部位及其相应脏腑的病证,四肢部经穴以分经主治为主。"定经不定穴","宁失其穴,勿失其经"的选穴原则即其体现。

(1)手三阴经

手太阴肺经主治肺、喉疾病,手厥阴心包经主治心、胃病,手少阴心经主治心病。同时心包经、心经都能治疗神志病;手三阴经都能治胸部疾病。

(2)手三阳经

手阳明大肠经主治前头、鼻、口、齿病,手少阳三焦经主治侧头、胁肋病,手太阳小肠经主治后头、肩胛、神志病。同时手少阳三焦经和手太阳小肠经都能治疗耳病;手三阳经都能治疗目病、咽喉病、热病。(2008075、201852)

(3)足三阳经

足阳明胃经主治前头、口齿、咽喉病、胃肠病,足少阳胆经主治侧头、耳病、胁肋病、肝胆病,足太阳膀胱经主治后头、背腰病、肛肠病,背俞并治脏腑病。足少阳胆经和足太阳膀胱经能治疗眼病,同时足三阳经都能治疗神志病、热病。(201852)

真题▶【2018.52】
根据腧穴主治规律,手、足少阳经穴均治
A.眼病   B.胆病
C.神志病   D.咽喉病
【答案】A

(4)足三阴经

足太阴脾经主治脾胃病,足厥阴肝经主治肝病,足少阴肾经主治肾病、肺病、咽喉病。肝经、肾经治疗前阴病,足三阴经治疗腹部病、妇科病。(2008076)

(5)任督二脉

任脉能治中风脱证、虚寒证,督脉主治中风、昏迷、热病、头面病。同时任督二脉都能治疗神志病、脏腑病、妇科病。

2.分部主治规律

分部主治规律与腧穴的位置特点相关,指处于身体某一部位的腧穴均可治疗该部位及某类病证,头身部经穴以分部主治为主。如位于头面、颈项部的腧穴,以治疗头面五官及颈项部病证为主,后头区及项区穴又可治疗神志病等。(2008076)

五 腧穴的定位方法

1.骨度分寸定位法(2015180)

以骨节为标志,将两骨节之间的长度折量为一定的分寸,用以确定腧穴位置的方法。(2008174)

(1)头面部

①直寸:前发际正中至后发际正中12寸,印堂穴(眉间)至前发际正中3寸,用于确定头部经穴的纵向距离。大椎穴(第7颈椎棘突下)至后发际正中3寸,印堂穴(眉间)至后发际正中大椎穴18寸,用于确定前或后发际及其头部经穴的纵向距离。

②横寸:头维穴(前额两发角)之间9寸,用于确定头前部经穴的横向距离。完骨穴(耳后两乳突)之间9寸,用于确定头后部经穴的横向距离。

(2)胸腹胁肋部

①直寸

• 天突穴(胸骨上窝)至歧骨(剑胸联合中点)9寸,用于确定胸部任脉经穴纵向距离。

• 歧骨(剑胸联合中点)至神阙穴(脐中)8寸,用于确定上腹部经穴的纵向距离。

• 神阙穴(脐中)至曲骨穴(耻骨联合上缘)5寸,用于确定下腹部经穴的纵向距离。

• 腋窝顶点至章门穴(第11肋游离端)12寸,用于确定胁肋部经穴的纵向距离。

②横寸

两乳中穴(乳头)之间8寸,用于确定胸腹部经穴的横向距离。

(3)背腰部

横寸:肩胛骨内缘(近脊柱侧点)至后正中线3寸,用于确定腰背部经穴的横向距离。肩峰缘至后正中线8寸,用于确定肩背部经穴的横向距离。

(4)上肢部

直寸:腋前、后纹头至肘横纹(平尺骨鹰嘴)9寸,用于确定上臂部经穴的纵向距离。肘横纹(平尺骨鹰嘴)至腕掌(背)侧横纹12寸,用于确定前臂部经穴的纵向距离。

(5)下肢部

①曲骨穴(耻骨联合上缘)至股骨内上髁上缘18寸,胫骨内侧髁下方至内踝尖13寸,用于确定下肢内侧足三阴经穴的纵向距离。(2007073、2013173)

②股骨大转子至腘横纹19寸,用于确定大腿前外侧足三阳经穴的纵向距离(臀沟至腘横纹14寸)。(2012173)

③腘横纹至外踝尖16寸,用于确定下肢外后侧足三阳经穴的纵向距离。

真题 【2015.180】

不用于确定下肢足三阴经穴纵向距离的骨度是

A. 臀沟至腘横纹

B. 腘横纹至外踝尖

C. 耻骨联合上缘至股骨内上髁上缘

D. 股骨大转子至腘横纹

【答案】ABD

真题 【2013.173】

用于确定下肢三阴经穴纵向距离的骨度分寸有

A. 耻骨联合上缘至股骨内上髁上缘

B. 胫骨内侧髁下方至内踝尖

C. 股骨大转子至腘横纹

D. 腘横纹至外踝尖

【答案】AB

2.手指同身寸定位法

指以患者本人手指为尺寸折量标准来量取腧穴的定位方法,又称"指寸法"。常用的手指同身寸有以下3种:

(1)中指同身寸

以患者中指中节桡侧两端纹头(拇、中指屈曲成环形)之间的距离作为1寸。

(2)拇指同身寸

以患者拇指的指间关节的宽度作为1寸。

(3)横指同身寸

令患者将食指、中指、无名指和小指并拢,以中指中节横纹为标准,其四指的宽度作为3寸。四指相并名曰"一夫";用横指同身寸量取腧穴,又名"一夫法"。

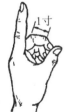 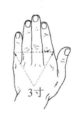

中指同身寸法　　拇指同身寸法　　横指同身寸法

小试牛刀

1.根据骨度分寸定位法,二穴相距为2寸的是:

　A.神门与通里　　B.照海与复溜

　C.间使与郄门　　D.阴陵泉与地机

2.下列选项中,属于腧穴特殊作用的是:

　A.复溜治多汗　　B.风池治头痛

　C.内关治不寐　　D.合谷治耳聋

3.仅作为取穴定位标志的腧穴是:

　A.乳中　　B.神阙

　C.膻中　　D.攒竹

4.艾灸至阴穴矫正胎位,主要体现的是:

　A.十四经穴主治的基本规律

　B.腧穴的特殊作用

　C.腧穴的近治作用

　D.腧穴的远治作用

5."以痛为腧"指的穴位是:

　A.输穴　　B.五输穴

　C.奇穴　　D.阿是穴

6.治疗眼病、热病、神志病,宜选用的经脉是:

　A.手三阴经　　B.手三阳经

　C.足三阴经　　D.足三阳经

7.足三阴经穴均可治疗的病证是:

　A.胸、腹病　　B.脾、肝、肾病

　C.前阴病、妇科病　　D.肝胆、脾胃病

8.十四经穴、奇穴和阿是穴都具有的主治功能是:

　A.远治作用　　B.近治作用

　C.特殊作用　　D.双向调节作用

9.复溜穴直上,平阴陵泉的骨度分寸为:

　A.13寸　　B.12寸

　C.11寸　　D.10寸

10.十四经穴的总数是:

　A.365　　B.363

　C.362　　D.349

11.最早制作针灸铜人模型的医家是:

　A.皇甫谧　　B.孙思邈

　C.王惟一　　D.杨继渊

12.下列经脉循行除哪项外,都经过心:

　A.手厥阴经　　B.手少阴经

　C.手太阳经　　D.手阳明经

13.经脉循行既到目内眦又到目外眦的是:

　A.手阳明大肠经　　B.手太阳小肠经

　C.手少阳三焦经　　D.足太阳膀胱

14.从任脉开始,由内向外的经脉排列是:

　A.胃经、脾经、肾经　　B.胃经、肾经、脾经

　C.肾经、脾经、胃经　　D.肾经、胃经、脾经

15.十二经脉中,阳经与阴经的交接部位在:

　A.胸部　　B.腹部

　C.胸腹部　　D.四肢内侧

16.手、足三阳经在头部的分布规律是:

　A.阳明在前,太阳在侧,少阳在后

　B.太阳在前,少阳在侧,阳明在后

　C.少阳在前,阳明在侧,太阳在后

　D.阳明在前,少阳在侧,太阳在后

17.足三阴经从开始部位至内踝上8寸段的分布是:

　A.太阴在前,厥阴在中,少阴在后

　B.厥阴在前,少阴在中,太阴在后

　C.少阴在前,太阴在中,厥阴在后

　D.厥阴在前,太阴在中,少阴在后

18.十二经脉的命名,主要包含了下列哪些内容:

　A.阴阳、五行、脏腑　　B.五行、手足、阴阳

C.手足、阴阳、脏腑　　　D.脏腑、手足、五行

19.手阳明经、足阳明经的交接部位在：
　　A.目内眦旁　　　　　　B.目外眦旁
　　C.鼻翼旁　　　　　　　D.口角旁

20.起于小腿内侧的经脉是：
　　A.阳跷脉　　　　　　　B.阴跷脉
　　C.阴维脉　　　　　　　D.阳维脉

21."阳脉之海"指的是：
　　A.阳跷脉　　　　　　　B.阳维脉
　　C.带脉　　　　　　　　D.督脉

22.外邪由皮毛传入脏腑的途径,依次是：
　　A.络脉→孙脉→经脉　　B.孙脉→经脉→络脉
　　C.经脉→孙脉→络脉　　D.孙脉→络脉→经脉

23.在经络系统中,具有离、入、出、合循行特点的是：
　　A.奇经八脉　　　　　　B.十二经别
　　C.十二经筋　　　　　　D.十二皮部

24.根据腧穴分经主治规律,主治妇科病的经络是：
　　A.足少阳胆经　　　　　B.足厥阴肝经
　　C.足太阳膀胱经　　　　D.足阳明胃经

25.五输穴中所行为：
　　A.井　　　　　　　　　B.荥
　　C.输　　　　　　　　　D.经

26.下列腧穴在五行配属中,属"火"的是：
　　A.少府　　　　　　　　B.大陵
　　C.后溪　　　　　　　　D.曲泉

27.下列腧穴在五行配属中,属"金"的是：
　　A.少府　　　　　　　　B.大陵
　　C.阳溪　　　　　　　　D.经渠

28.在五输穴中,合穴主要治疗：
　　A.心下满　　　　　　　B.身热
　　C.体重节痛　　　　　　D.逆气而泄

29.用俞募配穴法治疗胃病,应选下列哪组穴位：
　　A.脾俞、胃俞　　　　　B.胃俞、太白
　　C.胃俞、足三里　　　　D.胃俞、中脘

30.下列关于原穴的叙述,错误的是：
　　A.经脉之气经过和留止部位的腧穴
　　B.阳经的原穴多分布在掌指关节附近
　　C.经脉的原穴多分布在腕踝关节附近

　　D.以治疗各自所属脏腑病变

31.心包经的原穴是：
　　A.神门　　　　　　　　B.间使
　　C.大陵　　　　　　　　D.内关

32.足阳明胃经的原穴是：
　　A.内庭　　　　　　　　B.陷谷
　　C.冲阳　　　　　　　　D.解溪

33.足少阳胆经的络穴是：
　　A.丰隆　　　　　　　　B.大钟
　　C.飞扬　　　　　　　　D.光明

34.足临泣是八脉交会穴中：
　　A.通任脉的穴位　　　　B.通督脉的穴位
　　C.通冲脉的穴位　　　　D.通带脉的穴位

35.八会穴中的脉会穴是：
　　A.阳陵泉　　　　　　　B.悬钟
　　C.太渊　　　　　　　　D.膻中

36.下合穴中可治疗肠痈、痢疾的是：
　　A.足三里　　　　　　　B.上巨虚
　　C.下巨虚　　　　　　　D.委中

37.耻骨联合上缘至股骨内上髁上缘的骨度分寸是：
　　A.18寸　　　　　　　　B.19寸
　　C.20寸　　　　　　　　D.21寸

38.骨度分寸规定,髀枢至膝中的距离是：
　　A.13寸　　　　　　　　B.14寸
　　C.16寸　　　　　　　　D.19寸

39.头维距前正中线的距离是：
　　A.3寸　　　　　　　　　B.3.5寸
　　C.4寸　　　　　　　　　D.4.5寸

参考答案

1. C	2. A	3. A	4. B	5. D
6. D	7. C	8. B	9. C	10. C
11. C	12. D	13. B	14. D	15. C
16. D	17. D	18. C	19. C	20. C
21. D	22. D	23. B	24. B	25. D
26. A	27. D	28. D	29. D	30. D
31. C	32. C	33. D	34. D	35. C
36. B	37. A	38. D	39. D	

第二章

2

经络腧穴各论

考纲要求

1.十四经腧穴的主治概要。

2.下列常用经穴的定位、主治及刺灸方法。

(1)手太阴肺经:中府、尺泽、孔最、列缺、太渊、鱼际、少商。

(2)手阳明大肠经:商阳、合谷、阳溪、偏历、手三里、曲池、臂臑、肩髃、迎香。

(3)足阳明胃经:承泣、四白、地仓、颊车、头维、下关、人迎、梁门、天枢、归来、梁丘、足三里、上巨虚、条口、下巨虚、丰隆、解溪、内庭、厉兑。

(4)足太阴脾经:隐白、太白、公孙、三阴交、地机、阴陵泉、血海、大横、大包。

(5)手少阴心经:极泉、少海、通里、阴郄、神门、少府、少冲。

(6)手太阳小肠经:少泽、后溪、养老、小海、肩贞、天宗、颧髎、听宫。

(7)足太阳膀胱经:睛明、攒竹、天柱、大杼、风门、肺俞、心俞、膈俞、肝俞、胆俞、脾俞、胃俞、三焦俞、肾俞、大肠俞、小肠俞、膀胱俞、次髎、承扶、委阳、委中、膏肓、志室、秩边、承山、飞扬、昆仑、申脉、束骨、至阴。

(8)足少阴肾经:涌泉、然谷、太溪。新增:照海、复溜、阴谷、肓俞。

(9)手厥阴心包经:天池、曲泽、郄门、间使、内关、大陵、劳宫、中冲。

(10)手少阳三焦经:关冲、中渚、阳池、外关、支沟、肩髎、翳风、角孙、耳门、丝竹空。

(11)足少阳胆经:瞳子髎、听会、率谷、阳白、头临泣、风池、肩井、日月、环跳。新增:带脉、风市、阳陵泉、光明、悬钟、丘墟、足临泣、侠溪、足窍阴。

(12)足厥阴肝经:大敦、行间、太冲、蠡沟、曲泉、章门、期门。

(13)任脉:中极、关元、气海、神阙、建里、中脘、膻中、天突、廉泉。新增:承浆。

(14)督脉:长强、腰阳关、命门、至阳、身柱、大椎、哑门、风府、百会、神庭、水沟、印堂。

3.下列常用奇穴的定位、主治及刺灸方法。

四神聪、太阳、球后、安眠、牵正、金津、玉液、定喘、夹脊、胃脘下俞、子宫、腰眼、十宣、八邪、四缝、二白、腰痛点、外劳宫、膝眼、胆囊、阑尾。

考点解析

一、十四经腧穴的主治概要

1.肺经

本经腧穴主治喉、胸、肺病,以及经脉循行部位的其他病证。

2.大肠经

本经腧穴主治头面五官疾患、热病、皮肤病、肠胃病、神志病及经脉循行部位的其他病证。

3.胃经

本经腧穴主治胃肠病、头面五官病、神志病、皮肤病、热病及经脉循行部位的其他病证。

4.脾经

本经腧穴主治脾胃病、妇科、前阴病及经脉循行部位的其他病证。

5.心经

本经腧穴主治心、胸、神志病以及经脉循行部位的其他病证。

6.小肠经

本经腧穴主治头面五官病、热病、神志病及经脉循行部位的其他病证。

7.膀胱经

本经腧穴主治头面五官病,项、背、腰、下肢病证及神志病;位于背部两条侧线的背俞穴及其他腧穴主治相应的脏腑病证和有关的组织器官病证。

8.肾经

本经腧穴主治头和五官病证、妇科病、前阴病、肾脏病,以及与肾有关的肺、心、肝、脑病及咽喉、舌等经脉循行经过部位的其他病证。

9.心包经

本经腧穴主治心、心包、胸、胃、神志病,以及经脉循行经过部位的其他病证。

10. 三焦经

本经腧穴主治头面五官病、热病以及经脉循行部位的其他病证。

11. 胆经

本经腧穴主治肝胆病、侧头、目、耳、咽喉、胸胁病、热病、神志病,以及经脉循行经过部位的其他病证。

12. 肝经

本经腧穴主治肝、胆、脾、胃病,妇科病,少腹、前阴病,以及经脉循行经过部位的其他病证。

13. 督脉

本经腧穴主治神志病、热病、头面五官病及相应的内脏疾病。

14. 任脉

本经腧穴主治少腹、脐腹、胃脘、胸、颈、咽喉、头面等局部病证和相应的内脏病证,部分腧穴有强壮作用或可治疗神志病,妇科、前阴病、颈及面口病、虚证。

▇ 下列常用经穴的定位、主治及刺灸方法

1. 手太阴肺经

手太阴肺经腧穴主治喉、胸、肺病,以及经脉循行部位的其他病证。共有中府、尺泽、孔最、列缺、太渊、鱼际、少商 7 个穴位需要掌握其定位、主治及刺灸方法。(201752)

真题 **【2017.52】**
下列腧穴中,不属于手太阴肺经的是
A. 鱼际　　B. 商阳　　C. 孔最　　D. 中府
【答案】B

(1)中府

①定位:在胸外侧部,云门下 1 寸,平第一肋间隙处,距前正中线 6 寸。

②主治:

解剖位置:胸痛,肩背痛。

脏腑属络:咳嗽,气喘,肺胀满。

循经所过:肩背痛。

特殊主治:肺募穴。无脉症。

③操作:向外斜刺或平刺 0.5～0.8 寸,不可向内深刺,以免伤及肺脏。

(2)尺泽

①定位:肘横纹中,肱二头肌腱桡侧缘凹陷中。(2012175)

②主治:

解剖位置:肘臂挛痛。

脏腑属络:咳嗽、气喘、咳血、胸部胀满等胸肺病,急性吐泻等肠胃病。

循行所过:咽喉肿痛。

特殊主治:合穴。中暑、小儿惊风等急症。(2015179)

真题 **【2015.179】**
下列五输穴中,五行属水且为合穴的是
A. 尺泽　　　　　　　B. 足三里
C. 阴陵泉　　　　　　D. 曲池
【答案】AC

③操作:直刺 0.8～1.2 寸;或点刺出血。(2017158)

真题 **【2017.158】**
常采用三棱针放血的腧穴是
A. 尺泽　　　　　　　B. 委中
C. 内关　　　　　　　D. 太阳
【答案】ABD

(3)孔最

①定位:在前臂前区,腕掌侧远端横纹上 7 寸,尺泽与太渊连线上。

②主治:

解剖位置:肘臂挛痛。

脏腑属络:咳嗽、气喘、咳血等肺系病。

循行所过:咽喉肿痛。

特殊主治:郄穴。痔疾。

③操作:直刺 0.5～1 寸。

(4)列缺

①定位:

桡骨茎突上方,腕横纹上 1.5 寸。拇短伸肌腱和拇长展肌腱之间。

简便取穴法:两手虎口自然平直交叉,一手食指按在另一手桡骨茎突上,指尖下凹陷中是穴。

②主治:

解剖位置:手腕痛。

脏腑属络:咳嗽、气喘、伤风等肺系病。

循行所过:咽喉肿痛,头痛,项强,口眼㖞斜,齿痛("头项寻列缺")。

特殊主治:络穴;八脉交会穴,通于任脉。

③操作:向上斜刺 0.5～0.8 寸。

(5)太渊

①定位:腕前区,桡骨茎突与舟状骨之间,拇长展肌腱尺侧凹陷中。

②主治:

解剖位置:腕臂痛。

脏腑属络:咳嗽、气喘、咳血、胸痛等肺系疾患。

循行所过:咽喉肿痛。

特殊主治:输穴,原穴,八会穴之脉会。无脉症。

③操作:避开桡动脉,直刺 0.3～0.5 寸。

(6)鱼际

①定位:第一掌骨桡侧中点,赤白肉际处。

②主治:

解剖位置:鱼际疼痛。

脏腑属络:咳嗽、咳血等肺系热性病证。

循行所过:咽喉肿痛,失音。

特殊主治:荥穴。发热;小儿疳积。

③操作:直刺0.5～0.8寸。治小儿疳积可用割治法。

(7)少商

①定位:拇指桡侧指甲根角旁约0.1寸。

②主治:

解剖位置:指肿,麻木。

脏腑属络:咳嗽。

循行所过:咽喉肿痛,鼻衄。

特殊主治:井穴。发热,昏迷,癫狂。

③操作:浅刺0.1寸,或点刺出血。

◎提示▶▶▶手太阴肺经要掌握的7个穴位都为特殊主治。其中有些主治尤为特殊,请注意掌握,重点记忆。

①尺泽治急性吐泻、中暑。

②孔最治咯血。

③列缺治头项、外感病证。

④太渊治无脉证。

⑤鱼际治小儿疳积。

2.手阳明大肠经

手阳明大肠经腧穴主治头面五官疾患、热病、皮肤病、肠胃病、神志病及经脉循行部位的其他病证。本经共有商阳、合谷、阳溪、偏历、手三里曲池、臂臑、肩髃、迎香6个穴位需要掌握定位、主治及刺灸方法。(201755、2008175)

真题【2017.55】

治疗咳嗽、瘾疹,均应主选

A.手太阴经穴　　　　B.足阳明经穴

C.足太阴经穴　　　　D.手阳明经穴

【答案】D

(1)商阳

①定位:食指末节桡侧指甲根角旁0.1寸。

②主治:

循行所过:齿痛、咽喉肿痛等五官疾病。

特殊主治:井穴。热病,昏迷等热证、急症。

③操作:浅刺0.1寸,或点刺出血。

(2)合谷

①定位:

在手背第二掌骨桡侧中点处。

简便取穴:以一手的拇指指间关节横纹,放在另一手拇、食指之间的指蹼缘上,当拇指尖下是穴。

②主治:

脏腑属络:腹痛、便秘等肠腑病。

循行所过:头痛,目赤肿痛,鼻衄,齿痛,牙关紧闭,

口眼㖞斜,耳聋,痄腮,咽喉肿("面口合谷收")。

特殊主治:原穴。(201577)发热恶寒等外感病;汗证,热病无汗或多汗;经闭,滞产;针麻止痛。(200770)

真题【2015.77】

下列腧穴中,既属于原穴又属于输穴的是

A.合谷　　　　B.太白

C.外关　　　　D.足临泣

【答案】B

③操作:直刺0.5～1寸,针刺时手呈半握拳状。孕妇不宜针。

(3)阳溪(经穴)

①定位:在腕区,腕背侧远端横纹桡侧,拇长伸肌腱和拇短伸肌腱之间,桡骨茎突远端,解剖学"鼻咽窝"凹陷中。

②主治:头痛、目赤肿痛、耳聋等头面五官疾患;手腕痛。

③操作:直刺或斜刺0.5～0.8寸。

(4)偏历

①定位:阳溪与曲池的连线上,腕背侧远端横纹上3寸。(2013175)

真题【2013.175】

下列腧穴中,位于腕横纹上3寸水平线的有

A.间使　　　　B.养老

C.郄门　　　　D.偏历

【答案】AD

②主治:

解剖位置:手臂酸痛。

脏腑属络:腹部胀满。

循行所过:耳鸣、鼻衄等五官疾病。

特殊主治:络穴。水肿。

③操作:直刺或斜刺0.5～0.8寸。

(5)手三里

①定位:在前臂,肘横纹下2寸处,阳溪穴与曲池穴连线上。

②主治:腹痛,腹泻;齿痛,颊肿;手臂无力、上肢不遂等上肢病证。

③操作:直刺1～1.5寸。

(6)曲池

①定位:屈肘,成直角,当时横纹外侧端,尺泽与肱骨外上髁连线的中点凹陷处。

②主治:

解剖位置:上肢不遂,手臂肿痛。

脏腑属络:腹痛吐泻等肠胃病。

循行所过:咽喉肿痛、齿痛、目赤痛等五官热性病证。

特殊主治:合穴。瘰疬、瘾疹、湿疹等皮肤病;热

病;高血压;癫狂。(2017163)

③操作:直刺1~1.5寸。

真题【2017.163】

常用于治疗皮肤病的腧穴是

A.血海　　B.曲池　　C.大椎　　D.脾俞

【答案】ABC

(7)臂臑

①定位:在臂部,曲池穴上7寸,三角肌前缘处。

②主治:肩臂疼痛不遂、颈项拘挛等肩、颈项病证;瘰疬;特殊主治:目疾。

③操作:直刺或向上斜刺0.8~1.5寸。

(8)肩髃

①定位:肩峰端下缘,当肩峰与肱骨大结节之间,三角肌上部中央。肩平举时,肩部出现两个凹陷,前下方的凹陷中。

②主治:

解剖位置:肩臂挛痛上肢不遂。

特殊主治:瘾疹。

③操作:直刺或向下斜刺0.8~1.5寸。肩周炎宜向肩关节直刺,上肢不遂宜向三角肌方向斜刺。

(9)迎香

①定位:鼻翼外缘中点,旁开0.5寸,鼻唇沟中。

②主治:

解剖位置:鼻塞,鼽衄,口喎,面痒。

特殊主治:手、足阳明经交会穴。胆道蛔虫症。

③操作:略向内上方斜刺或平刺0.3~0.5寸。《外台》:不宜灸。

3.足阳明胃经

足阳明胃经主治胃肠病、头面五官病、神志病、皮肤病、热病及经脉循行部位的其他病证。本经共有承泣、四白、地仓、颊车、头维、下关、人迎、梁门、天枢、归来、梁丘、足三里、上巨虚、条口、下巨虚、丰隆、解溪、内庭、厉兑19个穴位(2017102、2013177)需要掌握定位、主治及刺灸方法。

真题【2017.102】

解溪穴所属的经脉是

A.足少阴肾经　　　　B.足太阳小肠经

C.足阳明胃经　　　　D.足太阳膀胱经

【答案】C

(1)承泣

①定位:目正视,瞳孔直下,当眶下缘与眼球之间。(2007150)

②主治:

解剖位置:目赤肿痛,流泪,夜盲,眼睑𥆧动,口喎斜。

③操作:以左手拇指向上轻推眼球,紧靠眶缘缓慢直刺0.5~1.5寸,不宜提插,以防刺破血管引起血肿,出针时按压针孔片刻,以防出血。(2007104)

(2)四白

①定位:在面部,眶下孔凹陷处。

②主治:目赤痛痒、眼睑𥆧动、目翳等目疾;口眼歪斜、面痛、面肌痉挛等面部病证;头痛、眩晕。

③操作:直刺或微向上斜刺0.3~0.5寸,不可深刺,以免伤及眼球,不可过度提插捻转。

(3)地仓

①定位:口角旁0.4寸。巨髎穴直下取之,上直对瞳孔。(2007150)

②主治:

解剖位置:口角歪斜,流涎,眼𥆧动,三叉神经痛等面局部病证。

③操作:斜刺或平刺0.5~0.8寸。可向颊车透刺。

(4)颊车

①定位:下颌角前上方一横指凹陷中,咀嚼时咬肌隆起最高点处。

②主治:

解剖位置:口歪,齿痛,颊肿,口噤不语。

③操作:直刺0.3~0.5寸,平刺0.5~1寸。可向地仓透刺。

(5)下关

①定位:耳屏前,下颌骨髁状突前方,当颧弓与下颌切迹所形成的凹陷中。(201473)

②主治:

解剖位置:耳聋,耳鸣,聤耳等耳疾;齿痛,口噤,口眼喎斜等面口病证。

③操作:直刺0.5~1寸,留针时不可做张口动作,以免落针折针。

(6)头维

①定位:额角发际直上0.5寸。头正中线旁,距神庭4.5寸。

②主治:

解剖位置:头痛、目眩、目痛等头目病证。

③操作:平刺0.5~1寸。《甲乙经》禁不可灸。

(7)人迎

①定位:在颈部,横平喉结,胸锁乳突肌前缘,颈总动脉搏动处。

②主治:

解剖位置:瘿气,瘰疬,咽喉肿痛。

特殊主治:高血压;气喘。

③操作:避开颈总动脉,直刺0.3~0.8寸。

(8)梁门

①定位:脐上4寸,前正中线旁开2寸。

②主治：

脏腑属络：胃痛，呕吐，食欲不振，腹胀，泄泻等胃肠病。

③操作：直刺0.8～1.2寸。过饱者禁针，肝肿大者慎针或禁针，不宜做大幅度提插。

(9)天枢

①定位：横平脐中，前正中线旁开2寸。

②主治：

解剖位置：腹胀肠鸣，绕脐痛。

特殊主治：大肠的募穴。便秘，泄泻，痢疾；月经不调、痛经等妇科疾患。

③操作：直刺1～1.5寸。《千金》孕妇不可灸。

(10)归来

①定位：在下腹部，脐中下4寸，前正中线旁开2寸。

②主治：小腹痛，疝气；月经不调、带下、阴挺等妇科疾患。

③操作：直刺1～1.5寸。

◉ 提示 ▶▶▶ 唯一一个在膝关节以上的郄穴。

(11)梁丘

①定位：在股前区，髌底上2寸，股外侧肌与股直肌肌腱之间。

②主治：

解剖位置：膝肿痛，下肢不遂。

脏腑属络：胃痛。

循行所过：乳痈，乳痛。

特殊主治：郄穴。急性胃病。

③操作：直刺1～1.5寸。

(12)足三里

①定位：犊鼻穴下3寸，胫骨前嵴外一横指处。

②主治：

解剖位置：下肢痿痹。

脏腑属络：胃痛、呕吐、噎膈；腹胀、泄泻、痢疾、便秘等肠胃病，"肚腹三里留"。

循行所过：乳痈。

特殊主治：合穴，胃下合穴。本穴有强壮作用，为保健要穴，可增强免疫能力。虚劳羸瘦；癫狂等神志病。

③操作：直刺1～2寸。强壮保健常用温灸法。

(13)上巨虚

①定位：犊鼻下6寸，足三里下3寸。

②主治：

脏腑属络：肠鸣、腹痛、腹泻、便秘、肠痈等胃肠病证。

循行所过：下肢痿痹。

特殊主治：大肠下合穴。

③操作：直刺1～2寸。

(14)条口

①定位：小腿外侧，犊鼻下8寸。（2013077、2011179）

真题【2013.77】

根据骨度分寸定位法，相距为5寸的两穴是

A.足三里与条口　　　B.神阙与关元

C.悬钟与光明　　　　D.阴陵泉与地机

【答案】A

②主治：

解剖位置：下肢痿痹，转筋。

脏腑属络：脘腹疼痛。

特殊主治：肩臂痛。

③操作：直刺1～1.5寸。

(15)下巨虚

①定位：在小腿外侧，犊鼻下9寸，犊鼻与解溪连线上。

②主治：腹泻、痢疾、小腹痛等胃肠病证；下肢痿痹。

特殊主治：小肠下合穴。乳痈。

③操作：直刺1～1.5寸。

(16)丰隆

①定位：小腿外侧，外踝尖上8寸，胫骨前肌外缘条口外侧一横指。

②主治：

解剖位置：下肢痿痹。

脏腑属络：腹胀、便秘等胃肠疾患。

特殊主治：络穴，祛痰要穴。头痛，眩晕，痰多咳嗽，水肿，癫狂痫等因痰致病者。

③操作：直刺1～1.5寸。

(17)解溪

①定位：足背踝关节前面中央凹陷处，当姆长伸肌腱与趾长伸肌腱之间。（2017160）

②主治：

解剖位置：下肢痿痹、踝关节病、足下垂等下肢、踝关节疾患。

脏腑属络：腹胀，便秘。

循行所过：头痛，眩晕。

特殊主治：经穴。癫狂。

③操作：直刺0.5～1寸。

真题【2017.160】

下列腧穴中，位于两条肌腱之间的是

A.解溪　　B.昆仑　　C.郄门　　D.支沟

【答案】AC

(18)内庭

①定位：足背第二、三趾间趾蹼缘后方赤白肉际处。

②主治：

629

针灸学

◈ 基础篇 ◈

解剖位置:足背肿痛,跖趾关节痛。

脏腑属络:胃痛吐酸、腹胀、泄泻、痢疾(2011180)、便秘等肠胃病。

循行所过:齿痛,咽喉肿痛,口歪,鼻衄。

特殊主治:荥穴。热病。

③操作:直刺或斜刺 0.5~0.8 寸。

(19)厉兑

①定位:第二趾外侧趾甲角旁约 0.1 寸。

②主治:

循行所过:鼻衄、齿痛、咽喉肿痛等实热性五官病证。

特殊主治:井穴。热病;多梦,癫狂等神志病。

③操作:浅刺 0.1 寸。

◎提示▶▶▶足阳明胃经需要特别注意的几个知识点:

①承泣穴的操作。

②天枢治妇科病,又可以治疗大肠腑病。(2012174)

③梁丘治乳痈。

④条口治肩臂痛。

⑤丰隆治痰饮水湿。

4.足太阴脾经

足太阴脾经腧穴主治脾胃病、妇科、前阴病及经脉循行部位的其他病证。本经共有隐白、太白、公孙、三阴交、阴陵泉、血海、地机、大横、大包 9 个穴位需要掌握定位、主治及刺灸方法。(2012177、2013119)

真题【2013.119】

隐白、地机穴所属的经脉是

A.足厥阴肝经　　　　B.足太阴脾经

C.足少阳胆经　　　　D.手太阴肺经

【答案】B

(1)隐白

①定位:足大趾内侧趾甲角旁约 0.1 寸。(200769)

②主治:

脏腑属络:腹胀,暴泻。

特殊主治:井穴。止血要穴。便血、尿血等慢性出血证;月经过多、崩漏等妇科病;癫狂,多梦,惊风。

真题【2013.174】

常用于治疗脾病的腧穴有

A.太白　　　　　　　B.章门

C.梁门　　　　　　　D.三阴交

【答案】ABD

③操作:浅刺 0.1 寸。

(2)太白

①定位:第 1 跖趾关节近端赤白肉际凹陷处。

②主治:

脏腑属络:胃痛、腹胀、肠鸣、泄泻、便秘等脾胃病

(2013174)。

特殊主治:输穴,原穴。体重节痛。

③操作:直刺 0.5~0.8 寸。

(3)公孙(2018160)

①定位:第一跖骨基底部的前下缘,赤白肉际处。

②主治:

脏腑属络:胃痛、呕吐、腹痛、泄泻、痢疾等脾胃病。

特殊主治:络穴;八脉交会穴之一,通于冲脉。逆气里急、气上冲心(奔豚气)等冲脉病证;心烦失眠、狂证等神志病证。

③操作:直刺 0.6~1.2 寸。

真题【2018.160】

关于公孙穴错误的是

A.足太阴脾经原穴　　　B.毫针直刺 1.5 寸

C.属于八脉交会穴　　　D.可以治疗胃心胸疾病

【答案】AB

(4)三阴交

①定位:内踝高点上 3 寸,胫骨内侧面后缘。

②主治:

解剖位置:下肢痿痹。

脏腑属络:肠鸣腹胀,泄泻等脾胃虚弱证;循行所过:月经不调、带下、阴挺、不孕、滞产等妇产科病证;遗精、阳痿、遗尿、疝气等泌尿生殖系统疾患。

特殊主治:足太阴、少阴、厥阴经交会穴。阴虚诸证;心悸,高血压,失眠。(2010074)

③操作:直刺 1~1.5 寸。孕妇禁针。

(5)地机

①定位:小腿内侧阴陵泉穴下 3 寸,胫骨内侧缘后际。

②主治:

脏腑属络:腹痛,泄泻等脾胃病。

特殊主治:郄穴,健脾理血。小便不利、水肿等脾不运化水湿病证;月经不调、痛经、崩漏等妇科病。

③操作:直刺 1~1.5 寸。

(6)阴陵泉

①定位:胫骨内侧髁下缘与胫骨内侧缘之间的凹陷中。

②主治:

解剖位置:膝痛。

脏腑属络:腹胀,泄泻,水肿,黄疸,小便不利或失禁等脾不运化水湿病证。

特殊主治:合穴,健脾化湿要穴。(201474、2015179)

真题【2014.74】

下列答案中,不属于阴陵泉穴主治的病症的是

A.膝痛　　　　　　　B.水肿

C.黄疸　　　　　　　D.盗汗

【答案】D

③操作:直刺1~2寸。

(7)血海

①定位:髌底内上缘上2寸。简便取穴法:患者屈膝,医者以左手掌心按于患者右膝髌骨上缘,二至五指向上伸直,拇指约呈45°斜置,拇指尖下是穴。对侧取法仿此。

②主治:

特殊主治:治血证要穴。月经不调、崩漏、经闭等妇科月经病;瘾疹、湿疹、丹毒等血热性皮肤病。(2017163)

③操作:直刺1~1.5寸。

(8)大横

①定位:在腹部,脐中旁开4寸。

②主治:腹痛、腹泻、便秘等脾胃病证。

③操作:直刺1~2寸。

(9)大包

①定位:腋中线上,第六肋间隙中。

②主治:

解剖位置:气喘,胸胁痛。

特殊主治:脾之大络。全身疼痛,四肢无力,岔气。

③操作:斜刺或向后平刺0.5~0.8寸。

⊙提示▶▶▶足太阴脾经中需要特别注意的几个知识点:

①隐白治崩漏。

②太白治体重节痛。

③公孙治奔豚气。

④三阴交孕妇禁针。

⑤阴陵泉为健脾化湿要穴。

⑥血海治湿疹。

⑦大包治全身疼痛,四肢无力,岔气。

5.手少阴心经

手少阴心经腧穴主治心、胸、神志病以及经脉循行部位的其他病证。本经共有极泉、少海、通里、阴郄、神门、少府、少冲7个穴位需要掌握定位、主治及刺灸方法。(2014119)

真题【2014.119】

少海、通里穴所属的经脉是

A.手少阳三焦经　　　B.手少阴心经

C.足厥阴肝经　　　　D.足太阴脾经

【答案】B

(1)极泉

①定位:在腋区,腋窝中央,腋动脉搏动处。

②主治:心痛、心悸等心疾;肩臂疼痛、胁肋疼痛、臂丛神经损伤等痛症;瘰疬;腋臭;上肢针麻用穴。

③操作:避开腋动脉,直刺或斜刺0.3~0.5寸。

(2)少海

①定位:在肘前区,横平肘横纹,肱骨内上髁前缘。(2012175)。

②主治:

解剖位置:肘臂挛痛。

脏腑属络:心痛、癫病等神志病。

循行所过:腋胁痛,头项痛。

特殊主治:合穴。瘰疬。

③操作:直刺0.5~1寸。

(3)通里

①定位:腕掌侧横纹上1寸,尺侧腕屈肌腱的桡侧。(2008116)

②主治:

解剖位置:腕臂痛。

脏腑属络:心悸,怔忡。

特殊主治:络穴。暴喑,舌强不语。

③操作:直刺0.3~0.5寸。不宜深刺,以免伤及血管和神经。留针时,不可做屈腕动作。

(4)阴郄(郄穴)

①定位:在前臂前区,腕掌侧远端横纹上0.5寸,尺侧腕屈肌腱的桡侧缘。

②主治:心痛、惊悸等心病;吐血、衄血。

特殊主治:骨蒸盗汗。

③操作:直刺0.3~0.5寸。不宜深刺,以免伤及血管和神经。留针时,不可做屈腕动作。

(5)神门

①定位:腕掌侧横纹尺侧端,尺侧腕屈肌腱的桡侧凹陷中。(2008180)

②主治:

脏腑属络:心痛、心烦、惊悸、怔忡等心病;健忘,失眠,癫狂痫等神志病。

循行所过:胸胁痛。

特殊主治:输穴,原穴。高血压。

③操作:直刺0.3~0.5寸。

(6)少府

①定位:在手掌,横平第5掌指关节近端,第4、5掌骨之间。

②主治:

解剖位置:小指挛痛。

脏腑属络:心悸,胸痛。

特殊主治:荥穴。阴痛,阴痒,痈疡。

③操作:直刺0.3~0.5寸。

(7)少冲

①定位:小指桡侧指甲角旁约0.1寸。

②主治:

脏腑属络:心悸,心痛。

循行所过:胸胁痛。

特殊主治:井穴。癫狂,昏迷等神志病;热病。

③操作:浅刺0.1寸或点刺出血。

◈提示▶▶▶**手少阴心经需要特别注意的几个知识点:**

①少海治瘰疬。

②通里治舌强不语。

③阴郄治骨蒸盗汗。

④神门治高血压。

6.手太阳小肠经

手太阳小肠经腧穴主治头面五官病、热病、神志病及经脉循行部位的其他病证。本经共有少泽、后溪、养老、小海、肩贞、天宗、颧髎、听宫8个穴位需要掌握定位、主治及刺灸方法。(2017103)

真题 【2017.103】

后溪穴所属的经脉是

A.足少阴肾经　　　　B.手太阳小肠经

C.足阳明胃经　　　　D.足太阳膀胱经

【答案】B

(1)少泽

①定位:小指尺侧指甲根角旁约0.1寸。

②主治:

循行所过:头痛、目翳、咽喉肿痛等头面五官病证。

特殊主治:井穴。昏迷,热病;乳痈,乳汁少。

③操作:浅刺0.1寸或点刺出血。孕妇慎用。

(2)后溪

①定位:握拳,第五掌指关节后尺侧,远侧横纹头赤白肉际。

②主治:

解剖位置:手指及肘臂挛痛。

循行所过:目赤,耳聋。

特殊主治:输穴,八脉交会穴之一,通督脉。头项强痛,腰背痛;癫狂病;疟疾。

③操作:直刺0.5～1寸。

(3)养老

①定位:以掌向胸,当尺骨茎突桡侧缘凹陷中。腕背横纹上1寸。

②主治:

循行所过:肩、背、肘、臂酸痛。

特殊主治:郄穴。目视不明。

③操作:直刺或斜刺0.5～0.8寸。强身保健可用温和灸。

(4)小海

①定位:屈肘,当尺骨鹰嘴与肱骨内上髁之间凹陷中。

②主治:

解剖位置:肘臂疼痛。

脏腑属络:癫痫。特殊主治:合穴。

③操作:直刺0.3～0.5寸。

(5)肩贞

①定位:在肩胛区,肩关节后下方,腋后纹头直上1寸。

②主治:肩臂疼痛,上肢不遂。

特殊主治:瘰疬。

③操作:直刺1～1.5寸。不宜向胸侧深刺。

(6)天宗(2015119)

①定位:肩胛冈中点与肩胛骨下角连线上1/3与下2/3交点凹陷中。

②主治:

解剖位置:肩胛疼痛,气喘,乳痈。

③操作:直刺或斜刺0.5～1寸。遇到阻力不可强行进针。

真题 【2015.119】

天宗穴所属的经脉是

A.手少阳三焦经　　　　B.足少阳胆经

C.手太阳小肠经　　　　D.足厥阴肝经

【答案】C

(7)颧髎

①定位:目外眦直下,颧骨下缘凹陷中。

②主治:

解剖位置:口眼㖞斜,眼睑瞤动,齿痛,颊肿。

③操作:直刺0.3～0.5寸,斜刺或平刺0.5～1寸。《图翼》:禁灸。

(8)听宫

①定位:耳屏正中,下颌骨髁状突的后缘,张口呈凹陷处。(200874)

真题 【2014.73】

位于面部,耳屏正中与下颌骨髁状突之间凹陷中的穴位是

A.角孙　　　B.听宫　　　C.下关　　　D.颊车

【答案】B

②主治:

解剖位置:耳鸣,耳聋,聤耳;齿痛。

③操作:张口,直刺1～1.5寸。留针时应保持一定的张口姿势。

◈提示▶▶▶**手太阳小肠经需要特别注意的几个知识点:**

①少泽治乳病。

②后溪通督脉。

③养老治目视不明。

④听宫的循行、操作。

7.足太阳膀胱经

足太阳膀胱经腧穴主治头面五官病,项、背、腰、下肢病证及神志病;位于背部两条侧线的背俞穴及其他腧穴主治相应的脏腑病证和有关的组织器官病证。本经共有睛明、攒竹、天柱、大杼、风门、肺俞、心俞、膈俞、肝俞、胆俞、脾俞、胃俞、三焦俞、肾俞、大肠俞、小肠俞、膀胱俞、次髎、承扶、委阳、委中、膏肓、志室、秩边、承山、飞扬、昆仑、申脉、束骨、至阴（2007069）30个穴位需要掌握定位、主治及刺灸方法。

（1）睛明

①定位：目内眦内上方眶内侧壁凹陷中。

②主治：

解剖位置：目赤肿痛，流泪，视物不明，目眩，近视，夜盲，色盲。

特殊主治：急性腰扭伤，坐骨神经痛；心悸怔忡。

③操作：嘱患者闭目，医者左手轻推眼球向外侧固定，右手缓慢进针，紧靠眶缘直刺0.5～1寸。不捻转，不提插（或只轻微地捻转和提插）。出针后按压针孔片刻，以防出血。禁灸。

（2）攒竹

①定位：眉头凹陷中。

②主治：

解剖位置：头痛，眉棱骨痛；口眼㖞斜，目视不明，流泪，目赤肿痛，眼睑𥆧动，眼睑下垂等目疾。

特殊主治：呃逆。（200877）

③操作：可向眉中或向眼眶内缘平刺或斜刺0.3～0.5寸。禁灸。（注：五版教材为平刺0.5～0.8寸。）

（3）天柱

①定位：在颈后区，横平第2颈椎棘突上际，斜方肌外缘凹陷中。

②主治：

解剖位置：后头痛，项强，肩背痛，鼻塞；癫狂痫。

特殊主治：热病。

③操作：直刺或斜刺0.5～0.8寸。不可向内上方深刺，以免伤及延髓。

（4）大杼

①定位：

在脊柱区，第一胸椎棘突下，后正中线旁开1.5寸。

②主治：

解剖位置：咳嗽，发热；项强，肩背痛。

特殊主治：八会穴之骨会。

③操作：

斜刺0.5～0.8寸，本经背部诸穴，不宜深刺，以免伤及重要脏器。

（5）风门

①定位：第二胸椎棘突下，后正中线旁开1.5寸。

②主治：

解剖位置：项强，胸背痛。

特殊主治：伤风、咳嗽、发热头痛等外感病证。

③操作：斜刺0.5～0.8寸。热证宜点刺放血。

（6）肺俞

①定位：第三胸椎棘突下，后正中线旁开1.5寸。

②主治：

特殊主治：肺的背俞穴。咳嗽、气喘、鼻塞、咯血等肺疾；骨蒸、潮热、盗汗等阴虚病证。

③操作：斜刺0.5～0.8寸。热证宜点刺放血。

（7）心俞

①定位：第五胸椎棘突下，后正中线旁开1.5寸。

②主治：

解剖位置：咳嗽，吐血。

特殊主治：心的背俞穴。健忘、心痛、惊悸、失眠、癫痫等心与神志病变；盗汗，梦遗。

③操作：斜刺0.5～0.8寸。

（8）膈俞

①定位：第七胸椎棘突下，后正中线旁开1.5寸。

②主治：

解剖位置：气喘、咳嗽、吐血、呕吐、呃逆等上逆之证。

特殊主治：八会穴之一，血会膈俞。贫血；瘾疹，皮肤瘙痒；潮热，盗汗。

③操作：斜刺0.5～0.8寸。

（9）肝俞

①定位：第九胸椎棘突下，后正中线旁开1.5寸。

②主治：

解剖位置：脊背痛。

特殊主治：肝的背俞穴。黄疸，胁痛等肝胆病；目赤、目眩、雀目等目疾；癫狂痫。

③操作：斜刺0.5～0.8寸。

（10）胆俞

①定位：第十胸椎棘突下，后正中线旁开1.5寸。

②主治：特殊主治：胆的背俞穴。黄疸、口苦、胁痛等肝胆病；肺痨，潮热。

③操作：斜刺0.5～0.8寸。（201077）

（11）脾俞

①定位：第十一胸椎棘突下，后正中线旁开1.5寸。

②主治：

解剖位置：背痛。

特殊主治：脾的背俞穴。腹胀、黄疸、呕吐、泄泻、痢疾、便血、水肿等脾胃肠腑病。

③操作：斜刺0.5～0.8寸。

（12）胃俞

①定位：第十二胸椎棘突下，后正中线旁开1.5寸。

②主治：

特殊主治：胃的背俞穴。胃脘痛、呕吐、腹胀、肠鸣等胃疾。

③操作:斜刺 0.5~0.8 寸。

(13)三焦俞

①定位:在脊柱区,第 1 腰椎棘突下,后正中线旁开 1.5 寸。

②主治:肠鸣、腹胀、呕吐、腹泻、痢疾等脾胃肠腑病证;小便不利、水肿等三焦气化不利病证;腰背强痛。

③操作:直刺 0.5~1 寸。

(14)肾俞

①定位:第二腰椎棘突下,后正中线旁开 1.5 寸。

②主治:

特殊主治:肾的背俞穴。头晕、耳鸣、耳聋、水肿、腰酸痛等肾虚病证;遗尿、遗精、阳痿、早泄、不育等生殖泌尿系疾患;月经不调、带下、不孕等妇科病证。

③操作:直刺 0.5~1 寸。

(15)大肠俞

①定位:第四腰椎棘突下,后正中线旁开 1.5 寸。(201273)

真题【2012.73】

位于第 4 腰椎棘突下,后正中线旁开 1.5 寸的腧穴是

A. 心俞　　　　　　　　B. 肾俞
C. 膀胱俞　　　　　　　D. 大肠俞

【答案】D

②主治:

解剖位置:腰腿痛。

特殊主治:大肠背俞穴。腹胀、泄泻、便秘等胃肠病证。

③操作:直刺 0.8~1.2 寸。

(16)小肠俞

①定位:

在骶区,横平第一骶后孔,骶正中嵴旁开 1.5 寸。

解剖位置:腰骶痛。

特殊主治:小肠背俞穴。遗精、遗尿、尿血、带下等泌尿生殖系统疾病;腹泻、痢疾等胃肠病证;疝气。

操作:直刺或斜刺 0.8~1.2 寸

(17)膀胱俞

①定位:横平第二骶后孔,骶正中嵴旁开 1.5 寸。

②主治:遗精、遗尿、遗血、尿痛、带下等泌尿生殖系统疾病;腹泻、痢疾。

解剖位置:腰脊强痛。

特殊主治:膀胱背俞穴。小便不利,遗尿;泄泻,便秘。

③操作:直刺或斜刺 0.8~1.2 寸。

(18)次髎

①定位:第二骶后孔中。

②主治:

解剖位置:月经不调,痛经,带下;疝气,遗精。

脏腑属络:小便不利。

循行所过:腰痛,下肢痿痹。(2012074)

真题【2012.74】

下列各项中,不属于次髎穴主治病症的是

A. 腰骶痛　　　　　　　B. 痛经
C. 便秘　　　　　　　　D. 下肢痹痛

【答案】C

③操作:直刺 1~1.5 寸。

(19)承扶

①定位:在股后区,臀沟的中点。

②主治:腰、骶、臀、股部疼痛;痔疾。

③操作:直刺 1~2 寸。

(20)委阳

①定位:在膝部,腘横纹上,股二头肌腱的内侧缘。

②主治:腹满、小便不利;腰脊强痛,腿足挛痛。

特殊主治:三焦下合穴

③操作:直刺 1~1.5 寸。

(21)委中

①定位:腘横纹中央。

②主治:

解剖位置:下肢痿痹。

脏腑属络:小便不利,遗尿。

循行所过:腰痛。

特殊主治:合穴,膀胱之下合穴。腹痛,急性吐泻;湿疹丹毒。

③操作:直刺 1~1.5 寸,或用三棱针点刺腘静脉出血。(2017158、2007105)

(22)膏肓

①定位:在脊柱区,第 4 胸椎棘突下,后正中线旁开 3 寸。

②主治:咳嗽、气喘、肺痨等肺之虚损证;肩胛痛。

特殊主治:健忘、遗精、盗汗、羸瘦等虚劳诸疾。

③操作:斜刺 0.5~0.8 寸。此穴多用灸法,每次 7~15 壮,或温灸 15~30 分钟。

(23)志室(201574)

①定位:第二腰椎棘突下,后正中线旁开 3 寸。

②主治:

解剖位置:腰脊强痛。

脏腑属络:小便不利,水肿。

特殊主治:志室又名精宫,固精收涩。遗精,阳痿等肾虚病证。

真题【2015.74】

命门穴旁开 3 寸的腧穴是

A. 腰阳关　　　　　　　B. 肾俞
C. 秩边　　　　　　　　D. 志室

【答案】D

③操作:斜刺 0.5~0.8 寸。

(24)秩边

①定位:横平第 4 骶后孔,骶正中嵴旁开 3 寸。

②主治:

解剖位置:腰骶痛,下肢痿痹。

脏腑属络:小便不利。

特殊主治:便秘,痔疾;阴痛。

③操作:直刺 1.5～2 寸。

(25)承山

①定位:小腿后区,腓肠肌两肌腹与肌腱交角处。

②主治:

解剖位置:腰腿拘急疼痛。

特殊主治:痔疾,便秘,腹痛,疝气。

③操作:直刺 1～2 寸。不宜做过强的刺激,以免引起腓肠肌痉挛。

(26)飞扬

①定位:昆仑穴直上七寸,承山穴外下方。

②主治:

解剖位置:腰腿疼痛。

循行所过:头痛,目眩,鼻塞,鼻衄。

特殊主治:络穴。痔疾。

③操作:直刺 1～1.5 寸。

(27)昆仑

①定位:外踝高点与跟腱之间凹陷中。

②主治:

解剖位置:脚跟、足踝肿痛。

循行所过:腰骶疼痛;后头痛,项强。

特殊主治:经穴。癫痫;难产。

③操作:直刺 0.5～0.8 寸。《针灸大成》:"妊妇刺之落胎。"孕妇禁用,经期慎用。

(28)申脉

①定位:外踝下缘与跟骨之间凹陷中。(2010115)

②主治:

解剖位置:踝关节疼痛。

循行所过:头痛,眩晕,目赤痛;腰腿酸痛。

特殊主治:八脉交会穴之一,通阳跷脉。失眠;癫狂痫。

③操作:直刺 0.3～0.5 寸。

(29)束骨

①定位:在跖区,第 5 跖趾关节的近端,赤白肉际处。

②主治:头痛、项强、目眩等头部疾患;腰腿痛。

特殊主治:输穴。癫狂。

③操作:直刺 0.3～0.5 寸。

(30)至阴

①定位:足小趾外侧趾甲角旁约 0.1 寸。(200769)

②主治:

循行所过:头痛,目痛;鼻塞,鼻衄。

特殊主治:井穴。胎位不正,难产。

③操作:浅刺 0.1 寸。胎位不正用灸法。

◎提示▶▶▶足太阳膀胱经中需要特别注意的几个知识点:

①睛明的操作。

②攒竹治呃逆。

③风门治外感病。

④肺俞治阴虚病证。

⑤膈俞治贫血,瘾疹。

⑥委中治丹毒。

⑦秩边、承山治便秘。

⑧昆仑治难产。

⑨申脉治失眠。

⑩至阴治胎位不正。

8. 足少阴肾经

足少阴肾经腧穴主治头面五官病、妇科病、前阴病、肾脏病,以及与肾有关的肺、心、肝、脑病及咽喉、舌等经脉循行经过部位的其他病证。(201573)本经共有涌泉、然谷、太溪、照海、复溜、阴谷、肓俞(2012119、2014113、2014114)7 个穴位需要掌握定位、主治及刺灸方法。

真题 【2015.73】

不属于足少阴肾经腧穴主治病证的是

A. 咽喉病　　　　　　　B. 前阴病

C. 后阴病　　　　　　　D. 足跟病

【答案】C

真题 【2014.113】

足少阴肾经经穴是

A. 太溪　　B. 复溜　　C. 涌泉　　D. 照海

【答案】B

真题 【2014.114】

足少阴肾经输穴是

A. 太溪　　B. 复溜　　C. 涌泉　　D. 照海

【答案】A

(1)涌泉

①定位:当足底第 2、3 趾蹼缘与足跟连线的前 1/3 与后 2/3 交点凹陷中。

②主治:

解剖位置:足心热。

循行所过:咯血、咽喉肿痛、喉痹等肺系病证。

特殊主治:井穴。昏厥、中暑、小儿惊风、癫狂痫等急症及神志病患;头痛,头晕,目眩,失眠;奔豚气。

③操作:直刺 0.5～1 寸。祛邪宜用灸法或药物贴敷。

（2）然谷

①定位：在足内侧，足舟骨粗隆下方，赤白肉际处。

②主治：月经不调、阴挺、阴痒、白浊等妇科病证；遗精、阳痿、小便不利等泌尿生殖系疾患；消渴；下肢痿痹、足跗痛；腹泻；咯血、咽喉肿痛。

特殊主治：荥穴。小儿脐风，口噤。

③操作：直刺0.5～1寸。

（3）太溪

①定位：内踝高点与跟腱之间凹陷中。（2010116）

②主治：

解剖位置：下肢厥冷。

脏腑属络：小便频数。循行所过：咳血、气喘等肺疾；腰脊痛。

特殊主治：输穴，原穴。头痛、目眩、失眠、健忘、遗精、阳痿等肾虚证；便秘，消渴；月经不调；咽喉肿痛、齿痛、耳聋、耳鸣等阴虚性五官病。

③操作：直刺0.5～1寸。

（4）照海

①定位：在踝区，内踝尖下1寸，内踝下缘边际凹陷中。

②主治：

脏腑属络：小便频数，癃闭。

特殊主治：八脉交会穴之一，通于阴跷脉。癫痫，失眠；月经不调、带下、阴挺等妇科病；咽喉干痛、目赤肿痛等五官热性病。

③操作：直刺0.5～0.8寸。

（5）复溜（201754）

①定位：小腿内侧，内踝尖上2寸。当跟腱的前缘。

②主治：

解剖位置：下肢痿痹。

循行所过：腰脊强痛。

特殊主治：经穴。水肿、汗证（无汗或多汗）等津液输布失调疾患；（200770）腹胀、泄泻等胃肠疾患。

③操作：直刺0.5～1寸。

真题 【2017.54】

下列五输穴中，属于本经母穴的是

A.复溜　　B.太白　　C.少府　　D.尺泽

【答案】A

（6）阴谷

①定位：在膝后区，腘横纹上，半腱肌肌腱外缘。

②主治：阳痿、小便不利、月经不调、崩漏等泌尿生殖疾患；膝股内侧痛。

特殊主治：合穴。癫狂。

③操作：直刺1～1.5寸。

（7）肓俞

①定位：前正中线旁开0.5寸，脐旁0.5寸。

②主治：

解剖位置：腹泻、腹胀、腹痛、便秘等胃肠疾病。

特殊主治：月经不调；疝气。

③操作：直刺1～1.5寸。

⊙提示▶▶▶足少阴肾经中需要特别注意的几个知识点：

①涌泉的主治。

②太溪治阴虚诸证。

③照海治咽喉病。

④复溜治津液输布失调疾患。

9.手厥阴心包经

手厥阴心包经腧穴主治心、心包、胸、胃、神志病，以及经脉循行经过部位的其他病证。本经共有天池、曲泽、郄门、间使、内关、大陵、劳宫、中冲8个穴位需要掌握定位、主治及刺灸方法。

（1）天池

①定位：在胸部，当第4肋间隙，前正中线旁开5寸。

②主治：胸闷、咳嗽、痰多、气喘、胸痛等心肺病证；腋下肿痛，乳痈，瘰疬。

③操作：斜刺或平刺0.3～0.5寸；不可深刺，以免伤及心、肺。

（2）曲泽

①定位：肘横纹中，肱二头肌腱尺侧。（2012175）

②主治：

解剖位置：肘臂挛痛。

脏腑属络：心痛，心悸；胃痛、呕吐、呕血等热性胃疾；（注：胃属三焦中的中焦，三焦与心包互为表里。）（2017161）

特殊主治：合穴。暑热病。

③操作：直刺1～1.5寸，或点刺出血。

真题 【2017.161】

下列有关曲泽穴的叙述，正确的是

A.手太阴肺经的合穴

B.位于肘横纹中，肱二头肌腱桡侧缘

C.可以治疗心痛心悸

D.可点刺放血

【答案】CD

（3）郄门

①定位：腕横纹上5寸，掌长肌腱与桡侧腕屈肌腱之间。

②主治：

脏腑属络：急性心痛，心悸；癫痫。

特殊主治：郄穴。呕血、咳血等热性出血证；疔疮。

③操作：直刺0.5～1寸。

(4)间使

①定位:腕横纹上 3 寸(2013175),掌长肌腱与桡侧腕屈肌腱之间。

②主治:

脏腑属络:心痛,心悸;癫狂痫;胃痛、呕吐等热性胃病。

特殊主治:经穴。热病,疟疾。

③操作:直刺 0.5～1 寸。

(5)内关

①定位:腕横纹上 2 寸,掌长肌腱与桡侧腕屈肌腱之间。

②主治:

解剖位置:上肢痹痛。

脏腑属络:心痛,心悸,胸闷;失眠,郁证,癫痫;胃痛,呕吐;(2007147)

特殊主治:络穴。八脉交会穴之一,通阴维脉。中风偏瘫;眩晕证。

③操作:直刺 0.5～1 寸。

(6)大陵

①定位:腕横纹中央,掌长肌腱与桡侧腕屈肌腱之间。

②主治:

解剖位置:臂、手挛痛。

脏腑属络:心痛,心悸;喜笑悲恐,癫狂等神志病;胃痛,呕吐;循行所过:胸胁痛。

特殊主治:输穴,原穴。(2012113)

③操作:直刺 0.3～0.5 寸。

(7)劳宫

①定位:第二、三掌骨之间,握拳,中指尖下是穴。

②主治:

解剖位置:鹅掌风。

脏腑属络:心痛;癫狂痫。

特殊主治:荥穴(2012114、2013114)。中风昏迷,中暑等急症;口疮,口臭。

③操作:直刺 0.3～0.5 寸。

(8)中冲

①定位:中指尖端的中央。

②主治:

特殊主治:井穴。昏迷、舌强不语、小儿惊风、中暑、昏厥等急症。

③操作:浅刺 0.1 寸或点刺出血。

◎提示▶▶▶手厥阴心包经中需要特别注意的几个知识点:

①曲泽治暑热病。

②间使治热病、疟疾。

③大陵的定位。

④内关的主治。内关与郗门相距 3 寸。

(2012077)

10.**手少阳三焦经**

手少阳三焦经腧穴主治侧头、耳、目、胸胁、咽喉病、热病以及经脉循行部位的其他病证。本经共有关冲、中渚、阳池、外关、支沟、肩髎、翳风、角孙、耳门、丝竹空 10 个穴位需要掌握定位、主治及刺灸方法。(2014120)

真题 【2014.120】

角孙、肩髎穴所属的经脉是

A.手少阳三焦经　　　B.手少阴心经

C.足厥阴肝经　　　　D.足太阴脾经

【答案】A

(1)关冲

①定位:第四指尺侧指甲角旁约 0.1 寸。

②主治:

循行所过:头痛、目赤、耳聋、咽喉肿痛等头面五官病。

特殊主治:井穴。热病,昏厥,中暑。

③操作:浅刺 0.1 寸,或点刺出血。

(2)中渚

①定位:第 4、5 掌骨间,第 4 掌指关节近端凹陷中,液门(第 4、5 掌指关节之间的前缘凹陷中)穴后 1 寸。

②主治:

解剖位置:手指不能屈伸。

循行所过:头痛,目赤,耳鸣,耳聋,咽喉肿痛,肩背肘臂酸痛。

特殊主治:输穴。(201075)治耳疾要穴。热病疟疾。

③操作:直刺 0.3～0.5 寸。

(3)阳池

①定位:在腕后区,腕背侧远端横纹上,指伸肌腱的尺侧缘凹陷中。

②主治:目赤肿痛、耳聋、喉痹等五官病证;消渴、口干;腕痛、肩臂痛。

③操作:直刺 0.3～0.5 寸。

(4)外关

①定位:腕背横纹上 2 寸,桡骨与尺骨之间。

②主治:

循行所过:头痛,目赤肿痛,耳鸣,耳聋,胁肋病,上肢痹痛。

特殊主治:络穴,八脉交会穴之一,通阳维脉。热病;瘰疬。

③操作:直刺 0.5～1 寸。

(5)支沟

①定位:腕背侧远端横纹上 3 寸,桡骨与尺骨之间。(2008115)

②主治:

循行所过:耳鸣,耳聋;胁肋痛。

基础篇

针灸学

特殊主治：经穴。治便秘效穴。暴喑；瘰疬；热病。
（2013176）

真题【2013.176】
支沟穴的主治病症有
A. 便秘　　B. 瘰疬　　C. 耳聋　　D. 肋痛
【答案】ABCD

③操作：直刺 0.5～1 寸。

（6）肩髎
①定位：在三角肌区，肩峰角与肱骨大结节两骨间凹陷中。
②主治：解剖位置：肩臂挛痛不遂。
③操作：向肩关节直刺 1～1.5 寸。

（7）翳风
①定位：乳突前下方，平耳垂后下缘的凹陷中。
②主治：
解剖位置：耳鸣，耳聋；口眼㖞斜，牙关紧闭，齿痛，颊肿；瘰疬。
③操作：直刺 0.5～1 寸。

（8）角孙
①定位：折耳郭向前当耳尖直上入发际处。
②主治：
解剖位置：头痛。
循行所过：项痛，目赤肿痛，目翳。
特殊主治：齿痛，颊肿。
③操作：平刺 0.3～0.5 寸。

（9）耳门
①定位：在耳区，耳屏上切迹与下颌骨髁突之间凹陷中。
②主治：耳聋，耳鸣、聤耳等耳疾；齿痛、颈颌痛。
③操作：微张口，直刺 0.5～1 寸。

（10）丝竹空
①定位：眉梢处的凹陷中。
②主治：
解剖位置：头痛，目赤肿痛，眼睑𥆧动。
特殊主治：癫狂痫；齿痛。
③操作：平刺 0.3～0.5 寸。

◎提示▶▶▶ **手少阳三焦经中需要特别注意的几个知识点：**
①中渚治耳疾。
②外关穴的定位。
③肩髎的操作。
④支沟治便秘。
⑤翳风的主治。

11. 足少阳胆经
足少阳胆经腧穴主治肝胆病，热病、神志病、侧头、

目、耳、咽喉、胸胁病，以及经脉循行经过部位的其他病证。本经共有瞳子髎、听会、率谷、阳白、头临泣、风池、肩井、日月（2013120）、环跳、带脉、风市、阳陵泉、光明、悬钟、丘墟、足临泣、侠溪、足窍阴 18 个穴位需要掌握定位、主治及刺灸方法。

真题【2013.120】
率谷、日月穴所属的经脉是
A. 足厥阴肝经　　　　B. 足太阴脾经
C. 足少阳胆经　　　　D. 手太阴肺经
【答案】C

（1）瞳子髎
①定位：目外眦旁 0.5 寸，眶骨外缘凹陷中。
（2007104、2007105）
②主治：
解剖位置：头痛；目赤肿痛，目翳。
③操作：平刺 0.3～0.5 寸。或三棱针点刺出血。

（2）听会
①定位：在面部，耳屏间切迹与下颌骨髁突之间的凹陷中。
②主治：耳鸣、耳聋、聤耳等耳疾；齿痛，口眼歪斜。
③操作：微张口，直刺 0.5～0.8 寸。

（3）率谷
①定位：耳尖直上，入发际 1.5 寸。
②主治：
解剖位置：偏头痛，眩晕。
特殊主治：小儿急、慢惊风。
③操作：平刺 0.5～0.8 寸。

（4）阳白
①定位：在头部，瞳孔直上，眉上 1 寸。
②主治：前头痛；目赤肿痛、视物模糊、眼睑𥆧动等目疾；眼睑下垂，口眼歪斜。
③操作：平刺 0.5～0.8 寸。

（5）头临泣
①定位：阳白穴（或瞳孔）直上，入发际 0.5 寸，神庭与头维连线的中点。
②主治：
解剖位置：头痛。
循行所过：目眩，流泪，目翳，鼻塞，鼻渊。
特殊主治：小儿惊痫。
③操作：平刺 0.5～0.8 寸。

（6）风池
①定位：胸锁乳突肌与斜方肌上端之间凹陷中，平风府穴处。
②主治：
解剖位置：颈项强痛。
特殊主治：目赤肿痛、鼻渊、衄血、口眼㖞斜、感冒

等外风所致病证,头痛、眩晕、癫痫、中风、耳鸣、耳聋等内风所致病证。(2012176)

③操作:针尖微下,向鼻尖斜刺0.8~1.2寸,或平刺透风府穴。深部中间为延髓,必须严格掌握针刺的角度与深度。

(7)肩井

①定位:肩胛区,第7颈椎棘突与肩峰最外侧点连线中点。(2007104、2007105)

②主治:

解剖位置:头项强痛,肩背疼痛,上肢不遂。

特殊主治:难产,乳痈,乳汁不下;瘰疬。

③操作:直刺0.3~0.5寸。内为肺尖,不可深刺。孕妇禁针。

(8)日月

①定位:乳头下方,第七肋间隙,前正中线旁开4寸。(2015175)

真题【2015.175】

位于锁骨中线上的腧穴是

A.期门　　B.章门　　C.日月　　D.天枢

【答案】AC

②主治:

解剖位置:胁肋疼痛。

脏腑属络:黄疸;呕吐、吞酸、呕逆等肝胆犯胃病证。

特殊主治:胆的募穴。

③操作:斜刺或平刺0.5~0.8寸。

(9)带脉

①定位:在侧腹部,当第11肋骨游离端垂线与脐水平线的交点上。

②主治:月经不调、闭经、赤白带下等妇科经带病证;疝气;胁痛,腰痛。

③操作:直刺1~1.5寸。

(10)环跳

①定位:股骨大转子高点与骶管裂孔连线的外1/3与内2/3交界处。

②主治:

解剖位置:下肢痿痹,腰痛。

特殊主治:风疹。

③操作:直刺2~3寸。

(11)风市

①定位:大腿外侧正中,腘底上7寸。

简便定位法:患者以手贴于腿外,中指尖下是穴。

②主治:

解剖位置:下肢痿痹。

特殊主治:遍身瘙痒。

③操作:直刺1~1.5寸。

(12)阳陵泉

①定位:腓骨小头前下方凹陷中。

②主治:

解剖位置:下肢痿痹。

脏腑属络:口苦、吞酸、呕吐、黄疸等肝胆犯胃病证;循行所过:胁痛,肩痛。

特殊主治:合穴。八会穴之一,筋会。胆的下合穴。(2010174)小儿惊风。

③操作:直刺1~1.5寸。

(13)光明

①定位:外踝尖上5寸,腓骨前缘。

②主治:

解剖位置:下肢痿痹。

特殊主治:络穴。目疾;胸乳胀痛。

③操作:直刺1~1.5寸。

(14)悬钟(绝骨)

①定位:外踝高点上3寸,腓骨前缘。

②主治:

解剖位置:下肢痿痹。

循行所过:胸胁胀痛。

特殊主治:八会穴之一,髓会。痴呆、中风等髓海不足证;颈项强痛。(2013074)

真题【2013.74】

下列各项中,不属于悬钟穴主治病患的是

A.下肢痿痹　　　　　B.脘腹胀痛

C.颈项强痛　　　　　D.痴呆

【答案】B

③操作:直刺0.5~0.8寸。

(15)丘墟

①定位:外踝前下方,趾长伸肌腱外侧凹陷中。

②主治:

解剖位置:下肢痿痹,外踝肿痛,足内翻,足下垂。

循行所过:颈项痛,腋下肿,胸胁胀痛;目赤肿痛、目翳等目疾。

特殊主治:原穴。(2013113)痛症。

真题【2013.113】

足少阳胆经的原穴是

A.足临泣　　B.悬钟　　C.丘墟　　D.阳陵泉

【答案】C

③操作:直刺0.5~0.8寸。

(16)足临泣

①定位:在第四、五跖骨结合部前方,小趾伸肌腱外侧凹陷中。

②主治:

解剖位置:足跗疼痛。

循行所过:偏头痛,目赤肿痛,胁肋疼痛。

特殊主治:输穴。(2013114)八脉交会穴之一,通于带脉。月经不调,乳痈;瘰疬;疟疾。

真题【2013.114】
足少阳胆经的输穴是

A.足临泣 　　　　　B.悬钟

C.丘墟 　　　　　　D.阳陵泉

【答案】A

③操作:直刺 0.3~0.5 寸。

(17)侠溪

①定位:足背第 4、5 趾间,趾蹼缘后方赤白肉际纹头上凹陷处。

②主治:

循行所过:头面五官病证。

特殊主治:荥穴。惊悸;痛症;乳痈;热证。

③操作:直刺 0.3~0.5 寸。

(18)足窍阴

①定位:第四趾外侧趾甲角旁约 0.1 寸。

②主治:

解剖位置:足跗肿痛。

循行所过:头痛,目赤肿痛,耳聋,咽喉肿痛;胁痛。

特殊主治:井穴。头面五官实热病证,不寐,热病。

③操作:浅刺 0.1~0.2 寸,或点刺出血。

⊙提示▶▶▶足少阳胆经中需要特别注意的几个知识点:

①率谷的定位。

②风池的操作。

③肩井治乳病。

④风市治遍身瘙痒。

⑤足临泣的主治。

12.足厥阴肝经

足厥阴肝经腧穴主治肝、胆、脾、胃病,妇科病,少腹、前阴病,以及经脉循行经过部位的其他病证。本经共有大敦、行间、太冲、蠡沟、曲泉(2012120、2015120)、章门、期门 7 个穴位需要掌握定位、主治及刺灸方法。(2016126)

真题【2015.120】
大敦穴所属的经脉是

A.手少阳三焦经 　　　B.足少阳胆经

C.手太阳小肠经 　　　D.足厥阴肝经

【答案】D

真题【2016.126】
循行到达颠顶的经脉有

A.足太阳经 　　　　　B.足阳明经

C.足厥阴经 　　　　　D.足太阴经

【答案】AC

(1)大敦

①定位:足大趾外侧趾甲角旁约 0.1 寸。

②主治:

循行所过:疝气,少腹痛;遗尿、癃闭、五淋、尿血等泌尿系病证;月经不调、崩漏、阴缩、阴中痛、阴挺等月经病及前阴病证。

特殊主治:井穴。癫痫,善寐。

③操作:浅刺 0.1~0.2 寸,或点刺出血。(注:五版教材附一《图翼》孕妇产前产后皆不宜灸。)

(2)行间

①定位:足背,第一、二趾间,趾蹼缘后方赤白肉际处。

②主治:循行所过:中风、癫痫、头痛、目眩、目赤肿痛、青盲、口㖞等肝经风热头目病证;月经不调、痛经、闭经、崩漏、带下等妇科经带病证;阴中痛、疝气、遗尿、癃闭、五淋等泌尿系病证;胸胁满痛。

特殊主治:荥穴。

③操作:直刺 0.5~0.8 寸。

(3)太冲

①定位:足背,第一、二跖骨结合部前方凹陷中。

②主治:

解剖位置:下肢痿痹,足跗肿痛。

脏腑属络:黄疸、胁痛、腹胀、呕逆等肝胃病证。

循行所过:头痛、眩晕、耳鸣、目赤肿痛、口㖞、咽痛等肝经风热病证;月经不调、痛经、经闭、崩漏、带下等妇科经带病证;癃闭,遗尿。

特殊主治:输穴,原穴。中风、癫狂痫、小儿惊风。

③操作:直刺 0.5~0.8 寸。

(4)蠡沟

①定位:内踝高点上 5 寸,胫骨内侧面的中央。

②主治:

解剖位置:足胫疼痛。

循行所过:小便不利,遗尿,疝气,睾丸肿痛,月经不调,带下。

特殊主治:络穴。

③操作:平刺 0.5~0.8 寸。

(5)曲泉

①定位:屈膝,当膝内侧横纹头上方,半腱肌肌腱内缘凹陷中。

②主治:

解剖位置:膝髌肿痛,下肢痿痹。

循行所过:妇科病症,遗精,阳痿,疝气。

特殊主治:合穴。小便不利。

③操作:直刺 1~1.5 寸。

(6)章门

①定位:在侧腹部,第十一肋游离端下际。

②主治:

解剖位置:胁痛。

特殊主治：脾的募穴，八会穴之一，脏会章门
（2013178），腹痛、腹胀、肠鸣、腹泻呕吐等胃肠病证
（2013174）；胁痛、黄疸、痞块（肝脾肿大）等肝脾病证。

真题【2013.178】

下列特定穴中，既属于八会穴又属于募穴的有

A.章门　　　B.中脘　　　C.膻中　　　D.期门

【答案】ABC

③操作：直刺0.8～1寸。

（7）期门

①定位：乳头直下，第六肋间隙。（200873、2015175）

②主治：

解剖位置：胸胁胀痛；乳痈。

脏腑属络：呕吐、吞酸、呃逆、腹胀、腹泻等肝胃病证。

特殊主治：肝的募穴。奔豚气。

③操作：斜刺或平刺0.5～0.8寸。不可深刺，以免伤及内脏。

◈提示▶▶▶足厥阴肝经中需要特别注意的几个知识点：

①行间、太冲、曲泉的主治。

②章门、期门的定位。

13.督脉

督脉腧穴主治神志病，热病，腰骶、背、头项局部病症及相应的内脏疾病。本经共有长强、腰阳关、命门、至阳、身柱、大椎、哑门、风府、百会、神庭、水沟、印堂12个穴位需要掌握定位、主治及刺灸方法。

（1）长强

①定位：在会阴区，尾骨下方，当尾骨端与肛门连线的中点处。

②主治：腹泻、痢疾、便血、便秘、痔疮、脱肛等肠腑病证；癫狂痫；腰脊和尾骶部疼痛。

③操作：紧靠尾骨前面斜刺0.8～1寸；不宜直刺，以免伤及直肠。

（2）腰阳关

①定位：后正中线上第四腰椎棘突下。

②主治：腰骶痛，下肢痿痹；月经不调，带下；遗精，阳痿。

③操作：直刺向上斜刺0.5～1寸。多用灸法。

（3）命门

①定位：后正中线第二腰椎棘突下凹陷中。

②主治：温阳要穴。腰脊强痛，下肢痿痹；阳痿、遗精、不育等男性肾阳不足病证；带下，月经不调，痛经，不孕；小腹冷痛，泄泻。

③操作：向上斜刺0.5～1寸。多用灸法。

（4）至阳

①定位：后正中线上，第7胸椎棘突下凹陷中。

②主治：

解剖位置：咳嗽、气喘；循行所过：肝胆病症，腰背疼痛，脊强。

③操作：向上斜刺0.5～1寸。

（5）身柱

①定位：在脊柱区，后正中线上，第3胸椎棘突下凹陷中。

②主治：身热、头痛、咳嗽、气喘等外感病证；惊厥、癫狂痫等神志病证；腰脊强痛。

特殊主治：疔疮发背。

③操作：向上斜刺0.5～1寸。

（6）大椎

①定位：后正中线上第七颈椎棘突下凹陷中。

②主治：项强，脊痛。热病、疟疾、恶寒发热、咳嗽、气喘等外感病证；（200771）骨蒸潮热、癫狂痫证、小儿惊风等神志病证；风疹，痤疮。（2017163）

③操作：向上斜刺0.5～1寸。

（7）哑门

①定位：后正中线上第2颈椎棘突下凹陷中。

②主治：癫狂痫，头痛项强；暴暗，舌强不语。

③操作：正坐位，头微前倾，项部放松，向下颌方向缓慢刺入0.5～1寸，不可向上深刺，以免刺入枕骨大孔，伤及延髓。

（8）风府

①定位：颈后区，枕外隆凸直下，两侧斜方肌之间凹陷中。

②主治：祛风要穴。中风、癫狂痫、癔病等内风为患的神志病证；头痛、眩晕、颈项强痛、咽喉肿痛、失音、目痛、鼻衄等内、外风为患者。

③操作：正坐位，头微前倾，项部放松，向下颌方向缓慢刺入0.5～1寸，不可向上深刺，以免刺入枕骨大孔，伤及延髓。（200879）

（9）百会

①定位：后发际正中直上7寸。简便定位法：耳尖直上，头顶正中。

②主治：头痛，眩晕，耳鸣，中风，癫狂，不寐；脱肛，阴挺，或其他内脏下垂病证。

③操作：平刺0.5～0.8寸。升阳举陷可用灸法。

（10）神庭

①定位：前发际正中直上0.5寸。

②主治：失眠、惊悸、癫痫等神志病；头痛、眩晕、目翳、目赤、鼻渊等头面五官病。

③操作：平刺0.5～0.8寸。

（11）印堂

①定位：在头部，两眉毛内侧端中间的凹陷中。

②主治:痴呆、痫证、失眠、健忘等神志病证;头痛、眩晕;鼻衄、鼻渊;小儿惊风,产后血晕、子痫。

③操作:提捏局部皮肤,平刺0.3～0.5寸,或用三棱针点刺出血。

(12)水沟(人中)

①定位:在人中沟的上1/3与中1/3交界处。

②主治:急救要穴之一。治疗昏迷、中风、中暑、呼吸衰竭等急危重症;癫病、癫狂痫证、急慢惊风等神志病证;鼻塞、口歪、齿痛等面鼻口部病证;闪挫腰痛。

③操作:向上斜刺0.3～0.5寸。强刺激,或指甲掐按。

◈提示▸▸▸督脉中需要特别注意的几个知识点:
①命门、大椎的主治。
②哑门、风府的操作。
③水沟治闪挫腰痛。

14.任脉

任脉腧穴主治少腹、脐腹、胃脘、胸、颈、咽喉、头面等局部病证和相应的内脏病证,妇科病、前阴病、虚证,部分腧穴有强壮作用或可治疗神志病。本经共有中极、关元、气海、神阙、建里、中脘、膻中、天突、廉泉、承浆10个穴位需要掌握定位、主治及刺灸方法。

(1)中极

①定位:前正中线上脐下4寸。

②主治:膀胱的募穴。任脉与足三阴经交会穴。遗尿,小便不利;遗精,阳痿;月经不调,崩漏带下,阴挺,不孕。

③操作:直刺1～1.5寸。需排尿后进行针刺,孕妇慎用。

(2)关元

①定位:前正中线上脐下3寸。

②主治:任脉与足三阴经交会穴;小肠的募穴。保健要穴。中风脱证、虚劳冷惫、羸瘦无力等元气虚损病证;腹泻、痢疾、脱肛、便血等肠腑病证;少腹疼痛,疝气;五淋、尿血、尿闭、尿频等泌尿系病证;遗精、阳痿、早泄、白浊等男科病;月经不调、痛经、经闭、崩漏、带下、阴挺、恶露不尽、胞衣不下等妇科病证。

③操作:直刺1～1.5寸。多用灸法。孕妇慎用。

(3)气海

①定位:前正中线上脐下1.5寸。

②主治:本穴有强壮作用,为保健要穴。虚脱、形体羸瘦、脏气衰惫、乏力等气虚病证;水谷不化、绕脐疼痛、腹泻、痢疾、便秘等肠腑病证;小便不利,遗尿,遗精,阳痿,疝气;月经不调、痛经、经闭、崩漏、带下、阴挺、产后恶露不止、胞衣不下等妇科病证。

③操作:直刺1～1.5寸。孕妇慎用。

(4)神阙

①定位:脐的中间。

②主治:保健灸,常用腧穴。虚脱、中风脱证等元

阳暴脱;腹痛、腹胀、腹泻、痢疾、便秘、脱肛等肠腑病证;水肿,小便不利。

③操作:因消毒不便,所以一般不针,多用艾条或艾炷隔盐灸。

(5)中脘

①定位:脐上4寸。

②主治:胃的募穴。八会穴之一,腑会(2013178)。胃痛,呕吐,吞酸;呃逆,小儿疳积;腹胀,泄泻;黄疸;癫狂。

③操作:直刺1～1.5寸。

(6)建里

①定位:在上腹部,前正中线上,脐中上3寸。

②主治:胃痛、腹胀、呕吐、食欲不振、腹痛等脾胃病证。特殊主治:水肿。

③操作:直刺1～1.5寸。

(7)膻中

①定位:前正中线,平第四肋间隙。

②主治:心包的募穴;八会穴之一,气会。(2013178)咳嗽、气喘、胸闷、心痛、噎膈、呃逆等胸中气机不畅的病证;产后乳少、乳痈、乳癖等胸乳病证。

③操作:平刺0.3～0.5寸。

(8)天突

①定位:前正中线上,胸骨上窝正中。

②主治:

解剖位置:瘿气、梅核气、噎膈等气机不畅病证。

循行所过:肺系病证。

③操作:先直刺0.2～0.3寸,然后将针尖向下,紧靠胸骨柄后方刺入1～1.5寸。必须严格掌握针刺深度,以防刺伤肺和有关动、静脉。

(9)廉泉

①定位:喉结上方,舌骨体上缘的凹陷处。

②主治:舌下肿痛,舌缓流涎,舌强不语,暴喑,吞咽困难。

③操作:向舌根斜刺0.5～0.8寸。

(10)承浆

①定位:在面部,颏唇沟的正中凹陷处。

②主治:口眼歪斜、齿龈肿痛、流涎等口部病证;暴喑;癫狂。

③操作:斜刺0.3～0.5寸。

◈提示▸▸▸任脉中需要特别注意的几个知识点:
①中极、关元、气海三穴的对比记忆。
②中脘的主治。
③神阙、天突、廉泉的操作。

三 下列常用奇穴的定位、主治及刺灸方法

1.四神聪

①定位:百会穴前后左右各1寸处。

刘应科 考研中医综合复习指导

642

②主治:头痛、眩晕、失眠、健忘、癫痫等神志病;目疾。

③操作:平刺 0.5～0.8 寸。

2.印堂—督脉

①定位:两眉头连线的中点。

②主治:痴呆、痫证、失眠、健忘等神志病证;头痛,眩晕;鼻衄、鼻渊;小儿惊风,产后血晕,子痫。

③操作:提捏局部皮肤,平刺 0.3～0.5 寸,或用三棱针点刺出血。

3.球后

①定位:在面部,眶下缘外 1/4 与内 3/4 交界处。

②主治:目疾。

③操作:轻压眼球向上,向眶下缘缓慢直刺 0.5～1.5 寸,不提插。

4.安眠

①定位:在项部,当翳风穴与风池穴连线的中点处。

②主治:失眠,头痛,眩晕;心悸;癫狂。

③操作:直刺 0.8～1.2 寸。

5.牵正

①定位:在面部,耳垂前 0.5～1 寸压痛处。

②主治:口歪,口疮。

③操作:向前斜刺 0.5～0.8 寸。

6.金津、玉液

①定位:在口腔内,舌下系带的静脉上。左侧为金津,右侧为玉液。

②主治:口疮,舌强,舌肿,喉痹,失语;呕吐,消渴;腹泻。

③操作:点刺出血。

7.子宫

①定位:在下腹部,脐中下 4 寸,前正中线旁开 3 寸,即中极旁开 3 寸。

②主治:阴挺、月经不调、痛经、崩漏、不孕等妇科疾病。

③操作:直刺 0.8～1.2 寸。

8.四缝

①定位:在手指,第 2～5 指掌面的近侧指间关节横纹的中央,一手 4 穴,左右共 8 穴。

②主治:小儿疳积;百日咳。

③操作:点刺出血或挤出少许黄色透明黏液。

9.二白

①定位:在前臂前区,腕掌侧远端横纹上 4 寸,桡侧腕屈肌腱的两侧,一侧各 1 穴,一臂 2 穴,左右两臂共 4 穴。

②主治:痔疾、脱肛;前臂痛、胸胁痛。

③操作:直刺 0.5～0.8 寸。

10.腰痛点

①定位:在手背,当第 2、3 掌骨及第 4、5 掌骨之间,腕背侧远端横纹与掌指关节中点处,一侧 2 个穴位,左右共 4 穴。

②主治:急性腰扭伤。

③操作:由两侧向掌中斜刺 0.5～0.8 寸。

11.太阳

①定位:眉梢与目外眦之间向后约 1 寸处凹陷中。

②主治:头痛;目疾;面瘫。

③操作:直刺或斜刺 0.3～0.5 寸,或点刺出血。

12.定喘

①定位:大椎穴旁开 0.5 寸。

②主治:气喘,咳嗽,肩背痛,落枕。

③操作:直刺 0.5～0.8 寸。

13.夹脊(华佗夹脊)

①定位:第一胸椎至第五腰椎,各椎棘突下旁开 0.5 寸。

②主治:适应范围较广,其中上胸部的穴位治疗心肺、上肢疾病;下胸部的穴位治疗胃肠疾病;腰部的穴位治疗腰腹及下肢疾病。

③操作:根据位置不同直刺 0.3～1 寸,或用梅花针叩刺。

14.胃脘下俞

①定位:第八胸椎棘突下旁开 1.5 寸。(201373)

真题【2013.73】

位于第 8 胸椎棘突下,后正中线旁开 1.5 寸的腧穴是

A.肝俞　　　　　　B.胆俞

C.膀胱俞　　　　　D.胃脘下俞

【答案】D

②主治:消渴,咽干;胃痛,腹痛,胸胁痛。

③操作:斜刺 0.5～0.8 寸。

15.腰眼

①定位:第四腰椎棘突下,后正中线旁开 3.5 寸凹陷中。(201853)

②主治:腰痛;月经不调,带下;虚劳。

③操作:直刺 1～1.5 寸。

真题【2018.53】

第四腰椎旁约 3.5 寸的腧穴是

A.肾俞　　　　　　B.腰眼

C.膀胱俞　　　　　D.大肠俞

【答案】B

16.十宣

①定位:手十指尖端,距指甲 0.1 寸。

②主治:昏迷;癫痫;高热,咽喉肿痛;手指麻木。(200771)

③操作：浅刺 0.1～0.2 寸，或点刺出血。

17.八邪

①定位：手背，第 1～5 指间，指蹼缘后方赤白肉际处，左右共 8 穴。

②主治：手背肿痛，手指麻木，烦热，目痛；毒蛇咬伤。

③操作：斜刺 0.5～0.8 寸，或点刺出血。

18.外劳宫

①定位：在手背侧，当第 2、第 3 掌骨间，指掌关节后约 0.5 寸处。

②主治：落枕，手臂肿痛；脐风。

③操作：直刺 0.5～0.8 寸。

19.膝眼

①定位：髌尖两侧凹陷中。

②主治：膝痛，腿脚重痛，脚气。

③操作：向膝中斜刺 0.5～1 寸，或透刺对侧膝眼。

20.胆囊穴

①定位：小腿外侧，腓骨下头直下 2 寸。

②主治：急、慢性胆囊炎，胆石症，胆道蛔虫症；下肢痿痹。

③操作：直刺 1～2 寸。

21.阑尾穴

①定位：小腿外侧，髌韧带外侧凹陷下 5 寸，胫骨前嵴外一横指。

②主治：急、慢性阑尾炎，消化不良；下肢痿痹。

③操作：直刺 1.5～2 寸。

◎提示▶▶▶以上奇穴中需要注意的几点：印堂、定喘、夹脊、胃脘下俞、十宣、八邪、外劳宫、膝眼、胆囊穴的主治，特别是十宣、八邪、外劳宫的主治尤为重要。

■ 小 试 牛 刀

1.下列各组穴位中，可治疗肺系、咽喉、胸膈等疾患的是：
　　A.外关、足临泣　　　B.后溪、申脉
　　C.公孙、内关　　　　D.列缺、照海

2.下列面部颧弓下缘中央与下颌切迹之间凹陷中的穴位是：
　　A.颧髎　　B.下关　　C.颊车　　D.听宫

3.在肘横纹外侧端与肱骨外上髁连线中点的腧穴是：
　　A.曲泽　　B.曲池　　C.小海　　D.少海

4.手少阳三焦经的输穴是：
　　A.中渚　　　　　　　B.外关
　　C.支沟　　　　　　　D.间使

5.下列腧穴中，宜采用斜刺的是：
　　A.百会　　　　　　　B.胆俞
　　C.肾俞　　　　　　　D.太溪

6.常用于治疗下肢疼痛、不寐的腧穴是：
　　A.中脘　　　　　　　B.悬钟
　　C.三阴交　　　　　　D.天枢

7.天枢穴的定位是：
　　A.脐旁 0.5 寸　　　　B.脐旁 1 寸
　　C.脐旁 2 寸　　　　　D.脐旁 4 寸

8.手少阴心经的终止穴是：
　　A.少商　　　　　　　B.少府
　　C.少泽　　　　　　　D.少冲

9.期门穴位于乳头直下：
　　A.第 5 肋间隙　　　　B.第 6 肋间隙
　　C.第 7 肋间隙　　　　D.第 8 肋间隙

10.耳门、听宫、听会从上到下的归经顺序是：
　　A.小肠经、胆经、三焦经
　　B.胆经、三焦经、小肠经
　　C.三焦经、胆经、小肠经
　　D.三焦经、小肠经、胆经

11.治疗呃逆，应首选的腧穴是：
　　A.睛明　　　　　　　B.水沟
　　C.承泣　　　　　　　D.攒竹

12.用毫针刺风府穴，下列操作正确的是：
　　A.正坐位，头微后倾，项部放松
　　B.向鼻尖方向缓慢刺入 0.5～1 寸
　　C.向下颌方向缓慢刺入 0.5～1 寸
　　D.向眼球方向缓慢刺入 0.5～1 寸

13.足太阳膀胱经终止穴是：
　　A.足窍阴　　　　　　B.至阴
　　C.隐白　　　　　　　D.厉兑

14.合谷、阴郄和复溜都可以治疗的病证是：
　　A.热证　　　　　　　B.脏腑病
　　C.汗证　　　　　　　D.头面五官病证

15.少商穴的主治症是：
　　A.无脉症　　　　　　B.小儿疳积
　　C.癫狂　　　　　　　D.噎膈

16.尺泽穴位于：
　　A.肱二头肌腱桡侧缘
　　B.肱二头肌腱尺侧缘
　　C.肱二头肌腱桡侧缘的肘横纹中
　　D.肱二头肌腱尺侧缘的肘横纹中

17.臂臑穴的主治症是：
　　A.腹泻　　B.眩晕　　C.目疾　　D.闭经

18.肩髃穴归经是：
　　A.手太阴肺经　　　　B.手少阳三焦经
　　C.手少阴心经　　　　D.手阳明大肠经

19.下列穴位与关元相平的是：
　　A.归来　　B.大赫　　C.大横　　D.水道

20.脐上 4 寸，前正中线旁开 2 寸的腧穴是：
　　A.不容　　B.承满　　C.梁门　　D.关门

21. 地机穴位于：
    A. 胫骨内侧面后缘,内踝尖上5寸
    B. 胫骨内侧髁下方凹陷处
    C. 胫骨内侧面中央,内踝尖上5寸
    D. 内踝尖与阴陵泉穴的连线上,阴陵泉下3寸

22. 大包穴位于腋中线上的：
    A. 第3肋间隙   B. 第4肋间隙
    C. 第5肋间隙   D. 第6肋间隙

23. "联系舌根,分散于舌下"的经脉是：
    A. 足厥阴肝经   B. 足少阴肾经
    C. 足太阴脾经   D. 足阳明胃经

24. 下列关于手少阴心经循行联络部位的叙述,错误的是：
    A. 肺   B. 咽
    C. 小指尺侧   D. 腋

25. "心系"是指：
    A. 心脏
    B. 心
    C. 心的功能
    D. 心与其他脏器联系的部位

26. 腕横纹尺侧端,尺侧腕屈肌腱桡侧凹陷中的腧穴是：
    A. 神门   B. 大陵
    C. 列缺   D. 太渊

27. 治疗乳汁不足的腧穴是：
    A. 中冲   B. 隐白   C. 少泽   D. 少冲

28. 治疗胎位不正最常用的腧穴是：
    A. 合谷   B. 至阴
    C. 三阴交   D. 太冲

29. 膈俞定位是：
    A. 第1胸椎棘突下,旁开1.5寸
    B. 第3胸椎棘突下,旁开1.5寸
    C. 第5胸椎棘突下,旁开1.5寸
    D. 第7胸椎棘突下,旁开1.5寸

30. 下列腧穴,主治遗精、阳痿、小便不利等泌尿生殖系疾患的是：
    A. 委中   B. 承山   C. 尺泽   D. 然谷

31. 沿腹中线旁开5分,胸中线旁开2寸到达锁骨下缘的经脉是：
    A. 足阳明胃经   B. 手太阴肺经
    C. 足少阴肾经   D. 足太阴脾经

32. 治疗心悸,应首选：
    A. 合谷   B. 尺泽
    C. 内关   D. 太冲

33. 内关与曲泽之间的距离是：
    A. 12寸   B. 11寸

C. 10寸   D. 9寸

34. 中渚穴的定位是：
    A. 手背,第4、5掌骨小头后缘之间凹陷中
    B. 手背,第3、4掌骨小头后缘之间凹陷中
    C. 手背,第2、3掌骨小头后缘之间凹陷
    D. 手背,第4、5掌骨小头前缘之间凹陷中

35. 阳白穴的定位是：
    A. 目正视,瞳孔直上,眉上1寸
    B. 目正视,瞳孔直上,眉上1.5寸
    C. 目正视,瞳孔直上,眉上2寸
    D. 目正视,瞳孔直上,眉上2.5寸

36. 治疗癫闭、遗尿的穴位是：
    A. 太冲   B. 大陵   C. 神门   D. 内关

37. 下列哪项不是足厥阴肝经的循行：
    A. 起于大趾丛毛之际
    B. 上循足跗上廉,去内踝一寸
    C. 循喉咙之后,上入颃颡
    D. 出腘内廉,上股内后廉

38. 水沟穴归属的经脉是：
    A. 手阳明大肠经   B. 手少阳三焦经
    C. 手太阴肺经   D. 督脉

39. 天突穴归属的经脉是：
    A. 手太阴肺经   B. 足太阴脾经
    C. 手阳明大肠经   D. 任脉

40. 治疗疳积,应首选：
    A. 印堂   B. 二白   C. 太阳   D. 四缝

41. 球后穴的定位是：
    A. 眶上缘内1/4与外3/4交界处
    B. 眶上缘外1/4与内3/4交界处
    C. 眶下缘正中
    D. 眶下缘外1/4与内3/4交界处

42. 落枕穴位于手背,第二、三掌骨间的：
    A. 指掌关节后0.5寸   B. 指掌关节后1寸
    C. 指掌关节后1.5寸   D. 指掌关节后2寸

■ 参考答案

1. D	2. B	3. B	4. A	5. B
6. C	7. C	8. D	9. B	10. D
11. D	12. C	13. B	14. C	15. C
16. C	17. C	18. D	19. D	20. C
21. D	22. D	23. C	24. C	25. D
26. A	27. C	28. B	29. D	30. D
31. C	32. C	33. C	34. A	35. A
36. A	37. D	38. D	39. D	40. D
41. D	42. A			

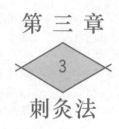

第三章

3

刺灸法

考纲要求

1. 毫针刺法。
(1)针刺前的准备:选择体位、消毒。
(2)进针法。
(3)针刺的方向、角度、深度。
(4)行针的基本手法及辅助手法。
(5)得气的表现及临床意义。
(6)常用的单式补泻手法。
(7)晕针、滞针、血肿、创伤性气胸、刺伤内脏等针刺异常情况的表现、处理及预防。
(8)毫针刺法的注意事项。
2. 灸法。
(1)灸法的种类。
(2)灸法的作用。

(3)瘢痕灸、无瘢痕灸、隔姜灸、隔蒜灸、隔盐灸、隔附子饼灸、温和灸、雀啄灸、回旋灸、温针灸、温灸器灸的操作方法、适用范围。
(4)灸法的注意事项。
3. 拔罐法。
(1)拔罐法的作用及使用范围。
(2)闪罐法、留罐法、走罐法、刺络拔罐法、留针拔罐法的操作方法和适用范围。
(3)拔罐法的注意事项。
4. 三棱针法的操作方法、适用范围及注意事项。
5. 皮肤针法的操作方法、叩刺部位、适用范围及注意事项。
6. 电针的操作方法、适用范围及注意事项。

考点解析

一 消毒

1. 针具器械消毒

(1)高压蒸汽灭菌法

98～137.2kPa 压强下,115℃～123℃的高温下,保持 30 分钟以上。该法消毒效果最佳。

(2)药液浸泡消毒法

将针具放入 75% 的酒精浸泡半个小时到一个小时。

(3)煮沸消毒法

清水中煮沸 15～20 分钟。

2. 医者手指消毒

肥皂水洗手,75% 酒精棉球擦拭。

3. 针刺部位消毒

75% 酒精棉球擦拭,或 2% 碘酊涂擦后再用 75% 酒精脱碘。

4. 治疗室内的消毒

晒洗、通风、紫外线光照。

二 体位

选择体位的三个原则:一要利于腧穴的正确定位;

二要便于针灸的施术操作;三要便于较长时间的留针而又不使患者感觉疲劳。但对初诊、精神紧张或年老、体弱、病重的患者,则都应采取卧位。临床上针刺的常用体位主要有以下几种:

1. 仰卧位

适宜于取头、面、胸、腹部腧穴和上下肢部分腧穴。(2007075、2013115、2014115)

真题【2014.115】
针刺双侧大包、阳陵穴、太冲穴,宜选的体位是
A. 俯卧位　　　　　　B. 仰靠坐卧
C. 仰卧位　　　　　　D. 侧伏坐位
【答案】C

真题【2013.115】
针刺尺泽、中府、丰隆穴,适宜的体位是
A. 仰卧位　　　　　　B. 侧卧位
C. 仰靠坐位　　　　　D. 俯伏坐位
【答案】A

2. 侧卧位

适宜取身体侧面少阳经腧穴和上、下肢部分腧穴。

3. 俯卧位

适宜于头、项、脊背、腰骶部腧穴和下肢背侧及上肢部分腧穴。如针刺定喘、命门、昆仑穴,选用俯卧位。(2012115)

4.仰靠坐位

适宜于取前头、颜面和颈前等部位的腧穴。如针刺百会、廉泉、列缺穴,选用仰靠坐位。(2012116)

5.俯伏坐位

适宜于取后头和项、背部的腧穴。(2013116、2014116)

真题 【2013.116】

针刺天柱、天宗、风门穴,适宜的体位是

A.仰卧位   B.侧卧位

C.仰靠坐位   D.俯伏坐位

【答案】D

6.侧伏坐位

适宜于取头部的一侧、面颊及耳前后部位的腧穴。

真题 【2014.116】

针刺一侧听宫、天柱、风池穴,宜选的体位是

A.俯卧位   B.仰靠坐卧

C.仰卧位   D.侧伏坐位

【答案】D

三 进针法

1.单手进针法

多用于较短的毫针。

2.双手进针法

(1)指切进针法

指切进针法又称爪切进针法。此法适宜于短针的进针。

(2)夹持进针法

夹持进针法或称骈指进针法。此法适用于长针的进针。(2007102)

(3)舒张进针法

此法主要用于皮肤松弛部位的腧穴。(2007103)

(4)提捏进针法

此法主要用于皮肉浅薄部位的腧穴,如印堂穴。以上各种进针方法在临床上应根据腧穴所在部位的解剖特点、针刺深浅和手法的要求灵活选用,以便于进针和减轻病人的疼痛。

3.针管进针法

此法进针不痛,用于儿童和惧针者。

四 针刺的方向角度和深度的概念

1.角度

针刺的角度是指进针时针身与皮肤表面所形成的夹角。

2.针刺的深度

针身刺入人体内的深浅度数。

五 针对不同部位、病情的体质针刺角度、深度的选择

1.角度

要根据腧穴所在的位置和医者针刺时所要达到的目的结合起来而确定。

(1)直刺

针身与皮肤表面呈90°角左右垂直刺入。适用于人体大部分腧穴。

(2)斜刺

针身与皮肤表面呈45°角左右倾斜刺入。适用于肌肉较浅薄处或内有重要脏器或不宜于直刺、深刺的腧穴。

(3)平刺

平刺即横刺、沿皮刺。针身与皮肤表面呈15°角左右沿皮刺入。适用于皮薄肉少部位的腧穴,如头部的腧穴等。

2.深度

(1)体质

身体瘦弱,宜浅刺;身强体肥者,宜深刺。

(2)年龄

年老体弱及小儿娇嫩之体,宜浅刺;中青年身强体壮者,宜深刺。

(3)病情

阳证、新病宜浅刺;阴证、久病宜深刺。(201580)

真题 【2015.80】

下列各项中,不宜毫针深刺的是

A.秋冬季节   B.体型肥胖

C.热证、新病   D.肢体部的腧穴

【答案】C

(4)部位

头面和胸背及皮薄肉少处的腧穴,宜浅刺;四肢、臀、腹及肌肉丰满处的腧穴,宜深刺。

针刺的角度和深度关系极为密切,一般来讲,深刺多用直刺,浅刺多用斜刺或平刺。

不同季节对针刺要求也不同,春夏宜刺浅,秋冬宜深刺。

六 行针法

定义:进针后,为产生针感,或调整针感强弱,以及使针感向某一方向扩散、传导而采取的操作方法,称为"行针",亦称"运针"。

1.基本手法(201753)

真题 【2017.52】

下列选项中不属于毫针行刺手法的是

A.摇法   B.震颤法

C. 捻转补泻　　　　　　D. 提插法

【答案】C

（1）提插法（2007101、201479）

将针刺入腧穴一定深度后，施以上提下插的操作手法。使针由浅层向下刺入深层谓之插，从深层向上引退至浅层谓之提，如此反复地做上下纵向运动即提插法。

使用提插法时的指力要均匀一致，幅度以 3~5 分为宜，频率 60 次左右/分，保持针身垂直，不改变针刺角度、方向。行针时提插的幅度大，频率快，刺激量就大；反之则反。

（2）捻转法（2007100）

将针刺入腧穴一定深度后，施以向前向后捻转动作，使针在腧穴内反复前后来回旋转的行针手法。

使用捻转法时，指力要均匀，角度应掌握在 180°~360°左右，不能单向捻针，否则针易被肌纤维等缠绕，引起局部疼痛和导致滞针。捻转角度大，频率快，其刺激量就大；反之则反。

2. 辅助手法

辅助手法是行针基本手法的补充，以促使得气和加强针刺感应为目的。

（1）循法

医者用手指顺着经脉的循行路径，在腧穴的上下部轻柔地循按的方法。此法能推动气血，激发经气，促使针后易于得气，有催气的作用。

（2）弹法

针刺后在留针过程中，以手指轻弹针尾或针柄，使针体微微振动的方法。本法有催气、行气加强针感的作用。

（3）刮法

毫针刺入一定深度后，经气未至，以拇指或食指的指腹抵住针尾，用拇指、食指或中指指甲，由下而上或由上而下频频刮动针柄的方法。本法在针刺不得气时用之可激发经气，如已得气者可以加强针刺感应的传导和扩散。

（4）摇法

毫针刺入一定深度后，手持针柄，将针轻轻摇动的方法。其法有二：一是直立针身而摇，以加强得气的感应；二是卧倒针身而摇，使经气向一定方向传导。

（5）飞法

针后不得气者，用右手拇、食指执持针柄，细细捻搓数次，然后张开两指，一搓一放，反复数次，状如飞鸟展翅，称飞法。本法的作用在于催气、行气，并使针刺感应增强。

（6）震颤法

针刺入一定深度后，右手持针柄，用小幅度、快频率的提插、捻转手法，使针身轻微震颤的方法。本法可促使针下得气，增强针刺感应。

刮法、弹法，可应用于一些不宜施行大角度捻转的腧穴；飞法可应用于某些肌肉丰厚部位的腧穴；摇法、震颤法可用于较为浅表部位的腧穴。

七 得气的表现

针下是否得气，可以从两个方面分析判断。

1. 患者对针刺的感觉、反应

得气时，患者的针刺部位可有酸胀、麻、重等自觉反应，还可出现热、凉、痒、痛、抽搐、蚁行等感觉，或呈现沿着一定的方向和部位传导和扩散的现象；少数患者还会出现循经性肌肤瞤动、震颤，或见到针刺腧穴部位的循经性皮疹带或红、白线状现象。

2. 医者刺手指下的感觉

得气时，医者的刺手亦能体会到针下沉紧、涩滞或针体颤动等反应。若针刺后未得气，患者则无任何特殊感觉或反应，医者刺手亦感觉到针下空松、虚滑。

八 得气临床意义

得气与否以及气至的迟速，不仅关系到针刺的治疗效果，而且可以借此判断疾病的预后。得气迅速时，一般疗效较好，得气较慢时效果就差，若不得气时，就可能无治疗效果。针刺不得气时，需要分析原因。若因取穴定位不准，或针刺角度有误，深浅失度，对此就应重新调整腧穴的针刺部位、角度、深度。另外应运用催气、候气方法。当针刺得气后，要注意守气。守住针下经气，以保持针感持久，才能使针刺对机体继续发挥调整作用。

九 常用单式补泻手法

1. 捻转补泻

得气后，捻转角度小，用力轻，频率慢，操作时间短者为补法。捻转角度大，向前用力重，频率快，操作时间长者为泻法。拇指向前用力重，向后用力轻者，为补法。向后用力重，向前用力轻者为泻法。

2. 提插补泻

得气后，先浅后深，重插轻提，提插幅度小，频率慢，操作时间短者为补法（2013079、201479）。先深后浅，轻插重提，提插幅度大，频率快，操作时间长者为泻法（2012079）。

真题【2014.79】

下列关于提插补泻之补法操作中，错误的是

A. 操作时间短　　　　　B. 先深后浅

C. 重插轻提　　　　　　D. 提插幅度小

【答案】B

下列关于提插补泻之补法操作的叙述中,错误的是

A. 先浅后深　　　　　B. 提插幅度小
C. 提插频率慢　　　　D. 以上提用力为主

【答案】D

3. 疾徐补泻

进针时徐入,少捻转,速出针者为补法。进针时速入,多捻转,徐出针者为泻法。

4. 迎随补泻

进针时,针尖随着经脉循行去的方向刺入为补法。针尖迎着经脉循行来的方向刺入为泻法。

5. 呼吸补泻

病人呼气时进针,吸气时出针为补法。吸气时进针,呼气时出针为泻法。

6. 开阖补泻

出针后迅速揉按针孔为补法。出针时摇大针孔而不立即揉按为泻法。

7. 平补平泻

进针得气后均匀地提插、捻转后即可出针。

十 晕针、滞针、血肿等常见针刺异常情况的处理及预防

1. 晕针

(1)定义

在针刺过程中病人发生的晕厥现象。

(2)原因

患者体弱或紧张,疲劳、饥饿,及气血大伤后,体位不当或手法过重。

(3)症状

神疲、头晕、面色苍白、多汗心悸、血压下降等。重者神志不清,仆倒在地,唇甲青紫,二便失禁,脉细微久绝,甚晕厥。

(4)处理

立即停止针刺,将针全部起出。使患者平卧,注意保暖。轻者仰卧片刻,给饮温开水或糖水。重者在上述处理基础上,可刺人中、内关、足三里或灸百会、关元、气海等穴。若仍不省人事,呼吸细微,脉细弱者,可考虑配合其他治疗或采用急救措施。

(5)预防

对于初次接受针刺治疗或精神过度紧张,身体虚弱者,先消除其顾虑,宜用卧位,选穴宜少,手法要轻。若饥饿、疲劳、大渴时,令进食、休息、饮水后再予针刺。治疗过程中,随时注意观察病人的神色,询问病人的感觉。

2. 滞针

(1)定义

在行针时或留针后医者感觉针下涩滞,捻转、提插、出针均感困难而病人则感觉痛剧时,称为滞针。

(2)原因

患者精神紧张,以致局部肌肉强烈收缩;行针手法不当,向单一方向捻针太过以致肌肉组织缠绕针体;患者体位改变,留针时间过长。

(3)症状

针在体内,捻转不动、提插、出针均感困难,若勉强捻转,提插时,则病人痛不可忍。

(4)处理

病人精神紧张而局部肌肉过度收缩,可稍延长留针时间,或于滞针腧穴附近循按,或叩弹针柄,或在附近再刺一针。若行针不当或单向捻针而致者,可向相反方向将针捻回,并用刮柄、弹柄法,使缠绕的肌纤维回释。

(5)预防

对精神紧张者,应消除患者顾虑。选择合适的体位,确定合理留针时间。注意行针的操作手法,避免单向捻针,若用搓法时,应注意与提插法的配合。

3. 弯针

(1)定义

进针时或针刺入腧穴后,针身在体内形成弯曲。

(2)原因

进针手法不熟练,用力过猛、过速,以致针尖碰到坚硬组织器官;或病人在针刺或留针时移动体位;或因针柄受到某种外力压迫、碰击。

(3)症状

针柄改变了进针或刺入留针时的方向和角度,提插、捻转及出针均感困难,甚至无法出针,而患者感到疼痛。

(4)处理

弯针后,即不得再行提插、捻转。如针系轻微弯曲,应慢慢将针起出。若弯曲角度过大时,应顺着弯曲方向将针起出。如弯曲不止一处,应视针柄扭转倾斜方向,逐步分段退出。若由病人移动体位所致,应使患者慢慢恢复原来体位,局部肌肉放松后针缓缓起出,切忌强行拔针,以免将针身折断,留在体内。

(5)预防

医者进针指力要均匀,避免进针过速、过猛。选择适当体位,在留针过程中,嘱患者不要随意更动体位,注意保护针刺部位,使其不受外物碰撞和压迫。

4. 断针

(1)定义

针体折断在人体内。

(2)原因

进针前失于检查,针身或针根有损伤剥蚀。针刺时将针身全部刺入腧穴。行针时强力提插、捻转,肌肉猛烈收缩。留针时患者随意变更体位,或弯针、滞针未能进行及时的正确处理。

(3)现象

行针时或出针后发现针身折断,其断端部分针身尚露于皮肤外,或断端全部没入皮肤之下。

(4)处理

嘱患者切勿更动原有体位。残端部分针身显露于体外可用手指或镊子将针起出。若断端与皮肤相平或稍凹陷于体内者,可用左手向下挤压针孔两旁,使断针暴露体外,右手持镊子将针取出。若断针完全深入皮下或肌肉深层时,应在X线下定位,手术取出。

(5)预防

认真仔细地检查针具。对认为不符合质量要求的针具,应剔出不用。避免过猛、过强地行针。在行针或留针时,嘱患者不要随意更换体位。针刺时不宜将针身全部刺入腧穴。如发现弯针时,应立即出针,不可强行刺入或行针。对于滞针弯斜等亦应及时正确的处理,不可强行硬拔。

5. 血肿

(1)定义

针刺部位出现的皮下出血而引起的肿痛。

(2)原因

针尖弯曲带钩,使皮肉受损,或刺伤血管。

(3)现象

出针后,针刺部位肿胀疼痛,继则皮肤呈现青紫色。

(4)处理

若微量的皮下出血而局部小块青紫时,一般不必处理。若局部肿胀疼痛较剧,青紫面积大而且影响活动功能时,可先做冷敷止血后,再做热敷或在局部轻轻揉按,以促使局部瘀血消散吸收。

(5)预防

仔细检查针具,避开血管针刺,出针立即用消毒干棉球按压针孔。

十一 针刺的注意事项

①患者在过于饥饿、疲劳、精神过度紧张时,不宜立即进行针刺。对身体瘦弱,气虚血亏的患者,进行针刺时手法不宜过强,并应尽量选用卧位。

②妇女怀孕三月者,不宜针刺小腹部的腧穴。怀孕三月以上者,腹部、腰骶部腧穴也不宜针刺。三阴交、合谷、昆仑、至阴等一些通经活血的腧穴,在怀孕期应予禁刺。妇女行经时,若非为了调经,亦不应针刺。

③小儿囟门未合时,头顶部的腧穴不宜针刺。

④常有自发性出血或损伤后出血不止的患者,不宜针刺。

⑤皮肤有感染、溃疡、瘢痕或肿瘤的部位,不宜针刺。

⑥对胸、胁、腰、背、脏腑所居之处的腧穴,不宜直刺、深刺。肝、脾肿大、肺气肿患者更应注意。

⑦针刺眼区和项部的风府、哑门等穴以及脊椎部的腧穴,要注意掌握角度,不宜大幅度地提插、捻转和长时间留针,以免伤及重要组织器官,产生严重的不良后果。

⑧对尿潴留等患者在针刺小腹部腧穴时,也应掌握适当的针刺方向、角度、深度等,以免误伤膀胱等器官。

十二 创伤性气胸的表现、处理、预防

由于针刺胸、背、腋、胁、缺盆等部位腧穴时,刺入过深,伤及肺脏,引起创伤性气胸。

1. 表现

(1)症状

轻者出现胸闷、心慌、呼吸不畅,重者可见呼吸困难、唇甲发绀、出汗、血压下降等症。

(2)体征

可见患侧胸肋部间隙饱满,胸部叩诊呈鼓音,气管向健侧移位,肺部听诊时呼吸音明显减弱或消失。值得注意的是,少数患者刺伤数小时后才会逐渐出现胸闷、呼吸困难等症状。

2. 处理

一旦发生气胸,应立即起针,让患者采取半卧位休息,切勿翻转体位,消除患者紧张恐惧心理;少量漏气可自愈;一般吸氧,根据气胸的严重程度,予以休养观察或者胸腔穿刺抽气及其他治疗;严重者,如出现张力性气胸时,需及时组织抢救。

3. 预防

为患者选择合适体位;在针刺过程中,医者精神必须高度集中,严格掌握进针的角度、深度,避免伤及肺脏。

十三 刺伤内脏的表现、处理、预防

施术者对腧穴和脏器的部位不熟悉,因针刺过深,或提插幅度过大,造成相应的内脏损伤。

1. 表现

疼痛和出血。

刺伤部位	临床表现
肝、脾	引起内出血,肝区或脾区疼痛,有的可向背部放射;若出血量大时,会出现腹痛、腹肌紧张及压痛、反跳痛等急腹症症状
心脏	轻者出现强烈刺痛,重者出现剧烈撕裂痛,甚至休克
肾脏	腰痛、血尿,严重时血压下降、休克
胆囊、膀胱、胃、肠等空腔脏器	疼痛,甚至急腹症症状

2. 处理

轻者,卧床休息一段时间,一般即可自愈;较重或有继续出血者,应止血;损伤重、出血多,出现失血性休克时,应迅速予以输血或外科手术治疗。

3. 预防

熟悉人体解剖部位,明确腧穴下的脏器组织;针刺胸腹、腰背等部位的腧穴时,掌握好针刺方向、角度、深度,行针幅度不宜过大。

十四 灸法的种类及其适应证

1. 艾灸(2009177)

(1)艾炷灸

①直接灸:将大小适宜的艾炷,直接放在皮肤上施灸。瘢痕灸:又名化脓灸。临床上常用于治疗哮喘、肺痨、瘰疬等慢性顽疾。无瘢痕灸:一般虚寒性疾患,均可采用此法。(2015174)

真题【2015.174】

可用瘢痕灸法治疗的是

A. 瘫闭　　　　　　B. 瘰疬

C. 肺痨　　　　　　D. 哮喘

【答案】BCD

②间接灸:用药物将艾炷与施灸腧穴部位的皮肤隔开,进行施灸的方法。

•隔姜灸:用于因寒而致的呕吐、腹痛、腹泻以及风寒痹痛等,有温胃止呕、散寒止痛的作用。(2007072)

•隔蒜灸:用于治疗瘰疬、肺痨及初起的肿疡等症,有清热解毒、杀虫等作用。

•隔盐灸:用于治疗伤寒阴证或吐泻并作、中风脱证等。有回阳、救逆、固脱之力。

•隔附子饼灸:用于治疗命门火衰而致的阳痿、早泄或疮疡久溃不敛等症,有温补肾阳等作用。

(2)艾卷(条)灸

①悬起灸:包括三种:温和灸、雀啄灸、回旋灸。三法对一般应灸的病证均可采用。但温和灸多用于灸治慢性病,雀啄灸、回旋灸多用于灸治急性病。

②实按灸:指将点燃的艾条隔布或隔绵纸数层实按在穴位上,使热气透入皮肉深部,火灭热减后重新点火按灸。实按灸中,太乙针灸可治疗内寒湿痹、顽麻、痿弱无力、半身不遂等病证。雷火针灸同太乙针灸。(2009118)

(3)温针灸

针刺与艾灸结合应用的一种方法,适用于既需要留针而又适宜用艾灸的病证。

(4)温灸器灸

温灸器灸又名灸疗器,温筒灸,是用金属特制的一种圆筒灸具。有调和气血、温中散寒的作用。一般需要灸治者均可采用,最适宜小儿、妇女及畏惧灸治者。

2. 其他灸法

(1)灯火灸

灯火灸又名"灯草灸""油捻灸""十三元宵火",也称"神灯照"。具有疏风解表、行气化痰、清神止搐等作用,多用于治疗小儿痄腮、乳蛾、吐泻、麻疹、惊风、小儿脐风和胃痛、腹痛、痧胀等病证。

(2)天灸

天灸又称药物灸、发泡灸。用对皮肤有刺激性的药物,涂敷于穴位或患处,使局部充血、起泡,犹如灸疮,故名天灸。

①白芥子灸:用于治疗关节痹痛、口眼㖞斜,或配合其他药物治疗哮喘等症。(2009117)

②蒜泥灸:敷涌泉穴治疗咯血、衄血,敷合谷穴治疗扁桃体炎,敷鱼际穴治疗喉痹。

③斑蝥灸:可治疗癣痒。

十五 灸法的作用

1. 温经散寒

如临床上用灸法治疗寒凝血滞、经络痹阻所引起的寒湿痹痛、痛经、经闭、胃脘痛、寒疝腹痛、泄泻、痢疾等病证。

2. 扶阳固脱

如临床上用灸法治疗脱证和中气不足、阳气下陷而引起的遗尿、脱肛、阴挺、崩漏、带下、久泻、痰饮等病证。

3. 消瘀散结

如临床用灸法治疗气血凝滞之疾,如乳痈初起、瘰疬、瘿瘤等病证。

4. 防病保健

5.引热外行

可用灸法治疗疖肿、带状疱疹、丹毒、甲沟炎等某些实热病证。

十六 灸法的注意事项

①面部穴位、大血管及关节活动部位,均不宜采用瘢痕灸。

②孕妇的腹部和腰骶部不宜施灸;阴虚火旺者灸量宜小。

③施灸时应防止艾火烧伤皮肤。用过的艾条,应装入小口玻璃瓶或艾条专用金属瓶内,以防复燃。

④施灸部位如在灸后因灼伤而出现水疱,直径在1cm以内者,一般不需要任何处理,待其自动吸收;水疱较大者,用一次性针灸针或注射器针头刺破水疱,放出水液,再涂以烫伤油或消炎药膏。

⑤一般空腹、过饱、极度疲劳和对灸法恐惧者,应慎施灸。

十七 常用灸法的操作方法

瘢痕灸、无瘢痕灸;隔姜灸、隔蒜灸、隔盐灸、隔附子饼灸;温和灸、雀啄灸、温针灸。

1.瘢痕灸

先将所灸部位涂以少量的大蒜汁以增强黏附和刺激作用,后将大小适宜的艾炷置于腧穴上,点燃艾炷施灸。每壮艾炷必须燃尽(201276),除去灰烬后,方可易炷再灸,待规定壮数灸完为止。施灸时由于艾火烧灼皮肤,可产生剧痛,此时可用手在施灸腧穴周围轻轻拍打以缓解疼痛。灸后1周左右,施灸部位化脓形成灸疮,5~6周左右,灸疮自行痊愈,结痂脱落后而留下瘢痕。

真题 【2012.76】

下列关于瘢痕灸的叙述中,错误的是

A.选用较小的艾炷

B.施灸前先在所灸腧穴部位涂以少量大蒜汁

C.每个艾炷不必燃尽,燃剩1/4时即更换新炷再灸

D.灸后1周左右,施灸部位化脓形成灸疮

【答案】C

2.无瘢痕灸

先在所灸部位涂以少量的凡士林使艾炷便于黏附,后将大小适宜的艾炷置于腧穴上点燃施灸,当艾炷燃剩1/3而患者感到微有灼痛时,即可易炷再灸,待规定壮数灸完为止。一般应灸至局部皮肤出现红晕而不起泡为度。

3.隔姜灸

将鲜姜切成直径大约2~3厘米,厚约0.2~0.3厘米的薄片,中间以针刺数孔,后将姜片置于应灸部位,再将艾炷放在姜片上点燃施灸。当艾炷燃尽,再易

炷施灸。灸完所规定的壮数,以使皮肤红润而不起泡为度。

4.隔蒜灸

将鲜大蒜头切成厚约0.2~0.3厘米的薄片,中间以针刺数孔(捣蒜如泥亦可),置于应灸部位,后将艾炷放在蒜片上,点燃施灸。待艾炷燃尽,易炷再灸,直至灸完规定的壮数。

5.隔盐灸

用干燥的食盐填敷于脐部,或于盐上再置一薄姜片,上置大艾炷施灸。此法需连续施灸,不拘壮数,以期脉起、肢温、证候改善。

6.隔附子饼灸

将附子研成粉末,用酒调和做成直径约3厘米,厚约0.8厘米的附子饼,中间以针刺数孔,放在应灸部位,上面再放艾炷施灸,直至灸完所规定壮数为止。

7.温和灸

施灸时将艾条的一端点燃,对准应灸的部位,约距皮肤2~3厘米左右,进行熏烤,使患者局部有温热感而无灼痛为宜。每处灸10~15分钟,至皮肤红晕为度。对于昏厥、局部知觉迟钝的患者,医者可将中、食二指分张,置于施灸部位的两侧,通过医者手指的感觉来测知患者局部的受热程度,以便随时调节施灸的距离和防止烫伤。

8.雀啄灸

施灸时,将艾条点燃的一端与施灸部位的皮肤并不固定在一定距离,而是像鸟雀啄食一样,一上一下活动地施灸。

9.温针灸

将针刺入腧穴,得气后并给予适当补泻手法而留针时,将纯净细软的艾绒捏在针尾上,或用艾条一段长约2厘米左右,插在针柄上,点燃施灸。待艾绒或艾条烧完后除去灰烬,将针起出。(201079)

十八 回旋灸的操作方法、适用范围

1.操作方法

施灸时,艾条点燃的一端与施灸部位皮肤虽然保持一定距离,但艾条并不固定,而是左右移动或反复旋转施灸。

2.适用范围

多用于灸治急性病。

十九 温灸器灸操作方法、适用范围

1.操作方法

使用专门用于施灸的器具(临床常用的温灸器有灸架、灸盒和灸筒),施灸时,将艾绒或艾条装入温灸器,点燃后置于腧穴或应灸部位进行熨灸,以所灸部位

的皮肤红晕为度。

2.适用范围

临床需要灸治者,一般均可应用,对小儿、妇女及畏灸者尤为适宜。

二十 拔罐法的作用及适用范围

1.作用

开泻腠理、祛风散寒、通经活络、行气活血、祛瘀生新、消肿止痛等。

2.适用范围

(1)保健疗法

(2)局部病证

腹痛、颈肩腰腿痛、关节痛、软组织闪挫扭伤等。

(3)全身病证

伤风感冒、头痛、面瘫、咳嗽、哮喘、消化不良、泄泻、月经不调、痛经等。

(4)外科病证

目赤肿痛、麦粒肿、丹毒、疮疡初起未溃等。

二十一 罐的吸附方法(2016176)

1.火吸法(2007149)

利用火在罐内燃烧时产生的热力排出罐内空气,形成负压,使罐吸附在皮肤上的方法,具体包括:闪火法、投火法、滴酒法、贴棉法。

2.水吸法

利用沸水排出罐内空气,形成负压,使罐吸附在皮肤上的方法。此法一般选用竹罐。可根据病情需要在沸水中放入适量的祛风活血药物,即称药罐法。

3.抽气吸法

二十二 闪罐法的操作方法和适应证

1.操作方法

将罐拔住后,立即起下,如此反复多次地拔住起下,起下拔住,直至皮肤潮红、充血,或瘀血为度。

2.适应证

多用于局部皮肤麻木、疼痛或功能减退等疾患,尤其适用于不宜留罐的患者,如小儿、年轻女性的面部。(2008120、2012179)

二十三 留罐法(坐罐法)的操作方法和适应证

1.操作方法

将罐吸附在体表后,使罐子吸拔留置于施术部位10～15分钟,然后将罐起下。

2.适应证

此法是常用的一种方法,一般疾病均可应用,而且单罐、多罐皆可应用。

二十四 留针拔罐法的操作方法和适用范围

1.操作方法

在毫针留针过程中,在留针部位加用拔罐的方法。先将毫针针刺得气后留针,再以毫针为中心,加用拔罐并留置10～15分钟,然后起罐、起针。

2.适用范围

能起到针罐配合的作用。

二十五 走罐法(推罐法)的操作方法和适应证

1.操作方法

拔罐时先在所拔部位的皮肤或罐口上,涂一层凡士林等润滑剂,再将罐拔住。然后,医者用右手握住罐子,向上、下或左、右需要拔的部位,往返推动,至所拔部位的皮肤红润、充血,甚或瘀血时,将罐起下。

2.适应证

此法适宜于面积较大、肌肉丰厚部位,如脊背、腰臀、大腿等部位。(2012179)

二十六 刺络拔罐法的操作方法和适应证

1.操作方法

在应拔部位的皮肤消毒后,用三棱针点刺出血或用皮肤针叩打后,再将火罐吸拔于点刺的部位,使之出血,以加强刺血治疗的作用。一般刺血后拔罐留置10～15分钟。

2.适应证

多用于治疗丹毒、扭伤、乳痈等。(2008119、2012179)

二十七 三棱针法的操作方法、适应证、注意事项(2008179)

1.操作方法

(1)点刺法

针刺前,先推挤针刺部位,使血液在此积聚,然后消毒。针刺时左手捏紧被刺部位,右手持针,对准已消毒的部位,刺入3～5毫米深,随即将针迅速退出,轻轻挤压针孔周围,使出血少许,然后用消毒干棉球按压针孔。点刺多用于指、趾末端的十宣、十二井穴和耳尖及头面部的攒竹、上星、太阳等穴。

（2）散刺法

又叫豹纹刺，是对病变局部周围进行点刺的一种方法。根据病变部位大小的不同，可刺10～20针以上，由病变外缘环形向中心点刺，以促使瘀血或水肿得以排除，达到祛瘀生新、通经活络的目的。此法多用于治疗局部瘀血、血肿或水肿、顽癣等。(2015178)

真题【2015.178】

针灸治疗操作方法不正确的是

A. 治疗中风，取水沟穴，用雀啄法，以眼球湿润为度

B. 治疗腰部刺痛，取阿是穴，采用刺络拔罐法

C. 治疗急性面瘫，取颊车、地仓，给予强刺激

D. 治疗目赤肿痛，取太阳、耳尖，采用三棱针散刺

【答案】CD

（3）刺络法

先用带子或橡皮管，结扎在针刺部位上端（近心端），然后消毒。针刺时左手拇指压在被针刺部位下端，右手持针刺入静脉中2～3毫米，立即将针退出，使其流出少量血液，出血停后，再用消毒干棉球按压针孔。当出血时，也可轻轻按压静脉上端，以助瘀血外出，毒邪得泻。此法多用于曲泽、委中等肘膝关节附近有较明显浅表血络或静脉的部位穴，治疗急性吐泻、中暑、发热等。

（4）挑刺法

用左手按压施术部位两侧，或捏起皮肤，右手持针迅速刺入皮肤1～2毫米，随即将针身倾斜挑破皮肤，使之出少量血液或少量黏液。也可再刺入5毫米左右深，将针身倾斜并使针尖轻轻挑起，挑断皮下部分纤维组织，然后出针，覆盖敷料。常用于比较平坦利于挑提牵拉的部位，如背俞穴。常用于治疗肩周炎、胃痛、颈椎病、失眠、支气管哮喘、血管神经性头痛等。

2. 适应范围

三棱针放血疗法具有通经活络、开窍泻热、消肿止痛等作用。各种实证、热证、瘀血、疼痛等均可应用。较常用于某些急症和慢性病，如昏厥、高热、中暑、中风闭证、咽喉肿痛、目赤肿痛、顽癣、疔疮初起、扭挫伤、痔证、痔疮、顽痹、头痛、丹毒、指（趾）麻木等。(201476)

真题【2014.76】

三棱针散刺法常用于治疗的病症是

A. 局部顽癣　　　　　B. 昏厥

C. 发怒　　　　　　　D. 急性吐泻

【答案】A

3. 注意事项

①施术前，应做好必要的解释工作，以消除患者疑虑。

②出血量较大时，可用敞口器皿盛接，所出血液应做无害化处理，患者宜适当休息才可离开。

③医者须避免直接接触患者的血液。

④血管瘤部位、不明原因的肿块部位禁刺。

⑤应注意避免伤及大动脉。

⑥凝血功能障碍的患者禁用。

二十八　皮肤针法的操作方法、叩刺部位、适应证及注意事项

1. 操作方法

（1）叩刺部位

①循经叩刺：循着经脉进行叩刺的一种方法。常用于项背腰骶部的督脉，足太阳膀胱经及四肢肘膝以下经络，可治疗其相应的各脏腑经络疾病。

②穴位叩刺：选取与所治病证相关的穴位，进行叩刺的方法。常用于各种特定穴、华佗夹脊穴、阿是穴等。

③局部叩刺：在患部进行叩刺的一种方法，如扭伤后局部的瘀肿疼痛及顽癣等，可在局部进行围刺或散刺。

（2）刺激强度与疗程

①轻刺：用力稍小，皮肤仅现潮红、充血为度。适用于头面部、老弱妇女患者，以及病属虚证、久病者。

②重刺：用力较大，以皮肤有明显潮红，微出血为度。适用于压痛点、背部、臀部、年轻体壮患者，以及病属实证、新病者。(2013179)

真题【2013.179】

下列关于皮肤针的叙述中，正确的有

A. 叩刺时要保持针尖与皮肤垂直

B. 重刺适用于实证、新病

C. 叩刺部位分循经叩刺、穴位叩刺、局部叩刺

D. 不可用于治疗五官疾病

【答案】ABC

③中刺：介于轻刺与重刺之间，以局部有较明显潮红，但不出血为度，适用于一般部位，以及一般患者。

叩刺治疗，一般每日或隔日1次，10次为1疗程，疗程间可间隔3～5日。

（3）操作

①叩刺：针具和叩刺部位用75%酒精消毒后，以右手拇指、中指、无名指握住针柄，食指伸直按住针柄中段，针头对准皮肤叩击，运用腕部的弹力，使针尖叩刺皮肤后，立即弹起，如此反复叩击。叩击时针尖与皮肤必须垂直，弹刺要准确，强度要均匀。

②滚刺：用特制的滚刺筒，经75%酒精消毒后，手持筒柄，将针筒在皮肤上来回滚动，使刺激范围成为一狭长的面，或扩展成一片广泛的区域。

2. 适应范围

皮肤针的适应范围很广，临床各种病证均可应用，如近视、视神经萎缩、急性扁桃体炎、感冒、咳嗽、慢性

肠胃病、便秘、头痛、失眠、腰痛、皮神经炎、斑秃、痛经等。

3.注意事项

①针具要经常检查,注意针尖有无毛钩,针面是否平齐,滚刺筒转动是否灵活。

②叩刺时动作要轻捷,正直无偏斜,以免造成患者疼痛。

③局部如有溃疡或损伤,急性传染性疾病及急腹症不宜使用本法。

④叩刺时,若手法重而出血者,应进行清洁和消毒,注意防止感染。

⑤滚刺筒不要在骨骼突出部位处滚动,以免产生疼痛或出血。

二十九 电针的操作方法、适用范围及注意事项

1.操作方法

毫针刺入穴位得气后,将输出电位器调至"0"位,负极接主穴,正极接配穴,对不分正负者,将两根导线任意连接在两个针柄上。打开电源开关,选好波型,慢慢调高至所需输出电流量。根据病情决定电针治疗时间,一般为5～20分钟,用于镇痛则一般在15～45分钟之间。如感觉弱时,可适当加大输出电流量,或暂断电1～2分钟后再行通电。当达到预定时间后,先将输出电位器退至"0"位,然后关闭电源开关,取下导线,最后将毫针常规取出。

2.适用范围

电针法有止痛、镇静、改善血液循环、调整肌张力等作用。临床常用于治疗各种痛证、痹证和心、胃、肠、胆、膀胱、子宫等器官的功能失调,以及癫狂和肌肉、韧带、关节的损伤性疾病等,并可用于针刺麻醉。

3.注意事项

①电针仪在首次使用前应仔细阅读产品使用说明书,掌握电针仪的性能、参数、使用方法、注意事项及禁忌等内容。

②使用电针前,需检查其性能是否正常。

③毫针的针柄经过温针灸火烧之后,表面氧化不导电,不宜使用。若使用,输出导线应夹持针身。

④电针仪最大输出电压在40V以上者,最大输出电流应限制在1mA以内,以防止触电。

⑤电针治疗过程中应严格确保每组输出电流回路通畅,避免电针仪输端与电极线、电极线与毫针之间产生任何接触不良现象。

⑥靠近延髓、脊髓等部位使用电针时,电流量宜小,并注意电流的回路不要横跨中枢神经系统,不可过强刺激。禁止电流回路通过心脏,例如左右上肢的两个穴位不可接同一对电极。

⑦电针刺激量较大,要防止晕针。体质虚弱、精神紧张者,尤应注意电流量不宜过大。

⑧调节电流时,不可突然增强,以防引起肌肉强烈收缩,造成弯针或折针。

⑨要注意"电针耐受"现象的发生。

⑩心脏附近、安装心脏起搏器者、颈动脉窦附近禁用电针。

■■ 小试牛刀

1.下列关于温针灸操作方法的叙述,正确的是:
A.针刺得气后施以艾条灸
B.先予温和灸后再行针刺
C.针刺得气后施以实按灸
D.针刺得气后将艾绒捏在针尾上施灸

2.针刺右侧风市、日月、飞扬、足临泣穴,应选取的体位是:
A.左侧卧位
B.右侧卧位
C.俯卧位
D.仰卧位

3.针灸治疗面瘫初期,面部腧穴宜采用的刺法是:
A.浅刺、轻刺激
B.深刺、重刺激
C.深刺加电针
D.浅刺加头针

4.治疗寒邪所致的病痛宜选用的灸法是:
A.瘢痕灸
B.天灸
C.隔蒜灸
D.隔姜灸

5.同时针刺中脘、章门、内关、足三里、三阴交穴时,宜选择的体位是:
A.俯卧位
B.仰卧位
C.侧卧位
D.仰靠卧位

6.下列有关针刺深度的叙述,错误的是:
A.年老体弱者宜浅刺
B.形瘦者宜浅刺
C.阳证宜浅刺
D.久病宜浅刺
E.头面、胸腹部的腧穴宜浅刺

7.针刺浅薄部位腧穴,应用:
A.指切进针法
B.夹持进针法
C.提捏进针法
D.舒张进针法

8.提插补泻法中,补法的操作手法是:

A. 轻插重提，幅度小，频率快

B. 轻插重提，幅度小，频率慢

C. 重插轻提，幅度大，频率快

D. 重插轻提，幅度小，频率慢

9. **呼吸补泻手法中泻法是**：

A. 患者吸气时捻转，呼气时提插

B. 患者吸气时提插，呼气时捻转

C. 患者吸气时进针，呼气时出针

D. 患者吸气时进针，呼气时捻转

10. **造成滞针的原因是**：

A. 患者体位移动

B. 针具质量差

C. 留针时间太短

D. 单一方向捻针太过

11. **雀啄灸属于**：

A. 天灸　　　　　　　　B. 艾炷灸

C. 温针灸　　　　　　　D. 艾条灸

12. **化脓灸属于**：

A. 直接灸　　　　　　　B. 间接灸

C. 温和灸　　　　　　　D. 回旋灸

13. **下列各项属隔盐灸作用的是**：

A. 清热解毒

B. 回阳救逆

C. 滋阴清热

D. 祛风通络

14. **隔姜灸可用于治疗**：

A. 寒性呕吐腹痛

B. 哮喘

C. 瘰疬

D. 疮疡

15. **治疗丹毒首选的拔罐法是**：

A. 留罐法　　　　　　　B. 走罐法

C. 留针拔罐法　　　　　D. 刺血拔罐法

■■ 参考答案

1. D	2. A	3. A	4. D	5. B
6. D	7. C	8. D	9. C	10. D
11. D	12. A	13. B	14. A	15. D

第四章

4

治疗总论

考纲要求

（1）针灸治疗作用。

（2）针灸治疗原则：补虚泻实（虚则补之、陷下则灸之、实则泻之、菀陈则除之、不盛不虚以经取之）、清热温寒（热则疾之、寒则留之）、治病求本（急则治标、缓则治本、标本同治）、三因制宜（因人制宜、因时制宜、因地制宜）的含义及临床应用。

（3）针灸临床诊治特点。

（4）处方选穴原则：近部选穴、远部选穴、辨证选穴、对症选穴的概念及应用举例。

（5）常用配穴方法：按部配穴（远近配穴、上下配穴、前后配穴、左右配穴）、按经配穴（本经配穴、表里经配穴、同名经配穴）的概念及临床应用。

（6）刺灸方法的选择。

（7）特定穴的应用：五输穴、募穴、背俞穴、原穴、络穴、八脉交会穴、八会穴、郄穴、下合穴、交会穴的概念、组成、分布特点及临床应用。

考点解析

一 针灸治疗原则的含义及应用举例

1. 补虚泻实

（1）虚则补之，陷下则灸之

①"虚则补之"指虚证采用补法治疗。可通过针刺手法的补法、穴位的选择和配伍实现。如在有关脏腑经脉的背俞穴、原穴施行补法，可改善脏腑功能，补益阴阳、气血等的不足；应用偏补性能的腧穴，如关元、气海、命门、肾俞等穴。（201572、2018165）

真题【2015.72】

下列属于"虚则补之"针灸原则的是

A. 菀陈则除之　　　　B. 陷下则灸之

C. 邪盛则虚之　　　　D. 不盛不虚以经取之

【答案】B

真题【2018.165】

下列关于"虚则补之"的针灸操作正确的是

A. 针刺原穴、腧穴　　　B. 用皮肤针行重刺

C. 行提插捻转补法　　　D. 采用隔附子饼灸

【答案】ACD

②"陷下则灸之"，指气虚下陷的治疗原则以灸治为主。应用温灸方法可较好地起到温补阳气、升提举陷的目的，也属于虚则补之的范畴。如子宫脱垂灸百会、气海、关元等。（2008113）

（2）实则泻之，菀陈则除之（2017165）

①"实则泻之"指实证采用泻法治疗。可通过针刺手法的泻法、穴位的选择和配伍实现。如在穴位上施行捻转、提插、开阖等泻法，可以起到祛除人体病邪的作用；应用偏泻性能的腧穴如十宣穴、水沟、素髎、丰隆、血海等。

②"菀陈则除之"指对络脉瘀阻不通引起的病证，宜采用三棱针点刺出血，达到活血化瘀的目的。如闪挫扭伤、丹毒等，即可在局部络脉或瘀血部位施行三棱针点刺出血法；如病情较重者，可点刺出血后加拔火罐；腱鞘囊肿、小儿疳证的点刺放液治疗也属此类。（201480）

真题【2017.165】

下列各项中，符合针灸治疗原则"实则泻之"的是

A. 选取井穴、募穴　　　B. 选用三棱针法

C. 施以毫针捻转泻法　　D. 采用温和灸法

【答案】ABC

真题【2014.80】

根据针灸原则，血瘀证宜

A. 除之　　B. 疾之　　C. 补之　　D. 留之

【答案】A

（3）不盛不虚以经取之

①"不盛不虚"，不是指病证本身无虚实可言，而是说脏腑、经络的虚实表现不明显。属本经自病，而不涉及其他脏腑、经脉。

②治疗应按本经循经取穴。

③针刺时，多采用平补平泻的针刺手法。

2. 清热温寒

（1）热则疾之（2013080）

①热则疾之指热性病证的治疗原则是浅刺疾出或

点刺出血,手法宜轻快,不留针或针用泻法,以清泻热毒。

②例如,风热感冒取大椎、曲池、合谷、外关等穴浅刺疾出以清热解表;咽喉肿痛用三棱针在少商穴点刺出血,以泻热、消肿、止痛。

真题【2013.80】
根据针灸治疗原则,热性病证宜

A.补之   B.疾之   C.留之   D.除之

【答案】B

(2)寒则留之(2012080)

①寒则留之指寒性病证的治疗原则是深刺而久留针,以达温经散寒的目的。寒性凝滞主收引,针刺时不易得气,故应留针候气;加艾灸则更能助阳散寒。

②如寒邪在表留于经络者,艾灸法相宜;若寒邪在里,凝滞脏腑,则针刺应深而久留,或配合"烧山火"针刺手法,或加用艾灸,以温针法最为适宜。(2008114)

3.治病求本

(1)急则治标

①急则治标指当标病处于紧急的情况下,首先要治疗标病,以抢救生命或缓解病人的急迫症状,为治疗本病创造有利的条件。

②例如,高热抽搐,应首先针刺大椎、水沟、合谷、太冲等穴,以泻热、开窍、息风止痉;昏迷,应先针刺水沟,醒脑开窍;中风出现小便潴留时,应先针刺中极、水道、秩边,急利小便,再根据疾病的发生原因从本论治。

(2)缓则治本

①缓则治本指大多数情况下,治病都要坚持"治病求本"的原则,尤其是慢性病和急性病的恢复期。

②如肾阳虚引起的五更泄,泄泻是其症状为标,肾阳不足为本,治宜灸气海、关元、命门、肾俞。

(3)标本同治

①标病和本病并重时,应采取标本同治的方法。

②如体虚感冒,应当益气解表,益气为治本,解表为治标,宜补足三里、关元,泻合谷、风池、列缺等。

4.三因制宜

(1)因时制宜

①因时制宜指治病时,一要考虑患者所处的季节和时辰,二要针对疾病的发作或加重规律而选择有效治疗时机。

②如春夏宜浅刺,秋冬宜深刺;子午流注针法的创立;又如精神疾患多在春季发作,故应在春季之前进行治疗;乳腺增生症患者在经前乳房胀痛较重,治疗也应在经前1周开始。

(2)因地制宜

①由于地理环境、气候条件,人体的生理功能、病理特点有所区别,治疗也应有差异。

②如寒冷的地区,多用温灸,应用壮数较多;在温热地区,应用灸法较少。

(3)因人制宜

①因人制宜指根据患者的性别、年龄、体质等的不同特点而制定适宜的治疗方法。

②如治妇人病时多考虑调理冲脉(血海)、任脉等;体质虚弱、皮肤薄嫩、对针刺较敏感者,针刺手法宜轻;体质强壮、皮肤粗厚、针感较迟钝者,针刺手法可重些。

■ 针灸治疗作用

1.疏通经络

①针灸最基本和最直接的治疗作用。

②主要是根据经络的循行,选择相应的腧穴和针刺手法及三棱针点刺出血、梅花针叩刺、拔罐等,使经络通畅,气血运行正常,达到治疗疾病的目的。

2.调和阴阳

①调和阴阳是针灸治疗最终要达到的根本目的。

②通过经络阴阳属性、经穴配伍和针刺手法完成的。

③如中风后出现的足内翻,采用补阳经而泻阴经的针刺方法,以平衡阴阳;又如阳跷、阴跷主眼睑开合,故失眠补阴跷(照海)泻阳跷(申脉);多寐补阳跷(申脉)泻阴跷(照海)。

3.扶正祛邪

通过补虚泻实原则来实现。

■ 针灸临床诊治特点

1.激发正气,自身调节

针灸激发正气,发挥自身调节作用或具有双向、良性、整体性调节的特点,即适宜的针灸刺激作用于机体产生兴奋或抑制的双向效应,在不同水平上同时对多个器官功能产生影响,并综合调节全身各系统的功能,从而使机体趋向正常生理状态。

2.起效快捷,适应证广

针刺治病起效所需时间短。正如《灵枢·九针十二原》所说:"效之信,若风之吹云,明乎若见苍天。""夫善针者,取其疾也,犹拔刺也,犹雪污也,犹解结也,犹决闭也。"

3.无毒性,作用安全

针灸通过激发机体自身的调节机能,促进机体释放一些内源性物质,以发挥防治疾病的效应,不会产生毒性损害。

■ 处方选穴规律

1.近部选穴的概念及应用举例(2015115)

①近部选穴指在病变局部或距离比较接近的范围选取穴位的方法,是腧穴所在,主治所在的体现。

②如颠顶痛取百会;胃痛选中脘;面瘫局部选颊车、地仓、颧髎,近部选风池。

【2015.115】
属于近部选穴的是

A.耳聋取听宫　　　　B.腰背取委中

C.痰多取丰隆　　　　D.失眠取心俞

【答案】A

2.远部选穴的概念及应用举例(2015116)

①远部选穴指在病变部位所属和相关的经络上,距病位较远的部位选取穴位的方法,是"经络所过,主治所及"治疗规律的体现。

②如胃痛选胃经的足三里,上牙痛选胃经的内庭,下牙痛选大肠经的合谷穴,治疗鼻渊选阴陵泉、合谷,治疗哮喘选尺泽、列缺,治疗耳聋选中渚、太溪。(2013180、2015177、201854)

【2018.54】
下列选项中属于远部取穴的是

A.腰痛选腰痛点　　　　B.胆绞痛选阳陵泉

C.心绞痛选膻中　　　　D.痰热内扰不寐选丰隆

【答案】B

【2015.116】
属于远部选穴的是

A.耳聋取听宫　　　　B.腰背取委中

C.痰多取丰隆　　　　D.失眠取心俞

【答案】B

【2015.177】
属于腧穴远治作用的是

A.翳风治疗耳聋　　　　B.劳宫治疗口疮

C.养老治疗目疾　　　　D.太渊治疗无脉症

【答案】BC

【2013.180】
下列各项中,属于远部选穴的有

A.治疗鼻渊取阴陵泉、合谷

B.治疗哮喘取尺泽、列缺

C.治疗高热选曲池、大椎

D.治疗耳聋选中渚、太溪

【答案】ABD

3.对证对症选穴的概念及应用举例

(1)辨证选穴

根据疾病的证候特点,分析病因病机而辨证选穴位的方法。

①对发热、多汗、盗汗、虚脱、抽风、昏迷此类呈现全身症状的病证,应采用辨证选穴,如肾阴不足导致的虚热选肾俞、太溪;肝阳化风导致的抽风选太冲、行间;中气不足选百会、气海等。

②对于病变部位明显的疾病,辨证选穴也是治病求本原则的体现。如牙痛根据病因病机可分为风火牙痛、胃火牙痛和肾虚牙痛,风火牙痛选风池、外关,胃火牙痛选内庭、二间,肾虚牙痛选太溪、行间。

(2)对症选穴

根据疾病的特殊症状而选取穴位的原则,是腧穴特殊治疗作用及临床经验在针灸处方中的具体运用。如哮喘选定喘穴,虫证选百虫窝,腰痛选腰痛点,落枕选外劳宫,崩漏选断红穴等,这是大部分奇穴的主治特点。(2014180)

【2014.180】
下列各项中,属于对症选穴的有

A.治疗牙痛取内庭　　　　B.治疗腰痛取腰痛点

C.治疗发热取大椎　　　　D.治疗落枕取外劳宫

【答案】BCD

五 刺灸方法的选择

1.治疗方法的选择

要针对患者病情和具体情况而确立针灸治疗方法,在处方中必须说明治疗采用何种具体方法。

2.操作方法的选择

当治疗方法确定后,要对其具体操作进行说明。特别要注意的是,对于处方中有特殊要求的穴位,如操作的深度、方向等不同于常规的方法、要求特殊的针感或经气传导方向等都应特别强调。

3.治疗时机的选择

治疗时机是提高针灸疗效的重要方面。主要针对发作或加重呈现明显的时间规律性的疾病,在其发作或加重前进行针灸治疗可提高疗效。

六 常用配穴方法

1.按经脉配穴法

(1)本经配穴法 (2017164)

①当某一脏腑、经脉发生病变时,即选该脏腑、经脉的腧穴配成处方。

②如胆经郁热而致的少阳头痛,可近取胆经的率谷、风池,远取本经荥穴侠溪;胃火循经上扰导致的牙痛,可近取胃经的颊车,远取该经荥穴内庭。

(2)表里经配穴法

①当某一脏腑经脉发生疾病时,取该经和其相表里的经脉腧穴配合成方。

②如风热袭肺导致的感冒咳嗽,可选肺经的尺泽和大肠经的曲池、合谷;《灵枢·五邪》载:"邪在肾,则病骨痛,阴痹……取之涌泉、昆仑";治疗呕吐取足三里、公孙。(2012072、2015176)

③原络配穴法是表里经配穴法中的特殊实例。(2007178、201575)

真题【2015.75】

治疗胃病,依据原络配穴法应选用的腧穴是

A. 章门、内关　　　　B. 冲阳、公孙
C. 丰隆、太白　　　　D. 脾俞、中脘

【答案】B

真题【2015.176】

属于表里经配穴法的是

A. 治疗感冒取列缺、合谷
B. 治疗胃痛取足三里、公孙
C. 治疗心悸取内关、神门
D. 治疗牙痛取合谷、内庭

【答案】AB

(3)同名经配穴法(2017164、201472)

①将手足同名经的腧穴相互配合的方法,基于同名经"同气相通"的理论。

②如阳明头痛取手阳明经的合谷配足阳明经的内庭;落枕取手太阳经的后溪配足太阳经的昆仑。

真题【2017.164】

选用天柱、后溪、申脉穴治疗头痛,其蕴涵的配穴方法是

A. 同名经配穴　　　　B. 本经配穴
C. 上下配穴　　　　　D. 表里经配穴

【答案】ABC

2.按部位配穴法

(1)上下配穴法

①将腰部以上或上肢腧穴和腰部以下或下肢腧穴配合应用的方法。

②如胃脘痛可上取内关,下取足三里;八脉交会穴的配对应用也属本配穴法。

(2)前后配穴法(2008176)

①人体前部和后部的腧穴配合应用的方法,主要指将胸腹部和背腰部的腧穴配合应用,《内经》中称"偶刺"。

②常用于治疗脏腑疾患,如癃闭,前取水道、中极或关元,后取膀胱俞或秩边(2013072);肺病前取华盖、中府,后取肺俞;俞、募穴配合应用也属于本配穴法的典型实例。

真题【2013.72】

治疗癃闭取关元、膀胱俞,其配穴方法是

A. 表里配穴　　　　　B. 上下配穴
C. 前后配穴　　　　　D. 同名经配穴

【答案】C

(3)左右配穴法

将人体左侧和右侧的腧穴配合应用的方法,以加强腧穴的协同作用。本法是基于人体十二经脉左右对称分布和部分经脉左右交叉的特点总结而成的。如胃痛可选双侧足三里、梁丘等;左侧偏头痛,可选同侧的太阳、头维和对侧的外关、足临泣;左侧面瘫可选同侧

七 五输穴的概念、组成、分布特点和应用

1.概念

①十二经脉分布在肘、膝关节以下的5个特定腧穴,即"井、荥、输、经、合"穴,简称"五输"。

②五输穴从四肢末端向肘膝方向依次排列。古人把经气在经脉中的运行比作自然界之水流,认为具有由小到大、由浅入深的特点。《灵枢·九针十二原》指出:"所出为井,所溜为荥,所注为输,所行为经,所入为合。"是对五输穴经气流注特点的概括。(2007074)

③井穴分布在指或趾末端,为经气初出;荥穴分布于掌指或跖趾关节之前,为经气开始流动;输穴分布于掌指或跖趾关节之后,为经气渐盛;经穴多位于腕、踝关节以上之前臂、胫部,其经气盛大流行;合穴位于肘膝关节附近,其经气充盛且入合于脏腑。

④五输穴不仅有经脉归属,而且具有自身的五行属性,按照"阴井木""阳井金"的规律进行配属。(2017162、2007169)

2.组成

经络	五输穴
手太阴肺经	少商、鱼际、太渊、经渠、尺泽
手厥阴心包经	中冲、劳宫、大陵、间使、曲泽
手少阴心经	少冲、少府、神门、灵道、少海
足太阴脾经	隐白、大都、太白、商丘、阴陵泉
足厥阴肝经	大敦、行间、太冲、中封、曲泉
足少阴肾经	涌泉、然谷、太溪、复溜、阴谷
手阳明大肠经	商阳、二间、三间、阳溪、曲池
手少阳三焦经	关冲、液门、中渚、支沟、天井
手太阳小肠经	少泽、前谷、后溪、阳谷、小海
足阳明胃经	厉兑、内庭、陷谷、解溪、足三里
足少阳胆经	足窍阴、侠溪、足临泣、阳辅、阳陵泉
足太阳膀胱经	至阴、足通谷、束骨、昆仑、委中

五输穴歌

少商鱼际与太渊,经渠尺泽肺相连;
(少商井木;手太阴)

商阳二间接三间,阳溪曲池大肠牵;
(商阳井金;手阳明)

厉兑内庭陷谷胃,解溪向上三里随;
(厉兑井金;足阳明)

隐白大都太白脾,商丘之上阴陵泉;
(隐白井木;足太阴)

少冲少府属于心,神门灵道少海寻;
(少冲井木;手少阴)

少泽前谷与后溪,阳谷小海小肠经;

（少泽井金；手太阳）

至阴通谷接束骨，昆仑委中膀胱经；

（至阴井金；足太阳）

涌泉然谷与太溪，复溜阴谷肾经遗；

（涌泉井木；足少阴）

中冲劳宫心包络，大陵间使传曲泽；

（中冲井木；手厥阴）

关冲液门中渚穴，支沟天井属三焦；

（关冲井金；手少阳）

窍阴侠溪足临泣，阳辅阳陵是胆经；

（窍阴井金；足少阳）

大敦行间太冲看，中封曲泉属于肝。

（大敦井木；足厥阴）

3.分布特点

主要分布在肘膝关节以下。

4.临床应用

（1）按五输穴主病特点选用

①《难经·六十八难》："井主心下满，荥主身热，输主体重节痛，经主喘咳寒热，合主逆气而泄。"

②井穴多用于急救，如点刺十二井穴可抢救昏迷；荥穴主要用于治疗热证，输穴多用于肢节酸痛及五脏病变，经穴多用于气喘咳嗽，合穴多用于六腑疾患。

③如胃火牙痛选胃经的荥穴内庭可清泻胃火。

（2）按五行生克关系选用

①根据《难经》"虚者补其母，实者泻其子"的观点，将五输穴配属五行，然后按"生我者为母，我生者为子"的原则，虚证用母穴，实证用子穴，此法称为子母补泻取穴法。

②它包括了本经子母补泻和他经子母补泻两种方法。

③例如，肺（属金）经的实证应"泻其子"，用本经子母补泻法可选本经合穴（属水）尺泽来治疗；用他经子母补泻法则可选肾（属水）经合穴（属水）阴谷来治疗。肺经的虚证应"补其母"，用本经子母补泻法应选本经属"土"的五输穴，即输穴太渊。

（3）按时选用

如《难经·七十四难》云："春刺井，夏刺荥，季夏刺输，秋刺经，冬刺合。"

八 背俞穴、募穴的概念、组成、分布特点和应用

1.概念

①背俞穴，脏腑之气输注于背腰部的腧穴，又称为"俞穴"。六脏六腑各有一背俞穴，共12个。

②募穴，脏腑之气汇聚于胸腹部的腧穴，又称为"腹募穴"。六脏六腑各有一募穴，共12个。（2008173、2014178）

真题【2014.178】

下列腧穴中，既属于八脉交会穴又属于输穴的有

A.太渊　　　B.太溪　　　C.后溪　　　D.申脉

【答案】AC

③背俞穴位于背腰部的膀胱经第1侧线上，募穴则位于胸腹部，在分布上大体与对应的脏腑所在部位的上下排列相接近。

2.组成

①背俞穴：肺俞、厥阴俞、心俞、肝俞、胆俞、脾俞、胃俞、三焦俞、肾俞、大肠俞、小肠俞、膀胱俞。

十二背俞穴歌

三椎肺俞厥阴四，心五督六椎下治，

膈七肝九十胆俞，十一脾俞十二胃；

十三三焦十四肾，气海俞在十五椎，

大肠十六椎之下，十七关元俞穴推；

小肠十八胱十九，中膂俞穴二十椎，

白环廿一椎下当。

②募穴：中府、膻中、巨阙、天枢、石门、关元、章门、期门、京门、中脘、日月、中极

十二募穴歌

手阴中府膻中巨，

手阳天枢石门关，

足阴三门章期京，

足阳中脘日月极。

3.分布特点

背俞穴：分布于背腰部足太阳膀胱经第1侧线上，与相应脏腑位置的高低基本一致，与脏腑有密切关系。

募穴：位于胸腹部，在分布上大体与对应的脏腑所在部位的上下排列相接近。

4.临床应用

①俞、募穴主要用于治疗相关脏腑的病变。如肺热咳嗽，可泻肺之背俞穴肺俞；寒邪犯胃之胃痛，可灸胃之募穴中脘。

②俞、募穴还可治疗与对应脏腑经络相联属的组织器官疾患。如肝开窍于目，主筋，目疾、筋病可选肝俞；肾开窍于耳，耳疾可选肾俞。

③根据古代文献论述，脏病（阴病）多与背俞穴（阳部）相关，腑病（阳病）多与募穴（阴部）联系，故临床上腑病多选其募穴，脏病多选其背俞穴。（2012178）

④临床上常常把病变脏腑的俞、募穴配合运用，以发挥其协同作用，就是俞募配穴法，是前后配穴法典型的实例。

九 原穴、络穴的概念、组成、分布特点和应用

1.概念

（1）原穴

①脏腑原气输注、经过和留止于十二经脉四肢部的腧穴。

②多分布于腕踝关节附近。

③阴经以输为原；阳经之原穴位于五输穴中的输穴之后，即另置一原。

◈提示▶▶▶"阴手横纹足三太"——即手三阴经的原（输）穴位于掌横纹上，分别为太渊、大陵、神门；足三阴经的原（输）穴为"三太"：太白、太冲、太溪。

（2）络穴

①十五络脉从经脉分出处各有1个腧穴，称之为络穴，又称"十五络穴"。

②十二经脉的络穴位于四肢肘膝关节以下；任脉络穴鸠尾位于上腹部；督脉络穴长强位于尾骶部；脾之大络大包穴位于胸胁部。

2. 原穴组成

十二经原穴表

手三阴经	肺经	太渊	心经	神门	心包经	大陵
手三阳经	大肠经	合谷	小肠经	腕骨	三焦经	阳池
足三阴经	脾经	太白	肾经	太溪	肝经	太冲
足三阳经	胃经	冲阳	膀胱经	京骨	胆经	丘墟

十二原穴歌诀

肺原太渊肾太溪，心包大陵太白脾。

心原神门肝太冲，小肠腕骨焦阳池。

膀胱京骨冲阳胃，大肠合谷胆丘墟。

3. 分布特点

多分布于腕、踝关节附近，是脏腑原气经过和留止的部位。

4. 络穴组成

十五络穴表

手三阴经	肺经	列缺	心经	通里	心包经	内关
手三阳经	大肠经	偏历	小肠经	支正	三焦经	外关
足三阴经	脾经	公孙	肾经	大钟	肝经	蠡沟
足三阳经	胃经	丰隆	膀胱经	飞扬	胆经	光明
任、督、脾大络	任脉	鸠尾	督脉	长强	脾大络	大包

十五络穴歌

肺络列缺大偏历，胃丰隆脾公孙记，

心络通里小支正，膀飞扬肾大钟去；

包焦络穴内外关，胆取光明肝蠡沟，

脾之大络为大包，任督长强任鸠尾。

5. 分布特点

十二经的络穴皆位于肘膝关节以下，加上任脉之络穴鸠尾散于腹，督脉之络穴长强散于头上，脾之大络大包穴布于胸胁，共有十五穴，故称"十五络穴"。

6. 临床应用

（1）原穴

主要用于治疗相关脏腑的疾病，也可协助诊断。

（2）络穴

除可治疗其络脉的病证外，又可治疗表里两经的病证，其作用主要是扩大了经脉的主治范围。(2008118)

（3）临床上

把先病脏腑的原穴和后病的相表里的经脉络穴相配合的方法，称为原络配穴法或主客原络配穴法，是表里经配穴法的典型实例。如肺经先病，先取其经的原穴太渊，大肠后病，再取该经络穴偏历。反之，大肠先病，先取本经原穴合谷，肺经后病，后取该经络穴列缺。

十八脉交会穴的概念、组成、分布特点和应用

1. 概念

十二经脉与奇经八脉相通的8个腧穴，又称"交经八穴"。

2. 组成

公孙、内关、足临泣、外关、后溪、申脉、列缺、照海。(2016117、2016118)

八脉交会穴歌

公孙冲脉胃心胸,内关阴维下总同。
临泣胆经连带脉,阳维目锐外关逢。
后溪督脉内眦颈,申脉阳跷络亦通。
列缺任脉行肺系,阴跷照海膈喉咙。

真题【2016.117】

八脉交会穴中,内关是

A. 阴维脉   B. 阳维脉
C. 阴跷脉   D. 阳跷脉

【答案】A

真题【2016.118】

八脉交会穴中,照海是

A. 阴维脉   B. 阳维脉
C. 阴跷脉   D. 阳跷脉

【答案】C

3. 分布特点

均位于腕踝部的上下。

4. 临床应用

当奇经八脉出现相关的疾病时,可用对应的八脉交会穴来治疗。如督脉病变出现的腰脊强痛,可选后溪;冲脉病变出现的胸腹气逆,可选公孙。另外,临床上也可把公孙和内关、后溪和申脉、足临泣和外关、列缺和照海相配,治疗有关部位的疾病。

十一 八会穴的概念、组成、分布特点和应用

1. 概念

①脏、腑、气、血、筋、脉、骨、髓等精气聚会的 8 个腧穴,称为八会穴。

②具体为脏会章门,腑会中脘,气会膻中,血会膈俞,筋会阳陵泉,脉会太渊,骨会大杼,髓会绝骨(悬钟)。(2014178)

2. 组成

八会穴表

脏会	章门	脾经募穴
腑会	中脘	任脉
气会	膻中	任脉
血会	膈俞	膀胱经穴
筋会	阳陵泉	胆经合穴
脉会	太渊	肺经输穴
骨会	大杼	膀胱经穴
髓会	绝骨(悬钟)	胆经穴

八会穴歌

腑会中脘脏章门,髓会绝骨筋阳陵,
血会膈俞骨大杼,脉太渊气膻中存。

3. 分布特点

八会穴分散在躯干部和四肢部,其中脏、腑、气、血、骨会位于躯干部;筋、脉髓会位于四肢部。

4. 临床应用

①八会穴对于各自所会的脏、腑、气、血、筋、脉、骨、髓相关的病证有特殊的治疗作用,是临床上治疗这些病证的主要穴位。

②如六腑之病,可选腑会中脘,血证可选血会膈俞等。八会穴还可治疗相关的热病。

十二 郄穴的概念、组成、分布特点和应用

1. 概念

十二经脉和奇经八脉中的阴跷、阳跷、阴维、阳维脉之经气深聚的部位。郄穴共有 16 个,除胃经的梁丘之外,都分布于四肢肘膝关节以下。(2007146)

2. 组成

十二经脉各有一个郄穴,阴阳跷脉及阴阳维脉也各有一个郄穴,合而为十六郄穴。

十六郄穴表

阴经	郄穴	阳经	郄穴
手太阴肺经	孔最	手阳明大肠经	温溜
手厥阴心包经	郄门	手少阳三焦经	会宗
手少阴心经	阴郄	手太阳小肠经	养老
足太阴脾经	地机	足阳明胃经	梁丘
足厥阴肝经	中都	足少阳胆经	外丘
足少阴肾经	水泉	足太阳膀胱经	金门
阴维脉	筑宾	阳维脉	阳交
阴跷脉	交信	阳跷脉	跗阳

十六郄穴歌

郄是孔穴意,气血深藏聚,阳维系阳交,
阴维筑宾居,阳跷走跗阳,阴跷交信毕;
肺郄孔最大温溜,脾郄地机胃梁丘,
心郄阴郄小养老,膀胱金门肾水泉;
心包郄门焦会宗,胆郄外丘肝中都。

3. 分布特点

多分布在四肢肘膝以下。

4. 临床应用

①郄穴在治疗急症方面有独特的疗效。

②如急性胃脘痛,取胃经郄穴梁丘;肺病咯血,取肺经郄穴孔最等。脏腑疾患也可在相应的郄穴上出现疼痛或压痛,有助于诊断。(200880)

③阳经郄穴多治疗急性痛症,阴经郄穴多治疗血

症。(201576)

真题【2015.76】
阳经郄穴多用于治疗
A. 脏病   B. 腑病
C. 血证   D. 痛证
【答案】D

十三 下合穴的概念、组成、分布特点和应用

1.概念

①六腑之气下合于下肢足三阳经的腧穴。

②六腑胃、大肠、小肠、胆、膀胱、三焦的下合穴依次分别为足三里、上巨虚、下巨虚、阳陵泉、委中、委阳。

③其中胃、胆、膀胱的下合穴位于本经,大肠、小肠的下合穴同位于胃经,三焦的下合穴位于膀胱经。

2.组成

下合穴表

手足三阳		六腑	下合穴
手三阳	手太阳	小肠	下巨虚
	阳明	大肠	上巨虚
	少阳	三焦	委阳
足三阳	太阳	膀胱	委中
	阳明	胃	足三里
	少阳	胆	阳陵泉

下合穴歌

胃经下合三里乡,上下巨虚大小肠,
膀胱当合委中穴,三焦下合属委阳,
胆经之合阳陵泉,腑病用之效必彰。

3.分布特点

分布于下肢。

4.临床应用

"合治内腑",下合穴临床上主要治疗六腑相关的疾病,如肠痈取上巨虚,泻痢选下巨虚。(2008117、2012178)

十四 交会穴的概念、组成、分布特点和应用

1.概念

两经或数经相交会的腧穴。交会穴多分布于头面、躯干部。

2.组成

经络	交会穴
手阳明大肠经	大椎、水沟(督脉),地仓(足阳明),秉风(手太阳)
足阳明胃经	睛明(足太阳),颔厌、悬厘、上关(足少阳),水沟、神庭、大椎(督脉),承浆、上脘、中脘(任脉),迎香(手阳明)
足太阴脾经	中府(手太阴),期门(足厥阴),日月(足少阳),下脘、关元、中极(任脉)
手太阳小肠	大椎(督脉),上脘、中脘(任脉),睛明、大杼、附分(足太阳),和髎(手少阳),瞳子髎(足少阳)
足太阳膀胱经	曲鬓、率谷、浮白、窍阴、完骨、临泣、环跳(足少阳),神庭、百会、脑户、风府、大椎、陶道(督脉)
足少阴肾经	三阴交(足太阴),长强(督脉),关元、中极(任脉)
手少阳三焦经	秉风、颧髎、听宫(手太阳),瞳子髎、上关、颔厌、悬厘、肩井(足少阳),大椎(督脉)
足少阳胆经	头维、下关(足阳明),翳风、角孙、耳和髎(手少阳),听宫、秉风(手太阳),大椎(督脉),章门(足厥阴),上髎、下髎(足太阳),天池(手厥阴)
足厥阴肝经	三阴交、冲门、府舍(足太阴),曲骨、中极、关元(任脉)
阳跷脉	申脉、仆参(足太阳),跗阳(郄;足太阳),居髎(足少阳),臑俞(手太阳),巨骨、肩髃(手阳明),地仓、巨髎、承泣(足阳明),睛明(足太阳),风池(足少阳)
阴跷脉	照海(足少阴),交信(郄;足少阴),睛明(足太阳)
阳维脉	金门(足太阳),阳交(郄;足少阳),臑俞(手太阳),天髎(手少阳),肩井(足少阳),本神、阳白、头临泣、目窗、正营、承灵、脑空、风池(足少阳),风府、哑门(督脉)。此外,手少阳三焦经的外关穴通于阳维
阴维脉	筑宾(郄;足少阴),冲门、府舍、大横、腹哀(足太阴),期门(足厥阴),天突、廉泉(任脉)。此外,手厥阴心包经的内关穴通于阴维

3.分布特点

多分布于头面、躯干部。

4.临床应用

①交会穴具有治疗交会经脉疾病的特点。

②如三阴交本属足太阴脾经腧穴,它又是足三阴经的交会穴,因此,它不仅治疗脾经病证,也可治疗足少阴肾经和足厥阴肝经的病证。(2013174)

■ 小 试 牛 刀

1.下列各组穴位中,均为原穴的是:
    A.大陵,灵道,神门
    B.太冲,商丘,京骨
    C.太白,丘墟,阳池
    D.太渊,太溪,阳溪

2.下列选项中,不属于俞募配穴的是:
    A.肺俞,中府
    B.胃俞,中脘
    C.膀胱俞,中极
    D.小肠俞,天枢

3.下列选项中,属于远部取穴的是:
    A.气病胸闷取膻中
    B.皮肤瘙痒取膈俞
    C.失眠多梦取神门
    D.头项强痛取昆仑

4.八会穴中,脏会所在的经脉是:
    A.脾经   B.肝经
    C.胃经   D.任脉

5.根据"主客原络配穴法",与太白相配的腧穴是:

A.内关   B.外关
C.偏历   D.丰隆

6.下列选项中,不属于同名经配穴的是:
    A.耳鸣取中渚、足临泣
    B.头痛取外关、阳陵泉
    C.失眠取神门、三阴交
    D.牙痛取合谷、内庭

7.手少阳三焦经的输穴是:
    A.中渚   B.外关
    C.支沟   D.间使

8.针灸治疗落枕,循经远部取穴首选:
    A.足三里   B.阴陵泉
    C.后溪   D.合谷

9.《难经·六十八难》关于"五输穴"主治的论述中,"经"所主的是:
    A.体重节痛   B.喘咳寒热
    C.逆气而泄   D.腹痛而泄

10.治疗急性、疼痛性病症,宜首选的腧穴是:
    A.五输穴   B.下合穴
    C.郄穴   D.俞募穴

11.胆经的输穴是:
    A.侠溪   B.足临泣
    C.地五会   D.丘墟

■ 参 考 答 案

1. C   2. D   3. D   4. B   5. D
6. C   7. A   8. C   9. B   10. C
11. B

◈ 基础篇 ◈

针灸学

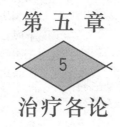

第五章

治疗各论

(1)内科病证

头痛、面痛、落枕、漏肩风、腰痛、痹证、坐骨神经痛、面瘫、痿证、中风、眩晕、痫病、消渴、胁痛、不寐、郁证、心悸、感冒、咳嗽、哮喘、呕吐、胃痛、腹痛、泄泻、便秘、癃闭病证的治法、处方配穴、操作及方义分析。

头痛、面痛、腰痛、痹证、坐骨神经痛、面瘫、痿证的经络辨证。

(2)妇科、儿科病证

月经不调、痛经、经闭、崩漏、绝经前后诸症、缺乳、带下病、遗尿、注意力缺陷多动障碍的治法、处方配穴、操作及方义分析。

(3)皮肤科、外科、骨伤科病证

瘾疹、湿疹、蛇串疮、神经性皮炎、痄腮、乳痈和扭伤、项痹、落枕、漏肩风、膝骨关节炎的治法、处方配穴、操作及方义分析。扭伤、项痹、落枕、漏肩风、膝骨关节炎的经络辨证。

(4)五官科病证

目赤肿痛、近视、耳鸣耳聋、鼻渊、牙痛、咽喉肿痛的治法、处方配穴、操作及方义分析。

(5)急症

晕厥、虚脱、高热、抽搐、心绞痛、胆绞痛、胆道蛔虫症、肾绞痛的治法、处方配穴、操作及方义分析。

考点解析

第一节　内科病证

一 头痛的经络辨证、治法、基本处方及方义分析

1.经络辨证

按照头痛的部位辨证归经,前额痛为阳明头痛,侧头痛为少阳头痛,后枕痛为太阳头痛,颠顶痛为厥阴头痛。

2.基本治疗

(1)治法

疏调经脉,通络止痛,按部位局部选穴和远端循经选穴。

(2)主穴

①阳明头痛:头维、印堂、阳白、阿是穴、合谷、内庭。

②少阳头痛:风池、太阳、率谷、阿是穴、外关、足临泣。

③太阳头痛:天柱、后顶、阿是穴、后溪、申脉。

④厥阴头痛:百会、四神聪、阿是穴、内关、太冲。

⑤全头痛:风池、百会、头维、率谷、太阳、合谷。

(3)配穴

外感头痛:风寒头痛配风门、列缺;风热头痛配大椎、曲池;风湿头痛配偏历、阴陵泉。内伤头痛有:肝阳上亢配太冲、侠溪、三阴交;肾精不足配肾俞、太溪、三阴交;气血亏虚配气海、足三里;痰浊上扰配中脘、丰隆;瘀阻脑络配血海、膈俞。

(4)操作

风门拔罐或艾灸;大椎点刺出血。瘀血头痛可在局部及膈俞行点刺出血并加拔火罐。头痛急性发作时可每日治疗2次,每次留针时间宜长。

(5)方义

头部穴位为局部选穴,可调和气血,通络止痛;远端选穴均为同名经穴配合,一上一下,同气相求,疏导阳明、少阳、太阳、厥阴经气血。

真题【2015.173】

属于辨证选穴的是

A.痛经属寒邪凝滞者,取归来、地机

B.胁痛属瘀血阻络者,取膈俞、期门

C.头痛属肝阳上亢者,取太冲、足临泣

D.眩晕属痰湿中阻者,取丰隆、阴陵泉

【答案】ABCD

二 面痛的经络辨证、治法、基本处方及方义分析

1.经络辨证

面痛是以眼、面颊部出现放射性、烧灼样抽掣疼痛为主症的疾病,相当于西医学的三叉神经痛。眼额部

痛,主要属足太阳经病证;上颌、下颌部痛,主要属手、足阳明和手太阳经病证。

2.基本治疗

(1)治法

疏通经络,活血止痛。以面颊局部足太阳及手足阳明经穴为主。

(2)主穴

四白、下关、地仓、合谷、内庭、太冲。

(3)配穴

眼部疼痛配攒竹、阳白;上颌部疼痛配巨髎、颧髎;下颌部疼痛配夹承浆、颊车。

(4)操作

毫针泻法。面部诸穴可透刺,但刺激强度不宜过大。针刺时宜先取远端穴,可用重刺激;局部穴位在急性发作期宜轻刺。

(5)方义

四白、下关、地仓疏通面部经络;合谷、太冲分属手阳明、足厥阴经,两经均循行于面部,两穴相配为"开四关",可祛风通络止痛;内庭为足阳明经荥穴,与面部腧穴相配,疏通阳明经气血。

三 落枕的经络辨证、治法、基本处方及方义分析

1.经络辨证

颈项侧部主要由手少阳和足少阳经所主,本病属督脉、太阳经、少阳经证。

2.基本治疗

(1)治法

调气活血,舒筋通络。以局部阿是穴为主,配合远端取穴。

(2)主穴

天柱、外劳宫、阿是穴。(2013075)

真题【2013.75】

患者晨起突发颈项强痛,痛引肩臂活动受限,治疗除阿是穴、外劳宫外,可选用

A.内关、肩髃　　　　B.中渚、肩髎
C.后溪、肩井　　　　D.偏历、肩髃

【答案】C

(3)配穴

督脉、太阳经证配后溪、昆仑;少阳经证配肩井、外关;肩痛配肩髃;背痛配天宗。

(4)操作

毫针泻法。先刺远端穴外劳宫,持续捻转行针,嘱患者慢慢活动颈项,一般疼痛可立即缓解。再针局部

的腧穴,可加艾灸或点刺出血。若有感受风寒史,颈部穴位可加艾灸;若颈项部过度扭转所致,可点刺出血,加拔罐。

(5)方义

天柱、阿是穴可疏导颈项气血;外劳宫又称落枕穴,是治疗本病的经验穴。手太阳、足少阳循行于颈项侧部,后溪、悬钟分属两经腧穴,与局部阿是穴合用,远近相配,可疏调颈项部经络气血,舒筋通络止痛。

四 漏肩风的经络辨证、治法、基本处方及方义分析

1.经络辨证

当肩后部压痛明显时,为手太阳经证;当肩前部压痛明显时,为手阳明经证;当肩外侧压痛明显时,为手少阳经证;当肩前近腋部疼痛为手太阴经证。

2.基本治疗

(1)治法

通经活络,舒筋止痛。以局部经穴为主,配合循经远端取穴。

(2)主穴

肩髃、肩髎、肩贞、肩前、阿是穴、曲池、阳陵泉。

(3)配穴

手太阳经证者,加后溪;手阳明经证者,加合谷;手少阳经证者,加外关。手太阴经证配列缺。

(4)操作

先刺远端穴,行针时鼓励患者运动肩关节;肩部穴位要求有强烈的针感,直达病变部位。可加灸法、电针疗法。

(5)方义

肩髃、肩髎、肩贞分别为手阳明经、手少阳经、手太阳经穴,加阿是穴和奇穴肩前,均为局部选穴,配远端曲池、阳陵泉,远近配穴可疏通肩部经络气血,活血祛风而止痛。

五 腰痛的经络辨证、治法、基本处方及方义分析

1.经络辨证

疼痛在腰脊中部,为督脉病证;疼痛部位在腰脊两侧,为足太阳经证。

2.基本治疗

(1)治法

舒筋活络,通经止痛。以局部阿是穴及足太阳经穴为主。

(2)主穴

阿是穴、大肠俞、委中、肾俞。

（3）配穴

寒湿腰痛者，加腰阳关；（2012118）瘀血腰痛者（刺痛为主），加膈俞；（2012117）肾虚腰痛者，加志室、太溪。督脉腰痛加腰夹脊、后溪、命门；膀胱经腰痛加昆仑；腰骶部痛加次髎、腰俞；腰眼部痛明显加腰眼。

（4）操作

寒湿证加艾灸；瘀血证局部拔火罐，委中刺络放血，拔火罐；肾虚证配穴用补法，肾阳虚加灸法。

（5）方义

"腰为肾之府"，肾俞可益肾壮腰；阿是穴、大肠俞可疏通局部经脉、络脉及经筋之气血，通经止痛。委中为足太阳经穴，"腰背委中求"，可疏调腰背部膀胱经之气血。

六 痹证的辨证、治法、基本处方及方义分析

1. 辨证

（1）行痹（风痹）

疼痛游走，痛无定处，时见恶风发热，舌淡苔薄白，脉浮。

（2）痛痹（寒痹）

疼痛较剧，痛有定处，遇寒痛增，得热痛减，局部皮色不红，触之不热，苔薄白，脉弦紧。

（3）着痹（湿痹）

肢体关节酸痛重着不移，或有肿胀，肌肤麻木不仁，阴雨天加重或发作，苔白腻，脉濡缓。

（4）热痹

关节疼痛，局部灼热红肿，痛不可触，可累及多个关节，伴有发热恶风，口渴烦闷，苔黄燥，脉滑数。

2. 基本治疗

（1）治法

通经活络，行气止痛。以病痛局部穴为主，结合循经及辨证选穴。

（2）主穴

阿是穴及局部经穴。

（3）配穴

行痹者，加膈俞、血海；痛痹者，加肾俞、腰阳关；着痹者，加阴陵泉、足三里；热痹者，加大椎、曲池。

（4）操作

毫针泻法或平补平泻法。寒痹、湿痹可加灸法。大椎、曲池可点刺出血。局部穴位可加拔罐法。亦可用电针。

（5）方义

病痛局部循经选穴，可疏通经络气血，使营卫调和而风寒湿热等邪无所依附，痹痛遂解。风邪偏盛为行

痹，取膈俞、血海以活血，遵"治风先治血，血行风自灭"之义。寒邪偏盛为痛痹，取肾俞、关元，益火之源，振奋阳气而祛寒邪。湿邪偏盛为着痹，取阴陵泉、足三里健脾除湿。热痹者，加大椎、曲池可泻热疏风、利气消肿。

七 坐骨神经痛的治法、基本处方

1. 治法

通经止痛。以足太阳、足少阳经穴为主。（2007171）

2. 取穴

①足太阳经证：腰夹脊、阿是穴、秩边、殷门、委中、承山、昆仑。

②足少阳经证：腰夹脊、阿是穴、环跳、阳陵泉、悬钟、丘墟。

3. 操作

腰背部腧穴可适当深刺，使针感沿足太阳、足少阳经产生向下放射感为度，不宜多次重复。寒湿证可加用灸法。

八 面瘫的经络辨证、治法、基本处方及方义分析

1. 经络辨证

周围性面瘫包括眼部和口颊部筋肉的症状。足太阳经筋为"目上冈"，足阳明经筋为"目下冈"，故眼睑不能闭合为足太阳和足阳明经筋功能失调所致；而口颊部则主要为手太阳和手、足阳明经筋所主。

2. 基本治疗

（1）治法

祛风通络，疏调经筋。以局部穴、手足阳明经穴为主。

（2）主穴

阳白、颧髎、颊车、地仓、合谷、翳风。

（3）配穴

风寒证加风池、列缺；风热证加曲池、外关；气血不足加足三里、气海；人中沟歪斜者，加水沟；鼻唇沟浅者，加迎香，颏唇沟歪斜配承浆；舌麻、味觉减退加廉泉；目合困难加攒竹、昆仑。

（4）操作

在急性期，面部穴位手法不宜过重，针刺不宜过深，取穴不宜过多，肢体远端的腧穴行泻法且手法宜重。

（5）方义

面部腧穴可疏调局部筋络气血，活血通络。合谷为循经远端选穴。

九 痿证的辨证、治法、基本处方及方义分析

1. 辨证

主症：肢体软弱无力，筋脉弛缓，甚则肌肉萎缩或瘫痪。

(1)肺热伤津型

兼见发热多汗,热退后突然出现肢体软弱无力,心烦口渴,小便短赤,舌红,苔黄,脉细数。

(2)湿热浸淫型

肢体逐渐痿软无力,下肢为重,微肿而麻木不仁,或足胫热感,小便赤涩,舌红,苔黄腻,脉滑数。

(3)脾胃虚弱型

肢体痿软日渐加重,食少纳呆,腹胀便溏,面浮不华,神疲乏力。苔薄白,脉细弱。

(4)肝肾亏损型

起病缓慢,下肢痿软无力,腰脊酸软,不能久立,或伴眩晕耳鸣,甚至步履全废,腿胫肌肉萎缩严重,舌红少苔,脉沉细数。

2.基本治疗

(1)治法

祛邪通络,濡养筋脉。以手足阳明经穴和夹脊穴为主。

(2)主穴

①上肢:肩髃、曲池、合谷、颈胸部夹脊穴、手三里、外关。

②下肢:髀关、伏兔、足三里、阳陵泉、三阴交、腰部夹脊穴。

(3)配穴

肺热伤津加尺泽、肺俞;湿热袭络加阴陵泉、大椎;脾胃虚弱加脾俞、胃俞、中脘;肝肾亏损加太溪、肾俞、肝俞。上肢肌肉萎缩加手阳明经排刺;下肢肌肉萎缩加足阳明经排刺。

(4)操作

夹脊穴向脊柱方向斜刺。肢体穴位可加用灸法,亦可用电针。大椎、尺泽可用三棱针点刺出血。

(5)方义

阳明经多血多气,选上、下肢阳明经穴位,取"治痿选用阳明"之意,可疏通经络,调理气血。夹脊穴为督脉之旁络,又与膀胱经第1侧线的脏腑背俞相通,可调脏腑阴阳,行气血。三阴交健脾益肾,濡养筋脉。筋会阳陵泉,可疏调经筋。

十 中风的治法、基本处方及方义分析

1.中经络

(1)治法

调神导气,疏通经络。以手厥阴、督脉及足太阴经穴为主。

(2)主穴

内关、水沟、三阴交、极泉、尺泽、委中。

(3)配穴

肝阳暴亢加太冲、太溪;风痰阻络加丰隆、风池;痰热腑实加曲池、内庭、丰隆;气虚血瘀加气海、足三里;阴虚风动加太溪、风池;口角㖞斜加颊车、地仓;上肢不遂加肩髃、手三里、合谷;下肢不遂加环跳、足三里、风市、解溪、阳陵泉;头晕加风池、完骨、天柱;足内翻加丘墟透照海;便秘加天枢、丰隆、支沟;复视加风池、天柱、睛明、球后;尿失禁、尿潴留加中极、曲骨、关元。

(4)操作

内关用泻法;水沟用雀啄法,以眼球湿润为佳;三阴交用提插补法;刺极泉时,避开动脉,直刺进针,用提插法,以患者上肢有麻胀和抽动感为度;尺泽、委中直刺,用提插泻法使肢体有抽动感,可在患侧上、下肢各选2个穴位,采用电针法治疗。

(5)方义

内关为心包经络穴,可调理心神,疏通气血。督脉入络脑,水沟为督脉穴,可醒脑开窍,调神导气。三阴交为足三阴经交会穴,可滋补肝肾。极泉、尺泽、委中,疏通肢体经络。

2.中脏腑

(1)治法

醒脑开窍,启闭固脱。以手厥阴经及督脉穴为主。

(2)主穴

内关、水沟、百会。(2007172、2008078)

(3)配穴

闭证加十二井穴、太冲、合谷;脱证加关元、气海、神阙。

(4)操作

内关用泻法;水沟用雀啄法,以眼球湿润为佳;十二井穴用三棱针点刺出血;太冲、合谷用泻法,强刺激;关元、气海用大艾炷灸法,神阙用隔盐灸法,直至汗止脉起、四肢转温为止。

(5)方义

内关调心神,水沟、百会醒脑开窍。

十一 眩晕的治法、基本处方及方义分析

1.实证

(1)治法

平肝潜阳,化痰定眩。以足少阳经、督脉及手足厥阴经穴为主。

(2)主穴

风池、百会、内关、太冲。

(3)配穴

肝阳上亢者,加行间、侠溪、太溪;痰湿中阻者,加

丰隆、中脘、阴陵泉。(2015173)

（4）操作

毫针泻法,晕重症可每日治疗两次。

（5）方义

肝经为风木所寄,与胆经相表里,取胆经风池和肝经太冲,清泻肝胆,平抑肝阳。内关宽胸理气,和中化痰止呕,与太冲配伍,属同名经配穴,加强平肝之力。百会用泻法,可清利脑窍而定眩。

2.虚证

（1）治法

益气养血,补肾益精。以足少阳经、督脉穴及相应背俞穴为主。

（2）主穴

风池、百会、肝俞、肾俞、足三里。

（3）配穴

气血两虚者,加气海、脾俞、胃俞;肾精亏虚者,加志室、悬钟、三阴交。

（4）操作

风池用平补平泻法,肝俞、肾俞、足三里等穴用补法。

（5）方义

肝俞、肾俞滋补肝肾、养血益精,培元固本以治本。足三里补益气血。风池用平补平泻法,可疏调头部气血,百会用补法可升提气血,二穴配合以充养脑髓而缓急治标。

十二 痫证的治法、基本处方及方义分析

1.发作期

（1）治法

醒脑开窍,息风止痉。以督脉及手足厥阴为主。

（2）主穴

水沟、百会、后溪、涌泉、太冲、内关。

（3）配穴大发作配十宣;小发作配神门、神庭。

（4）操作

毫针泻法。水沟用雀啄泻法,以眼球湿润为佳。

（5）方义

水沟、百会为督脉穴,后溪通督脉,督脉入络脑,故针刺可醒脑开窍。涌泉为肾经井穴,可激发肾气,促进脑神的恢复。丰隆豁痰,合谷、太冲息风止痉。后溪为八脉交会穴,通督脉,为治疗痫病的要穴。

2.间歇期

（1）治法

化痰通络。以督脉、任脉、手足厥阴经穴为主。

（2）主穴

印堂、鸠尾、间使、太冲、丰隆、腰奇。

（3）配穴

痰火扰神加曲池、神门、内庭;风痰闭阻加风池、中脘、合谷;心脾两虚加心俞、脾俞、足三里;肝肾阴虚加肝俞、肾俞、三阴交;瘀阻脑络加百会、膈俞、内关。(2018161)

（4）方义

鸠尾为任脉络穴,是治疗痫病的要穴。间使为心包经穴,可调心神、理气血,为治痫经验穴。太冲平息肝风。丰隆为豁痰化浊的要穴。印堂可调神开窍;腰奇为治疗痫病的经验要穴。

真题【2018.161】
下列关于痫病间歇期的治疗配穴,正确的是
A.痰火扰神配曲池、内庭、神门
B.风痰闭阻配内关、公孙、风门
C.心脾两虚配心俞、脾俞、足三里
D.肝肾阴虚配肝俞、肾俞、三阴交
【答案】ACD

十三 胁痛的治法、基本处方及方义分析

1.治法
疏肝理气、通络止痛。以足厥阴、手足少阴经穴为主。

2.主穴
期门、太冲、支沟、阳陵泉。

3.配穴
肝气郁结配内关、行间;肝胆湿热配阴陵泉、行间;气滞血瘀配膈俞、阳辅;肝阳不足配肝俞、肾俞;胁间神经痛配相应夹脊穴、阿是穴。

4.操作
毫针刺,用泻法。

5.方义
期门为肝之募穴,太冲为肝之原穴,二者配合能疏肝解郁;支沟配阳陵泉,疏泄少阳经气,调理气血,共奏理气活血之功。

十四 不寐的治法、基本处方及方义分析

1.治法
调和阴阳,安神利眠。以手少阴经、足太阴及督脉穴为主。

2.主穴
照海、申脉、神门、安眠、百会、三阴交。

3.配穴
肝火扰心加风池、行间、侠溪;心脾两虚加心俞、脾俞、足三里;心肾不交加心俞、肾俞、太溪;心胆气虚加心俞、胆俞(2013118);脾胃不和加丰隆、中脘、足三里

(2013117)。噩梦多配厉兑、隐白；头晕配风池、悬钟；重症不寐配夹脊、四神聪。

真题 【2013.117】
治疗脾胃不和型不寐,除主穴外,宜配用
A. 太白、内关　　　　B. 心俞、胆俞
C. 行间、侠溪　　　　D. 公孙、足三里
【答案】D

真题 【2013.118】
治疗心胆气虚型不寐,除主穴外,宜配用
A. 太白、内关　　　　B. 心俞、胆俞
C. 行间、侠溪　　　　D. 公孙、足三里
【答案】B

4. 操作

神门、印堂、四神聪,用平补平泻法；对于较重的不寐患者,四神聪可留针过夜；照海用补法,申脉用泻法。百会留针时间消长。配穴按补虚泻实法操作。

5. 方义

督脉入络脑,百会为督脉穴,可调神安神,清利头目；心之原穴神门以宁心安神；三阴交为肝、脾、肾的交会穴,可益气养血安神；照海通于阴跷,申脉通于阳跷,针刺可调和阴阳；安眠穴安神利眠,为治疗失眠的经验效穴。

十五 郁证的治法、基本处方及方义分析

1. 治法

调神理气,疏肝解郁。以督脉及手足厥阴、手少阴经穴为主。

2. 主穴

百会、印堂、膻中、内关、神门、太冲。

3. 配穴

肝气郁结加期门；气郁化火加行间、侠溪；痰气郁结加丰隆；心神失养加通里、心俞；心脾两虚加心俞、脾俞；肝肾亏虚加肝俞、肾俞；咽部异物哽塞感明显加天突、照海。

4. 操作

毫针刺,按补虚泻实法操作。

5. 方义

脑为元神之府,督脉入络脑,印堂、百会可醒脑调神。心藏神,神门为心经原穴,内关为心包经络穴,二穴可调理心神而安神定志；内关与气会膻中配合又可宽胸理气。太冲疏肝解郁。

十六 心悸的治法、基本处方及方义分析

1. 治法

调理心气,安神定悸。以手厥阴、手少阴经穴,相应俞、募穴为主。

2. 主穴

内关、郄门、神门、厥阴俞、膻中。

3. 配穴

心胆虚怯者加心俞、胆俞；心脾两虚者加心俞、脾俞；阴虚火旺加肾俞、太溪；(201579)水气凌心加三焦俞、水分；心脉瘀阻加心俞、膈俞。

真题 【2015.79】
患者心悸时作,头晕少寐,遗精盗汗,舌红少苔,脉细数。治疗除主穴外,还应选配
A. 肝俞、太冲　　　　B. 肾俞、太溪
C. 心俞、太渊　　　　D. 脾俞、太白
【答案】B

4. 操作

毫针刺,按虚补实泻法操作。

5. 方义

心包经络穴内关及郄穴郄门可调理心气,疏导气血。心经原穴神门,宁心安神定悸。心包之背俞厥阴俞配心之募穴膻中,可调心气,宁心神,调理气机。诸穴配合以收宁神定悸之效。

十七 感冒的治法、基本处方及方义分析

1. 治法

祛风解表。以手太阴、手阳明经及督脉穴为主。(201768)

2. 主穴

列缺、合谷、大椎、太阳、风池。

3. 配穴(201769)

风寒感冒加风门、肺俞；风热感冒加曲池、外关；头痛加印堂、头维；鼻塞加迎香；体虚感冒加足三里、关元；咽喉疼痛加少商；全身酸楚加身柱；夹湿者加阴陵泉；夹暑者加委中。

4. 操作

毫针刺,用泻法。风寒感冒,大椎行灸法；风热感冒,大椎行刺络拔罐。配穴中足三里用补法或灸法,少商、委中用点刺出血法,余穴用泻法。(201770)

5. 方义

感冒为外邪侵犯肺卫所致,太阴、阳明互为表里,故取手太阴、手阳明经列缺、合谷以祛邪解表。督脉主一身之阳气,温灸大椎可通阳散寒,刺络出血可清泻热邪。风池为足少阳经与阳维脉的交会穴,"阳维为病苦寒热",故风池可疏散风邪,与太阳穴相配可清利头目。(2017104)

真题 【2017.104】
治疗腰脊中部刺痛,触之僵硬,除阿是穴外,还应选取的腧穴是

基础篇 ◇ 针灸学

A. 膈俞、夹脊　　　B. 肾俞、太溪
C. 大肠俞、志室　　D. 委中、腰阳关

【答案】C

十八 咳嗽的治法、基本处方及方义分析

1. 外感咳嗽

(1) 治法

疏风解表,宣肺止咳。以手太阴、手阳明经穴为主。

(2) 主穴

列缺、合谷、肺俞。

(3) 配穴

风寒加风门;外感风热加大椎、风池;咽喉痛加少商放血。

(4) 操作

用毫针泻法,风寒袭肺者留针或针灸并用,或针后再背部腧穴拔火罐。

(5) 方义

肺主皮毛,司一身之表,列缺为肺之络穴,散风祛邪,宣肺解表。合谷与列缺,原络相配,加强宣肺解表的作用。取肺之背俞穴使肺气通调,清肃有权。

2. 内伤咳嗽

(1) 治法

肃肺理气,止咳化痰。以肺背俞、募穴、原穴为主。

(2) 主穴

太渊、三阴交、肺俞、中府。

(3) 配穴

痰湿侵肺加阴陵泉、丰隆;肝火灼肺加行间、鱼际;肺阴亏虚加膏肓、太溪;咯血加孔最;胸痛配膻中;胁痛配阳陵泉;咽喉干痒配太溪;盗汗配阴郄;咯血配孔最;面肢浮肿、小便不利配阴陵泉、中极;气短乏力配足三里、气海。

(4) 操作

主穴用毫针平补平泻法,或加用灸法。配穴按补虚泻实法操作。

(5) 方义

肺俞、中府俞募相配,太渊为肺经原穴,三穴配合可肃理肺气、化痰止咳。三阴交疏肝健脾,化痰止咳。

十九 哮喘的治法、基本处方及方义分析

1. 基本治疗

(1) 实证

①治法:祛邪肃肺,化痰平喘。以手太阴经穴及相应俞募穴为主。

②主穴:列缺、尺泽、中府、肺俞、定喘。

③配穴:风寒外袭加合谷、风门;风热加大椎、曲池;痰热阻肺加曲池、丰隆;喘甚加天突。

④操作:毫针泻法。风寒者可合用灸法,痰热阻肺者定喘穴刺络拔罐。

⑤方义:手太阴经络穴列缺宣通肺气,祛邪外出。肺经合穴尺泽,肃肺化痰,降逆平喘。膻中乃气会,可宽胸理气,舒展气机。取肺之背俞穴和募穴,调理肺脏、宣肺祛痰、止咳平喘,虚实之证皆可用之。定喘为平喘之效穴。

(2) 虚证

①治法:补益肺肾,止哮平喘。以相应背俞穴及手太阴、足少阴经穴为主。

②主穴:肺俞、膏肓、肾俞、定喘、太渊、太溪、足三里。

③配穴:肺气虚加气海、膻中;肾气虚加阴谷、关元。

④操作:毫针补法。可酌用灸法或拔火罐。

⑤方义:肺俞、膏肓针灸并用,可补益肺气。补肾俞以纳肾气。肺经原穴太渊配肾经原穴太溪,可充肺肾真原之气。足三里调和胃气,以资生化之源,使水谷精微上归于肺,肺气充则自能卫外。定喘为平喘之效穴。

2. 其他治疗

穴位贴敷法:常选用肺俞、膏肓、肾俞、膻中、定喘等穴位。(2008177)

二十 呕吐的治法、基本处方及方义分析

1. 治法

和胃降逆,理气止呕。以胃的俞募、下合穴为主。

2. 主穴

内关、足三里、中脘、胃俞。

3. 配穴

寒吐者加上脘、公孙;热吐者加商阳、内庭,并可用金津、玉液点刺出血;食滞加梁门、天枢;痰饮者加膻中、丰隆;肝气犯胃加肝俞、太冲;脾胃虚寒加脾俞、神阙;肠鸣加脾俞、大肠俞;泛酸干呕加建里、公孙。

4. 操作

毫针刺。胃俞、足三里平补平泻法,内关、中脘用泻法。虚寒者,可加用艾灸。呕吐发作时,可在内关穴行强刺激并持续运针 1~3 分钟。

5. 方义

内关为手厥阴经络穴,宽胸利气,降逆止呕。足三里为足阳明经合穴、胃之下合穴,疏理胃肠气机,通降胃气。中脘乃胃之募穴,胃俞为胃之背俞穴,二穴俞募相配理气和胃止呕。

二十一 胃痛的治法、基本处方及方义分析

1.治法

和胃止痛。以胃下合穴、募穴为主。

2.主穴

足三里、内关、中脘。

3.配穴

寒邪犯胃加胃俞、神阙;饮食停滞加梁门(2014117)、天枢;肝气犯胃加期门、太冲;气滞血瘀加膻中、膈俞;脾胃虚寒加神阙、胃俞、脾俞;胃阴不足加胃俞、三阴交。(2014118)

【2014.117】

治疗胃脘胀满疼痛,嗳腐吞酸,舌苔厚腻,宜取的腧穴是

A.气海、脾俞　　　　B.太冲、胃俞

C.梁门、天枢　　　　D.三阴交、太溪

【答案】C

【2014.118】

治疗胃脘灼热隐痛,咽干口燥,舌红少津,宜取的腧穴是

A.气海、脾俞　　　　B.太冲、胃俞

C.梁门、天枢　　　　D.三阴交、太溪

【答案】D

4.操作

疼痛发作时,远端穴持续行针1~3分钟,直到痛止或缓解。寒邪犯胃、脾胃虚寒者,中脘可用隔盐灸。

5.方义

足三里乃足阳明胃经合穴和胃的下合穴,"合治内腑",可疏调胃腑气机,和胃止痛。中脘为胃之募穴,腑之所会,可健运中州,调理气机。内关宽胸解郁,行气止痛。

二十二 腹痛的治法、基本处方及方义分析

1.治法

通调腑气,缓急止痛。以胃下合穴、大小肠募穴为主。

2.主穴

足三里、天枢、关元。(2007174、201578)

【2015.78】

针刺治疗腹痛的主穴是

A.中脘、足三里、内关、章门

B.中脘、天枢、足三里、三阴交

C.内关、天枢、足三里、内庭

D.中脘、章门、足三里、支沟

【答案】B

3.配穴

寒邪内积加神阙、公孙;湿热壅滞加阴陵泉、内庭;气滞血瘀加太冲、血海;脾阳不振加脾俞、神阙。

4.操作

毫针刺,虚补实泻。寒证可用艾灸。腹痛发作时,足三里持续强刺激1~3分钟,直到痛止或缓解。

5.方义

足三里为足阳明胃经合穴和胃之下合穴,关元、天枢位于下腹部又分属小肠、大肠之募穴,三穴为局部选穴,可通调腹部之腑气。

二十三 泄泻的治法、基本处方及方义分析

(1)治法

运脾化湿,理肠止泻。以大肠募穴、背俞穴及下合穴为主。

(2)主穴

神阙、天枢、大肠俞、上巨虚、阴陵泉。

(3)配穴

寒湿内盛配关元、水分;湿热伤中配内庭、曲池;食滞胃肠配中脘、建里;脾胃虚弱配脾俞、胃俞;肝气乘脾配肝俞、太冲;肾阳虚衰配肾俞、命门、关元。慢性泄泻配脾俞、足三里;久泻虚陷者配百会。有明显精神心理症状配神门、内关;泻下脓血配曲池、合关、三阴交、内庭。

(4)操作

寒湿及脾、肾虚证针灸并用(肾阳亏虚者可用隔附子灸);神阙用隔盐灸或隔姜灸;急性泄泻针灸每日两次。

(5)方义

天枢为大肠募穴,背俞穴大肠俞,俞募相配。上巨虚为大肠下合穴,可运化湿滞,取"合治内腑"之意。阴陵泉可健脾化湿。水分利小便而实大便。

二十四 便秘的治法、基本处方及方义分析

1.治法

调理肠胃,行滞通便。以大肠俞、募穴、下合穴为主。

2.主穴

天枢、支沟、大肠俞、上巨虚、足三里。

3.配穴

热秘加合谷、内庭;气秘加中脘、太冲;气虚加脾俞、气海;血虚加脾俞、三阴交;冷秘加神阙、关元。

4.操作

毫针刺,按补虚泻实法操作。冷秘、虚秘神阙、关元用灸法。

5.方义

大肠俞为大肠之背俞穴,天枢乃大肠募穴,俞募相配,上巨虚为大肠之下合穴,三穴并用疏通大肠腑气,

腑气通则大肠传导功能复常。支沟宣通三焦气机，三焦之气通畅，则肠腑通调，便秘得愈；大小肠皆属于胃，足三里为足阳明胃经合穴、胃之下合穴，可调理胃肠，宣通阳明腑气而通便。

二十五 癃闭的治法、基本处方及方义分析

(1)治法

调理膀胱，行气通闭。以膀胱的背俞穴、募穴为主。

(2)主穴

中极、膀胱俞、秩边、三阴交、阴陵泉。

(3)配穴

膀胱湿热加委中、行间；肝郁气滞加蠡沟、太冲；瘀血阻滞加膈俞、血海；脾气虚弱加脾俞、足三里；肾阳亏虚配肾俞、命门。

(4)操作

毫针泻法。秩边穴用芒针深刺2.5～3寸，以针感向会阴部放射为度。针刺中极等下腹部穴位之前，应首先叩诊，检查膀胱的膨胀程度，以便决定针刺的方向、角度和深浅，不能直刺者，则向下斜刺或透刺，使针感能到达会阴并引起小腹收缩、抽动为佳。每日1～3次。肾阳亏虚可温针灸。(2007173)

(5)方义

秩边为膀胱经穴，可疏导膀胱气机。三阴交穴通调足三阴经气血，消除瘀滞。阴陵泉清热利湿而通小便。中极为膀胱募穴，配膀胱之背俞穴，俞募相配，促进气化，通利小便。

二十六 消渴的治法、基本处方及方义分析

本病当属西医学糖尿病范畴。

1.治法

清热润燥，养阴生津。以相应背俞穴及足少阴、足太阴经穴为主。

2.处方配穴

(1)主穴

胃脘下俞、肺俞、胃俞、肾俞、三阴交、太溪。

(2)配穴

病证	配穴
上消	太渊、少府
中消	内庭、地机
下消	复溜、太冲
阴阳两虚	关元、命门
上肢疼痛或麻木	肩髃、曲池、合谷
下肢疼痛或麻木	风市、阳陵泉、解溪
皮肤瘙痒	风池、曲池、血海

3.操作

毫针刺，用补法或平补平泻法。配穴按虚补实泻法操作。阴阳两虚者，可配合灸法。

4.方义分析

①胃脘下俞为奇穴，是治疗本病的经验效穴；②肺俞培补肺阴，胃俞清胃泻火，肾俞滋阴补肾，以应上、中、下三消；③太溪为肾经原穴，三阴交为足三阴经交会穴，可养胃阴，补肝肾，清虚热。

第二节　妇儿科病证

一 月经不调的治法、基本处方及方义分析

1.基本治疗

(1)月经先期

①治法：理气调血，固摄冲任。以任脉及足太阴经穴为主。

②主穴：关元、三阴交、血海。(2008178)

③配穴：实热证加曲池或行间；虚热证加太溪；气虚证加气海、足三里；月经过多加隐白；腰骶疼痛加肾俞、次髎。

④操作：关元、三阴交用平补平泻法，气海用补法，血海用泻法。配穴按补虚泻实法操作。气虚者针后加灸或用温针灸。

⑤方义：关元、气海属任脉穴，为调理冲任的要穴，气海又可以益气调经。血海清泻血分之热。三阴交调理肝脾肾，为调经之要穴。

(2)经迟

①治法：益气和血，调畅冲任。以任脉及足太阴、足阳明经穴为主。

②主穴：气海、三阴交、归来。

③配穴：实寒证加神阙、子宫；虚寒证加命门、关元、腰阳关。

④操作：常规针刺。配穴按补虚泻实法操作，可用灸法或温针灸。

⑤方义：气海可益气温阳，温灸更可温经散寒。三阴交为肝脾肾三经交会穴，可调补三阴而和血调经。归来为足阳明经穴，配血海可调理气血而调经。

(3)月经先后不定期

①治法：疏肝益肾，调理冲任。以任脉及足太阴经穴为主。

②主穴：关元、三阴交、肝俞。

③配穴：肝郁加期门、太冲；肾虚加肾俞、太溪；胸胁胀痛加膻中、内关。(2016119、2016120)

真题【2016.119】
患者月经紊乱，经色紫暗，胸胁乳房胀痛，脉弦。治疗

除主穴外,宜配用

A. 足三里、脾俞   B. 行间、太冲

C. 肾俞、太溪   D. 期门、太冲

【答案】D

真题 【2016.120】

患者月经紊乱,量少色淡,腰酸痛,耳鸣,脉沉。治疗除主穴外,宜配用

A. 足三里、脾俞   B. 行间、太冲

C. 肾俞、太溪   D. 期门、太冲

【答案】C

④操作:肝俞用毫针泻法,其余主穴用补法。配穴按补虚泻实法操作。

⑤方义:关元补肾培元,通调冲任。三阴交为足太阴脾经穴、足三阴经交会穴,能补脾胃、益肝肾、调气血。肝俞乃肝之背俞穴,有疏肝理气之作用,三穴共用可调理经血。

2. 治疗周期

该病多在经前5～7天开始治疗,至下次月经来潮时停止,连续治疗3个月为一个疗程,直到病愈。若经行时间不能掌握,可于月经净止之日起针灸,隔日1次,直到月经不潮时为止,连续治疗3～5个月。

二 痛经的治法、基本处方及方义分析

1. 实证

(1)治法

行气活血,通经止痛。以足太阴经及任脉穴为主。

(2)主穴

三阴交、中极、次髎、地机、十七椎。(2015113)

真题 【2015.113】

针灸治疗痛经实证,宜选用

A. 中极、次髎、三阴交

B. 肾俞、太溪、三阴交

C. 关元、足三里、三阴交

D. 带脉、中极、三阴交

【答案】A

(3)配穴

寒凝血瘀加归来、关元(2015173);气滞血瘀加太冲、血海;腹胀加天枢、足三里;胁痛加支沟、阳陵泉;胸闷加膻中、内关。

(4)操作

毫针泻法。寒邪甚可以用艾灸。

(5)方义

三阴交为足三阴经交会穴,可通经而止痛。中极为任脉穴位,与足三阴经交汇,可通调冲任之气,散寒行气。地机为脾经郄穴,能行气活血止痛。十七椎、次髎为治疗痛经的经验穴。

2. 虚证

(1)治法

调补气血,温养冲任。以任脉、足太阴、足阳明经穴为主。

(2)主穴

三阴交、足三里、关元。(2015114)

真题 【2015.114】

针灸治疗痛经虚证,宜选用

A. 中极、次髎、三阴交

B. 肾俞、太溪、三阴交

C. 关元、足三里、三阴交

D. 带脉、中极、三阴交

【答案】C

(3)配穴

气血亏虚加脾俞、胃俞、气海;肾气亏损配肾俞、太溪。

(4)操作

毫针补法,可以加用灸法。

(5)方义

关元为任脉穴,又为全身强壮要穴,可补益肝肾、温养冲任;三阴交为肝脾肾三经之交会穴,可以健脾益气,调补肝肾,肝脾肾精血充盈,胞脉得养,冲任自调。足三里补益气血。三穴合用可使气血充足、胞宫得养、冲任自调。

三 经闭的治法、基本处方及方义分析 (2008178)

1. 血枯经闭

(1)治法

调补冲任,养血调经。以任脉及足阳明经穴为主。

(2)主穴

关元、足三里、归来

(3)配穴

气血不足加气海、脾俞;肝肾不足加肝俞、太溪;潮热盗汗加太溪;心悸加内关;纳呆者,加中脘。

(4)操作

毫针补法,可施灸。

(5)方义

关元为任脉与足三阴经交会穴,可补下焦真元而化生精血。足三里为足阳明经下合穴,健脾胃而化生气血;归来位于下腹部,具有活血调经作用,为治疗闭经的效穴。

2. 血滞经闭

(1)治法

通调冲任,活血调经。以任脉及足太阴、手阳明经

穴为主。

（2）主穴

中极、三阴交、血海、合谷。

（3）配穴

气滞血瘀加膈俞、太冲；痰湿阻滞加阴陵泉、丰隆；寒凝加命门、神阙。

（4）操作

毫针泻法，寒湿凝滞者可以施灸法。（2007180）

（5）方义

中极为任脉穴，能通调冲任，疏通下焦。三阴交、血海、合谷活血通经，三穴活血化瘀作用明显，同用气调血行，冲任调达，经闭可通。

四 崩漏的治法、基本处方及方义分析

1.实证

（1）治法

通调冲任，祛邪固经。以任脉及足太阴经穴为主。（201478）

真题【2014.78】

下列各项中，与崩漏治疗相关的主要经脉是

A.任脉、带脉　　　B.带脉、督脉

C.任脉、冲脉　　　D.督脉、冲脉

【答案】C

（2）主穴

关元、三阴交、隐白。（2008178）

（3）配穴

血热加血海、行间；气郁加膻中、太冲；血瘀加血海、太冲。

（4）操作

关元用向下斜刺，使针感传至耻骨联合上下；隐白穴多灸，气滞血瘀可配合刺络法。肾虚、脾虚可在腹部和背部施灸。

（5）方义

关元为任脉穴，公孙通冲脉，二穴配合可通调冲任，固摄经血。三阴交为足三阴经交会穴，可清泻三经之湿、热、瘀等病邪，又可疏肝理气，邪除则脾可统血。隐白为脾经的井穴，可健脾统血。

2.虚证

（1）治法

调补冲任，益气固经。以任脉及足太阴、足阳明经穴为主。

（2）主穴

气海、三阴交、足三里、地机。

（3）配穴

脾气虚加脾俞、胃俞；肾阳虚加肾俞、命门；肾阴虚加肾俞、太溪；盗汗加阴郄；失眠加神门。

（4）操作

毫针补法，可施用灸法。

（5）方义

气海益气固本，调补冲任。三阴交健脾生血。地机为脾经郄穴，可促进脾之统血作用。足三里补益气血，使经血化生有源。

五 绝经前后诸症的治法、基本处方及方义分析

1.治法

滋肾固本，调理冲任。以任脉、足太阴经穴及相应背俞穴为主。

2.主穴

关元、三阴交、肝俞、肾俞、太溪。

3.配穴

肾阴亏虚加阴谷、照海；肾阳不足加腰阳关、命门；阴阳俱虚配命门、照海；心肾不交配心俞、神门；脾虚痰凝配丰隆、脾俞；肝郁气滞配合谷、太冲。

4.操作

主穴用毫针补法或平补平泻法。配穴按补虚泻实法操作。肾阳不足可用灸法。

5.方义

本病涉及肝、脾、肾三脏及冲任二脉。关元为任脉穴，可补益精气，调理冲任。三阴交为肝脾肾三经交会穴，与肝俞、肾俞合用，可调补肝肾。太溪滋补肾阴。神门安神除烦以治标。

六 阴挺的治法、基本处方及方义分析

1.治法

补脾益肾，升提固脱。以督脉、任脉及足太阴经穴为主。

2.主穴

百会、气海、维道、子宫、三阴交。

3.配穴

脾虚加脾俞、足三里；肾虚加太溪、肾俞；伴有膀胱膨出者加曲骨、横骨；直肠膨出者加会阳、承山。

4.操作

毫针补法，可以配合用灸法。

5.方义

百会位于颠顶，为督脉穴位，可振奋阳气，升阳举陷。气海为任脉穴，能益气固胞。维道为足少阳与带脉之会，可维系带脉，固摄胞宫。子宫乃经外奇穴，是

治疗阴挺之有效穴。三阴交健脾益气,加强气海的固胞作用。

七 带下病的治法、基本处方及方义分析

1.治法

补肾益气,健脾利湿,固摄带脉。以足少阳经、任脉及足太阴经穴为主。

2.主穴

带脉、中极、白环俞、阴陵泉、三阴交。

3.配穴

湿热下注加水道、行间、次髎;脾虚湿盛加气海、足三里;肾虚加肾俞、关元;阴痒加蠡沟、太冲;带下色红加血海、三阴交;腰部酸痛加腰眼、小肠俞;纳少便溏加中脘、天枢。

4.操作

带脉用平补平泻法。其余主穴用毫针泻法。配穴按补虚泻实法操作。

5.方义

带脉穴固摄带脉,调理经气。中极可清理下焦,利湿化浊。白环俞助膀胱之气化,利下焦之湿邪。阴陵泉健脾利湿止带。三阴交健脾利湿,调理肝肾以止带。

八 缺乳的治法、基本处方及方义分析

1.治法

调理气血,疏通乳络。以任脉及足阳明经穴为主。

2.处方配穴

(1)主穴

膻中、肩井、乳根、少泽。

(2)配穴

病证	配穴
气血不足	气海、足三里
肝气郁结	太冲、期门
痰浊阻络	丰隆、中脘

3.操作

常规针刺。

4.方义分析

①膻中、肩井善于调理气机而疏通乳络;②乳根位于乳房局部,可催生乳汁;③少泽为生乳、通乳之经验效穴。

九 注意力缺陷多动障碍的治法、基本处方及方义分析

1.治法

健脑益智,安神定志。以督脉及手少阴、手足厥阴

经穴为主。

2.处方配穴

(1)主穴

百会、印堂、风池、太冲、神门、内关。

(2)配穴

病证	配穴
肝肾阴虚	太溪、三阴交
心脾两虚	心俞、脾俞
痰火内扰	丰隆、劳宫
烦躁不安	照海、神庭
记忆力差	悬钟
盗汗	阴郄、复溜
纳少	中脘、足三里
遗尿	中极、膀胱俞

3.操作

风池、太冲用泻法,太溪用补法,其余主穴用平补平泻法。

4.方义分析

①百会、印堂为督脉穴,可安神定志,益智健脑;②风池、太冲潜阳息风;③神门为心之原穴,内关为心包经络穴,可宁心安神。

十 遗尿的治法、基本处方及方义分析

1.治法

调理膀胱,温肾健脾。以任脉、膀胱背俞、募穴为主。

2.主穴

关元、中极、膀胱俞、三阴交。

3.配穴

肾气不足加肾俞、命门、太溪;脾肺气虚加肺俞、气海、足三里;夜梦多加百会、神门;肝经郁热配蠡沟、太冲。

4.操作

毫针补法,配合用灸法。下腹部穴位针尖向下斜刺,以针感达到前阴部为佳。

5.方义

关元培补元气,益肾固本。中极、膀胱俞促进膀胱气化功能。三阴交可健脾益气。

第三节 皮外伤科病证

一 瘾疹的治法、基本处方及方义分析

1.治法

祛风止痒,养血和营。以手阳明、足太阴、足太阳

经穴为主。

2.主穴

曲池、合谷、血海、膈俞、委中。

3.配穴

风热袭表加大椎、风池;肠胃积热加足三里、天枢;湿邪较重加阴陵泉、三阴交;血虚风燥加足三里、三阴交;呼吸困难加天突;恶心呕吐加内关。

4.操作

毫针浅刺。委中、膈俞可点刺出血。急性者每日1~2次,慢性者隔日一次。

5.方义

曲池、合谷同属阳明,擅于开泄,既可疏风解表,又能清泻阳明,凡瘾疹不论是外邪侵袭还是肠胃蕴热者用之皆宜。本病邪在营血,膈俞为血之会,委中又名血郄,与血海同用,可调理营血,而收"治风先治血,血行风自灭"之效。

湿疹的治法、基本处方及方义分析

1.治法

清热利湿。以手阳明、足太阴经穴为主。

2.处方配穴

(1)主穴

曲池、阴陵泉、血海、阿是穴、风市。

(2)配穴

病证	配穴
湿热浸淫	合谷、内庭
脾虚湿蕴	足三里、脾俞
血虚风燥	膈俞、三阴交
阴囊湿疹	箕门、曲泉、蠡沟
肛门湿疹	长强
肘、膝窝湿疹	尺泽、委中
面部湿疹	风池、颧髎

3.操作

患部阿是穴用毫针围刺。

4.方义分析

①曲池清泻阳明热邪;②阴陵泉清化湿浊;③血海活血祛风;④患部阿是穴用毫针围刺可疏调局部经络之气,配合风市以祛风止痒。

神经性皮炎的治法、基本处方及方义分析

1.治法

疏风止痒,清热润燥。以病变局部阿是穴及手阳

明、足太阴经穴为主。

2.处方配穴

(1)主穴

阿是穴、曲池、血海、膈俞。

(2)配穴

病证	配穴
风热侵袭	外关、风池
肝郁化火	肝俞、行间
血虚风燥	肝俞、足三里、三阴交

3.操作

患部阿是穴围刺,并可艾灸。

4.方义分析

①阿是穴,既可宣散局部的风热郁火,又能疏通患部的经络气血,使患部肌肤得以濡养;②曲池祛风清热止痒;③血海、膈俞调和营血。

四 蛇串疮的治法、基本处方及方义分析

1.治法

泻火解毒,通络止痛。以局部阿是穴及相应夹脊穴、手足少阳经穴为主。

2.主穴

局部阿是穴、夹脊、支沟、阳陵泉、行间。

3.配穴

肝经郁火加行间、太冲;脾经湿热加阴陵泉、血海。(2015117、2015118);瘀血阻络配合合谷、血海;便秘配合天枢;心烦配神门。

真题【2015.117】

针灸治疗脾胃湿热型蛇串疮,宜选用

A. 行间、侠溪　　　　B. 血海、三阴交

C. 中脘、丰隆　　　　D. 内庭、阴陵泉

【答案】D

真题【2015.118】

针灸治疗肝经郁热型蛇串疮,宜选用

A. 行间、侠溪　　　　B. 血海、三阴交

C. 中脘、丰隆　　　　D. 内庭、阴陵泉

【答案】A

4.操作

疱疹局部阿是穴用围针法,是在疱疹带的头、尾各刺一针,两旁则根据疱疹带的大小选取1~3点,向疱疹带中央沿皮平刺。或用三棱针点刺疱疹及周围,拔火罐,令每罐出血3~5毫升。夹脊穴向脊柱方向斜刺1.5寸,行捻转泻法,可用电针。配穴中的大敦、隐白亦用三棱针点刺出血。(2007179)

5.方义

局部阿是穴围针刺或点刺拔罐可引火毒外出。本病是疱疹病毒侵害神经根所致，取相应的夹脊穴，直针毒邪所留之处，可泻火解毒，通络止痛；支沟、阳陵泉清泻少阳之邪热；行间为足厥阴肝经荥穴，具有疏肝泻热之功。诸穴合用，清热泻火，通络止痛。

五 痄腮的治法、基本处方及方义分析；灯火灸法治疗痄腮的取穴与操作

1.基本治疗

（1）治法

清热解毒，消肿散结。以手少阳、手足阳明经穴为主。

（2）主穴

翳风、颊车、外关、合谷、关冲。

（3）配穴

高热加大椎、商阳；睾丸肿痛加蠡沟、曲泉；神昏抽搐加人中、十宣或十二井穴；温热在表配风池、少商；湿毒蕴结配商阳、曲池、大椎；湿毒内陷配劳宫、曲泉、大敦。

（4）操作

诸穴均针用泻法，关冲、商阳、十宣、十二井穴用三棱针点刺出血。

（5）方义

从患病部位看，本病以少阳经为主，牵及阳明（2013078），故局部取手足少阳之会翳风、足阳明经穴颊车，以宣散患部气血的郁结。远取手少阳络穴外关、井穴关冲及手阳明经原穴合谷，以清泻少阳阳明两经之郁热温毒，且外关通阳维脉，"阳维为病苦寒热"，与擅治头面之疾的合谷同用，更有疏风解表清热消肿之功。

2.其他治疗

灯火灸法。选取患侧角孙穴，先将角孙穴处头发剪短，穴位常规消毒，取灯心草蘸香油点燃，迅速触点穴位，并立即提起，可闻及"叭"的一声。一般灸治1次即可，若病势不退，次日再灸1次。

六 乳痈的治法、基本处方及方义分析

1.治法

清热解毒，散结消痈。以足阳明、足厥阴经穴为主。

2.主穴

足三里、期门、内关、肩井、膻中。

3.配穴

肝郁甚者加太冲；胃热甚者加曲池、内庭；火毒甚者加厉兑、大敦；乳房痛甚配少泽、梁丘；恶寒发热配合谷、曲池；烦躁口苦配行间。

4.操作

诸穴均针刺用泻法，膻中可向乳房中心方向平刺。

5.方义

乳痈为病，多为胃热、肝郁，故取阳明经合穴、胃之下合穴足三里以清泻阳明胃热，取肝之募穴期门以疏通厥阴肝郁。本病病位在胸，取膻中、内关可宽胸理气，内关与期门远近相配，更能疏泄厥阴壅滞。肩井为治疗乳痈的经验用穴，系手足少阳、足阳明、阳维脉交会穴，所交会之经脉均行胸、乳，故用之可通调诸经之气，使少阳通则郁火散，阳明清则肿痛消，从而收"乳痈刺肩井而极效"之功。

七 扭伤的经络辨证、治法、基本处方、随证配穴及方义分析

1.经络辨证

①红色为皮肉伤，青色为筋伤，紫色为瘀血留滞；新伤肿痛，活动不利，为气血阻滞；旧伤遇天气变化反复发作，为寒湿侵袭，瘀血阻络。

②根据扭伤部位的经络所在，辨清属于何经脉。

2.基本治疗

（1）治法

祛瘀消肿，舒筋通络。以受伤局部腧穴为主。

（2）主穴

①腰部：阿是穴、肾俞、腰痛穴、委中。
②踝部：阿是穴、申脉、丘墟、解溪。
③膝部：阿是穴、膝眼、膝阳关、梁丘。
④肩部：阿是穴、肩髃、肩髎、肩贞。
⑤肘部：阿是穴、曲池、小海、天井。
⑥腕部：阿是穴、阳溪、阳池、阳谷。
⑦髋部：阿是穴、环跳、秩边、承扶。

3.配穴

①根据受伤部位的经络所在，配合循经远取：如腰部正中扭伤病在督脉，可远取人中、后溪；腰椎一侧或两侧（紧靠腰椎处）疼痛明显者，可取手三里或三间，因为手阳明经筋夹脊内。

②根据受伤部位的经络所在，在其上下循经邻近取穴：如膝内侧扭伤病在足太阴脾经者，除用阿是穴外，可在扭伤部位其上取血海、其下取阴陵泉，以疏通脾经气血。

③根据手足同名经脉气相通，关节扭伤还可应用手足同名经取穴法，又称关节对应取穴法。踝关节与腕关节对应，膝关节与肘关节对应，髋关节与肩关节对应。如踝关节外侧昆仑、申脉穴处扭伤，病在足太阳经，可在对侧腕关节手太阳经养老、阳谷穴处寻找有最

明显压痛的穴位针之;再如膝关节内上侧扭伤,病在足太阴经,可在对侧肘关节手太阴经尺泽穴处寻找最明显压痛点针之。

4. 操作

诸穴均针,用泻法;陈旧性损伤可用灸法。

5. 方义

扭伤多为关节伤筋,属经筋病,"在筋守筋",故治疗当以扭伤局部取穴为主,以疏通经络,散除局部的气血壅滞,使通则不痛。

八 项痹的经络辨证、治法、基本处方、随证配穴及方义分析

1. 治法

舒筋骨、通经络。取局部穴位及手足太阳经穴为主。

2. 处方配穴

(1) 主穴

颈夹脊、阿是穴、天柱、后溪、申脉。

(2) 配穴

病证	配穴
督脉、足太阳经证	风府、昆仑
手太阳经证	小海、少泽
手阳明经证	肩髃、曲池、合谷
风寒痹阻	风门、大椎
劳伤血瘀	膈俞、合谷
肝肾亏虚	肝俞、肾俞
头晕头痛	百会、风池
恶心、呕吐	中脘、内关
耳鸣、耳聋	听宫、外关

3. 操作

毫针泻法或平补平泻法。颈夹脊针刺时强调针感传至患侧肩背、前臂。

4. 方义分析

①颈夹脊、阿是穴、天柱为局部选穴,可疏调颈部气血,舒筋骨,通经络;②后溪、申脉分属手足太阳经,且均为八脉交会穴,后溪通督脉,申脉通阳跷脉,两穴上下相配,功在疏导颈项、肩胛部气血。

九 膝骨关节炎的经络辨证、治法、基本处方、随证配穴及方义分析

1. 治法

通经活络,行气止痛。以病痛局部穴为主结合循经选穴及辨证选穴。

2. 处方配穴

(1) 主穴

阿是穴、局部经穴。

(2) 配穴

病证	配穴
行痹	膈俞、血海
痛痹	肾俞、腰阳关
着痹	阴陵泉、足三里
热痹	大椎、曲池

3. 操作

寒痹、湿痹可加灸法。大椎、曲池可点刺出血。局部穴位可加拔罐,亦可用电针。

4. 方义分析

①病痛局部循经选穴,可疏通经络气血,调和营卫,缓急止痛;②风邪偏盛之行痹,遵"治风先治血,血行风自灭"之义,取膈俞、血海以活血祛风;③寒邪偏盛之痛痹,取肾俞、腰阳关,益火之源,振奋阳气而祛寒邪;④湿邪偏盛之着痹,取阴陵泉、足三里健脾除湿;⑤热痹者,加大椎、曲池以泻热疏风、消肿止痛。

第四节 五官科病证

一 目赤肿痛的治法、基本处方及方义分析

1. 治法

清泻风热,消肿定痛。以手阳明、足厥阴、近部取穴为主。(201771)

2. 主穴

合谷、太冲、风池、睛明、太阳。

3. 配穴

风热者,加少商、外关;肝胆火盛者,加行间、侠溪。(201772、201773)

4. 操作

毫针泻法。太阳点刺出血。(2007170)

5. 方义

目为肝之窍,阳明、太阳、少阳经脉均循行目系。合谷调阳明经气以泻风热。太冲、风池分属肝胆两经,上下相应,导肝胆之火下行。睛明为足太阳、阳明交会穴,可宣泻患部之郁热。太阳以泻热消肿。

二 近视的治法、基本处方和方义分析

1. 治法

通络活血,养肝明目。以近部选穴为主,配合远部选穴。

2. 主穴

风池、承泣、睛明、太阳、光明、养老。

3. 配穴

肝肾不足配肝俞、肾俞、太溪、照海；心脾两虚配心俞、脾俞、神门、足三里。

4. 操作

承泣、睛明选用30号以上的细针，将眼球固定，轻度刺入，忌提插捻转，出针时长时间按压以防出血；风池、光明用平补平泻法，或用补法；养老用补法或用温灸法。风池针感宜扩散到颞及前额或至眼区。余配穴均用补法。

5. 方义

风池疏导头面气血，加强眼区穴位的疏通经络作用；承泣、睛明、太阳为局部选穴，可疏导眼部经络光明为足少阳经之络穴，可养肝明目；养老为手太阳经穴，有养肝明目作用。

三 耳鸣耳聋的治法、基本处方及方义分析

1. 实证

（1）治法

疏风泻火，通络耳窍。以足少阳、手少阳经穴为主。

（2）主穴

翳风、听会、侠溪、中渚。（2012075）

（3）配穴

肝胆火盛者，加行间、丘墟；外感风邪者，加外关、风池。

（4）操作

听会、翳风的针感宜向耳内或耳周传导为佳，余穴常规针刺，泻法。

（5）方义

手少阳经脉均绕行于耳之前后并入，耳中、听会属足少阳经，翳风属于手少阳经，两穴均居于耳前，可疏导少阳经气，主治耳疾；循经远取侠溪、中渚，通上达下，疏导少阳经气，宣通耳窍。

2. 虚证

（1）治法

益肾养窍。以足少阴经穴、局部穴为主。

（2）主穴

太溪、听宫、肾俞、翳风。

（3）配穴

肾气不足加肾俞、气海；肝肾亏虚加肾俞、肝俞。

（4）操作

毫针补法。肾气虚可用小艾炷灸患处。

（5）方义

听宫为手太阳经与手、足少阴经交会穴，气通耳内，具有聪耳启闭之功，为治耳疾要穴。配手少阳经局部的翳风穴，可疏导少阳经气，宣通耳窍。太溪、肾俞能补肾填精，上荣耳窍。诸穴合用，可治肾精亏虚之耳鸣耳聋。

四 鼻渊的治法、基本处方及方义分析

1. 治法

清热宣肺，通利鼻窍。以手太阴、阳明经穴、局部穴为主。

2. 主穴

列缺、合谷、迎香、印堂、通天。

3. 配穴

肺经风热加尺泽、少商；湿热阻窍加曲池、阴陵泉；胆腑郁热配阳陵泉、侠溪。

4. 操作

毫针泻法。少商点刺出血。

5. 方义

印堂位于鼻上，迎香夹于鼻旁，近取二穴，散鼻部之郁热而通利鼻窍。且迎香、合谷同属大肠经，两穴远近络合，以清泻大肠经热邪，合谷与列缺又为表里经配穴，可清泻肺热，通天善通鼻窍。

五 牙痛的治法、基本处方及方义分析

1. 治法

祛风泻火，通络止痛。以手足阳明经穴为主。

2. 主穴

合谷、颊车、下关。

3. 配穴

风火牙痛加外关、风池；胃火牙痛加内庭、二间；阴虚牙痛加太溪、行间。

4. 操作

主穴用泻法，合谷可左右交叉刺，持续行针1～3分钟。配穴太溪用补法，余穴均用泻法，痛甚时可延长留针时间至1小时。

5. 方义

合谷为远道取穴，可疏通阳明经络，并兼有祛风作用，可通络止痛，为治疗牙痛之要穴。颊车、下关为近部选穴，疏通足阳明经气血。

六 咽喉肿痛的治法、基本处方及方义分析

1. 实热证

（1）治法

清热利咽，消肿止痛。以手太阴、手足阳明经穴、局部穴为主。

（2）主穴

少商、尺泽、内庭、关冲、廉泉、天突。

（3）配穴

外感风热加风池、外关；肺胃实热加厉兑、鱼际。

（4）操作

少商、商阳、鱼际点刺出血，其他毫针泻法。

（5）方义

廉泉、天突疏导咽部之气血以治标。少商系手太阴的井穴，点刺出血，可清泻肺热，为治疗喉证的主穴。尺泽为手太阴经的合穴，泻肺经实热，取"实则泻其子"之意。内庭能泻阳明之郁热。配以三焦经井穴关冲，点刺出血，加强清泻肺胃之热，达到消肿清咽的作用。

2.阴虚证

（1）治法

滋阴降火，养阴清热。以足少阴经穴、手太阴经穴为主。

（2）主穴

太溪、照海、鱼际、列缺。

（3）配穴

入夜发热加三阴交、复溜。

（4）操作

毫针常规刺，补法或平补平泻法。列缺、照海行针时可配合做吞咽动作。

（5）方义

太溪是足少阴经原穴，照海为足少阴经和阴蹻脉的交会穴，两脉均循行于喉咙，取之能调两经经气。鱼际为手太阴经的荥穴，可利咽清肺热。三穴同用，使虚火得清，不致灼伤阴液，故适用于阴虚的咽喉肿痛。

第五节　急症

一 晕厥的基本处方、方义分析及操作

1.治法

苏厥醒神。以督脉、手厥阴经穴为主。

2.主穴

水沟、涌泉、内关。

3.配穴

虚证者，加气海、关元；实证者，加合谷、太冲。

4.操作

水沟、内关用泻法；涌泉用平补平泻法。配穴按虚补实泻法操作，气海、关元用灸法。

5.方义

取穴以督脉及手厥阴经穴为主。水沟属督脉穴，督脉入脑上颠，取之有开窍醒神之功。涌泉可激发肾经之气，最能醒神开窍，多用于昏厥之重证。

二 虚脱的基本处方、方义分析及操作

1.治法

回阳固脱，苏厥救逆。以任督、手厥阴经穴为主。

2.主穴

素髎、内关、关元、百会、神阙。

3.配穴

神志昏迷者，加中冲、涌泉；亡阳配气海、关元、足三里；亡阴配太溪、涌泉。

4.操作

素髎毫针强刺激；内关用补法。关元、神阙、百会用灸法。配穴中冲、涌泉用点刺法。

5.方义

督脉为阳脉之海，入络脑，督脉穴素髎、百会能醒脑开窍、升阳救逆；脐下为元气所聚之处，任脉为阴脉之海，任脉穴神阙、关元均位于脐部，重灸可大补元气，敛阴固脱，回阳救逆；内关为手厥阴心包经之络穴，又是八脉交会穴，通于阴维脉，可维系、调节诸阴经之气，有通心络、益心气，强心醒神之功。

三 高热的基本处方、方义分析及操作

1.治法

清泻热邪。以督脉、手阳明经穴、井穴为主。

2.主穴

大椎、十二井、十宣、曲池、合谷。

3.配穴

肺热加尺泽、鱼际；气分热盛加支沟、内庭；热入营血加内关、血海；抽搐加太冲；神昏加水沟、内关。

4.操作

毫针泻法。大椎刺络拔罐放血，十宣、井穴点刺出血。

5.方义

取穴以督脉、手阳明经穴为主。大椎属督脉，为诸阳之会，总督一身之阳。十二井、十宣穴皆在四末，为阴阳经交接之处，三穴点刺，具有明显的退热作用。合谷、曲池清泻肺热。

四 抽搐的基本处方、方义分析及操作

1.治法

息风止痉，清热开窍。取督脉、手足厥阴经穴为主。

2.主穴

水沟、内关、合谷、太冲、阳陵泉。

3.配穴

热极生风加大椎、曲池;神昏加十宣、涌泉;痰盛加风池、丰隆;血虚加血海、足三里。

4.操作

毫针泻法。配穴按补虚泻实法操作。

5.方义

取穴以督脉及手足厥阴为主。督脉入络脑,水沟为督脉要穴,可醒脑开窍,息风止痉。心主血脉,内关为手厥阴心包经穴,可调理心气,活血通络,助水沟醒脑开窍。合谷、太冲相配,称为开四关,为息风止痉之首选穴;筋会阳陵泉,可镇肝息风,缓解痉挛。

五 心绞痛的基本处方及操作

1.治法

通阳行气,活血止痛。

2.主穴

内关、阴郄、膻中、郄门。

3.配穴

气滞血瘀者,加血海、太冲;痰湿闭阻加中脘、丰隆;心肾阳虚加心俞、肾俞;寒邪凝滞配神阙、至阳;阳气虚衰配心俞、至阳。

4.操作

膻中向下平刺,以有麻胀感为度。寒气凝滞,阳气虚衰宜用灸法。

5.方义

以手厥阴、手少阴经穴为主。

六 胆绞痛的基本处方及操作

1.治法

疏肝利胆,行气止痛。

2.主穴

胆囊穴、阳陵泉、胆俞、日月。(2007168)

3.配穴

呕吐者,加内关、足三里;黄疸者,加至阳;发热寒战者,加曲池、大椎;肝胆湿热配行间、阴陵泉;肝胆气滞配太冲、丘墟。

4.操作

常规刺法,久留针,间歇行针以保持较强的针感,或用电针。

5.方义

以足少阳胆经穴及相应俞募穴、下合穴为主。胆囊穴为治疗胆囊疾病的经验穴。

七 胆道蛔虫症的基本处方及操作

1.主穴

胆囊穴、迎香、四白、鸠尾、日月。

2.配穴

呕吐者,加内关、足三里。

3.操作

毫针泻法。迎香透四白,鸠尾透日月。每次留针1~2小时。

4.方义

以足少阳、手足阳明经穴为主。胆囊穴为治疗胆囊疾病的经验穴。

八 肾绞痛的基本处方及操作

1.治法

清热利湿,通淋止痛。

2.主穴

肾俞、三阴交、京门、膀胱俞、中极。

3.配穴

血尿加血海、地机;下焦湿热配阴陵泉、委阳;肾气虚配关元;恶心呕吐配内关、足三里;尿石配次髎、水道。

4.操作

毫针泻法。

5.方义

以相应俞募穴及足太阴经穴为主。

▇▇ 小试牛刀

1. 患者咽部轻微肿痛,兼见口干咽燥,手足心热,舌红少苔,脉细数。治疗宜选的穴位是:
   A.太溪,照海,鱼际,三阴交
   B.少商,合谷,尺泽,内庭
   C.鱼际,合谷,太渊,关冲
   D.少商,尺泽,曲池,三阴交

2. 患者胃脘胀痛拒按,伴嗳腐吞酸,大便不爽,苔厚腻,脉滑,根据子母补泻法,治疗应选的穴位是:
   A.解溪　　　　　B.内庭
   C.陷谷　　　　　D.厉兑

3. 治疗心绞痛的主穴是:
   A.心俞、膻中、神门　　B.内关、阴郄、膻中
   C.心俞、阴郄、通里　　D.内关、神门、太冲

4. 针灸治疗肝阳上亢型眩晕,宜首选的腧穴是:
   A.肝、脾经穴　　　　B.肝、胆经穴
   C.脾、肾经穴　　　　D.脾、胃经穴

5. 选取水沟、十二井穴、合谷、太冲、内关穴,针刺用泻法,主治的病证是:

A. 头痛　　　　　　B. 眩晕
C. 中风脱证　　　　D. 中风闭证

6. 针灸治疗胆囊炎的主穴是：
　　A. 胆囊穴、日月、阳陵泉、胆俞
　　B. 胆囊穴、中脘、内关、胆俞
　　C. 期门、日月、肝俞、内关
　　D. 梁门、日月、太冲、胆俞

7. 目赤肿痛的毫针刺法宜选用：
　　A. 先泻后补法　　B. 泻法
　　C. 补法　　　　　D. 平补平泻法

8. 治疗坐骨神经痛，主选：
　　A. 足少阳、足阳明经穴　B. 足太阳、足少阳经穴
　　C. 足阳明、足太阳经穴　D. 足太阳、足少阴经穴

9. 治疗中风中脏腑的主穴是：
　　A. 内关、外关　　B. 内关、百会
　　C. 内关、水沟　　D. 内关、合谷

10. 治疗癃闭，针刺中极穴宜采用：
　　A. 向左或右斜刺　B. 向下斜刺
　　C. 向下平刺　　　D. 直刺、深刺

11. 治疗腹痛，宜首选：
　　A. 章门、中脘、脾俞　B. 三阴交、中脘、天枢
　　C. 足三里、中脘、胃俞　D. 足三里、中脘、天枢

12. 患者，男，48岁。头胀痛近2年，时作时止，伴目眩易怒，面赤口苦，舌红苔黄，脉弦数。治疗除取主穴外，还应选用的穴位是：
　　A. 头维、内庭、三阴交　B. 血海、风池、足三里
　　C. 风池、列缺、太阳　　D. 太溪、侠溪、太冲

13. 头痛连及项背，发病较急，痛无休止，兼见恶风畏寒，口不渴，苔薄白，脉浮紧。应选用的主穴有：
　　A. 列缺、百会、太阳、风池
　　B. 百会、头维、风池
　　C. 列缺、印堂、百会、太阳、风池
　　D. 列缺、百会、合谷、风池

14. 患者，男，22岁。头痛，以后头部为主，阵阵发作，痛如锥刺，时有胀痛，每当受风或劳累时疼痛加重，舌苔薄，脉弦。治疗应首选：
　　A. 后溪、天柱、昆仑、阿是穴
　　B. 百会、通天、行间、阿是穴
　　C. 上星、头维、合谷、阿是穴
　　D. 通天、头维、太冲、阿是穴

15. 治疗行痹，在取主穴的基础上，应加：
　　A. 膈俞、血海　　B. 肾俞、关元
　　C. 阴陵泉、足三里　D. 大椎、曲池

16. 患者，男，45岁。关节肌肉疼痛，屈伸不利，疼痛较剧，痛有定处，遇寒痛增，得热痛减，局部皮色不红，触之不热，舌苔薄白，脉弦紧。治疗除选用阿是穴、局部经穴外，还应选用的穴位是：
　　A. 肾俞、关元　　　B. 阴陵泉、足三里

C. 大椎、曲池　　　　D. 膈俞、关元

17. 患者颈项强痛一天，左右转动不利，牵及右肩部酸痛，颈项局部肌肉痉挛，压痛明显。治疗应首选的腧穴是：
　　A. 阿是穴、曲池、肘劳、手三里
　　B. 外劳宫、阿是穴、肩井、后溪、悬钟
　　C. 太阳、头维、风池、颈夹脊、太渊
　　D. 太冲、足临泣、外关、丰隆、风池

18. 患者，女，59岁。两膝关节红肿热痛，尤以右膝部为重，痛不可触，关节活动不利，并见身热，口渴，舌苔黄燥，脉滑数。治疗除选用犊鼻、梁丘、阳陵泉、膝阳关外，还应加：
　　A. 大椎、曲池　　B. 肾俞、关元
　　C. 脾俞、气海　　D. 脾俞、胃俞

19. 患者，男，62岁。外出散步时，突然昏仆不省人事，伴口噤不开，牙关紧闭，肢体强痉，治疗应首选：
　　A. 督脉、任脉经穴　　B. 督脉、足太阳经穴
　　C. 督脉、手厥阴经穴　D. 任脉、手厥阴经穴

20. 患者2天前受风后出现左侧面部麻木，额纹消失，眼裂变大，鼻唇沟变浅，口角下垂歪向左侧，舌淡，苔薄白，针刺面部腧穴应采用的操作是：
　　A. 直刺深刺　　　　B. 多穴重刺
　　C. 轻刺浅刺　　　　D. 提插泻法

21. 患者，女，43岁。眩晕2个月，加重1周，昏眩欲仆，神疲乏力，面色㿠白，时有心悸，夜寐欠安，舌淡，脉细。治疗应首选：
　　A. 风池、肝俞、肾俞、行间、侠溪
　　B. 丰隆、中脘、内关、解溪、头维
　　C. 百会、上星、风池、丰隆、合谷
　　D. 脾俞、足三里、气海、百会

22. 患者经常不易入睡，常感精力不足，容易疲乏，注意力不能集中，记忆力下降，用脑稍久即感头痛、眼花，治疗应首选的腧穴是：
　　A. 水沟、内关、太冲、丰隆、后溪
　　B. 照海、申脉、神门、印堂、四神聪
　　C. 风池、百会、肝俞、肾俞、足三里
　　D. 水沟、内关、大陵、神门、中冲

23. 患者，女，45岁。失眠2年，经常多梦少寐，入睡迟，易惊醒，平常遇事惊怕，多疑善感，气短头晕，舌淡，脉弦细，治疗除取主穴外，还应加：
　　A. 心俞、厥阴俞、脾俞
　　B. 心俞、肾俞、太溪、足三里
　　C. 心俞、胆俞、大陵、丘墟
　　D. 肝俞、间使、太冲

24. 患者，男，66岁。小便滴沥不爽，排出无力，甚则点滴不通，精神疲惫，兼见面色㿠白，腰膝酸软，畏寒乏力，舌质淡，脉沉细而弱，治疗除取主穴外，还应选用的是：

A. 太溪、复溜 　　　　　B. 曲骨、委阳
C. 太冲、大敦 　　　　　D. 中极、膀胱俞

25. 患者,男,48岁。大便出血,色鲜红,血量不等,有赘物垂于肛外,治疗应首选:
A. 承山 　　　　　　　　B. 大肠俞
C. 小肠俞 　　　　　　　D. 膈俞

26. 患者,男,30岁。两天前因食不洁水果,出现腹痛腹泻,下痢赤白,里急后重,肛门灼热,心烦口渴,小便短赤,舌苔黄腻,脉滑数,治疗除取主穴外,还应加:
A. 中脘、气海 　　　　　B. 中脘、内关
C. 行间、足三里 　　　　D. 曲池、内庭

27. 患儿,男,7岁。睡中遗尿,白天小便频而量少,劳累后遗尿加重,面白气短,食欲不振,大便易溏,舌淡苔白,脉细无力,治疗除取主穴外,还应选用的是:
A. 神门、阴陵泉、胃俞
B. 气海、肺俞、足三里
C. 次髎、水道、三阴交
D. 百会、神门、内关

28. 治疗遗尿肾阳不足证除相应的背俞穴外,应选取的经脉是:
A. 足太阳、足少阴 　　　B. 足太阳、手太阴
C. 足太阳、手少阳 　　　D. 任脉、足太阴

29. 患者月经不调,常提前7天以上,甚至10余日一行,治疗应首选的腧穴是:
A. 足三里、脾俞、太冲
B. 命门、三阴交、足三里
C. 关元、三阴交、血海
D. 气海、三阴交、归来

30. 患者行经前下腹部剧痛,拒按,经色紫红,有血块,下血块后痛缓,舌淡,脉沉,治疗应首选的腧穴是:
A. 中脘、丰隆、足三里 　B. 百会、太冲、照海
C. 三阴交、中极、次髎 　D. 神门、心俞、曲池

31. 月经后少腹绵绵作痛,喜按,月经色淡,量少,伴面色苍白,倦怠无力,头晕眼花,心悸,舌淡,舌体胖大

边有齿痕,脉细弱,治疗应首选:
A. 三阴交、足三里、次髎
B. 三阴交、足三里、中极
C. 三阴交、中极、次髎
D. 三阴交、足三里、气海

32. 患者,女,21岁。食鱼虾后皮肤出现片状风团,瘙痒异常,治疗取神阙穴,所用的方法是:
A. 针刺 　　　　　　　　B. 隔盐灸
C. 拔罐 　　　　　　　　D. 隔姜灸

33. 患者,女,45岁。2天前感觉胁肋部皮肤灼热疼痛,皮色发红,继则出现簇集性粟粒状大小丘状疱疹,呈带状排列,兼见口苦,心烦,易怒,脉弦数,治疗除取主穴外,还应选用的穴位是:
A. 大椎、曲池、合谷 　　B. 行间、大敦、阳陵泉
C. 血海、隐白、内庭 　　D. 足三里、阴陵泉、阳陵泉

34. 患者目赤肿痛,羞明,流泪,治疗应首选的腧穴是:
A. 合谷、太冲、风池、睛明、太阳
B. 合谷、睛明、风池、上星、中冲
C. 合谷、睛明、风门、行间、侠溪
D. 太阳、鱼腰、风池、睛明、太白

35. 患者突感胸痛彻背,伴面色苍白,出汗,舌苔白腻,脉沉迟,治疗应首选的腧穴是:
A. 内关、阴郄、膻中
B. 郄门、太渊、丰隆
C. 巨阙、膈俞、心俞
D. 心俞、膻中、神门

■ 参 考 答 案

1. A	2. D	3. B	4. B	5. D
6. A	7. B	8. B	9. C	10. B
11. D	12. D	13. A	14. A	15. A
16. A	17. B	18. A	19. C	20. C
21. D	22. B	23. C	24. A	25. A
26. D	27. B	28. D	29. C	30. C
31. D	32. B	33. B	34. A	35. A

基础篇 ◈ 临床医学人文精神

第一章

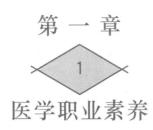

1

医学职业素养

1.医学道德规范的基本内容。
2.医学专业(职业)精神的三项基本原则及十项专业责任。

考点解析

一 医学道德规范的基本内容

1.概述

医德规范是医务人员在医学活动中道德行为和道德关系普遍规律的反映,是社会对医务人员的基本要求,是医德原则的具体体现和补充。在医疗活动中,医德规范发挥着把医德理想变成医德实践的中间环节的作用。因此,医德规范在医学道德规范体系中占重要地位,是协调各种医疗关系的行为准则。

2.本质

本质上说,医德规范是医务人员的医德意识和医德行为的具体标准。是全人类性与阶级性的统一;是稳定性与变动性的统一。

3.基本内容

1988年卫生部颁布的《医务人员医德规范及实施办法》7点:救死扶伤,人道主义;尊重病人的人格与权利;文明礼貌服务;廉洁奉公;保守秘密;团结协作;刻苦钻研。

4.特点

(1)现实性与理想性的统一。
(2)普遍性与先进性的统一。
(3)一般性与特殊性的统一。
(4)稳定性与变动性的统一。
(5)实践性与理论性的统一。

5.作用

(1)在医学伦理学准则体系中的主体作用。
(2)在医学道德评价中的尺度作用。
(3)在医院管理中的规范作用。
(4)在医学道德修养中的内化作用。

6.基本范畴

在医学实践中某些本质方面的概括和反映,包括权利、义务;情感、良心;审慎、保密。

二 医学职业精神

1.概述

医学职业精神是指在医学领域医务人员应确立的理想和信仰,即在医疗实践整个过程中,在任何情况下,医务人员要始终坚持医学职业精神和专业精神的统一。其中,职业精神指的是理想信念,敬业与责任,是一种在职业认知、情感意志基础上确立起来的、对职业理想与信仰的追求,它是在长期的医疗实践中养成的,表现在把病人的利益放在第一位,坚持以病人为中心,关爱病人的健康,重视病人的权力、人格,维护病人的利益与幸福。

2.核心

医师职业精神是医师临床能力中最重要的要素。其核心是指医师富于谦逊、正直、责任心和诚实等品质。

3.三项基本原则与十大专业责任

2005年我国签署了《新世纪医师职业精神—医师宣言》(以下简称《医师宣言》),加入推行《医师宣言》的活动,践行、倡导其精神实质。该宣言提出了3大原则10项责任,明确"将患者利益放在首位的原则"。医界十分重视患者利益,将其置于各种利益之上,并将其写入《医师宣言》更凸显其核心地位。《医师宣言》充分体现了医学职业精神。实际上,在我国的卫生立法中也有不少相同或类似的规定。

(1)三项基本原则

①将患者利益放在首位的原则。在这国《执业医师法》第22条第2、3项指出:"树立敬业精神,遵守职业道德,履行医师职责,尽职尽责为患者服务;关心、爱护、尊重患者,保护患者隐私。"在《医务人员医德规范及实施办法》第3条第1、3项指出:"救死扶伤,实行社会主义的人道主义精神,时刻为病人着想,千方百计为病人解除病痛。文明礼貌服务。举止端庄,语言文明,

基础篇

临床医学人文精神

态度和蔼,同情、关心和体贴病人。"

②患者自主的原则。在《医疗机构管理条例》第33条中规定:"医疗机构施行手术,特殊检查或者特殊治疗时,必须征得患者同意,并应当取得其家属或者关系人同意并签字;无法取得患者意见时,应当取得家属或者关系人同意并签字;无法取得患者意见又无家属或者关系人在场,或者遇到其他特殊情况时,经治医师应当提出医疗处治方案,在取得医疗负责人或者被授权人的批准后实施。"

③社会公平的原则。《执业医师法》第24条,"对急危患者,医师应当采取紧急措施进行诊治,不得拒绝急救处置。"《医疗机构管理条例》第31条规定:"医疗机构对危重病人应当立即抢救,对限于设备或者技术条件不能诊治的病人,应当及时转诊。"《医务人员医德规范及实施办法》第3条第2项规定:"尊重病人的人格与权利,对待病人不分民族、性别、职业、地位、财产状况,都应一视同仁。"

(2)十条职业责任

①提高业务能力的责任。《执业医师法》第3条规定:"医师应当具备良好的职业道德和医疗执业水平,发扬人道主义精神,履行防病治病、救死扶伤、保护人民健康的神圣职责。"《医务人员医德及实施办法》第3条第7项规定:"严谨求实,奋发进取,钻研医术,精益求精,不断更新知识,提高技术水平。"

②对患者诚实的责任。《执业医师法》第26条规定:"医师应当如实向患者或者其家属介绍病情,但应注意避免对患者产生不利后果。医师进行实验性临床医疗,应当经医院批准并征得患者本人或者其家属同意。"《医疗事故处理条例》第11条规定:"在医疗活动中,医疗机构及其医务人员应当将患者的病情、医疗措施、医疗风险等如实告知患者,及时解答患者咨询;但是,应当避免对患者产生不利后果。"

③为患者保密的责任。《执业医师法》第22条第3项规定:"保护患者的隐私。"《医务人员医德规范及实施办法》第3条第5项规定:"为病人保守医密,实行保护性医疗,不泄露病人隐私与秘密。"

④与患者保持适当关系的责任。《执业医师法》第27条规定:"医师不得利用职务之便,索取、非法收受患者财物或者牟取其他不正当利益。"《医务人员医德规范及实施办法》第3条第2、4项规定:"尊重病人的人格与权利。廉洁奉公。自觉遵纪守法,不以医谋私。"

⑤提高医疗质量的责任。《医疗事故处理条例》第5条规定:"医疗机构及其医务人员在医疗活动中,必须严格遵守医疗卫生管理法律、行政法规、部门规章和诊疗护理规范、常规,恪守医疗服务职业道德。"《医疗事故处理条例》第15条规定:"发生或者发现医疗过失行为,医疗机构及其医务人员应当立即采取有效措施,

避免或者减轻对患者身体健康的损害,防止损害扩大。"

⑥促进享有医疗的责任。《执业医师法》第3条第2款规定:"全社会应当尊重医师。医师依法履行职责,受法律保护。"第21条第2项规定:"按照国务院卫生行政部门规定的标准,获得与本人执业活动相当的医疗设备基本条件。"《医疗机构管理条例》第38条规定:"医疗机构必须承担相应的预防保健工作,承担县级以上人民政府卫生行政部门委托的支援农村、指导基层医疗卫生工作等任务。"

⑦对有限的资源进行公平分配的责任。《执业医师法》第21条第1项规定:"选择合理的医疗、预防、保健方案。"《母婴保健法实施办法》第4条规定:"国家保障公民获得适宜的母婴保健服务的权利。"

⑧不断提高专业技术水平的责任。《执业医师法》第21条第4项规定:"参加专业培训,继续医学教育。"第22条第4项规定:"努力钻研业务,更新知识,提高专业技术水平。"第34条第1款规定:"县级以上人民政府卫生行政部门应当制定医师培训计划,对医师进行多种形式的培训,为医师接受继续医学教育提供条件。"

⑨通过解决利益冲突维护信任的责任。《药品管理法》第58条规定:"医疗机构应当向患者提供所用药品的价格清单;医疗保险定点医疗机构还应当按照规定的办法如实公布其常用药品的价格,加强合理用药的管理。"第59条第2款规定:"禁止药品的生产企业、经营企业或者其代理人以任何名义给予使用其药品的医疗机构的负责人、药品采购人员、医师等有关人员以财物或者其他利益。禁止医疗机构的负责人、药品采购人员、医师等有关人员以任何名义收受药品的生产企业、经营企业或者其代理人给予的财物或者其他利益。"

⑩对职责负有责任。《执业医师法》第22条第1项规定:"遵守法律、法规,遵守技术操作规范。"第23条规定:"医师实施医疗、预防、保健措施,签署有关医学证明文件,必须亲自诊查、调查,并按照规定及时填写医学文书,不得隐匿、伪造或者销毁医学文书及有关资料。医师不得出具与自己执业范围无关或者执业类别不相符的医学证明文件。"《医疗事故处理条例》第13条规定:"医务人员在医疗活动中发生或者发现医疗事故,可能引起医疗事故的医疗过失行为或者发生医疗事故争议的,应当立即向所在科室负责人报告,科室负责人应当及时向本医疗机构负责医疗服务质量监控的部门或者专(兼)职人员报告;负责医疗服务质量监控的部门或者专(兼)职人员接到报告后,应当立即进行调查、核实,将有关情况如实向本医疗机构的负责人报告,并向患者通报、解释。"《医务人员医德规范及实施办法》第3条第6项规定:"互学互尊,团结协作。

正确处理同行同事间的关系。"

总之,《医师宣言》中的三项原则和十条职业责任是行业自律的产物。在我国也是法定的职责和义务。现在我们正在构建和谐的医患关系,除靠法律外,主要还应依靠医师的职业精神。因为法律告诉我们哪些事可以做,哪些事不可以做而职业精神告诉我们怎样做才能更好。

小试牛刀

1. 在医疗实践中,医务人员应具备的最起码医德情感是:
   A. 克己　　　　　　　B. 正直
   C. 同情　　　　　　　D. 有利
2. 医德修养要坚持:
   A. 集体性　　　　　　B. 组织性
   C. 实践性　　　　　　D. 强制性
3. 医务人员职业道德不要求:
   A. 利他精神
   B. 崇高的爱情
   C. 无私的奉献
   D. 把病人的痛苦看得高于一切
4. 医务人员职业要求其情绪主要是:
   A. 积极而稳定
   B. 心境平和
   C. 爱憎分明
   D. 悲喜有节制
5. 对医务人员记忆力的主要要求是:
   A. 记忆的敏捷性
   B. 记忆的持久性
   C. 记忆的专一性
   D. 记忆的准确性

6. 患者李某,男,20岁,河北某县农民,现为北京某单位民工。因高烧昏迷送某医院,医生确诊为病毒性肝炎。因系民工,按规定施工队仅给付两个月工资为药费(600元),如积极救治,预计医药费用将超过万元,但死亡及残疾率高达50%。医院派人到患者家中了解情况发现,患者父亲已死,母亲类风湿性关节炎多年不能劳动,妹妹14岁无工作,难以支付近万元的医药费。在这种情况下,请从伦理学的角度分析,下面关于医院是否应该继续抢救病人的说法中,最具道德价值的做法是:
   A. 根据生命价值原则,医院不应该继续抢救该患者
   B. 根据高技术使用的最优化原则,医院不应该继续抢救该患者
   C. 患者年轻且是急症,虽死亡或残疾率高但有希望,从人道主义出发医院应该继续抢救
   D. 医院是企业性机构,交不起医药费就不抢救
7. 男性,25岁。因交通事故深度昏迷,被送至医院急救,患者生命垂危,无法联系到患者近亲属和关系人,医生立即请示院方批准并积极救治。这体现的医生美德是:
   A. 仁爱　　　　　　　B. 诚信
   C. 奉献　　　　　　　D. 正直

参考答案

1. C　　　2. C　　　3. B　　　4. A　　　5. D
6. C　　　7. A

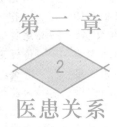

第二章

医患关系

考纲要求

1. 医患关系的性质。
2. 患者的权利与义务。
3. 医生的权利与义务。
4. 医患沟通的基本原则、内容与方法。

考点解析

一 医患关系的性质

1. 概述

医患关系是人类文化特有的一个组成部分,是医疗活动的关键、医疗人际关系的核心。著名医史学家西格里斯曾经说过:"每一个医学行动始终涉及两类人群:医师和病人,或者更广泛地说,医学团体和社会,医学无非是这两群人之间多方面的关系。"所以医患关系是指以医务人员为一方,以病人及其社会关系为另一方在医疗诊治过程中产生的特定人际关系。

2. 特点

美国功能学派社会学家帕森斯和福克斯认为医患关系和父母与子女的关系有相似性,故此他们将医患关系的特点归纳为四点:支持、宽容、巧妙地利用奖励和拒绝互惠。

3. 性质

医患关系既是一种人际关系,也是一种历史关系。医患之间建立的人际关系在社会发展的不同历史时期,所呈现于人们的及人们对其性质的认定是不一样的。从最初服务于氏族部落的巫医,到具有独立行医能力的职业者,再到失去部分独立性而成医院、承担社会功能之一部分的职业群体,医生和患者之间的关系始终处在不断变动的状态中,基于这种变动,人们对医患关系的性质也在做着不同的解释。例如:将医患关系定位为信托关系或契约关系等等。医患关系绝不是、也不等同于消费关系,从而医患关系的性质也绝不是消费关系。作为一般人际关系存在的医患关系有其特殊性,特别是特殊的道德要求。目前,大家多认同医患关系为一种信托关系。

二 患者的权利与义务

1. 患者的权利内容

国际相应约定和我国法律法规规定,病人的权利包括下列主要内容:

(1)有个人隐私和个人尊严被保护的权利

病人有权要求有关其病情资料、治疗内容和记录应如同个人隐私,须保守秘密。病人有权要求对其医疗计划,包括病例讨论、会诊、检查和治疗都应审慎处理,不允许未经同意而泄露,不允许任意将病人姓名、身体状况、私人事务公开,更不能与其他不相关人员讨论别人的病情和治疗,否则就是侵害公民名誉权,受到法律的制裁。

(2)有获得全部实情的知情权

病人有权获知有关自己的诊断、治疗和预后的最新信息。在医疗活动中,医疗机构及其医务人员应当将患者的病情、医疗措施、医疗风险等如实告知患者,及时解答其咨询;但是,应当避免对患者产生不利后果。

(3)有平等享受医疗的权利

当人们的生命受到疾病的折磨时,他们就有解除痛苦、得到医疗照顾的权利,有继续生存的权利。任何医护人员和医疗机构都不得拒绝病人的求医要求。人们的生存权利是平等的,享受的医疗权利也是平等的。医护人员应平等地对待每一个病人,自觉维护一切病人的权利。

(4)有参与决定有关个人健康的权利

病人有权接受治疗前,如手术、重大的医疗风险、医疗处置有重大改变等情形时,得到正确的信息,只有当病人完全了解可选择的治疗方法并同意后,治疗计划才能执行。

病人有权在法律允许的范围内拒绝接受治疗。医务人员要向病人说明拒绝治疗对生命健康可能产生的危害。

如果医院计划实施与病人治疗相关的研究时,病人有权被告知详情并有权拒绝参加研究计划。

(5)有权获得住院时及出院后完整的医疗

医院对病人的合理的服务需求要有回应。医院应依病情的紧急程度,对病人提供评价、医疗服务及转院。只要医疗上允许,病人在被转到另一家医疗机构前,必须先交代有关转送的原因,及可能的其他选择的完整资料与说明。病人将转去的医疗机构必须已先同意接受此位病人的转院。

(6)有服务的选择权、监督权

病人有比较和选择医疗机构、检查项目、治疗方案的权利。医务人员应力求较为全面细致地介绍治疗方案,帮助病人了解和做出正确的判断和选择。病人同时还有权利对医疗机构的医疗、护理、管理、后勤、管理医德医风等方面进行监督。因为病人从到医疗机构就医开始。即已行使监督权。

(7)有免除一定社会责任和义务的权利

按照病人的病情,可以暂时或长期免除服兵役、献血等社会责任和义务。这也符合病人的身体情况、社会公平原则和人道主义原则。

(8)有获得赔偿的权利

由于医疗机构及其医务人员的行为不当,造成病人人身损害的,病人有通过正当程序获得赔偿的权利。

(9)有请求回避权。

2.患者的义务内容

权利和义务是相对的,患者在享有正当的权利同时,也应负起应尽的义务,对自身健康和社会负责。

(1)积极配合医疗护理的义务

患者患病后,有责任和义务接受医疗护理,和医务人员合作,共同治疗疾病,恢复健康。患者在同意治疗方案后,要遵循医嘱。

(2)自觉遵守医院规章制度的义务

医院的各项规章制度是为了保障医院正常的诊疗秩序,就诊须知、入院须知、探视制度等都对患者和家属提出要求,这是为了维护广大患者利益的需要。

(3)自觉维护医院秩序的义务

医院是救死扶伤,实行人道主义的公共场所,医院需要保持一定的秩序。患者应自觉维护医院秩序,包括安静、清洁、保证正常的医疗活动以及不损坏医院财产。

(4)保持和恢复健康的义务

医务人员有责任帮助患者恢复健康和保持健康,但对个人的健康保持需要患者积极参与。患者有责任选择合理的生活方式,养成良好的生活习惯,保持和促进健康。

三 医生的权利与义务

1.医生的权利内容

《中华人民共和国执业医师法》第二十一条,医师在执业活动中享有下列权利:

(1)在注册的执业范围内,进行医学诊查、疾病调查、医学处置、出具相应的医学证明文件,选择合理的医疗、预防、保健方案;

(2)按照国务院卫生行政部门规定的标准,获得与本人执业活动相当的医疗设备基本条件;

(3)从事医学研究、学术交流,参加专业学术团体;

(4)参加专业培训,接受继续医学教育;

(5)在执业活动中,人格尊严、人身安全不受侵犯;

(6)获取工资报酬和津贴,享受国家规定的福利待遇;

(7)对所在机构的医疗、预防、保健工作和卫生行政部门的工作提出意见和建议,依法参与所在机构的民主管理。

2.医生的义务内容

医生的义务具体来说,包括以下几个方面:

(1)必须承担诊治的义务

以其所掌握的全部医学知识和治疗手段,尽最大努力为患者治病,这是医疗职业特点所决定的。只要选择这一职业,医生就不能以任何政治的、社会的等非医疗理由来推托为患者治病的义务。

(2)解除痛苦的义务

不仅仅是躯体上的,而是包括患者精神上的痛苦和负担。医生不仅要用药物、手术等医疗手段努力控制患者躯体上的痛苦,而且还要以同情之心,理解、体贴、关心患者,做好心理疏导工作,解除患者心理上的痛苦。

(3)解释说明的义务

医生有义务向患者说明病情、诊断、治疗、预后等有关医疗情况,这不仅是为了争取患者的合作,使其接受医生的治疗,更为重要的是尊重患者的自主权利。

(4)保密的义务

医生不仅有为患者保守秘密的义务,对患者的隐私守口如瓶,而且还有对患者保密的义务,如有些患者的病情让本人知道会造成恶性刺激,加重病情恶化,则应该予以保密。

(5)社会义务

医生在对患者尽义务的同时,还必须对社会尽义务:如宣传、普及医学科学知识,发展医学科学等等。一般来说,对患者和对社会尽义务是统一的,但是,由于利益的基点不同和指向不同,也会发生矛盾和冲突。当产生矛盾时,必须首先考虑社会利益,医生要以社会利益为重,尽量说医患者使个人利益服从社会利益,使两者的利益统一起来。

四 医患沟通的基本原则、内容与方法

1. 医患沟通的概述

医患沟通,就是医患双方为了治疗患者的疾病,满足患者的健康需求,在诊治疾病过程中进行的一种交流。不同于一般的人际沟通,病人就诊时,特别渴望医护人员的关爱、温馨和体贴,因而对医护人员的语言、表情、动作姿态、行为方式更为关注、更加敏感。这就要求,医务人员必须以心换心,以情换真,站在病患的立场上思考和处理问题。在医疗卫生和保健工作中,医患双方围绕伤病、诊疗、健康及相关因素等主题,以医方为主导,通过各种有特征的全方位信息的多途径交流,科学地指引诊疗患者的伤病,使医患双方形成共识并建立信任合作关系,达到维护人类健康、促进医学发展和社会进步的目的。

2. 医患沟通的基本原则

(1)平等和尊重的原则

医务人员必须以平等的态度对待患者,绝不能摆出高人一等、居高临下的架子。所谓平等,一是医患双方是平等的,没有高低贵贱之分;二是平等对待所有的患者,在医务人员眼中应只有病人,而不能以地位取人,以财富取人,以相貌取人,有亲有疏。尊重就是尊重病人的人格,尊重病人的感情。尊重病人就会获得病人的尊重,在彼此尊重的基础上,双方才能进行友好的沟通。

(2)真诚和换位的原则

真诚是医患沟通得以延续和深化的保证。真诚使人在沟通时有明确的可知性和预见性,而不真诚或欺骗,会使人产生不安全感和恐惧感。心诚则灵,只有抱着真诚的态度,才能使病人放心,才能使病人愿意推心置腹的沟通。同时医务人员要多进行换位思考,站在病人的角度考虑问题,这样才能使沟通达到应有的效果。

(3)依法和守德的原则

医患关系是一种法律关系。在与患者沟通时,医务人员要严格遵守法律法规,切实恪守医疗道德。医务人员既要用好法律法规赋予自己的权利,又要履行好法律法规规定的自己的责任和义务。同时,必须清楚患者依法享有的权利和应尽的义务,尊重患者的权利和义务,双方在法律法规的层面上沟通和交流。医务人员要保持良好的医德医风,绝不能收受患者的好处,更不能明的暗的向患者索要好处,那无异于趁火打劫。法律和道德是医患沟通的基础,医务人员自身做得端、行得正,就能赢得患者的尊重和信任,就能在沟通中处于主动地位。

(4)适度和距离的原则

体态语言是沟通交流的一种形式,运用体态语言要适度,要符合场合,切忌感情冲动,动作夸张。如在抢救危重患者时,如果表情淡漠,或说说笑笑,这不仅有损医务人员的形象,还会严重伤害患者及家属的感情。沟通时,双方的距离要适当,太近或太远都不好。可根据患者年龄、性别因人而异,选择合适的沟通距离。如与老年、儿童沟通时距离可适当近些,以示尊重和亲密,年轻的医务人员对同龄的异性患者则不宜太近,以免产生误解。

(5)克制和沉默的原则

医务人员的态度和举止,在患者眼里可能会有特定的含义,如患者可能会把医务人员的笑脸理解成友好或病情好转的信息,可能会因医务人员眉头紧皱联想到自己病情是否恶化。因此医务人员必须把握好自己的情绪,避免因不恰当的情感流露传递给患者错误的信号。另外,在沟通遇到困难时,也要注意克制自己,用冷处理,避免矛盾激化。沉默也是一种克制,在医患沟通时运用好沉默也是必不可少的,特别是当患者或其亲属情绪激动时,以温和的态度保持沉默,可以让患者或其亲属有一个调整情绪和整理思绪的时间,但沉默时间不宜过长,以免陷入僵持而无法继续交流。

(6)留有余地和区分对象的原则

医务人员在涉及患者病情时,讲话一定要有分寸,要留有余地,特别对疑难病危重病者更要注意。一是不能说得太满太绝对,如保证治好之类话,即使有十分把握也只能说到八分,否则,一旦发生意外,由于病人及其亲属没有思想准备,会造成纠纷;二是不应为了引起病人重视,把病情讲得过重,增加病人心理负担,对治疗不利;三是对某些病,与患者亲属沟通应实话实说,对患者有时则需要"善意的谎言"。医务人员在沟通交流时,对沟通的对象要有一个基本的评判。如患者性格开朗,大大咧咧,则要提醒重视疾病,不要满不在乎;如患者性格内向,对病情过于担心,思想包袱重,则应多鼓励,增强其信心。另外,对个别缺乏就医道德的患者或其家属,则必须有防范的准备,既要认真治疗,又要严格程序,以防对方钻空子,故意闹事。

除外以上基本原则外,医患沟通时还需注意的原则有:以人为本的原则、同情原则、整体原则、保密原则、反馈原则、共同参与原则。

3. 医患沟通的方法

(1)预防为主的针对性沟通

在医疗活动过程中,主动发现可能出现问题的苗头,把这类家属作为沟通的重点对象,与家属预约后根据其具体要求有针对性地沟通,例如在晨间交班中,除交接医疗工作外,还要把当天值班中发现的家属不满

意的苗头作为常规内容进行交班,使下一班医护人员有的放矢地做好沟通工作。

(2)交换对象沟通

在医生与患者家属沟通困难时,另换一位医生或主任与对方沟通;当医生不能与某位患者家属沟通时,换一位知识层面高一点的患者家属沟通,让这位家属去说服其他家属。

(3)集体沟通

对患有同种疾病较多的患者,医院可召集家属,以举办培训班的形式进行沟通,讲解疾病的起因、治疗及预防知识。这种沟通,不但节约时间,还可促进患者间的相互理解,使患者成为义务宣传员,减少医务人员的工作压力。

(4)书面沟通

为了弥补语言沟通的不足,医院实行了书面沟通,把一些常规问题印到书面上,便于患者家属翻阅。例如,新生儿病区因无人陪伴,家属完全不了解病儿的治疗、生活情况,除有限的探视外,医务人员还将宝宝在病区一天的喂养、洗换、护理、治疗等共性情况以及出院随访,喂养护理知识等编成小手册,发给每位入院婴儿的家属,达到沟通的目的。

(5)协调统一沟通

当下级医生对某疾病的解释拿不准时,先请示上级医师,然后按照统一的意见进行沟通;对诊断尚不明确或疾病恶化时,在沟通前,医护人员要进行内部讨论,统一认识后再由上级医师与家属沟通。

(6)实物对照沟通

某些疾病,口头和书面沟通都困难,可辅之以实物或影视资料沟通。比如对先天性心脏病患儿的家属,医生可用心脏模型结合画图进行讲解,家属就会形象地了解疾病到底出现在哪个部位,如何进行手术修补等;再如骨科患者,患者家属不知道骨病在什么位置,骨科医生便拿出人体骨架,用通俗的语言给患者讲解。

4. 医患沟通的技巧

医患沟通技巧的"一、二、三、四、五、六"。

(1)一个根本

诚信、尊重、同情、耐心。

(2)两个技巧

倾听,就是多听患者或家属说几句话;介绍,就是多对患者或家属说几句话。

(3)三个掌握

掌握患者的病情、治疗情况和检查结果;掌握患者医疗费用的使用情况;掌握患者社会心理状况。

(4)四个留意

留意患者的情绪状态;留意受教育程度及对沟通的感受;留意患者对病情的认知程度和对交流的期望值;留意自身的情绪反应,学会自我控制。

(5)五个避免

避免强求患者及时接受事实;避免使用易刺激患者情绪的词语和语气;避免过多使用患者不易听懂的专业词汇;避免刻意改变患者的观点;避免压抑患者的情绪。

(6)六种方式

即预防为主的针对性沟通、交换对方沟通、集体沟通、书面沟通、协调统一沟通和实物对照沟通。

■■ 小试牛刀

1.良好的医患关系的作用是:
A.有利于诊断和治疗　　　B.有利于实施预防措施
C.有利于病人的情绪　　　D.以上都是

2.应提倡的医患关系模式是:
A.主动—被动型　　　B.指导—合作型
C.共同参与型　　　D.根据具体情况确定

3.共同参与型的医患关系模式最适合于:
A.急性病人　　　B.绝症病人
C.慢性病人　　　D.重症病人

4.建立医患关系的原则是:
A.疾病性质和病人年龄
B.疾病性质和病人的人格特征
C.疾病病程和病人的经济状况
D.病人的文化程度和情绪反应

5.患者,女,45岁,在初次心理治疗中,衣着整洁,年貌相当,言语清晰,但语速较快逻辑欠清晰,倾诉欲特别强,说话滔滔不绝,不带丝毫停顿。为了节省时间,尽快了解患者的主要问题,医生应对这位患者:
A.解释其多话原因　　　B.训斥其说话无主题
C.使用封闭式提问　　　D.诊断为狂躁症

6.男,55岁。机关干部。患胃溃疡多年,本次因胃出血入院,手术治疗后,病情稳定。此时,医患关系模型为:
A.共同参与型　　　B.指导—合作型
C.主动—被动型　　　D.主动—主动型

(7~8题共用备选答案)
A.主动—被动型　　　B.指导—合作型
C.共同参与型　　　D.强制—被动型

7.一个昏迷病人被送到医院,医生对他进行处理,这种医患关系属于:

8.医生劝病人"你应该参加一些晨间锻炼",这种医患关系属于:

9.男性,73岁,患直肠癌需手术治疗,术前老人立下遗嘱:"手术的目的是治病救人,尽管术前做了相当周密的检查,但还是有可能出现未知的情况,既然来了医院,就听大夫的。就算出现最坏的结果,那也是我应该在这里寿终正寝,不准在医院无理取闹,只管迅速办理后事。"结果手术非常成功,老人安然出院。老人遗嘱体现的医患关系是

A.权利义务关系

B.服务与被服务关系

C.契约关系

D.信托关系

10.女性,52岁。在住院期间需做 MRI 检查,患者非常害怕。在与患者的沟通中,医生应当避免使用的语言是

A.其他患者都做了,有什么可紧张的

B.这项检查对诊治非常必要,需要您配合

C.有护士陪您去检查,别紧张

D.这项检查风险较小,不必担心

11.患儿,8岁,因病住院。在医患沟通中以下说法正确的是

A.患儿都听家长的,只与家长沟通即可

B.患儿家长不是患者,不必与其沟通

C.既要与家长沟通,也要与患儿本人沟通

D.患儿什么都不懂,没有必要与其进行沟通

参 考 答 案

1.D   2.D   3.C   4.B   5.C

6.B   7.A   8.B   9.D   10.A

11.C

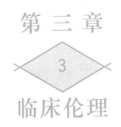

第 三 章

3

临床伦理

■ 考纲要求

1.临床医疗的伦理原则及应用。	2.临床试验的伦理原则及应用。

■ 考点解析

一 临床医疗的伦理原则及应用

1.临床诊疗道德概述

临床诊疗道德是指医务人员在诊疗过程中处理好各种关系的行为准则,是医德原则、规范在临床医疗实践中的具体运用,同时,也是衡量医务人员道德水平高低的重要尺度。它包括诊断道德和治疗道德,而诊断道德又包括问诊道德、体格检查道德、辅助检查道德等。治疗道德又包括手术治疗道德、药物治疗道德、心理治疗道德等。其实质就是要求医务人员在临床工作中,一切从病人的利益出发,以技术运用的合理性和道德的高尚性来维护病人的利益。

2.临床诊治工作的道德特点

①既要关注疾病,又要重视与病人的沟通。

②既要发挥医务人员的主导性,又要调动病人的主体性。

③既要维护患者利益,又要兼顾社会公益。

④既要开展躯体疾病服务,又要开展心理和社会服务。

3.临床诊治工作的基本道德原则

诊治工作的基本道德原则是适用于医务人员对病人进行诊断和治疗的过程中的行为依据。它包括:及时、准确、有效、择优和自主等五项原则。

（1）及时原则

及时原则就是要求医务人员力争尽快地对疾病做出诊断,主动迅速地治疗,并认真适时地对病人的要求和疾病变化做出反应。

（2）准确原则

准确原则,就是要求医务人员积极充分地利用现实条件,严肃认真地做出符合病情实际的判断。

（3）有效原则

有效原则就是要求医务人员采用熟识并掌握了的科学手段,认真实施对疾病具有稳定、缓解、转归效果的治疗。有效原则就是对医务人员选择何种治疗手段的质的规定,就是要解决何种治疗手段可以用、如何用的问题。

（4）择优原则

择优原则就是要求医务人员认真仔细地选择使病人受益与代价比例适当的诊疗措施。

（5）自主原则

自主原则,就是病人在诊疗过程中,有询问病情、接受或拒绝或选择诊疗方案的自主权。医务人员应该尊重病人的自主权,并把它作为诊疗行为的医德要求,严格遵守。

二 临床试验的伦理原则及应用

1.概述

是指在人（病人或健康人）身上进行的以取得实验者所需资料的实验。人体实验使医学知识建立在科学的基础上,对医学的发展有重要意义。

2.类型

分为天然实验与人为实验两大类型:前者是指实验的发生、发展和后果是一种自然演进过程,不以医学科研人员的意志为转移;后者是指医学科研人员按照随机的原则,对受试者进行有控制的观察和实验研究,以检验假说。人为实验又分为自体实验、自愿实验、欺骗实验和强迫实验。

3.人体实验的道德评价

人体实验所面临的首要问题是什么样的人可以接受人体试验,什么样的人体实验可以进行以及如何进行人体实验,这也正是对人体实验应该进行伦理评价的基本问题。人体实验中人们往往最关注的是结果或效果,但伦理学的评价应当是一个综合评价过程,一般来说,需要从实验的对象、实验者的动机、实验的方法和实验的结果四个方面进行综合评价。

（1）实验对象评价

人体实验需要大量的各类不同的受试者参加，从纵向看包括胚胎、胎儿、新生儿、儿童、青年、老年人、临终者以及尸体；从横向看包括各类不同病症的病人、正常人，还包括各类特殊人员，如收容人员、囚犯等。不同的人体实验对象所体现的人体实验的道德价值是不同的，但都有一个共同点是人体实验必须保护、尊重和促进人的生命价值和尊严。任何人体实验都存在一定的风险和可能的损害，因而必须强调对受试者的利益和尊严负责，其中最重要的是取得受试者的知情同意和自由选择，避免任何形式的强迫和欺骗。另外，医学和健康是全体人员包括健康人、病人受试者的共同事业，包括受试人在内的所有社会人也正是从前人的实验结果得到了医学的好处，因而有义务促进这一共同事业的发展，但只有在受试者充分了解某一人体实验的意义、目的、危险性的前提下，自愿参加人体实验才是道德的。

（2）实验动机和目的评价

一般情况下，人体实验为了病人受益者的医疗和健康，为了医学的发展和人类的健康而进行，是符合道德的动机和目的的。但是，在现代生物医学中，人体实验是在医生与患者之间进行的，也使两者关系成为实验者和受试者的关系，由于受试者处于实质上的被动地位和弱势状态，实验者的动机在道德伦理上就显得至关重要。又由于实验者的动机是一种心理活动，具有内在性特点而不易判断，因此，对人体实验动机和目的的评价就必须首先考虑受试者的现实利益和治疗意义，其次才是考虑医学知识的进展和积累。如果一个实验是为了追求个人的名利，这种实验虽对医学科学发展有利，却对病人受试者造成伤害，那么该实验是否符合道德就值得探讨。

（3）实验方法和结果评价

人体实验的基本道德要求就是不造成伤害。从人体实验方法看，实验可以是有伤害的，也可以是无伤害的，而无伤害往往是相对的。因为多数人体实验方法预先很难预测结果，实验方法往往是有伤害的。不同的实验方法对病人受试者的价值也不一样，其中包括利大于害、利害不明、有害无利等情况。作为医生和实验者应在尊重人的价值原则和医学目的原则基础上选择最佳的实验方案，尽量减少对受试者的伤害。即要求所采用的实验方法应该是利大于害，或局部损害可以治疗恢复，或人的身心健康基本不受影响；利害不明的实验方法应慎重运用，严格把关；对有害无利，害大于利的实验方法则应禁止应用。

4. 人体实验的道德原则

从人体实验的道德实质和伦理价值分析出发，人体实验应当坚持以下四个方面的伦理原则，以规范人体实验的具体行为和过程，使之符合医学伦理原则的要求。

（1）知情同意原则

判断人体实验是否符合道德的第一标准，是这一实验是否取得了受试者的同意。知情同意原则在人体实验中包括三个方面的要求：一是用适合预备实验对象的方式告知其足够的信息，这些信息包括实验的目的、方法、预期效益，特别是实验可能产生的危害和实验对象在任何时候有拒绝或退出实验的权力。二是预备实验对象能够理解上述情况，并理解和接受实验措施有尚未完全成熟的可能。三是实验对象应在没有被强迫和不正当影响的情况下，自由自愿地做出实验与否的决定，并签署书面知情同意书。

（2）有利无伤原则

人体实验必须以维护病人利益作为根本原则，不能以医学研究名义或其他大量同类患者的利益而伤害到病人本身。有利无伤原则在人体实验中还要求：在实验中应收集全部有关医学资料，进行必要的成熟的动物实验；科学严密地设计有效安全的实验程序；充分估计实验的好处和风险，充分有效地预备安全防护及补救措施；实验应在具有相当学术和经验的专业人员亲自监督下进行。

（3）医学目的原则

人体实验的直接指向和目的是在宏观上发展医学、积累医学知识、为人类的健康服务，医学目的是人体实验的基本原则。《赫尔辛基宣言》中指出：以人作为受实验者的生物医学研究的目的，必须是旨在增进诊断、治疗和预防等方面的措施，任何背离这一目的的人体实验都是不道德的。医学目的需要通过科学、道德的方法来体现，只有道德的、有价值的人体实验才能增进医学知识，促进社会文明和进步。人体实验的道德性和价值就在于以道德和科学的方法达到发展医学、增进人类健康和促进社会进步的目的。

（4）实验对照的原则

实验对照原则是现代人体实验的一个科学原则，也是一个道德原则。实验对照原则要求分组随机化，对照组和实验组要有齐同性、可比性和足够的样本。人体实验常用的实验对照方法是安慰剂和双盲法。安慰剂对照是给无副作用的中性药作为对照，使病人主观感受和心理因素均匀地分布于实验组和对照组之中。双盲法是使受试者和实验观察者都不知道是否使用某种药品，避免了实验观察者的主观偏向，从而保证实验结果的客观性。这种实验方法的道德问题是有人认为实验对受试者有欺骗嫌疑。事实上，实验对照原则与知情同意原则不存在根本矛盾，因为两者都是以不能对病人受试者利益有损害为前提。现代医学的许多实验在取得受试者一般知情同意的前提下,倾向不向受试者告知他们实际得到什么药物或他们将得到哪项治疗,如果如实告诉受试者这些情况,则实验就失去了意义。但是,在这类实验中应当告诉受试者什么样的信息将对他保密、为什么采取这种方法、将会在什么时候、什么情况下提供什么信息等,最重要的是要告诉受试者实验所涉及的风险和好处。同时,对照实验还应遵循严格的规范,安慰剂对照一般被严格限制在病情比较稳定,在相当时间内不会发生危险和带来不良后果,也不致延误治疗时机的患者;危重病人、病情发展变化快的患者不宜使用安慰剂。双盲实验要求受试者确诊后症状不严重,暂停治疗不致使疾病恶化或错过治疗机会,受试者要求中断或停用实验时应立即停止实验。

小 试 牛 刀

1.关于医务人员的同情感,错误的是:
A. 它是医务人员发自内心的情感
B. 它是促使医务人员为患者服务的原始动力
C. 它是医德情感内容中低层次的情感
D. 它比责任感具有较大的稳定性

2.在下列各项中,对病人不会造成伤害的是:
A. 医务人员的知识和技能低下
B. 医务人员的行为疏忽和粗枝大叶
C. 医务人员强迫病人接受检查和治疗
D. 医务人员为治疗疾病适当地限制或约束病人的自由

3.关于医德情感,正确的说法是:
A. 它与医德义务无关
B. 它以医务人员个人的需要为前提
C. 它应能满足病人的一切需要
D. 它是医务人员内心体验的自然流露

4.在下述各项中,不符合有利原则的是:
A. 医务人员的行动与解除病人的疾苦有关
B. 医务人员的行动使病人受益而可能给别的病人带来损害
C. 医务人员的行动使病人受益而会给家庭带来一定的经济负担
D. 医务人员的行动可能解除病人的痛苦

5.关于道德权利,下述提法中正确的是:
A. 道德权利都是法律权利
B. 道德权利是依法行使的权力和应享受的利益
C. 道德权利是法律权利的后盾
D. 道德权利与道德义务是对应的

6.关于医德良心,下述提法中错误的是:

A. 医德良心是对道德情感的深化
B. 医德良心是对道德责任的自觉认识
C. 医德良心在行为前具有选择作用
D. 医德良心在行为中具有监督作用

7.医学伦理学至今最古老、最有生命力的医德范畴是:
A. 医疗保密
B. 医疗公正
C. 医疗权利
D. 医疗义务

(8~10题共用备选答案)
A. 有利、公正
B. 权利、义务
C. 廉洁奉公
D. 医乃仁术

8.属于医学伦理学基本范畴的是:
9.属于医学伦理学基本原则的是:
10.属于医学伦理学基本规范的是:

11.遗传咨询的目的是为求咨询者提供遗传相关信息,以帮助他们做出符合自身最佳利益和价值的决定。一对夫妇因为他们的孩子患有遗传性疾病,前来寻求遗传咨询。检测时发现丈夫并非孩子的生物学父亲,丈夫对此并不知情。医生的最佳做法及可以得到伦理辩护的理由是
A. 将此信息告知夫妇双方,因为讲真话是求咨询者与咨询者之间建立信任关系的基础
B. 只将此信息和建议告知妻子,因向丈夫提供该信息可能会对孩子和家庭造成伤害
C. 只将此信息告知丈夫,因为丈夫更值得同情,不应该对丈夫隐瞒这样的事实
D. 对夫妇双方隐瞒此信息,即使这样做会影响他们做出最佳决策

12.临床医疗的目的是使患者受益,这是医疗干预的直接效应。有时这种医疗干预也会伴随可预料的伤害,这是医疗干预的间接效应。可为医疗中这类不可避免的伤害进行伦理辩护的是
A. 风险效应原则
B. 双重效应原则
C. 健康效应原则
D. 代价效应原则

13.为使医学界遵守《纽伦堡法典》并规范医生的临床试验行为,1964 年世界医学会制定了临床试验的伦理学原则,这部在临床试验伦理史上占有重要地位的国际文献是
A. 东京宣言
B. 贝尔蒙报告
C. 赫尔辛基宣言
D. 希波克拉底誓言

参 考 答 案

1. D	2. D	3. D	4. B	5. D
6. C	7. D	8. B	9. A	10. C
11. B	12. B	13. C		

◇ 基础篇 ◇

临床医学人文精神

第四章

4

卫生法律法规

■■ 考纲要求

1.《中华人民共和国执业医师法》。	3.《医疗事故处理条例》。
2.《中华人民共和国侵权责任法》。	

■■ 考点解析

一《中华人民共和国执业医师法》

中华人民共和国主席令 第 5 号（中华人民共和国主席 江泽民）

（1998 年 6 月 26 日第九届全国人民代表大会常务委员会第三次会议通过）《中华人民共和国执业医师法》已由中华人民共和国第九届全国人民代表大会常务委员会第三次会议于 1998 年 6 月 26 日通过，现予公布，自 1999 年 5 月 1 日起施行。

1. 目　录

第一章　总　　则
第二章　考试和注册
第三章　执业规则
第四章　考核和培训
第五章　法律责任
第六章　附　　则

2. 章节介绍

第一章　总　　则

第一条　为了加强医师队伍的建设，提高医师的职业道德和业务素质，保障医师的合法权益，保护人民健康，制定本法。

第二条　依法取得执业医师资格或者执业助理医师资格，经注册在医疗、预防、保健机构中执业的专业医务人员，适用本法。

本法所称医师，包括执业医师和执业助理医师。

第三条　医师应当具备良好的职业道德和医疗执业水平，发扬人道主义精神，履行防病治病、救死扶伤、保护人民健康的神圣职责。

全社会应当尊重医师。医师依法履行职责，受法律保护。

第四条　国务院卫生行政部门主管全国的医师工作。

县级以上地方人民政府卫生行政部门负责管理本行政区域内的医师工作。

第五条　国家对在医疗、预防、保健工作中做出贡献的医师，给予奖励。

第六条　医师的医学专业技术职称和医学专业技术职务的评定、聘任，按照国家有关规定办理。

第七条　医师可以依法组织和参加医师协会。

第二章　考试和注册

第八条　国家实行医师资格考试制度。医师资格考试分为执业医师资格考试和执业助理医师资格考试。

医师资格考试的办法，由国务院卫生行政部门制定。医师资格考试由省级以上人民政府卫生行政部门组织实施。

第九条　具有下列条件之一的，可以参加执业医师资格考试：

（一）具有高等学校医学专业本科以上学历，在执业医师指导下，在医疗、预防、保健机构中试用期满一年的；

（二）取得执业助理医师执业证书后，具有高等学校医学专科学历，在医疗、预防、保健机构中工作满二年的；具有中等专业学校医学专业学历，在医疗、预防、保健机构中工作满五年的。

第十条　具有高等学校医学专科学历或者中等专业学校医学专科学历，在执业医师指导下，在医疗、预防、保健机构中试用期满一年的，可以参加执业助理医师资格考试。

第十一条　以师承方式学习传统医学满三年或者经多年实践医术确有专长的，经县级以上人民政府卫生行政部门确定的传统医学专业组织或者医疗、预防、保健机构考核合格并推荐，可以参加执业医师或者执业助理医师资格考试。考试的内容和办法由国务院卫生行政部门另行制定。

第十二条　医师资格考试成绩合格，取得执业医师资格或者执业助理医师资格。

第十三条　国家实行医师执业注册制度。

取得医师资格的,可以向所在地县级以上人民政府卫生行政部门申请注册。

除有本法第十五条规定的情形外,受理申请的卫生行政部门应当自收到申请之日起三十日内准予注册,并发给由国务院卫生行政部门统一印制的医师执业证书。

医疗、预防、保健机构可以为本机构中的医师集体办理注册手续。

第十四条　医师经注册后,可以在医疗、预防、保健机构中按照注册的执业地点、执业类别、执业范围执业,从事相应的医疗、预防、保健业务。

未经医师注册取得执业证书,不得从事医师执业活动。

第十五条　有下列情形之一的,不予注册:

(一)不具有完全民事行为能力的;

(二)因受刑事处罚,自刑罚执行完毕之日起至申请注册之日止不满二年的;

(三)受吊销医师执业证书行政处罚,自处罚决定之日起至申请注册之日止不满二年的;

(四)有国务院卫生行政部门规定不宜从事医疗、预防、保健业务的其他情形的。

受理申请的卫生行政部门对不符合条件不予注册的,应当自收到申请之日起三十日内书面通知申请人,并说明理由。申请人有异议的,可以自收到通知之日起十五日内,依法申请复议或者向人民法院提起诉讼。

第十六条　医师注册后有下列情形之一的,其所在的医疗、预防、保健机构应当在三十日内报告准予注册的卫生行政部门,卫生行政部门应当注销注册,收回医师执业证书:

(一)死亡或者被宣告失踪的;

(二)受刑事处罚的;

(三)受吊销医师执业证书行政处罚的;

(四)依照本法第三十一条规定暂停执业活动期满,再次考核仍不合格的;

(五)中止医师执业活动满二年的;

(六)有国务院卫生行政部门规定不宜从事医疗、预防、保健业务的其他情形的。

被注销注册的当事人有异议的,可以自收到注销注册通知之日起十五日内,依法申请复议或者向人民法院提起诉讼。

第十七条　医师变更执业地点、执业类别、执业范围等注册事项的,应当到准予注册的卫生行政部门依照本法第十三条的规定办理变更注册手续。

第十八条　中止医师执业活动二年以上以及有本法第十五条规定情形消失的,申请重新执业,应当由本法第三十一条规定的机构考核合格,并依照本法第十

三条的规定重新注册。

第十九条　申请个体行医的执业医师,须经注册后在医疗、预防、保健机构中执业满五年,并按照国家有关规定办理审批手续;未经批准,不得行医。

县级以上地方人民政府卫生行政部门对个体行医的医师,应当按照国务院卫生行政部门的规定,经常监督检查,凡发现有本法第十六条规定的情形的,应当及时注销注册,收回医师执业证书。

第二十条　县级以上地方人民政府卫生行政部门应当将准予注册和注销注册的人员名单予以公告,并由省级人民政府卫生行政部门汇总,报国务院卫生行政部门备案。

第三章　执业规则

第二十一条　医师在执业活动中享有下列权利:

(一)在注册的执业范围内,进行医学诊查、疾病调查、医学处置、出具相应的医学证明文件,选择合理的医疗、预防、保健方案;

(二)按照国务院卫生行政部门规定的标准,获得与本人执业活动相当的医疗设备基本条件;

(三)从事医学研究、学术交流,参加专业学术团体;

(四)参加专业培训,接受继续医学教育;

(五)在执业活动中,人格尊严、人身安全不受侵犯;

(六)获取工资报酬和津贴,享受国家规定的福利待遇;

(七)对所在机构的医疗、预防、保健工作和卫生行政部门的工作提出意见和建议,依法参与所在机构的民主管理。

第二十二条　医师在执业活动中履行下列义务:

(一)遵守法律、法规,遵守技术操作规范;

(二)树立敬业精神,遵守职业道德,履行医师职责,尽职尽责为患者服务;

(三)关心、爱护、尊重患者,保护患者的隐私;

(四)努力钻研业务,更新知识,提高专业技术水平;

(五)宣传卫生保健知识,对患者进行健康教育。

第二十三条　医师实施医疗、预防、保健措施,签署有关医学证明文件,必须亲自诊查、调查,并按照规定及时填写医学文书,不得隐匿、伪造或者销毁医学文书及有关资料。

医师不得出具与自己执业范围无关或者与执业类别不相符的医学证明文件。

第二十四条　对急危患者,医师应当采取紧急措施及时进行诊治;不得拒绝急救处置。

第二十五条　医师应当使用经国家有关部门批准使用的药品、消毒药剂和医疗器械。

除正当治疗外,不得使用麻醉药品、医疗用毒性药品、精神药品和放射性药品。

第二十六条　医师应当如实向患者或者其家属介绍病情,但应注意避免对患者产生不利后果。医师进行实验性临床医疗,应当经医院批准并征得患者本人或者其家属同意。

第二十七条　医师不得利用职务之便,索取、非法收受患者财物或者牟取其他不正当利益。

第二十八条　遇有自然灾害、传染病流行、突发重大伤亡事故及其他严重威胁人民生命健康的紧急情况时,医师应当服从县级以上人民政府卫生行政部门的调遣。

第二十九条　医师发生医疗事故或者发现传染病疫情时,应当依照有关规定及时向所在机构或者卫生行政部门报告。

医师发现患者涉嫌伤害事件或者非正常死亡时,应当按照有关规定向有关部门报告。

第三十条　执业助理医师应当在执业医师的指导下,在医疗、预防、保健机构中按照其执业类别执业。

在乡、民族乡、镇的医疗、预防、保健机构中工作的执业助理医师,可以根据医疗诊治的情况和需要,独立从事一般的执业活动。

第四章　考核和培训

第三十一条　受县级以上人民政府卫生行政部门委托的机构或者组织应当按照医师执业标准,对医师的业务水平、工作成绩和职业道德状况进行定期考核。

对医师的考核结果,考核机构应当报告准予注册的卫生行政部门备案。

对考核不合格的医师,县级以上人民政府卫生行政部门可以责令其暂停执业活动三个月至六个月,并接受培训和继续医学教育。暂停执业活动期满,再次进行考核,对考核合格的,允许其继续执业;对考核不合格的,由县级以上人民政府卫生行政部门注销注册,收回医师执业证书。

第三十二条　县级以上人民政府卫生行政部门负责指导、检查和监督医师考核工作。

第三十三条　医师有下列情形之一的,县级以上人民政府卫生行政部门应当给予表彰或者奖励:

(一)在执业活动中,医德高尚,事迹突出的;

(二)对医学专业技术有重大突破,做出显著贡献的;

(三)遇有自然灾害、传染病流行、突发重大伤亡事故及其他严重威胁人民生命健康的紧急情况时,救死扶伤、抢救诊疗表现突出的;

(四)长期在边远贫困地区、少数民族地区条件艰苦的基层单位努力工作的;

(五)国务院卫生行政部门规定应当予以表彰或者奖励的其他情形的。

第三十四条　县级以上人民政府卫生行政部门应当制定医师培训计划,对医师进行多种形式的培训,为医师接受继续医学教育提供条件。

县级以上人民政府卫生行政部门应当采取措施,对在农村和少数民族地区从事医疗、预防、保健业务的医务人员实施培训。

第三十五条　医疗、预防、保健机构应当依照规定和计划保证本机构医师的培训和继续医学教育。

县级以上人民政府卫生行政部门委托的承担医师考核任务的医疗卫生机构,应当为医师的培训和接受继续医学教育提供和创造条件。

第五章　法律责任

第三十六条　以不正当手段取得医师执业证书的,由发给证书的卫生行政部门予以吊销;对负有直接责任的主管人员和其他直接责任人员,依法给予行政处分。

第三十七条　医师在执业活动中,违反本法规定,有下列行为之一的,由县级以上人民政府卫生行政部门给予警告或者责令暂停六个月以上一年以下执业活动;情节严重的,吊销其医师执业证书;构成犯罪的,依法追究刑事责任:

(一)违反卫生行政规章制度或者技术操作规范,造成严重后果的;

(二)由于不负责任延误急危病重患者的抢救和诊治,造成严重后果的;

(三)造成医疗责任事故的;

(四)未经亲自诊查、调查,签署诊断、治疗、流行病学等证明文件或者有关出生、死亡等证明文件的;

(五)隐匿、伪造或者擅自销毁医学文书及有关资料的;

(六)使用未经批准使用的药品、消毒药剂和医疗器械的;

(七)不按照规定使用麻醉药品、医疗用毒性药品、精神药品和放射性药品的;

(八)未经患者或者其家属同意,对患者进行实验性临床医疗的;

(九)泄露患者隐私,造成严重后果的;

(十)利用职务之便,索取、非法收受患者财物或者牟取其他不正当利益的;

(十一)发生自然灾害、传染病流行、突发重大伤亡事故以及其他严重威胁人民生命健康的紧急情况时,不服从卫生行政部门调遣的;

(十二)发生医疗事故或者发现传染病疫情,患者涉嫌伤害事件或者非正常死亡,不按照规定报告的。

第三十八条　医师在医疗、预防、保健工作中造成事故的,依照法律或者国家有关规定处理。

第三十九条　未经批准擅自开办医疗机构行医或者非医师行医的,由县级以上人民政府卫生行政部门予以取缔,没收其违法所得及其药品、器械,并处十万元以下的罚款;对医师吊销其执业证书;给患者造成损害的,依法承担赔偿责任;构成犯罪的,依法追究刑事责任。

第四十条　阻碍医师依法执业,侮辱、诽谤、威胁、殴打医师或者侵犯医师人身自由、干扰医师正常工作、生活的,依照治安管理处罚条例的规定处罚;构成犯罪的,依法追究刑事责任。

第四十一条　医疗、预防、保健机构未依照本法第十六条的规定履行报告职责,导致严重后果的,由县级以上人民政府卫生行政部门给予警告;并对该机构的行政负责人依法给予行政处分。

第四十二条　卫生行政部门工作人员或者医疗、预防、保健机构工作人员违反本法有关规定,弄虚作假、玩忽职守、滥用职权、徇私舞弊,尚不构成犯罪的,依法给予行政处分;构成犯罪的,依法追究刑事责任。

第六章　附　　则

第四十三条　本法颁布之日前按照国家有关规定取得医学专业技术职称和医学专业技术职务的人员,由所在机构报请县级以上人民政府卫生行政部门认定,取得相应的医师资格。其中在医疗、预防、保健机构中从事医疗、预防、保健业务的医务人员,依照本法规定的条件,由所在机构集体核报县级以上人民政府卫生行政部门,予以注册并发给医师执业证书。具体办法由国务院卫生行政部门会同国务院人事行政部门制定。

第四十四条　计划生育技术服务机构中的医师,适用本法

第四十五条　在乡村医疗卫生机构中向村民提供预防、保健和一般医疗服务的乡村医生,符合本法有关规定的,可以依法取得执业医师资格或者执业助理医师资格;不具备本法规定的执业医师资格或者执业助理医师资格的乡村医生,由国务院另行制定管理办法。

第四十六条　军队医师执行本法的实施办法,由国务院、中央军事委员会依据本法的原则制定。

第四十七条　境外人员在中国境内申请医师考试、注册、执业或者从事临床示教、临床研究等活动的,按照国家有关规定办理。

第四十八条　本法自 1999 年 5 月 1 日起施行。

■《中华人民共和国侵权责任法》

中华人民共和国主席令 第二十一号(中华人民共和国主席　胡锦涛 2009 年 12 月 26 日)

《中华人民共和国侵权责任法》已由中华人民共和国第十一届全国人民代表大会常务委员会第十二次会议于 2009 年 12 月 26 日通过,现予公布,自 2010 年 7 月 1 日起施行。

1. 目录

2. 章节介绍

第一章　一般规定

第一条　为保护民事主体的合法权益,明确侵权责任,预防并制裁侵权行为,促进社会和谐稳定,制定本法。

第二条　侵害民事权益,应当依照本法承担侵权责任。

本法所称民事权益,包括生命权、健康权、姓名权、名誉权、荣誉权、肖像权、隐私权、婚姻自主权、监护权、所有权、用益物权、担保物权、著作权、专利权、商标专用权、发现权、股权、继承权等人身、财产权益。

第三条　被侵权人有权请求侵权人承担侵权责任。

第四条　侵权人因同一行为应当承担行政责任或者刑事责任的,不影响依法承担侵权责任。

因同一行为应当承担侵权责任和行政责任、刑事责任,侵权人的财产不足以支付的,先承担侵权责任。

第五条　其他法律对侵权责任另有特别规定的,依照其规定。

第二章　责任构成和责任方式

第六条　行为人因过错侵害他人民事权益,应当承担侵权责任。

根据法律规定推定行为人有过错,行为人不能证明自己没有过错的,应当承担侵权责任。

第七条　行为人损害他人民事权益,不论行为人有无过错,法律规定应当承担侵权责任的,依照其规定。

第八条　二人以上共同实施侵权行为,造成他人损害的,应当承担连带责任。

第九条　教唆、帮助他人实施侵权行为的,应当与行为人承担连带责任。

教唆、帮助无民事行为能力人、限制民事行为能力人实施侵权行为的,应当承担侵权责任;该无民事行为能力人、限制民事行为能力人的监护人未尽到监护责任的,应当承担相应的责任。

第十条　二人以上实施危及他人人身、财产安全的行为,其中一人或者数人的行为造成他人损害,能够确定具体侵权人的,由侵权人承担责任;不能确定具体侵权人的,行为人承担连带责任。

第十一条　二人以上分别实施侵权行为造成同一损害,每个人的侵权行为都足以造成全部损害的,行为人承担连带责任。

第十二条　二人以上分别实施侵权行为造成同一损害,能够确定责任大小的,各自承担相应的责任;难以确定责任大小的,平均承担赔偿责任。

第十三条　法律规定承担连带责任的,被侵权人有权请求部分或者全部连带责任人承担责任。

第十四条　连带责任人根据各自责任大小确定相应的赔偿数额;难以确定责任大小的,平均承担赔偿责任。

支付超出自己赔偿数额的连带责任人,有权向其他连带责任人追偿。

第十五条　承担侵权责任的方式主要有:

(一)停止侵害;

(二)排除妨碍;

(三)消除危险;

(四)返还财产;

(五)恢复原状;

(六)赔偿损失;

(七)赔礼道歉;

(八)消除影响、恢复名誉。

以上承担侵权责任的方式,可以单独适用,也可以合并适用。

第十六条　侵害他人造成人身损害的,应当赔偿医疗费、护理费、交通费等为治疗和康复支出的合理费用,以及因误工减少的收入。造成残疾的,还应当赔偿残疾生活辅助具费和残疾赔偿金。造成死亡的,还应当赔偿丧葬费和死亡赔偿金。

第十七条　因同一侵权行为造成多人死亡的,可以以相同数额确定死亡赔偿金。

第十八条　被侵权人死亡的,其近亲属有权请求侵权人承担侵权责任。被侵权人为单位,该单位分立、合并的,承继权利的单位有权请求侵权人承担侵权责任。

被侵权人死亡的,支付被侵权人医疗费、丧葬费等合理费用的人有权请求侵权人赔偿费用,但侵权人已支付该费用的除外。

第十九条　侵害他人财产的,财产损失按照损失发生时的市场价格或者其他方式计算。

第二十条　侵害他人人身权益造成财产损失的,按照被侵权人因此受到的损失赔偿;被侵权人的损失难以确定,侵权人因此获得利益的,按照其获得的利益赔偿;侵权人因此获得的利益难以确定,被侵权人和侵权人就赔偿数额协商不一致,向人民法院提起诉讼的,由人民法院根据实际情况确定赔偿数额。

第二十一条　侵权行为危及他人人身、财产安全的,被侵权人可以请求侵权人承担停止侵害、排除妨碍、消除危险等侵权责任。

第二十二条　侵害他人人身权益,造成他人严重精神损害的,被侵权人可以请求精神损害赔偿。

第二十三条　因防止、制止他人民事权益被侵害而使自己受到损害的,由侵权人承担责任。侵权人逃逸或者无力承担责任,被侵权人请求补偿的,受益人应当给予适当补偿。

第二十四条　受害人和行为人对损害的发生都没有过错的,可以根据实际情况,由双方分担损失。

第二十五条　损害发生后,当事人可以协商赔偿费用的支付方式。协商不一致的,赔偿费用应当一次性支付;一次性支付确有困难的,可以分期支付,但应当提供相应的担保。

第三章　不承担责任和减轻责任的情形

第二十六条　被侵权人对损害的发生也有过错的,可以减轻侵权人的责任。

第二十七条　损害是因受害人故意造成的,行为人不承担责任。

第二十八条　损害是因第三人造成的,第三人应当承担侵权责任。

第二十九条　因不可抗力造成他人损害的,不承担责任。法律另有规定的,依照其规定。

第三十条　因正当防卫造成损害的,不承担责任。正当防卫超过必要的限度,造成不应有的损害,正当防卫人应当承担适当的责任。

第三十一条　因紧急避险造成损害的,由引起险情发生的人承担责任。如果危险是由自然原因引起的,紧急避险人不承担责任或者给予适当补偿。紧急避险采取措施不当或者超过必要的限度,造成不应有的损害的,紧急避险人应当承担适当的责任。

第四章　关于责任主体的特殊规定

第三十二条　无民事行为能力人、限制民事行为能力人造成他人损害的,由监护人承担侵权责任。监护人尽到监护责任的,可以减轻其侵权责任。

有财产的无民事行为能力人、限制民事行为能力人造成他人损害的,从本人财产中支付赔偿费用。不足部分,由监护人赔偿。

第三十三条　完全民事行为能力人对自己的行为

暂时没有意识或者失去控制造成他人损害有过错的,应当承担侵权责任;没有过错的,根据行为人的经济状况对受害人适当补偿。

完全民事行为能力人因醉酒、滥用麻醉药品或者精神药品对自己的行为暂时没有意识或者失去控制造成他人损害的,应当承担侵权责任。

第三十四条　用人单位的工作人员因执行工作任务造成他人损害的,由用人单位承担侵权责任。

劳务派遣期间,被派遣的工作人员因执行工作任务造成他人损害的,由接受劳务派遣的用工单位承担侵权责任;劳务派遣单位有过错的,承担相应的补充责任。

第三十五条　个人之间形成劳务关系,提供劳务一方因劳务造成他人损害的,由接受劳务一方承担侵权责任。提供劳务一方因劳务自己受到损害的,根据双方各自的过错承担相应的责任。

第三十六条　网络用户、网络服务提供者利用网络侵害他人民事权益的,应当承担侵权责任。

网络用户利用网络服务实施侵权行为的,被侵权人有权通知网络服务提供者采取删除、屏蔽、断开链接等必要措施。网络服务提供者接到通知后未及时采取必要措施的,对损害的扩大部分与该网络用户承担连带责任。

网络服务提供者知道网络用户利用其网络服务侵害他人民事权益,未采取必要措施的,与该网络用户承担连带责任。

第三十七条　宾馆、商场、银行、车站、娱乐场所等公共场所的管理人或者群众性活动的组织者,未尽到安全保障义务,造成他人损害的,应当承担侵权责任。

因第三人的行为造成他人损害的,由第三人承担侵权责任;管理人或者组织者未尽到安全保障义务的,承担相应的补充责任。

第三十八条　无民事行为能力人在幼儿园、学校或者其他教育机构学习、生活期间受到人身损害的,幼儿园、学校或者其他教育机构应当承担责任,但能够证明尽到教育、管理职责的,不承担责任。

第三十九条　限制民事行为能力人在学校或者其他教育机构学习、生活期间受到人身损害的,学校或者其他教育机构未尽到教育、管理职责的,应当承担责任。

第四十条　无民事行为能力人或者限制民事行为能力人在幼儿园、学校或者其他教育机构学习、生活期间,受到幼儿园、学校或者其他教育机构以外的人员人身损害的,由侵权人承担侵权责任;幼儿园、学校或者其他教育机构未尽到管理职责的,承担相应的补充责任。

第五章　产品责任

第四十一条　因产品存在缺陷造成他人损害的,生产者应当承担侵权责任。

第四十二条　因销售者的过错使产品存在缺陷,造成他人损害的,销售者应当承担侵权责任。

销售者不能指明缺陷产品的生产者,也不能指明缺陷产品的供货者的,销售者应当承担侵权责任。

第四十三条　因产品存在缺陷造成损害的,被侵权人可以向产品的生产者请求赔偿,也可以向产品的销售者请求赔偿。

产品缺陷由生产者造成的,销售者赔偿后,有权向生产者追偿。

因销售者的过错使产品存在缺陷的,生产者赔偿后,有权向销售者追偿。

第四十四条　因运输者、仓储者等第三人的过错使产品存在缺陷,造成他人损害的,产品的生产者、销售者赔偿后,有权向第三人追偿。

第四十五条　因产品缺陷危及他人人身、财产安全的,被侵权人有权请求生产者、销售者承担排除妨碍、消除危险等侵权责任。

第四十六条　产品投入流通后发现存在缺陷的,生产者、销售者应当及时采取警示、召回等补救措施。未及时采取补救措施或者补救措施不力造成损害的,应当承担侵权责任。

第四十七条　明知产品存在缺陷仍然生产、销售,造成他人死亡或者健康严重损害的,被侵权人有权请求相应的惩罚性赔偿。

第六章　机动车交通事故责任

第四十八条　机动车发生交通事故造成损害的,依照道路交通安全法的有关规定承担赔偿责任。

第四十九条　因租赁、借用等情形机动车所有人与使用人不是同一人时,发生交通事故后属于该机动车一方责任的,由保险公司在机动车强制保险责任限额范围内予以赔偿。不足部分,由机动车使用人承担赔偿责任;机动车所有人对损害的发生有过错的,承担相应的赔偿责任。

第五十条　当事人之间已经以买卖等方式转让并交付机动车但未办理所有权转移登记,发生交通事故后属于该机动车一方责任的,由保险公司在机动车强制保险责任限额范围内予以赔偿。不足部分,由受让人承担赔偿责任。

第五十一条　以买卖等方式转让拼装或者已达到报废标准的机动车,发生交通事故造成损害的,由转让人和受让人承担连带责任。

第五十二条　盗窃、抢劫或者抢夺的机动车发生交通事故造成损害的,由盗窃人、抢劫人或者抢夺人承担赔偿责任。保险公司在机动车强制保险责任限额范围内垫付抢救费用的,有权向交通事故责任人追偿。

第五十三条　机动车驾驶人发生交通事故后逃

逸,该机动车参加强制保险的,由保险公司在机动车强制保险责任限额范围内予以赔偿;机动车不明或者该机动车未参加强制保险,需要支付被侵权人人身伤亡的抢救、丧葬等费用的,由道路交通事故社会救助基金垫付。道路交通事故社会救助基金垫付后,其管理机构有权向交通事故责任人追偿。

第七章　医疗损害责任

第五十四条　患者在诊疗活动中受到损害,医疗机构及其医务人员有过错的,由医疗机构承担赔偿责任。

第五十五条　医务人员在诊疗活动中应当向患者说明病情和医疗措施。需要实施手术、特殊检查、特殊治疗的,医务人员应当及时向患者说明医疗风险、替代医疗方案等情况,并取得其书面同意;不宜向患者说明的,应当向患者的近亲属说明,并取得其书面同意。

医务人员未尽到前款义务,造成患者损害的,医疗机构应当承担赔偿责任。

第五十六条　因抢救生命垂危的患者等紧急情况,不能取得患者或者其近亲属意见的,经医疗机构负责人或者授权的负责人批准,可以立即实施相应的医疗措施。

第五十七条　医务人员在诊疗活动中未尽到与当时的医疗水平相应的诊疗义务,造成患者损害的,医疗机构应当承担赔偿责任。

第五十八条　患者有损害,因下列情形之一的,推定医疗机构有过错:

(一)违反法律、行政法规、规章以及其他有关诊疗规范的规定;

(二)隐匿或者拒绝提供与纠纷有关的病历资料;

(三)伪造、篡改或者销毁病历资料。

第五十九条　因药品、消毒药剂、医疗器械的缺陷,或者输入不合格的血液造成患者损害的,患者可以向生产者或者血液提供机构请求赔偿,也可以向医疗机构请求赔偿。患者向医疗机构请求赔偿的,医疗机构赔偿后,有权向负有责任的生产者或者血液提供机构追偿。

第六十条　患者有损害,因下列情形之一的,医疗机构不承担赔偿责任:

(一)患者或者其近亲属不配合医疗机构进行符合诊疗规范的诊疗;

(二)医务人员在抢救生命垂危的患者等紧急情况下已经尽到合理诊疗义务;

(三)限于当时的医疗水平难以诊疗。

前款第一项情形中,医疗机构及其医务人员也有过错的,应当承担相应的赔偿责任。

第六十一条　医疗机构及其医务人员应当按照规定填写并妥善保管住院志、医嘱单、检验报告、手术及麻醉记录、病理资料、护理记录、医疗费用等病历资料。

患者要求查阅、复制前款规定的病历资料的,医疗机构应当提供。

第六十二条　医疗机构及其医务人员应当对患者的隐私保密。泄露患者隐私或者未经患者同意公开其病历资料,造成患者损害的,应当承担侵权责任。

第六十三条　医疗机构及其医务人员不得违反诊疗规范实施不必要的检查。

第六十四条　医疗机构及其医务人员的合法权益受法律保护。干扰医疗秩序,妨害医务人员工作、生活的,应当依法承担法律责任。

第八章　环境污染责任

第六十五条　因污染环境造成损害的,污染者应当承担侵权责任。

第六十六条　因污染环境发生纠纷,污染者应当就法律规定的不承担责任或者减轻责任的情形及其行为与损害之间不存在因果关系承担举证责任。

第六十七条　两个以上污染者污染环境,污染者承担责任的大小,根据污染物的种类、排放量等因素确定。

第六十八条　因第三人的过错污染环境造成损害的,被侵权人可以向污染者请求赔偿,也可以向第三人请求赔偿。污染者赔偿后,有权向第三人追偿。

第九章　高度危险责任

第六十九条　从事高度危险作业造成他人损害的,应当承担侵权责任。

第七十条　民用核设施发生核事故造成他人损害的,民用核设施的经营者应当承担侵权责任,但能够证明损害是因战争等情形或者受害人故意造成的,不承担责任。

第七十一条　民用航空器造成他人损害的,民用航空器的经营者应当承担侵权责任,但能够证明损害是因受害人故意造成的,不承担责任。

第七十二条　占有或者使用易燃、易爆、剧毒、放射性等高度危险物造成他人损害的,占有人或者使用人应当承担侵权责任,但能够证明损害是因受害人故意或者不可抗力造成的,不承担责任。被侵权人对损害的发生有重大过失的,可以减轻占有人或者使用人的责任。

第七十三条　从事高空、高压、地下挖掘活动或者使用高速轨道运输工具造成他人损害的,经营者应当承担侵权责任,但能够证明损害是因受害人故意或者不可抗力造成的,不承担责任。被侵权人对损害的发生有过失的,可以减轻经营者的责任。

第七十四条　遗失、抛弃高度危险物造成他人损害的,由所有人承担侵权责任。所有人将高度危险物交由他人管理的,由管理人承担侵权责任;所有人有过错的,与管理人承担连带责任。

第七十五条　非法占有高度危险物造成他人损害的,由非法占有人承担侵权责任。所有人、管理人不能证明对防止他人非法占有尽到高度注意义务的,与非法占有人承担连带责任。

第七十六条　未经许可进入高度危险活动区域或者高度危险物存放区域受到损害,管理人已经采取安全措施并尽到警示义务的,可以减轻或者不承担责任。

第七十七条　承担高度危险责任,法律规定赔偿限额的,依照其规定。

第十章　饲养动物损害责任

第七十八条　饲养的动物造成他人损害的,动物饲养人或者管理人应当承担侵权责任,但能够证明损害是因被侵权人故意或者重大过失造成的,可以不承担或者减轻责任。

第七十九条　违反管理规定,未对动物采取安全措施造成他人损害的,动物饲养人或者管理人应当承担侵权责任。

第八十条　禁止饲养的烈性犬等危险动物造成他人损害的,动物饲养人或者管理人应当承担侵权责任。

第八十一条　动物园的动物造成他人损害的,动物园应当承担侵权责任,但能够证明尽到管理职责的,不承担责任。

第八十二条　遗弃、逃逸的动物在遗弃、逃逸期间造成他人损害的,由原动物饲养人或者管理人承担侵权责任。

第八十三条　因第三人的过错致使动物造成他人损害的,被侵权人可以向动物饲养人或者管理人请求赔偿,也可以向第三人请求赔偿。动物饲养人或者管理人赔偿后,有权向第三人追偿。

第八十四条　饲养动物应当遵守法律,尊重社会公德,不得妨害他人生活。

第十一章　物件损害责任

第八十五条　建筑物、构筑物或者其他设施及其搁置物、悬挂物发生脱落、坠落造成他人损害,所有人、管理人或者使用人不能证明自己没有过错的,应当承担侵权责任。所有人、管理人或者使用人赔偿后,有其他责任人的,有权向其他责任人追偿。

第八十六条　建筑物、构筑物或者其他设施倒塌造成他人损害的,由建设单位与施工单位承担连带责任。建设单位、施工单位赔偿后,有其他责任人的,有权向其他责任人追偿。

因其他责任人的原因,建筑物、构筑物或者其他设施倒塌造成他人损害的,由其他责任人承担侵权责任。

第八十七条　从建筑物中抛掷物品或者从建筑物上坠落的物品造成他人损害,难以确定具体侵权人的,除能够证明自己不是侵权人的外,由可能加害的建筑物使用人给予补偿。

第八十八条　堆放物倒塌造成他人损害,堆放人不能证明自己没有过错的,应当承担侵权责任。

第八十九条　在公共道路上堆放、倾倒、遗撒妨碍通行的物品造成他人损害的,有关单位或者个人应当承担侵权责任。

第九十条　因林木折断造成他人损害,林木的所有人或者管理人不能证明自己没有过错的,应当承担侵权责任。

第九十一条　在公共场所或者道路上挖坑、修缮安装地下设施等,没有设置明显标志和采取安全措施造成他人损害的,施工人应当承担侵权责任。

窨井等地下设施造成他人损害,管理人不能证明尽到管理职责的,应当承担侵权责任。

第十二章　附则

第九十二条　本法自2010年7月1日起施行。

二《医疗事故处理条例》

日前第351号国务院令公布了《医疗事故处理条例》(总　理　朱镕基)。

经国务院常务会议通过的《医疗事故处理条例》,分总则、医疗事故的预防与处置、医疗事故的技术鉴定、医疗事故的行政处理与监督、医疗事故的赔偿、罚则、附则共7章、63条。这个条例将自2002年9月1日起施行。

第一章　总则

第一条　为了正确处理医疗事故,保护患者和医疗机构及其医务人员的合法权益,维护医疗秩序,保障医疗安全,促进医学科学的发展,制定本条例。

第二条　本条例所称医疗事故,是指医疗机构及其医务人员在医疗活动中,违反医疗卫生管理法律、行政法规、部门规章和诊疗护理规范、常规,过失造成患者人身损害的事故。

第三条　处理医疗事故,应当遵循公开、公平、公正、及时、便民的原则,坚持实事求是的科学态度,做到事实清楚、定性准确、责任明确、处理恰当。

第四条　根据对患者人身造成的损害程度,医疗事故分为四级:

一级医疗事故:造成患者死亡、重度残疾的;

二级医疗事故:造成患者中度残疾、器官组织损伤导致严重功能障碍的;

三级医疗事故:造成患者轻度残疾、器官组织损伤导致一般功能障碍的;

四级医疗事故:造成患者明显人身损害的其他后果的。

具体分级标准由国务院卫生行政部门制定。

第二章 医疗事故的预防与处置

第五条 医疗机构及其医务人员在医疗活动中，必须严格遵守医疗卫生管理法律、行政法规、部门规章和诊疗护理规范、常规，恪守医疗服务职业道德。

第六条 医疗机构应当对其医务人员进行医疗卫生管理法律、行政法规、部门规章和诊疗护理规范、常规的培训和医疗服务职业道德教育。

第七条 医疗机构应当设置医疗服务质量监控部门或者配备专（兼）职人员，具体负责监督本医疗机构的医务人员的医疗服务工作，检查医务人员执业情况，接受患者对医疗服务的投诉，向其提供咨询服务。

第八条 医疗机构应当按照国务院卫生行政部门规定的要求，书写并妥善保管病历资料。

因抢救急危患者，未能及时书写病历的，有关医务人员应当在抢救结束后 6 小时内据实补记，并加以注明。

第九条 严禁涂改、伪造、隐匿、销毁或者抢夺病历资料。

第十条 患者有权复印或者复制其门诊病历、住院志、体温单、医嘱单、化验单（检验报告）、医学影像检查资料、特殊检查同意书、手术同意书、手术及麻醉记录单、病理资料、护理记录以及国务院卫生行政部门规定的其他病历资料。

患者依照前款规定要求复印或者复制病历资料的，医疗机构应当提供复印或者复制服务并在复印或者复制的病历资料上加盖证明印记。复印或者复制病历资料时，应当有患者在场。

医疗机构应患者的要求，为其复印或者复制病历资料，可以按照规定收取工本费。具体收费标准由省、自治区、直辖市人民政府价格主管部门会同同级卫生行政部门规定。

第十一条 在医疗活动中，医疗机构及其医务人员应当将患者的病情、医疗措施、医疗风险等如实告知患者，及时解答其咨询；但是，应当避免对患者产生不利后果。

第十二条 医疗机构应当制定防范、处理医疗事故的预案，预防医疗事故的发生，减轻医疗事故的损害。

第十三条 医务人员在医疗活动中发生或者发现医疗事故、可能引起医疗事故的医疗过失行为或者发生医疗事故争议的，应当立即向所在科室负责人报告，科室负责人应当及时向本医疗机构负责医疗服务质量监控的部门或者专（兼）职人员报告；负责医疗服务质量监控的部门或者专（兼）职人员接到报告后，应当立即进行调查、核实，将有关情况如实向本医疗机构的负责人报告，并向患者通报、解释。

第十四条 发生医疗事故的，医疗机构应当按照规定向所在地卫生行政部门报告。

发生下列重大医疗过失行为的，医疗机构应当在 12 小时内向所在地卫生行政部门报告：

（一）导致患者死亡或者可能为二级以上的医疗事故；

（二）导致 3 人以上人身损害后果；

（三）国务院卫生行政部门和省、自治区、直辖市人民政府卫生行政部门规定的其他情形。

第十五条 发生或者发现医疗过失行为，医疗机构及其医务人员应当立即采取有效措施，避免或者减轻对患者身体健康的损害，防止损害扩大。

第十六条 发生医疗事故争议时，死亡病例讨论记录、疑难病例讨论记录、上级医师查房记录、会诊意见、病程记录应当在医患双方在场的情况下封存和启封。封存的病历资料可以是复印件，由医疗机构保管。

第十七条 疑似输液、输血、注射、药物等引起不良后果的，医患双方应当共同对现场实物进行封存和启封，封存的现场实物由医疗机构保管；需要检验的，应当由双方共同指定的、依法具有检验资格的检验机构进行检验；双方无法共同指定时，由卫生行政部门指定。

疑似输血引起不良后果，需要对血液进行封存保留的，医疗机构应当通知提供该血液的采供血机构派员到场。

第十八条 患者死亡，医患双方当事人不能确定死因或者对死因有异议的，应当在患者死亡后 48 小时内进行尸检；具备尸体冻存条件的，可以延长至 7 日。尸检应当经死者近亲属同意并签字。

尸检应当由按照国家有关规定取得相应资格的机构和病理解剖专业技术人员进行。承担尸检任务的机构和病理解剖专业技术人员有进行尸检的义务。

医疗事故争议双方当事人可以请法医病理学人员参加尸检，也可以委派代表观察尸检过程。拒绝或者拖延尸检，超过规定时间，影响对死因判定的，由拒绝或者拖延的一方承担责任。

第十九条 患者在医疗机构内死亡的，尸体应当立即移放太平间。死者尸体存放时间一般不得超过 2 周。逾期不处理的尸体，经医疗机构所在地卫生行政部门批准，并报经同级公安部门备案后，由医疗机构按照规定进行处理。

第三章 医疗事故的技术鉴定

第二十条 卫生行政部门接到医疗机构关于重大医疗过失行为的报告或者医疗事故争议当事人要求处理医疗事故争议的申请后，对需要进行医疗事故技术鉴定的，应当交由负责医疗事故技术鉴定工作的医学会组织鉴定；医患双方协商解决医疗事故争议，需要进行医疗事故技术鉴定的,由双方当事人共同委托负责医疗事故技术鉴定工作的医学会组织鉴定。

第二十一条 设区的市级地方医学会和省、自治区、直辖市直接管辖的县(市)地方医学会负责组织首次医疗事故技术鉴定工作。省、自治区、直辖市地方医学会负责组织再次鉴定工作。

必要时,中华医学会可以组织疑难、复杂并在全国有重大影响的医疗事故争议的技术鉴定工作。

第二十二条 当事人对首次医疗事故技术鉴定结论不服的,可以自收到首次鉴定结论之日起 15 日内向医疗机构所在地卫生行政部门提出再次鉴定的申请。

第二十三条 负责组织医疗事故技术鉴定工作的医学会应当建立专家库。

专家库由具备下列条件的医疗卫生专业技术人员组成:

(一)有良好的业务素质和执业品德;

(二)受聘于医疗卫生机构或者医学教学、科研机构并担任相应专业高级技术职务 3 年以上。

符合前款第(一)项规定条件并具备高级技术任职资格的法医可以受聘进入专家库。

负责组织医疗事故技术鉴定工作的医学会依照本条例规定聘请医疗卫生专业技术人员和法医进入专家库,可以不受行政区域的限制。

第二十四条 医疗事故技术鉴定,由负责组织医疗事故技术鉴定工作的医学会组织专家鉴定组进行。

参加医疗事故技术鉴定的相关专业的专家,由医患双方在医学会主持下从专家库中随机抽取。在特殊情况下,医学会根据医疗事故技术鉴定工作的需要,可以组织医患双方在其他医学会建立的专家库中随机抽取相关专业的专家参加鉴定或者函件咨询。

符合本条例第二十三条规定条件的医疗卫生专业技术人员和法医有义务受聘进入专家库,并承担医疗事故技术鉴定工作。

第二十五条 专家鉴定组进行医疗事故技术鉴定,实行合议制。专家鉴定组人数为单数,涉及的主要学科的专家一般不得少于鉴定组成员的二分之一;涉及死因、伤残等级鉴定的,并应当从专家库中随机抽取法医参加专家鉴定组。

第二十六条 专家鉴定组成员有下列情形之一的,应当回避,当事人也可以以口头或者书面的方式申请其回避:

(一)是医疗事故争议当事人或者当事人的近亲属的;

(二)与医疗事故争议有利害关系的;

(三)与医疗事故争议当事人有其他关系,可能影响公正鉴定的。

第二十七条 专家鉴定组依照医疗卫生管理法律、行政法规、部门规章和诊疗护理规范、常规,运用医学科学原理和专业知识,独立进行医疗事故技术鉴定,对医疗事故进行鉴别和判定,为处理医疗事故争议提供医学依据。

任何单位或者个人不得干扰医疗事故技术鉴定工作,不得威胁、利诱、辱骂、殴打专家鉴定组成员。

专家鉴定组成员不得接受双方当事人的财物或者其他利益。

第二十八条 负责组织医疗事故技术鉴定工作的医学会应当自受理医疗事故鉴定之日起 5 日内通知医疗事故争议双方当事人提交进行医疗事故技术鉴定所需的材料。

当事人应当自收到医学会的通知之日起 10 日内提交有关医疗事故技术鉴定的材料、书面陈述及答辩。医疗机构提交的有关医疗事故技术鉴定的材料应当包括下列内容:

(一)住院患者的病程记录、死亡病例讨论记录、疑难病例讨论记录、会诊意见、上级医师查房记录等病历资料原件;

(二)住院患者的住院志、体温单、医嘱单、化验单(检验报告)、医学影像检查资料、特殊检查同意书、手术同意书、手术及麻醉记录单、病理资料、护理记录等病历资料原件;

(三)抢救急危患者,在规定时间内补记的病历资料原件;

(四)封存保留的输液、注射用物品和血液、药物等实物,或者依法具有检验资格的检验机构对这些物品、实物做出的检验报告;

(五)与医疗事故技术鉴定有关的其他材料。

在医疗机构建有病历档案的门诊、急诊患者,其病历资料由医疗机构提供;没有在医疗机构建立病历档案的,由患者提供。

医患双方应当依照本条例的规定提交相关材料。医疗机构无正当理由未依照本条例的规定如实提供相关材料,导致医疗事故技术鉴定不能进行的,应当承担责任。

第二十九条 负责组织医疗事故技术鉴定工作的医学会应当自接到当事人提交的有关医疗事故技术鉴定的材料、书面陈述及答辩之日起 45 日内组织鉴定并出具医疗事故技术鉴定书。

负责组织医疗事故技术鉴定工作的医学会可以向双方当事人调查取证。

第三十条 专家鉴定组应当认真审查双方当事人提交的材料,听取双方当事人的陈述及答辩并进行核实。

双方当事人应当按照本条例的规定如实提交进行医疗事故技术鉴定所需要的材料,并积极配合调查。当事人任何一方不予配合,影响医疗事故技术鉴定的,由不予配合的一方承担责任。

第三十一条 专家鉴定组应当在事实清楚、证据确凿的基础上，综合分析患者的病情和个体差异，做出鉴定结论，并制作医疗事故技术鉴定书。鉴定结论以专家鉴定组成员的过半数通过。鉴定过程应当如实记载。

医疗事故技术鉴定书应当包括下列主要内容：

（一）双方当事人的基本情况及要求；

（二）当事人提交的材料和负责组织医疗事故技术鉴定工作的医学会的调查材料；

（三）对鉴定过程的说明；

（四）医疗行为是否违反医疗卫生管理法律、行政法规、部门规章和诊疗护理规范、常规；

（五）医疗过失行为与人身损害后果之间是否存在因果关系；

（六）医疗过失行为在医疗事故损害后果中的责任程度；

（七）医疗事故等级；

（八）对医疗事故患者的医疗护理医学建议。

第三十二条 医疗事故技术鉴定办法由国务院卫生行政部门制定。

第三十三条 有下列情形之一的，不属于医疗事故：

（一）在紧急情况下为抢救垂危患者生命而采取紧急医学措施造成不良后果的；

（二）在医疗活动中由于患者病情异常或者患者体质特殊而发生医疗意外的；

（三）在现有医学科学技术条件下，发生无法预料或者不能防范的不良后果的；

（四）无过错输血感染造成不良后果的；

（五）因患方原因延误诊疗导致不良后果的；

（六）因不可抗力造成不良后果的。

第三十四条 医疗事故技术鉴定，可以收取鉴定费用。经鉴定，属于医疗事故的，鉴定费用由医疗机构支付；不属于医疗事故的，鉴定费用由提出医疗事故处理申请的一方支付。鉴定费用标准由省、自治区、直辖市人民政府价格主管部门会同同级财政部门、卫生行政部门规定。

第四章 医疗事故的行政处理与监督

第三十五条 卫生行政部门应当依照本条例和有关法律、行政法规、部门规章的规定，对发生医疗事故的医疗机构和医务人员做出行政处理。

第三十六条 卫生行政部门接到医疗机构关于重大医疗过失行为的报告后，除责令医疗机构及时采取必要的医疗救治措施，防止损害后果扩大外，应当组织调查，判定是否属于医疗事故；对不能判定是否属于医疗事故的，应当依照本条例的有关规定交由负责医疗事故技术鉴定工作的医学会组织鉴定。

第三十七条 发生医疗事故争议，当事人申请卫生行政部门处理的，应当提出书面申请。申请书应当载明申请人的基本情况、有关事实、具体请求及理由等。

当事人自知道或者应当知道其身体健康受到损害之日起1年内，可以向卫生行政部门提出医疗事故争议处理申请。

第三十八条 发生医疗事故争议，当事人申请卫生行政部门处理的，由医疗机构所在地的县级人民政府卫生行政部门受理。医疗机构所在地是直辖市的，由医疗机构所在地的区、县人民政府卫生行政部门受理。

有下列情形之一的，县级人民政府卫生行政部门应当自接到医疗机构的报告或者当事人提出医疗事故争议处理申请之日起7日内移送上一级人民政府卫生行政部门处理：

（一）患者死亡；

（二）可能为二级以上的医疗事故；

（三）国务院卫生行政部门和省、自治区、直辖市人民政府卫生行政部门规定的其他情形。

第三十九条 卫生行政部门应当自收到医疗事故争议处理申请之日起10日内进行审查，做出是否受理的决定。对符合本条例规定，予以受理，需要进行医疗事故技术鉴定的，应当自做出受理决定之日起5日内将有关材料交由负责医疗事故技术鉴定工作的医学会组织鉴定并书面通知申请人；对不符合本条例规定，不予受理的，应当书面通知申请人并说明理由。

当事人对首次医疗事故技术鉴定结论有异议，申请再次鉴定的，卫生行政部门应当自收到申请之日起7日内交由省、自治区、直辖市地方医学会组织再次鉴定。

第四十条 当事人既向卫生行政部门提出医疗事故争议处理申请，又向人民法院提起诉讼的，卫生行政部门不予受理；卫生行政部门已经受理的，应当终止处理。

第四十一条 卫生行政部门收到负责组织医疗事故技术鉴定工作的医学会出具的医疗事故技术鉴定书后，应当对参加鉴定的人员资格和专业类别、鉴定程序进行审核；必要时，可以组织调查，听取医疗事故争议双方当事人的意见。

第四十二条 卫生行政部门经审核，对符合本条例规定做出的医疗事故技术鉴定结论，应当作为对发生医疗事故的医疗机构和医务人员做出行政处理以及进行医疗事故赔偿调解的依据；经审核，发现医疗事故技术鉴定不符合本条例规定的，应当要求重新鉴定。

第四十三条 医疗事故争议由双方当事人自行协商解决的，医疗机构应当自协商解决之日起7日内向所在地卫生行政部门做出书面报告，并附具协议书。

第四十四条 医疗事故争议经人民法院调解或者判决解决的，医疗机构应当自收到生效的人民法院的调解书或者判决书之日起 7 日内向所在地卫生行政部门做出书面报告,并附具调解书或者判决书。

第四十五条　县级以上地方人民政府卫生行政部门应当按照规定逐级将当地发生的医疗事故以及依法对发生医疗事故的医疗机构和医务人员做出行政处理的情况,上报国务院卫生行政部门。

第五章　医疗事故的赔偿

第四十六条　发生医疗事故的赔偿等民事责任争议,医患双方可以协商解决;不愿意协商或者协商不成的,当事人可以向卫生行政部门提出调解申请,也可以直接向人民法院提起民事诉讼。

第四十七条　双方当事人协商解决医疗事故的赔偿等民事责任争议的,应当制作协议书。协议书应当载明双方当事人的基本情况和医疗事故的原因、双方当事人共同认定的医疗事故等级以及协商确定的赔偿数额等,并由双方当事人在协议书上签名。

第四十八条　已确定为医疗事故的,卫生行政部门应医疗事故争议双方当事人请求,可以进行医疗事故赔偿调解。调解时,应当遵循当事人双方自愿原则,并应当依据本条例的规定计算赔偿数额。

经调解,双方当事人就赔偿数额达成协议的,制作调解书,双方当事人应当履行;调解不成或者经调解达成协议后一方反悔的,卫生行政部门不再调解。

第四十九条　医疗事故赔偿,应当考虑下列因素,确定具体赔偿数额:

（一）医疗事故等级;

（二）医疗过失行为在医疗事故损害后果中的责任程度;

（三）医疗事故损害后果与患者原有疾病状况之间的关系。

不属于医疗事故的,医疗机构不承担赔偿责任。

第五十条　医疗事故赔偿,按照下列项目和标准计算:

（一）医疗费:按照医疗事故对患者造成的人身损害进行治疗所发生的医疗费用计算,凭据支付,但不包括原发病医疗费用。结案后确实需要继续治疗的,按照基本医疗费用支付。

（二）误工费:患者有固定收入的,按照本人因误工减少的固定收入计算,对收入高于医疗事故发生地上一年度职工平均工资 3 倍以上的,按照 3 倍计算;无固定收入的,按照医疗事故发生地上一年度职工年平均工资计算。

（三）住院伙食补助费:按照医疗事故发生地国家机关一般工作人员的出差伙食补助标准计算。

（四）陪护费:患者住院期间需要专人陪护的,按照医疗事故发生地上一年度职工年平均工资计算。

（五）残疾生活补助费:根据伤残等级,按照医疗事故发生地居民年平均生活费计算,自定残之月起最长赔偿 30 年;但是,60 周岁以上的,不超过 15 年;70 岁以上的,不超过 5 年。

（六）残疾用具费:因残疾需要配置补偿功能器具的,凭医疗机构证明,按照普及型器具的费用计算。

（七）丧葬费:按照医疗事故发生地规定的丧葬费补助标准计算。

（八）被扶养人生活费:以死者生前或者残疾者丧失劳动能力前实际扶养且没有劳动能力的人为限,按照其户籍所在地或者居所地居民最低生活保障标准计算。对不满 16 周岁的,扶养到 16 周岁。对年满 16 岁但无劳动能力的,扶养 20 年;但是,60 周岁以上的,不超过 15 年;70 岁以上的,不超过 5 年。

（九）交通费:按照患者实际必需的交通费用计算,凭据支付。

（十）住宿费:按照医疗事故发生地国家机关一般工作人员的出差住宿补助标准计算,凭据支付。

（十一）精神损害抚慰金:按照医疗事故发生地居民年平均生活费计算。造成患者死亡的,赔偿年限最长不超过 6 年;造成患者残疾的,赔偿年限最长不超过 3 年。

第五十一条　参加医疗事故处理的患者近亲属所需交通费、误工费、住宿费,参照本条例第五十条的有关规定计算,计算费用的人数不超过 2 人。

医疗事故造成患者死亡的,参加丧葬活动的患者的配偶和直系亲属所需交通费、误工费、住宿费,参照本条例第五十条的有关规定计算,计算费用的人数不超过 2 人。

第五十二条　医疗事故赔偿费用,实行一次性结算,由承担医疗事故责任的医疗机构支付。

第六章　罚　则

第五十三条　卫生行政部门的工作人员在处理医疗事故过程中违反本条例的规定,利用职务上的便利收受他人财物或者其他利益,滥用职权,玩忽职守,或者发现违法行为不予查处,造成严重后果的,依照刑法关于受贿罪、滥用职权罪、玩忽职守罪或者其他有关罪的规定,依法追究刑事责任;尚不够刑事处罚的,依法给予降级或者撤职的行政处分。

第五十四条　卫生行政部门违反本条例的规定,有下列情形之一的,由上级卫生行政部门给予警告并责令限期改正;情节严重的,对负有责任的主管人员和其他直接责任人员依法给予行政处分:

（一）接到医疗机构关于重大医疗过失行为的报告后,未及时组织调查的;

（二）接到医疗事故争议处理申请后,未在规定时间内审查或者移送上一级人民政府卫生行政部门处理的;

（三）未将应当进行医疗事故技术鉴定的重大医疗过失行为或者医疗事故争议移交医学会组织鉴定的；

（四）未按照规定逐级将当地发生的医疗事故以及依法对发生医疗事故的医疗机构和医务人员的行政处理情况上报的；

（五）未依照本条例规定审核医疗事故技术鉴定书的。

第五十五条　医疗机构发生医疗事故的，由卫生行政部门根据医疗事故等级和情节，给予警告；情节严重的，责令限期停业整顿直至由原发证部门吊销执业许可证，对负有责任的医务人员依照刑法关于医疗事故罪的规定，依法追究刑事责任；尚不够刑事处罚的，依法给予行政处分或者纪律处分。

对发生医疗事故的有关医务人员，除依照前款处罚外，卫生行政部门并可以责令暂停6个月以上1年以下执业活动；情节严重的，吊销其执业证书。

第五十六条　医疗机构违反本条例的规定，有下列情形之一的，由卫生行政部门责令改正；情节严重的，对负有责任的主管人员和其他直接责任人员依法给予行政处分或者纪律处分：

（一）未如实告知患者病情、医疗措施和医疗风险的；

（二）没有正当理由，拒绝为患者提供复印或者复制病历资料服务的；

（三）未按照国务院卫生行政部门规定的要求书写和妥善保管病历资料的；

（四）未在规定时间内补记抢救工作病历内容的；

（五）未按照本条例的规定封存、保管和启封病历资料和实物的；

（六）未设置医疗服务质量监控部门或者配备专（兼）职人员的；

（七）未制定有关医疗事故防范和处理预案的；

（八）未在规定时间内向卫生行政部门报告重大医疗过失行为的；

（九）未按照本条例的规定向卫生行政部门报告医疗事故的；

（十）未按照规定进行尸检和保存、处理尸体的。

第五十七条　参加医疗事故技术鉴定工作的人员违反本条例的规定，接受申请鉴定双方或者一方当事人的财物或者其他利益，出具虚假医疗事故技术鉴定书，造成严重后果的，依照刑法关于受贿罪的规定，依法追究刑事责任；尚不够刑事处罚的，由原发证部门吊销其执业证书或者资格证书。

第五十八条　医疗机构或者其他有关机构违反本条例的规定，有下列情形之一的，由卫生行政部门责令改正，给予警告；对负有责任的主管人员和其他直接责任人员依法给予行政处分或者纪律处分；情节严重的，由原发证部门吊销其执业证书或者资格证书：

（一）承担尸检任务的机构没有正当理由，拒绝进行尸检的；

（二）涂改、伪造、隐匿、销毁病历资料的。

第五十九条　以医疗事故为由，寻衅滋事、抢夺病历资料，扰乱医疗机构正常医疗秩序和医疗事故技术鉴定工作，依照刑法关于扰乱社会秩序罪的规定，依法追究刑事责任；尚不够刑事处罚的，依法给予治安管理处罚。

第七章　附　则

第六十条　本条例所称医疗机构，是指依照《医疗机构管理条例》的规定取得《医疗机构执业许可证》的机构。

县级以上城市从事计划生育技术服务的机构依照《计划生育技术服务管理条例》的规定开展与计划生育有关的临床医疗服务，发生的计划生育技术服务事故，依照本条例的有关规定处理；但是，其中不属于医疗机构的县级以上城市从事计划生育技术服务的机构发生的计划生育技术服务事故，由计划生育行政部门行使依照本条例有关规定由卫生行政部门承担的受理、交由负责医疗事故技术鉴定工作的医学会组织鉴定和赔偿调解的职能；对发生计划生育技术服务事故的该机构及其有关责任人员，依法进行处理。

第六十一条　非法行医，造成患者人身损害，不属于医疗事故，触犯刑律的，依法追究刑事责任；有关赔偿，由受害人直接向人民法院提起诉讼。

第六十二条　军队医疗机构的医疗事故处理办法，由中国人民解放军卫生主管部门会同国务院卫生行政部门依据本条例制定。

第六十三条　本条例自2002年9月1日起施行。1987年6月29日国务院发布的《医疗事故处理办法》同时废止。本条例施行前已经处理结案的医疗事故争议，不再重新处理。

■ 小试牛刀

1. 某医师，在去年8月至今年6月的执业活动中，为了从个体推销商手中得到好处，多次使用未经批准的药品和消毒药剂，累计获得回扣8205元。根据《中华人民共和国执业医师法》的规定，应当依法给予该医师的行政处罚是：

A. 警告

B. 责令暂停9个月执业活动

C. 罚款1万元

D. 吊销执业证书

2. 中等卫校毕业生林某，在乡卫生院工作，2000年取得执业助理医师执业证书。他要参加执业医师资格考试，根据《执业医师法》规定，应取得执业助理医师执业证书后，在医疗机构中工作满：

A. 6 年　　　　　　B. 5 年

C. 4 年　　　　　　D. 3 年

3. 黄某 2001 年 10 月因医疗事故受到吊销医师执业证书的行政处罚,2002 年 9 月向当地卫生行政部门申请重新注册。卫生行政部门经过审查决定对黄某不予注册。理由是黄某的行政处罚自处罚决定之日起至申请注册之日止不满:

A. 1 年　　　　　　B. 2 年

C. 3 年　　　　　　D. 4 年

4. 张某注册登记的执业类别是妇产科医师。张某应一朋友请求,在张某家中为其做了人流手术。张某可能受到的行政处罚不包括:

A. 罚款　　　　　　B. 没收药品

C. 吊销执业证书　　D. 赔偿患者损失

5. 患儿刘某,男,11 岁。因高热 1 日由其父亲陪伴到某医院呼吸科就诊。接诊医生张某对刘某进行详细检查后,诊断"上呼吸道感染",嘱住院进一步检查治疗。但刘某的父亲以怕影响孩子学习为由,不同意住院检查治疗,并在病历上签署了"拒绝住院,后果自负"的意见。当晚刘某病情恶化,急送该院诊治,经抢救无效死亡。尸检病理诊断为"暴发型脑炎"。医师张某诊疗行为的性质应属于:

A. 因医疗技术过失漏诊,不构成医疗事故

B. 因医疗技术过失误诊,不构成医疗事故

C. 因医疗责任过失漏诊,构成医疗事故

D. 因医疗责任过失误诊,构成医疗事故

6. 内科医师张某,乘火车出差,一孕妇早产,列车广播寻找医生。张某遂自告奋勇为产妇接生,终因手法不规范,导致婴儿臂丛神经损伤。张某的行为属于

A. 违规操作,构成医疗事故

B. 非法行医,不属医疗事故

C. 采取紧急医疗措施,不属医疗事故

D. 超范围执业,构成医疗事故

7. 某起医疗事故中的患者向法院提起民事赔偿诉讼。依据《医疗事故处理条例》赔偿费用计算办法的规定,不应由医方赔偿的是:

A. 住院费　　　　　B. 检查费

C. 治疗费　　　　　D. 护理费

8. 患者,女,34 岁。因咳嗽、发热 2 天到卫生院就诊,经诊断为上呼吸道感染,给予肌内注射链霉素0.5g。10min 后,患者面色苍白,呼吸急促,继而抽搐、昏迷,即行紧急抢救,40min 后,呼吸心跳停止。患者死后,其家属认为该院未对患者做皮试就行注射,是院方责任。根据《医疗事故处理办法》,这是一起:

A. 医疗技术事故　　B. 医疗责任事故

C. 严重医疗差错　　D. 医疗意外

9. 1994 年,某地农村产妇分娩一女婴。由于第三程子宫收缩无力,产妇的胎盘迟迟未娩出。此时,无证个体医王某,在一不消毒,二不戴消毒手套的情况下,将手伸进子宫,误认为还有一胎儿未娩出而向外猛拉子宫,当场造成产妇大出血死亡。根据《执业医师法》的规定,应依照该法追究王某的法律责任,其法律责任不包括:

A. 责令改正

B. 予以取缔

C. 没收违法所得及其药品、器械

D. 赔偿责任

10. 青年李某,右下腹疼痛难忍,到医院就诊。经医师检查、检验,当即诊断为急性阑尾炎,遂对其施行阑尾切除术。手术情况正常,但拆线时发现伤口愈合欠佳,有淡黄色液体渗出。手术医师告知,此系缝合切口的羊肠线不为李某人体组织吸收所致,在临床中少见。经过近 1 个月的继续治疗,李某获得痊愈。根据《医疗事故处理条例》规定,李某被拖延近 1 个月后才得以痊愈这一客观后果,应当属于:

A. 二级医疗事故

B. 三级医疗事故

C. 四级医疗事故

D. 因患者体质特殊而发生的医疗意外

11. 患者死亡,医患双方当事人不能确定死因或者对死因有异议的,应当尸检。当地不具备尸体冻存条件的,尸检的期限是在患者死亡后:

A. 12h 内进行　　　　B. 24h 内进行

C. 36h 内进行　　　　D. 48h 内进行

12. 男性,48 岁。在某医院实施脊柱手术,术后出现医疗纠纷,经医疗事故鉴定委员会鉴定为三级医疗事故,以下描述符合三级医疗事故的是

A. 造成患者重度残疾

B. 造成患者明显人身损害的其他后果

C. 造成患者轻度残疾、器官组织损伤导致一般功能障碍

D. 造成患者中度残疾、器官组织损伤导致严重功能障碍

■■ 参考答案

1. D　　2. B　　3. B　　4. D　　5. A

6. C　　7. D　　8. D　　9. A　　10. D

11. D　　12. C

2022

金榜時代
GLIST 明德·弘毅·惟精

刘应科
考研中医综合
复习指导
（下册）

主编◎刘应科

全国百佳图书出版单位
中国中医药出版社
·北京·

图书在版编目(CIP)数据

刘应科考研中医综合复习指导 / 刘应科主编.—北京:中国中医药出版社,2021.4
ISBN 978-7-5132-6791-5

Ⅰ.①刘… Ⅱ.①刘… Ⅲ.①中医学－研究生－入学考试－自学参考资料 Ⅳ.①R2

中国版本图书馆 CIP 数据核字(2021)第 051986 号

中国中医药出版社出版

北京经济技术开发区科创十三街 31 号院二区 8 号楼
邮政编码 100176
传真 010-64405721
三河市燕山印刷有限公司
各地新华书店经销

开本 787×1092 1/16 印张 85.5 字数 3014 千字
2021 年 4 月第 1 版 2021 年 4 月第 1 次印刷
书号 ISBN 978-7-5132-6791-5

定价 328.00 元
网址 www.cptcm.com

社 长 热 线 010-64405720
购 书 热 线 010-89535836
咨 询 热 线 010-64405709
维 权 打 假 010-64405753

微信服务号 zgzyycbs
微商城网址 https://kdt.im/LIdUGr
官 方 微 博 http://e.weibo.com/cptcm
天猫旗舰店网址 https://zgzyycbs.tmall.com

如有印装质量问题请与本社出版部联系(010-64405510)

目 录 ◄◄ ◄

强化篇——方剂学

强化篇——中医内科学

强化篇——针灸学

冲刺篇——中医基础理论

冲刺篇——中医诊断学

冲刺篇——中药学

冲刺篇——方剂学

冲刺篇——中医内科学

冲刺篇——针灸学

强化篇 ◉ 中医基础理论

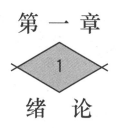

第一章
绪 论

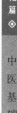

■■ 重点要求

　　本章重点掌握整体观念内涵及在中医学的应用;掌握病、证、症的概念,理解同病异治及异病同治。另外,对中医理论体系的形成与发展的历史沿革应加以了解。

■■ 重点突破

一 中医理论体系的形成与发展

先秦时期
- 《黄帝内经》:奠定了中医理论基础,称之为圭臬
- 《难经》:补《内经》之未发,完善补充中医理论
- 《伤寒杂病论》:创六经辨证,为经方之首
- 《神农本草经》:创药性理论,载药 365 种

魏晋隋唐
- 晋·王叔和的《脉经》——中医学第一部脉学专著
- 晋·皇甫谧的《针灸甲乙经》——中医学第一部针灸学专著
- 隋·巢元方的《诸病源候论》——中医学第一部病因病机证候学专著
- 唐·孙思邈 《备急千金要方》《千金翼方》中医学第一部百科全书,开伦理之先河

宋金元
- 宋·陈无择《三因极一病证方论》——提出著名的"三因学说"
- 宋·钱乙《小儿药证直诀》——发展了辨证论治的理论体系
- 金元四大家
  - 刘完素认为 "六气皆从火化" "五志过极皆能化火" 寒凉派
  - 李杲认为"内伤脾胃,百病由生"——补土派
  - 张从正认为"病由邪生,攻邪已病"——攻邪派
  - 朱震亨认为"阳常有余,阴常不足"——滋阴派

明清
- 集成性著作
  - 明·李时珍《本草纲目》、楼英《医学纲目》、王肯堂《证治准绳》、徐春甫《古今医统大全》
  - 清·吴谦《医宗金鉴》《四库全书·子部》
  - 清·陈梦雷《古今图书集成·医部全录》、王清任《医林改错》
- 某领域的发展
  - 赵献可 张介宾 命门学说,为藏象学说增添了新的内容
  - 李中梓的"肾为先天本,脾为后天本"的论断,至今仍被广泛应用
  - 温病学理论源于 《内经》《伤寒杂病论》《难经》 基于此
    - 明·吴有性著《温疫论》,创"戾气"说
    - 明·薛雪著《湿热条辨》,发展了湿热病理论
    - 明·吴瑭著《温病条辨》,创三焦辨证理论
    - 清·叶桂著《温热论》,创卫气营血辨治理论

二 五脏六腑一体观

五脏	六腑	五体	官窍	经脉
心	小肠	脉	舌	手少阴心经,手太阳小肠经
肝	胆	筋	目	足厥阴肝经,足少阳胆经
脾	胃	肉	口	足太阴脾经,足阳明胃经
肺	大肠	皮	鼻	手太阴肺经,手阳明大肠经
肾	膀胱	骨	耳及二阴	足少阴肾经,足太阳膀胱经

三 人与自然环境是一个统一整体

人与自然环境是一个统一整体
- 生理
  - ①春温、夏热、秋凉、冬寒
  - ②春生、夏长、秋收、冬藏
  - ③春弦、夏洪、秋毛、冬石
  - ④平旦、日中、日西
  - ⑤地势、地域性气候等
- 病理
  - ①春善病鼽衄,仲夏善病胸胁,长夏善病洞泄寒中,秋善病风疟,冬善病痹厥
  - ②旦慧、昼安、夕加、夜甚
  - ③东方傍海居易痈疡,南方阳热潮湿易挛痹
- 疾病防治:故治不法天之纪,不用地之理,则灾害至矣

四 人与社会环境是一个统一整体

人与社会环境的统一性
- 生理
  - 富贵之人多劳心:富贵者膏粱自奉,富贵者曲房广厦
  - 贫贱之人多劳力:贫贱者藜藿苟充,贫贱者陋巷茅茨
- 病理
  - 脱营——故贵脱势,虽不中邪,精神内伤,身必败亡
  - 失精——始富后贫,虽不伤邪,皮焦筋屈,痿躄为挛
- 防治
  - 避免不利的社会因素对人的精神刺激
  - 创造有利的社会环境
  - 获得有力的社会支持
  - 调摄精神,提高对社会环境的适应能力

五 辨证论治

辨证论治
- 病
  - 全过程
  - 机体阴阳失调、脏腑组织损伤或生理功能障碍
- 证
  - 某一阶段
  - 病理概括
- 症
  - 症状
  - 体征
- 同病异治
  - 同一种病,治疗方法不同
  - 病同证不同
- 异病同治
  - 不同病,治疗相同
  - 证同病不同

◇ 刘应科 ◇ 考研中医综合复习指导

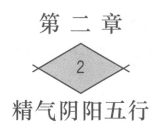

第 二 章

精气阴阳五行

■■ **重 点 要 求**

　　本章重点掌握阴阳学说与五行学说的基本内容及其在中医学上的应用;另外,需了解精气学说的基本概念和运动变化。

■■ **重 点 突 破**

一 精气学说

气一元论(精气学说)的基本内容
- 精气是构成宇宙的本原
  - 精或气是构成天地万物的共同原始物质
  - "元气一元论":气是宇宙的唯一本原
  - 存在形式:"无形"与"有形"之间不断转化
- 精气的运动与变化
  - 气的运动(气机):升、降、出、入
  - 气化
    - 含义:气的运动产生宇宙各种变化的过程
    - 形式
      - 气与形之间的转化:"气生形""形化气"
      - 形与形之间的转化
      - 气与气之间的转化:"地气上为云,天气下为雨"
      - 有形之体自身的不断更新变化:"生长化收藏"
- 精气是天地万物相互联系的中介
  - 维系着天地万物之间的相互联系
  - 使万物得以相互感应
- 天地精气化生为人:"天地合气,命之曰人"

二 阴阳学说

1. 阴阳学说的基本内容

阴阳学说
- (1)阴阳的基本概念
- (2)事物阴阳属性的相对性与绝对性
- (3)基本内容
  - ①对立制约
  - ②互根互用
  - ③阴阳交感与互藏
  - ④阴阳消长
  - ⑤阴阳转化
  - ⑥阴阳自和
- (4)在中医学中的应用
  - ①说明人体的组织结构
  - ②概括人体的生理功能
  - ③阐释人体的病理变化
  - ④用于疾病的诊断与防治

2.阴阳学说在疾病防治中的作用

用于疾病的防治
- 指导养生:春夏养阳,秋冬养阴
- 确定治疗原则
  - 阴阳偏盛——损其有余(实则泻之)
    - 实热证:热者寒之
    - 实寒证:寒者热之
  - 阴阳偏衰——补其不足(虚则补之)
    - 虚热证:"壮水之主,以制阳光"(阳病治阴)
    - 虚寒证:"益火之源,以消阴翳"(阴病治阳)
- 分析和归纳药物的性能
  - 药性(四气):温、热——阳;寒、凉——阴
  - 五味:辛、甘、淡——阳;酸、苦、咸——阴
  - 作用方向:升、浮——阳;沉、降——阴

  以药物之性纠正机体阴阳之偏

三 五行学说

1.五行的特性

五行特性
- 木曰曲直:引申为凡具有生长、升发、条达、舒畅等性质或作用的事物和现象
- 火曰炎上:引申为凡具有炎热、上升、光明等性质或作用的事物和现象
- 土爰稼穑:引申为凡具有生化、承载、受纳等性质或作用的事物和现象
- 金曰从革:引申为凡具有沉降、肃杀、收敛、变革等性质或作用的事物和现象
- 水曰润下:引申为凡具有滋润、下行、寒凉、闭藏等性质或作用的事物和现象

2.五行学说的基本内容

五行学说
- (1)基本概念
- (2)基本内容
  - ①五行相生
  - ②五行相克
  - ③五行制化
  - ④五行相乘
  - ⑤五行相侮
  - ⑥五行的母子相及
- (3)生克五行在中医学中的应用
  - ①说明五脏的生理功能及其相互关系
  - ②说明五脏病变的相互影响
  - ③指导疾病的诊断
  - ④指导疾病的治疗
- (4)中土五行在中医学中的应用
  - ①构建四时五脏理论体系
  - ②说明五脏的生理特性和生理联系
  - ③指导五脏病症的整体调理
  - ④构建四象体系

3.五行学说在中医学中的应用

(1)说明五脏的生理特点

肝属木
- 木曰曲直,有生长升发、舒畅条达之性
- 肝喜条达而恶抑郁,有疏通气血之功

心属火
- 火曰炎上,有温热之性
- 心主血脉以维持体温恒定

脾属土
- 土性敦厚,生化万物
- 脾居中焦,化生气血

肺属金
- 金性清肃,收敛肃杀
- 肺性清肃,以降为顺

肾属水
- 水性滋润、下行闭藏
- 肾有藏精、主水之功

(2)说明五脏之间的相互关系

以五行相生关系说明
五脏之间的资生关系
- 木生火→肝藏血以济心
- 火生土→心之阳以温脾
- 土生金→脾散精以充肺
- 金生水→肺肃降以助肾
- 水生木→肾藏精以养肝

以五行相克关系说明
五脏之间的制约关系
- 木克土→肝木之条达以疏泄脾土之壅塞
- 火克金→心之阳热以制肺金肃降之太过
- 土克水→脾主运化以制约肾水之泛滥
- 金克木→肺气肃降以克制肝阳之上亢
- 水克火→肾水上承以制心火之亢烈

以五行制化说明五脏
之间的协调平衡
- 本脏之气太盛,则有他脏之气制约
- 本脏之气虚损,则有他脏之气补之

(3)说明五脏病变的相互影响与传变

相生关系的传变
- 母病及子:母脏之病传及子脏,如肾病及肝
- 子病及母:疾病从子脏传及母脏,如心病及肝

相克关系的传变
- 相乘:相克太过为病,如"木旺乘土"和"土虚木乘"
- 相侮:反向克制致病,如"木火刑金"和"土虚水侮"

(4)指导疾病的诊断

①确定五脏的病变部位
- 面见青色,喜食酸味,为肝病
- 面见赤色,口味苦,脉洪,为心病
- 脾虚病人,而面见青色,是肝病犯脾
- 心脏病人,而面见黑色,是肾水凌心

②推断病情的轻重顺逆
- 五色
  - 主色胜客色,其病为逆
  - 客色胜主色,其病为顺
- 色脉合参
  - 得相生之脉为顺
  - 得相克之脉为逆

指导脏腑用药:药物的色味可按照五行归属来确定

控制疾病的传变:掌握疾病发展传变的生克乘侮规律,及早控制传变,防患于未然

③指导疾病的治疗——确立治则治法
- 以五行相生规律确定
  - 治则
    - 虚则补其母
    - 实则泻其子
  - 治法
    - 滋水涵木法
    - 益火补土法
    - 培土生金法
    - 金水相生法
- 以五行相克规律确定
  - 治则
    - 抑强
    - 扶弱
  - 治法
    - 抑木扶土法
    - 培土制水法
    - 佐金平木法
    - 泻南补北法

指导针灸取穴:根据不同的病情以五行的生克规律进行选穴治疗

指导情志疾病的治疗:临床上运用不同情志变化的相互抑制关系来达到治疗的目的

第三章

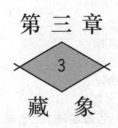

3

藏象

■ 重点要求

　　本章重点掌握五脏的主要生理功能、生理特性及其在志、在液、在体和在窍;掌握六腑和奇恒之腑的生理功能及生理特性;理解脏腑之间的相互关系。

■ 重点突破

一 五脏的生理特点和功能

1. 心

心
- 生理功能:主血脉,主神明
- 生理特性
  - 主通明
  - 心火宜降
- 与形、窍、志、液、时的关系
  - 在体合脉,其华在面
  - 在窍为舌
  - 在志为喜
  - 在液为汗
  - 通夏

2. 肺

肺
- 生理功能
  - 主气司呼吸
    - 主呼吸之气:肺吸清呼浊,气体交换由肺宣降运动维系
    - 主一身之气
      - 生成——宗气的生成
      - 运行——调节全身气机
  - 主通调水道:肺气的宣发肃降推动和调节全身津液的输布和排泄
  - 朝百脉
    - 肺朝百脉:辅心行血于周身
    - 肺主治节:肺气治理调节肺之呼吸及全身气、血、津液的功能
- 生理特性:肺为华盖,肺为娇脏,肺气宣降,肺喜润恶燥
- 与形、窍、志、液、时的关系
  - 在体合皮,其华在毛
  - 在窍为鼻,喉为肺之门户
  - 在志为忧(悲)
  - 在液为涕
  - 应秋

3. 脾

脾
- 生理功能
  - 主运化
    - 运化谷食
    - 运化水饮
    脾胃为后天之本、气血生化之源
  - 主统血——主要是气的固摄作用与脾为气血生化之源有关
- 生理特性
  - 脾气主升
    - 升清
    - 升举内脏
  - 喜燥恶湿——脾喜燥而恶湿浊,与胃的喜润恶燥相对而言
- 与形、窍、志、液、时的关系
  - ①在体合肉,主四肢
  - ②在窍于口,其华在唇
  - ③在志为思
  - ④在液为涎
  - ⑤应长夏与脾主四时

4.肝

肝
- 生理功能
  - 主疏泄
    - 调畅血和津液的运行输布
    - 调畅脾胃之气的升降
    - 调畅情志,调节生殖功能
    - 调畅胆汁的分泌排泄
    - 调畅排精排卵行径
  - 主藏血
    - 贮藏血液
    - 调节血量
    - 防止出血
  - 疏泄与藏血相互为用
- 生理特性——肝为刚脏;肝主升发;肝喜条达而恶抑郁
- 与形、窍、志、液、时的关系
  - ①在体合筋,其华在爪
  - ②在窍为目
  - ③在志为怒
  - ④在液为泪
  - ⑤应春

肝
- 肝的疏泄功能
  - 含义:肝具有保持全身气机疏通畅达,通而不滞,散而不郁的作用
  - 机理:与肝的升发条达之性密切相关。由肝主升、动、散的生理特点所定
  - 主要作用:调畅气机为基础
    - 气机通畅
    - 气血和调
    - 经络通利
  - 脏腑器官功能活动正常协调
    - 调畅血和津液的运行输布
    - 促进脾胃运化及胆汁分泌排泄
    - 调畅情志
    - 促进男子排精与女子排卵行经
- 肝的藏血功能
  - 含义:指肝具有贮藏血液,调节血量及防止出血的功能
  - 机理
    - 肝为实质性藏血器官,故能藏血
    - 肝气收摄和疏泄作用是肝藏血及调节血量的动力
  - 生理意义
    - 协调肝的阴阳
      - 肝藏充足之血量,濡养肝体,化生和涵养肝气
      - 制约肝气升腾太过,保持其冲和条达之性,维持正常疏泄
    - 调节血量分配
      - 人动则血运于诸经——全身各部得以濡养
      - 人静则血归于肝脏——以备不时之需
    - 濡养肝及筋目:肝藏充足的血液——濡养肝脏及形体官窍
    - 为经血之源:肝藏血,称为"血海"
      - 肝藏血充足
      - 肝主疏泄
      - 保证月经按时来潮
    - 防止出血
      - 肝血充盈,肝之阳气不过亢,防止血随气逆而出血
      - 肝血充足,肝气不虚,收摄血液有力
  - 病理意义
    - 肝之阳气过亢
      - 肝血不足则阴亏
      - 肝阳易动则过亢
      - 急躁易怒,头目胀痛等
    - 相关组织失养
      - 筋目失养——肢麻拘急,两目干涩,视物昏花等
      - 胞宫失养——月经量少,甚则闭经
    - 肝不藏血
      - 肝气虚弱,收摄无力
      - 肝火升动,迫血妄行
      - 肝气不足,血不归藏
      - 肝阴不足,血不得凝
      - 呕血、咯血、鼻衄、脑出血,妇女血崩等
    - "肝体阴用阳"
      - 肝主疏泄,其用属阳
      - 肝主藏血,其体属阴
      - 病理
        - 肝之阴血易虚
        - 肝之阳气易亢逆升

5.肾

肾
- 生理功能:主藏精、生长发育,主水,主纳气
- 生理特性
  - 主蛰藏
  - 肾水宜升
  - 肾恶燥
- 与形、窍、志、液、时的关系
  - 在体合骨,荣齿,其华在发
  - 在窍为耳及二阴
  - 在志为恐
  - 在液为唾
  - 与冬气相通应

六腑的主要生理功能和生理特性

1.胆

主要生理功能
- 贮藏和排泄胆汁
  - ①胆汁由肝精气所化,贮藏于胆,其味苦,色黄绿,又称"精汁",故胆为"中精之府"
  - ②胆囊排泄胆汁受肝主疏泄的直接控制和调节。肝气疏泄,使胆汁排注入肠中,促饮食消化吸收
  - ③病理
    - 胆汁分泌与排泄受阻——厌食、腹胀、腹泻
    - 胆汁不循常道——发为黄疸(身面目皆黄)
    - 胆气不利,气机上逆——口苦、呕吐黄绿苦水
    - 胆汁滞留——日久易形成砂石
- 主决断
  - ①指胆具有判断事物、做出决定的精神意识思维活动的功能
  - ②生理
    - 胆具有判断事物、做出决定的作用
    - 胆性刚直、果敢,与人的勇怯、胆量有关
  - ③病理
    - 胆气虚——胆小惊怯、睡眠不安
    - 胆热痰扰——惊悸而烦、急躁易怒

  胆为"中正之官,决断出焉"

2.胃

胃
- 生理功能
  - ①主受纳水谷
    - 含义:接受和容纳饮食水谷
    - 受纳是腐熟消化的前提
  - ②主腐熟水谷
    - 含义:使饮食物初步消化,变成食糜,在脾的帮助下化生精微,初步吸收
    - 对饮食物的运动功能称为"胃气"。中医学强调"人以胃气为本"

  胃"仓廪之官,五味出焉"

- 生理特性
  - ①胃气下降:胃气下降是胃主受纳的前提
  - ②喜润恶燥:与脾喜燥恶湿相对而言
- 病理
  - 受纳失职——纳呆,厌食,胃脘胀闷
  - 腐熟无能,食滞胃脘——胃脘疼痛,嗳腐食臭
  - 受纳腐熟功能亢进——消谷善饥,胃中嘈杂

3.小肠

小肠
- 主受盛化物
  - 受盛,接受,以器盛物
  - 化物,消化,化生水谷精微
  - 功能失调,出现消化吸收障碍,而见腹胀、腹痛、腹泻、便溏等症
- 主泌别清浊
  - 清者,即水谷精微和津液,由小肠吸收,经脾气的转输作用输布全身,("中央土以灌四傍")
  - 浊者,即食物残渣和部分水液,经胃和小肠之气的作用通过阑门传送到大肠
- 小肠主液
  - 小肠在吸收水谷精微的同时,还吸收了大量的水液,与水谷精微融合为液态物质,由脾气转输全身脏腑形体官窍("脾主为胃行其津液")

  "小肠者,受盛之官,化物出焉"

4.大肠

大肠
- 生理功能
  - 主传导糟粕
    - 是胃气降浊延伸
    - 与肺气下达有关
    - 赖肾主气化正常
  - 大肠主津

  "大肠者,传导之官,变化出焉"

- 病理
  - 大肠虚寒,无力吸收水分——肠鸣,腹痛,溏泄
  - 大肠实热,肠道失润——大便干结难解
  - 湿热蕴结大肠——腹痛,下痢脓血,里急后重

5.膀胱

主要生理功能
- 汇集水液——经脏腑气化利用后的水液,下输膀胱
- 贮存和排泄尿液——尿液达一定量时,通过气化排泄出体外

  膀胱者,州都之官,津液藏焉,气化则能出矣

6.三焦

六腑三焦 {
①分布于胸腹腔的一个大腑:即脏腑之间和脏腑内部间隙互相沟通所形成的通道——六腑之三焦
②上、中、下焦的合称 {
上焦——横膈以上的部位,包括心肺等
中焦——横膈以下至脐的部位,包括脾胃、肝胆等
下焦——脐以下的部位,包括肾、膀胱、大肠、大肠等
} 部位之三焦
}

部位三焦 {
上焦如雾 {
雾——形容水谷精气轻清而弥漫的状态
主要指心肺输布气血,像雾露一样均匀地散布全身
}
中焦如沤 {
沤——沤渍,是对水谷被消化时的状态的生动描述
主要指脾胃有消化饮食,吸收精微,蒸化津液的作用
}
下焦如渎 {
渎——沟渠水道之意
是对肾、膀胱、大肠、小肠,渗泄水液,泌别清浊,排泄二便作用的概括
}
}

三焦的生理功能 {
①通行诸气 {
宗气自上而下资元气,合为一身之气
元气根于肾,自下而上至胸中
} 通过三焦而运行全身
②运行水液——水液运行以三焦为通道。三焦对水液代谢的协调作用,称为"三焦气化"
} "主持诸气,决渎之官"

三 奇恒之腑的主要生理功能和特点

1.脑

生理功能 {
主宰生命活动
主精神活动:人的思维,是在元神的调控下,于后天获得的思维意识活动
主感觉运动:五官等与脑相通,视、听、言、动等皆与脑有密切关系
}

2.女子胞

女子胞 {
生理功能 {
主持月经——正常月经初潮 14 岁左右,月经周期 28～30 天
孕育胎儿——男女之精结合后,在胞宫内发育成胎儿,直到十月分娩
}
病理 {
月经不调——月经先期、月经后期、闭经崩漏等
不孕育——原发不孕和继发不孕
}
与"天癸"的关系 {
是女子胞发挥正常作用的基本条件
肾中精气充盈产生天癸,促使女子胞发育成熟
}
与脏腑经脉的关系 {
与经脉的关系 {
冲为血海——调节十二经气血
任主胞胎——为阴脉之海
} 二者相资,方能有子
督脉与肾通,运行肾气
带脉约束、统摄冲任督,固摄胞胎
与脏腑的关系 {
肝血灌注,肝气疏泄
心血充盈,心气下通
脾主统血,化生气血
肾主藏精,生长发育生殖
}
}
}

四 脏与脏之间的关系

1.心与肺

{
①心主血脉,能推动血液在脉管中运行,其推动功能靠肺气的鼓动才得以正常发挥,宗气有贯心脉的作用,肺朝百脉,心与肺的相互为用促进了气血的正常运行
②"诸血者皆属于心;诸气者皆属于肺"
}

2. 心与脾

心与脾
- 血液生成
  - 生理
    - 心主一身之血,心血供养于脾以维持其正常的运化功能
    - 水谷精微通过脾的转输升清作用,上输于心肺,贯注于心脉而化赤为血
  - 病理
    - 脾虚失于健运,化源不足,或统血无权,慢性失血,均可导致血虚而心失所养
    - 劳神思虑过度,既耗心血,又损脾气,亦可形成心脾两虚之证
- 血液运行
  - 生理
    - 血液在脉中正常运行,既有赖于心气的推动以维持通畅而不迟缓,又依靠脾气的统摄以使血行脉中而不溢出
    - 血液能正常运行而不致脱陷妄行,全赖心主行血与脾主统血的协调
  - 病理
    - 心气不足,行血无力
    - 脾气虚损,统摄无权
    → 血行失常的病理状态,或见气虚血瘀,或见气虚失摄的出血

3. 心与肝

心与肝
- 血液运行
  - 生理
    - 心主行血,心为一身血液运行的枢纽
    - 肝藏血,肝是贮藏血液、调节血量的重要脏器
    共同维持血液的正常运行(肝藏血,心行之)
  - 病理
    - 心肝血虚
    - 心肝血瘀
- 精神情志
  - 生理
    - 心血充盈,心神健旺,有助于肝气疏泄,情志调畅
    - 肝气疏泄有度,情志畅快,亦有利于心神内守
    共同维持正常的精神情志活动
  - 病理
    - 心神不安与肝气郁结→心肝气郁
    - 心火亢盛与肝火亢逆→心肝火旺

4. 心与肾

心与肾
- 水火既济
  - 心火必须下降于肾,以资肾阳,使肾水不寒
  - 肾水必须上济于心,以资心阴,使心火不亢
  互济互制
- 精神互用
  - 心主神——神全可以驭精
  - 肾藏精——积精可以全神
- 君相安位
  - 心为君火居上,为一身之主宰;命火秘藏则心阳充足
  - 肾为相火居下,系阳气之根,神明之基;心阳盛则相火旺

5. 肺与脾

肺与脾
- 气的生成
  - 生理
    - 肺主呼吸,吸入自然界的清气
    - 脾主运化,化生水谷之精并进而化为谷气
    清气与谷气在肺中合为宗气
    肺为主气之枢,脾为生气之源
  - 病理
    - 肺气虚累及脾(子病犯母)
    - 脾气虚影响肺(母病及子)
    肺脾两虚
- 津液代谢
  - 生理
    - 肺气宣降以行水,使水液正常地输布与排泄
    - 脾气运化,散精于肺,使水液正常地生成与输布
  - 病理
    - 脾失健运,水液不化,聚湿生痰,为饮为肿,影响及肺则失其宣降而痰嗽喘咳
    - 脾为生痰之源,肺为贮痰之器

6. 肺与肝

肺与肝
- 生理
  - 肝气从左升发,肝气疏泄,升发条达,有利于肺气的肃降
  - 肺气由右肃降,肺气充足,肃降正常,有利于肝气的升发
- 病理
  - ①肝郁化火,或肝气上逆,肝火上炎,可耗伤肺阴,使肺气不得肃降,而出现咳嗽、胸痛、咯血等肝火犯肺证,阴阳学说称为"左升太过,右降不及",五行学说称为"木火刑金"
  - ②肺失清肃,燥热内盛,也可伤及肝阴,致肝阳亢逆,而出现头痛、易怒、胁肋胀痛等肺病及肝之候

7. 肺与肾

津液代谢
- 生理
  - 肺气宣发肃降而行水的功能,有赖于肾气及肾阴肾阳的促进
  - 肾气所蒸化及升降的水液,有赖于肺气的肃降作用使之下归于肾或膀胱
- 病理:因肺肾功能失调而致水液代谢障碍出现水肿者,"其本在肾,其末在肺,皆积水也"

呼吸运动
- 生理
  - 肺主气而司呼吸,肺气肃降,有利于肾的纳气
  - 肾藏精而主纳气,肾精肾气充足,纳摄有权,也有利肺气之肃降 —— "肺为气之主,肾为气之根"
- 病理
  - 肺气久虚,肃降失司
  - 肾气不足,摄纳无权

阴阳互资
- 金为水之母,肺阴充足,下输于肾,使肾阴充盈
- 肾阴为诸阴之本,肾阴充盛,上滋于肺,使肺阴充足
- 肾阳为诸阳之本,肾阳滋肺阳,助津液输布,痰饮不生,喘咳不作

8. 肝与脾

饮食物消化
- 生理
  - 肝主疏泄,调畅气机,协调脾胃升降,并疏利胆汁于肠道,促进脾胃对饮食物的消化及对精微的吸收和转输功能
  - 脾气健旺,运化正常,水谷精微充足,气血生化有源,肝体得以濡养而使肝气冲和条达,有利于疏泄功能的发挥
- 病理
  - 肝失疏泄,气机郁滞,易致脾失健运,形成精神抑郁、胸闷太息、纳呆腹胀、肠鸣泄泻等肝脾不调之候
  - 脾失健运,也可影响肝失疏泄,导致"土壅木郁"之证
  - 脾虚生湿化热,湿热郁蒸肝胆,胆热液泄,则可形成黄疸

血液运行
- 生理
  - 肝主藏血,调节血量;脾主生血,统摄血液
  - 脾气健旺,生血有源,统血有权,使肝有所藏
- 病理
  - 脾气虚弱,则血液生化无源而备受虚,或统摄无权而出血,均可导致肝血不足
  - 肝不藏血与脾不统血同时并见——"藏统失司"

9. 肝与肾

生理
- "肝肾同源" "精血同源"
  - 肝——属木,赖肾水以涵养
  - 肾——属水,赖肝阴以补充 —— 肾阳温肝阳,水能涵木肝肾之阴制肝阳
  - 肝藏血——赖肾精化生滋养
  - 肾藏精——赖肝血补充 —— 精血皆由水谷之精生养,相互资生
  - 同具相火——相火寄于肝肾
- 藏泄同用
  - 肝主疏泄——能制约肾之闭藏
  - 肾主封藏——能制约肝之疏泄 —— 相互制约,相互为用
- 阴阳互滋互制
  - 肾阴滋养肝阴,共同制约肝阳使肝阳不亢
  - 肾阳资助肝阳,共同温煦肝脉,防肝脉寒凝

病理
- 水不涵木——肾阴不足
  - 肝阴失养
  - 肝阳上亢化风 —— 眩晕、耳鸣、腰膝酸软
- 精血亏虚——腰膝酸软、肢体消瘦、健忘少寐、舌红少苔
- 相火妄动——眩晕耳鸣、易怒多梦、情欲亢进、遗精早泄
- 藏泄失调——女子月经周期紊乱、男子遗精滑泄或阳强不泄

10. 脾与肾

生理
- 先后天相互资生
  - 先天温养后天——脾主运化,赖命火温煦
  - 后天补充先天——肾主藏精,须脾精补充
  - 脾主运化水湿——脾阳健运,土能制水
- 津液代谢
  - 脾主运化水湿——脾阳健运,土能制水
  - 肾为主水之脏——肾阳气化,开阖有度

病理
- 肾阳不足脾阳亏虚——脾肾阳虚——少腹冷痛、下利清谷、形寒肢冷
- 脾虚不运肾虚不化——水液代谢紊乱——尿少、水肿

五 腑与腑之间的关系

　　胆、胃、小肠、大肠、膀胱、三焦六腑之间的关系,主要体现于饮食物的消化、吸收和排泄过程中的相互联系与密切联合。

六 脏与腑之间的相互关系

1.心与小肠

生理 {
心主血——心火下降小肠,保证小肠化物
小肠化物——清者上输心肺化赤为血,使心血充足
}

病理 {
心经实热下传小肠——小肠实热:尿少、尿热赤、尿痛、心烦、舌尖红
小肠之热上熏于心——心火亢盛:心烦、舌赤、口舌生疮
}

2.肺与大肠

生理 {
肺气清肃下降,气机调畅,并布散津液,能促进大肠的传导,有利于糟粕的排出
大肠传导正常,糟粕下行,亦有利于肺气的肃降
}

病理 {
肺气壅塞,失于肃降,气不下行,津不下达,可引起腑气不通,肠燥便秘
大肠实热,传导不畅,腑气阻滞,可影响到肺的宣降,出现胸满咳喘
}

3.脾与胃

生理 {
纳运相得
升降协调 } 共同完成食物的消化吸收及其水谷精微的输布
燥湿相济

病理 {
脾主升清失调,可影响胃的受纳与降浊
食滞胃脘,浊气不降,也影响脾的运化与升清
}

4.肝与胆

生理 {
同司疏泄 {
肝主疏泄,分泌胆汁
胆附于肝,贮藏胆汁 } 疏泄胆汁,帮助消化
共主勇怯 {
肝主谋虑
胆主决断 } 肝胆相济,勇敢乃成
}

病理 {
消化方面 {
肝失疏泄,胆汁排泄不利
胆道受阻,影响肝之疏泄 } 肝胆同病
情志方面 {
肝血不足
胆气虚怯 } 谋虑不决,口苦,心烦失眠
}

5.肾与膀胱

生理:肾为水脏,膀胱为水腑,膀胱的贮尿、排尿功能,取决于肾气的盛衰

病理 {
肾气虚弱,蒸化无力,或固摄无权,可影响膀胱的贮尿、排尿,而见尿少、癃闭或尿失禁
膀胱湿热,或膀胱失约,也可影响到肾气的蒸化和固摄,以致出现小便色质或排出的异常
}

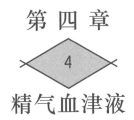

第 四 章

精气血津液

■■ **重 点 要 求**

　　本章重点掌握人体之精的概念、生成及功能,一身之气的组成、与气生成相关的物质和脏腑。气的五种生理功能;气的类型;气的升降规律,气运动失常的表现;营气卫气的关系;血的生成;血的功能;血的运行,津液的生成、输布、排泄相关脏腑和津与液的区别。另外,了解气机的概念、意义;血的基本概念。

■■ **重 点 突 破**

一　精

1.概念

禀受于父母的生命物质与后天水谷精微相融合而形成的一种构成人体和维持人体生物活动的最基本物质。

2.生成

先天之精:禀受于父母,是构成胚胎的原始物质——"生之来,谓之精"

后天之精:自然界清气及饮食物中摄取的营养精华以及脏腑气化所生成的精微物质

3.功能

繁衍生命——生殖之精

濡养作用——脏腑之精

化血作用——精可代血

化气作用——精是气的本原

化神作用——积精才能全神

抗邪作用——精足则正气盛

4.意义

精与气:精气互化互生

精与血:互化互生——精血同源

二　气

1.气的生成之源

一身之气
- 先天之气(元气)——源于先天之精,人体生命活动的原动力
- 后天之气
  - 水谷之气——水谷之精化生
  - 清气——来源于自然界
  - }宗气

2.与气生成相关的脏腑

肾为生气之根
- 精充则气足
- 精耗则气衰

脾胃为生气之源——脾胃运化水谷精微,为化气之源

肺为生气之主
- 肺主呼吸之气,吸入自然界清气,呼出浊气
- 肺将清气与水谷之气结合生成宗气

3.气的生理功能

推动与调控作用
- 人体的生长发育及生殖机能
- 脏腑、经络等组织器官的生理活动
- 血和津液生成和运行、输布
- 精神活动

温煦与凉润作用
- 维持人体正常体温
- 脏腑、经络等组织器官生理功能
- 血和津液的正常循环运行

防御作用——护卫全身肌表,防御外邪入侵

固摄作用——血液、汗液、尿液、唾液、胃液、肠液、精液等的固摄

中介作用——气能感应传导以维系机体的整体和联系

4.气机的意义

气的运动是人体生命活动的根本
- 先天之气、谷气、清气布散全身
- 精、血、津液在体内运行
- 脏腑、经络、形体、官窍的生理活动
- 人与自然相适应离不开气的升、降、出、入运动

5.气的类型和鉴别

气
- 先天之气(元气)
  - 先天之精气在命门化生而来,通过三焦流行全身
  - 推动、调控生长、发育、生殖和全身的生理活动
- 后天之气
  - 脾胃运化水谷而得的水谷精微化生,人主要之气
  - 资养先天、维持生理活动
- 卫气
  - 行于脉外,能温养肢体、防外邪、调控腠理
  - 盛衰相关:脾胃运化的水谷精微
- 营气
  - 行于脉中,能化血、营养全身
  - 盛衰相关:脾胃运化的水谷精微
- 宗气
  - 谷气和清气结合,积于胸中,走三焦达丹田,注入气街,再下行于足,能行呼吸、血气,资先天
  - 与声音、呼吸肢体的寒温、活动,视听的感受,脉搏的强弱节律有关
  - 盛衰相关:肺、脾、饮食营养足,属于后天之气
- 元气
  - 原始之气,或称元气
  - 生命的基本功力,起促推作用
- 脏腑之气
  - 脏腑之精化生,一身之气分布;有同源性和相对特异性
  - 构成脏腑,维持脏腑生理活动,可分阴阳两性
- 经络之气——感应、负载、传导各种刺激、信息

6.气的升降规律

气的运动
- 升降出入
- 以脏腑经络为运动场所
- 又是脏腑经络功能活动的具体体现

具体而言
- 心肺在上,在上者宜降
- 肝肾在下,在下者宜升
- 脾胃居中,为升降之枢纽
- 六腑气机是降中寓升

脏腑气机升降协调平衡是维持正常生命活动的关键

一般规律:升已而降,降已而升,升中有降,降中有升

◎提示▶▶▶气机升降的枢纽是脾胃,因为脾胃同居中焦,如同门轴或关卡。若考查在气机升降中起重要作用的脏腑,应该选择肺和肝。因为两脏一在上一在下,肝升于左、肺降于右,升降协调,促进一身之气的运行。往年真题中这两种说法都曾考查过,要注意细微区别。

7.气运动失常的表现形式

含义:气的运动出现异常变化,升降出入之间失去平衡协调

表现
- 气机不畅——气的运行受阻而不畅通
- 气滞——气机受阻较甚,局部阻滞不通
- 气逆——气的上升太过或下降不及
- 气陷——气的上升不及或下降太过
- 气脱——气的外出太过而不能内守
- 气闭——气不能外达而郁结闭塞于内

8.营气卫气关系

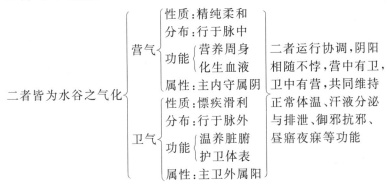

二者皆为水谷之气化
- 营气
  - 性质:精纯柔和
  - 分布:行于脉中
  - 功能:营养周身、化生血液
  - 属性:主内守属阴
- 卫气
  - 性质:慓疾滑利
  - 分布:行于脉外
  - 功能:温养脏腑、护卫体表
  - 属性:主卫外属阳

二者运行协调,阴阳相随不悖,营中有卫,卫中有营,共同维持正常体温、汗液分泌与排泄、御邪抗邪、昼寤夜寐等功能

三 血

1.血的基本概念

血
- 红色液态物质
- 循行于脉中
- 富有营养
是构成人体和维持人体生命活动的基本物质之一

2.血的生成

化生之源
- 水谷之精化血——营气和津液
- 肾精化血

3.与血的生成相关脏腑

- 脾胃——脾胃运化的水谷精微所化生的营气和津液是化生血液的主要物质
- 心肺——营气和津液由脾上输于心肺,与肺吸入的清气结合,贯注心脉。在心气的作用下化赤而为血
- 肾
  - 肾藏精、生髓,精髓化生为血
  - 肾精化生元气,促进脾胃运化,助血液化生
- 肝——肝藏血,精血同源。肝者,以生血气

◎提示▶▶▶精和血之间还存在着相互资生和转化的关系。精藏于肾,血藏于肝。肾中精气充盈,则肝有所养,血有所充;肝的藏血量充盛,则肾有所藏,精有所资。故有"精血同源"之说。

4.血的功能

(1)濡养作用

- 机理:血液含有丰富的营养物质,沿脉行全身各处
- 意义:对全身各脏腑组织器官起着濡养和滋润作用,以维持各脏腑组织器官发挥生理功能,保证了人体生命活动的正常进行
- 生理表现:血色红润、肌肉壮实、皮肤和毛发润泽、感觉灵敏、运动自如
- 病理表现:面色萎黄、肌肉瘦削、肌肤干涩、毛发不荣、肌肤麻木或运动无力、失灵

(2)化神作用

> 机理:血为神志活动的主要物质基础
> 意义:人的精神活动必须得到血液的营养,才能产生充沛而舒畅的精神情志活动
> 生理表现:精神充沛、神志清晰、感觉灵敏、思维敏捷
> 病理表现:精神疲惫、健忘、失眠、多梦、烦躁、惊悸,甚至神志恍惚、谵妄、昏迷

5.血的运行

(1)影响血液运行的因素

> 推动与宁静
> 温煦   使血液运行不息,维(保)持一定速度   取决于推动与固摄、温煦与凉润
> 凉润
> 固摄——控制血行脉中,防止出血
> 脉道通畅无阻——约束和引导血行
> 血液的质量——无痰浊瘀阻则血行畅利
> 病邪的影响——防止寒、火热、痰浊等病邪的影响

(2)相关脏腑功能

> 心主血脉——心气推动血液在脉中运行,为基本动力
> 肺朝百脉——肺气宣发肃降,调节气机,宗气助心行血
> 肝 { 主疏泄——调节血量,调节血液循环及血流量的平衡
>   主藏血——防止血溢脉外
> 脾主统血——控制血在脉中运行,防止血溢脉外

四 津液

1.津液代谢相关脏腑

> 生成——胃、小肠、大肠、脾
> 输布——脾、肺、肾、肝和三焦
> 排泄——脾、肺、肾

2.津与液的区别

> 津 { 属阳
>   质地较清稀
>   流动性较大
>   布散于体表皮肤、肌肉和孔窍,并能渗入脉内
>   滋润作用
> 液 { 属阴
>   质地较稠
>   流动性较小
>   灌注于骨节、脏腑、脑、髓等
>   濡养作用

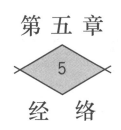

第 五 章

经 络

■ 重 点 要 求

本章重点掌握经络的组成及生理功能;督脉、任脉、冲脉、带脉的起始部位和作用。

■ 重 点 突 破

一 经络的组成及生理功能

经脉与络脉
- 十二经脉
  - 手足三阴经
  - 手足三阳经
  } 是气血循环的主要通道
- 奇经八脉
  - 督脉、冲脉、任脉、带脉
  - 阴跷脉、阳跷脉
  - 阴维脉、阳维脉
  } 有统率、联络、调节十二经脉的作用
- 十二经别:从十二经脉别出的经脉。有加强十二经脉中表里两经在体内联系的作用
- 络脉
  - 别络:加强十二经脉表里两经在体表的联系和渗灌气血
  - 孙络:最细小的络脉
  - 浮络:浮现于体表的络脉

连属部分
- 内属——五脏六腑:十二经脉所属络者
- 外连
  - 十二经筋:十二经脉所连属的筋肉系统。具有连缀四肢百骸,主司关节运动的功能
  - 十二皮部:十二经脉的功能活动反映于体表皮肤的分区

二 不同经络系统的特点

络脉
- 十五别络:是络脉系统的主干,为最大的络脉
- 孙络、浮络:大多分布于体表,孙络为最小的络脉

经脉系统
- 经别循行特点
  - 十二经脉的四肢部分(多为肘、膝以上)别出——离
  - 走人体腔脏腑深部——入
  - 浅出体表(称为"出"而)上头面——出
  - 阴经的经别合入阳经的经别而分别注入六阳经脉——合
- 脏腑有属络关系

连属筋肉系统——十二经筋
- 与脏腑有属络关系
- 无离合出入的循行特点
- 相互间亦无表里关系

三 十二经脉走向和交接规律

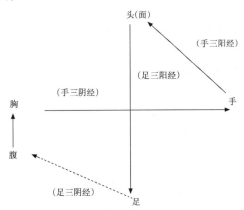

四 十二经脉表里关系和循行部分

	阴经(属脏)	阳经(属腑)	分布部位(阴经行于内侧,阳经行于外侧)	
手	太阴肺经	阳明大肠经	上肢	前缘
	厥阴心包经	少阳三焦经		中线
	少阴心经	太阳小肠经		后缘
足	太阴脾经 *	阳明胃经	下肢	前缘
	厥阴肝经 *	少阳胆经		中线
	少阴肾经	太阳膀胱经		后缘

* 注:在小腿下半部和足背部,肝经在前缘,脾经在中线。在内踝夹上八寸处交叉后,脾经在前缘,肝经在中线。

五 经络的交接和流注次序

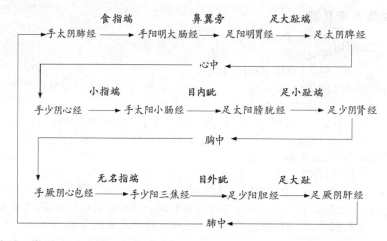

六 督脉、任脉、冲脉、带脉的起始部位和作用

皆起于胞中,同出于会阴 { 督脉 / 任脉 调节人的生殖功能 / 冲脉 } 督、任、冲、带脉和经、带、胎、产关系密切,调理冲任是治疗妇科病的重要原则

带脉束腰如带——带脉——能约束纵行诸经

七 奇经八脉的作用

督脉 { "阳脉之海" / 脑、脊髓和肾

任脉 { "阴脉之海" / 主胞胎

冲脉:称"血海",同妇女的月经

带脉:约束纵行诸经

阴跷脉、阳跷脉:濡养眼目、司眼睑之开阖和下肢运动的功能

阴维脉、阳维脉: { 阴维脉的功能是"维络诸阴" / 阳维脉的功能是"维络诸阳" }

八 十二经别

概念:十二经脉别出,肘膝关节以上别出,有离入出合的循行特点

生理功能 { ①加强十二经脉表里两经在体内联系 / ②加强体表、体内与躯干的向心性联系 / ③加强了十二经脉与头面的联系 / ④扩大了十二经脉的主治范围 / ⑤加强了足三阴、足三阳经脉与心脏的联系 }

九 十五别络

概念：十二经别、任督脉别络以及脾之大络，共 15 条，多从肘膝关节以下分出

生理功能
- ①加强十二经脉中相为表里两经在体表的联系
- ②加强其他经脉的统率
- ③灌渗气血以濡养全身

十 十二经筋

概念：十二经脉连属系统

生理功能
- ①约束骨骼，滑利关节
- ②保护脏腑

十一 十二皮部

概念：十二经脉皮部总分区

生理功能：反映、传递信息，刺激经络、脏腑

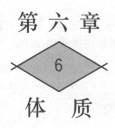

第 六 章

6

体 质

本章为 2017 大纲新增内容,很少出考题。

■■ 重点突破

一 体质的概念

体质,是指人体生命过程中,在先天禀赋和后天获得的基础上所形成的形态结构、生理功能和心理状态方面综合的相对稳定的固有特质。

二 体质学说的应用

说明个体对某些病因的易感性
阐释发病原理
解释病理复化
指导辨证与治疗
指导养生

第 七 章

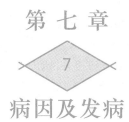

病因及发病

■ 重点要求

　　本章重点掌握病因分类及沿革,风、寒、暑、湿、燥、火外感六淫、疠气病邪及七情内伤的致病特点;掌握饮食不节、劳逸损伤的致病特点及病理表现,以及痰饮、瘀血、结石的概念、形成原因及其致病特点;掌握邪正与发病的关系,内外环境与发病的关系,发病的类型特点。

■ 重点突破

一 中医对病因分类及沿革

秦国名医医和提出六气病源说——六气,阴、阳、风、雨、晦、明

《内经》阴阳分类法 ┤ 生于阳——得之风雨寒暑
　　　　　　　　　　└ 生于阴——得之饮食居处,阴阳喜怒

《内经》三部分类法 ┤ 脏——喜怒不节则伤脏
　　　　　　　　　　├ 上——风雨则伤上
　　　　　　　　　　└ 下——清湿则伤下

张仲景的发病途径分类法 ┤ 一者——经络受邪,入脏腑,为内所因也
　　　　　　　　　　　　├ 二者——四肢九窍,血脉相传,壅塞不通,为外皮肤所中也
　　　　　　　　　　　　└ 三者——房室、金刃、虫兽所伤

葛洪三因论 ┤ 一为内疾
　　　　　　├ 二为外发
　　　　　　└ 三为他犯

巢元方首次提出具有传染性的乖戾之气

陈无择的三因分类法 ┤ 外所因——六淫
　　　　　　　　　　├ 内所因——七情
　　　　　　　　　　└ 不内外因——饮食劳倦、跌仆金刃、虫兽所伤

现代的病因分类法 ┤ ①外感病因——六淫、疠气
　　　　　　　　　├ ②内伤病因——七情、劳逸失常,饮食失宜
　　　　　　　　　├ ③病理产物形成的病因——水湿痰饮、瘀血、结石
　　　　　　　　　└ ④其他病因——外伤、寄生虫、药邪、医过、先天因素

二 六淫的含义

六气——指风、寒、暑、湿、燥、火六种正常的自然界气候变化

六淫——指风、寒、暑、湿、燥、火(热)六种外感病邪

六淫产生的因素 ┤ 气候变化异常,超过机体正常的适应范围
　　　　　　　　└ 机体适应能力低下,不能适应正常的气候变化

自然界的气候变化异常与否的相对性 ┤ 一是与该地区常年同期气候变化相比 ┤ 六气太过或不及
　　　　　　　　　　　　　　　　　　　　　　　　　　　　　　　　　　├ 非其时而有其气
　　　　　　　　　　　　　　　　　　　　　　　　　　　　　　　　　　└ 气候变化过于急骤
　　　　　　　　　　　　　　　　　└ 二是气候变化作为致病条件,主要是与人体正气的强弱及调节适应能力相对而言

◆ 强化篇 ◆

中·医基础理论

737

三 六淫致病的一般特点

外感性——多从肌表、口鼻侵入人体而发病，其所致疾病称为"外感病"

季节性——致病有明显的季节性，如春季多发风病、长夏多湿病等

地域性——致病常与生活工作的区域环境密切相关，如久居潮湿环境多湿病、西北多燥病等

相兼性——既可单独侵犯人体发病，又可两种以上同时侵犯人体而致病，如风寒感冒、风寒湿痹等

四 风邪的性质及致病特点

1.风邪的概念

致病具有善动不居、轻扬开泄等特性

病证——外风证

风为春季的主气，但四季皆有

2.风邪的性质和致病特点

风为阳邪，轻扬开泄，易袭阳位
- 风邪善动不居，具有轻扬、升发、向上、向外的特性而属阳邪
- 风性开泄——易使腠理宣泄而开张——可见汗出、恶风等
- 易袭阳位
  - 上部
    - 头——头痛、项强
    - 肺——鼻塞、咽痒、咳嗽
  - 肌表——汗出、恶风、发热
  - 阳经——阳经受病

风性善行而数变
- 善行：发病病位善动不居，游移不定。如风痹之四肢关节疼痛，游走不定等善行而数变
- 数变：发病迅速，变幻无常。如荨麻疹之皮肤瘙痒，时隐时现

风性主动：其致病具有动摇不定的特征；眩晕、震颤、抽搐、角弓反张、两目上视等

风为百病之长
- 风邪常兼他邪合而伤人，为外邪致病的先导：因风性开泄，它邪常依附于风而侵入发病
- 风邪袭人，致病最多
  - 风邪终岁常在，发病机会多
  - 风邪侵入，无孔不入，可遍及全身

五 寒邪的性质及致病特点

1.概念

致病具有寒冷、凝结、收引等特性

寒为冬季的主气，也可见于其他季节

所致病证为外寒
- 寒客肌表——伤寒
- 寒邪直中于里——中寒

2.性质和致病特点

寒为阴邪，易伤阳气
- 寒邪袭表，阻遏卫阳——恶寒、无汗
- 直中脾胃，损伤脾阳——脘腹冷痛、吐、泻
- 直中少阴，损心肾之阳——恶寒肢冷、下利清谷

寒性凝滞，主痛——气血津液凝结，经脉阻滞不通，不通则痛
- 侵袭肌表——一身尽痛
- 犯关节——关节疼痛剧烈（寒痹）
- 犯中焦——脘腹冷痛
- 寒客肝脉——少腹、阴部冷痛

寒性收引——气机收敛，腠理、经络、筋脉收缩挛急
- 侵袭肌表——恶寒、无汗
- 寒客血脉——头身疼痛、脉紧
- 寒客关节——关节屈伸不利

六 暑邪的性质及致病特点

1.概念

$\begin{cases} 夏季主气,乃火热所化;致病具有炎热、升散、兼湿特性 \\ 主要发生于夏至以后,立秋以前 \\ 纯属外邪,无内属之说 \end{cases}$

2.性质及致病特点

$\begin{cases} 暑为阳邪,其性炎热——壮热,心烦,面赤,脉象洪大 \\ 暑性升散,耗气伤津,易扰心神 \\ 暑多夹湿 \end{cases}$

七 湿邪的性质及致病特点

1.概念

$\begin{cases} 致病具有重着、黏滞、趋下特性 \\ 湿为长夏的主气,也可见于其他季节 \\ 湿邪侵入所致病证称为外湿——多由气候潮湿、涉水淋雨、居处潮湿而致 \end{cases}$

2.性质及致病特点

$\begin{cases} 湿为阴邪,易损伤阳气 \begin{cases} 湿性类水——故为阴邪 \\ 阴胜则阳病——尤以损伤脾阳为著 \end{cases} \\ 湿性重浊 \begin{cases} 重——临床表现以沉重感为特征——头重如裹、四肢沉重(湿痹) \\ 浊——指分泌物、排泄物秽浊不清——如下痢脓血、赤白带下 \end{cases} \\ \begin{matrix} 湿性黏滞 \\ 易阻气机 \end{matrix} \begin{matrix} 黏即黏腻 \\ 滞即停滞 \end{matrix} \begin{cases} 症状的黏滞性——分泌物、排泄物黏滞,如二便湿性黏滞 \\ 病程的缠绵性——起病隐缓,病程迁延,反复发作,缠绵难愈 \\ 阻遏气机:气机升降失常——胸闷、脘痞、二便不爽 \end{cases} \\ 湿性趋下,易袭阴位——湿性重浊,类水而就下,易伤人体下部,以腰膝以下症状为多 \end{cases}$

八 燥邪的性质及致病特点

1.概念

$\begin{cases} 致病具有干燥、收敛特性 \\ 燥为秋季的主气,兼邪不同可分 \begin{cases} 温燥——由燥与热合所致 \\ 凉燥——由燥与寒合所致 \end{cases} \\ 燥邪伤人,发为外燥——由外感燥邪,肺卫失宣所致 \end{cases}$

2.性质及致病特点

$\begin{cases} 燥性干涩,易伤津液——口鼻干燥,皮肤干涩,甚则皲裂,毛发不荣,小便短少,大便干结 \\ 燥易伤肺——损伤肺津,使肺宣降失职,现干咳少痰、痰黏难咳、喘息胸痛、痰中带血 \end{cases}$

九 火(热)邪的性质及致病特点

1.概念

$\begin{cases} 致病具有炎热升腾等特性 \\ 四季均可发生 \\ 所致病证为外感火热病证或外火证 \end{cases}$

2.性质及致病特点

火热为阳邪,其性燔灼趋上
- 火热之性燔灼升腾——故为阳邪
- 阳盛则热:高热、烦渴、汗出、脉洪数等症
- 火性趋上:火热病证以头面部多见,如头痛、咽痛、唇烂等

火热易扰心神——心恶热,故见心烦失眠、狂躁不安、神昏谵语

火热易伤津耗气
- 伤津
  - 迫津外泄
  - 消灼阴津
  口渴喜饮、咽干舌燥、尿赤便秘
- 耗气
  - 壮火食气
  - 气随津泄
  体倦、乏力、少气

火热易生风动血
- 生风:火热燔灼肝阴,使肝阳亢奋,肝风内动,致高热、抽搐、角弓反张
- 动血:热邪灼伤脉络,迫血妄行,致各种出血

火热易致阳性疮痈——热邪腐蚀血肉——疮疡痈肿

3.火与热的区别

火与热的异同
- 相同点:本质皆为阳盛,均为外感六淫邪气,致病基本相同
- 主要区别
  - 热内生:其性弥漫,临床多全身弥漫性发热征象,易耗伤阴液,多泛及全身
  - 火外受:其性结聚,临床多局部红肿热痛等症状,易耗血动血,多脏腑郁发或邪郁化火,其性炎上

十 疠气病邪的含义及致病特点

概念
- 含义——一类具有强烈致病性和传染性的外感病邪
- 别名——疫毒、疫气、异气、戾气、毒气、乖戾之气等
- 传播途径——空气、口鼻、饮食、蚊虫叮咬、虫兽咬伤、皮肤接触等途径

特点
- 发病急骤,病情危笃
- 传染性强,易于流行
- 一气一病,症状相似

影响厉气产生的原因
- 气候因素
- 环境因素
- 预防措施不当
- 社会因素

十一 七情内伤的致病特点

致病特点
- 直接伤及脏腑
  - 损伤相应之脏:过喜伤心,过思伤脾,过悲伤肺,过恐伤肾,过怒伤肝
  - 影响心神
  - 易伤心、肝、脾
  - 易损伤潜病之脏腑
- 影响脏腑气机
  - 怒则气上,喜则气缓,悲则气消,恐则气下,惊则气乱,思则气结
  - 多发为情志病,七情变化影响病情

◎提示▶▶▶经典阐释

《素问·举痛论》说:"怒则气上,喜则气缓,悲则气消,恐则气下……惊则气乱……思则气结。"

《素问·生气通天论》说:"大怒则形气绝,而血菀于上,使人薄厥。"

《灵枢·本神》说:"喜乐者,神惮散而不藏。"

《素问·举痛论》说:"悲则心系急,肺布叶举,而上焦不通,营卫不散,热气在中,故气消矣。"

《素问·举痛论》说:"思则心有所存,神有所归,正气留而不行,故气结矣。"

十二 饮食不节的经典论述

《素问·五脏生成》:"多食咸,则脉凝泣而变色;多食苦,则皮槁而毛拔;多食辛,则脉急而爪枯;多食酸则肉胝胎而唇揭;多食甘,则骨痛而发落。"

《素问·生气通天论》:"味过于酸,肝气以津,脾气乃绝;味过于咸,大骨气劳,短肌,心气抑;味过于甘,心气喘

满,色黑,肾气不衡;味过于苦,脾气不濡,胃气乃厚;味过于辛,筋脉沮弛,精神乃央。"

十三 劳逸损伤的致病特点及病理表现

$$\left\{\begin{array}{l}过劳\left\{\begin{array}{l}劳力过度\\劳神过度——思虑太过,暗耗心血,损伤脾气\\房劳过度——肾精、肾气耗伤\end{array}\right.\\过逸\left\{\begin{array}{l}安逸少动,气机不畅\\阳气不振,正气虚弱\\长期用脑过少,神气衰弱\end{array}\right.\end{array}\right.$$

十四 痰饮的概念、形成原因及其致病特点

1.概念与区别

$$\left\{\begin{array}{l}含义:痰饮是机体水液代谢障碍所形成的病理产物。较稠浊的为痰,清稀的为饮\\区别\left\{\begin{array}{l}痰\left\{\begin{array}{l}有形之痰——指视之可见,闻之有声的痰液,如咳嗽之吐痰\\无形之痰——指只见其征象,不见其形质的痰病,如眩晕癫狂等\end{array}\right.\\饮——因其所停留的部位不同而有"痰饮""悬饮""支饮""溢饮"等\end{array}\right.\end{array}\right.$$

2.痰饮的形成

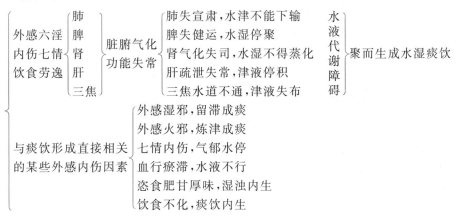

3.致病特点

$$\left\{\begin{array}{l}阻滞气血运行\left\{\begin{array}{l}痰阻经络——肢体麻木,屈伸不利\\痰滞脏腑\left\{\begin{array}{l}痰饮阻肺——胸闷、咳嗽、喘促\\痰饮停胃——脘腹胀满、恶心呕吐\\痰阻心脉——胸闷心痛\end{array}\right.\end{array}\right.\\影响水液代谢\left\{\begin{array}{l}痰湿困脾——水湿不运\\痰饮阻肺——宣降失职,水液不布\\痰饮停滞下焦——影响肾、膀胱的气化功能,致水液停蓄\end{array}\right.\\易于蒙蔽心神——蒙蔽清窍,扰乱心神——头晕目眩、精神不振、神昏谵妄等\\致病广泛,变幻多端\left\{\begin{array}{l}百病多由痰作祟:痰饮随气流行全身各处\\较广且易兼邪致病,病证繁杂,变化多端\\怪病多痰:奇难怪病,多为停痰留饮而致\end{array}\right.\end{array}\right.$$

十五 瘀血的形成原因及其致病特点

1.瘀血的形成

$$\left\{血出致瘀\left\{\begin{array}{l}各种外伤使脉管破损\\脾不统血,肝不藏血\\经行不畅或流产\end{array}\right\}所出之血未能排出体外或及时消散而成瘀\right.$$

◆ 强化篇 ◆

中医基础理论

气滞致瘀——气行则血行,气滞血亦滞

因虚致瘀 {
气虚则运血无力
阳虚则脉道失于温通而滞涩,阴血不足则脉道失充而不畅致瘀
津液亏虚无以充血则血脉不利
}

血寒致瘀——血得寒则凝

血热致瘀 {
血热互结,煎灼津液,炼血成瘀
热灼脉络,迫血妄行,积于体内
}

津亏致瘀——津液亏虚,血液黏稠,运行涩滞

痰饮致瘀——痰饮停滞,阻滞气机,妨碍血行

2. 致病特点

易于阻滞气机——血瘀必兼气滞,如外伤出血,局部气机郁滞,而见青紫、肿胀、疼痛等症

影响血脉运行 {
瘀血阻心,胸痹心痛
瘀血阻肝,肝络阻滞
瘀阻脉道,血溢脉外
阻滞经脉,气血运行不利,可见唇甲青紫,皮肤、舌面瘀斑,脉涩不畅
}

影响新血生成——瘀血不去,新血不生,肌肤甲错,毛发不荣

病位固定,病证繁多 {
瘀阻于心,胸闷、心痛
瘀阻于肺,胸痛、气促、咯血
瘀阻于肝,胁痛、癥积、肿块
瘀阻胞宫,经行不畅,可见痛经、闭经、经色紫暗有块
瘀阻肢体,可见肿痛、青紫
瘀阻于脑,脑络不通,突然昏倒,不省人事,痴呆,语言謇涩
}

3. 临床表现

疼痛:刺痛拒按,痛处固定,夜间痛甚

肿块:体表可见局部青紫肿胀隆起的血肿,体内可有扪之质硬坚固难移的癥积

出血:血少不畅,紫暗有块

色紫黯:面色紫黯,唇甲青紫,舌质紫黯,瘀斑瘀点

其他:可现肌肤甲错及脉象上的某些异常,如涩脉或结代脉等

4. 部位表现

瘀血病症 {
瘀血病证瘀阻于心——胸闷、心悸、心痛、口唇指甲青紫
瘀阻于肺——胸痛、咳血
瘀阻胃肠——呕血、大便色黑如漆
瘀阻于肝——胁痛、痞块
瘀阻胞宫——少腹疼痛、月经不调、经色紫黑而有血块
瘀阻肢体末端——脱骨疽
瘀阻肌肤局部——局部肿痛青紫
}

十六 结石的形成原因及其致病特点(七版教材中所增添的内容)

1. 结石的形成原因

饮食不当 {
偏食肥甘厚味,内生湿热,蕴结肝胆,久瘀——胆结石
空腹吃柿子、生枣——影响胃的受纳和通降——胃结石
饮用硬水等——肾结石
}

情志内伤——情志失调,肝胆气郁,胆汁蕴结,日久煎熬——形成结石

药物服用不当——长期服用某些药物,使脏腑功能失调,药物沉积而形成结石

体质差异——先天禀赋差异,以至某些物质的代谢失常,形成结石体质

久病损伤——慢性病变,邪气久留,损伤机体,某些物质留滞而形成结石

2.致病特点

多发于肝、肾、胆、胃、膀胱等脏腑,多见肾结石、胆结石、肝结石、膀胱结石

病程较长,病情轻重不一 {
结石多由湿热气血瘀阻,日久煎熬而成,故病多慢且病程长
症状由结石的大小和停留部位不同而不同:小者病轻,大者病重
}

阻滞气机,损伤脉络 {
影响气血津液运行:局部胀痛、水液停聚等
结石大者,阻滞局部,可现腹部或腰部绞痛
损伤脉络引起出血:如尿血等
}

十七 邪气和正气在疾病发生、发展和变化中的关系

1.正气不足是疾病发生的内在根据

正气的防御作用 {
抵御外邪入侵
驱邪外出
修复调节能力
维持脏腑经络功能的协调
} 正气存内,邪不可干

正气在发病中的作用 {
正虚感邪而发病
正虚生"邪"而发病
正气的强弱可决定发病的证候性质
} 邪之所凑,其气必虚

2.邪气是发病的重要条件

邪气的侵害作用 {
导致生理功能失常
造成脏腑组织的形质损伤
改变体质类型
}

邪气在发病中的作用 {
邪气是导致发病的原因
影响发病的性质、类型和特点
影响病情和病位
某些情况下在发病中起主导作用
}

3.正邪斗争的胜负,决定发病与不发病

决定发病与否 {
正盛邪退则不发病
邪胜正负则发病
}

决定证候类型、病变形质、病情轻重与正邪均相关

4.发病类型

感邪即发——卒发,受病邪后立即发病 {
感邪较甚
情志遽变
感受疠气
毒物所伤
急性外伤
}

徐发——感邪后缓慢发病,又称缓发

伏而后发——感邪后,邪藏体内,诱时而发,如伏气温病、伏暑

继发——原发疾病未愈,继发新的疾病,继发病以原发病为前提

合病——两经或两部位以上同时受邪所致疾病如太阳与少阳合病

复发——疾病初愈或缓解阶段,诱因下,疾病再度发作或反复发作

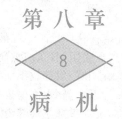

第 八 章

病 机

重点要求

本章了解邪正盛衰病机、阴阳失调病机、气血失常病机、津液代谢失常病机、内生"五邪"病机、经络病机、脏腑病机的基本概念,重点掌握邪正盛衰病机、阴阳失调病机、脏腑病机的特点、形成原因及病理表现。

重点突破

一 病机的概念及其层次

概念——疾病发生、发展与变化的机理

层次
- 第一层——基本病机:从整体角度研究疾病发生发展变化及转归的机理,如邪正盛衰、阴阳失调等
- 第二层——系统病机:从系统角度研究疾病发生发展变化及转归的机理,如脏腑病机、经络病机等
- 第三层——研究某一类疾病的发生发展变化的基本规律,称为类病机,如六经病机、卫气营血病机、三焦病机等
- 第四层——从疾病的角度研究疾病发生发展变化及转归的机理,如感冒病机、咳嗽病机等
- 第五层——从证候的角度研究疾病发生发展变化及转归的机理,如心火上炎、心脉痹阻等
- 第六层——症状发生机理,从症状的角度研究其发生发展变化机理

二 邪正盛衰与虚实变化

1. 虚实病机

实的病机
(邪气盛则实)
- 含义:实,主要指邪气盛,是以邪气亢盛为矛盾主要方面的一种病理状态
- 特点:正邪斗争激烈,病理反映比较剧烈的、有余的证候
- 形成:外感六淫和疫气致病的初、中期,或痰、食、血、水滞留体内的内伤病
- 表现:体质壮实、壮热狂躁、声高气粗、腹痛拒按、二便不通、脉实有力、舌苔厚腻等

虚的病机
(精气夺则虚)
- 含义:虚,主要指正气不足,以正气虚损为矛盾主要方面的一种病理反映
- 特点:抗病力低下,正邪斗争不剧烈表现出的一系列虚弱、衰退和不足的证候
- 形成
  - 先天禀赋不足 —— 气、血、津、液、阴阳耗伤
  - 病后亏虚 —— 气化功能减退,精气血津液生化不足
  - 多种慢性病损耗、邪气损害 —— 气化功能亢奋,但消耗精微过多
- 表现:神疲体倦、气短、汗出、二便失禁、五心烦热、畏寒肢冷、脉虚无力等

2. 虚实变化

虚实真假
- 真虚假实
(至虚有盛候)
  - 含义:病机的本质为"虚",表现为"实"的临床假象
  - 形成:正气虚弱,脏腑气血不足,推动、激发功能减退所致
  - 表现:纳食减少,疲乏无力,舌淡嫩;又兼腹满(时减)、腹痛(喜按)等假象
- 真实假虚
(大实有羸状)
  - 含义:病机的本质为"实",表现为"虚"的临床假象
  - 形成:邪气亢盛,结聚于内,阻滞经络,气血不能畅达于外
  - 表现:如热结胃肠,便秘,腹痛拒按,潮热谵语;又兼面色苍白、四肢逆冷、精神委顿等状似虚寒的假象

三 邪正盛衰与疾病的转归

正盛邪退——转归:为疾病向好转或痊愈发展的最常见的转归
邪盛正衰——转归:邪盛正虚,正不敌邪,病势恶化,甚至死亡
邪正相持
- 邪正相持——转归:正气不能完全驱邪外出,病邪稽留于一定部位(邪留、邪结),或为慢性病证
- 正虚邪恋——转归:调养失当,正气难复,无力驱邪,或病邪黏滞缠绵,难以速除,使正气久而不复则转为迁延性或慢性病证,或留下后遗症

四 阳偏盛病机的概念、特点、形成原因及病理表现

含义：指机体在疾病过程中所出现的一种阳气病理性偏盛，功能亢奋，机体反应性增强，热量过剩的病理状态

特点：一般多表现为阳盛而阴未虚（或虚亏不甚）的实热病证

形成原因 { 多因感受温热阳邪 / 感受阴邪从阳化热 / 五志过极化火 / 气滞、血瘀、食积郁而化热 } 机理 { 阳邪入侵，从阳化热 → 阳热 / 邪自内生，气郁化火 → 亢盛 }

表现 { 热——壮热、面红、目赤 / 动——脉数、心烦、躁扰 / 燥——口渴、便干、苔黄 } 阳盛则热——转归 { 实热兼阴亏病证（阳盛则阴病）/ 虚热病证（久之由实转虚）}

五 阴偏盛病机的概念、特点、形成原因及病理表现

含义：指机体在疾病过程中所出现的一种阴气病理性偏盛，功能抑制，热量耗伤过多，病理性代谢产物积聚的病理状态

特点：一般多表现为阴寒偏盛而阳气未虚（或虚损不甚）的实寒病证

形成原因 { 感受寒湿阴邪 / 过食生冷，寒滞中阳，遏抑阳气 } 机理 { 阴寒邪盛　阳不制阴 / 寒湿内聚　阴寒内盛 }

表现 { 寒——恶寒、喜暖、肢冷 / 静——舌淡、脉迟、蜷卧 / 湿——水肿、泄泻、痰液清冷 } 阴盛则寒 以寒为主 转归 { 实寒兼阳虚（阴盛则阳病）/ 虚寒证（久之由实转虚）}

六 阳偏衰病机的概念、特点、形成原因及病理表现

含义：即阳虚。指机体阳气虚损，功能衰退或衰弱，代谢缓慢，产热不足的病理状态

特点：一般多表现为机体阳气不足，阳不制阴，阴气相对偏亢的虚寒证

形成原因 { 先天禀赋不足 / 后天饮食失养 / 劳倦内伤 / 久病伤阳 } 机体阳气虚损，以脾肾阳虚为主，尤以肾阳虚衰最为重要（肾阳为诸阳之本）

表现 { 畏寒肢冷，脘腹冷痛、面色㿠白、舌淡脉迟等温煦作用减退的寒象 / 神疲、喜静蜷卧、小便清长、下利清谷等温养兴奋不足的虚象 }

◎提示▶▶▶阳虚必定以气虚为基础，而气虚则并不都表现为阳虚。阴盛则寒，以寒为主，虚象不甚明显；阳虚则寒是虚而有寒，以虚为主。

七 阴偏衰病机的概念、特点、形成原因及病理表现

含义：指机体阴气不足，阴不制阳，导致阳气相对偏盛，功能虚性亢奋的病理状态

特点：一般多表现为阴气不足、阳气相对亢盛的虚热证

形成原因 { 阳邪伤阴 / 五志过极化火伤阴 / 久病伤阴 } 阴气不足，阴液亏耗 { 五脏皆可发生，以肺、肝、肾为主，尤以肾阴亏虚最为重要（肾阴为诸阴之本）}

表现 { 骨蒸潮热、盗汗、五心烦热 / 颧红升火、消瘦、咽干口燥 / 舌红少津、脉细数等 } 阴虚则热（全身热象）

八 阴阳格拒病机的分类

分类
- 阴盛格阳（真寒假热）
  - 含义：又称格阳，系指阴寒之邪壅盛于内，逼迫阳气浮越于外，使阴阳之气不相顺接，相互格拒的一种病理状态
  - 本质：阴寒内盛，格阳于外
  - 表现：临床上出现面红、烦热、口渴、脉大等假热之象
- 阳盛格阴（真热假寒）
  - 含义：又称格阴，系指邪热内盛，深伏于里，阳气被遏，郁闭于内，不能外达于肢体而格阴于外的一种病理状态
  - 本质：阳盛于内，格阴于外
  - 表现：临床上出现四肢厥冷、脉象沉伏等假寒之象

九 阴阳亡失病机的分类

分类
- 亡阳
  - 概念：机体的阳气发生突然性脱失，而致全身机能突然严重衰竭的一种病理状态
  - 原因：多由于邪盛，正不敌邪，阳气突然脱失；素体阳虚，正气不足，疲劳过度；过用汗法，汗出过多，阳随阴泄，阳气外脱；阳气的严重耗散，虚阳外越
  - 临床表现：多见大汗淋漓、肌肤手足逆冷、蜷卧、神疲、脉微欲绝等危重证候
- 亡阴
  - 概念：由于机体阴液发生突然性的大量消耗或丢失，而致全身机能严重衰竭的一种病理状态
  - 原因：热邪炽盛；邪热久留，大量煎灼阴液；其他因素，如大量耗损阴液
  - 临床表现：多见喘渴烦躁、手足虽温而汗多欲脱的危重证候

十 气虚病机的病理表现

气虚则功能减退
- 肺气虚则呼吸功能减退、气短；肺卫气虚则怕冷、自汗、易感冒
- 脾气虚则清阳不升，清窍失养而精神委顿、头昏耳鸣等
- 心气虚则行血无力而心悸、血瘀
- 肝气虚则出血、疲乏无力
- 肾元之气虚则生长发育迟缓、生殖功能低下、生理功能减弱
- 宗气虚则见动衣而心悸、呼吸气短

十一 气机失调（气滞、气逆）病机的形成原因及病理表现

- 气滞
  - 原因：情志内郁，或痰、湿、食积、瘀血等阻滞，肺、肝、脾、胃等脏腑功能的障碍影响到气的流通，形成局部或全身的气机不畅或阻滞
  - 临床表现：气滞于某一局部，可以出现胀满、疼痛，甚则引起血瘀、水停，形成瘀血、痰饮等病理产物
- 气逆
  - 原因：情志所伤，或因饮食寒温不适，或因痰浊壅阻等所致
  - 临床表现
    - 肺气上逆：发为咳逆上气
    - 胃气上逆：发为恶心、呕吐、嗳气、呃逆
    - 肝气上逆：发为头痛头胀，面红目赤而易怒，甚则可导致血随气逆，或为咯血、吐血，或壅遏清窍而致昏厥
  - 病性：以实为主，但也有因虚而气上逆者。如肺虚而失肃降或肾不纳气，致肺气上逆；胃虚失降致胃气上逆

十二 气机失调（气陷、气闭和气脱）病机的概念、形成原因及病理表现

- 气陷
  - 含义：以气的无力升举为主要特征的一种病理状态
  - 临床表现：某些内脏的下垂，如胃下垂、肾下垂、子宫脱垂等
- 气闭
  - 含义：气机闭阻，外出严重障碍，以致清窍闭塞，出现晕厥的病理状态
  - 原因：情志刺激，或外邪、痰浊等闭塞气机，气不得外出而闭塞清窍
  - 临床表现：突然晕厥、不省人事为特点，多可自行缓解，亦有因闭不复而亡者，随病因不同而伴随相应症状
- 气脱
  - 含义：气不内守，大量向外亡失，以致生命机能突然衰竭的病理状态
  - 原因：正不敌邪，或慢性疾病，正气大量消耗，或大出血、大汗等气随血（津）脱
  - 临床表现：面色苍白、汗出不止、目闭口开、全身瘫软、手撒、二便失禁、脉微欲绝或虚大无根等症状

十三 血虚病机的概念、形成原因及病理表现

血虚
- 含义：指血液不足，血的营养和滋润功能减退的病理状态
- 形成
  - 损耗过多
    - 久病不愈，营血暗耗
    - 失血过多，新生之血不及补充
  - 化源不足
    - 饮食营养摄取不足
    - 脾运无力，精微化生不及 } 生血物质亏少
  - 生血功能减退——五脏皆衰，尤以肾中精气为甚
- 血虚表现
  - 血亏则气虚疲乏无力，头晕眼花，动则气短心悸等
  - 血虚失养，面淡白，唇、舌、爪甲淡白无华，伴气虚
  - 皮肤干燥，毛发枯槁，手足麻木，运动无力，肢节屈伸不利
  - 血不养神则心悸怔忡，多梦失眠，健忘，甚则痴呆

十四 血瘀病机的形成原因及病理表现

血瘀
- 形成
  - 气滞而致血行受阻
  - 气虚而血运迟缓
  - 痰浊阻于脉络 } 血瘀
  - 寒邪入血，血寒而凝
  - 邪热入血，煎熬血液
- 表现
  - 疼痛，痛有定处，得温而不减，甚则可形成肿块，称之为癥
  - 面目黧黑，肌肤甲错，唇舌紫暗以及瘀斑、皮肤赤丝红缕或青紫等血行迟缓和血液瘀滞的征象

十五 血热病机的形成原因及病理表现

- 病因：邪热入血；情志郁结，五志过极化火
- 表现：热象，又有耗血、动血及伤阴表现

十六 出血病机的形成原因及病理表现

出血
- 形成
  - 血热
  - 气虚
  - 外伤
  - 瘀血内阻
- 表现
  - 除病机表现之外，大出血可致气随血脱引起全身功能衰竭
  - 吐血、衄血、尿血、斑疹、月经量多

十七 气滞血瘀病机的形成原因及病理表现

- 形成原因：情志内伤，抑郁不遂；闪挫外伤，伤及气血
- 表现：气滞血瘀则胸胁胀满疼痛、瘀斑、癥瘕；心肺瘀阻则咳喘、心悸、胸痹、唇舌青紫

十八 津液代谢失常病机的概念

津液失常
- 概念：指津液数量亏少，内则脏腑，外而孔窍，皮毛失于濡润，滋养致一系列干燥枯涩的病理状态
- 形成原因
  - 热盛伤阴：外感热邪；阴虚内热；气郁日久化火
  - 丢失过多：严重汗吐下，大面积烧伤
  - 慢性疾病：久病体弱，生成不足；阴虚内热，更耗津液
- 表现
  - 伤津（失水）
    - 吐泻太过：轻者目眶内陷，十指螺瘪，尿少，口舌干燥，皮肤弹性差
    - 甚则目眶深陷，啼哭无泪、无尿，重则面色苍白、四肢不温、脉微欲绝
    - 进一步则出现高热，汗出过多则口干欲饮、便干、尿少而黄
    - 气候干燥，肺津受伤，皮肤干燥、痒、落屑或干裂、鼻咽干
  - 脱液（失水和精微）
    - 见于严重热病后期、恶性肿瘤晚期、大面积烧伤
    - 可见形瘦骨立、大肉尽脱、毛发枯槁、手足震颤、肌肉瞤动、舌光红无苔或少苔

十九 津液不足病机的概念、形成原因及病理表现

液津不足
- 概念：指津液在数量上的亏少，进而导致内则脏腑，外而孔窍、皮毛，失其濡润滋养作用，因之产生一系列干燥失润的病理状态
- 形成原因：燥热之邪或五志之火，或发热、多汗、吐泻、多尿、失血，或过用误用辛燥之剂等所致
- 临床表现
  - 炎夏而多汗，或因高热而口渴引饮
  - 气候干燥季节，常见口、鼻、皮肤干燥
  - 大吐、大泻、多尿时所出现的目陷、螺瘪，甚则转筋等

二十 津液的输布、排泄障碍

- 肾虚不能助脏腑气化
- 肺失宣发和肃降
- 脾失运化与转输
- 肝失疏泄，气机不畅
- 三焦水道不利、津液环流障碍
- 心气虚推动无力（津充血脉中）

  } 输布障碍 → 湿浊困阻 / 痰饮凝聚 / 水液潴留

- 肺失宣发→皮肤排汗异常（或呼气受碍）
- 肾失气化及肺失肃降→尿液排出障碍（或大便异常）

  } 排泄障碍（发为水肿）

二十一 风气内动的分类、形成原因及病理表现

风气内动（体内阳气之变动）
- 肝阳化风
  - 肝气郁结，化火亢逆
  - 暴怒伤肝，肝气亢逆
  - 劳伤肝肾，水不涵木
  - 表现
    - 肝阳上亢之证
    - 筋惕肉眴、肢体震颤、眩晕欲仆
    - 甚者口眼㖞斜、半身不遂、猝然厥仆
- 热极生风
  - 火热亢盛化风
  - 邪热煎灼津液、燔灼肝经、筋失柔顺
  - 表现
    - 痉厥、抽搐、鼻翼扇动、目睛上吊
    - 高热、神昏、谵语
- 阴虚风动
  - 热病后期
  - 久病耗伤
  - 津液枯竭、阴气大伤
  - 筋失濡润、阴不制阳
  - 表现
    - 阴竭：低热起伏、舌光少津、脉细如丝
    - 动风：筋挛肉眴、手足蠕动
- 血虚生风
  - 生血不足
  - 失血过多
  - 久病耗伤
  - 血不荣络
    - 肢体麻木不仁、筋肉跳动
    - 手足拘挛不伸
- 血燥生风
  - 久病耗血
  - 年老精亏血少
  - 长期营养缺乏
  - 瘀血内结、新血不生
  - 血少津枯、肌肤失养、经脉失调
    - 表现
      - 皮肤干燥、肌肤甲错
      - 皮肤瘙痒或落屑

二十二 寒从中生的概念及机理

寒从中生
- 概念：指机体阳气虚衰，温煦气化功能减退，虚寒内生，或阴寒之气弥漫的病理状况
- 形成
  - 先天禀赋不足
  - 久病伤阳
  - 外感寒邪伤阳
  - 过食生冷伤阳
- 表现
  - 面色苍白、畏寒喜热、肢末不温、舌质淡胖、苔白滑润、脉沉迟弱
  - 阳不化水则尿频清长、涕唾痰涎稀薄清冷，或泄泻，或水肿
  - 血脉迟滞则血流不畅、疼痛，遇寒加重，或经脉拘挛

748

二十三 火热内生等的形成原因及病理表现

形成
- 阳气过盛化火——阳气过盛,机能亢奋——"壮火""气有余便是火"
- 邪郁化火
  - 外感六淫——外感寒湿,郁滞而从阳化热化火 ┐ 气机郁滞
  - 体内的病理代谢产物(痰、瘀血、结石) ┘ 生热化火
  - 食积、虫积
- 五志过极化火:情志刺激,影响脏腑阴阳失调,气机郁结或亢逆而化火,以肝火多见
- 阴虚火旺:津亏阴伤,阳相对亢盛,阳亢化火,虚热虚火内生。阴虚内热,多见全身性的虚热假象,阴虚火旺则多集中于机体

二十四 经络气血偏盛偏衰病理表现

《灵枢·经脉》足阳明胃经的经气虚实时所说:"气盛则身以前皆热,其有余于胃,则消谷善饥,溺色黄。气不足,则身以前皆寒栗,胃中寒则胀满。""足阳明之别……实则狂癫,虚则足不收,胫枯。"

二十五 经络气血逆乱病理表现

表现
- 气血逆乱引起人体阴阳之气不相顺接,发为厥逆"巨阳之厥,则肿首头重,足不能行,发为眴仆"
- 其络属的脏腑生理功能紊乱"厥气上逆则霍乱"
- 出血——气火上逆所致的咯血、吐血、衄血

二十六 脏腑病机的表现

表现
- 脏腑生理功能的太过或不及,以及各生理功能之间的失调
- 脏腑本身的阴阳、气血失调

二十七 心阳偏胜的形成原因及影响

心阳偏胜
- 形成原因
  - 邪热、痰火内郁 ┐
  - 情志所伤,五志化火而致 ┘ 实
  - 劳心过度,耗伤心阴心血——虚
- 对其生理功能主要影响
  - 躁扰心神
  - 血热而脉流薄疾
  - 心火上炎与下移

二十八 心阴心血的失调

心阴不足
- 形成原因
  - 劳心过度,久病失养,耗伤心阴
  - 情志内伤,心阴暗耗
  - 心肝火旺,灼伤心阴等
- 表现
  - 心阴虚则阴不制阳,虚火内生,而见五心烦热
  - 不能收敛阳气的浮动,可见神志不宁,或虚烦不得眠
  - 心主血脉的功能受影响,则可见脉细数、舌质红

心血亏损
- 形成原因
  - 失血
  - 血液生化不足
  - 情志内伤,耗损心血等
- 表现
  - 血脉空虚,心无所主,可见脉细无力
  - 不能滋养心神,见神思难以集中专一、恍惚
  - 不能涵敛心阳,则神不守舍,而见失眠多梦
  - 心失所养,则心悸不安,甚则惊恐
  - 不能上荣于面,可见面色苍白无华、舌色不荣等

心血瘀阻 {
　形成原因 {
　　阳气不足,血脉寒滞
　　痰浊凝聚,血脉瘀阻不畅
　　阳气虚损,则无以温运血脉
　　劳倦感寒,或情志刺激常可诱发或加重
　}
　表现 {
　　瘀血痹阻,气血运行不畅,故心胸憋闷、疼痛等
　　气血凝滞而不通,可见心悸怔忡、惊恐万状、心前区暴痛,甚则肢冷、脉伏不出、汗出而厥脱等
　}
}

二十九 肺气、肺阴的失调病机的病理表现

肺的阴阳、气血失调,均可出现呼吸的异常、气的生成和水液代谢的障碍等病理表现及血液的运行失调。

肺气失调的主要表现 {
　宣发肃降失常 {
　　肺气不宣 鼻塞、多嚏、喉痒而咳、有或无汗 } 咳逆、水肿
　　肺失清肃 咳逆上气,痰多喘满 } 气喘、尿少
　肺气虚损 {
　　腠理不密致自汗
　　津液输布失常,聚痰成饮、水肿
　　大肠传导失司
　　宗气不足
　　肾不纳气
　　脾失健运
　}
}

三十 脾阳脾气的失调、脾阴的失调病机的形成原因及病理表现

脾气虚损 {
　形成原因 {
　　饮食所伤、劳倦过度损伤
　　禀赋素虚、久病耗伤
　}
　表现 {
　　全身性的气血不足
　　统摄无权而失血
　　中气下陷、久泻脱肛、内脏下垂
　}
}

脾阳虚损 {
　形成原因 {
　　脾气虚损
　　命门火衰
　}
　表现 {
　　脘腹冷痛,下利清谷,五更泄泻
　　水湿内聚,或生痰成饮,或水泛肌肤为肿
　}
}

水湿中阻 {
　形成原因 {
　　脾的阳气不足,运化无权
　　津液代谢障碍
　}
　表现:脾虚湿滞或成痰饮或为水肿
}

脾阴的失调 {
　形成原因 {
　　脾气虚,不能运化津液
　　津液亏乏
　}
　表现 {
　　脾气虚,可见腹胀、便溏、纳食不化
　　津液不足可见口舌干燥、舌红少苔
　　胃阴亦虚,和降失职,见干呕、呃逆
　}
}

三十一 肝气肝阳的失调、肝血肝阴的失调病机的形成原因及病理表现

肝气肝阳失调 {
　肝气郁结 {
　　胀满疼痛
　　局部出现肿块
　　两胁胀满或右胁疼痛
　　瘿瘤、梅核气、两乳胀痛或结块、少腹疼痛、睾丸坠胀、痛经、经闭
　　嗳气吞酸、脘痛、痛泻交作等
　}
　肝火上炎 {
　　肝郁气滞 头胀头痛、面红目赤、急躁易怒、耳暴鸣或暴聋
　　暴怒伤肝
　　情志所伤 阴虚火旺、咯血、吐血、衄血、薄厥等
　}
}

肝血虚亏：
- 失血过多
- 久病损耗
- 脾胃虚弱
- 生化乏源

→ 肢麻不仁，关节屈伸不利
→ 眩晕，目花，两目干涩，视物模糊不清
→ 皮肤瘙痒，或筋挛、肉瞤、瘛疭等

肝阳上亢：
- 肝阴不足
- 情志失调，气火上逆
- 肾阴不足

→ 眩晕，耳鸣，面红升火，目赤目糊
→ 情绪易于激动，脉弦而带数
→ 腰酸、两足软弱无力等 ┤上盛下虚

肝风内动（多见）：
- 肝肾阴虚
- 水不涵木

→ 手足震颤、抽搐，或为筋惕
→ 肉瞤，或为手足蠕动等"风胜则动"表现
→ 甚见猝然昏倒，不省人事，抽搐痉厥

（以上合为：肝阴肝血失调）

三十二 肾的精气不足、肾的阴阳失调等病机的形成原因及病理表现

肾精亏虚：
- 老年精亏
- 先天不足
- 久病耗损
- 后天失养

表现：
- 阻碍性腺的发育
- 滑泄、阳痿
- 智力减退、动作迟钝、两足痿弱、影响生长发育等

肾阴亏虚：
- 久病伤阴、火盛灼阴
- 肾阳失制，相火亢盛
- 失血耗液，或过服温燥
- 房劳过度

→ 形体消瘦、五心烦热、骨蒸潮热、颧红、盗汗以及舌红少苔、脉虚细而数

肾阳不足：
- 心、脾阳虚及肾
- 房劳过度，肾阳损耗

→ 生殖机能的减退：阳痿、精冷不育
→ 水液代谢功能减退：水肿
→ 无以温煦脾阳：下利清谷、五更泄泻等

三十三 胆功能失调病机的形成原因及病理表现

- 情志所伤，肝失疏泄
- 中焦湿热熏蒸

胆功能失调：
- 胆汁外溢于肌肤致黄疸
- 阻碍脾胃运化功能
- 胆经郁热夹痰，上扰心神致心烦失眠

三十四 胃功能失调病机的形成原因及病理表现

胃气虚：
- 饮食失节
- 禀赋素虚
- 久病元气不复

→ 胃纳不佳、饮食无味，甚则不思饮食
→ 脘腹胀满、隐痛、嗳气、恶心、呕吐、呃逆等

胃阴虚：
- 热病后期，邪热久留
- 久病不复，消烁阴液

→ 不思饮食，舌质光红而干，甚则舌如镜面
→ 虚痞、频频泛恶、干呕、口糜等

胃寒：
- 过食生冷
- 过用寒凉克伐药物
- 素体中寒

→ 食入不化
→ 脘痛，痛得温而减等

胃热（胃火）：
- 邪热犯胃
- 嗜酒、嗜食辛辣、过食膏粱厚味
- 郁结化热、化火
- 肝胆之火，横逆

→ 胃中嘈杂、消谷善饥
→ 口苦、口渴引饮、大便秘结
→ 恶心、呕吐酸苦黄水
→ 齿痛龈肿、衄血、呕血

三十五 小肠功能失调病机的形成原因及病理表现

小肠功能失调：
- 失于受盛：食下腹痛、泄泻，或呕吐等
- 不能化物：则可见食入腹胀、完谷不化等
- 泌别清浊的功能失司，清浊混淆：可见腹痛肠鸣、上吐下泻等
- 小肠火：小便淋浊、刺痛等

三十六 大肠功能失调病机的形成原因及病理表现

胃失通降、肺失肃降、
燥热内结、肠液枯涸、 } 无力推动,致大便干结、便秘等
阳虚不运、气虚

饮食所伤,食滞不化;寒湿或湿热下注,致泄泻、便溏 } 大肠功能失调
积滞和大肠之气血相搏,则可见下痢赤白、里急后重等
中气下陷、肾虚不固,则可见久泻、滑脱、脱肛和大便失禁等

三十七 膀胱功能失调病机的形成原因及病理表现

邪实或 { 气化
肾的阳气不足 { 不利 } 肾和膀胱 | 排尿障碍、尿闭等

肾失封藏 { 气化
气失固摄 { 无权 } 气化障碍 | 遗尿、小便失禁等

三十八 三焦功能失调病机的形成病理表现

病理表现 {

有关脏腑气机不利 {
心的行血
肾和膀胱的蒸腾气化和泄浊
肺的呼吸和宣发肃降
脾和胃、肠的运化、升降
肝和胆的疏泄

全身水液代谢障碍 {
上焦气化失司:肺失通调
中焦气化失司:脾胃的运化水液、输布精微、升清降浊失常
下焦气化失司:肾和膀胱的蒸腾气化、升清泄浊,肠的传化糟粕失常

三十九 奇恒之腑脉功能失调的形成原因及病理表现

津液枯涸,脉失濡润
脾气虚衰,固摄失职 } 脉功能失调
痰浊内阻,气机不畅
寒凝瘀阻等

四十 女子胞功能失调的形成原因及病理表现

气血不和 {
血热、肝藏泄失常、脾不统血或气不摄血——月经先期、量多、倒经
气滞、血瘀、气血不足、阳虚致血行涩滞 ——月经后期、量少、痛经、闭经、癥瘕
寒湿或湿热下注胞宫,气血失调

脏腑功能失调 {

心肝脾肾 {
思虑伤心,心血暗耗
郁怒伤肝、肝失疏泄
思虑伤脾,气血生化无权 } 胞宫功能失常
房劳伤肾,肾精亏损 | 月经、胎孕、产育失常等表现
"天癸"衰少等

冲任气血不足 {
肝或肾的生理功能失调
脾胃的运化功能失调,阳明脉衰少 } 胞宫功能失常

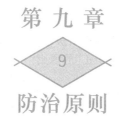

第 九 章

9

防治原则

◇ 强化篇 ◇

中医基础理论

重点要求

　　本章重点掌握正治反治的含义及其适应范围,标本缓急的治疗原则,调整阴阳的原则及损其偏盛、补其偏衰的基本方法及其适应范围,理解"壮水之主,以制阳光","益火之源,以消阴翳","阳中求阴","阴中求阳"等法则的含义及应用。了解"三因制宜"的治疗原则。

重点突破

一 未病先防与既病防变

　　《难经·七十七难》说:"上工治未病,中工治已病者,何谓也？然:所谓治未病者,见肝之病,则知肝当传之于脾,故先实其脾气,无令得受肝之邪。故曰治未病焉。中工者,见肝之病,不晓相传,但一心治肝,故曰治已病也。"清代医家叶天士提出了"务必先安未受邪之地"的防治原则。

二 正治与反治的含义及其适应范围

正治
- 含义:逆其证候性质而治,逆治
- 适用:疾病的征象与本质相一致的病证
- 方法:"寒者热之""热者寒之""虚则补之""实则泻之"等

反治
- 含义:顺从病证的外在假象而治的一种治疗原则,其采用的方药性质与病证中假象的性质相同,故又称为"从治"
- 适用范围:疾病的征象与其本质不完全符合的病证
- 具体含义及用法
  - 热因热用
    - 含义:以热治热,指用热性药物来治疗具有假热征象的病证
    - 适用范围:阴盛格阳的真寒假热证
  - 寒因寒用
    - 含义:以寒治寒,指用寒性药物来治疗具有假寒征象的病证
    - 适用范围:阳盛格阴的真热假寒证
  - 塞因塞用
    - 含义:以补开塞,指用补益药物来治疗具有闭塞不通症状的虚证
    - 适用范围:因体质虚弱而出现闭塞症状的真虚假实证
  - 通因通用
    - 含义:以通治通,指用通利的药物来治疗具有通泻症状的实证
    - 适用范围:因实邪内阻而出现通泻症状的真实假虚证

三 标本缓急的适应原则、范围

缓则治本
- 适用范围:多用在病情缓和、病势迁延、暂无急重病的情况下,着眼于疾病本质的治疗
- 举例
  - 痨病肺肾阴虚之咳嗽,应滋养肺肾以治本
  - 气虚自汗,应补气以治其本
  - 先病宿疾为本,后病新感为标
  - 新感已愈而转治宿疾,也属缓则治本

急则治标
- 标本取舍原则:标病急重,则当先治、急治其标
- 举例:大出血的病人,应紧急止血以治标
- 有时标病虽不危急,但若不先治,将影响本病的治疗,也应先治其标病

标本兼治:标本并重或标本均不太急时,当标本兼治,如扶正祛邪、表里双解等

四 扶正祛邪的应用原则

应用原则 {
虚证宜扶正,实证宜祛邪
虚实并存时,根据矛盾的主次,决定运用扶正或祛邪的先后
掌握好"扶正不留(助)邪,祛邪不伤正"的原则
}

五 损其偏盛的基本方法及其适应范围

损其有余
实则泻之
(偏盛) {
泻其阳盛,治热以寒——适用于阳盛而阴相对未虚的 阳盛则阴病实热证,兼阴虚佐以滋阴
(热者寒之)

损其阴盛,治寒以热——适用于阴盛而阳相对未虚的 阴盛则阳病实寒证,兼阳虚佐以扶阳
(寒者热之)
}

六 补其偏衰的基本方法及其适应范围

补其不足
(偏虚) {
阴阳互制之调补阴阳 {
滋阴以制阳——适用于阴虚阳亢的虚热证(阳病治阴)
扶阳以制阴——适用于阳虚阴盛的虚寒证(阴病治阳)
}

阴阳互济之调补阴阳 {
阴中求阳——治疗阳偏衰时,在扶阳剂中适当佐用滋阴药
阳中求阴——治疗阴偏衰时,在滋阴剂中适当佐用扶阳药
}

阴阳并补——适用于阴阳两虚证。须分清主次来治疗

回阳救阴——适用于阴阳亡失者 {
亡阳:益气回阳固脱
亡阴:益气救阴固脱
}
}

经典
阐释 {
唐·王冰 {
"壮水之主,以制阳光"——"阳病治阴"(《内经》)
"益火之源,以消阴翳"——"阴病治阳"(《内经》)
}

《景岳全书》 "故善补阳者必于阴中求阳,则阳得阴助而生化无穷;善补阴者必于阳中求阴,
则阴得阳升而泉源不竭"
}

七 三因制宜的应用

三因制宜 {
因时制宜 {
春夏——人体肌肤疏松而多汗,慎用辛温
秋冬——人体的肌肤致密,阳气内敛,少用苦寒伤阳药
"用寒远寒,用凉远凉,用温远温,用热远热。食宜同法"
}

因地制宜 {
西北地区——地势高而寒冷,病多风寒,治宜辛温
东南地区——地势低而温热,病多湿热,治宜苦寒
"地有高下,气有温凉,高者气寒,下者气热"
"西北之气,散而寒之,东南之气,收而温之。所谓同病异治也"
"一病而治各不同,皆愈何也?岐伯对曰:地势使然也"
}

因人制宜 {
年龄——老年慎泻,少年慎补
性别——妇女宜注意经、带、胎、产等疾患
体质 {
阳盛阴虚之体——慎用温热药
阳虚阴寒之体——慎用寒凉药
}
}
}

强化篇 ◈ 中医诊断学

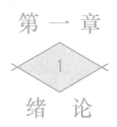

第 一 章

绪 论

■ 重点要求

　　本章为《中医诊断学》的绪论部分,其目的是帮助大家了解《中医诊断学》的基本知识,起到入门的作用。在考试中,我们应该注意几个概念:症状、体征、病、证,这几个名词的含义及区别是考试的重点。

■ 重点突破

一 中医诊断学的主要内容

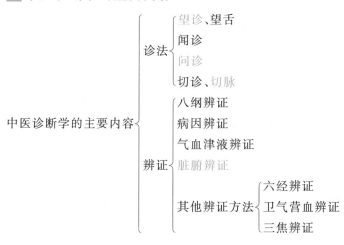

◎提示▶▶▶在考试中,《中医诊断学》主要考查诊法和辨证这两个部分,其中诊法的重点在于望诊、问诊和切脉、望舌,辨证部分重点在脏腑辨证、八纲辨证、病因辨证、气血津液辨证也必然出题,其他辨证方法往往只出一道题目。

二 中医诊断的基本原理

中医诊断的基本原理
- 司外揣内:有诸内者,必形诸外
- 见微知著
  - 切脉:左手心肝肾,右手肺脾命门
  - 望舌:舌质、舌苔
  - 望神:失神、假神、神乱得神
  - 望目:五轮学说
- 以常衡变

三 中医诊断的基本原则

中医诊断的基本原则
- 整体审察:体现了整体观
- 四诊合参
  - 望诊:望神、色、形、态
  - 闻诊:听声音、嗅气味
  - 问诊:寒热、汗、疼痛、饮食口味、二便、口渴
  - 切诊:切脉、按胸胁脘腹及尺肤
- 病证结合:先辨病再辨证,辨证求本

四 中医诊断学的发展简史（了解即可）

《黄帝内经》：奠定了辨证学的理论基础

《难经》：重视脉诊，提出独取寸口诊脉法

西汉·淳于意（仓公）创立了"诊籍"

东汉·张仲景的《伤寒杂病论》奠定了辨证论治的基础

西晋·王叔和的《脉经》，记载了 24 种脉象，是我国现存最早的脉学专著

隋·巢元方的《诸病源候论》是我国第一部论述病源与病候诊断的专著

敖氏《伤寒金镜录》为论舌的第一部专著

金元四大家在诊疗上各有特色：刘完素（世称刘河间）诊病，重视辨识病机，著有《素问玄机原病式》《黄帝素问宣明论方》等。李杲（李东垣）诊疗疾病重视四诊合参。朱丹溪诊病重视司外揣内。张从正诊病，重视症状的鉴别诊断。

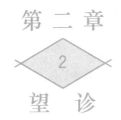

第 二 章

望 诊

◇ 强化篇 ◇

中医诊断学

重点要求

　　本章的重点在全身望诊,尤其是望神和五色主病,是每年必考的内容,故要求熟练掌握。

　　望神中的少神、失神、假神、神乱,包含的内容较为丰富,需要记忆每一个条目的临床表现和临床意义,以及不同表现之间的鉴别。

　　五色主病中经常考查的是面色青和面色黑主病的临床意义及相互联系和区别。

　　局部望诊中分布着很多小的知识点,每一个都有考查的可能,如瞳孔放大和缩小的原因、望牙齿的润燥、四肢的动态、望皮肤疮疡、望痰、望小儿指纹等。

　　在本轮复习中,需要我们梳理知识框架,将每一个知识点都列在框架中,印在我们的脑海中。

重点突破

一 望诊概述

```
全身望诊——望神、望色、望形、望态

局部望诊┬望头面
        │望五官
        │望躯体
        │望四肢
        │望二阴
        └望皮肤

望诊┬望排出物┬望痰涕、望涎唾
    │        └望呕吐物、望二便
    │
    │望小儿指纹┬浮沉分表里
    │          │红紫辨寒热
    │          │淡滞定虚实
    │          └三关测轻重
    │
    └望舌┬望舌质——舌色、舌形、舌苔、舌下脉络
          │望舌苔——苔质、苔色
          └舌质和舌苔综合分析
```

二 望神

```
神的分类┬得神┬体现在目光、面色、神情、体态上
        │    └意义:精气充足,体健神旺
        │
        │少神┬介于得神与失神之间
        │    └意义:正气不足,精气轻度损伤,脏腑功能减弱
        │
        │失神┬精亏神衰而失神:面色无华、手撒尿遗。提示精气大伤
        │    └邪盛神乱而失神:神昏谵语、循衣摸床、撮空理线。提示邪气亢盛或肝风夹痰蒙闭清窍
        │
        │假神:面色晦暗→颧红如妆。阴不敛阳,虚阳外越
        │
        └神乱┬焦虑恐惧:心胆气虚、心神失养
              │狂躁不安:狂病,痰火扰神所致
              │淡漠痴呆:癫病、痴呆,痰浊蒙闭心神
              └猝倒神昏:痫病,肝风夹痰上逆所致
```

◈提示▶▶▶望神一般是中诊的第一道选择题,尤其是失神的临床表现和虚实证的鉴别,此外假神和神乱也很容易考多选题。

三 五色主病

五色主病 {
　青色 {
　　主寒证、气滞、血瘀、疼痛、惊风
　　面色青黄(苍黄),多见于肝郁脾虚;小儿眉间鼻柱唇周色青者,多属惊风或惊风先兆
　}
　赤色 {
　　主热证,亦可见于戴阳证
　　午后两颧潮红——阴虚
　　久病面色苍白,却时而颧红如妆——戴阳证
　}
　黄色 {
　　主脾虚、湿证
　　面色萎黄——脾胃气虚
　　面黄虚浮——脾虚湿蕴;黄疸 {
　　　阳黄——黄色鲜明——湿热
　　　阴黄——黄色晦暗——寒湿
　　}
　}
　白色　主虚证(气虚、血虚、阳虚)、寒证、脱血、夺气
　黑色 {
　　主肾虚、寒证、水饮、血瘀、剧痛
　　眼眶周围黑色——肾虚水饮内停或寒湿带下
　　面色黧黑,肌肤甲错——瘀血日久 {
　　　血瘀——病机学概念
　　　瘀血——病因学概念
　　}
　}
}

◈提示▶▶▶五色主病是必考内容,面色青和面色黑的主病因其较为复杂和容易混淆,尤其受考官青睐,曾经反复考查,这种高频考点来年考查的可能性依然很大。

四 望形态

望形 {
　形体强弱 {
　　体强:骨骼粗大,胸廓宽厚,肌肉充实,皮肤润泽
　　说明内脏坚实,气血旺盛,抗病力强
　　体弱:骨骼细小,胸廓狭窄,肌肉瘦削,皮肤枯燥
　　说明内脏脆弱,气血不足,抗病力弱
　}
　形体胖瘦 {
　　胖而能食——形气有余
　　肥而食少——形盛气虚,痰湿停聚。肥人多痰、多湿
　　形瘦食多——中焦有火
　　形瘦食少——中气虚弱
　　体瘦颧红,午后身热——阴虚火旺。瘦人多火
　　久病卧床不起,骨瘦如柴(大骨枯槁,大肉陷下)——脏腑精气衰竭
　}
　体质形态 {
　　阴脏人——阴盛阳衰。患病多寒湿痰浊内停
　　阳脏人——阳偏旺,阴偏虚。患病易从阳化热,耗伤津液
　　阴阳平和之人——又称平脏人。阴阳平衡,气血调匀
　}
}

五 望态

望态 {
　动静姿态 {
　　坐而仰首——哮病、肺胀、气胸、痰饮停肺、肺气壅滞
　　坐而喜俯,少气懒言——体弱气虚
　　但坐不得卧,卧则气逆——肺气壅滞、心阳不足、肺有伏饮、水气凌心
　　但卧不得坐,坐则眩晕——肝阳化风或气血俱虚、脱血夺气
　}
　异常动作 {
　　颤动——为热盛动风;或气血不足,虚风内动
　　角弓反张——肝风内动,筋脉拘急
　　猝然昏倒—— {
　　　不省人事,口眼㖞斜,半身不遂属中风病,口吐涎沫,四肢抽搐,醒后如常者属痫病
　　}
　　手足蠕动——脾胃气虚,血气生化不足,筋脉失养,或阴虚动风
　　手足拘急——寒邪凝滞,或气血亏虚
　　四肢抽搐——惊风,痫病
　　循衣摸床,撮空理线——病重失神
　　舞蹈病状——先天不足,或气血不足,风湿内侵
　}
}

六 望头面

望头面
- 头形
  - 头大面小,智力低下——肾精亏虚,水停于脑
  - 头小尖圆,智力低下——肾精不足,颅骨失养
  - 头顶平坦,颅呈方形——肾精不足,脾胃虚弱(佝偻病、先天梅毒)
  - 头摇不能自主——肝风内动;年老亏虚,脑神失养
- 囟门
  - 囟门突起(囟填):实证(温邪上攻;颅内水停;脑髓有病)
  - 囟门凹陷(囟陷):虚证(吐泻伤津;气血不足;肾精亏虚)
  - 囟门迟闭(解颅):肾气不足,发育不良
- 头发
  - 发黄:精血不足,肾精亏损(稀疏黄软),疳积(枯黄无泽)
  - 发白:肾虚,劳神伤血,先天禀赋
  - 脱发:斑秃(血虚受风),青年脱发(肾虚),多屑多脂(血热化燥)
- 面形异常——面肿、腮肿、面脱、口眼㖞斜
- 特殊面容——惊恐貌(小儿惊风、狂犬病、瘿病)、苦笑貌、狮面

◎提示▶▶▶望头面的内容较为细碎,但各个知识点都曾作为考点出现,故要全面复习。

七 望目

望目
- 目神:有神、无神
- 目色
  - 目赤肿痛:实热证
    - 白睛发红:外感风热、肺火
    - 两眦赤痛:心火上炎
    - 睑缘赤烂:脾经湿热
    - 全目赤肿:肝经风热
  - 白睛发黄:黄疸(湿热内蕴、寒湿困脾)
  - 目眦淡白:血虚、失血
  - 目胞黑暗:肾虚、水泛
- 目形
  - 目胞浮肿:湿邪困脾
  - 眼球突出:伴喘满为肺胀;伴颈肿为瘿病
  - 胞睑红肿:睑缘肿起如麦粒为针眼;胞睑漫肿较重为眼丹
- 目态
  - 瞳孔缩小:药物中毒、肝胆火炽
  - 瞳孔散大:青光眼、杏仁中毒、濒临死亡
  - 目睛凝视(瞪目直视、戴眼直视、横目斜视):肝风内动、精气耗绝、痰热内闭、瘿病
  - 昏睡露睛:脾胃虚弱、吐泻伤津、神志昏迷

八 望齿龈、望咽喉

望齿龈
- 望牙齿色泽
  - 洁白润泽——肾气充足,津液内充
  - 牙齿干燥——胃阴已伤
  - 光燥如石——阳明热盛伤津
  - 燥如枯骨——温病后期,肾阴枯竭
  - 齿焦有垢——胃肾热盛,气液未伤
  - 齿焦无垢——胃肾热盛,气液已竭
- 望龈
  - 色泽
    - 齿龈淡红润泽——胃气充足,气血调匀
    - 齿龈淡白——失血、血虚
    - 齿龈红肿疼痛——胃火亢盛
  - 形态
    - 齿缝出血——齿衄(外伤、胃火、肝火、虚火、脾虚)
    - 龈肉萎缩——牙宣(肾虚、胃阴不足)
    - 牙龈溃烂——牙疳(外感疫邪,积毒上攻)

望咽喉 {
  望咽喉色泽 {
    咽部深红,肿痛明显——实热证
    咽部嫩红,肿痛不显——虚热证
    咽部淡红漫肿——痰湿凝聚
  }
  望咽喉形态 {
    红肿 {
      喉核红肿,或有脓点——乳蛾(肺胃热盛,虚火上炎)
      咽痛红肿,身发寒热——喉痈(脏腑蕴热,复感外邪)
    }
    咽喉腐烂
    伪膜:松厚易拭,为肺胃热盛;坚韧难拭,为白喉
    成脓
  }
}

九 望颈项

望颈项 {
  外形 {
    瘿瘤:肝郁气结痰凝
    瘰疬:虚火炼痰,风火时毒
  }
  动态 {
    项强:兼寒热为风寒表证;兼头晕为肝阳上亢
    项软:小儿常见于佝偻病,成人属于病危
    颈脉搏动:肝阳上亢,血虚重证
    颈脉怒张:心血瘀阻,肺气壅滞;心肾阳虚,水气凌心
  }
}

十 望痰涕

望痰涕 {
  望痰 {
    寒痰——痰白清稀
    热痰——痰黄稠有块
    燥痰——痰少而黏,难于咳出
    湿痰——痰白滑量多,易咳
    肺痈——咳吐腥臭脓血痰
    风痰——痰白而多泡沫
  }
  望涕 {
    鼻流清涕:外感风寒
    鼻流浊涕:外感风热
    涕清量多,喷嚏频作:风寒束肺——鼻鼽
    久流浊涕,量多腥臭:湿热蕴结——鼻渊
  }
}

◎提示▶▶▶请结合基础讲义,回忆一下各种痰的特点。

十一 望舌色

望舌色 {
  淡红舌 {
    特征:淡红润泽,白中透红
    机制:心气血充足则色红;胃气旺盛则明润光泽
    意义:气血调和;常人;病轻
  }
  淡白舌 {
    特征:较正常浅淡,白多红少
    机制:气血亏虚,舌失充养或阳气不足,血失温运,舌络血少,而呈淡白
    意义:气血两虚、阳虚
  }
  枯白舌 {
    特征:色白甚,几乎无血色
    机制:气血大亏,舌失气血充养,呈现枯白色
    意义:脱血、夺气
  }
  红舌 {
    特征:较正常色红,甚至鲜红
    机制:邪热或阴虚火旺,血行加速,舌络充盈而见色红
    意义:舌红苔黄燥,实热;舌红苔光裂,阴虚
  }
  绛舌 {
    特征:较红色更甚,呈黯红色
    机制:热入营血或阴虚火旺,气血沸涌,耗伤营阴,血液浓缩,舌络充盈,呈现绛色
    意义:舌绛有苔为热入营血或脏腑热盛;舌绛无苔为温热耗阴或阴虚火旺
  }
  紫舌 {
    特征:全舌紫色或局部紫色
    机制:气血运行不畅
    意义:舌淡红见青紫为气滞或气虚;舌淡紫而润为阳虚寒盛;舌绛紫而干为热毒炽盛
  }
}

十二 望舌形

望舌形
- 老、嫩舌
  - 特征：老舌纹理粗糙如槟榔外皮，嫩舌细腻如水豆腐
  - 意义
    - 老舌主实证（邪气壅盛）
    - 嫩舌主虚证（气血不足，阳气亏虚）
- 胖、瘦舌
  - 特征：胖大舌、肿胀舌、瘦薄舌
  - 意义
    - 舌淡而胖——脾肾阳虚，水湿不运
    - 舌红而胖——脾胃湿热，痰热内蕴
    - 舌肿胀色红绛——心脾热盛，热毒上壅
    - 舌胖紫肿胀——湿热酒毒上泛
- 点、刺舌：邪热炽盛
- 裂纹舌
  - 特征：舌上有裂沟
  - 意义
    - 舌红绛而裂——邪热炽盛，阴液亏虚
    - 舌淡而裂——血虚不润
    - 舌淡胖嫩而裂——脾虚湿侵
- 齿痕舌
  - 特征：舌边有齿痕
  - 意义
    - 舌淡胖嫩，边有齿痕——寒湿壅盛；阳虚水停
    - 舌质淡红，边有齿痕——脾虚湿盛
    - 舌红肿胀，边有齿痕——湿热痰浊壅盛

十三 望舌态

望舌态
- 痿软舌
  - 机制：伤阴或气血俱虚，筋脉失养，舌肌废弛，痿软无力
  - 意义
    - 舌淡白而痿软——气血虚衰
    - 舌红绛而痿软——阴虚火旺
    - 舌红干而渐痿——肝肾亏虚
- 强硬舌
  - 机制：热入心包，高热伤津，风痰阻络
  - 意义
    - 舌强硬而红绛——高热伤津
    - 舌强硬而苔厚腻——风痰阻络
    - 舌强硬而言謇肢麻——中风先兆
- 歪斜舌——中风、喑痱，或中风先兆
- 颤动舌
  - 舌淡白而颤动——血虚动风
  - 舌红绛而颤动——热极生风
  - 舌红少苔而颤——阴虚生风
  - 舌红苔薄黄而颤动——肝阳化风
- 吐弄舌：心脾热盛，动风先兆
- 短缩舌
  - 舌淡青而湿润——寒凝经脉
  - 舌淡白而短缩——气血虚衰
  - 舌红绛而短缩——热盛伤津
  - 舌胖大而短缩——脾虚不运，痰浊内蕴

◎提示▶▶▶望舌质包括望舌色、舌形、舌态、舌下脉络四部分，其中前三部分是考试重点。弄清舌形和舌态的区别，望舌形和望舌态各包括什么内容，注意细节。

望舌苔
- 苔质
  - 薄、厚苔
    - "见底"为薄苔，"不见底"为厚苔
    - 意义
      - 反映邪正盛衰
      - 反映病邪进退
  - 润燥苔
    - 机制：反映津液的盈亏及输布状况
    - 意义
      - 滑苔——体内津液未伤
      - 燥苔——体内津液已伤
      - 糙苔——热极津枯
  - 腐腻苔——主痰浊、食积；脓腐苔主内痈或邪毒内结
  - 剥落苔意义
    - 舌红而剥苔——阴虚
    - 舌淡而苔剥或类剥苔——血虚、气血两虚
    - 镜面红绛舌——胃阴枯竭
    - 镜面白舌——营血大虚
    - 前、中、后剥落分别代表——肺阴、胃阴、肾阴不足
  - 偏、全苔：偏于舌中部代表痰浊、食积停于中焦，偏于舌边，代表肝胆湿热
  - 真、假苔意义：真苔胃有生气，假苔是夹邪气上聚于舌；假苔胃气匮乏，不续新苔，旧苔渐离舌体
- 苔色
  - 白苔
    - 苔薄白而润——正常人、表证初起、里证病轻、阳虚内寒
    - 苔薄白而干——风热表证
    - 苔薄白而滑——风寒湿证，脾肾阳虚
    - 苔白厚腻——湿浊内困、痰饮、食积
    - 苔白厚而干——痰浊湿邪内蕴
    - 苔白如积粉——又叫积粉苔，主温疫、内痈
  - 黄苔
    - 主热证、里证
    - 舌苔黄白相间——表证化热入里（表里相兼）
    - 黄滑苔——阳虚寒湿之体，痰饮聚久化热；气血亏虚，复感湿热
    - 黄腻苔——湿热、痰热内蕴，食积化腐
    - 黄糙苔、黄瓣苔、焦黄苔——邪热伤津，燥热腑实
  - 灰黑苔
    - 主阴寒内盛或里热炽盛
    - 舌苔润燥是鉴别灰黑苔寒热属性的重要指标
    - 舌边尖白腻，中部灰黑润泽——阳虚寒湿、痰饮内停
    - 舌边尖黄腻，中部灰黑——湿热内蕴，日久不化
    - 苔黄黑，为霉酱苔——湿浊宿食化热，湿热夹痰

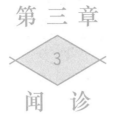

第 三 章

3

闻 诊

■■ 重 点 要 求

　　闻诊是诊察疾病的重要方法,是通过听声音和嗅气味来诊察疾病。

　　咳嗽和呕吐因为临床表现的分型特别多,给分析病因和记忆带来了一定困难,但理清其中的来龙去脉也会给《中医内科学》的复习带来一定的方便。

　　嗅气味部分考点较少,理解即可。

■■ 重 点 突 破

一 病理性语音

病理性语音
- 谵语:神志不清,语无伦次,声高有力。属邪热内扰神明所致(实)
- 郑声:神志不清,语音重复,时断时续,语声低弱模糊。属心神散乱所致(虚)
- 独语:自言自语,喃喃不休,见人语止,首尾不续。多因心气虚弱,神气不足;或气郁痰阻,蒙蔽心神所致(阴)
- 错语:神志清楚而语言时有错乱,语后自知言错。多因心气虚弱,神气不足所致(虚);另可因痰湿、瘀血、气滞阻碍心窍所致(实)
- 狂言:精神错乱,语无伦次,狂叫骂詈。多因情志不遂,气郁化火,痰火扰神所致
- 言謇:神志清楚,思维正常而吐字困难,或吐字不清。多因风痰阻络所致

◎提示▶▶▶中诊里面第二个必考的内容,掌握这几种病理性语音的临床表现及相互鉴别;掌握临床意义及相似点。

二 咳嗽

咳嗽
- 咳声重浊沉闷,多属实证,因寒痰湿浊停聚于肺,肺失肃降所致
- 咳声轻清低微,多属虚证,因久病肺气虚损,失于宣降所致
- 咳声不扬,痰稠色黄,不易咳出,多属热邪犯肺,肺津被灼所致
- 咳有痰声,痰多易咳,多属痰湿阻肺所致
- 干咳无痰或少痰,多属燥邪犯肺或阴虚肺燥所致
- 咳声短促,呈阵发性、痉挛性,咳后有鸡鸣样回声,为顿咳(百日咳)
- 咳声如犬吠,伴有声音嘶哑,吸气困难,是肺肾阴虚,疫毒攻喉所致,多见于白喉

三 呕吐

呕吐
- 吐势徐缓,声音微弱,呕吐物清稀,多属虚寒证
- 吐势较猛,声音壮厉,呕吐出黏稠黄水,或酸或苦者,多属实热证
- 呕吐呈喷射状者,多为热扰神明,或因头颅外伤,颅内有瘀血、肿瘤等
- 呕吐酸腐食糜,多因暴饮暴食或过食肥甘厚味,以致食滞胃脘,胃失和降,胃气上逆所致
- 朝食暮吐,暮食朝吐者,为胃反,多属脾胃阳虚
- 口干欲饮,饮后则吐者,称为水逆,因饮邪停胃,胃气上逆所致

◎提示▶▶▶掌握咳嗽和呕吐各自不同的临床表现和临床意义;深入理解,对于临床辨证亦有裨益。

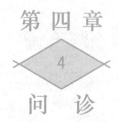

第四章

4

问 诊

■ 重 点 要 求

　　可按照《十问歌》的顺序进行问诊,即"一问寒热二问汗,三问头身四问便,五问饮食六胸腹,七聋八渴俱当辨,九问旧病十问因,再兼服药参机变,妇女尤必问经期,迟速闭崩皆可见,再添片语告儿科,天花麻疹全占验。"

　　问寒热但热不寒中潮热的几种类型和寒热往来的临床意义是必须掌握的。

　　问汗的重点在特殊汗出和头汗的临床意义。

　　问疼痛部分,重点在胀痛、绞痛、重痛的临床表现和临床意义。

　　耳鸣耳聋及失眠、嗜睡的临床表现和临床意义属于了解内容。

　　问饮食口味的重点在渴不多饮、消谷善饥、饥不欲食、口苦、口酸、口咸等的表现和临床意义。

　　问大便要掌握完谷不化、溏结不调的临床表现和临床意义。

　　问小便要掌握小便频数、癃闭及尿量增多和尿量减少的临床意义。

　　问经带部分重点在月经先期、后期、不定期的临床意义,崩漏、痛经的临床意义。

　　问男子、问小儿是2017年大纲新增考点,需注意。

　　本章包含以上所提到的18个重点考点。此外还有很多次重点考点,在第一轮复习时应当求全,对照考纲把所有考点过滤一遍,将重点考点理解清楚,不留下任何知识死角。

■ 重 点 突 破

一 问诊的内容

问诊的内容
- 一般情况:姓名、住址、籍贯等
- 主诉
  - 定义:病人就诊时最感痛苦的症状和体征及持续的时间
  - 举例:咳嗽、发热2天
- 现病史
  - 定义:疾病从起病到此次就诊时发生、发展、演变及诊治的全过程
  - 内容:发病情况、病变过程、诊治经过、现在症状
- 既往史:病人既往健康状况和既往患病情况
- 个人生活史:生活经历、精神情志、饮食起居、婚姻生育、小儿出生前后情况
- 家族史
  - 定义:患者直系家族及长期相处者的健康和患病情况
  - 内容:目前状况如何,有无传染病、遗传病

二 问现在症

问现在症
- 问寒热:恶寒发热、但寒不热、但热不寒、寒热往来
- 问汗
  - 特殊汗出:自汗、盗汗、绝汗、战汗
  - 局部汗出:头汗、半身汗、手足心汗、阴汗
- 问疼痛
  - 疼痛的性质:胀痛、刺痛、走窜痛、冷痛、灼痛、绞痛、隐痛、重痛、掣痛、空痛、酸痛
  - 疼痛的部位:头痛、胸痛、胁痛、腹痛、腰痛、胃脘痛
- 问头身胸腹:头晕、胸闷、心悸、脘痞、腹胀、疲乏、麻木
- 问耳目:耳鸣、耳聋、目眩、目昏、雀盲
- 问睡眠:失眠与嗜睡
- 问饮食口味
  - 口渴与饮水
  - 食欲与食量
  - 口味
- 问二便
- 问经带

三 问寒热

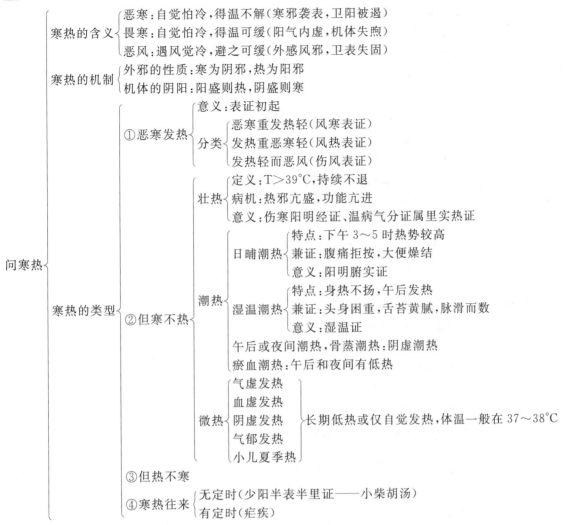

问寒热

- 寒热的含义
  - 恶寒：自觉怕冷，得温不解（寒邪袭表，卫阳被遏）
  - 畏寒：自觉怕冷，得温可缓（阳气内虚，机体失煦）
  - 恶风：遇风觉冷，避之可缓（外感风邪，卫表失固）
- 寒热的机制
  - 外邪的性质：寒为阴邪，热为阳邪
  - 机体的阴阳：阳盛则热，阴盛则寒
- 寒热的类型
  - ①恶寒发热
    - 意义：表证初起
    - 分类
      - 恶寒重发热轻（风寒表证）
      - 发热重恶寒轻（风热表证）
      - 发热轻而恶风（伤风表证）
  - ②但寒不热
    - 壮热
      - 定义：T＞39℃，持续不退
      - 病机：热邪亢盛，功能亢进
      - 意义：伤寒阳明经证、温病气分证属里实热证
    - 潮热
      - 日晡潮热
        - 特点：下午3～5时热势较高
        - 兼证：腹痛拒按，大便燥结
        - 意义：阳明腑实证
      - 湿温潮热
        - 特点：身热不扬，午后发热
        - 兼证：头身困重，舌苔黄腻，脉滑而数
        - 意义：湿温证
      - 午后或夜间潮热，骨蒸潮热：阴虚潮热
      - 瘀血潮热：午后和夜间有低热
    - 微热
      - 气虚发热
      - 血虚发热
      - 阴虚发热 — 长期低热或仅自觉发热，体温一般在37～38℃
      - 气郁发热
      - 小儿夏季热
  - ③但热不寒
  - ④寒热往来
    - 无定时（少阳半表半里证——小柴胡汤）
    - 有定时（疟疾）

◎提示▶▶▶**潮热为考试重点，分清几种特殊类型的潮热。**

四 问汗

问汗

- 机制：阳加于阴谓之汗（阳气蒸化津液经玄府达于体表而成）
- 有汗无汗
  - 表证有汗——外感风邪或风热
  - 表证无汗——外感风寒
  - 里证有汗——里实热证
  - 里证无汗——阳气亏虚或津血亏虚
- 特殊汗出
  - 自汗——气虚或阳虚
  - 盗汗——阴虚
  - 绝汗（大汗）
    - 亡阴：汗出如油
    - 亡阳：冷汗淋漓
  - 战汗：转折点
- 局部汗出
  - 头汗：上焦热盛，中焦湿热，虚阳上越，过食辛热
  - 半身汗：痰瘀阻滞半身经络，营卫气血不畅，化汗乏源
  - 手足心汗：阴经郁热，阳明热盛，中焦湿热
  - 阴汗：下焦湿热郁蒸

◎提示▶▶▶**特殊汗出易考单选题，局部汗出易考多选题。**

◆强化篇◆ 中医诊断学

```
              ┌ 机制 ┌ 实证:不通则痛
              │      └ 虚证:不荣则痛
              │              ┌ 胀痛:气滞作痛,肝火上炎,肝阳上亢
              │              │ 刺痛:血瘀
              │              │ 走窜痛:气滞、风证
              │              │ 固定痛:血瘀、寒湿、湿热阻滞、热壅血瘀
              │              │ 冷痛:实寒、虚寒
              │   疼痛的性质 ┤ 灼痛:实热、虚热
问疼痛 ┤              │ 绞痛:寒邪、有形实邪闭阻
              │              │ 隐痛:气血亏虚
              │              │ 重痛:湿证、肝阳上亢
              │              │ 掣痛:寒证、筋脉失养
              │              │ 空痛:气血亏虚
              │              └ 酸痛:湿邪阻滞、肾虚
              └ 疼痛的部位
                           ┌ 头痛 ┌ 前额头痛——足阳明经
                           │      │ 两侧头痛——足少阳经
                           │      │ 头痛连项——足太阳经
                           │      └ 颠顶头痛——足厥阴经
                           │      ┌ 虚里憋闷,痛如针刺——胸痹(痰瘀阻脉)
                           │      │ 胸痛剧烈,面青肢厥——真心痛
                           │ 胸痛 ┤ 胸痛喘促,痰黄而稠——肺热壅盛
                           │      │ 胸痛咳唾,脓痰腥臭——肺痈(热壅血瘀)
                           │      └ 胸胁引痛,皮色不变——肋肋痛(痰凝血瘀)
                           │      ┌ 胀痛,烦躁易怒——肝郁气滞
                           │      │ 胀痛,身目发黄——肝胆湿热
       疼痛的部位 ┤ 胁痛 ┤ 灼痛,面红目赤——肝胆火盛
                           │      └ 掣痛,肋满咳唾——饮停胸胁(悬饮)
                           │ 胃脘痛 ┌ 食后痛剧,痛处拒按——实证
                           │        └ 食后痛减,痛处喜按——虚证
                           │ 腹痛 ┌ 外邪、气滞、血瘀、结石、虫积、食积——不通则痛——实证
                           │      └ 脏腑气血阴阳亏虚——不荣则痛——虚证
                           │      ┌ 酸软而痛——肾虚
                           │      │ 冷痛沉重——寒湿痹痛
                           └ 腰痛 ┤ 刺痛难转——瘀血疼痛
                                  │ 放射少腹——结石阻滞
                                  └ 腰痛连腹——带脉损伤
```

六 问头身胸腹

问头身胸腹
- 头晕
  - 肝火上炎、痰湿内阻、瘀血阻络——实证
  - 气血亏虚、肾精亏虚——虚证
- 胸闷
  - 痰饮停肺、痰热壅肺、寒邪客肺——实证
  - 心阳不足、心气亏虚、肺肾气虚——虚证
- 心悸
  - 心胆气虚、心阳不足、阴血亏虚、阳虚水泛——虚证
  - 胆郁痰扰、心脉痹阻——实证
- 脘痞:食积胃脘、脾胃虚弱、胃阴亏虚、湿邪困脾、饮停于胃
- 腹胀:脾胃虚弱、食积胃肠、实热内结
- 麻木:气血亏虚、肝风内动、痰瘀阻络、风寒入络
- 疲乏:气血虚、阳气虚衰、脾虚湿困

七 问耳目

问耳目
- 耳鸣、耳聋
  - 实证:肝胆火盛、肝阳上亢、痰火壅结、气血瘀阻、风邪上袭、药毒损伤
  - 虚证:气血亏虚、肾精亏虚
- 目痒
  - 实证:肝经风火上扰
  - 虚证:肝血亏虚失养
- 目眩
  - 兼面赤、头胀痛:肝阳上亢、肝火上炎、肝阳化风、痰湿蒙窍
  - 兼神疲、气短头晕:中气下陷、肝肾精亏
- 目昏、雀盲:肝肾亏虚、精血不足

八 问睡眠

问睡眠
- 失眠
  - 病机:阳不入阴
  - 分类
    - 不易入睡,彻夜不眠——心肾不交
    - 睡后再醒,不易再睡——心脾两虚
    - 睡眠时不时惊醒,不易安卧——胆郁痰扰
    - 夜卧不安,腹胀嗳气酸腐——食滞内停
- 嗜睡
  - 病机:阳不出阴
  - 分类
    - 困倦嗜睡,胸闷脘痞——痰湿困脾,清阳不开
    - 餐后嗜睡,神疲纳呆——脾气虚弱,心失所养
    - 精神疲惫,似睡非睡——心肾阳虚,阴寒内盛
    - 大病之后,精神疲乏——正气未复

九 问饮食口味

问饮食
- 口渴与饮水
  - 口渴多饮——燥邪伤津、伤津较轻、里实热证、消渴病、阴虚证
  - 渴不多饮——湿热证、热入营分证、痰饮
- 食欲与食量
  - 食欲减退、厌食
  - 消谷善饥
    - 伴多饮多尿——胃火炽盛
    - 伴大便溏泄——胃强脾弱
  - 饥不欲食——胃阴亏虚、蛔虫内扰
  - 除中——胃气败绝

口淡——脾胃虚寒、寒湿中阻、寒邪犯胃

口苦——心火、肝胆火热

口甜——湿热蕴脾、脾气虚

问口味 { 口酸——肝胃郁热、食积

口涩——热盛伤津、脏腑热盛

口咸——肾虚水泛

口黏腻——痰热内盛、湿热中阻、寒湿困脾

◎提示▶▶▶此处考点较多，注意渴不多饮、消谷善饥、饥不欲食、口味变化的临床意义。

十 问二便

问二便 {

大便 {

便次异常——便秘、泄泻

便质异常 {
完谷不化：脾肾阳虚或食滞胃肠
溏结不调：时干时稀为肝郁脾虚；先干后稀为脾虚
便血：脾不统血

排便感异常——肛门灼热、里急后重、排便不爽、肛门重坠、大便失禁

大肠湿热，大肠风燥，便色异常 {
黄褐如糜：湿热
灰白：黄疸
黏冻、脓血：痢疾、肠癌

小便 {

尿次异常 {
尿频：肾阳虚或膀胱湿热
癃闭：肾气肾阳不足、膀胱湿热、淋证

尿量异常 {
尿量增多：虚寒或消渴
尿量减少：津伤或气化失常，湿热蕴结，尿路损伤、阻塞

排尿感异常 {
余沥不尽：肾气亏虚
小便失禁：肾气不固、脾虚气陷、膀胱虚寒、邪闭心包

十一 问经带

问经带 {

经期异常 {
月经先期——气虚、血热
月经后期——血虚、血瘀、肾虚、痰湿
月经先后无定期——脾虚、肝郁

经量异常 {
月经过多——气虚、血热、血瘀
月经过少——血虚、血瘀、肾虚
崩漏——气虚、血热、血瘀
闭经——血虚、肾虚、血瘀（月经过少）、血寒、痰湿、妊娠

经质经色异常 {
淡红质稀——气虚血少
深红质稠——血热
紫暗，夹有血块——血瘀

痛经 {
因虚——气血两虚、肾精不足、阳虚失温
因瘀——气滞血瘀、寒凝血瘀、湿热蕴结

带下 {
白带——脾肾阳虚或寒湿带下
黄带——湿热下注

◎提示▶▶▶月经异常的临床意义经常考多选题，要抓住关键证，上图已经替大家总结好，希望能理解并记忆。

十二 问男子

问男子
- 阳痿
  - 腰膝酸软——肾阳虚
  - 心悸失眠——思虑伤脾
  - 抑郁易怒——肝气郁结
  - 肢体困重——湿热下注
  - 暴受惊恐——惊恐伤肾
- 阳强——湿热痰阻、阴虚火旺、血液瘀阻
- 遗精
  - 生理性
  - 病理性——肾气不固、肾阴亏虚、心脾两虚、湿热下注
- 早泄——肾气亏虚、心肾不交、肝失疏泄

十三 问小儿

问小儿
- 出生前后情况
  - 新生儿、痫病——母亲妊娠期健康情况、分娩情况
  - 婴幼儿——喂养情况、生长发育
- 预防接种、传染病史——水痘、麻疹等
- 发病原因——脏腑娇嫩、脾胃薄弱、脑神经发育不完善

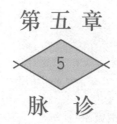

第 五 章

脉 诊

重 点 要 求

本章节重点掌握二十八脉的脉象特征及其临床意义;掌握正常脉象的特点等。

重 点 突 破

一 脉诊原理

心、脉是形成脉象的主要脏器 ⎰ 心脏的搏动
⎱ 脉管的舒缩
⎱ 心阴与心阳的协调

气血是形成脉象的物质基础

其他脏腑与脉象形成的关系 ⎰ 肺主气,司呼吸
⎱ 脾胃为气血生化之源,"后天之本"
⎱ 肝藏血,主疏泄,可使气血调畅
⎱ 肾藏精,为元气之根,是脏腑功能的动力源泉

二 诊脉部位

三部九候诊法:出自《素问·三部九候论》,上为头部、中为手部、下为足部
人迎寸口诊法:是对人迎和寸口脉象互相参照,进行分析的一种方法
仲景三部诊法:《伤寒杂病论》中常用寸口、跗阳、太溪三部诊法
寸口诊法:寸口部位,寸口脉分为寸、关、尺三部

三 脉象要素

脉位
脉率
脉长
脉力
脉宽
脉律
流利度
紧张度

四 寸口诊脉的原理

寸口脉诊病的原理 ⎰ 寸口部为"脉之大会"
⎱ 寸口部脉气最明显
⎱ 可反映宗气的盛衰
⎱ 寸口处为桡动脉,易于诊察

五 寸口分候脏腑

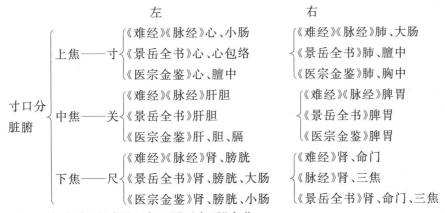

		左	右
寸口分脏腑	上焦——寸	《难经》《脉经》心、小肠 《景岳全书》心、心包络 《医宗金鉴》心、膻中	《难经》《脉经》肺、大肠 《景岳全书》肺、膻中 《医宗金鉴》肺、胸中
	中焦——关	《难经》《脉经》肝胆 《景岳全书》肝胆 《医宗金鉴》肝、胆、膈	《难经》《脉经》脾胃 《景岳全书》脾胃 《医宗金鉴》脾胃
	下焦——尺	《难经》《脉经》肾、膀胱 《景岳全书》肾、膀胱、大肠 《医宗金鉴》肾、膀胱、小肠	《难经》肾、命门 《脉经》肾、三焦 《景岳全书》肾、命门、三焦

《内经》中寸关尺根据"上竟上""下竟下"来分：

寸口	寸	关	尺
左	心 膻中	肝胆 膈	肾 小腹（膀胱、小肠）
右	肺 胸中	脾胃	肾（命门） 小腹（大肠）

六 诊脉方法

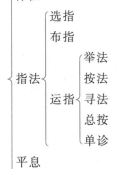

时间：诊脉的时间，以清晨（平旦）未起床、未进食时为最佳

体位

指法
- 选指
- 布指
- 运指
  - 举法
  - 按法
  - 寻法
  - 总按
  - 单诊

平息

五十动

七 正常脉象

1. 正常脉象的含义及脉象表现特征

有胃气
- 含义："有胃"，即脉有胃气。脉之胃气，主要反映脾胃运化功能的盛衰、营养状况的优劣
- 脉象表现特征：指下具有从容、徐和、软滑的感觉

有神
- 含义："有神"，即脉有神气。诊脉神之有无，可察精气之盈亏，并与胃气的盛衰有关
- 脉象表现特征：脉之有神是指脉律整齐、柔和有力

有根
- 含义："有根"，即脉有根基。主要说明肾气的盛衰
- 脉象表现特征：尺脉有力、沉取不绝

2.脉象的生理变异

个体因素影响
- 性别:女性的脉势较男性的脉势弱
- 年龄:三岁内小儿,一息七、八至为平脉
- 体质
- 脉位变异:斜飞脉、反关脉

外部因素影响
- 情志:喜则气缓而脉多缓;怒则气上而脉多弦
- 劳逸:剧烈活动之后,脉多洪数;入睡之后,脉多迟缓
- 饮食:酒后、饭后脉稍数而有力;饥饿时脉多缓弱
- 季节:"春胃微弦""夏胃微钩""秋胃微毛""冬胃微石"
- 昼夜:昼日脉象偏浮而有力,夜间脉象偏沉而细缓
- 地理环境:东南方脉多细软偏数;西北方脉象多沉实

八 病理脉象

1.历代脉象著作及其脉象数目(了解即可)

著作	脉象数量	著作	脉象数量
《内经》	21 种	《伤寒杂病论》	26 种
《脉经》	24 种	《景岳全书》	16 种
《濒湖脉学》《三指禅》	27 种	《诊家正眼》	增疾脉而为 28 脉
《脉理求真》	30 种	近代	28 种

2.常见病脉

(1)浮脉类脉象特征和主病

共同特征	脉名	脉象特征	主病
轻取即得	浮	举之有余,按之不足	表证,亦见于虚阳浮越证
	洪	脉体阔大,充实有力,来盛去衰	气分热盛,邪盛正衰
	濡	浮细无力而软	虚证,湿困
	散	浮取散漫而无根,伴至数或脉力不匀	元气离散,正气将绝
	芤	浮大中空,如按葱管	失血,伤阴之际
	革	浮而搏指,中空边坚	亡血,失精,半产,崩漏,阳气外浮

(2)沉脉类脉象特征和主病

共同特征	脉名	脉象	主病
重按始得	沉	轻取不应,重按始得	里证
	伏	重按推筋着骨始得	邪闭,厥证,痛极
	牢	沉按实大弦长	阴寒内积,疝气,癥积
	弱	沉细无力而软	阳气虚衰,气血俱虚

(3)迟脉类脉象特征和主病

共同特征	脉名	脉象	主病
一息 不足 四至	迟	一息不足四至	寒证,亦见于邪热结聚之里实热证
	缓	一息四至,脉来怠缓	湿病,脾胃虚弱,亦见于平人
	涩	往来艰涩,迟滞不畅	精伤,血少,气滞,血瘀,痰食内停
	结	迟而时一止,止无定数	阴盛气结,寒痰瘀血,气血虚衰

(4)数脉类脉象特征和主病

共同特征	脉名	脉象	主病
一息 五至 以上	数	一息五至以上,不足七至	热证,亦见于里虚证
	疾	脉来急疾,一息七八至	阳极阴竭,元气将脱
	促	数而时一止,止无定数	阳热亢盛,瘀滞,痰食停滞,脏气衰败
	动	脉短如豆,滑数有力	疼痛,惊恐

(5)虚脉类脉象特征和主病

共同特征	脉名	脉象特征	主病
应 指 无 力	虚	举按无力,应指松软	气血两虚
	细	脉细如线,应指明显	气血俱虚,湿证
	微	极细极软,似有似无	气血大伤,阳气暴脱
	代	迟而中止,止有定数	脏气衰微,疼痛,惊恐,跌仆损伤
	短	首尾俱短,不及本部	有力主气郁,无力主气损

(6)实脉类脉象特征和主病

共同特征	脉名	脉象	主病
应 指 有 力	实	举按充实而有力	实证,平人
	滑	往来流利,应指圆滑	痰湿,食积,实热,青壮年,孕妇
	弦	端直以长,如按琴弦	肝胆病,疼痛,痰饮,老年健康者
	紧	崩急弹指,状如转索	实寒证,疼痛,宿食
	长	首尾端直,超过本位	阳证,热证,实证,平人
	大	脉体宽大,无汹涌之势	健康人,病进

3.相似脉的鉴别

(1)浮脉与芤脉、革脉、散脉

相同点:四种脉象的脉位均表浅,轻取皆可得

不同点
- 浮脉举之有余,重按稍减而不空,脉形不大不小
- 芤脉浮大无力,中间独空,如按葱管
- 革脉是浮取弦大搏指,外急中空,如按鼓皮
- 散脉是浮而无根,至数不齐,脉力不匀

(2)沉脉、伏脉与牢脉

相同点：三种脉象的脉位均在皮下深层，故轻取不应

不同点：
- 沉脉重按乃得
- 伏脉较沉脉部位更深，须推筋着骨始得，甚则暂时伏而不见
- 牢脉沉取实大弦长，坚牢不移

(3)迟脉与缓脉、结脉

相同点：三者脉率均小于五至

不同点：
- 迟脉一息不足四至
- 缓脉虽然一息四至，但脉来怠缓无力
- 结脉不仅脉率不及四至，而且有不规则的歇止

(4)数脉与疾脉、滑脉、促脉

共同点：脉率均有快于正常脉象的感觉

不同点：
- 数脉一息五至以上，不足七至
- 疾脉一息七八至
- 滑脉仅指脉形往来流利，应指圆滑，似数但并不数
- 促脉不仅脉率每息在五至以上，且有不规则的歇止

(5)细脉与微脉、弱脉、濡脉

相同点：四种脉象都是脉形细小且脉势软弱无力

不同点：
- 细脉形小而应指明显，主要从脉搏的形态而言；主气血俱虚、湿证
- 微脉则极软极细，按之欲绝，若有若无，起落模糊，不仅从脉形言，而且主要指脉搏的力量弱；主气血大伤，阳气暴脱
- 弱脉为沉细而无力；主阳气虚衰、气血俱虚
- 濡脉为浮细而无力，即脉位与弱脉相反，轻取即得，重按反不明显；主虚证、湿困

(6)实脉与洪脉

共同点：二者在脉势上都是充实有力

不同点：
- 但实脉应指有力，举按皆然，来去俱盛
- 洪脉状若波涛汹涌，盛大满指，来盛去衰

(7)短脉与动脉

相同点：二者在脉搏搏动范围上都较小，仅关部明显

不同点：
- 短脉常兼迟涩
- 动脉其形如豆，常兼滑数有力之象

(8)结脉与代脉、促脉

相同点：三者均属有歇止的脉象

不同点：
- 促脉为脉数而中止，歇止不规则
- 结脉为脉缓而中止，二者歇止均不规则
- 代脉是脉来一止，其脉率可快可慢，且歇止有规则，歇止时间较长

4.常见相兼脉的主病

(1)浮脉相兼

- 浮紧脉：多见于外感寒邪之表寒证，或风寒痹病疼痛
- 浮缓脉：多见于风邪伤卫，营卫不和的太阳中风证
- 浮数脉：多见于风热袭表的表热证
- 浮滑脉：多见于表证夹痰，常见于素体多痰湿而又感受外邪者

（2）迟脉相兼

沉迟脉：多见于里寒证

沉弦脉：多见于肝郁气滞，或水饮内停

沉涩脉：多见于血瘀，尤常见于阳虚而寒凝血瘀者

沉缓脉：多见于脾虚，水湿停留

沉细数脉：多见于阴虚内热或血虚

（3）弦脉相兼

弦紧脉：多见于寒证、痛证，常见于寒滞肝脉，或肝郁气滞等所致的疼痛

弦数脉：多见于肝郁化火或肝胆湿热、肝阳上亢

弦滑数脉：多见于肝火夹痰、肝胆湿热或肝阳上扰、痰火内蕴等病证

弦细脉：多见于肝肾阴虚、血虚肝郁，或肝郁脾虚等证

（4）数脉相兼

滑数脉：多见于痰热（火）、湿热或食积内热

洪数脉：多见于阳明经证、气分热盛，多见于外感热病

浮数脉：多见于风热袭表的表热证

弦数脉：多见于肝郁化火、肝胆湿热、肝阳上亢

◎提示▶▶▶凡两种或两种以上的单因素脉相兼出现，复合构成的脉象即称为"相兼脉"或"复合脉"，所以做这一部分题的时候也应该根据病因把两种脉象结合起来，推断出一种合理的兼脉。

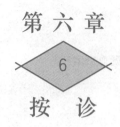

第 六 章

6

按 诊

■ 重点要求

　　本章了解中医按诊的主要内容,其中按虚里、按肌肤、按腧穴为重点内容。
　　掌握虚里搏动异常的临床表现和临床意义;肌肤寒热、润燥的临床表现和意义;腧穴按诊正常和异常的临床表现及常见疾病的按压穴位。
　　了解按脘腹、按手足的相关内容。

■ 重点突破

一 按诊的主要内容

$$
按诊 \begin{cases}
按胸胁 \begin{cases} 胸部按诊 \\ 乳房按诊 \\ 虚里按诊:虚里"其动欲绝"而无死候——痰饮 \\ 胁部按诊 \end{cases} \\
按脘腹:脘腹分区、寒热、虚实、疼痛 \\
按肌肤 \begin{cases} 诊寒热 \\ 诊润燥滑涩 \\ 诊疼痛、肿胀、疮疡 \\ 诊尺肤 \end{cases} \\
按手足:判断病情的寒热虚实 \\
按腧穴:病理反应有压痛、结节、条索状物,或其他敏感反应
\end{cases}
$$

二 按虚里

$$
虚里按诊 \begin{cases}
虚里搏动移位 \begin{cases} ①心痹、先天性心脏病等而使心脏增大 \\ ②鼓胀、癥积等而使腹部长大、心位抬高 \\ ③气胸、悬饮、肿瘤等胸腔疾病 \\ ④胸部畸形,如漏斗胸、脊柱弯曲等 \end{cases} \\
虚里按之其动微弱 \begin{cases} ①宗气内虚 \\ ②饮停心包之支饮 \\ ③久病体虚而动数,心阳不足者 \\ ④肥胖之人因胸壁较厚,虚里搏动不明显,属生理现象 \end{cases} \\
虚里动高:聚而不散为热甚,见于外感热邪、小儿食滞或痘疹将发,孕妇胎前产后见者为恶候 \\
虚里动而应衣:宗气外泄 \\
虚里"其动欲绝"而无死候:见于痰饮
\end{cases}
$$

◈ 提示 ▶▶▶ 虚里即心尖搏动处。通过按虚里,根据其搏动的强弱、部位可以诊查宗气的强弱、疾病的虚实。虚里按诊是本章的最重要内容。

三 按脘腹

按脘腹 {
- 部位：大腹、小腹、少腹
- 结胸、胸痞 {
  - 结胸——按之坚硬疼痛
  - 胸痞——按之柔软或硬满无痛
}
- 癥瘕 {
  - 癥积——按之坚硬疼痛
  - 瘕聚——按之柔软或硬满无痛
}
- 腹满分虚实 {
  - 实满——腹部饱满，有弹性，有压痛
  - 虚满——腹部虚软，少弹性，无压痛
}
- 气鼓、水臌的区别 {
  - 气鼓——叩之如鼓
  - 水臌——叩诊浊音，有波动感
}
- 虫积——结块按之起伏聚散，往来不定，形如筋结，或如蚯蚓蠕动
}

四 按肌肤

按肌肤 {
- 诊润燥滑涩 {
  - 皮肤干燥——尚未出汗
  - 皮肤干瘪——津液不足 } 汗出与津液盈亏
  - 皮肤湿润——身已出汗
  - 皮肤润滑——气血旺盛
  - 皮肤枯涩——气血不足 } 气血盛衰
  - 肌肤甲错——血虚或瘀血
}
- 诊疼痛 {
  - 按之痛减——虚证
  - 硬痛拒按——实证
  - 轻按即痛——病位表浅
  - 重按方痛——病位深沉
}
- 诊肿胀 {
  - 按之凹陷，举手不能即起——水肿
  - 按之凹陷，举手即起——气肿
}
- 诊疮疡 {
  - 硬肿而不热——寒证
  - 红肿热痛——热证
  - 根盘平塌满肿——虚证
  - 根盘紧束隆起——实证
  - 患处坚硬——无脓
  - 边硬顶软——已成脓
}
- 诊尺肤 {
  - 尺肤热甚——热证
  - 尺肤凉——泄泻，少气
  - 按尺肤窅而不起——风水
  - 尺肤粗糙如枯鱼之鳞——精血不足
}
}

五 按腧穴

按腧穴 {
- 腧穴是脏腑经络之气转输之处，是内脏病变反映于体表的反应点
- 诊查的内容 {
  - 结节
  - 条索状物
  - 压痛
  - 其他敏感反应
}
- 穴位与脏腑 {
  - 肺病——肺俞、中府
  - 肠痈——巨虚
  - 肝病——肝俞、期门
  - 肺病——中府、肺俞、大渊
  - 心病——巨阙、膻中、大陵
  - 胃病——胃俞、足三里
}
}

◎提示▶▶▶中医的按肌肤常常选择的部位是尺肤部，即从肘部内侧到掌后横纹间的皮肤，常根据尺肤的缓急、滑涩、寒热来判断疾病的性质。

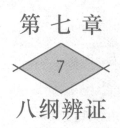

第 七 章
7
八纲辨证

■■ 重点要求

　　本章节重点掌握各个证型的临床表现及其相似证的鉴别;掌握各个兼夹证和虚实真假、寒热真假的临床表现和病证鉴别。

　　八纲辨证是基础,是学习后面内容的基石,所以本章是大家要重视的,多花时间进行理解的章节。

■■ 重点突破

一 八纲的基本证候

表里辨证
- 表证:新起恶寒,或恶寒发热并见,脉浮,内部脏腑的症状不明显
- 半表半里证:寒热往来,胸胁苦满,心烦喜呕,默默不欲饮食,口苦,咽干,目眩,脉弦
- 里证:无新起恶寒发热并见,以脏腑症状为主要表现

寒热辨证

寒证
- 表寒证:恶寒重,发热轻,头身疼痛,无汗,苔薄白润,脉浮紧
- 里寒证:形寒肢冷,面色㿠白,口淡不渴,或渴喜热饮,静而少言,小便清长,大便稀溏,舌质淡,苔白润,脉沉迟
- 实寒证:恶寒喜暖,面色苍白,四肢欠温,腹痛拒按,肠鸣腹泻,或痰鸣喘嗽,口淡多涎,小便清长,舌苔白润,脉迟或紧
- 虚寒证:精神不振,面色淡白,畏寒肢冷,腹痛喜按,大便溏薄,小便清长,少气乏力,舌质淡嫩,脉微或沉迟无力

热证
- 表热证:发热,微恶风寒,头痛,口干微渴,或有汗,舌边尖红赤,脉浮数
- 里热证:面红身热,口烦渴,喜饮冷水,烦躁多言,小便黄赤,大便干结,舌质红,苔黄,脉数
- 虚热证:两颧红赤,形体消瘦,潮热盗汗,五心烦热,咽干口燥,舌红少苔,脉细数
- 实热证:壮热喜冷,口渴饮冷,面红目赤,烦躁或神昏谵语,腹胀满痛拒按,大便秘结,小便短赤,舌红苔黄而干,脉洪滑数实

虚实辨证

虚证
- 表虚证
  - 外感表虚:头痛,项强,发热,汗出,恶风,脉浮缓
  - 内伤表虚:平时常自汗出,容易感冒,兼有气虚表现(面色淡白,短气,动则气喘,倦怠乏力,纳少便溏,舌淡苔白,脉细弱)
- 里虚证
  - 虚热证:(同上)
  - 虚寒证:(同上)

实证
- 表实证
  - 表证症状+无汗、头身疼痛、脉浮紧
  - 实寒证:(同上)
- 里实证——实热证:(同上)

阴阳辨证
- 阴证:气虚(精神萎靡、语声低怯)+里寒(畏冷肢凉、口淡不渴、小便清长、大便溏泄)+虚寒舌脉(舌淡胖嫩,及脉沉迟、微弱、细)
- 阳证:表证(恶寒发热)+热证(面红,肌肤灼热,烦躁不安,口干渴饮,小便短赤涩痛)+实证(语声高亢,呼吸气粗,喘促痰鸣,大便秘结)+高热症状(舌红绛,苔黄黑起刺,脉浮数、洪大、滑实)

◎提示▶▶▶八纲的基本证候中,表里辨别病位的深浅,寒热辨别病情的性质,虚实辨别邪正的盛衰,阴阳辨别病证的种类,为辨证的总纲。要注意半表半里证的临床表现和临床意义,以及所选用的方剂(小柴胡汤),经常在这一点上出题。

八纲相似证候的鉴别

1. 表证与里证的鉴别

证候	表证	里证
病因	外感六淫、疫疠之气等邪袭表	外邪"直中"脏腑;情志内伤,饮食劳倦等
病位	浅(皮毛、腠理)	深(脏腑、气血、骨髓)
发病	急	可急可缓
病情	轻	重
病程	短	较长
临床表现	恶寒发热并见,无明显内脏证候,舌象变化不明显,脉象多浮	内脏证候为主 舌象多有变化,脉沉或见其他脉象
常见于	外感疾病的初期阶段	外感疾病的中后期、内伤疾病

◎提示▶▶▶其关键在于有无恶寒。

2. 寒证与热证的鉴别

证候	寒证	热证
寒热喜恶	恶寒喜热	恶热喜寒
口渴	口淡不渴	渴喜冷饮
面色	白	红
四肢	冷	热
大便	稀溏	秘结
小便	清长	短赤
舌象	舌淡苔白润	舌红苔黄
脉象	迟或紧	数

3. 虚证与实证的鉴别

证候	虚证	实证
病程	长(久病)	短(新病)
体质	虚弱	壮实
精神	萎靡	亢奋
声息	声低息微	声高气粗
疼痛	喜按	拒按
发热	五心烦热,午后微热	蒸蒸壮热
恶寒	畏寒,得衣近火则减	恶寒,添衣加被不减
舌象	质嫩,苔少或无苔	质老,苔厚,厚腻,或燥
脉象	无力	有力

◎提示▶▶▶表里、寒热都是互为相反的证候,其病证表现不难鉴别。要注意虚实证的鉴别,虚证疼痛一般喜暖喜按,实证疼痛一般拒按痛剧。阴虚发热的特点是:五心烦热、午后低热,实证发热的特点是高热或壮热;舌象、脉象也有明显不同。这些在后面的脏腑辨证部分将作为辨别病性的特征证候。

三 八纲证候间的关系

1.证候相兼

表实寒证、表实热证、里实寒证、里实热证、里虚寒证、里虚热证

2.证候错杂

表里同病

- 表里俱寒:头痛、身痛、恶寒、肢冷、腹痛、吐泻、脉迟、舌淡苔白
- 表里俱热:发热、喘而汗出、咽干引饮、烦躁谵语、便秘尿涩、舌质红、舌苔黄燥或起芒刺、脉数
- 表寒里热:恶寒发热、头痛、身痛、口渴引饮、心烦、咳喘痰黄、舌红苔薄
- 表热里寒:发热汗出、咽干、食少腹胀、便溏溲清、舌体胖、苔稍黄
- 表里俱实:恶寒发热、无汗身痛、头痛、咽喉不适、脘腹胀满或疼痛拒按、二便不畅、脉滑实有力
- 表里俱虚:自汗恶风、鼻塞喷嚏、眩晕心悸、食少便溏、神疲乏力、脉虚浮
- 表虚里实:自汗恶风、腹胀拒按、纳呆、便秘、苔厚
- 表实里虚:恶寒发热、无汗、头痛身痛、时或腹痛、纳少或吐、自利

寒热错杂

- 表里的寒热错杂:表寒里热(同上)、表热里寒(同上)
- 上下的寒热错杂
  - 上热下寒:患者在同一时间内,上部表现为热,下部表现为寒
  - 上寒下热:患者在同一时间内,上部表现为寒,下部表现为热

虚实夹杂

- 实证夹虚:以实邪为主,正虚为次
- 虚证夹实:其特点是以正虚为主,实邪为次
- 虚实并重:其特点是正虚与邪实均十分明显,病情比较沉重

3.证候真假

寒热真假

- 真热假寒
  - 假寒:四肢凉甚至厥冷,面色紫暗,脉沉迟
  - 真热:神志昏沉,身热,胸腹灼热,口鼻气灼,口臭息粗,口渴引饮,小便短黄
  - 舌脉:舌红苔黄而干,脉有力
- 真寒假热
  - 假热:自觉发热,欲脱衣揭被,触之胸腹无灼热、面色浮红如妆,非满面通红,咽痛,口渴,便秘
  - 真寒:四肢厥冷,咽痛而不红肿,口渴但不欲饮,便秘而便质不燥,或下利清谷,小便清长(或尿少浮肿),神志躁扰不宁,但感疲乏无力
  - 舌脉:脉浮大或数,按之无力,舌淡,苔白

虚实真假

- 真实假虚
  - 假虚:神情默默,倦怠懒言,身体羸瘦,脉象沉细
  - 真实:但虽默默不语却语时声高气粗;虽倦怠乏力却动之觉舒;肢体羸瘦而腹部硬满拒按;脉沉细而按之有力
- 真虚假实
  - 假实:腹部胀满,呼吸喘促,或二便闭涩,脉数
  - 真虚:腹虽胀满而有时缓解,或触之腹内无肿块而喜按;虽喘促但气短息弱;虽大便闭塞而腹部不甚硬满;虽小便不利但无舌红口渴。兼有神疲乏力,面色萎黄或淡白,脉虚弱,舌淡胖嫩

4.证候转化

相互对立的证候在一定条件下,互易其位,转化成相对立的另一证候,包括表里出入、寒热转化和虚实转化。

证候转化

- 表里出入
  - 由表入里:指证候由表证转化为里证,即表证入里。病情由浅入深,病势发展
  - 由里入表:指在里的病邪有向外透达所表现的证候。邪有出路,病情有向愈的趋势
- 寒热转化
  - 寒证化热:指原为寒证,后出现热证,而寒证随之消失;正气尚盛,寒邪郁而化热
  - 热证化寒:指原为热证,后出现寒证,而热证随之消失;邪盛正虚,正不胜邪
- 虚实转化
  - 实证转虚:原先表现为实证,后来表现为虚证。提示病情发展
  - 虚证转实:指正气不足,脏腑机能衰退,组织失却濡润充养,或气机运化迟钝,以致气血阻滞,病理产物蓄积,邪实上升为矛盾的主要方面,而表现以实为主的证候

◎提示▶▶▶虚实夹杂、寒热真假、虚实真假是常见考点,根据临床表现要能够判断出属于哪种证型。

四 辨阴阳虚损证候

阳虚证
- 证候分析
  - 久病寒居、过食寒凉、气虚发展、年高火衰
    ↓
  - 阳气亏虚,虚寒内生,温煦推动下降
    ↓
  - 形寒肢冷,面白口淡,尿清便溏,神疲气短
- 辨证要点:病久体弱＋虚寒之象
- 病理演变
  - ①阳虚伴有气虚
  - ②阳虚则寒
  - ③阳虚导致阴阳两虚
  - ④阳虚致亡阳证
  - ⑤阳虚致气滞、血瘀、水停、生痰、化饮

阴虚证
- 证候分析
  - 热病伤阴、房劳过度、情志化火、过服温燥
    ↓
  - 阴液亏虚,虚火内生,机体失养
    ↓
  - 潮热盗汗,颧红烦热,舌红绛脉细数,形瘦咽干
- 辨证要点:病久伤阴＋虚热之象
- 病理演变
  - ①与其他病机并存,形成气阴亏虚、阴血亏虚、阴阳两虚、阴虚阳亢、阴精亏虚、阴液亏虚等
  - ②阴虚导致阳虚
  - ③阴虚导致动风
  - ④阴虚发展为亡阴

亡阴证
- 证候分析
  - 久病阴亏,热盛伤津,吐泻伤津,大量失血
    ↓
  - 阴液欲绝,液随汗脱,机体失养,阴竭阳亢
    ↓
  - 汗出如油,口渴欲饮,面赤躁扰,脉细数疾
- 辨证要点:大量耗伤阴血＋主症:汗、息、肢、脉

亡阳证
- 证候分析
  - 阳虚寒盛,伤阳过度,痰浊血瘀
  - 阳气虚脱,卫表不固,阴寒内盛,固摄失职
  - 冷汗淋漓,肤冷肢厥,面白息微,脉微欲绝
- 辨证要点:伤阳过度＋主症:汗、息、肢、脉

五 亡阴证与亡阳证的鉴别

	汗	四肢	舌	脉	其他
亡阴	汗热、味咸(汗出如油)	温和	红干	洪实或躁疾,按之无力	肌热、气粗、渴喜饮冷
亡阳	汗冷、味淡(冷汗淋漓)	厥冷	舌淡	浮数而空或微细欲绝	肌冷、气微、不渴、喜热饮

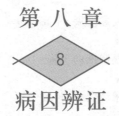

第 八 章

病因辨证

■■ **重点要求**

　　导致疾病发生的原因概括起来可分为六淫、七情、饮食劳逸以及外伤四个方面。考试大纲目前只要求掌握六淫辨证。

　　本章的重点是六淫辨证。六淫包括风、寒、暑、湿、燥、火六者。对于这六个证型的临床表现以及相似证型的鉴别是出题的重点，所以这六个证的临床表现及鉴别是要求大家掌握的。其次总结掌握本章夹杂证的临床表现。

■■ **重点突破**

■ 病因辨证概述

六淫辨证 {
　风淫证
　寒淫证
　暑淫证
　燥淫证
　火热证
　掌握以上证候的概念、临床表现及证候分析
}

■ 风淫证的临床表现及辨证依据

{
风邪为阳邪：其性开泄，易袭阳位，善行而数变

风淫证特点：发病迅速、变化快、游走不定

风邪袭表证：风邪袭表，肺卫失调——恶风寒，微发热，汗出，脉浮缓，苔薄白

风邪犯肺证：风邪袭肺，肺气失宣，鼻窍不利——鼻塞、流清涕、喷嚏，或伴咽喉痒痛、咳嗽

风客肌肤证：风邪袭肌腠，邪卫相搏——突发皮肤瘙痒、丘疹、风团

风邪中络证：风邪侵袭经络、肌肤，经气阻滞，肌肤麻痹——突发肌肤麻木、口眼㖞斜

风胜行痹证：风与寒湿，侵袭关节，阻痹经络——肢体关节游走作痛

风水相搏证：风邪与水邪相兼为病——新起面睑肢体浮肿

辨证依据：新起恶风、微热、汗出、脉浮缓，或突起风团、瘙痒、麻木、肢体关节游走疼痛、面睑浮肿等症
}

■ 寒淫证的临床表现及辨证依据

寒淫证 {
　寒邪：淋雨、下水、衣单、露宿、在冰雪严寒处停留、食生、饮冷等

　寒邪为阴邪，具有凝滞、收引、易伤阳气的作用

　临床表现：恶寒重，无汗，头身或胸腹疼痛、苔白、脉弦紧

　伤寒证（外寒证，表寒证，太阳伤寒证）{ 寒邪袭表，阻遏阳气 | 恶寒重，或伴发热，无汗
　　　　　　　　　　　　　　　　　　　阳气抗邪于外 | 头身疼痛，鼻塞或流清涕，脉浮 }

　中寒证（内寒证，里寒证）：寒邪侵入脏腑、气血，阻滞血液气机运行

　寒邪客肺证：寒邪客肺，肺失宣降——咳嗽、哮喘、咳稀白痰

　寒滞胃肠证：寒滞肠胃，气机运化不利——脘腹疼痛、肠鸣腹泻、呕吐

　寒滞经脉证：寒邪阻滞经脉——肢体厥冷、局部拘急冷痛

　辨证依据：新病突起，病势较剧，有感寒原因可查，以寒冷症状为主要表现
}

四 暑淫证的临床表现及辨证依据

暑淫证
- 暑邪致病具有季节性
- 暑邪为阳邪,具有炎热升散,耗气伤阴,易夹湿邪的特点
- 临床表现:发热、口渴、疲乏、汗出、尿黄
- 暑邪炎热升散——发热恶寒,汗多
- 暑邪耗气伤津——口渴喜饮,气短神疲
- 暑邪夹杂湿邪,阻遏气机——肢体困倦,苔白或者黄
- 暑闭神昏,引动肝风——神昏
- 暑闭气机,心胸气滞——胸闷
- 脾胃运化失司,气机升降失调——腹痛,呕恶
- 肺气闭阻,玄府不通——无汗,气喘
- 辨证依据:夏月有感受暑热之邪的病史发热、口渴、汗出、疲乏、尿黄等为常见症状

五 湿淫证的临床表现及辨证依据

湿淫证
- 湿淫证可表现为外湿(淋雨下水、居处潮湿)
- 湿邪为阴邪,具有阻遏气机,损伤阳气,黏滞缠绵,重浊趋下的特点
- 临床表现:身体困重,肢体酸痛,腹胀腹泻
- 外湿:肢体困重、酸痛为主,或见皮肤湿疹、瘙痒,或有恶寒微热,病位在体表,阻滞经气所致
- 辨证依据:起病较缓而缠绵,困重、酸楚、痞闷、腻浊等

六 燥淫证的临床表现及辨证依据

燥淫证
- 燥邪具有干燥,伤津耗液,损伤肺脏等特点
- 燥淫证有明显季节性,初秋者为温燥,深秋者为凉燥
- 临床表现:皮肤、口鼻、咽喉干燥等
- 温燥:发热有汗,咽喉疼痛,心烦、舌红、脉浮数等表热症状
- 凉燥:恶寒发热,无汗,头痛,脉浮缓或浮紧等表寒症状
- 辨证依据:常见于秋季或处气候干燥的环境,干燥不润

七 火淫证的临床表现及辨证依据

火淫证
- 温为热之渐,火为热之极
- 火为阳邪,具有炎上,耗气伤津,生风动血,易致肿疡
- 临床表现:发热、口渴、面红、便秘、尿黄
- 感受温热伤津耗液——亡阴
- 火热烧灼迫血妄行——出血
- 气血壅聚,血败肉腐——痈肿脓疡
- 寒湿郁久化热,肝风内动——抽搐、惊厥
- 内扰心神——神昏谵语
- 脏腑气机过旺
- 辨证依据:新病突起,病势较剧,发热、口渴、便秘、尿黄、舌红或绛、苔黄干、脉数有力

◎提示▶▶▶ 皮肤瘙痒、肌肤麻木、关节疼痛均可见于风淫证,在多选题中容易忽略。脘腹疼痛见于寒淫证,因寒邪留滞胃肠所致;脘腹痞满见于湿淫证,因湿性重浊黏滞所致。

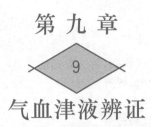

第 九 章

9

气血津液辨证

■ 重 点 要 求

气血津液辨证适用于杂病各科辨证,应与脏腑辨证相互参照,其内容包括辨气血和辨津液两部分。其中气血证候可分为气血的亏虚(一般属虚证)和气血的运行失常(一般为实证)两方面;而津液证候包括津液亏虚证和水液停聚而形成的痰证、饮证及水停证。

■ 重 点 突 破

一气虚类证

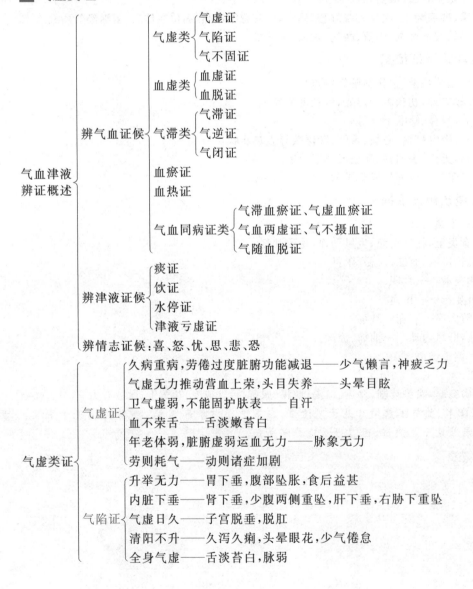

气虚类证
- 气不固脱证
  - 卫表不固,腠理疏松——自汗
  - 气不摄血——出血
  - 气虚进一步发展为下元失固——二便失禁、遗精、滑胎等
  - 气虚表现——气短、乏力、面白、舌淡、脉虚无力
- 气脱证
  - 真气衰竭,神失其养——昏迷
  - 津随气泄——汗出不止
  - 气虚——气脱失固——二便失禁
  - 宗气大虚,心气欲绝——呼吸虚弱,脉微欲绝,浮大无根
- 辨证依据
  - 气虚证:神疲、乏力、气短、脉虚
  - 气陷证:气短、气坠、脏器下垂
  - 气不固脱证:疲乏气短脉虚及自汗或二便、经、精不固
  - 气脱证:病势为重,气息微弱,汗出不止,脉微

二 气滞类证

- 情志不舒 / 病理物质的阻塞 / 脏器虚弱
  - 气滞证
    - 胀闷疼痛,窜痛,部位不固定,嗳气
    - 肠鸣、失气而减轻,随情绪波动,脉弦
- 外邪侵袭 / 痰饮瘀血内停 / 寒热刺激 / 情志过激
  - 气逆证
    - 肺失宣降——喘咳——肺气上逆
    - 胃失和降——呃逆嗳气,恶心呕吐——胃气上逆
    - 肝升发太过——头痛,眩晕,晕厥
    - 气火上逆——血随气逆——呕血
- 强烈精神刺激 / 砂石、痰、虫阻塞 / 溺水、电击
  - 气闭证
    - 气机闭塞,神明失用——突然昏倒
    - 心窍闭塞——情志不清
    - 九窍闭塞——牙关紧闭,二便不通
    - 痰气交阻,肺失宣降——气粗痰鸣
    - 痰火郁闭——脉弦、滑数,或伏而不见
- 辨证依据
  - 气滞证:胸胁脘或损伤部位的胀闷、胀痛、窜痛
  - 气逆证:咳喘或呕吐、呃逆
  - 气闭证:突发昏厥或绞痛,二便闭塞,息粗,脉实

三 血虚证类

- 血液耗损过多 / 血液生化乏源
  - 血虚证
    - 头面失养——头晕眼花,面色苍白,唇舌色淡
    - 心失所养——心悸失眠
    - 筋脉失养——手足发麻,爪甲无华
    - 经血乏源——经少色淡,月经延期,甚则闭经
    - 脉道失充——脉细无力
- 突然大量出血 / 长期反复出血
  - 血脱证
    - 血脉空虚,不得荣润——面色苍白,舌色枯白,脉微
    - 心脏、清窍失养——心悸、头晕、眼花
    - 气随血脱,阳气失却温养——肢体逆冷
- 辨证依据:
  - 血虚证:病体虚弱,以面、睑、唇、舌、爪甲的颜色淡白,脉细
  - 血脱证:有血液严重损失的病史,以面色苍白,脉微

四 血热证类

- 外感热邪 / 情志过激 / 过食辛辣
  - 血热证
    - 热伤血脉,迫血妄行——各种出血,血色鲜红,质润
    - 热扰心神——心烦失眠
    - 热盛伤津——口渴
    - 血流涌盛,脉行加速——脉弦数有力
- 辨证依据:身热口渴、斑疹吐衄、烦躁谵语、舌绛、脉数

五 血寒证类

血寒证 {
脉道收引,血行不畅——局部冷痛,肤色暗紫

阳气被遏,肌肤失煦——形寒肢冷

感受寒邪,寒凝血脉——血得温则行,得寒则凝——喜暖怕冷,得温痛减

寒客血脉,宫寒血凝——少腹冷痛,经血暗紫

气血运行受阻——舌淡暗苔白,脉沉迟涩

辨证依据:患处冷痛拘急,畏寒,唇舌青紫,妇女月经后期,经色紫暗夹块
}

六 血瘀证类

{
瘀血内阻,不通则痛——刺痛、固定、拒按

瘀血瘀积不散——肿块紫暗

血不循经而溢出脉外——各种出血

血行障碍,气血不能濡养肌肤——皮肤干涩,肌肤甲错,面色黧黑,唇甲青紫

脉络瘀阻——舌暗有斑点,脉涩、结、代

辨证依据:以固定刺痛、肿块、出血、瘀血色脉征为主要表现
}

七 痰证

痰证 {
痰阻于肺,肺失宣降——喘咳胸闷,喉间痰鸣、咳痰

痰留于胃,胃失和降——脘痞纳呆,恶心

痰阻于内,清阳不升——眩晕

痰阻经络,血运失常——肢体麻木,本身不遂

血阻于心,心神受蒙——神昏癫狂

痰结于皮下,肌肉,凝结成块——皮下结节

痰结于喉——咽如物梗塞

痰结于颈——瘰疬,瘿瘤

痰结于乳——乳癖

辨证依据:咳吐痰多,胸闷,呕恶,眩晕,体胖,或局部有圆滑包块,苔腻,脉滑
}

八 饮证

饮证 {

痰饮 {
阻遏气机——脘腹胀满

饮邪羁留胃腑——胃中有振水声

饮邪走于肠——肠间水声辘辘

胃失和降——呕吐清水

饮邪内阻,清阳不升——头晕目眩

水饮内停——口淡不渴,苔白滑,脉沉滑
}

支饮 {
气道受阻,脉络不利——胸胁疼痛

上迫于肺,肺气不利——咳时痛剧,气喘息促

饮邪阻遏,清阳不升——眩晕

舌苔白滑,脉沉弦
}

悬饮 {
饮邪上逆,肺失宣降——胸闷气短,咳喘不能平卧

饮阻气道——喉中痰鸣

水饮凌心——心悸浮肿

苔白滑,脉弦紧
}

饮邪流行,归于四肢,当汗出而不汗出——身体、肢节痛重——溢饮

辨证依据:胸闷脘痞,呕吐清水,咳吐清稀痰涎,肋间饱满,苔滑
}

九 水停证

水停证
- 泛溢肌肤——水肿
- 停聚腹腔——腹水
- 膀胱气化失司——小便不利
- 水湿困脾,湿渍肢体——周身困重
- 发病急,来势猛,眼睑头面先肿——阳水
- 发病缓,来势徐,先起于足部——阴水
- 辨证依据:肢体浮肿,小便不利,腹胀如鼓,周身困重,舌胖苔滑

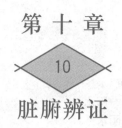

第 十 章

脏腑辨证

重点要求

本章节重点掌握心与小肠病、肺与大肠病、脾与胃病、肝与胆病、肾与膀胱病、脏腑兼证常见证候的临床表现和证候分析。

重点突破

一 脏腑辨证

脏腑辨证 {
概念：以脏腑病位为纲，对疾病进行辨证
基本方法 { 辨明脏腑病位：为脏腑辨证的关键所在
辨清病性：为治疗提供确切依据
运用范围：临床辨证的基本方法，具有广泛适用性
意义：准确地辨明病变的部位

二 心气虚证

素体虚弱
久病失养
先天不足
年高脏器衰弱
} 心气虚 {
心气虚弱，鼓动无力——心悸、怔忡、胸闷
气虚卫外不固——自汗
机能活动衰减——气短、神疲
气虚运血无力，气血不足，血失充荣——面色淡白、舌淡、脉虚

三 心阳虚证

心气虚进一步发展
他病及心，损伤心阳
} 心阳虚 {
鼓动、温运无力，心动失常——轻为心悸，重为怔忡
宗气衰少，胸阳不展——心胸憋闷，气短
温运血行无力，心脉痹阻不通——心胸疼痛
阳虚而阴寒内生，温煦失职——畏寒肢冷
阳虚卫外不固——自汗
温运乏力，血脉失充，寒凝而血行不畅——面色㿠白或面唇青紫，舌质紫暗脉或结或代而弱
阳虚寒盛，水湿不化——舌质淡胖，苔白滑

四 心阳暴脱证

心阳虚证进一步发展
寒邪暴伤心阳
痰瘀阻塞心脉
失血亡津，气无所依，心阳外脱
} 心阳暴脱 {
心阳衰亡，不能外固——冷汗淋漓
不能温煦四肢——手足逆冷
宗气外泄，不能助肺司呼吸——呼吸微弱
阳气外脱，脉道失充——面色苍白无华
阳衰寒凝，血运不畅，瘀阻心脉——心胸剧痛，口唇青紫
心神涣散——神志模糊，甚则昏迷
脉微欲绝——阳气外亡之证

五 心脉痹阻证

正虚心阳不振 / 气滞 / 血瘀 / 痰浊 / 阴寒 — 心脉痹阻：

- 心阳不振,失于温运 / 瘀血内阻,心脏搏动失常 — 心悸怔忡
- 阳气不宣,血行无力,心脉阻滞不通——心胸憋闷疼痛
- 手少阴心经横出腋下 / 循肩背、内臂后缘 — 痛引肩背内臂
- 瘀阻心脉——刺痛,入夜尤甚,固定不移
- 痰阻心脉——闷痛,痰浊内盛
- 寒凝心脉——痛剧,得温痛减,伴见寒盛
- 气滞心脉——胀痛,发作和情志有关,伴见气机郁滞

六 心血虚证

劳神过度而耗血 / 失血过多 / 久病伤及营血 — 心血虚证：

- 血液不足,心失所养,心动失常——心悸
- 血虚心神失养,神不守舍——失眠,多梦
- 血虚不能上荣于头、面——头晕眼花,健忘,面色淡白或萎黄,唇舌色淡
- 血少脉道失充——脉细无力

七 心阴虚证

思虑劳神太过,暗耗心阴 / 温热火邪,灼伤心阴 / 肝肾等脏阴亏,累及于心 — 心阴虚证：

- 阴液亏少 / 心失濡养 / 心动失常 — 心悸
- 心神失养,虚火扰神,神不守舍——心烦不宁,失眠,多梦
- 阴虚失润——口燥咽干,形体消瘦
- 不能制阳——手足心热,午后潮热,盗汗,颧红,舌红少津,脉细数

八 心火亢盛证

情志抑郁化火,内炽于心 / 火热之邪内侵,内炽于心 / 过食辛辣刺激、温补之品 / 久蕴化火,内炽于心 — 心火亢盛：

- 心火炽盛,内扰于心,神不守舍——发热,心烦,失眠
- 火邪伤津——口渴,便秘,尿黄
- 火热循经上扰——舌尖红绛,生糜点,糜烂疼痛
- 心火炽盛,血热妄行——吐血,衄血
- 火毒壅滞脉络,局部气血不畅——肌肤疮疡,红肿热痛

九 痰蒙心神证

湿浊酿痰,阻遏气机 / 情志不遂,气郁生痰 / 痰浊内盛,夹风内扰 — 痰蒙心神：

- 痰浊上蒙心神,神明失司,故见神情痴呆,意识模糊,甚则昏不知人
- 情志不遂,肝失疏泄,故见神情抑郁,淡漠痴呆
- 气郁痰凝——神志错乱,喃喃独语
- 痰气互结,蒙蔽神明——举止失常
- 痰浊内盛,引动肝风,肝风夹痰,闭阻心神——突然昏仆,不省人事,口吐涎沫,喉中痰鸣
- 痰浊内阻,清阳不升,浊气上泛,气血不畅——面色晦暗
- 痰阻胸阳,胃失和降,则胸闷,恶心,呕吐
- 舌苔白腻,脉滑,均为痰浊内盛之象

十 痰火扰神证

气郁化火,炼液为痰 / 外感湿热,蕴成痰火 / 邪热灼津,痰火内生 — 痰火扰神：

- 外感热病：
  - 邪热内蕴,里热蒸腾上炎——发热,面红,目赤,呼吸气粗
  - 热灼津伤——便秘,尿黄
  - 痰火扰乱或蒙闭心神——烦躁不宁,神昏谵语
- 内伤杂病：
  - 痰火内盛——轻则心烦,失眠
  - 闭扰心神——重则胡言乱语,哭笑无常,狂躁妄动,打人毁物
- 痰火内盛——吐痰黄稠,或喉间痰鸣
- 痰阻气机——
  - 胸闷不舒
  - 舌红,苔黄腻,脉滑数,均为痰火内盛之象

十一 小肠实热证

心热下移小肠→小肠实热 {
- 小肠气机失调——脐腹胀痛
- 心热下移小肠——小便赤涩,尿道灼痛
- 热甚灼伤阴络——尿血
- 心火内炽,热扰心神——心烦,失眠
- 热伤津液——口渴
- 心火上炎——口舌生疮
- 舌红苔黄,脉数,为里热之征

十二 肺气虚证

久病喘咳,耗伤肺气
脾虚失运,土不生金 } 肺气虚 {
- 宣降无权,气逆于上——咳嗽无力,气短而喘
- 宗气衰少,发声无力——声低懒言
- 津液不得布散,聚而为痰——吐痰清稀
- 腠理失密,卫表不固——自汗,畏风,反复感冒
- 气虚不能推动气血,机能衰减——面色淡白,神疲体倦
- 舌淡苔白,脉弱,为气虚之征

十三 肺阴虚证

燥热伤肺
痨虫蚀肺
汗出伤津
嗜烟酒、辛辣燥热
久病咳喘
老年体弱 } 肺阴虚 {
- 虚火灼肺,清肃失职——干咳无痰,痰少而黏,难咳
- 虚火伤及肺络——痰中带血
- 咽喉失调,虚火熏灼——声音嘶哑、失音(金破不鸣)
- 虚热内扰——午后潮热,五心烦热,颧红盗汗
- 阴虚内热,阴虚失养——形体消瘦
- 舌红少津,脉细数,为阴虚之征

十四 风寒犯肺证

风寒外邪侵袭肺卫→风寒束肺 {
- 风寒袭表,卫阳被遏,不能温煦肌表——微恶风寒
- 卫阳抗邪,阳气浮郁在表——发热
- 风寒犯表,凝滞经络,经气不利——头身疼痛
- 寒性收引,腠理闭塞——无汗
- 舌苔薄白,脉浮紧,为感受风寒之征

十五 风热犯肺证

风热袭肺 ——肺卫失宣——→ 风热犯肺 {
- 侵袭于肺 {
  - 肺失清肃,肺气上逆——咳嗽
  - 风热灼伤津液——痰稠而黄
  - 鼻窍不利——鼻塞,流浊涕
  - 风热上扰,咽喉不利——咽痛
- 卫表受邪 {
  - 肺卫受邪,卫气抗邪——发热
  - 卫气郁滞,肌表失温——恶寒
  - 舌尖红,苔薄白,脉浮数,为风热外袭之征

十六 燥邪犯肺证

时处秋令,干燥少雨,燥邪为患
风温之邪,化燥伤津 } 耗伤肺津
肺卫失和 → 燥邪 {
- 犯肺 {
  - 肺失滋润,清肃失职——干咳,痰少难咳
  - 咳伤肺络——胸痛,咯血
  - 失于滋润——口唇鼻咽干燥
- 伤津——尿源不足——小便少
- 袭表 {
  - 肠道失润——大便干燥
  - 卫气失和——发热,微恶风寒
  - 苔薄而干,少津,为燥邪外袭之征

十七 肺热炽盛证

风热外邪入里
风寒入里化热 } 肺热炽盛 {
- 邪热壅肺 {
  - 肺失清肃,气逆于上——咳嗽气喘
  - 肺热上熏咽喉,气血壅滞——咽喉红肿疼痛
  - 肺开窍于鼻,邪热迫肺,肺气不利——鼻扇气灼
- 里热炽盛 {
  - 里热蒸腾——发热
  - 伤津——口渴,便秘,小便短赤
  - 舌红苔黄,脉数,为邪热内盛之征

十八 痰热壅肺证

外邪犯肺,郁而化热
灼伤肺津,炼液为痰
宿痰内盛,郁而化热
痰热互结,壅阻于肺 } 痰热壅肺 {
- 痰壅热蒸,肺失清肃,气逆上冲——咳嗽气喘,气粗息涌,甚则鼻翼扇动
- 痰热互结,随肺气上逆——咳痰黄稠而量多,或喉中痰鸣
- 痰热阻滞肺络,气滞血壅,肉腐血败——咳吐脓血腥臭痰
- 痰热内盛,壅塞肺气——胸闷胸痛
- 里热炽盛,蒸达于外——发热;热扰心神,则烦躁不安;热灼津伤,则口渴,小便黄赤,大便秘结
- 舌红苔黄腻,脉滑数,为典型的痰热内盛之征

十九 寒痰阻肺证

素有痰疾,罹感寒邪,内客于肺
外感寒湿,侵袭于肺,转化为痰
脾阳不足,寒从内生,聚湿成痰 } 寒痰阻肺 {
- 痰浊阻肺,肺气上逆——咳嗽痰多,色白而黏稠
- 寒饮停肺,肺气上逆——痰色白而清稀,量多易咳
- 痰气搏结,上涌气道——喉中痰鸣,时发喘哮
- 痰浊或寒饮凝闭于肺,肺气不利——胸部满闷
- 寒邪外袭,温煦不能——形寒肢冷,恶寒
- 舌淡,苔白腻或白滑,脉弦或滑,为寒饮痰浊内停之象

二十 大肠湿热证

夏秋之季,暑湿热毒之邪侵犯肠道
饮食不节,进食腐败不洁之物,湿热秽浊之邪蕴结肠道 } 大肠湿热 {
- 阻碍气机,气滞不通——腹痛腹胀
- 气机紊乱,清浊不别,水液下趋——暴注下迫
- 湿热内蕴,损伤肠络,瘀热互结——下痢脓血
- 火性急迫而湿性黏滞
- 湿热疫毒侵犯 } 里急后重
- 肠道气机阻滞
- 肠道湿热不散,秽浊蕴结不泄 } 腹泻不爽而粪质黄稠、秽臭,排便时肛门有灼热感
- 湿热蒸达于外——身热
- 热邪伤津,泻下耗液——口渴,尿短黄
- 舌质红,苔黄腻,脉滑数,为湿热内蕴之象

二十一 肠燥津亏证

素体阴津不足
年老阴津亏损
嗜食辛辣
汗、吐、下太过
久病伤阴
热病后期 } 肠燥津亏 {
- 肠道失润,传导不行——大便燥结,难以排出,数日一行
- 秽浊之气上逆——口臭
- 腑气不通,清阳被扰——头晕
- 阴津亏损,不能上承——口干咽燥
- 燥热内生——舌红少津,苔黄燥
- 脉道失充——脉象细涩

二十二 大肠虚寒证

久泻、久痢,失治误治 / 素体阳虚,过食生冷 } 大肠虚寒 { 阳气虚衰,大肠失固摄之用——下利无度,甚则大便失禁或脱肛
阳虚则阴盛,寒从内生,寒凝气滞——腹部隐痛,喜热喜按
舌淡苔白滑,脉沉弱,均为阳虚阴盛之象

二十三 脾气虚证

饮食不节 / 劳倦过度 / 忧思日久 / 禀赋不足 / 年老体衰 / 大病初愈 } 脾气虚 {

健运失职 {
输精、散精无力——进食量少,脘腹胀满
食后脾气愈困——腹胀愈甚
脾虚失运,清浊不分,水湿下注肠道——大便稀溏
水湿不运,泛溢肌肤——肥胖,肢体浮肿

气虚机体功能低下 {
不能充达肢体、肌肉,故肢体倦怠,形体消瘦
气血不能上荣于面——面色淡黄或萎黄
气血化生不足,脏腑功能衰退——神疲乏力,少气懒言
舌淡苔白,脉缓或弱,为脾气虚弱之征

二十四 脾虚气陷证

久泻久痢 / 劳累太过 / 孕产过多 / 产后失养 } 脾虚气陷 {
升举无力,气坠于下——脘腹重坠作胀,食后更甚
中气下陷,内脏失于举托——便意频数,肛门重坠,甚或脱肛,或子宫下垂
精微不能正常输布,反注膀胱——小便浑浊如米泔
清阳不升,头目失养,故头晕目眩
健运失职——食少,便溏
气虚——气短懒言,神疲乏力,面白无华
舌淡苔白,脉缓或弱,为脾气虚弱之征

二十五 脾阳虚证

脾气虚进一步发展 / 过食生冷 / 外寒直中 / 过用苦寒 / 肾阳不足,火不生土 } 脾阳虚 {

脾失健运 {
运化失权——纳少腹胀,大便稀溏
水湿下注 { 泛滥肌肤——肢体浮肿
带脉失约——带下清稀量多

中寒内生 {
寒凝气滞——腹痛喜温喜按
阳虚失温——形寒肢冷,面白无华或虚浮
舌淡胖或有齿痕,苔白滑,脉沉迟无力,为脾阳不足之征

二十六 脾不统血证

久病气虚 / 劳倦过度 } 脾不统血 {

血溢脉外 {
溢于胃肠——便血
溢于膀胱——尿血
溢于肌肤——肌衄
冲任不固——月经过多,甚则崩漏

运化失职——食少便溏
化源不足——面色萎黄,或苍白无力,神疲乏力,短气懒言,舌淡苔白,脉细无力

二十七 寒湿困脾证

寒湿内侵 / 过食生冷 / 嗜食肥甘 / 湿浊内生 } 寒湿困脾证 {
中阳受阻 { 运化失司——脘腹痞胀或痛,食少,大便稀溏
胃失和降——泛恶欲呕
阳气被遏,水湿不运——肢体肿胀,小便短少
肝胆疏泄失职,胆汁外溢——面目肌肤发黄,晦暗不泽
寒湿下注,带脉失约——妇女白带量多
湿性重浊,郁遏清阳——头身困重
口淡不渴,舌胖,苔白滑腻,脉濡缓或沉细,均为寒湿内盛之象

二十八 湿热蕴脾证

外感湿热之邪
脾气虚弱
湿邪中阻
湿郁化热
嗜食肥甘
饮酒无度
酿成湿热
｝湿热蕴脾｛
纳运失健,升降失常——脘腹痞闷,纳呆食少,恶心呕吐
上蒸于口——口中黏腻,渴不多饮
湿热下注,阻碍气机,大肠传导失司——便溏而不爽
湿热交结,热蒸于内,湿泛肌肤,阻碍经气,气化不利——肢体困重,小便短黄
湿遏热伏,郁蒸于内——身热不扬
湿热之邪,黏滞缠绵——汗出热不解
熏蒸肝胆,胆汁不循常道而泛溢肌肤——面目发黄色鲜明,皮肤发痒
舌质红,苔黄腻,脉濡数或滑数,均为湿热内蕴之征

二十九 胃阴虚证

热病后期,胃阴耗伤
气郁化火,灼伤胃阴
吐泻太过,伤津耗液
过食辛辣,耗伤胃阴
过用温燥,耗伤胃阴
｝胃阴虚｛
虚热郁胃,气失和降——胃脘隐痛,嘈杂不舒
胃中虚热扰动——消食较快,有饥饿感
胃气上逆——干呕,呃逆
胃阴亏虚,阴津不能上滋——口燥咽干
胃阴亏虚,不能下润——大便干结,小便短少
舌红少苔乏津,脉细数,为阴液亏少之征

三十 胃气虚证

饮食不节
饥饱失常
劳倦过度
久病失养
他病影响
｝胃气虚｛
胃气失和,气滞中焦——胃脘隐痛或痞胀,不思饮食
食后不负其消化之任——食后胃脘胀满更甚
胃气上逆——时作嗳气
不能上荣于面——面色萎黄
全身脏腑功能衰减——气短懒言,神疲倦怠
舌质淡,苔薄白,脉弱,为气虚之象

三十一 胃阳虚证

饮食失调,嗜食生冷
过用苦寒、泻下之品
脾胃素弱,阳气自衰
久病失养,他病影响
｝胃阳虚｛
虚寒内生,寒凝气机——胃脘冷痛,绵绵不已
腐熟功能减退,胃气上逆——食少,呕吐清水或夹有不消化食物
全身失于温养,功能减退——畏寒肢冷,体倦乏力
阳虚内寒,津液未伤——口淡不渴
舌淡胖嫩,脉沉迟无力,为虚寒之象

三十二 胃火炽盛证

过食辛辣,化热生火
情志不遂,肝郁化火
邪热内侵,胃火亢盛
｝胃火炽盛｛
火热之邪熏灼,壅塞胃气,阻滞不通——胃脘灼痛而拒按
胃火炽盛,受纳腐熟功能亢进——消谷善饥
胃火内盛,胃中浊气上冲——口气秽臭
胃火循经上炎,气血壅滞——牙龈红肿疼痛,甚至化脓、溃烂、齿龈出血
热盛伤津——口渴喜冷饮,小便短黄,大便秘结
舌红苔黄,脉滑数,为火热内盛之象

三十三 食滞胃脘证

饮食不节
暴饮暴食
素体胃虚
饮食不慎
｝食滞胃脘｛
暴饮暴食,或饮食不慎,食滞胃肠,气失和降,阻滞不通——脘腹胀满疼痛而拒
食积于内,腐熟不及——拒于受纳,故厌恶食物
胃中未消化之食物夹腐浊之气上逆——嗳腐吞酸,呕吐酸馊,吐后得减
食滞肠道,阻塞气机——腹胀腹痛,肠鸣,矢气多而臭如败卵
腐败食物下注——泻下之物酸腐秽臭
胃肠秽浊之气上蒸——舌苔厚腻
脉滑或沉实,为食积之象

795

三十四 肝血虚证

脾胃虚弱,化源不足
失血过多
久病重病
失治误治
} 肝血虚 {
肝开窍于目,肝血不足,目失所养——目眩,视物模糊或夜盲
筋失血养——肢体麻木,关节拘急,手足震颤,肌肉瞤动,爪甲不荣
冲任失养,血海空虚——月经量少、色淡,甚则闭经
血虚不能上荣头面——面白无华,头晕
舌淡,脉细,为血虚之象

三十五 肝阴虚证

情志不遂,化火伤阴
热病后期,灼伤阴液
肾阴不足,水不涵木
} 肝阴虚 {
肝阴不足,头目失濡——头晕眼花,两目干涩,视力减退
肝络失养,虚火内灼,疏泄失职——胁肋隐隐灼痛
筋脉失滋,筋膜挛急——手足蠕动
阴虚不能制阳,虚热内蒸——五心烦热,午后潮热
阴虚内热,迫津外泄——盗汗
虚火上炎——面部阵阵烘热,两颧潮红
阴液不能上承——口干咽燥
舌红少津,脉弦细数,为肝阴不足,虚热内炽之征

三十六 肝郁气滞证

精神刺激,情志不遂
病邪侵扰,阻遏肝经
其他脏腑病变的影响
} 肝郁气滞 {
气机郁滞,经气不利——胸胁或少腹胀满窜痛,情志抑郁寡欢,善太息
血行不畅,气血失和,冲任失调——乳房作胀或痛,痛经,月经不调
气不行津,津聚为痰
气郁化火,灼津为痰
} 痰气 {
结于咽喉——梅核气
结于颈项——瘿瘤,瘰疬
}
气滞日久,血行瘀滞,肝络瘀阻——肿块结于胁下
苔白,脉弦,为肝气郁滞之象

三十七 肝火炽盛证

情志不遂,肝郁化火
火热内侵
嗜食烟酒、辛辣之品
} 肝火炽盛 {
肝气郁结,气郁化火,肝火内炽,热灼气阻——胁肋灼痛
气血壅滞脉络——头晕胀痛,面红目赤
热扰神魂——急躁易怒,失眠,噩梦纷纭
循胆经上冲于耳——耳鸣如潮,甚则突发耳聋
肝火夹胆气上溢——口苦
热盛迫血妄行——吐血、衄血
火邪灼津——口渴,大便秘结,小便短黄
舌红苔黄,脉弦数,均为肝经实火内炽之象

三十八 肝阳上亢证

素体阳盛
性急多怒
恼怒焦虑
气郁化火 } 阴不制阳
暗耗阴液
肾阴亏虚 } 肝阳偏亢
房劳太过
年老阴亏
} 肝阳上亢 {
血随气逆,冲扰于头——头目胀痛,眩晕耳鸣
气血上冲于面、目,血络充盈——面红目赤
亢阳扰动心神、肝魂——急躁易怒,失眠多梦
木旺耗水,阴不制阳——头重脚轻,步履不稳
肝肾阴亏,筋骨失养——腰膝酸软无力
舌红少津,脉弦有力或弦细数,为肝阳亢盛,肝肾阴亏之征

三十九 肝风内动证(共包含四种类型)

肝阳素亢,耗伤阴液
肝肾阴亏,阴不制阳 } 阳亢阴虚 / 日久化风 → 肝阳化风

血虚筋脉失养 → 血虚生风 → 手足麻木

久病阴虚,耗损津液 → 阴虚动风 → 手足蠕动

高热耗津,阴液不足 → 热极生风 → 角弓反张 颈项强直

突发
- 肝阳亢逆无制
- 风阳上扰——目眩头摇欲仆
- 血随风上扰,壅滞脉络——头痛
- 风动筋脉挛急——项强,肢体震颤
- 风阳窜扰肝经所络舌本——语言謇涩

风阳暴升 气血逆乱
- 肝风夹痰蒙蔽清窍——突然昏倒,不省人事,痰鸣
- 风痰窜扰经络,经气不利——口眼㖞斜,舌强语蹇
- 筋脉失养——手足麻木

肝肾阴亏
- 上实下虚——步履不稳
- 舌红,脉弦细有力,为肝肾阴亏阳亢之征

四十 寒滞肝脉证

感受外寒 寒凝肝经 } 寒滞肝脉

- 肝经寒凝气滞 { 气血运行不畅 / 经脉挛急 } 少腹冷痛,颠顶冷痛,阴囊收缩,睾丸抽痛
- 寒为阴邪,阻遏阳气而失布——恶寒肢冷
- 寒凝气血——疼痛遇寒加剧,得热痛减
- 舌淡,苔白润,脉沉紧或弦紧,均为寒盛之象

四十一 肝胆湿热证

感受湿热 嗜食肥甘 } 湿热内生 脾失健运 湿浊内生 } 肝胆湿热

- 湿热蕴阻,肝胆疏泄失职,气机不畅——胁肋胀痛
- 胆汁不循常道,泛溢肌肤——身目发黄
- 湿热郁蒸,胆气上溢——口苦
- 脾胃纳运失司,胃气上逆——厌食恶油,泛恶欲呕,腹部胀满,大便不调
- 湿热循经下注——阴部潮湿、瘙痒、起丘疹,或阴器肿痛,或带下色黄秽臭
- 邪居少阳胆经,枢机不利,正邪相争——寒热往来发热,口渴,小便短赤
- 舌红,苔黄腻,脉弦滑数,均为湿热内蕴之象

四十二 胆郁痰扰证

情志不遂,气郁化火 灼津为痰,痰热互结 } 胆郁痰扰

- 痰浊内蕴,胆气不宁,失于决断——胆怯易惊,睡眠易醒
- 胆失疏泄,经气不畅——胸胁闷胀,善太息
- 痰热内扰心神,神不守舍——烦躁不安,惊悸不宁,失眠多梦
- 胆脉上络头目,痰热循经上扰——头晕目眩
- 胆气犯胃,胃失和降——泛恶欲呕
- 热迫胆气上溢——口苦

四十三 肾精不足证

先天不足 后天失养 久病劳损 } 肾精不足

- 不能化气生血,生长肌肉 { 小儿发育迟缓,身体矮小 / 囟门迟闭,骨骼痿软 }
- 不能充实髓海——智力低下
- 生殖无源,不能兴动阳事——性欲减退,生育机能低下,精少不育,经闭不孕
- 成人肾精亏损,无以充髓实脑——健忘恍惚,神情呆钝
- 肾之华在发,齿为骨之余,精亏不足——发枯易脱,齿松早脱
- 肾开窍于耳,脑为髓海,精少髓亏——耳鸣耳聋
- 肾精不养腰府——腰膝酸软

四十四 肾阴虚证

禀赋不足,肾阴素亏┐
虚劳久病,耗伤肾阴├肾阴虚┤
年老体虚,阴虚自亏┘

- 肾阴亏虚,腰膝失养——腰膝酸软
- 阴虚精亏髓减,清窍失充——头晕耳鸣,健忘遗事
- 齿为骨之余,肾之华在发,肾阴失滋——齿松发脱
- 虚热内生,相火扰动,性功能亢进——遗精、早泄,月经量少,经闭
- 阴不制阳,虚火扰动,迫血妄行——崩漏下血
- 虚火上扰心神——心烦少寐
- 肾阴不足,失于滋润——口燥咽干,形体消瘦

四十五 肾阳虚证

素体阳虚┐
年老体衰├肾阳虚┤
久病不愈│
房事太过┘

- 温煦失职,不能温暖腰膝——腰膝酸冷、疼痛
- 肾居下焦,肾阳失于温煦——畏冷肢凉,下肢尤甚
- 阳虚不能温运气血上荣于面,面部血络失充——面色㿠白
- 阴寒内盛,气血运行不畅——面色黧黑
- 温煦功能减弱,不能振奋精神——精神萎靡
- 阳虚不能温运气血上养清窍——头目晕眩
- 命门火衰,性功能减退——性欲低下、阳痿、早泄、滑精、精冷;宫寒不孕

四十六 肾气不固证

先天不足┐
年幼肾虚│
肾气衰退├肾气不固┤
早婚伤肾│
久病劳损┘

- 腰膝、脑髓、耳窍失养——腰膝酸软,耳鸣失聪,神疲乏力
- 固摄无权,膀胱失约——小便频数清长,尿后余沥不尽,夜尿频多,遗尿,小便失禁
- 失于封藏,精关不固,精液外泄——滑精、早泄
- 带脉失固——带下清稀量多
- 冲任失约——月经淋漓不尽
- 胎气不固——胎动不安,滑胎、小产
- 舌淡,脉弱,为肾气亏虚,失于充养之征

四十七 肾虚水泛证

久病伤阳┐
素体阳虚├肾虚水泛┤

- 肾阳不足,不能蒸腾气化,水湿内停,泛溢肌肤——身体浮肿
- 肾居下焦,阳虚气化不行,水湿趋下——腰以下肿甚,按之没指,小便短少
- 水气犯脾,脾失健运,气机阻滞——腹部胀满
- 水气凌心,抑遏心阳——心悸
- 水寒射肺,肺失宣降——咳嗽气喘,喉中痰鸣
- 阳虚温煦失职——畏冷肢凉,腰膝酸冷
- 舌质淡胖,苔白滑,脉沉迟无力,为肾阳亏虚,水湿内停之征

四十八 膀胱湿热证

外感湿热,侵袭膀胱——膀胱湿热┤

- 气化不通,下迫尿道——尿频、尿急,小便灼热,排尿涩痛
- 湿热煎熬,津液被灼——尿短少而色黄
- 湿热伤及血络,迫血妄行——尿血
- 湿热久恋,煎熬尿浊结成砂石——尿中可见砂石
- 膀胱湿热波及小腹、腰部,经气失调——腰部、小腹胀痛

四十九 心肾不交证

劳神太过,郁而化火,耗伤心肾之┐
阴,虚劳久病,房事不节,阴虚阳亢├心肾不交┤

- 心火偏亢,扰动心神——心烦,失眠,多梦,惊悸
- 肾阴亏虚,骨髓失充,脑髓失养——头晕,耳鸣,健忘
- 腰膝失养——腰膝酸软
- 虚火内炽,相火妄动,扰动精室——梦遗
- 阴虚阳亢,虚热内生——口咽干燥,五心烦热,潮热,盗汗
- 心火不能下温肾水——阳痿,腰膝冷痛

五十 心肾阳虚证

心阳虚衰,病久伤肾——心肾阳虚

心阳不足 {
心失温养,鼓动无力——心悸怔忡
运血无力,血行不畅——唇青,舌淡紫
}

肾阳不足 {
阳虚形神失养——形寒肢冷,神疲乏力
苔白滑,脉沉细而微,为心肾阳虚,阴寒内盛之象
}

肾阳不足:气化失司,水湿内停——肢体水肿,小便不利

五十一 心肺气虚证

久病喘咳,耗伤肺气,累及于心
年老体虚,劳倦太过 } 心肺气虚 {
心气虚弱,鼓动无力——心悸怔忡
肺气虚弱,呼吸功能减弱,失于宣降——咳嗽,气短而喘
宗气亏虚,气滞胸中——胸闷
肺气虚,卫外不固——自汗
动则耗气,加重气虚程度——活动后诸症加剧
肺气虚,不能输布津液,水液停聚为痰——痰液清稀
}

五十二 心脾两虚证

久病失调,思虑过度
饮食不节,生化不足 } 心脾两虚 {
脾虚气弱,运化失职,水谷不化——食欲不振而食少,腹胀,便溏
气血生化不足,心血不足,心神不宁——心悸怔忡,失眠多梦,头晕,健忘
脾不摄血,血不归经——各种慢性出血,血色淡
}

五十三 心肝血虚证

思虑过度
失血过多
脾虚不化 } 心肝血虚 {
心血不足,心失所养,心神不宁——心悸怔忡,健忘,失眠多梦
肝血不足,目失所养——视力下降,视物模糊
爪甲、筋脉失于濡养——爪甲不荣,肢体麻木或震颤
女子以血为本,心肝血虚,冲任失养——月经量少色淡,甚则经闭
血虚头目失养,则头晕目眩,面白无华
}

五十四 脾肺气虚证

久病咳喘,耗伤肺气
子病及母,影响脾气 } 脾肺气虚 {
肺气虚——宣降失职,气逆于上——咳喘日久不止,气短

土不生金 ↕ 子盗母气 {
全身功能活动低下——声低懒言,乏气少力
气虚运血无力,面失所养——面白无华
舌淡,苔白滑,脉细弱,为气虚之象
}

脾气虚 {
运化失职——食欲不振,腹胀便溏
水湿不运,泛滥肌肤——面浮肢肿
}
}

五十五 肺肾阴虚证

燥热、痨虫耗伤肺阴
久病咳喘,损伤肺阴 } 肺肾阴虚 {
肺阴亏损,失于滋养,虚火扰动,肺失清肃——咳嗽痰少
损伤血络——痰中带血
虚火熏灼,咽喉失滋——声音嘶哑
肾阴不足,腰膝失于滋养——腰膝酸软
阴虚火旺,扰动精室,精关不固——遗精
阴精不足,精不化血,冲任空虚——月经量少
虚火亢盛,迫血妄行——女子崩漏
}

五十六 肝肾阴虚证

久病失调,阴液亏虚
情志内伤,化火伤阴 } 肝肾阴虚 {
- 肝络失滋,肝经经气不利——胁部隐痛
- 水不涵木,肝阳上扰——头晕目眩
- 不能上养清窍,濡养腰膝——耳鸣,健忘,腰膝酸软
- 虚火上扰,心神不宁——失眠,多梦
- 相火妄动,扰动精室,精关不固——男子遗精

五十七 肝火犯肺证

郁怒伤肝,气郁化火
邪热内蕴,肝火炽盛 } 肝火犯肺 {
- 肝火炽盛,上逆犯肺,木火刑金,肺失清肃,肺气上逆——咳嗽阵作
- 火热灼津,炼液成痰——痰黄稠黏
- 火灼肺络,迫血妄行——咳血
- 肝火内郁,经气不畅——胸胁灼痛,急躁易怒
- 肝火上扰,气血上逆——头晕头胀,面红目赤
- 热蒸胆气上逆——口苦,口干

五十八 肝郁脾虚证

情志不遂,郁怒伤肝
肝失调达,横乘脾土
饮食不节,劳倦太过 } 肝郁脾虚 {
- 肝失疏泄,经气郁滞——胸胁胀满窜痛
- 太息可引气舒展,气郁得散——胀闷疼痛可减
- 肝气郁滞,情志不畅——精神抑郁
- 气郁化火,肝失柔顺之性——急躁易怒
- 肝气横逆犯脾,脾气虚弱,不能运化水谷——食少腹胀
- 气滞湿阻——肠鸣矢气,便溏不爽,或溏结不调

五十九 肝胃不和证

情志不舒,肝气郁结——肝胃不和 {
- 肝失疏泄,横逆犯胃,胃气郁滞——胃脘、胸胁胀满疼痛,走窜不定
- 胃气上逆——呃逆、嗳气
- 肝失条达,情志失调——精神抑郁,善太息
- 气郁化火,肝性失柔——烦躁易怒
- 木郁作酸,肝气犯胃——吞酸嘈杂
- 胃不主受纳——不思饮食

六十 脾肾阳虚证

久泻久痢,脾阳损伤——脾肾阳虚 {
- 脾肾阳虚,运化、吸收水谷精微及排泄二便功能失职——久泻久痢不止
- 不能腐熟水谷——完谷不化,大便清冷
- 寅卯之交,阴气极盛,阳气未复——黎明前腹痛泄泻,称为五更泄泻
- 脾肾阳虚,不能温化水液,泛溢肌肤——全身水肿,小便短少
- 腰膝失于温养——腰膝冷痛
- 阳虚阴寒内盛,气机凝滞——下腹冷痛
- 阳虚不能温煦全身——畏冷肢凉

第十一章

11

其他辨证方法

■ **重点突破**

一 太阳中风证

风(寒)之邪侵肌 ——卫气不固/营阴外泄—→ 太阳中风证

- 风邪袭表,营卫失和
  - 卫阳与邪抗争——发热
  - 风性开泄,卫外不固,营不守内——汗出
  - 汗出腠理疏松——恶风
- 风邪犯及肺胃
  - 肺气失宣——鼻鸣
  - 胃气失降——干呕

二 太阳伤寒证

(风)寒之邪袭表 ——→ 太阳伤寒证

- 卫阳被遏
  - 肌肤失于温煦——恶寒
  - 卫阳与邪气抗争——发热
- 营阴郁滞
  - 脉中营阴郁滞,筋骨失于温养——头身疼痛
  - 寒性凝滞,玄府不开——无汗
- 肺气失宣——呼吸喘促

三 太阳蓄水证

太阳经证不解 ——邪与水结/内传膀胱—→ 太阳蓄水证

- 太阳经证不解——发热,恶寒,脉浮
- 气化失职
  - 邪与水结,水液停蓄——小便不利,少腹满
  - 水停津液不能上承——口渴欲饮
  - 饮多则水停于胃,胃失和降——饮入即吐

四 太阳蓄血证

太阳经证失治 ——邪热内传/与血相结—→ 太阳蓄血证

- 瘀热内结,上扰心神——神志错乱如狂,善忘,甚则发狂
- 瘀热结于下焦
  - 影响少腹气机——少腹急结,甚则痞满
  - 瘀血下行随大便而出——大便色黑如漆
  - 病在血分,未影响膀胱气化——小便自利

五 阳明经证

邪热炽盛,充斥阳明经脉 ——→ 阳明经证

- 邪热炽盛,弥漫全身——身大热
- 邪热迫津外泄——汗大出
- 热盛、汗出伤津——口大渴
- 邪热上扰,心神不安——心烦躁扰
- 气血涌盛于面——面赤
- 热迫于肺,呼吸不利——气粗似喘

六 阳明腑证

阳明腑证 ┤
　　邪热与糟粕结于肠中——腑气不通——脐腹胀满而痛,大便秘结
　　邪热内盛 ┤
　　　　肠腑实热弥漫——日晡潮热,手足濈然汗出
　　　　邪热上扰心神——神昏谵语,甚则狂乱不安
　　　　燥热内结,津液被劫——苔黄燥、芒刺或焦黑燥裂

七 少阳病证

太阳经证不解
邪传半表半里 ┤ 少阳证 ┤
　　邪正相争于半表半里之间 ┤
　　　　邪出于表与阳争,正胜则发热
　　　　邪入于里与阴争,邪胜则恶寒 ┤寒热往来
　　胆热上扰犯胃 ┤
　　　　胆热上炎——口苦
　　　　热盛伤津——咽干
　　　　邪热上扰空窍——头目晕眩
　　邪郁少阳,经气不利——胸胁苦满、脉弦,为肝胆受病之征

八 太阴病证

三阳病失治误治,损伤脾阳
风寒直中太阴 ┤ 太阴病 ┤
　　脾阳虚衰,寒湿内生 ┤
　　　　胃肠气机阻滞——腹满时痛
　　　　脾失健运——纳差
　　　　寒湿下注——自利
　　寒湿犯胃,胃失和降——呕吐
　　阳虚而气弱,失于温煦——四肢欠温
　　鼓动无力——脉沉缓而弱

九 少阴寒化证

少阴寒化证 ┤
　　阳气衰微,阴寒内盛 ┤
　　　　失于温养——无热恶寒,但欲寐,肢厥
　　　　脉失鼓动——脉微弱
　　火不暖土,脾胃纳运升降失职——下利清谷,呕不能食
　　阴盛格阳——身热,反不恶寒,面赤

十 少阴热化证

少阴热化证 ┤
　　水不济火,心火独亢——内扰心神——心中烦热,不得眠
　　阴虚火旺 ┤
　　　　阴亏失润——口燥咽干
　　　　阴虚阳亢——舌尖红赤,脉细数

十一 厥阴病证

厥阴病证 ┤
　　心包之火炎上则上热 ┤
　　　　热灼津伤——消渴饮水
　　　　肝夹热上逆心胸——气上撞心,心中疼热
　　火不下达温肾则下寒 ┤
　　　　脾失健运,肝木乘犯——不能进食,强食则吐
　　　　胃热肠寒,蛔闻食而上——食则吐蛔

十二 六经辨证传变形式

传变形式 ┤
　　传经 ┤
　　　　循经传:太阳病证→阳明病证→少阳病证→太阴病证→少阴病证→厥阴病证
　　　　越经传:隔一经或两经以上相传
　　　　表里传:相互表里的两经相传
　　直中:初起不从三阳经传入,而病邪直入于三阴经
　　合病:不经过传变,两经或三经同时出现的病证
　　并病:一经病证未罢,又见他经病证者

十三 卫分证

外感温热病邪
（风热、湿热、燥热等） —口鼻→ 卫分证
- 温邪袭表，肺卫失和
  - 卫为邪郁——发热，微恶风寒
  - 温热之邪属阳——发热重，恶寒轻
  - 肺失宣降，气逆于上——咳嗽
  - 舌边尖红，脉浮数，为温热之邪初犯肺卫之证
- 温邪上扰
  - 上灼咽喉，气血壅滞——咽喉红肿疼痛
  - 上扰清窍——头痛
  - 热伤津不重——口干微渴

十四 气分证

卫分证不解
邪传入里
温热邪气 ｝气分证
- 里热炽盛
  - 邪正剧争——身热颇盛，且不恶寒，反恶热 ｝
  - 热灼津伤——口渴，尿赤，苔黄
  - 邪热扰心——心烦
  - 热盛血涌——舌红，脉数有力 ｝共有症状
- 邪热壅肺——肺失肃降，肺气不利——咳喘，胸痛，痰黄稠
- 热扰胸膈——心神不宁——心烦懊恼，坐卧不安
- 热结肠道
  - 腑气不通——日晡潮热，腹部胀痛拒按
  - 上扰心神——时有谵语，狂乱
  - 燥屎结于肠中，热迫津液从旁而下——热结旁流
- 热郁胆经
  - 胆气上逆——口苦
  - 经气不利——胁痛
  - 邪热扰心——心烦
  - 胆热犯胃，胃失和降——干呕

十五 营分证

气分证不解，邪热入营——营分证
- 邪热灼伤营阴
  - 阴虚——身热夜甚
  - 热蒸阴津上潮于口——口不甚渴或不渴
- 邪热侵扰心神——心烦不寐，神昏谵语
- 热伤血络——斑疹隐隐

十六 血分证

邪在营分不解
气分热炽，劫营伤血 ｝血分证
邪入血分
- 热盛动血（扰动心神，迫血妄行）
  - 邪热入血，灼伤阴血
  - 阴虚内热，入夜而发 ｝身热夜甚
  - 血热内扰心神——躁扰不宁，甚或昏谵
  - 迫血妄行——吐血、衄血、便血、尿血
  - 邪热灼津，血行缓滞——斑疹紫黑
  - 舌质深绛，脉细数
- 热盛动风（热灼肝经，肝风内动）
  - 血分热炽，燔灼肝经，筋脉拘挛迫急
    - 抽搐，颈项强直
    - 角弓反张
    - 目睛上吊，牙关紧闭，脉弦数
  - 邪热内郁，阳气不达于四肢——四肢厥冷
- 热盛伤阴（邪热久羁，劫肝肾之阴）
  - 阴虚阳热内扰——低热或暮热早凉，五心烦热
  - 阴津耗损，不能上承——口干咽燥，舌上少津
  - 肾阴亏耗，耳窍失养——耳聋
  - 神失所养——神疲欲寐
  - 形体失养——形体消瘦

十七 卫气营血证的传变

卫气营血证的传变
- 顺传→
  - 卫分→气分→营分→血分
  - 病邪由表入里、由浅入深，逐渐地加重
- 逆传→
  - 温热病邪不按照上述传变，如不经气分而直入营分、血分
  - 邪气太盛或正气太虚
- 其他→
  - 卫气同病
  - 气血两燔

十八 上焦病证

温热之邪侵袭肺卫——上焦病证
- 温邪犯肺，肺卫失和
  - 卫气失和，肺失宣降——发热，微恶风寒
  - 温邪上扰清窍——头痛
  - 热伤津液——口渴
  - 迫津外出——汗出
  - 舌边尖红，脉浮数或两寸独大等
- 邪热入里，壅滞于肺
  - 肺失肃降，气逆于上——咳嗽，气喘
  - 邪已入里——身热不恶寒
  - 口渴，汗出，苔黄，脉数，均为邪热内盛之征
- 逆传心包
  - 热扰心神——神昏谵语或昏愦不语，舌謇
  - 里热炽盛，蒸腾于外——高热
  - 阳气内郁，不达四肢——肢厥

十九 中焦病证

温热之邪侵袭中焦——中焦病证
- 邪从燥化——阳明燥热内结
  - 热炽液伤，燥屎内停——腹满，便秘
  - 热盛伤津——渴欲冷饮，口干唇裂，小便短赤
  - 邪热蒸腾——身热面赤
  - 热扰心神——神昏谵语
  - 上迫于肺——呼吸气粗
  - 苔黄燥或焦黑起刺，脉沉实有力，为燥热内结，津液大伤之征
- 邪从湿化——太阴湿热内困
  - 脾失健运，胃失和降——胸脘痞闷，泛恶欲吐，大便不爽或溏泄
  - 湿遏热伏，郁于肌腠——身热不扬
  - 湿热郁阻，气机不利——头身重痛
  - 苔黄腻，脉濡数，为湿热内蕴之证

二十 下焦病证

温热之邪犯及下焦 劫夺肝肾之阴——下焦病证
- 肝肾阴虚，虚热内扰
  - 肾阴亏耗，耳失充养——耳聋
  - 神失阴精充养——神疲
  - 阴不制阳——口燥咽干
  - 虚热内生——手足心热甚于手足背
  - 脉虚大
- 水不涵木，虚风内动
  - 筋失所养，拘挛迫急——手足蠕动，甚或瘛疭
  - 阴虚水亏，虚风内扰——心中憺憺大动
  - 神倦脉虚，苔少

强化篇 ◈ 中药学

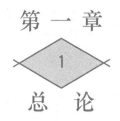

第一章

总 论

■ 重点要求

　　中药学的总论是非常重要的一章,每年均会出题,且出题多有集中表现。本章节需要重点掌握的内容包含下述几个方面:

　　1.历代本草学的主要成就及其主要代表作,尤其是每本书的作者和主要贡献。

　　2.道地药材的概念与意义;中药炮制的主要方法,每种方法所举实例。

　　3.中药四气、五味、归经、升降浮沉的概念,确定的依据,影响升降浮沉的因素,所代表药性的作用及指导临床用药的意义是本节的重点,必须掌握。

　　4.中药配伍方法、配伍禁忌、妊娠用药禁忌;中药汤剂的煎煮方法要求大家记住每种煎煮方法的概念和所举的实例。

■ 重点突破

一 本草学成就

夏商周战国时期
　《诗经》是我国最早记载具体药物的书籍,有 100 多种药用动、植物,如苍耳子、芍药、枸杞子、鲤鱼、蟾蜍等
　《山海经》反映了当时我国古代预防医学思想萌芽
　《黄帝内经》奠定了四气五味学说的理论基础;是中药归经学说之先导;后世中药升降浮沉学说的理论依据

秦汉时期
　《五十二病方》载药 240 余种之多,医方 280 多个
　《神农本草经》(简称《本经》现存最早的本草专著),全书载药 365 种

三国、两晋南北朝时期
　《本草经集注》作者梁朝陶弘景,载药 730 种,首创按药物自然属性分类,首创"诸病通用药"
　《雷公炮炙论》雷敩著,我国第一部炮制学专著,标志着本草新分支学科的产生

隋唐时期
　《新修本草》(又称《唐本草》)由李勣、苏敬等主持编纂,载药物共 844 种。是世界上最早的一部药典学著作。记载了用羊肝治夜盲证和改善视力的经验。用羊靥(羊的甲状腺)和鹿靥治甲状腺病,则见于《千金方》
　《本草拾遗》作者陈藏器,提出了著名的"十剂"。此书还记录了人胞作为强壮剂的效力

宋金元时期
　《经史证类备急本草》(后世简称《证类本草》)作者唐慎微,载药 1500 余种。保存了宋以前失佚的许多本草资料
　《开宝本草》《嘉祐本草》《本草图经》是我国现存最早的版刻本草图谱
　《本草衍义》作者寇宗奭,首先提出将四气改为四性,是最早提出要按年龄老少、体质强弱、疾病新久等决定药量的本草著作
　《饮膳正要》元代忽思慧所著,首次记载了用蒸馏法的工艺制酒

明代
　《本草纲目》作者李时珍,载药数达到 1892 种,附方 11000 多个。新增药 374 种,并按药物的自然属性和生态条件为分类基础,分为十六部,六十二类,收载了曼陀罗、番红花、番木鳖、阿芙蓉等外来药
　《本草品汇精要》所附 1300 多幅药图,是古代彩绘本草图谱的珍品;是我国封建社会最后一部大型官修本草
　《白猿经》首载乌头碱的生物结晶
　《炮炙大法》作者缪希雍,是明代影响最大的炮制专著
　《神农本草经疏》作者缪希雍
　《滇南本草》作者兰茂,是我国现存内容最丰富的古代地方本草

◆ 强化篇 ◆

中药学

清代：《本草纲目拾遗》作者赵学敏，全书共载药 921 种，仅新增的就有 716 种之多，补充了太子参、于术、西洋参、冬虫夏草、银柴胡等临床用药，同时还收集了金鸡勒、臭草等外来药

民国：《中国药学大辞典》作者陈存仁。全书约 200 万字，收录词目 4300 条

二 道地药材

道地药材
- 概念：①历史悠久；②产地适宜；③品种优良；④产量宏丰；⑤炮制考究；⑥疗效突出；⑦带有地域特点
- 道地药材举例：甘肃的当归，宁夏的枸杞子，青海的大黄，内蒙古的黄芪，东北的人参、细辛、五味子，山西的党参，河南的地黄、牛膝、山药、菊花，云南的三七、茯苓，四川的黄连、川芎、贝母、乌头，山东的阿胶，浙江的白术、乌药，江苏的薄荷，广东的陈皮、砂仁

三 药物实时采集

药物实时采集
- 全草：大多数在植物枝叶茂盛，花朵初开时采集
- 叶类：通常在花蕾将放或正盛开的时候采集
- 花、花粉：一般采收未开放的花蕾或刚开放的花朵
- 果实、种子：果实类药物除青皮、枳实、覆盆子、乌梅等少数药材要在果实未成熟时采收果皮或果实外，一般都在果实成熟时采收
- 根、根茎：一般以秋末或春初即 2 月、8 月采收为佳
- 树皮、根茎：通常在春、夏时节植物生长旺盛采集
- 昆虫、矿物类药物采集：不要求掌握

◎提示▶▶▶重点要求掌握的是用药的部位，结合各论掌握。

四 中药炮制与药性

中药炮制
- 目的：①纯净药材，保证质量，分拣药物，区分等级。②切制饮片，便于调剂制剂。③干燥药材，利于贮藏。④矫味、矫臭，便于服用。⑤降低毒副作用，保证安全用药。⑥增强药物功能，提高临床疗效。⑦改变药物性能，扩大应用范围。⑧引药入经，便于定向用药
- 方法
  - 水制：①漂洗；②浸泡；③闷润；④喷洒；⑤水飞
  - 火制：①炒；②炙；③煅；④煨
  - 水火共制：①蒸；②煮；③炖；④燀；⑤淬
  - 其他：①制霜；②发酵；③精制；④药拌；⑤发芽
  - 修治：①纯净；②粉碎；③切制

中药药性
- 药性包括：四气、五味、升降浮沉、归经、毒性、配伍、禁忌等
- 四气：四性，指寒热温凉四种不同的药性
- 《神农本草经》提出"药有寒热温凉四气"；宋寇宗奭《本草衍义》中首次改"四气"为"四性"
- 确定的主要依据：以药物作用于机体后的反应和所获得的不同疗效
- 五味：酸、苦、甘、辛、咸五种不同的味道
- 五味的作用
  - ①辛："能散、能行"，即具有发散、行气行血的作用。一般来讲，解表药、行气药、活血药多具有辛味
  - ②甘："能补、能和、能缓"，即具有补益、和中、调和药性和缓急止痛的作用。一般来讲，滋养补虚、调和药性及制止疼痛的药物多具有甘味
  - ③酸："能收、能涩"，即具有收敛、固涩的作用。固表止汗、敛肺止咳、涩肠止泻、固精缩尿、固崩止带的药物多具有酸味
  - ④苦："能泄、能燥、能坚"，即具有清泄火热、泄降气逆、通泄大便、燥湿、坚阴（泻火存阴）等作用。清热泻火、下气平喘、降逆止呕、通利大便、清热燥湿、泻火存阴的药物多具有苦味
  - ⑤咸："能下、能软"，即具有泻下通便、软坚散结的作用。一般来讲，泻下或润下通便及软化坚硬、消散结块的药物多具有咸味，咸味药多用治大便燥结、痰核、瘿瘤、癥瘕痞块等

中药
药性
五味的作用 ⑥淡:"能渗、能利",即具有利水渗湿的作用,故有些利水渗湿的药物具有淡味。
⑦涩:与酸味药的作用相似,多用治虚汗、泄泻、尿频、遗精、出血等证
升降浮沉 ①确定依据:升降浮沉是与药物作用于机体产生的不同疗效、所表现出的不同作用趋向密切相关
②影响因素:a.与四气五味有关;b.与药物质地轻重有关;c.受到炮制和配伍的影响
归经 ①概念:归经指药物对于机体某部分的选择性作用,即某药对某些脏腑经络有特殊的亲和作用
②以脏腑经络学说为基础,以药物所治疗的具体病征为依据
产生中药中毒的主要原因毒性:剂量过大、误服伪品、炮制不当、制剂服法不当、配伍不当等

五 中药配伍

中药
配伍
单行:单用一味药来治疗某种病情单一的疾病
相须:两种功效类似的药物配合应用,可以增强原有药物的功效
相使:以一种药物为主,另一种药物为辅,两药合用,辅药可以提高主药的功效
相畏:一种药物的毒副作用能被另一种药物所抑制
相杀:就是一种药物能够消除另一种药物的毒副作用
相恶:一种药物能破坏另一种药物的功效
相反:就是两种药物同用能产生剧烈的毒副作用

◎提示▶▶▶十八反歌:本草明言十八反,半蒌贝蔹及攻乌,藻戟芫遂俱战草,诸参辛芍叛藜芦。

十九畏:硫黄畏朴硝,水银畏砒霜,狼毒畏密陀僧,巴豆畏牵牛,丁香畏郁金,川乌、草乌畏犀角,牙硝畏三棱,官桂畏赤石脂,人参畏五灵脂。

六 妊娠用药禁忌

妊娠用药禁忌
妇女妊娠期治疗用药的禁忌
慎用的药物包括通经祛瘀、行气破滞及辛热滑利之品
禁用的药物是指毒性较强或药性猛烈的药物

七 中药煎煮方法

中药
煎煮
方法
先煎:主要指有效成分难溶于水的一些金石、矿物、介壳类药物以及附子、乌头等毒副作用较强的药物
后下:主要指一些气味芳香的药物,久煎其有效成分易于挥发而降低药效,此外,有些药物虽不属芳香的,但久煎也能破坏其有效成分,亦属后下之列
包煎:主要指那些黏性强、粉末状及带有绒毛的药物
另煎:又称另炖,主要是指某些贵重药材,为了更好地煎出有效成分,还应单独另煎
溶化:又称烊化,主要是指某些胶类药物及黏性大而易溶的药物,为避免入煎粘锅或黏附其他药物影响煎煮,可单用水或黄酒将此类药加热溶化即烊化
泡服:又叫焗服,主要是指某些有效成分易溶于水或久煎容易破坏药效的药物
冲服:主要指某些贵重药,用量较轻,为防止散失,常需要研成细末制成散剂
煎汤代水:主要指某些药物为了防止与其他药物同煎使煎液浑浊,难于服用,宜先煎后取其上清液代水再煎煮其他药物

第 二 章

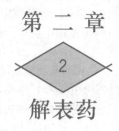

2

解表药

■ 重点要求

　　本章节重点掌握解表药中临床常用重点中药(一级中药)麻黄、桂枝、紫苏叶、生姜、防风、荆芥、香薷、羌活、白芷、细辛、苍耳子、薄荷、牛蒡子、蝉蜕、桑叶、菊花、葛根、柴胡、升麻、蔓荆子和非重点中药(二级中药)藁本、辛夷、葱白、淡豆豉、浮萍的功效、主治病证;掌握个别药物的特殊表述;掌握功效相似药物的比较。通过药物功效、主治的对应和比较,可以加深对药物功效、主治病证的记忆。

■ 重点突破

一 发散风寒药

1. 麻黄、香薷功效和主治的比较

(1)发汗解表,用于风寒感冒
(2)利水消肿,用于水肿

麻黄
①发汗力强,多用于风寒表实证
②利水肿,多应用于风水水肿
③宣肺平喘,适用于咳嗽气喘
④散寒通滞,用于风寒痹证,阴疽,痰核
⑤为发汗解表之要药,为治疗肺气壅遏所致喘咳的要药

香薷
①发汗力较麻黄小
②利水肿,还用于脚气
③化湿和中,用于阴暑证
④"夏月解表之药"

2. 紫苏、生姜功效和主治的比较

(1)解表散寒,用于风寒感冒
(2)解鱼蟹毒

紫苏叶
①行气宽中,用于脾胃气滞,妊娠呕吐
②理气安胎,用于胎动不安

生姜
①温中止呕,用于脾胃寒证,胃寒呕吐
②温肺止咳,用于肺寒咳嗽
③解生半夏、生南星之毒
④有"呕家圣药"之称

3. 荆芥、防风功效和主治的比较

(1)祛风解表,用于外感表证
(2)风疹瘙痒

荆芥:透疹消疮,用于麻疹不透,疮疡初起兼有表证

防风
①胜湿止痛,用于风湿痹痛
②解痉,用于破伤风证
③"风药之润剂""治风通用之品"

4. 白芷、细辛、苍耳子功效和主治的比较

(1)解表散寒,用于风寒感冒
(2)祛风止痛,用于风湿痹痛头痛
(3)通鼻窍,用于鼻渊,鼻衄

白芷
①燥湿止带,用于带下证
②消肿排脓,用于疮痈肿毒
③祛风止痒,用于皮肤风湿瘙痒

细辛——温肺化饮,用于肺寒咳喘

苍耳子——风疹瘙痒

5.羌活、藁本功效和主治的比较

(1)解表散寒,用于风寒感冒 ┐
(2)祛风胜湿止痛,用于风寒湿痹 ┘ 羌活
　　　　　　　　　　　　　　　　　　藁本

6.桂枝、辛夷、葱白的功效和主治

桂枝 {
①发汗解肌,用于风寒感冒
②温通经脉,用于寒凝血滞诸痛证
③助阳化气,用于痰饮、蓄水证,心悸
}

辛夷 {
①发散风寒,用于风寒感冒头痛
②通鼻窍,用于鼻塞,鼻渊,鼻衄
③治鼻渊头痛、鼻塞流涕鼻衄之要药
}

葱白 {
①发汗解表,用于风寒感冒
②散寒通阳,用于阴盛格阳
③外敷散结通络下乳,解毒散结,用于乳汁郁滞不下,乳房胀痛,疮痈肿毒
}

二 发散风热药

1.薄荷、牛蒡子、蝉蜕的功效和主治的比较

(1)疏散风热,用于风热感冒,温病初起
(2)利咽,用于咽喉肿痛
(3)透疹,用于麻疹不透,风疹瘙痒

薄荷 {
①清利头目,用于头痛眩晕,目赤多泪
②疏肝行气,用于肝郁气滞,胸闷胁痛
③芳香辟秽,化湿和中,用于夏令感受暑湿秽浊之气
}

牛蒡子 {
①宣肺祛痰,用于咳嗽痰多不利
②清热解毒消肿,用于痈肿疮毒,丹毒,痄腮,喉痹
}

蝉蜕 {
①利咽开音,用于咽痛音哑
②明目退翳,用于目赤翳障
③息风止痉,用于急慢惊风,破伤风证
④镇静安神,用于小儿夜啼不安
}

2.桑叶、菊花的功效和主治的比较

(1)疏散风热,用于风热感冒,温病初起
(2)清肝明目,用于目赤昏花
(3)平肝潜阳,用于肝阳上亢,头痛眩晕

桑叶:清肺润燥,用于肺热咳嗽、燥热咳嗽

菊花:清热解毒,用于疮痈肿毒

3.柴胡、升麻、葛根功效和主治的比较

(1)解表,用于外感表证
(2)升阳,用于气虚下陷,脏器脱垂

柴胡 {
①解表退热,用于少阳证,祛少阳半表半里之邪
②疏肝解郁,用于肝郁气滞,肠胁胀痛,月经不调
③截疟,用于疟疾寒热
}

升麻 {
①透疹,用于麻疹不透
②清热解毒,用于齿痛口疮,咽喉肿痛,温毒发斑
}

葛根 {
①解肌退热,用于项背强痛
②生津止渴,用于热病口渴,消渴证
③止泻,用于热泻热痢,脾虚泄泻
④透疹,用于麻疹不透
⑤通经活络,用于中风偏瘫,胸痹心痛,眩晕头痛
⑥解酒毒,用于酒毒伤中
}

4.蔓荆子、淡豆豉、浮萍的功效和主治

蔓荆子 {
①疏散风热,用于风热感冒,头昏头痛
②清利头目,用于目赤肿痛,齿龈肿痛
③祛风止痛,用于风湿痹痛
}

淡豆豉 {
①解表,用于外感表证
②除烦,宣发郁热,用于热病烦闷,虚烦不眠
}

浮萍 {
①发汗解表,用于风热感冒
②透疹止痒,用于麻疹不透,风疹瘙痒
③利尿消肿,用于水肿尿少
}

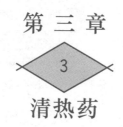

第 三 章

3

清热药

■■ **重点要求**

　　本章节重点掌握清热药中临床常用重点中药(一级中药)石膏、知母、栀子、天花粉、芦根、夏枯草、决明子、黄芩、黄连、黄柏、龙胆、苦参、白鲜皮、金银花、连翘、蒲公英、紫花地丁、鱼腥草、射干、山豆根、白头翁、大青叶、板蓝根、青黛、贯众、重楼、土茯苓、熊胆粉、生地黄、玄参、牡丹皮、赤芍、水牛角、青蒿、地骨皮、白薇和非重点中药(二级中药)淡竹叶、密蒙花、秦皮、穿心莲、野菊花、白花蛇舌草、败酱草、大血藤、马勃、马齿苋、鸦胆子、漏芦、山慈菇、半边莲、紫草、银柴胡、胡黄连的功效、主治病证;掌握个别药物的特殊表述;掌握功效相似药物的比较。通过药物功效、主治的对应和比较,可以加深对药物功效、主治病证的记忆。

■■ **重点突破**

一 清热泻火药

1.石膏、知母功效和主治的比较

清热泻火,除烦止渴,用于气分实热证,内热消渴
- 石膏
  - ①用于温热病气分实热证,肺热喘咳证,胃火牙痛、头痛
  - ②敛疮生肌止血,用于溃疡不敛、湿疹瘙痒、水火烫伤、外伤出血
  - ③收湿
  - ④为清泻肺胃气分实热之要药
- 知母
  - ①用于热病烦渴,肺热燥咳
  - ②滋阴润燥,用于骨蒸潮热,肠燥便秘

2.淡竹叶、芦根、天花粉功效和主治的比较

(1)清热泻火,除烦,用于热病烦渴
(2)利尿,用于热淋涩痛
- 淡竹叶——泻胃火止渴,口疮
- 芦根
  - ①还用于肺痈吐脓,肺热咳嗽
  - ②止呕,用于胃热呕哕

清热泻火,生津止渴,用于热病烦渴,肺热咳嗽
- 芦根:肺痈吐脓,胃热呕哕,热淋涩痛
- 天花粉
  - ①还用于内热消渴
  - ②消肿排脓,用于疮疡肿毒

3.夏枯草、决明子功效和主治的比较

清热明目,用于目赤肿痛、头痛眩晕
- 夏枯草
  - ①还用于目珠夜痛
  - ②散结消肿,用于瘰疬、瘿瘤、乳痈肿痛
- 决明子
  - ①还用于羞明多泪、目暗不明
  - ②润肠通便,用于肠燥便秘
  - ③兼能平抑肝阳

4. 栀子、密蒙花功效和主治的比较

栀子
- ①泻火除烦，用于热病心烦
- ②清热利湿，用于湿热黄疸，血淋涩痛
- ③凉血解毒，用于血热吐衄，目赤肿痛，火毒疮疡
- ④焦栀子：凉血止血
- ⑤外用消肿止痛，用于扭挫伤痛

密蒙花
- ①清热泻火，养肝明目，用于目赤肿痛，羞明多泪，眼生翳膜
- ②退翳，用于肝虚目暗、视物昏花

二 清热燥湿药

1. 黄芩、黄连、黄柏功效和主治的比较

清热燥湿
泻火解毒
- 黄芩
  - ①用于湿温、暑湿、胸闷呕恶；湿热痞满、黄疸泻痢；肺热咳嗽、高热烦渴；痈肿疮毒
  - ②止血安胎，用于血热吐衄，胎动不安
- 黄连
  - ①用于湿热痞满、呕吐吞酸；湿热泻痢；高热神昏，心火亢盛，心烦不寐，心悸不宁，血热吐衄；痈肿疔疮，目赤牙痛，口舌生疮；消渴；外治湿疹、湿疮、耳道流脓
  - ②治泻痢要药
- 黄柏
  - ①用于湿热带下、热淋涩痛；湿热泻痢、黄疸；湿热脚气、痿证；疮疡肿毒、湿疹瘙痒
  - ②除骨蒸，用于骨蒸劳热，盗汗，遗精

2. 龙胆、苦参功效和主治的比较

清热燥湿，用治湿热黄疸、阴肿阴痒、带下、湿疹瘙痒带下、湿疹瘙痒
- 龙胆——泻肝胆火，用于肝火头痛、目赤耳聋、胁痛口苦强中；惊风抽搐
- 苦参
  - ①还用于湿热泻痢、便血；湿疮
  - ②杀虫利尿，用于皮肤瘙痒、疥癣，麻风，滴虫性阴道炎；湿热小便不利

3. 白鲜皮、秦皮的功效和主治的比较

清热燥湿
- 白鲜皮
  - ①用于湿热黄疸，风湿热痹
  - ②祛风解毒，用于湿热疮毒、湿疹，疥癣疮癞，风疹
- 秦皮
  - ①收湿止痢，止带，用于湿热泻痢，赤白带下
  - ②明目，用于肝热目赤肿痛，目生翳膜

三 清热解毒药

1. 金银花、连翘功效和主治的比较

(1)清热解毒，用于痈肿疔疮
(2)疏散风热，用于外感风热，温病初起
- 金银花
  - ①凉血止痢，用于热毒血痢
  - ②用于喉痹，丹毒
  - ③为治热毒疮痈之要药
- 连翘
  - ①消肿散结，用于瘰疬痰核，乳痈，丹毒
  - ②清心利尿，用于热淋涩痛
  - ③有"疮家圣药"之称

2. 败酱草、鱼腥草、蒲公英、紫花地丁功效和主治的比较

(1)清热解毒，用于热毒疮毒
(2)消痈排脓，用于肺痈吐脓
- 败酱草
  - ①还用于肠痈
  - ②祛瘀止痛，用于产后瘀阻腹痛
  - ③治疗肠痈腹痛之要药
- 鱼腥草
  - ①还用于痰热喘咳
  - ②利尿通淋，用于热淋、热痢
  - ③为治肺痈之要药

利湿通淋,用于湿热淋证 { 鱼腥草——消痈排脓,主治肺痈
蒲公英 { ①清肝明目,用于目赤肿痛
②为清热解毒、消肿散结之佳品,治疗乳痈之要药 }

清热解毒,消肿,用于痈肿疔毒、乳痈内痈 { 紫花地丁 { ①还用于肠痈;丹毒,毒蛇咬伤
②凉血,用于肝热目赤肿痛以及外感热病 }
蒲公英:利湿通淋,用于湿热黄疸,热淋涩痛,消肿散结,用于瘰疬 }

3.射干、马勃、山豆根功效和主治的比较

清热解毒,利咽,用于咽喉肿痛 { 射干——消痰,用于痰盛咳喘,为治热毒痰火郁结所致咽喉肿痛之要药
马勃 { ①还用于咳嗽失音,风热郁肺,为治咽喉肿痛常用药
②止血,用于吐血衄血,外伤出血 }
山豆根 { ①还用于湿热黄疸,肺热咳嗽,痈肿疮毒
②消肿,用于牙龈肿痛
③为治疗火毒蕴结所致乳蛾、喉痹、咽喉肿痛之要药 } }

4.大青叶、板蓝根、青黛功效和主治的比较

清热解毒,凉血消斑,用于温毒发斑 { 大青叶——还用于热入营血;喉痹口疮,痄腮丹毒,痈肿
板蓝根 { ①还用于外感发热,瘟疫时毒,痄腮,丹毒,大头瘟,痈肿疮毒
②利咽,用于咽喉肿痛 }
青黛 { ①还用于血热吐衄;咽痛口疮,火毒疮疡,痄腮
②清肝泻火,用于咳嗽胸痛,痰中带血
③定惊,用于暑热惊痫,惊风抽搐 } }

5.鸦胆子、白头翁、马齿苋、贯众功效和主治的比较

清热解毒,凉血止痢,用于热毒血痢 { 马齿苋——凉血止血,用于崩漏,便血等
鸦胆子 { ①还用于冷积久痢
②截疟,用于各型疟疾
③腐蚀赘疣,用于鸡眼赘疣 }
白头翁——还用于阴痒带下 }

清热解毒,凉血止血 { 马齿苋 { ①还用于热毒疮疡,蛇虫咬伤,湿疹
②用于崩漏,便血 }
贯众 { ①用于风热头痛,温毒发斑,时疫感冒;血热崩漏,痄腮,疮疡肿毒
②杀虫,用于虫疾 } }

6.穿心莲、半边莲功效和主治的比较

清热解毒,用于痈肿疮毒,蛇虫咬伤 { 穿心莲 { ①还用于外感风热、温病初起
②凉血消肿,肺热咳喘、肺痈吐脓、咽喉肿痛
③燥湿,用于湿热泻痢、热淋、湿疹瘙痒 }
半边莲 { ①利尿消肿,用于腹胀水肿、小便不利、湿热黄疸
②兼利水祛湿,用于湿疮湿疹 } }

7. 野菊花、白花蛇舌草功效和主治的比较

清热解毒,用于咽喉肿痛
- 野菊花
  - ①还用于痈疽疔疖
  - ②目赤肿痛,头痛眩晕
  - ③外治湿疹湿疮、风疹痒痛
- 白花蛇舌草
  - ①还用于痈肿疮毒,毒蛇咬伤,癌症
  - ②利湿通淋,用于热淋涩痛,湿热黄疸

8. 大血藤、漏芦、山慈菇功效和主治的比较

清热解毒
- 大血藤
  - ①用于肠痈腹痛,热毒疮疡,治肠痈之要药
  - ②活血,用于跌打损伤,经闭痛经
  - ③祛风止痛,用于风湿痹痛
- 漏芦
  - ①消痈散结,用于乳痈肿痛,瘰疬疮毒,治疗乳痈之良药
  - ②通经下乳,用于乳汁不下
  - ③舒筋通脉,用于湿痹拘挛
- 山慈菇
  - ①用于痈疽疔毒,瘰疬痰核,蛇虫咬伤
  - ②消痈散结,用于癥瘕痞块
  - ③风痰癫痫

9. 土茯苓的功效和主治

土茯苓
- ①解毒除湿,用于杨梅毒疮;淋浊带下,湿疹瘙痒
- ②通利关节,用于肢体拘挛
- ③消肿散结,用于痈肿疮毒,瘰疬
- ④兼解汞毒,为治梅毒之要药

四 清热凉血药

1. 生地黄、玄参功效和主治的比较

清热凉血
- 生地黄
  - ①用于热入营血,温毒发斑,舌绛烦渴,血热出血,为清热、凉血、止血之要药
  - ②养阴,用于阴虚内热,骨蒸劳热
  - ③生津,用于津伤口渴,内热消渴,肠燥便秘
- 玄参
  - ①用于温邪入营,内陷心包,温毒发斑
  - ②滋阴,用于热病伤阴,津伤便秘,骨蒸劳嗽,舌绛烦渴
  - ③泻火解毒,用于目赤咽痛,瘰疬白喉,痈肿疮毒

2. 牡丹皮、赤芍功效和主治的比较

清热凉血,用于热入营血,温毒发斑,血热吐衄
- 牡丹皮
  - ①还用于温病伤阴,阴虚发热,夜热早凉,无汗骨蒸;痈肿疮毒;为治无汗骨蒸之要药
  - ②活血祛瘀,用于血滞经闭、痛经,跌打伤痛
- 赤芍
  - ①还用于目赤肿痛,痈肿疮疡
  - ②散瘀止痛,用于肝郁胁痛,经闭痛经,癥瘕腹痛,跌打损伤

3. 水牛角、紫草功效和主治的比较

清热凉血
- 水牛角
  - ①用于血热妄行,斑疹吐衄
  - ②定惊,用于温病高热,神昏谵语,惊风癫狂
  - ③解毒,用于痈肿疮疡,咽喉肿痛
- 紫草——活血解毒透疹,用于温病血热毒盛,斑疹紫黑,麻疹不透;疮疡,湿疹,水火烫伤

五 清虚热药

1.青蒿、地骨皮、白薇功效和主治的比较

清虚热,用于阴虚发热

青蒿
- ①清透虚热,用于温邪伤阴,夜热早凉
- ②凉血除蒸,用于阴虚发热,劳热骨蒸
- ③解暑,用于暑热外感,发热口渴
- ④截疟,用于疟疾寒热
- ⑤湿热黄疸

清虚热,用于阴虚发热

地骨皮
- ①凉血除蒸,用于盗汗骨蒸,为凉血湿热除蒸之佳品
- ②清肺降火,用于肺热咳嗽
- ③止血,用于血热出血证
- ④生津止渴,用于内热消渴

白薇
- ①清热凉血,用于阴虚发热,骨蒸劳热,产后虚热,温邪伤营发热
- ②利尿通淋,用于热淋、血淋
- ③解毒疗疮,用于疮痈肿毒,毒蛇咬伤,咽喉肿痛
- ④益阴除热,用于阴虚外感

2.银柴胡、胡黄连功效和主治的比较

(1)清虚热
(2)除疳热

银柴胡
- ①用于阴虚发热,骨蒸劳热,为退虚热、除骨蒸之常用药
- ②用于小儿疳热

胡黄连
- ①用于骨蒸潮热,阴虚发热
- ②用于小儿疳热
- ③清湿热,用于湿热泻痢,黄疸尿赤
- ④痔疮肿痛

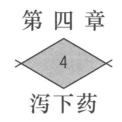

第 四 章

4

泻下药

■ 重 点 要 求

　　本章节重点掌握泻下药中临床常用重点中药(一级中药)大黄、芒硝、火麻仁、甘遂、巴豆霜、牵牛子、京大戟、芫花和非重点中药(二级中药)番泻叶、芦荟、郁李仁、商陆的功效、主治病证;掌握个别药物的特殊表述;掌握功效相似药物的比较。通过药物功效、主治的对应和比较,可以加深对药物功效、主治病证的记忆。

■ 重 点 突 破

一 攻下药

1. 大黄、芒硝功效和主治的比较

(1)泻下攻积,用于积滞便秘
(2)清热,用于目赤咽肿

大黄
①泻火,凉血解毒,用于血热吐衄;热毒疮疡,烧烫伤,肠痈腹痛,为治疗积滞便秘要药
②逐瘀通经,用于瘀血证
③导湿热外出,用于湿热痢疾、黄疸、淋证,水肿

芒硝
①润燥软坚
②清热消肿,用于口疮、痈疮肿痛,乳痈,肠痈腹痛

2. 番泻叶、芦荟功效和主治的比较

泻下通便,用于热结便秘
番泻叶——行水消胀,用于腹水肿胀
芦荟
①清肝杀虫,除烦热,用于烦躁惊痫
②疗疳,用于小儿疳积

二 润下药

火麻仁、郁李仁功效和主治的比较

润肠通便,用于肠燥便秘
火麻仁——兼有滋养作用
郁李仁——利水消肿,用于水肿胀满,脚气浮肿

三 峻下逐水药

1. 甘遂、京大戟、芫花功效和主治的比较

泻水逐饮,用于胸胁停饮,水肿,鼓胀

消肿散结,用于疮痈肿毒
甘遂——逐痰涎,用于风痰癫痫
京大戟——还用于瘰疬痰核

芫花
①祛痰止咳,用于咳嗽痰喘
②杀虫疗疮,用于头疮、白秃、顽癣及痈肿、冻疮

2. 牵牛子、商陆功效和主治的比较

泻下逐水,用于水肿,鼓胀

牵牛子
①泻肺气,逐痰饮,用于痰饮喘咳
②去积杀虫,用于虫积腹痛
商陆——消肿散结,解毒,用于疮痈肿毒

3. 巴豆霜的功效和主治

巴豆霜
①峻下冷积,用于寒积便秘
②逐水退肿,用于腹水臌胀、二便不通
③祛痰利咽,用于喉痹痰阻
④外用蚀疮,用于痈肿未溃、疥癣恶疮、疣痣

◆ 强化篇 ◆

中药学

第 五 章

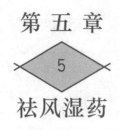

祛风湿药

■ 重点要求

　　本章节重点掌握祛风湿药中临床常用重点中药(一级中药)独活、木瓜、威灵仙、秦艽、防己、蕲蛇、桑寄生、五加皮和非重点中药(二级中药)川乌、草乌、乌梢蛇、昆明山海棠、雷公藤、络石藤、豨莶草、臭梧桐、桑枝、海桐皮、海风藤、狗脊的功效、主治病证;掌握个别药物的特殊表述;掌握功效相似药物的比较。通过药物功效、主治的对应和比较,可以加深对药物功效、主治病证的记忆。

■ 重点突破

一 祛风寒湿药

1.独活、川乌、草乌功效和主治的比较

(1)祛风湿,用于风寒湿痹
(2)止痛

独活
①用于少阴伏风头痛
②解表,用于风寒夹湿表证
③为治风湿痹痛主药,凡风寒湿邪所致之痹证,无论新久,皆可应用

川乌、草乌——温经止痛,用于心腹冷痛、寒疝疼痛;跌打损伤,麻醉止痛

2.威灵仙、海风藤、昆明山海棠功效和主治的比较

(1)祛风湿,用于风寒湿痹
(2)通络止痛,用于跌打损伤

威灵仙——消骨鲠,用于骨鲠咽喉
海风藤——通经络,用于筋脉拘挛
昆明山海棠——活血,续筋接骨,用于骨折

3.蕲蛇、乌梢蛇功效和主治的比较

(1)祛风,通络,用于风湿顽痹,中风半身不遂
(2)止痉,用于小儿惊风,破伤风
(3)祛风止痒,用于麻风,疥癣

蕲蛇:用于瘰疬,梅毒,恶疮
乌梢蛇:用于瘰疬、恶疮

4.木瓜的功效和主治

木瓜
①舒筋活络,用于风湿痹证,尤为湿痹、筋脉拘挛要药
②和胃化湿,用于脚气水肿;吐泻转筋
③消食,用于消化不良
④生津止渴,用于津伤口渴

二 祛风湿热药

1.秦艽、海桐皮功效和主治的比较

祛风湿,通络止痛,用于风湿痹证

秦艽
①还用于中风不遂
②退虚热,清湿热,用于骨蒸潮热,疳积发热,为治虚热要药
③用于湿热黄疸

海桐皮——杀虫止痒,用于疥癣,湿疹

818

刘应科 ◆ 考研中医综合复习指导

2. 防己、络石藤、雷公藤功效和主治的比较

祛风湿,用于风湿痹证
- 防己
  - ①止痛,对风湿痹证湿热偏盛,肢体酸重,关节红肿疼痛,及湿热身痛,尤为要药
  - ②利水消肿,用于水肿脚气,小便不利
  - ③清热,用于湿疹疮毒
  - ④降血压,用于高血压病
- 络石藤
  - ①用于风湿热痹
  - ②凉血消肿,用于喉痹,痈肿;跌仆损伤
- 雷公藤
  - ①活血通络,消肿止痛,用于风湿顽痹
  - ②杀虫解毒,用于麻风、顽癣、湿疹、疥疮;疔疮肿毒

3. 桑枝、豨莶草功效和主治的比较

祛风湿,利关节,用于风湿痹证
- 桑枝——痹证新久,寒热均可应用,尤宜于风湿热痹肩臂、关节酸痛麻木者
- 豨莶草
  - ①还用于中风半身不遂
  - ②解毒,用于风疹、湿疮、疮痈
  - ③降血压,用于高血压病

三 祛风湿强筋骨药

桑寄生、五加皮、狗脊功效和主治的比较

(1)祛风湿,用于风湿痹证
(2)补肝肾,强筋骨
- 桑寄生
  - ①安胎,用于崩漏经多、胎动不安
  - ②降血压,用于高血压、头晕目眩
- 五加皮
  - ①用于筋骨痿软、小儿行迟、体虚乏力
  - ②利水,用于水肿、脚气
- 狗脊
  - ①强腰膝,用于腰膝酸软、下肢无力
  - ②温补固摄,用于遗尿、白带过多
  - ③绒毛有止血作用

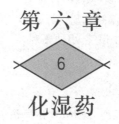

第 六 章

6

化湿药

本章节重点掌握化湿药中临床常用重点中药(一级中药)苍术、厚朴、广藿香、佩兰、砂仁、豆蔻和非重点中药(二级中药)草豆蔻、草果的功效、主治病证;掌握个别药物的特殊表述;掌握功效相似药物的比较。通过药物功效、主治的对应和比较,可以加深对药物功效、主治病证的记忆。

■ 重点突破

1. 化湿药的功效主治

(1)化湿行气,用于湿阻中焦及脾胃气滞证

(2)温中止呕,用于呕吐

砂仁
①温中止泻,用于脾胃虚寒吐泻
②安胎,用于气滞妊娠恶阻及胎动不安
③为醒脾调胃之要药

白豆蔻——开胃消食

2. 苍术、厚朴功效和主治的比较

燥湿,用于湿阻中焦证

苍术
①健脾,对湿阻中焦,脾失健运而致脘腹胀闷,呕恶食少,吐泻乏力,舌苔白腻等症,最为适宜
②祛风散寒,用于风湿痹证;风寒夹湿表证
③夜盲,两目昏涩

厚朴
①下气除满,用于脘腹胀满,为消除胀满要药
②消痰,平喘,用于痰饮喘咳
③消积导滞,用于食积气滞,腹胀便秘

3. 广藿香、佩兰功效和主治的比较

(1)化湿,用于湿阻中焦

(2)解暑,用于暑湿,湿温初起

广藿香
①为芳香化湿浊要药
②止呕,用于呕吐,治湿浊中阻所致之呕吐,本品最为捷要

佩兰,用于口中甜腻、口臭、多涎的脾瘅

4. 草豆蔻、草果功效和主治的比较

燥湿温中,用于寒湿中阻证

草豆蔻
①行气,止呕,用于寒湿呕吐
②止泻痢,用于腹痛泻痢

草果——除痰截疟,用于疟疾、寒热、温疫发热

第 七 章

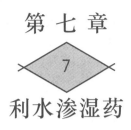

利水渗湿药

■■ 重点要求

　　本章节重点掌握利水渗湿药中临床常用重点中药(一级中药)茯苓、薏苡仁、泽泻、猪苓、车前子、木通、通草、滑石、石韦、瞿麦、萆薢、茵陈、金钱草、虎杖和非重点中药(二级中药)香加皮、海金沙、萹蓄、地肤子、冬葵子、灯心草、珍珠草的功效、主治病证;掌握个别药物的特殊表述;掌握功效相似药物的比较。通过药物功效、主治的对应和比较,可以加深对药物功效、主治病证的记忆。

■■ 重点突破

■ 利水消肿药的功效主治

1.茯苓、薏苡仁功效和主治的比较

(1)利水渗湿,用于水肿
(2)健脾,用于脾虚泄泻

茯苓　①为利水消肿之要药,还用于痰饮
　　　②宁心,用于心悸、失眠

薏苡仁　①还用于小便不利,脚气
　　　　②除痹,用于湿痹拘挛
　　　　③清热排脓,用于肺痈、肠痈
　　　　④赘疣,癌肿

2.泽泻、猪苓功效和主治的比较

利水渗湿,用于水肿,小便不利,泄泻

泽泻——泄热,用于淋证、遗精,下焦湿热者尤为适宜
猪苓——利水作用强,尚不用于带下病

3.香加皮的功效和主治

香加皮　①利水消肿,用于水肿,心悸气短
　　　　②祛风湿,强筋骨,用于风湿痹证,腰膝酸软

■ 利尿通淋的功效主治

1.车前子、木通、通草功效和主治的比较

利尿通淋,用于淋证,水肿

车前子　①渗湿止泻,用于暑湿泄泻
　　　　②明目,用于目赤肿痛、目暗昏花
　　　　③祛痰,用于痰热咳嗽

木通　①清心火,用于口舌生疮、心烦尿赤
　　　②通经下乳,用于经闭乳少
　　　③湿热痹痛

通草　①通气下乳,用于产后乳汁不下
　　　②湿温初起及暑温夹湿

2.滑石、石韦、瞿麦功效和主治的比较

利尿通淋,用于淋证
- 滑石
  - ①主要用于热淋、石淋、尿热涩痛
  - ②清热解暑,用于暑湿、湿温、湿热水泻
  - ③收湿敛疮,用于湿疮、湿疹、痱子
- 石韦
  - ①清肺止咳,用于肺热咳喘
  - ②凉血止血,用于血热出血
- 瞿麦——破血通经,用于闭经、月经不调

3.海金沙、冬葵子、灯心草功效和主治的比较

利尿通淋,用于淋证
- 海金沙
  - ①为治诸淋涩痛之要药
  - ②止痛,尤善止尿道疼痛
- 冬葵子
  - ①下乳,用于乳汁不通、乳房胀痛
  - ②润肠,用于便秘
- 灯心草——清心降火,用于心烦失眠、口舌生疮

4.萹蓄、地肤子功效和主治的比较

(1)利尿通淋,用于淋证 —— 萹蓄——杀虫,用于虫证,治蛔虫病、蛲虫病、钩虫病
(2)止痒,用于湿疹、阴痒 —— 地肤子——清热利湿,用于带下、风疹、皮肤瘙痒

5.萆薢的功效和主治

萆薢
- ①利湿去浊,用于膏淋、白浊,为治膏淋之要药
- ②祛风除痹,用于风湿痹痛、关节不利

三 利湿退黄药的功效主治

茵陈、金钱草、虎杖、珍珠草功效和主治的比较

利湿退黄,用于湿热黄疸
- 茵陈
  - ①为治黄疸之要药
  - ②还用于湿疮瘙痒、湿温暑湿
- 金钱草
  - ①利尿通淋,用于石淋、热淋
  - ②解毒消肿,用于痈肿疔疮、毒蛇咬伤
- 虎杖
  - ①还用于淋浊、带下
  - ②清热解毒,用于水火烫伤、痈肿疮毒、毒蛇咬伤
  - ③散瘀止痛,用于经闭、癥瘕、跌打损伤、风湿痹痛
  - ④化痰止咳,用于肺热咳嗽
- 珍珠草
  - ①还用于泻痢、淋证
  - ②清热解毒,用于疮疡肿毒、蛇犬咬伤
  - ③明目,用于目赤肿痛
  - ④消积,用于小儿疳积

第 八 章

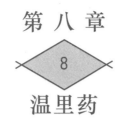

8

温里药

■■ 重 点 要 求

　　本章节重点掌握温里药中临床常用重点中药(一级中药)附子、干姜、肉桂、吴茱萸、花椒、丁香、高良姜和非重点中药(二级中药)小茴香、荜茇、荜澄茄、胡椒的功效、主治病证;掌握个别药物的特殊表述;掌握功效相似药物的比较。通过药物功效、主治的对应和比较,可以加深对药物功效、主治病证的记忆。

■■ 重 点 突 破

温里药的功效主治

1. 干姜、附子、肉桂功效和主治的比较

回阳,用于亡阳证
- 干姜
  - ①回阳通脉
  - ②温中散寒,用于腹痛,呕吐,泄泻
  - ③温肺化饮,用于寒饮喘咳
- 附子
  - ①回阳救逆,为"回阳救逆第一品药"
  - ②用于阳虚证
  - ③用于寒痹证

(1)补火助阳
(2)散寒止痛
- 附子
  - ①回阳救逆,为"回阳救逆第一品药"
  - ②用于阳虚证
  - ③用于寒痹证
- 肉桂
  - ①用于阳痿、宫冷,为 治命门火衰之要药
  - ②用于腹痛、寒疝,虚寒吐泻
  - ③温经通脉,用于腰痛、胸痹、阴疽、闭经,痛经
  - ④引火归原,用于虚阳上浮、肾虚作喘

2. 吴茱萸、丁香功效和主治的比较

(1)散寒止痛
(2)降逆止呕,用于胃寒呕吐
- 吴茱萸
  - ①用于寒凝疼痛,为治肝寒气滞诸痛之主药
  - ②助阳止泻,用于虚寒泄泻,五更泄泻之常药
- 丁香
  - ①温中,用于脘腹冷痛
  - ②还用于呃逆,为治胃寒呕逆之要药
  - ③温肾助阳,用于阳痿、宫冷

3. 高良姜、荜茇、荜澄茄功效和主治的比较

温中散寒,止痛,用于胃寒腹痛,呕吐
- 高良姜——止呕,治胃寒脘腹冷痛之常用药
- 荜茇——下气,还用于呃逆、泄泻
- 荜澄茄——行气,还用于呃逆;寒疝腹痛

4. 花椒、小茴香、胡椒的功效和主治

花椒
- ①温中止痛,用于中寒腹痛、寒湿吐泻
- ②杀虫止痒,用于虫积腹痛、湿疹、阴痒

小茴香
- ①散寒止痛,用于寒疝腹痛、睾丸偏坠胀痛、少腹冷痛、通经
- ②理气和胃,用于中焦虚寒气滞证

胡椒
- ①温中散寒,用于胃寒腹痛、呕吐泄泻
- ②下气消痰,用于癫痫

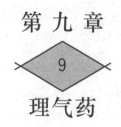

第 九 章

9

理气药

本章节重点掌握理气药中临床常用重点中药(一级中药)陈皮、青皮、枳实、枳壳、木香、香附、乌药、沉香、檀香、川楝子、薤白和非重点中药(二级中药)柿蒂、荔枝核、佛手、香橼、大腹皮、刀豆、梅花、玫瑰花、甘松的功效、主治病证;掌握个别药物的特殊表述;掌握功效相似药物的比较。通过药物功效、主治的对应和比较,可以加深对药物功效、主治病证的记忆。

■ 重点突破

理气药的功效主治

1. 枳实、青皮、香附、绿萼梅、玫瑰花、佛手、香橼、陈皮功效和主治的比较

破气消积
- 枳实
  - ①用于胃肠积滞,湿热泻痢
  - ②化痰除痞,用于胸痹,结胸,痰阻气滞
  - ③脏器下垂
- 青皮
  - ①用于肝郁气滞证
  - ②消积化滞,用于食积腹痛
  - ③用于疝气疼痛,乳痈乳癖
  - ④用于癥瘕积聚,久疟痞块

疏肝解郁
- 青皮
  - ①用于肝郁气滞证
  - ②消积化滞,用于食积腹痛
  - ③用于疝气疼痛,乳痈乳癖
  - ④用于癥瘕积聚,久疟痞块
- 香附
  - ①用于肝郁气滞胁痛、腹痛,疝气疼痛,为疏肝解郁之要药
  - ②调经止痛,用于月经不调,痛经,乳房胀痛,为妇科调经之要药
  - ③理气调中,用于气滞腹痛
- 梅花——和中,化痰,用于梅核气,瘰疬疮毒
- 玫瑰花——活血止痛,用于月经不调、经前乳房胀痛;跌打伤痛 } 用于肝胃气痛
- 佛手、香橼
  - ①用于肝郁胸胁胀痛
  - ②用于痰饮咳嗽,胸膈不利
  - ③理气和中,用于脾胃气滞、脘腹痞满、呕吐

燥湿化痰
- 佛手、香橼
  - ①用于肝郁胸胁胀痛
  - ②用于痰饮咳嗽,胸膈不利
  - ③理气和中,用于脾胃气滞、脘腹痞满、呕吐
- 陈皮
  - ①用于湿痰、寒痰咳嗽,为治痰之要药
  - ②理气健脾,用于脾胃气滞、呕吐、呃逆
  - ③用于胸痹

2. 乌药、沉香、檀香、川楝子、荔枝核、青木香功效和主治的比较

乌药
- (1)用于寒凝气滞胸腹诸痛证
- (2)温肾散寒,用于尿频、遗尿

沉香
- (1)用于胸腹胀痛
- (2)温中止呕,用于胃寒呕吐
- (3)纳气平喘,用于虚喘证

行气止痛

檀香——散寒调中,用于胸腹寒凝气滞

川楝子
- ①用于肝郁化火诸痛证
- ②杀虫,用于虫积腹痛

荔枝核
- ①用于疝气痛、睾丸肿痛
- ②散寒止痛,用于胃脘久痛、痛经、产后腹痛

3. 柿蒂、刀豆功效和主治的比较

降气止呃,用于呃逆
- 柿蒂——为止呃之要药
- 刀豆
  - ①还用于呕吐
  - ②温肾助阳,用于肾虚腰痛

4. 薤白、大腹皮的功效和主治

薤白
- ①通阳散结,用于胸痹心痛,为治胸痹之要药
- ②行气导滞,用于脘腹痞满胀痛、泻痢里急后重

大腹皮
- ①行气宽中,用于胃肠气滞、脘腹胀闷、大便不爽,为宽中利气之捷药
- ②利水消肿,用于水肿胀满、脚气浮肿、小便不利

5. 甘松的功效和至治

- 功效:行气止痛,开郁醒脾。外用祛湿消肿
- 主治:脘腹闷胀,食欲不振,呕吐

第十章

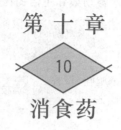

10

消食药

■ 重点要求

　　本章节重点掌握消食药中临床常用重点中药(一级中药)山楂、莱菔子、鸡内金和非重点中药(二级中药)六神曲、麦芽、稻芽的功效、主治病证;掌握个别药物的特殊表述;掌握功效相似药物的比较。通过药物功效、主治的对应和比较,可以加深对药物功效、主治病证的记忆。注意掌握各药物主要用于哪种类型的积滞,如山楂,尤为消化油腻肉食积滞之要药。

■ 重点突破

消食药的功效和主治

山楂、莱菔子、鸡内金、神曲、麦芽、稻芽功效和主治的比较

消食药

　除胀,用于食积气滞——莱菔子——降气化痰,用于咳喘痰多,胸闷食少,尤善行气消胀

　行气消胀用于饮食积滞
　　山楂
　　　①化积,能治各种饮食积滞,尤为消化油腻肉食积滞之要药
　　　②行气散瘀,用于泻痢腹痛,疝气痛;瘀阻胸腹痛,痛经
　　　③高脂血症
　　神曲——和胃,解表退热,用于外感表证兼食滞者
　　鸡内金
　　　①还用于小儿疳积,广泛用于米面薯芋乳肉等各种食积证
　　　②涩精止遗,用于肾虚遗精、遗尿
　　　③用于砂石淋证、胆结石

　健胃
　　鸡内金
　　　①还用于小儿疳积,广泛用于米面薯芋乳肉等各种食积证
　　　②涩精止遗,用于肾虚遗精、遗尿
　　　③用于砂石淋证,胆结石
　　麦芽
　　　①回乳消胀,用于断乳、乳房胀痛
　　　②肝郁胁痛,肝胃气痛

　用于米面薯芋食滞
　　麦芽
　　　①回乳消胀,用于断乳、乳房胀痛
　　　②肝郁胁痛,肝胃气痛
　　稻芽——和中,健脾开胃,用于脾虚食少消化不良

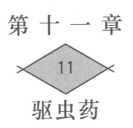

第十一章

11

驱虫药

■ 重点要求

　　本章节重点掌握驱虫药中临床常用重点中药(一级中药)使君子、苦楝皮、槟榔、雷丸和非重点中药(二级中药)南瓜子、鹤草芽、榧子的功效、主治病证;掌握个别药物的特殊表述;掌握功效相似药物的比较。通过药物功效、主治的对应和比较,可以加深对药物功效、主治病证的记忆。注意掌握各药物驱杀的寄生虫的种类,并做归纳,如使君子、苦楝皮、槟榔、雷丸、榧子都能用于蛔虫病。

■ 重点突破

驱虫药的功效主治

1. 使君子、雷丸、槟榔、榧子功效和主治的比较

杀虫消积
- 使君子
  - 用于蛔虫病、蛲虫病,为驱蛔要药,尤宜于小儿
  - 用于小儿疳积
- 雷丸
  - 用于小儿疳积
  - 用于绦虫病、钩虫病、蛔虫病,驱虫面广,尤以驱杀绦虫为佳
- 槟榔
  - ①用于肠道寄生虫病,驱杀绦虫、钩虫、蛔虫、姜片虫、蛲虫等,治绦虫病疗效较好
  - ②行气,用于食积气滞,泻痢后重
  - ③利水,用于水肿,脚气肿痛
  - ④截疟,用于疟疾
- 榧子
  - ①用于虫积腹痛,对绦虫、钩虫、蛔虫、姜片虫等肠道寄生虫引起的虫积腹痛有效
  - ②润肠通便,用于肠燥便秘
  - ③润肺止咳,用于肺燥咳嗽
  - ④小儿疳积

2. 苦楝皮、南瓜子、鹤草芽功效和主治的比较

杀虫
- 苦楝皮
  - ①用于钩虫病、蛔虫病、蛲虫病,为广谱驱虫中药
  - ②疗癣,用于疥癣、湿疮
- 南瓜子——用于绦虫病、血吸虫病
- 鹤草芽——用于绦虫病、滴虫性阴道炎,为治绦虫之专药

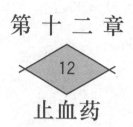

第十二章

止血药

■■ 重点要求

　　本章节重点掌握止血药中临床常用重点中药(一级中药)大蓟、小蓟、地榆、槐花、白茅根、苎麻根、白及、仙鹤草、三七、茜草、蒲黄、艾叶和非重点中药(二级中药)侧柏叶、棕榈炭、血余炭、紫珠叶、炮姜、灶心土的功效、主治病证;掌握个别药物的特殊表述;掌握功效相似药物的比较。通过药物功效、主治的对应和比较,可以加深对药物功效、主治病证的记忆。注意掌握本章节不同类药物功效的交叉,例如凉血止血药侧柏叶,既能凉血止血,又收敛止血;化瘀止血药茜草,既能化瘀止血,又凉血;收敛止血药紫珠,既能收敛止血,又凉血。

■■ 重点突破

一 凉血止血药的功效和主治

大蓟、小蓟、地榆、槐花、白茅根、苎麻根、侧柏叶功效和主治的比较

凉血止血,用于血热出血证
- 大蓟——散瘀解毒消痈,用于热毒痈肿
- 小蓟——兼能利尿通淋
- 地榆
  - 解毒敛疮,用于烫伤、湿疹、疮疡痈肿,为治水火烫伤之要药
  - 痔血、便血尤为适宜
- 槐花——清肝泻火,用于目赤、头痛
- 白茅根
  - ①尿血、血淋之证,尤为适宜
  - ②清热利尿,用于水肿、热淋、黄疸
  - ③清肺胃热,用于胃热呕吐、肺热咳喘、热病烦渴
- 苎麻根
  - ①安胎,用于胎动不安、胎漏下血,为安胎之要药
  - ②清热解毒,用于热毒痈肿
- 侧柏叶
  - ①还收敛止血,为治各种出血病证之要药,尤以血热者为宜
  - ②化痰止咳,用于肺热咳嗽
  - ③生发乌发,用于血热脱发、须发早白

二 化瘀止血药的功效和主治

三七、茜草、蒲黄功效和主治的比较

化瘀止血,用于出血证
- 三七
  - ①有止血不留瘀,化瘀不伤正的特点
  - ②消肿定痛,用于跌打损伤,瘀血肿痛,为伤科之要药。凡跌打损伤,或筋骨折伤、瘀血肿痛等,本品皆为首选
- 茜草
  - ①凉血,血热夹瘀的各种出血证,尤为适宜
  - ②通经,用于血瘀经闭,跌打损伤,风湿痹痛,为妇科调经之要药
- 蒲黄
  - ①还用于瘀血痛证,为止血行瘀之良药,有止血不留瘀的特点
  - ②止血,利尿,用于血淋尿血

三 收敛止血药的功效和主治

白及、仙鹤草、紫珠叶、棕榈炭、血余炭功效和主治的比较

收敛止血,用于出血证

白及
①为收敛止血之要药
②消肿生肌,用于痈肿疮疡、手足皲裂、水火烫伤

仙鹤草
①止痢,用于腹泻、痢疾,对于血痢及久病泻痢尤为适宜
②截疟,用于疟疾寒热
③补虚,用于脱力劳伤
④解毒杀虫,用于疮疖痈肿、阴痒带下

紫珠叶——凉血,清热解毒,用于烧烫伤、热毒疮疡

棕榈炭
①为收敛止血之良药,尤多用于崩漏
②止泻止带,用于久泻久痢、妇人带下

血余炭
①有止血不留瘀的特点,可用于各种出血证,无论寒热虚实皆可
②化瘀利尿,用于小便不利

四 温经止血药的功效和主治

艾叶、炮姜、灶心土功效和主治的比较

温经止血,用于出血证

艾叶
①为温经止血之要药,适用于虚寒性出血病证,尤宜于崩漏
②散寒调经,用于月经不调、痛经,为治妇科下焦虚寒或寒客胞宫之要药
③安胎,用于胎动不安,为妇科安胎之要药
④皮肤瘙痒

炮姜——温中止痛,止泻,用于腹痛,腹泻

灶心土
①为温经止血之要药,尤善治吐血、便血
②止呕,用于胃寒呕吐
③止泻,用于脾虚久泻

◆ 强化篇 ◆

中药学

829

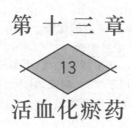

第十三章

13

活血化瘀药

重点要求

　　本章节重点掌握活血化瘀药中临床常用重点中药(一级中药)川芎、延胡索、郁金、姜黄、乳香、没药、五灵脂、丹参、红花、桃仁、益母草、泽兰、鸡血藤、牛膝、王不留行、血竭、土鳖虫、马钱子、三棱、莪术、水蛭、斑蝥、穿山甲和非重点中药(二级中药)降香、银杏叶、月季花、苏木、自然铜、骨碎补、儿茶、刘寄奴、虻虫的功效、主治病证;掌握个别药物的特殊表述;掌握功效相似药物的比较。通过药物功效、主治的对应和比较,可以加深对药物功效、主治病证的记忆。

重点突破

一 活血止痛药

1. 川芎、延胡索、郁金、姜黄、乳香、没药功效和主治的比较

活血行气止痛,用于气血瘀滞诸痛证

　川芎
　①活血行气止痛,为"血中之气药",为治气滞血瘀诸痛证之要药,善"下调经水,中开郁结",为妇科要药;能"上行头目",为治头痛要药,李东垣言"头痛须用川芎"
　②祛风止痛,用于风湿痹痛

　延胡索
　辛散温通,为活血行气止痛之良药,能"行血中之气滞,气中血滞,故能专治一身上下诸痛",为常用的止痛药

　郁金
　①解郁,清心,用于热病神昏、癫痫痰闭
　②清心凉血,用于吐血、衄血、倒经、尿血、血淋
　③利胆退黄,用于肝胆湿热黄疸、胆石症

　姜黄
　①通经止痛,用于风湿痹痛,尤长于行肢臂而除痹痛
　②外用可治牙痛、牙龈肿胀疼痛
　③外敷,可用于疮疡痈肿
　④单用本品外敷可用于皮癣痛痒

(1)活血止痛,与乳香相须为用,用于一切瘀滞痛证
(2)消肿生肌,与乳香相须为用,用于跌打损伤、瘀滞肿痛,痈疽肿痛,疮疡溃后久不收口

　乳香
　①还有行气的功效,《珍珠囊》谓其能"定诸经之痛"
　②乳香偏于行气,伸筋,治疗痹证多用

　没药——没药偏于散血化瘀,治疗血瘀气滞较重之胃痛多用

2. 五灵脂、降香的功效和主治的比较

活血止痛

　五灵脂
　①活血止痛,用于瘀血阻滞诸痛证
　②化瘀止血,用于瘀血阻滞出血证

　降香
　①尤其适用于跌打损伤所致的内外出血证,为外科常用品
　②理气定痛,用于胸胁疼痛、跌损瘀痛、呕吐腹痛

◨ 活血调经药

1.丹参、红花、桃仁功效和主治的比较

活血祛瘀,用于瘀血阻滞诸证,如瘀血经闭、痛经;产后瘀滞腹痛;癥瘕积聚;跌打损伤、瘀滞肿痛等

(1)调经,用于月经不调,闭经痛经

(2)止痛

丹参
①活血调经,祛瘀止痛,还用于血瘀心痛、脘腹疼痛、热痹疼痛
②凉血消痈,用于疮痈肿毒
③清心除烦,用于热病烦躁神昏、心悸失眠

红花
①活血通经,祛瘀止痛,还用于胸痹心痛,血瘀腹痛,胁痛,为妇产科血瘀病证的常用药
②能活血通脉以化滞消斑,用于瘀滞斑疹色暗

桃仁
①活血祛瘀以消痈,用于肺痈、肠痈
②润肠通便,用于肠燥便秘
③止咳平喘,用于咳嗽气喘

2.益母草、泽兰功效和主治的比较

(1)活血调经,用于血瘀经闭、痛经,产后瘀滞腹痛
(2)利水消肿,用于水肿
(3)活血散瘀,用于跌打损伤、疮痈肿毒

益母草
①活血调经,为妇科经产病的要药,还用于经行不畅、产后恶露不尽
②利水消肿,还用于小便不利

泽兰
①活血祛瘀以消肿止痛,还用于瘀肿疼痛
②利水消肿,还用于腹水

3.牛膝、鸡血藤、王不留行、月季花的功效和主治的比较

活血通经,用于月经不调,痛经,闭经

牛膝
①活血通经,还用于经行腹痛、胞衣不下、跌打伤痛
②补肝肾,强筋骨,用于腰膝酸痛、下肢痿软
③利水通淋,用于淋证、水肿、小便不利
④引血下行,用于头痛、眩晕、齿痛、口舌生疮、吐血、衄血

鸡血藤
①行血补血,调经
②舒筋活络,用于风湿痹痛、手足麻木、肢体瘫痪、血虚萎黄

王不留行
①活血通经,还用于难产
②下乳消痈,用于产后乳汁不下、乳痈肿痛
③利尿通淋,用于热淋、血淋、石淋

月季花:活血调经,疏肝解郁,消肿解毒,用于气滞血瘀、月经不调、痛经、闭经、胸胁胀痛

◨ 活血疗伤药

1.苏木、自然铜、骨碎补功效和主治的比较

疗伤,用于跌打损伤,骨折筋断,瘀肿疼痛

苏木——活血疗伤,祛瘀通经,还用于血滞经闭、产后瘀阻腹痛、痛经、心腹疼痛、痈肿疮毒

自然铜——散瘀止痛,接骨疗伤

骨碎补
①活血续伤,补肾强骨,用于肾虚腰痛脚弱、耳鸣耳聋、牙痛、久泻
②外用消风祛斑,用于斑秃、白癜风

2.血竭、儿茶、刘寄奴功效和主治的比较

(1)活血,用于跌打损伤
(2)止血,用于出血证

血竭
①活血定痛,化瘀,还用于瘀滞心腹疼痛
②敛疮生肌,用于疮疡不敛
③止血不留瘀,适用于瘀血阻滞,血不归经的出血,尤宜外伤出血

儿茶
①活血止血,用于外伤出血、吐血、衄血,尤宜于血热出血
②生肌,收湿敛疮,用于疮疡、湿疮、牙疳、下疳、痔疮
③清肺化痰,用于肺热咳嗽

刘寄奴
①散瘀止痛,疗伤,为金疮要药
②破血通经,用于血瘀经闭、产后瘀滞腹痛
③消食化积,用于食积腹痛、赤白痢疾

3.土鳖虫、马钱子功效和主治

消肿,用于跌打损伤,骨折肿痛

土鳖虫
①破血逐瘀,用于血瘀经闭、产后瘀滞腹痛、积聚痞块
②续筋接骨,还用于筋伤骨折、瘀肿疼痛

马钱子
①散结消肿,止痛,用于痈疽疮毒、咽喉肿痛
②通络止痛,用于风湿顽痹、麻木瘫痪

四 破血消癥药

1.三棱、莪术功效和主治的比较

(1)破血行气,用于癥瘕积聚,经闭,心腹瘀痛
(2)消积止痛,用于食积脘腹胀痛

三棱偏于破血
莪术偏于破气
也可用于跌打损伤,瘀肿疼痛

2.水蛭、斑蝥、虻虫功效和主治的比较

破血逐瘀,消癥,用于血瘀经闭,癥瘕积聚

水蛭——破血通经,逐瘀消癥,还用于跌打损伤、心腹疼痛、中风偏瘫
斑蝥——破血逐瘀,散结消癥,攻毒蚀疮,还用于痈疽恶疮、顽癣、瘰疬、赘疣
虻虫——破血逐瘀,散结消癥,还用于跌打损伤、瘀滞肿痛

3.穿山甲的功效和主治

穿山甲
①活血消癥,通经,用于癥瘕、经闭
②搜风通络,通经,还用于风湿痹痛、中风瘫痪、麻木拘挛
③下乳,用于产后乳汁不下
④消肿排脓,用于痈肿疮毒、瘰疬

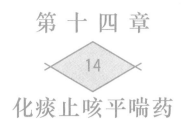

第十四章

14

化痰止咳平喘药

  本章节重点掌握化痰止咳平喘药中临床常用重点中药(一级中药)半夏、天南星、白附子、芥子、旋覆花、白前、浙贝母、川贝母、瓜蒌、胆南星、桔梗、竹茹;苦杏仁、紫苏子、百部、桑白皮、葶苈子、款冬花、紫菀、白果和非重点中药(二级中药)皂荚;前胡、礞石、天竺黄、竹沥、海藻、昆布、黄药子、海蛤壳、浮海石、马兜铃、胖大海、枇杷叶、洋金花的功效、主治病证;掌握个别药物的特殊表述;掌握功效相似药物的比较。通过药物功效、主治的对应和比较,可以加深对药物功效、主治病证的记忆。

■ 重 点 突 破

━ 温化寒痰药

1. 半夏、天南星、白附子功效和主治的比较

$$燥湿化痰,用于湿痰,寒痰证 \begin{cases} 半夏 \begin{cases} ①降逆止呕,用于呕吐 \\ ②消痞散结,用于心下痞、结胸、梅核气 \\ ③外用消肿止痛,用于瘿瘤、痰核、痈疽肿毒、毒蛇咬伤 \end{cases} \\ 天南星 \begin{cases} ①祛风解痉,还用于风痰眩晕、中风痰壅、半身不遂、癫痫、惊风破伤风 \\ ②外用散结消肿,还用于痈肿、蛇虫咬伤 \end{cases} \end{cases}$$

$$\begin{matrix} (1)祛风止痉,用于眩晕,中风,癫痫,破伤风 \\ (2) 散结,用于痰核,蛇虫咬伤 \end{matrix} \begin{cases} 天南星 \begin{cases} ①燥湿化痰,用于湿痰,寒痰证 \\ ②外用散结消肿,还用于痈肿 \end{cases} \\ 白附子 \begin{cases} ①燥湿化痰,祛风止痉,用于中风痰壅, \\ \quad 口眼㖞斜,惊风癫痫,破伤风 \\ ②祛风止痉,止痛,还用于痰厥头痛,偏正头痛 \\ ③解毒散结,还用于瘰疬 \end{cases} \end{cases}$$

2. 旋覆花、白前功效和主治的比较

$$降气化痰,用于咳嗽痰多 \begin{cases} 旋覆花 \begin{cases} ①降气化痰,还用于痰饮蓄结,胸膈痞满 \\ ②降逆止呕,用于噫气,呕吐,心下痞硬 \end{cases} \\ 白前——降气化痰,还用于气喘 \end{cases}$$

3. 芥子、皂荚功效和主治

$$芥子 \begin{cases} ①温肺化痰,用于寒痰喘咳,悬饮 \\ ②利气散结,通络止痛,用于阴疽流注,肢体麻木,关节肿痛,痰滞经络 \end{cases}$$

皂荚 {
①祛顽痰,用于顽痰阻肺,咳喘痰多
②通窍开闭,用于中风,痰厥,癫痫,喉痹痰盛
③祛风杀虫,用于疮肿未溃,皮癣
④大便燥结,"通肺及大肠气"
}

二 清化热痰药

1.川贝母、浙贝母、瓜蒌、胆南星、竹茹、天竺黄、竹沥功效和主治的比较

清热化痰 {

川贝母 {
①清热化痰,润肺止咳,用于虚劳咳嗽,肺热燥咳
②散结消肿,用于瘰疬,乳痈,肺痈
}

浙贝母 {
①清热化痰,用于风热、痰热咳嗽
②散结消痈,用于瘰疬,瘿瘤,乳痈疮毒,肺痈
}

瓜蒌 {
①清热化痰,用于肺热咳嗽,痰浊黄稠
②宽胸散结,用于胸痹,结胸
③清热散结,用于肺痈,肠痈,乳痈
④润肠通便,用于肠燥便秘
}

竹茹 {
①清热化痰,用于肺热咳嗽,痰热心烦不寐,胆火夹痰,中风痰迷,舌强不语
②除烦止呕,用于胃热呕吐,妊娠恶阻,胎动不安
③凉血止血,用于吐血、衄血、崩漏,尿血等属血热妄行者
}

胆南星——息风定惊,还用于中风、癫痫、惊风、头风眩晕、痰火喘咳等证
}

(1)清热化痰,用于痰热咳喘
(2)定惊,用于惊痫癫狂
{
天竺黄——清心,还用于小儿惊风,夜啼,中风痰迷
竹沥 {
①清热豁痰
②定惊利窍,还用于中风痰迷
}
}

2.海藻、昆布功效和主治的比较

(1)消痰软坚,用于瘿瘤,瘰疬,睾丸肿痛
(2)利水消肿,用于痰饮水肿
{
海藻
昆布
} 常相须为用

3.海蛤壳、海浮石功效和主治的比较

(1)清肺化痰,用于痰热咳喘
(2)软坚散结,用于瘰疬,瘿瘤,痰核
{
海蛤壳 {
①利尿,制酸,用于水气浮肿,小便不利及胃痛泛酸之证
②收涩敛疮,用于湿疮、烫伤
}
海浮石——利尿通淋,用于血淋,石淋
}

4.前胡、礞石、黄药子、胖大海功效和主治

前胡 {
①降气化痰,用于痰热咳喘
②疏散风热,用于风热咳嗽
}

礞石 {
①坠痰下气,用于气逆喘咳,顽痰胶结
②平肝镇惊,用于癫狂,惊痫
}

黄药子 {
①化痰散结消瘿,用于瘿瘤
②清热解毒,用于疮疡肿毒,咽喉肿痛,毒蛇咬伤
③凉血止血,用于吐血、衄血、咯血
④止咳平喘,用于咳嗽、气喘、百日咳
}

胖大海 {
①清肺化痰,利咽开音,用于肺热声哑,咽喉疼痛,咳嗽无痰
②润肠通便,用于热结便秘,头痛目赤
}

1.苦杏仁、紫苏子功效和主治的比较

(1)止咳平喘,用于咳嗽气喘 ⎰ 苦杏仁——宣发肺气,用于湿温初起及暑温夹湿之湿重于热者

(2)润肠通便,用于肠燥便秘 ⎱ 紫苏子——降气化痰,还用于痰壅气逆

2.百部、款冬花、紫菀功效和主治的比较

润肺止咳
- 百部
  - ①润肺止咳,用于新久咳嗽,顿咳,肺痨咳嗽,治疗咳嗽,无论寒热、新久,均可配伍使用,尤以小儿顿咳,阴虚劳嗽为宜
  - ②杀虫灭虱,用于蛲虫,阴道滴虫,头虱及疥癣
- 款冬花——润肺下气,止咳化痰,用于新久咳嗽,喘咳痰多,劳嗽咳血,对肺寒咳喘尤宜
- 紫菀——润肺化痰止咳,用于痰多喘咳,新久咳嗽,劳嗽咳血,无论外感内伤、寒热虚实皆可应用,以肺气壅塞,咳嗽有痰者用之最宜

3.桑白皮、葶苈子功效和主治的比较

(1)泻肺平喘,用于肺热咳喘
- 桑白皮
  - ①长于清肺热、降肺火,多用于肺热咳喘、痰黄及皮肤水肿
  - ②清肝降压止血,还可用于衄血、咯血及肝阳肝火偏旺之高血压症

(2)利水消肿,用于水肿
- 葶苈子
  - ①力峻,功专泻肺之实、下气定喘,尤善泻肺中水饮及痰火
  - ②利水力量也强,还可用于悬饮,胸腹积水,小便不利

4.马兜铃、枇杷叶功效和主治的比较

清肺止咳,用于肺热咳喘
- 马兜铃
  - ①清肺化痰,止咳平喘,用于肺热咳喘
  - ②清肠消痔,用于痔疮肿痛或出血
- 枇杷叶
  - ①清肺止咳,用于肺热咳嗽,气逆喘急
  - ②降逆止呕,用于胃热呕吐,哕逆,烦热口渴

5.白果、洋金花功效和主治

白果
- ①敛肺化痰定喘,用于哮喘痰嗽
- ②止带缩尿,用于带下,白浊,尿频,遗尿

洋金花
- ①平喘止咳,用于哮喘咳嗽
- ②镇痛,用于心腹疼痛,风湿痹痛,跌打损伤
- ③麻醉,用作麻醉药
- ④止痉,用于癫痫,小儿慢惊风

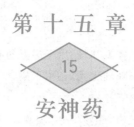

第 十 五 章

安神药

重点要求

本章节重点掌握安神药中临床常用重点中药(一级中药)朱砂、磁石、龙骨、琥珀;酸枣仁、柏子仁、远志和非重点中药(二级中药)首乌藤、合欢皮、灵芝的功效、主治病证;掌握个别药物的特殊表述;掌握功效相似药物的比较。通过药物功效、主治的对应和比较,可以加深对药物功效、主治病证的记忆。

重点突破

一 重镇安神药

朱砂、磁石、龙骨、琥珀功效和主治的比较

镇惊安神,用于心神不宁,惊悸,失眠,惊风,癫痫

朱砂：①还能清心安神,为镇心、清火、安神定志之药,还用于视物昏花
②解毒,用于疮疡肿毒,咽喉肿痛,口舌生疮

平肝潜阳,用于头晕目眩
磁石：①聪耳明目,用于耳鸣耳聋,视物昏花
②纳气平喘,用于肾虚气喘
龙骨：①收敛固涩,用于滑脱诸证
②收敛固涩,还用于湿疮痒疹,疮疡久溃不敛

琥珀：①活血散瘀,用于痛经经闭,心腹刺痛,癥瘕积聚
②利尿通淋,用于淋证,癃闭

二 养心安神药

1.酸枣仁、柏子仁功效和主治的比较

养心安神,用于心悸失眠

酸枣仁：①益肝,还能用于心肝阴血亏虚,心失所养,神不守舍之心悸失眠
②敛汗,用于自汗盗汗
③生津,用于津伤口渴

柏子仁：①润肠通便,用于肠燥便秘
②滋补阴液,用于阴虚盗汗

2.远志、首乌藤、合欢皮、灵芝功效和主治

远志：①安神益智,用于心肾不交引起的失眠多梦,心悸怔忡,健忘
②祛痰,用于咳嗽痰多
③消散痈肿,用于痈疽疮毒,乳房肿痛,喉痹

首乌藤：①养血安神,用于心神不宁,失眠多梦
②养血,祛风通络,用于血虚身痛,风湿痹痛
③还用于皮肤痒疹

合欢皮：①解郁安神,用于心神不宁,忿怒忧郁,烦躁失眠
②活血消肿,用于跌打骨折,血瘀肿痛
③消肿,还用于肺痈,疮痈肿毒

灵芝：①补气安神,用于心神不宁,失眠,惊悸
②止咳平喘,用于肺虚咳喘
③补气,还用于虚劳短气,不思饮食

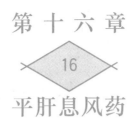

第十六章

平肝息风药

强化篇
中药学

■ 重点要求

　　本章节重点掌握平肝息风药中临床常用重点中药(一级中药)石决明、牡蛎、赭石、羚羊角、牛黄、钩藤、天麻、地龙、全蝎、蜈蚣、僵蚕和非重点中药(二级中药)珍珠母、刺蒺藜、罗布麻叶、珍珠的功效、主治病证;掌握个别药物的特殊表述;掌握功效相似药物的比较。通过药物功效、主治的对应和比较,可以加深对药物功效、主治病证的记忆。

■ 重点突破

一 平抑肝阳药

1. 石决明、牡蛎、赭石、珍珠母功效和主治的比较

平肝潜阳,用于肝阳上亢,头晕目眩
- 清肝明目,用于目赤,翳障,视物昏花
  - 石决明
    - 煅石决明还有收敛、制酸、止痛、止血等作用
    - 用于胃酸过多之胃脘痛,外伤出血,疮疡不溃不敛等
  - 珍珠母
    - ①镇惊安神,用于惊悸失眠,心神不宁
    - ②燥湿收敛,用于湿疮瘙痒,溃疡久不收口
- 赭石
  - ①重镇降逆,用于呕吐,呃逆,噫气
  - ②重镇降逆,还用于气逆喘息
  - ③凉血止血,用于血热吐衄,崩漏
- 牡蛎
  - ①重镇安神,用于心神不安,惊悸失眠
  - ②软坚散结,用于痰核,瘰疬,瘿瘤,癥瘕积聚
  - ③收敛固涩,用于滑脱诸证,自汗盗汗
  - ④制酸止痛,用于胃痛泛酸

2. 刺蒺藜、罗布麻叶功效和主治

平肝,用于头晕目眩
- 刺蒺藜
  - ①平肝,还用于肝阳上亢
  - ②疏肝,用于肝气郁滞,胸胁胀痛,乳闭胀痛
  - ③祛风明目,用于风热上攻,目赤翳障
  - ④祛风,还用于风疹瘙痒,白癜风
- 罗布麻叶
  - ①平抑肝阳,还用于心悸失眠
  - ②清热利尿,用于水肿,小便不利

二 息风止痉药

1. 羚羊角、钩藤、天麻功效和主治的比较

(1)息风止痉,用于肝风内动,惊痫抽搐
(2)平肝,用于肝阳上亢,头晕目眩
- 羚羊角
  - ①清肝明目,用于肝火上炎,目赤头痛
  - ②清热解毒,用于温热病壮热神昏,热毒发斑
  - ③清肺热,用于肺热咳喘
  - ④清热解毒,用于痈肿疮毒
- 钩藤
  - 还能清热透邪,用于外感风热,头痛目赤,斑疹透发不畅;还用于小儿惊啼、夜啼
- 天麻——还能祛风通络,用于肢体麻木,手足不遂,风湿痹痛

2. 全蝎、蜈蚣功效和主治的比较

(1)息风镇痉,用于痉挛抽搐,肝风内动,
小儿惊风,中风,半身不遂,破伤风

(2)攻毒散结,用于疮疡肿毒,瘰疬结核

(3)通络止痛,用于风湿顽痹

(4)通络止痛,还用于顽固性偏正头痛

> 全蝎性平,息风止痉,攻毒散结之力不及蜈蚣
>
> 蜈蚣力猛性燥,善走窜通达,息风镇痉功效较强

3. 牛黄、地龙、僵蚕、珍珠功效和主治

牛黄
- ①化痰开窍,用于热病神昏,中风痰迷
- ②凉肝息风,用于小儿惊风,癫痫
- ③清热解毒,用于口舌生疮,咽喉肿痛,牙痛,痈疽疔毒

地龙
- ①清热息风,用于高热惊痫,癫狂
- ②通络,用于气虚血滞,半身不遂
- ③通络,用于痹证
- ④平喘,用于肺热哮喘
- ⑤利尿,用于水肿尿少

僵蚕
- ①息风止痉,用于惊痫抽搐,小儿急惊,破伤风,肝风夹痰
- ②祛风止痛,用于风中经络,口眼㖞斜
- ③祛风止痛,用于风热头痛,目赤,咽痛,风疹瘙痒
- ④化痰散结,用于痰核,瘰疬,发颐疟腮

珍珠
- ①安神定惊,用于心神不宁,心悸失眠
- ②定惊,用于惊风癫痫
- ③明目消翳,用于目赤翳障,视物不清
- ④解毒生肌,用于口内诸疮,疮疡肿毒,溃久不敛
- ⑤润肤祛斑,用于皮肤色斑

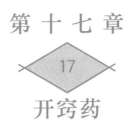

第 十 七 章

开窍药

■ 重点要求

　　本章节重点掌握开窍药中临床常用重点中药(一级中药)麝香、石菖蒲和非重点中药(二级中药)冰片、苏合香的功效、主治病证;掌握个别药物的特殊表述;掌握功效相似药物的比较。通过药物功效、主治的对应和比较,可以加深对药物功效、主治病证的记忆。

■ 重点突破

麝香、冰片、石菖蒲、苏合香功效和主治的比较

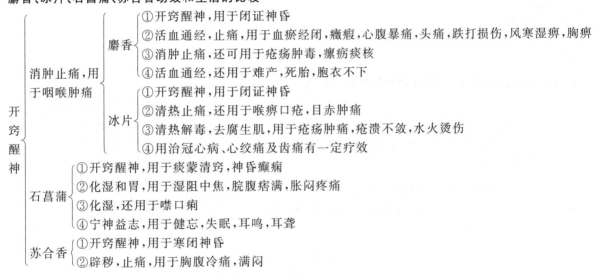

开窍醒神
├─ 消肿止痛,用于咽喉肿痛
│　├─ 麝香
│　│　①开窍醒神,用于闭证神昏
│　│　②活血通经,止痛,用于血瘀经闭,癥瘕,心腹暴痛,头痛,跌打损伤,风寒湿痹,胸痹
│　│　③消肿止痛,还可用于疮疡肿毒,瘰疬痰核
│　│　④活血通经,还用于难产,死胎,胞衣不下
│　└─ 冰片
│　　　①开窍醒神,用于闭证神昏
│　　　②清热止痛,还用于喉痹口疮,目赤肿痛
│　　　③清热解毒,去腐生肌,用于疮疡肿痛,疮溃不敛,水火烫伤
│　　　④用治冠心病、心绞痛及齿痛有一定疗效
├─ 石菖蒲
│　　①开窍醒神,用于痰蒙清窍,神昏癫痫
│　　②化湿和胃,用于湿阻中焦,脘腹痞满,胀闷疼痛
│　　③化湿,还用于噤口痢
│　　④宁神益志,用于健忘,失眠,耳鸣,耳聋
└─ 苏合香
　　　①开窍醒神,用于寒闭神昏
　　　②辟秽,止痛,用于胸腹冷痛,满闷

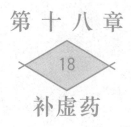

第十八章

18

补虚药

■■ 重点要求

　　本章节重点掌握补虚药中临床常用重点中药(一级中药)人参、西洋参、党参、太子参、黄芪、白术、山药、甘草、鹿茸、淫羊藿、杜仲、续断、菟丝子、巴戟天、补骨脂、紫河车、肉苁蓉、蛤蚧、冬虫夏草、当归、熟地黄、何首乌、白芍、阿胶、北沙参、南沙参、麦冬、天冬、玉竹、石斛、百合、黄精、枸杞子、墨旱莲、女贞子、龟甲、鳖甲和非重点中药(二级中药)白扁豆、大枣、刺五加、绞股蓝、红景天、沙棘、仙茅、益智仁、锁阳、沙苑子、核桃仁、龙眼肉、桑葚的功效、主治病证;掌握个别药物的特殊表述;掌握功效相似药物的比较。通过药物功效、主治的对应和比较,可以加深对药物功效、主治证的记忆。

■■ 重点突破

一补气药

1.人参、西洋参、党参、太子参功效和主治的比较

补气,生津
- ①补气,用于肺脾心肾气虚证
  - 西洋参
    - ①补气养阴,用于气阴两脱证
    - ②补气养阴,还用于阴虚证
  - 人参
    - ①大补元气,用于元气虚脱证
    - ②补脾益肺,安神益智
- ②清热生津,用于热病气虚津伤口渴及消渴证
- ①补脾肺气,用于脾肺气虚证
- ②扶正祛邪,用于气虚外感或里实热结而邪实正虚之证
  - 人参
    - ①大补元气,用于元气虚脱证
    - ②补脾益肺,安神益智
  - 党参
    - ①补血,用于气血两虚证
    - ②生津,用于气津两伤证
- 补气,用于肺脾气虚证
  - 党参
    - ①补血,用于气血两虚证
    - ②生津,用于气津两伤证
  - 太子参——补气健脾,生津润肺,用于脾肺气阴两虚证,属补气药中的清补之品

2.黄芪、白术功效和主治的比较

(1)补气健脾,用于脾气虚证
(2)固表止汗,用于气虚自汗
- 黄芪
  - ①补肺气,用于肺气虚弱,咳喘气短
  - ②补气以生血,用于气虚血亏的面色萎黄、神倦脉虚等
  - ③补气以摄血,用于气虚不能摄血的崩漏、便血
  - ④补气以通痹,用于气虚血滞之痹痛、麻木或半身不遂等
  - ⑤补气以生津,用于气虚津亏的消渴证
  - ⑥托毒生肌,用于气血亏虚,疮疡难溃难腐,或溃久难敛
  - ⑦利尿消肿
- 白术
  - ①燥湿利水,用于脾虚和寒湿泄泻、痰饮
  - ②安胎,用于脾虚胎动不安

3. 甘草、白扁豆、大枣功效和主治的比较

补脾益气,用于脾气虚证
- 大枣
  - ①养血安神,用于脏躁,失眠证
  - ②补中益气,还用于保护胃气,缓和其毒烈药性之效
- 甘草
  - ①补脾益气,还用于心气不足,脉结代,心动悸
  - ②祛痰止咳,用于咳喘
  - ③缓急止痛,用于脘腹、四肢挛急疼痛

补脾益气,用于脾气虚证
- 甘草
  - ④清热解毒,用于热毒疮疡,咽喉肿痛,药食中毒
  - ⑤调和诸药,用于调和药性,降低方中某些药的毒列之性,缓解方中某些药刺激胃肠引起的腹痛,矫正方中药物的滋味,有"国老"之称
- 白扁豆——和中,化湿,用于暑湿吐泻

4. 刺五加、绞股蓝、红景天、沙棘功效和主治的比较

健脾
- 益气,用于脾气虚证
  - 刺五加
    - ①益气,还用于肺气虚证
    - ②补肾,用于肾虚腰膝酸痛,肺肾两虚,久咳虚喘
    - ③安神,用于心脾不足,失眠、健忘
  - 绞股蓝
    - ①化痰止咳,用于肺虚咳嗽证
    - ②清热解毒,用于肿瘤而有热毒之证
  - 红景天——益气活血,用于气虚血瘀,肠痹心痛,中风偏瘫,通脉平喘,用于脾肺气虚,倦怠气喘
- 止咳
  - 绞股蓝
  - 红景天
  - 沙棘
    - ①健脾消食,用于脾虚食少
    - ②止咳祛痰,用于咳嗽痰多
  - 活血化瘀,用于跌打损伤等瘀血证

5. 山药的功效和主治

山药
- ①补脾,用于脾虚证
- ②补肺,用于肺虚证
- ③补肾,固精止带,用于肾虚证
- ④益气养阴,用于消渴气阴两虚证

▣ 补阳药

1. 淫羊藿、巴戟天、仙茅功效和主治的比较

补肾,祛风(寒)除湿
- 淫羊藿
  - ①补肾壮阳,用于肾阳虚衰,阳痿尿频,腰膝无力
  - ②祛风除湿,用于风寒湿痹,肢体麻木
- 巴戟天
  - ①补肾助阳,用于阳痿不举,宫冷不孕,小便频数,月经不调,少腹冷痛
  - ②祛风除湿,用于风湿腰膝疼痛,肾虚腰膝酸软
- 仙茅
  - ①温肾壮阳,用于肾阳不足,命门火衰,阳痿精冷,小便频数
  - ②祛寒除湿,用于腰膝冷痛,筋骨痿软
  - ③培补肝肾,用于须发早白,目昏目暗

2. 杜仲、续断功效和主治的比较

补肝肾,强筋骨,安胎
- 杜仲
  - ①补肝肾,强筋骨,用于肾虚腰痛及各种腰痛
  - ②安胎,用于胎动不安,习惯性流产
- 续断
  - ①补益肝肾,用于肝肾不足
  - ②强筋健骨,用于腰膝酸痛,寒湿痹痛
  - ③止血安胎,用于崩漏下血,胎动不安
  - ④疗伤续折,用于跌打损伤,筋伤骨折

3.菟丝子、沙苑子功效和主治的比较

(1)补肾,用于肾虚腰痛,阳痿遗精,遗尿尿频　　菟丝子　①止泻,用于脾肾阳虚,便溏泄泻

(2)养肝明目,用于肝肾不足,目暗不明,头昏眼花　　　　　②安胎,用于肾虚胎动不安

　　　　　　　　　　　　　　　　　　　　　　　　　　　　　③还用于白癜风

　　　　　　　　　　　　　　　　　　沙苑子——补肾固精,还用于白浊带下

4.肉苁蓉、锁阳功效和主治的比较

(1)补肾助阳,用于肾阳亏虚,精血不足,阳痿早泄,宫冷不　　肉苁蓉——无补益精血之功

　　孕,腰膝酸痛,痿软无力

(2)润肠通便,用于肠燥津枯便秘　　　　　锁阳——还用于血虚津亏肠燥便秘

5.补骨脂、益智仁功效和主治的比较

(1)固精缩尿,用于肾虚遗精,遗尿,尿频　　补骨脂　①补肾壮阳,用于肾虚阳痿,腰膝冷痛

(2)温脾　　　　　　　　　　　　　　　　　　②温脾止泻,用于脾肾阳虚,五更泄泻

　　　　　　　　　　　　　　　　　　　　　　③纳气平喘,用于肾不纳气,虚寒喘咳

　　　　　　　　　　　　　　　　　　　　　　④外用消风祛斑,用于白癜风,斑秃

　　　　　　　　　　　　　　　益智仁　①暖肾固精缩尿,用于下元虚寒,遗精,遗尿,小便频数

　　　　　　　　　　　　　　　　　　　②温脾开胃摄唾,用于脾胃虚寒,腹痛吐泻,口涎自流

6.蛤蚧、核桃仁、冬虫夏草、紫河车功效和主治的比较

用于肺肾虚喘

补肺益肾,用于肺肾两虚之喘咳

　蛤蚧　①补益力强,偏补肺气,尤善纳气定喘

　　　　②助阳益精,用于肾虚阳痿,遗精

　核桃仁　①补益力缓,偏助肾阳,用于肾阳虚衰,腰痛脚弱,小便频数

　　　　　②润肠通便,用于肠燥便秘

　冬虫夏草　①平补肺肾阴阳,还用于阳痿遗精,腰膝酸痛

　　　　　　②止血化痰,还用于劳嗽痰血

　　　　　　③还用于病后体虚不复或自汗畏寒

紫河车　①补肾益精,用于阳痿遗精,腰酸,头晕,耳鸣,宫冷不孕

　　　　②养血益气,用于气血不足诸证

7.鹿茸的功效和主治

鹿茸　①补肾阳,益精血,用于肾阳虚衰,精血不足证

　　　②强筋骨,用于肾虚骨弱、腰膝无力或小儿五迟

　　　③调冲任,用于妇女冲任虚寒、崩漏带下

　　　④托疮毒,用于疮疡久溃不敛、阴疽疮肿内陷不起

三 补血药

1.当归、熟地黄、阿胶功效和主治的比较

补血,用于血虚诸证

当归　①调经,用于血虚血瘀,月经不调,经闭,痛经

　　　②活血止痛,用于虚寒性腹痛,跌打损伤,痈疽疮疡,风寒痹痛

　　　③润肠通便,用于血虚肠燥便秘

熟地黄　①养阴,填精益髓,用于肝肾阴虚诸证

　　　　②熟地黄炭能止血

阿胶　①止血,用于出血证

　　　②滋阴润肺,用于肺阴虚燥咳

　　　③滋阴,还用于热病伤阴,心烦失眠,阴虚风动,手足瘛疭

2.何首乌、白芍、龙眼肉的功效和主治

何首乌　①制用:补益精血,用于精血亏虚,头晕眼花,须发早白,腰膝酸软,崩漏带下,高脂血症

　　　　②生用:解毒,截疟,润肠通便,用于久疟,痈疽,瘰疬,肠燥便秘

白芍 ①养血敛阴,用于肝血亏虚,月经不调
②柔肝止痛,用于肝脾不和,胸胁脘腹疼痛,四肢挛急疼痛
③平抑肝阳,用于肝阳上亢,头痛眩晕
④还能敛阴止汗

龙眼肉——补益心脾,养血安神,用于思虑过度,劳伤心脾,惊悸怔忡,失眠健忘

四 补阴药

1.北沙参、南沙参、麦冬、玉竹、天冬、石斛、百合的功效和主治的比较

(1)养阴清肺,用于肺阴虚证 ｛北沙参——清养肺胃作用稍强,肺胃阴虚有热之证较为多用
南沙参——尚兼益气及祛痰作用,较宜于气阴两伤及燥痰咳嗽者
(2)益胃生津,用于胃阴虚证 ｛麦冬——清心除烦,用于心阴虚证及温病热扰心营,心烦失眠
玉竹——还用于阴虚外感

养阴清肺,用于肺阴虚证
北沙参、南沙参、麦冬、玉竹
天冬 ①养阴润燥,用于肾阴虚证,骨蒸潮热
②生津,用于热病伤津之食欲不振、口渴及肠燥便秘,内热消渴
③用于肺燥干咳,顿咳痰黏
百合 ①养阴润肺,还用于阴虚燥咳,劳嗽咳血
②清心安神,用于阴虚有热之失眠心悸及百合病心肺阴虚内热证

益胃生津,用于胃阴虚证
北沙参、南沙参、麦冬、玉竹
石斛 ①益胃生津,还用于热病伤津证
②滋阴清热,用于肾阴虚证

2.枸杞子、墨旱莲、女贞子的功效和主治的比较

滋补肝肾,用于肝肾阴虚证 ｛枸杞子——益精明目,目昏不明,为平补肾精肝血之品
墨旱莲——凉血止血,用于阴虚血热的失血证
女贞子——乌须明目

3.龟甲、鳖甲的功效和主治的比较

滋阴潜阳,用于肝肾阴虚所致阴虚阳亢、阴虚内热、虚风内动诸证
龟甲 ①益肾健骨,用于肾虚骨痿、囟门不合
②养血补心,用于阴血亏虚,惊悸、失眠、健忘
③止血,用于崩漏、月经过多
鳖甲 ①退热除蒸
②软坚散结,用于癥瘕积聚、经闭、久疟疟母

4.黄精、桑葚的功效和主治

黄精 ①补气养阴,润肺,用于阴虚肺燥,干嗽少痰,肺肾阴虚,劳嗽久咳
②健脾,用于脾胃虚弱,胃阴不足
③益肾,用于肾精亏虚,内热消渴
桑葚 ①滋阴补血,用于肝肾阴虚证,心悸失眠,须发早白
②生津润燥,用于津伤口渴、消渴及肠燥便秘等

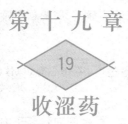

第 十 九 章

收涩药

■ 重点要求

　　本章节重点掌握收涩药中临床常用重点中药(一级中药)五味子、乌梅、诃子、肉豆蔻、赤石脂、山茱萸、覆盆子、金樱子、莲子、芡实、椿皮、桑螵蛸、海螵蛸和非重点中药(二级中药)麻黄根；五倍子、禹余粮、石榴皮、罂粟壳的功效、主治病证；掌握个别药物的特殊表述；掌握功效相似药物的比较。通过药物功效、主治的对应和比较，可以加深对药物功效、主治病证的记忆。

■ 重点突破

一 固表止汗药

麻黄根的功效和主治

麻黄根固表止汗，用于自汗，盗汗；也可治各种虚汗证

二 敛肺涩肠药

五味子、五倍子、乌梅、诃子、罂粟壳、赤石脂、禹余粮、石榴皮、肉豆蔻的功效和主治的比较

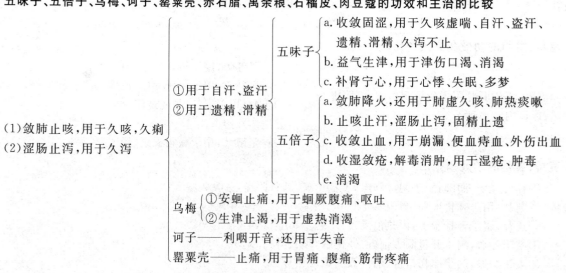

三 固精缩尿止带药

1. 山茱萸、覆盆子、桑螵蛸、金樱子的功效和主治的比较

固精缩尿,用于遗精滑精、遗尿尿频
- 山茱萸
  - ① 补益肝肾,用于腰膝酸软,头晕耳鸣,阳痿
  - ② 收敛固涩,还用于崩漏,月经过多
  - ③ 收敛固涩,还用于大汗不止,体虚欲脱
  - ④ 还用于治消渴证
- 覆盆子——益肝肾明目,用于肝肾不足,目暗不明

固精缩尿,用于遗精滑精、遗尿尿频
- 桑螵蛸
  - ① 固精缩尿,还用于白浊
  - ② 补肾助阳,用于肾虚阳痿
- 金樱子
  - ① 固崩止带,还用于带下崩漏
  - ② 涩肠止泻,用于久泻久痢

2. 莲子、芡实、海螵蛸、椿皮的功效和主治的比较

止带,用于带下
- 固精,用于遗精滑精
  - ① 益肾固精
  - ② 补脾止泻,用于脾虚泄泻
    - 莲子——养心安神,用于心悸、失眠
    - 芡实——健脾止泻,除湿止带,还用于白浊
  - 海螵蛸
    - ① 收敛止血,用于崩漏、吐血、便血及外伤出血
    - ② 制酸止痛,用于胃痛吐酸
    - ③ 收湿敛疮,用于湿疮、湿疹、溃疡不敛
- 止血,用于崩漏、便血
  - 海螵蛸
    - ① 收敛止血,用于崩漏、吐血、便血及外伤出血
    - ② 制酸止痛,用于胃痛吐酸
    - ③ 收湿敛疮,用于湿疮、湿疹、溃疡不敛
  - 椿皮
    - ① 清热燥湿,收敛止带,用于赤白带下
    - ② 止泻,用于久泻久痢、湿热泻痢
    - ③ 止血,还用于经多、痔血

◇ 强化篇 ◇

中 药 学

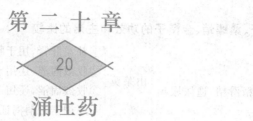

第 二 十 章

20

涌吐药

■ 重 点 要 求

　　本章节重点掌握涌吐药中临床常用重点中药(一级中药)常山和非重点中药(二级中药)瓜蒂、胆矾的功效、主治病证;掌握个别药物的特殊表述;掌握功效相似药物的比较。通过药物功效、主治的对应和比较,可以加深对药物功效、主治病证的记忆。

■ 重 点 突 破

常山、瓜蒂、胆矾的功效和主治的比较

涌吐痰涎

常山
(1)用于胸中痰饮证
(2)截疟,用于疟疾

瓜蒂
(1)涌吐痰食,用于风痰、宿食停滞及食物中毒诸证
(2)祛湿退黄,用于湿热黄疸

胆矾
(1)涌吐痰涎,用于喉痹、癫痫、误食毒物、风痰壅塞
(2)解毒收湿,用于风眼赤烂、口疮、牙疳
(3)祛腐蚀疮,用于胬肉、疮疡不溃

第 二 十 一 章

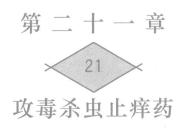

攻毒杀虫止痒药

■ 重点要求

　　本章节重点掌握攻毒杀虫止痒药中临床常用重点中药(一级中药)硫黄、雄黄、蟾酥、蛇床子和非重点中药(二级中药)土荆皮、白矾、大蒜的功效、主治病证;掌握个别药物的特殊表述;掌握功效相似药物的比较。通过药物功效、主治的对应和比较,可以加深对药物功效、主治病证的记忆。

■ 重点突破

硫黄、雄黄、蟾酥、蛇床子、土荆皮、白矾、大蒜的功效和主治的比较

解毒
　杀虫
　　蟾酥
　　　①用于痈疽疔疮、瘰疬、咽喉肿痛、牙痛
　　　②止痛,开窍醒神,用于痧胀腹痛、神昏吐泻
　　雄黄
　　　①用于痈肿疔疮、湿疹疥癣、蛇虫咬伤
　　　②内服能祛痰截疟,还用于惊痫
　　大蒜
　　　①用于痈肿疔毒、疥癣
　　　②消肿,止痢,用于痢疾、泄泻、肺痨、顿咳
　　　③杀虫,用于钩虫病、蛲虫病
　　　④健脾温胃,用于治脘腹冷痛、食欲减退或饮食不消
　　止痒
　　　硫黄
　　　　①外用治疥癣、湿疹、阴疽疮疡、秃疮
　　　　②内服补火助阳通便,内服用于治阳痿、虚喘冷哮、虚寒便秘
　　　白矾
　　　　①燥湿止痒,外用治湿疹瘙痒,疮疡疥癣
　　　　②内服止血,止泻,化痰,内服用于治便血、吐衄、崩漏、久泻久痢、痰厥癫狂痫证、湿热黄疸

杀虫止痒
　硫黄——外用解毒疗疮,内服补火助阳通便
　白矾——外用解毒燥湿,内服止血、止泻、祛风除痰
　土荆皮
　　①用于体癣、手足癣、头癣等多种癣病
　　②用于湿疹、皮炎、皮肤瘙痒、疥疮
　蛇床子
　　①用于阴部湿痒、湿疹、疥癣
　　②燥湿祛风,用于寒湿带下、湿痹腰痛
　　③温肾壮阳,用于肾虚阳痿、宫冷不孕

第二十二章

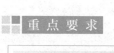

拔毒化腐生肌药

重点要求

　　本章节重点掌握拔毒化腐生肌药中临床常用重点中药(一级中药)红粉、炉甘石、硼砂和非重点中药(二级中药)砒石、铅丹、轻粉的功效、主治病证;掌握个别药物的特殊表述;掌握功效相似药物的比较。通过药物功效、主治的对应和比较,可以加深对药物功效、主治病证的记忆。

重点突破

一 红粉、铅丹的功效和主治的比较

拔毒 {
　红粉 {
　　①拔毒,去腐,用于痈疽溃后,脓出不畅,腐肉不去,新肉难生
　　②用于湿疮、黄水疮、顽癣及梅毒等
　}
　铅丹 {
　　①拔毒生肌,杀虫止痒,外用治疮疡溃烂、湿疹瘙痒、疥癣、狐臭、酒渣鼻
　　②内服治惊痫癫狂、心神不宁
　}
}

二 炉甘石、硼砂的功效和主治的比较

解毒明目,用于目赤翳障
为眼科外用常用药 {
　炉甘石 {
　　①解毒明目退翳
　　②收湿止痒敛疮,用于溃疡不敛、湿疮湿疹、眼睑溃烂
　}
　硼砂 {
　　①外用清热解毒,用于咽喉肿痛、口舌生疮、目赤翳障
　　②内服清肺化痰,用于痰热咳嗽
　}
}

三 砒石、轻粉的功效和主治的比较

外用攻毒杀虫 {
　砒石 {
　　①蚀疮去腐,用于腐肉不脱之恶疮、瘰疬、顽癣、牙疳、痔疮
　　②内服劫痰平喘,用于寒痰哮喘
　　③癌症
　}
　轻粉 {
　　①敛疮,外用治疮疡溃烂、疥癣瘙痒、湿疹、酒渣鼻、梅毒下疳、顽癣、臁疮
　　②内服逐水通便,内服治水肿胀满、二便不利、痰涎积滞
　}
}

强化篇 ◈ 方剂学

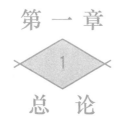

第一章

1

总 论

■ 重 点 要 求

　　本章节重点掌握方剂学发展概况及历代医家在方剂学方面的主要成就、贡献及代表作。掌握"八法""七方""十剂""八阵";掌握方剂组成中君、臣、佐、使的具体含义;了解方剂运用变化的主要形式及各种变化的前提及其与功用、主治的关系;了解常用剂型的性能特点。

■ 重 点 突 破

方剂学发展概况

先秦时期:《五十二病方》:载方283首,现存最古老的方书

两汉
①《伤寒杂病论》:创造性地融理、法、方、药于一体,被推崇为"方书之祖",载方323首
②《黄帝内经》:最早的中医理论经典著作;总结了有关辨证、治则治法、组方原则、组方体例、方制大小、剂型等理论,为方剂学的形成与发展奠定了理论基础,并载有"内经十三方"载方13首

魏晋南北朝
①《肘后备急方》:东晋葛洪著,收集民间单方、验方;简、便、廉、效是《肘后备急方》的显著特点
②《刘涓子鬼遗方》:主要收录和论述金疮、痈疽、疥癣、烫伤等外科方剂,为现存最早的外科方书

隋唐
①《千金要方》《千金翼方》:唐代医家孙思邈。集唐以前方剂之大成《千金要方》载方5300余首,《千金翼方》载方2200余首
②《外台秘要》:王焘,整理并保存了一大批唐代及唐以前的医方,收方6000余首

宋元
①《证类本草》:北宋医家唐慎微,单方3000余个,首开本草附列医方的先例
②《太平惠民和剂局方》:我国历史上第一部由政府组织编制的成药典,载方297首,后增补至788首
③《伤寒明理论》:金人成无己之阐述了20首《伤寒论》方剂,开方论之先河
④《圣济总录》:方剂文献的一次总结,近20000首

明清
①《普济方》:明代朱橚,我国古代规模最大的方剂大全搜罗广博、规模宏大的官修巨著
②《医方考》:吴崑,第一部方论专著
③《医方集解》:清初汪昂,首开综合分类方剂的先例

常用治法

汗法:通过开泄腠理、调畅营卫、宣发肺气等作用,使在表的外感六淫之邪随汗而解的一类治法

吐法:通过涌吐的方法,使停留在咽喉、胸膈、胃脘的痰涎、宿食或毒物从口中吐出的一类治法

下法:通过泻下、荡涤、攻逐等作用,使停留于胃肠的宿食、燥屎、冷积、瘀血、结痰、停水等从下窍而出,以祛邪除病的一类治法

和法:通过和解或调和的方法,使半表半里之邪,或脏腑、阴阳、表里失和之证得以解除的一类治法

温法:通过温里祛寒的作用,以治疗里寒证的一类治法

清法:通过清热、泻火、解毒、凉血等作用,以清除里热之邪的一类治法

消法:通过消食导滞、行气活血、化痰利水、驱虫等方法,使气、血、痰、食、水、虫等渐积形成的有形之邪渐消缓散的一类治法

补法:通过补益人体气血阴阳,以主治各种虚弱证候的一类治法

◇ 强化篇 ◇

方剂学

851

方剂的分类
- 按病证分类:最早使用的方剂分类法,代表著作《五十二病方》《伤寒杂病论》
- 按组成分类
  - 七方
    - ①始于《黄帝内经》。金·成无己《伤寒明理论》"制方之用,大、小、缓、急、奇、偶、复七方是也",明确提出"七方"
    - ②根据病邪的微甚、病位的表里、病势的轻重、体质的强弱以及治疗的需要,概括地说明制方的方法
  - 按主方分类
    - 施沛的《祖剂》
    - 张璐《张氏医通》
- 按治法分类
  - 十剂
    - ①唐代陈藏器《本草拾遗·条例》提出"药有宣、通、补、泄、轻、重、涩、滑、燥、湿十种","宣可去壅""通可去滞""补可去弱""泄可去闭""轻可去实""重可去怯""滑可去著""涩可去脱""燥可去湿""湿可去枯"
    - ②宋·赵佶《圣济经》于每种之后加一"剂"字
    - ③金·成无己《伤寒明理论》中说:"制方之体,宣、通、补、泄、轻、重、滑、涩、燥、湿十剂是也。"至此方书中才有"十剂"
  - 八阵:明·张景岳提出"补、和、攻、散、寒、热、固、因"
  - 八法:清代医家程钟龄《医学心悟·医门八法》
  - 综合分类:清初汪昂《医方集解》,该书以治法、病因并结合专科用方

组方的原则与变化
- 组方原则
  - 君药:即针对主病或主证起主要治疗作用的药物
  - 臣药
    - ①辅助君药加强治疗主病或主证作用的药物
    - ②针对重要的兼病或兼证起主要治疗作用的药物
  - 佐药
    - ①佐助药,即配合君、臣药以加强治疗作用,或直接治疗次要兼证的药物
    - ②佐制药,即用以消除或减弱君、臣药的毒性,或能制约君、臣药峻烈之性的药物
    - ③反佐药,即病重邪甚,可能拒药时,配用与君药性味相反而又能在治疗中起相成作用的药物,以防止药病格拒
  - 使药
    - ①引经药,即能引领方中诸药至特定病所的药物
    - ②调和药,即具有调和方中诸药作用的药物
- 组方变化
  - 药味加减的变化
  - 药量增减的变化
  - 剂型更换的变化

剂型
- 汤剂
  - 优点:吸收快、药效发挥迅速,便于随症加减
  - 不足:服用量大,不适于大生产和质量控制,不便于携带
- 散剂
  - 优点:制作简便,吸收快,较节省药材,便于服用及携带
  - 不足:易潮解
- 丸剂
  - 常用的丸剂有蜜丸、水丸、糊丸、浓缩丸等
  - 常见种类
    - 蜜丸:作用缓和持久,并有补益和矫味作用
    - 水丸:吸收、起效快,易于吞服
    - 糊丸:吸收迟缓,内服可延长药效,减轻剧毒药的不良反应和对胃肠的刺激
    - 浓缩丸:体积小,有效成分高
- 膏剂:有内服和外用。内服膏剂有流浸膏、浸膏、煎膏三种,外用膏剂分软膏、硬膏两种

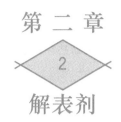

第 二 章

2

解表剂

■■ 重 点 要 求

　　本章节重点掌握麻黄汤、桂枝汤、小青龙汤、九味羌活汤、银翘散、桑菊饮、麻黄杏仁甘草石膏汤、香苏散、败毒散、再造散、加减葳蕤汤的组成、用法、功用、主治、方义及加减应用,熟悉正柴胡饮、升麻葛根汤、柴葛解肌汤、麻黄细辛附子汤、参苏饮、葱白七味饮的组成、功用、主治及配伍特点。

■■ 重 点 突 破

解表剂
- 概念:凡以解表药为主组成,具有发汗、解肌、透疹等作用,用以治疗表证的方剂,统称解表剂。本类方剂属于"八法"中的"汗法"
- 分类
  - ①辛温解表:麻黄汤、桂枝汤、小青龙汤、九味羌活汤、加味香苏散
  - ②辛凉解表:银翘散、桑菊饮、麻黄杏仁甘草石膏汤、升麻葛根汤、柴葛解肌汤
  - ③扶正解表:败毒散、再造散、加减葳蕤汤、麻黄细辛附子汤
- 注意事项
  - ①不宜久煎
  - ②宜温服,服后宜避风寒,或增衣被,或辅之以粥,以助汗出,汗出病瘥,即当停服,不必尽剂
  - ③禁食生冷、油腻之品
  - ④先解表,后治里

麻黄汤
- 组成:麻黄、桂枝、杏仁、炙甘草
- 功用:发汗解表,宣肺平喘
- 主治:外感风寒表实证。恶寒发热,头身疼痛,无汗而喘,舌苔薄白,脉浮紧
- 方义
  - 君:麻黄——善开腠发汗,祛在表之风寒;宣肺平喘,开闭郁之肺气
  - 臣:桂枝——解肌发表,温通经脉
  - 佐:杏仁——降利肺气
  - 佐使:炙甘草——既能调和麻、杏之宣降,又能缓和麻、桂相合之峻烈
- 配伍特点:一为麻、桂相须,发卫气之闭以开腠理,透营分之郁以畅营阴,则发汗解表之功益彰;二为麻、杏相使,宣降相因,则宣肺平喘之效甚著
- 加减应用
  - 麻黄加术汤
    - 麻黄汤原方加白术四两
    - 功用:发汗解表,散寒祛湿
    - 主治:风寒夹湿痹证
  - 麻黄杏仁薏苡甘草汤
    - 麻黄、杏仁、薏苡仁、炙甘草
    - 功用:发汗解表,祛风除湿
    - 主治:风湿在表,湿郁化热证
  - 三拗汤
    - 甘草、麻黄、杏仁、姜
    - 功用:宣肺解表
    - 主治:外感风寒,肺气不宣证
  - 华盖散
    - 紫苏子、麻黄、杏仁、陈皮、桑白皮、赤茯苓、甘草
    - 功用:宣肺解表,祛痰止咳
    - 主治:素体痰多,肺感风寒证

桂枝汤

组成:桂枝、芍药、炙甘草、生姜、大枣
功用:解肌发表,调和营卫
主治:外感风寒表虚证。恶风发热,汗出头痛,鼻鸣干呕,苔白不渴,脉浮缓或浮弱

方义
- 君:桂枝——助卫阳,通经络,解肌发表而祛在表之风邪
- 佐
  - 生姜——桂枝辛散表邪,又兼和胃止呕
  - 大枣——益气补中,滋脾生津
- 佐使:炙甘草——调和药性,合桂枝辛甘化阳以实卫,合芍药酸甘以和营

配伍特点:结构严谨,发中有补,散中有收,邪正兼顾,阴阳并调

加减应用
- 桂枝加葛根汤
  - 桂枝、芍药、生姜、炙甘草、大枣、葛根
  - 功用:解肌发表,升津舒经
  - 主治:风寒客于太阳经脉,营卫不和证
- 桂枝加厚朴杏子汤
  - 桂枝、芍药、生姜、炙甘草、大枣、厚朴、杏仁
  - 功用:解肌发表,降气平喘
  - 主治:宿有喘病,又感风寒而见桂枝汤证者;或风寒表证误用下剂后,表证未解而微喘者
- 桂枝加桂汤
  - 桂枝、芍药、生姜、炙甘草、大枣
  - 功用:温通心阳,平冲降逆
  - 主治:心阳虚弱,寒水凌心之奔豚
- 桂枝加芍药汤
  - 桂枝、芍药、炙甘草、大枣、生姜
  - 功用:温脾和中,缓急止痛
  - 主治:太阳病误下伤中,土虚木乘之腹痛

小青龙汤

组成:麻黄、芍药、细辛、干姜、炙甘草、桂枝、五味子、半夏
功用:解表散寒,温肺化饮
主治:外寒里饮证。恶寒发热,头身疼痛,无汗,喘咳,痰涎清稀而量多,胸痞,或干呕,或痰饮喘咳,不得平卧,或身体疼重,头面四肢浮肿,舌苔白滑,脉浮

方义
- 君
  - 麻黄——宣发肺气而平喘咳 ｝发汗散寒以解表邪
  - 桂枝——化气行水以利里饮之化
- 臣:干姜、细辛——温肺化饮,兼助麻、桂解表祛邪
- 佐
  - 五味子——敛肺止咳
  - 芍药——和营养血
  - 半夏——燥湿化痰,和胃降逆
- 佐使:炙甘草——益气和中,调和辛散酸收之品

加减应用:射干麻黄汤
- 射干、麻黄、生姜、细辛、紫菀、款冬花、大枣、半夏大、五味子
- 功用:宣肺祛痰,下气止咳
- 主治:痰饮郁结,气逆喘咳证。咳而上气,喉中有水鸣声者

九味羌活汤

组成:羌活、防风、苍术、细辛、川芎、白芷、生地黄、黄芩、甘草
功用:发汗祛湿,兼清里热
主治:外感风寒湿邪,内有蕴热证。恶寒发热,无汗,头痛项强,肢体酸楚疼痛,口苦微渴,舌苔白或微黄,脉浮

方义
- 君:羌活——散表寒,祛风湿,利关节,止痹痛,太阳风寒湿邪
- 臣
  - 防风——祛风除湿,散寒止痛 ｝祛风散寒,宣痹止痛
  - 苍术——发汗祛湿,祛太阴寒湿
- 佐
  - 细辛——止少阴头痛
  - 白芷——解阳明头痛
  - 川芎——止少阳厥阴头痛
  - 生地、黄芩——清泄里热,并防诸辛温燥烈之品伤津
- 使:甘草——调和诸药

配伍特点:一是升散药和清热药的结合运用,二是体现了"分经论治"的思想

加减应用:大羌活汤
- 比九味羌活汤少白芷,多黄连、知母、防己、独活、白术
- 故其清热祛湿之功较强
- 宜于外感风寒湿邪而里热较重者

桑菊饮

方义

- 组成:桑叶、菊花、杏仁、连翘、薄荷、桔梗、生甘草、苇根
- 功用:疏风清热,宣肺止咳
- 主治:风温初起,表热轻证。咳嗽,身热不甚,口微渴,脉浮数
  - 君
    - 桑叶——疏散上焦风热,且善走肺络,能清宣肺热而止咳嗽
    - 菊花——平疏散风热,清利头目而肃肺
  - 臣
    - 薄荷——疏散风热,以助君药解表之力
    - 杏仁——苦降,肃降肺气
    - 桔梗——辛散,开宣肺气
  - 佐
    - 连翘——透邪解毒
    - 芦根——清热生津
  - 使:甘草——调和诸药
  - 佐使:甘草——既可调和药性,护胃安中,又合桔梗利咽止咳
- 配伍特点:以轻清宣散之品,疏散风热以清头目;以苦辛宣降之品,理气肃肺以止咳嗽

银翘散

方义

- 组成:连翘、金银花、苦桔梗、薄荷、竹叶、生甘草、荆芥穗、淡豆豉、牛蒡子、苇根
- 功用:辛凉透表,清热解毒
- 主治:温病初起。发热,微恶风寒,无汗或有汗不畅,头痛口渴,咳嗽咽痛,舌尖红,苔薄白或薄黄,脉浮数
  - 君:连翘、金银花——清热解毒
  - 臣
    - 薄荷、牛蒡子——疏散风热,清利头目,解毒利咽
    - 荆芥穗、淡豆豉——解表散邪,去性取用
  - 佐
    - 芦根、竹叶——清热生津
    - 桔梗——开宣肺气而止咳利咽
- 配伍特点:一是辛凉之中配伍少量辛温之品;二是疏散风邪与清热解毒相配

麻杏甘石膏汤

- 组成:麻黄、杏仁、炙甘草、石膏
- 功用:辛凉疏表,清肺平喘
- 主治:外感风邪,邪热壅肺证。身热不解,咳逆气急,甚则鼻扇,口渴,舌苔薄白或黄,脉浮而数者
- 方义
  - 君
    - 麻黄——开宣肺气以平喘,开腠解表以散邪
    - 石膏——清泄肺热以生津,辛散解肌以透邪
  - 臣:杏仁——降利肺气而平喘咳
  - 佐使:炙甘草——益气和中,生津止渴,调和于寒温宣降之间
- 配伍特点:解表与清肺并用,以清为主;宣肺与降气结合,以宣为主
- 加减应用:越婢汤
  - 麻黄、石膏、生姜、甘草、大枣
  - 功用:发汗利水
  - 主治:风水夹热证恶风,一身悉肿,脉浮不渴,续自汗出,无大热者

败毒散

方义

- 组成:柴胡、前胡、川芎、枳壳、羌活、独活、茯苓、桔梗、人参、甘草、生姜、薄荷
- 功用:散寒祛湿,益气解表
- 主治:气虚,外感风寒湿证。憎寒壮热,头项强痛,肢体酸痛,无汗,鼻塞声重,咳嗽有痰,胸膈痞满,舌淡苔白,脉浮而按之无力
  - 君:羌活、独活——散风寒,除湿止痛
  - 臣:
    - 川芎——行气活血,并能祛风
    - 柴胡——解肌透邪,且能行气
  - 佐
    - 桔梗——辛散,宣肺利膈
    - 枳壳——苦温,理气宽中
    - 前胡——化痰以止咳
    - 茯苓——渗湿以消痰
  - 佐使
    - 生姜、薄荷——为引,以助解表之力
    - 甘草——调和药性,兼以益气和中
- 配伍特点:邪正兼顾,祛邪为主

再造散
- 组成：黄芪、人参、桂枝、甘草、熟附子、细辛、羌活、防风、川芎、煨生姜、大枣
- 功用：助阳益气，解表散寒
- 主治：阳气虚弱，外感风寒证。头痛身热恶寒，热轻寒重，无汗肢冷，倦怠嗜卧，面色苍白，语言低微，舌淡苔白，脉沉无力，或浮大无力等症
- 方义
  - 君：黄芪、人参——补元气，固肌表，既助药势以鼓邪外出，又可预防阳随汗脱
  - 臣：熟附子、桂枝、细辛——助阳散寒以解表邪
  - 佐
    - 羌活、川芎、防风——加强解表散寒
    - 赤芍——凉血散血
    - 甘草——甘缓，使汗出不猛而邪尽出，佐助、佐制
  - 佐使
    - 煨姜——温胃
    - 大枣——滋脾
- 配伍特点：扶正而不留邪，发汗而不伤正
- 加减应用
  - 麻黄附子细辛汤
    - 麻黄、附子、细辛
    - 功用：助阳解表
    - 主治：少阴病始得之，反发热，脉沉者
  - 麻黄附子甘草汤
    - 麻黄、甘草、附子
    - 功用：助阳解表
    - 主治：少阴阳虚，外感风寒
    - 恶寒身痛，无汗，微发热，脉沉微者，或水病身面浮肿

加减葳蕤汤
- 组成：生葳蕤、生葱白、桔梗、白薇、淡豆豉、薄荷、炙甘草、大枣
- 功用：滋阴解表
- 主治：素体阴虚，外感风热证。头痛身热，微恶风寒，无汗或有汗不多，咳嗽，心烦，口渴，咽干，舌红，脉数
- 方义
  - 君
    - 葳蕤——润肺养胃，清热生津
    - 薄荷——疏散风热，清利咽喉
  - 臣：葱白、淡豆豉——解表散邪，助薄荷以逐表邪
  - 佐
    - 白薇——善于清热而不伤阴
    - 桔梗——宣肺止咳
    - 大枣——甘润养血
  - 使：甘草——调和药性
- 配伍特点：汗不伤阴，滋不碍邪，为滋阴解表之良剂

升麻葛根汤
- 组成：升麻、赤芍、炙甘草、葛根
- 功用：解肌透疹
- 主治：麻疹初起。疹发不出，身热头痛，咳嗽，目赤流泪，口渴，舌红，苔薄而干，脉浮数
- 配伍特点
  - 君：升麻——解肌透疹，清热解毒
  - 臣：葛根——解肌透疹，生津除热
  - 佐：赤芍——清热凉血之中兼能活血，用以解血络热毒
  - 使：炙甘草——调和药性

柴葛解肌汤
- 组成：柴胡、干葛、甘草、黄芩、羌活、白芷、白芍、桔梗、石膏、大枣、生姜
- 功用：解肌清热
- 主治：外感风寒，郁而化热证。恶寒渐轻，身热增盛，无汗头痛，目痛鼻干，心烦不眠，咽干耳聋，眼眶痛，舌苔薄黄，脉浮微洪
- 方义
  - 君
    - 葛根——辛能外透肌热，凉能内清郁热
    - 柴胡——"解肌要药"，疏畅气机，又可助葛根外透郁热
  - 臣
    - 羌活、白芷——助君药辛散发表，并止诸痛
    - 黄芩、石膏——清泄里热
  - 佐
    - 桔梗——宣畅肺气以利解表
    - 白芍、大枣——敛阴养血，防止疏散太过而伤阴
    - 生姜——发散风寒
  - 使：甘草——调和诸药
- 配伍特点：温清并用，侧重于辛凉清热；表里同治，侧重于疏泄透散

麻黄细辛附子汤
- 组成:麻黄、附子、细辛
- 功用:助阳解表
- 主治:
  - ①素体阳虚,外感风寒证。发热,恶寒甚剧,虽厚衣重被,其寒不解,神疲欲寐,脉沉微
  - ②暴喑。突发声音嘶哑,甚至失音不语,或咽喉疼痛,恶寒发热,神疲欲寐,舌淡苔白,脉沉无力
- 配伍特点:
  - 君:麻黄——发汗解表
  - 臣:附子——温肾助阳
  - 佐:细辛——通彻表里,既能祛风散寒,助麻黄解表,又可鼓动肾中真阳之气,协附子温里三药并用,补散兼施,使外感风寒之邪得以表散,在里之阳气得以维护,则阳虚外感可愈

香苏散
- 组成:紫苏叶、陈皮、香附子、甘草
- 功用:理气解表
- 主治:主治四时瘟疫伤寒。可治四时感冒,兼有气机郁滞之证
- 方义:
  - 君:紫苏叶——发表散寒,理气宽中
  - 臣:香附——行气开郁
  - 佐:陈皮——理气燥湿
  - 佐兼使:甘草——健脾和中

正柴胡饮
- 组成:柴胡、防风、陈皮、芍药、甘草、生姜
- 功用:解表散寒
- 主治:外感风寒轻证
- 方义:
  - 君:柴胡——辛散表邪
  - 臣:防风——祛风寒,止疼痛
  - 佐:生姜——辛温发散;陈皮——疏畅气机;芍药——益阴和营
  - 使:甘草——调和诸药

参苏饮
- 组成:人参、紫苏叶、干葛、半夏、前胡、茯苓、枳壳、桔梗、木香、陈皮、甘草
- 功用:益气解表,理气化痰
- 主治:气虚外感风寒,内有痰湿证
- 配伍特点:发散风寒药配伍益气解表药,散补并行,化痰药与理气药同用,使气行痰消,津行气畅

葱白七味饮
- 组成:葱白、新豉、干葛、生姜、生麦冬、干地黄、劳水
- 功用:养血解表
- 主治:血虚外感风寒证
- 配伍特点:发散解表与滋阴养血合法,邪正兼顾,汗不伤血

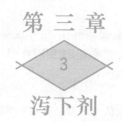

第 三 章

泻下剂

█ 重 点 要 求

　　本章节重点掌握大承气汤、大黄牡丹汤、温脾汤、十枣汤、济川煎、黄龙汤、新加黄龙汤的组成、用法、功用、主治、方义及加减应用。大黄附子汤、麻子仁丸、舟车丸、增液承气汤的组成、功用、主治及配伍特点。

█ 重 点 突 破

泻下剂
- 概念:凡以泻下药为主组成,具有通导大便、排除胃肠积滞、荡涤实热,或攻逐水饮、寒积等作用,治疗里实证的方剂,统称泻下剂。属于"八法"中的"下法"
- 分类
  - ①寒下:大承气汤、大黄牡丹汤
  - ②温下:温脾汤、大黄附子汤
  - ③润下:麻子仁丸、济川煎
  - ④逐水:十枣汤、舟车丸
  - ⑤攻补兼施:黄龙汤、新加黄龙汤、增液承气汤
- 注意事项
  - ①对年老体弱、孕妇、产后或正值经期、病后伤津或亡血者,均应慎用或禁用
  - ②得效即止,慎勿过剂
  - ③注意调理饮食,少食或忌食油腻或不易消化的食物,以免重伤胃气

大承气汤
- 组成:酒大黄、厚朴、枳实、芒硝
- 功用:峻下热结
- 主治
  - ①阳明腑实证。大便不通,频转矢气,脘腹痞满,腹痛拒按,按之则硬,甚或潮热谵语,手足濈然汗出,舌苔黄燥起刺,或焦黑燥裂,脉沉实
  - ②热结旁流证。下利清水,色纯青,其气臭秽,脐腹疼痛,按之坚硬有块,口舌干燥,脉滑实
  - ③里热实证之热厥、痉病或发狂等
- 方义
  - 君:酒大黄——苦寒通降,泻热通便,荡涤胃肠实热积滞
  - 臣:芒硝——泻热通便,软坚润燥,以除燥坚
  - 佐
    - 厚朴——下气除满
    - 枳实——行气消痞
- 加减应用
  - ①小承气汤
    - 大黄、厚朴、枳实
    - 功用:轻下热结
    - 主治:阳明腑实轻证
  - ②调胃承气汤
    - 大黄、炙甘草、芒硝
    - 功用:缓下热结
    - 主治:阳明病胃肠燥热证
  - ③复方大承气汤
    - 厚朴、炒莱菔子、枳壳、桃仁、赤芍、大黄(后下)、芒硝(冲服)
    - 功用:通里攻下,行气活血
    - 主治:单纯性肠梗阻属于阳明腑实而气胀较明显者

◆ 刘应科 ◆
考研中医综合复习指导

大黄牡丹汤

组成:大黄、牡丹、桃仁、冬瓜仁、芒硝

功用:泄热破瘀,散结消肿

主治:肠痈初起,湿热瘀滞证。右少腹疼痛拒按,按之其痛如淋,甚则局部肿痞,或右足屈而不伸,伸则痛剧,小便自调,或时时发热,自汗恶寒,舌苔薄腻而黄,脉滑数

方义
- 君
  - 大黄——苦寒攻下,泻热逐瘀,荡涤肠中湿热瘀结之毒
  - 丹皮——清热凉血,活血散瘀,
- 臣
  - 芒硝——泻热导滞,软坚散结,助大黄荡涤实热
  - 桃仁——活血破瘀,合丹皮散瘀消肿
- 佐:冬瓜仁——清肠利湿,引湿热从小便而去,并能排脓消痈,为治内痈要药

配伍特点:合泻下、清利、破瘀于一方,湿热得清,瘀滞得散,肠腑得通,则痈消而痛止,为治湿热瘀滞肠痈的有效方剂

温脾汤

组成:大黄、当归、干姜、附子、人参、芒硝、甘草

功用:攻下冷积,温补脾阳

主治:阳虚寒积证。腹痛便秘,脐下绞结,绕脐不止,手足不温,苔白不渴,脉沉弦而迟

方义
- 君:附子、大黄——附子之大辛大热温壮脾阳,解散寒凝,配大黄泻下已成之冷积
- 臣
  - 芒硝——润肠软坚,助大黄泻下攻积
  - 干姜——温中助阳,助附子温中散寒
- 佐:人参、当归——益气养血,使下不伤正
- 佐使:甘草——助人参益气,又可调和诸药

配伍特点:由温补脾阳药配伍寒下攻积药组成,温通、泻下与补益三法兼备,寓温补于攻下之中,具有温阳以祛寒、攻下不伤正之特点

济川煎

组成:当归、牛膝、肉苁蓉、泽泻、升麻、枳壳

功用:温肾益精,润肠通便

主治:肾阳虚弱,精津不足证。大便秘结,小便清长,腰膝酸软,头目眩晕,舌淡苔白,脉沉迟

方义
- 君:肉苁蓉——温肾益精,暖腰润肠
- 臣
  - 当归——补血润燥,润肠通便
  - 牛膝——补益肝肾,壮腰膝,性善下行
- 佐
  - 枳壳——下气宽肠而助通便
  - 泽泻——通利小便而泻肾浊
  - 升麻——升清阳,清阳升则浊阴自降,相反相成,以助通便之效

配伍特点:用药灵巧,补中有泻,降中有升,"寓通于补之中,寄降于升之内"

十枣汤

组成:芫花、甘遂、大戟、大枣

功用:攻逐水饮

主治
- ①悬饮。咳唾胸胁引痛,心下痞硬胀满,干呕短气,头痛目眩,或胸背掣痛不得息,舌苔滑,脉沉弦
- ②水肿。一身悉肿,尤以身半以下为重,腹胀喘满,二便不利

方义
- 君:甘遂——善行经隧水湿
- 臣
  - 大戟——善泻脏腑水湿
  - 芫花——善消胸胁伏饮痰癖
- 佐:大枣——缓和诸药毒性;益气护胃,减少药后反应;培土制水,邪正兼顾

加减应用:控涎丹
- 甘遂、大戟、白芥子
- 功用:祛痰逐饮
- 主治:痰伏胸膈证

黄龙汤

组成：大黄、芒硝、枳实、厚朴、当归、人参、甘草、生姜、大枣、桔梗

功用：攻下通便，补气养血

主治：阳明腑实，气血不足证。自利清水，色纯青，或大便秘结，脘腹胀满，腹痛拒按，身热口渴，神疲少气，谵语，甚则循衣摸床，撮空理线，神昏肢厥，舌苔焦黄或焦黑，脉虚

方义
- 大黄、芒硝、枳实、厚朴（即大承气汤）——攻下热结，荡涤肠胃实热积滞，急下以存正气
- 人参、当归——益气补血，扶正以利祛邪，使攻不伤正
- 桔梗——开肺气以利大肠，以助通腑之大黄，上宣下通，以降为主
- 姜、枣、草——补益脾胃，助参、归补虚
- 甘草——调和诸药

配伍特点：既攻下热结，又补益气血，使祛邪不伤正，扶正不碍邪

加减应用
- "老年气血虚者，去芒硝"，以减缓泻下之力，示人以保护正气之意
- 或适当增加参、归用量以加强补虚扶正之力

新加黄龙汤

组成：生地黄、生甘草、人参、生大黄、芒硝、玄参、麦冬、当归、海参、姜汁

功用：滋阴益气，泄热通便

主治：热结里实，气阴不足。大便秘结，腹中胀满而硬，神疲少气，口干咽燥，唇裂舌焦，苔焦黄或焦黑燥裂

方义
- 大黄、芒硝——热通便，软坚润燥
- 玄参、生地黄、麦冬、海参——滋阴增液
- 人参、甘草、当归——补气益血
- 姜汁——防呕逆拒药，更借姜以振胃气

加减应用：本方为调胃承气汤加增液汤加人参、海参、姜汁、当归

大黄附子汤

组成：大黄、炮附子、细辛

功用：温里散寒，通便止痛

主治：寒积里实证。腹痛便秘，胁下偏痛，发热，手足厥冷，舌苔白腻，脉弦紧

配伍特点
- 君
  - 附子——温里散寒，止腹胁疼痛
  - 大黄——泻下通便，荡涤积滞
- 臣：细辛——辛温宣通，散寒止痛，助附子温里散寒
- 佐：大黄——去性取用

麻子仁丸

组成：麻子仁、芍药、枳实、大黄、厚朴、杏仁、蜂蜜

功用：润肠泄热，行气通便

主治：胃肠燥热，脾约便秘证。大便干结，小便频数

配伍特点
- 君：麻子仁——润肠通便
- 臣
  - 杏仁——上肃肺气，下润大肠
  - 白芍——养血敛阴，缓急止痛
- 佐：大黄、枳实、厚朴（小承气汤）——轻下热结，除胃肠燥热
- 使：蜂蜜——助麻子仁润肠通便，缓和小承气汤攻下之力

舟车丸

组成：黑丑、甘遂、芫花、大戟、大黄、青皮、陈皮、木香、槟榔、轻粉

功用：行气逐水

主治：水热内壅，气机阻滞。水肿水胀，口渴，气粗，腹坚，大小便秘，脉沉数有力

配伍特点
- ①本方是在十枣汤的基础上加味而成，攻逐水饮之力极峻，能使水热壅实之邪，从二便畅行而出，
- ②体虚及孕妇禁用，非形气俱实者亦不可轻投
- ③方中诸药毒性剧烈，须注意用量，不宜久服

增液承气汤

组成：玄参、麦冬、生地黄、大黄、芒硝

功用：滋阴增液，泄热通便

主治：阳明温病，热结阴亏，燥屎不行，下之不通，津液不足，无水舟停，服增液汤不下者

配伍特点
- 玄参、生地黄、麦冬（即增液汤）——滋阴增液，润燥滑肠
- 芒硝、大黄（即调胃承气汤去甘草）——软坚润燥，泄热通下
- 攻补兼施，"增水行舟"

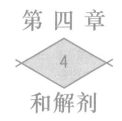

第 四 章

和解剂

本章节重点掌握小柴胡汤、蒿芩清胆汤、达原饮、四逆散、逍遥散、半夏泻心汤的组成、用法、功用、主治、方义、加减应用及注意事项。痛泻要方、当归芍药散的组成、功用、主治及配伍特点。

■■ 重 点 突 破

和解剂
- 概念:凡具有和解少阳、调和肝脾、调和肠胃等作用,治疗伤寒邪在少阳、肝脾不和、肠胃不和等证的方剂,统称和解剂。属于"八法"中的"和法"
- 分类
  - ①和解少阳:小柴胡汤、蒿芩清胆汤、达原饮
  - ②调和肝脾:四逆散、逍遥散、痛泻要方
  - ③调和肠胃:半夏泻心汤
- 注意事项:和解剂毕竟以祛邪为主,纯虚不宜用,以防其伤正,且因兼顾正气,故纯实者亦不可选,以免贻误病情

小柴胡汤
- 组成:柴胡、黄芩、人参、炙甘草、半夏、生姜、大枣
- 功用:和解少阳
- 主治:①伤寒少阳证。往来寒热,胸胁苦满,默默不欲饮食,心烦喜呕,口苦,咽干,目眩,舌苔薄白,脉弦者。②热入血室证。妇人伤寒,经水适断,寒热发作有时。③黄疸、疟疾以及内伤杂病而见少阳证者
- 方义
  - 君:柴胡——透泄少阳之邪,并能疏泄气机之郁滞
  - 臣:黄芩——清泄少阳半里之热
  - 佐
    - 半夏、生姜和胃降逆止呕
    - 人参、大枣益气健脾
  - 使:炙甘草助参、枣扶正,且能调和诸药,为使药
- 加减应用
  - ①"胸中烦而不呕者",是热聚于胸而气不逆——"去半夏、人参,加栝楼实一枚",开结散热以除烦
  - ②"若渴",是热伤津液——"去半夏,加入参合前成四两半、瓜蒌根四两",清热生津以解渴
  - ③"若腹中痛者",是胆病及肝,肝郁乘脾之故——"去黄芩,加芍药三两",泻木安土以止痛
  - ④"若胁下痞硬",是经气郁而津聚为痰——"去大枣,加牡蛎四两",化痰软坚以消痞
  - ⑤"若心下悸,小便不利者",是水气凌心——"去黄芩,加茯苓四两"淡渗去水以定悸
  - ⑥"若不渴,外有微热者",是兼表邪——"去人参,加桂枝三两,温覆取微汗",解肌发表而不留邪
  - ⑦"若咳者",是肺寒气逆——"去人参、大枣、生姜,加五味子半升、干姜二两",温肺散寒以止咳

蒿芩清胆汤
- 组成:青蒿、淡竹茹、半夏、赤茯苓、青子芩、枳壳、陈广皮、碧玉散
- 功用:清胆利湿,和胃化痰
- 主治:少阳湿热证。寒热如疟,寒轻热重,口苦膈闷,吐酸苦水,或呕黄涎而黏,甚则干呕呃逆,胸胁胀痛,小便黄少,舌红苔白腻,间现杂色,脉数而右滑左弦者
- 方义
  - 君
    - 青蒿——清透少阳邪热
    - 黄芩——善清胆热,并能燥湿
  - 臣
    - 淡竹茹——清胆胃之热,化痰止呕
    - 枳壳——下气宽中,除痰消痞
    - 半夏——燥湿化痰,和胃降逆
    - 陈皮——理气化痰,宽胸畅膈
  - 佐使:赤茯苓、碧玉散清热利湿,导邪从小便而去

达原饮
- 组成：槟榔、厚朴、草果仁、知母、芍药、黄芩、甘草
- 功用：开达膜原，辟秽化浊
- 主治：温疫或疟疾，邪伏膜原证。憎寒壮热，或一日三次，或一日一次，发无定时，胸闷呕恶，头痛烦躁，脉弦数，舌边尖红，舌苔垢腻，或苔白厚如积粉
- 方义：
  - 君：槟榔——辛散湿邪，化痰破结
  - 臣：
    - 厚朴——芳香化浊，理气祛湿
    - 草果——辛香化浊，辟秽止呕，宣透伏邪
  - 佐：
    - 白芍、知母——清热滋阴，并可防诸辛燥药之耗散阴津
    - 黄芩——清热燥湿
  - 使：生甘草——清热解毒，调和诸药

四逆散
- 组成：炙甘草、枳实、柴胡、芍药
- 功用：透邪解郁，疏肝理脾
- 主治：
  - ①阳郁厥逆证。手足不温，或腹痛，或泄利下重，脉弦
  - ②肝脾气郁证。胁肋胀闷，脘腹疼痛，脉弦
- 方义：
  - 君：柴胡——升发阳气，疏肝解郁，透邪外出
  - 臣：白芍——敛阴养血柔肝
  - 佐：枳实——理气解郁，泄热破结
  - 使：炙甘草——调和诸药，益脾和中
- 附方：枳实芍药散
  - 组成：枳实、芍药
  - 功用：行气和血，缓急止痛
  - 主治：产后腹痛，烦满不得卧者，并主痈脓，以麦粥下之

逍遥散
- 组成：炙甘草、当归、茯苓、白芍、白术、柴胡、煨姜、薄荷
- 功用：疏肝解郁，养血健脾
- 主治：肝郁血虚脾弱证。两胁作痛，头痛目眩，口燥咽干，神疲食少，或月经不调，乳房胀痛，脉弦而虚者
- 方义：
  - 君：柴胡——疏肝解郁
  - 臣：
    - 当归——养血和血
    - 白芍——养血敛阴，柔肝缓急
  - 佐：
    - 白术、茯苓、甘草健脾益气
    - 薄荷——疏散郁遏之气，透达肝经郁热
    - 烧生姜——温运和中，且能辛散达郁
  - 使：炙甘草——调和诸药

当归芍药散
- 组成：当归、芍药、川芎、茯苓、白术、泽泻
- 功用：养血调肝，健脾利湿
- 主治：妇人肝虚气郁，脾虚血少，肝脾不和之证
- 方义：
  - 当归——养血
  - 白芍——益血缓急而止痛
  - 茯苓、白术——健脾化湿，扶助中运，并固胎元
  - 泽泻——泻其脾郁所滞之水湿
  - 川芎——辛窜舒达，以畅达欲伸之血气

逍遥散
├ 加减应用
│ ├ ①肝郁气滞较甚,加香附、郁金、陈皮以疏肝解郁
│ ├ ②血虚甚者,加熟地黄以养血
│ └ ③肝郁化火者,加丹皮、栀子以清热凉血
└ 附方
   ├ 加味逍遥散
   │ ├ 组成:逍遥散＋丹皮、栀子
   │ ├ 功用:疏肝解郁,养血健脾
   │ └ 主治:肝郁脾虚,内有瘀热证。或烦躁易怒,或自汗盗汗,或头痛目涩,或颊赤口干,或月经不调、少腹作痛,或小腹坠胀、小便涩痛等
   └ 黑逍遥散
      ├ 组成:逍遥散＋熟地黄
      ├ 功用:疏肝健脾,养血调经
      └ 主治:肝郁血虚。临经腹痛,脉虚弦者

半夏泻心汤
├ 组成:半夏、黄芩、干姜、人参、黄连、大枣、炙甘草
├ 功用:寒热平调,消痞散结
├ 主治:寒热错杂之痞证。心下痞,但满而不痛,或呕吐,肠鸣下利,舌苔腻而微黄
├ 方义
│ ├ 半夏——散结除痞,降逆止呕
│ ├ 臣
│ │ ├ 干姜——温中散寒
│ │ └ 黄芩、黄连——泄热开痞
│ ├ 佐:人参、大枣——甘温益气
│ └ 使:炙甘草——调和诸药
├ 加减应用:湿热蕴积中焦,呕甚而痞,中气不虚,或舌苔厚腻者,可去人参、甘草、大枣、干姜,加枳实、生姜以下气消痞止呕
└ 附方
   ├ 生姜泻心汤
   │ ├ 组成:半夏泻心汤减干姜二两,加生姜四两
   │ ├ 功用:和胃消痞,散结除水
   │ └ 主治:水热互结
   ├ 甘草泻心汤
   │ ├ 组成:半夏泻心汤加甘草一两(共四两,一方无人参)
   │ ├ 功用:补胃和中,降逆消痞
   │ └ 主治:胃气虚弱痞证。腹中雷鸣下利,水谷不化,心下痞鞭而满,干呕心烦不得安
   └ 黄连汤
      ├ 组成:黄连、炙甘草、干姜、桂枝、人参、半夏、大枣
      ├ 功用:平调寒热,和胃降逆
      └ 主治:胸中有热,胃中有寒

痛泻要方
├ 组成:白术、白芍、陈皮、防风
├ 功用:补脾柔肝,祛湿止泻
├ 主治:脾虚肝旺之痛泻。肠鸣腹痛,大便泄泻,泻必腹痛,泻后痛缓,舌苔薄白,脉两关不调,左弦而右缓者
└ 方义
   ├ 君:白术——补脾燥湿以治土虚
   ├ 臣:白芍——柔肝缓急止痛,与白术相配,于土中泻木
   └ 佐
      ├ 陈皮——理气燥湿,醒脾和胃,为佐药
      └ 防风:辛能散肝郁,香能舒脾气,且有燥湿以助止泻之功,又为脾经引经之药

863

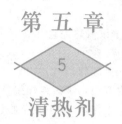

第 五 章

5

清热剂

■■ 重点要求

　　本章节重点掌握白虎汤、竹叶石膏汤、清营汤、犀角地黄汤、清瘟败毒饮、凉膈散、普济消毒饮、仙方活命饮、龙胆泻肝汤、左金丸、泻白散、清胃散、玉女煎、芍药汤、白头翁汤、青蒿鳖甲汤的组成、用法、功用、主治、方义、加减应用及注意事项。栀子豉汤、黄连解毒汤、五味消毒饮、四妙勇安汤、牛蒡解肌汤、导赤散、泻黄散、苇茎汤、清骨散、秦艽鳖甲散、当归六黄汤的组成、功用、主治及配伍特点。

■■ 重点突破

清热剂 {

概念:凡以清热药为主组成,具有清热、泻火、凉血、解毒等作用,治疗里热证的方剂,统称清热剂。属于"八法"中的"清法"

分类 {
①清气分热:白虎汤、竹叶石膏汤
②清营凉血:清营汤、犀角地黄汤、清瘟败毒饮
③清热解毒:凉膈散、普济消毒饮、黄连解毒汤、五味消毒饮、四妙勇安汤、牛蒡解肌汤
④清脏腑热:仙方活命饮、龙胆泻肝汤、左金丸、泻白散、清胃散、玉女煎、芍药汤、白头翁汤、导赤散、苇茎汤
⑤清虚热:清骨散、秦艽鳖甲散、当归六黄汤
}

注意事项 {
①要辨别里热所在部位。若热在气而治血,则必将引邪深入;若热在血而治气,则无济于事。此即叶天士所谓"前后不循缓急之法,虑其动手便错"之理
②辨别热证真假,勿为假象迷惑,若为真寒假热,不可误用寒凉
③辨别热证的虚实,要注意屡用清热泻火之剂而热仍不退者,即如王冰所说"寒之不寒,是无水也"。此时当改用甘寒滋阴壮水之法,使阴复则其热自退
④权衡轻重,量证投药。热盛而药量太轻,无异于杯水车薪;热微而用量太重,势必热去寒生;对于平素阳气不足,脾胃虚弱,外感之邪虽已入里化热,亦应慎用,必要时配伍醒脾和胃之品,以免伤阳碍胃
⑤对于热邪炽盛,服清热剂入口即吐者,可于清热剂中少佐温热药,或采用凉药热服法,此即反佐法
}

}

白虎汤 {

组成:石膏、知母、炙甘草、粳米
功用:清热生津
主治:气分热盛证。壮热面赤,烦渴引饮,汗出恶热,脉洪大有力

方义 {
君:石膏——功善清解,透热出表,以除阳明气分之热
臣:知母,苦寒质润,一以助石膏清肺胃之热,一以滋阴润燥救已伤之阴津
佐:粳米、炙甘草——益胃生津,亦可防止大寒伤中之弊
使:炙甘草——兼调和诸药
}

附方 {

白虎加人参汤 {
组成:知母、石膏、甘草、粳米、人参
功用:清热,益气,生津
主治:气分热盛,气阴两伤证
}

白虎加桂枝汤 {
组成:知母、炙甘草、石膏、粳米、桂枝
功用:清热,通络,和营卫
主治:温疟
}

白虎加苍术汤 {
组成:知母、炙甘草、石膏、苍术、粳米
功用:清热祛湿
主治:湿温病
}

}

}

◆ 刘应科 ◆
考研中医综合复习指导

竹叶石膏汤

组成:竹叶、石膏、半夏、麦冬、人参、炙甘草、粳米

功用:清热生津,益气和胃

主治:伤寒、温病、暑病余热未清,气津两伤证。身热多汗,心胸烦闷,气逆欲呕,口干喜饮,或虚烦不寐,舌红苔少,脉虚数

方义
- 君:竹叶+石膏——清透气分余热,除烦止渴
- 臣:人参+麦冬——补气养阴生津为臣
- 佐:半夏——降逆和胃以止呕逆
- 使:甘草、粳米——和脾养胃

清营汤

组成:犀角、生地黄、玄参、竹叶心、麦冬、丹参、黄连、金银花、连翘

功用:清营解毒,透热养阴

主治:热入营分证。身热夜甚,神烦少寐,时有谵语,目常喜开或喜闭,口渴或不渴,斑疹隐隐,脉细数,舌绛而干

方义
- 君:犀角——清热解营分之热毒
- 臣
  - 生地黄——凉血滋阴
  - 麦冬——清热养阴生津
  - 玄参——滋阴降火解毒
- 佐
  - 金银花、连翘、竹叶——清热解毒,轻清透泄,使营分热邪有外达之机,促其透出气分而解,此即"入营犹可透热转气"之具体应用
  - 黄连——清心解毒
  - 丹参——清热凉血,并能活血散瘀,可防热与血结

犀角地黄汤

组成:犀角、生地黄、芍药、牡丹皮

功用:清热解毒,凉血散瘀

主治
- ①热伤血络。吐血、衄血,便血,溲血等。蓄血瘀热
- ②善忘如狂,漱水不欲咽,胸中烦痛,自觉腹满,大便色黑易解等
- ③热扰心神。昏狂谵语,斑色紫黑,舌绛起刺

方义
- 君:犀角——清心、凉血、解毒为主
- 臣:生地黄——一以凉血止血,一以养阴清热使
- 佐:芍药、丹皮——既能凉血,又能散瘀
- 使:甘草——调和诸药,益脾和中

加减应用:本方后注:"喜忘如狂者,加大黄、黄芩。"热与血结留蓄下焦,故加用苦寒清泄里热,所谓"甚者先平",使其瘀热速消

清瘟败毒散

组成:生石膏、小生地黄、犀角、川连、栀子、桔梗、黄芩、知母、赤芍、玄参、连翘 甘草、丹皮、鲜竹叶

功用:清热解毒,凉血泻火

主治:瘟疫热毒,充斥内外,气血两燔。大热渴饮,头痛如劈,干呕狂躁,谵语神糊,视物昏瞀,或发斑疹,或吐血、衄血,四肢或抽搐,或厥逆,脉沉数,或沉细而数,或浮大而数,舌绛唇焦

方义
- ①本方由白虎汤、黄连解毒汤、犀角地黄汤三方相合而成
- ②本方重在大清阳明气分疫热,重用石膏配知母、甘草,是取法白虎汤,意在清热保津
- ③黄连、黄芩、栀子共用,是仿黄连解毒汤方义,意在通泻三焦火热
- ④犀角、生地黄、赤芍、丹皮相配,即犀角地黄汤的成方,是为清热解毒,凉血散瘀而设,配清气法以治气血两燔之证
- ⑤再配连翘、玄参"解散浮游之火";桔梗、竹叶取其"载药上行"

附方
- 神犀丹
  - 组成:乌犀角尖、石菖蒲、黄芩、真怀生地、金银花、金汁、连翘、板蓝根、香豉、玄参、天花粉、紫草
  - 功用:清热开窍,凉血解毒
  - 主治:温热暑疫,邪入营血,热深毒重,耗液伤阴
- 化斑汤
  - 组成:石膏、知母、生甘草、玄参、犀角、白粳米
  - 功用:清气凉血
  - 主治:气血均热

凉膈散

组成:川大黄、朴硝、甘草、山栀子仁、薄荷、黄芩、连翘、竹叶、白蜜

功用:泻火通便,清上泄下

主治:上中二焦邪郁生热证。烦躁口渴,面赤唇焦,胸膈烦热,口舌生疮,睡卧不宁,谵语狂妄,或咽痛吐衄,便秘溲赤,或大便不畅,舌红苔黄,脉滑数

方义:
- 君:连翘——清热解毒,透散上焦之热
- 臣:
  - 黄芩——清胸膈郁热
  - 山栀通泻三焦,引火下行
  - 大黄、芒硝——泻火通便,以荡涤中焦燥热内结
- 佐:
  - 薄荷——清头目,利咽喉
  - 竹叶——清上焦之热
- 使——甘草、白蜜,既能缓和硝、黄峻泻之力,又能生津润燥,调和诸药

普济消毒饮

组成:酒炒黄芩、酒炒黄连、陈皮、生甘草、玄参、柴胡、桔梗、连翘、板蓝根、马勃、牛蒡子、薄荷、僵蚕、升麻

功用:清热解毒,疏风散邪

主治:大头瘟。恶寒发热,头面红肿焮痛,目不能开,咽喉不利,舌燥口渴,舌红苔白兼黄,脉浮数有力

方义:
- 君:重用酒连、酒芩——清热泻火,祛上焦头面热毒
- 臣:牛蒡子、连翘、薄荷、僵蚕——辛凉疏散头面风热
- 佐:
  - 玄参、马勃、板蓝根——加强清热解毒之功
  - 甘草、桔梗——清利咽喉
  - 陈皮——理气疏壅,以散邪热郁结
- 佐使:升麻、柴胡——疏散风热,并引诸药上达头面,且寓"火郁发之"之意

仙方活命饮

组成:白芷、贝母、防风、赤芍药、当归尾、甘草、皂角刺、穿山甲、天花粉、乳香、没药、金银花、陈皮

功用:清热解毒,消肿溃坚,活血止痛

主治:阳证痈疡肿毒初起。红肿焮痛,或身热凛寒,苔薄白或黄,脉数有力

方义:
- 君:金银花——清热解毒疗疮
- 臣:当归尾、赤芍、乳香、没药、陈皮——行气活血通络,消肿止痛
- 佐:
  - 白芷、防风——通滞而散其结,使热毒从外透解
  - 贝母、花粉——清热化痰散结,可使脓未成即消
  - 穿山甲、皂角刺——通行经络,透脓溃坚,可使脓成即溃
- 使:甘草——清热解毒,并调和诸药;煎药加酒者,借其通瘀而行周身,助药力直达病所

龙胆泻肝汤

组成:龙胆、黄芩、栀子、泽泻、木通、当归、生地黄、柴胡、生甘草、车前子

功用:清泻肝胆实火,清利肝经湿热

主治:
①肝胆实火上炎证。头痛目赤,胁痛,口苦,耳聋,耳肿,舌红苔黄,脉弦数有力
②肝经湿热下注证。阴肿,阴痒,筋痿,阴汗,小便淋浊,或妇女带下黄臭等,舌红苔黄腻,脉弦数有力

方义:
- 君:龙胆——泻肝胆实火,利肝经湿热,泻火除湿
- 臣:黄芩、栀子——苦寒泻火,燥湿清热
- 佐:
  - 泽泻、木通、车前子——导湿热从水道而去
  - 当归、生地养——血滋阴,使邪去而阴血不伤,
- 使:
  - 柴胡——疏畅肝胆之气,并能引诸药归于肝胆之经
  - 生甘草——调和诸药,护胃安中

左金丸
- 组成:黄连六两、吴茱萸一两
- 功用:清泻肝火,降逆止呕
- 主治:肝火犯胃证。胁肋疼痛,嘈杂吞酸,呕吐口苦,舌红苔黄,脉弦数
- 方义
  - 君:黄连——清泻肝火,使肝火得清,清泄胃热
  - 臣:吴茱萸
    - 一者疏肝解郁,以使肝气条达,郁结得开
    - 一者反佐以制黄连之寒,使泻火而无凉遏之弊
    - 一者取其下气之用,以和胃降逆
    - 一者可引领黄连入肝经
- 附方
  - 戊己丸
    - 组成:黄连、吴茱萸、白芍
    - 功用:疏肝理脾,清热和胃
    - 主治:肝脾不和证
  - 香连丸
    - 组成:黄连、吴茱萸、木香
    - 功用:清热化湿,行气化滞
    - 主治:湿热痢疾

泻白散
- 组成:地骨皮、桑白皮、炙甘草、粳米
- 功用:清泄肺热,止咳平喘
- 主治:肺热喘咳证。气喘咳嗽,皮肤蒸热,日晡尤甚,舌红苔黄,脉细数
- 方义
  - 君:桑白皮——清泻肺热,平喘止咳
  - 臣:地骨皮——清降肺中伏火
  - 佐使:炙甘草、粳米——养胃和中以扶肺气
- 附方
  - 葶苈大枣泻肺汤
    - 组成:葶苈子、大枣
    - 功用:泻肺行水,下气平喘
    - 主治:痰水壅实之咳喘胸满

清胃散
- 组成:生地黄、当归身、牡丹皮、黄连、升麻
- 功用:清胃凉血
- 主治:胃火牙痛。牙痛牵引头疼,面颊发热,其齿喜冷恶热,或牙宣出血,或牙龈红肿溃烂,或唇舌腮颊肿痛,口气热臭,口干舌燥,舌红苔黄,脉滑数
- 方义
  - 君:黄连——直折胃腑之热
  - 臣
    - 升麻
      - 一取其清热解毒,以治胃火牙痛
      - 一取其轻清升散透发,可宣达郁遏之伏火,有"火郁发之"之意
    - 生地——凉血滋阴
    - 丹皮——凉血清热
  - 佐:当归——养血活血,以助消肿止痛
  - 使:升麻——兼以引经为使

玉女煎
- 组成:石膏、熟地黄、麦冬、知母、牛膝
- 功用:清胃热,滋肾阴
- 主治:胃热阴虚证。头痛,牙痛,齿松牙衄,烦热干渴,舌红苔黄而干。亦治消渴,消谷善饥等
- 方义
  - 君:石膏——清阳明有余之火而不损阴
  - 臣:熟地黄——以滋肾水之不足
  - 臣
    - 知母
      - 一助石膏清胃热而止烦渴
      - 一助熟地滋养肾阴
    - 麦冬——助熟地滋肾,而润胃燥,且可清心除烦
  - 佐使:牛膝——导热引血下行,且补肝肾

◆强化篇◆

方剂学

芍药汤
- 组成:芍药、当归、黄连、槟榔、木香、炙甘草、大黄、黄芩、官桂
- 功用:清热燥湿,调气和血
- 主治:湿热痢疾。腹痛,便脓血,赤白相兼,里急后重,肛门灼热,小便短赤,舌苔黄腻,脉弦数
- 方义:
  - 君:黄芩、黄连——清热燥湿解毒
  - 臣:芍药——养血和营、缓急止痛,配以当归养血活血,体现了"行血则便脓自愈"之义,且可兼顾湿热邪毒熏灼肠络,伤耗阴血之虑
  - 木香、槟榔——行气导滞,"调气则后重自除"
  - 佐:
    - 大黄——合芩、连则清热燥湿之功著,合归、芍则活血行气之力彰,体现"通因通用"之法
    - 肉桂——助归、芍行血和营,又可防呕逆拒药,属佐助兼反佐之用
  - 炙甘草——和中调药,与芍药相配,又能缓急止痛
- 附方:黄芩汤
  - 组成:黄芩、芍药、炙甘草、大枣
  - 功用:清热止痢,和中止痛
  - 主治:热泻热痢。身热,口苦,腹痛下利,舌红苔黄,脉数

白头翁汤
- 组成:白头翁、黄柏、黄连、秦皮
- 功用:清热解毒,凉血止痢
- 主治:热毒痢疾。腹痛,里急后重,肛门灼热,下痢脓血,赤多白少,渴欲饮水,舌红苔黄,脉弦数
- 方义:
  - 君:白头翁——清热解毒,凉血止痢
  - 臣:
    - 黄连——泻火解毒,燥湿厚肠,为治痢要药
    - 黄柏——清下焦湿热
  - 佐使:秦皮——清热解毒而兼以收涩止痢

青蒿鳖甲汤
- 组成:青蒿、鳖甲、细生地黄、知母、丹皮
- 功用:养阴透热
- 主治:温病后期,邪伏阴分证。夜热早凉,热退无汗,舌红苔少,脉细数
- 方义:
  - 君:
    - 鳖甲——滋阴退热,入络搜邪
    - 青蒿——清中有透散之力,清热透络,引邪外出
  - 臣:
    - 细生地黄——滋阴凉血
    - 知母——滋阴降火
  - 佐:丹皮——泄血中伏火,以助青蒿清透阴分伏热

黄连解毒汤
- 组成:黄连、黄芩、黄柏、栀子
- 功用:泻火解毒
- 主治:三焦火毒热盛证。大热烦躁,口燥咽干,错语不眠;或热病吐血
- 配伍特点:聚苦寒清热药于一方,苦寒直折火毒,上下俱清,诸症可除

五味消毒饮
- 组成:金银花、野菊花、蒲公英、紫花地丁、紫背天葵、酒
- 功用:清热解毒,消散疔疮
- 主治:火毒结聚的痈疮疔肿。初起局部红肿热痛或发热恶寒;各种疔毒、疮形如粟,坚硬根深,状如铁钉,舌红,苔黄,脉数
- 配伍特点:方以金银花两清气血热毒为主;紫花地丁、紫背天葵、蒲公英、野菊花均各有清热解毒之功,配合使用,其清解之力尤强;并能凉血散结以消肿痛。加酒少量,是行血脉以助药效

四妙勇安汤
- 组成:金银花、玄参、当归、甘草
- 功用:清热解毒,活血止痛
- 主治:热毒炽盛之脱疽。热毒炽盛,症见患肢暗红微肿灼热,溃烂腐臭,疼痛剧烈,或见发热口渴,舌红脉数
- 配伍特点:本方组成具有量大力专,连续服用的特点(原书"一连十剂"),故用量少,时间短均难见疗效

牛蒡解肌汤
- 组成:牛蒡子、薄荷、荆芥、连翘、山栀、丹皮、石斛、玄参、夏枯草
- 功用:疏风清热,凉血消肿
- 主治:颈项痰毒,风热牙痛,头面风热,兼有表热证者;外痈局部红肿痛,寒轻热重,汗少口渴,小便黄,脉浮数,苔白或黄
- 配伍特点:本方以薄荷、牛蒡子、荆芥、连翘以辛凉透邪,疏风消肿,配伍山栀子、夏枯草、玄参以清热解毒,清散合法,发越郁火,尤能散解肌表之邪

导赤散
- 组成:生地黄、木通、生甘草梢、竹叶
- 功用:清心,利水,养阴
- 主治:心经火热证。心胸烦热,口渴面赤,意欲饮冷,以及口舌生疮;或心热移于小肠,小便赤涩刺痛,舌红,脉数
- 配伍特点:本方下滋肾水,上清心火,并利水道而导热下行

秦艽鳖甲散
- 组成:地骨皮、柴胡、鳖甲、秦艽、知母、当归、青蒿、乌梅
- 功用:滋阴养血,清热除蒸
- 主治:风劳病。骨蒸盗汗,肌肉消瘦,唇红颊赤,午后潮热,咳嗽困倦,脉象微数
- 配伍特点:本方以滋阴养液为中心,兼行清热降火,辛凉透散

当归六黄汤
- 组成:当归、生地黄、黄芩、黄柏、黄连、熟地黄、黄芪
- 功用:滋阴泻火,固表止汗
- 主治:阴虚火旺盗汗。发热盗汗,面赤心烦,口干唇燥,大便干结,小便黄赤,舌红苔黄,脉数
- 配伍特点:
  - 一是养血育阴与泻火彻热并进,标本兼顾,使阴固而水能制火,热清则耗阴无由
  - 二是益气固表与育阴泻火相配,育阴泻火为本,益气固表为标,以使营阴内守,卫外固密,发热盗汗诸症相应而愈

栀子豉汤
- 组成:栀子、淡豆豉
- 功用:清热除烦
- 主治:主治发汗吐下后,余热郁于胸膈,身热懊憹,虚烦不得眠,胸脘痞闷,按之软而不痛,嘈杂似饥,但不欲食,舌质红,苔微黄,脉数
- 方义:
  - 君:栀子——色赤入心
  - 臣:淡豉——助栀子以吐虚烦

泻黄散
- 组成:藿香叶、山栀仁、石膏、甘草、防风去芦
- 功用:泻脾胃伏火
- 主治:脾胃伏火证

清营汤 犀角地黄汤
- 相同点:二者均以犀角、生地黄为主,均治热入营血证
- 不同点:主证不同,邪留浅深有别
- 清营汤是在清热凉血中伍以清气之品,以使入营之热转从气分透解,适用于邪初入营尚未动血之证
- 犀角地黄汤着重清热解毒,凉血散瘀,是用治热动血分之证

竹叶石膏汤
白虎汤 {
相同点：二者均有石膏、粳米、甘草
不同点：白虎汤证为热盛而正不虚
竹叶石膏汤为热势已衰，余热未尽而气津两伤。热既衰且胃气不和，故去苦寒质润知母，加人参、麦冬益气生津，竹叶除烦，半夏和胃。其中半夏虽温，但配入清热生津药中，则温燥之性去而降逆之用存，且有助于输转津液，使参、麦补而不滞，此善用半夏者也
}

仙方活命饮
五味消毒饮
四妙勇安汤 {
相同点：三者均为阳证疮疡的常用方，均有清热解毒之功
不同点：仙方活命饮为痈肿初起的要方，除清热解毒之外，还配伍疏风、活血、软坚、散结之品，功能清热解毒，消肿溃坚，活血止痛
五味消毒饮重在清热解毒，其清解之力较仙方活命饮为优，侧重消散疔毒
四妙勇安汤主治脱疽之热毒炽盛者，药少量大力专，且须连续服用
}

仙方活命饮
普济消毒饮 {
相同点：均为清热解毒之剂
不同点：普济消毒饮所治为大头瘟，系肿毒发于头面者，以清热解毒，疏风散邪为法，并佐以升阳散火，发散郁热。仙方活命饮则通治阳证肿毒，于清热解毒中，伍以行气活血，散结消肿之品，对痈疮初起更宜
}

左金丸
龙胆泻肝汤 {
相同点：皆用于肝经实火，胁痛口苦等证
不同点：金丸主要用于肝经郁火犯胃之呕吐、吞酸等证，有降逆和胃之功，而无清利湿热作用，泻火作用较弱。龙胆泻肝汤主要用于肝经实火上攻之目赤耳聋，或湿热下注之淋浊、阴痒等症，有清利湿热之功，而无和胃降逆作用，泻火之力较强
}

玉女煎
清胃散 {
相同点：同治胃热牙痛
不同点：清胃散重在清胃火，以黄连为君，属苦寒之剂，配伍升麻，意在升散解毒，兼用生地黄、丹皮等凉血散瘀之品，功能清胃凉血，主治胃火炽盛的牙痛、牙宣等症。玉女煎以清胃热为主，而兼滋肾阴，故用石膏为君，配伍熟地黄、知母、麦冬等滋阴之品，属清润之剂，功能清胃火、滋肾阴，治胃火旺而肾水不足的牙痛及牙宣诸症
}

白头翁汤
芍药汤 {
相同点：同为治痢之方
不同点：白头翁汤是清热解毒兼凉血燥湿止痢，芍药汤是清热燥湿与调和气血并用。白头翁汤主治热毒血痢，乃热毒深陷血分，治以清热解毒，凉血止痢，使热毒解，痢止而后重自除。芍药汤治下痢赤白，属湿热痢，而兼气血失调证，故治以清热燥湿与调和气血并进，且取"通因通用"之法，使"行血则便脓自愈，调气则后重自除"
}

第 六 章

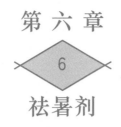

祛暑剂

■ 重点要求

　　本章节重点掌握新加香薷饮、清暑益气汤(《温热经纬》)的组成、用法、功用、主治、方义及加减应用。香薷散、清络饮、六一散的组成、功用、主治及配伍特点。

■ 重点突破

祛暑剂
- 概念:凡以祛暑药为主组成,具有祛除暑邪的作用,用以治疗暑病的方剂,统称祛暑剂
- 分类
  - ①祛暑解表:新加香薷饮
  - ②祛暑清热:清络饮
  - ③祛暑利湿:六一散
  - ④清暑益气:清暑益气汤
- 注意事项
  - ①暑病多夹湿
  - ②湿易从热化,祛湿之品不宜过于温燥
  - ③暑为湿遏,祛暑不宜过用甘寒,以免阴柔碍湿

新加香薷饮
- 组成:香薷、金银花、鲜扁豆花、厚朴、连翘
- 功用:祛暑解表,清热化湿
- 主治:暑温初起,复感于寒。发热头痛,恶寒无汗,口渴面赤,胸闷不舒,舌苔白腻,脉浮而数者
- 配伍特点
  - 辛温:香薷、厚朴——发汗解表,祛暑化湿
  - 辛凉:鲜扁豆花、金银花、连翘——清透上焦气分之暑热

清暑益气汤
- 组成:西洋参、石斛、麦冬、黄连、竹叶、荷梗、知母、甘草、粳米、西瓜翠衣
- 功用:清暑益气,养阴生津
- 主治:暑热气津两伤证。身热汗多,口渴心烦,小便短赤,体倦少气,精神不振,脉虚数
- 配伍特点
  - 君:西瓜翠衣、西洋参——清热养阴
  - 臣:荷梗、石斛、麦冬助西瓜翠衣——助君药清热解暑养阴
  - 佐:黄连、知母、竹叶——清热泻火除烦
  - 使:甘草、粳米——益胃和中

清络饮
- 组成:鲜荷叶边、鲜银花、丝瓜皮、西瓜翠衣、鲜扁豆花、鲜竹叶心
- 功用:祛暑清热
- 主治:暑伤肺经气分轻证。身热口渴不甚,头目不清,昏眩微胀,舌淡红,苔薄白
- 配伍特点
  - 鲜银花、鲜扁豆花——清解暑热化湿
  - 西瓜翠衣、丝瓜络——生津解渴,清肺透络
  - 鲜荷叶边——解暑清热之中而有舒散之意
  - 鲜竹叶心——清心利水

六一散
- 组成:滑石、甘草
- 功用:清暑利湿
- 主治:暑湿证。身热烦渴,小便不利,或泄泻
- 配伍特点:清暑利湿的基础方,能使三焦暑湿之邪从下焦渗泄,则热、渴、淋、泻诸症可愈

香薷散
- 组成:香薷、白扁豆、厚朴
- 功用:祛暑解表,化湿和中
- 主治:阴暑
- 配伍特点:以辛温表散与芳化苦燥之品配伍,外能散邪以解表,内能化湿和脾胃

第 七 章

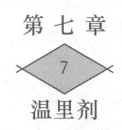

温里剂

■ 重 点 要 求

　　掌握理中丸、小建中汤、四逆汤、回阳救急汤、当归四逆汤、阳和汤的组成、用法、功用、主治、方义、加减应用及注意事项。

■ 重 点 突 破

温里剂
- 组成：温里药为主
- 功用：温里助阳,散寒通脉
- 主治：里寒证
- 分类
  - 温中祛寒
    - 功用：温中祛寒
    - 主治证：中焦脾胃虚寒证
    - 代表方：理中丸、小建中汤、吴茱萸汤
  - 回阳救逆
    - 功用：回阳救逆
    - 主治证：真阳衰微,阴寒内盛证
    - 代表方：四逆汤、回阳救急汤
  - 温经散寒
    - 功用：温经散寒
    - 主治证：寒凝经脉证
    - 代表方：当归四逆汤、阳和汤
- 注意
  - ①辨别寒热真假
  - ②辨别寒证所在部位
  - ③因人、因时、因地制宜
  - ④本类方剂易耗伤津液,中病即止,不宜于阴虚证

理中丸
- 组成：人参、干姜、炙甘草、白术
- 功用：温中祛寒,补气健脾
- 主治：脾胃虚寒证,阳虚失血证,脾胃虚寒所致胸痹,病后喜唾涎沫,小儿慢惊等
  - ①脘腹冷痛,不渴,畏寒肢冷：中焦虚寒,阳虚寒凝
  - ②食少、呕吐,自利：中焦运化失司
  - ③阳虚失血：阳虚摄纳失司
  - ④胸痹：中阳不足,胸阳不振
  - ⑤小儿慢惊：土虚而木不荣
  - ⑥病后喜唾涎沫：脾虚不摄津液
  - ⑦舌淡苔白,脉沉细：中阳不足,虚寒内生
- 方义
  - 君：干姜——温脾阳,祛寒邪,扶阳抑阴
  - 臣：人参——补气健脾
  - 佐：白术——燥湿健脾
  - 佐使：甘草——益气健脾,缓急止痛,调和药性
- 加减
  - ①附子理中丸
    - 组成：附子(炮)、人参、干姜(炮)、炙甘草、白术
    - 功用：温阳祛寒,补气健脾
    - 主治：脾胃虚寒较甚,或脾肾阳虚证
  - ②桂枝人参汤
    - 组成：桂枝、炙甘草、白术、人参、干姜
    - 功用：温阳健脾,解表散寒
    - 主治：脾胃虚寒,复感风寒表证

小建中汤
- 组成:桂枝、炙甘草、大枣、芍药、生姜、饴糖
- 功用:温中补虚,和里缓急
- 主治:中焦虚寒,肝脾不和证
  - ①腹中拘急疼痛,喜温喜按,神疲乏力,虚怯少气
  - ②心中悸动,虚烦不宁,面色无华
  - ③四肢酸楚,手足烦热,咽干口燥
  - ④舌淡苔白,脉细弦
- 方义
  - 君:饴糖——温补中焦,缓急止痛
  - 臣
    - 桂枝——温阳气,祛寒邪
    - 白芍——养营阴,缓肝急,止腹痛
    - 生姜——温胃散寒
  - 佐使
    - 大枣——补脾益气
    - 炙甘草——益气和中,调和诸药
- 加减
  - ①黄芪建中汤
    - 组成:建中汤＋黄芪
    - 功用:温中补气,和里缓急。
    - 主治:阴阳气血俱虚证
  - ②当归建中汤
    - 组成:当归、桂心、炙甘草、芍药、生姜、大枣
    - 功用:温补气血,缓急止痛
    - 主治:产后虚羸不足,腹中痛不已,吸吸少气,或小腹拘急挛痛引腰背,不能饮食者
  - ③大建中汤
    - 组成:蜀椒、干姜、人参、饴糖
    - 功用:温中补虚,降逆止痛
    - 主治:中阳衰弱,阴寒内盛之脘腹剧痛证

四逆汤
- 组成:炙甘草、干姜、生附子
- 功用:回阳救逆
- 主治:心肾阳衰寒厥证。四肢厥逆,恶寒蜷卧,神衰欲寐,面色苍白,腹痛下利,呕吐不渴,舌苔白滑,脉微细
- 方义
  - 君:生附子——温壮元阳,破散阴寒,回阳救逆
  - 臣:干姜——温中散寒,助阳通脉
  - 佐使:炙甘草——益气补中;缓姜、附峻烈之性,使其破阴回阳而无暴散之虞;调和药性
- 加减
  - ①通脉四逆汤
    - 组成:炙甘草、附子(生)、干姜。
    - 功用:破阴回阳,通达内外
    - 主治:少阴病,阴盛格阳证
  - ②四逆加人参汤
    - 组成:炙甘草、附子(生)、干姜、人参。
    - 功用:回阳救逆,益气固脱
    - 主治:少阴病,气脱阴伤证
  - ③白通汤
    - 组成:葱白、干姜、附子(生)。
    - 功用:破阴回阳,宣通上下
  - ④参附汤
    - 组成:人参、附子(炮)。
    - 功用:益气回阳固脱
    - 主治:阳气暴脱证。

当归四逆汤
- 组成:当归、桂枝、芍药、细辛、炙甘草、通草、大枣
- 功用:温经散寒,养血通脉
- 主治
  - ①阳气不足而又血虚,外受寒邪。手足厥寒,舌淡苔白,脉细欲绝或沉细
  - ②寒入经络,腰、股、腿、足疼痛
- 方义
  - 君:当归——补血和血
  - 臣:桂枝——温经散寒,温通血脉
  - 佐使:炙甘草——益气补中
- 加减
  - ①呕吐涎沫,少腹痛者——盐炒吴茱萸,温胃暖肝,下气止呕
  - ②泄泻不止——升麻、黄芪益气升阳止泻
  - ③呕吐不止——姜汁温胃止呕
  - ④若无脉者——少许猪胆汁,反佐,防阳微阴盛而成阳脱之变

873

阳和汤 {
　组成:熟地黄、麻黄、鹿角胶、白芥子、肉桂、生甘草、炮姜炭
　功用:温阳补血,散寒通滞
　主治:阴疽 {
　　贴骨疽、脱疽、流注、痰核、鹤膝风等,患处漫肿无头,皮色不变,酸痛无热,口中不渴
　　舌淡苔白,脉沉细或迟细
　}
　方义 {
　　君 {
　　　熟地黄——温补营血,填精补髓
　　　鹿角胶——温肾阳,益精血
　　}
　　臣:肉桂、姜炭——温阳散寒,温通血脉
　　佐 {
　　　白芥子——温化寒痰,通络散结
　　　麻黄——宣通毛窍,开肌腠,散寒凝
　　}
　　使:生甘草——解毒而调诸药
　}
}

回阳救急汤 {
　组成:熟附子、干姜、人参、炙甘草、炒白术、肉桂、陈皮、五味子、茯苓、制半夏、生姜、麝香
　功用:回阳固脱,益气生脉
　主治:寒邪直中三阴,真阳衰微证 {
　　四肢厥冷,神衰欲寐,恶寒蜷卧,吐泻腹痛,口不渴
　　身寒战栗,或指甲口唇青紫,或吐涎沫
　　舌淡苔白,脉沉微,甚或无脉
　}
　方义 {
　　附子配干姜、肉桂——温里回阳,祛寒通脉
　　六君子汤补益脾胃,固守中州,除阳虚水湿不化所生的痰饮
　　人参合附子,益气回阳以固脱
　　五味子益气补心以生脉
　　麝香辛香走窜,通行十二经脉,与五味子之酸收配合,散中有收,
　　　使诸药迅布周身,而无虚阳散越之弊
　　诸药相合,共收回阳生脉之效,俾厥回脉复而诸症自除
　}
　加减 {
　　①呕吐涎沫,少腹痛者——盐炒吴茱萸温胃暖肝,下气止呕
　　②泄泻不止——升麻、黄芪益气升阳止泻
　　③呕吐不止——姜汁温胃止呕
　　④若无脉者——少许猪胆汁,反佐,防阳微阴盛而成阳脱之变
　}
　附方:参附汤 {
　　组成:人参、炮附子
　　功用:益气回阳固脱
　　主治:阳气暴脱证
　}
}

吴茱萸汤 {
　组成:吴茱萸、人参、生姜、大枣
　功用:温中补虚,降逆止呕
　主治:肝胃虚寒,浊阴上逆证 {
　　食后泛泛欲呕,或呕吐酸水,或干呕,或吐清涎冷沫
　　胸满脘痛,颠顶头痛
　　畏寒肢凉,伴手足逆冷,大便泄泻,烦躁不宁
　　舌淡苔白滑,脉沉弦或迟
　}
　方义 {
　　君:吴茱萸——温胃暖肝祛寒,和胃降逆止呕
　　臣:生姜——温胃散寒,降逆止呕
　　佐:人参——益气健脾
　　使:大枣——益胃和中,调和诸药
　}
}

874

大建中汤
├─ 组成:蜀椒、干姜、人参、饴糖
├─ 功用:温中补虚,降逆止痛
├─ 主治:中阳衰弱,阴寒内盛
│ ├─ 心胸中大寒痛,呕不能食
│ ├─ 腹中寒上冲皮起
│ ├─ 舌苔白滑,脉细紧
│ ├─ 肢厥脉伏;腹中辘辘有声
│ ├─ 畏寒肢凉,伴手足逆冷,大便泄泻,烦躁不宁,
│ └─ 舌淡苔白滑,脉沉弦或迟。
├─ 方义
│ ├─ 君:蜀椒——温脾胃,助命火,散寒除湿,下气散结
│ ├─ 臣:干姜——温中散寒
│ └─ 佐:人参、饴糖——甘温补中益脾胃
└─ 注意事项:初服后"如一炊顷",或"如饮粥二升",当"更服"使药力相继。病去后,"当一日食糜粥";
            "温覆之",免外寒入里而复发

黄芪桂枝五物汤
├─ 组成:黄芪、芍药、桂枝、生姜、大枣
├─ 功用:益气温经,和血通痹
├─ 主治:血痹证。肌肤麻木不仁,脉微涩而紧
└─ 配伍特点
   ├─ 桂枝汤去甘草,倍生姜,加黄芪
   ├─ 黄芪合桂枝,益气通阳,芍药养血和营,姜、枣调和营卫
   └─ 去甘草之缓,倍生姜之散,微邪去,血痹自通

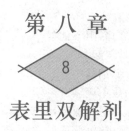

第八章

8

表里双解剂

■ 重点要求

　　本章节重点掌握大柴胡汤、防风通圣散、葛根黄芩黄连汤的组成、用法、功用、主治、方义、加减应用及注意事项。石膏汤、五积散的组成、功用、主治及配伍特点。

■ 重点突破

表里双解剂
- 概念：凡以解表药配合泻下药或清热药、温里药等为主组成,具有表里同治作用,治疗表里同病的方剂,统称表里双解剂
- 分类
  - 解表攻里：大柴胡汤、防风通圣散
  - 解表清里：葛根黄芩黄连汤、石膏汤
  - 解表温里：五积散
- 注意事项
  - ①必须具备既有表证,又有里证者,方可应用,否则即不相宜
  - ②辨别表证与里证的寒、热、虚、实,然后针对病情选择适当的方剂

大柴胡汤
- 组成：柴胡、黄芩、芍药、半夏、炙枳实、大黄、生姜、大枣
- 功用：和解少阳,内泻热结
- 主治：少阳、阳明合病。往来寒热,胸胁苦满,呕不止,郁郁微烦,心下满痛或心下痞鞕,大便不解或协热下利,舌苔黄,脉弦有力
- 方义
  - 君：柴胡——和解清热,以除少阳之邪臣：大黄、枳实——泻阳明热结
  - 臣：黄芩——清泄少阳半里之热
  - 佐
    - 芍药——缓急止痛
    - 合大黄可治腹中实痛
    - 合炙枳实相伍可治气血不和之腹痛烦满,不得卧
    - 半夏降逆止呕,配伍生姜重用,以治呕逆不止
  - 使：大枣＋生姜——调和营卫而和诸药
- 附方：厚朴七物汤
  - 组成：厚朴、甘草、大黄、大枣、枳实、桂枝、生姜
  - 功用：解肌发表,行气通便
  - 主治：外感表证未罢,里实已成。腹满发热,大便不通,脉浮而数

防风通圣散
- 组成：防风、荆芥、连翘、麻黄、薄荷、川芎、当归、白芍(炒)、白术、山栀、大黄(酒蒸)、芒硝(后下)、石膏、黄芩、桔梗、甘草、滑石、生姜
- 功用：疏风解表,泻热通便
- 主治：风热壅盛,表里俱实。憎寒壮热,头目昏眩,目赤睛痛,口苦口干,咽喉不利,胸膈痞闷,咳呕喘满,涕唾稠黏,大便秘结,小便赤涩。并治疮疡肿毒、肠风痔漏,丹斑瘾疹等
- 方义
  - ①本方为解表、清热、攻下三者并用之方
  - ②防风、荆芥、麻黄、薄荷疏风解表,使风邪从汗而解
  - ③大黄、芒硝泄热通便,配伍石膏、黄芩、连翘、桔梗清解肺胃之热;山栀、滑石清热利湿,使里热从二便而解
  - ④当归、川芎、白芍养血活血。白术健脾燥湿,甘草和中缓急

◇ 刘应科 ◇
考研中医综合复习指导

葛根芩连汤 {
组成:葛根、炙甘草、黄芩、黄连
功用:解表清里
主治:外感表证未解,热邪入里,协热下利。身热,下利臭秽,肛门有灼热感,胸脘烦热,口干作渴,喘而汗出,苔黄脉数。
方义 {
君:葛根——解表清热,升发脾胃清阳之气而治下利
臣:黄芩、黄连——清胃肠之热,味苦燥胃肠之湿
佐使:炙甘草——甘缓和中,并协调诸药为佐使
}
}

石膏汤 {
组成:石膏、黄连、黄柏、黄芩、香豉、栀子、麻黄
功用:清热解毒,发汗解表
主治:伤寒里热已炽,表证未解,壮热无汗,身体沉重拘急,鼻干口渴,烦躁不眠,神昏谵语,脉滑数或发斑
配伍特点 {
本方苦辛并用,寒热并施,辛温得辛寒、苦寒,发表开闭而不助里热
苦寒得辛温、辛寒,清泄里热又不碍表邪
}
}

五积散 {
组成:白芷、川芎、炙甘草、茯苓、当归、肉桂、芍药、半夏、陈皮、枳壳、麻黄、苍术、干姜、桔梗、厚朴
功用:发表温里,顺气化痰,活血消积
主治:外感风寒,内伤生冷。身热无汗,头痛身疼,项背拘急,胸满恶食,呕吐腹痛,以及妇女血气不和,心腹疼痛,月经不调等属于寒性者
配伍特点 {
本方所涉及证候病机涉及表、里、寒、湿、痰、气、血多个环节,故配伍药味繁多,
体现了解表温里,祛除寒邪为主,佐以燥湿化痰,调气活血等多法配伍运用的思路。
}
}

葛根芩连汤
石膏汤 {
相同点:同为解表清里之剂
不同点:葛根黄芩黄连汤清热止利,外解表邪,主治泄泻、痢疾属于里热为主,而表证未解者。石膏汤清热解毒,发汗解表,主治表实无汗,三焦热盛之候
}

大柴胡汤
防风通圣散 {
相同点:同属解表攻里之剂
不同点:大柴胡汤功能和解少阳,内泻热结,主治少阳阳明合病,以往来寒热,心下满痛或痞鞭,便秘或协热下利,苔黄脉弦为辨证要点。防风通圣散是解表与清热、攻下合用的方剂,主治风热壅盛,表里俱实之证
}

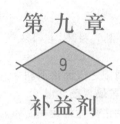

第 九 章

9

补 益 剂

■ 重点要求

　　四君子汤、参苓白术散、完带汤、补中益气汤、玉屏风散、生脉散、四物汤、归脾汤、当归补血汤、内补黄芪汤、炙甘草汤、六味地黄丸、一贯煎、肾气丸、地黄饮子的方剂的组成、用法、功用、主治、方义、加减应用及注意事项。人参蛤蚧散、八珍汤、人参养荣汤、泰山磐石散、补肺阿胶汤、石斛夜光丸、大补阴丸、虎潜丸、七宝美髯丸、左归丸、左归饮、右归丸、右归饮、龟鹿二仙胶的组成、功用、主治及配伍特点。

■ 重点突破

四君子汤 {

组成：人参、茯苓、白术、炙甘草

功用：益气健脾

主治：脾胃气虚证：面色萎白，语声低微，气短乏力，食少便溏，舌淡苔白，脉虚弱

方义 {
君：人参——甘温益气，健脾养胃
臣：白术——健脾燥湿，益气助运
佐：茯苓——健脾渗湿
使：炙甘草——益气和中，调和诸药
}

临证加减 {
呕吐，加半夏以降逆止呕
胸膈痞满，加枳壳、陈皮行气宽胸
心悸失眠者，加酸枣仁以宁心安神
畏寒肢冷、脘腹疼痛者，加干姜、附子以温中祛寒
}

加减应用 {
①六君子汤 {
四君子汤加陈皮、半夏、大枣、生姜
功用：益气健脾，燥湿化痰
主治：脾胃气虚兼痰湿证
}
附方 {
②香砂六君子汤（《古今名医方论》） {
四君子汤加陈皮、半夏、砂仁、木香、生姜
功用：益气健脾，行气化痰
主治：脾胃气虚，痰阻气滞证
}
③香砂六君子汤（《医方集解》） {
四君子汤加香附、砂仁、陈皮、半夏
功用：健脾和胃，理气止痛
主治：脾胃虚寒，寒湿滞于中焦
}
}

参苓白术散 {

组成：莲子肉、薏苡仁、砂仁、桔梗、白扁豆、白茯苓、人参、炙甘草、白术、山药

功用：益气健脾，渗湿止泻

主治：脾虚湿盛证。饮食不化，胸脘痞闷，肠鸣泄泻，四肢乏力，形体消瘦，面色萎黄，舌淡苔白腻，脉虚缓

方义 {
君：人参、白术、茯苓——益气健脾渗湿
臣：山药、莲子肉、白扁豆、薏苡仁——山药、莲子肉健脾益气，止泻；白扁豆、薏苡仁健脾渗湿
佐：砂仁、桔梗——砂仁醒脾和胃，行气化湿；桔梗宣肺利气，通调水道，又能载药上行，培土生金
使：炙甘草——健脾和中，调和诸药
}

◆ 刘应科 ◆

考研中医综合复习指导

878

完带汤
- 组成:白术、山药、人参、白芍、车前子、苍术、甘草、陈皮、黑芥穗、柴胡
- 功用:补脾疏肝,化湿止带
- 主治:脾虚肝郁,湿浊带下。带下色白,清稀如涕,面色㿠白,倦怠便溏,舌淡苔白,脉缓或濡弱
- 方义
  - 君:白术、山药——补脾祛湿(山药)补肾固带脉
  - 臣
    - 人参——补中益气,助君药
    - 苍术——燥湿运脾,祛湿化浊
    - 白芍——柔肝理脾
    - 车前子——利湿清热,使湿浊从小便出
  - 佐
    - 陈皮——理气燥湿,使补药补而不滞
    - 柴胡、黑芥穗——升发脾胃清阳,配白芍疏肝解郁
  - 使:炙甘草调药和中
- 配伍特点:寓补于散,寄消于升,培土抑木,肝脾同治

补中益气汤
- 组成:黄芪、炙甘草、人参、当归、橘皮、升麻、柴胡、白术
- 功用:补中益气,升阳举陷
- 主治
  - ①脾虚气陷证:饮食少体倦,少气懒言,面黄,便稀,舌淡脉虚;脱肛,子宫脱垂,久泻久痢,崩漏
  - ②气虚发热证:身热自汗,渴喜热饮,气短乏力,舌淡,脉虚大无力
- 方义
  - 君:黄芪——补中益气
  - 臣:人参、炙甘草、白术——补气健脾,助黄芪
  - 佐
    - 陈皮——理气和胃,补而不滞
    - 当归——养血和营,助人参、黄芪补气养血
    - 升麻、柴胡——升阳举陷,引药上行
  - 使:炙甘草——调药和中
- 配伍特点:补气药与升提药相配,补气升阳代表方;治疗气虚发热,"甘温除热"

玉屏风散
- 组成:防风、黄芪、白术
- 功用:益气、固表、止汗
- 主治 表虚自汗
  - ①汗出恶风,面色㿠白,舌淡苔薄白,脉浮虚
  - ②虚人腠理不固,易感风邪
- 方义
  - 君:黄芪——大补脾肺之气,固表止汗
  - 臣:白术——益气健脾,固表止汗,与黄芪相须为用,增强益气实卫、固表止汗之功
  - 佐:防风——辛散疏风御邪
- 配伍特点:补气固表药为主,配祛风解表之药,补中寓散

生脉散
- 组成:人参、麦冬、五味子
- 功用:益气生津,敛阴止汗
- 主治
  - ①温热、暑热,耗气伤阴证。汗多神疲,体倦乏力,气短懒言,咽干口渴,舌干红少苔,脉虚数
  - ②久咳伤肺,气阴两虚证。干咳少痰,短气自汗,口干舌燥,脉虚细
- 方义
  - 君:人参——益元气,补肺气,生津液
  - 臣:麦冬——养阴清热,润肺生津
  - 佐:五味子——敛肺止汗,生津止渴
- 配伍特点:补、清、敛共用,气阴双补

四物汤
├ 组成:当归、川芎、白芍、熟地黄
├ 功用:补血调血
├ 主治:营血虚滞证
│　├ 头晕目眩,心悸失眠,面色无华
│　├ 妇人月经不调,量少或经闭不行,脐腹作痛,甚或瘕块硬结
│　└ 舌淡,口唇、爪甲色淡,脉细弦或细涩
├ 方义
│　├ 君:熟地黄——滋养阴血、补肾填精 ┐
│　├ 臣:当归——补血兼活血,养血调经 ┴ 补益阴血,活血行滞
│　└ 佐:
│　　├ 白芍——养血和营,助熟地养血,缓急止痛
│　　└ 川芎——活血行气,助当归和血,调经止痛
├ 配伍特点
│　├ ①补中有行,补而不滞,滋而不腻,温而不燥
│　├ ②熟地黄、白芍得当归、川芎,则补血而不滞血
│　└ ③当归、川芎得熟地黄、白芍,行血不伤血
└ 加减应用
　├ 桃红四物汤
　│　├ 四物汤加桃仁、红花桃红四物汤
　│　├ 功用:养血活血
　│　└ 主治:血虚兼血瘀证
　├ 胶艾汤
　│　├ 川芎、阿胶、甘草、艾叶、当归、芍药、干地黄
　│　├ 功用:养血止血,调经安胎
　│　└ 主治:妇人冲任虚损,血虚有寒证
　└ 圣愈汤
　　├ 熟地黄、白芍、川芎、人参、当归、黄芪
　　├ 功用:补气,补血,摄血
　　└ 主治:气血虚弱,气不摄血证

归脾汤
├ 组成:白术、当归、茯苓、黄芪、远志、龙眼肉、酸枣仁、人参、木香、炙甘草
├ 功用:益气补血,健脾养心
├ 主治
│　├ ①心脾气血两虚证。心悸怔忡,健忘失眠,盗汗,体倦食少,面色萎黄,舌淡,苔薄白,脉细弱
│　└ ②脾不统血证。便血,皮下紫癜,妇女崩漏,月经超前,量多色淡,或淋漓不止,舌淡,脉细弱
├ 方义
│　├ 参、芪、术、草——补脾益气以生血,气旺而血生
│　├ 当归、龙眼肉——补血养心
│　├ 茯苓(多用茯神)、酸枣仁、远志——宁心安神
│　├ 木香——理气醒脾,与益气健脾药配伍,复中焦运化之功,又防益气补血药滋腻碍胃,使补而不滞,滋而不腻
│　└ 姜、枣——调和脾胃,以资化源
└ 配伍特点
　├ ①心脾同治,重点在脾,脾旺则气血生化有源,方名归脾,意在于此
　├ ②气血并补,但重在补气,意即气为血之帅,气旺血自生,血足则心有所养
　└ ③补气养血药中佐以木香理气醒脾,补而不滞

当归补血汤
├ 组成:黄芪、当归
├ 功用:补气生血
├ 主治:血虚阳浮发热证
│　├ ①肌热面赤,烦渴欲饮,脉洪大而虚,重按无力
│　├ ②妇人经期、产后血虚发热头痛
│　└ ③疮疡溃后,久不愈合者
└ 方义
　├ 黄芪——专固肌表,大补脾肺
　└ 当归——补养血和营

内
补
黄
芪
汤
├ 组成：黄芪、麦冬、熟地黄、人参、茯苓、炙甘草、白芍、远志、川芎、官桂、当归
├ 功用：补益气血，养阴生肌
├ 主治 ┌ 痈疽溃后，气血皆虚
│   └ 溃处作痛，倦怠懒言，神疲，寐少，自汗口干，间或发热经久不退，脉细弱，舌淡苔薄
└ 方义 ┌ 黄芪、肉桂益气助阳，阳生阴长
       ├ 麦冬养心除烦，护阴配阳
       ├ 远志宁心安神，用在本方的另一作用是"长肌肉…治一切痈疽"（《本草纲目》）
       └ 诸药配合，共使气血充盛，促其腐祛肌生，疮口收敛

炙
甘
草
汤
├ 组成：炙甘草、生姜、桂枝、人参、生地黄、阿胶、麦冬、麻仁、大枣、清酒
├ 功用：益气滋阴，通阳复脉
├ 主治 ┌ ①阴血阳气虚弱，心脉失养证。脉结代，心动悸，虚羸少气，舌光少苔，或质干而瘦小者
│   └ ②虚劳肺痿。干咳无痰，或咳吐涎沫，量少，形瘦短气，虚烦不眠，自汗盗汗，咽干舌燥，大便干结，脉虚数
└ 方义 ├ 君：生地黄——滋阴养血
       ├ 臣 ┌ 炙甘草、人参、大枣——益心气，补脾气，以资气血生化之源
       │   └ 阿胶、麦冬、麻仁——滋心阴，养心血，充血脉
       ├ 佐：桂枝、生姜——温心阳，通血脉
       └ 使：清酒——温通血脉，行药力

肾
气
丸
├ 组成：干地黄、山药、山茱萸、泽泻、茯苓、牡丹皮、桂枝、炮附子
├ 功用：补肾助阳
├ 肾阳不足证 ┌ ①腰痛脚软，身半以下常冷感，少腹拘急，小便不利，或小便反多，入夜尤甚，阳痿早泄，舌淡而胖，脉虚弱，尺部沉细
│   └ ②痰饮，水肿，消渴，脚气，转胞等
├ 方义 ├ 君 ┌ 附子、桂枝——温肾助阳，化气行水
│   │   └ 干地黄——滋阴补肾
│   ├ 臣：山茱萸、山药——补肝脾而益精血
│   └ 佐 ┌ 泽泻、茯苓——利水渗湿
│   └ 丹皮——清泻肝火
└ 配伍特点 ┌ ①补阳之中配伍滋阴之品，阴中求阳，使阳有所化
           └ ②大量补阳药与大队滋阴药为伍，旨在微微生火，少火生气

地
黄
饮
子
├ 组成：熟地黄、巴戟天、山茱萸、石斛、肉苁蓉、附子、五味子、肉桂、茯苓、麦冬、蒲黄、远志、生姜、大枣
├ 功用：滋肾阴，补肾阳，开窍化痰
├ 主治：下元虚衰，痰浊上泛之喑痱证——舌强不能言，足废不能用，口干不欲饮，足冷面赤，脉沉细弱
├ 方义 ├ 君 ┌ 熟地黄、山茱萸——滋补肾阴
│   │   └ 肉苁蓉、巴戟天——温壮肾阳
│   ├ 臣 ┌ 附子、肉桂——温养下元，摄纳浮阳，引火归原
│   │   └ 石斛、麦冬、五味子——滋养肺肾，金水相生，壮水以济火
│   ├ 佐：石菖蒲、远志、茯苓——开窍化痰，交通心肾
│   └ 使：生姜、大枣——调胃和中
└ 配伍特点 ┌ ①上下并治，标本兼顾，而以治下治本为主
           └ ②补中有敛，开中有阖

强化篇

方剂学

881

一贯煎
├─ 组成:北沙参、麦冬、当归身、生地黄、枸杞子、川楝子
├─ 功用:滋阴疏肝
├─ 主治:肝肾阴虚,肝气郁滞证 ┤ ①胸脘胁痛,吞酸吐苦,咽干口燥,舌红少津,脉细弱或虚弦
│   └ ②疝气瘕聚
├─ 方义 ┬ 君:生地黄——滋阴养血、补益肝肾,滋水涵木
│   ├ 臣 ┬ 当归、枸杞子——养血滋阴柔肝
│   │   └ 北沙参、麦冬——滋养肺胃,养阴生津
│   └ 佐:川楝子——疏肝泄热,理气止痛,复其条达之性
├─ 配伍特点 ┬ ①滋水涵木与清金平木,培土抑木并用
│   └ ②在大队滋阴养血药中配伍疏肝理气之品,补中有行,既补肝体,又助肝用
└─ 加减应用 ┬ ①大便秘结,加瓜蒌仁
            ├ ②虚热或汗多,加地骨皮
            ├ ③痰多,加川贝母;舌红而干,阴亏过甚,加石斛
            ├ ④胁胀痛,按之硬,加鳖甲
            ├ ⑤烦热而渴,加知母、石膏;腹痛,加芍药、甘草;两足痿软,加牛膝、薏仁
            └ ⑥不寐,加酸枣仁;口苦燥,少加黄连

泰山磐石散
├─ 组成:人参、黄芪、当归、续断、黄芩、白术、川芎、芍药、熟地黄、砂仁、炙甘草、糯米
├─ 功用:益气健脾,养血安胎
├─ 主治:妇女妊娠,气血两虚 ┬ 胎动不安或屡有堕胎宿患
│   ├ 面色淡白,倦怠乏力,不思饮食
│   └ 舌质淡,苔薄白,脉滑无力,或沉弱
├─ 方义 ┬ 人参、黄芪、白术、炙甘草——补脾益气
│   ├ 当归、熟地黄、芍药、续断——补益肝肾,养血和血
│   ├ 砂仁——理气和中,安胎
│   ├ 川芎——调和血中之气
│   └ 糯米——养脾胃而固胎元
└─ 加减应用:"觉有热者,倍黄芩,少用砂仁;觉胃弱者,多用砂仁,少加黄芩"

人参蛤蚧散
├─ 组成:蛤蚧、苦杏仁、炙甘草、人参、云苓、川贝、桑白皮、知母
├─ 功用:益气清肺,止咳定喘
├─ 主治:久咳气喘,痰稠色黄,或咳吐脓血,胸中烦热,身体日渐消瘦,或面目浮肿,脉浮虚,
│   或日久成为肺痨
└─ 方义 ┬ 蛤蚧——补肺肾,纳气止咳定喘
        ├ 人参——大补元气,益肺脾
        ├ 云苓——健脾渗湿
        ├ 苦杏仁、桑白皮——降肺热、止咳定喘
        ├ 川贝、知母——清热化痰、润肺
        └ 炙甘草——补中益气,调和诸药

八珍汤
├─ 组成:人参、白术、白茯苓、当归、川芎、白芍药、熟地黄、甘草
├─ 功用:补益气血
├─ 主治:气血两虚证
└─ 配伍特点:以益气之四君子汤与补血之四物汤合方,气血同补

人参养荣汤
├─ 组成:黄芪、当归、桂心、甘草(炙)、橘皮、白术、人参、白芍、熟地黄、五味子、茯苓、远志
├─ 功用:益气补血,养心安神
├─ 主治:心脾气血两虚证
└─ 配伍特点:由八珍汤加减而来,全方肺、脾、心三脏并补,气、血、神同养,
            既有益气生血之功,又有宁心安神之力

石斛夜光丸
- 组成:石斛、人参、山药、茯苓、甘草、肉苁蓉、枸杞子、菟丝子、熟地黄、生地黄、麦冬、五味子、天冬、苦杏仁、防风、川芎、枳壳、黄连、菊花、决明子、犀牛角
- 功用:平肝息风,滋阴明目
- 主治:用于肝肾两亏,阴虚火旺,内障目暗,视物昏花
- 方义
  - 君:麦冬、天冬——滋阴润燥,养阴生津;生地黄、熟地黄——补肾生精,养血滋阴;石斛——清热生津,滋阴明目
  - 臣:肉苁蓉、菟丝子、枸杞子——补益肝肾,益精明目
  - 佐:人参、茯苓、山药——补脾健肺,资生气血;蒺藜、菊花、青葙子、决明子——疏风散热,清肝明目;黄连、水牛角、羚羊角——凉血清热;川芎、防风、枳壳、杏仁——行气活血,畅达气机;五味子——酸涩暖肾,固精生津;牛膝——补益肝肾,活血祛瘀,引热下行
  - 使:甘草——调和药性

七宝美髯丸
- 组成:赤白何首乌、枸杞子、菟丝子、牛膝、当归、补骨脂、赤白茯苓
- 功用:补益肝肾,乌发壮骨
- 主治:肝肾不足证
- 配伍特点:滋阴养血与温阳固精合法,重在滋补精血;补中有行,补而不滞

左归饮
- 组成:熟地黄、山药、枸杞子、炙甘草、茯苓、山茱萸
- 功用:补益肾阴
- 主治:真阴不足证
- 配伍特点:都为滋补之品,兼阳中求阴之法

右归饮
- 组成:熟地黄、山药、山茱萸、枸杞子、炙甘草、杜仲、肉桂、制附子
- 功用:温补肾阳,填精补血
- 主治:肾阳不足证
- 方解:用附子、肉桂温补肾阳以煦暖全身,但纯用热药势必伤阴,故取六味丸中之山药、山茱萸、熟地黄以滋阴,使阳有所附,枸杞子补肝肾,杜仲益肾强腰脊,炙甘草补中和肾,合成甘温壮阳之剂

龟鹿二仙胶
- 组成:鹿角、龟甲、人参、枸杞子
- 功用:填阴补精,益气壮阳
- 主治:真元虚损,精血不足证
- 配伍特点:以血肉有情之品,阴阳气血并补,但以调补阴阳为主

左归丸
- 组成:熟地黄、炒山药、枸杞子、山茱萸、川牛膝(酒洗蒸熟)、鹿角胶、龟甲胶、菟丝子(制)
- 功用:滋阴补肾,填精益髓
- 主治:真阴不足证,头晕目眩,腰酸腿软,遗精滑泄,自汗盗汗,口燥舌干,舌红少苔,脉细
- 方义:
  - 君:熟地黄——滋肾填精,大补真阴
  - 臣:
    - 山茱萸——养肝滋肾,涩精敛汗
    - 山药——补脾益阴,滋肾固精
    - 枸杞子——补肾益精,养肝明目
    - 龟、鹿二胶——峻补精髓
  - 佐:菟丝子、川牛膝——益肝肾,强腰膝,健筋骨

大补阴丸
├ 组成:熟地黄(酒蒸)、龟甲(酥炙)、黄柏(炒)、知母、猪脊髓、蜂蜜
├ 功用:滋阴降火
├ 主治:阴虚火旺
│   ├①骨蒸潮热,盗汗遗精
│   ├②咳嗽咯血,心烦易怒,足膝疼热
│   └③舌红少苔,尺脉数而有力
├ 方义
│   ├君:熟地黄、龟甲——滋阴潜阳,壮水制火
│   ├佐:黄柏——泻相火以坚阴
│   ├臣:知母——清润肺金,滋清肾水
│   └佐:猪脊髓、蜂蜜——血肉甘润之品,填精益髓
└ 配伍特点:培本清源,以滋阴培本为主,降火清源为辅

虎潜丸
├ 组成:黄柏、龟甲、知母、熟地黄、陈皮、白芍、锁阳、虎骨、干姜、羊肉
├ 功用:滋阴降火,强壮筋骨
├ 主治:肝肾不足,阴虚内热:腰膝酸软,筋骨痿弱,腿足消瘦,步履乏力,舌红少苔,脉细
└ 方义
    ├ 黄柏、知母——泻火清热
    ├ 熟地黄、龟甲、白芍——滋阴养血,补肝肾之阴
    ├ 虎骨——强壮筋骨
    ├ 锁阳——温阳益精,养筋润燥
    └ 陈皮、干姜——温中健脾,理气和胃

补肺阿胶汤
├ 组成:阿胶、牛蒡子、炙甘草、马兜铃、杏仁、糯米
├ 功用:养阴补肺,镇咳止血
├ 主治:肺虚热盛
│   ├ 咳嗽气喘,咽喉干燥,咳痰不多或痰中带血
│   └ 脉浮细数,舌红少苔
└ 方义
    ├ 牛蒡子——疏风热,利咽膈
    ├ 马兜铃——清肺热,化痰止嗽血
    ├ 杏仁——顺降肺气
    └ 糯米、炙甘草——滋益脾阴

右归丸
├ 组成:熟地黄、山药、山茱萸、枸杞子、菟丝子、鹿角胶、杜仲 肉桂、当归、制附子
├ 功用:温补肾阳,填精益髓
├ 主治:肾阳不足,命门火衰证
│   ├ 年老或久病气衰神疲,畏寒肢冷,腰膝软弱
│   ├ 阳痿遗精,或阳衰无子
│   ├ 饮食减少,大便不实,或小便自遗
│   └ 舌淡苔白,脉沉而迟
├ 方义
│   ├君:制附子、肉桂、鹿角胶——培补肾中元阳,温里祛寒
│   ├臣
│   │   ├ 熟地黄、山茱萸、枸杞子、山药——滋阴益肾,养肝补脾,填精补髓
│   │   └ 菟丝子、杜仲——补补肝肾,强腰膝
│   └佐:当归——养血和血
└ 配伍特点
    ├①本方是肾气丸去"三泻",加入鹿角胶、杜仲、枸杞子、菟丝子、当归而成
    └②温补肾阳与填精益髓补血并用,阴中求阳

第 十 章

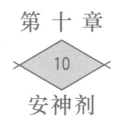

安神剂

■ 重点要求

　　本章重点掌握朱砂安神丸、酸枣仁汤、天王补心丹的方剂的组成、用法、功用、主治、方义、加减应用及注意事项。珍珠母丸、磁朱丸、甘麦大枣汤、交泰丸的组成、功用、主治及配伍特点。

■ 重点突破

安神剂
- 组成:安神药为主
- 功用:安神
- 主治:神志不安证
- 分类
  - 重镇安神
    - 功用:镇心安神,清热除烦
    - 主治:外受惊恐,肝郁化火,内扰心神证
    - 代表方:朱砂安神丸、珍珠母丸、磁朱丸
  - 滋养安神
    - 功用:回阳救逆
    - 主治证:忧思太过,心神失养,虚火内扰证
    - 代表方:酸枣仁汤、天王补心丹、甘麦大枣汤
  - 注意
    - ①遣药选方,必须标本兼顾,如重镇与滋养同时使用
    - ②重镇安神类多由金石药物组成,不宜久服,以免有碍脾胃运化
    - ③素体脾胃不健,必用安神剂时要结合补脾和胃药并投

朱砂安神丸
- 组成:朱砂、黄连、炙甘草、生地黄、当归
- 功用:镇心安神,清热养血
- 主治:心火偏亢,阴血不足
- 方义
  - 君:朱砂——重镇安神,清心除热
  - 臣:黄连——清心泻火,助朱砂清心安神
  - 佐:当归——养血;生地黄——滋阴
  - 使:炙甘草——和中调药,防苦寒、质重药物碍胃
  - 配伍特点:重镇安神,清心与泻火配伍滋阴养血药物,标本兼顾

酸枣仁汤
- 组成:酸枣仁、甘草、知母、茯苓、川芎
- 功用:养血安神,清热除烦
- 主治:肝血不足,虚热内扰证。虚烦失眠,心悸不安,头目眩晕,咽干口燥,舌红,脉弦细
- 方义
  - 君:酸枣仁——养血补肝,宁心安神
  - 臣:茯苓——宁心安神;知母——滋阴润燥,清热除烦
  - 佐:川芎——调畅气机,疏达肝气
  - 使:甘草——和中缓急,调和诸药
  - 配伍特点:酸枣仁与川芎相配,酸收与辛散并用,补血与行血结合,具有养血调肝之妙

天王补心丹 {
组成:人参、茯苓、玄参、丹参、桔梗、远志、当归、五味子、麦冬、天冬、柏子仁、酸枣仁、生地黄、竹叶、朱砂
功用:滋阴清热,养血安神
主治:阴虚血少,神志不安证。心悸怔忡。虚烦失眠,神疲健忘或梦遗,手足心热,口舌生疮,大便干结,舌红少苔,脉细数
方义 {
君:生地黄——滋阴养血
臣 {
天冬、麦冬——滋阴清热
当归——补血润燥
酸枣仁、柏子仁——养心安神
}
佐 {
玄参——滋阴降火
茯苓、远志——养心安神
人参——补气生血,安神益智
五味子——敛心气,安心神
丹参——清心活血
朱砂——镇心安神
}
使:桔梗——载药上行;配丹参行气活血,使诸药滋而不腻,补而不滞
}
}

珍珠母丸 {
组成:珍珠母、当归、熟地黄、人参、酸枣仁、柏子仁、犀角、茯神、沉香、龙齿
功用:滋阴养血,镇心安神
主治:阴血不足,肝阳偏亢。神志不宁,入夜少寐,时而惊悸,头目眩晕,脉细弦等
方义 {
人参、当归、熟地黄——养血滋阴,益气生血,治阴血不足之本
珠母、龙齿——平肝潜阳,镇心安神以定惊悸,平心肝阳亢之标
酸枣仁、柏子仁、茯神——安神定志,以宁心入寐
犀角、沉香——镇惊,摄纳浮阳
辰砂、金银——镇惊安神
滋阴养血与平肝、宁心并用,使阴复阳潜,心肝承制,惊悸、少寐诸症可渐愈
}
}

磁朱丸 {
组成:磁石、朱砂、神曲、蜂蜜
功用:重镇安神,益阴明目
主治:心肾不交,耳聋耳鸣,心悸失眠,亦治癫痫
方义 {
磁石——入肾,益阴潜阳,重镇安神
朱砂——入心,能安神定志
神曲——健脾助运,防石药害胃
蜂蜜——补中和胃,配神曲使脾胃散精,填肾,肾精充足,诸证可祛
}
}

甘麦大枣汤 {
组成:甘草、小麦、大枣
功用:养心安神,和中缓急
主治:脏躁。精神恍惚,常悲伤欲哭,不能自主,睡眠不安,甚则言行失常,呵欠频作,舌红苔少
方义 {
甘草——甘缓和中,养心以缓急迫为主
小麦——养心宁神
大枣——补益脾气,缓肝急并治心虚
本方组合配伍原则"肝苦急,急食甘以缓之"
}
}

交泰丸 {
组成:生川连、肉桂心
功用:交通心肾,清火安神
主治:心火偏亢,心肾不交,怔忡,夜寐不宁等症
方解:黄连苦寒,入少阴心经。肉桂辛热,入少阴肾经。取肉桂一钱以应"天一"之数,取黄连六钱以应"地六"之数。意在天一生水,地六成之。一改否卦为泰,名曰:交泰丸
}

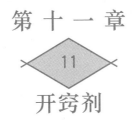

第十一章

开窍剂

◇ 强化篇 ◇

方剂学

重点要求

　　安宫牛黄丸、紫雪、至宝丹、紫金锭(玉枢丹)、苏合香丸的组成、功用、主治及配伍特点,复习的时候考生应侧重掌握凉开三宝的功用、主治及其鉴别。

重点突破

开窍剂
- 概念:以芳香开窍药为主,具有开窍醒神作用,治疗窍闭神昏证
- 功用:安神作用
- 主治:神志不安证
- 分类
  - 凉开
    - 功用:清热开窍
    - 主治证:热闭证
    - 代表方:安宫牛黄丸、紫雪、至宝丹
  - 温开
    - 功用:温通开窍
    - 主治证:寒闭证
    - 代表方:苏合香丸
- 注意
  - ①首辨虚实。脱证神志昏迷者不宜使用
  - ②中病即止,不宜久服
  - ③本类方剂只作丸、散剂,不作汤剂,服用时冷开水送服

安宫牛黄丸
- 组成:牛黄、郁金、犀角、黄连、朱砂、梅片、麝香、珍珠、山栀、雄黄、黄芩、金箔衣
- 功用:清热解毒,开窍醒神
- 主治:邪热内陷心包证
- 配伍特点:清热泻火、凉血解毒与芳香开窍并用,以清热解毒为主,"使邪火随诸香一齐俱散也"

紫雪
- 组成:黄金、寒水石、石膏、磁石、滑石、玄参、羚羊角、犀角、升麻 沉香、丁香、青木香、炙甘草、朴硝、硝石、麝香、朱砂
- 功用:清热开窍,息风止痉
- 主治:温热病,热闭心包及热盛动风。高热烦躁,神昏谵语,痉厥,口渴唇焦,尿赤便秘,舌质红绛,苔黄燥。脉数有力或强,以及小儿热盛惊厥
- 配伍特点:诸药合用,心肝并治,于清热开窍之中兼具息风止痉之效,既开上窍,又通下窍

至宝丹
- 组成:生乌犀、生玳瑁、琥珀、朱砂、雄黄、牛黄、龙脑、麝香、安息香、金银箔
- 功用:化浊开窍,清热解毒
- 主治:痰热内闭心包证 神昏谵语,身热烦躁,痰盛气粗,舌绛苔黄垢腻,脉滑数中风、中暑、小儿惊厥属于痰热内闭者
- 配伍特点:化浊开窍,清热解毒之中兼能通络散瘀,镇心安神

玉
枢　{ 组成:雄黄、文蛤、山慈菇、大戟、千金子、朱砂、麝香、糯米
　　　功用:辟秽解毒,化痰开窍,消肿止痛
丹　{ 主治:暑令时疫

苏
合
香　{
　　　组成:白术、朱砂、麝香、诃子肉、香附、沉香、乳香、丁香、安息香、檀香、荜茇、犀角、苏合香、冰片
　　　功用:芳香开窍,行气止痛
　　　主治:寒闭证 { 猝然昏倒牙关紧闭,不省人事,苔白,脉迟
　　　　　　　　　　 心腹猝痛,甚则昏厥,属寒凝气滞者
丸　{ 配伍特点:集诸芳香药于一方,既长于芳香开窍,又可行气温中止痛,散收兼顾,补敛并施

第十二章

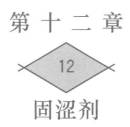

固涩剂

■ **重 点 要 求**

　　本章节重点掌握牡蛎散、九仙散、真人养脏汤、四神丸、桑螵蛸散、固冲汤的组成、用法、功用、主治、方义、加减应用及注意事项。金锁固精丸、缩泉丸、固经丸、易黄汤、清带汤的组成、功用、主治及配伍特点。牡蛎散和玉屏风散，真人养脏汤和四神丸，金锁固精丸和桑螵蛸散，固经丸和固冲汤的对比分析及鉴别应用。

■ **重 点 突 破**

固涩剂
- 概念：凡以固涩药为主组成，具有收敛固涩作用，治疗气、血、精、津滑脱散失之证的方剂，统称固涩剂
- 分类
  - ①固表止汗剂：牡蛎散
  - ②敛肺止咳剂：九仙散
  - ③涩肠固脱剂：真人养脏汤、四神丸
  - ④涩精止遗剂：金锁固精丸、桑螵蛸散、缩泉丸
  - ⑤固崩止带剂：固冲汤、固经丸
- 注意事项
  - ①元气大虚，亡阳欲脱者不能单纯固涩
  - ②凡外邪未尽者，不宜过早使用，以免"闭门留寇"
  - ③热病多汗、痰饮咳嗽、火扰遗泄、热痢初起、湿热或伤食泄泻、实热崩带等由实邪所致之证，均非本类方剂之所宜

牡蛎散
- 组成：黄芪、麻黄根、牡蛎、浮小麦
- 功用：敛阴止汗，益气养阴
- 主治：体虚自汗、盗汗证。常自汗出，夜卧更甚，心悸惊惕，短气烦倦，舌淡红，脉细弱
- 方义
  - 君：煅牡蛎——敛阴潜阳，固涩止汗
  - 臣：生黄芪——益气实卫，固表止汗
  - 佐：麻黄根——收敛止汗
  - 佐使药：浮小麦——养气阴，退虚热
  - 配伍特点：补敛并用，兼潜心阳

九仙散
- 组成：人参、款冬花、桑白皮、桔梗、五味子、阿胶、乌梅、贝母、罂粟壳
- 功用：敛肺止咳，益气养阴
- 主治：久咳肺虚证。久咳不已，咳甚则气喘自汗，痰少而黏，脉虚数
- 方义
  - 君：罂粟壳——敛肺止咳，重用
  - 臣：五味子、乌梅——敛肺止咳以治标
  - 佐：款冬花、桑白皮——降气化痰，止咳平喘
  - 　　贝母——止咳化痰，合桑白皮清肺热
  - 佐使：桔梗——宣肺祛痰兼能载药入肺
- 配伍特点：集敛肺、补肺、肃肺于一方
- 加减应用：若虚热明显，可加地骨皮、麦冬、玄参以加强润肺清热之功

◆强化篇◆

方剂学

真人养脏汤

组成:人参、当归、白术、肉豆蔻、肉桂、炙甘草、白芍、木香、诃子、罂粟壳

功用:涩肠固脱,温补脾肾

主治:久泻久痢,脾肾虚寒证。泻痢无度,滑脱不禁,甚至脱肛坠下,脐腹疼痛,喜温喜按,倦怠食少,舌淡苔白,脉迟细

方义:
君:罂粟壳——重用涩肠止泻 「"急则治标","滑者涩之"」
臣:肉豆蔻——温中涩肠;诃子——涩肠止泻
佐:
　肉桂——温肾暖脾
　人参、白术——补气健脾
　　温补脾肾以治本
佐使:炙甘草——益气和中,调和诸药,且合参、术补中 益气,合芍药缓急止痛

配伍特点:标本兼治,重在治标;脾肾兼顾,补脾为主;涩中寓通,补而不滞

四神丸

组成:肉豆蔻、补骨脂、五味子、吴茱萸、红枣、生姜

功用:温肾暖脾,固肠止泻

主治:脾肾阳虚之肾泄证。五更泄泻,不思饮食,食不消化,或久泻不愈,腹痛喜温,腰酸肢冷,神疲乏力,舌淡,苔薄白,脉沉迟无力

方义:
君:补骨脂——补命门之火以温养脾土
臣:肉豆蔻——温中涩肠止泻
佐:
　吴茱萸——温脾暖胃以散阴寒
　五味子——固肾涩肠
　姜、枣同煮,枣肉为丸——温补脾胃,鼓舞运化

配伍特点:大补下焦元阳,使火旺土强,则能制水而不复妄行矣

加减应用:本方由《普济本事方》的二神丸(肉豆蔻、补骨脂)与五味子散(五味子、吴茱萸)两方组合而成

桑螵蛸散

组成:桑螵蛸、远志、菖蒲、龙骨、人参、茯神、当归、龟甲(酥炙)

用法:上为末,夜卧人参汤调下

功用:调补心肾,涩精止遗

主治:心肾两虚证。小便频数,或尿如米泔色,或遗尿,或遗精,心神恍惚,健忘,舌淡苔白,脉细弱

方义:
君:桑螵蛸——补肾固精止遗
臣:龙骨——收敛固涩,且镇心安神;龟甲滋养肾阴
佐:
　人参——益心气以安心神,补元气以摄津液
　菖蒲、远志——安神定志,交通心肾
　当归——补心血
　茯神——宁心神

配伍特点:本主包含了孔圣枕中丹(龟板、龙骨、菖蒲、远志)与定志丸(菖蒲、远志、茯苓、人参)。诸药相合,共奏调补心肾、交通上下、补养气血、涩精止遗、寓补于涩之功

固冲汤

组成:白术、生黄芪、煅龙骨、煅牡蛎、山萸肉、生杭芍、海螵蛸、茜草、棕榈炭、五倍子

功用:固冲摄血,益气健脾

主治:脾肾亏虚,冲脉不固证。猝然血崩或月经过多,或漏下不止,色淡质稀,头晕肢冷,心悸气短,神疲乏力,腰膝酸软,舌淡,脉微弱

方义:
君:山萸肉——补益肝肾,又能收敛固涩
臣:
　煅龙骨、牡蛎——收敛元气,固涩滑脱
　白术——补气健脾,以助健运统摄
　黄芪——补气升举
佐:
　生白芍——补益肝肾,养血敛阴
　棕榈炭、五倍子——收敛止血
　海螵蛸、茜草——固摄下焦,止血化瘀,使血止而无留瘀之弊

配伍特点:一是用众多敛涩药固涩滑脱为主,配伍补气药以助固摄为辅,意在急则治标;二是用大量收涩止血药配伍小量化瘀止血之品,使血止而不留瘀

加减应用:若兼肢冷汗出、脉微欲绝者,为阳气虚衰欲脱之加重用量,并合参附汤以益气回阳

金锁固精丸 {
组成:沙苑、蒺藜、芡实、莲须、龙骨、牡蛎
功用:涩精补肾
主治:肾虚不固之遗精。遗精滑泄,神疲乏力,腰痛耳鸣,舌淡苔白,脉细弱
配伍特点:既补肾,又固精,标本兼顾,而以治标为主
}

缩泉丸 {
组成:乌药、益智仁、山药
功用:温肾祛寒,缩尿止遗
主治:膀胱虚寒证,小便频数,及小儿遗尿,小腹怕冷,舌淡,脉细弱
配伍特点:三药合用,温而不燥,除下元虚冷,则肾气复而膀胱约束有权,溺频遗可愈
}

固经丸 {
组成:黄芩、白芍、龟甲、黄柏、椿根皮、香附
功用:滋阴清热,固经止血
主治:阴虚血热之崩漏
方义 {
君:龟甲——益肾滋阴降火;白芍——敛阴益血;黄芩——清热止血
臣:黄柏——泻火坚阴
佐:椿根皮——固经止血;香附——调气活血
}
}

易黄汤 {
组成:山药、芡实、黄柏、车前子、白果
功用:补益脾肾,清热祛湿,收涩止带
主治:脾肾虚弱,湿热带下
配伍特点:补中有涩,涩中寓清,重在补涩,辅以利清。使脾肾得补,湿热得去
}

清带汤 {
组成:生山药、生龙骨、生牡蛎、海螵蛸、茜草
功用:滋阴收涩,化瘀止带
主治:妇女赤白带下
方解:用龙骨、牡蛎以固脱,用茜草、海螵蛸以化滞,更用生山药以滋真阴固元气。至临证时,遇有因寒者,加温热之药,因热者,加寒凉之药
}

真人养脏汤 / 四神丸 {
相同点:温阳补肾,涩肠止泻,用于脾肾虚寒之泻痢不止
不同点:真人养脏汤又长于益气健脾,固涩之力亦较强;四神丸则偏重于温肾暖脾而固肠止泻
}

玉屏风散 / 牡蛎散 {
相同点:均可治疗卫外不固,腠理不固之自汗证
不同点 {
①牡蛎散长于敛阴潜阳止汗,善治诸虚不足,身常汗出者,卫外不固,腠理疏松,又复心阳不潜者
②玉屏风散则长于益气固表,且补中寓散,用于心肾两虚之尿频、色如米泔而见神志恍惚、健忘之症
}
}

金锁固精丸 / 桑螵蛸散 {
相同点:涩精止遗,用于遗精、遗尿诸症
不同点 {
①金锁固精丸重在固肾涩精,主要用于肾虚遗精
②桑螵蛸散重在两调心肾,补益气血,主要用于心肾两虚之尿频、色如米泔而见神志恍惚、健忘之症
}
}

固冲汤 / 固经丸 {
相同点:固经止血,用治崩漏下血或月经过多
不同点 {
①固冲汤长于益气固经止血,主治脾肾亏虚,冲脉不固之崩漏
②固经丸长于滋阴清热,主要用于阴虚内热之崩漏
}
}

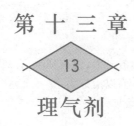

第十三章

13

理气剂

■ 重点要求

　　本章节重点掌握柴胡疏肝散、半夏厚朴汤、瓜蒌薤白白酒汤、枳实薤白桂枝汤、天台乌药散、暖肝煎、枳实消痞丸、苏子降气汤、定喘汤、旋覆代赭汤、橘皮竹茹汤的组成、用法、功用、主治、方义、加减应用及注意事项。

　　越鞠丸、金铃子散、厚朴温中汤、四磨汤、加味乌药汤、橘核丸的组成、功用、主治及配伍特点。苏子降气汤和定喘汤,小半夏汤和旋覆代赭汤和橘皮竹茹汤,枳实薤白桂枝汤和半夏厚朴汤,天台乌药散和暖肝煎的对比分析及鉴别应用。

■ 重点突破

理气剂

概念:凡以理气药为主组成,具有行气或降气作用,治疗气滞或气逆证的方剂,统称理气剂。属"八法"中的消法

分类
①行气剂:半夏厚朴汤、瓜蒌薤白白酒汤、枳实薤白桂枝汤、天台乌药散、暖肝煎、枳实消痞丸、越鞠丸、金铃子散、厚朴温中汤、橘核丸
②降气剂:苏子降气汤、定喘汤、旋覆代赭汤、橘皮竹茹汤

注意事项
①首先应辨清气病之虚实,勿犯虚虚实实之戒
②辨有无兼夹,若气机郁滞与气逆不降相兼为病,应分清主次,行气与降气配合使用
若兼气虚者,则需配伍适量补气之品
③理气药多属芳香辛燥之品,容易伤津耗气,应适可而止,勿使过剂,尤其是年老体弱、阴虚火旺、孕妇或素有崩漏吐衄者,更应慎之

柴胡疏肝散

组成:柴胡、陈皮、川芎、芍药、枳壳、香附、炙甘草
功用:疏肝行气,行气止痛
主治:肝气郁滞证
方解
君:柴胡——疏肝解郁
臣:香附——理气疏肝;川芎——行气活血而止痛
佐:陈皮、枳壳——理气行滞;芍药、炙甘草——养血柔肝,缓急止痛
使:炙甘草——兼调诸药

半夏厚朴汤

组成:半夏、厚朴、茯苓、生姜、苏叶
功用:行气散结,降逆化痰
主治:梅核气。咽中如有物阻,咯吐不出,吞咽不下,胸膈满闷,或咳或呕,舌苔白润或白滑,脉弦缓或弦滑
方义
君:半夏——化痰散结,降逆和胃
臣:厚朴——下气除满,散结降逆
佐
茯苓——渗湿健脾化痰
生姜——辛温散结,和胃止呕,且制半夏之毒
苏叶——理肺疏肝,助厚朴行气宽胸、宣通郁结之气
配伍特点:全方辛苦合用,辛以行气散结,苦以燥湿降逆,使郁气得疏,痰涎得化,则痰气郁结之梅核气自除

方剂学

瓜蒌薤白白酒汤 {
- 组成:瓜蒌、薤白、白酒
- 功用:通阳散结,行气祛痰
- 主治:胸阳不振,痰气互结之胸痹轻证。胸部满痛,甚至胸痛彻背,喘息咳唾,短气,舌苔白腻,脉沉弦或紧
- 方义 {
  - 君:瓜蒌——豁痰下气,宽畅胸膈
  - 臣:薤白——通阳散结以止痹痛
  - 佐使:白酒——通阳,可助药势
}
- 配伍特点:药仅3味,配伍精当,共奏通阳散结,行气祛痰之功。使胸中阳气宣通,痰浊消而气机畅,则胸痹喘息诸症自除
- 加减应用 {
  - 瓜蒌薤白半夏汤 {
    - 组成:瓜蒌、薤白、半夏、白酒
    - 功用:通阳散结,祛痰宽胸
    - 主治:胸痹。胸中满痛彻背,背痛彻胸,不能安卧者
  }
  - 枳实薤白桂枝汤 {
    - 组成:瓜蒌、薤白、枳实、厚朴、桂枝
    - 功用:通阳散结,下气祛痰
  }
}

枳实薤白桂枝汤 {
- 组成:枳实、厚朴、薤白、桂枝、瓜蒌
- 功用:通阳散结,祛痰下气
- 主治:胸阳不振,痰气互结之胸痹。胸满而痛,甚或胸痛彻背,喘息咳唾,短气,气从胁下冲逆,上攻心胸,舌苔白腻,脉沉弦或紧
- 方义 {
  - 君 {
    - 瓜蒌——涤痰散结,开胸通痹
    - 薤白——通阳散结,化痰散寒
  }
  - 臣 {
    - 枳实——下气破结,消痞除满
    - 厚朴——燥湿化痰,下气除满
  }
  - 佐:桂枝——通阳散寒,降逆平冲
}
- 配伍特点:本方的配伍特点有二:一是寓降逆平冲于行气之中,以恢复气机之升降;二是寓散寒化痰于理气之内,以宣通阴寒痰浊之痹阻
- 加减应用:瓜蒌半夏白酒汤 {
  - 组成:薤白、瓜蒌、黄酒、半夏
  - 功用:通阳散结,祛痰宽胸
  - 主治:胸痹而痰浊较甚,胸痛彻背,不能安卧者
}

天台乌药散 {
- 组成:天台乌药、木香、小茴香、高良姜、槟榔、川楝子、巴豆、青皮
- 功用:行气疏肝,散寒止痛
- 主治:肝经寒凝气滞证。小肠疝气,少腹引控睾丸而痛,偏坠肿胀,或少腹疼痛,苔白,脉弦
- 方义 {
  - 君:乌药——行气疏肝,散寒止痛
  - 臣 {
    - 青皮——疏肝理气
    - 小茴香——暖肝散寒
    - 高良姜——散寒止痛
    - 木香——行气止痛
  }
  - 佐使 {
    - 槟榔——行气化滞破坚
    - 川楝子、巴豆同炒去巴豆,而用川楝子,减川楝子之寒,增强其行气散结之效
  }
}
- 配伍特点:以大队辛温行气之疏肝,散寒通滞之品,并作散以温酒送服,使寒凝得散,气滞得疏,肝络得调,则疝痛、腹痛可愈

暖肝煎 {
- 组成:当归、枸杞子、小茴香、肉桂、乌药、沉香、茯苓、生姜
- 功用:温补肝肾,行气止痛
- 主治:肝肾不足,寒滞肝脉证。睾丸冷痛,或小腹疼痛,疝气痛,畏寒喜暖,舌淡苔白,脉沉迟
}

893

暖肝煎 {
　方义 {
　　君 {
　　　肉桂——温肾暖肝,祛寒止痛
　　　小茴香——暖肝散寒,理气止痛
　　}
　　臣 {
　　　当归——养血补肝
　　　枸杞子——补肝益肾
　　　乌药、沉香——辛温散寒,行气止痛,以去阴寒冷痛之标
　　}
　　佐 {
　　　茯苓——渗湿健脾
　　　生姜——散寒和胃
　　}
　}
　配伍特点:本方补养、散寒、行气并重,运用时应视其虚、寒、气滞三者孰轻孰重,相应调整君臣药的配伍
　　　　　关系,使之更能切中病情
}

苏子降气汤 {
　组成:紫苏子、半夏、川当归、甘草、前胡、厚朴、肉桂、苏叶、生姜
　功用:降气平喘,祛痰止咳
　主治:上实下虚喘咳证。咳喘痰多,胸膈满闷,喘咳短气,呼多吸少,或腰疼脚弱,肢体倦怠,或肢体浮肿,
　　　　舌苔白滑或白腻,脉弦滑
　方义 {
　　君:紫苏子——降气平喘,祛痰止咳
　　臣 {
　　　半夏——燥湿化痰降逆
　　　厚朴——下气宽胸除满
　　　前胡——下气祛痰止咳
　　}
　　佐 {
　　　肉桂——温补下元,纳气平喘,以治下虚
　　　当归——既治咳逆上气,又养血补肝润燥
　　　生姜、苏叶——以散寒宣肺
　　}
　　使:甘草、大枣——和中调药
　}
　配伍特点:诸药合用,标本兼顾,上下并治,而以治上为主,使气降痰消,则喘咳自平
　加减应用 {
　　①本方原书注"一方有陈皮去白一两半"——则理气燥湿祛痰之力增强
　　②《医方集解》载:"一方无桂,有沉香",则温肾之力减,纳气平喘之效增
　}
}

定喘汤 {
　组成:白果、麻黄、苏子、甘草、款冬花、杏仁、桑白皮、黄芩、半夏
　用法:水煎服,不用姜,不拘时候,徐徐服
　功用:宣降肺气,清热化痰
　主治:风寒外束,痰热内蕴证。
　方义 {
　　君 {
　　　麻黄——宣肺散邪以平喘
　　　白果——敛肺定喘而祛痰
　　}
　　臣:苏子、杏仁、半夏、款冬花——降气平喘,止咳祛痰
　　佐:桑白皮、黄芩清泄肺热,止咳平喘
　　使:甘草——调和诸药
　}
　配伍特点:本方宣开与清降并用,发散与收敛兼施,融散、收、清、降于一方,定止咳之力颇著
　加减应用:葶苈大枣泻肺汤 {
　　①组成:葶苈子、大枣
　　②功用:泻肺平喘,祛痰利水
　　③主治:肺痈
　}
}

旋覆代赭汤

组成:旋覆花、人参、生姜、代赭石、炙甘草、半夏、大枣

功用:降逆化痰,益气和胃

主治:胃虚痰阻气逆证。胃脘痞闷或胀满,按之不痛,频频嗳气,或见纳差、呃逆、恶心,甚或呕吐,舌苔白腻,脉缓或滑。

方义:
君:
旋覆花——下气消痰,降逆止嗳
代赭石——善镇冲逆
旋覆花:代赭石＝3∶1

臣:
生姜:
①和胃降逆以增止呕之效
②宣散水气以助祛痰之功
③制约代赭石的寒凉之性,使其镇降气逆而不伐胃
半夏——祛痰散结,降逆和胃

佐使:人参、炙甘草、大枣——益脾胃,补气虚

配伍特点:本方以降逆消痰和益气补虚之品同用,标本兼治,镇降逆气不伤胃,益气补中不助痰少用代赭石,为恐犯"虚虚之误"

越鞠丸

组成:香附、川芎、苍术、栀子、神曲

功用:行气解郁

主治:六郁证。胸膈痞闷,脘腹胀痛,嗳腐吞酸,恶心呕吐,饮食不消

配伍特点:诸药配伍,使气畅血行,湿祛热清,食化脾健,气、血、湿、火、食五郁自解至于痰郁,或因气滞湿聚而生,或因饮食积滞而生,或因火邪炼液而成,今五郁得解,则痰亦随之而消,此乃治病求本之意

橘皮竹茹汤

组成:橘皮、竹茹、大枣、生姜、甘草、人参

功用:降逆止呃,益气清热

主治:胃虚有热之呃逆。呃逆或干呕,虚烦少气,口干,舌红嫩,脉虚数

方义:
君:
橘皮——行气和胃以止呃
竹茹——清热安胃以止呕

臣:
人参——益气补虚
生姜——和胃止呕

佐:甘草、大枣——益气补中,并调药性

配伍特点:诸药合用,补胃虚,清胃热,降胃逆,且补而不滞,清而不寒,对于胃虚有热之呃逆、干哕,最为适宜。

金铃子散

组成:金铃子(川楝子)、玄胡(延胡索)

功用:疏肝泄热,活血止痛

主治:肝郁化火证。胸腹胁肋诸痛,时发时止,口苦,或痛经,或疝气痛,舌红苔黄,脉弦数

配伍特点:本方以川楝子与延胡索相使而伍,不仅行气止痛之功倍增,又兼清热活血之效,对于肝郁化火、气滞血瘀之胸腹胁肋疼痛诸证甚和

厚朴温中汤

组成:厚朴、陈皮、炙甘草、茯苓、草豆蔻仁、木香、干姜、生姜

功用:行气除满,温中燥湿

主治:脾胃寒湿气滞证。脘腹胀满或疼痛,不思饮食,四肢倦怠,舌苔白腻,脉沉弦

配伍特点:本方以行气药为主,兼以温中化湿,虽名曰"温中",但功用重在行气燥湿除满

橘核丸

组成:橘核、海藻、昆布、海带、川楝子、桃仁、厚朴、木通、枳实、延胡索、肉桂、木香

功用:行气止痛,软坚散结

主治:寒湿疝气。睾丸肿胀偏坠,或坚硬如石,或痛引脐腹

配伍特点:纵观全方,诸药合用可直达厥阴肝经而行气血,散寒湿,消肿胀,对于寒湿疝气,睾丸肿胀之证,甚为合适

四磨汤
- 组成：人参、槟榔、沉香、乌药
- 功用：补气降逆，宽胸散结
- 主治：七情所伤，肝气郁结证
- 配伍特点：行气药与降气药相配，破气药与益气药相伍

加味乌药汤
- 组成：乌药、缩砂仁、木香、延胡索、香附、甘草
- 功用：行气活血，调经止痛
- 主治：肝郁气滞之痛经
- 配伍特点：集辛香、温通、行气诸药于一方，以疏肝行气为主，兼活血止痛

枳实薤白桂枝汤
半夏厚朴汤
- 相同点：行气祛痰
- 不同点：
  - ①枳实薤白桂枝汤长于通阳散结，主治胸阳不振，痰浊中阻，气结于胸的胸痹证
  - ②半夏厚朴汤又能开郁降逆，主治情志不舒，痰气郁结而致的梅核气

天台乌药散
暖肝煎
- 相同点：行气逐寒，止痛散结，专治寒疝
- 不同点：
  - ①天台乌药散行气散寒之力较大，多用于寒凝气滞之小肠疝气
  - ②暖肝煎则能温肾养肝，适宜于肝肾不足，寒凝经脉之疝气及少腹疼痛者

苏子降气汤
定喘汤
- 相同点：降肺气而定喘逆
- 不同点：
  - ①苏子降气汤兼能温化寒痰，主要用于上实下虚的寒痰咳喘证
  - ②定喘汤则兼能宣肺散邪，清化热痰，多用于风寒外束，痰热内蕴的喘咳证

小半夏汤
旋覆代赭汤
橘皮竹茹汤
- 相同点：和胃降逆而止呕
- 不同点：
  - ①小半夏汤长于化痰降逆止呕
  - ②旋覆代赭汤重在益胃祛痰止噫，适用于胃虚痰阻气逆的痞闷嗳气及反胃呕吐
  - ③橘皮竹茹汤则长于清胃降逆，主治胃虚呃逆或呕吐偏热者

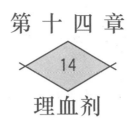

第十四章

14

理血剂

■ **重点要求**

　　本章节重点掌握桃核承气汤、血府逐瘀汤、复元活血汤、温经汤、生化汤、补阳还五汤、小蓟饮子、槐花散、咳血方、黄土汤的组成、用法、功用、主治、方义、加减应用及注意事项。七厘散、失笑散、桂枝茯苓丸、活络效灵丹、丹参饮、大黄䗪虫丸、十灰散、胶艾汤的组成、功用、主治及配伍特点。几个逐瘀汤的比较,温经汤和生化汤,黄土汤和归脾汤,槐花散、小蓟饮子和黄土汤的对比分析及鉴别应用。理血剂的方与方之间的比较较多,集中在组成上的比较,为重点考查内容,要熟记各方,另外对有共同功用的方剂之间要着重比较,加以鉴别。

■ **重点突破**

理血剂
- 概念:凡以理血药为主组成,具有活血祛瘀或止血作用,治疗血瘀或出血病证的方剂,统称理血剂
- 分类
  - ①活血祛瘀剂:桃核承气汤、血府逐瘀汤、复元活血汤、温经汤、生化汤、补阳还五汤、七厘散、失笑散、桂枝茯苓丸、活络效灵丹、大黄䗪虫丸
  - ②止血剂:小蓟饮子、槐花散、咳血方、黄土汤、十灰散、胶艾汤
- 注意事项
  - ①首先必须辨清造成瘀血或出血的原因,分清标本缓急,做到急则治标,缓则治本,或标本兼顾
  - ②逐瘀过猛或是久用逐瘀,均易耗血伤正,在使用活血祛瘀剂时,常辅以养血益气之品,使祛瘀而不伤正;且峻猛逐瘀,只能暂用,不可久服,中病即止,勿使过之
  - ③必要时在止血剂中辅以适当的活血祛瘀之品,或选用兼有活血祛瘀作用的止血药,使血止而不留瘀;至于瘀血内阻,血不循经所致的出血,法当祛瘀为先,因瘀血不去则出血不止。
  - ④活血祛瘀剂虽能促进血行,但其性破泄,易于动血、伤胎,故凡妇女经期、月经过多及孕妇均当慎用或忌用

桃核承气汤
- 组成:桃仁、大黄、桂枝、炙甘草、芒硝
- 用法:作汤剂,水煎前4味,芒硝冲服,当微利
- 功用:逐瘀泄热
- 主治:下焦蓄血证
- 方义
  - 君
    - 桃仁——活血破瘀
    - 大黄——下瘀泄热
  - 臣
    - 芒硝——泄热软坚,助大黄下瘀泄热
    - 桂枝——通行血脉,既助桃仁活血祛瘀,又防硝、黄寒凉凝血之弊
  - 佐使药:炙甘草——护胃安中,并缓诸药之峻烈
- 配伍特点:本方以活血祛瘀药配伍泄热攻下药,瘀热同治,并使邪有出路
- 加减应用
  - ①跌打损伤,瘀滞疼痛者,加赤芍、当归尾、红花、苏木
  - ②月经不调瘀滞较甚者,痛经加延胡索、五灵脂
  - ③闭经加牛膝、当归、川芎
  - ④恶露不下加五灵脂、蒲黄
  - ⑤上部瘀热之头痛头胀,加牛膝、生地黄、丹皮、白茅根

附方 ┤
　抵挡汤 ┤
　　①组成:水蛭、桃仁、大黄
　　②功用:破血下瘀
　　③主治:下焦蓄血之少腹硬满,小便自利,喜忘、如狂或发狂

　下瘀血汤 ┤
　　①组成:䗪虫、桃仁、大黄
　　②功用:破血下瘀
　　③主治:产后腹痛,因干血内结,著于脐下者,亦治瘀血经闭

血府逐瘀汤 ┤

组成:桃仁、红花、当归、生地黄、川芎、赤芍、牛膝、桔梗、柴胡、枳壳、甘草

功用:活血化瘀,行气止痛

主治:胸中血瘀证

方义 ┤
　君 ┤
　　桃仁——破血行滞而润燥
　　红花——活血祛瘀以止痛
　臣 ┤
　　赤芍、川芎——助君药活血祛瘀
　　牛膝——活血通经,祛瘀止痛,引血下行
　佐 ┤
　　生地黄、当归——养血益阴,清热活血
　　桔梗、枳壳——一升一降,宽胸行气
　　柴胡——疏肝解郁,升达清阳
　使 ┤
　　桔梗——载药上行
　　甘草——调和诸药

配伍特点 ┤
　①活血与行气相伍,既行血分瘀滞,又解气分郁结
　②祛瘀与养血同施
　③升降兼顾,既能升达清阳,又可降泄下行,使气血和调

附方 ┤
　通窍活血汤 ┤
　　①组成:赤芍、川芎、桃仁、红花、老葱、鲜姜、红枣、麝香、黄酒
　　②功用:活血通窍。
　　③主治:瘀阻头面证,狂证

　少腹逐瘀汤 ┤
　　①组成:小茴香、干姜、延胡索、没药、当归、川芎、官桂、赤芍、蒲黄、五灵脂
　　②功用:活血祛瘀,温经止痛。
　　③主治:寒凝血瘀证

　膈下逐瘀汤 ┤
　　①组成:五灵脂、当归、川芎、桃仁、丹皮、赤芍、乌药、元胡、甘草、香附、红花、枳壳
　　②功用:活血祛瘀,行气止痛。
　　③主治:瘀血阻滞膈下证

　身痛逐瘀汤 ┤
　　①组成:秦艽、川芎、桃仁、红花、甘草、羌活、没药、当归、五灵脂、香附、牛膝、地龙
　　②功用:活血行气,祛风除湿,通痹止痛。
　　③主治:瘀血痹阻经络证

温经汤 ┤

组成:吴茱萸、当归、芍药、川芎、人参、桂枝、阿胶、牡丹皮、生姜、甘草、半夏、麦冬

功用:温经散寒:养血祛瘀

主治:冲任虚寒、瘀血阻滞证

方义 ┤
　君:吴茱萸、桂枝——温经散寒,通利血脉
　臣 ┤
　　当归、川芎——活血祛瘀,养血调经
　　丹皮——活血散瘀,清血分虚热
　　阿胶——养血止血,滋阴润燥 ┐
　佐 ┤ 白芍——养血敛阴,柔肝止痛 ├ 养血调肝、滋阴润燥、清虚热制吴茱萸、桂枝之温燥
　　麦冬——养阴清热 ┘
　　人参、甘草——益气健脾
　　半夏、生姜——辛开散结,通降胃气
　　生姜——温胃气以助生化,助吴、桂以温经散寒
　使:甘草——调和诸药

配伍特点 ┤
　①温清补消并用,但以温经补养为主
　②大队温补药与少量寒凉药配伍,能使全方温而不燥、刚柔相济,以成温养化瘀之剂

复元活血汤
- 组成：柴胡、瓜蒌根、当归、红花、甘草、穿山甲、酒大黄、桃仁
- 功用：活血祛瘀，疏肝通络
- 主治：跌打损伤，瘀血阻滞证。胁肋瘀肿，痛不可忍
- 方义
  - 君
    - 酒制大黄——荡涤凝瘀败血，导瘀下行，推陈致新
    - 柴胡——疏肝行气，并可引诸药入肝经
  - 臣
    - 桃仁、红花——活血祛瘀，消肿止痛
    - 穿山甲——破瘀通络，消肿散结
  - 佐
    - 当归——补血活血
    - 瓜蒌根——消瘀散结，清热润燥
  - 使：甘草——缓急止痛，调和诸药
- 配伍特点
  - ①升降同施，以调畅气血
  - ②活中寓养，则活血破瘀而不耗伤阴血

生化汤
- 组成：全当归、川芎、桃仁、炮姜、炙甘草
- 功用：养血祛瘀，温经止痛
- 主治：血虚寒凝，瘀血阻滞证。产后恶露不行，小腹冷痛
- 方义
  - 君：全当归——补血活血，化瘀生新，行滞止痛
  - 臣
    - 川芎——活血行气
    - 桃仁——活血祛瘀
  - 佐
    - 炮姜——入血散寒，温经止痛
    - 黄酒——温通血脉以助药力
  - 使：炙甘草——调和诸药，和中缓急
- 配伍特点
  - ①本方以温、补、通三并用，以应产后多虚寒瘀之理
  - ②以黄酒、童便各半煎服，以助温通化瘀止痛之效

小蓟饮子
- 组成：生地黄、小蓟、滑石、木通、蒲黄、藕节、淡竹叶、当归、山栀子、甘草
- 功用：凉血止血，利水通淋
- 主治：热结下焦之血淋、尿血。尿中带血，小便频数，赤涩热痛，舌红，脉数
- 方义
  - 君：小蓟——清热凉血止血，利尿通淋
  - 臣
    - 生地黄——凉血止血，养阴清热
    - 蒲黄、藕节——凉血止血，并能消瘀
  - 佐
    - 滑石、竹叶、木通清热利水通淋；栀子清泄三焦之火，导热从下而出
    - 当归养血和血，引血归经，尚有防诸药寒凉滞血之功
  - 使：甘草——缓急止痛，和中调药
- 配伍特点
  - ①止血之中寓以化瘀，使血止而不留瘀
  - ②清利之中寓以养阴，使利水而不伤正。这是治疗下焦瘀热所致血淋、尿血的有效方剂

补阳还五汤
- 组成：生黄芪、当归尾、赤芍、地龙、川芎、红花、桃仁
- 功用：补气，活血，通络
- 主治：中风之气虚血瘀证。半身不遂，口眼㖞斜，语言謇涩，口角流涎，小便频数或遗尿失禁，舌暗淡，苔白，脉缓无力
- 方义
  - 君：生黄芪——补益元气，意在气旺则血行，瘀去络通
  - 臣：当归尾——活血通络而不伤血
  - 佐
    - 赤芍、川芎、桃仁、红花——活血祛瘀
    - 地龙——通经活络，力专善走，周行全身，以行药力
- 配伍特点
  - ①重用补气药与少量活血药相伍，使气旺血行以治本，祛瘀通络以治标，标本兼顾
  - ②且补气而不壅滞，活血又不伤正。合而用之，则气旺、瘀消、络通，诸症向愈

咳血方

组成:青黛、瓜蒌仁、海粉、山栀子、诃子

功用:清肝宁肺,凉血止血

主治:肝火犯肺之咳血证。咳嗽痰稠带血,咳吐不爽,心烦易怒,胸胁作痛,咽干口苦,颊赤便秘,舌红苔黄,脉弦数

方义:

君 ⎰ 青黛——清肝泻火,凉血止血
    ⎱ 山栀子——清热凉血,泻火除烦,炒黑可入血分而止血,

臣 ⎰ 瓜蒌仁——清热化痰、润肺止咳
    ⎱ 海粉(现多用海浮石)——清肺降火,软坚化痰

佐: 诃子——清降敛肺,化痰止咳

配伍特点:寓止血于清热泻火之中,虽不专用止血药,火热得清则血不妄行,为图本之法

槐花散

组成:槐花、柏叶、荆芥穗、枳壳

功用:清肠止血,疏风行气

主治:风热湿毒,壅遏肠道,损伤血络证。便前出血,或便后出血,或粪中带血,以及痔疮出血,血色鲜红或晦暗,舌红苔黄脉数

方义:

君:槐花——清大肠湿热,凉血止血

臣 ⎰ 荆芥穗——炒用入血分而止血
    ⎱ 枳壳——行气宽肠,以达"气调则血调"之目的

配伍特点:行气于止血之中,寄疏风于清肠之内,相反相成

黄土汤

组成:甘草、生地黄、白术、炮附子、阿胶、黄芩、灶心土

功用:温阳健脾,养血止血

主治:脾阳不足,脾不统血证。大便下血,先便后血,以及吐血、衄血、妇人崩漏,血色暗淡,四肢不温,面色萎黄,舌淡苔白,脉沉细无力

方义:

君:灶心土(即伏龙肝)——温中止血

臣:白术、附子——温阳健脾,助君药以复脾土统血之权

佐:生地黄、阿胶、黄芩——滋阴养血止血;黄芩与生地黄、阿胶同用,制约术、附过于温燥之性

使:甘草——调和诸药

配伍特点:诸药合用,共呈寒热并用,标本兼顾,刚柔相济的配伍特点。此方为温中健脾,养血止血之良剂,故吴瑭称本方为"甘苦合用,刚柔互济法"

七厘散

组成:血竭、麝香、冰片、乳香、没药、红花、朱砂、儿茶

功用:活血散瘀,止痛止血

主治:跌打损伤,筋断骨折之瘀血肿痛,或刀伤出血。并治一切无名肿毒,烧伤烫伤等

配伍特点:既可祛瘀行气,消肿止痛,又可收敛清热,生肌止血,是外敷、内服的伤科常用方剂

失笑散

组成:五灵脂、蒲黄

功用:活血祛瘀,散结止痛

主治:瘀血停滞证。心腹刺痛,或产后恶露不行,或月经不调,少腹急等

配伍特点:诸药合用,药简力专,共奏祛瘀止痛,推陈出新之功,使瘀血得去,脉道通畅,则诸症自解

桂枝茯苓丸

组成:桂枝、茯苓、丹皮、桃仁、芍药

功用:活血化瘀,缓消癥块

主治:瘀阻胞宫证。妇人素有癥块,妊娠漏下不止,或胎动不安,血色紫黑晦暗,腹痛拒按,或经闭腹痛,或产后恶露不尽而腹痛拒按者,舌质紫暗或有瘀点,脉沉涩

配伍特点:寒温并用,通因通用

活
络
效
灵
丹
- 组成：当归、丹参、乳香、没药
- 功用：活血祛瘀，通络止痛
- 主治：气血凝滞证。心腹疼痛，腿痛臂痛，跌打瘀肿，内外疮疡，以及癥瘕积聚等
- 配伍特点：本方祛瘀止痛之力颇强，为治疗血瘀所致心腹诸痛，癥瘕积聚，以及跌打损伤

丹
参
饮
- 组成：丹参、檀香、砂仁
- 功用：活血祛瘀，行气止痛
- 主治：血瘀气滞证
- 方义
  - 君：丹参——活血化瘀止痛而不伤气血
  - 臣：檀香、砂仁——行气止痛

大
黄
䗪
虫
丸
- 组成：大黄、黄芩、甘草、桃仁、杏仁、芍药、干地黄、干漆、虻虫、水蛭、蛴螬、䗪虫、白蜜
- 功用：祛瘀生新
- 主治：五劳虚极。软内停证，形体羸瘦，腹满不能饮食，肌肤甲错，两目黯黑者
- 配伍特点："缓中补虚"之方，即尤在泾《金匮心典》所说"润以濡其干，虫以动其瘀，通以去其闭"之意

十
灰
散
- 组成：大蓟、小蓟（同用）荷叶、侧柏叶、白茅根、茜根、山栀、大黄、牡丹皮、棕榈皮
- 功用：凉血止血
- 主治：血热妄行之上部出血证。呕血、吐血、咯血、嗽血、衄血等，血色鲜红，来势急暴，舌红，脉数
- 配伍特点：寓止血于清热泻火之中，寄祛瘀于凉血止血之内。为一首急救止血方剂

胶
艾
汤
- 组成：川芎、阿胶、艾叶、甘草、当归、芍药、干地黄
- 功用：补血止血，调经安胎
- 主治：妇人冲任虚损。崩中漏下，月经过多，淋漓不止，或半产后下血不绝，或妊娠下血，腹中疼痛者
- 配伍特点：诸药合用，以补血止血为主，兼以调经安胎，为治疗血虚崩漏以及安胎的常用方剂

逐瘀汤
的比较
- ①血府逐瘀汤：胸中血瘀证，主要表现为胸痛，头痛，日久不愈，痛如针刺而有定处等
- ②复元活血汤：跌打损伤，瘀血阻滞证，表现为胁肋瘀肿，痛不可忍
- ③通窍活血汤：主治瘀阻头面之证
- ④身痛逐瘀汤：主治瘀血痹阻经络所致的肢体痹痛或周身疼痛
- ⑤少腹逐瘀汤：主治血瘀少腹之积块、月经不调、痛经等
- ⑥补阳还五汤：补气活血通络，为主治气虚血滞，脉络瘀阻所致半身不遂的常用方

温经汤
生化汤
- 相同点：均为妇科经产之剂
- 不同点
  - ①温经汤：温经散寒，养血行瘀，重在温养而不是攻逐，是治疗冲任虚寒，瘀血内阻所致月经不调的常用方
  - ②生化汤：活血祛瘀，温经止痛，多用于产后恶露不行、小腹疼痛属血虚有寒之证，是产后常用之剂

黄土汤
归脾汤
- 相同点：均可用治脾不统血之便血、崩漏
- 不同点
  - ①黄土汤以灶心土合炮附子、白术为主，配伍生地黄、阿胶、黄芩以温阳健脾而摄血，滋阴养血而止血，适用于脾阳不足，统摄无权之出血证
  - ②归脾汤重用黄芪、龙眼肉，配伍人参、白术、当归、茯神、酸枣仁、远志补气健脾，养心安神，适用于脾气不足，气不摄血之出血证

槐花散
小蓟饮子
黄土汤
- 黄土汤重在温阳健脾以摄血，适用于脾阳不足，统摄无权所致的各种出血，尤多用于便血与崩漏
- 槐花散
  小蓟饮子
  - 相同点：均为妇科经产之剂
  - 不同点
    - ①槐花散善于清肠疏风，主要用治肠风脏毒下血
    - ②小蓟饮子兼可利水通淋，主要用于血淋或尿血之证

第十五章

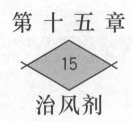

治风剂

重点要求

本章重点掌握大秦艽汤、川芎茶调散、羚角钩藤汤、镇肝熄风汤、大定风珠的组成、用法、功用、主治、方义、加减应用及注意事项。消风散、牵正散、小活络丹、天麻钩藤饮、阿胶鸡子黄汤、玉真散的组成、功用、主治及配伍特点。

重点突破

治风剂
- 概念：以辛散祛风或息风止痉为主，具有疏散外风或平息内风的作用
- 分类
  - 疏散外风
    - ①功用：疏散外风
    - ②主治证：外风证
    - ③代表方：川芎茶调散、大秦艽汤、消风散等
  - 平息内风
    - ①功用：平息内风
    - ②主治证：内风证
    - ③代表方：羚角钩藤汤、镇肝熄风汤、大定风珠等
- 注意事项
  - ①辨明风病类型。外风宜疏散，内风宜平息。外风与内风亦可相互影响
  - ②辨别病邪的兼夹及病情的虚实
  - ③适当配伍祛痰、清热、化湿、活血祛瘀之品

大秦艽汤
- 组成：秦艽、甘草、川芎、当归、白芍、细辛、川羌活、防风、黄芩、石膏、白芷、白术、生地黄、熟地黄、白茯苓、川独活
- 功用：疏风清热，养血活血
- 主治：风邪初中经络证
  - 口眼㖞斜，舌强不能言语，手足不能运动
  - 恶寒发热，苔白或黄，脉浮数或弦细
- 方义
  - 君：秦艽——重用以祛风通络
  - 臣：羌活、独活、防风、白芷、细辛——祛风散邪，搜风通络
  - 佐
    - 当归、白芍、熟地黄、川芎（四物汤）——养血柔筋，活血通络
    - 白术、茯苓、甘草——益气健脾
    - 生地黄、石膏、黄芩——清泄郁热，制约风药之温燥
  - 使：调和诸药

川芎茶调饮
- 组成：薄荷叶、川芎、荆芥、细辛、防风、白芷、羌活、炙甘草
- 功用：疏风止痛
- 主治：外感风邪头痛。偏正头痛，或颠顶作痛，目眩鼻塞，或恶风发热，舌苔薄白，脉浮
- 方义
  - 君：川芎——祛风活血止痛；（尤善治少阳、厥阴经头痛）
  - 臣：薄荷叶、荆芥——疏风止痛，清利头目
  - 佐
    - 羌活——祛风止痛；（长于治太阳经头痛）
    - 白芷——祛风止痛；（长于治阳明经头痛）
    - 细辛——散寒止痛，通利鼻窍；（长于治少阴经头痛）
    - 防风——疏风解表
  - 使
    - 炙甘草——调和诸药
    - 清茶——清利头目；防风药升散温燥太过，耗气伤阴
  - 配伍特点：本方集众多辛散疏风药以一方，升散中寓有清降，具有疏风止痛而不温燥的特点，共奏疏风止痛之功

◆ 刘应科 ◆ 考研中医综合复习指导

羚角钩藤汤 {
组成:羚角片、霜桑叶、京川贝、鲜生地、双钩藤、滁菊花、茯神木、生白芍、生甘草、淡竹茹
功用:凉肝息风,增液舒筋
主治 {
肝热生风证。高热不退,烦闷躁扰,甚则神昏;热邪炽盛,内扰心神;手足抽搐,发为痉厥;
肝经热盛,热极动风;舌绛而干,或舌焦起刺,脉弦而数;肝经热盛,灼伤阴液
}
方义 {
君 {
羚羊角——凉肝息风
钩藤——清热平肝,息风解痉
}
臣 {
桑叶——散热清肝
菊花——清热平肝
}
佐 {
生地黄、白芍——滋阴养血,缓急舒筋
川贝、竹茹——清热化痰
茯神木——宁心安神
}
佐使:炙甘草——调和诸药
配伍特点 {
①集祛风止痛药于一方
②升散中寓有清降,疏风止痛而不温燥
}
}
}

镇肝熄风汤 {
组成:怀牛膝、生赭石、生龙骨、生牡蛎、生龟甲、生杭芍、玄参、天冬、川楝子、生麦芽、茵陈、甘草
功用:镇肝息风,滋阴潜阳
主治:类中风 {
①头目眩晕,目胀耳鸣,脑部热痛,面色如醉;肝肾阴亏,肝阳上亢
②心中烦热,噫气;肾水不能上济于心;胃失和降
③肢体渐觉不利,口眼渐形㖞斜,甚眩晕跌仆,昏不知人,或醒后不能复元;风阳上扰,
气血上逆
}
方义 {
君 {
怀牛膝——引血下行,补益肝肾
代赭石——镇肝降逆,急治其标
}
臣 {
龙骨、牡蛎、龟甲、白芍——益阴潜阳,镇肝息风
玄参、天冬——滋阴清热
龟甲、白芍——滋水涵木,滋阴柔肝
茵陈、川楝子、生麦芽——清泄肝热,疏肝理气
}
佐 {
川贝、竹茹——清热化痰
茯神木——宁心安神
}
使:炙甘草——调和诸药
配伍特点 {
①急则治标
②重镇与潜降相伍
③标本兼顾
④平肝佐以疏肝
}
}
}

大定风珠 {
组成:生白芍、阿胶、生龟甲、干地黄、麻仁、五味子、生牡蛎、麦冬、炙甘草、鸡子黄、鳖甲
功用:滋阴息风
主治:阴虚风动证。手足瘛疭,形消神倦,舌绛少苔,脉气虚弱,时时欲脱者
方义 {
君:鸡子黄、阿胶——血肉有情之品,滋阴养液息虚风
臣 {
生白芍、干地黄、麦冬——滋阴柔肝,缓急舒筋
龟甲、鳖甲、牡蛎——滋阴潜阳,重镇息风
}
佐 {
麻仁——养阴润燥
五味子——敛阴,合甘草酸甘化阴
}
使:炙甘草——调和诸药
配伍特点:滋阴养液药为主,配介类潜阳之品,寓息风于滋养之中,复真阴,潜浮阳,虚风自息
}
}

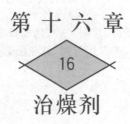

第十六章

16

治燥剂

■■ **重点要求**

　　本章节重点掌握杏苏散、清燥救肺汤、养阴清肺汤、麦门冬汤、百合固金汤的组成、用法、功用、主治、方义、加减应用及注意事项。桑杏汤、玉液汤、益胃汤、增液汤、琼玉膏的组成、功用、主治及配伍特点。桑杏汤和杏苏散,清燥救肺汤和桑杏汤,麦门冬汤和百合固金汤的对比分析及鉴别应用。

■■ **重点突破**

治燥剂
- 概念:凡以轻宣辛散或甘凉滋润药为主组成,具有轻宣外燥或滋阴润燥等作用,治疗燥证的方剂,统称治燥剂
- 分类 ①轻宣外燥剂:杏苏散、清燥救肺汤、桑杏汤
  ②滋阴润燥剂:养阴清肺汤、麦门冬汤、百合固金汤、玉液汤、琼玉膏
- 注意事项
  ①首先要分清外燥和内燥,外燥中又须分清是凉燥还是温燥
  ②临床上所见燥证亦多内外相兼,上下互见,治法亦须随证而施
  ③辛香耗津、苦寒化燥之品,均非燥证所宜。此外,甘凉滋润药物易于助湿滞气,脾虚便溏或素体湿盛者忌用

杏苏散
- 组成:苏叶、半夏、茯苓、前胡、苦桔梗、枳壳、炙甘草、生姜、大枣、杏仁、橘皮
- 功用:轻宣凉燥,理肺化痰
- 主治:外感凉燥证。恶寒无汗,头微痛,咳嗽痰稀,鼻塞咽干,苔白脉弦
- 方义
  - 君 苏叶——发表散邪,宣发肺气
    杏仁——降利肺气,润燥止咳
  - 臣 前胡——疏风散邪,降气化痰
    桔梗、枳壳——一升一降,助杏仁、苏叶理肺化痰
  - 佐 半夏、橘皮——燥湿化痰,理气行滞
    茯苓——渗湿健脾
    生姜、大枣——调和营卫以利解表,滋脾行津以润干燥
  - 佐使药:炙甘草——护胃安中,并缓诸药之峻烈
- 配伍特点:本方辛苦微温,宣降肺气,佐以化痰止咳

清燥救肺汤
- 组成:桑叶、煅石膏、炙甘草、人参、胡麻仁、真阿胶、麦冬、杏仁、枇杷叶
- 功用:清燥润肺,养阴益气
- 主治:温燥伤肺,气阴两伤证。身热头痛,干咳无痰,气逆而喘,咽喉干燥,鼻燥,心烦口渴,胸满胁痛,舌干少苔,脉虚大而数
- 方义
  - 君:桑叶——轻宣肺燥,透邪外出
  - 臣 石膏——清泄肺热
    麦冬——养阴润肺
  - 佐 人参——益气生津,合甘草以培土生金
    胡麻仁、阿胶——养阴润肺
    杏仁、枇杷叶——苦降肺气
  - 使药:炙甘草——调和诸药
- 配伍特点:全方宣、清、润、降四法并用,气阴双补,且宣散不耗气,清热不伤中,滋润不腻膈

养阴清肺汤
- 组成:大生地、麦冬、生甘草、玄参、贝母、丹皮、薄荷、白芍
- 功用:养阴清肺,解毒利咽
- 主治:白喉之阴虚燥热证。喉间起白如腐,不易拭去,并逐渐扩展,病变甚速,咽喉肿痛,初起或发热或不发热,鼻干唇燥,或咳或不咳,呼吸有声,似喘非喘,脉数无力或细数
- 方义:
  - 君:大生地——滋阴壮水,清热凉血
  - 臣:
    - 玄参——滋阴降火,解毒利咽
    - 麦冬——养阴清肺
  - 佐:
    - 丹皮——清热凉血,散瘀消肿
    - 白芍——敛阴和营泄热
    - 贝母——清热润肺,化痰散结
    - 薄荷——辛凉散邪,清热利咽
  - 使:生甘草——缓急止痛,调和诸药
- 附方:沙参麦冬汤
  - 组成:沙参、玉竹、生甘草、桑叶、麦冬、扁豆、天花粉
  - 功用:清养肺胃,生津润燥
  - 主治:燥伤肺胃阴分,或热或咳者

麦门冬汤
- 组成:麦冬、半夏、人参、甘草、粳米、大枣
- 功用:清养肺胃,降逆下气
- 主治:
  - 虚热肺痿。咳嗽气喘,咽喉不利,咳痰不爽,或咳唾涎沫,口干咽燥,手足心热,舌红少苔,脉虚数
  - 胃阴不足证。呕吐,纳少,呃逆,口渴咽干,舌红少苔,脉虚数
- 方义:
  - 君:麦冬——养肺胃之阴,清肺胃虚热
  - 臣:人参——益气生津
  - 佐:
    - 甘草、粳米、大枣——益气养胃
    - 半夏——降逆下气,化其痰涎
  - 佐使:甘草——润肺利咽,调和诸药
- 配伍特点:
  - ①培土生金
  - ②于大量甘润剂中少佐辛燥之品,主从有序,润燥得宜,滋而不腻,燥不伤津

百合固金汤
- 组成:熟地黄、生地黄、归身、白芍、生甘草、桔梗、玄参、贝母、麦冬、百合
- 功用:滋养肺肾,止咳化痰
- 主治:肺肾阴亏,虚火上炎证。咳嗽气喘,痰中带血,咽喉燥痛,头晕目眩,午后潮热,舌红少苔,脉细数
- 方义:
  - 君:
    - 百合——滋阴清热,润肺止咳
    - 生地黄、熟地黄——滋肾壮水,生地兼能凉血止血
  - 臣:
    - 麦冬——滋阴清热,润肺止咳
    - 玄参——滋阴壮水,以清虚火,兼利咽喉
  - 佐:
    - 当归——治咳逆上气,伍白芍以养血和血
    - 贝母——清热润肺,化痰止咳
  - 佐使:桔梗——宣肺利咽,化痰散结,并载药上行
  - 生甘草——清热泻火,调和诸药
- 配伍特点:
  - ①滋肾保肺,金水并调,尤以润肺止咳为主
  - ②滋养之中兼以凉血止血,宣肺化痰,标本兼顾但以治本为主

桑杏汤
- 组成:桑叶、杏仁、沙参、象贝、香豉、栀皮、梨皮
- 功用:清宣温燥,润肺止咳
- 主治:外感温燥证。身热不甚,口渴,咽干鼻燥,干咳无痰或痰少而黏,舌红,苔薄白而干,脉浮数而右脉大者
- 配伍特点:本方乃辛凉甘润之法,轻宣凉润之方,诸药用量较轻,且煎煮时间也不宜过长,正如原书方后注云"轻药不得重用,重用必过病所"

益胃汤
- 组成：沙参、麦冬、冰糖、细生地黄、玉竹
- 功用：滋养胃阴
- 主治：阳明温病，胃阴损伤证
- 方义
  - 君：生地黄、麦冬——养阴清热，生津润燥
  - 臣：北沙参、玉竹——养阴生津
  - 使：冰糖——濡养肺胃，调和诸药

玉液汤
- 组成：生山药、生黄芪、知母、生鸡内金、葛根、五味子、天花粉
- 功用：益气生津，润燥止渴
- 主治：消渴病。气不布津，肾虚胃燥，口渴引饮，小便频数量多，或小便浑浊，困倦气短，脉虚细无力
- 配伍特点：生津润燥与补气升阳、酸敛固摄相伍，有利津液的生成和输布

琼玉膏
- 组成：人参、生地黄、白茯苓、白蜜
- 功用：滋阴润肺，益气补脾
- 主治：肺阴亏损。虚劳干咳，咽燥咯血，肌肉消瘦，气短乏力等
- 配伍特点：药少方简，甘凉濡润，寓气液两补；金水并调，培土生金之法；采用膏剂，意在缓以图功

桑杏汤
杏苏散
- 相同点：均可轻宣外燥，用治外燥咳嗽
- 不同点
  - ①杏苏散所治系外感凉燥证，以杏仁与苏叶为君，配以宣肺化痰之品，所谓苦温甘辛法，意在轻宣凉燥，理肺化痰，可使凉燥解而津液布
  - ②桑杏汤所治系外感温燥证，以杏仁与桑叶为君，配伍清热润燥，止咳生津之品，所谓辛凉甘润法，意在轻宣温燥，凉润肺金，可使燥热清而津液复，诸症自除

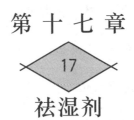

第 十 七 章

17

祛湿剂

■ 重 点 要 求

　　本章节重点掌握平胃散、藿香正气散、三仁汤、茵陈蒿汤、二妙散、连朴饮、八正散、五苓散、猪苓汤、防己黄芪汤、真武汤、苓桂术甘汤、实脾散的组成、用法、功用、主治、方义、加减应用及注意事项。甘露消毒丹、当归拈痛汤、五皮散、萆薢分清饮、羌活胜湿汤、独活寄生汤组成、功用、主治及配伍特点。五苓散和猪苓汤,苓桂术甘汤和五苓散,真武汤实脾散,羌活胜湿汤、九味羌活汤,甘露消毒丹和三仁汤的对比分析及鉴别应用。

■ 重 点 突 破

祛湿剂
- 概念:凡以祛湿药为主组成,具有化湿利水、通淋泄浊等作用,治疗水湿病证的方剂,统称祛湿剂。属"八法"中的"消法"
- 分类
  - ①燥湿和胃:平胃散、藿香正气散
  - ②清热祛湿:三仁汤、茵陈蒿汤、连朴饮、八正散、甘露消毒丹
  - ③利水渗湿:五苓散、猪苓汤、防己黄芪汤
  - ④温化寒湿:真武汤、苓桂术甘汤、实脾散、萆薢分清饮
  - ⑤祛风胜湿:羌活胜湿汤、独活寄生汤
- 注意事项:祛湿剂多由芳香温燥或甘淡渗利之药组成,易于耗伤阴津,故素体阴虚津亏、病后体弱,以及孕妇均应慎用

平胃散
- 组成:苍术、厚朴、陈皮、炙甘草、生姜、大枣
- 功用:燥湿运脾,行气和胃
- 主治:湿滞脾胃证。脘腹胀满,不思饮食,口淡无味,恶心呕吐,嗳气吞酸,肢体沉重,怠惰嗜卧,常多自利,舌苔白腻而厚,脉缓
- 方义
  - 君:苍术——燥湿健脾
  - 臣
    - 厚朴——行气除满,化湿
    - 苍术——行气以除湿,燥湿以运脾
  - 佐使
    - 生姜——温散水湿且能和胃降逆 ⎫
    - 大枣——补脾益气以襄助甘草培土制水之功 ⎬ 调和脾胃
    - 炙甘草——调和诸药,益气健脾和中 ⎭
- 配伍特点:以苦辛芳香温燥并用为特点

藿香正气散
- 组成:大腹皮、白芷、紫苏、茯苓、半夏曲、白术、陈皮、厚朴、苦桔梗、藿香、炙甘草
- 功用:解表化湿,理气和中
- 主治:外感风寒,内伤湿滞证。恶寒发热,头痛,胸膈满闷,脘腹疼痛,恶心呕吐,肠鸣泄泻,舌苔白腻,以及山岚瘴疟等
- 方义
  - 藿香为君,解表化湿,辟秽和中而止呕
  - 臣
    - 半夏曲、陈皮——理气燥湿,和胃降逆以止呕
    - 白术、茯苓——健脾运湿以止泻
  - 佐
    - 大腹皮、厚朴——行气化湿,畅中行滞
    - 桔梗——宣肺利膈,既益解表,又助化湿
    - 生姜、大枣——内调脾胃,外和营卫。
  - 使:炙甘草——调和药性,并协姜、枣以和中
- 配伍特点:外散风寒与内化湿滞相伍,健脾利湿与理气和胃共施

三仁汤

组成:杏仁、飞滑石、白通草、白蔻仁、竹叶、厚朴、生薏苡仁、半夏

功用:宣畅气机,清利湿热

主治:湿温初起及暑温夹湿之湿重于热证。头痛恶寒,身重疼痛,肢体倦怠,面色淡黄,胸闷不饥,午后身热,苔白不渴,脉弦细而濡

方义

　君
　　杏仁——宣利上焦肺气,气行则湿化
　　白蔻仁——芳香化湿,行气宽中,畅中焦之脾气
　　生薏苡仁——甘淡性寒,渗湿利水而健脾,使湿热从下焦而去
　臣:滑石、通草、竹叶——甘寒淡渗
　佐:半夏、厚朴——行气化湿,散结除满

配伍特点:体现了宣上、畅中、渗下,三焦分消的配伍特点,气畅湿行

茵陈蒿汤

组成:茵陈、栀子、大黄

功用:清热,利湿,退黄

主治:湿热黄疸。一身面目俱黄,黄色鲜明,发热,无汗或但头汗出,口渴欲饮,恶心呕吐,腹微满,小便短赤,大便不爽或秘结,舌红苔黄腻,脉沉数或滑数有力

方义
　君:茵陈——清热利湿,为治黄疸要药
　臣:栀子——清热降火,通利三焦,助茵陈引湿热从小便而去
　佐:大黄——泻热逐瘀,通利大便,导瘀热从大便而下

配伍特点:利湿与泄热并进,通利二便,前后分消,湿邪得除,瘀热得去,黄疸自退

二妙散

组成:黄柏、苍术

功用:清热燥湿

主治:湿热下注症

方义
　君:黄柏——胜热燥湿,善祛下焦之湿热
　臣:苍术——燥湿健脾

八正散

组成:车前子、瞿麦、萹蓄、滑石、山栀子仁、炙甘草、木通、大黄

功用:清热泻火,利水通淋

主治:湿热淋证。尿频尿急,溺时涩痛,淋沥不畅,尿色浑赤,甚则癃闭不通,小腹急满,口燥咽干,舌苔黄腻,脉滑数

方义

　君
　　滑石——滑利窍道,清热渗湿,利水通淋
　　木通——上清心火,下利湿热,使湿热之邪从小便而去
　臣:萹蓄、瞿麦、车前子——清热利水通淋
　佐
　　山栀子仁——清泄三焦,通利水道
　　大黄——荡涤邪热,并能使湿热从大便而去
　使
　　炙甘草——调和诸药,兼能清热、缓急止痛
　　灯芯草——增利水通淋之力

配伍特点
　①三焦同治
　②清利与清泻合法
　③有疏凿分消之巧

五苓散

组成:猪苓、泽泻、白术、茯苓、桂枝

功用:利水渗湿,温阳化气

主治:膀胱气化不利之蓄水证

方义
　君:泽泻——以其甘淡,直达肾与膀胱,利水渗湿
　臣:茯苓、猪苓之淡渗,增强其利水渗湿之力
　佐
　　白术——健脾以运化水湿
　　桂枝——温阳化气以助利水,解表散邪以祛表邪

配伍特点:甘淡渗利为主,佐以温阳化气,使水湿之邪从小便而去

防己黄芪汤
- 组成:防己、黄芪、甘草、白术
- 功用:益气祛风,健脾利水
- 主治:表虚不固之风水或风湿证。汗出恶风,身重微肿,或肢节疼痛,小便不利,舌淡苔白,脉浮
- 方义
  - 君
    - 防己——祛风行水
    - 黄芪——益气固表,兼可利水
  - 臣:白术——补气健脾祛湿,增黄芪益气固表之力
  - 佐:姜、枣——调和营卫
  - 佐使:甘草——和中,兼可调和诸药
- 配伍特点:祛风与除湿健脾并用,扶正与祛邪兼顾
- 附方防己茯苓汤
  - ①组成:防己、茯苓、桂枝、黄芪、甘草
  - ②功用:利水消肿
  - ③主治:卫阳不足之皮水,四肢肿,水气在皮肤中,四肢聂聂动者

猪苓汤
- 组成:猪苓、茯苓、泽泻、阿胶、滑石
- 用法:以水四升,先煮四味,取二升,去滓,内阿胶烊消,温服七合,日三服
- 功用:利水,养阴,清热
- 主治:水热互结证。小便不利,发热,口渴欲饮,或心烦不寐,或兼有咳嗽、呕恶、下利,舌红苔白或微黄,脉细数。又治血淋,小便涩痛,点滴难出,小腹满痛者
- 方义
  - 君:猪苓——淡渗利水
  - 臣:茯苓、泽泻——益猪苓利水渗湿之力
  - 佐:滑石——利水、清热   阿胶——滋阴润燥
  - 使:甘草——调和诸药
- 配伍特点:五药今方,利水渗湿为主,清热养阴为辅,体现了利水而不伤阴,滋阴而不碍湿的配伍特点

真武汤
- 组成:茯苓、芍药、白术、生姜、附子
- 功用:温阳利水
- 主治:阳虚水泛证
- 方义
  - 君:附子——温肾助阳,以化气行水,兼暖脾土,以温运水湿
  - 臣
    - 茯苓——利水渗湿
    - 白术——健脾燥湿
  - 佐:生姜、白芍——生姜既助附子温阳散寒,又合苓术宣散水湿。白芍一利小便行水气,而柔肝缓急以止腹痛,三敛阴舒筋以解筋肉瞤动,四可防止附子燥热伤阴
  - 佐使:甘草——和中,兼可调和诸药
- 配伍特点
  - ①主以温阳,兼行散水、利水、燥湿
  - ②配合一上以辛热、渗利、苦燥酸收,刚柔通涩相济,温阳利水燥湿不伤阴,为有制之师
- 加减应用
  - ①若咳者,加五味子、细辛、干姜
  - ②若小便利者,去茯苓
  - ③若下利者,去芍药,加干姜
  - ④若呕者,去附子,加重干姜
- 附方:附子汤
  - ①组成:附子、茯苓、人参、芍药、白术
  - ②功用:温经助阳,祛寒化湿
  - ③主治:阳虚寒湿证。身体骨节疼痛,恶寒肢冷,苔白滑,脉沉微

苓桂术甘汤

组成:茯苓、桂枝、白术、炙甘草

功用:温阳化饮,健脾利湿

主治:中阳不足之痰饮。胸胁支满,目眩心悸,短气而咳,舌苔白滑,脉弦滑或沉紧

方义
君:茯苓——健脾利水,渗湿化饮
臣:桂枝——温阳化气,平冲降逆
佐:白术——功能健脾燥湿
佐使:炙甘草
①合桂枝以辛甘化阳,以襄助温补中阳之力
②合白术益气健脾,崇土以利制水
③调和诸药,功兼佐使之用

配伍特点:主用辛甘淡,辅以辛甘温,为温阳化饮的重要配伍

加减应用
①痰饮犯肺,咳逆咳痰较甚,可加半夏、陈皮
②脾虚而神疲乏力,加党参、黄芪

附方
甘草干姜茯苓白术汤
①组成:甘草、干姜、茯苓、白术
②功用:温脾胜湿
③主治:寒湿下浸之肾着病。身重腰下冷痛,腰重如带五千钱,但饮食如故,口不渴,小便自利

茯苓桂枝甘草大枣汤
①组成:茯苓、桂枝、甘草、大枣
②功用:温阳利水
③主治:心阳不振,痰饮内停之奔豚。发汗后,其人脐下悸,欲作奔豚

实脾散

组成:厚朴、白术、木瓜、木香、草果仁、大腹子、炮附子、白茯苓、炮姜、炙甘草

功用:温阳健脾,行气利水

主治:脾肾阳虚,水气内停之阴水。半身以下肿甚,手足不温,口中不渴,胸腹胀满,大便溏薄,舌苔白腻,脉沉弦而迟

方义
君
炮附子——温肾阳而助气化以行水
干姜——温脾阳而助运化以制水
臣:茯苓、白术——渗湿健脾
佐
草果、厚朴——燥湿
槟榔——利水
木香 } 行气导滞
木瓜——除湿醒脾和中
佐使
生姜——温散水气
炙甘草——调和诸药 } 益脾和中
大枣

配伍特点:脾肾同治,而以温脾阳为主;寓行气于温利之中,令气行则湿化

甘露消毒丹

组成:飞滑石、淡黄芩、绵茵陈、石菖蒲、川贝母、木通、藿香、连翘、白蔻仁、薄荷、射干

功用:利湿化浊,清热解毒

主治:湿温时疫,邪在气分,湿热并重证。发热倦怠,胸闷腹胀,肢酸咽痛,身目发黄,颐肿口渴,小便短赤,泄泻淋浊,舌苔白或厚腻或干黄,脉濡数或滑数

配伍特点:利湿清热,两相兼顾,且以芳香行气悦脾,寓气行则湿化之义;佐以解毒利咽

当归拈痛汤

组成:羌活、甘草、茵陈、防风、苍术、当归身、知母、猪苓、泽泻、升麻、白术、黄芩、葛根、人参、苦参

功用:利湿清热,疏风止痛

主治:湿热相搏,外受风邪证

配伍特点:本方发散风湿与利湿清热相配,表里同治;苦燥渗利佐以补气养血,邪正兼顾

五皮散
- 组成:生姜、桑白皮、陈皮、大腹皮、茯苓
- 功用:利水消肿,理气健脾
- 主治:水停气滞之皮水证
- 配伍特点:利水与行气同用,有气行湿之化功;健脾与肃肺并行;辛散与淡渗合法

萆薢分清饮
- 组成:益智、川萆薢、石菖蒲、乌药
- 功用:温肾利湿,分清化浊
- 主治:下焦虚寒之膏淋、白浊。小便频数,浑浊不清,自如米泔,凝如膏糊,舌淡苔白,脉沉
- 配伍特点:温阳化气与分清别浊药物组成,以分清别浊为主

羌活胜湿汤
- 组成:羌活、独活、藁本、防风、炙甘草、蔓荆子、川芎
- 功用:祛风,胜湿,止痛
- 主治:风湿在表之痹证。肩背痛不可回顾,头痛身重,或腰脊疼痛,难以转侧,苔白,脉浮
- 配伍特点:本方用药多辛温性燥,但剂量较轻,意到轻扬,使之微微发汗;方中二活并用,上下同治,通宣周身湿痹,以解风湿之表邪为主,稍佐川芎行血止痛

独活寄生汤
- 组成:独活、桑寄生、杜仲、牛膝、细辛、秦艽、茯苓、肉桂心、防风、川芎、人参、甘草、当归、芍药、干地黄
- 功用:祛风湿,止痹痛,益肝肾,补气血
- 主治:痹证日久,肝肾两虚,气血不足证。腰膝疼痛,痿软,肢节屈伸不利,或麻木不仁,畏寒喜温,心悸气短,舌淡苔白,脉细弱
- 配伍特点:以祛风寒湿邪而止痹痛为主,辅以补肝肾、益气血之品,邪正兼顾,祛邪不伤正,扶正不留邪

五苓散 / 猪苓汤
- 相同点:
  - ①分类:利水渗湿剂
  - ②泽泻、猪苓、茯苓为二方共有药物
  - ③主治:皆治小便不利
- 不同点:
  - ①五苓散主治证乃因水湿内盛,膀胱气化不利,配伍桂枝、白术,而成温阳化气利水之剂
  - ②猪苓汤所主治证乃因邪气入里化热,水热互结,灼伤阴津,故佐滑石、阿胶,共成利水清热养阴之方

苓桂术甘汤 / 五苓散
- 相同点:
  - ①分类:温阳化饮
  - ②泽泻、猪苓、茯苓、桂枝、白术为二方共有药物
- 不同点:
  - ①五苓散以泽泻为君,臣以茯苓、猪苓,直达下焦,利水渗湿为主,主治饮停下焦之头眩、脐下悸,或吐涎沫等症
  - ②苓桂术甘汤以茯苓为君,臣以桂枝温阳化饮为主,四药皆入中焦脾胃,主治饮停中焦之胸胁支满、头眩、心下悸等症

羌活胜湿汤 / 九味羌活汤
- 相同点:二者均可祛风胜湿;主治外感风寒,风湿在表证;组成上均有羌活、川芎、防风
- 不同点:
  - ①九味羌活汤解表之力较本方为著,且辛散温燥之中佐以寒凉清热之品,故主治外感风寒湿邪兼有里热之证,以恶寒发热为主,兼口苦微渴
  - ②羌活胜湿汤善祛一身上下之风湿,而解表之力较弱,故主治风湿客表之证,以头身重痛为主,表证不著

真武汤 / 实脾散
- 相同点:均治阳虚水肿,具温补脾肾,利水渗湿之功
- 不同点:
  - ①真武汤以附子为君,不用干姜,故偏于温肾,温阳利水之中又佐以芍药敛阴柔筋,缓急止痛,故其主治阳虚水肿见腹痛下利、四肢沉重疼痛等
  - ②实脾散以附子、干姜共为君药,故温脾之力胜于真武汤,且佐入木香、厚朴、槟榔、草果等行气导滞之品,主治阳虚水肿兼有胸腹胀满等气滞见症者

甘露消毒丹 / 三仁汤
- 相同点:清热利湿之剂,治疗湿热留滞气分之证
- 不同点:
  - ①三仁汤配伍滑石、通草、竹叶三焦分消,重在祛湿,宣畅气机,故宜于湿多热少,气机阻滞之湿温初起或暑温夹湿证
  - ②甘露消毒丹本方重用滑石、茵陈、黄芩,配伍悦脾和中、清热解毒之品,清热利湿并重,兼可化浊解毒,故宜于湿热并重,疫毒上攻之证

第十八章

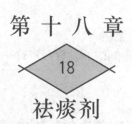

祛痰剂

■ 重 点 要 求

　　本章节重点掌握二陈汤、温胆汤、贝母瓜蒌散、清气化痰丸、小陷胸汤、半夏白术天麻汤的组成、用法、功用、主治、方义、加减应用及注意事项。小半夏汤、止嗽散、三子养亲汤、滚痰丸、苓甘五味姜辛汤、定痫丸的组成、功用、主治及配伍特点。温胆汤和酸枣仁汤,小陷胸汤和清气化痰汤,真武汤实脾散,羌活胜湿汤九味羌活汤,甘露消毒丹和三仁汤的对比分析及鉴别应用。祛痰药的比较考的较少,但仔细鉴别其组成及功效有利于更好地掌握各方的要点及配伍意义。

■ 重 点 突 破

祛痰剂
- 概念:凡以祛痰药为主组成,具有消除痰涎作用,治疗各种痰病的方剂,统称祛痰剂。属"八法"中的"消法"
- 分类
  - ①燥湿化痰:二陈汤、温胆汤
  - ②清热化痰:清气化痰丸、小陷胸汤
  - ③润燥化痰:贝母瓜蒌散
  - ④温化寒痰:三子养亲汤
  - ⑤化痰息风:半夏白术天麻汤、止嗽散
- 注意事项
  - ①首先应辨别痰病的性质,分清寒热燥湿的不同
  - ②同时应注意病情,辨清标本缓急。有咳血倾向者,不宜使用燥热之剂,以免引起大量出血;表邪未解或痰多者,慎用滋润之品,以防壅滞留邪,病久不愈

二陈汤
- 组成:半夏、橘红、白茯苓、炙甘草、生姜、乌梅
- 功用:燥湿化痰,理气和中
- 主治:湿痰证。咳嗽痰多,色白易咳,恶心呕吐,胸膈痞闷,肢体困重,或头眩心悸,舌苔白滑或腻,脉滑
- 方义
  - 君:半夏——燥湿化痰,且又和胃降逆
  - 臣:橘红——理气行滞,又能燥湿化痰
  - 佐
    - 茯苓——健脾渗湿
    - 生姜——制半夏之毒,痰降逆、和胃止呕
    - 乌梅——收敛肺气,与相伍,防半夏、橘红燥散伤正之虞
  - 佐使:炙甘草——健脾和中,调和诸药
- 配伍特点:本方结构严谨,散收相合,标本兼顾,燥湿理气祛已生之痰,健脾渗湿杜生痰之源,共奏燥湿化痰,理气和中之功。
- 加减应用
  - ①咳嗽痰多兼恶风发热者,可加苏叶、前胡、荆芥
  - ②肺热而痰黄黏稠者,可加胆星、瓜蒌
  - ③肺寒而痰白清者,可加干姜、细辛、五味子
  - ④风痰上扰而头晕目眩者,可加天麻、僵蚕
  - ⑤脾虚食少便溏者,可加白术、泽泻
  - ⑥气滞胸满较甚者,可加桔梗、枳壳

温胆汤

组成:半夏、竹茹、枳实、陈皮、炙甘草、茯苓、生姜、大枣

功用:理气化痰,和胃利胆

主治:胆郁痰扰证。胆怯易惊,头眩心悸,心烦不眠,夜多异梦;或呕恶呃逆,眩晕,癫痫。苔白腻,脉弦滑

方义

半夏——燥湿化痰,和胃止呕

臣
竹茹——清热化痰,除烦止呕
陈皮——理气行滞,燥湿化痰
枳实——降气导滞,消痰除痞

佐
茯苓——健脾渗湿,以杜生痰之源
生姜、大枣——调和脾胃,且生姜兼制半夏毒性

使:甘草——调和药性

配伍特点:清胆与和胃兼行,理气与化痰并重,标本兼治

加减应用
①本方为二陈汤去乌梅加大枣、枳实、竹茹而成
②加黄连为黄连温胆汤
③去姜、枣,易枳实、茯苓为枳壳、赤茯苓,更加青蒿、青子芩、碧玉散,为蒿芩清胆汤

贝母瓜蒌散

组成:贝母、瓜蒌、天花粉、茯苓、橘红、桔梗

功用:润肺清热,理气化痰

主治:燥痰咳嗽。咳嗽呛急,咳痰不爽,涩而难出,咽喉干燥梗痛,苔白干

方义

君
贝母——润肺清热,化痰止咳
瓜蒌——清肺润燥,开结涤痰

臣
天花粉——清降肺热,生津润燥
橘红——理气化痰
茯苓——健脾渗湿

佐使:桔梗——宣肺化痰,引诸药入肺经

配伍特点:方清润宣化并用,肺脾同调,而以润肺化痰为主,且润肺而不留痰,化痰又不伤津

清气化痰丸

组成:陈皮、杏仁、枳实、酒黄芩、瓜蒌仁、茯苓、胆南星、制半夏

功用:清热化痰,理气止咳

主治:痰热咳嗽。咳嗽气喘,咳痰黄稠,胸膈痞闷,甚则气急呕恶,烦躁不宁,舌质红,苔黄腻,脉滑数

方义

君
胆南星苦凉、瓜蒌仁甘寒,均长于清热化痰
瓜蒌仁尚能导痰热从大便而下

臣
制半夏虽属辛温之品,但与苦寒之黄芩相配,一化痰散结,一清热降火,既相辅相成,又相制相成,共为臣药

佐
杏仁——降利肺气以宣上
陈皮——理气化痰以畅中
枳实——破气化痰以宽胸
茯苓——健脾渗湿以杜生痰之源

使:姜汁为丸,用为开痰之先导

配伍特点:化痰与清热、理气并进

小陷胸汤
- 组成:黄连、半夏、全瓜蒌
- 功用:清热化痰,宽胸散结
- 主治:痰热互结之结胸证。胸脘痞闷,按之则痛,或心胸闷痛,或咳痰黄稠,舌红苔黄腻,脉滑数
- 方义
  - 君:全瓜蒌——清热涤痰,宽胸散结
  - 臣
    - 黄连——泄热除痞
    - 半夏——化痰散结
- 配伍特点:本方清热化痰与理气并用,辛开苦降,使郁积得开,痰火得降,结胸自除

半夏白术天麻汤
- 组成:半夏、天麻、茯苓、橘红、白术、甘草、生姜、大枣
- 功用:化痰息风,健脾祛湿
- 主治:风痰上扰证。眩晕,头痛,胸膈痞闷,恶心呕吐,舌苔白腻,脉弦滑
- 方义
  - 君
    - 半夏——燥湿化痰,降逆止呕
    - 天麻——平肝息风,而止头眩
  - 臣:白术、茯苓——健脾祛湿
  - 佐:橘红——理气化痰
  - 使:甘草——和中调药;煎加姜、枣调和脾胃,生姜兼制半夏之毒
- 配伍特点:风痰并治,标本兼顾,但以化痰息风治标为主,健脾祛湿治本为辅
- 加减应用:《医学心悟·头痛》中另有一半夏白术天麻汤,较本方多蔓荆子三钱,白术减为一钱,治痰厥头痛、胸膈多痰,动则眩晕之证

小半夏汤
- 组成:半夏、生姜
- 功用:和胃降逆,消痰蠲饮
- 主治:痰饮内停,心下痞闷,呕吐不渴,及胃寒呕吐,痰饮咳嗽
- 配伍特点:半夏、生姜为呕家之圣药,二者合用,共奏和胃降逆化痰消饮之功

滚痰丸
- 组成:礞石、大黄、片黄芩、沉香
- 功用:泻火逐痰
- 主治:实热老痰证
- 配伍特点:以重坠剽悍之祛痰药,配伍攻下荡涤之品,以攻泻顽痰

苓甘五味姜辛汤
- 组成:茯苓、甘草、干姜、细辛、五味子
- 功用:温肺化饮
- 主治:寒饮内停之咳嗽
- 配伍特点:散并行、开阖相济、肺脾同治、标本兼顾

定痫丸
- 组成:明天麻、川贝母、半夏、茯苓、茯神、胆南星、石菖蒲、全蝎、僵蚕、真琥珀、陈皮、远志、丹参、麦冬、辰砂、甘草
- 功用:涤痰息风,清热定痫
- 主治:痰热内扰之痫病
- 配伍特点:清热化痰和平肝息风并施,醒神开窍与镇静安神相济

止嗽散
- 组成:桔梗、荆芥、紫菀、百部、白前、甘草、陈皮
- 功用:宣利肺气,疏风止咳
- 主治:风邪犯肺证。咳嗽咽痒,咳痰不爽,或微有恶风发热,舌苔薄白,脉浮缓
- 配伍特点:综观全方,药虽七味,量极轻微,具有温而不燥、润而不腻、散寒不助热、解表不伤正的特点

三子养亲汤 {
  组成:紫苏子、白芥子、莱菔子
  功用:温肺化痰,降气消食
  主治:痰壅气逆食滞证。咳嗽喘逆,痰多胸痞,食少难消,舌苔白腻,脉滑
  配伍特点:本方消痰降气,化滞通便,降肺通肠,尤能止咳平喘
}

温胆汤
酸枣仁汤 {
  相同点:均可治疗虚烦不眠等症
  不同点 {
    ①酸枣仁汤证为心肝血虚,兼阴虚内热所致,该方重在养血安神,清热除烦,使心肝得养,虚热得清则虚烦可止
    ②温胆汤为胆胃不和,痰热内扰所致,重在理气化痰,清胆和胃,使痰热得清,胆胃得和,则虚烦自除
  }
}

小陷胸汤
清气化痰汤 {
  相同点:均有清热化痰之功,均可治痰热证
  不同点 {
    ①清气化痰丸降火化痰之力较胜,主治痰热气逆于肺的咳吐黄痰为主证者
    ②小陷胸汤则化痰开结之功,主治痰热互结胸脘而以胸脘痞痛为主证者
  }
}

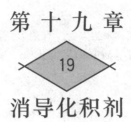

第十九章

19

消导化积剂

■ 重点要求

　　本章节重点掌握保和丸、枳术丸、健脾丸的组成、用法、功用、主治、方义、加减应用及注意事项。木香槟榔丸、枳实导滞丸、葛花解醒汤、鳖甲煎丸、海藻玉壶汤、消瘰丸的组成、功用、主治及配伍特点。本章相关方剂的比较考的不多,其中要注意枳实导滞丸和木香槟榔丸、健脾丸和保和丸、枳术汤和枳术丸的异同。

■ 重点突破

消导化积剂 ┬ 概念:凡以消食药为主组成,具有消食健脾或化积导滞作用,治疗食积停滞的方剂,统称消食剂。属于"八法"中的"消法"
　　　　　 ├ 分类 ┬ ①消食化滞剂
　　　　　 │　　　└ ②健脾消食剂
　　　　　 └ 注意事项 ┬ ①食积内停,易使气机阻滞,气机阻滞又可导致积滞不化,故消食剂中又常配伍理气药,使气行而积消
　　　　　　　　　　　└ ②消食剂虽较泻下剂缓和,但毕竟属于攻伐之剂,故不宜久服,纯虚无实者禁用

保和丸 ┬ 组成:山楂、神曲、半夏、茯苓、陈皮、连翘、莱菔子
　　　 ├ 功用:消食和胃
　　　 ├ 主治:食滞胃脘证。脘腹痞满胀痛,嗳腐吞酸,恶食呕逆,或大便泄泻,舌苔厚腻,脉滑
　　　 ├ 方义 ┬ 君:山楂——消一切饮食积滞,长于消肉食油腻之积
　　　 │　　　├ 臣 ┬ 神曲——消食健胃,长于化酒食陈腐之积
　　　 │　　　│　　└ 莱菔子——下气消食除胀,长于消谷面之积
　　　 │　　　└ 佐 ┬ 半夏、陈皮——理气化湿,和胃止呕
　　　 │　　　　　 ├ 茯苓——健脾利湿,和中止泻
　　　 │　　　　　 └ 连翘——既可散结以助消积,又可清解食积所生之热
　　　 ├ 配伍特点:诸药配伍,使食积得化,胃气得和,热清湿去,则诸症自除
　　　 ├ 加减应用 ┬ ①若食积较重者,可加枳实、槟榔
　　　 │　　　　　├ ②苔黄脉数者,可加黄连、黄芩
　　　 │　　　　　├ ③大便秘结者,可加大黄
　　　 │　　　　　└ ④兼脾虚者,可加白术
　　　 └ 附方:大安丸 ┬ ①组成:山楂、神曲、半夏、茯苓、陈皮、连翘、莱菔子、白术
　　　　　　　　　　　├ ②功用:健脾消食
　　　　　　　　　　　└ ③主治:食积兼脾虚之证。饮食不消,脘腹胀满,大便泄泻

枳术丸 ┬ 组成:枳实、白术
　　　 ├ 功用:健脾消痞
　　　 ├ 主治:脾虚气滞,饮食停聚。胸脘痞满,不思饮食
　　　 ├ 方义 ┬ 君:白术——健脾祛湿,以助脾之运化
　　　 │　　　├ 臣:枳实——下气化滞,消痞除满
　　　 │　　　└ 另:荷叶烧饭为丸,取其养脾胃而升清,以助白术健脾益胃之功
　　　 └ 配伍特点:脾虚重于积滞,治宜健脾化积,故重用白术,意在以补为主

（左侧竖排）◇刘应科◇　考研中医综合复习指导

（页码）916

健脾丸
- 组成:白术、木香、黄连、甘草、茯苓、人参、神曲、陈皮、砂仁、麦芽、山楂、山药、肉豆蔻
- 功用:健脾和胃,消食止泻
- 主治:脾虚食积证。食少难消,脘腹痞闷,大便溏薄,倦怠乏力,苔腻微黄,脉虚弱
- 方义:
  - 君:白术、茯苓——健脾祛湿以止泻
  - 臣:
    - 山楂、神曲、麦芽——消食和胃,除已停之积
    - 人参、山药——益气补脾
  - 佐:
    - 木香、砂仁、陈皮——理气开胃,醒脾化湿
    - 肉豆蔻——合山药以涩肠止泻
    - 黄连——清热燥湿,且可清解食积所化之热
  - 佐使:甘草——补中和药
- 配伍特点:消补兼施之剂,补而不滞,消不伤正,补重于消

木香槟榔丸
- 组成:木香、槟榔、青皮、陈皮、莪术、枳壳、黄连、黄柏、大黄、香附子、牵牛子、芒硝
- 功用:行气导滞,攻积泄热
- 主治:积滞内停,湿蕴生热。脘腹痞满胀痛,赤白痢疾,里急后重,或大便秘结,舌苔黄腻,脉沉实
- 配伍特点:全方行气药与攻下药配伍,共奏行气导滞,攻积泄热之效。使积滞得下,腑气得通,热随积去,诸症自愈

枳实导滞丸
- 组成:大黄、枳实、神曲、茯苓、黄芩、黄连、白术、泽泻
- 功用:消导化积,清热利湿
- 主治:湿热食积证。脘腹胀痛,下痢泄泻,或大便秘结,小便短赤,舌苔黄腻,脉沉有力
- 配伍特点:诸药相伍,积去食消,湿去热清,诸症自解。此方用于湿热食滞之泄泻、下痢,亦属"通因通用"之法

鳖甲煎丸
- 组成:鳖甲、射干、黄芩、鼠妇、干姜、大黄、桂枝、石韦、厚朴、瞿麦、紫葳、阿胶、柴胡、蜣螂、芍药、牡丹、虻虫、䗪虫、蜂巢、赤硝、桃仁、人参、半夏、葶苈子
- 功用:行气活血,祛湿化痰,软坚消癥
- 主治:疟母

海藻玉壶汤
- 组成:海藻、贝母、陈皮、昆布、青皮、川芎、当归、连翘、半夏、甘草节、独活、海带
- 功用:化痰软坚,理气散结,滋阴泻火
- 主治:瘿瘤初起,或肿或硬,或赤或不赤,但未破者,如甲状腺功能亢进症,脂膜炎、乳腺增生症、淋巴结核、结核性腹膜炎、多发性疖病等

枳实导滞丸 / 木香槟榔丸
- 相同点:均可行气,攻积,泄热,导滞
- 不同点:
  - ①木香槟榔丸攻下之力较大,破气、行气、下气于一方,适用于积滞较重、脘腹痞满胀痛较甚的积滞内停,生湿蕴热之证
  - ②枳实导滞丸攻下之力较弱,而祛湿之功胜,适用于积滞较轻,痞满不甚的湿热食积之证

健脾丸 / 保和丸
- 相同点:均可消食,治疗食积之证
- 不同点:
  - ①保和丸功用消食和胃,是消食积的通用方,主治脘腹痞胀,恶食嗳腐的食积内停之证
  - ②健脾丸为消补兼施之剂,健脾、消食之力均佳,且有渗湿止泻之功,主治脾虚食停,便溏泄泻之证

枳术丸 / 枳术汤
- 相同点:同为消补兼施之剂
- 不同点:
  - ①枳术丸重用白术,且为丸剂,以补为主,两方补消有偏,缓急有异,各有深意,不可移易
  - ②枳术汤中枳实用量倍于白术,且用汤剂,意在以消散为主,治心下坚,大如盘,边如旋盘,水饮作之证

917

第 二 十 章

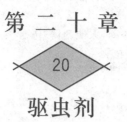

驱虫剂

■ 重点要求

本章重点掌握乌梅丸方剂的组成、用法、功用、主治、方义、加减应用及注意事项。

■ 重点突破

驱虫剂
- 概念:凡以安蛔、驱虫药物为主组成,用于治疗人体消化道寄生虫病的方剂,统称驱虫剂
- 注意事项
  - ①服药时应忌吃油腻食物,并以空腹为宜
  - ②有些驱虫药含有毒性,因此在运用时要注意剂量,用量过大,易伤正气或中毒用量不足,则难生效
  - ③有些驱虫药具有攻伐作用,对年老体弱、孕妇等,使用宜慎重,或禁用
  - ④服驱虫剂之后,见有脾胃虚弱者,宜适当内服调补脾胃之剂,以善其后
  - ⑤凡见有寄生虫病症状,可以先作粪便检查,发现虫卵,再结合辨证使用驱虫剂,这样可以达到安全、准确的目的

乌梅丸
- 组成:乌梅、细辛、干姜、黄连、当归、附子、蜀椒、桂枝、人参、黄柏
- 功用:温脏安蛔
- 主治:脏寒蛔厥证。脘腹阵痛,烦闷呕吐,时发时止,得食则吐,甚则吐蛔,手足厥冷,或久泻久痢
- 方义
  - 君:乌梅——酸能安蛔,使蛔静则痛止
  - 臣:蜀椒、细辛——辛可伏蛔,温可祛寒
  - 佐:
    - 黄连、黄柏——苦能下蛔,清解逆乱之热
    - 附子、桂枝、干姜——温脏祛寒,辛可制蛔
    - 当归、人参——补养气血,合桂枝以养血通脉
  - 使:以蜜为丸,甘缓和中
- 配伍特点
  - ①酸苦辛并进,使"蛔得酸则静,得辛则伏,得苦则下"
  - ②寒热并用,邪正兼顾

肥儿丸
- 组成:神曲、黄连、肉豆蔻、使君子、麦芽、槟榔、木香
- 功用:杀虫消积,健脾清热
- 主治:虫积腹痛,消化不良。面黄体瘦,肚腹胀满,发热口臭,大便稀溏等症
- 配伍特点:全方有健脾、消积、清热、驱虫的作用

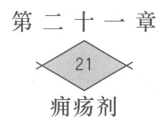

第 二 十 一 章

痈疡剂

■ 重 点 要 求

本章历年考题不多,涉及方剂 3 首,即犀黄丸、透脓散、小金丹。重点掌握各方的组成及功效。其中透脓散、小金丹要着重掌握。

■ 重 点 突 破

痈疡剂
- 概念:凡用以治疗痈疽疮疡的一类方剂称痈疡剂。这类方剂主要具有解毒消肿、托里排脓、生肌敛疮作用
- 分类:痈疡治法有消、托、补三法,因此有消散痈毒剂、托毒透脓剂、补益扶正剂
- 注意事项
  - ①痈疡发于内在脏腑,在辨证上主要是分清寒热虚实,已成脓或未成脓等
  - ②痈疡发于内在脏腑的治法,是以清热解毒,逐瘀排脓,散结消肿为主。如痈疡已成,毒盛使用托法,应注意解毒,防止余毒留恋
  - ③化脓迟缓,还必须注意攻透,力求毒随脓泄,防止内陷。在痈疡余毒未尽之际,纯补太早,终非所宜,还应兼顾清解余毒,以免因补留邪

犀黄丸
- 组成:犀黄、麝香、乳香、没药、黄米饭
- 功用:解毒消痈,化痰散结,活血祛瘀
- 主治:乳癌、横痃、瘰疬、痰核、流注、肺痈、小肠痈等。全方以清热解毒与豁痰散结为主,活血祛瘀药为辅,以达清热解毒,痰化瘀散的目的

透脓散
- 组成:生黄芪、当归、穿山甲、皂角刺、川芎
- 功用:托毒溃脓
- 主治:痈疡肿痛,正虚不能托毒。内已成脓,外不易溃,漫肿无头,或酸胀热痛
- 配伍特点:本方配伍特点,是祛邪中兼以扶正,属于托法范围。目的在于托毒排脓,使毒随脓泄,腐祛新生

小金丹
- 组成:白胶香、制草乌、五灵脂、地龙、木鳖、乳香、没药、酒归身、麝香、黑炭
- 功用:化痰祛湿,祛瘀通络
- 主治:寒湿痰瘀,阻滞凝结,如流注、痰核、瘰疬、乳岩、横痃、贴骨疽、蟮头等病。初起皮色不变,肿硬作痛者
- 配伍特点:以温通消散为主。诸药相配,温通、活血、消壅、散结之力较强,可使寒散络通,痰消瘀化,疽肿自平

强化篇 ◉ 中医内科学

第 一 章

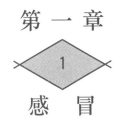

感 冒

■■ 重 点 要 求

　　本章为考试的重点章节,包含的考点很多。务必掌握感冒的辨证论治,对于每个证型都要掌握其临床表现、治法、代表方和重要的加减方,此外要了解感冒的病因病机和治疗原则。对于往年曾经在本章节考查过的题目要做到心中有数。

■■ 重 点 突 破

━ 病因病机

1.病因

①外感六淫,风为主因
②时行疫毒伤人

2.病机

①基本病机:邪犯肺卫,卫表不和
②病位:主要在肺卫,在外在表
③病理性质:感冒属表实证。由于四时六气之不同,人体素质之差异,临床上有风寒、风热、暑湿等证
　　　　　　也有因体虚感受外邪者,属邪实正虚之候

━ 辨证论治

1.辨证要点

①本病为邪在肺卫,多属表属实,但必须区别风寒、风热和暑湿兼夹之证
②虚体感冒则须辨别气虚、阴虚

2.治疗原则

①基本原则:解表达邪
②邪实:风寒者辛温发汗、风热者辛凉清解、暑湿兼夹者清暑祛湿解表
③正虚:气虚者益气解表、阴虚者滋阴解表、阳虚者助阳解表

◎提示▶▶▶不包括润燥解表。

3.辨证论治

(1)风寒束表证

①临床表现:恶寒重,发热轻,无汗,头痛,舌苔薄白而润,脉浮或浮紧
②治法:辛温解表
③代表方:荆防达表汤或荆防败毒散加减
④加减
　　风寒夹湿,肢体酸痛,头重头胀,身热不扬,脉濡者,羌活胜湿汤加减
　　夹痰浊者,加二陈汤化痰除湿
　　寒包火者,麻杏石甘汤解表清热
　　表里皆实者,防风通圣散加减

（2）风热犯表证

①临床表现：身热较著，微恶风，汗泄不畅，口渴欲饮，舌苔薄黄、边尖红，脉象浮数

②治法：辛凉解表

③代表方：银翘散或葱豉桔梗汤加减

④加减：秋季夹燥邪者，桑杏汤加减以疏风清燥。养阴肃肺

（3）暑湿伤表证

①临床表现：身热，汗少，肢体酸重，头昏重胀，渴不多饮，胸闷，舌苔薄黄腻白腻，脉濡数

②治法：清暑祛湿解表

③代表方：新加香薷饮加减

④加减：小便短赤者加六一散

（4）气虚感冒

①临床表现：恶寒较甚，发热，无汗，身楚倦怠，咳嗽，咳痰无力、舌苔淡白，脉浮无力

②治法：益气解表

③代表方：参苏饮加减

④表虚自汗，易受风邪者，玉屏风散益气固表

（5）阴虚感冒

①临床表现：身热，微恶风寒，少汗，头昏，心烦，口干，干咳痰少，舌红少苔，脉细数

②治法：滋阴解表

③代表方：加减葳蕤汤化裁

④加减：血虚感邪者，葱豉七味饮加减以养血解表

（6）阳虚感冒

①临床表现：恶寒重，发热轻，四肢不温，语音低微，舌质淡胖，脉沉细无力

②治法：助阳解表

③代表方：再造散加减

④加减：恶寒无汗，阳虚不甚者，麻黄附子细辛汤加减

◎提示▶▶▶中医内科疾病的辨证论治是考试的重点，基本上每个病证都曾经考查过。记忆的方法：根据第一句话辨病，根据后面的兼夹症状辨证，这样在选择治法和代表方的时候就能有的放矢。如风寒束表证的临床表现：恶寒重，发热轻，无汗，头痛，舌苔薄白而润，脉浮或浮紧。其中根据主症"恶寒重，发热轻"辨病为"感冒"，根据后面的兼症"无汗、头痛、脉浮紧"辨证为"风寒束表证"，相应的治法就是"辛温解表"，代表方是"荆防达表汤或荆防败毒散"，其实证型辨别出来之后，治法就能够推出来，但是代表方是需要我们平时加以记忆的。

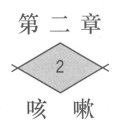

第二章

咳 嗽

■ 重点要求

　　本章为考试的重点章节,包含的考点很多。务必掌握咳嗽的辨证论治,对于每个证型都要掌握其临床表现、治法、代表方和重要的加减方,此外要了解咳嗽的病因病机和治疗原则。对于往年曾经在本章节考查过的题目要做到心中有数。

■ 重点突破

一 病因病机

1. 病因

$$\begin{cases} 外感:外感咳嗽为六淫外邪侵袭肺系 \begin{cases} 风寒 \\ 风热 \\ 风燥 \end{cases} \\ 内伤:内伤咳嗽为脏腑功能失调,内邪干肺。有肺脏 \\ \qquad 自病者,亦有因脾、肝、肾等病变累及于肺者 \begin{cases} 痰湿 \\ 痰热 \\ 肝火 \\ 肺阴亏耗 \end{cases} \end{cases}$$

2. 病机

$$\begin{cases} 基本病机:邪犯于肺,肺气上逆 \\ 病位:在肺,与肝脾有关,久则及肾 \\ 外感:六淫外邪,侵袭肺系。风寒、风热、风燥等邪气侵袭,肺的卫外功能减退或失调,导致肺失宣降 \\ 内伤:脏腑功能失调,内邪干肺所致 \begin{cases} 他脏及肺:肝失条达,脾失健运,肾失固摄 \\ 肺脏自病:肺脏虚弱,阴伤气耗 \end{cases} \\ 病理性质:外感咳嗽属于邪实;内伤咳嗽多属邪实与正虚并见。病理因素主要为"痰"与"火"但痰有寒热之 \\ \qquad 别,火有虚实之分;痰可郁而化火(热),火可炼液灼津为痰。他脏及肺者,多因邪实导致正虚。 \\ \qquad 肺脏自病的咳嗽则多为因虚致实 \end{cases}$$

二 辨证论治

1. 辨证要点

$$\begin{cases} 首当区别外感与内伤 \begin{cases} 外感咳嗽,多为新病,起病急,病程短,常伴有恶寒、发热、头痛等表证 \\ 内伤咳嗽,多为久病,常反复发作.病程长,可伴他脏见证 \end{cases} \\ 辨证候虚实 \begin{cases} 外感咳嗽以风寒,风热,风燥为主,一般属实 \\ 内伤咳嗽多为虚实夹杂,本虚标实,其中痰湿、痰热、肝火多为邪实正虚 \\ 肺阴亏耗则属正虚,应分清标本主次缓急 \end{cases} \end{cases}$$

2.治疗原则

外感：多属邪实,治以祛邪利肺。{ 风寒者疏风散寒 / 风热者疏风清热 / 风燥伤肺应疏风润燥

内伤：多属邪实正虚,治当祛邪止咳,扶正补虚,标本兼顾,分清虚实主次处理 { 痰湿者健脾化痰,痰热者清热化痰 / 肝火者清肺平肝 / 肺阴亏耗者滋阴润肺 / 关注整体,注意治脾、治肝、治肾

3.辨证论治

(1)外感咳嗽——风寒袭肺

①临床表现：咳嗽声重,咳痰稀薄色白,常伴头痛,肢体酸楚,恶寒,发热,无汗等表证,舌苔薄白,脉浮或浮紧

②治法：疏风散寒,宣肺止咳

③代表方：三拗汤、止嗽散加减

④加减：{ 证属风寒外束,肺热内郁.俗称"寒包火"证者,解表清里,用麻杏石甘汤加减 / 素有寒饮伏肺,兼风寒外束者,当用小青龙汤加减,疏风散寒,温化寒饮

◎提示▶▶▶内火外寒为麻杏石甘汤,内外皆寒为小青龙汤。

(2)外感咳嗽——风热犯肺

①临床表现：咳嗽频剧,气粗喉燥咽痛,常伴痰黏稠或稠黄,口渴,头痛肢楚,恶风身热等表证,舌苔薄黄,脉浮数或浮滑

②治法：疏风清热,宣肺化痰

③代表方：桑菊饮加减

④加减：夏令夹暑者加"六一散"

(3)外感咳嗽——风燥伤肺

①临床表现：干咳,咽喉唇鼻干燥,痰少不易咳出,或痰中带有血丝,口干,舌苔薄白或薄黄,质红、干而少津,脉浮数或小数

②治法：疏风清肺,润燥止咳

③代表方：桑杏汤加减

④加减：凉燥证,表现干咳少痰或无痰,兼有恶寒发热,头痛无汗、舌苔薄白而干等症,方取杏苏散

◎提示▶▶▶注意区分凉燥与温燥的区别：一般无汗恶寒即为凉燥,微汗或有汗者为温燥。

(4)内伤咳嗽——痰湿蕴肺

①临床表现：咳声重浊,痰多黏腻或稠厚成块,色白或带灰色,胸闷脘痞,食少体倦,大便时溏,舌苔白腻,脉象濡滑

②治法：燥湿化痰,理气止咳

③代表方：二陈平胃散合三子养亲汤加减

④加减：{ 症情平稳后可服六君子丸以资调理或合可苏、二陈丸标本兼顾 / 若痰湿转从寒化,气不布津、停而为饮。表现为本虚标实之"寒饮伏肺",可用小青龙汤治疗

(5)内伤咳嗽——痰热郁肺

①临床表现：咳嗽气息粗促,痰多质黏厚或稠黄,胸胁胀满,咳时引痛,面赤或有身热,口干欲饮,舌苔薄黄腻,质红,脉滑数

②治法：清热肃肺,化痰止咳

③代表方：清金化痰汤加减

(6)内伤咳嗽——肝火犯肺

①临床表现:上气咳逆阵作,咳时面赤咽干,胸胁胀痛,咳时引痛,口干苦。症状可随情绪波动增减。舌苔薄黄少津,脉象弦数

②治法:清肺泄肝,化痰止咳

③代表方:加减泻白散合黛蛤散

④加减:若肺火较重者可合用黄芩泻白散

(7)内伤咳嗽——肺阴亏耗

①临床表现:干咳,咳声短促,口干咽燥,或午后潮热颧红,手足心热,夜寐盗汗,神疲,舌质红、少苔,脉细数

②治法:养阴清热,润肺止咳

③代表方:沙参麦冬汤加减

◎提示▶▶▶需要再次强调的是要根据第一句话辨病,根据后面的兼夹症状辨证,这样在选择治法和代表方的时候就能有的放矢!

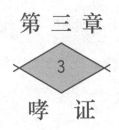

第 三 章

3

哮 证

■ 重 点 要 求

　　本章为考试的重点章节,包含的考点很多。务必掌握哮证的辨证论治,对于每个证型都要掌握其临床表现、治法、代表方和重要的加减方,此外要了解哮证的病因病机和治疗原则。对于往年曾经在本章节考查过的题目要做到心中有数。

■ 重 点 突 破

一病因病机

1.病因

①外邪侵袭
②饮食不当
③体虚病后
④情志失调

2.病机

①外邪侵袭,触动伏痰
②痰气相击,气道被阻
③肺气宣降失常,引动停积之痰

3.病理转归

①从实转虚,表现肺、脾、肾等脏气虚弱之候
②伤及心肾之阳,发生"喘脱"危候
③由肺及脾、肾、心可致肺胀重证

二辨证论治

1.辨证要点

总属邪实正虚,已发作的以邪实为主,未发作的以正虚为主

(1)邪实

寒痰
热痰
寒包热痰
风痰

(2)正虚

阴阳 { 阴虚
阳虚

脏腑 { 肺
脾
肾

2. 治疗原则

"发时治标，平时治本"寒热错杂宜温清并施；风痰宜祛风涤痰

(1)发作

攻邪治标，去痰利气 {
- 寒痰宜温化宣肺
- 热痰当清化肃肺
- 正虚邪实者当扶正祛邪
- 寒热错杂宜温清并施
- 风痰宜祛风涤痰
}

(2)平时

应扶正治本 {
- 阴阳 { 阳气虚者应予温补 / 阴虚者则予滋养 }
- 脏腑 { 补肺 / 健脾 / 益肾 }
}

3. 辨证论治

(1)发作期——寒哮

①临床表现：呼吸急促，喉中哮鸣有声，面色晦滞带青，天冷或受寒易发，形寒怕冷，舌苔白滑，脉弦紧或浮紧
②治法：温肺散寒，化痰平喘
③代表方：射干麻黄汤
④加减 {
- 表寒里饮者，可用小青龙汤
- 寒实证者，可服紫金丹
- 阴盛阳虚者，用苏子降气汤
}

(2)发作期——热哮

①临床表现：气粗息涌，喉中痰鸣如吼，胸高胁胀，咳痰色黄黏稠，汗出面赤口苦，口渴喜饮，舌红苔黄腻，脉滑数或弦滑
②治法：清热宣肺，化痰定喘
③代表方：定喘汤加减
④加减 {
- 热盛伤阴者，可用麦门冬汤
- 痰气壅实者，用三子养亲汤
}

(3)缓解期

①肺虚

- 临床表现：喘促气短，语声低微，面色白，自汗畏风，咳痰清稀色白，多因气候变化而诱发，发前喷嚏频作，鼻塞流清涕，舌淡苔白，脉细弱或虚大。
- 治法：补肺益气。
- 代表方：玉屏风散。

②脾虚

- 临床表现：倦怠乏力，食少便溏，面色萎黄无华，痰多而黏，咳吐不爽，胸脘满闷，恶心纳呆，或食油腻易腹泻，每因饮食不当而诱发，舌质淡，苔白滑或腻，脉细弱。
- 治法：健脾益气。
- 代表方：六君子汤。

③肾虚证

- 临床表现：平素息促气短，动则为甚，呼多吸少，咳痰质黏起沫，脑转耳鸣，腰膝酸软，心慌，不耐劳累，或五心烦热，颧红，口干，畏寒肢冷，面色苍白，舌淡苔白质胖，或舌红少苔，脉沉细或细数。
- 治法：补肾纳气。
- 代表方：金匮肾气丸或七味都气丸加减。

◎提示▶▶▶ 面对题目时往往较难区分哮证与喘证，一般可根据临床表现的第一句话确定，若为哮鸣、痰鸣者为哮证，若为喘息、喘咳、喘逆、喘促者则为喘证。

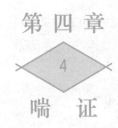

第 四 章

4

喘 证

■ 重点要求

　　本章为考试的重点章节,包含的考点很多。

　　务必掌握喘证的辨证论治,对于每个证型都要掌握其临床表现、治法、代表方和重要的加减方,此外要了解喘证的病因病机和治疗原则。

　　对于往年曾经在本章节考查过的题目要做到心中有数。

■ 重 点 突 破

■ 病因病机

1. 病因

①外邪侵袭
②饮食不当
③情志失调
④劳欲久病

2. 病机

肺失宣肃,肺气上逆
肺肾两虚,气失所主,肾失摄纳

■ 辨证论治

1. 辨证要点

实
外感:发病骤急,病程短,多有表证
内伤:病程多久,反复发作,外无表证

虚
①肺虚者操劳后则喘
②肾虚者静息时亦苦气息喘促,动则更甚
③心气虚衰者,可见喘息持续不已

2. 治疗原则

(1)实喘

其治主要在肺,治予祛邪利气
温宣
清肃
化痰

(2)虚喘

治在肺、肾,而尤以肾为主,治予培补摄纳
补肺
纳肾
益气
养阴

(3)虚实夹杂,下虚上实者,当分清主次,权衡标本

3.辨证论治

(1)实喘——风寒犯肺

①临床表现:喘息咳逆,呼吸急促,胸部胀闷,痰多稀薄色白,兼有头痛,恶寒,或伴发热,口不渴,无汗。苔薄白而滑,脉浮紧

②治法:宣肺散寒

③代表方:麻黄汤合华盖散加减

④加减:若得汗而喘不平,可用桂枝加厚朴杏子汤

若属支饮复感外寒而喘咳,痰液清稀多泡沫,可用小青龙汤

(2)实喘——表寒肺热

①临床表现:喘逆上气,胸胀或痛,痰吐稠黏,伴有形寒身痛,身热烦闷,口渴,苔薄白或黄,质红,脉浮数(滑)

②治法:解表清里,化痰平喘

③代表方:麻杏石甘汤加减

(3)实喘——痰热郁肺

①临床表现:喘咳气涌,胸部胀痛,痰多黏稠色,伴有胸中烦热,有汗,渴喜冷饮,面红咽干,尿赤便秘,苔黄腻,脉滑数

②治法:清热化痰,宣肺平喘

③代表方:桑白皮汤加减

◎提示▶▶▶热哮证的代表方为定喘汤和越婢加半夏汤,应与热喘证的桑白皮汤相鉴别。临床表现上一个以痰鸣为主见,一个以喘咳为主见,要加以区分。痰热郁肺的咳嗽用清金化痰汤。

(4)实喘——痰浊阻肺

①临床表现:喘而胸满闷窒,甚则胸盈仰息,咳嗽痰多黏腻色白,咯吐不利,兼有呕恶、纳呆,口黏不渴,苔厚腻、色白,脉滑

②治法:化痰降气,宣肺平喘

③代表方:二陈汤合三子养亲汤加减

④加减:痰浊夹瘀者,可用涤痰汤合桂枝茯苓丸

脾胃虚弱者,可用六君子汤

(5)实喘——肝气乘肺

①临床表现:每遇情志刺激而诱发,发时呼吸短促,但喉中痰声不著,气憋,胸闷胸痛,咽中如窒,或失眠心悸,苔薄,脉弦

②治法:开郁降气平喘

③代表方:五磨饮子加减

④加减:气滞腹胀、大便秘结者,用六磨汤

(6)实喘——水凌心肺证

①临床表现:喘咳气逆,倚息难于平卧,咳痰稀白,心悸,全身浮肿,尿少;怯寒肢冷,面色紫暗,唇甲青紫;舌淡胖或胖暗;或有瘀斑、瘀点,舌下青筋显露;苔白滑,脉沉细或涩。

②治法:温阳利水,泻肺平喘。

③代表方:真武汤合葶苈大枣泻肺汤。

（7）虚喘——肺虚

①临床表现：喘促短气，气怯声低，咳声低弱，痰吐稀薄，自汗畏风，或烦热口干，面潮红，舌淡红或舌红苔剥，脉软弱或细数

②治法：补肺益气养阴

③代表方：生脉散合补肺汤加减

④加减 ┌ 气阴两虚者，用生脉散加味
　　　 ┤ 中气虚弱，腹中气坠者，补中益气汤加减
　　　 └ 肺脾两虚，可用六君子汤合补肺汤加减

（8）虚喘——肾虚

①临床表现：喘促日久，动则喘甚，呼多吸少，气不得续，形瘦神惫，跗肿，汗出肢冷，面青唇紫，舌苔淡白或黑润，脉微细或沉弱。或喘咳，面红烦躁，口咽干燥，足冷，汗出如油，舌红少津，脉细数

②治法：补肾纳气

③代表方：金匮肾气丸、参蛤散加减

④加减 ┌ 肾阴虚者，用七味都气丸合生脉散
　　　 ┤ 上实下虚者，用苏子降气汤
　　　 └ 阳虚饮停者，用真武汤

（9）虚喘——正虚喘脱证

①临床表现：喘逆剧甚，张口抬肩，鼻扇气促，端坐不能平卧，心慌动悸，烦躁不安，面青唇紫，汗出如珠，肢冷，脉浮大无根

②治法：扶阳固脱，镇摄肾气

③代表方：参附汤送服黑锡丹，配合蛤蚧粉

④加减：气阴两竭者，用生脉散

◎提示▶▶▶面对题目时往往较难区分哮证与喘证，一般可根据临床表现的第一句话确定，若为哮鸣、痰鸣者为哮证，若为喘息、喘咳、喘逆、喘促者则为喘证。

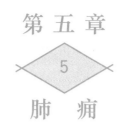

第 五 章

5

肺 痈

■ 重 点 要 求

　　本章为考试的重点章节,包含的考点很多。务必掌握肺痈的辨证论治,对于每个证型都要掌握其临床表现、治法、代表方和重要的加减方,此外要了解肺痈的病因病机和治疗原则。对于往年曾经在本章节考查过的题目要做到心中有数。

■ 重 点 突 破

一 病因病机

1.病因

⎧①感受外邪
⎨②痰热素盛
⎩③内外合邪

2.病机

热伤肺气,蒸液成痰,热壅血瘀,血败肉腐。

⎧①初期,风热犯表,内郁于肺,肺卫同病
⎨②成痈期,热壅血瘀,蕴酿成痈
⎪③溃脓期,肉腐血败,肺损络伤
⎩④恢复期,邪毒渐尽,阴伤气耗

二 辨证论治

1.辨证要点

辨证总属实热证候,为热毒瘀结在肺,成痈酿脓,故发病急,病程短,邪盛证实

辨分期⎧①初期(表证期):肺卫表证
　　　　⎨②成痈期:邪实为主,有痰瘀热毒蕴肺的证候
　　　　⎪③溃脓期:虚实夹杂
　　　　⎩④恢复期:以虚为主

2.治疗原则

治疗当以祛邪为原则,采用消热解毒,化瘀排脓的治法。

⎧①初期,清肺散邪
⎨②成痈期,清热解毒,化瘀消痈
⎪③溃脓期,排脓解毒
⎪④恢复期,养阴益气
⎩⑤久病邪恋正虚者,当扶正祛邪。

◇提示▶▶▶成痈期,清热解毒,化瘀消痈,注意排脓解毒不可用于成痈期。

3. 辨证论治

(1)初期

①临床表现:恶寒发热,咳嗽,咳白色黏沫痰,痰量由少渐多,胸痛,咳时尤甚,苔薄黄或薄白,脉浮数而滑

②治法:疏风散热,清肺化痰

③代表方:银翘散加减

(2)成痈期

①临床表现:身热转甚,继则壮热,汗出烦躁,咳嗽气急,胸满作痛,咳吐浊痰,呈黄绿色,喉间有腥味,苔黄腻,脉滑数

②治法:清肺解毒,化瘀消痈

③代表方:千金苇茎汤合如金解毒散加减

④加减:热毒瘀结,咳脓浊痰,腥臭味严重者,合用犀黄丸

(3)溃脓期

①临床表现:咳吐大量脓血痰,或如米粥,腥臭异常,胸中烦满而痛,身热面赤,烦渴喜饮,舌红苔黄腻,脉滑数或数实

②治法:排脓解毒

③代表方:加味桔梗汤加减

④加减:喘不得卧,大便秘结者,予桔梗白散
　　　　咳脓浊痰,腥臭异常者,合犀黄丸

(4)恢复期

①临床表现:身热渐退,咳嗽减轻,咳吐脓血渐少,痰液转为清稀,精神渐振,或见胸胁隐痛,难以久卧,气短,自汗盗汗,午后潮热,面色不华,形体消瘦,精神萎靡,舌质红或淡红,苔薄,脉细或细数无力

②治法:益气养阴清肺

③代表方:沙参清肺汤、桔梗杏仁煎、竹叶石膏汤加减

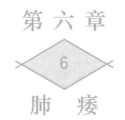

第 六 章

肺　痿

■■ 重 点 要 求

　　本章为考试的重点章节,包含的考点很多。务必掌握肺痿的辨证论治,对于每个证型都要掌握其临床表现、治法、代表方和重要的加减方,此外要了解喘证的病因病机和治疗原则。对于往年曾经在本章节考查过的题目要做到心中有数。

■■ 重 点 突 破

一 病因病机

1.病因

①久病损肺
②误治伤津
③外感六淫
④神志失调

2.病机

总缘肺脏虚损,津气大伤,以致肺叶枯萎。

①虚热肺痿:因热在上焦,消亡津液,津枯则肺失濡养,遂致肺叶枯萎
②虚寒肺痿:肺气虚冷,不能温化布散脾胃上输之津液,气不化津,以致肺痿

二 辨证分型

1.辨证要点

①虚热:易火逆上气,常伴咳逆喘息
②虚寒:常见上不制下,小便频数

2.治疗原则

补肺生津 {
①虚热:治当生津清热,以润其枯
②虚寒:治当温肺益气,而摄涎沫
③时刻注意保护津液,调理脾肾
}

3.辨证论治

(1)虚热

①临床表现:咳吐浊唾涎沫,质黏稠,或咳痰带血,咳声不扬。口渴咽燥,午后潮热,形体消瘦,皮毛干枯,舌红而干,脉虚数
②治法:滋阴清热,润肺生津
③代表方:麦门冬汤合清燥救肺汤加减

(2)虚寒

①临床表现:咯吐涎沫,其质清稀量多,不渴,短气不足以息,头眩,神疲乏力,食少形寒,小便数或遗尿,舌质淡,脉虚弱
②治法:温肺益气,生津润肺
③代表方:甘草干姜汤或生姜甘草汤加减

◇提示▶▶▶见咳吐浊唾涎沫,一般即可定为肺痿。

第 七 章

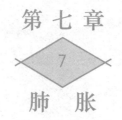

7

肺 胀

重点要求

本章为考试的重点章节,包含的考点很多。

务必掌握肺胀的辨证论治,对于每个证型都要掌握其临床表现、治法、代表方和重要的加减方,此外要了解肺胀的病因病机和治疗原则。

对于往年曾经在本章节考查过的题目要做到心中有数。

重点突破

一 病因病机

1.病因

①久病肺虚
②感受外邪
③年老体虚

2.病机

肺气胀满,不能敛降。

①肺病及脾,肺脾两虚
②肺虚及肾,肾不纳气
③肺病及心,心肾阳衰

二 辨证论治

1.辨证要点

(1)辨气虚标本

辨证总属标实本虚。

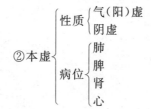

①邪实
- 风寒
- 风热
- 痰浊(水饮)
- 血瘀

②本虚
- 性质
  - 气(阳)虚
  - 阴虚
- 病位
  - 肺
  - 脾
  - 肾
  - 心

(2)辨证候轻重

2.治疗原则

祛邪与扶正共施。

(1)标实者

- 祛邪宣肺(辛温或辛凉)
- 降气化痰(温化、清化)
- 温阳利水(通阳、淡渗)
- 开窍
- 息风
- 止血

刘应科 考研中医综合复习指导

936

（2）本虚者

$$\left\{\begin{array}{l}补养心肺 \\ 益肾健脾 \\ 益气养阴 \\ 救阴回阳\end{array}\right.$$

3.辨证论治

（1）痰浊壅肺

$$\left\{\begin{array}{l}①临床表现:咳嗽痰多,色白黏腻或呈泡沫,短气喘息,稍劳即著,脘痞纳少,舌质偏淡,苔薄腻或浊腻,脉小滑 \\ ②治法:化痰降气,健脾益气 \\ ③代表方:苏子降气汤合三子养亲汤加减\end{array}\right.$$

④加减: $\left\{\begin{array}{l}表寒里饮证者,用小青龙汤 \\ 饮郁化热者,用小青龙加石膏汤兼清郁热 \\ 痰浊夹瘀者,用涤痰汤\end{array}\right.$

（2）痰热郁肺

$$\left\{\begin{array}{l}①临床表现:咳逆喘息气粗,烦躁胸满,目胀睛突、痰黄黏稠难咳。或伴身热、微恶寒,有汗不多,溲黄便干, \\ \qquad 口渴舌红,舌苔黄或黄腻,边尖红,脉数或滑数 \\ ②治法:清肺泄热,降逆平喘 \\ ③代表方:越婢加半夏汤或桑白皮汤加减 \\ ④加减:痰热内盛者,用桑白皮汤\end{array}\right.$$

（3）痰蒙神窍

$$\left\{\begin{array}{l}①临床表现:神志恍惚谵妄,烦躁不安,撮空理线,表情淡漠,嗜睡昏迷,苔白腻或淡黄腻,舌质暗红或淡紫, \\ \qquad 脉细滑数 \\ ②治法:涤痰、开窍、息风 \\ ③代表方:涤痰汤加减,另服安宫牛黄丸或至宝丹\end{array}\right.$$

④加减: $\left\{\begin{array}{l}肝风内动者,用紫雪丹加减 \\ 热伤血络者,合用犀角地黄汤 \\ 热结大肠,腑气不通者,用凉膈散或增液承气汤\end{array}\right.$

（4）肺肾气虚

$$\left\{\begin{array}{l}①临床表现:呼吸浅短难续,声低气怯,甚则张口抬肩,倚息不能平卧,形寒汗出,或腰膝酸软,小便清长,或 \\ \qquad 有余沥,舌淡或暗紫,脉沉细数无力,或有结代 \\ ②治法:补肺纳肾,降气平喘 \\ ③代表方:补虚汤合参蛤散\end{array}\right.$$

④加减: $\left\{\begin{array}{l}喘脱危象者,急加参附汤送服蛤蚧粉或黑锡丹 \\ 病情稳定阶段,可常服皱肺丸\end{array}\right.$

（5）阳虚水泛

$$\left\{\begin{array}{l}①临床表现:面浮肢肿,甚则一身悉肿,心悸喘咳,咳痰清稀,脘痞纳差,尿少怕冷,面唇青紫,苔白滑,舌胖质暗, \\ \qquad 脉沉细 \\ ②治法:温阳,化饮利水 \\ ③代表方:真武汤合五苓散加减\end{array}\right.$$

◎提示 ▶▶▶阳虚水泛之证,其主证一为阳虚,见畏寒怕冷、面唇青紫、舌暗,一为水泛（水多）面浮肢肿、舌胖苔白滑、水饮凌心则见心悸气短。

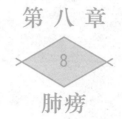
重点要求

本章为考试的重点章节,包含的考点很多。

务必掌握肺痨的辨证论治,对于每个证型都要掌握其临床表现、治法、代表方和重要的加减方,此外要了解肺痨的病因病机和治疗原则。对于往年曾经在本章节考查过的题目要做到心中有数。

重点突破

一 病因病机

1.病因

$$
\begin{cases}
感染痨虫 \\
正气虚弱
\begin{cases}
禀赋不足 \\
酒色劳倦 \\
病后失调 \\
营养不良
\end{cases}
\end{cases}
$$

2.病机

$$
\begin{cases}
基本病机:阴虚 \\
病位:本病病变主脏在肺,可累及脾肾,甚则传遍五脏 \\
病理性质:病理性质方面,基本以阴虚为主并可导致气阴两虚,甚则阴损及阳
\end{cases}
$$

二 辨证分型

1.辨证要点

$$
\begin{cases}
辨病理性质
\begin{cases}
阴虚 \\
阴虚火旺 \\
气阴两虚 \\
阴阳两虚
\end{cases} \\
辨别病变脏器
\begin{cases}
在肺者以肺阴亏损为多见 \\
肺损及脾者则以或气阴耗伤为主 \\
肺肾两伤者则以阴虚火旺为主
\end{cases} \;主要在肺,久则损及脾肾两脏
\end{cases}
$$

2.治疗原则

$$
\begin{cases}
补虚培元 \\
治痨杀虫
\end{cases}
$$

3.辨证论治

(1)肺阴亏损

$$
\begin{cases}
①临床表现:干咳,咳声短促,痰中有时带血,午后手足心热,皮肤干灼,胸部隐隐闷痛,苔薄,边尖质红,\\
\quad 脉细或兼数 \\
②治法:滋阴润肺 \\
③代表方:月华丸加减 \\
④加减:可另服琼玉膏
\end{cases}
$$

(2)虚火灼肺

①临床表现:咳呛气急,痰少质黏,时时咯血,血色鲜红,午后潮热、骨蒸,五心烦热,颧红,盗汗量多,口
  渴,心烦失眠,性急善怒,胸胁掣痛,男子可见遗精,女子月经不调,形体日渐消瘦,舌质红绛而干,苔薄
  黄或剥,脉细数
②治法:滋阴降火
③代表方:百合固金丸合秦艽鳖甲散加减

(3)气阴耗伤

①临床表现:咳嗽无力,气短声低,痰中偶或夹血,血色淡红,午后潮热,颧红,舌质嫩红,边有齿印,苔薄,
  脉细弱而数
②治法:益气养阴
③代表方:保真汤加减

◎提示▶▶▶气阴耗伤与阴虚火旺的鉴别,气阴耗伤除了有午后潮热,颧红,舌质嫩红等阴虚之象还伴有咳嗽无
力,气短声低的气虚之候,面对题目时可以伴见症状作为区别点。

(4)阴阳两虚

①临床表现:咳逆喘息少气,痰中或见夹血,血色暗淡,潮热、形寒、自汗、盗汗,声嘶失音,面浮肢肿,心慌,
  唇紫,肢冷,五更腹泻,口舌生糜,大肉尽脱,男子滑精、阳痿,女子经少、经闭,舌光质红少津,或舌淡体
  胖边有齿痕,脉微细而数,或虚大无力
②治法:滋阴补阳
③代表方:补天大造丸加减

第九章

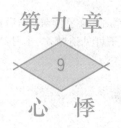

9

心 悸

▌重点要求

　　本章为考试的重点章节,包含的考点很多。务必掌握心悸的辨证论治,对于每个证型都要掌握其临床表现、治法、代表方和重要的加减方,此外要了解心悸的病因病机和治疗原则。对于往年曾经在本章节考查过的题目要做到心中有数。

▌重点突破

一 病因病机

1.病因

①体虚劳倦
②七情所伤
③感受外邪
④药食不当

2.病机

气血阴阳亏虚,心失所养,或邪扰心神,心神不宁。

①心虚胆怯者,心惊神慌不能自主,常致心悸不已
②心血不足,心无所养,常致心悸、怔忡
③阴虚火旺虚火妄动,上扰心神,亦能导致本病
④心阳不振,不能温养心脉,故心悸不安
⑤脾肾阳虚,不能蒸化水液,饮邪上犯,心阳被抑,因而引起心悸
⑥风寒湿邪搏于血脉,致心脉痹阻,亦能引起心悸怔忡

二 辨证论治

1.辨证要点

(1)首辨虚实

虚实 ①虚者,脏腑气血阴阳亏虚
②实者,多痰饮、瘀血、火邪上扰

(2)辨本脏与他脏疾病

2.治疗原则

分虚实论治。

①虚证:补气、养血、滋阴、温阳
②实证:祛痰、化饮、清火、行瘀
③虚中有实,病情较为复杂者,则宜标本兼顾,攻补兼施
④酌情配合安神宁心或镇心之法

3. 辨证论治

(1) 虚证——心虚胆怯

①临床表现：心悸，善惊易恐，坐卧不安，少寐多梦，舌苔薄白或如常，脉象动数或虚弦

②治法：镇惊定志，养心安神

③代表方：安神定志丹加减

④加减 { 痰热内扰，胃失和降者，可用黄连温胆汤
心气不足所致者，用四君子汤加味

◎提示▶▶▶心虚胆怯证，临床表现抓关键字眼，如善惊易恐，再根据次证辨别具体用方。如少寐苔薄者，安神定志丹；舌苔黄腻者，黄连温胆汤；兼有心气不足者合用四君子汤。

(2) 虚证——心血不足

①临床表现：心悸头晕，面色不华，倦怠无力，舌质淡红，脉象细弱

②治法：补血养心，益气安神

③代表方：归脾汤加减

④加减 { 气阴两虚者，用炙甘草汤加减
热病后期损及心阴而心悸者，以生脉散加减

(3) 虚证——阴虚火旺

①临床表现：心悸不宁，心烦少寐，头晕目眩，手足心热，耳鸣腰酸，舌质红，少苔或无苔，脉象细数

②治法：滋阴清火，养心安神

③代表方：天王补心丹合朱砂安神丸

④加减 { 阴虚而火不旺者，可用天王补心丹加减
阴虚相火妄动者，可用知柏地黄丸
肝肾阴亏者，可用一贯煎合酸枣仁汤
夹有痰热者，用黄连温胆汤

◎提示▶▶▶阴虚火旺证的加减方要特别区别清楚。

(4) 虚证——心阳不振

①临床表现：心悸不安，胸闷气短，面色苍白，形寒肢冷，舌质淡白，脉象虚弱或沉细而数

②治法：温补心阳，安神定悸

③代表方：桂枝甘草龙骨牡蛎汤合参附汤加减

④加减 { 病情严重，汗出肢冷，喘不得卧者，用独参汤或参附汤加服黑锡丹
心阳不振，自汗气短，心动过缓者，用拯阳理劳汤

◎提示▶▶▶题目经常用理中汤作为干扰项。

(5) 虚证——水饮凌心

①临床表现：心悸眩晕，胸脘痞满，形寒肢冷，小便短少，或下肢浮肿，渴不欲饮，恶心吐涎，舌苔白滑，脉象弦滑或沉细而滑

②治法：振奋心阳，化气行水，宁心安神

③代表方：苓桂术甘汤加减

④加减：肾阳虚衰不能制水，水气凌心者，宜用真武汤加减

◎提示▶▶▶真武汤的使用，主要为肾阳虚衰不能制水，临床除了常见心悸眩晕，胸脘痞满，形寒肢冷，小便短少，或下肢浮肿，渴不欲饮，恶心吐涎，还以腰腹冷痛、下肢肿甚为主。

（6）实证——瘀阻心脉

①临床表现：心悸不安，胸闷不舒，心痛时作，或见唇甲青紫，舌质紫暗或有瘀斑，脉涩或结代

②治法：活血化瘀，理气通络

③代表方：桃仁红花煎加减

④加减：也可用丹参饮或血府逐瘀汤

（7）实证——痰火扰心

①临床表现：心悸时发时止，受惊易作，胸闷烦躁，失眠多梦，口干苦，大便秘结，小便短赤，舌红，苔黄腻，
　　　　　　　脉弦滑或沉细而滑

②治法：清热化痰，宁心安神

③代表方：黄连温胆汤

④加减：痰浊阻滞者，用涤痰汤加减

邪毒犯心者，用银翘散合生脉散加味

邪毒已去，气阴两虚者，用生脉散加减

第 十 章

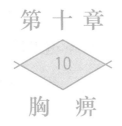

胸 痹

■ 重 点 要 求

　　本章为考试的重点章节,包含的考点很多。

　　务必掌握胸痹的辨证论治,对于每个证型都要掌握其临床表现、治法、代表方和重要的加减方,此外要了解胸痹的病因病机和治疗原则。

　　对于往年曾经在本章节考查过的题目要做到心中有数。

■ 重 点 突 破

一 病因病机

1.病因

①寒邪内侵
②饮食失调
③情志失节
④年迈体虚
⑤劳倦内伤

2.病机

主要为心脉痹阻。

①实为寒凝、气滞、血瘀、痰阻,痹遏胸阳,阻滞心脉
②虚为心脾肝肾亏虚,心脉失养

3.病理转化

①可因实致虚,亦可因虚致实
②本病进一步发展,瘀血闭阻心脉,可见心胸猝然大病,而发为真心痛
③心阳阻遏,心气不足,鼓动无力,可见心动悸,脉结代
④若心肾阳虚,水邪泛滥,水饮凌心射肺,可出现喘咳、肢肿等症

二 辨证论治

1.辨证要点

(1)首辨标本虚实

①标实:区别气滞、痰浊、血瘀、寒凝的不同
②本虚:区别心脾肝肾阴阳气血亏虚的不同,但一般以气虚、阳虚、气阴两虚常见。

(2)辨病情轻重

2.治疗原则

应先治其标,后治其本,必要时根据虚实标本主次,兼顾同治。

①治标:常以活血化瘀、辛温通阳、泄浊豁痰为主
②治本:常用温阳补气、滋阴益肾为法

943

3. 辨证论治

(1)心血瘀阻

①临床表现:胸部刺痛,固定不移,入夜更甚,时或心悸不宁,舌质紫暗,脉象沉涩

②治法:活血化瘀,通脉止痛

③代表方:血府逐瘀汤加减

④加减

- 若血瘀轻者,则可改用丹参饮
- 气虚血瘀者,人参养荣汤合桃红四物汤加减
- 猝然心痛发作,可含化复方丹参滴丸、速效救心丸
- 痰瘀互结者,宜加涤痰汤
- 痰瘀热互结者,宜加温胆汤或小陷胸汤

(2)痰浊闭阻

①临床表现:胸闷重而心痛微,痰多气短,肢体沉重,形体肥胖,遇阴雨天易发作或加重,伴有倦怠乏力,纳呆便溏,咳吐痰涎,舌体胖大且边有点痕,苔浊腻或白滑,脉滑

②治法:通阳泄浊,豁痰宣痹

③代表方:栝蒌薤白半夏汤合涤痰汤加减

④加减

- 痰浊郁而化热者,黄连温胆汤
- 阳亢风动.风痰阻络者,方用涤痰汤
- 痰浊较重者,可合用二陈汤

(3)寒凝心脉

①临床表现:猝然心痛如绞,心痛彻背,喘不得卧,多因气候骤冷或骤感风寒,而发病或加重,伴形寒,甚则手足不温,冷汗自出,胸闷气短,心悸,面色苍白,苔薄白,脉沉紧或沉细

②治法:辛温通阳,开痹散寒

③代表方:枳实薤白桂枝汤合当归四逆汤加减

④加减

- 心痛彻背,背痛彻心之胸痹重证者,宜用乌头赤石脂丸和苏合香丸
- 痛剧而四肢不温,冷汗自出,即刻舌下含化冠心苏合香丸或麝香保心丸

(4)气滞心胸

①临床表现:心胸满闷,隐痛阵发时欲太息,易受情志诱发,兼有脘腹胀闷,得嗳气或矢气则舒,苔薄或薄腻,脉细弦

②治法:疏肝理气,活血通络

③代表方:柴胡疏肝散加减

④加减

- 胸闷心痛明显,气滞血瘀者,可合用失笑散
- 气郁日久化热者,用丹栀逍遥散
- 便秘严重者,加当归芦荟丸

(5)心肾阴虚

①临床表现:心痛憋闷,心悸盗汗,虚烦不寐,腰酸膝软,头晕耳鸣,口干便秘,舌红少津,苔薄或剥,脉细数或促代

②治法:滋阴清火,养心和络

③代表方:天王补心丹合炙甘草汤加减

④加减

- 阴不敛阳,虚烦不寐者,可用酸枣仁汤
- 脉结代,血不养心者,可合炙甘草汤
- 风阳上扰者,予黄连阿胶汤
- 心肾阴虚,腰酸膝软者,左归饮或河车大造丸
- 阴虚阳亢,风阳上扰,羚角钩藤汤
- 肝肾阴虚,肝气郁结,宜合用柴胡疏肝散

(6)气阴两虚

①临床表现:胸闷隐痛,时作时止,心悸气短,倦怠懒言,面色少华,遇劳则甚,舌偏红或有齿印,脉细弱无力,或结代

②治法:益气养阴,活血通络

③代表方:生脉散合人参养荣汤加减

④加减
　若脉结代者,可合炙甘草汤
　心气不足明显者,可用保元汤合甘麦大枣汤
　心脾两虚者,可用养心汤

(7)心肾阳虚

①临床表现:心悸而痛,胸闷气短,动则更甚,自汗,面色㿠白,神倦怯寒,四肢欠温或肿胀,舌质淡胖,边有齿痕,苔白或腻,脉沉细迟

②治法:益气温阳,活血通络

③代表方:参附汤合右归饮加减

④加减
　肾阳虚衰,不能制水者,可用真武汤
　四肢不温,大汗淋漓,脉微细欲绝,用参附龙牡汤
　阳虚欲脱者,用四逆加人参汤

(8)正虚阳脱证

①临床表现:心胸绞痛,胸中憋闷或有窒息感,喘促不宁,心慌,面色苍白,大汗淋漓,烦躁不安或表情淡漠,重则神志昏迷,四肢厥冷,口开目合,手撒尿遗;脉疾数无力或脉微欲绝。

②治法:回阳救逆,益气固脱

③代表方:四逆加人参汤

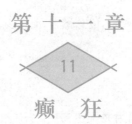
重点要求

本章为考试的重点章节,包含的考点很多。

务必掌握癫狂的辨证论治,对于每个证型都要掌握其临床表现、治法、代表方和重要的加减方,此外要了解癫狂的病因病机和治疗原则。

对于往年曾经在本章节考查过的题目要做到心中有数。

重点突破

一 病因病机

1.病因

①情志所伤

②饮食失节

③禀赋不足

2.病机

脏腑功能失调或阴阳失衡,产生气滞、痰结、火郁、血瘀

①癫:癫证多由痰气郁结,蒙蔽心窍,久则心脾耗伤,气血不足

②狂:狂证多因痰火上扰,心神不安,久则火盛伤阴,心肾失调

二 辨证论治

1.辨证要点

①首辨癫狂之不同。②再辨病性之虚实。③辨病情之轻重。

①癫:精神抑郁,沉默痴呆,喃喃自语

②狂:喧扰打骂,狂躁不宁

③虚:多为久病,癫证久延则脾气心血亏耗,形成心脾两虚证,狂证久延则心肾阴伤,水不济火,而致阴虚火旺

④实:多为初病,癫为气郁、痰阻、血瘀;狂为火郁、痰壅、热瘀

2.治疗原则

(1)初期邪实 ┌ 理气解郁

　　　　　　├ 降(泻)火豁痰

　　　　　　└ 化瘀通窍

(2)后期正虚 ┌ 补益心脾

　　　　　　├ 滋阴养血

　　　　　　└ 调整阴阳

◎提示▶▶▶重点记忆初期治疗以理气解郁,畅达神机,降(泻)火豁痰,化瘀通窍,安神定志为主。后期治疗以补益心脾,滋阴养血,调整阴阳为主。二者不可混淆,面对题目时,仔细审题,以免发生错误。

3.辨证论治

(1)癫——痰气郁结

①临床表现:精神抑郁,表情淡漠,神志痴呆,语无伦次,或喃喃独语,喜怒无常,不思饮食,舌苔腻,脉弦滑
②治法:疏肝解郁,化痰醒神
③代表方:逍遥散合涤痰汤加减
④加减 ⎰ 痰伏较甚者予控涎丹
⎪ 痰浊壅盛,形体壮实者,三圣散
⎨ 痰迷心窍者,先以苏合香丸,继以四七汤加减
⎪ 痰郁化热者,用温胆汤加黄连合白金丸
⎩ 神昏志乱者,用至宝丹

(2)癫——心脾两虚

①临床表现:神思恍惚,魂梦颠倒,心悸易惊,善悲欲哭,肢体困乏,饮食衰少,舌色淡,脉细无力
②治法:健脾养心,解郁安神
③代表方:养心汤合越鞠丸加减
④加减:亦可与甘麦大枣汤

(3)狂——痰火扰神

①临床表现:病起急骤,性情急躁,两目怒视,面红目赤,狂乱无知,不避亲疏,毁物伤人。舌质红绛,苔多黄腻,脉象弦大滑数
②治法:镇心涤痰,泻肝清火
③代表方:生铁落饮
④加减 ⎰ 阳明热盛,大便秘结者,可用加减承气汤
⎪ 痰热未尽,心烦不寐者,可用温胆汤
⎨ 痰火壅盛者,用礞石滚痰丸
⎩ 脉弦实,肝胆火盛者,可用当归龙荟丸

(4)狂——痰热瘀结

①临床表现:癫狂日久不愈,面色晦滞而秽,情绪躁扰不安,甚至登高而歌,弃衣而走,舌质紫暗,有瘀斑,脉弦细或细涩
②治法:豁痰化瘀,调畅气血
③代表方:癫狂梦醒汤加减
④加减 ⎰ 有蓄血内结者,加服大黄䗪虫丸
⎩ 不饥不食者,加白金丸

(5)狂——火盛伤阴

①临床表现:狂病日久其势渐减,且有疲惫之象,多言善惊,时而烦躁,形瘦面红,舌质红,脉细数
②治法:滋阴降火,安神定志
③代表方:二阴煎合琥珀养心丹加减

(6)气虚痰结

①临床表现:情感淡漠,不动不语,甚至呆若木鸡,目瞪如愚,傻笑自语,灵机混乱,妄闻妄见,自责自罪,面色萎黄,食少便溏;舌淡苔白腻,脉细滑或细弱。
②治法:益气健脾,涤痰宣窍
③代表方:四君子汤合涤痰汤

◎提示▶▶▶要牢记癫证的分型有痰气郁结、心脾两虚两型;而狂证的分型有痰火上扰、痰热瘀结、火盛伤阴三型。面对题目时要仔细审题,以免混淆。

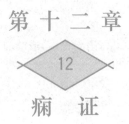

第十二章

12

痫 证

■ **重 点 要 求**

本章为考试的重点章节,包含的考点很多。

务必掌握痫证的辨证论治,对于每个证型都要掌握其临床表现、治法、代表方和重要的加减方,此外要了解痫证的病因病机和治疗原则。

对于往年曾经在本章节考查过的题目要做到心中有数。

■ **重 点 突 破**

━ 病因病机

1.病因

①禀赋异常
②情志失调
③饮食不节
④脑窍损伤

2.病机

气机逆引,元神失控。

二 辨证论治

1.辨病情轻重

①病重:持续时间长则病重,间隔时间短暂,痰浊深,正气虚
②病轻:持续时间短,间隔时间久,痰浊浅,正气盛

2.辨标本虚实

实者当辨风、痰、火、瘀之别,虚者则当区分脾虚不运、心脾两虚、心肾两虚、肝肾阴虚等不同。

3.发作时辨阴痫,阳痫

发作时牙关紧闭,伴面红、痰鸣声粗、舌红脉数有力者多为阳痫,多属实;面色晦暗或萎黄、肢冷、口无怪叫或叫声低微者多为阴痫,多属虚。

4.治疗原则

痫证之治疗当依其标本缓急而有所区别。

(1)发作期 { 清泻肝火 / 豁痰息风 / 开窍定痫

(2)间歇期 { 健脾化痰 / 滋补肝肾 / 养心安神

◎提示▶▶▶重点记忆发作期的治法有豁痰顺气、平肝息风、通络镇痉、宁心安神定惊、清肝泻火,间歇期的治法有除痰、清热、平肝、通络、宁心,二者相区分。

5. 辨证论治

(1) 肝火痰热证

①临床表现:平时急躁易怒,面红目赤,心烦失眠,咳痰不爽,口苦咽干,便秘溲黄。发作时昏仆抽搐,吐涎,或有吼叫。舌红,苔黄腻,脉弦滑而数

②治法:清肝泻火,化痰宁心

③代表方:龙胆泻肝汤合涤痰汤加减

(2) 脾虚痰盛证

①临床表现:平素神疲乏力,少气懒言,胸脘痞闷,纳差便溏。发作时面色晦滞或㿠白,四肢不温,蜷卧拘急,呕吐涎沫,叫声低怯。舌质淡,苔白腻,脉濡滑或弦细滑

②治法:健脾化痰

③代表方:六君子汤加减

④加减 {心脾气血两虚者,合归脾汤加减
精神不振,久而不复,当大补精血、益气养神,宜河车大造丸

(3) 肝肾阴虚证

①临床表现:痫病频发,神思恍惚,面色晦暗,头晕目眩,伴两目干涩,耳轮焦枯不泽,健忘失眠,腰膝酸软,大便干燥,舌红,苔薄白或薄黄少津,脉沉细数。

②治法:滋养肝肾,填精益髓。

③代表方:大补元煎加减。

④加减 {神思恍惚,持续时间长者,合酸枣仁汤
恐惧焦虑忧郁者,合甘麦大枣汤
水不制火,心肾不交者,合交泰丸加减

(4) 瘀阻脑络证

①临床表现:平素头晕头痛,痛有定处,颜面口唇青紫,舌质暗红或有瘀斑,舌苔薄白,脉涩或弦

②治法:活血化瘀,息风通络

③代表方:通窍活血汤加减

第十三章

◇ 13 ◇

厥 证

▉ 重点要求

本章为考试的重点章节,包含的考点很多。

务必掌握厥证的辨证论治,对于每个证型都要掌握其临床表现、治法、代表方和重要的加减方,此外要了解厥证的病因病机和治疗原则。

对于往年曾经在本章节考查过的题目要做到心中有数。

▉ 重点突破

▉ 一 病因病机

1.病因

① 情志内伤
② 体虚劳倦
③ 亡血失津
④ 饮食不节

2.病机

气机突然逆乱,升降乖戾,气血阴阳不顺接

① 气厥:恼怒惊骇,情志过极,以致气机逆乱或因疲劳过度,以致阳气消乏,气虚下陷造成突然昏厥
② 血厥:肝阳上亢,以致血随气逆,气血上壅,或气随血脱,亦可发生昏厥
③ 痰厥:痰浊内阻,气机不利,上蒙清窍,以致突然眩仆而厥
④ 食厥:饮食不节,积滞内停,转输失常,气机受阻,以致窒闷而厥

▉ 二 辨证分型

1.辨证要点

(1)辨病因

① 气厥虚证,多属平素体质虚弱,厥前有过度疲劳、睡眠不足、饥饿受寒等诱因
② 血虚厥证,则与失血有关,常发生于大出血、月经过多或分娩之后
③ 痰厥,好发于恣食肥甘、体丰湿盛之人
④ 食厥多发于暴饮暴食之后

(2)辨虚实

① 实者:突然昏仆,面红气粗,声高息促,口噤握拳,或夹痰涎壅盛,舌红苔黄腻,脉洪大有力
② 虚者:眩晕昏厥,面色苍白,声低息微,口开手撒,或汗出肢冷,舌胖或淡,脉细弱无力

(3)辨气血

厥证以气厥、血厥为多见,应注意分辨。其中尤以气厥实证及血厥实证两者易于混淆,应注意区别。气厥实者,乃肝气升发太过所致。体质壮实之人肝气上逆,由惊恐而发,表现为突然昏仆、呼吸气粗、口噤握拳、头晕头痛、舌红苔黄、脉沉而弦。血厥实者,乃肝阳上亢,阳气暴涨,血随气升,气血并走于上,表现为突然昏仆牙关紧闭、四肢厥冷、面赤唇紫,或鼻衄,舌质暗红,脉弦有力。

2.辨证论治

(1)气厥——实证

①临床表现:突然昏倒,不省人事,口噤拳握,呼吸气粗,或四肢厥冷,苔薄白,脉伏或沉弦

②治法:顺气开郁开窍

③代表方:五磨饮子加减

④加减:
- 反复者,平时可服逍遥散、柴胡疏肝散、越鞠丸
- 或先以搐鼻散取嚏,再予苏合香丸

(2)气厥——虚证

①临床表现:眩晕昏仆,面色苍白,呼吸微弱,汗出肢冷,舌质淡,脉沉微

②治法:补气回阳醒神

③代表方:四味回阳饮

④加减:
- 反复发作者,平时可常服香砂六君子丸、归脾丸、参苓白术丸、补中益气丸
- 另可加用甘麦大枣汤

(3)血厥——实证

①临床表现:突然昏倒,不省人事,牙关紧闭,面赤唇紫,舌红,脉多沉弦

②治法:平肝潜阳,理气通瘀

③代表方:羚角钩藤汤或通瘀煎加减

④加减:心痛骤发,四肢逆冷,进而昏厥者,可用苏合香丸

(4)血厥——虚证

①临床表现:常因失血过多而突然昏厥,面色苍白,口唇无华,四肢震颤,目陷口张,自汗肤冷,呼吸微弱,舌质淡,脉芤或细数无力

②治法:补养气血

③代表方:急用独参汤灌服。继用人参养荣汤

(5)痰厥

①临床表现:素有咳喘宿痰,多湿多痰,突然昏厥,喉有痰声,或呕吐涎沫,呼吸气粗,苔白腻,脉沉滑

②治法:行气豁痰

③代表方:导痰汤为主

④加减:
- 痰湿化热,口干便秘者,用礞石滚痰丸
- 喉中痰涎壅盛者,用猴枣散化裁

第十四章

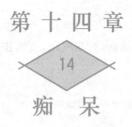

痴　呆

重点要求

本章为考试的重点章节,包含的考点很多。

务必掌握痴呆的辨证论治,对于每个证型都要掌握其临床表现、治法、代表方和重要的加减方,此外要了解痴呆的病因病机和治疗原则。

对于往年曾经在本章节考查过的题目要做到心中有数。

重点突破

一 病因病机

1.病因

①先天不足,后天失养
②年老肾虚
③久郁不解
④中风外伤

◇提示▶▶▶心肝火旺也属痴呆的病因。

2.病机

基本病机为髓减脑消,神机失用

二 辨证论治

1.辨证要点

本病乃本虚标实之证,临床上以虚实夹杂者多见。

(1)辨标本虚实

①虚证:髓海不足,肝肾亏虚、脾肾两虚
②实证:痰浊、瘀血、风火阻滞所致

(2)辨病期、缓急

2.治疗原则:补虚泻实

①治标:开郁逐痰,活血通窍,平肝泻火
②治本:补肾填髓,补益气血

3.辨证论治

(1)髓海不足

①临床表现:智能减退,神情呆钝,头晕耳鸣,懒惰思卧,齿枯发焦,腰酸骨软,步履艰难,舌瘦色淡,苔薄白,脉沉细弱
②治法:滋补肝肾,生精养髓
③代表方:七福饮加减
④加减 { 肾阴不足,水不制火者,可用知柏地黄丸
缓缓图功可用参茸地黄丸或河车大造丸

（2）脾肾两虚

 ①临床表现：表情呆滞，沉默寡言，记忆减退，失认失算，口齿含糊，词不达意，伴腰膝酸软，肌肉萎缩，食少纳呆，气短懒言，口涎外溢，或四肢不温，腹痛喜按，鸡鸣泄泻，舌质淡白，舌体胖大，苔白，或舌红，苔少或无苔，脉沉细弱，双尺尤甚

 ②治法：温补脾胃，养元安神

 ③代表方：还少丹加减

 ④加减：
  阴虚火旺者，当改用知柏地黄丸
  脾肾阳虚者，用"金匮要略"肾气丸
  气血亏虚者，可用归脾汤加减
  心肝火旺者，可用黄连解毒汤

（3）痰浊蒙窍

 ①临床表现：表情呆钝，智力衰退，或哭笑无常，喃喃自语，不思饮食，脘腹痞满，口多涎沫，头重如裹，舌质淡，苔白腻，脉滑

 ②治法：化痰开窍，醒神益智

 ③代表方：洗心汤加减

 ④加减：痰郁日久化，蒙蔽清窍，扰动心神，用涤痰汤

（4）瘀阻脑络

 ①临床表现：表情迟钝，言语不利，善忘，易惊恐，肌肤甲错，口干不欲饮，面色晦暗，舌质暗或有瘀点瘀斑，脉细涩

 ②治法：活血化瘀，通窍醒神

 ③代表方：通窍活血汤加减

 ④加减：久病伴气血不足者，宜补阳还五汤加减

（5）心肝火旺证

 ①临床表现：急躁易怒，善忘，言行颠倒，伴眩晕头痛，面红目赤，心烦失眠，口干咽燥，口臭生疮，尿黄便秘，舌红苔黄，脉弦数

 ②治法：清心平肝，安神定志

 ③代表方：黄连解毒汤加减

 ④加减：心火偏旺可用牛黄清心丸

（6）气血不足

①临床表现：善忘茫然，找词困难，不识人物，言语颠倒；多梦易惊，少言寡语；倦怠少动，面唇无华，爪甲苍白；纳呆食少，大便溏薄；舌淡苔白，脉细弱。

 ②治法：益气健脾，养血安神

 ③代表方：归脾汤

（7）热毒内盛

①临床表现：无欲无语，迷蒙昏睡，不识人物：神呆遗尿，或二便失禁，身体蜷缩不动；躁扰不宁，甚则狂越，或谵语妄言；肢体僵硬，或颤动，或痛痉；舌红绛少苔，苔黏腻浊，或腐秽厚积，脉数。

 ②治法：清热解毒，通络达邪

 ③代表方：黄连解毒汤

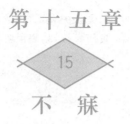

不寐

重点要求

　　本章为考试的重点章节,包含的考点很多。务必掌握不寐的辨证论治,对于每个证型都要掌握其临床表现、治法、代表方和重要的加减方,此外要了解不寐的病因病机和治疗原则。对于往年曾经在本章节考查过的题目要做到心中有数。

重点突破

一 病因病机

1.病因

①饮食不节
②情志失常
③劳逸失调
④病后体虚

2.病机

①基本病机:阳盛阴衰,阴阳失交
②病位:主要在心,与肝、脾、肾密切相关
③病理性质:有虚实两端。肝郁化火,食滞痰浊或痰热内扰属实,心脾两虚,心胆气虚,心肾不交属虚,但久病可表现为虚实兼夹,或为瘀血所致

二 辨证论治

1.辨证要点

首要分清虚实。
①虚证多属阴血不足,责在心脾肝肾
②实证多因邪热扰心,心神不安

2.治疗原则

①基本原则:补虚泻实,调整脏腑阴阳
②实证:消导和中,清火化痰
③虚者:补其不足;并配合安神定志之法,如养血安神,镇惊安神,清心安神

3.辨证论治

(1)实证

肝郁化火
①临床表现:不寐,性情急躁易怒,不思饮食,口渴喜饮,目赤口苦,小便黄赤,大便秘结,舌红、苔黄,脉弦而数
②治法:疏肝泻热,佐以安神
③代表方:龙胆泻肝汤加味
④加减:若头痛欲裂,不寐欲狂,大便秘结者,可用当归龙荟丸

痰热内扰
①临床表现:不寐头重,痰多胸闷,恶食嗳气,吞酸恶心,心烦口苦,目眩,苔腻而黄,脉滑数
②治法:化痰清热,和中安神
③代表方:黄连温胆汤加减
④加减:
   若痰食阻滞,胃中不和者,可合用半夏秫米汤
   若痰热重而大便不通者,可用礞石滚痰丸

(2)虚证

心脾两虚
①临床表现:多梦易醒,心悸健忘,头晕目眩,肢倦神疲,饮食无味,面色少华。舌淡,苔薄,脉细弱
②治法:补养心脾,以生气血
③代表方:用归脾汤主之
④加减:本证亦有以归脾汤、养心汤二方化裁同用而收效者

心胆气虚
①临床表现:不寐多梦,易于惊醒,胆怯心悸,遇事善惊,气短倦怠,小便清长,舌淡,脉弦细
②治法:益气镇惊,安神定志
③代表方:安神定志丸合酸枣仁汤加减
④加减:
   若血虚阳浮,虚烦不寐者,宜用酸枣仁汤
   病后血虚肝热而不寐者,宜用琥珀多寐丸
   若心肾不交,虚阳上扰者,可用交泰丸

心肾不交
①临床表现:心烦不寐,入睡困难,心悸多梦,伴头晕耳鸣,腰膝酸软,潮热盗汗,男子遗精,女子月经不调,舌红少苔,脉细数
②治法:滋阴降火,交通心肾
③代表方:六味地黄丸合交泰丸加减
④加减:若心阴不足为主者,天王补心丹加减

第十六章

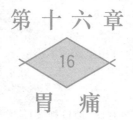

胃 痛

重点要求

本章为考试的重点章节,包含的考点很多。务必掌握胃痛的辨证论治,尤其瘀血凝滞的病因及治疗方药为重点内容应予以重视,此外要了解胃痛的病因病机和治疗原则。对于往年曾经在本章节考查过的题目要做到心中有数。

重点突破

一 病因病机

1.病因

①感受外邪
②内伤饮食
③情志失调
④体虚久病

2.病机

①总的病机为——胃气阻滞,胃失和降,不通则痛
②病理性质——早期多为实证;后期常为虚实夹杂
③胃痛的病变部位——胃、肝、脾
④胃痛的病理因素——气滞、寒凝、热郁、湿阻、血瘀

二 辨证论治

1.辨证

(1)辨虚实

虚者多病程长,痛处喜按,饥时痛著,纳后痛减,体弱脉虚。属虚者应进一步辨气虚、阳虚与阴虚。实者多病程短,痛处拒按,饥时痛轻,纳后痛增,体壮脉盛。属实者应进一步辨别不同的病理因素为病。

分虚实
①寒邪客胃,饮食伤胃,肝气犯胃,瘀血停胃等——实证
②胃阴不足,脾胃阳虚——虚证
③久病因虚而导致气滞血瘀者——本虚标实

(2)辨寒热

胃痛遇寒痛甚,得温痛减,泛吐清水者为寒证;胃脘灼痛,痛势急迫,喜凉恶热,泛吐酸水者为热证。寒与热均有虚实之分。

(3)辨气滞、血瘀,辨兼夹证

一般初病在气,久病在血。气滞者,多见胀痛,痛无定处,或攻窜两胁,疼痛与情志因素密切相关;血瘀者,疼痛部位固定不移,持续疼痛,入夜加重,舌质紫暗或有瘀斑,或兼见呕血,便血。

2.治疗

以理气和胃止痛为主
①邪盛——以祛邪为急
②正虚——以养正为先
③虚实夹杂者——当邪正兼顾

3. 分证论治

(1) 寒邪客胃

①临床表现:胃痛暴作,恶寒喜暖,脘腹得温则痛减,遇寒则痛增,口淡不渴,喜热饮,苔薄白,脉弦紧

②证机概要:寒凝胃脘,阳气被遏,气机阻滞

③治法:温胃散寒,理气止痛

④代表方:香苏散合良附丸加味

⑤加减 ⎰ 因过食生冷,夹有宿食停滞,兼见胸脘痞闷嗳气或呕吐者,加保和丸
⎱ 若寒邪郁久化热,寒热错杂——可用半夏泻心汤辛开苦降,寒热并调

(2) 宿食积滞

①临床表现:胃痛,脘腹胀满,嗳腐吞酸,或吐不消化食物,吐食或矢气后痛减,或不思饮食,大便不爽,苔厚腻,脉滑

②证机概要:饮食积滞,阻塞胃气

③治法:消食导滞,和中止痛

④代表方:保和丸加减

⑤加减 ⎧ 如服上药不效,胃脘痛胀而便闭者——可合用小承气汤或改用枳实导滞丸
⎨ 胃痛急剧而拒按,伴见苔黄燥便秘者,为食积化热成燥——合用大承气汤
⎩ 还可辨证选用木香槟榔丸

(3) 肝气犯胃

①临床表现:胃脘胀闷,攻撑作痛,脘痛连胁,嗳气频繁,大便不畅,每因情志因素而痛作,嗳气矢气而痛舒,苔多薄白,脉沉弦

②证机概要:肝气郁结,横逆犯胃,胃气阻滞

③治法:疏肝解郁,理气止痛

④代表方:柴胡疏肝散为主方

⑤加减 ⎧ 泛吐酸者,加左金丸
⎨ 患者性情急躁易怒,胃脘腹痛,嘈杂吐酸,口干而苦,大便秘结,面红目赤,舌质红苔黄,脉弦数,
⎩ 用化肝煎或丹栀逍遥散合左金丸

(4) 湿热中阻证

①临床表现:胃脘灼痛,吐酸嘈杂,痛势急迫,脘闷灼热,口干口苦,口渴而不欲饮,纳呆恶心,小便色黄,大便不畅,舌红,苔腻,脉滑数

②证机概要:湿热蕴结,胃气痞阻

③治法:清化湿热,理气和胃

④代表方:清中汤加减

⑤加减: ⎰ 寒热错杂者,可用半夏泻心汤
⎱ 还可选用温胆汤、三仁汤等

(5) 瘀血停滞

①临床表现:胃脘刺痛,痛有定处而拒按,或疼痛持久屡发,食后痛甚,或见吐血便黑,舌质紫黯,脉涩

②证机概要:瘀停胃络,脉络壅滞

③治法:活血化瘀,理气和胃

④代表方:失笑散合丹参饮加减

⑤加减 ⎧ 若呕血便黑,面色萎黄,四肢不温,舌淡脉弱无力者,属脾胃虚寒,脾不统血——可用黄土汤
⎨ 若失血日久,心悸少气,多梦少寐,体倦纳差,唇白舌淡,脉虚弱者——可用归脾汤
⎩ 瘀血停滞兼阴血不足所致胃痛——可用调营敛肝汤

（6）胃阴不足

①临床表现：胃痛隐隐，有时嘈杂似饥，口燥咽干，大便干结，舌红少津或光剥无苔，脉细数

②证机概要：胃阴亏耗，胃失濡养

③治法：养阴益胃，和中止痛

④代表方：益胃汤加味

⑤加减
- 胃脘灼痛，嘈杂泛酸者——可酌配左金丸
- 还可选用益胃汤、玉女煎等
- 肝阴亦虚者——用一贯煎

（7）脾胃虚寒

①临床表现：胃痛隐隐，喜温喜按，空腹痛甚，得食痛减，泛吐清水，纳差，神疲乏力，甚则手足不温，大便溏薄，舌淡苔白，脉虚弱或迟缓

②证机概要：脾虚胃寒，失于温养

③治法：温中健脾，和胃止痛

④代表方：黄芪建中汤加减

⑤加减
- 寒胜而痛甚，呕吐肢冷——用大建中汤或理中丸（附子理中丸）
- 有胃痛治不及时或治不如法，形成寒热错杂者，常见胃脘痞硬，干噫食臭，腹中雷鸣下利，舌苔黄白相兼，脉弦数者——可予《伤寒论》之甘草泻心汤以辛开苦降，和胃消痞
- 痛止之后，或阳虚而内寒不明显者——可用香砂六君子汤调理
- 脾虚湿盛者——可合二陈汤
- 肾阳虚者——可用肾气丸、右归丸之类
- 泛吐清水时——可用小半夏加茯苓汤或苓桂术甘汤合方
- 兼见血虚者——可用归芪建中汤
- 胃脘坠痛，证属中气下陷者——可用补中益气汤
- 还可选用吴茱萸汤、厚朴温中汤等

（8）肝胃郁热

①临床表现：胃脘灼痛，烦躁易怒，烦热不安，胁胀不舒，泛酸嘈杂，口干口苦，舌红苔黄，脉弦或数

②治法：平逆散火，泄热和胃

③代表方：化肝煎

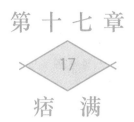

第十七章

痞 满

◇ 强化篇 ◇

中医内科学

重点要求

痞满在历年考题相对来说不多,重点掌握其病因病机、治法用方即可。

重点突破

一 病因病机

1.病因

①感受外邪
②内伤饮食
③情志失调
④体虚久病

2.病机

①病机——中焦气机不利,脾胃升降失职
②病位——胃、肝、脾
③病理性质——虚实两端 实者——实邪内阻(食积、痰湿、外邪、气滞等)
虚者——脾胃虚弱(气虚或阴虚)

二 辨证分型

1.辨证要点

(1)辨虚实

实证——痞满能食,食后尤甚,饥时可缓,伴便秘,舌苔厚腻,脉实有力
虚证——饥饱均满,食少纳呆,大便清利,脉虚无力

(2)辨寒热

寒证——痞满绵绵,得热则减,口淡不渴,或渴不欲饮,舌淡苔白,脉沉迟或沉涩
热证——痞满势急,口渴喜冷,舌红苔黄,脉数

(3)辨在经(气)与在络(血)

初得病者,气机不畅,病位表浅,责之在经,或每于情志不畅时加重,嗳气觉舒;失治误治,气滞血瘀,病位入里,络脉瘀阻,舌质紫暗,或见瘀斑瘀点,身体消瘦,甚则聚为有形实邪,产生噎膈等变证。

(4)辨胃痞与腹胀

胃痞病位在胃脘,属上腹部,腹胀病位在中下腹部,若二者同时出现,则称为脘腹胀满。腹胀的病机为腑气不畅,传导失司、故治疗上总以行气消胀为法则,使气下行,通畅腑气。

2.治疗原则

调理脾胃升降、行气除痞消满

3.分证论治

(1)实痞

饮食内停
①临床表现:脘腹痞闷而胀,进食尤甚,拒按,嗳腐吞酸,恶食呕吐,或大便不调,矢气频作,味臭如败卵,舌苔腻,脉滑
②证机概要:饮食停滞,胃腑失和,气机壅塞
③治法:消食和胃,行气消痞
④代表方:保和丸加减
⑤加减 { 食积化热,大便秘结者——加大黄、枳实,或用枳实导滞丸推荡积滞,清利湿热
兼脾虚便溏——加白术、扁豆,或用枳实消痞丸消除痞满,健脾和胃

痰湿中阻
①临床表现:脘腹痞塞不舒,胸膈满闷,头晕目眩,身重困倦,呕恶纳呆,口淡不渴,小便不利,舌苔白厚腻,脉沉滑
②证机概要:湿浊阻滞,脾失健运,气机不和
③治法:燥湿健脾,化痰理气
④代表方:平胃散合二陈汤加减
⑤加减 {
痰湿盛而胀满甚者——可合用半夏厚朴汤以加强化痰理气
痰阻郁久化热而见口苦,舌苔黄者——改用黄连温胆汤
胃气虚弱,痰浊中阻,气逆不降,而见心下痞硬,噫气不除者——可用旋覆代赭汤
渴不欲饮,饮入即吐,用五苓散

肝郁气滞
①临床表现:脘腹痞闷,胸胁胀满,心烦易怒,善太息,呕恶嗳气,或吐苦水,大便不爽,舌质淡红,苔薄白,脉弦
②证机概要:肝气犯胃,胃气郁滞
③治法:疏肝解郁,和胃消痞
④代表方:越鞠丸合枳术丸加减
⑤加减: {
气郁化火,口苦咽干者——合左金丸
气郁明显——用五磨饮子加减以理气导滞消胀
还可辨证选用四磨饮、化肝煎、柴胡疏肝散

寒热错杂
①临床表现:心下痞满,纳呆呕恶,嗳气不舒,肠鸣下利;舌淡苔腻,脉濡或滑
②治法:辛开苦降,寒热平调
③代表方:半夏泻心汤

外寒内滞
①临床表现:脘腹痞闷,不思饮食,嗳气呕恶,恶寒发热,头痛无汗,身体疼痛,大便溏薄,舌苔薄白或白腻,脉浮紧或濡
②治法:理气和中,疏风散寒
③代表方:香苏散

(2)虚痞

脾胃虚弱
①临床表现:脘腹满闷,时轻时重,喜温喜按,纳呆便溏,神疲乏力,少气懒言,语声低微,舌质淡,苔薄白,脉细
②证机概要:脾胃虚弱,健运失职,升降失司
③治法:补气健脾,升清降浊
④代表方:补中益气汤加减
⑤加减 {
四肢不温,阳虚明显者——合理中丸以温胃健脾
舌苔厚腻,湿浊内蕴者——改用香砂六君子汤加减以健脾祛湿,理气除胀
表邪内陷,出现虚实夹杂证候,症见心下痞硬,呕吐下痢——用半夏泻心汤
中虚较甚——可用甘草泻心汤
水热互结,心下痞满,干噫食臭,肠鸣下利者——生姜泻心汤

胃阴不足
①临床表现:脘腹痞闷,嘈杂,饥不欲食,恶心嗳气,口燥咽干,大便秘结,舌红少苔,脉细数
②证机概要:胃阴亏虚,胃失濡养,和降失司
③治法:养阴益胃,调中消痞
④代表方:益胃汤加减

第十八章

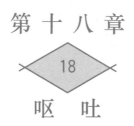

呕 吐

■ 重点要求

本章为考试的重点章节,包含的考点很多。

务必掌握呕吐的辨证论治,历年考题都会把辨证论治部分作为重点来考查,尤其是藿香正气散方证。此外要了解呕吐的病因病机和治疗原则。同时注意呃逆、干呕、嗳气之间的区别。

对于往年曾经在本章节考查过的题目要做到心中有数。

■ 重点突破

一 病因病机

1.病因

①外邪犯胃
②饮食不节
③情志失调
④脾胃虚弱

2.病机

发病机理——胃失和降,气逆于上

胃气痞塞,升降失调
- 外邪犯胃
- 饮食停滞
- 痰饮内阻
- 肝气犯胃

脾胃气阴亏虚,运化失常
- 脾胃气虚
- 脾胃虚寒
- 胃阴不足

病理表现——虚实;实者外邪、食滞、痰饮、肝气等邪气犯胃,虚者脾胃气阴亏虚,运化失常,不能和降

病变脏腑——胃、肝、脾

二 辨证分型

1.辨证要点

(1)辨虚实

本病的辨证以虚实为纲。如病程短,来势急,吐出物较多,多偏于邪实,属实者应进一步辨别外感、食滞、痰饮及气火的不同。反之,若病程较长,来势徐缓,吐出物较少,或伴有倦怠乏力等症者,多属于虚证,属虚者有脾胃气虚和胃阴不足之区别。

(2)辨呕吐特点

若发病急,伴有表证者,属于外邪犯胃;呕吐酸腐量多,气味难闻者,为宿食留胃;呕吐清水痰涎,胃脘如囊裹水者,属痰饮内停;呕吐泛酸,抑郁善怒者,则多属肝气郁结;呕吐苦水者,多因胆热犯胃;反复发作,纳多即吐者,

属脾胃气虚;干呕嘈杂,或伴有口干、似饥而不欲食者,为胃阴不足。

- 实证——由外邪、饮食所伤,发病较急,病程较短
- 虚证——脾胃运化功能减退,发病缓慢,病程较长

2.治疗原则

- 虚证——治以扶正为主,或温中健胃,或滋养胃阴
- 实证——祛邪解表,消食化痰理气
- 虚实夹杂——根据虚实的主次而适当兼顾

3.分证论治

(1)实证

外邪犯胃
- ①临床表现:突然呕吐,可伴发热恶寒,头身疼痛,胸脘满闷,苔白腻,脉濡缓
- ②证机概要:外邪犯胃,中焦气滞,浊气上逆
- ③治法:疏邪解表,和中化浊
- ④代表方:藿香正气散加减
- ⑤加减
  - 如感受秽浊之气,突然呕吐——可吞服玉枢丹辟秽止呕
  - 暑湿犯胃,身热汗出——可用新加香薷饮解暑化湿
  - 风热犯胃,伴有头痛身热——可用银翘散加减
  - 暑热犯胃,壮热口渴——可用黄连解毒汤

饮食停滞
- ①临床表现:呕吐酸腐,脘腹胀满,嗳气厌食,得食愈甚吐后反快,大便秽臭或溏薄或秘结,苔厚腻,脉滑实
- ②证机概要:食积内停,气机受阻,浊气上逆
- ③治法:消食化滞,和胃降逆
- ④代表方:保和丸加减
- ⑤加减
  - 积滞较多,腹胀便秘拒按——可合小承气汤以导滞通便,使浊气下行
  - 食已即吐,口臭干渴,为胃中积热上冲——可用大黄甘草汤合橘皮竹茹汤清胃降逆
  - 食物中毒呕吐者——用烧盐或瓜蒂散探吐.防止腐败毒物被吸收
  - 还可辨证选用枳实导滞丸、枳术丸等

痰饮内阻
- ①临床表现:呕吐多为清水痰涎,胃部如囊裹水,脘闷不食,头眩心悸,苔白腻,脉滑
- ②证机概要:痰饮内停,中阳不振,胃气上逆
- ③治法:温化痰饮,和胃降逆
- ④代表方:小半夏汤合苓桂术甘汤加减
- ⑤加减
  - 若痰郁化热,壅阻于胃,胃失和降,出现头晕,心悸,少寐,恶心呕吐,烦闷口苦——可用黄连温胆汤清热化痰,和胃止呕
  - 痰浊蒙蔽清阳——可用半夏白术天麻汤
  - 还可辨证选用二陈汤、甘遂半夏汤

肝气犯胃
- ①临床表现:呕吐吞酸,嗳气频繁,脘腹胀痛,舌边红,苔薄腻,脉弦
- ②证机概要:肝气不疏,横逆犯胃,胃失降逆
- ③治法:疏肝和胃,降逆止呕
- ④代表方:四七汤加减
- ⑤加减
  - 呕吐酸水,心烦口渴,宜清肝和胃,辛开苦降——可酌加左金丸及山栀、黄芩等
  - 气郁化火,心烦口苦咽干——可合小柴胡汤清热止呕
  - 兼腑气不通,大便秘结——可用大柴胡汤清热通腑
  - 气滞血瘀.胁肋刺痛——可用膈下逐瘀汤活血化瘀
  - 还可辨证选用越鞠丸、柴胡疏肝散

（2）虚证

脾胃虚寒

①临床表现：饮食稍有不慎，即易呕吐，时作时止，面色㿠白，倦怠乏力，口干而不欲饮，四肢不温，大便溏薄，舌质淡，脉濡弱
②证机概要：脾胃虚寒，失于温煦，运化失职
③治法：温中健脾，和胃降逆
④代表方：用理中丸为加减
⑤加减：呕吐日久，肝肾俱虚，冲气上逆者——可用来复丹镇逆止吐

胃阴不足

①临床表现：呕吐反复发作，时作干呕，口燥咽干，似饥而不欲食，舌红津少，脉多细数
②证机概要：胃阴不足，胃失濡养，和降失司
③治法：滋养胃阴，降逆和胃
④代表方：麦门冬汤加减
⑤加减：还可辨证选用益胃汤、竹叶石膏汤等

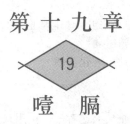

第十九章

噎膈

■■ 重点要求

噎膈是一种吞咽之时哽噎不顺的病证,历年考题相对来说不多,重点掌握其病因病机、治法用方即可。对于往年曾经在本章节考查过的题目要做到心中有数。

■■ 重点突破

一 病因病机

1.病因
①饮食不节
②情志失调
③年老体弱

2.病机
①基本病机——气痰瘀交结,阻隔于食道、胃脘
②病位——食道,属胃所主。病变脏腑——肝、脾、肾
③病理性质——本虚标实

二 辨证分型

1.辨证要点

(1)辨病性的虚实

病之初期,多以实证为主,有情志失调和饮食不节之别。久病多为正虚邪实,虚中夹实。正虚者,津液枯槁,脾肾亏虚;邪实者,气滞、痰结、瘀血互相交结。

(2)辨病邪的偏重,辨病变的预后

大凡有忧思恼怒等引起,出现吞咽之时哽噎不顺,胸胁胀痛,情志抑郁时加重,属气郁;如吞咽梗阻,胸膈痞满,呕吐痰涎,属痰湿;若饮食梗阻难下,胸膈疼痛,固定不移,面色晦暗,肌肤甲错者,属血瘀。

着重辨别虚实 {
实者——气、血、痰三者互结于食道
虚者——阴津枯槁为主
}

2.治疗原则
①初期——治标,宜理气、化痰、消瘀、降火
②后期——治本,宜滋阴润燥,或补气温阳

3.分证论治

(1)痰气交阻
①临床表现:吞咽梗阻,胸膈痞闷,情志舒畅时可稍减轻,口干咽燥,舌质偏红,苔薄腻,脉弦滑
②证机概要:肝气郁结,痰湿交阻,胃气上逆
③治法:开郁化痰,润燥降气
④代表方:启膈散加减
⑤加减 {
泛吐痰涎甚多者——加半夏、陈皮,以加强化痰之功,或含化玉枢丹
脾胃虚弱,胸膈痞满嗳气,用木香顺气丸
痰气瘀结,痞塞满闷——可用四七汤、温胆汤、来苏丹、导痰汤等
津伤便秘——配增液汤加白蜜以助生津润燥之力,或暂用增液承气汤
}

（2）瘀血内结

①临床表现：胸膈疼痛，食不得下而复吐出，甚至水饮难下，大便坚如羊屎，或吐出物如赤豆汁，面色晦滞，形体更为消瘦，肌肤枯燥，舌红少津，或带青紫，脉细涩

②证机概要：蓄瘀留着，阻滞食道，通降失司，肌肤失养

③治法：破结行瘀，滋阴养血

④代表方：通幽汤加减

⑤加减 ┤服药即吐，难于下咽——可含化玉枢丹以开膈降逆，随后再服汤药
　　　 └气滞血瘀，胸膈胀痛者——可用血府逐瘀汤

（3）津亏热结

①临床表现：吞咽梗涩而痛，固体食物难入，汤水可下，形体逐渐消瘦，口干咽燥，大便干结，五心烦热，舌质红干，或带裂纹，脉弦细数

②证机概要：气郁化火，津液枯竭，虚火上逆，胃失润降

③治法：滋阴清热，润燥生津

④代表方：沙参麦冬汤加减

⑤加减 ┤烦渴咽燥，噎食不下，或食入即吐，吐物酸热者——改用竹叶石膏汤加大黄泄热存阴
　　　 └如肠中燥结，大便不通——酌用大黄甘草汤，但应中病即止，以免伤津

（4）气虚阳微

①临床表现：长期吞咽受阻，饮食不下，面色㿠白，精神疲惫，形寒气短，泛吐清涎，面浮，足肿，腹胀，便溏，舌淡苔白，脉细弱

②证机概要：脾肾阳虚，中阳衰微，温煦失职，气不化津

③治法：温补脾肾

④代表方：补气运脾汤加减（温脾用补气运脾汤，温肾用右归丸）

⑤加减 ┤肾阳虚明显者，可用右归丸
　　　 └中阳不足，痰凝痰阻用理中汤

第 二 十 章

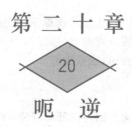

呃 逆

重点要求

呃逆是以气逆上冲,喉间呃呃连声,声短而频,令人不能自制为主证的一种疾病出现,其分证论治是出题频率较高的部分,复习时应重点掌握。了解其病因病机。对于往年曾经在本章节考查过的题目要做到心中有数。

重点突破

一 病因病机

1.病因

①饮食不节
②情志不遂
③正气亏虚
④外邪犯胃

2.病机

①基本病机——胃失和降,膈间气机不利,胃气上逆动膈;肺气失于肃降,在发病过程中也起了一定的作用
②病位——膈,病变的关键脏腑——胃、肝、脾、肺、肾
③病理因素——寒气蕴蓄、燥热内盛、气郁痰阻及气血亏虚
④病理性质——虚实,实证——多为寒凝、火郁、气滞、痰阻;虚证——脾肾阳虚、胃阴耗损

二 辨证分型

1.辨证要点

(1)辨生理或病理性呃逆

呃逆应首先分清是生理现象还是疾病状态。普通人因情绪影响或快速吞咽食物,或吸入冷凉空气,可发生一时性气逆而作呃,经饮水,或闭气,或分散注意力而消失,无持续或反复发作者,为生理现象。若呃逆时常反复发作,或持续且难以自制,同时伴有其他症状者,为病理表现。

(2)辨虚实、寒热

呃逆有虚实之分。实证多为寒凝、火郁、气滞、痰阻等致胃失和降而产生,其呃声响亮有力,连续发作;虚证每由胃阴耗损,或脾肾亏虚等使正虚气逆引起,其呃声时断时续,气怯乏力。寒证因寒邪内舍,胃失和降,上逆动膈,呃声沉缓有力,遇寒凉更甚;热证属燥热伤胃,阳明腑气不顺,胃气上逆,呃声高响且短,气涌而出。

2.治疗原则

(1)虚证——温补脾胃,生津养胃,降逆和胃
(2)实证——温中祛寒,清降泄热

3.分证论治

（1）胃中寒冷

①临床表现：呃声沉缓有力，膈间及胃脘不舒，得热则减，得寒愈甚，食欲减少，口淡不渴，舌苔白润，脉象迟缓

②证机概要：寒蓄中焦，气机不利，胃气上逆

③治法：温中散寒，降逆止呃

④代表方：丁香散加减

⑤加减：还可辨证选用丁香柿蒂散、橘皮汤、橘皮干姜汤等

（2）胃火上逆

①临床表现：呃声洪亮，冲逆而出，口臭烦渴，喜冷饮，小便短赤，大便秘结，舌苔黄，脉象滑数

②证机概要：热积胃肠，腑气不畅，胃火上冲

③治法：清火降逆，和胃止呃

④代表方：竹叶石膏汤加减

⑤加减：
- 腑气不通，脘腹痞满，大便秘结者——可合用小承气汤通腑泄热
- 胸膈烦热，大便秘结——可用凉膈散以攻下泄热

（3）气机郁滞

①临床表现：呃逆连声，常因情志不畅而诱发或加重，伴有胸闷，纳减，脘胁胀闷，肠鸣矢气，舌苔薄白，脉象弦

②证机概要：肝气郁滞，横逆犯胃，胃气上冲

③治法：理气解郁，降逆止呃

④代表方：五磨饮子加减

⑤加减：
- 气逆痰阻，头目昏眩，时有恶心者——可用旋覆代赭汤加二陈汤
- 气滞日久成瘀，瘀血内结，胸胁刺痛，久呃不止者——可用血府逐瘀汤加减

（4）脾胃阳虚

①临床表现：呃声低弱无力，气不得续，面色㿠白，手足不温，食少困倦，舌淡苔白，脉象沉细弱

②证机概要：中阳不足，胃失和降，虚气上逆

③治法：温补脾胃和中止呃

④代表方：理中丸，加吴茱萸、丁香

⑤加减：
- 呃逆不止，心下痞硬——可合用旋覆代赭汤以重镇和中降逆
- 中气大亏，呃声低弱难续，食少便溏，体倦乏力，脉虚者——宜用补中益气汤
- 病久及肾，肾失摄纳，腰膝酸软，呃声难续者——可用肾气丸、七味都气丸等
- 还可辨证选用附子理中丸、香砂六君子汤等

（5）胃阴不足

①临床表现：呃声短促而不得续，口干舌燥，烦躁不安，舌质红而干或有裂纹，脉象细数

②证机概要：阴液不足，胃失濡养，气失和降

③治法：养胃生津，降逆止呃

④代表方：益胃汤

⑤加减：神疲乏力，气阴两虚用西洋参或党参以益气生津

967

第 二 十 一 章

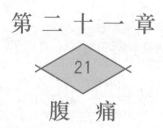

腹 痛

■■ 重 点 要 求

　　腹痛是临床常见病,可出现于多种疾病中,辨证当分疼痛部位与性质等。
　　辨其寒、热、虚、实,在气在血,在腑在脏。
　　腹痛的辨证分型为临床常考内容,经络辨证亦为考查的重点。
　　此外要了解腹痛的病因病机和治疗原则。
　　对于往年曾经在本章节考查过的题目要做到心中有数。

■■ 重 点 突 破

■ 一 病因病机

1. 病因

①外感时邪
②饮食不节
③情志失调
④禀赋不足
⑤劳倦内伤
⑥跌仆损伤
⑦腹部手术

2. 病机

①腹痛的基本病机——脏腑气机阻滞,气血运行不畅,经脉痹阻,"不通则痛",或脏腑经脉失养,不荣则痛
②病理性质——寒、热、虚、实
③病理因素——寒凝、火郁、食积、气滞、血瘀

■ 辨证分型

1. 辨证要点

(1)辨腹痛性质

寒痛:腹痛拘急,疼痛暴作,痛无间断,坚满急痛,遇冷痛剧,得热则减
热痛:痛在脐腹,痛处有热感,时轻时重,或伴有便秘,得凉痛减
气滞:腹痛时轻时重,痛处不定,攻冲作痛.伴胸胁不舒,腹胀,嗳气或矢气则胀痛减轻
血瘀:少腹刺痛,痛无休止,痛处不移,痛处拒按,经常夜间加剧,伴面色晦暗
实证:多为暴痛,伴腹胀,呕逆,拒按,食后痛甚等
虚证:多为久痛,痛势绵绵,喜揉喜按,饥时痛甚
食积:因饮食不慎,脘腹胀痛,嗳气频作,嗳后稍舒,痛甚欲便,便后痛减

(2)辨腹痛部位

胁腹、少腹痛,掣及两胁,多属肝经病证
小腹痛及脐周:多属脾胃、小肠、肾、膀胱病证

◆ 刘应科 ◆

考研中医综合复习指导

2.治疗原则

$\begin{cases} (1)虚证——温中补虚,益气养血 \\ (2)实证——祛邪疏导 \\ (3)久痛入络——辛润活血通络 \end{cases}$

3.分证论治

(1)寒邪内阻

①临床表现:腹痛急暴,得温痛减,遇冷更甚,口淡不渴,小便清利,大便自可或溏薄,舌苔白腻,脉象沉紧

②证机概要:寒邪凝滞,中阳被遏,脉络痹阻

③治法:温中散寒

④代表方:良附丸合正气天香散加减

⑤加减 $\begin{cases} 脐中痛不可忍,喜按喜温,手足厥逆,脉微欲绝者——通脉四逆汤 \\ 少腹拘急冷痛,苔白,脉沉紧——暖肝煎 \\ 腹中冷痛,手足逆冷,而又身体疼痛,为内外皆寒——乌头桂枝汤 \\ 腹中雷鸣切痛,胸胁逆满,呕吐,为寒邪上逆——附子粳米汤 \\ 若腹痛拘急,大便不通,寒实积聚者——大黄附子汤 \\ 还可辨证选用附子理中丸、乌梅丸、温脾汤等 \end{cases}$

(2)湿热壅滞

①临床表现:腹痛拒按,胸闷不舒,大便秘结或溏滞不爽,烦渴引饮,自汗,小便短赤,舌苔黄腻,脉象濡数

②证机概要:湿热内结,气机壅滞,腑气不通

③治法:泄热通腑

④代表方:大承气汤或枳实导滞丸加减

⑤加减 $\begin{cases} 如腹痛剧烈,寒热往来,恶心呕吐,大便秘结者——大柴胡汤表里双解 \\ 小腹右侧疼痛,为肠痈病——大黄牡丹皮汤 \\ 还可辨证选用厚朴三物汤、枳实导滞丸等 \end{cases}$

(3)饮食积滞

①临床表现:脘腹胀满疼痛,拒按,恶食,嗳腐吞酸,或痛而欲泻,泻后痛减,或大便秘结,舌苔腻,脉滑实

②证机概要:食滞内停,运化失司,胃肠不和

③治法:消食导滞

④代表方:枳实导滞丸加减;轻证用保和丸

(4)肝郁气滞

①临床表现:脘腹胀闷或痛,攻窜不定,痛引少腹,得嗳气或矢气则胀痛酌减,遇恼怒则加剧,舌质红,苔薄,脉弦

②证机概要:肝气郁结,气机不畅,疏泄失司

③治法:疏肝解郁,理气止痛

④代表方:木香顺气散加减

⑤加减 $\begin{cases} 腹痛肠鸣,气滞腹泻者——痛泻要方 \\ 少腹绞痛,阴囊寒疝者——天台乌药散 \end{cases}$

(5)瘀血内停

①临床表现:痛势较剧,痛如针刺,痛处不移,经久不愈,舌质紫黯,脉弦或细涩

②证机概要:瘀血内停,气机阻滞,脉络不通

③治法:活血化瘀,和络止痛

④代表方:少腹逐瘀汤加减

⑤加减 $\begin{cases} 下焦蓄血,大便色黑——桃核承气汤 \\ 胁下积块,疼痛拒按者——膈下逐瘀汤 \end{cases}$

（6）中虚脏寒

①临床表现：腹痛绵绵，时作时止，喜热恶冷，痛时喜按，饥饿劳累后更甚，得食或休息后稍减；大便溏薄，兼有神疲、气短、怯寒等证，舌淡苔白，脉象沉细

②证机概要：中阳不振，气血不足，失于温养

③治法：温中补虚，缓急止痛

④代表方：大建中汤、小建中汤加减

⑤加减 ⎰ 虚寒腹痛见证较重，呕吐肢冷脉微者——大建中汤
腹痛自利，肢冷脉沉迟者，则属脾肾阳虚——附子理中汤
大肠虚寒，积冷便秘者——温脾汤
中气大虚，少气懒言——补中益气汤
还可辨证选用当归四逆汤、黄芪建中汤等

第 二 十 二 章

22

泄 泻

重点要求

本章为考试的重点章节,包含的考点很多。

应着重掌握其总的病机、治疗原则及辨证论治,泄泻的分证论治方药也是常考要点,同时学会鉴别泄泻与痢疾。

对于往年曾经在本章节考查过的题目要做到心中有数。

重点突破

一 病因病机

1.病因

①感受外邪
②饮食所伤
③情志失调
④劳倦伤脾
⑤禀赋不足
⑥病后体虚

2.病机

①基本病机变化——脾肾受损,湿困脾土,肠道功能失司
②病位——肠,主病之脏——脾、肝、肾
③病理因素——湿
④病理性质——虚实,暴泻以湿盛为主,多因湿盛伤脾,或食滞生湿,壅滞中焦,脾为湿困——实证;
　久泻——虚证

二 辨证分型

1.辨证要点

①实证——病势急骤,脘腹胀满,腹痛拒按,泻后痛减,小便不利
②虚证——病程较长,腹痛不甚,喜温喜按,神疲肢冷,小便利,口不渴
③寒湿证——粪质清稀如水,腹痛喜温,完谷不化
④湿热证——粪便黄褐,味臭较重,泻下急迫,肛门灼热

2.治疗原则

①治疗大法——运脾化湿
②急性泄泻——重在化湿,佐以分利
③久泻——健脾、温肾,或抑肝扶脾,结合升提、固涩
④临床应根据具体情况,结合《医宗必读·泄泻》治泻九法辨证论治

3.分证论治

(1)暴泻

寒湿内盛 {
①临床表现:泄泻清稀,甚至如水样,腹痛肠鸣,脘闷食少,或并有恶寒发热,鼻塞头痛,肢体酸痛,苔薄白或白腻,脉濡缓
②证机概要:寒湿内盛,脾失健运,清浊不分
③治法:芳香化湿,疏表散寒
④代表方:藿香正气散为主方
⑤加减 {
表邪偏重,寒热身痛——荆防败毒散
外感寒湿,饮食生冷,腹痛,泻下清稀——加服纯阳正气丸温中散寒,理气化湿
湿邪偏重,腹满肠鸣,小便不利,肢体倦怠,苔白腻——改用胃苓汤健脾行气祛湿,淡渗分利
亦可选用五苓散等
}
}

湿热中阻 {
①临床表现:泄泻腹痛,泻下急迫,或泻而不爽,粪色黄褐而臭,肛门灼热,烦热口渴,小便短黄,舌苔黄腻,脉濡数或滑数
②证机概要:湿热壅滞,损伤脾胃,传化失常
③治法:清热燥湿,分消止泻
④代表方:葛根芩连汤加减
⑤加减 {
湿邪偏重,症见胸腹满闷,口不渴,或渴不欲饮,舌苔微黄厚腻,脉濡缓——合平胃散燥湿宽中
本型还可辨选用清中汤等
在夏暑之间,症见发热头重,烦渴自汗,小便短赤,脉濡数——新加香薷饮(黄连香薷饮)合六一散
}
}

食滞肠胃 {
①临床表现:腹痛肠鸣,泻下粪便臭如败卵,泻后痛减,伴有不消化之物,脘腹痞满,嗳腐酸臭,不思饮食,舌苔垢浊或厚腻,脉滑
②证机概要:宿食内停,阻滞肠胃,传化失司
③治法:消食导滞
④代表方:保和丸加减
⑤加减 {
食积较重,脘腹胀满,可因势利导,根据"通因通用"的原则——枳实导滞丸
还可辨证选用小承气汤,木香槟榔丸
}
}

(2)久泻

脾胃虚弱 {
①临床表现:大便时溏时泻,水谷不化,稍进油腻之物,则大便次数增多,饮食减少,脘腹胀闷不舒,而色萎黄,肢倦乏力。舌淡苔白,脉细弱
②证机概要:脾虚失运,清浊不分
③治法:健脾益气,化湿止泻
④代表方:参苓白术散加减
⑤加减 {
脾阳虚衰,阴寒内盛,腹中冷痛,手足不温——理中丸(附子理中丸)
久泻不止,中气下陷,或兼有脱肛者——补中益气汤
湿热未尽,泄泻日久,便溏而黏,气阴两伤,形瘦乏力,舌瘦质淡红,苔薄黄腻者,用益胃汤加乌梅五味子,石榴皮、焦山楂、黄柏等
}
}

肾阳虚衰 {
　①临床表现:泄泻多在黎明之前,腹部作痛,肠鸣即泻,泻后则安,形寒肢冷,腰膝酸软,舌淡苔白,脉沉细

　②证机概要:命门火衰,脾失温煦

　③治法:温肾健脾,固涩止泻

　④代表方:附子理中丸合四神丸加减

　⑤加减 {
　　年老体弱、久泻不止,中气下陷,加黄芪、党参、白术益气健脾,或合用补中益气汤;滑脱不尽者,亦可合桃花汤固涩止泻

　　脐腹冷痛——加附子理中丸温中健脾

　　泻下滑脱不禁,或虚坐努责者——改用真人养脏汤涩肠止泻

　　脾虚肾寒不著,反见心烦嘈杂、大便夹有黏冻,表现寒热错杂证候——改服乌梅丸方

　　还可以辨证选用右归丸、肾气丸等
　}
}

肝气乘脾 {
　①临床表现:平时多有胸胁胀闷,嗳气食少,每因抑郁恼怒或情绪紧张之时,发生腹痛泄泻,舌淡红,脉弦细

　②证机概要:肝气不疏,横逆犯脾,脾失健运

　③治法:抑肝扶脾

　④代表方:痛泻要方加减

　⑤加减 {
　　脾气虚弱者——加服参苓白术丸
　　证情平稳时——服逍遥丸善后
　}
}

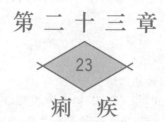

第二十三章

痢 疾

◆刘应科◆ 考研中医综合复习指导

重点要求

　　本章为考试的重点章节,包含的考点很多。
　　务必掌握痢疾的辨证论治,对于每个证型都要掌握其临床表现、治法、代表方和重要的加减方,此外要了解痢疾的病因病机和治疗原则。
　　对于往年曾经在本章节考查过的题目要做到心中有数。

重点突破

一 病因病机

1.病因

(1)外感时邪疫毒
(2)饮食不节(洁)

2.病机

邪蕴肠腑,气血壅滞,传导失司,肠络受伤

- 疫毒
- 湿热
- 寒湿

日久由实转虚形成虚实夹杂

(1)痢疾迁延,失治或误治,收涩过早,关门留寇,正虚邪恋,则痢疾时发时止——休息痢
(2)久痢不止,损伤脾肾之阳,或过用寒凉,克伐中阳——虚寒痢
(3)因热毒损伤阴津,或久痢伤阴——阴虚痢
(4)因湿热疫毒上攻于胃;或久痢伤正,胃虚气逆,胃不纳食,致下痢而不能进食或呕不能食——噤口痢

二 辨证分型

1.辨证要点

虚实
(1)腹痛胀满,痛而拒按,痛时窘迫欲便,便后里急后重暂时减轻者——实
(2)腹痛绵绵,痛而喜按,便后里急后重不减,坠胀甚者——虚

识寒热偏重
(1)大便排出脓血,色鲜红,赤白甚至紫黑,浓厚黏稠腥臭,腹痛,里急后重感明显,口渴喜冷饮,或口臭,小便黄或短赤,舌红苔黄腻,脉滑数者——热
(2)大便排出赤白,色晦暗,清淡无臭,腹痛喜按。里急后重感不明显,面白肢冷形寒,舌淡苔白,脉沉细者——寒。滑脱不尽者——虚寒
(3)痢下白冻,白多赤少——多属气分

辨伤气、伤血
(1)痢下赤冻,或赤多白少——邪伤血分
(2)赤白相杂,为湿热并重——气血俱伤

2. 治疗原则

①热痢——清之；寒证——温之
②初痢实——通之；久痢虚——补之
③寒热交错——清温并用；虚实夹杂——攻补兼施
④赤多——重用血药；白多——重用气药

3. 分证论治

(1) 湿热痢

①临床表现：腹痛，里急后重，下痢赤白相杂，肛门灼热，小便短赤，苔腻微黄，脉滑数或浮数
②证机概要：湿热蕴结，熏灼肠道，气血壅滞
③治法：清肠化湿，调气和血
④代表方：芍药汤加减
⑤加减
食积化热，痢下不爽，腹痛拒按者——加用枳实导滞丸，乃通因通用之法
痢疾初起，若兼见表证，恶寒发热，头身痛者，可用解表法——荆防败毒散
表邪未解，里热已盛，症见身热汗出，脉象急促者——葛根芩连汤
表证已解，痢犹未解——香连丸
兼夹食滞，症见痢下不爽，嗳腐吞酸，腹部胀满，腹痛拒按，苔腻脉滑者，湿偏重——木香槟榔丸；热偏重——加用枳实导滞丸
如痢下较重，赤多白少，或纯下赤冻，肛门灼热，口渴引饮，苔黄脉数——白头翁汤

(2) 疫毒痢

①临床表现：发病急骤，痢下鲜紫脓血，腹痛剧烈，里急后重较湿热痢为甚，或壮热口渴，头痛烦躁，甚则神昏痉厥或面色苍白，汗冷肢厥，舌质红绛，苔黄燥或苔黑润滑，脉滑数
②证机概要：疫邪热毒，壅盛肠道，燔灼气血
③治法：清热解毒，凉血除积
④代表方：白头翁汤合芍药汤加减
⑤加减
腹痛，里急后重明显者——合芍药汤
积滞甚者，痢下臭秽难闻，腹痛拒按者——急用大承气汤
神昏谵语，甚则痉厥，脉象弦细，舌质红，苔黄糙，脉细数，为热毒深入营血，神昏高热者——犀角地黄汤、紫雪丹
症见面色苍白，汗出肢冷，唇舌紫黯，尿少，脉微欲绝者——急服独参汤或参附汤，加用参麦注射液

(3) 寒湿痢

①临床表现：痢下赤白黏冻，白多赤少，或纯为白冻，伴有腹痛，里急后重，饮食乏味，胃脘饱闷，头身重困，舌质淡，苔白腻，脉濡缓
②证机概要：寒湿客肠，气血凝滞，传导失司
③治法：温中燥湿，调气和血
④代表方：胃苓汤加减
⑤加减
暑天感寒湿而痢者——藿香正气散加减
湿邪偏重，白痢如胶冻、如鼻涕，腹胀满，里急后重甚者——胃苓汤加减
兼表证者——合荆防败毒散

(4)阴虚痢

①临床表现:痢下赤白脓血,或下鲜血黏稠,脐腹灼痛,虚坐努责,食少,心烦口干,舌质红绛少苔,或舌光红
乏津,脉细数

②证机概要:阴虚湿热,肠络受损

③治法:养阴和营,清肠化湿

④代表方:驻车丸合黄连阿胶汤加减

(5)虚寒痢

①临床表现:下痢稀薄,带有白冻,甚则滑脱不禁,或腹部隐痛,食少神疲,四肢不温,腰酸怕冷,舌淡苔薄白,
脉沉细而弱

②证机概要:脾肾阳虚,寒湿内盛,阻滞肠腑

③治法:温补脾肾,收涩固脱

④代表方:桃花汤合真人养脏汤

⑤加减 服桃花汤合真人养脏汤加减疗效不显——酌用附子理中汤
痢久脾虚气陷,导致少气脱肛,以补中益气汤加减

(6)休息痢

发作期

①临床表现:腹痛,里急后重,大便夹有脓血,倦怠怯冷,嗜卧,食少,舌质淡,苔腻,脉濡软或虚数。

②证机概要:病久正伤,正虚邪恋,脾阳不振,邪滞肠腑

③治法:温中清肠,调气化滞

④代表方:连理汤加减

第二十四章

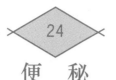

24

便 秘

■ 重点要求

　　便秘在历年考题相对来说不多,重点掌握其病因病机、治法用方即可。对于往年曾经在本章节考查过的题目要做到心中有数。

■ 重点突破

■ 病因病机

1.病因

①素体阳盛
②情志失调
③年老体虚
④感受外邪

2.病机

①便秘的基本病变——大肠传导失常,同时与肺、脾、胃、肝、肾等脏腑的功能失调有关
②病理性质——虚、实

■ 辨证分型

1.辨证要点

着重辨别虚实 { 实者——热秘、气秘和冷秘
　　　　　　　 虚者——气虚、血虚、阴虚和阳虚

2.治疗原则

①虚证——益气温阳、滋阴养血
②实证——泄热、温散、通导

3.分证论治

(1)实秘

热秘 {
①临床表现:大便干结,腹胀腹痛,口干口臭,面红心烦,或有身热,小便短赤,舌红,苔黄燥,脉滑数
②证机概要:肠腑燥热,津伤便结
③治法:泄热导滞,润肠通便
④代表方:麻子仁丸加减
⑤加减 {
舌质红而干,便结不通——可用增液汤增水行舟
兼郁怒伤肝,易怒目赤者——加服更衣丸以清肝通便,甚则可用当归龙荟丸,清肝泻火
燥热不甚,或药后大便不爽者——可用青麟丸以通腑缓下,以免再秘
热势较盛,痞满燥实坚者——可用大承气汤急下存阴
尚可辨证选用黄龙汤、凉膈散等
}

気秘
① 临床表现：大便干结，或不甚干结，欲便不得出，或便而不爽，肠鸣矢气，腹中胀痛，嗳气频作，纳食减少，胸胁痞满，舌苔薄腻，脉弦
② 证机概要：肝脾气滞，腑气不通
③ 治法：顺气导滞，降逆通便
④ 代表方六磨汤加减
⑤ 加减：由肺气不降所致者——可用苏子降气汤加减

冷秘
① 临床表现：大便艰涩，腹痛拘急，胀满拒按，胁下偏痛，手足不温，呃逆呕吐，舌苔白腻，脉弦紧
② 证机概要：阴寒内盛，凝滞胃肠
③ 治法：温里散寒，通便止痛
④ 代表方：温脾汤合半硫丸加减
⑤ 加减：心腹绞痛，口噤暴厥，用三物备急丸

（2）虚秘

气虚秘
① 临床表现：大便并不干硬，虽有便意，但排便困难，用力努挣则汗出短气，便后乏力，面白神疲，肢倦懒言，舌淡苔白，脉弱
② 证机概要：脾肺气虚，传送无力
③ 治法：补脾益肺，润肠通便
④ 代表方：黄芪汤加减
⑤ 加减 ｛ 排便困难，腹部坠胀者——可合补中益气汤升提中气
若气息低微，懒言少动者——可加用生脉散补肺益气
肢倦腰酸者——可用大补元煎

血虚秘
① 临床表现：大便干结，面色无华，头晕目眩，心悸气短，健忘少寐，口唇色淡，舌淡苔白，脉细
② 证机概要：血液亏虚，肠道失养
③ 治法：养血滋阴，润燥通便
④ 代表方：润肠丸加减
⑤ 加减：阴血已复，便仍干燥——可用五仁丸润滑肠道

阴虚秘
① 临床表现：大便干结，如羊屎状，形体消瘦，头晕耳鸣，两颧红赤，心烦少眠，潮热盗汗，腰膝酸软，舌红少苔，脉细数
② 证机概要：阴津不足，肠失濡养
③ 治法：滋阴增液，润肠通便
④ 代表方：增液汤加减
⑤ 加减 ｛ 胃阴不足，口干口渴者——可用益胃汤
肾阴不足，腰膝酸软者——可用六味地黄丸加减
阴亏燥结，热盛伤津者——可用增液承气汤

阳虚秘
① 临床表现：大便干或不干，排出困难，小便清长，面色㿠白，四肢不温，腹中冷痛，或腰膝酸冷，舌淡苔白，脉沉迟
② 证机概要：阳气虚衰，阴寒凝结
③ 治法：补肾温阳，润肠通便
④ 代表方：济川煎加减
⑤ 加减 ｛ 亦可选用半硫丸、附子理中丸、四神丸
阴虚积滞，腹中冷痛，拘急拒按——可选用大黄附子汤温里散寒，通便止痛
老人虚冷便秘，合用半硫丸

第二十五章

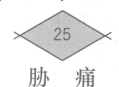

胁 痛

■ 重点要求

　　本章为考试的重点章节,胁痛是常见的临床病证,易于鉴别诊断,以气滞血瘀为主,不通则痛;以及血虚失养,不荣则痛也不少见。

　　务必掌握胁痛的辨证论治,对于每个证型都要掌握其临床表现、治法、代表方和重要的加减方,此外要了解胁痛的病因病机和治疗原则。

　　对于往年曾经在本章节考查过的题目要做到心中有数。

■ 重点突破

一 病因病机

1.病因

①情志不遂
②跌仆损伤
③饮食失宜
④外邪内侵
⑤劳欲久病

2.病机

①基本病机——肝络失和
②病变脏腑——肝、胆、脾、胃、肾
③病理性质——虚实之分,而以实证多见。实证——气滞、血瘀、湿热为主,三者又以气滞为先
　虚证——阴血亏损,肝失所养
④病理因素——气滞、血瘀、湿热

二 辨证分型

1.辨证要点

(1)辨在气在血

气郁——胀痛,且疼痛游走不定,时轻时重,症状轻重与情绪变化有关
血瘀——刺痛,且痛处固定不移,疼痛持续不已,局部拒按,入夜尤甚

(2)辨属虚属实

实证——多病程短,来势急,症见疼痛较重而拒按,脉实有力
虚证——多病程长,来势缓,症见其痛隐隐,绵绵不休,脉细弱

2.治疗原则

(1)虚证——滋阴、养血、柔肝
(2)实证——理气、活血、清利湿热

◆ 强化篇 ◆

中医内科学

3. 分证论治

(1) 肝郁气滞

①临床表现：胁肋胀痛，走窜不定，甚则引及胸背肩臂，疼痛每因情志变化而增减，胸闷腹胀，嗳气频作，得嗳气而胀痛稍舒，纳少口苦，舌苔薄白，脉弦

②证机概要：肝失条达，气机郁滞，脉络失和

③治法：疏肝理气

④代表方：柴胡疏肝散或逍遥散加减

⑤加减

胁痛重者——酌加青皮、川楝子、郁金以增强理气止痛

气郁化火，症见胁肋掣痛，心急烦躁，口干口苦，溲赤便秘，舌红苔黄，脉弦数——可去川芎，加丹皮、栀子、黄连、川楝子、玄胡等以清泻肝火，理气止痛

气郁化火伤阴，症见胸胁隐痛，遇劳加重，心烦头晕，睡眠欠佳，舌红苔薄，少津，脉弦细——可去川芎，加当归、何首乌、枸杞子、丹皮、栀子、菊花等以滋阴清热

如肝气横逆乘脾，脾运失常，症见胁痛肠鸣腹泻者——可加白术、茯苓、薏苡仁、山药、泽泻等健脾止泻，或合用痛泻要方

如久病由气及血——可酌加活血化瘀之品，或参照瘀血停着证论治

(2) 肝胆湿热

①临床表现：胁肋胀痛或灼热疼痛，口苦口黏，胸闷纳呆，恶心呕吐，小便黄赤，大便不爽，或兼有身热恶寒，身目发黄，舌红苔黄腻，脉弦滑数

②证机概要：湿热蕴结，肝胆失疏，络脉失和

③治法：清热利湿

④代表方：龙胆泻肝汤加减

⑤加减

胁肋剧痛，呕吐蛔虫者——先以乌梅丸安蛔，继则除蛔

湿热煎熬，结成砂石，阻滞胆道，症见胁肋剧痛，连及肩背者——可加金钱草、海金沙、郁金及硝石矾石散

(3) 瘀血阻络

①临床表现：胁肋刺痛，痛有定处，痛处拒按，入夜痛甚，胁肋下或见有癥块，舌质紫暗，脉象沉涩

②证机概要：瘀血停滞，脉络痹阻

③治法：祛瘀通络

④代表方：膈下逐瘀汤加减

⑤加减

瘀血较重者——可用复元活血汤

胁肋下有癥块者——亦可服鳖甲煎丸

(4) 肝络失养

①临床表现：胁肋隐痛，悠悠不休，遇劳加重，口干咽燥，心中烦热，头晕目眩，舌红少苔，脉细弦而数

②证机概要：肝肾阴虚，精血耗伤，肝络失养

③治法：养阴柔肝

④代表方：一贯煎加减

(5) 邪郁少阳证

①临床表现：胸胁苦满疼痛，兼寒热往来，口苦咽干，头痛目眩，心烦喜呕；舌苔薄白或微黄，脉弦

②治法：和解少阳

③代表方：小柴胡汤

第二十六章

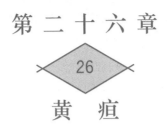

黄 疸

■■ 重点要求

　　本章为考试的重点章节,包含考点较多。考试重点在病机及辨证论治部分,尤其以病案形式的题目较多,复习时应当注意。此外要了解黄疸的治疗原则。对于往年曾经在本章节考查过的题目要做到心中有数。

■■ 重点突破

■ 一 病因病机

1.病因

(1)感受外邪

　　夏秋季节,暑湿当令,或因湿热偏盛,由表入里,内蕴中焦,湿郁热蒸,不得泄越,而致发病。若湿热夹时邪疫毒伤人,则病势尤为暴急,具有传染性,表现热毒炽盛,内及营血的危重现象,称为急黄。如《诸病源候论·急黄候》指出:"脾胃有热,谷气郁蒸,因为热毒所加,故卒然发黄,心满气喘,命在顷刻,故云急黄也。"

(2)饮食所伤

　　长期嗜酒无度,或过食肥甘厚腻,或饮食污染不洁,脾胃损伤,运化失职,湿浊内生,郁而化热,湿热熏蒸,胆汁泛溢而发为黄疸。

(3)脾胃虚寒长期饥饱失常,或恣食生冷,或劳倦太过,或病后脾阳受损,都可导致脾虚寒湿内生,困遏中焦,壅塞肝胆,致使胆液不循常道,外溢肌肤而为黄疸。

(4)病后续发胁痛、癥积或其他疾病之后,瘀血阻滞,湿热残留,日久损肝伤脾,湿遏瘀阻,胆汁泛溢肌肤,也可产生黄疸。

(5)其他亦有因砂石、虫体阻滞胆道而导致胆汁外溢而发黄者。

2.病机

①基本病机——湿邪困遏脾胃,壅塞肝胆,疏泄失常,胆汁泛溢而发生黄疸
②黄疸的病理因素——湿邪、热邪、寒邪、疫毒、气滞、瘀血六种,但其中以湿邪为主
③黄疸的病位——脾胃肝胆
④黄疸的病理表现——湿热和寒湿两端

■ 二 辨证分型

1.辨证要点

(1)辨急黄、阳黄、阴黄

　　急黄因湿热疫毒而致,起病急骤,变化迅速,身黄如金,伴热毒炽盛,或神志异常,或动血,或正虚邪实,错综复杂等危重症,需紧急救治。阳黄乃湿热为患,起病速,病程短,黄色鲜明如橘色,常伴口干,发热,小便短赤,大便秘结,舌苔黄腻,动脉弦数等热证、实证的表现,若治疗及时,一般预后良好。阴黄多以寒湿为主,起病缓,病程长,黄色晦暗或黧黑,常伴纳少,脘腹胀满,大便不实,神疲形寒,口淡不渴,舌淡苔白腻,脉濡滑或沉迟等虚证、寒证以及血瘀证的表现,病情多缠绵,不易速愈。

(2)辨阳黄湿热偏胜

　　由于感受湿与热邪的程度、素体阴阳偏胜之不同。临床中阳黄有湿与热孰轻孰重之分,阳黄热重于湿者,见

身目俱黄,黄色鲜明,伴发热口渴小便短少黄赤,便秘,苔黄腻,脉滑数等象,湿重于热者,黄色不及前者鲜明,常伴身热不扬、头身困重,胸脘痞闷,恶心呕吐,口黏,便溏,苔白腻,脉滑偏缓之象。

(3)辨阴黄虚实不同

阴黄寒湿阻遏、肝郁血瘀多为实证,或虚实夹杂;脾虚血亏为虚证。具体而言:黄色晦暗,伴脘腹痞闷、畏寒神疲、苔白腻多属阴黄寒湿证;色黄晦暗,面色黧黑,舌质紫暗有瘀斑,多属阴黄血瘀证;目黄、身黄而色淡,伴心悸气短,纳呆便溏,舌淡苔薄等为阴黄虚证。

2.治疗原则

- ①治疗大法——化湿邪,利小便
- ②湿热——清热化湿;寒湿——健脾温化
- ③热毒炽盛之急黄——清热解毒,凉营开窍
- ④阴黄脾虚湿滞——健脾养血,利湿退黄

3.分证论治

(1)阳黄

热重于湿
- ①临床表现:身目俱黄,黄色鲜明,发热口渴,或见心中懊恼,腹部胀闷,口干而苦,恶心呕吐,小便短少黄赤,大便秘结,舌苔黄腻,脉象弦数
- ②证机概要:湿热熏蒸,困遏脾胃,壅滞肝胆,胆汁泛溢
- ③治法:清热通腑,利湿退黄
- ④代表方:茵陈蒿汤加减
- ⑤加减:
  - 砂石阻滞胆道,则宜疏肝利胆,清热退黄——大柴胡汤加茵陈、金钱草、郁金
  - 因虫体阻滞胆道,突然出现黄疸,胁痛时发时止,则宜安蛔止痛,利胆退黄——乌梅丸加茵陈、栀子

湿重于热
- ①临床表现:身目俱黄,黄色不及前者鲜明,头重身困,胸脘痞满,食欲减退,恶心呕吐,腹胀或大便溏垢,舌苔厚腻微黄,脉象濡数或濡缓
- ②证机概要:湿遏热伏,困阻中焦,胆汁不循常道
- ③治法:利湿化浊运脾,佐以清热
- ④代表方:茵陈五苓散合甘露消毒丹加减
- ⑤加减:
  - 邪郁肌表,寒热头痛,则疏表清热,利湿退黄——麻黄连翘赤小豆汤
  - 兼热留未退,属湿热未得透泄——加泄热利湿法,栀子柏皮汤
  - 阳明热盛,灼伤津液,积滞成实,大便不通者——大黄硝石汤

胆腑郁热
- ①临床表现:身目发黄,黄色鲜明,上腹、右胁胀闷疼痛,牵引肩背,身热不退,或寒热往来,口苦咽干,呕吐呃逆,尿黄赤,大便秘,苔黄舌红,脉弦滑数
- ②证机概要:湿热郁滞,脾胃不和,肝胆失疏
- ③治法:疏肝泄热,利胆退黄
- ④代表方:大柴胡汤加减

疫毒炽盛(急黄)
- ①临床表现:发病急骤,黄疸迅速加深,其色如金,皮肤瘙痒,高热口渴,胁痛腹满,神昏谵语,烦躁抽搐,或见衄血、便血,或肌肤瘀斑,舌质红绛,苔黄而燥,脉弦滑或数
- ②证机概要:湿热疫毒炽盛,深入营血,内陷心肝
- ③治法:清热解毒,凉血开窍
- ④代表方:千金犀角散加味
- ⑤加减:
  - 神昏谵语,手足抽搐者——加服安宫牛黄丸、至宝丹
  - 动风抽搐者——加用钩藤、石决明,另服羚羊角粉或紫雪丹
  - 有躁扰不宁或出血倾向——加清营凉血解毒药,如神犀丹
  - 热毒炽盛——加用五味消毒饮
  - 热入营血,心神昏乱,肝风内动,宜清热凉血,开窍息风——急用"温病三宝"

(2)阴黄

寒湿阻遏 {
　①临床表现:身目俱黄,黄色晦暗,或如烟熏,脘腹痞胀,纳谷减少,大便不实,神疲畏寒,口淡不渴,舌淡苔腻,脉濡缓或沉迟
　②证机概要:中阳不振,寒湿滞留,肝胆失于疏泄
　③治法:温中化湿,健脾和胃
　④代表方:茵陈术附汤加减
　⑤加减 {
　　肝郁脾虚者,症见脘腹作胀,胁肋隐痛,不思饮食,肢体困倦,大便时秘时溏,脉见弦细,治宜疏肝扶脾——逍遥散
　　气血两虚,浊邪瘀阻脉络,症见胁下癥积胀痛,固定不移,肤色暗黄,舌暗红,脉弦细,治宜化浊祛瘀软坚——硝石矾石散
　　黄疸日久,气滞血瘀,湿浊残留,结于胁下,症见胁下癥块并见胸胁刺痛拒按,治宜活血化瘀、疏肝扶脾——鳖甲煎丸合逍遥散
　　若脾胃虚弱者——配服香砂六君子汤
}
}

(3)黄疸消退后的调治

湿热留恋 {
　①临床表现:脘痞腹胀,胁肋隐痛,饮食减少,口中干苦,小便黄赤,苔腻,脉濡数
　②证机概要:湿热留恋,余邪未清
　③治法:利湿清热
　④代表方:茵陈四苓散加减
}

肝脾不调 {
　①临床表现:脘腹痞闷,肢倦乏力,胁肋隐痛不适,饮食欠香,大便不调,舌苔薄白,脉象细弦
　②证机概要:肝脾不调,输运失职
　③治法:调和肝脾,理气助运
　④代表方:柴胡疏肝散或归芍六君子汤加减
}

强化篇

中医内科学

第二十七章

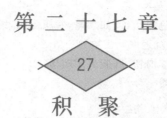

积　聚

重点要求

　　积聚是常见的肝胆病症,考试较多,而且考查面较广,历史沿革,如《医宗必读积聚》篇提出的积聚分初、中、末三个阶段的治疗原则;辨证论治中的病案分析;积聚的转归预后等都有涉及,所以本章复习时要全面把握。对于每个证型都要掌握其临床表现、治法、代表方和重要的加减方,此外要了解积聚的病因病机和治疗原则。对于往年曾经在本章节考查过的题目要做到心中有数。

重点突破

一　病因病机

1.病因

- ①情志失调
- ②饮食所伤
- ③外邪侵袭
- ④他病续发
- ⑤正气亏虚

2.病机

- ①病机——气机阻滞,瘀血内结
- ②病理因素——寒邪、湿浊、痰浊、食滞、虫积
- ③病位——肝脾胃肠
- ④病理性质——初起多属实;积聚日久,可转为虚实夹杂之证;病至后期则往往转以正虚为主

二　辨证分型

1.辨证要点

(1)辨积与聚

(2)辨积证初中末三期

(3)辨部位

(4)辨标本缓急

2.治疗原则

- 聚证——疏肝理气,行气散结为主
- 积证——活血化瘀,软坚散结

3.分证论治

(1)聚证

肝郁气滞
- ①临床表现:腹中结块柔软,时聚时散,攻窜胀痛,脘胁胀闷不适,苔薄,脉弦等
- ②证机概要:肝失疏泄,腹中气结成块
- ③治法:疏肝解郁,行气散结
- ④代表方:逍遥散加减
- ⑤加减:攻窜胀痛之症缓解后——可用疏肝理脾的逍遥散调理善后

984

食滞痰阻 {
①临床表现:腹胀或痛,腹部时有条索状物聚起,按之胀痛更甚,便秘,纳呆,舌苔腻,脉弦滑等
②证机概要:虫积、食滞、痰浊交阻,气聚不散,结而成块
③治法:理气化痰,导滞通便
④代表方:六磨汤为主方
⑤加减 {
痰湿较重,兼有食滞——用平胃散加山楂、神曲等
反复发作,脾气损伤——常服香砂六君子汤或大建中汤
蛔虫结聚阻于肠道——可酌服乌梅丸
}
}

(2)积证

气滞血阻 {
①临床表现:腹部积块质软不坚,固定不移,胀痛不适,舌苔薄,脉弦
②证机概要:气滞血瘀,脉络不和,积而成块
③治法:理气活血,消积通络
④代表方:大七气汤(补充:五版教材中首选金铃子散合失笑散)
⑤加减 {
气滞血阻较甚,兼有寒象者——可用大七气汤
兼见寒热身痛,舌苔白腻,脉浮弦大者,为兼外感风寒之表证——可用五积散宣表理气,通滞去积
}
}

瘀血内结 {
①临床表现:腹部积块明显,质地较硬,固定不移,隐痛或刺痛,形体消瘦,纳谷减少,面色晦暗黧黑,面颈胸臂或有血痣赤缕,女子可见月事不下,舌质紫或有瘀斑瘀点,脉细涩等
②证机概要:瘀结不消,正气渐损,脾运不健
③治法:祛瘀软坚
④代表方:膈下逐瘀汤合六君子汤加减
⑤加减 {
积块肿大坚硬而正气受损者——可并服鳖甲煎丸化瘀软坚,兼顾正气
六君子汤可间服
}
}

正虚瘀结 {
①临床表现:久病体弱,积块坚硬,隐痛或剧痛,饮食大减,肌肉瘦削,神倦乏力,面色萎黄或黧黑,甚则面肢浮肿,舌质淡紫,或光剥无苔,脉细数或弦细
②证机概要:癥积日久,中虚失运,气血衰少
③治法:补益气血,化瘀活血
④代表方:八珍汤合化积丸加减
}

28

鼓 胀

■ 重点要求

　　鼓胀是一种较为危重的病证,临床上较为多见,考试也经常涉及,其考题多集中在辨证论治部分,务必掌握其辨证论治,对于每个证型都要掌握其临床表现、治法、代表方和重要的加减方,此外要了解鼓胀的病因病机和治疗原则。对于往年曾经在本章节考查过的题目要做到心中有数。

■ 重点突破

■ 病因病机

1. 病因

　①酒食不节
　②情志刺激
　③虫毒感染
　④他病续发

2. 病机

　①基本病理变化——肝、脾、肾受损,气滞、血瘀、水停腹中
　②病变部位——肝、脾、肾
　③病理因素——气滞、血瘀、水湿,水液停蓄不去
　④病理性质——本虚标实

■ 辨证分型

1. 辨证要点

　　鼓胀为本虚标实之证,初期以实为主,其标实又有气滞、血瘀、水停的侧重,同时又有肝、脾、肾脏腑之不同;晚期以虚为主,同时可兼见出血,昏迷等危重证候。

　　(1) 鼓胀早期

　　①辨病性腹部膨隆,腹皮绷急,按之空空然,叩之如鼓,喜大息,嗳气,嗳气或矢气后胀减,口苦脉弦,病性偏于气滞;腹部胀大,状如蛙状,按之如囊裹水,尿少肢肿,周身困乏无力,苔白腻者,病性偏寒湿;脘腹撑急,灼热口苦,小便短赤,大便秘结,苔黄腻者,病性偏湿热;腹大坚满或脐心外突,脉络怒张,面色黧黑,面、胸、臂红痣血缕,手掌赤痕,舌质暗或有瘀斑,病性偏血瘀。

　　②辨病位鼓胀主要涉及肝、脾、肾三脏。腹大胀满,按之不坚,胁部或胀或痛,攻窜不定者,病变及肝;腹大胀满,食少脘痞,四肢困重,疲倦无力者病变及脾;腹大胀满,精神委顿,肢冷怯寒,下肢浮肿,尿少者,病变及肾。

　　(2) 鼓胀晚期

　　①辨阴阳:腹胀满不舒,朝宽暮急,面色苍黄,神疲乏力,四肢不温,舌淡紫,脉沉细者,病性偏阳虚;腹大胀满,心烦失眠,口燥,衄血,形体消瘦,小便短赤,舌红绛少津,脉弦细数者,病性偏阴虚。

　　②辨危候:鼓胀后期,常并发危重证候,预后不佳。如骤然大量呕血,血色鲜红,大便下血,暗红或柏油样,伴手足震颤、狂躁、神志昏迷及尿闭,脉数不静或脉大弦紧者,证属浊毒闭窍,生风动血;若神志昏迷,烦躁不安,甚则怒目狂叫,四肢抽搐颤动,口臭便秘,溲赤尿少,舌红苔黄,脉弦滑者,证属痰热扰神;若神志昏迷,汗出肢冷,气促,撮空理线,两手抖动,脉细弱者,证属正气衰败,真阳欲脱之危候。

2.治疗原则

①标实——行气、活血、祛湿利水或暂用攻逐之法

②本虚——温补脾肾或滋养肝肾之法,同时配合活血行气利水

3.分证论治

(1)气滞湿阻

①临床表现:腹胀按之不坚,胁下胀满或疼痛,饮食减少,食后胀甚,得嗳气、矢气稍减,小便短少,舌苔薄白腻,脉弦

②证机概要:肝郁气滞,脾运不健,湿浊中阻

③治法:疏肝理气,运脾利湿

④代表方:柴胡疏肝散合胃苓汤加减

⑤加减 鼓胀早期,气滞血瘀偏重而湿浊较轻——用木香顺气散
纳食不香,食后脘腹胀满——加保和丸

(2)水湿困脾

①临床表现:腹大胀满,按之如囊裹水,甚则颜面微浮,下肢浮肿,脘腹痞胀,得热则舒,精神困倦,怯寒懒动,小便少,大便溏,舌苔白腻,脉弦迟

②证机概要:湿邪困遏,脾阳不振,寒水内停

③治法:温中健脾,行气利水

④代表方:实脾饮加减

⑤加减:鼓胀中期,扶正——亦可用四君子汤加黄芪、黄精

(3)湿热蕴结

①临床表现:腹大坚满,脘腹胀急,烦热口苦,渴不欲饮,或有面、目、皮肤发黄,小便赤涩,大便秘结或溏泄,舌边尖红,苔黄腻或兼灰黑,脉象弦数

②证机概要:湿热壅盛,蕴结中焦,浊水内停

③治法:清热利湿,攻下逐水

④代表方:中满分消丸加减

⑤加减:腹部胀急殊甚,大便干结——可用舟车丸行气逐水,但其作用峻烈,不可过用

(4)肝脾血瘀

①临床表现:脘腹坚满,青筋显露,胁下癥结痛如针刺,面色晦暗鰲黑,或见赤丝血缕,面、颈、胸、臂出现血痣或蟹爪纹,口干不欲饮水,或见大便色黑,舌质紫黯或有紫斑,脉细涩

②证机概要:肝脾瘀结,络脉滞涩,水气停留

③治法:活血化瘀,行气利水

④代表方:调营饮加减

⑤加减 瘀血内停,腹部肿块,肌肤甲错,目眶暗黑,潮热,羸瘦,经闭不行,用大黄蛰虫丸
病久体虚,气血不足或攻逐之后,正气受损,用八珍汤或人参养荣汤

(5)脾肾阳虚

①临床表现:腹大胀满,形似蛙腹,朝宽暮急,面色苍黄,或呈㿠白,脘闷纳呆,神倦怯寒,肢冷浮肿,小便短少不利,舌体胖,质紫,苔淡白,脉沉细无力

②证机概要:脾肾阳虚,不能温运,水湿内聚

③治法:温补脾肾,化气利水

④代表方:附子理苓汤加减

(6)肝肾阴虚

①临床表现:腹大胀满,或见青筋暴露,面色晦滞,唇紫,口干而燥,心烦失眠,时或鼻衄,牙龈出血,小便短少,舌质红绛少津,苔少或光剥,脉弦细数

②证机概要:肝肾阴虚,津液失布,水湿内停

③治法:滋肾柔肝,养阴利水

④代表方:六味地黄丸合一贯煎加减

⑤加减:滋补肝肾——亦可用麦味地黄丸或滋水清肝饮

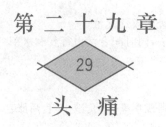

第二十九章

头 痛

◇ 刘应科 ◇ 考研中医综合复习指导

■ 重 点 要 求

　　本章为考试的重点章节,包含的考点很多。务必掌握头痛的病机、辨证论治,对于每个证型都要掌握其临床表现、治法、代表方和重要的加减方。对于往年曾经在本章节考查过的题目要做到心中有数。尤其注意与眩晕的辨证分型、治疗对比记忆。

■ 重 点 突 破

一 病因病机

1.病因

感受外邪
情志失调
先天不足或房事不节
饮食劳倦或体虚久病
头部外伤或久病入络

2.病机

①外感:外邪上扰清空,壅滞经络,络脉不通
②内伤:肝脾肾功能失调

二 辨证分型

1.辨证要点

辨外感头痛与内伤头痛

辨头痛部位
- ①太阳头痛——头后部、项——羌活、蔓荆子、川芎
- ②阳明头痛——前额部、眉棱骨——葛根、白芷、知母
- ③少阳头痛——头之两侧,连及于耳——柴胡、黄芩、川芎
- ④厥阴头痛——颠顶部位——吴茱萸、藁本

2.治疗原则

外感——疏风为主,兼以散寒、清热、祛湿
内伤——虚者滋阴养血、益肾添精,实者平肝、化痰、行瘀,虚实夹杂兼顾

3.分证论治

(1)外感头痛

风寒头痛
- ①临床表现:头痛连及项背,常有拘急收紧感,或伴恶风畏寒,口不渴,苔薄白,脉浮紧
- ②证机概要:风寒外袭,上犯颠顶,凝滞经脉
- ③治法:疏风散寒止痛
- ④代表方:川芎茶调散加减
- ⑤加减
  - 寒邪侵于厥阴经脉——吴茱萸汤加减
  - 寒邪客于少阴经脉——麻黄附子细辛汤加减

风热头痛
- ①临床表现:头痛而胀,甚则头胀如裂,发热或恶风,面红目赤,口渴喜饮,大便不畅,或便秘,溲赤,舌尖红,苔薄黄,脉浮数
- ②证机概要:风热外袭,上扰清空,窍络失和
- ③治法:疏风清热和络
- ④代表方:芎芷石膏汤加减
- ⑤加减:大便秘结,腑气不通,口舌生疮者——泄热通腑——黄连上清丸

风湿头痛
- ①临床表现:头痛如裹,肢体困重,胸闷纳呆,大便或溏,苔白腻,脉濡
- ②证机概要:风湿之邪,上蒙头窍,困遏清阳
- ③治法:祛风胜湿通络
- ④代表方:羌活胜湿汤加减
- ⑤加减:夏季感受暑湿,症见头痛而胀,身热汗出,心烦口渴,胸闷欲呕者,用黄连香薷饮

(2)内伤头痛

肝阳头痛
- ①临床表现:头昏胀痛,两侧为重,心烦易怒,夜寐不宁,口苦面红,或兼胁痛,舌红苔黄,脉弦数
- ②证机概要:肝失条达,气郁化火,阳亢风动
- ③治法:平肝潜阳
- ④代表方:天麻钩藤饮加减

血虚头痛
- ①临床表现:头痛隐隐,时时昏厥,心悸失眠,面色少华,神疲乏力,遇劳加重,舌质淡,苔薄白,脉细弱
- ②证机概要:气血不足,不能上荣,窍络失养
- ③治法:养血滋阴
- ④代表方:加味四物汤加减

痰浊头痛
- ①临床表现:头痛昏蒙,胸脘满闷,纳呆呕恶,舌苔白腻,脉滑或弦滑
- ②证机概要:脾失健运,痰浊中阻,上蒙清窍
- ③治法:化痰降逆
- ④代表方:半夏白术天麻汤加减
- ⑤加减:痰湿郁久化热,用黄连温胆汤

肾虚头痛
- ①临床表现:头痛且空,眩晕耳鸣,腰酸膝软,神疲乏力,滑精带下,舌红少苔,脉细无力
- ②证机概要:肾精亏虚,髓海不足,脑窍失荣
- ③治法:养阴补肾,填精生髓
- ④代表方:大补元煎加减
- ⑤加减:{肾阴亏虚——知柏地黄丸 / 肾阳不足——右归丸或金匮肾气丸}

瘀血头痛
- ①临床表现:头痛经久不愈,痛处固定不移,痛如锥刺,或有头部外伤史,舌紫暗,或有瘀斑、瘀点,苔薄白,脉细或细涩
- ②证机概要:瘀血阻窍,络脉滞涩,不通则痛
- ③治法:活血化瘀
- ④代表方:通窍活血汤加减

◎提示▶▶▶中医内科疾病的辨证论治是考试的重点,基本上每个病证都曾经考查过,对于考过的考点要熟练记忆,对于没有考过的证型需要重点记忆。

(3)气虚头痛
- ①临床表现:头痛隐隐,时发时止,遇劳加重,纳食减少,神疲乏力,气短懒言,舌质淡,苔薄白,脉细弱
- ②证机概要:脾胃虚弱,中气不足,清阳不升,脑失所养
- ③治法:益气升清
- ④代表方:益气聪明汤加减
- ⑤加减:气血两虚,头痛绵绵不休,心悸怔忡,失眠,可用人参养荣汤

第 三 十 章

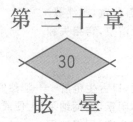

眩 晕

重点要求

　　眩晕是以头晕眼花，或自感外物旋转为主要症状的疾病，临床上较多见，对于本病的复习，要紧紧围绕其发病机制开展，另外关于眩晕的病理因素有争议，复习时应当注意。对于往年曾经在本章节考查过的题目要做到心中有数。

重点突破

一 病因病机

1. 病因

①情志不遂
②年高体弱
③久病劳倦
④饮食不节
⑤外感六淫
⑥跌仆坠损

2. 病机

①基本病机 { 虚者：气血精不足，髓海失养
实者：风火痰瘀，扰引清窍失宁
②眩晕的病位——脑窍，其病变脏腑——肝、脾、肾
③病理性质——虚者居多，气虚血亏、髓海空虚、肝肾不足——虚证；痰浊中阻、瘀血阻络、肝阳上亢——实证
④眩晕的常见病理因素——风、火、痰、瘀、虚

◎提示▶▶▶对眩晕的病理因素颇有争议，五版教材——风、火、痰、虚，而七版教材——风、火、痰、瘀为多，由于近年考试已向七版教材靠拢，故建议按七版为准。

二 辨证分型

1. 辨证要点

（1）辨相关脏腑

肝阳上亢之眩晕——兼见头胀痛、面色潮红、急躁易怒、口苦脉弦等症状
脾胃虚弱，气血不足之眩晕——兼有纳呆、乏力、面色㿠白等症状
脾失健运，痰湿中阻之眩晕——兼见纳呆呕恶、头痛、苔腻诸症
肾精不足之眩晕——多兼有腰酸腿软、耳鸣如蝉等症

（2）辨标本虚实

病程较长，反复发作，遇劳即发，伴两目干涩，腰膝酸软，或面色㿠白，神疲乏力，脉细或弱者——多属虚证
病程短，或突然发作，眩晕重，视物旋转，伴呕恶痰涎，头痛，面赤，形体壮实者——多属实证

2. 治疗原则

①虚证——滋养肝肾,补益气血,填精生髓

②实证——平肝潜阳,清肝泻火,化痰行瘀

3. 分证论治

(1)肝阳上亢

①临床表现:眩晕,耳鸣,头目胀痛,口苦,失眠多梦,遇烦劳郁怒而加重,甚则仆倒,颜面潮红,急躁易怒,肢麻震颤,舌红苔黄,脉弦或数

②证机概要:肝阳风火,上扰清窍

③治法:平肝潜阳,清火息风

④代表方:天麻钩藤饮加减

⑤加减

　大便秘结者——加用当归龙荟丸

　肝肾阴分大亏、风阳鸱张、眩晕较甚者——宜用大定风珠

　平时早晚可服杞菊地黄丸

(2)气血亏虚

①临床表现:眩晕动则加剧,劳累即发,面色㿠白,神疲乏力,倦怠懒言,唇甲不华,发色不泽,心悸少寐,纳少腹胀,舌淡苔薄白,脉细弱

②证机概要:气血亏虚,清阳不展,脑失所养

③治法:补益气血,调养心脾

④代表方:归脾汤加减

⑤加减:中气不足,清阳不升,兼见气短乏力,纳少神疲,便溏下坠,脉象无力者——合用补中益气汤

(3)肾精不足

①临床表现:眩晕日久不愈,精神萎靡,腰酸膝软,少寐多梦,健忘,两目干涩,视力减退;或遗精滑泄,耳鸣齿摇;或颧红咽干,五心烦热,舌红少苔,脉细数;或面色㿠白,形寒肢冷,舌淡嫩,苔白,脉弱尺甚

②证机概要:肾精不足,髓海空虚,脑失所养

③治法:滋养肝肾,益精填髓

④代表方:左归丸加减

⑤加减:阴损及阳,肾阳虚明显,予右归丸

(4)痰湿中阻

①临床表现:眩晕,头重昏蒙,或伴视物旋转,胸闷恶心,呕吐痰涎,食少多寐,舌苔白腻,脉濡滑

②证机概要:痰浊中阻,上蒙清窍,清阳不升

③治法:化痰祛湿,健脾和胃

④代表方:半夏白术天麻汤加减

⑤加减:痰郁化火,头痛头胀,心烦口苦,渴不欲饮,舌红苔黄腻,脉弦滑者——宜用黄连温胆汤清化痰热

(5)瘀血阻窍

①临床表现:眩晕,头痛,兼见健忘,失眠,心悸,精神不振,耳鸣耳聋,面唇紫暗,舌暗有瘀斑,脉涩或细涩

②证机概要:瘀血阻络,气血不畅,脑失所养

③治法:祛瘀生新,活血通窍

④代表方:通窍活血汤加减

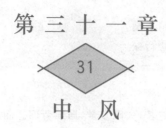

第三十一章

中 风

重 点 要 求

> 本章为考试的重点章节,包含的考点很多。
> 务必掌握中风的历史沿革、病机、辨证论治,对于每个证型都要掌握其临床表现、治法、代表方和重要的加减方。
> 对于往年曾经在本章节考查过的题目要做到心中有数。

重 点 突 破

一 病因病机

1.病因

- 内伤积损
- 情志过极
- 饮食不节
- 体态肥盛

2.病机

- 病机——阴阳失调,气血逆乱
- 病位——病位在脑,与心、肝、脾、肾关系密切
- 病理基础——肝肾阴虚或气血亏虚
- 病机总属——虚(阴、血)、火(肝、心)、风(肝、外)、痰(风痰、湿痰)、瘀(血瘀)

二 辨证分型

1.辨证要点

- 辨中经络、中脏腑
- 中脏腑辨闭证与脱证
  - 闭证属实:邪气内闭清窍所致,症见神志昏迷,牙关紧闭,口噤不开,两手握固,肢体强痉等
  - 脱证属虚:真阳散脱、阴阳离决之候,症见神志昏愦,目合口开,四肢松懈瘫软,手撒肢冷汗多,二便自遗
- 闭证当辨阳闭和阴闭:瘀热痰火、寒湿痰浊
- 辨病期:急性期(2 周～1 个月)、恢复期(1～6 个月)、后遗症期(6 个月以上)

2.治疗原则

- 中经络——平肝息风,化痰祛瘀通络
- 中脏腑
  - 闭证——息风清火,豁痰开窍,通腑泄热
  - 脱证——救阴回阳固脱
  - 内闭外脱——醒神开窍与扶正固脱兼用
- 恢复期——平肝息风、化痰祛瘀与滋养肝肾、益气养血并用

3. 分证论治

1）中经络

风痰瘀阻证
- ①临床表现：头晕，头痛，手足麻木，突然发生口舌喎斜，口角流涎，舌强言謇，半身不遂，或手足拘挛，舌苔薄白或紫暗，或有瘀斑，脉弦涩或小滑
- ②治法：息风化痰，活血通络
- ③代表方：半夏白术天麻汤

风阳上扰证
- ①临床表现：常感眩晕头痛，耳鸣面赤，腰腿酸软，突然发生口舌喎斜，语言謇涩，半身不遂，苔薄黄，舌质红，脉弦细数或弦滑
- ②治法：清肝泻火，息风潜阳
- ③代表方：镇肝熄风汤或天麻钩藤汤加减。阳亢火盛，头痛剧烈，面红目赤者，加夏枯草清肝息风潜阳；肝风内动，肢搐手抖者，加僵蚕、地龙息风镇痉；痰热较甚，苔黄腻，加胆星、竹沥、川贝母以清热化痰；心烦躁热者，加黄芩、山栀、茯神清热除烦宁神；痰蒙心神，语言不清，神情呆滞者，加菖蒲、远志化痰开窍；若伴肾阴不足，气血亏虚，腰膝酸软无力，加当归、何首乌、枸杞子、桑寄生、熟地黄等补益肝肾

2）中脏腑

闭证

阳闭
- ①临床表现：突然昏仆，不省人事，牙关紧闭，口噤不开，两手握固，肢体偏瘫，拘急，抽搐。兼见面红气粗，躁动不安，舌红苔黄，脉弦滑有力
- ②治法：清热化痰，开窍醒神
- ③代表方：先服（或用鼻饲法）至宝丹或安宫牛黄丸以清心开窍，并用羚角钩藤汤加减
- ④加减：腹实热结，腹胀便秘，用礞石滚痰丸

阴闭
- ①临床表现：突然昏仆，不省人事，牙关紧闭，口噤不开，两手握固，肢体偏瘫，拘急，抽搐兼见面白唇紫或黯，四肢不温，静而不烦，舌质暗淡，苔白腻滑，脉沉滑
- ②治法：温阳化痰，开窍醒神
- ③代表方：急用苏合香丸温开水化开灌服（或用鼻饲法）

脱证
- ①临床表现：突然昏仆，不省人事，面色苍白，目合口开，鼻鼾息微，手撒遗尿，汗出肢冷，舌萎缩，脉沉细微欲绝或浮大无根
- ②治法：回阳救阴，益气固脱
- ③代表方：立即用大剂参附汤

痰热腑实证
- ①临床表现：半身不遂，肌肤不仁，口舌喎斜；言语不利，或言语謇涩，头晕目眩，吐痰或痰多，腹胀，便干或便秘；舌质暗红或暗淡，苔黄或黄腻，脉弦滑或兼数
- ②治法：清热化痰，通腑泻浊
- ③代表方：星蒌承气汤

气虚血瘀证
- ①临床表现：半身不遂，肌肤不仁，口舌喎斜；言语不利，或謇涩或不语；面色无华气短乏力，口角流涎，自汗，心悸，便溏；手足或偏身肿胀；舌质暗淡或瘀斑，舌苔薄白或腻，脉沉细、细缓或细弦
- ②治法：益气扶正，活血化瘀
- ③代表方：补阳还五汤

阴虚风动证
- ①临床表现：半身不遂，一侧手足沉重麻木，口舌面斜，舌强语謇，平素头晕头痛，耳鸣目眩，双目干涩，腰膝酸软，急躁易怒，少眠多梦；舌质红绛或暗红，少苔或无苔，脉细弦或细弦数
- ②治法：滋养肝肾，潜阳息风
- ③代表方：镇肝熄风汤

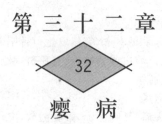

第 三 十 二 章

瘿 病

重点要求

本章为考试的非重点章节。掌握瘿病的病因病机、辨证论治,对于每个证型都要掌握其临床表现、治法、代表方和重要的加减方。

重点突破

一 病因病机

1.病因
 - 情志内伤
 - 饮食及水土失宜
 - 体质因素

2.病机
 - 基本病机——气滞、痰凝、血瘀壅结颈前
 - 病位——主要在肝脾,与心有关
 - 病理性质——以实证居多,久病由实致虚

二 辨证分型

1.辨证要点

(1)辨痰与瘀

本病初期,多为气机郁滞,津凝痰聚,痰气搏结颈前,临床表现为颈前喉结两旁结块肿大,质软不痛,颈部觉胀,当从痰论治,重在理气化痰;本病日久,深入血分。血液运行不畅,血脉瘀阻于颈前,临床表现为颈前喉结两旁结块肿大,按之较硬或有结节,肿块经久未消,当从瘀论治,重在活血化瘀。

(2)辨火旺与阴伤

本病常表现为肝火旺盛及阴虚火旺之证。如兼见烦热,易汗,性情急躁易怒,眼球突出,手指颤抖,面部烘热,口苦,舌红苔黄,脉数者,为肝火旺;如见心悸不宁,心烦少寐,易出汗,手指颤动,两目干涩,头晕目眩,耳鸣,腰膝酸软,倦怠乏力,舌红,苔少或无苔,脉弦细数者,为阴虚。

2.治疗原则——理气化痰,消瘿散结

3.分证论治

(1)气郁痰阻
 - ①临床表现:颈前喉结两旁结块肿大,质软不痛,颈部觉胀,胸闷,喜太息,或兼胸胁窜痛,病情常随情志波动,苔薄白,脉弦
 - ②治法:理气舒郁,化痰消瘿
 - ③代表方:四海舒郁丸

(2)痰结血瘀
 - ①临床表现:颈前喉结两旁结块肿大,按之较硬或有结节,肿块经久未消,胸闷,纳差,舌质暗或紫,苔薄白或白腻,脉弦或涩
 - ②治法:理气活血,化痰消瘿
 - ③代表方:海藻玉壶汤

（3）肝火旺盛

> ①临床表现：颈前喉结两旁轻度或中度肿大，一般柔软光滑，烦热，容易出汗，性情急躁易怒，眼球突出，手指
> 　　　　　颤抖，面部烘热，口苦，舌质红，苔薄黄，脉弦数
> ②治法：清肝泻火，消瘿散结
> ③代表方：栀子清肝汤合消瘰丸加减
> ④加减：火郁伤阴，阴虚火旺——二冬汤合消瘰丸加减

（4）心肝阴虚

> ①临床表现：颈前喉结两旁结块或大或小，质软，病起较缓，心悸不宁，心烦少寐，易出汗，手指颤动，眼干，目
> 　　　　　眩，倦怠乏力，舌质红，苔少或无苔，舌体颤动，脉弦细数
> ②治法：滋阴降火，宁心柔肝
> ③代表方：天王补心丹或一贯煎加减

◎提示▶▶▶中医内科疾病的辨证论治是考试的重点，本章考过的内容较少，内容难度不大。

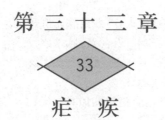

第三十三章

疟 疾

■ **重点要求**

　　疟疾在历年考题相对来说不多,重点掌握其辨证论治。对于往年曾经在本章节考查过的题目要做到心中有数。

■ **重点突破**

一 病因病机

1.病因

主要是感受"疟邪",但其发病与正虚抗邪能力下降有关

2.病机

邪伏半表半里,出入营卫之间,邪正交争,则疟疾发作;疟邪伏藏,则发作休止

二 辨证分型

1.辨证要点

根据病情的轻重,寒热的偏盛,正气的盛衰及病程的久暂,区分正疟、温疟、寒疟、瘴疟、劳疟的不同

2.治疗原则

祛邪截疟

3.分证论治

(1)正疟

①临床表现:发作症状比较典型,常先有呵欠乏力,继则寒战鼓颔,寒罢则内外皆热,头痛面赤,口渴引饮,终则遍身汗出,热退身凉,每日或间一二日发作一次,寒热休作有时,舌红,苔薄白或黄腻,脉弦

②证机概要:疟邪伏于少阳,与营卫相搏,正邪交争

③治法:祛邪截疟,和解表里

④代表方:柴胡截疟饮或截疟七宝饮加减

(2)温疟

①临床表现:发作时热多寒少,汗出不畅,头痛,骨节酸痛,口渴引饮,便秘尿赤,舌红干而无苔,脉弦数

②证机概要:阳热素盛,疟邪与营卫相搏,热炽于里

③治法:清热解表,和解祛邪

④代表方:白虎加桂枝汤

⑤加减:温疟热势较盛,津气两伤,热多寒少,或但热不寒者——用白虎加人参汤

（3）寒疟

①临床表现：发作时热少寒多，口不渴，胸闷脘痞，神疲体倦，舌苔白腻，脉弦

②证机概要：素体阳虚，疟邪入侵，寒湿内盛

③治法：和解表里，温阳达邪

④代表方：柴胡桂枝干姜汤合截疟七宝饮加减

（4）瘴疟

热瘴

①临床表现：热甚寒微，或壮热不寒，头痛，肢体烦疼，面红目赤，胸闷呕吐，烦渴饮冷，大便秘结，小便热赤，甚至神昏谵语，舌质红绛，苔黄腻或垢黑，脉洪数或弦数

②证机概要：瘴毒内盛，热邪内陷心包

③治法：解毒除瘴，清热保津

④代表方：清瘴汤加减

⑤加减：高热不退者，急用紫雪丹清心开窍

冷瘴

①临床表现：寒甚热微，或但寒不热，或呕吐腹泻，甚则嗜睡不语，神志昏蒙，舌苔厚腻色白，脉弦

②证机概要：心血耗伤，心液不藏

③治法：解毒除瘴，芳化湿浊

④代表方：加味不换金正气散加减

⑤加减：嗜睡昏蒙者，服苏合香丸；呕吐较甚者，吞服玉枢丹

（5）劳疟

①临床表现：疟疾迁延日久，每遇劳累辄易发作，发时寒热较轻，面色萎黄，倦怠乏力，短气懒言，纳少自汗，舌质淡，脉细弱

②证机概要：疟邪久留，气血耗伤

③治法：益气养血，扶正祛邪

④代表方：何人饮加减

⑤加减

脾胃虚弱，中气不足为主者——补中益气汤

阴虚为主者——用小营煎

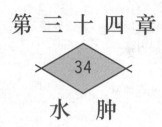

第三十四章

水 肿

■ 重点要求

本章为考试的重点章节,包含的考点很多。

务必掌握水肿的辨证论治,对于每个证型都要掌握其临床表现、治法、代表方和重要的加减方,此外要了解水肿的病因病机和治疗原则。

对于往年曾经在本章节考查过的题目要做到心中有数。

对于难度较大的真题要结合经典中的论述及课本的梳理进行综合考虑,方能做到胸中有丘壑。

■ 重点突破

一 病因病机

1.病因

风邪袭表
疮毒内犯
外感水湿
饮食不节
禀赋不足
久病劳倦

2.病机

基本病机——肺失通调,脾失转输,肾失开阖,三焦气化不利
病位——肺、脾、肾,关键在肾
病理因素——风邪、水湿、疮毒、瘀血
病理性质——阴水、阳水,可相互转换或夹杂

二 辨证论治

1.辨证要点

辨阳水、阴水 { 阳水——实(风、湿、热、毒诸邪)
阴水——本虚标实(脾肾虚弱)
辨病变之脏腑——在肺、脾、肾、心之差异
辨本虚标实之主次——虚实夹杂,多脏共病

2.治疗原则

基本原则——发汗、利尿、泻下逐水
阳水——祛邪为主(发汗、利水或攻逐,同时配合清热解毒、理气化湿等法)
阴水——扶正为主(健脾温肾,同时配以利水、养阴、活血、祛瘀等法)
虚实夹杂——兼顾(或先攻后补,或攻补兼施)

3.分证论治

(1)阳水

风水相搏证
- ①临床表现:眼睑浮肿,继则四肢及全身皆肿,来势迅速,多有恶寒,发热,肢节酸楚,小便不利等症。偏于风热者,伴咽喉红肿疼痛,舌质红,脉浮滑数。偏于风寒者,兼恶寒,咳喘,舌苔薄白,脉浮滑或浮紧
- ②治法:疏风清热,宣肺行水
- ③代表方:越婢加术汤加减
- ④加减:汗出恶风,卫阳已虚——防己黄芪汤

湿毒浸淫证
- ①临床表现:眼睑浮肿,延及全身,皮肤光亮,尿少色赤,身发疮痍,甚则溃烂,恶风发热,舌质红,苔薄黄,脉浮数或滑数
- ②治法:宣肺解毒,利湿消肿
- ③代表方:麻黄连翘赤小豆汤合五味消毒饮加减

水湿浸渍证
- ①临床表现:全身水肿,下肢明显,按之没指,小便短少,身体困重,胸闷,纳呆,泛恶,苔白腻,脉沉缓,起病缓慢,病程较长
- ②治法:运脾化湿,通阳利水
- ③代表方:五皮饮合胃苓汤加减

湿热壅盛证
- ①临床表现:遍体浮肿,皮肤绷急光亮,胸脘痞闷,烦热口渴,小便短赤,或大便干结,舌红,苔黄腻,脉沉数或濡数
- ②治法:分利湿热
- ③代表方:疏凿饮子加减
- ④加减:
  - 湿热久羁,化燥伤阴——猪苓汤
  - 腹满不减,大便不通——合己椒苈黄丸

(2)阴水

脾阳虚衰证
- ①临床表现:身肿日久,腰以下为甚,按之凹陷不易恢复,脘腹胀闷,纳减便溏,面色不华,神疲乏力,四肢倦怠,小便短少,舌质淡,苔白腻或白滑,脉沉缓或沉弱
- ②治法:健脾温阳利水
- ③代表方:实脾饮加减
- ④另:脾气虚弱,不能运化水湿所致——参苓白术散

肾阳衰微证
- ①临床表现:水肿反复消长不已,面浮身肿,腰以下甚,按之凹陷不起,尿量减少或反多,腰酸冷痛,四肢厥冷,怯寒神疲,面色㿠白,甚者心悸胸闷,喘促难卧,腹大胀满,舌质淡胖,苔白,脉沉细或沉迟无力
- ②治法:温肾助阳,化气行水
- ③代表方:真武汤加减
- ④加减:
  - 面部浮肿为主,表情淡漠,动作迟缓,形寒肢冷——右归丸
  - 肾阴亏虚,水肿反复发作——左归丸
  - 病程缠绵,反复不愈,正气日衰,复感外邪——越婢汤

瘀水互结证
- ①临床表现:水肿延久不退,肿势轻重不一,四肢或全身浮肿,以下肢为主,皮肤瘀斑,腰部刺痛,或伴血尿,舌紫暗,苔白,脉沉细涩
- ②治法:活血祛瘀,化气行水
- ③代表方:桃红四物汤合五苓散
- ④加减:腰膝酸软,神疲乏力——合用济生肾气丸

◎提示▶▶▶中医内科疾病的辨证论治是考试的重点,基本上每个病证都曾经考查过。记忆的方法:根据水肿的特点及兼夹症状辨证,这样在选择治法和代表方的时候就能有的放矢。

第三十五章

35

淋 证

■ **重点要求**

　　本章为考试的重点章节,包含的考点很多。首先要将六淋各自的特点牢记于心,其次务必掌握淋证的辨证论治,对于每个证型都要掌握其临床表现、治法、代表方和重要的加减方,此外要了解淋证的病因病机和治疗原则。对于往年曾经在本章节考查过的题目要做到心中有数。

■ **重点突破**

一 病因病机

1.病因
- 外感湿热
- 饮食不节
- 情志失调
- 禀赋不足或劳伤久病

2.病机
- 基本病机——湿热蕴结下焦,肾与膀胱气化不利
- 病位——膀胱与肾、肝、脾相关
- 病理因素——湿热之邪
- 淋证的病理性质——实、虚,多见虚实夹杂之证

二 辨证论治

1.辨证要点

六淋之类别
- 热淋:起病多急骤,小便赤热,溲时灼痛,或伴有发热,腰痛拒按
- 石淋:以小便排出沙石为主症,或排尿时突然中断,尿道窘迫疼痛,或腰腹绞痛难忍
- 气淋:小腹胀满较明显,小便艰涩疼痛,尿后余沥不尽
- 血淋:溺血而痛
- 膏淋:小便混浊如米泔水或滑腻如膏脂
- 劳淋:小便不甚赤涩,溺痛不甚,但淋沥不已,时作时止,遇劳即发

证候之虚实转化与兼夹

2.治疗原则

- 基本治则——实则清利,虚则补益
- 实证——清热利湿(膀胱湿热);凉血止血(热灼血络);通淋排石(砂石结聚);利气疏导(气滞不利)
- 虚证——健脾益气(脾虚);补虚益肾(肾虚)
- 虚实夹杂——通补兼施

3.分证论治

(1)热淋

- ①临床表现:小便频数短涩,灼热刺痛,溺色黄赤,少腹拘急胀痛,或有寒热,口苦,呕恶,或有腰痛拒按,或有大便秘结,苔黄腻,脉滑数
- ②治法:清热利湿通淋
- ③方药:八正散加减
- ④加减:热毒弥漫三焦——黄连解毒汤合五味消毒饮

(2)石淋

①临床表现:尿中夹砂石,排尿涩痛,或排尿时突然中断,尿道窘迫疼痛,少腹拘急,往往突发,一侧腰腹绞痛难忍,甚则牵及外阴,尿中带血,舌红,苔薄黄,脉弦或带数。若病久砂石不去,可伴见面色少华,精神委顿,少气乏力,舌淡边有齿印,脉细而弱;或腰腹隐痛,手足心热,舌红少苔,脉细带数

②治法:清热利湿,排石通淋

③代表方:石韦散加减

④加减

　　石淋日久,证见神疲乏力,少腹坠胀——补中益气汤
　　石淋日久,气血亏虚——二神散合八珍汤
　　阴液耗伤——六味地黄丸合石韦散
　　肾阳不足——金匮肾气丸合石韦散

(3)血淋

①临床表现:小便热涩刺痛,尿色深红,或夹有血块,疼痛满急加剧,或见心烦,舌尖红,苔黄,脉滑数

②治法:清热通淋,凉血止血

③代表方:小蓟饮子加减

④加减

　　久病肾阴不足,虚火扰动阴血——知柏地黄丸
　　久病脾虚气不摄血——归脾汤

(4)气淋

①临床表现:郁怒之后,小便涩滞,淋沥不宣,少腹胀满疼痛,苔薄白,脉弦

②治法:理气疏导,通淋利尿

③代表方:沉香散加减

④加减:少腹坠胀,尿有余沥,面色㿠白,舌质淡,脉虚细无力——补中益气汤

(5)膏淋

①临床表现:小便浑浊,乳白或如米泔水,上有浮油,置之沉淀,或伴有絮状凝块物,或混有血液、血块,尿道热涩疼痛,尿时阻塞不畅,口干,苔黄腻,舌质红,脉濡数

②治法:清热利湿,分清泄浊

③代表方:程氏萆薢分清饮加减

④加减

　　脾肾两虚,气不固摄——膏淋汤补脾益肾固涩
　　脾虚中气下陷——补中益气汤益气升提
　　肾阴虚——七味都气丸
　　肾阳虚——金匮肾气丸

(6)劳淋

①临床表现:小便不甚赤涩,溺痛不甚,但淋沥不已,时作时止,遇劳即发,腰膝酸软,神疲乏力,病程缠绵,舌质淡,脉细弱

②治法:补脾益肾

③代表方:无比山药丸加减

④加减

　　中气下陷——补中益气汤
　　阴虚火旺——知柏地黄丸

◎提示▶▶▶中医内科疾病的辨证论治是考试的重点,基本上每个病证都曾经考查过。记忆的方法:根据六淋的特点辨证,这样在选择治法和代表方的时候就能有的放矢。

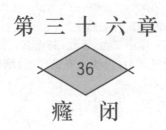

第三十六章

癃 闭

■ **重点要求**

　　本章为考试的重点章节,包含的考点很多。
　　首先要将癃闭的概念牢记于心,其次务必掌握癃闭的辨证论治,对于每个证型都要掌握其临床表现、治法、代表方和重要的加减方,此外要了解癃闭的病因病机和治疗原则。
　　对于往年曾经在本章节考查过的题目要做到心中有数。
　　尤其应当注意的是淋证与癃闭经常一起考查,只有明晰各自的主证特点,才能做到做题时头脑清明。

■ **重点突破**

一 病因病机

1. 病因

外邪侵袭
饮食不节
情志失调
尿路阻塞
体虚久病

2. 病机

基本病机——肾与膀胱气化功能失调
病位——膀胱与肾,与三焦、肺、脾、肾、肝密切相关
病理因素——湿热、热毒、气滞、瘀血
病理性质——虚实

二 辨证论治

1. 辨证要点

虚实 实证——辨湿热、浊瘀、肺热、肝郁之偏胜
虚证——辨脾、肾虚衰之不同,阴阳亏虚之差别

缓急、轻重 急病——水蓄膀胱,小便闭塞不通
缓证——小便量少,点滴能出,无水蓄膀胱
"癃"转"闭"加重;"闭"转"癃"减轻

膀胱有尿无尿

	有尿	无尿
腹部特征	小腹胀满膨隆	小腹无胀满或胀满不甚,外形如常
小便情况	小便欲解不得或点滴而下	无排尿意,尿量少或无
病机特点	水蓄膀胱	津伤液涸
病情程度	病情较轻	病情较重

2.治疗原则

基本原则——腑以通为用,不可滥用通利小便之法
实证——清邪热,利气机,散瘀结
虚证——补脾肾,助气化
水蓄膀胱之急症——配合针灸、取嚏、探吐、导尿、外敷等法急通小便

3.分证论治

(1)膀胱湿热证

①临床表现:小便点滴不通,或量极少而短赤灼热,小腹胀满,口苦口黏,或口渴不欲饮,或大便不畅,舌质红,苔黄腻,脉数
②治法:清利湿热,通利小便
③代表方:八正散加减
④加减:
舌苔厚腻——加二妙丸
兼心烦、口舌生疮糜烂——合导赤散
肾阴灼伤而口干咽燥,潮热盗汗,手足心热,舌光红——改用滋肾通关丸
小便量极少或无尿,面色晦滞,胸闷烦躁,恶心呕吐,口中有尿臭,甚则神昏谵语——黄连温胆汤

(2)肺热壅盛证

①临床表现:小便不畅或点滴不通,咽干,烦渴欲饮,呼吸急促,或有咳嗽,舌红,苔薄黄,脉数
②治法:清泄肺热,通利水道
③代表方:清肺饮加减
④加减:兼尿赤灼热、小腹胀满——合八正散

(3)肝郁气滞证

①临床表现:小便不通或通而不爽,情志抑郁,或多烦善怒,胁腹胀满,舌红,苔薄黄,脉弦
②治法:理气解郁,通利小便
③代表方:沉香散加减
④加减:肝郁气滞症状严重——合六磨汤

(4)浊瘀阻塞证

①临床表现:小便点滴而下,或尿如细线,甚则阻塞不通,小腹胀满疼痛,舌紫暗,或有瘀点,脉涩
②治法:行瘀散结,通利水道
③代表方:代抵当丸加减

(5)脾气不升证

①临床表现:小腹坠胀,时欲小便而不得出,或量少而不畅,神疲乏力,食欲不振,气短而语声低微,舌淡,苔薄脉细
②治法:升清降浊,化气行水
③代表方:补中益气汤合春泽汤加减
④加减:
气虚及阴,脾阴不足,清气不升,气阴两虚,证见舌红苔少——改用参苓白术散
脾虚及肾——合济生肾气丸

(6)肾阳衰惫证

①临床表现:小便不通或点滴不爽,排出无力,面色㿠白,神气怯弱,畏寒肢冷,腰膝冷而酸软无力,舌淡胖,苔薄白,脉沉细或弱
②治法:温补肾阳,化气利水
③代表方:济生肾气丸加减
④加减:
精血俱亏,病及督脉——香茸丸
肾阳衰惫,命火式微——千金温脾汤合吴茱萸汤

◎提示▶▶▶中医内科疾病的辨证论治是考试的重点,基本上每个病证都曾经考查过。记忆的方法:根据癃闭的兼夹症状辨证,这样在选择治法和代表方的时候就能有的放矢,尤其注意与淋证各证型鉴别。

第 三 十 七 章

37

关 格

■ 重点要求

本章为考试的非重点章节,重点掌握关格的病机和辨证论治分型。

■ 重点突破

一 病因病机

1.病因

多种疾病反复不愈,迁延日久而引起

2.病机

基本病机——脾肾阴阳衰惫,气化不利,湿浊毒邪内蕴三焦

病位——主要在肾,与脾胃、肝、心、膀胱、三焦等密切相关,日久五脏六腑均可累及

病理性质——总属标实本虚
- 本虚——脾肾虚衰
- 标实——湿浊毒邪
- 本虚与标实之间常常相互转化,互为因果

病理演变
- 累及多个脏器:本病日久,累及五脏
- 形成多种变证:
  - 肾阳衰竭,寒水上犯,凌心射肺——心悸、胸痹
  - 阳损及阴,肾阴亏耗,肝阳上亢,内风自生——眩晕、中风
  - 浊邪内盛,内陷心包——神昏、谵妄

二 辨证论治

1.辨证要点

(1)分清标本虚实

本虚主要是脾肾阴阳衰惫,标实主要是湿浊毒邪。以本虚为主者,应分清是脾肾阳虚还是肝肾阴虚;以标实为主者,应区分寒湿与湿热的不同。

(2)辨明病位

浊毒之邪犯脾以神疲乏力、身重、水肿为主;浊毒之邪犯胃以恶心频作、呕吐不止为主;浊毒之邪凌心射肺,可见心悸、喘脱或昏迷、谵语;浊毒之邪犯肝,则头晕头痛,手足抽搐;浊毒之邪犯肾,则腰膝酸软,下肢肿甚。

2.治则

治主当缓,治客当急

3.分证论治

(1)脾肾阳虚,湿浊内蕴证
- ①临床表现:小便短少,色清,甚则尿闭,面色晦滞,形寒肢冷,神疲乏力,浮肿腰以下为主,纳差,腹胀,泛恶呕吐,大便溏薄,舌淡体胖,边有齿印,苔白腻,脉沉细
- ②治法:温补脾肾,化湿降浊
- ③代表方:温脾汤合吴茱萸汤加减
- ④加减
  - 水气凌心——加用己椒苈黄丸
  - 尿少或小便不通——合用滋肾通关丸

（2）肝肾阴虚，肝风内动证 {
①临床表现：小便短少，呕恶频作，头晕头痛，面部烘热，腰膝酸软，手足抽搐，
　　　　　　 舌红，苔黄腻，脉弦细
②治法：滋补肝肾，平肝息风
③代表方：杞菊地黄丸合羚羊钩藤汤加减
}

（3）肾气衰微，邪陷心包证 {
①临床表现：无尿或少尿，全身浮肿，面白唇暗，四肢厥冷，口中尿臭，神志昏
　　　　　　 蒙，循衣摸床，舌卷缩，淡胖，苔白腻或灰黑，脉沉细欲绝
②治法：温阳固脱，豁痰开窍
③代表方：急用参附汤合苏合香丸，继用涤痰汤
④加减 {
狂躁痉厥——紫雪丹
阳虚欲脱——参附汤
阴液耗竭——重用生脉散或用生脉注射液静脉滴注
昏迷不醒——醒脑静注射液
}
}

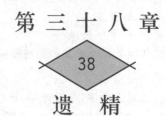

第 三 十 八 章

38

遗 精

■ 重点要求

　　本章为考试的非重点章节,重点掌握遗精的病机和辨证论治分型。此章虽未非重点章节,但是考查次数较多较集中,故需注意。

■ 重点突破

一 病因病机

1.病因

- 劳心太过
- 欲念不遂
- 饮食不节
- 恣情纵欲

2.病机

- 基本病机——肾失封藏,精关不固
- 病位——肾,与心、肝、脾三脏密切相关
- 病理因素——湿与火
- 病理性质——有虚实之别,且多虚实夹杂

二 辨证论治规律

1.辨证要点

首先辨明虚实
- 新病梦遗——有虚有实,多虚实参见
- 久病滑精——虚多实少
- 湿热下注——常多为实

其次审查脏腑病位
- 用心过度,邪念妄想——多责于心
- 精关不固,无梦滑泄——多由于肾
- 对肾虚不藏者——还应辨别阴阳

2.治疗原则

- 实证——清泄为主,依其君火、相火、湿热的不同,或清或泄
- 虚证——补涩为要,针对脏腑阴阳不同,分别治以滋阴温肾,调补心脾,固涩精关为宜
- 虚实夹杂——应虚实兼顾
- 久病入络夹瘀——佐以活血通络

3.分证论治

(1)君相火旺证

- ①临床表现:少寐多梦,梦则遗精,阳事易举,心中烦热,头晕目眩,口苦胁痛,小溲短赤,舌红,苔薄黄,脉弦数
- ②治法:清心泻肝
- ③代表方:黄连清心饮合三才封髓丹加减
- ④加减
  - 心肾不交,火灼心阴——天王补心丹
  - 久遗伤肾,阴虚火旺——知柏地黄丸或大补阴丸
  - 梦遗日久,烦躁失眠,心神不宁或心悸易惊——安神定志丸

（2）湿热下注证

①临床表现：遗精时作，小溲黄赤，热涩不畅，口苦而腻，舌质红，苔黄腻，脉濡数

②治法：清热利湿

③代表方：程氏萆薢分清饮加减

④加减 { 湿热下注肝经——龙胆泻肝汤

兼见胸腹脘闷，口苦或淡，渴不欲饮，头晕肢困，饮食不馨——苍术二陈汤

（3）劳伤心脾证

①临床表现：劳则遗精，失眠健忘，心悸不宁，面色萎黄，神疲乏力，纳差便溏，舌淡苔薄，脉弱

②治法：调补心脾，益气摄精

③代表方：妙香散加减

④加减 { 中气下陷明显——补中益气汤

心脾血虚显著——归脾汤

（4）肾气不固证

①临床表现：多为无梦而遗，甚则滑泄不禁，精液清稀而冷，形寒肢冷，面色㿠白，头昏目眩，腰膝酸软，阳痿早泄，夜尿清长，舌淡胖，苔白滑，脉沉细

②治法：补肾益精、固涩止遗

③代表方：金锁固精丸加减

④加减：阴损及阳，或阳损及阴，肾中阴阳两虚者，合用右归丸

第三十九章

39

郁 证

■ 重点要求

本章为考试的重点章节,包含的考点很多。务必掌握郁证的辨证论治,对于每个证型都要掌握其临床表现、治法、代表方和重要的加减方,此外要了解郁证的病因病机和治疗原则。对于往年曾经在本章节考查过的题目要做到心中有数。

■ 重点突破

一 病因病机

1.病因

- 情志失调
- 脏气易郁

2.病机

- 基本病机——肝失疏泄,脾失运化,心失所养,脏腑阴阳气血失调而成
- 病位——肝,可涉及心、脾、肾
- 病理性质——初起多实,日久转虚或虚实夹杂

二 辨证论治

1.辨证要点

- 辨明受病脏腑与六郁——肝(气郁、血郁、火郁);脾(食郁、湿郁、痰郁);心(气虚或阴虚)
- 辨证候虚实——气郁、血瘀、化火、食积、痰阻、湿滞为实;肝、脾、心不足属虚

2.治疗

- 基本原则——理气开郁、调畅气机、怡情易性
- 实证——理气开郁,并活血、降火、祛痰、化湿、消食等法
- 虚证——养心安神、补益心脾、滋养肝肾

3.分证论治

(1)实证

肝气郁结
- ①临床表现:精神抑郁,情绪不宁,善太息,胸胁胀痛,痛无定处,脘闷嗳气,腹胀纳呆,或呕吐,大便失常,女子月事不行,苔薄腻,脉弦
- ②治法:疏肝解郁,理气和中
- ③代表方:柴胡疏肝散加减

气郁化火
- ①临床表现:性情急躁易怒,胸闷胁胀,嘈杂吞酸,口干而苦,大便秘结,或头痛、目赤、耳鸣,舌质红,苔黄,脉弦数
- ②治法:疏肝解郁,清肝泻火
- ③代表方:加味逍遥散加减
- ④加减
  - 肝火犯胃——加左金丸
  - 热盛伤阴——滋水清肝饮

痰气郁结 { ①临床表现：咽中不适，如有物梗阻，咯之不出，咽之不下，胸中窒闷，或兼胁痛，苔白腻，脉弦滑
②治法：化痰利气解郁
③代表方：半夏厚朴汤加减
④加减：兼见痰热——温胆汤

（2）虚证

心神失养 { ①临床表现：精神恍惚，心神不宁，悲忧善哭，时时欠伸，舌质淡，苔薄白，脉弦细
②治法：甘润缓急，养心安神
③代表方：甘麦大枣汤加味
④加减：喘促气逆——合五磨饮子

心脾两虚 { ①临床表现：多思善虑，心悸胆怯，少寐健忘，面色不华，头晕神疲，食欲不振，舌质淡，脉细弱
②治法：健脾养心，益气补血
③代表方：归脾汤加减

心肾阴虚 { ①临床表现：眩晕，心悸，少寐，心烦易怒，或遗精腰酸，妇女则月经不调，舌质红，脉弦细而数
②治法：滋养心肾
③代表方：天王补心丹加减
④加减：心肾不交——合交泰丸

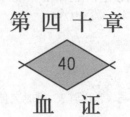

第四十章

40

血 证

■ 重点要求

　　本章为考试的重点章节,包含的考点很多。务必掌握血证的历史沿革,病因病机及辨证论治,对于每个证型都要掌握其临床表现、治法、代表方和重要的加减方。对于往年曾经在本章节考查过的题目要做到心中有数。

■ 重点突破

一 历史沿革

{《先醒斋医学广笔记·吐血》——吐血三要法:宜行血不宜止血,宜补肝不宜伐肝,宜降气不宜降火
{《血证论》治血四法——止血、消瘀、宁血、补血

二 病因病机

1. 病因

{风热燥邪,侵袭脏腑
{饮酒过多或嗜食辛辣厚味
{情志过极
{体虚久病,统血无权

2. 病机

{火热熏灼,迫血妄行——实火、虚火
{气虚不摄,血溢脉外——气虚、阳气亦虚

三 辨证论治

1. 辨证要点

{出血的部位及脏腑病位
{证候虚实——实热、阴虚和气虚的不同

2. 治疗

{治火、治气、治血{①一曰治火,实火当清热泻火,虚火当滋阴降火
　　　　　　　　　　②二曰治气,实证当清气降气,虚证当补气益气
　　　　　　　　　　③三曰治血,如《血证论·吐血》说:"则存得一分血,便保得一分命。"
{根据情况结合应用凉血止血,收敛止血或活血止血的方药

3. 分证论治

(1)鼻衄

热邪犯肺{①临床表现:鼻燥衄血,口干咽燥,或兼有身热,咳嗽痰少等症,舌质红,苔薄,脉数
　　　　　②治法:清泄肺热,凉血止血
　　　　　③代表方:桑菊饮加减

胃热炽盛{①临床表现:鼻衄,或兼齿衄,血色鲜红,口渴欲饮,鼻干,口干臭秽,烦躁,便秘,舌红,苔黄,脉数
　　　　　②治法:清胃泻火,凉血止血
　　　　　③代表方:玉女煎加减

肝火上炎 { ①临床表现:鼻衄,头痛,目眩,耳鸣,烦躁易怒,两目红赤,口苦,舌红,脉弦数
②治法:清肝泻火,凉血止血
③代表方:龙胆泻肝汤加减

气血亏虚 { ①临床表现:鼻衄,或兼齿衄,肌衄,神疲乏力,面色㿠白,头晕,耳鸣,心悸,夜寐不宁,舌质淡,脉细无力
②治法:补气摄血
③代表方:归脾汤加减

(2)齿衄

胃火炽盛 { ①临床表现:齿衄血色鲜红,齿龈红肿疼痛,头痛,口臭,舌红,苔黄,脉洪数
②治法:清胃泻火,凉血止血
③代表方:加味清胃散合泻心汤加减

阴虚火旺 { ①临床表现:齿衄,血色淡红,常因受热及烦劳而诱发,齿摇不坚,舌红苔少,脉细数
②治法:滋阴降火,凉血止血
③代表方:六味地黄丸合茜根散加减

(3)咳血

燥热伤肺 { ①临床表现:喉痒咳嗽,痰中带血,口干鼻燥,或有身热,舌红,少津,苔薄黄,脉数
②治法:清热润肺,宁络止血
③代表方:桑杏汤加减

肝火犯肺 { ①临床表现:咳嗽阵作,痰中带血或纯血鲜红,胸胁胀痛,烦躁易怒,口苦,舌质红,苔薄黄,脉弦数
②治法:清肝泻肺,凉血止血
③代表方:泻白散合黛蛤散

阴虚肺热 { ①临床表现:咳嗽痰少,痰中带血或反复咳血,血色鲜红,口干咽燥,颧红,潮热盗汗,舌质红,脉细数
②治法:滋阴润肺,宁络止血
③代表方:百合固金汤加减
④加减:可合用十灰散

(4)吐血

胃热壅盛 { ①临床表现:脘腹胀闷,甚则作痛,吐血色红或紫黯,常夹有食物残渣,口臭,便秘或大便色黑,舌红,苔黄腻,脉滑数
②治法:清胃泻火,化瘀止血
③代表方:泻心汤合十灰散加减

肝火犯胃 { ①临床表现:吐血色红或紫黯,口苦胁痛,心烦易怒,寐少梦多,舌质红绛,脉弦数
②治法:泻肝清胃,凉血止血
③代表方:龙胆泻肝汤加减
④加减:咳血量较多,纯血鲜红——犀角地黄汤加三七粉冲服

气虚血溢 { ①临床表现:吐血缠绵不止,时轻时重,血色暗淡,神疲乏力,心悸气短,面色苍白,舌质淡,脉细弱
②治法:健脾益气摄血
③代表方:归脾汤加减
④加减 { 气损及阳,脾胃虚寒——柏叶汤
出血过多,气随血脱——急服独参汤

(5)便血

肠道湿热 { ①临床表现:便血鲜红,大便不畅或稀溏,或有腹痛,口苦,苔黄腻,脉濡数
②治法:清化湿热,凉血止血
③代表方:地榆散合槐角丸加减
④加减:便血日久,湿热未尽而营阴已亏——清脏汤或脏连丸

脾胃虚寒 { ①临床表现:便血紫黯,甚则黑色,腹部隐痛,喜热饮,面色不华,神倦懒言,便溏,舌质淡,脉细
②治法:健脾温中,养血止血
③代表方:黄土汤加减

热灼胃络 { ①临床表现:便色如柏油,或稀或稠,常有饮食伤胃史,伴胃脘疼痛,口干;舌淡红,苔薄黄,脉弦细
②治法:清胃止血
③代表方:泻心汤合十灰散

(6)尿血

下焦热盛 { ①临床表现:小便黄赤灼热,尿血鲜红,心烦口渴,面赤口疮,夜寐不安,舌红,脉数
②治法:清热利湿,凉血止血
③代表方:小蓟饮子加减

肾虚火旺 { ①临床表现:小便短赤带血,头晕耳鸣,神疲,颧红潮热,腰膝酸软,舌质红,脉细数
②治法:滋阴降火,凉血止血
③代表方:知柏地黄丸加减

脾不统血 { ①临床表现:久病尿血,面色不华,体倦乏力,气短声低,或兼齿衄,肌衄,舌质淡,脉细弱
②治法:补中健脾,益气摄血
③代表方:归脾汤加减。对于有气虚下陷表现者,亦可采用补中益气汤加减

肾气不固 { ①临床表现:久病尿血,色淡红,头晕耳鸣,精神困惫,腰脊酸痛,舌质淡,脉沉弱
②治法:补益肾气,固摄止血
③代表方:无比山药丸加减

(7)紫斑

血热妄行 { ①临床表现:皮肤出现青紫斑点或斑块,或伴有鼻衄,齿衄,便血,尿血,或有发热,口渴,便秘,舌红,苔黄,脉弦数
②治法:清热解毒,凉血止血
③代表方:十灰散加减

阴虚火旺 { ①临床表现:皮肤青紫斑点或斑块时发时止,常伴鼻衄、齿衄或月经过多,颧红,心烦,口渴,手足心热,或有潮热,盗汗,舌质红,苔少,脉细数
②治法:滋阴降火,宁络止血
③代表方:茜根散
④加减:肾阴亏虚而火热不甚——六味地黄丸

气不摄血 { ①临床表现:久病不愈,反复发生肌衄,神疲乏力,头晕目眩,面色苍白或萎黄,食欲不振,舌质淡,脉细弱
②治法:补气摄血
③代表方:归脾汤加味

第四十一章

41

痰 饮

■■ **重点要求**

　　本章为考试的重点章节,包含的考点很多。务必掌握痰饮的病因病机及辨证论治,对于每个证型都要掌握其临床表现、治法、代表方和重要的加减方。对于往年曾经在本章节考查过的题目要做到心中有数。此章节还有许多未考的考点,在复习中应当做到全面、细致,切不可存投机取巧之心。

■■ **重点突破**

一 病因病机

1.病因

外感寒湿
饮食不当
劳欲体虚

2.病机

基本病机——三焦气化失宣
病位——肺脾肾(三脏之中,脾运失司,首当其冲)
病理性质——总属阳虚阴盛,本虚标实

二 辨证论治

1.辨证要点

①辨清部位

辨明饮邪停聚的部位,即可区分不同的证候。留于肠胃者为痰饮;流于胁下者为悬饮;溢于肢体者为溢饮;聚于胸肺者为支饮。

②标本虚实

掌握阳虚阴盛,本虚标实的特点。本虚为阳气不足;标实指水饮留聚。无论病之新久,都要根据症状辨别两者主次。

③区分兼夹

痰饮虽为阴邪,寒证居多,但亦有郁久化热者。初起若有寒热见症,为夹表邪,饮积不化,气机升降受阻,常兼气滞。

④预后转归

痰饮之病,主要为肺、脾、肾三脏气化功能失常所致,若施治得法,一般预后尚佳。若饮邪内伏或久留体内,其病势多缠绵难愈,且易因感外邪或饮食不当而诱发。《金匮要略》根据脉诊推断痰饮病的预后认为久病正虚而脉弱,是脉证相符,可治;如脉反实大而数,是正衰邪盛,病为重危之候;脉弦而数,亦为难治之证,因饮为阴邪,脉当弦或沉,如脉数乃脉证相反之征。

2.治疗原则

温化。

3.分证论治

(1)痰饮

脾阳虚弱
- ①临床表现：胸胁支满，心下痞闷，胃中有振水音，脘腹喜温畏冷，背寒，呕吐清水痰涎，水入易吐，口渴不欲饮，心悸、气短、头昏目眩、食少、大便或溏，形体逐渐消瘦，舌苔白滑，脉弦细而滑
- ②治法：温脾化饮
- ③代表方：苓桂术甘汤合小半夏加茯苓汤加减

饮留胃肠
- ①临床表现：心下坚满或痛，自利，利后反快，虽利心下续坚满；或水走肠间，沥沥有声，腹满、便秘、口舌干燥，舌苔腻、色白或黄，脉沉弦或伏
- ②治法：攻下逐饮
- ③代表方：甘遂半夏汤或己椒苈黄丸加减

（2）悬饮

邪犯胸肺
- ①临床表现：寒热往来，身热起伏，汗少，或发热不恶寒，有汗而热不解，咳嗽，少痰，气急，胸胁刺痛，呼吸、转侧疼痛加重，心下痞硬，干呕，口苦，咽干，舌苔薄白或黄，脉弦数
- ②治法：和解宣利
- ③代表方：柴枳半夏汤加减

饮停胸胁
- ①临床表现：咳唾引痛，但胸胁痛势较初期减轻，而呼吸困难加重，咳逆气喘息促不能平卧，或仅能偏卧于停饮的一侧，病侧肋间胀满，甚则可见偏侧胸廓隆起，舌苔薄白腻，脉沉弦或弦滑
- ②治法：泻肺祛饮
- ③代表方：椒目瓜蒌汤合十枣汤

络气不和
- ①临床表现：胸胁疼痛，胸闷不适，胸痛如灼，或感刺痛，呼吸不畅，或有闷咳，甚则迁延经久不已，天阴时更为明显，舌苔薄，质暗，脉弦
- ②治法：理气和络
- ③代表方：香附旋覆花汤加减

阴虚内热
- ①临床表现：咳呛时作，咯吐少量黏痰，口干咽燥，或午后潮热，颧红，心烦，手足心热，盗汗，或伴胸胁闷痛，病久不复，形体消瘦，舌质偏红，少苔，脉小数
- ②治法：滋阴清热
- ③代表方：沙参麦冬汤合泻白散加减

（3）溢饮
- ①临床表现：身体疼痛而沉重，甚则肢体浮肿、恶寒、无汗，或有喘咳，痰多白沫，胸闷，干呕，口不渴，舌苔白，脉弦紧
- ②治法：发表化饮
- ③代表方：小青龙汤加减
- ④加减：若表寒之象不显者，用大青龙汤发表清里

（4）支饮

寒饮伏肺
- ①临床表现：咳逆喘满不得卧，痰吐白沫量多，往往经久不愈，天冷受寒加重，甚至引起面浮跗肿。或平素伏而不作，每值遇寒即发，发则寒热，背痛、腰疼、目泣自出、身体振振眲动，舌苔白滑或白腻，脉弦紧
- ②治法：宣肺化饮
- ③代表方：小青龙汤加减
- ④加减
  - 体虚表证不著——苓甘五味姜辛汤
  - 饮多寒少，外无表证，喘咳痰盛不得息——葶苈大枣泻肺汤
  - 邪实正虚，饮郁化热，或经吐下而不愈者——木防己汤

脾肾阳虚
- ①临床表现：喘促动则为甚，气短，或咳而气怯，痰多，食少，胸闷，怯寒肢冷，神疲，小腹拘急不仁，脐下悸动，小便不利，足跗浮肿，或吐涎沫而头目昏眩，舌苔白润或灰腻，舌质胖大，脉沉细兼滑
- ②治法：温补脾肾，以化水饮
- ③代表方：金匮肾气丸合苓桂术甘汤加减
- ④加减：脐下悸，吐涎沫，头目昏眩——五苓散

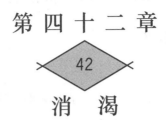

第四十二章

消 渴

◇ 强化篇 ◇　中医内科学

■ 重点要求

　　本章为考试的重点章节,包含的考点很多。务必掌握消渴的历史沿革、病因病机及辨证论治,对于每个证型都要掌握其临床表现、治法、代表方和重要的加减方。对于往年曾经在本章节考查过的题目要做到心中有数。尤其要熟记历代医家对于消渴的经典论述,不论对于做题还是深刻理解消渴的认识、发展及治疗过程都是大有裨益的。

■ 重点突破

一 病因病机

1.病因

　禀赋不足
　饮食失节
　情志失调
　劳欲过度

2.**病机**

　基本病机——阴津亏损,燥热偏盛
　病位——肺、胃、肾,尤以肾为关键
　病理性质——为本虚标实证,阴虚为本,有肺阴虚、胃阴虚、肾阴虚之不同。燥热为标,多见肺热、胃热等

二 辨证分型

1.**辨证要点**

　辨病位
　辨标本
　辨本症与并发症

2.**治疗原则**

清热润燥、养阴生津,结合病情选用活血化瘀,清热解毒,益气健脾,滋补肾阴或温补肾阳

3.**分证论治**

(1)上消——肺热津伤证

　①临床表现:口渴多饮,口舌干燥,尿频量多,烦热多汗,舌边尖红,苔薄黄,脉洪数
　②治法:清热润肺,生津止渴
　③代表方:消渴方
　④加减:烦渴不止,小便频数,脉数乏力——玉泉丸或二冬汤

(2)中消

胃热炽盛证
　①临床表现:多食易饥,口渴,尿多,形体消瘦,大便干燥,苔黄,脉滑实有力
　②治法:清胃泻火,养阴增液
　③代表方:玉女煎加减,亦可选用白虎加人参汤
　④加减:大便秘结——增液承气汤

气阴亏虚证 {
①临床表现:口渴引饮,能食与便溏并见,或饮食减少,精神不振,四肢乏力,舌质淡,苔白
　　　　而干,脉弱
②治法:益气健脾,生津止渴
③代表方:七味白术散
}

(3)下消

肾阴亏虚证 {
①临床表现:尿频量多,浑浊如脂膏,或尿甜,腰膝酸软,乏力,头晕耳鸣,口干唇燥,皮肤干燥,
　　　　瘙痒,舌红苔少,脉细数
②治法:滋阴固肾
③代表方:六味地黄丸加减
④加减:烦渴头痛,唇红舌干,呼吸深快,阴伤阳浮者,用生脉散
　　　　神昏肢厥,脉微细等阴竭阳亡,用参附龙牡汤阴虚火旺——知柏地黄丸
}

阴阳亏虚证 {
①临床表现:小便频数,浑浊如膏,甚至饮一溲一,面容憔悴,耳轮干枯,腰膝酸软,四肢欠温,
　　　　畏寒肢冷,阳痿或月经不调,舌苔淡白而干,脉沉细无力
②治法:滋阴温阳,补肾固涩
③代表方:金匮肾气丸加减
④加减:白内障、雀盲、耳聋,主要病机为肝肾阴血不足,不能上承头目所致,宜滋补肝肾,益精
　　　　补血,用杞菊地黄丸或明目地黄丸
　　　　并发疮毒痈疽者,用五味消毒饮
}

◎提示▶▶▶中医内科疾病的辨证论治是考试的重点,本章考点较多,尤其注意消渴的病理转归及其病机原理。

第四十三章

◇43◇

自汗盗汗

■■ 重点要求

　　本章为考试的非重点章节,重点掌握自汗盗汗的病机和辨证论治分型。尤其应当注意证治分型与相应治法的记忆与理解。

■■ 重点突破

一 病因病机

1.病因

$$\begin{cases} 体虚久病 \\ 情志失调 \\ 饮食不节 \end{cases}$$

2.病机

$$\begin{cases} 卫外失司而津液外泄 \begin{cases} 肺气不足 \\ 营卫不和 \end{cases} \\ 逼津外泄 \begin{cases} 阴虚火旺 \\ 邪热郁蒸 \end{cases} \end{cases}$$

二 辨证分型

1.辨证要点

应着重辨别阴阳虚实。自汗多属气虚不固,然实证也或有之;盗汗多属阴虚内热,然气虚、阳虚、湿热也或有之。

(1)辨自汗、盗汗

不因外界环境因素的影响,而白昼时时汗出,动辄益甚者为自汗,寐中汗出,醒来自止者为盗汗。

(2)辨伴随症状

动辄汗出、气短、平时易患感冒多属肺卫气虚。汗出伴有恶风。周身酸楚、时寒时热多属营卫不和。盗汗伴有五心烦热、潮热,颧红,口干多属阴虚火旺。自汗或者盗汗伴有心悸失眠、头晕乏力、面色不华多属心血不足;伴有脘腹胀闷、大便燥结或口苦,烦躁多属湿热肝火。

(3)辨汗出部位

头面汗出,食后尤甚,手足汗出,多为湿热蕴蒸;腋下,阴部汗出,多属肝经有热;半身或局部汗出,为营卫不和,心胸部汗出,多为心脾两虚、心血不足,遍身汗出,鼻尖尤甚,多为肺气不足。

2.治疗原则

$$\begin{cases} 虚证——益气养阴,补血调和营卫 \\ 实证——清肝泄热,化湿和营 \\ 虚实夹杂——根据虚实的主次而适当兼顾 \\ 酌加固涩之品——增强止汗的作用 \end{cases}$$

3.分证论治

(1)肺卫不固

①临床表现:汗出恶风,稍劳尤甚,易于感冒,体倦乏力,面色少华,脉细弱,苔薄白

②治法:益气固表

③代表方:桂枝加黄芪汤或玉屏风散加减

④加减:半身或局部汗出——合甘麦大枣汤

(2)阴虚火旺

①临床表现:夜寐盗汗,或有自汗,五心烦热,或兼午后潮热,两颧色红,口渴,舌红少苔,脉细数

②治法:滋阴降火

③代表方:当归六黄汤加减

④加减:阴虚为主火热不甚——麦味地黄丸

(3)邪热郁蒸

①临床表现:蒸蒸汗出,汗液易黏或衣服黄染,面赤烘热,烦躁,口苦,小便色黄、舌苔薄黄,脉象弦数

②治法:清肝泄热,化湿和营

③代表方:龙胆泻肝汤加减

④加减:湿热内蕴热势不盛,面赤烘热,口苦等症不显著——四妙丸

(4)心血不足

①自汗或盗汗,心悸少寐,神疲气短,面色不华,舌质淡,脉细

②治法:养血补心

③代表方:归脾汤加减

◎提示▶▶▶中医内科疾病的辨证论治是考试的重点,本章考点集中在辨证分型,应当重点掌握。

第四十四章

内伤发热

■■ 重 点 要 求

本章为考试的重点章节,重点掌握内伤发热的病机、治法和辨证论治分型。

■■ 重 点 突 破

一 病因病机

1.病因

- 久病体虚
- 饮食劳倦
- 情志失调
- 外伤出血

2.病机

总属脏腑功能失调,阴阳失衡 ⎰ 气血阴阳亏虚——中气不足、血虚失养、阴精亏虚、阳气虚衰
⎱ 气血湿等郁结壅遏——气郁化火、瘀血阻滞、痰湿停聚

二 辨证论治

1.辨证要点

⎰ 辨证候虚实 ⎰ 气郁、血瘀、痰湿所致——实
⎱ ⎱ 气虚、血虚、阴虚、阳虚所致——虚
⎱ 辨病情轻重

2.治疗原则

⎰ 属实——解郁、活血、除湿为主,适当配伍清热
⎱ 属虚——益气、养血、滋阴、温阳,除阴虚发热可适当配伍清退虚热的药物外,其余均应以补为主
⎱ 虚实夹杂——兼顾

3.分证论治

(1)阴虚发热证

⎰ ①临床表现:午后潮热,或夜间发热,不欲近衣,手足心热,烦躁,少寐多梦,盗汗,口干咽燥,舌质红,或
⎱ 　　　　　有裂纹,苔少甚至无苔,脉细数
⎱ ②治法:滋阴清热
⎱ ③代表方:清骨散加减

(2)血虚发热证

⎰ ①临床表现:发热,热势多为低热,头晕眼花,身倦乏力,心悸不宁,面白少华,唇甲色淡,舌质淡,脉
⎱ 　　　　　细弱
⎱ ②治法:益气养血
⎱ ③代表方:归脾汤加减

(3)气虚发热证

①临床表现:发热,热势或低或高,常在劳累后发作或加剧,倦怠乏力,气短懒言,自汗,易于感冒,食少
便溏,舌质淡,苔白薄,脉细弱

②治法:益气健脾,甘温除热

③代表方:补中益气汤加减

(4)阳虚发热证

①临床表现:发热而欲近衣,形寒怯冷,四肢不温,少气懒言,头晕嗜卧,腰膝酸软,纳少便溏,面色㿠
白,舌质淡胖,或有齿痕,苔白润,脉沉细无力

②治法:温补阳气,引火归原

③代表方:金匮肾气丸加减

(5)气郁发热证

①临床表现:发热多为低热或潮热,热势常随情绪波动而起伏,精神抑郁,胁肋胀满,烦躁易怒,口干而
苦,纳食减少,舌红,苔黄,脉弦数

②治法:疏肝理气,解郁泄热

③代表方:加味逍遥散加减

④加减:素体阴虚而病肝郁发热——滋水清肝饮

(6)痰湿郁热证

①临床表现:低热,午后热甚,心内烦热,胸闷脘痞,不思饮食,渴不欲饮,呕恶,大便稀薄或黏滞不爽,
舌苔白腻或黄腻,脉濡数

②治法:燥湿化痰,清热和中

③代表方:黄连温胆汤合中和汤加减

(7)血瘀发热证

①临床表现:午后或夜晚发热,或自觉身体某些部位发热,口燥咽干,但不多饮,肢体或躯干有固定痛
处或肿块,面色萎黄或晦暗,舌质青紫或有瘀点、瘀斑,脉弦或涩

②治法:活血化瘀

③代表方:血府逐瘀汤加减

◎提示▶▶▶中医内科疾病的辨证论治是考试的重点,本章考点集中在辨证分型,应当重点掌握。

第四十五章

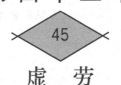

虚　劳

■ 重点要求

■ 重点要求

　　本章为考试的重点章节,重点掌握虚劳的沿革、病因病机和辨证论治分型。

■ 重点突破

一 病因病理

1. 病因

(1) 先天不足,体质薄弱

　　虚劳的形成与先天禀赋不足、体质衰弱、素体阴阳偏盛偏衰相关。如父母体虚、胎孕失养、生育过多、喂养不当等,使禀赋薄弱,精气不充,易患疾病。且患病后易致久病不复,使脏腑、气血、阴阳亏虚日甚,发为虚劳。

(2) 重病久病,耗伤正气

　　患大病重病,邪气偏盛,耗伤脏气,气血阴阳亏损;或久病迁、重病久病,迁延不愈,精气耗伤;或病后失于调养,正气难复,均可演变为虚劳。久病而成虚劳者,可因病性差异造成不同损伤,如热病日久,耗伤阴血;寒病日久,伤气损阳;瘀结日久,新血不生,阴血暗耗。

(3) 误治失治,损耗精气

　　辨治失误或用药不当,可使精气损伤。如苦寒太过,损伤脾胃,耗伤阳气;燥热太过,损耗津液;攻伐太过,伤阴耗阳。误治失治亦延误救治时机,加重阴精、阳气耗损,更使正气难复。不当使用金石、虫类、有毒之品,或长期、过度接触化学有害物质,使阴精气血耗损,渐生虚损。

(4) 烦劳过度,损伤五脏

　　此以劳神过度及房劳为多见。如忧郁思虑、积思不解,所欲未遂等过度劳神,易使心失所养,脾失健运,心脾两伤,气血亏损,久则成劳。或早婚多育、恣情纵欲,房事不节、频繁手淫等,易致肾精亏虚,肾气不足,阴阳两损,渐生虚劳。

(5) 饮食不节,气血匮乏

　　暴饮暴食,饥饱不调,饮食偏嗜,营养不良,或饮酒过度,均致脾胃损伤,不能化生水谷精微,气血来源不充,脏腑经络失于濡养,日久形成虚劳之病。

2. 病机

病理性质——气、血、阴、阳的亏虚
病位——五脏,脾肾为主

二 辨证论治

1. 辨证要点

五脏气血阴阳亏虚——气血阴阳为纲,五脏虚候为目

有无兼夹病证
　①因病致虚、久虚不复者,应辨明原有疾病是否还继续存在
　②有无因虚致实的表现
　③是否兼夹外邪

(1)辨证候的标本主次

虚劳之病,阳损及阴者,阳虚为本,阴虚为标;气虚及血者,气病为本,血病为标;若血虚及气者,血病为本气病为标;虚损及于脾肾者,脾肾之损为本,他脏之损为标;虚劳复有新感外邪者,虚损为本,新感为标;虚损不甚而又兼有积聚,痰瘀等宿病者,宿病为本,虚损为标。

(2)辨病势顺逆及轻重虚劳病

顺证:形气未脱,元气不败,饮食尚佳,无大热;或虽有热,治之能解,无喘息不续,能经受补益治疗。

逆证:肉脱骨痿,元气衰败,食欲不振,泄泻不止,发热不休,难以解退,气喘不续,声低息微,慢性失血,精神委顿,郁烦不宁,悲观沮丧,神思恍惚淡漠,或内有实邪,不任攻伐,诸虚并集,虚不受补,舌质淡胖无华或光红如镜,或有裂纹,脉来急促细弦或浮大无根。虚劳顺证病情较轻,元气未衰,尤其脾肾功能尚无严重损害,只要诊治,调护得当,可扭转病势,预后良好。虚劳逆证为病情严重,元气衰败,脾肾衰惫,预后不良。

2.治疗原则

基本原则——补益

注意
①重视补益脾肾在治疗虚劳中的作用
②虚中夹实及兼感外邪——补中有泻,扶正祛邪
③补正以复其虚,求因以治其病

3.证治分类

(1)气虚

面色㿠白或萎黄,气短懒言,语声低微,头昏神疲,肢体无力,舌苔淡白,脉细软弱。

肺气虚证
①临床表现:咳嗽无力,痰液清稀,短气自汗,声音低怯,时寒时热,平素易于感冒,面白
②治法:补益肺气
③代表方:补肺汤加减

心气虚证
①临床表现:心悸,气短,劳则尤甚,神疲体倦,自汗
②治法:益气养心
③代表方:七福饮加减

脾气虚证
①临床表现:饮食减少,食后胃脘不舒,倦怠乏力,大便溏薄,面色萎黄
②治法:健脾益气
③代表方:加味四君子汤加减
④加减:中气不足,气虚下陷——补中益气汤

肾气虚证
①临床表现:神疲乏力,腰膝酸软,小便频数而清,白带清稀,舌质淡,脉弱
②治法:益气补肾
③代表方:大补元煎加减

(2)血虚

面色淡黄或淡白无华,唇,舌,指甲色淡,头晕目花,肌肤粗糙,舌质淡红苔少,脉细。

心血虚证
①临床表现:心悸怔忡,健忘,失眠,多梦,面色不华
②治法:养血宁心
③代表方:养心汤加减
④加减:心脾两虚——归脾汤

肝血虚证
①临床表现:头晕,目眩,胁痛,肢体麻木,筋脉拘急,或惊惕肉瞤,妇女月经不调甚则闭经,面色不华
②治法:补血养肝
③代表方:四物汤加减
④加减:干血瘀结,新血不生——大黄䗪虫丸

（3）阴虚

面颧红赤，唇红，低烧潮热，手足心热，虚烦不安，盗汗，口干，舌质光红少津，脉细数无力。

肺阴虚证 {
①临床表现：干咳，咽燥，甚或失音，咯血，潮热，盗汗，面色潮红
②治法：养阴润肺
③代表方：沙参麦冬汤加减
}

心阴虚证 {
①临床表现：心悸，失眠，烦躁，潮热，盗汗，或口舌生疮，面色潮红
②治法：滋阴养心
③代表方：天王补心丹加减
}

脾胃阴虚证 {
①临床表现：口干唇燥，不思饮食，大便燥结，甚则干呕，呃逆，面色潮红
②治法：养阴和胃
③代表方：益胃汤加减
}

肝阴虚证 {
①临床表现：头痛，眩晕，耳鸣，目干畏光，视物不明，急躁易怒，或肢体麻木，筋惕肉瞤，面潮红
②治法：滋养肝阴
③代表方：补肝汤加减
}

肾阴虚证 {
①临床表现：腰酸，遗精，两足痿弱，眩晕，耳鸣，甚则耳聋，口干，咽痛，颧红，舌红，少津，脉沉细
②治法：滋补肾阴
③代表方：左归丸加减
}

（4）阳虚

面色苍白或晦暗，怕冷，手足不温，出冷汗，精神疲倦，气息微弱，或有浮肿，下肢为甚，舌质胖嫩，边有齿印，苔淡白而润，脉细微、沉迟或虚大。

心阳虚证 {
①临床表现：心悸，自汗，神倦嗜卧，心胸憋闷疼痛，形寒肢冷，面色苍白
②治法：益气温阳
③代表方：保元汤加减
}

脾阳虚证 {
①临床表现：面色萎黄，食少，形寒，神倦乏力，少气懒言，大便溏薄，肠鸣腹痛，每因受寒或饮食不慎而加剧
②治法：温中健脾
③代表方：附子理中汤加减
}

肾阳虚证 {
①临床表现：腰背酸痛，遗精，阳痿，多尿或不禁，面色苍白，畏寒肢冷，下利清谷或五更泄泻，舌质淡胖，有齿痕
②治法：温补肾阳
③代表方：右归丸加减
④加减 {
遗精——合金锁固精丸
五更泻——合四神丸
阳虚水泛以致浮肿、尿少——合五苓散
心肾阳虚——拯阳理劳汤合右归饮
}
}

◎提示▶▶▶中医内科疾病的辨证论治是考试的重点，本章考点还有许多未曾涉及，在对以往考题做到心中有数的基础上要对未考考点予以重视。

第四十六章

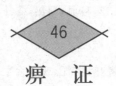

痹　证

■■ 重点要求

　　本章为考试的重点章节,包含的考点很多。务必掌握痹证的辨证论治,对于每个证型都要掌握其临床表现、治法、代表方和重要的加减方,此外要了解痹证的病因病机、治疗原则及病理演变。对于往年曾经在本章节考查过的题目要做到心中有数。

■■ 重点突破

一病因病机

1.病因

　　主要因禀赋不足、外邪入侵、饮食不节,年老久病,劳逸不当等,导致素体亏虚,卫外不固,或风寒湿热,阻滞经络;或痰热内生,痰瘀互结;或肝肾不足,筋脉失养;或精气亏损,外邪乘袭,导致经络痹阻,气血不畅,发为痹证。

　　(1)禀赋不足

　　素体亏虚,卫外不固,或脾虚运化失常,气血生化乏源,易感外邪,如《诸病源候论·风湿痹候》云:"由血气虚,则受风湿,而成此病。"

　　(2)外邪入侵

　　风、寒、湿、热之邪为本病发病的外部条件。因久居湿地,涉水冒雨,睡卧当风,水中作业,冷热交错,或风寒湿痹日久不愈,郁而化热,亦可由于阳虚之体,而致风寒湿热之邪乘虚侵袭人体,留注经络而成痹证。正如《素问·痹论》云:"风寒湿三气杂至,合而为痹也。"

　　(3)饮食不节

　　过食肥甘厚味,伤及脾胃,酿生痰热,痰瘀互阻,导致经络瘀滞,气血运行不畅,故发为痹证。如《中藏经·论肉痹》云:"肉痹者,饮食不节,膏粱肥美之所为也。"

　　(4)年老久病

　　年老体虚,肝肾不足,肢体筋脉失养,或病后气血不足,腠理空疏,外邪乘虚而入。如《济生方·痹》云:"皆因体虚,腠理空疏,受风寒湿气而成痹也。"

　　(5)劳逸不当

　　劳欲过度,精气亏损,卫外不固;或激烈活动,耗损正气,汗出肌疏,外邪乘袭。

2.病机

　　基本病机——风寒湿热痰瘀虚
　　病位——主要在经脉、筋骨、肌肉、关节,与肝肾关系密切
　　病理性质——有虚实之别。初期以邪实为主,后期以正虚为主
　　病理因素——风、寒、湿、热、痰、瘀
　　病理演变——瘀血痰浊阻滞经络;气血两亏或肝肾不足;脏腑痹,以心痹最为常见

二辨证分型

1.辨证要点

　　辨别邪气的偏盛
　　辨别虚实

2. 治疗原则

实证——祛邪通络：祛风、散寒、除湿、清热、化痰、行瘀

虚证——补益正气，主要以滋补肝肾，益气养血为主

虚实夹杂——兼顾

3. 分证论治

(1) 风寒湿痹

① 行痹

临床表现：肢体关节、肌肉疼痛，屈伸不利，可累及多个关节，疼痛呈游走性，初起可见恶风，发热等表证，舌质淡，苔薄白或薄腻，脉浮或浮缓

治法：祛风通络，散寒除湿

代表方：防风汤

② 痛痹

临床表现：肢体关节疼痛，痛势较剧，痛有定处，关节屈伸不利，局部皮肤或有寒冷感，遇寒痛甚，得热痛减，口淡不渴，恶风寒；舌质淡，苔薄白，脉弦紧

治法：温经散寒，祛风除湿

代表方：乌头汤

③ 着痹

临床表现：肢体关节、肌肉酸楚、重着、疼痛，关节活动不利，肌肤麻木不仁，或有肿胀，手足困重，舌质淡，苔白腻，脉濡缓

治法：除湿通络，祛风散寒

代表方：薏苡仁汤

(2) 风湿热痹

① 临床表现：游走性关节疼痛，可涉及一个或多个关节，活动不便，局部灼热红肿，痛不可触，得冷则舒，可有皮下结节或红斑，常伴有发热、恶风、汗出、口渴、烦躁不安等全身症状，舌质红，舌苔黄或黄腻，脉滑数或浮数

② 治法：清热通络，祛风除湿

③ 代表方：白虎加桂枝汤加减

④ 加减：热毒炽盛，化火伤津，深入骨节——五味消毒饮合犀角散

(3) 痰瘀痹阻

① 临床表现：痹证日久，肌肉关节刺痛，固定不移，或关节肌肤紫暗、肿胀，按之较硬，肢体顽麻或重着，或关节僵硬变形，屈伸不利，有硬结、瘀斑，面色黧黑，眼睑浮肿，或胸闷痰多，舌质紫暗或有瘀斑，舌苔白腻，脉弦涩

② 治法：化痰行瘀，蠲痹通络

③ 代表方：双合汤加减

④ 加减：关节漫肿而有积液，可加用小量控涎丹祛痰消肿

(4) 肝肾两虚

① 临床表现：痹证日久不愈，关节屈伸不利，肌肉瘦削，腰膝酸软，或畏寒肢冷，阳痿，遗精，或骨蒸劳热，心烦口干，舌质淡红，舌苔薄白或少津，脉沉细弱或细数

② 治法：补益肝肾，舒筋活络

③ 代表方：独活寄生汤加减

④ 加减

肝肾阴亏，腰膝疼痛，低热心烦，或午后潮热——河车大造丸

痹久内舍于心——炙甘草汤

◎提示▶▶▶ 中医内科疾病的辨证论治是考试的重点，此章还有很多未考的考点应该加以注意，并且注意与痿证相鉴别。

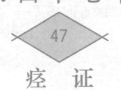

第四十七章

痉 证

重 点 要 求

　　本章为考试的非重点章节,掌握痉证的辨证论治,对于每个证型都要掌握其临床表现、治法、代表方和重要的加减方。

重 点 突 破

一 病因病机

1. 病因

　　主要因外邪壅络,热盛津伤、痰瘀壅滞、阴血亏虚等,导致气血运行不利;或热盛动风,消灼津液;或痰瘀内生,滞涩筋脉;或气血亏虚,阴津不足,进而筋脉失于濡养,筋脉拘急,发为痉证。

2. 病机

　　基本病机——阴虚血少,筋脉失养
　　病位——筋脉,属肝所主,与心、脾、胃、肾等相关
　　病理性质——虚实

二 辨证论治

1. 辨证要点

　　①辨外感与内伤
　　　　外感致痉——多有恶寒、发热、脉浮等表证,即使热邪直中,可无恶寒,但必有发热
　　　　内伤发痉——多无恶寒发热

　　②辨虚证与实证
　　　　实证——颈项强直,牙关紧闭,角弓反张,四肢抽搐频繁有力而幅度较大者,外感或瘀血、痰浊所致
　　　　虚证——手足蠕动,或抽搐时休时止,神疲倦怠,内伤所致气血阴津不足

2. 治疗原则

　　总则:急则治其标,缓则治其本
　　感受风、寒、湿、热之邪——祛风散寒,清热祛湿
　　治标——针药并施,舒筋解痉
　　　　肝经热盛——清肝潜阳,息风镇痉
　　　　阳明热盛——清泄胃热,存阴止痉
　　　　心营热盛——清心凉血,开窍止痉
　　　　瘀血内阻——活血化瘀,通窍止痉
　　　　痰浊阻滞——祛风豁痰,息风镇痉
　　治本——养血滋阴,舒筋止痉

3.分证论治

(1)邪壅经络证

① 临床表现:头痛,项背强直,恶寒发热,无汗或汗出,肢体酸重,甚至口噤不能语,四肢抽搐
舌苔薄白或白腻,脉浮紧

② 治法:祛风散寒,燥湿和营

③ 代表方:羌活胜湿汤加减

④ 加减
- 刚痉——葛根汤
- 柔痉——瓜蒌桂枝汤
- 暑温犯卫——新加香薷饮
- 湿热偏盛,筋脉拘急——三仁汤

(2)肝经热盛证

① 临床表现:高热头痛,口噤,手足躁动,甚则项背强急,四肢抽搐,角弓反张,舌质红绛,舌苔薄黄或少苔,
脉弦细而数

② 治法:清肝潜阳,息风镇痉

③ 代表方:羚角钩藤汤加减

④ 加减:神昏痉厥——安宫牛黄丸、局方至宝丹或紫雪丹

(3)阳明热盛证

① 临床表现:壮热汗出,项背强急,手足挛急,甚则角弓反张,腹满便结,口渴喜冷饮
舌质红,苔黄燥,脉弦数

② 治法:清泄胃热,增液止痉

③ 代表方:白虎汤合增液承气汤加减

④ 加减
- 热邪伤津而无腑实证——白虎加人参汤
- 阳明腑实,热结旁流——大承气汤

(4)痰浊阻滞证

① 临床表现:头痛昏蒙,神志呆滞,项背强急,四肢抽搐,胸脘满闷,呕吐痰涎。舌苔白腻,脉滑或弦滑

② 治法:豁痰开窍,息风止痉

③ 代表方:导痰汤加减

④ 加减
- 痰浊上壅,蒙闭清窍,突然昏厥抽搐——急用竹沥加姜汁冲服安宫牛黄丸
- 瘀血内阻所致——通窍活血汤加味

(5)阴血亏虚证

① 临床表现:项背强急,四肢麻木,抽搐或筋惕肉瞤,直视口噤,头目昏眩,自汗,神疲气短,或低热舌质
淡或舌红无苔,脉细数

② 治法:滋阴养血,息风止痉

③ 代表方:四物汤合大定风珠加减

④ 加减
- 瘀血内阻——通窍活血汤;胸膈血瘀甚——血府逐瘀汤
- 气血亏虚——圣愈汤、八珍汤

(6)心营热盛证

① 临床表现:高热烦躁,神昏谵语,项背强急,四肢抽搐,甚则角弓反张;舌质红绛,苔黄少
津,脉细数

② 治法:清心透营,开窍止痉

③ 代表方:清营汤

(7)瘀血内阻证

① 临床表现:头痛如刺,痛有定处,形体消瘦,项背强直,四肢抽痛;舌质紫暗,边有瘀斑、瘀
点,脉象细涩。

② 治法:活血化瘀,通窍止痉

③ 代表方:通窍活血汤

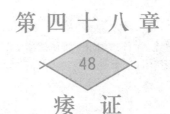

第四十八章

48

痿 证

■ **重点要求**

　　本章为考试的重点章节,掌握痿症的病因病机和辨证论治,对于每个证型都要掌握其临床表现、治法、代表方和重要的加减方,尤其注意痿证与痹证的鉴别。

■ **重点突破**

一 病因病机

1.病因

- 感受温毒
- 湿热浸淫
- 饮食毒物所伤
- 久病房劳
- 跌仆瘀阻

2.病机

- 病变部位——筋脉肌肉失养——五脏虚损与肝、肾、肺、脾、胃最为密切
- 病理性质——热证、虚证为多,
  - 虚实夹杂者亦不少见
    - 外感温邪、湿热——病初属实;久延——转虚,或虚实夹杂
    - 内伤致病——以虚证为主,可夹湿、热、痰、瘀,表现本虚标实
    - 临床常呈现因实致虚、因虚致实和虚实错杂的复杂病机
- 病理因素——温邪、湿热和瘀血
- 病理演变——久痿虚极,脾肾精气虚败,病情危笃

二 辨证论治

1.辨证要点

- 辨脏腑病位
  - 痿证初起,症见发热,咳嗽,咽痛,或在热病之后出现肢体软弱不用——肺
  - 四肢痿软,食少便溏,面浮,下肢微肿,纳呆腹胀——脾胃
  - 下肢痿软无力明显,甚则不能站立,腰脊酸软,头晕耳鸣,遗精阳痿,月经不调,咽干目眩——肝肾
- 审标本虚实——以虚为本,或本虚标实

2.治疗原则

- 虚证——扶正补虚:肝肾亏虚——滋养肝肾;脾胃虚弱——益气健脾
- 实证——祛邪和络:肺热伤津——清热润燥;湿热浸淫——清热利湿;瘀阻脉络——活血行瘀
- 虚实兼——兼顾

3.分证论治

(1)肺热津伤证

- ①临床表现:发病急,病起发热,或热后突然出现肢体软弱无力,可较快发生肌肉瘦削,皮肤干燥,心烦口渴,咳呛少痰,咽干不利,小便黄赤或热痛,大便干燥。舌质红,苔黄,脉细数
- ②治法:清热润燥,养阴生津
- ③代表方:清燥救肺汤加减
- ④加减:胃阴亦伤——益胃汤

（2）湿热浸淫证

①临床表现:起病较缓,逐渐出现肢体困重,痿软无力,尤以下肢或两足痿弱为甚,兼见微肿,手足麻木,扪及微热,喜凉恶热,或有发热,胸脘痞闷,小便赤涩热痛。舌质红,舌苔黄腻,脉濡数或滑数

②治法:清热利湿,通利经脉

③代表方:二妙丸加减

（3）脾胃虚弱证

①临床表现:起病缓慢,肢体软弱无力逐渐加重,神疲肢倦,肌肉萎缩,少气懒言,纳呆便溏,面色㿠白或萎黄无华,面浮。舌淡苔薄白,脉细弱

②治法:补中益气,健脾升清

③代表方:参苓白术散加减

④加减:肥人痰多或脾虚湿盛——六君子汤

（4）肝肾亏损证

①临床表现:起病缓慢,渐见肢体痿软无力,尤以下肢明显,腰膝酸软,不能久立,甚至步履全废,腿胫大肉渐脱,或伴有眩晕耳鸣,舌咽干燥,遗精或遗尿,或妇女月经不调。舌红少苔,脉细数

②治法:补益肝肾,滋阴清热

③代表方:虎潜丸加减

④加减
病久阴损及阳,阴阳两虚——鹿角胶丸、加味四斤丸
热甚——六味地黄丸
阳虚畏寒——右归丸

（5）脉络瘀阻证

①临床表现:久病体虚,四肢痿弱,肌肉瘦削,手足麻木不仁,四肢青筋显露,可伴有肌肉活动时隐痛不适,舌痿不能伸缩,舌质暗淡或有瘀点、瘀斑,脉细涩。

②治法:益气养营,活血行瘀

③代表方:圣愈汤合补阳还五汤加减

④加减:瘀血久留——圣愈汤送服大黄䗪虫丸

第四十九章

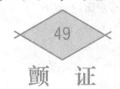

颤 证

■ 重点要求

本章为考试的非重点章节,掌握颤证的病因病机和辨证论治,对于每个证型都要掌握其临床表现、治法、代表方和重要的加减方。

■ 重点突破

■ 病因病机

1.病因

- 年老体弱
- 情志过极
- 饮食不节
- 劳逸失当

2.病机

- 基本病机:肝风内动,筋脉失养
- 病位:主在筋脉,与肝、肾、脾等脏关系密切
- 病理性质:总属本虚标实。本为气血阴阳亏虚,其中以阴津精血亏虚为主;标为风、火、痰、瘀为患
- 病理因素:风、火、痰、瘀

■ 辨证论治

1.辨证要点

辨清标本虚实
- ① 肝肾阴虚、气血不足为病之本——虚
  风、火、痰、瘀等病理因素多为病之标——实
- ② 震颤较剧,肢体僵硬,烦躁不宁,胸闷体胖,遇郁怒而发——多为实证
  颤抖无力,缠绵难愈,腰膝酸软,体瘦眩晕,遇烦劳而加重——多为虚证
- ③病久常标本虚实夹杂,临证需仔细辨别其主次偏重

2.治疗原则

- ①初期,本虚之象不明显,常见风火相扇、痰热壅阻之标实证——清热、化痰、息风为主
- ②病程较长,年老体弱,肝肾亏虚,气血不足等本虚之象突出——滋补肝肾,益气养血,调补阴阳为主,兼以息风通络。
  本病多发于中老年人,多在本虚的基础上导致标实,因此治疗更应重视补益肝肾,治病求本

3.分证论治

(1)风阳内动证

- ①临床表现:肢体颤动粗大,程度较重,不能自制,眩晕耳鸣,面赤烦躁,易激动,心情紧张时颤动加重,伴有肢体麻木,口苦而干,语言迟缓不清,流涎,尿赤,大便干,舌质红,苔黄,脉弦
- ②证机概要:肝郁阳亢,化火生风,扰动筋脉
- ③治法:镇肝息风,舒筋止颤
- ④代表方:天麻钩藤饮合镇肝熄风汤加减

（2）痰热风动证

①临床表现：头摇不止，肢麻震颤，重则手不能持物，头晕目眩，胸脘痞闷，口苦口黏，甚则口吐痰涎。舌体胖大，有齿痕，舌质红，舌苔黄腻，脉弦滑数

②治法：清热化痰，平肝息风

③代表方：导痰汤合羚角钩藤汤加减

（3）气血亏虚证

①临床表现：头摇肢颤，面色㿠白，表情淡漠，神疲乏力，动则气短，心悸健忘，眩晕，纳呆。舌体胖大，舌质淡红，舌苔薄白滑，脉沉濡无力或沉细弱

②治法：益气养血，濡养筋脉

③代表方：人参养荣汤加减

（4）髓海不足证

①临床表现：头摇肢颤，持物不稳，腰膝酸软，失眠心烦，头晕，耳鸣，善忘，老年患者常兼有神呆、痴傻。舌质红，舌苔薄白，或红绛无苔，脉象细数

②治法：滋补肝肾，育阴息风

③代表方：龟鹿二仙膏加减

（5）阳气虚衰证

①临床表现：头摇肢颤，筋脉拘挛，畏寒肢冷，四肢麻木，心悸懒言，动则气短，自汗，小便清长或自遗，大便溏。舌质淡，舌苔薄白，脉沉迟无力

②治法：补肾助阳，温煦筋脉

③代表方：地黄饮子加减

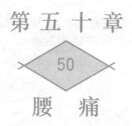

第五十章

腰　痛

重点要求

　　本章为考试的重点章节,掌握腰痛的病因病机和辨证论治,对于每个证型都要掌握其临床表现、治法、代表方和重要的加减方。此章考题较多,几乎涵盖了每个证型,需要重视。

重点突破

一 病因病理

1.病因

$\begin{cases} 外邪侵袭 \\ 体虚年衰 \\ 跌仆闪挫 \end{cases}$

2.病机

$\begin{cases} 外邪痹阻经脉,气血运行不畅(寒、湿、热) \\ 肾精气亏虚,腰府失其濡养、温煦,不荣则痛 \\ 跌仆扭挫,气滞血瘀,壅滞经络,不通则痛 \end{cases}$

二 辨证论治

1.辨证要点

(1)辨虚实

　　外感腰痛,多起病较急,腰痛明显,常伴表证,多属实;内伤者,多起病隐袭,腰部酸痛,病程缠绵,常伴有脏腑症状,多属虚;跌仆闪挫所致者,起病急,疼痛部位固定,多属瘀血为患,亦以实证为主。

(2)辨病理性质

　　腰部冷痛,得热则舒,足寒肢冷,为寒;腰部疼痛重着,难以转侧,身体困重,为湿;腰部热痛,身热汗出,小便热赤,为热;腰痛如刺,痛处拒按,多为闪挫或瘀血。

2.治疗原则

分标本虚实 $\begin{cases} 感受外邪属实——祛邪通络(寒湿——温散　湿热——清利) \\ 外伤腰痛属实——活血祛瘀,通络止痛 \\ 内伤多虚——补肾固本,兼顾肝脾 \\ 虚实兼见——辨主次轻重,标本兼顾 \end{cases}$

3.分证论治

(1)寒湿腰痛

$\begin{cases} ①临床表现:腰部冷痛重着,转侧不利,逐渐加重,静卧病痛不减,寒冷和阴雨天则加重。舌质淡,苔 \\ \qquad 白腻,脉沉而迟缓 \\ ②治法:散寒行湿,温经通络 \\ ③代表方:甘姜苓术汤(本方又名肾着汤)加减 \\ ④加减:年高体弱或久病不愈——独活寄生汤加附子 \end{cases}$

（2）湿热腰痛

①临床表现：腰部疼痛，重着而热，暑湿阴雨天气症状加重，活动后或可减轻，身体困重，小便短赤。
　　　　　　苔黄腻，脉濡数或弦数
②治法：清热利湿，舒筋止痛
③代表方：四妙丸加减

（3）瘀血腰痛

①临床表现：腰痛如刺，痛有定处，痛处拒按，日轻夜重，轻者俯仰不便，重则不能转侧。舌质暗紫，
　　　　　　或有瘀斑，脉涩，部分病人有跌仆闪挫病史
②治法：活血化瘀，通络止痛
③代表方：身痛逐瘀汤加减

（4）肾虚腰痛

肾阴虚

①临床表现：腰部隐隐作痛，酸软无力，缠绵不愈，心烦少寐，口燥咽干，面色潮红，手足心热，
　　　　　　舌红少苔，脉弦细数
②治法：滋补肾阴，濡养精脉
③代表方：左归丸加减
④加减

相火偏亢——知柏地黄丸或大补阴丸
阴阳俱虚，阴虚内热——杜仲丸

肾阳虚

①临床表现：腰部隐隐作痛，酸软无力，缠绵不愈，局部发凉，喜温喜按，遇劳更甚，卧则减轻，
　　　　　　常反复发作，少腹拘急，面色㿠白，肢冷畏寒。舌质淡，脉沉细无力
②治法：补肾壮阳，温煦精脉
③代表方：右归丸加减
④加减

无明显阴阳偏盛——青娥丸
房劳过度而致——河车大造丸、补髓丹

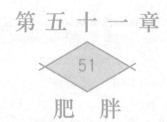

第五十一章

肥 胖

重点要求

本章为考试的重点章节,掌握肥胖的病因病机和辨证论治,对于每个证型都要掌握其临床表现、治法、代表方和重要的加减方。此章考题较多,几乎涵盖了每个证型,需要重视。

重点突破

一 病因病机

1. 病因

- 年老体弱
- 饮食不节
- 劳逸失调
- 情志所伤
- 先天禀赋

2. 病机

- 病机:肾强脾弱,酿生湿痰,导致气郁,血痰内热壅塞
- 病位:主要在脾胃和肌肉,与肾虚关系密切,亦与心肺功能失调及肝失疏泄有关
- 病理性质:多属本虚标实之候,本虚多为脾肾气虚,或兼心肺气虚;标实为痰湿膏脂内停,或兼水湿、血瘀、气滞等

二 辨证论治

1. 辨证要点

- 辨标本虚实:多为标实本虚之候。本虚要辨明气虚还是阳虚;标实要辨明痰湿、水湿以及血瘀之不同
- 辨脏腑病位:与脾关系最为密切。临床症见身体重着,神疲乏力,腹大胀满,主要在脾;症见腰膝酸软疼痛,动则气喘,形寒肢冷,下肢浮肿,病变累及于肾;见心悸气短,少气懒言,神疲自汗者,病在心肺

2. 治疗原则

- 治疗以补虚泻实为原则,补虚常用健脾益气,结合益气补肾
- 泻实常用祛湿化痰,结合行气,利水,消导,通腑,化瘀等法
- 其中,祛湿化痰是本病最常用的治疗方法

3. 辨证论治

(1)胃热火郁证

- ①临床表现:多食,消谷善饥,形体肥胖,脘腹胀满,面色红润,心烦头昏,口干口苦,胃脘灼痛,嘈杂,得食则缓。舌红苔黄腻,脉弦滑
- ②治法:清胃泻火,佐以消导
- ③代表方:小承气汤合白虎汤加减
- ④加减:肝火致便秘者加更衣丸;食积化热,形成湿热者,用枳实导滞丸或木香槟榔丸;湿热郁于肝胆,可用龙胆泻肝汤;风火积滞壅积肠胃,表里俱实者,用防风通圣散

（2）痰湿内盛证

①临床表现：形盛体胖，身体重着，肢体困倦，胸膈痞闷，痰涎壅盛，头晕目眩，口干而不欲饮，嗜食肥甘醇酒，神疲嗜卧。苔白腻或白滑，脉滑

②治法：化痰利湿，理气消脂

③代表方：导痰汤合四苓散加减

（3）脾虚不运证

①临床表现：肥胖臃肿，神疲乏力，身体困重，胸闷脘胀，四肢轻度浮肿，晨轻暮重，劳累后明显，饮食如常或偏少，既往多有暴饮暴食史，小便不利，便秘或便溏。舌淡胖，边有齿痕，苔薄白或薄腻，脉濡细

②治法：健脾益气，渗利水湿

③代表方：参苓白术散合防己黄芪汤加减

④加减：脾虚水停，肢体肿胀明显者，加五皮饮

（4）脾肾阳虚证

①临床表现：形体肥胖，颜面虚浮，神疲嗜卧，气短乏力，腹胀便溏，自汗气喘，动则更甚，畏寒肢冷，下肢浮肿。舌淡胖，苔薄白，脉沉细

②治法：补益脾肾，温化阳气

③代表方：真武汤合苓桂术甘汤加减

④加减：表里俱寒，肢冷加重，畏寒喜热，厚衣多被，舌质淡胖，脉沉缓，可改用金匮肾气丸合理中汤加减

（5）气郁血瘀证

①临床表现：肥胖懒动，喜太息，胸闷胁满，面晦唇暗，肢端色泽不鲜，甚或青紫，可伴便干，失眠，男子性欲下降甚至阳痿，女性月经不调，量少甚或闭经，经血色暗或有血块，舌质暗或有瘀斑瘀点，舌苔薄，脉弦或涩

②治法：理气解郁，活血化瘀

③代表方：血府逐瘀汤

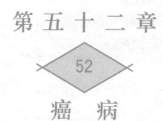

第五十二章

52

癌 病

重点要求

　　本章为考试的重点章节,掌握癌病的病因病机和辨证论治,对于每个证型都要掌握其临床表现、治法、代表方和重要的加减方。此章考题较多,几乎涵盖了每个证型,需要重视。

重点突破

一 病因病机

1.病因

六淫邪毒
七情内伤
饮食失调
素体内虚

2.病机

痰瘀、郁毒、阴伤内耗、虚实夹杂、气郁为先。

二 辨证论治

1.辨证要点

(1)辨病期

病期	证候特点
早期	实为主,痰湿、气滞、血瘀与热毒互结为癌块,正虚不显
中期	正虚渐甚,癌块增大、变硬,侵及范围增大
晚期	正衰为主,正气消残,邪气侵凌范围广泛,或有远处转移,呈大虚大实状态

(2)辨正虚

病性	证候特点
血虚	干咳或痰少,口咽干燥,形体消瘦,潮热盗汗,颧红目涩,舌红少津,脉细数。多见于放疗之后
阳虚	咳喘无力,短气,动则加重,声音低怯,神疲体倦,自汗,纳食不馨,腹胀,腰膝酸软。多见于放化疗或手术之后

(3)邪实

病性	证候特点
气郁	情志抑郁,或性情急躁,胁肋胀痛,或胸闷,或咽部有异物感,嗳气,泛恶,纳食减少,或乳房胀痛。多见于甲状腺癌、乳腺癌等
痰浊	咳嗽咳痰(注意痰的颜色、形状、稀稠度、气味等),固定部位肿块质地不甚坚硬,形体肥胖,肢体关节僵硬或疼痛,舌胖苔白腻,脉滑。多见于肺癌、甲状腺癌、淋巴癌等

病性	证候特点
湿浊	口黏,身重,苔厚浊腻,大便溏烂不爽,小便不畅,白带偏多等。多见于胃肠道癌、泌尿系癌
瘀血	固定部位肿块,疼痛,出血,发绀,舌质紫暗或有瘀点瘀斑,脉涩等。多见于癌病中晚期或术后患者
热毒	发热,口苦,口干多饮,大便干结,体表癌病局部红肿灼热,舌质深红,舌苔黄燥等。多见于头面部癌或癌病放疗后患者
寒毒	畏寒怕冷,脘腹冷痛,便溏,小便清长,面黄晦暗,局部肿块色白或暗,舌质暗淡,舌苔白腻水滑等。多见于癌病晚期,或素体阳虚或久用苦寒患者

2.治疗原则

扶正祛邪,攻补兼施。

3.证治分类

(1)气郁痰瘀证

①临床表现:胸膈痞闷,善太息,神疲乏力,脘腹胀满,或胀痛不适,或隐痛或刺痛,纳呆食少,便溏或呕血、黑便,或咳嗽咳痰,痰质稠黏,痰白或黄白相兼,舌苔薄腻,质暗隐紫,脉弦或细涩

②治法:行气解郁,化痰祛瘀

③代表方:越鞠丸合化积丸加减

(2)热毒炽盛证

①临床表现:局部肿块灼热疼痛,发热,口咽干燥,咳嗽无痰或少痰,或痰中带血,胸痛或腰酸背痛,小便短赤,大便秘结或便溏泄泻,舌质红,舌苔黄腻或薄黄少津,脉细数或弦细数

②治法:清热解毒,抗癌散结

③代表方:犀角地黄汤合犀黄丸加减

(3)湿热郁毒证

①临床表现:时有发热,恶心,胸闷,口干口苦,心烦易怒,胁痛或腹部阵痛,身黄,目黄,尿黄,便中带血或黏液脓血便,里急后重,或大便干稀不调,肛门灼热,舌质红,苔黄腻,脉弦滑或滑数

②治法:清热利湿,散结解毒

③代表方:龙胆泻肝汤合五味消毒饮加减

(4)瘀毒内阻证

①临床表现:面色晦暗,或肌肤甲错,胸痛或腰腹疼痛,痛有定处,痰中带血或尿血,口唇紫暗,舌质暗或有瘀点、瘀斑,苔薄或薄白,脉涩或细弦或细涩

②治法:活血化瘀,理气散结

③代表方:血府逐瘀汤

(5)气阴两伤证

①临床表现:口咽干燥,盗汗,头晕耳鸣,五心烦热,腰膝酸软,乏力,纳差,腹痛隐隐,大便秘结或溏泄,舌质淡红少苔,脉细数或细

②治法:益气养阴,扶正抗癌

③代表方:生脉地黄汤加减

(6)气血双亏证

①临床表现:形体消瘦,面色无华,唇甲色淡,气短乏力,伴头昏心悸,口干舌燥,纳呆食少,舌质红或淡,脉细或细弱

②治法:益气养血,扶正抗癌

③代表方:十全大补汤加减

强化篇 ◆ 针灸学

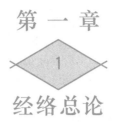

第 一 章

经络总论

■ 重点要求

　　本章节重点掌握腧穴的分类;掌握腧穴的<u>治疗作用</u>和<u>主治规律</u>;掌握骨度分寸定位法。其次,腧穴的概念及手指同身寸取穴法也应有了解。

■ 重点突破

一 腧穴的分类

腧穴的分类 {
十四经穴,主治本经和相应脏腑病证,共 362 个
奇穴,对某些病证具有特殊的治疗作用
阿是穴,多治局部病变,其命名由唐代孙思邈首先提出
}

二 腧穴的治疗作用

{
近治作用,指腧穴均能治疗该穴所在部位及邻近组织器官的病症。一切腧穴主治作用的共同点
远治作用,十四经腧穴主治作用的基本规律,有的还有影响全身的作用
特殊作用,指某些俞穴对机体起双向的良性调整作用及相对的特异性
}

三 腧穴的主治规律

腧穴的主治规律 {
分经主治规律,腧穴可治疗该经循行部位及其相应脏腑的病证,多以四肢部经穴为主
分部主治规律,腧穴可治疗该部位及某类病证,多以头身部经穴为主
}

十四经腧穴的分经主治特点 {

手三阴经 {
手太阴肺经,肺、喉病
手厥阴心包经,心、胃病 } 神志病 } 胸部病
手少阴心经,心病
}

手三阳经 {
手阳明大肠经,前头、鼻、口、齿病
手少阳三焦经,侧头、胁肋病 } 耳病 } 目病、咽喉病、热病
手太阳小肠经,后头、肩胛、神志病
}

足三阳经 {
足阳明胃经,前头、口齿、咽喉病、胃肠病
足少阳胆经,侧头、耳病、胁肋病、项、胆病 } 眼病 } 神志病、热病
足太阳膀胱经,后头、背腰病、肛肠病(背俞并治脏腑病)
}

足三阴经 {
足太阴脾经,脾胃病
足厥阴肝经,肝病 } 前阴病 } 妇科病、腹部病
足少阴肾经,肾病、肺病、咽喉
}

任督二脉 {
任脉,中风脱证、虚寒证
督脉,中风、昏迷、热病、头面病 } 神志病、脏腑病、妇科病
}

}

歌诀:手三阴经同治胸,手三阳经咽热痛。足三阳经神热眼,足三阴经妇服阴(前)
　　　心包心经神志病,三焦小肠耳目痰,任督二脉神妇脏。

强化篇

针灸学

四 骨度分寸定位法

骨度分寸定位法 ┬ 头面部 ┬ 直寸 ┬ 前发际正中至后发际正中 12 寸，印堂穴（眉间）至前发际正中 3 寸
　　　　　　　　　　　　├ 大椎穴（第 7 颈椎棘穴下）至后发际正中 3 寸
　　　　　　　　　　　　└ 印堂穴（眉间）至后发际正中大椎穴 18 寸
　　　　　　　　├ 横寸：头维穴（前额两发角）之间 9 寸
　　　　　　　　└ 完骨穴（耳后两乳突）之间 9 寸

骨度分寸定位法 ┬ 胸腹胁肋部 ┬ 直寸 ┬ 天突穴（胸骨上窝）至歧骨（剑胸联合中点）9 寸
　　　　　　　　　　　　　　├ 歧骨（剑胸联合中点）至神阙穴（脐中）8 寸
　　　　　　　　　　　　　　├ 神阙穴（脐中）至曲骨穴（耻骨联合上缘）5 寸
　　　　　　　　　　　　　　└ 腋窝顶点至章门穴（第 11 肋游离端）12 寸
　　　　　　　　　　　└ 横寸　两乳中穴（乳头）之间 8 寸
　　　　　　　　├ 背腰部——横寸 ┬ 肩胛骨内缘（近脊柱侧点）至后正中线 3 寸
　　　　　　　　　　　　　　　　└ 肩峰缘至后正中线 8 寸
　　　　　　　　├ 上肢部——直寸 ┬ 腋前、后纹头至肘横纹（平尺骨鹰嘴）9 寸
　　　　　　　　　　　　　　　　└ 肘横纹（平尺骨鹰嘴）至腕掌（背）侧横纹 12 寸
　　　　　　　　└ 下肢部——直寸 ┬ 曲骨穴（耻骨联合上缘）至股骨内上髁上缘 18 寸
　　　　　　　　　　　　　　　　├ 胫骨内侧髁下方至内踝尖 13 寸
　　　　　　　　　　　　　　　　├ 股骨大转子至腘横纹 19 寸
　　　　　　　　　　　　　　　　├ 臀沟至腘横纹 14 寸
　　　　　　　　　　　　　　　　└ 腘横纹至外踝尖 16 寸

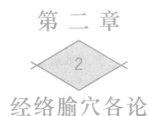

第二章

经络腧穴各论

■■ 重 点 要 求

　　本章主要考查十四经上重要腧穴的定位、主治和操作,是针灸学的基础部分,亦为历年考试的重点内容。本章知识点繁多,切忌死记硬背,应该找方法、找技巧,记忆穴位的定位首先要分清位于哪条经脉,要重点记忆那些位置比较特殊的穴位,可以在自己身上边摸索边记忆。记忆穴位的主治可以按照刘应科老师提出的四部分记忆法:①解剖位置(腧穴的近治作用);②脏腑络属(一般具有治疗所络属的脏腑的某些疾病);③循经所过(治疗该经脉循行所过部位的疾病);④特殊主治(腧穴作为特定穴所具有的主治特点或者腧穴相对于本经的其他穴位所特有的主治)。

　　通过分析历年真题,我们发现,考查过的穴位基本都是些特定穴,故复习中要重点记忆特定穴及其主治和定位。

■■ 重 点 突 破

一 手太阴肺经

1. 基本概要
   - 穴位起止:起于中府,止少商,共 11 穴,考查 7 穴
   - 联系脏腑:肺、大肠、胃、肺系(气管及喉咙)等
   - 主治概要:主治喉、胸、肺病以及经脉循环部位的其他病证

2. 重点腧穴

   尺泽
   - 定位:肘横纹中,肱二头肌腱桡侧缘凹陷中
   - 主治
     - 解剖位置:肘臂挛痛
     - 脏腑属络:咳嗽、气喘、咳血、胸部胀满等胸肺病;急性吐泻等
     - 循行所过:咽喉肿痛
     - 特定穴:合穴。中暑、小儿惊风等急症
   - 操作:直刺 0.8~1.2 寸;或点刺出血

   列缺
   - 定位:桡骨茎突上方,腕横纹上 1.5 寸
   - 主治
     - 脏腑属络:咳嗽、气喘、伤风等肺系病
     - 循行所过:咽喉肿痛,头痛,项强,口眼㖞斜,齿痛("头项寻列缺")
     - 特定穴:络穴;八脉交会穴,通于任脉
   - 操作:向上斜刺 0.3~0.5 寸

   太渊
   - 定位:掌后腕横纹桡侧端,桡动脉的桡侧凹陷中
   - 主治
     - 解剖位置:腕臂痛
     - 脏腑属络:咳嗽,气喘,咳血,胸痛等肺系疾患
     - 循行所过:咽喉肿痛
     - 特定穴:输穴,原穴,八会穴之脉会。无脉症
   - 操作:直刺 0.3~0.5 寸

   鱼际
   - 定位:第一掌骨桡侧中点,赤白肉际处
   - 主治
     - 解剖位置:鱼际疼痛
     - 脏腑属络:咳嗽,咳血,等肺系热性病证
     - 循行所过:咽喉肿痛,失音
     - 特定穴:荥穴。发热;小儿疳积
   - 操作:直刺 0.5~0.8 寸。治小儿疳积可用割治法

二 手阳明大肠经

1. 基本概要
   - 穴位起止：起于商阳,止于迎香,共 20 穴,循行入下齿,考查 9 穴
   - 联系脏腑：大肠、肺、口、下齿、鼻等
   - 主治概要：主治头面五官疾患、热病、皮肤病、肠胃病、神志病及循行部位的病证

2. 重点腧穴
   - 合谷
     - 定位：手背,第一、二掌骨之间,约平第二掌骨中点处
     - 主治
       - 脏腑属络：腹痛、便秘等肠腑病
       - 循行所过：头痛,目赤肿痛,鼻衄,齿痛,牙关紧闭,口眼㖞斜,耳聋,痄腮,咽喉肿痛
       - 特定穴：原穴。发热恶寒等外感病;汗证,热病无汗或多汗;经闭,滞产;针麻止痛
     - 操作：直刺 0.5～1 寸,针刺时手呈半握拳状。孕妇不宜针
   - 阳溪
     - 定位：在腕区,腕背侧远端横纹桡侧,桡骨茎突远端,解剖学"鼻咽窝"凹陷中
     - 主治：头痛、目赤肿痛、耳聋等头面五官疾患;手腕痛
     - 操作：直刺或斜刺 0.5～0.8 寸
   - 偏历
     - 定位：阳溪与曲池的连线上,腕背侧远端横纹上 3 寸
     - 主治
       - 解剖位置：手臂酸痛
       - 脏腑属络：腹部胀满
       - 循行所过：耳鸣、鼻衄等五官疾病
       - 特定穴：络穴。水肿
     - 操作：直刺或斜刺 0.5～0.8 寸
   - 手三里
     - 定位：在前臂,肘横纹下 3 寸处,阳溪穴与曲池穴连线上
     - 主治：腹痛,腹泻;齿痛,颊肿;手臂无力、上肢不遂等上肢病证
     - 操作：直刺 1～1.5 寸
   - 曲池
     - 定位：屈肘,成直角,当肘横纹外端尺泽与肱骨外上髁连线的中点凹陷中
     - 主治
       - 解剖位置：上肢不遂,手臂肿痛
       - 脏腑属络：腹痛吐泻等肠胃病
       - 循行所过：咽喉肿痛,齿痛,目赤痛等五官热性病证
       - 特定穴：合穴。瘰疬,瘾疹,湿疹等皮肤病;热病;高血压;癫狂
     - 操作：直刺 1～1.5 寸
   - 臂臑
     - 定位：在臂部,曲池穴上 7 寸,三角肌前缘处
     - 主治：肩臂疼痛不遂、颈项拘挛等肩、颈项病证;瘰疬;特殊主治：目疾
     - 操作：直刺或向上斜刺 0.8～1.5 寸
   - 肩髃
     - 定位：肩峰端下缘,当肩峰与肱骨大结节之间,三角肌上部中央。臂外展或平举时,肩部出现两个凹陷,前方的凹陷中
     - 主治
       - 解剖位置：肩臂挛痛上肢不遂
       - 特定穴：瘾疹
     - 操作：直刺或向下任刺 0.8～1.5 寸。肩周炎宜向肩关节直刺,上肢不遂宜向三角肌方向斜刺
   - 迎香
     - 定位：鼻翼外缘中点,旁开 0.5 寸,当鼻唇沟中
     - 主治
       - 解剖位置：鼻塞,鼻衄,口㖞,面痒
       - 特定穴：手、足阳明经交会穴。胆道蛔虫症
     - 操作：略向上方斜刺 0.3～0.5 寸。《外台》:不宜灸

三 足阳明胃经

1. 基本概要
   - 穴位起止：起于承泣,止于厉兑,共 45 穴,循行入上齿,考查 19 穴
   - 联系脏腑：胃、脾、鼻、口唇、上齿、喉咙、乳房等
   - 主治概要：主治胃肠病、头面五官病、神志病、皮肤病、热病及循行部位其他病证

2. 重点腧穴

承泣
- 定位:目正视,瞳孔直下,当眶下缘与眼球之间
- 主治
  - 解剖位置:目赤肿痛,流泪,夜盲,眼睑眴动
  - 循行所过:口眼㖞斜,面肌痉挛
- 操作:以左手拇指向上轻推眼球,紧靠眶缘缓慢直刺0.5～1.5寸,不宜提插,以防刺破血管引起血肿,出针时按压针孔片刻,以防出血

四白
- 定位:在面部,眶下孔凹陷处
- 主治:目赤痛痒、眼睑眴动、目翳等目疾;口眼歪斜、面痛、面肌痉挛等面部病证;头痛眩晕
- 操作:直刺或微向上斜刺0.3～0.5寸,不可深刺,以免伤及眼球,不可过度提插捻转

地仓
- 定位:口角旁0.4寸。巨髎穴直下取之,上直对瞳孔
- 主治:口角㖞斜,流涎,眼睑眴动,三叉神经痛等面局部病证
- 操作:针刺或平刺0.5～0.8寸。可向颊车透刺

颊车
- 定位:下颌角前上方一横指凹陷中,咀嚼时咬肌隆起最高点处
- 主治:口㖞,齿痛,颊肿,口噤不语
- 操作:直刺0.3～0.5寸,平刺0.5～1寸。可向地仓透刺

下关
- 定位:颧弓下缘,下颌骨髁状突之前方,切迹之间凹陷中。合口有孔,张口即闭
- 主治:耳聋、耳鸣、聤耳等耳疾;齿痛、口噤、口眼㖞斜等面口病证
- 操作:直刺0.5～1寸

人迎
- 定位:在颈部,横平喉结,胸锁乳突肌前缘,颈总动脉搏动处
- 主治:瘿气,瘰疬;咽喉肿痛;特殊主治:高血压;气喘
- 操作:避开颈总动脉,直刺0.3～0.8寸

天枢
- 定位:脐旁2寸
- 主治
  - 解剖位置:腹胀肠鸣,绕脐痛
  - 特定穴:大肠的募穴。便秘,泄泻,痢疾;月经不调,痛经等妇科疾患
- 操作:直刺1～1.5寸。《千金》孕妇不可灸

归来
- 定位:在下腹部,脐中下4寸,前正中线旁开2寸
- 主治:小腹痛,疝气;月经不调、带下、阴挺等妇科疾患
- 操作:直刺1～1.5寸

梁丘
- 定位:在髂前上棘与髌骨外缘连线上,髌骨外上缘上2寸
- 主治
  - 解剖位置:膝肿痛,下肢不遂
  - 脏腑属络:胃痛
  - 循行所过:乳痈,乳痛
  - 特定穴:郄穴。急性胃病
- 操作:直刺1～1.5寸

足三里
- 定位:犊鼻穴下3寸,胫骨前嵴外一横指处
- 主治
  - 解剖位置:下肢痹痛
  - 脏腑属络:胃痛,呕吐,噎膈;腹胀、泄泻、痢疾、便秘等肠胃病
  - 循行所过:乳痈,乳痛
  - 特定穴:合穴,胃下合穴。本穴有强壮作用,为保健要穴,可增强免疫能力虚劳羸瘦;癫狂等神志病
- 操作:直刺1～2寸

下巨虚
- 定位:在小腿外侧,犊鼻下9寸,犊鼻与解溪连线上
- 主治:腹泻、痢疾、小腹痛等胃肠病证;下肢痿痹;特殊主治:小肠下合穴乳痈
- 操作:直刺1～1.5寸

2. 重点腧穴

丰隆
- 定位:外踝高点上 8 寸,条口穴外 1 寸
- 主治
  - 解剖位置:下肢痿痹
  - 脏腑属络:腹胀、便秘等胃肠疾患
  - 特定穴:络穴,祛痰要穴。头痛,眩晕,痰多咳嗽,水肿,癫狂痫等因痰致病者
- 操作:直刺 1～1.5 寸

解溪
- 定位:足背踝关节前面中央凹陷处,当踇长伸肌腱与趾长伸肌腱之间
- 主治
  - 解剖位置:下肢痿痹、踝关节病、足下垂等下肢、踝关节疾患
  - 脏腑属络:腹胀,便秘
  - 循行所过:头痛,眩晕
  - 特定穴:经穴。癫狂
- 操作:直刺 0.5～1 寸趾蹼缘后方

内庭
- 定位:足背第二、三趾间缝纹端
- 主治
  - 解剖位置:足背肿痛,跖趾关节痛
  - 脏腑属络:胃痛吐酸,腹胀,泄泻,痢疾,便秘等肠胃病
  - 循行所过:齿痛,咽喉肿痛,口喎,鼻衄
  - 特定穴:荥穴。热病
- 操作:直刺或斜刺 0.5～0.8 寸

厉兑
- 定位:第二趾外侧趾甲角旁约 0.1 寸
- 主治
  - 循行所过:鼻衄,齿痛,咽喉肿痛等实热性五官病证
  - 特定穴:井穴。热病;多梦、癫狂等神志病
- 操作:浅刺 0.1 寸

四 足太阴脾经

1. 基本概要
- 穴位起止:起于隐白,止于大包,共 21 穴,连舌本,散舌下,考查 9 穴
- 联系脏腑:脾、胃、心、咽、舌等
- 主治概要:主治脾胃病、妇科、前阴病及经脉循行部位的其他病证

2. 重点腧穴

隐白
- 定位:足大趾内侧趾甲角旁约 0.1 寸
- 主治
  - 脏腑属络:腹胀,暴泻
  - 特定穴:井穴。止血要穴。便血,尿血等慢性出血证;月经过多,崩漏等妇科病;癫狂,多梦;惊风
- 操作:浅刺 0.1 寸

太白
- 第一跖趾关节近端赤白肉际凹陷中
- 主治
  - 脏腑属络:胃痛,腹胀,肠鸣,泄泻,便秘等脾胃病
  - 特定穴:输穴,原穴。体重节痛
- 操作:直刺 0.5～0.8 寸

公孙
- 定位:第一跖骨基底部的前下缘,赤白肉际处
- 主治
  - 脏腑属络:胃痛,呕吐,腹痛,泄泻,痢疾等脾胃病
  - 特定穴:络穴;八脉交会穴之一,通于冲脉。逆气里急、逆气上冲(奔豚气)等冲脉病证;心烦失眠、狂证等神志病证
- 操作:直刺 0.6～1.2 寸

三阴交
- 定位:内踝高点上 3 寸,胫骨内侧面后缘
- 主治
  - 解剖位置:下肢痿痹
  - 脏腑属络:肠鸣,腹胀,泄泻等脾胃虚弱证
  - 循行经过:月经不调、带下、阴挺、不孕、滞产等妇科病证
  - 特定穴:足太阴、少阴、厥阴经交会穴。阴虚诸证;心悸,高血压,失眠
- 操作:直刺 1～1.5 寸。孕妇禁针

2. 重点腧穴

阴陵泉
- 定位:胫骨内侧髁下缘与胫骨内侧缘之间凹陷中
- 主治
  - 解剖位置:膝痛
  - 脏腑属络:脏腑属络:腹胀,泄泻,水肿,黄疸,小便不利或失禁等脾不运化水湿病证
  - 特定穴:合穴,健脾化湿要穴
- 操作:直刺 1~2 寸

血海
- 定位:屈膝髌骨内上缘上 2 寸,当股四头肌内侧头隆起处
- 定位:特定穴:治血证要穴。月经不调,崩漏,经闭等妇科月经病;瘾疹、湿疹、丹毒等血热性皮肤病
- 操作:直刺 1~1.5 寸

地机
- 定位:小腿内侧阴陵泉穴下 3 寸胫骨内侧缘后际
- 主治
  - 脏腑属络:腹痛,泄泻等脾胃病
  - 特定穴:郄穴,健脾理血。小便不利,水肿等脾不运化水湿病证;月经不调,痛经,崩漏等妇科病
- 操作:直刺 1~1.5 寸

大横
- 定位:在腹部,脐中旁开 4 寸
- 主治:腹痛、腹泻、便秘等脾胃病证
- 操作:直刺 1~2 寸

大包
- 定位:腋中线上,第六肋间隙中
- 主治
  - 解剖位置:气喘,胸胁痛
  - 特定穴:脾之大络。全身疼痛,四肢无力,岔气
- 操作:斜刺或向后平刺 0.5~0.8 寸

五 手少阴心经

1. 基本概要
- 穴位起止:起于极泉,止于少冲,共 9 穴,考查 7 穴
- 联系脏腑:心、心系、小肠、肺、咽、目系等
- 主治概要:主治心胸、神志病以及经脉循行部位的其他病证

2. 重点腧穴

极泉
- 定位:在腋区,腋窝中央,腋动脉搏动处。
- ②主治:心痛、心悸等心疾;肩臂疼痛、胁肋疼痛、臂丛神经损伤等痛症;瘰疬;腋臭;特殊主治:上肢针麻用穴
- ③操作:避开腋动脉,直刺或斜刺 0.3~0.5 寸

少海
- 定位:在肘前区,横平肘横纹,肱骨内上髁连线之中点(横平肘横纹,肱骨内上髁前缘)
- 主治
  - 解剖位置:肘臂挛痛
  - 脏腑属络:心痛,癫症等神志病
  - 循行所过:腋胁痛,头项痛
  - 特定穴:合穴。瘰疬
- 操作:直刺 0.5~1 寸

通里
- 定位:腕横纹上 1 寸,尺侧腕屈肌腱的桡侧
- 主治
  - 解剖位置:腕臂痛
  - 脏腑属络:心悸,怔忡
  - 特定穴:络穴。暴喑,舌强不语
- 操作:直刺 0.3~0.5 寸。不宜深刺,以免伤及血管和神经。留针时,不可作屈腕动作

阴郄
- 定位:在前臂前区,腕掌侧远端横纹上 0.5 寸,尺侧腕屈肌腱的桡侧缘
- 主治:心痛、惊悸等心病;吐血、衄血;特殊主治:骨蒸盗汗
- 操作:直刺 0.3~0.5 寸。不宜深刺,以免伤及血管和神经。留针时,不可作屈腕动作

$$
2.\ 重点腧穴
\begin{cases}
神门
\begin{cases}
定位:腕横纹尺侧端,尺侧腕屈肌腱的桡侧凹陷中。\\
主治
\begin{cases}
脏腑属络:心痛,心烦,惊悸,怔忡等心病;健忘,失眠,癫狂痫等神志病\\
循行所过:胸胁痛\\
特定穴:输穴,原穴。高血压
\end{cases}\\
操作:直刺\ 0.3\sim0.5\ 寸
\end{cases}\\
少府
\begin{cases}
定位:在手掌,横平第\ 5\ 掌指关节近端,第\ 4,5\ 掌指之间\\
主治
\begin{cases}
解剖位置:小指挛痛\\
脏腑属络:心悸,胸痛\\
特定穴:荥穴。阴痛,阴痒痛;痈疡
\end{cases}\\
操作:直刺\ 0.3\sim0.5\ 寸
\end{cases}\\
少冲
\begin{cases}
定位:小指桡侧指甲角旁约\ 0.1\ 寸\\
主治
\begin{cases}
脏腑属络:心悸,心痛\\
循行所过:胸胁痛\\
特定穴:井穴。癫狂,昏迷等神志病;热病
\end{cases}\\
操作:浅刺\ 0.1\ 寸或点刺出血
\end{cases}
\end{cases}
$$

六 手太阳小肠经

$$
1.\ 基本概要
\begin{cases}
穴位起止:起于少泽,止于听宫,共\ 19\ 穴,出肩解,绕肩胛,交肩上,考查\ 8\ 穴\\
联系脏腑:小肠、心、胃、咽喉、鼻、目、耳等\\
主治概要:主治头面五官病、热病、神志病及经脉循行部位的其他病证
\end{cases}
$$

$$
2.\ 重点腧穴
\begin{cases}
少泽
\begin{cases}
定位:小指尺侧指甲角旁约\ 0.1\ 寸\\
主治
\begin{cases}
循行所过:头痛,目翳,咽喉肿痛等头面五官病证\\
特定穴:井穴。昏迷,热病;乳痈,乳汁少
\end{cases}\\
操作:浅刺\ 0.1\ 寸或点刺出血。孕妇慎用
\end{cases}\\
后溪
\begin{cases}
定位:握拳,第五掌指关节后尺侧,远侧掌横纹,横纹头赤白肉际\\
主治
\begin{cases}
解剖位置:手指及肘臂挛痛\\
循行所过:目赤,耳聋\\
特定穴:输穴,八脉交会穴之一,通督脉。头项强痛,腰背痛,癫狂痫;疟疾
\end{cases}\\
操作:直刺\ 0.5\sim1\ 寸
\end{cases}\\
养老
\begin{cases}
定位:以掌向胸,当尺骨茎突桡侧缘凹陷中,腕背横纹上\ 1\ 寸\\
主治
\begin{cases}
循行所过:肩、背、肘、臂酸痛\\
特定穴:郄穴。目视不明
\end{cases}\\
操作:直刺或斜刺\ 0.5\sim0.8\ 寸。强身保健可用温和灸
\end{cases}\\
小海
\begin{cases}
定位:屈肘,当尺骨鹰嘴与肱骨内上髁之间凹陷中\\
主治
\begin{cases}
解剖位置:肘臂疼痛\\
脏腑属络:癫痫\\
特定穴:合穴
\end{cases}\\
操作:直刺\ 0.3\sim0.5\ 寸
\end{cases}\\
肩贞
\begin{cases}
定位:在肩胛区,肩关节后下方,腋后纹头直上\ 1\ 寸\\
主治:肩臂疼痛,上肢不遂;特殊主治:瘰疬\\
操作:直刺\ 1\sim1.5\ 寸。不宜向胸侧深刺
\end{cases}\\
天宗
\begin{cases}
定位:肩胛冈中点与肩胛下角连线上\ 1/3\ 与下\ 2/3\ 交点凹陷中\\
主治:解剖位置:肩胛疼痛,气喘,乳痈\\
操作:直刺或斜刺\ 0.5\sim1\ 寸。遇到阻力不可强行进针
\end{cases}\\
颧髎
\begin{cases}
定位:目外眦直下,颧骨下缘凹陷中\\
主治:解剖位置:口眼㖞斜,眼睑眴动,齿痛,颊肿\\
操作:直刺\ 0.3\sim0.5\ 寸,斜刺或平刺\ 0.5\sim1\ 寸。《类经图翼》:禁灸
\end{cases}\\
听宫
\begin{cases}
定位:耳屏正中,下颌骨髁状突的后缘,张口呈凹陷处。\\
主治:解剖位置:耳鸣,耳聋,聤耳;齿痛\\
操作:张口,直刺\ 1\sim1.5\ 寸。留针时应保持一定的张口姿势
\end{cases}
\end{cases}
$$

七 足太阳膀胱经

1. 基本概要
- 穴位起止：起于睛明，止于至阴，共 67 穴，考查 30 穴
- 联系脏腑：膀胱、肾、脑、目等
- 主治概要：主治头面五官病，项、背、腰、下肢病证及神志病；位于背部两条侧线的背俞穴及其他腧穴主治相应的脏腑病证和有关的组织器官病症

2. 重点腧穴

睛明
- 定位：目内眦角稍内上方凹陷处
- 主治
  - 解剖位置：目赤肿痛，流泪，视物不明，目眩，近视，夜盲，色盲
  - 特定穴：急性腰扭伤，坐骨神经痛；心悸怔忡
- 操作：嘱患者闭目，医者左手轻推眼球向外侧固定，右手缓慢进针，紧靠眶缘直刺 0.5～1 寸。不捻转，不提插（或只轻微地捻转和提插）。出针后按压针孔片刻，以防出血。禁灸

攒竹
- 定位：眉头凹陷中，约在目内眦直上
- 主治
  - 解剖位置：头痛，眉棱骨痛；口眼㖞斜，目视不明，流泪，目赤肿痛，眼睑瞤动，眼睑下垂等目疾
  - 特定穴：呃逆
  - 操作可向眉中或向眼眶内缘平刺或斜刺 0.3～0.5 寸。禁灸
  - （注：五版教材为平刺 0.5～0.8 寸）

天柱
- 定位：在颈后区，横平第 2 颈椎棘突上际，斜方肌外缘凹陷中
- 主治
  - 解剖位置：后头痛，项强，肩背痛；鼻塞；癫狂痫
  - 特定穴：热病
- 操作：直刺或斜刺 0.5～0.8 寸。不可向内上方深刺，以免伤及延髓

三焦俞
- 定位：在脊柱区，第 1 腰椎棘突下，后正中线旁开 1.5 寸
- 主治：肠鸣、腹胀、呕吐、腹泻、痢疾等脾胃肠腑病证；小便不利、水肿等三焦气化不利病证；腰背强痛
- 操作：直刺 0.5～1 寸

承扶
- 定位：在股后区，臀沟的中点
- 主治：腰、骶、臀、股部疼痛；痔疾
- 操作：直刺 1～2 寸

委阳
- 定位：在膝部，腘横纹上，股二头肌腱的内侧缘
- 主治：腹满、小便不利；腰脊强痛，腿足挛痛。特殊主治：三焦下合穴
- 操作：直刺 1～1.5 寸

膏肓
- 定位：在脊柱区，第 4 胸椎棘突下，后正中线旁开 3 寸
- 主治：咳嗽、气喘、肺痨等肺之虚损证；肩胛痛。特殊主治：健忘、遗精、盗汗、羸瘦等虚劳诸疾
- 操作：斜刺 0.5～0.8 寸。此穴多用灸法，每次 7～15 壮，或温灸 15～30 分钟

委中
- 定位：腘横纹中央，当股二头肌与半腱肌肌腱中间
- 主治
  - 解剖位置：下肢痿痹
  - 脏腑属络：小便不利，遗尿
  - 循行所过：腰痛
  - 特定穴：合穴。膀胱下合穴腹痛，急性吐泻；瘾疹丹毒
- 操作：直刺 1～1.5 寸，或用三棱针点刺腘静脉出血

志室
- 定位：第二腰椎棘突下，后正中线旁开 3 寸
- 解剖位置：腰背强痛
- 脏腑属络：小便不利，水肿
- 特定穴：志室又名精宫，固精收涩。遗精，阳痿等肾虚病证
- 操作：斜刺 0.5～0.8 寸

2. 重点腧穴

秩边 {
  定位:横平第四骶后孔骶正中嵴旁开 3 寸
  主治 {
    解剖位置:腰骶痛,下肢痿痹
    脏腑属络:小便不利
    特定穴:便秘,痔疾;阴痛
  }
  操作:直刺 1.5～2 寸
}

承山 {
  定位:小腿后区,腓肠肌两肌腹与肌腱交角处
  主治 {
    解剖位置:腰腿拘急疼痛
    特定穴:痔疾,便秘,腹痛,疝气
  }
  操作:直刺 1～2 寸
}

飞扬 {
  定位:昆仑穴直上七寸,承山穴外下方 1 寸处
  主治 {
    解剖位置:腰腿疼痛
    循行所过:头痛,目眩,鼻塞,鼻衄
    特定穴:络穴。痔疾
  }
  操作:直刺 1～1.5 寸
}

昆仑 {
  定位:外踝高点与跟腱之间凹陷中
  主治 {
    解剖位置:脚跟、足踝肿痛
    循行所过:腰骶疼痛;后头痛,项强
    特定穴:经穴。癫痫;难产
  }
  操作:直刺 0.5～0.8 寸。《针灸大成》:"妊妇刺之落胎。"孕妇禁用,经期慎用
}

申脉 {
  定位:外踝下缘与跟骨之间凹陷中
  主治 {
    解剖位置:踝关节疼痛
    循行所过:头痛,眩晕,目赤痛;腰腿酸痛
    特定穴:八脉交会穴之一,通阳跷脉。失眠;癫狂病
  }
  操作:直刺 0.3～0.5 寸
}

束骨 {
  定位:在跖区,第 5 跖趾关节的近端,赤白肉际处
  主治:头痛、项强、目眩等头部疾患;腰腿痛;特殊主治:俞穴癫狂
  操作:直刺 0.3～0.5 寸
}

至阴 {
  定位:足小趾外侧趾甲角旁约 0.1 寸。
  主治 {
    循行所过:头痛,目痛;鼻塞,鼻衄
    特定穴:井穴。胎位不正,难产
  }
  操作:浅刺 0.1 寸。胎位不正用灸法
}

八 足少阴肾经

1. 基本概要 {
  穴位起止:起于涌泉,止于俞府,共 27 穴,循喉咙,夹舌本,考查 9 穴
  联系脏腑:肾、膀胱、肝、肺、心、喉咙、舌等
  主治概要:主治妇科病、前阴病、肾脏病,头面五官病以及与肾有关的肺、心、肝、脑病及咽喉、舌等经脉循行经过部位的其他病证
}

2. 重点腧穴 {
  涌泉 {
    定位:当足底第 2、3 趾蹼缘与足跟连线前 1/3 与后 2/3 交点凹陷中
    主治 {
      解剖位置:足心热
      循行所过:咯血、咽喉肿痛、喉痹等肺系病证
      特定穴:井穴。昏厥、中暑、小儿惊风、癫狂痫等急症及神志病患;头痛,头晕,目眩,失眠;奔豚气
    }
    操作:直刺 0.5～1 寸。降邪宜用灸法或药物贴敷
  }
  然谷 {
    定位:在足内侧,足舟骨粗隆下方,赤白肉际处
    主治:月经不调、阴挺、阴痒、白浊等妇科病证;遗精、阳痿、小便不利等泌尿生殖系疾患;消渴;下肢痿痹、足跗痛;腹泻;咯血,咽喉肿痛;特殊主治:荥穴。小儿脐风,口噤
    操作:直刺 0.5～1 寸
  }
}

2. 重点腧穴
- 太溪
  - 定位:内踝高点与跟腱之间凹陷中
  - 主治
    - 解剖位置:下肢厥冷
    - 脏腑属络:小便频数
    - 循行所过:咳血,气喘等肺疾;腰脊痛
    - 特定穴:输穴,原穴。头痛,目眩,失眠,健忘,遗精,阳痿等肾虚证;便秘,消渴;月经不调;咽喉肿痛,齿痛,耳聋,耳鸣等阴虚性五官病
  - 操作:直刺 0.5～1 寸
- 照海
  - 定位:在踝区,内踝尖下 1 寸,内踝下缘边际凹陷中
  - 主治
    - 脏腑属络:小便频数,癃闭
    - 特定穴:输穴,原特定穴:八脉交会穴之一,通于阴跷脉。癫痫,失眠;月经不调,带下,阴挺等妇科病;咽喉干痛,目赤肿痛等五官热性病
  - 操作:直刺 0.5～0.8 寸
- 复溜
  - 定位:小腿内侧,内踝尖上 2 寸,当跟腱的前缘
  - 主治
    - 解剖位置:下肢痿痹
    - 循行所过:腰脊强痛
    - 特定穴:经穴。水肿,汗证(无汗或多汗)等津液输布失调疾患;腹满、腹胀等胃肠疾病
  - 操作:直刺 0.5～1 寸
- 阴谷
  - 定位:在膝后区,腘横纹上,半腱肌肌腱外缘
  - 主治:阳痿、小便不利、月经不调、崩漏等泌尿生殖疾患;膝股内侧痛;特殊主治:合穴癫狂
  - 操作:直刺 1～1.5 寸
- 肓俞
  - 定位:前正中线旁开 0.5 寸,脐旁 0.5 寸
  - 主治
    - 解剖位置:腹泻、腹胀、腹痛、便秘等胃肠疾病
    - 特定穴:月经不调;疝气
  - 操作:直刺 1～1.5 寸

九 手厥阴心包经

1. 基本概要
- 穴位起止:起于天池,止于中冲,共 9 穴,考查 8 穴
- 联系脏腑:心包、三焦等
- 主治概要:主治心、心包、胸、胃、神志病,以及经脉循行经过部位的其他病证

2. 重点腧穴
- 天池
  - 定位:在胸部,当第 4 肋间隙,前正中线旁开 5 寸
  - 主治:胸闷,咳嗽,痰多,气喘,胸痛等心肺病证;腋下肿痛,乳痈;瘰疬
  - 操作:斜刺或平刺 0.3～0.5 寸;不可深刺,以免伤及心、肺
- 曲泽
  - 定位:肘横纹中,肱二头肌腱尺侧
  - 主治
    - 解剖位置:肘臂挛痛
    - 脏腑属络:心痛,心悸;胃痛,呕吐,呕血等热性胃疾(注:胃属三焦中的中焦,三焦与心包互为表里)
    - 特定穴:合穴。暑热病
  - 操作:直刺 1～1.5 寸,或点刺出血
- 郄门
  - 定位:腕横纹上 5 寸,掌长肌腱与桡侧腕屈肌腱之间
  - 主治
    - 脏腑属络:急性心痛,心悸;癫痫
    - 特定穴:郄穴。呕血,咳血等热性出血证;疔疮
  - 操作:直刺 0.8～1.2 寸
- 间使
  - 定位:腕横纹上 3 寸,掌长肌腱与桡侧腕屈肌腱之间
  - 主治
    - 脏腑属络:心痛,心悸;癫狂痫;胃痛,呕吐等热性胃病
    - 特定穴:经穴。热病,疟疾
  - 操作:直刺 0.5～1 寸
- 内关
  - 定位:腕横纹上 2 寸,掌长肌腱与桡侧腕屈肌腱之间
  - 主治
    - 解剖位置:上肢痹痛
    - 脏腑属络:心痛,心悸,胸闷;失眠,郁证,癫痫;胃痛,呕吐
    - 特定穴:络穴。八脉交会穴之一,通阴维脉。中风偏瘫;眩晕证
  - 操作:直刺 0.5～1 寸

2. 重点腧穴
- 大陵
  - 定位:腕横纹中央,掌长肌腱与桡侧腕屈肌腱之间
  - 主治
    - 解剖位置:臂、手挛痛
    - 脏腑属络:心痛,心悸;喜笑悲恐,癫狂等神志病;胃痛,呕吐;虫症
    - 循行所过:胸胁痛
    - 特定穴:输穴,原穴
  - 操作:直刺 0.3~0.5 寸
- 劳宫
  - 定位:第二、三掌骨之间,握拳,中指尖下是穴
  - 主治
    - 解剖位置:鹅掌风
    - 脏腑属络:心痛;癫狂痫
    - 特定穴:荥穴。中风昏迷,中暑等急症;口疮,口臭
  - 操作:直刺 0.3~0.5 寸

十 手少阳三焦经

1. 基本概要
- 穴位起止:起于关冲,止于丝竹空,共 23 穴,考查 10 穴
- 联系脏腑:三焦、心包、耳、目等
- 主治概要:主治侧头、耳、目、胸、胁、咽喉病,热病以及经脉循行部位的其他病证

2. 重点腧穴
- 关冲
  - 定位:第四指尺侧指甲角旁约 0.1 寸
  - 主治
    - 循行经过:头痛,目赤,耳聋,咽喉肿痛等头面五官病
    - 特定穴:井穴。热病,昏厥,中暑
  - 操作:浅刺 0.1 寸,或点刺出血
- 中渚
  - 定位:第 4、5 掌骨间,第 4 掌指关节近端凹陷中
  - 主治
    - 解剖位置:手指不能屈伸
    - 循行所过:头痛,目赤,耳鸣,耳聋,咽喉肿痛;肩、背、肘、臂酸痛
    - 特定穴:输穴。治耳疾要穴。热病疟疾
  - 操作:直刺 0.3~0.5 寸
- 阳池
  - 定位:在腕后区,腕背侧远端横纹上,指伸肌腱的尺侧缘凹陷中
  - 主治:目赤肿痛、耳聋、喉痹等五官病证;消渴、口干;腕痛、肩臂痛
  - 操作:直刺 0.3~0.5 寸
- 外关
  - 定位:腕背横纹上 2 寸,桡骨与尺骨之间
  - 主治
    - 循行所过:头痛,目赤肿痛,耳鸣,耳聋;胁肋病;上肢痹痛
    - 特定穴:络穴;八脉交会穴之一,通阳维脉。热病;瘰疬
  - 操作:直刺 0.5~1 寸
- 支沟
  - 定位:腕背侧远端横纹上 3 寸,桡骨与尺骨之间
  - 主治
    - 循行所过:耳鸣,耳聋;胁肋痛
    - 特定穴:经穴。治便秘效穴。暴喑;瘰疬;热病
  - 操作:直刺 0.5~1 寸
- 肩髎
  - 定位:在三角肌区,肩峰角与肱骨大结节两骨间凹陷中
  - 主治:解剖位置:肩臂挛痛不遂
  - 操作:直刺 1~1.5 寸
- 翳风
  - 定位:乳突前下方,平耳垂后下缘的凹陷中
  - 主治:解剖位置:耳鸣,耳聋;口眼㖞斜,牙关紧闭,齿痛,颊肿,瘰疬
  - 操作:直刺 0.5~1 寸
- 耳门
  - 定位:在耳区,耳屏上切迹与下颌骨髁突之间凹陷中
  - 主治:耳聋,耳鸣、聤耳等耳疾;齿痛、颈颔痛
  - 操作:微张口,直刺 0.3~0.5 寸

十一 足少阳胆经

1. 基本概要
- 穴位起止：起于瞳子髎，止于足窍阴，共44穴，考查18穴
- 联系脏腑：胆、肝、耳、目等
- 主治概要：主治肝胆病，侧头、目、耳、咽喉、胸胁病，热病，神志病以及经脉循行经过部位的其他病证

2. 重点腧穴

瞳子髎
- 定位：目外眦旁0.5寸，眶骨外缘凹陷中
- 主治：解剖位置：头痛；目赤肿痛，目翳
- 操作：平刺0.3～0.5寸。或三棱针点刺出血

听会
- 定位：在面部，耳屏间切迹与下颌骨髁突之间的凹陷中
- 主治：耳鸣、耳聋、聤耳等耳疾；齿痛，口眼歪斜
- 操作：微张口，直刺0.5～0.8寸

阳白
- 定位：在头部，瞳孔直上，眉上1寸
- 主治：前头痛；目赤肿痛、视物模糊、眼睑瞤动等目疾；眼睑下垂，口眼歪斜
- 操作：平刺0.5～0.8寸

头临泣
- 定位：目正视，瞳孔直上入前发际0.5寸，神庭与头维连续的中点
- 主治：
  - 解剖位置：头痛
  - 循行所过：目眩，流泪，目翳；鼻塞，鼻渊
  - 特殊主治：小儿惊痫
- 操作：平刺0.5～0.8寸

风池
- 定位：胸锁乳突与斜方肌之间凹陷中，平风府穴处
- 主治：
  - 解剖位置：颈项强痛
  - 特殊主治：目赤肿痛，鼻渊，衄血，口眼㖞斜，感冒等外风所致病证；头痛，眩晕，癫痫，中风，耳鸣，耳聋内风所致病证
- 操作：针尖微下，向鼻尖斜刺0.8～1.2寸，或平刺透风府穴，深部中间为延髓，严格掌握针刺深度、角度。

肩井
- 定位：在肩胛区，第7颈椎棘突与肩峰最外侧点连线中点
- 主治：
  - 解剖位置：头项强痛，肩背疼痛，上肢不遂
  - 特殊主治：难产，乳痈，乳汁不下；瘰疬
- 操作：直刺0.3～0.5寸。内肺尖，不可深刺。孕妇禁针

带脉
- 定位：在侧腹部，当第11肋骨游离端垂线与脐水平线的交点上
- 主治：月经不调、闭经、赤白带下等妇科经带病证；疝气；胁痛，腰痛
- 操作：直刺1～1.5寸

环跳
- 定位：股骨大转子高点与骶管裂孔连线的外1/3与内2/3交界处
- 主治：
  - 解剖位置：下肢痿痹，腰痛
  - 特殊主治：风疹
- 操作：直刺2～3寸

风市
- 定位：大腿外侧正中，腘底上7寸
- 主治：
  - 解剖位置：下肢痿痹
  - 特定穴：遍身瘙痒
- 操作：直刺1～1.5寸

阳陵泉
- 定位：腓骨小头前下方凹陷中
- 主治：
  - 解剖位置：下肢痿痹
  - 脏腑属络：口苦，吞酸，呕吐，黄疸等肝胆犯胃病证；胁痛肩痛
  - 特定穴：合穴。八会穴之一，筋会。胆的下合穴。小儿惊风
- 操作：直刺1～1.5寸

悬钟
- 定位：外踝高点上3寸，腓骨前缘
- 主治：
  - 解剖位置：下肢痿痹
  - 循行所过：胸胁胀痛
  - 特定穴：八会穴之一，髓会。痴呆，中风等髓海不足证；颈项强痛
- 操作：直刺0.5～0.8寸

丘墟
- 定位：外踝前下方，趾长伸肌腱外侧凹陷中
- 主治
  - 解剖位置：下肢痿痹，外踝肿痛；足内翻，足下垂
  - 循行所过：颈项痛，腋下肿，胸胁胀痛；目赤肿痛、目翳等目疾
  - 特定穴：原穴。痛证
- 操作：直刺 0.5～0.8 寸

2. 重点腧穴

足临泣
- 定位：在第四、五跖骨结合部前方，小趾伸肌腱外侧凹陷中
- 主治
  - 解剖位置：足跗疼痛
  - 循行所过：偏头痛，目赤肿痛，胁肋疼痛
  - 特定穴：输穴。八脉交会穴之一，通于带脉。月经不调，乳痈；瘰疬疟疾
- 操作：直刺 0.3～0.5 寸

足窍阴
- 定位：第四趾外侧趾甲角旁约 0.1 寸
- 主治
  - 解剖位置：足跗肿痛
  - 循行所过：头痛，目赤肿痛，耳聋，咽喉肿痛；胁痛
  - 特定穴：井穴。头面五官实热病证，不寐、热病
- 操作：浅刺 0.1～0.2 寸，或点刺出血

十二 足厥阴肝经

1. 基本概要
- 穴位起止：起于大敦，止于期门，共 14 穴，考查 7 穴。在内踝上 8 寸处与足太阴相交而循行于其后侧
- 联系脏腑：肝、胆、胃、肺、目系、阴器、咽喉等
- 主治概要：主治肝、胆、脾、胃病，妇科病，少腹、前阴病，以及经脉循行经过部位的其他病证

2. 重点腧穴

行间
- 定位：足背，第一、二趾间缝纹端
- 主治
  - 循行经过：中风、癫痫、头痛、目赤肿痛、口㖞等肝经病证
  - 风热头目病证；月经不调、痛经、闭经等
  - 妇科带病证；阴中痛、疝气。遗尿、癃闭等泌尿系病证
  - 特定穴：荥穴。胸胁满痛
- 操作：直刺 0.5～0.8 寸

太冲
- 定位：足背，第一、二跖骨结合部之前凹陷中
- 主治
  - 解剖位置：下肢痿痹，足跗肿痛
  - 脏腑属络：黄疸、胁痛、腹胀、呕逆等肝胃病证
  - 循行所过：头痛、眩晕、耳鸣、目赤肿痛、口㖞、咽痛等肝经风热病证；月经不调、痛经、经闭、崩漏、带下等妇科经带病证；癃闭，遗尿
  - 特定穴：输穴，原穴。中风、癫狂痫、小儿惊风
- 操作：直刺 0.5～0.8 寸

蠡沟
- 定位：内踝高点上 5 寸，胫骨内侧面的中央
- 主治
  - 解剖位置：足胫疼痛
  - 循行所过：小便不利，遗尿；疝气，睾丸肿痛；月经不调，带下
  - 特定穴：络穴
- 操作：平刺 0.5～0.8 寸

章门
- 定位：侧腹部第十一肋游离端下际
- 主治
  - 解剖位置：胁痛
  - 特定穴：脾的募穴；八会穴之一，脏会。腹痛、腹胀、肠鸣、腹泻呕吐等胃肠病证；胁痛、黄疸、痞块（肝脾肿大）等肝脾病证
- 操作：直刺 0.8～1 寸

期门
- 定位：乳头直下，第六肋间隙，前正中线旁开时
- 主治
  - 解剖位置：胸胁胀痛；乳痈
  - 脏腑属络：呕吐、吞酸、呃逆、腹胀、腹泻等肝胃病证
  - 特定穴：肝之募穴。奔豚气
- 操作：斜刺或平刺 0.5～0.8 寸。不可深刺，以免伤及内脏

十三 督脉

1. 基本概要
- 穴位起止：起于长强，止于龈交，29 穴，考查 12 穴
- 联系脏腑：肾、心、脑、阴器、咽喉等
- 主治概要：主治神志病，热病，腰骶、背、头项局部病症及相应的内脏疾病

2. 重点腧穴

长强
- 定位：在会阴区，尾骨下方，当尾骨端与肛门连线的中点处
- 主治：腹泻、痢疾、便血、便秘、痔疮、脱肛等肠腑病证；癫狂痫；腰脊和尾骶部疼痛
- 操作：紧靠尾骨前面斜刺 0.8～1 寸；不宜直刺，以免伤及直肠

命门
- 定位：后正中线上第二腰椎棘突下凹陷中
- 主治：温阳要穴。腰脊强痛，下肢痿痹，阳痿，遗精，不育等男性肾阳不足病证；带下，月经不调，痛经，不孕，小腹冷痛，泄泻
- 操作：向上斜刺 0.5～1 寸。多用灸法

至阳
- 定位：后正中线上，第 7 胸椎棘突下凹陷中
- 主治：
  - 解剖位置：咳嗽、气喘
  - 循行经过：肝胆病症；腰背疼痛，脊强
- 操作：向上斜刺 0.5～1 寸

身柱
- 定位：在脊柱区，后正中线上，第 3 胸椎棘突下凹陷中
- 主治：身热、头痛、咳嗽、气喘等外感病证；惊厥、癫狂痫等神志病证；腰脊强痛
- 特殊主治：疔疮发背
- 操作：向上斜刺 0.5～1 寸

大椎
- 定位：后正中线上第七颈椎棘突下凹陷中
- 主治：项强，脊痛。热病，疟疾、恶寒发热、咳嗽、气喘等外感病证；骨蒸潮热；癫狂病证、小儿惊风等神志病证；风疹、痤疮
- 操作：向上斜刺 0.5～1 寸

风府
- 定位：颈后区，枕外隆凸直下，两侧斜方肌之间的凹陷中
- 主治：祛风要穴。中风、癫狂痫等内风为患的神志病证；头痛、眩晕、颈项强痛、咽喉肿痛、失音、目痛、鼻衄等内、外风为患者
- 操作：正坐位，头微前倾，项部放松，向下颌方向缓慢刺入 0.5～1 寸，不可向上深刺，以免刺入枕骨大孔，伤及延髓

百会
- 定位：后发际正中直上 7 寸
- 主治：头痛，眩晕，耳鸣，中风，癫狂，不寐；脱肛，阴挺，或其他内脏下垂病证
- 操作：平刺 0.5～0.8 寸，升阳举陷，可用灸法

神庭
- 定位：前发际正中直上 0.5 寸
- 主治：失眠，惊悸，癫痫等神志病；头痛，眩晕，目翳，目赤，鼻渊等头面五官病
- 操作：平刺 0.5～0.8 寸

水沟
- 定位：在人中沟的上 1/3 与中 1/3 交界处
- 主治：急救要穴之一。治疗昏迷、中风、中暑、呼吸衰竭等急危重症；癫症、癫狂痫证、急慢惊风等神志病证；鼻塞、口歪、齿痛等面鼻口部病证；闪挫腰痛
- 操作：向上斜刺 0.3～0.5 寸，强刺激，或指甲掐按

印堂
- 定位：在头部，两眉毛内侧端中间的凹陷中
- 主治：痴呆、癫证、失眠、健忘等神志病证；头痛、眩晕；鼻衄、鼻渊；小儿惊风，产后血晕、子痫
- 操作：提捏局部皮肤，平刺 0.3～0.5 寸，或用三棱针点刺出血

十四 任脉

1. 基本概要
- 穴位起止：起于会阴，止于承浆，共 24 穴，考查 10 穴
- 联系脏腑：女子胞、咽喉、目系等
- 主治概要：主治少腹、脐腹、胃脘、胸、颈、咽喉、头面等局部病证和相应的内脏病证，部分腧穴有强壮作用或可治疗神志病，妇科，前阴病，虚证

强化篇

针灸学

2. 重点腧穴

中极
- 定位：脐下 4 寸
- 主治：膀胱的募穴。任脉与足三阴经交会穴。遗尿，小便不利；遗精，阳痿；月经不调，崩漏带下，阴挺，不孕
- 操作：直刺 1～1.5 寸，需排尿后进行针刺，孕妇慎用

关元
- 定位：前正中线上脐下 3 寸
- 主治：
  - 解剖位置：腹泻、痢疾、脱肛、便血等肠腑病证；少腹疼痛，疝气；五淋、尿血、尿闭、尿频等泌尿系病证
  - 循行所过：遗精、阳痿、早泄等男科病；月经不调、痛经、经闭、崩漏、恶露不尽、胞衣不下等妇科病证
  - 特定穴：任脉与足三阴经交会穴；小肠的募穴。保健要穴。中风脱证、虚劳冷惫、羸瘦无力等元气虚损病证
- 操作：直刺 1～1.5 寸。多用灸法。孕妇慎用

气海
- 定位：前正中线上，脐下 1.5 寸
- 主治：
  - 解剖位置：水谷不化、绕脐疼痛、腹泻、痢疾、便秘等肠腑病证；小便不利，遗尿
  - 循行所过：遗精、阳痿、疝气；月经不调、痛经、经闭、崩漏、带下、阴挺、产后恶露不止、胞衣不下等妇科病证
  - 特定穴：本穴有强壮作用，为保健要穴。虚脱、形体羸瘦、脏气衰惫、乏力等气虚病证
- 操作：直刺 1～1.5 寸。孕妇慎用

神阙
- 定位：脐的中间
- 主治：保健灸常用要穴。虚脱、中风脱证等元阳暴脱；腹痛、腹胀、腹泻、痢疾、便秘、脱肛等肠腑病证；水肿，小便不利
- 操作：因消毒不便，所以一般不针，多用艾条或艾炷隔盐灸

中脘
- 定位：前正中线上，脐上 4 寸
- 主治：胃的募穴。八会穴之一，腑会中脘。胃痛，呕吐，吞酸；呃逆，小儿疳积，腹胀，泄泻；黄疸；癫狂
- 操作：直刺 1～1.5 寸

建里
- 定位：在上腹部，前正中线上，脐中上 3 寸
- 主治：胃痛、腹胀、呕吐、食欲不振、腹痛等脾胃病证；特殊主治：水肿
- 操作：直刺 1～1.5 寸

膻中
- 定位：前正中线，平第四肋间隙
- 主治：
  - 循行所过：产后乳少、乳痈、乳癖等胸乳病证
  - 特定穴：心包的募穴；八会穴之一，气会膻中。咳嗽、气喘、胸闷、心痛、噎膈、呃逆等胸中气机不畅的病证，产后乳少、乳痈、乳癖等胸乳病证
- 操作：平刺 0.3～0.5 寸

天突
- 定位：前正中线上，胸骨上窝正中
- 主治：
  - 解剖位置：瘿气、梅核气、噎膈等气机不畅病证
  - 循行所过：肺系病证
- 操作：先直刺 0.2～0.3 寸，然后将针尖向下，紧靠胸骨柄后方刺入 1～1.5 寸
  必须严格掌握针刺深度，以防刺伤肺和有关动、静脉

承浆
- 定位：在面部，颏唇沟的正中凹陷处
- 主治：口眼㖞斜、齿龈肿痛、流涎等口部病证；暴喑；癫狂
- 操作：斜刺 0.3～0.5 寸

十五 常用奇穴

考查 21 穴。

1. 头顶部穴

- **四神聪**
  - 定位：百会穴前后左右各 1 寸处
  - 主治：头痛，眩晕，失眠，健忘，癫痫等神志病；目疾
  - 操作：平刺 0.5～0.8 寸

- **印堂——督脉**
  - 定位：两眉头连线的中点
  - 主治：痴呆、痫证、失眠、健忘等神志病证；头痛，眩晕；鼻衄，鼻渊；小儿惊风，产后血晕，子痫
  - 操作：平刺 0.3～0.5 寸

- **球后**
  - 定位：在面部，眶下缘外 1/4 与内 3/4 交界处
  - 主治：目疾
  - 操作：轻压眼球向上，向眶下缘缓慢直刺 0.5～1.5 寸，不提插

- **安眠**
  - 定位：在项部，当翳风穴与风池穴连线的中点处
  - 主治：失眠，头痛，眩晕；心悸；癫狂
  - 操作：直刺 0.8～1.2 寸

- **牵正**
  - 定位：在面部，耳垂前 0.5～1 寸压痛处
  - 主治：口㖞，口疮
  - 操作：向前斜刺 0.5～0.8 寸

- **金津、玉液**
  - 定位：在口腔内，舌下系带的静脉上。左侧为金津，右侧为玉液
  - 主治：口疮，舌强，舌肿，喉痹，失语；呕吐，消渴；腹泻
  - 操作：点刺出血

- **太阳**
  - 定位：眉梢与目外眦之间向后约 1 寸处凹陷中
  - 主治：头痛；目疾；面瘫
  - 操作：直刺或斜刺 0.3～0.5 寸，或点刺出血

2. 背部穴

- **定喘**
  - 定位：大椎穴旁开 0.5 寸
  - 主治：气喘，咳嗽；肩背痛，落枕
  - 操作：直刺 0.5～0.8 寸

- **夹脊**
  - 定位：第一胸椎至第五腰椎，各椎棘突下旁开 0.5 寸
  - 主治：适应范围较广，其中上胸部的穴位治疗心肺、上肢疾病；下胸部的穴位治疗胃肠疾病；腰部的穴位治疗腰腹及下肢疾病
  - 操作：根据部位不同直刺 0.3～1 寸，或用梅花针叩刺

- **胃脘下俞**
  - 定位：第八胸椎棘突下旁开 1.5 寸
  - 主治：消渴，咽干；胃痛，腹痛，胸胁痛
  - 操作：斜刺 0.5～0.8 寸

- **腰眼**
  - 定位：第四腰椎棘突下，后正中线旁开 3.5 寸凹陷中
  - 主治：腰痛；月经不调，带下；虚劳
  - 操作：直刺 1～1.5 寸

3. 腹部

- **子宫**
  - 定位：在下腹部，脐中下 4 寸，前正中线旁开 3 寸，即中极旁开 3 寸
  - 主治：阴挺、月经不调、痛经、崩漏、不孕等妇科疾病
  - 操作：直刺 0.8～1.2 寸

4. 上肢穴

- **四缝**
  - 定位：在手指，第 2～5 指掌面的近侧指间关节横纹的中央，一手 4 穴，左右共 8 穴
  - 主治：小儿疳积；百日咳
  - 操作：点刺出血或挤出少许黄色透明黏液

- **二白**
  - 定位：在前臂前区，腕掌侧远端横纹上 4 寸，桡侧腕屈肌腱的两侧，一侧各 1 穴，一臂 2 穴，左右两臂共 4 穴
  - 主治：痔疾、脱肛；前臂痛、胸胁痛
  - 操作：直刺 0.5～0.8 寸

4. 上肢穴
　　腰痛点
　　　　定位:在手背,当第 2、3 掌骨及第 4、5 掌骨之间,腕背侧远端横纹与掌指关节中点处,一侧 2 个穴位,左右共 4 穴
　　　　主治:急性腰扭伤
　　　　操作:由两侧向掌中斜刺 0.5～0.8 寸
　　十宣
　　　　定位:手十指尖端,距指甲 0.1 寸
　　　　主治:昏迷;癫痫;高热,咽喉肿痛;手指麻木
　　　　操作:浅刺 0.1～0.2 寸,或点刺出血
　　八邪
　　　　定位:在手背,第 1～5 指间,指蹼缘后方赤白肉际处左右共 8 穴
　　　　主治:手背肿痛,手指麻木,烦热,目痛;毒蛇咬伤手背肿痛
　　　　操作:斜刺 0.5～0.8 寸,或点刺出血
　　外劳宫
　　　　定位:在手背侧,当第 2、第 3 掌间,指掌关节后约 0.5 寸处
　　　　主治:落枕,手臂肿痛;脐风
　　　　操作:直刺 0.5～0.8 寸

5. 下肢穴
　　膝眼
　　　　定位:髌尖两侧凹陷中
　　　　主治:膝痛,腿脚重痛,脚气
　　　　操作:向膝中斜刺 0.5～1 寸,或透刺对侧膝眼
　　胆囊穴
　　　　定位:小腿外侧,腓骨小头直下 2 寸
　　　　主治:急、慢性胆囊炎,胆石症,胆道蛔虫症;下肢痿痹
　　　　操作:直刺 1～2 寸
　　阑尾穴
　　　　定位:小腿外侧,髌韧带外侧凹陷下 5 寸,胫骨前嵴外一横指
　　　　主治:急、慢性阑尾炎,消化不良;下肢痿痹
　　　　操作:直刺 1.5～2 寸

第 三 章

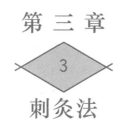

刺灸法

■■ 重点要求

　　本章节重点掌握针灸的体位、进针角度深度的选择、行针法、单式补泻手法、针刺的注意事项；掌握各灸法的种类及其适应证、灸法的作用；掌握各拔罐法的操作和适应证、三棱针法的适应证。其次，进针法；晕针、滞针、血肿等常见针刺异常情况的处理及预防；皮肤针法的操作方法、叩刺部位、适应证及注意事项；罐的吸附方法也应有了解。

■■ 重点突破

■一 针灸的体位选择

体位
- 体位选择原则
  - 利用腧穴的正确定位
  - 便于针灸的施术操作
  - 便于较长时间的留针而又不使患者感觉疲劳
  - 另：初诊、精神紧张或年老、体弱、病重的患者，则都应采取卧位
- 针刺常用体位
  - 仰卧位取头、面、胸、腹部腧穴和上下肢部分腧穴
  - 侧卧位取身体侧面少阳经腧穴和上、下肢部分腧穴
  - 俯卧位取头、项、脊背、腰骶部腧穴和下肢背侧及上肢部分腧穴
  - 仰靠坐位取前头、颜面和颈前等部位的腧穴
  - 俯伏坐位取后头和项、背部的腧穴
  - 侧伏坐位取头部的一侧、面颊及耳前后部位的腧穴

■二 进针角度深度的选择

角度、深度选择
- 针刺角度选择
  - 直刺，90°角，适用于大部分腧穴
  - 斜刺，45°角，适用于肌肉较浅薄处或内有重要脏器或不宜于直刺、深刺的腧穴
  - 平刺，15°角，适用于皮薄肉少的腧穴
- 针刺深度选择
  - 体质：身体瘦弱，宜浅刺；身强体肥者，宜深刺
  - 年龄，老人小孩宜浅刺；中青年宜深刺
  - 病情，阳证、新病宜浅刺；阴证、久病宜深刺
  - 部位，头面和胸背及皮薄肉少处，宜浅刺；四肢、臂、腹及肌肉丰满处，宜深刺

■三 行针法

行针法
- 基本手法
  - 提插法，施以上提下插的操作手法
  - 捻转法，使针在腧穴内反复前后来回旋转的行针手法
- 辅助手法
  - 循法，有催气的作用
  - 弹法，有催气、行气的加强针感作用
  - 刮法，可激发经气，已得气者可加强针刺感应的传导和扩散
  - 飞法，针后不得气可以催气、行气
  - 摇法，直立针身而摇，以加强得气的感应；卧倒针身而摇，使经气向一定方向传导
  - 震颤法，可促使针下得气，增强针刺感应

四 单式补泻手法

单式补泻手法
- 捻转补泻
  - 捻转角度小,用力轻,频率慢,操作时间短为补法。拇指向前用力重,向后用力轻
  - 捻转角度大,用力重,频率快,操作时间长为泻法。拇指向后用力重,向前用力轻
- 提插补泻
  - 先浅后深,重插轻提,提插幅度小,频率慢,操作时间短为补法
  - 先深后浅,轻插重提,提插幅度大,频率快,操作时间长为泻法
- 疾徐补泻
  - 进针时徐入,少捻转,速出针者为补法
  - 进针时速入,多捻转,徐出针者为泻法
- 迎随补泻
  - 进针时,针尖随着经脉循行去的方向刺入为补法
  - 针尖迎着经脉循行来的方向刺入为泻法
- 呼吸补泻
  - 呼气时进针,吸气时出针为补法
  - 吸气时进针,呼气时出针为泻法
- 开阖补泻
  - 出针后迅速揉按针孔为补法
  - 出针时摇大针孔而不立即揉按为泻法
- 平补平泻　进针得气后均匀地提插、捻转

五 创伤性气胸的表现、处理、预防

(1)症状:轻者出现胸闷、心慌、呼吸不畅,重者可见呼吸困难、唇甲发绀、出汗、血压下降等症

(2)体征:可见患侧胸肋部间隙饱满,胸部叩诊呈鼓音,气管向健侧移位,肺部听诊时呼吸音明显减弱或消失。值得注意的是,少数患者刺伤数小时后才会出现胸闷、呼吸困难等症状

(3)处理:一旦发生气胸,应立即起针,让患者采取半卧位休息,切勿翻转体位,消除患者紧张恐惧心理;少量漏气可自愈;一般吸氧根据气胸的严重程度,予以休养观察或者胸腔穿刺抽气及其他治疗;严重者,如出现张力性气胸时,需及时组织抢救

(4)预防:为患者选择合适体位;在针刺过程中,医者精神必须高度集中,严格掌握进针的角度、深度,避免伤及肺脏

六 刺伤内脏的表现、处理、预防

(1)表现:疼痛和出血

(2)处理:轻者,卧床休息;较重或有继续出血者,应止血;损伤重、出血多,出现失血性休克时,应迅速予以输血或外科手术治疗

(3)预防:熟悉人体解剖部位,明确腧穴下的脏器组织;针刺胸腹、腰背等部位的腧穴时,掌握好针刺方向、角度、深度,行针幅度不宜过大

七 针刺的注意事项

针刺注意事项
- ①饥饿,疲劳、精神过度紧张不宜立即进行针刺。身体瘦弱者,进行针刺时手法不宜过强,尽量选
- ②用卧位妇女怀孕三月者,不宜针刺小腹部的腧穴。怀孕三月以上者,腹部、腰骶部腧穴也不宜
- ③针刺。通过活血的腧穴,在怀孕期、孕经期(若非为了调经),亦禁刺
- ④小儿囟门未合时,头顶部的腧穴禁刺
- ⑤自发性出血或损伤后出血不止的患者,禁刺
- ⑥皮肤有感染、溃疡、瘢痕或肿瘤的部位,禁刺
- ⑦胸、胁、腰、背、脏腑所居之处的腧穴,不宜直刺、深刺。肝、脾肿大、肺气肿患者更应注意
- ⑧针刺眼区和项部以及脊椎部的腧穴,要注意掌握角度,不宜大幅度的提插、捻转和长时间的留针
- ⑨尿潴留等患者在针刺小腹部腧穴时,也应掌握适当的针刺方向、角度、深度

八 各灸法的种类及适应证

常用灸法
- **艾灸**
  - **艾炷灸**
    - **直接灸**
      - 瘢痕灸，哮喘、肺痨、瘰疬等慢性疾病
      - 无瘢痕灸，虚寒性疾病
    - **间接灸**
      - 隔姜灸，温胃止呕、散寒止痛，主治因寒而致的呕吐、腹痛、腹泻以及风寒痹痛
      - 隔蒜灸，清热解毒、杀虫、瘰疬、肺痨及初起的肿疡
      - 隔盐灸，回阳、救逆、固脱，伤寒阴证、吐泻并作、中风脱证
      - 隔附子饼灸，温补肾阳，命门火衰而致的阳痿、早泄或疮疡久溃不敛
  - **艾条灸**
    - 悬起灸——温和灸治疗慢性病，雀啄灸、回旋灸治疗急性病
    - 实按灸——治疗内寒湿痹、顽麻、痿弱无力、半身不遂
  - **温针灸**
  - **温灸器灸**
- **其他灸法**
  - 灯火灸——治疗小儿痄腮、小儿脐风和胃痛、腹痛、痧胀、小儿乳蛾、吐泻、麻疹、惊风
  - **天灸**
    - 白芥子灸——治疗关节痹痛、口眼㖞斜，配合其他药物治疗哮喘
    - 蒜泥灸——敷涌泉穴治疗咯血、衄血，敷合谷穴治疗扁桃体炎，敷鱼际穴治疗喉痹
    - 斑蝥灸——可治疗癣痒

九 灸法的作用、注意事项

灸法的作用
- 温经散寒，治疗寒凝血滞、经络痹阻所引起的寒湿痹痛、痛经、经闭、胃脘痛、寒疝腹痛、泄泻、痢疾等病证
- 扶阳固脱，脱证和中气不足、阳气下陷所引起的遗尿、脱肛、阴挺、崩漏、带下、久泻、痰饮等病证
- 消瘀散结，治疗气血凝滞之疾，如乳痈初起、瘰疬、瘿瘤等病证防病保健

灸法的注意事项
- ①面部穴位、大血管及关节活动部位，均不宜采用瘢痕灸
- ②孕妇的腹部和腰骶部不宜施灸；阴虚火旺者灸量宜小
- ③施灸时应防止艾火烧伤皮肤。用过的艾条，应装入小口玻璃瓶或艾条专用金属瓶内，以防复燃
- ④施灸部位如在灸后因灼伤而出现水疱，直径在1cm以内者，一般不需要任何处理，待其自动吸收；水疱较大者，用一次性针灸针或注射器针头刺破水疱，放出水液，再涂以烫伤油或消炎药膏。如用化脓灸者，在灸疮化脓期间，要保持局部清洁，并用敷料保护灸疮，以防感染；若灸疮脓液呈黄绿色或有渗血现象者，可用消炎药膏或玉红膏涂敷
- ⑤一般空腹、过饱、极度疲劳和对灸法恐惧者，应慎施灸

十 各拔罐法的操作和适应证

拔罐法
- **闪罐法**
  - 操作：将罐拔住后，立即起下，直至皮肤潮红、充血，或瘀血为度
  - 适应证：用于局部皮肤麻木、疼痛或功能减退等疾患，尤其适用于不宜留罐的患者。
- **留罐法（坐罐法）**
  - 操作：将罐吸附在体表，留置于施术部位10～15分钟，然后起罐
  - 适应证：一般疾病可应用
- **走罐法（推罐法）**
  - 操作：握住罐子，向上、下或左、右往返推动，至所拔部位的皮肤红润、充血，甚或瘀血，将罐起下。
  - 适应证：此法适宜于面积较大、肌肉丰厚部位
- **刺络拔罐法**
  - 操作：将火罐吸拔于点刺的部位，使之出血，以加强刺血治疗的作用。一般刺血后拔罐留置10～15分钟
  - 适应证：多用于治疗丹毒、扭伤、乳痈等
- **留针拔罐法**
  - 操作：在毫针留针过程中，在留针部位加用拔罐的方法。先将毫针针刺得气后留针，再以毫针为中心，加用拔罐并留置10～15分钟，然后起罐、起针
  - 适应证：能起到针罐配合的作用

十一 拔罐法作用及适用范围

- 作用：开泄腠理、祛风散寒、通经活络、行气活血、祛瘀生新、消肿止痛等
- **适用范围**
  - （1）保健疗法
  - （2）局部病证：腹痛、颈肩腰腿痛、关节痛、软组织闪挫扭伤等
  - （3）全身病证：伤风感冒、头痛、面瘫、咳嗽、哮喘、消化不良、泄泻、月经不调、痛经等
  - （4）外科病证：目赤肿痛、睑腺炎、丹毒、疮疡初起未溃等

十二 三棱针法的适应证

三棱针法
的适应证
- 点刺法，多用于指、趾末端的十宣、十二井穴和耳尖及头面部的攒竹、上星、太阳等穴
- 散刺法，多用于治疗局部瘀血、血肿或水肿、顽癣等
- 刺络法，多用于曲泽、委中等穴，治疗急性吐泻、中暑、发热等
- 挑刺法，多用于治疗肩周炎、胃痛、颈椎病、失眠、支气管哮喘、血管神经性头痛等

实证、热证、瘀血、疼痛

注意事项
- ①施术前，应做好必要的解释工作，以消除患者疑虑
- ②出血量较大时，可用敞口器皿盛接，所出血液应做无害化处理，患者宜适当休息才可离开
- ③医者须避免直接接触患者的血液
- ④血管瘤部位、不明原因的肿块部位禁刺
- ⑤应注意避免伤及大动脉
- ⑥凝血功能障碍的患者禁用

十三 进针法

进针法
- 单手进针法用于较短的毫针
- 双手进针法
  - 指切进针法，又称爪切进针法，适宜于短针的进针
  - 夹持进针法，或称骈指进针法，适用于长针的进针
  - 舒张进针法，主要用于皮肤松弛部位的腧穴
  - 提捏进针法，主要用于皮肉浅薄部位的腧穴，如印堂穴
- 针管进针法用于儿童和惧针者

十四 晕针、滞针、血肿等常见针刺异常情况的处理及预防

异常情况处理和预防
- 晕针
  - 处理
    - 停止针刺并起针
    - 轻者仰卧片刻
    - 重者可加刺人中，灸百会、关元、气海等穴
    - 仍晕厥可考虑急救措施
  - 预防
    - 先消除其顾虑，宜用卧位
    - 选穴宜少，手法要轻
    - 治疗随时注意观察病人
- 滞针
  - 处理
    - 稍延长留针时间
    - 滞针腧穴附近循按，叩弹针柄
    - 相反方向将针捻回，并用刮、弹法使缠绕的肌纤维回释
  - 预防
    - 消除患者顾虑
    - 注意行针的操作手法，避免单向捻转
    - 注意与提插法的配合
- 弯针
  - 处理
    - 不得再行针
    - 弯曲小可慢慢起针
    - 弯曲大应顺着弯曲方向起针。或可局部肌肉放松后针缓缓起出
    - 切忌强行拔针
  - 预防
    - 进针指力要均匀，避免进针过速、过猛选择适当体位，在留针过程中，嘱患者勿更动体位注意保护针刺部位

异常情况处理和预防
- 断针
  - 处理
    - 勿更动体位
    - 针身露外可用手或镊子将针起出
    - 针稍陷于体内，可用左手向下挤压针孔两旁，右手持镊子将针取出
    - 断针完全深入皮下应在X线下定位，手术取出
  - 预防
    - 不宜将针身全部刺入腧穴
    - 发现弯针时，应立即出针，不可强行行针
    - 对于滞针等亦应及时正确的处理，不可强行硬拔
- 血肿
  - 处理
    - 先用冷敷止血
    - 再做热敷或在局部轻轻揉按
  - 预防
    - 避开血管针刺
    - 出针立即用消毒干棉球按压针孔

十五 皮肤针法的操作方法、叩刺部位、适应证及注意事项

皮肤针 ┬ 叩刺部位 ┬ 循经叩刺,常用于项背腰骶部的督脉,足太阳膀胱经及四肢肘膝
│ │ 以下经络,可治疗其相应的各脏腑经络疾病
│ ├ 穴位叩刺,常用于各种特定穴、华佗夹脊穴、阿是穴等
│ └ 局部叩刺,如扭伤后局部的瘀肿疼痛及顽癣等
│
├ 刺激强度 ┬ 轻刺,用力稍小,皮肤仅现潮红、充血为度。适用于头面部、老弱妇女患者,以及病属虚证、
│ │ 久病者
│ ├ 重刺,用力较大,以皮肤有明显潮红,微出血为度。适用于压痛点、背部、臀部、年轻体壮患
│ │ 者,以及病属实证、新病者
│ └ 中刺,介于轻刺与重刺之间,以局部有较明显潮红,但不出血为度,适用于一般部位,以及
│   一般患者
│
├ 操作 ┬ 叩刺
│   └ 滚刺
│
└ 适用于各种病证

十六 罐的吸附方法

罐的吸附方法 ┬ 火吸法 ┬ 闪火法
│   ├ 投火法
│   ├ 滴酒法
│   └ 贴棉法
├ 水吸法
└ 抽气吸法

十七 电针操作、适用范围、注意事项

操作:毫针刺入穴位得气后,将输出电位器调至"0"位,负极接主穴,正极接配穴,对不分正负者,将两根导
线任意连接在两个针柄上。打开电源开关,选好波型,慢慢调高至所需输出电流量。根据病情决定
电针治疗时间,一般为 5~20 分钟,用于镇痛则一般在 15~45 分钟。如感觉弱时,可适当加大输出
电流量,或暂断电 1~2 分钟后再行通电。当达到预定时间后,先将输出电位器退至"0"位,然后关闭
电源开关,取下导线,最后将毫针常规取出

适用范围:电针法有止痛、镇静、改善血液循环、调整肌张力等作用。电针法的适用范围基本和毫针刺法相
同。临床常用于治疗各种痛证、痹证和心、胃、肠、胆、膀胱、子宫等器官的功能失调,以及癫狂和
肌肉、韧带、关节的损伤性疾病等,并可用于针刺麻醉

注意事项:①电针仪在首次使用前应仔细阅读产品使用说明书,掌握电针仪的性能、参数、使用方法、注意
事项及禁忌等内容
②使用电针前,需检查其性能是否正常。如果电流输出时断时续,需检查导线接触是否良好。
干电池使用一段时间后输出电流微弱,应及时更换
③毫针的针柄经过温针灸火烧之后,表面氧化不导电,不宜使用。若使用,输出导线应夹持针身
④电针仪最大输出电压在 40V 以上者,最大输出电流应限制在 1mA 以内,以防止触电
⑤电针治疗过程中应严格确保每组输出电流回路通畅,避免电针仪输端与电极线、电极线与毫针之
间产生任何接触不良现象
⑥靠近延髓、脊髓等部位使用电针时,电流量宜小,并注意电流的回路不要横跨中枢神经系统,不可
过强刺激。禁止电流回路通过心脏,例如左右上肢的两个穴位不可接于同一对电极
⑦电针刺激量较大,要防止晕针。体质虚弱、精神紧张者,尤应注意电流量不宜过大
⑧调节电流时,不可突然增强,以防引起肌肉强烈收缩,造成弯针或折针
⑨要注意"电针耐受"现象的发生。"电针耐受"是长期多次应用电针,使机体对电针刺激产生耐受,
从而降低电针疗效的现象
⑩心脏附近、安装心脏起搏器者、颈动脉窦附近禁用电针

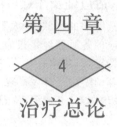

第四章

4

治疗总论

■■ 重点要求

　　本章节重点掌握针灸治疗原则：实则泻之、虚则补之、陷下则灸之、菀陈则除之、不盛不虚以经取之、热则疾之、寒则留之、急则治标、缓则治本、标本同治、因时制宜、因地制宜、因人制宜的含义及应用举例。常用配穴方法：本经配穴法、表里经配穴法、同名经配穴法、上下配穴法、前后配穴法、左右配穴法的概念及应用举例；特定穴的应用：五输穴、募穴、俞穴、原穴、络穴、八脉交会穴、八会穴、郄穴、下合穴、交会穴的概念和应用；了解针灸治疗作用和处方选穴规律。

■■ 重点突破

■ 针灸治疗原则含义及应用举例

针灸治疗原则
- 补虚泻实
  - 虚则补之,陷下则灸之
  - 实则泻之,菀陈则除之
  - 不盛不虚以经取之
- 清热温寒
  - 热则疾之,多浅刺疾出或点刺出血
  - 寒则留之,深刺而久留针
- 治病求本
  - 急则治标
  - 缓则治本
  - 标本同治
- 三因制宜
  - 因时制宜
  - 因地制宜
  - 因人制宜

■ 针灸临床诊治特点

- ①激发正气,自身调节
- ②起效快捷,适应证广
- ③无毒性,作用安全

■ 辨证选穴概念及应用举例

1.概念

根据疾病的证候特点,分析病因病机而辨证选取穴位。

2.适用范围

①发热、多汗或盗汗、虚脱、昏迷、抽搐、惊厥、疲乏无力等无明确病变部位,而表现为全身症状的病证选穴。

②针对病变部位明确的疾病,根据其病因病机而选穴。

3.应用举例

①肾阴不足导致的虚热盗汗、五心烦热等,选肾俞、太溪。

②肝阳化风导致的抽搐,选太冲、风池、行间等。

③牙痛根据病因病机可分为风火牙痛、胃火牙痛、肾虚牙痛,风火牙痛选风池、外关;胃火牙痛选内庭、二间;肾虚牙痛选太溪、行间。

四 刺灸方法选择

刺灸方法
选择
{
①治疗方法的选择:要针对患者病情和具体情况而确立针灸治疗方法,在处方中必须说明治疗采用何种具体方法

②操作方法的选择:当治疗方法确定后,要对其具体操作进行说明。例:毫针刺法的补法、泻法,艾灸的温和灸、瘢痕灸。特别要注意的是,对于处方中有特殊要求的穴位,如操作的深度、方向等不同于常规的方法、要求特殊的针感或经气传导方向等都应特别强调

③治疗时机的选择:治疗时机是提高针灸疗效的重要方面。主要针对发作或加病呈现明显的时间规律性的疾病,在其发作或加重前进行针灸治疗可提高疗效
}

五 常用配穴方法的概念及应用举例

常用配穴法
{
按经脉配穴法
{
本经配穴法

表里经配穴法,原络配穴法是其特殊实例

同名经配穴法,基于同名经"同气相通"的理论
}

按部位配穴法
{
上下配穴法,八脉交会穴的配对应用

前后配穴法,俞、募穴配合应用

左右配穴法
}
}

六 五输穴的概念和应用

1.五输穴的分布及五行属性

五输穴分布
{
井穴在指或趾末端,为经气初出

荥穴在掌指或跖趾关节之前,为经气开始流动

输穴在掌指或跖趾关节之后,为经气渐盛

经穴在腕、踝关节以上前臂、胫部,其经气盛大流行

合穴在肘膝关节附近,其经气充盛且入合于脏腑
}

五输穴不仅有经脉归属,而且具有自身的五行属性,按照"阴井木""阳井金"的规律进行配属。

阴经五输穴表

经脉名称	井(木)	荥(火)	输(土)	经(金)	合(水)
手太阴肺经	少商	鱼际	太渊	经渠	尺泽
手厥阴心包经	中冲	劳宫	大陵	间使	曲泽
手少阴心经	少冲	少府	神门	灵道	少海
足太阴脾经	隐白	大都	太白	商丘	阴陵泉
足少阴肾经	涌泉	然谷	太溪	复溜	阴谷
足厥阴肝经	大敦	行间	太冲	中封	曲泉

阳经五输穴表

经脉名称	井(金)	荥(水)	输(木)	经(火)	合(土)
手阳明大肠经	商阳	二间	三间	阳溪	曲池
手少阳三焦经	关冲	液门	中渚	支沟	天井
手太阳小肠经	少泽	前谷	后溪	阳谷	小海
足阳明胃经	厉兑	内庭	陷谷	解溪	足三里
足少阳胆经	足窍阴	侠溪	足临泣	阳辅	阳陵泉
足太阳膀胱经	至阴	足通谷	束骨	昆仑	委中

2.临床应用

临床应用
├─ 按主病特点
│ ├─ 井穴多用于急救
│ ├─ 荥穴主要用于治疗热证
│ ├─ 输穴多用于肢节酸痛及五脏病变
│ ├─ 经穴多用于气喘咳嗽
│ └─ 合穴多用于六腑疾患
├─ 按五行生克关系
│ ├─ 虚证用母穴,实证用子穴的子母补泻取穴法
│ └─ 包括了本经子母补泻和他经子母补泻两种方法
└─ 按时选用
   ├─ "春刺井,夏刺荥,季夏刺输,秋刺经,冬刺合"
   └─ 子午流注针法

七 背俞穴、募穴的概念和应用

俞、募穴
├─ 概念和分布
│ ├─ 背俞穴,脏腑之气输注于背腰部的腧穴。六脏六腑各有一背俞穴,共12个,
│ │ 位于背腰部的膀胱经第1侧线上
│ └─ 募穴,脏腑之气汇聚于胸腹部的腧穴。六脏六腑各有一募穴,共12个,位于胸腹部
└─ 临床应用
   ├─ 治疗相关脏腑的病变
   ├─ 治疗与对应脏腑经络相联属的组织器官疾患
   ├─ 腑病多选其募穴,脏病多选其背俞穴
   └─ 病变脏腑的俞、募穴配合运用,就是俞募配穴法

背俞穴与募穴表

六脏	背俞穴	募穴	六腑	背俞穴	募穴
肺	肺俞	中府	大肠	大肠俞	天枢
心包	厥阴俞	膻中	三焦	三焦俞	石门
心	心俞	巨阙	小肠	小肠俞	关元
脾	脾俞	章门	胃	胃俞	中脘
肝	肝俞	期门	胆	胆俞	日月
肾	肾俞	京门	膀胱	膀胱俞	中极

八 原穴、络穴的概念和应用

原、络穴
├─ 概念和分布
│ ├─ 原穴为脏腑原气输注、经过和留止于十二经脉四肢部的腧穴。多分布于腕踝关节附近。
│ │ 阴经以输为原;阳经之原穴位于五输穴中的输穴之后
│ └─ 络穴,十五络脉从经脉分出处各有1个腧穴,称之为络穴,又称"十五络穴"。十二经脉
│   的络穴位于四肢肘膝关节以下;任脉络穴鸠尾位于上腹部;督脉络穴长强位于尾骶部;
│   脾之大络大包穴位于胸胁部
└─ 临床应用
   ├─ 原穴主要用于治疗相关脏腑的疾病
   ├─ 络穴既可治疗其本经的病证外,又可治疗表里两经的病证,其作用主要是扩大了经脉的主治范围
   └─ 把先病经脉的原穴和后病的相表里的经脉络穴相配合的方法,称为原络配穴法或主客原络配穴法

十二经脉原穴与络穴表

经脉	原穴	络穴	经脉	原穴	络穴
手太阴肺经	太渊	列缺	手阳明大肠经	合谷	偏历
手厥阴心包经	大陵	内关	手少阳三焦经	阳池	外关
手少阴心经	神门	通里	手太阳小肠经	腕骨	支正
足太阴脾经	太白	公孙	足阳明胃经	冲阳	丰隆
足厥阴肝经	太冲	蠡沟	足少阳胆经	丘墟	光明
足少阴肾经	太溪	大钟	足太阳膀胱经	京骨	飞扬

九 八脉交会穴的应用

八脉交会穴及主治表

穴名	主治	相配合主治
公孙 内关	冲脉病证 阴维脉病证	心、胸、胃疾病
后溪 申脉	督脉病证 阳跷脉病证	目内眦、颈项、耳、肩部疾病
足临泣 外关	带脉病证 阳维脉病证	目锐眦、耳后、颊、颈、肩部疾病
列缺 照海	任脉病证 阴跷脉病证	肺系、咽喉、胸膈疾病

十 八会穴的概念和应用

八会穴 { 脏、腑、气、血、筋、脉、骨、髓
有特殊的治疗作用,为临床治疗相关疾病选用的主要穴位

十一 郄穴的概念和应用

郄穴 { 为十二经脉和奇经八脉中的阴跷、阳跷、阴维、阳维脉之经气深聚的部位。郄穴共有 16 个,除胃经的梁丘之外,都分布于四肢肘膝关节以下
郄穴在治疗急症方面有独特的疗效。脏腑疾患也可在相应的郄穴上出现疼痛或压痛

十六经脉郄穴表

经脉	郄穴	经脉	郄穴
手太阴肺经	孔最	手阳明大肠经	温溜
手厥阴心包经	郄门	手少阳三焦经	会宗
手少阴心经	阴郄	手太阳小肠经	养老
足太阴脾经	地机	足阳明胃经	梁丘
足厥阴肝经	中都	足少阳胆经	外丘
足少阴肾经	水泉	足太阳膀胱经	金门
阴维脉	筑宾	阳维脉	阳交
阴跷脉	交信	阳跷脉	跗阳

十二 下合穴的概念和应用

下合穴 { 下合穴为六腑之气下合于下肢足三阳经的腧穴
"合治内腑",下合穴临床上主要治疗六腑相关的疾病,下合穴也可协助诊断

十三 交会穴的概念和应用

六会穴 { 为两经或数经相交会的腧穴,多分布于头面、躯干部
交会穴具有治疗交会经脉疾病的特点

十四 针灸治疗作用

针灸治疗作用 { 疏通经络,针灸最基本和最直接的治疗作用
调和阴阳,针灸治疗最终要达到的根本目的
扶正祛邪,通过补虚泻实原则来实现

十五 处方选穴规律

处方的选穴规律 { 近部选穴,腧穴近治作用的体现
远部选穴,是"经络所过,主治所及"治疗规律的体现
对证对症选穴 { 辨证选穴
对症选穴,是腧穴特殊治疗作用及临床经验在针灸处方中的具体运用,是大部分奇穴的主治特点

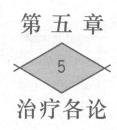

第五章

5

治疗各论

■■ 重 点 要 求

　　1.内科病证:本章节重点掌握头痛、面痛、落枕、漏肩风、腰痛、痹证(附坐骨神经痛)、面瘫、痿证病证的经络辩证、治法、基本处方及方义分析;掌握中风、眩晕、痫证、郁证、感冒、咳嗽、哮喘、泄泻、癃闭病证的治法、基本处方及方义分析。了解不寐、心悸、呕吐、胃痛、腹痛、便秘的治法、基本处方及方义分析。

　　2.妇儿科病证:本章节重点掌握月经不调、痛经、经闭、崩漏病证的治法、基本处方及方义分析;了解绝经前后诸症、阴挺、带下病、遗尿病证的治法、基本处方及方义分析。

　　3.皮外伤科病证:本章节重点掌握蛇串疮、疖腮、扭伤病证的治法、基本处方及方义分析;了解瘾疹、乳痈病证的治法、基本处方及方义分析;了解灯火灸法治疗疖腮的取穴与操作。

　　4.五官科病证:本章节重点掌握耳鸣耳聋、咽喉肿痛病证的治法、基本处方及方义分析;了解目赤肿痛、鼻渊、牙痛病证的治法、基本处方及方义分析。

　　5.急证:本章节重点掌握晕厥、虚脱、高热、抽搐的基本处方、方义分析及操作;心绞痛的基本处方及操作;了解胆绞痛、胆道蛔虫症、肾绞痛的基本处方及操作。

■■ 重 点 突 破

第一节　内科病证

■头痛的经络辨证、治法、基本处方及方义分析

头痛

- 经络辩证
  - 前额阳明头痛
  - 侧头少阳头痛
  - 后枕太阳头痛
  - 颠顶厥阴头痛

- 基本治疗
  - 治法:疏调经脉,通络止痛。以部位局部选穴和远端循经选穴
  - 主穴
    - 阳明头痛:头维、印堂、阳白、阿是穴、合谷、内庭
    - 少阳头痛:风池、太阳、率谷、阿是穴、外关、足临泣
    - 太阳头痛:天柱、后顶、阿是穴、后溪、申脉
    - 厥阴头痛:百会、四神聪、阿是穴、内关、太冲
    - 全头痛:风池、百会、头维、率谷、太阳、合谷
  - 配穴
    - 外感头痛
      - 风寒头痛:风门、列缺
      - 风热头痛:大椎、曲池
      - 风湿头痛:偏历、三阴交
    - 内伤头痛
      - 肝阳上亢:太冲、侠溪、三阴交
      - 肾精不足:肾俞、太溪、三阴交
      - 气血亏虚:气海、足三里
      - 痰浊上扰:中脘、丰隆
      - 瘀阻脑络:血海、膈俞

操作:风门拔罐或艾灸;大椎点刺出血。瘀血头痛可在局部及膈俞行点刺出血并加拔火罐。头痛急性发作时可每日治疗2次,每日留针时间宜长

方义:头部选穴为局部选穴,可调和气血,通络止痛;远端选穴 均为同名经穴配合,一上一下,同气相求,疏导阳明、少阳、太阳、厥阴经气血

二 面痛的经络辨证、治法、基本处方及方义分析

面痛
- 经络辨证
  - 眼额部痛,主要属足太阳经病证
  - 上颌、下颌部痛,主要属手、足阳明和手太阳经病证
- 基本治疗
  - 治法:疏通经络,活血止痛。以足太阳及手足阳明经穴为主面颊局部穴
  - 主穴:四白、下关、地仓、合谷、内庭、太冲
  - 配穴:眼部疼痛配攒竹、阳白;上颌部疼痛配巨髎、颧髎;下颌部疼痛配夹承浆、颊车
  - 操作:毫针泻法。面部诸穴可透刺,刺激强度不宜过大。针刺时宜先取远端穴,局部穴位在急性发作期宜轻刺
  - 方义:四白、下关、地仓疏通面部经络;合谷、太冲分属手阳明、足厥阴经,两经均循行于面部,两穴相配为"开四关",可祛风通络止痛;内庭为足阳明经荥穴,与面部腧穴相配,疏通阳明经气血

三 落枕的经络辨证、治法、基本处方及方义分析

落枕
- 经络辨证
  - 颈项侧部主要由手三阳和足少阳经所主
  - 本病属手三阳和足少阳经筋证
- 基本治疗
  - 治法:舒筋通络,调气活血。以局部阿是穴为主,配合远端取穴
  - 主穴:外劳宫　阿是穴　天柱
  - 配穴:①督脉、太阳经证配后溪、昆仑
    ②肩痛加肩髃、外关
    ③少阳经证配肩井、外关
    ④背痛加天宗
  - 操作:①毫针泻法。先刺远端穴外劳宫,持续捻转,嘱患者慢慢活动颈项,一般疼痛可立即缓解
    ②再针局部的腧穴,可加艾灸或点刺出血
  - 方义:①外劳宫又称落枕穴,是治疗本病的经验穴
    ②手太阳、足少阳循行于颈项侧部,后溪、悬钟分属两经腧穴,与局部阿是穴合用,远近相配,可疏调颈项部经络气血,舒筋通络止痛
    ③天柱、阿是穴可疏导颈项部气血

四 漏肩风的经络辨证、治法、基本处方及方义分析

漏肩风
- 经络辨证
  - 当肩后部压痛明显时,为手太阳经证
  - 当肩前部压痛明显时,为手阳明经证
  - 当肩外侧压痛明显时,为手少阳经证
  - 肩前近腋部疼痛,为手太阴经证
- 基本治疗
  - 治法:通经活血,祛风止痛。以局部阿是穴为主
  - 主穴:肩髃　肩髎　肩贞　肩前　阿是穴　曲池　阳陵泉
  - 配穴:①手太阳经证者,加后溪;手阳明经证者,加合谷;手少阳经证者,加外关;手太阴经证、列缺
    ②外邪内侵者,加合谷、风池
    ③气滞血瘀者,加内关、合谷
    ④气血虚弱者,加足三里、气海
  - 操作:①足三里、气海用补法,余穴用泻法。先刺远端穴,行针时鼓励患者运动肩关节
    ②肩部穴位要求有强烈的针感,直达病变部位,可加灸法电针
  - 方义:①肩髃、肩髎、肩贞分别为手阳明经、手少阳经、手太阳经穴
    ②加阿是穴和奇穴肩前,均为局部选穴,配远端穴曲池、阳陵泉,远近配穴可疏通肩部经络气血,活血祛风而止痛

五 腰痛的经络辨证、治法、基本处方及方义分析

腰痛
- 经络辨证
  - 疼痛在腰脊中部，为督脉病证
  - 疼痛部位在腰脊两侧，为足太阳经证
- 基本治疗
  - 治法：舒筋活络，通经止痛。以局部阿是穴及足太阳经穴为主
  - 主穴：阿是穴　大肠俞　委中　肾俞
  - 配穴：①寒湿腰痛者，加腰阳关；瘀血腰痛者，加膈俞；肾虚腰痛者，加太溪
    - ②督脉腰痛加后溪、命门；膀胱经腰痛加昆仑
    - ③腰骶部痛加次髎、腰俞；腰眼部痛明显加腰眼
  - 操作：①寒湿证加艾灸；瘀血证加拔罐，委中刺络放血
    - ②肾虚证配穴用补法，肾阳虚加灸法
  - 方义：①阿是穴、大肠俞可疏通局部经脉、络脉及经筋之气血，通经止痛
    - ②委中为足太阳经穴，"腰背委中求"，可疏调腰背部膀胱经之气血
    - ③"腰为肾之府"肾俞可益肾壮腰

六 痹证的辨证、治法、基本处方及方义分析

痹证
- 经络辨证
  - 行痹（风痹）
  - 痛痹（寒痹）
  - 着痹（湿痹）
  - 热痹
- 基本治疗
  - 治法：通痹止痛。以病痛局部穴为主，结合循经及辨证选穴
  - 主穴：阿是穴及局部经穴
  - 配穴：①行痹者，加膈俞、血海
    - ②痛痹者，加肾俞、关元、腰阳关
    - ③着痹者，加阴陵泉、足三里
    - ④热痹者，加大椎、曲池
    - ⑤根据部位循经配穴
  - 操作：①毫针泻法或平补平泻法
    - ②寒痹、湿痹可加灸法。大椎、曲池可点刺出血。局部穴位可加拔罐法，亦可用电针
  - 方义：①病痛局部循经选穴，可疏通经络气血，痹痛遂解
    - ②风邪偏盛为行痹，取膈俞、血海以活血，遵"治风先治血，血行风自灭"之义。寒邪偏盛为痛痹，取肾俞、关元，益火之源，振奋阳气而祛寒邪。湿邪偏盛为着痹，取阴陵泉、足三里健脾除湿。热痹者，加大椎、曲池可泄热疏风、利气消肿

七 坐骨神经痛的治法、基本处方

坐骨神经痛
- 治法：通经止痛。以足太阳、足少阳经穴和经筋为主
- 取穴：大肠俞　腰夹脊　环跳　委中　阳陵泉　悬钟　丘墟
  - 足太阳：腰夹脊，阿是穴、秩边、殷门、委中、承山、昆仑
  - 足少阳：腰夹脊、阿是穴、环跳、阳陵泉、悬钟、丘墟
- 操作：腰腿部腧穴适当深刺，使针感沿足太阳或足少阳经产生向下放射感为度，不宜多次重复，寒湿证可加灸法

八 面瘫的经络辨证、治法、基本处方及方义分析

面瘫
- 经络辨证
  - 眼睑不能闭合为足太阳和足阳明经筋功能失调所致
  - 口颊部则主要为手太阳和手、足阳明经筋所主
- 基本治疗
  - 治法:祛风通络,疏调经筋。以手足阳明和手足太阳经穴、局部穴为主
  - 主穴:阳白 颧髎 颊车 地仓 合谷 翳风
  - 配穴:①风寒证加风池、列缺;风热证加曲池、外关;气血不足加足三里,气海
    - ②人中沟歪斜者,加水沟;鼻唇沟浅者,加迎香
    - ③颏唇沟歪斜配承浆;舌麻、味觉减退加廉泉;目合困难加攒竹、昆仑
  - 操作:①攒竹、阳白均向鱼腰部透刺。面部腧穴均行平补平泻法,恢复期可加灸法
    - ②在急性期,面部穴位手法不宜过重,针刺不宜过深,取穴不宜过多,肢体远端的腧穴手法宜重
    - ③在恢复期,肢体远端的足三里施行补法,合谷、昆仑行平补平泻法。余穴均用泻法
  - 方义:①面部腧穴可疏调局部筋络气血,活血通络
    - ②合谷、昆仑为循经远端选穴,急性期用泻法可祛除阳明、太阳筋络之邪气,祛风通络。在恢复期,加足三里用补法,可补益气血,濡养经筋

九 痿证的辨证、治法、基本处方及方义分析

痿证
- 经络辨证
  - 肺热伤津型
  - 湿热浸淫型
  - 脾胃虚弱型
  - 肝肾亏损型
- 基本治疗
  - 治法:祛邪通络,濡养筋脉。以手足阳明经穴和夹脊穴为主
  - 主穴:①上肢:肩髃 曲池 合谷 颈胸部夹脊穴 手三里 外关
    - ②下肢:髀关 伏兔 足三里 阳陵泉 三阴交 腰部夹脊穴
  - 配穴:①肺热伤津加尺泽、肺俞;湿热袭络加阴陵泉、大椎
    - ②脾胃虚弱加脾俞、胃俞、中脘;肝肾亏损加太溪、肾俞、肝俞、太冲
    - ③上肢肌肉萎缩加手阳明经排刺;下肢肌肉萎缩加足阳明经排刺
  - 操作:夹脊穴向脊柱方向斜刺。肢体穴位可加用灸法,亦可用电针。大椎、尺泽可用三棱针点刺出血
  - 方义:①阳明经多血多气,选上、下肢阳明经穴位,可疏通经络,调理气血
    - ②夹脊穴为督脉之旁络,又与膀胱经第1侧线的脏腑肾俞相通,可调脏腑阴阳,行气血
    - ③三阴交健脾益肾,濡养筋脉。筋会阳陵泉,可疏调经筋

十 中风的治法、基本处方及方义分析

中风基本治疗
- 中经络
  - 治法:疏通经络,调神导气。以手厥阴、督脉及足太阴经穴为主
  - 主穴:内关 水沟 三阴交 极泉 尺泽 委中
  - 配穴:①肝阳暴亢加太冲、太溪;风痰阻络加丰隆、风池;痰热腑实加曲池、内庭、丰隆
    - ②气虚血瘀加气海、足三里;阴虚风动加太溪、风池;口角㖞斜加颊车、地仓
    - ③上肢不遂加肩髃、手三里、合谷;下肢不遂加环跳、阳陵泉、足三里、风市、解溪
    - ④头晕加风池、完骨、天柱;足内翻加丘墟透照海;便秘加天枢、丰隆、支沟
    - ⑤复视加风池、天柱、睛明、球后;尿失禁、尿潴留加中极、曲骨、关元
  - 操作:①水沟用雀啄法,以眼球湿润为佳;三阴交用提插补法
    - ②刺极泉时,避开动脉,直刺进针,用提插法,以患者上肢有麻胀和抽动感为度;尺泽、委中直刺,用提插泻法使肢体有抽动感
  - 方义:①内关为心包经络穴,可调理心神,疏通气血。督脉入络脑,水沟为督脉穴,可醒脑开窍调神导气
    - ②三阴交为足三阴经交会穴,可滋补肝脾肾。极泉、尺泽、委中,疏通肢体经络

中风
基本
治疗
　中脏腑
　治法:醒脑开窍,启闭固脱。以手厥阴经及督脉穴为主
　主穴:内关　水沟　百会
　配穴:①闭证加十二井穴、太冲、合谷
　　　　②脱证加关元、气海、神阙
　操作:①内关用泻法;水沟用雀啄法,以眼球湿润为佳
　　　　②十二井穴用三棱针点刺出血
　　　　③关元、气海用大艾炷灸法,神阙用隔盐灸法,不计壮数,以汗止,脉起,直至四肢转
　　　　　温为止
　方义:①内关调心神,水沟醒脑开窍
　　　　②十二井穴点刺出血,可接通十二经气,调和阴阳
　　　　③关元为任脉与足三阴经交会穴,灸之可扶助元阳。神阙合气海益气固本,回阳固脱

十一 眩晕的治法、基本处方及方义分析

眩晕基本
治疗

实证
　治法:平肝潜阳化痰,定眩。以足少阳经、督脉及手足厥阴经穴为主
　主穴:风池　百会　内关　太冲
　配穴:①肝阳上亢者,加行间、侠溪、太溪
　　　　②痰湿中阻者,加丰隆、中脘、阴陵泉
　操作:毫针泻法
　方义:①肝经为风木所寄,与胆经相表里与太冲配伍,属同名经配穴,加强平肝之力。取胆
　　　　　经风池和肝经太冲,清泻肝胆,平抑肝阳
　　　　②内关宽胸理气,和中化痰化呕。百会用泻法,可清利脑窍而定眩

虚证
　治法:益气养血,补肾益精,定眩。以足少阳经、督脉穴及相应背俞穴为主
　主穴:风池　百会　肝俞　肾俞　足三里
　配穴:①气血两虚者,加气海、脾俞、胃俞
　　　　②肾精亏虚者,加志室、悬钟、三阴交
　操作:风池用平补平泻法,肝俞、肾俞、足三里等穴用补法
　方义:①肝俞、肾俞滋补肝肾、养血益精、培元固本以治本。足三里补益气血
　　　　②风池为近部选穴,可疏调头部气血,百会用补法可升提气血,二穴配合以充
　　　　　养脑髓而缓急治标

十二 痫证的治法、基本处方及方义分析

痫证
基本
治疗

发
作
期
　治法:醒脑开窍,息风豁痰。以督脉及手足厥阴为主
　主穴:水沟　百会　后溪　太冲　内关
　配穴:大发作配十宣、涌泉;小发作配神门、神庭
　操作:毫针泻法。水沟用雀啄手法,以患者神志复苏或有反应为度
　方义:①水沟、百会为督脉穴,后溪通督脉,督脉入络脑,故针刺可醒脑开窍。涌泉为肾经井穴,
　　　　　可激发肾气,促进脑神的恢复
　　　　②丰隆豁痰,合谷、太冲息风止痉

间
歇
期
　治法:化痰通络。以督脉、任脉,手足厥阴经穴为主
　主穴:鸠尾　间使　太冲　丰隆　印堂　腰奇
　配穴:①痰火扰神加曲池、神门、内庭;风痰闭阻加风池、中脘、合谷
　　　　②心脾两虚加心俞、脾俞、足三里;肝肾阴虚加肝肾、肾俞、三阴交
　　　　③瘀阻脑络加百会、膈俞、内关;夜发加照海;昼发加申脉
　操作:风池用平补平泻法,肝俞、肾俞、足三里等穴用补法
　方法:①鸠尾为任脉络穴,任脉为阴脉之海,可调理阴阳,平抑风阳
　　　　②筋缩为督脉穴,可疏调督脉、通脑络、舒经筋,筋会阳陵泉,二穴相配,重在舒调经筋而止痉
　　　　③间使为心包经穴,可调心神、理气血,为治痫经验穴。太冲平息肝风。丰隆为豁痰化浊的要穴

十三 郁证的治法、基本处方及方义分析

郁证基本治疗

治法:调神理气,疏肝解郁。以督脉及手足厥阴、手少阴经穴为主

主穴:水沟　百会　内关　神门　太冲　印堂　膻中

配穴:①肝气郁结加期门;气郁化火加行间、侠溪;痰气郁结加丰隆;心神失养加通里、心俞

②心脾两虚加心俞、脾俞;肝肾亏虚加肝俞、肾俞;咽部异物哽塞感明显加天突、照海

③癔症性失明加四白、光明;癔症性失听者加听宫、耳门;癔症性失语者加廉泉、通里;癔症性瘫痪者,上肢加曲池、合谷,下肢加阳陵泉、隐白;癔症性意识障碍者加中冲、涌泉

操作:毫针刺法,按虚补实泻操作

方义:①脑为元神之府,督脉入络脑,水沟、百会可醒脑调神

②心藏神,神门为心经原穴,内关为心包经络穴,二穴可调理心神而安神定志;内关又可宽胸理气。太冲疏肝解郁

十四 感冒的治法、基本处方及方义分析

感冒基本治疗

治法:祛风解表。以手太阴、手阳明经及督脉穴为主

主穴:列缺　合谷　大椎　太阳　风池

配穴:①风寒感冒加风门、肺俞;风热感冒加曲池、外关

②头痛加印堂、头维;鼻塞加迎香;体虚感冒加足三里;咽喉疼痛加少商

③全身酸楚加身柱;夹湿者加阴陵泉;夹暑者加委中

操作:毫针刺,用泻法。风寒感冒,大椎行灸法;风热感冒,大椎行刺络拔罐,少商、委中用点刺出血法,足三里、关元用补法或灸法

方义:①列缺、合谷以祛邪解表,温灸大椎可通阳散寒,刺络出血可清泻热邪

②风池为足少阳经与阳维脉的交会穴,"阳维为病苦寒热",故风池可疏散风邪,与太阳相配可清利头目

十五 咳嗽的治法、基本处方及方义分析

咳嗽基本治疗

外感

治法:疏风解表,宣肺止咳。以手太阴、手阳明经穴为主

主穴:列缺　合谷　肺俞

配穴:风寒加风门;风热加大椎、风池;咽喉痛加少商放血

操作:毫针泻法,风寒袭肺者留针或针灸并用,或针后再背部腧穴拔火罐

方义:治标目的合谷与列缺,原络相配,加强宣肺解表的作用。取肺之背俞穴使肺气通调,清肃有权

内伤

治法:肃肺理气,止咳化痰。以肺背俞穴、募穴、原穴、经穴为主

主穴:太渊　三阴交　肺俞　中府

配穴:①痰湿侵肺加阴陵泉、丰隆;肝火灼肺加行间、鱼际

②肺阴亏虚加膏肓、太溪;咯血加孔最

③胸痛配膻中;胁痛配阳陵泉

④咽痛干痒配太溪;盗汗配阴郄

⑤面肢浮肿、小便不利配阴陵泉、中极;气短气力配足三里、气海

操作:主穴用毫针平补平泻法,或加用灸法

方义:①天突降气止咳以治标

②肺之背俞穴肺俞调理肺气,太渊为肺经原穴,肃理肺气。三阴交疏肝健脾,化痰止咳

十六 哮喘的治法、基本处方及方义分析

哮喘
- 基本治疗
  - 实证
    - 治法：祛邪肃肺，化痰平喘。以手太阴经穴及相应俞募穴为主
    - 主穴：列缺　尺泽　中府　肺俞　定喘
    - 配穴：风寒加合谷、风门；风热加大椎、曲池；痰热加曲池、丰隆；喘甚加天突
    - 操作：毫针泻法。风寒者可合用灸法，痰热阻肺者定喘穴刺络拔罐
    - 方义：①列缺宣通肺气，祛邪外出。肺经合穴尺泽，肃肺化痰，降逆平喘
      ②膻中乃气会，可宽胸理气。取肺之背俞穴、募穴，以宣肺祛痰。定喘为平喘之效穴
  - 虚证
    - 治法：补益肺肾，止哮平喘。以相应背俞穴及手太阴、足少阴经穴为主
    - 主穴：肺俞　膏肓　肾俞　定喘　太渊　太溪　足三里
    - 配穴：肺气虚加气海、膻中；肾气虚加阴谷、关元
    - 操作：定喘用刺络拔罐，余穴用毫针补法。可酌用灸法或拔火罐
    - 方义：①肺俞、膏肓针灸并用，可补益肺气。补肾俞以纳肾气
      ②肺经原穴太渊配肾经原穴太溪，可充肺肾真原之气。定喘为平喘之效穴
      ③足三里调和胃气，以资生化之源，使水谷精微上归于肺，肺气充足则自能卫外
- 其他治疗：穴位贴敷法，常选用肺俞、膏肓、膻中、定喘、肾俞等穴位

十七 泄泻的治法、基本处方及方义分析

泄泻
- 治法：运脾化湿，理肠止泻
- 主穴：神阙、天枢、大肠俞、上巨虚、阴陵泉
- 配穴：
  ①寒湿内盛：关元、水分
  ②湿热伤中：内庭、曲池
  ③食滞胃肠：中脘、建里
  ④脾胃虚弱：脾俞、胃俞
  ⑤久泻虚陷者：百会
  ⑥有明显精神心理症状：神门、内关
  ⑦泻下脓血：曲池、合谷、三阴交、内庭
- 操作：寒湿及脾、肾虚证针灸并用（肾阳亏虚者可用隔附子灸）；神阙用隔盐灸或隔姜灸；急性泄泻针灸每日两次
- 方义：①神阙：局部选穴；（治疗泄泻的要穴）天枢、大肠俞、上巨虚：俞募配加下合穴，调理肠腑而止泻
  ②阴陵泉：健脾化湿

十八 癃闭的治法、基本处方及方义分析

癃闭基本治疗
- 实证
  - 治法：清热利湿，行气活血。以足太阳、足太阴经穴及相应俞募穴为主
  - 主穴：秩边　阴陵泉　三阴交　中极　膀胱俞
  - 配穴：
    ①膀胱湿热配委中、行间
    ②肝郁气滞加蠡沟、太冲；瘀血阻滞加膈俞、血海
    ③脾气虚弱加脾俞、足三里；肾阳亏虚加肾俞、命门
  - 操作：①秩边穴深刺2.5~3寸，以针感向会阴部放射为度
    ②针刺中极等下腹部穴位之前，应首先叩诊，检查膀胱的膨胀程度不能直刺者，则向下斜刺或透刺，使针感能到达会阴并引起小腹收缩、抽动为佳
  - 方义：①秩边为膀胱经穴，可疏导膀胱气机。三阴交穴通调足三阴经气血，消除瘀滞
    ②阴陵泉清热利湿而通小便。中极为膀胱募穴，配膀胱之背俞穴，俞募相配，促进气化
- 虚证
  - 治法：温补脾肾，益气启闭。以足太阳经、任脉穴及相应背俞穴为主
  - 主穴：秩边　关元　脾俞　膀胱俞　肾俞
  - 配穴：中气不足加气海、足三里；肾气亏虚加阴谷、太溪；无尿意或无力排尿加气海、曲骨
  - 操作：秩边用泻法，操作同上；其余主穴用毫针补法，亦可用温针灸，每日1~2次。配穴用补法
  - 方义：①秩边为膀胱经穴，可疏导膀胱气机。关元为任脉与足三阴经交会穴，鼓舞膀胱气化
    ②脾俞、肾俞补益脾肾。膀胱俞促进膀胱气化功能

1074

十九 不寐的治法、基本处方及方义分析

不寐基本治疗
- 治法：调理阴阳，安神利眠。以手少阴经及督脉穴、足太阴穴为主
- 主穴：照海　申脉　神门　安眠　百会　三阴交
- 配穴
  - ①肝火扰心加风池、行间、侠溪；痰热内扰加丰隆、内庭
  - ②心脾两虚加心俞、脾俞、足三里；心胆气虚加心俞、胆俞、太溪
  - ③心肾不齐加心俞、肾俞；脾胃不和加足三里、丰隆、中脘
  - ④噩梦多配厉兑、隐白；头晕配风池、悬厘中；重症不寐配夹脊、四神聪
- 操作：对于较重的不寐患者，四神聪可留针过夜；照海用补法，申脉用泻法，百合后刺，留针时间稍长
- 方义：督脉入络脑，百会为督脉穴，可调神安神、清利头目；心之原穴神门宁心安神；三阴交为肝、脾、肾经的交会穴，可益气养血安神；照海通于阴跷，申脉通于阳跷，针刺可以调和阴阳；安眠穴安神利眠，为治疗失眠的经验效穴

二十 心悸的治法、基本处方及方义分析

心悸基本治疗
- 治法：调理心气，安神定悸。以手厥阴、手少阴经穴、相应俞募穴为主
- 主穴：内关　郄门　神门　厥阴俞　膻中
- 配穴
  - ①心胆虚怯者加心俞、胆俞；心脾两虚者加心俞、脾俞；阴虚火旺加肾俞、太溪
  - ②水气凌心加三焦俞、水分；心脉瘀阻加心俞、膈俞
- 操作：毫针虚补实泻
- 方义
  - ①心包经络穴内关及郄门可调理心气。心经原穴神门，宁心安神定悸
  - ②心包之背俞厥阴俞配心之募穴膻中，可调心气，宁心神，调气机

二十一 呕吐的治法、基本处方及方义分析

呕吐基本治疗
- 治法：和胃降逆，理气止呕。以胃俞募、下合穴为主
- 主穴：内关　足三里　中脘　胃俞
- 配穴
  - ①寒吐者加上脘、公孙；热吐者加商阳、内庭，并可用金津、玉液点刺出血
  - ②食滞加梁门、天枢；痰饮者加膻中、丰隆；肝气犯胃加肝俞、太冲
  - ③脾胃虚寒加脾俞、神阙；肠鸣加脾俞、大肠俞；泛酸干呕加建里、公孙
- 操作：虚寒者，可加用艾灸。呕吐发作时，可在内关穴行强刺激并持续运针1～3分钟
- 方义
  - ①内关为手厥阴经络穴，宽胸利气，降逆止呕。足三里为足阳明经合穴、胃之下合穴，疏理胃肠气机，通降胃气
  - ②中脘乃胃之募穴，胃俞为胃之背俞穴，二穴俞募相配理气和胃止呕

二十二 胃痛的治法、基本处方及方义分析

胃痛基本治疗
- 治法：和胃止痛。以胃下合穴、募穴为主
- 主穴：足三里　内关　中脘
- 配穴
  - ①寒邪犯有加胃俞、神阙；饮食伤胃加梁门、天枢
  - ②肝气犯胃加期门、太冲；气滞血瘀加膻中、膈俞
  - ③脾胃虚寒神阙、胃俞、脾俞；胃阴不足加胃俞、三阴交
- 操作：足三里用平补平泻法，疼痛发作时，持续行针1～3分钟，直到痛止或缓解
- 方义
  - ①足三里乃胃的下合穴，"合治内腑"可疏调胃腑气机，和胃止痛
  - ②中脘为胃之募穴，腑之所会，可健运中州。内关宽胸解郁，行气止痛

二十三 腹痛的治法、基本处方及方义分析

腹痛基本治疗
- 治法：通调腑气，缓急止痛。以胃下合穴、大小肠募穴为主
- 主穴：足三里　天枢　太冲　下脘　关元
- 配穴：
  - ①寒邪内积加神阙、公孙；湿热壅滞加阴陵泉、内庭
  - ②气滞血瘀加膻中、血海；脾阳不振加脾俞、肾俞
- 操作：
  - ①毫针刺，虚补实泻
  - ②寒证可用艾灸。腹痛发作时，足三里持续强刺激1～3分钟，直到痛止或缓解
- 方义：
  - ①足三里为胃之下合穴，"肚腹三里留"
  - ②下脘位于上腹部，关元、天枢位于下腹部又分属小肠、大肠之募穴，三穴为局部选穴，可通调腹部之腑气

二十四 便秘的治法、基本处方及方义分析

便秘基本治疗
- 治法：调理肠胃，行滞通便。以大肠俞募、下合穴为主
- 主穴：天枢　支沟　大肠俞　上巨虚　足三里
- 配穴：
  - ①热秘加合谷、内庭；气秘加中脘、太冲
  - ②气虚加脾俞、气海；血虚加足三里、三阴交；气秘加神阙、关元
- 操作：冷秘、虚秘、神阙、关元用灸法。毫针刺，补虚泻实
- 方义：
  - ①大肠俞为背俞穴，天枢乃大肠募穴，俞募相配疏通大肠腑气
  - ②支沟宣通三焦气机

二十五 胁痛的治法、基本处方及方义分析

胁痛基本治疗
- 治法：疏肝理气，通络止痛。以足厥阴、手足少阳经穴为主
- 主穴：期门、太冲、支沟、阳陵泉
- 配穴：
  - 肝气郁结：内关、行间
  - 肝胆湿热：阴陵泉、行间
  - 气滞血瘀：膈俞、阳辅
  - 肝阴不足：肝俞、肾俞
  - 肋间神经痛：相应夹脊穴、阿是穴
- 操作：毫针刺，用泻法
- 方义：
  - ①期门为肝之募穴，太冲为肝之原穴，二者配合能疏肝解郁
  - ②支沟配阳陵泉疏泄少阳经气，调理气血，共奏理气活血之功

二十六 消渴的治法、基本处方及方义分析

便秘基本治疗
- 治法：清热润燥，养阴生津。以相应背俞穴及足少阴、足太阴经穴为主
- 主穴：胃脘下俞、肺俞、胃俞、肾俞、三阴交、太溪
- 配穴：
  - 上消：太渊、少府
  - 中消：内庭、地机
  - 下消：复溜、太冲
  - 阴阳两虚：关元、命门
  - 上肢疼痛或麻木：肩髃、曲池、合谷
  - 下肢疼痛或麻木：风市、阳陵泉、解溪
  - 皮肤瘙痒：风池、曲池、血海
- 操作：毫针刺，用补法或平补平泻法
- 方义：
  - ①胃脘下俞为奇穴，是治疗本病的经验效穴
  - ②肺俞培补肺阴，胃俞清胃泻火，肾俞滋阴补肾，以应上、中、下三消
  - ③太溪为肾经原穴，三阴交为足三阴经交会穴，可养胃阴，补肝肾，清虚热

第二节　妇儿科病证

一　月经不调治法、基本处方及方义分析

月经不调
- 经早
  - 治法：理气调血，固摄冲任。以任脉及足太阴经穴为主
  - 主穴：关元　三阴交　血海
  - 配穴：①实热证加曲池或行间；虚热证加太溪；气虚证加气海、足三里
    　　　②月经过多加隐白；腰骶疼痛加肾俞、次髎
  - 操作：气虚者针后加灸或用温针灸，隐白用灸法
  - 方义：①关元、气海属任脉穴，为调理冲任的要穴，气海又可以益气调经
    　　　②血海清泄血分之热。三阴交调理肝脾肾，为调经之要穴
- 经迟
  - 治法：益气和血，调畅冲任。以任脉及足太阴经穴为主
  - 主穴：气海　三阴交　归来
  - 配穴：实寒证加神阙、子宫；虚寒证加命门
  - 操作：常规针刺，配穴补虚泻实，可用灸法或温针灸
  - 方义：①气海可益气温阳，三阴交为肝脾肾三经交会穴，可调补三阴而和血调经
    　　　②归来为足阳明经穴，配血海可调理气血而调经
- 经乱
  - 治法：疏肝益肾，调理冲任。以任脉及足太阴经穴为主
  - 主穴：关元　三阴交　肝俞
  - 配穴：肝郁加期门、太冲；肾虚加肾俞、太溪；胸胁胀痛加膻中、内关
  - 操作：常规针刺，虚证可加灸
  - 方义：①关元补肾培元，通调冲任。三阴交为足三阴经交会穴
    　　　②肝俞乃肝之背俞穴，有疏肝理气之作用

二　痛经治法、基本处方及方义分析

痛经
- 实证
  - 治法：行气活血，通经止痛。以足太阴经及任脉穴为主
  - 主穴：三阴交　中极　次髎　地机　十七椎
  - 配穴：①寒凝血瘀加归来、关元；气滞加血瘀肝俞、太冲、血海；腹胀加天枢、足三里
    　　　②胁痛加支沟、阳陵泉；胸闷加膻中、内关
  - 操作：寒邪甚可以用艾灸
  - 方义：三阴交为足三阴经交会穴；中极为任脉穴位通调冲任；十七椎、次髎为治疗痛经的经验穴；地机为脾经郄穴，善于止痛治血
- 虚证
  - 治法：调补气血，温养冲任。以任脉、足阳明经穴为主
  - 主穴：三阴交　足三里　关元
  - 配穴：气血亏虚加脾俞、胃俞；肝肾不足加肝俞、肾俞；头晕耳鸣加百会、悬钟
  - 操作：可以加用灸法
  - 方义：三阴交为肝脾肾三经之交会穴调补肝肾，气海为任脉穴，可暖下焦，温养冲任；足三里补益气血

三　经闭治法、基本处方及方义分析

- 血枯经闭
  - 治法：调补冲任，养血调经。以任脉及足阳明经穴为主
  - 主穴：关元　足三里　归来
  - 配穴：①气血不足加气海、脾俞；肝肾不足加肝俞、肾俞
    　　　②潮热盗汗加太溪；心悸加内关；纳呆者，加中脘
  - 操作：可施灸
  - 方义：关元为任脉与足三阴经交会穴；足三里、归来为胃经穴，配脾俞健脾胃化生气血
- 血滞经闭
  - 治法：通调冲任，活血调经。以任脉及足太阴、手足阳明经穴为主
  - 主穴：中极　三阴交　血海　合谷
  - 配穴：①气滞血瘀加膈俞、太冲；痰湿阻滞加阴陵泉、丰隆
    　　　②寒凝加命门、神阙；胸胁胀满加膻中、内关
  - 操作：寒湿凝滞者可以施灸法
  - 方义：中极为任脉穴，能通调冲任，三阴交、血海、合谷通胞脉而调和气血

四 崩漏的治法、基本处方及方义分析

崩漏

实证
- 治法：通调冲任，祛邪固经。以任脉及足太阴经穴为主
- 主穴：关元　三阴交　隐白
- 配穴：①血热加血海、行间；湿热加中极、阴陵泉
　　　　②气郁加膻中、太冲；血瘀加血海、太冲
- 操作：关元向下斜刺，使针感传至耻骨联合上下，隐白穴多灸；气滞血瘀可配给刺络法；肾虚，脾虚可在腹部和背部施灸
- 方义：关元为任脉穴，公孙通冲脉，二穴配合可通调冲任；三阴交为足三阴经交
- 会穴：隐白为脾经的井穴，是治疗崩漏的经验穴

虚证
- 治法：调补冲任，益气固经。以任脉及足太阴、足阳明经穴为主
- 主穴：气海　三阴交　足三里　地机
- 配穴：①脾气虚加脾俞、胃俞；肾阳虚加肾俞、命门；肾阴虚加肾俞、太溪
　　　　②盗汗加阴郄；失眠加神门
- 操作：可以加用灸法
- 方义：足三里补益气血；气海益气固本，调补冲任。三阴交健脾生血；地机为脾经郄穴

五 绝经前后诸症治法、基本处方及方义分析

绝经前后诸证治疗
- 治法：滋肾固本，调理冲任。以任脉、足太阴经穴及相应背俞穴为主
- 主穴：关元　三阴交　肝俞　肾俞　神门　太溪
- 配穴：①肾阴亏虚加阴谷、照海；肾阳不足加腰阳关、命门
　　　　②肝阳上亢加风池、太冲；痰气郁结加中脘、丰隆
- 操作：主穴毫针补法或平补平泻法，肾阳不足可用灸法
- 方义：①气海为任脉穴，调理冲任。三阴交为足三阴经交会穴，与肝俞、肾俞合用，可调补肝肾
　　　　②太溪滋补肾阴。神门安神除烦以治标

六 阴挺治法、基本处方及方义分析

阴挺治疗
- 治法：补脾益肾，固摄胞宫。以督脉、任脉及足太阴经穴为主
- 主穴：百会　气海　维道　子宫　三阴交
- 配穴：①脾虚加脾俞、足三里；肾虚加太溪、肾俞
　　　　②伴有膀胱膨出者加曲骨、横骨；直肠膨出者加会阳、承山
- 操作：可以配合用灸法
- 方义：①百会位于颠顶，为督脉穴位，升阳举陷。气海为任脉穴，能益气固胞
　　　　②维道为足少阳与带脉之会，可维系带脉，固摄胞宫
　　　　③子宫乃经外奇穴，是治疗阴挺之有效穴。三阴交加强气海的固胞作用

七 带下病治法、基本处方及方义分析

带下病治疗
- 治法：补肾益气，健脾利湿，固摄带脉。以足少阳经、任脉及足太阴经穴为主
- 主穴：带脉　中极　白环俞　阴陵泉　三阴交
- 配穴：①脾气虚加气海、足三里；肾虚加肾俞、关元；纳少便溏加中脘、天枢
　　　　②湿热下注加水道、次髎、行间；阴痒加蠡沟、太冲
　　　　③带下色红加血海、三阴交；腰部酸痛加腰眼、小肠俞
- 操作：带脉用平补平泻法，其余主穴用毫针泻法
- 方法：①带脉穴固摄带脉，调理经气。中极可清理下焦，利湿化浊
　　　　②白环俞助膀胱之气化，利下焦之湿邪。阴陵泉健脾利湿止带，三阴交健脾利湿

八 缺乳治法、基本处方及方义分析

遗尿治疗 {
治法:调理气血,疏通乳络。以任脉及足阳明经穴为主
主穴:膻中、肩井、乳根、少泽
配穴 {
气血不足:气海、足三里
肝气郁结:太冲、期门
痰浊阻络:丰隆、中脘
}
操作:常规针刺
方义 {
①膻中、肩井善于调理气机而疏通乳络
②乳根位于乳房局部,可催生乳汁
③少泽为生乳、通乳之经验效穴
}
}

九 注意力缺陷障碍治法、基本处方及方义分析

治法:健脑益智,安神定志。以督脉及手少阴、手足厥阴经穴为主
主穴:百会、印堂、风池、太冲、神门、内关
配穴 {
肝肾阴虚:太溪、三阴交
心脾两虚:心俞、脾俞
痰火内扰:丰隆、劳宫
烦躁不安:照海、神庭
记忆力差:悬钟
盗汗:阴郄、复溜
纳少:中脘、足三里
遗尿:中极、膀胱俞
}
操作:风池、太冲用泻法,太溪用补法,其余主穴用平补平泻法
方义 {
①百会、印堂为督脉穴,可安神定志,益智健脑
②风池、太冲潜阳息风
③神门为心之原穴,内关为心包经络穴,可宁心安神
}

十 遗尿治法、基本处方及方义分析

遗尿治疗 {
治法:调理膀胱,温肾健脾。以任脉、足太阳经穴及相应背俞穴为主
主穴:关元　中极　膀胱俞　三阴交
配穴:肾阳虚加肾俞、命门;脾肺气虚加肺俞、气海、足三里;夜梦多加百会、神门
操作:毫针补法,配合用灸法。下腹部穴位,针尖向下斜刺,以针穿达到前阴部为佳
方义:关元培补元气,益肾固本。中极、膀胱俞促进膀胱气化功能。三阴交可健脾益气
}

第三节　皮外伤科病证

一 蛇串疮

蛇串疮治疗 {
治法:泻火解毒,通络止痛。以局部阿是穴及相应夹脊穴、手足少阳经穴为主
主穴:阿是穴　夹脊　支沟　阳陵泉　行间
配穴:肝经郁火加太冲、侠溪;脾经湿热加阴陵泉、血海;痰血阻络配合谷、血海;便秘配天枢;心烦配神门
操作:疱疹局部阿是穴用围针法,或用三棱针点刺疱疹及周围,拔火罐出血 3～5mL,夹脊穴向脊柱方向斜刺 1.5 寸,行捻转泻法,可用电针
方义:局部阿是穴围针或点刺拔罐可引火毒引出。本病是疱疹病毒侵害神经根所致,故取相应的夹脊穴。支沟、阳陵泉清泻少阳之邪热;行间为足厥阳肝经荥穴,具有疏肝泄热之功。诸穴合用,清热泻火,通络止痛
}

二 湿疹

湿疹 {
- 治法:清热利湿。以手阳明、足太阴经穴为主
- 主穴:曲池　阴陵泉　血海　阿是穴　风市
- 配穴:湿热浸淫加合谷、内庭;脾虚湿蕴加足三里、脾俞;血虚风燥加膈俞、三阴交;阴囊湿疹加期门、曲泉、蠡沟;肛门湿疹加长强;肘、膝窝湿疹加尺泽、委中;面部湿疹加风池、颧髎
- 操作:患部阿是穴用毫针围刺
- 方义:曲池清泻阳明热邪;阴陵泉清化湿浊;血海活血祛风
  - 患部阿是穴用毫针围刺可疏调局部经络之气,配合风市以祛风止痒
}

三 神经性皮炎

神经性皮炎 {
- 治法:疏风止痒,清热润燥。以病变局部阿是穴及手阳明、足太阴经穴为主
- 主穴:阿是穴　曲池　血海　膈俞
- 配穴:风热袭表加外关、风池;肝郁化热加肝俞、行间;血虚风燥加肝俞、足三里、三阴交
- 操作:患部阿是穴围刺,并可艾灸
- 方义:阿是穴,既可宣散局部的风热郁火,又能疏通患部的经络气血,使患部肌肤得以濡养;曲池祛风清热止痒;血海、膈俞调和营血
}

四 痄腮的治法、基本处方及方义分析;灯火灸法治疗痄腮的取穴与操作

痄腮 {
- 基本治疗 {
  - 治法:清热解毒,消肿散结。以手少阳、手足阳明经穴为主
  - 主穴:翳风　颊车　外关　合谷　关冲
  - 配穴:高热加大椎、商阳;睾丸肿痛加太冲、蠡沟;神昏抽搐加人中、十宣或十二井穴
  - 操作:关冲、商阳、十宣、十二井穴用三棱针点刺出血
  - 方义:①本病以少阳经为主,牵及阳明,故局部取手足少阳之会翳风、足阳明经穴颊车
    - ②远取手少阳络穴外关、井穴关冲及手阳明经原穴合谷,以清泻少阳阳明两经之郁热温毒
    - ③外关通阳维脉,"阳维为病苦寒热",与擅治头面之疾的合谷同用
}
- 灯火灸法
}

五 扭伤的治法、基本处方及方义分析

扭伤 {
- 辨证 {
  - ①红色为皮肉伤,青色为筋伤,紫色为瘀血留滞;新伤肿痛,活动不利,为气血阻滞;旧伤遇天气变化反复发作,为寒湿侵袭,瘀血阻络
  - ②根据扭伤部位的经络所在,辨清属于何经脉
}
- 基本治疗 {
  - 治法:祛瘀消肿,舒筋通络。以受伤局部腧穴为主
  - 主穴:①腰部:阿是穴　肾俞　腰痛穴　委中
    - ②踝部:阿是穴　申脉　丘墟　解溪
    - ③膝部:阿是穴　膝眼　膝阳关　梁丘
    - ④肩部:阿是穴　肩髃　肩髎　肩贞
    - ⑤肘部:阿是穴　曲池　小海　天井
    - ⑥腕部:阿是穴　阳溪　阳池　阳谷
    - ⑦髋部:阿是穴　环跳　秩边　承扶
  - 配穴:①根据受伤部位的经络所在,配合循经取穴
    - ②用手足同名取穴法(关节对应取穴法)
    - ③根据受伤部位的经络所在,在其上下循经邻近取穴
  - 操作:诸穴均针刺用泻法,陈旧性损伤可用灸法
  - 方义:扭伤属经筋病,"在筋守筋",故治疗当以扭伤局部取穴为主
}
}

六 瘾疹的治法、基本处方及方义分析

瘾疹治疗
- 治法：祛风止痒,养血和营。以手阳明、足太阴经穴、足太阳为主
- 主穴：曲池　合谷　血海　膈俞　委中
- 配穴：①风热袭表加大椎、风池;肠胃积热加内庭、天枢;湿邪较重加阴陵泉、三阴交
　　　　②血虚风燥加足三里、三阴交;呼吸困难加天突;恶心呕吐加内关
- 操作：毫针浅刺。委中、膈俞可点刺出血。急性者每日 1～2 次,慢性者隔日一次
- 方义：①曲池、合谷同属阳明,善于开泄,凡瘾疹外邪侵袭或肠胃蕴热者用之皆宜
　　　　②本病邪在营血,膈俞为血之会,委中又名血郄,与血海同用,可调理营血

七 乳痈的治法、基本处方及方义分析

乳痈治疗
- 治法：清热解毒,散结消痈。以足阳明、足厥阴经穴为主
- 主穴：期门　内关　肩井　膻中　足三里
- 配穴：肝郁甚者加太冲;胃热甚者加内庭;火毒甚者加厉兑、大敦
- 操作：诸穴均针刺用泻法,膻中可向乳房中心方向平刺
- 方义：①膻中、内关可宽胸理气,内关与期门远近相配,更能疏泄厥阴壅滞
　　　　②肩井为治疗乳痈的经验用穴,系手足少阳、足阳明、阳维脉交会穴

八 项痹证的辨证、治法、基本处方及方义分析

项痹
- 经络辨证
  - 督脉:足太阳经证:颈项、后枕部疼痛,项部僵紧不舒
  - 手太阳经证:颈项部不舒,压痛明显,疼痛可延前臂尺侧放散,第4～5 手指麻木
  - 手阳明经证:颈、肩、上臂的外侧和前臂桡侧发生放射性疼痛、麻木,可伴有拇指、食指、中指麻木
- 基本治疗
  - 治法:舒筋骨、通经络。取局部穴位及手足太阳经穴为主
  - 主穴:颈夹脊、阿是穴、天柱、后溪、申脉
    - 督脉、足太阳经证,风府、昆仑
    - 手太阳经证,小海、少泽
    - 手阳明经证,肩髃、曲池、合谷
    - 风寒痹阻,风门、大椎
  - 配穴:劳伤血瘀,膈俞、合谷
    - 肝肾亏虚,肝俞、肾俞
    - 头晕头痛,百会、风池
    - 恶心、呕吐,中脘、内关
    - 耳鸣、耳聋,听宫、外关
  - 操作:毫针泻法或平补平泻法。颈夹脊针刺时强调针感传至患侧肩背、前臂
  - 方义:①颈夹脊、阿是穴、天柱为局部选穴,可疏调颈部气血,舒筋骨,通经络
    　　　②后溪、申脉分属手足太阳经,且均为八脉交会穴,后溪通督脉,申脉通阳跷脉,两穴上下相配,功在疏导颈项、肩胛部气血

九 膝骨关节炎的辨证、治法、基本处方及方义分析

膝骨关节炎
- 经络辨证
  - 寒湿证:膝关节冷痛肿胀,遇冷加重,得温则减,舌质淡,苔白滑,脉沉迟
  - 瘀血证:膝关节疼痛剧烈,痛如针刺,痛处固定不移,夜间加重,伴有外伤史,舌质紫暗,或有瘀斑,脉涩
  - 肝肾亏虚:膝关节痛势隐隐,喜揉喜按,劳则加重,舌淡,脉细
- 基本治疗
  - 治法:通经活络,行气止痛。以病痛局部穴为主结合循经选穴及辨证选穴
  - 主穴:阿是穴、局部经穴
  - 配穴:行痹,膈俞、血海痛痹,肾俞、腰阳关着痹,阴陵泉、足三里热痹,大椎、曲池
  - 操作:寒痹、湿痹可加灸法。大椎、曲池可点刺出血。局部穴位可加拔罐,亦可用电针
  - 方义:①病痛局部循经选穴,可疏通经络气血,调和营卫,缓急止痛
    　　　②风邪偏盛之行痹,遵"治风先治血,血行风自灭"之义,取膈俞、血海以活血祛风
    　　　③寒邪偏盛之痛痹,取肾俞、腰阳关,益火之源,振奋阳气而祛寒邪
    　　　④湿邪偏盛之着痹,取阴陵泉、足三里健脾除湿
    　　　⑤热痹者,加大椎、曲池以泻热疏风、消肿止痛

第四节 五官科病证

一 耳鸣耳聋的治法、基本处方及方义分析

耳鸣耳聋

实证
- 治法：疏风泻火，通络开窍。以足少阳、手少阳以及局部经穴为主
- 主穴：翳风　听会　侠溪　中渚
- 配穴：肝胆火盛者，加行间、丘墟；外感风邪者，加外关、风池
- 操作：毫针泻法
- 方义：手少阳之中渚、翳风，足少阳之听会、侠溪，疏通少阳经络，清肝泻火。听宫为手太阳与手足少阳经交会穴

虚证
- 治法：益肾养窍。以足少阴经穴、局部穴为主
- 主穴：太溪　听宫　肾俞　翳风
- 配穴：肾气不足加肾俞、气海；肝肾亏虚加肾俞、肝俞
- 操作：毫针补法。肾气虚可用小艾炷灸患处
- 方义：耳鸣、耳聋之虚证责之于肾，太溪、照海可补益肾精、肾气。耳门、听宫为局部选穴，可疏通耳部经络气血

二 咽喉肿痛的治法、基本处方及方义分析

咽喉肿痛

实热证
- 治法：清热利咽，消肿止痛。以手太阴、手足阳明经穴为主
- 主穴：少商　尺泽　内庭　关冲　廉泉　天突
- 配穴：外感风热加风池、外关；肺胃实热加厉兑、鱼际
- 操作：少商、商阳、鱼际点刺出血，余穴用毫针泻法
- 方义：①廉泉、天突疏导咽部之气血以治标。少商系手太阴的井穴，点刺出血，可清泻肺热，为治疗喉证的主穴
  - ②尺泽为手太阴经的合穴，泻肺经实热，取"实则泻其子"之意
  - ③内庭能泻阳明郁热，配以三焦经井穴关冲，点刺出血，加强清泄肺胃之热

阴虚证
- 治法：滋阴降火，养阴清热。以足少阴经手太阳穴为主
- 主穴：太溪　照海　鱼际　列缺
- 配穴：入夜发热加三阴交、复溜
- 操作：毫针常规刺、补法或平补平泻法。列缺、照海行针时可配合做吞咽动作
- 方义：廉泉疏导咽部气血以治标，太溪是足少阴经原穴，照海为足少阴经和阴跷脉的交会穴，鱼际为手太阴经的荥穴

三 目赤肿痛的治法、基本处方及方义分析

目赤肿痛治疗
- 治法：清泄风热，消肿定痛。以手阳明、足厥阴、近部穴为主
- 主穴：合谷　太冲　风池　睛明　太阳
- 配穴：风热者，加少商、外关；肝胆火盛者，加行间、侠溪
- 操作：毫针泻法，太阳点刺出血
- 方义：①阳明、太阳、少阳经脉均循行目系，合谷调阳明经气以泄风热，太冲、风池分属肝胆两经，导肝胆之火下行
  - ②睛明为足太阳、阳明交会穴，可宣泄患部之郁热。太阳以泄热消肿

四 鼻渊的治法、基本处方及方义分析

鼻渊治疗
- 治法：清热宣肺，通利鼻窍。以手太阴、阳明经穴为主
- 主穴：列缺　合谷　迎香　印堂　通天
- 配穴：肺经风热加尺泽、少商；湿热阻窍加曲池、阴陵泉；胆腑郁热配阳陵泉，侠溪
- 操作：少商点刺出血，余穴以毫针泻法
- 方义：印堂位于鼻上，迎香夹于鼻旁，近取二穴，散鼻邪之郁热而通利鼻窍且迎香、合谷同属大肠经，两穴远近络合，以清泄大肠经热邪；合谷与列缺又为表里经配穴，可清泄肺热，通天善通鼻窍

五 牙痛的治法、基本处方及方义分析

牙痛治疗
- 治法：祛风泻火，通络止痛。以手足阳明经穴为主
- 主穴：合谷　颊车　下关
- 配穴：风火牙痛加外关、风池；胃火牙痛加内庭、二间；阴虚牙痛加太溪、行间
- 操作：①主穴用泻法，循经远取合谷可左右交叉刺，持续行针1～3分钟
  ②配穴太溪用补法，行间用泻法
- 方义：合谷为远道取穴，可疏通阳明经络，并兼有祛风作用，可通络止痛，为治疗牙痛之要穴。颊车、下关为近部选穴

第五节　急证

一 晕厥的基本处方、方义分析及操作

晕厥治疗
- 取穴：以督脉及手厥阴经穴为主
- 主穴：水沟　涌泉　内关
- 配穴：虚证者，加气海、关元；实证者，加合谷、太冲
- 操作：足三里用补法；水沟、内关用泻法。涌泉用平补平泻法。气海、关元、百会灸法
- 方义：①水沟属督脉穴，督脉入脑上颠，取之有开窍醒神之功
  ②中冲为心包经井穴，能调阴阳经气之逆乱，为治疗昏厥之要穴
  ③涌泉激发肾经之气，最能醒神开窍，用于昏厥之重证。足三里可补益气血

二 虚脱的基本处方、方义分析及操作

虚脱治疗
- 取穴：以任督脉及手厥阴经穴为主
- 主穴：素髎　内关　关元　百会　神阙
- 配穴：亡阳配气海、关元、足三里；亡阴配太溪、涌泉；神志昏迷者配中冲、涌泉
- 操作：素髎毫针强刺激；内关用补法。关元、神阙、百会用灸法。配穴中冲、涌泉用点刺法
- 方义：素髎、百会能醒脑开窍，升阳救逆；神阙、关元重灸可大补元气，敛阴固脱，回阳救逆；内关通心络、益心气、强心醒神

三 高热的基本处方、方义分析及操作

高热治疗
- 取穴：以督脉、井穴、手阳明经穴为主
- 主穴：大椎　十二井　十宣　曲池　合谷
- 配穴：①肺卫热盛配尺泽、鱼际；气分热盛加内庭
  ②热入营血加内关、血海；抽搐加太冲；神昏加水沟、内关
- 操作：毫针泻法。大椎刺络拔罐放血，十宣、井穴点穴出血
- 方义：大椎属督脉，为诸阳之会，总督一身之阳。十二井、十宣穴皆在四末，为阴阳经交接之处，三穴点刺，具有明显的退热作用。合谷、曲池清泄肺热

四 抽搐的基本处方、方义分析及操作

抽搐治疗
- 取穴：以督脉及手足厥阴为主
- 主穴：水沟　内关　合谷　太冲　阳陵泉
- 配穴：①热极生风加大椎、曲池；神昏加十宣、涌泉
  ②痰盛加风池、丰隆；血虚加血海、足三里
- 操作：毫针泻法。配穴按补虚泻实法操作
- 方义：督脉入络脑，水沟为督脉要穴，可醒脑开窍。内关为手厥阴心包经穴，助水沟醒脑开窍。合谷、太冲相配，称为开四关，为息风止痉之首选穴；筋会阳陵泉，镇肝息风

五 心绞痛的基本处方及操作

心绞痛治疗
- 取穴：以手厥阴、手少阴经穴为主
- 主穴：内关　阴郄　膻中　郄门
- 配穴：气滞血瘀者，加血海、太冲；痰湿闭阻加中脘、丰隆；寒邪凝滞配神阙、至阳；阳气虚衰宜用灸法
- 操作：膻中向下刺，以有麻胀感为度；寒邪凝滞、阳气虚衰宜用灸法

六 胆绞痛的基本处方及操作

胆绞痛治疗
- 取穴：以足少阳胆经穴及相应俞募穴为主。胆囊穴为治疗胆囊疾病的经验穴
- 主穴：胆囊穴　阳陵泉　胆俞　日月
- 配穴：呕吐者，加内关、足三里；肝胆湿热配行间、阴陵泉；肝胆气滞配太冲、丘墟；发热者，加曲池、大椎
- 操作：常规针刺、久留针、间歇行针以保持较强的针感，或用电针

七 胆道蛔虫症的基本处方及操作

胆道蛔虫症治疗
- 取穴：以足少阳、手足阳明经穴为主。胆囊穴为治疗胆囊疾病的经验穴
- 主穴：胆囊穴　迎香　四白　鸠尾　日月
- 配穴：呕吐者，加内关、足三里
- 操作：毫针泻法。迎香透四白，鸠尾透日月。每次留针1～2小时

八 肾绞痛的基本处方及操作

肾绞痛治疗
- 取穴：以相应俞募穴及足太阴经穴为主
- 主穴：肾俞　三阴交　京门　膀胱俞　中极
- 配穴：血尿加血海、地机；下焦湿热配阴陵泉、委阳；肾气虚配水分、关元；恶心呕吐配内关、足三里；尿石配次髎、水道
- 操作：毫针泻法

冲刺篇 ◈ 中医基础理论

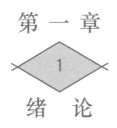

第一章

1

绪 论

本章为非重点内容,历年考试来看,一般1~2道题,有的年份也可能一道题没有。一般都为该科目的第一题,亦多为《中医综合》单选第一题或多选第一题。

此题出题点多在整体观念,尤其应该结合经典内容进行理解,辨证论治亦为一个常考点,其次在中医基础理论体系的形成于发展中偶尔有考题。

■ 专题预测

专题一 金元四大家

名	字	派别	代表名言	学术观点
刘完素	守真	寒凉派	"六气皆从火化""五志过极皆能生火"	"火热论",用药以寒凉为主。他的学术观点给温病学说的形成以启示
张从正	子和	攻邪派	"邪去则正安"	"攻邪论",认为病从邪生,以汗、吐、下为攻去病邪的三个主要方法
李杲	明之	补土派	"内伤脾胃,百病由生"	认为脾胃在人体具有重要作用,治疗当以补益脾胃为先
朱震亨	彦修	滋阴派	"阳常有余,阴常不足"	"相火论",治病以滋阴降火为主

专题二 温病四大家

名	字	学术著作	代表名言	学术贡献
吴有性	又可	《温疫论》	戾气多"从口鼻而入"	创"戾气"说
叶桂	天士	《温热论》	"温邪上受,首先犯肺,逆传心包"	阐明了温病传变规律
薛雪	生白	《湿热条辨》	—	阐述了湿热病的病因、症状、传变规律、治则治法
吴瑭	鞠通	《温病条辨》	"凡病温者,始于上焦,在手太阴"	创立了温热病的三焦辨证理论

注:通常说四大家是叶、薛、吴、王。清朝温病四大家是叶桂、薛雪、吴瑭、王士雄。

专题三 整体观念

考点	经典原文	考题例证
人与自然环境的统一性	《素问·脉要精微论》说："四变之动,脉与之上下。""春日浮,如鱼之游在波;夏日在肤,泛泛乎万物有余;秋日下肤,蛰虫将去;冬日在骨,蛰虫周密。"	(200801)天人相应,四时脉象的变化,如《素问·脉要精微论》所说:"春日浮",则可见
	《灵枢·顺气一日分为四时》说："夫百病者,多以旦慧、昼安、夕加、夜甚……朝则人气始生,病气衰,故旦慧;日中人气长,长则胜邪,故安;夕则人气始衰,邪气始生,故加;夜半人气入藏,邪气独居于身,故甚也。"	(200501)《灵枢·顺气一日分为四时》说："夫百病者,多以旦慧"是因为
	《素问·生气通天论》说："故阳气者,一日而主外,平旦人气生,日中而阳气隆,日西而阳气已虚,气门乃闭。"	暂无
	"大抵富贵之人多劳心,贫贱之人多劳力;富贵者膏粱自奉,贫贱者藜藿苟充;富贵者曲房广厦,贫贱者陋巷茅茨。"	暂无
	"故贵脱势,虽不中邪,精神内伤,身必败亡;始富后贫,虽不伤邪,皮焦筋屈,痿躄为挛。"	暂无

专题四 辨证论治

考点	概念	本质	举例
同病异治	同一种病,由于发病的时间、地域不同,或所处的疾病的阶段或类型不同,或病人的体质有异,故反映出的证候不同,因而治疗也就有异	病同证异	风寒感冒——辛温解表 风热感冒——辛凉解表 风燥感冒——辛润解表 气虚感冒——益气解表
异病同治	几种不同的疾病,在其发展变化过程中出现了大致相同的病机,大致相同的证,故可用大致相同的治法和方药来治疗	病异证同	胃下垂、肾下垂、子宫脱垂、脱肛——中气下陷——补益中气——补中益气汤

◆ 刘应科 ◆ 考研中医综合复习指导

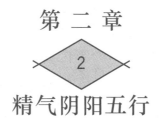

第 二 章

精气阴阳五行

■■ 考 点 预 测

　　本章为重要的内容,历年考试来看,一般出现 3~4 道题,其中 2004 年考过 6 题。
　　此部分出题点多在阴阳学说与五行学说,尤其应该结合经典内容进行理解。阴阳之间的关系相对应的经典阐释是考试的重点。

■■ 专 题 预 测

专题一　哲学理论中精气学说对中医学的影响

理论体系	哲学	中医学
精气学说	精气是宇宙万物本原	精是人体脏腑组织生成本原
	气是运动不息的,是推动宇宙万物发生发展和变化的动力	气是人体生命活动的动力,是维持人体生命活动之根本
	"元气一元论"	人身诸气皆由一身之气所化
整体观念	精气是自然、社会、人类及其道德精神获得统一的物质基础;精气是宇宙万物的构成本原;运行于宇宙中的精气,充塞于各个有形物之间,具有传递信息的中介作用,使万物之间产生感应	人与自然、社会环境之间时刻进行着各种物质与信息的交流。自然、社会环境的各种变化,对人体的生理、病理则产生一定影响

专题二　精气学说的内容

专题三　阴阳之间的相互关系

考点	含义	生理(自然界)	病理	治法	考题例证
阴阳的对立制约	属性相反的阴阳双方在一个统一体中的相互斗争、相互制约和相互排斥	阴平阳秘	"阴胜则阳病,阳胜则阴病";"阳虚则阴盛,阴虚则阳亢"	"寒者热之,热者寒之""阴病治阳,阳病治阴""热因热用,寒因寒用"	(201702)与"阳胜则阴病"病理变化相关的是

◇冲刺篇◇　中医基础理论

1089

考点	含义	生理(自然界)	病理	治法	考题例证
阴阳的互根互用	相互对立的阴阳两个方面,具有相互依存,互为根本的关系	"阴在内,阳之守也,阳在外,阴之使也"	"孤阴不生,独阳不长"	"阳中求阴,阴中求阳"	(200702)确立"阴中求阳,阳中求阴"治法的理论依据是
阴阳的消长平衡	一定限度、一定时间内的"阴消阳长""阳消阴长"之中维持着相对的平衡	"夏至四十五日,阴气微上,阳气微下"	"阴胜则阳病,阳胜则阴病;阳胜则热,阴胜则寒"	—	(200701)《素问.脉要精微论》说:"夏至四十五日,阴气微上,阳气微下",说明了

专题四　阴阳学说在五行中的应用

专题五　事物属性的五行归类

自　　然　　界							五行	人　　体						
五音	五味	五色	五化	五气	五方	五季		五脏	五腑	五官	形体	情志	五声	变动
角	酸	青	生	风	东	春	木	肝	胆	目	筋	怒	呼	握
徵	苦	赤	长	暑	南	夏	火	心	小肠	舌	脉	喜	笑	忧
宫	甘	黄	化	湿	中	长夏	土	脾	胃	口	肉	思	歌	哕
商	辛	白	收	燥	西	秋	金	肺	大肠	鼻	皮	悲	哭	咳
羽	咸	黑	藏	寒	北	冬	水	肾	膀胱	耳	骨	恐	呻	栗

专题六　五行学说的内容

专题七　五行学说在中医学的应用

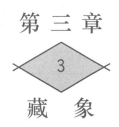

第 三 章

3

藏 象

　　藏象为重点和高频考点,历年考试来看,2000 年以前,一般出 10 道题左右,2000 年以后,则 5 道题左右。此外,本章亦为其他学科相关章节的基础,考纲涉及的内容多为重点,均有出题的可能,必须牢记,尤其应该结合经典内容进行理解。

■■■ 专 题 预 测

专题一　五脏的生理功能、生理特性、与体、窍、志、液、时的关系

名称	原文	生理功能	生理特性	与体、窍、志、液、时的关系
心	"君主之官,神明出焉"	主血脉;主藏神	心为阳脏而主通明,心火主降	在体合脉,其华在面,在窍为舌,在志为喜,在液为汗,在时为夏
肺	"相傅之官,治节出焉"	主气,司呼吸;主行水;朝百脉,主治节	肺为娇脏、喜清肃;运动形式:宣发、肃降	在体合皮,其华在毛,在窍为鼻,在志为悲(忧),在液为涕,在时为秋
脾	"仓廪之官,五味出焉"(脾胃);"后天之本,气血生化之源"	主运化;主统血	脾气上升,以升为健;喜燥恶湿,得阳始运	在体合肉、主四肢,在窍为口,其华在唇,在志为思,在液为涎,在时为长夏之("脾主四时")
肝	"将军之官,谋虑出焉"	主疏泄;主藏血	肝为刚脏,体阴而用阳;主升发,喜条达而恶抑郁	在体合筋,其华在爪,在窍为目,在志为怒,在液为泪,在时为春
肾	"作强之官,技巧出焉""先天之本"	藏精;主水;主纳气	肾主蛰守位,为阴阳水火之宅	在体合骨、生髓,其华在发,在窍为耳及二阴,在志为恐,与冬气相通应,在液为唾

专题二　六腑的生理功能

名称	原文	生理功能
胆	"中正之官,决断出焉""中精之府"	贮藏和排泄胆汁、助消化;主决断,与人的勇怯有关
胃	"仓廪之官,五味出焉"(脾胃)	主受纳,腐熟水谷,主通降、以降为和
小肠	"受盛之官,化物出焉"	主受盛化物;泌别清浊(小肠主液)
大肠	"传导之官,变化出焉"	传导糟粕;排泄大便(大肠主津)
膀胱	"州都之官,津液藏焉,气化则能出矣"	贮存尿液;排泄尿液
三焦	"决渎之官,水道出焉"	通行诸气;运行水液

专题三　各脏腑关系总结

1. 脏与脏之间的生理联系

心与肺	心主行血,肺司呼吸,在血液运行与呼吸吐纳之间协同调节
心与脾	心主行血而脾主统血,在血液生成方面的相互为用及血液运行方面的相互协同
心与肝	行血与藏血协调共济,调节精神情志
心与肾	心肾相交。机理:水火既济、精神互用、君相安位
肺与脾	在后天之气的生成与水液代谢两个方面相互配合
肺与肝	协调气机升降
肺与肾	调节水液代谢、协调呼吸运动及阴阳互资
脾与肝	疏泄与运化的相互为用、藏血与统血的相互协调
肝与肾	精血同源、藏泄互用以及阴阳互滋互制
脾与肾	先天与后天的互促互助,共同调节水液代谢

2. 腑与腑

◎提示▶▶▶六腑之间的关系,主要体现于饮食物的消化,吸收和排泄过程中的相互关系和密切配合。

六腑对饮食物的协同作用

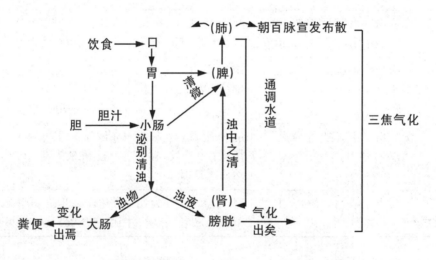

专题四　脏、腑、奇恒之腑的区别

名称	功能	形态	特点	与经脉相络属
五脏	化藏精气	实质器官	藏而不泻,满而不实	有、主里属阴
六腑	传化水谷	中空有腔	泻而不藏,实而不满	有、主表属阳
奇恒之腑	贮藏精气	中空有腔	同五脏(除胆外)	无

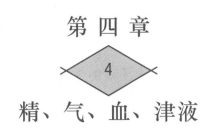

第 四 章

4

精、气、血、津液

■■ **考 点 预 测**

本章内容为次重点内容,从历年考试来看,一般出3～4道题。

此出题点多以气的功能、分布和气机失常病症为常考点,难点常在于与经典的结合的相关概念的理解;精部分内容为新增内容。

■■ **专 题 预 测**

专题一　人体之精生成及功能

精的生成	功能	与气血关系
禀受于父母的先天之精后天获得的"水谷之精"	①繁衍生命—精是生命的本源;②濡养作用—滋养各脏腑形体官窍;③化血作用;④化气作用;⑤化神使用—"精气不散,神守不分"	精气互化互生 精血互化互生

专题二　人体的各种气

名称	组成	其充盈相关脏腑、物质	分布	作用	病症举例
卫气	水谷之气中的彪悍滑利部分	脾、胃	皮肤之中、分肉之间、熏于肓膜、散于胸腹	①防御外邪②温养全身③调控腠理	①外感邪气②热性病变③无汗、多汗、自汗
营气	水谷之气的精华部分	脾、胃	行于脉中,达全身	①化生血液②营养全身	①血虚证②生理功能减退
宗气	谷气与自然界清气	肺、脾的功能的正常和饮食营养的充足	集聚于胸,通过呼吸道、心脉、三焦布散全身	行呼吸、行血气和资先天	①呼吸、语言、发音相关②血行瘀滞,虚里搏动的异常③先天之气不足

名称	组成	其充盈相关脏腑、物质	分布	作用	病症举例
元气	先天之精(肾所藏)化生,水谷之精滋养补充	先天之精、脾胃运化与饮食营养、后天之精	通过三焦流行全身	推动和调节人体生长、发育和生殖机能;推动和调控各脏腑、经络、形体、官窍的主要活动	①形体衰老之象 ②生长发育迟缓、生殖机能低下
脏腑之气	一身之气分布到脏腑或脏腑之精化生(同源性和相对特异性)	肾阴阳为根本	脏腑	分阴阳: ①温煦、推动、兴奋 ②凉润、宁静、抑制 ③构成脏腑的基本物质	①虚热性病证 ②虚寒性病证
经络之气	一身之气分布到经络	—	经络系统	①各种刺激、信息、感应、负载和传导 ②构成脏腑的基本物质	—

专题三　血的生成、代谢

血的生成相关因素	血的运行相关因素
脾胃:运化的水谷精微为血液化生之源; 肾:藏先天之精,精髓化血; 心:中焦受气取汁,奉心化赤而为血; 肺:吸入清气,灌注心脉	气的推动、温煦、凉润和固摄(主要)
	脉道完好、无阻
	血质量(清浊、黏稠)
	病邪的影响(寒热痰浊)
	心主血脉,推动作用(主导)
	肺主治节,宣降功能
	肝主疏泄、藏血功能
	脾主统血

专题四　津液的生成、代谢

津液生成相关因素	津液输布的相关因素	津液排泄相关因素
胃主受纳腐熟、吸收部分精微; 小肠泌别清浊; 大肠主津; 脾的转输	脾上输于肺和灌四旁; 肺主宣发津液、肃降浊液、津液; 肾气蒸腾气化水液; 肝主疏泄,调畅气机; 三焦为通路	肾的蒸化产生尿液、对尿液有推动、固摄作用; 肺宣发至皮毛、在气的蒸腾作用下而成汗液;呼气的作用; 脾胃大肠正常,大肠排出粪便

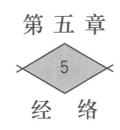

第五章
5
经 络

◆考 点 预 测

本章内容为必考内容,历年考试来看,一般出2~3道题。

此出题点多以经络的功能和经络的交接、汇集处为常考点,难点常在于循行于某特殊部位的经络总结。

■■专 题 预 测

专题一 十二经脉名称分类和交接点

名称	阴经(属脏)	阳经(属腑)	交接部位	循行部位(阴经行于内侧,阳经行于外侧)
手	太阴肺经	阳明大肠经	食指	上肢前缘
	厥阴心包经	少阳三焦经	无名指	上肢中线
	少阴心经	太阳小肠经	小指	上肢后缘
足	太阴脾经*	阳明胃经	足大趾	下肢前缘
	厥阴肝经*	少阳胆经	足大爪甲后	下肢中线
	少阴肾经	太阳膀胱经	足小趾	下肢后缘

* 在小腿下半部和足背部,肝经在前缘,脾经在中线。在内踝尖上八寸处交叉后,脾经在前缘,肝经在中线。

专题二 同名手足阳经头部交接

经 络	部 位
手阳明大肠经和足阳明胃经	鼻翼旁
手太阳小肠经和足太阳膀胱经	目内眦(睛明穴)
手少阳三焦经和足少阳胆经	目外眦(瞳子髎穴)

专题三 手足阴经的胸部交接

经 络	部 位
太阴脾经、少阴心经	心中
厥阴肝经、太阴肺经	肺中
少阴肾经厥阴心包经	胸中

专题四 经络在头部分布特点

经络	分布特点
肾经	沿喉咙,经舌根两旁
脾经	连舌本、散舌下
心、肝	目
肝、督脉	头顶

专题五 经络分布特点

经络	分布特点
耳朵	三焦、胆、阳维脉
面颊	大肠、小肠、三焦、肝、任脉
口唇四周	大肠、胃、督脉、任脉、阳跷脉、冲脉
上齿	胃
下齿	大肠
喉咙	肺、胃、肾、肝、督脉、任脉、阴维脉
肩部、肩胛	手三阳、阳维脉
缺盆(锁骨上窝)	大肠、胃、小肠、三焦、胆、阴跷脉、阳跷脉
腋下	手三阴、胆
食道	心、脾、小肠
气街	胃、冲脉、胆
胞中	任脉、督脉、冲脉
会阴	肝、任脉、冲脉

◎提示▶▶▶除了大肠经在头面部交叉走向对侧,一般经络不走向对侧。

专题六 经络的作用、特点

名称	作用	备注
十二正经	气血运行的主要通道	①有一定的循行部位、交接部位 ②与脏腑直接络属 ③相互有表里关系
十二经别	①加强十二经脉表里在体内关系 ②补充十二正经的作用	起于四肢肘膝以上部位
奇经八脉	统率、联络、调节十二经脉的气血	与脏腑无直接络属相互无表里关系

名称	作用	备注
别络（络脉）	①加强表里两经在体表的联系 ②统领一身诸络，加强人体前、后、侧面统一联系 ③渗灌气血以濡养全身	由本经别走相表里的经脉
孙络	溢奇邪、通荣卫	难以计数、最小的络脉、布全身
浮络	沟通经脉、输达肌表	无特定位置，在人浅表
经筋	关节的运动	结、聚、散、络于筋肉、关节
皮部	①有助诊断 ②对外界变化有调节 ③依据卫气抗外邪	人体最浅表

专题七　奇经八脉的作用

名称	作用
督脉	①调节阳经之气血 ②反映脑、髓、肾的机能
任脉	①调节阴经之气血 ②主胞胎。和月经、生殖有关
冲脉	①调节十二经之气血 ②血海。月经和孕育有关
带脉	①约束纵行经脉 ②妇女带下
阴跷脉（起于照海）和阳跷脉（起于申脉）	①交于目内眦、主左右之阴阳、司眼睑开合 ②司下肢运动
阴维脉和阳维脉	联络全身的阴阳经络

专题八　经别、别络的区别

区别比较 \ 名称		经别	别络
分布		从十二正经分出，肘膝以上别出，深入躯体循行于胸腹头部	分布于体表，从肘膝关节以下分出
分布个性生理功能		出入离合、十二条、六合	只入胸腹腔但无固定属络关系十五条（加上督、任、脾三大络）
		加强体表与体内、四肢与躯干的向心性	加强表里经在体表的联系，扩大气血灌注面积
		加强十二经脉表里两经在体内的联系	突出阳经位置 阴经并于阳经
		无穴病症	—
范畴		经脉	络脉

区别 名称 比较	经别	别络
循行特点	离合出入； 从四肢肘膝以上部位别出，深入躯体深部、循行于胸腹和头部；而后出于浅表	从四肢肘膝以下别出，多行于体表；虽入胸腹腔，但和内脏无固定络属关系
作用	加强十二经脉表里两经在体内的联系（也能加强脏腑络属关系）；加强体表与体内、四肢与躯干的向心性联系；加强十二经脉和头面部的联系；加强足三阴、足三阳和心脏的联系；扩大十二经脉的主治范围	加强十二经脉表里两经在体表的联系；加强人体前后、侧面统一联系，统率其他络脉；渗灌全身气血

专题九　督脉、任脉分别和其他经脉的交接穴的总结

名称	和督脉交接穴
手足三阳经	大椎
足太阳经	百会、脑户
阳维脉经	风府、哑门

名称	和任脉交接穴
足三阴经	中极、关元
足厥阴经	曲骨
足太阴经	下脘
手太阴经	上脘
阴维脉	廉泉、天突

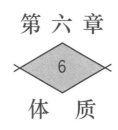

第 六 章

6

体 质

■■ 考点预测

本章内容为2017年新增内容,未有考题,但应注意加强体质内容的理解。

■■ 专题预测

专题 体质学说

体质的概念	体质学说的应用
体质,是指人体生命过程中,在先天禀赋和后天获得的基础上所形成的形态结构、生理机能和心理状态方面综合的相对稳定的固有特质	①说明个体对某些病因的易感性,同气相求 ②阐释发病原理:体质强弱决定着发病与否及发病情况 ③解释病理变化:体质因素决定病机的从化 ④指导辨证:体质是辨证的基础,体质决定临床证候类型 ⑤指导治疗:区别体质特征而治,根据体质特征注意针药宜忌,兼顾体质特征重视善后调理 ⑥指导养生:饮食调养方面,在精神调摄方面

◆冲刺篇◆ 中医基础理论

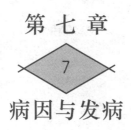

第 七 章

病因与发病

■ 考 点 预 测

　　本章内容较为重要,历年考试来看,一般有3~4题。本章的考点较为分散,出题点多在六淫、疠气、七情致病特点、痰饮、瘀血、结石形成原因及相关脏腑。发病部分偶有出题,需理解正气及邪气在发病中的作用,饮食失常及七情致病应该结合经典内容进行理解。

■ 专 题 预 测

专题一　病因分类的沿革

来源	学术观点
《内经》	生于阳——得之风雨寒暑;生于阴——得之饮食居处,阴阳喜怒;脏——喜怒不节则伤脏;上——风雨则伤上;下——清湿则伤下
张仲景	一者——经络受邪,入脏腑,为内所因也;二者——四肢九窍,血脉相传,壅塞不通,为外皮肤所中也;三者——房室、金刃、虫兽所伤
葛洪三因论	一为内疾,二为外发,三为他犯
巢元方	首次提出具有传染性的乖戾之气
陈无择 三因分类法	外因——六淫,内因——七情,不内外因——劳倦、饮食劳倦、跌仆金刃,虫兽所伤

专题二　六淫致病的特点

六淫名称	性质和致病特点
风	风为阳邪,轻扬开泄,易袭阳位; 善行而数变; 风性主动; 风为百病之长
寒	寒为阴邪,易伤阳气; 寒性凝滞——气血津液凝结,经脉阻滞不通则痛; 寒性收引——腠理、经络、筋脉收缩挛急
暑	暑为阳邪,其性炎热; 暑性升散,易扰心神,易耗气伤津; 暑多夹湿

六淫名称	性质和致病特点
湿	湿为阴邪,易损伤阳气; 湿性重浊; 湿性黏滞——黏即黏腻、滞即停滞,阻遏气机; 湿性趋下,易袭阴位
燥	燥性干涩,易伤津液; 损伤肺津
火	火热为阳邪,其性趋上; 火热易扰心神; 火热易伤津耗气; 火热易生风动血; 火热易致阳性疮痈

专题三　疠气

病因名称	致病特点	影响疠气产生的原因
疠气	发病急骤,病情危笃 传染性强,易于流行 一气一病,症状相似	气候、环境、社会、预防措施不当

专题四　七情

致病特点		
	直接伤及内脏	损伤相应之脏
		首先影响心神
		数情交织,多伤心肝脾
		易损潜病之脏
	影响脏腑气机	怒则气上,喜则气缓
		惊则气乱,思则气结
		悲则气消,恐则气下
	多发为情志病	情志刺激而发或诱发
		疾病兼有
	七情变化影响病情	乐观向愈,悲观加重
经典阐述	《素问·举痛论》说:"怒则气上,喜则气缓,悲则气消,恐则气下……惊则气乱……思则气结。" 《素问·生气通天论》说:"大怒则形气绝,而血菀于上,使人薄厥。" 《灵枢·本神》说:"喜乐者,神惮散而不藏。" 《素问·举痛论》说:"悲则心系急,肺布叶举,而上焦不通,营卫不散,热气在中,故气消矣。" 《素问·举痛论》说:"思则心有所存,神有所归,正气留而不行,故气结矣。"	

专题五 《内经》饮食不节论述

内经章节	原文	考题例证
《素问·五脏生成》	"多食咸则脉凝泣而变色;多食苦则皮槁而毛拔;多食辛则筋急而爪枯;多食酸,则肉胝䐃而唇揭;多食甘则骨痛而发落,此五味之所伤也。故心欲苦,肺欲辛,肝欲酸,脾欲甘,肾欲咸,此五味之所合也"	(19917)《素问·五脏生成》说"多食酸"则: (199412)《素问·五脏生成》说"多食甘则": (200109)《素问·五脏生成》说:"多食辛,可致"
《素问·生气通天论》	"味过于酸,肝气以津,脾气乃绝;味过于咸,大骨气劳,短肌,心气抑;味过于甘,心气喘满,色黑,肾气不衡;味过于苦,脾气不濡,胃气乃厚;味过于辛,筋脉沮弛,精神乃央"	(199911)《素问·生气通天论》说:"味过于苦"则 (2005110)《素问·生气通天伦》说:"味过于苦",则

专题六 痰饮、瘀血、结石

病邪		形成	治病特点
痰饮	痰:有形、无形	肺、脾、肾、肝、三焦、脏腑气化功能失常;外感、内伤因素直接产生	阻滞气血运行; 影响水液代谢; 易于蒙蔽心神; 致病广泛,变幻多端
	饮:"痰饮""悬饮""支饮""溢饮"		
瘀血	恶血、衃血、蓄血、败血、污血	血出、气滞、因虚、血寒、血热致瘀	阻滞气机; 影响血脉运行; 影响新血生成; 病位固定、病证繁多; 疼痛、肿块、出血、色紫暗、肌肤甲错、涩脉或结代脉
结石		饮食不当、情志失常、药物服用不当、体质、久病损伤	①多发于肝、肾、胆、胃、膀胱等脏腑; ②病程较长,病情轻重不一; ③阻滞气机,损伤脉络

专题七 正气与邪气在发病中的作用

正气	邪气
正气不足是疾病发生的内在根据	邪气是发病的重要条件
《素问·刺法论》说:"正气存内,邪不可干。"	一定的条件下,起主导作用
正邪斗争的胜负,决定发病与不发病	
正能胜邪则不发病	邪胜正负则发病

专题八　发病类型

发病类型	特点
感邪即发（又称卒发、顿发）	感邪较甚，情志遽变，感受厉气，毒物所伤，急性外伤
徐发	见于内伤邪气致病，如思虑过度、房事不节、忧虑不解、嗜酒成癖等，机体渐进性病理改变，逐渐出现临床症状；在外感病邪中，感受湿邪为病
伏而后发	外感性"伏气温病""伏暑"
继发	肝阳上亢所致的中风，小儿积食而至的疳积，肝气郁结日久继发的"癥积""臌胀"，久疟继发的"疟母"
合病	感邪较盛，正气相对不足，太阳与少阳合病
复发	复病的特点：临床表现类似于初病，复发的次数愈多，预后愈差，大多有诱因

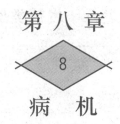

第八章

病 机

■ 考 点 预 测

　　本章内容为重点内容,历年考试来看,一般出4~6道题,每年都会涉及,应重点掌握。
　　本章内容出题分散,分布在邪正盛衰、气血失常、阴阳失调、津液代谢失常、内生五邪、脏腑失常等病机中,需逐一掌握。

■ 专 题 预 测

专题一　邪正盛衰与虚实病机

虚实病机		含义	特点	形成
实		邪气亢盛为矛盾主要方面	正邪斗争激烈剧烈、有余的证候	邪气盛则实
虚		以正气虚损为矛盾主要方面	正邪斗争不剧烈虚弱、衰退和不足	精气夺则虚
虚实错杂	虚中夹实	邪盛与正虚同时并存	正虚为主,兼实邪	—
	实中夹虚		邪实为主,兼正虚	
虚实转化	由实转虚	—	实证消失,完全转化为虚证	实邪久留而损伤正气
	由虚转实		虚证消失,完全转化为实证	正气不足而致实邪积聚
虚实真假	真虚假实	本质为"虚",表现为"实"	至虚有盛候	正气虚弱,推动、激发功能减退
	真实假虚	本质为"实",表现为"虚"	大实有羸状	邪气亢盛、结聚于内,阻滞经络,气血不能畅达于外

专题二　邪正盛衰与疾病的转归

邪正盛衰		特点	转归
正胜邪退		正日盛,邪日衰	好转或痊愈
邪胜正衰		邪气亢盛,正气虚弱而抗邪无力	恶化,甚至死亡
邪正相持	邪正相持	正气不甚虚弱,邪气亦不亢盛,二者相持不下	病邪稽留,或为慢性
	正虚邪恋	正气已虚,余邪未尽	趋好转或痊愈 迁延或慢性病,或留下后遗症

专题三　阴阳失调病机

类型		含义	特点	表现
阳偏盛		阳气病理性偏盛,机能亢奋	阳盛而阴未虚(或虚亏不甚)	热、动、燥
阴偏盛		阴气病理性偏盛,机能抑制	阴寒偏盛而阳气未虚(或虚损不甚)	寒、静、湿
阳偏衰		阳气虚损,机能衰退或衰弱	阳不制阴,阴气相对偏亢	虚寒证
阴偏衰		阴气不足,阴不制阳,虚性亢奋	阴气不足、阳气相对亢盛	虚热证
阴阳互损		阴或阳虚损,影响相对一方,致阴阳俱损	肾阴阳为基础形成	阴损及阳 阳损及阴
阴阳格拒	阴盛格阳	阴寒内盛,迫阳于外	阴寒内盛是疾病的本质	真寒假热
	阳盛格阴	邪热内盛,格阴于外	阳盛于内是疾病的本质	真热假寒
阴阳转化	由阴转阳	阴偏胜的寒证,转化为阳偏盛的热证	寒证从阳化阴	由寒化热
	由阳转阴	阳偏胜的热证,转化为阴偏盛的寒证	热证从阴化阳	由热化寒
阴阳亡失	亡阳	邪盛、过汗、阳气的严重耗散、素体阳虚后过劳致阳气严重耗散	阴及阳亡失相互影响"阴阳离决,精气乃绝"	大汗淋漓,肌肤手足逆冷,蜷卧,神疲,脉微欲绝
	亡阴	邪热煎熬致阴液耗散		喘渴烦躁,手足虽温而汗多欲脱

专题四　气机失常

类型	原因	影响主要脏腑
气滞	情志、有形实邪阻滞	肝、肺、脾、胃
气逆	情志、饮食、痰浊致气逆于上	肺、胃、肝
气陷	(中气)气虚不举	胃、肾、子宫
气闭	浊邪外阻,气郁之极,气不外达	肝、心、肺
气脱	正虚、大出血、大汗,气大量亡失	肺、肾

专题五　血的失常

类型	原因	表现
血虚	损耗过多、化源不足、生血功能减退	血虚失养肌肉、头面、关节、心神等失养
血瘀	气滞、气虚、痰浊、瘀血、血寒、血热	疼痛、肿块、出血、面目黧黑、肌肤甲错、唇舌紫暗、瘀斑
血寒	外感寒邪,阳气失于温煦	局部疼痛,伴见手足、爪甲、皮肤及舌色青紫
血热	邪热入血,五志过极化火	热象、耗血、动血、伤阴
出血	血溢脉外。血热、气虚、外伤、瘀血内阻等	热象,又有动血,气不摄血,因中气不足,气不摄血的咯血、吐血、皮肤紫斑、便血、尿血、崩漏等症,面色不华,气虚表现,外伤皮肉损伤,血行不畅,出现疼痛、出血、瘀斑、血肿等。瘀血内阻出血,血色紫黯,或夹有瘀血块

专题六　津液的区别

名称	性质	流动性	功能	分布	代谢失调相关脏腑
津	清晰	大	滋润	皮毛、孔窍、肌肉、血脉	肺、脾、肾、肝、心、三焦
液	稠厚	小	濡养	骨节、脏腑、脑、髓	

专题七　内生"五邪"

类型	病机	表现	经典阐述
肝阳化风	阳亢、阴虚	肝阳上亢＋阴虚	《临证指南》指出:"内风乃身中阳气之变动。"
热极生风	因热生风	热证＋风动	
阴虚风动	阴虚不容或阴不制阳	阴竭＋虚风	
血虚生风	血虚不容	血虚＋虚风	
血燥生风	血燥失养	血燥＋虚风	

专题八　内生"五邪"之寒从中生、湿浊内生、火热内生

类型	含义	相关脏腑	经典阐述
寒从中生	阳虚致虚寒或阴寒弥漫	脾肾	—
湿浊内生	脾肾阳虚,湿邪内生	脾肾	"诸湿肿满,皆属于脾"
火热内生	阳亢、阴虚、郁滞致内火	—	"壮火""气有余便是火"

专题九　经络气血逆乱经典阐述

来源	原文描述
《灵枢·经脉》阳明经经气虚实变化	"气盛则身以前皆热,其有余于胃,则消谷善饥,溺色黄。气不足,则身以前皆寒栗,胃中寒则胀满。""足阳明之别……实则狂巅,虚则足不收,胫枯"
《素问·厥论》太阳经的气血逆乱表现	"巨阳之厥,则肿首头重,足不能行。发为眴仆"
《灵枢·经脉》足太阴经经气逆乱表现	"厥气上逆则霍乱"
《素问·诊要经终论》六经气血衰竭表现	"太阳之脉,其终也戴眼反折瘛疭,其色白,绝汗乃出,出则死矣。少阳终者,耳聋百节皆纵,目𥈓绝系,绝系一日半死,其死也色先青白,乃死矣。阳明终者,口目动作,善惊妄言,色黄,其上下经盛,不仁,则终矣。少阴终者,面黑齿长而垢,腹胀闭,上下不通而终矣。太阴终者,腹胀闭不得息,善噫善呕,呕则逆,逆则面赤,不逆则上下不通,不通则面黑皮毛焦而终矣。厥阴终者,中热嗌干,善溺心烦,甚则舌卷卵上缩而终矣。此十二经之所败也"

◎提示▶▶▶脏腑病机表现:脏腑功能太过或不及和脏腑本身阴阳气血失常。

专题十　五脏病机——心

类型	形成	临床表现
心阳偏胜	火、热、五志化火煎熬及心阴血耗伤	躁扰心神、血热而脉流薄疾、心火上炎与下移
心阴不足	过劳久病耗伤;情志内伤,暗耗;火旺煎熬	虚火内生——五心烦热 虚阳浮动——虚烦、神志不宁 心主血脉失常——脉细数,舌质红
心血亏虚	失血、化源不足、情志内伤,暗耗心血	血脉空虚——脉细无力 不能滋养心神——精神不专一,恍惚 不能涵敛心阳——神不守舍,失眠多梦 心失所养——心悸不安,甚则惊恐 不能上荣于面——面色苍白无华,舌色不荣
心血瘀阻	阳虚寒凝,或无力温运;痰浊凝聚;劳倦感寒,或情志刺激常可诱发或加重	瘀血痹阻于心脉、气血运行不畅—心胸憋闷、疼痛 血瘀心脉,气血凝滞而不通—心悸怔忡,惊恐万状 心前区暴痛,甚则肢冷、脉伏不出,汗出而脱厥

专题十一　五脏病机——肺

病因	形成	临床表现
肺气的宣发和肃降失调	外邪袭表、犯肺; 痰浊内阻肺络; 肝升太过、气火上逆犯肺; 肺气不足,或肺阴虚	肺气不宣:气机不利——鼻塞、多嚏、喉痒而咳; 腠理闭塞——无汗; 肺失清肃:气逆上气,痰多喘满; 咳逆、气喘;尿少、水肿; 自汗,易感冒,盗汗
肺气虚损	久病咳喘,肺气耗伤; 或脾胃气虚,生化不足,母病及子所致	呼吸机能减退,见呼吸气短等症; 影响津液的输布代谢,则聚痰成饮,甚则水肿; 卫外不固而致表虚自汗; 肺虚及肾,致肾不纳气; 影响脾的运化功能,宗气生成不足; 影响大肠的传导功能
肺阴失调	燥热之邪灼肺; 痰火内郁伤肺; 五志过极化火灼肺	干燥失润、虚热表现:干咳无痰或痰少而黏,气短、潮热盗汗,颧红升火,五心烦热,甚则痰中带血,久则及肾,见肺肾阴虚

专题十二　五脏病机——脾

类型	形成	临床表现
脾气虚损 （中气不足）	饮食所伤、脾失健运，或因禀赋素虚，或久病耗伤，或劳倦过度损伤	运化无权：纳食不化，口淡无味； 升清降浊失司：上见头目眩晕，中可见脘腹胀闷，下可见便溏泄泻等； 生化气血无源：气血不足； 脾不统血：失血； 中气下陷：久泻脱肛、内脏下垂等
脾阳虚衰	脾气虚损发展而来；命门火衰，脾失温煦	寒从中生：脘腹冷痛，下利清谷，五更泄泻等； 温化水湿无权，水湿内聚：生痰成饮，或水泛肌腠为肿
脾阴的失调 （脾的气阴两虚）	脾气虚，不能运化津液，津液亏乏而成	脾气虚表现； 津液不足：口舌干燥，舌红少苔等； 胃阴亦虚，胃失和降：干呕、呃逆

专题十三　五脏病机——肝

类型	形成	表现
肝气郁结	精神刺激，情志抑郁不畅	胀痛；肿块；两胁胀满或右胁疼痛；肝之经络所过病位症状；瘿瘤、梅核气、两乳胀痛或结块、少腹疼痛，或牵引睾丸坠胀、女子痛经、经闭
肝火上炎	肝郁气滞；暴怒伤肝；情志所伤	头胀头痛，面红目赤，急躁易怒，耳暴鸣或暴聋；阴虚火旺、咯血、吐血、衄血；薄厥等
肝血虚亏	失血过多，或久病损耗，或脾胃虚弱，化生乏源	肢麻不仁，关节屈伸不利；眩晕，目花，两目干涩，视物模糊不清；皮肤瘙痒，或筋挛、肉瞤、瘈疭等
肝阳上亢	肝阴不足，阴不制阳；情志失调，气火上逆；水不涵木	上盛：眩晕，耳鸣，面红升火，目赤目糊，情绪易于激动，脉弦而带数等；下虚：腰酸、两足软弱无力等
肝风内动	热盛动风；肝阳升腾无制化风；阴血耗损太过，筋脉失养，虚风内动	"风胜则动"：手足震颤、抽搐，或为筋惕肉瞤，或为手足蠕动等，甚则可见猝然昏倒，不省人事，抽搐痉厥等

专题十四　五脏病机——肾

类型	形成	表现
肾精亏虚	老年精亏或先天不足；久病耗损，后天失养	影响生长发育；阻碍性腺的发育成熟；早衰，性机能减退，而见滑泄、阳痿等；脑髓空虚致智力减退，动作迟钝，两足痿弱等

类型	形成	表现
肾气不固	幼年精气未充;老年肾的精气衰退;早婚、性生活不节耗伤或因久病肾虚失固	肾失封藏和对二便失于固摄、肾失封藏,见遗精、滑泄,大便滑脱,小便清长,或遗尿,尿有余沥,或二便失禁等;影响纳气功能见气浮于上,动辄气急等
肾阴亏虚	久病伤阴所致;肾阳(命门之火)失制,相火亢盛;失血耗液,或过服温燥壮阳之品,或房劳过度而致相火妄动,耗伤肾阴	形体消瘦、五心烦热、骨蒸潮热、颧红、盗汗以及舌红少苔、脉虚细而数等
肾阳不足	心、脾阳虚及肾;房劳过度,肾阳损耗所致	生殖机能或水液代谢机能的减退,见阳痿、精冷不育,或水肿等;无以温煦脾阳,脾肾阳虚,则运化功能失职,可见下利清谷、五更泄泻等

专题十五　六腑病机

类型		形成	表现
胆		情志所伤,肝失疏泄;中焦湿热熏蒸,阻遏肝胆的气机	黄疸、心烦失眠
胃	胃气虚	饮食失节、禀赋素虚,或久病元气不复	纳差;脘腹胀满、隐痛;嗳气、恶心、呕吐、呃逆
	胃阴虚	热病后期,邪热久留;久病不复,消烁阴液	不思饮食,舌质光红而干,甚则舌如镜面;泛恶、干呕、虚痞、口糜
	胃寒	过食寒食或药物;素体中寒	食入不化、脘痛,痛得温而减
	胃热	邪热犯胃;或由嗜酒、嗜食辛辣、过食膏粱厚味,助火生热;或由气滞、瘀阻、痰、湿、食积等郁结化热、化火;肝胆之火,横逆犯胃	胃中嘈杂、消谷善饥;口苦、口渴引饮、大便秘结;恶心、呕吐酸苦黄水;齿痛龈肿、衄血、呕血;胃阴虚表现
小肠		湿热下注,或心火旺盛,循经下移小肠可致小肠火	食下腹痛、泄泻,或是呕吐;食入腹胀,完谷不化;腹痛肠鸣,上吐下泻;小便淋浊、刺痛(小肠火)
三焦		—	心和肺、脾和胃肠、肝和胆、肾和膀胱的气机不利;全身水液代谢障碍

1109

◇冲刺篇◇　中医基础理论

专题十六　奇恒之腑功能失调

类型	形成	表现
髓、骨	—	生长发育迟缓、骨质软弱、松脆易折、精神不振、反应迟钝、听觉失聪、视物不明
脉	津液枯涸，脉失濡养； 痰浊内阻，气机不畅； 脾气虚衰，固摄失职； 寒凝瘀阻，经脉阻滞	气滞血瘀、各种出血
女子胞	气血不和，胞宫功能失调； 心、肝、脾、肾的功能障碍； 冲任气血不足	月经、胎孕、产育失常等表现

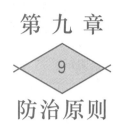

第 九 章

9

防治原则

本章节为次重点,但一般会出1~2题。要深入理解正治和反治的含义及具体方法。此外,阴阳偏盛和偏衰的治疗方法也是高频考点,尤其注意与经典原文的结合。

■ 专 题 预 测

专题一 防治原则

原则	具体
未病先防	注意顾护正气及防治邪气的侵害
既病防变	《难经·七十七难》"见肝之病,则知肝当传之于脾,故先实其脾气" 叶天士提出"务必先安未受邪之地"的原则

专题二 正治、反治

方法	含义	适应范围	具体方法
正治 (逆治)	逆其证候性质而治	征象与本质相一致的病证	"寒者热之""热者寒之" "虚则补之""实则泻之"
反治 (从治)	顺从病证的外在假象而治	征象与其本质不完全符合的病证	"热因热用""寒因寒用" "塞因塞用""通因通用"

专题三 损其偏盛及补其偏衰

方法	基本方法	适应范围	经典阐述
损其有余 (偏盛)	泻其阳盛,治热以寒	实热证	《素问·阴阳应象大论》:"阴胜则阳病,阳胜则阴病"
	损其阴盛,治寒以热	实寒证	

方法	基本方法		适应范围	经典阐述
补其不足（偏虚）	阴阳互制之调补阴阳	滋阴以制阳（阳病治阴）	虚热证	唐·王冰"壮水之主,以制阳光"；"诸寒之而热者,取之阴"
		扶阳以制阴（阴病治阳）	虚寒证	"益火之源,以消阴翳"；"诸热之而寒者,取之阳"
	阴阳互济之调补阴阳	阴中求阳（扶阳佐以滋阴）	阳偏衰	张景岳"故善补阳者必于阴中求阳,则阳得阴助而生化无穷；善补阴者必于阳中求阴,则阴得阳升而泉源不竭"
		阳中求阴（滋阴佐以扶阳）	阴偏衰	
	阴阳并补		阴阳两虚证	
	回阳救阴	益气回阳固脱	亡阳	—
		益气救阴固脱	亡阴	

专题四　三因制宜

方法	含义	经典阐述
因时制宜	根据不同季节气候制订用药原则	《素问·六元正纪大论》："用寒远寒,用凉远凉,用温远温,用热远热。食宜同法。"
因地制宜	不同地区的环境特点制订用药原则	《素问·五常政大论》所说："西北之气,散而寒之,东南之气,收而温之。所谓同病异治也。"
因人制宜	根据病人年龄、性别、体质等特点,制定治疗用药原则	老年慎泻、少年慎补；阳盛阴虚之体,慎用温热药；阳虚阴寒之体,慎用寒凉药

附:中医基础理论常考经典原文总结

考点	经典原文
人与自然环境的统一性	《素问·脉要精微论》说:"四变之动,脉与之上下。""春日浮,如鱼之游在波;夏日在肤,泛泛乎万物有余;秋日下肤,蛰虫将去;冬日在骨,蛰虫周密。"人体的脉象可随季节气候的变化而有相应的春弦、夏洪、秋毛、冬石的规律性变化
	《灵枢·顺气一日分为四时》说:"夫百病者,多以旦慧、昼安、夕加、夜甚……朝则人气始生,病气衰,故旦慧;日中人气长,长则胜邪,故安;夕则人气始衰,邪气始生,故加;夜半人气入藏,邪气独居于身,故甚也。"中午之前,人身阳气随自然界阳气的渐生而渐旺,故病较轻;午后至夜晚,人身阳气又随自然界阳气的渐退而渐衰,故病较重
阴阳的基本概念	《素问·阴阳应象大论》:"天地者,万物之上下也;阴阳者,血气之男女也;左右者,阴阳之道路也;水火者,阴阳之征兆也;阴阳者,万物之能始也。"
事物阴阳属性的相对性	"昼为阳,夜为阴;上午为阳中之阳,下午为阳中之阴;前半夜为阴中之阴,后半夜为阴中之阳"《素问·金匮真言论》:"背为阳,阳中之阳,心也;背为阳,阳中之阴,肺也;腹为阴,阴中之阴,肾也;腹为阴,阴中之阳,肝也;腹为阴,阴中之至阴,脾也。"
阴阳对立制约的含义	张景岳《类经附翼·医易》:"动极者,镇之以静;阴亢者,胜之以阳。"
	《素问·脉要精微论》说:"是故冬至四十五日,阳气微上,阴气微下;夏至四十五日,阴气微上,阳气微下。"这里的"四十五日",是指从冬至到立春,或从夏至到立秋。冬至一阳生,所以从冬至到立春,阳气逐渐上升,阴气逐渐下降,至夏至则阳气盛极,阴气伏藏。夏至一阴生,所以从夏至到立秋,阴气逐渐上升,阳气逐渐下降,至冬至则阴气盛极,阳气伏藏。如此循环,年复一年
	《素问·生气通天论》:"阴平阳秘,精神乃治。"
阴阳互根互用的含义	《素问·生气通天论》说:"阴阳离决,精气乃绝。"
	《素问·阴阳应象大论》:"阴在内,阳之守也;阳在外,阴之使也"。指出阳以阴为基,阴以阳为偶;阴为阳守持于内,阳为阴役使于外,阴阳相互为用,不可分离。"积阳为天,积阴为地。阴静阳躁,阳生阴长,阳杀阴藏。阳化气,阴成形"。"孤阴不生,独阳不长"。"阳损及阴,阴损及阳"
	《景岳全书·新方八阵·补略》:"善补阳者,必于阴中求阳,则阳得阴助而生化无穷;善补阴者,必于阳中求阴,则阴得阳升而泉源不竭。"
	王冰注《素问·生气通天论》说:"阳气根于阴,阴气根于阳,无阴则阳无以生,无阳则阴无以化。"
	《素问·阴阳应象大论》:"阴者,藏精而起亟也;阳者,卫外而为固也。"
阴阳相互转化的含义	《灵枢·论疾诊尺》:"四时之变,寒暑之胜,重阴必阳,重阳必阴。故阴主寒,阳主热。寒甚则热,热甚则寒。故曰:寒生热,热生寒,此阴阳之变也。"
	《素问·六微旨大论》:"升已而降,降者谓天;降已而升,升者谓地。天气下降,气流于地;地气上升,气腾于天。"
阴阳偏盛偏衰	《素问·阴阳应象大论》说:"阴胜则阳病,阳胜则阴病,阳胜则热,阴胜则寒。"
	《素问·通评虚实论》说:"精气夺则虚。"
阴阳学说指导疾病的防治	《素问·至真要大论》:"阴虚不能制阳者,壮水之主,以制阳光(阳病治阴);阳虚不能制阴者,益火之源,以消阴翳(阴病治阳)。"
事物五行属性的推演与归类	《素问·阴阳应象大论》说:"东方生风,风生木,木生酸,酸生肝,……在变动为握(抽搐,为筋的病象)。南方生热,热生火,火生苦,苦生心,……在变动为忧(言语吞吐,反复不定)。中央生湿,湿生土,土生甘,甘生脾,……在变动为哕(干呕)。西方生燥,燥生金,金生辛,辛生肺,……在变动为咳(肺气上逆)。北方生寒,寒生水,水生咸,咸生肾,……在变动为栗(战栗)。"

考点	经典原文
五行的制化和乘侮	《素问·五运行大论》说："气有余，则制己所胜而侮所不胜；其不及，则己所不胜，侮而乘之，己所胜，轻而侮之。"这是对五行相乘与相侮产生的原因及其相互关系所做的很好说明
	五行学说认为，按相生规律传变时，母病及子病情轻浅，子病及母病情较重，如清·徐大椿《难经经释》说："邪挟生气而来，虽进而易退。""受我之气者，其力方旺，还而相克，来势必甚。"按相克规律传变时，相乘传变病情较深重，而相侮传变病情较轻浅。如《难经经释》说："所不胜，克我者也，脏气本已相制，而邪气挟其力而来，残削必甚，故为贼邪。""所胜，我所克也。脏气既受制于我，则邪气亦不能深入，故为微邪。"
五行学说指导疾病的治疗	《素问·阴阳应象大论》说："怒伤肝，悲胜怒……喜伤心，恐胜喜……思伤脾，怒胜思……忧伤肺，喜胜忧……恐伤肾，思胜恐"。这就是情志病治疗中的所谓"以情胜情"之法
心的主要生理功能	《素问·六节藏象论》说："心者，生之本，神之变也；肺者，气之本，魄之处也；肾者，主蛰，封藏之本，精之处也；肝者，罢极之本，魂之居也；脾胃大肠小肠三焦膀胱者，仓廪之本，营之居也。"
	《灵枢·邪客》说："心者，五脏六腑之大主也，精神之所舍也。"古人之所以把心称作"五脏六腑之大主"，是与心主神明的功能分不开的。人的精神意识思维活动，虽可分属于五脏，但主要归属于心主神明的生理功能
	《素问·调经论》说："神有余则笑不休，神不足则悲。"
	《素问·灵兰秘典论》说："心者，君主之官也，神明出焉。"《灵枢·本神》："故任物者谓之心。心有所忆谓之意，意之所存谓之志，因志而存变谓之思，因思而远慕谓之虑，因虑而处物谓之智。"
肺的主要生理功能	《素问·灵兰秘典论》说："小肠者，受盛之官，化物出焉；胆者，中正之官，决断出焉；脾胃者，仓廪之官，五味出焉；大肠者，传导之官，变化出焉；膀胱者，州都之官，津液藏焉，气化则能出矣；三焦者，决渎之官，水道出焉；肺者，相傅之官，治节出焉。"
	《素问·灵兰秘典论》说："肺者，相傅之官，治节出焉"。《素问·痿论》说："肺者，脏之长也"；《灵枢·九针论》说："肺者，五脏六腑之盖也。"
脾的主要生理功能	《素问·厥论》说"脾主为胃行其津液者也"，说明饮食中的营养物质的吸收，全赖脾的转输与散精作用。《素问·经脉别论》说"饮食于胃，游溢精气，上输于脾，脾气散精，上归于肺"，是脾为胃行其津液的过程
肝的主要生理功能	《素问·六节藏象论》说："心者，生之本，神之变也；肺者，气之本，魄之处也；肾者，主蛰，封藏之本，精之处也；肝者，罢极之本，魂之居也；脾胃大肠小肠三焦膀胱者，仓廪之本，营之居也。"
	《素问·生气通天论》说："阳气者，大怒则形气绝，而血菀于上，使人薄厥。"肝的升发太过，则气的升发就显现过亢，气的下降就不及，从而形成肝气上逆的病理变化，气升太过，则血随气逆，而导致吐血、咯血等血从上溢的病理变化，甚则可以导致猝然昏不知人，称为"气厥"
	《素问·灵兰秘典论》说："肝者，将军之官，谋虑出焉。"《素问·六节藏象论》说："肝者，罢极之本，魂之居也。"
	《灵枢·大惑论》说："五脏六腑之精气，皆上注于目而为之精，精之窠为眼，骨之精为瞳子，筋之精为黑眼，血之精为络，其窠气之精为白眼，肌肉之精为约束，裹撷筋骨血气之精而与脉并为系，上属于脑，后出于项中。"后世在此基础上发展了"五轮"学说，为眼科疾病的辨证论治奠定了理论基础

考点	经典原文
肾的主要生理功能	《素问·上古天真论》记述了肾气由未盛到逐渐充盛，由充盛到逐渐衰少继而耗竭的演变过程："女子七岁，肾气盛，齿更发长。二七而天癸至，任脉通，太冲脉盛，月事以时下，故有子。三七，肾气平均，故真牙生而长极。四七，筋骨坚，发长极，身体盛壮。五七，阳明脉衰，面始焦，发始堕。六七，三阳脉衰于上，面皆焦，发始白。七七，任脉虚，太冲脉衰少，天癸竭，地道不通，故形坏而无子也。丈夫八岁，肾气实，发长齿更。二八，肾气盛，天癸至，精气溢泻，阴阳和，故能有子。三八，肾气平均，筋骨劲强，故真牙生而长极。四八，筋骨隆盛，肌肉壮满。五八，肾气衰，发堕齿槁。六八，阳气衰竭于上，面焦，发鬓颁白。七八，肝气衰，筋不能动，天癸竭，精少，肾藏衰，形体皆极。八八，则齿发去。"
	《素问·水热穴论》说："肾者，胃之关也，关门不利，故聚水而从其类也。上下溢于皮肤，故为胕肿。胕肿者，聚水而生病也。"尿液的生成和排泄，与肾中精气的蒸腾气化直接相关。如果肾中精气的蒸腾气化失常，则既可引起关门不利，小便代谢障碍而发生尿少、水肿等病理现象，同时又可引起气不化水，而发生小便清长、尿量大量增多等病理现象
	清·林珮琴《类证治裁·喘症》说："肺为气之主，肾为气之根。肺主出气，肾主纳气。阴阳相交，呼吸乃和。若出纳升降失常，斯喘作焉"。因此，无论是肾气虚衰，摄纳无权，气浮于上，还是肺气久虚，久病及肾，均可导致肾气的纳气功能失常。肾的纳气功能，实际上就是肾的闭藏作用在呼吸运动中的具体表现。
	《素问·灵兰秘典论》说："肾者，作强之官，伎巧出焉。"
三焦的生理功能	三焦是气的升降出入的通道，又是气化的场所，故有主持诸气，总司全身气机和气化的功能。元气，通过三焦而充沛于全身，《难经·三十八难》说三焦"有原气之别焉，主持诸气"；《难经·六十六难》也说："三焦者，原气之别使也，主通行三气，经历五脏六腑。"这里所说的"三气"，是指宗气、营气和卫气。但是为原气之别使不是三焦的功能
	《灵枢·本输》说："三焦者，中渎之府也，水道出焉，属膀胱，是孤之府也。"明·张介宾等医家将其附会为分布于胸腹腔的包容五脏六腑的一个"大府"，并因其大而称之为"孤府"。《素问·脉要精微论》说"脉者，血之府也"，"头者，精明之府也"。《灵枢·本输》说："胆者，中精之府。"《本草纲目》说："脑为元神之府。"
寒邪的性质及致病特点	《素问·举痛论》说："寒气入经……，泣而不行，客于脉外则血少，客于脉内则气不通，故猝然而痛。"
七情内伤的基本概念及致病特点	《素问·举痛论》说："百病生于气也，怒则气上，喜则气缓，悲则气消，恐则气下……惊则气乱……思则气结。"
	《灵枢·本神》说："喜乐者，神惮散而不藏。"
	《素问·举痛论》说："惊则心无所依，神无所归，虑无所定。悲则心系急，肺布叶举，而上焦不通，营卫不散，热气在中，故气消矣。思则心有所存，神有所归，正气留而不行，故气结矣。"
	《素问·生气通天论》说："大怒则形气绝，而血菀于上，使人薄厥。"
饮食不节的致病特点及病理表现	《素问·五藏生成》说："多食咸，则脉凝泣而变色；多食苦，则皮槁而毛拔；多食辛，则筋急而爪枯；多食酸，则肉胝胝而唇揭；多食甘，则骨痛而发落。"即指五味偏嗜，脏气偏盛，导致"伤己所胜"的病理变化
	《素问·生气通天论》说："味过于酸，肝气以津，脾气乃绝；味过于咸，大骨气劳，短肌，心气抑；味过于甘，心气喘满，色黑，肾气不衡；味过于苦，脾气不濡，胃气乃厚；味过于辛，筋脉沮弛，精神乃央。"
邪正盛衰与疾病的虚实变化	实的病机：邪气盛则实；虚的病机：精气夺则虚 真虚假实：至虚有盛候；真实假虚：大实有羸状
风气内动的概念、形成原因	《临证指南》指出："内风乃身中阳气之变动。"体内阳气变动有多种原因，主要有肝阳化风、热极生风、阴虚风动、血虚生风等

考点	经典原文
经络气血偏盛偏衰的概念及病理表现	《灵枢·经脉》在论述足阳明胃经的经气虚实时所说:"气盛则身以前皆热,其有余于胃,则消谷善饥,溺色黄。气不足,则身以前皆寒栗,胃中寒则胀满。"又说:"足阳明之别……实则狂癫,虚则足不收,胫枯。"
经络气血衰竭的概念及病理表现	《素问·诊要经终论》说:"太阳之脉,其终也戴眼反折瘛疭,其色白,绝汗乃出,出则死矣。少阳终者,耳聋百节皆纵,目𪾢绝系,绝系一日半死,其死也色先青白,乃死矣。阳明终者,口目动作,善惊妄言,色黄,其上下经盛,不仁,则终矣。少阴终者,面黑齿长而垢,腹胀闭,上下不通而终矣。太阴终者,腹胀闭不得息,善噫善呕,呕则逆,逆则面赤,不逆则上下不通,不通则面黑皮毛焦而终矣。厥阴终者,中热嗌干,善溺心烦,甚则舌卷卵上缩而终矣。此十二经之所败也。"
脏腑病机的概念	《素问·至真要大论》病机十九条,即"诸风掉眩,皆属于肝;诸寒收引,皆属于肾;诸气𫘏郁,皆属于肺;诸湿肿满,皆属于脾;诸痛痒疮,皆属于心"
既病防变	根据疾病传变规律,先安未受邪之地。《难经·七十七难》说:"上工治未病,中工治已病者,何谓也? 然:所谓治未病者,见肝之病,则知肝当传之于脾,故先实其脾气,无令得受肝之邪,故曰治未病焉。中工者,见肝之病,不晓相传,但一心治肝,故曰治已病也。"
补其偏衰的基本方法及其适应范围	唐·王冰所谓"诸寒之而热者,取之阴,应壮水之主,以制阳光",《素问·阴阳应象大论》称之为"阳病治阴";"诸热之而寒者,取之阳,应益火之源,以消阴翳",称之为"阴病治阳"
	《景岳全书·新方八略》中说:"此又阴阳相济之妙用也。故善补阳者必于阴中求阳,则阳得阴助而生化无穷;善补阴者必于阳中求阴,则阴得阳升而泉源不竭。"
	《素问·阴阳应象大论》所说:"其高者,因而越之;其下者,引而竭之;中满者,泻之于内;其有邪者,渍形以为汗;其在皮者,汗而发之;其慓悍者,按而收之;其实者,散而泻之。审其阴阳,以别柔刚,阳病治阴,阴病治阳,定其血气,各守其乡。"
因时制宜的含义及其运用	《素问·六元正纪大论》:"用寒远寒,用凉远凉,用温远温,用热远热。食宜同法。"
因地制宜的含义及其运用	《素问·五常政大论》说:"地有高下,气有温凉,高者气寒,下者气热。" 《素问·五常政大论》说:"西北之气,散而寒之,东南之气,收而温之。所谓同病异治也。" 《素问·异法方宜论》说:"一病而治各不同,皆愈何也? 岐伯对曰:地势使然也。"

冲刺篇 ◉ 中医诊断学

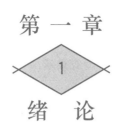

第 一 章

绪 论

■ 考 点 预 测

历年重点考查的章节为望诊、问诊、脉诊、脏腑辨证这四个部分,冲刺阶段务必重点关注。在基础篇和强化篇的基础上,我们已经涵盖了书中的各个考点,进入 11 月份,复习到了白热化的阶段,在总结考点的同时,大家也应开始做真题、研究真题,在实战中锻炼考场经验。

绪论中历来出题较少,但也不排除考查识记性的内容,如中医诊断学的发展简史中所涉及的内容,一般以 A 型题的形式考查,考点集中在对著作名和作者的考查,曾经还考查过"症状"和"体征"的区别。从未考查过中医诊断的基本原理和基本原则,不排除今年会考查单选或者多选题,还是要加以注意。

■ 专 题 预 测

专题 中医诊断学的发展简史（了解）

■ 宋代以前

朝代	医家与著作	特点
战国	《黄帝内经》	一是在诊断方法上涉及望神、察色、闻声、问病、切脉等内容;二是认为诊断疾病必须结合病者的内、外因素加以考虑;三是从理论上对辨证学的形成和发展奠定了基础;四是贯串了诊病与辨证相结合的诊断思路
	《难经》	特别重视脉诊,其所提出的独取寸口诊脉法
西汉	淳于意	创立"诊籍"
东汉	张仲景《伤寒杂病论》	是辨证论治的创始人
西晋	王叔和《脉经》	分述三部九候,寸口,二十四脉象,集汉以前脉学之大成,为我国现存最早的脉学专著
晋代	葛洪《肘后备急方》	对天行发斑疮(天花)、麻风等传染病,基本上能从发病特点和临床症状上做出诊断。是对黄疸病人做实验观察的早期记载
南齐	龚庆宣《刘涓子鬼遗方》	我国现存最早的外科专著
隋	巢元方《诸病源候论》	是我国第一部论述病源与病候诊断的专著
唐	孙思邈《备急千金要方》《千金翼方》	提出"大医精诚"的思想
宋	陈无择(陈言)《三因极一病证方论》	是病因辨证理论与方法比较完备的著作
南宋	施发《察病指南》	是诊法的专著,并绘脉图 33 种,以图来示意脉象
	崔紫虚《崔氏脉诀》	以浮沉迟数为纲,分类论述 24 脉

二 金元时期

朝代	医家与著作	特点
金元之世	戴起宗《脉诀刊误集解》	对脉学颇有贡献
	滑寿《诊家枢要》	为脉诊的专著,载脉 29 种
	刘昉著《幼幼新书》	论述望指纹在儿科诊断中的重要意义
	危亦林的《世医得效方》	论述了危重疾病的"十怪脉"
元	敖氏者《点点金》及《金镜录》	分 12 图,为论舌的第一部专著,后经杜清碧增补为 36 图,即为现在所见的敖氏《伤寒金镜录》

三 明清时期

朝代	医家与著作	特点
明	张介宾《景岳全书》	其中的"脉神章""十问歌""二纲六变"之论等,对后世的影响甚大
	李时珍所撰《濒湖脉学》	详述 27 种脉的脉体、主病和同类脉的鉴别
	申斗垣	申斗垣集过去医家经验而成《伤寒观舌心法》,后张登根据《伤寒观舌心法》辑成《伤寒舌鉴》
	李中梓(字士材)《诊家正眼》	记载了 28 种脉象
清代	李延罡《脉诀汇辨》	专论脉诊的著作
	周学霆《三指禅》	
	徐灵胎《洄溪脉学》	
	周学海《重订诊家直诀》	
	张登所辑《伤寒舌鉴》	载图 120 幅
	梁玉瑜《舌鉴辨证》	载图 149 幅
	吴谦《医宗金鉴·四诊心法要诀》	以四言歌诀简要介绍四诊的理论与方法,便于掌握要点
	林之翰《四诊抉微》	所论内容全面,注意色脉并重、四诊互参
	周学海《形色外诊简摩》	—
	陈修园《医学实在易·四诊易知》	—
	汪宏《望诊遵经》	收集历代有关望诊的资料,说明气色与疾病的关系,从全身各部位的形态色泽和汗、血、便、溺等各种变化中进行辨证,并预测其顺逆安危,为全面论述望诊的专著
	喻嘉言《寓意草》	是明清时期中医学最完整的病历书写格式

四 温热论

	朝代	医家与著作	成书特点
温热类疾病	明	吴又可《温疫论》	对温病学说的发展起了极大的推动作用
	清	叶天士《外感温热篇》创立了卫气营血辨证	记载了丰富的温热类疾病的诊疗经验,完善了温病学的理论体系,突出了望舌、验齿等在温病诊断中的作用
		薛生白《湿热条辨》	—
		余师愚《疫疹一得》	
		吴鞠通《温病条辨》创立三焦辨证	
		王孟英《温热经纬》	
传染病诊疗	明清	卢之颐《痎疟论疏》	专论疟疾之常证与变证的证治
		《时疫白喉提要》《白喉全生集》《白喉条辨》	专论白喉的著作
		《麻科活人全书》《郁谢麻科合璧》《麻证新书》《麻症集成》	论述麻疹的专著
		王孟英《霍乱论》罗芝园《鼠疫约编》	对于霍乱、鼠疫的诊断与辨证均有较详论述

五 民国以来

曹炳章《彩图辨舌指南》陈泽霖《舌诊研究》 赵金铎《中医证候鉴别诊断学》 朱文锋《中医诊断与鉴别诊断学》 《常见症状中医鉴别诊疗学》《中医诊断学》	更为系统、完整、准确

2

望 诊

　　本章考点集中在全身望诊和望舌象,在局部望诊和望排出物部分考点较为分散。考试中各种题型都可以出现。前面的课中已经反复点到的重点,如神的分类及临床意义,五色主病的临床意义,常见的异常坐形和卧式、异常动作,望目中的五轮学说、目形目态的异常,望皮肤斑疹疮疡的临床表现及意义,望舌色、舌形、舌态、苔质、苔色的临床表现和意义,在本轮课程中仍要加以深化,并注意将望诊的内容与问诊和闻诊联系起来,以期学以致用,在临床诊疗中达到四诊合参。

专题一　望神

失神、假神的表现

望神	表现
失神(又称无神)	①精亏神衰而失神:两目晦暗,目无光彩,面色无华,晦暗暴露,精神萎靡,意识模糊,反应迟钝,手撒尿遗,呼吸异常,骨枯肉脱,形体羸瘦 ②邪盛神乱而失神:神昏谵语,循衣摸床,撮空理线;猝倒神昏,两手握固,牙关紧急
假神	浮光外露、颧红如妆、烦躁不安、欲动欲食

专题二　五色主病

■ 五色主病——面色白的主病

面色发白	气虚血少,或阳衰寒盛
面色淡白无华,唇舌色淡	血虚证或失血证
面色㿠白	阳虚证
面色㿠白虚浮	阳虚水泛
面色苍白	亡阳、气血暴脱或阴寒内盛

■ 五色主病——面黄的主病

面色发黄	脾虚机体失养,或湿邪内蕴、脾失运化
面色萎黄	脾胃气虚,气血不足
面黄虚浮	脾虚湿蕴
黄疸	面黄鲜明如橘皮色者,属阳黄,乃湿热为患 面黄晦暗如烟熏色者,属阴黄,乃寒湿为患

表现	临床意义
面见青色	寒凝气滞,或瘀血内阻,或筋脉拘急,或因疼痛剧烈,或因热盛而动风
面色淡青或青黑	属寒盛、痛剧,可见于骤起的气滞腹痛、寒滞肝脉等病证中
突见面色青灰,口唇青紫,肢凉脉微	阴寒内盛,心阳暴脱,心血瘀阻,真心痛
久病面色与口唇青紫	心气、心阳虚衰,血行瘀阻,或肺气闭塞,呼吸不利
面色青黄(即面色青黄相兼,又称苍黄)	肝郁脾虚
小儿眉间、鼻柱、唇周发青	多属惊风,可见于高热抽搐患儿
妇女面色青	肝强脾弱,月经不调

四 五色主病——面黑的主病

面色发黑	肾阳虚衰或剧痛
面黑暗淡或黧黑	肾阳虚
面黑干焦	肾阴虚
眼眶周围发黑	肾虚水饮或寒湿带下
面色黧黑,肌肤甲错	血瘀

五 总结

面色	主病
赤色	主热证,亦可见于戴阳证
白色	主虚证(包括血虚、气虚、阳虚)、寒证、失血证
黄色	主脾虚、湿证
青色	主寒证、气滞、血瘀、疼痛、惊风
黑色	主肾虚、寒证、水饮、血瘀、剧痛

专题三　动静姿态的临床表现和意义

形态	表现	临床意义
坐形	坐而仰首	多见于哮病、肺胀、气胸,及痰饮停肺、肺气壅滞等病证
	坐而喜俯,少气懒言	多属体弱气虚
	但卧不能坐,坐则晕眩,不耐久坐	肝阳化风,或气血俱虚、脱血夺气
	坐时常以手抱头,头倾不能昂,凝神熟视	精神衰败

形态	表现	临床意义
卧式	卧时面常向里,喜静懒动,身重不能转侧	阴证、寒证、虚证
	卧时面常向外,躁动不安,身轻自能转侧	阳证、热证、实证
	仰卧伸足,掀去衣被	实热证
	蜷卧缩足,喜加衣被	虚寒证
	咳逆倚息不得卧,卧则气逆	多为肺气壅滞,或心阳不足,水气凌心,或肺有伏饮
	坐卧不安	是烦躁之征,或腹满胀痛之故
立姿	站立不稳,其态似醉,常并见眩晕	肝风内动或气血亏虚
	不耐久站,站立时常欲依靠他物支撑	气血虚衰
	站立(或坐)时常以两手扪心,闭目不语	心虚怔忡
	以两手护腹,俯身前倾者	多为腹痛之征
行态	以手护腰,弯腰曲背,行动艰难	腰腿病
	行走之际,突然止步不前,以手护心	脘腹痛或真心痛
	行走时身体震动不定	肝风内动,或是筋骨受损,或为脑有病变

专题四　望囟门

形态	表现	临床意义
囟填	囟门突起	多属实证,多因温病火邪上攻,或脑髓有病,或颅内水液停聚所致。但小儿在哭泣时囟门暂时突起为正常
囟陷	囟门凹陷	多属虚证,多因吐泻伤津,气血不足和先天肾精亏虚,脑髓失充所致。但6个月以内的婴儿囟门微陷属正常
解颅	囟门迟闭	是肾气不足,发育不良的表现,多见于佝偻病患儿,常兼有"五软""五迟"等症状表现

专题五　望目态的内容和意义

表现	临床意义	补充
瞳孔缩小	多因肝胆火炽或劳损肝、肾,虚火上扰所致;川乌、草乌、毒蕈、有机磷农药中毒,以及某些西药导致的药物性瞳孔缩小等	安定、氯丙嗪中毒瞳孔缩小
	眼部疾病见之,主要为瞳神紧小	—
瞳孔散大	绿风内障、青风内障等五风内障、青盲	—
	杏仁中毒以及某些西药导致的药物性瞳孔散大	—
	危急症病人,瞳孔完全散大为脏腑功能衰竭、心神散乱、濒临死亡的重要体征	—
	温热病热极生风证、中风、颅脑外伤或颅内肿瘤等病人	—
	青少年、成年人极度兴奋、恐惧、愉快及疼痛之时情绪急剧变化	为生理现象

表现	临床意义	补充
目睛凝视（目睛微定。指病人两眼固定，不能转动）	①多属肝风内动之征，常有神昏、抽搐等表现，属病重； ②见于脏腑精气耗竭，或痰热内闭证； ③瞪目直视还见于瘿气	固定前视者，称瞪目直视；固定上视者，称戴眼反折；固定侧视者，称横目斜视
胞睑下垂（又称睑废）	先天不足，脾肾亏虚	双睑下垂
	脾气虚衰或外伤	单睑下垂
昏睡露睛	脾胃虚衰，或吐泻伤津，以小儿为多见	病人昏昏欲睡，睡后胞睑未闭而睛珠外露
	某些厥病类病人，神明失主	
目眴	风热外来，贼邪不泻	—
	血衰气弱，经络失养	

专题六　皮肤色泽异常的表现和临床意义

病证	表现	临床意义
皮肤发赤（丹毒）	皮肤突然鲜红成片，色如涂丹，边缘清楚，灼热肿胀	①发于头面者，名抱头火丹； ②发于小腿足部者，名流火；发于全身、游走不定者，名赤游丹； ③发于上部者多由风热化火所致，发于下部者多因湿热化火而成，亦有因外伤染毒而引起者
皮肤发黄（黄疸）	面目、皮肤、爪甲俱黄	多因外感湿热、疫毒，内伤酒食，或脾虚湿困，血瘀气滞等所致。 ①黄色鲜明如橘皮色者，属阳黄，因湿热蕴蒸，胆汁外溢肌肤而成； ②黄色晦暗如烟熏色者，属阴黄，因寒湿阻遏，胆汁外溢肌肤所致
皮肤紫黑（黑疸）	面、手、乳晕、腋窝、外生殖器、口腔黏膜等处呈弥漫性棕黑色改变者，多为黄疸病后期	由劳损伤肾所致；周身皮肤发黑亦可见于肾阳虚衰的病人
皮肤白斑（白驳风）	四肢、面部等处出现白斑，大小不等，界限清楚，病程缓慢者	多因风湿侵袭。气血失和，血不荣肤所致

专题七　皮肤斑疹的表现和临床意义

病证	表现	临床意义
斑	皮肤黏膜出现深红色或青紫色片状斑块，平铺于皮肤，抚之不碍手，压之不褪色	①可由外感温热邪毒，热毒窜络，内迫营血
		②或因脾虚血失统摄，阳衰寒凝气血所致
		③或因外伤等，使血不循经，外溢肌肤所致

病证	表现	临床意义
疹	皮肤出现红色或紫红色、粟粒状疹点，高出皮肤，抚之碍手，压之褪色	①常见于麻疹、风疹、瘾疹等病，亦可见于温热病中 ②多因外感风热时邪，或过敏，或热入营血所致
斑疹顺逆	不论斑或疹，在外感病中见之，若色红身热，先见于胸腹，后延及四肢，斑疹发后热退神清者，是邪去正安，为顺；若布点稠密成团，色深红或紫暗，先见于四肢，后延及胸腹，壮热不退，神识不清者，是邪气内陷，为逆	

专题八　望痰的表现和临床意义

类型	表现
有形之痰、 无形之痰	寒痰——痰白而清稀
	湿痰——痰白滑而量多
	燥痰——痰少而粘，难以咳出
	阴虚内热伤肺络——痰中带血
	口角流涎——脾胃虚弱

专题九　望呕吐物的表现和临床意义

色质	临床意义
呕吐物清稀无酸臭味，或呕吐清水痰涎	胃阳不足，腐熟无力，或寒邪犯胃，损伤胃阳，导致水饮内停于胃，胃失和降所致
呕吐物秽浊有酸臭味	邪热犯胃，胃失和降，邪热蒸腐胃中饮食，则吐物酸臭
吐不消化、味酸腐的食物	多属伤食，因暴饮暴食，损伤脾胃，食积不化，胃气上逆，推邪外出所致
呕吐黄绿苦水	多属肝胆郁热或湿热
吐血色暗红或紫暗有块，夹有食物残渣	胃有积热，或肝火犯胃，或胃腑血瘀所致
呕吐清水痰涎，胃脘有振水声	痰饮内停

专题十　小儿指纹

■小儿指纹三关测轻重

指纹显于风关	邪气入络，邪浅病轻，可见于外感初起
指纹达于气关	邪气入经，邪深病重
指纹达于命关	邪入脏腑，病情严重
指纹直达指端（称透关射甲）	提示病情凶险，预后不良

◈刘应科◈ 考研中医综合复习指导

指纹颜色	主证	病机
指纹鲜红	外感风寒表证	邪正相争,气血趋向于表,指纹浮显,故纹色偏红
指纹紫红	里热证	热盛血涌,脉络扩张,气血壅滞脉络,故见紫红
指纹青色	主疼痛、惊风	痛则不通,或肝风内动,使脉络郁滞,气血不通,故纹色变青紫
指纹淡白	脾虚、疳积	脾胃气虚,气血生化不足,不能充养脉络,故纹色淡白
指纹紫黑	血络郁闭,病属重危	邪气亢盛,郁闭心脉,或心肺气衰,脉络瘀阻,故见紫黑

专题十一　望舌

■ 望舌色

名称	舌象特征	临床意义
淡红舌	舌色淡红润泽、白中透红	气血调和,见于正常人或病轻
淡白舌	比正常舌色浅淡,白色偏多,红色偏少	主气血两虚、阳虚 ①淡白光莹,舌体瘦薄,属气血两虚; ②淡白湿润,舌体胖嫩,属阳虚水湿内停; ③枯白舌主脱血夺气
枯白舌	舌色白,几无血色	脱血夺气,病情危重,舌无血气充养,则显枯白无华。
红舌	色偏红,甚至呈鲜红色,红舌可见于整个舌体,亦可只见于舌尖,舌两边	主实热、阴虚 ①舌色稍红,或边尖略红,多属外感风热表证初起; ②舌鲜红而起芒刺,或兼黄厚苔,多属实热证; ③舌尖红,多为心火上炎; ④舌两边红,多为肝经有热; ⑤鲜红少苔,或有裂纹,或红光无苔,为虚热证
绛舌	较红舌颜色更深,或略带暗红色	主热盛证 ①舌绛有苔,多属温热病热入营血,或脏腑内热炽盛; ②舌绛少苔或无苔,或有裂纹,多属久病阴虚火旺,或热病后期阴液耗损
青紫舌	①全舌呈现紫色,或局部现青紫斑点。 ②舌淡而泛现青紫者,为淡紫舌; ③舌红而泛现紫色者,为紫红舌; ④舌绛而泛现紫色者,为绛紫舌; ⑤舌体局部出现青紫色斑点,为斑点舌	主气血瘀滞(热极、寒极、血瘀、酒毒、气虚、气滞) ①全舌青紫者,为全身性血行瘀滞——血瘀; ②斑点舌为瘀血阻滞于局部,或是局部血络损伤所致; ③舌色淡红中泛现青紫者,多因肺气壅滞,或肝郁血瘀,或气虚无力推动血液运行,使血流缓慢所致。亦可见于先天性心脏病,或某些药物、食物中毒等——气滞、气虚、酒毒; ④淡紫舌多由淡白舌转变而成,其舌淡紫而湿润。可由阴寒内盛,阳气被遏,血行凝滞,或阳气虚衰,气血运行不畅,血脉瘀滞所致——寒极; ⑤紫红舌、绛紫舌多为红绛舌的进一步发展,其舌紫红、绛紫而干枯少津。为热毒炽盛,内入营血,营阴受灼,津液耗损,气血壅滞所致——热极

◇冲刺篇◇

中医诊断学

二 望舌形

舌形	表现	临床意义
苍老舌	舌质纹理粗糙或皱缩,坚敛而不柔软,舌色较暗	实证
娇嫩舌	舌质纹理细腻,浮胖娇嫩,舌色浅淡	虚证
胖舌	舌淡胖大	脾肾阳虚,津液输布障碍,水湿之邪停滞于体内
	舌红胖大	脾胃湿热或痰热内蕴,舌胖紫肿胀,因平素嗜酒,湿热酒毒上泛所致
	舌肿胀色红绛	心脾热盛,热毒上壅
	先天性舌血管瘤者	舌局部血络郁闭,呈现青紫肿胀者,多无全身辨证意义
瘦舌	瘦薄舌	气血阴液不足,不能充盈舌体,舌失濡养
	舌体瘦薄而色淡	气血两虚
	舌体瘦薄而色红绛干燥	阴虚火旺,津液耗伤
裂纹舌	舌红绛而有裂纹	热盛伤津
	舌淡白而有裂纹	血虚不润
	舌淡白胖嫩,边有齿痕又兼见裂纹	脾虚湿侵
点刺舌	舌上有点或粗大的刺	均提示脏腑热极,或为血分热盛
齿痕舌	舌边尖有齿痕	脾虚,水湿内盛证

三 望舌态

舌态	表现	临床意义
痿软舌	舌淡而痿	气血亏虚
	舌绛而痿,无苔或少苔	热病伤阴
	舌红干而渐痿	肝肾阴虚
强硬舌	舌强硬而红绛少苔	热盛伤阴
	舌强硬而胖大厚腻	风痰阻络
	舌强语謇,伴肢麻眩晕	中风先兆
歪斜舌	伸舌时舌体歪向一侧	中风或中风先兆
颤动舌	久病舌淡白而颤动	血虚动风
	新病舌绛而颤动	热极生风
	舌红少津而颤动	阴虚动风、肝阳化风
	舌体颤动	可见于酒毒内蕴
吐弄舌	吐舌:舌伸出口外不即回缩;弄舌:舌反复伸出又回缩。	心脾有热/小儿智力发育不全
	弄舌	多见于中风先兆
短缩舌	舌体紧缩,不能伸长	寒凝筋脉;痰浊内阻 热盛伤津;气血俱虚
舌下脉络	短而细,色淡	虚证:气血俱虚
	青紫且粗	实证:各种原因引起的血瘀

苔质	表现	临床意义
腻苔	苔质颗粒细腻致密,揩之不去	皆主痰浊、食积;脓腐苔主内痈
	舌苔黏腻而厚,口中发甜(脾胃湿热)	
腐苔	苔质颗粒疏松,粗大而厚,揩之可去	
	舌上黏厚一层,有如疮脓,则称脓腐苔	
剥落苔	舌苔全部或部分剥落	胃气阴两虚/气血两虚

五 望舌苔——苔色

苔色	表现	临床意义
白苔	薄白而润	主表证、正常舌象、里证病轻、阳虚内寒
	薄白而滑	寒证、湿证(脾肾阳虚)
	苔白而燥裂	燥热伤津
黄苔	青舌黄苔	寒湿化热
	苔黄而腻(黄腻苔)	湿热或痰热内蕴,或食积化腐
	苔淡黄而润滑多津(黄滑苔)	阳虚寒湿,痰饮化热 或气血亏虚,复感湿热
灰黑苔	苔润而灰黑	阴寒内盛
	苔燥而灰黑	里热炽盛
	根据润燥和舌色判断寒热	舌淡白苔灰黑为寒症 舌边尖黄腻,中间灰黑为湿热

六 危重舌象的诊法(考纲不要求,了解即可,有可能作为备选选项)

舌象名称	舌象表现	临床意义
猪腰舌	舌面无苔,如去膜的猪腰	多见于热病伤阴,胃气将绝,主病危
镜面舌	舌深绛无苔而光亮如镜	主胃气、胃阴枯涸
	舌色㿠白如镜,毫无血色,也称㿠白舌	主营血大亏,阳气将脱,均属病危难治
砂皮舌	舌粗糙有刺,如沙鱼皮,或干燥枯裂	主津液枯竭,病危
干荔舌	舌敛缩而无津,形如干荔肉	主热极津枯,病危
火柿舌	舌如火柿色,或色紫而干晦如猪肝色	主内脏败坏,病危
赭黑舌	舌质色赭带黑	主肾阴将绝,病危
雪花舌	舌起白色如雪花片	属危候
瘦薄无苔舌	舌体瘦小薄嫩,光而无苔	属胃气将绝,难治
囊缩卷舌	舌体卷缩,兼阴囊缩入	属厥阴气绝,难治
舌强语謇	舌体强直,转动不灵,且语言謇涩	多属中风痰瘀阻络,难治
蓝舌而苔黑或白	舌质由淡紫转蓝,舌苔由淡灰转黑,或苔白如霉点、糜点	主病危重,难治

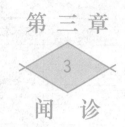

第三章

闻 诊

🞣 考 点 预 测

　　闻诊考点较少,但不可小视。常见考点为:喑哑与失音、病理性语声、咳嗽、呕吐、呃逆、嗳气、太息、肠鸣音的表现及临床意义,要注意抓住最基本的原理,还要掌握嗅病体发出的异常气味,排出物的气味及病室的气味。

🞣 专 题 预 测

专题一　喑哑或失音

🞣 喑哑或失音的临床表现

临床表现	主病
新病喑哑或失音	①多属实证,所谓"金实不鸣" ②外感风寒或风热袭肺 ③痰湿壅肺,肺失清肃,邪闭清窍
久病喑哑或失音	①多属虚证,所谓"金破不鸣" ②阴虚火旺,肺肾精气内伤

🞣 喑哑或失音的病症

临床表现	病机
突然喑哑或失音	暴怒喊叫或持续高声宣讲,气阴耗伤
久病重病,突见语声嘶哑	脏气将绝之危象
妊娠末期出现喑哑或失音,为妊娠失音(子喑)	因胎儿渐长,压迫肾之络脉,使肾精不能上荣于舌咽所致

专题二　病理性语声

类型	表现	病机	主病
谵语	神识不清,语无伦次,声高有力	邪热内扰神明所致,属实证	见于外感热病,温邪内入心包或阳明实热证、痰热扰乱心神
郑声	神识不清,语言重复,时断时续,语声低弱模糊	多因久病脏气衰竭心神散乱所致,属虚证	见于多种疾病的晚期、危重阶段
夺气	语言低微,气短不续,欲言不能复言	宗(中)气大虚	虚证(考纲外,了解即可)

◈刘应科◈ 考研中医综合复习指导

类型	表现	病机	主病
独语	自言自语,喃喃不休,见人语止,首尾不续	心气不足,神失所养,或气郁痰阻,蒙蔽心神所致,属阴证(心气不足,神失所养)	癫病、郁病
错语	神识清楚而语言时有错乱,语后自知言错	虚证多因心气虚弱,神气不足;(心气不足,神失所养) 实证多为痰浊、瘀血、气郁阻碍心神	虚证多见于久病体虚或老年脏气衰微之人
狂言	精神错乱,语无伦次,狂躁妄言	情志不遂,气郁化火,痰火互结,内扰神明多属阳证、实证	常见于狂病、伤寒蓄血证
言謇	神志清楚、思维正常但语言不流利,或吐字不清;或病中言语謇涩,每与舌强并见	因习惯而成者不属病态;病态多因风痰阻络所致	中风之先兆或后遗症

专题三　咳嗽的特点和临床意义

咳声特点	临床意义
咳声重浊沉闷	寒痰湿浊停聚于肺,肺失肃降,多属实证
咳声轻清低微	因久病肺气虚损,失于宣降所致,多属虚证
咳嗽声高响亮,痰稠色黄,不易咳出	因热邪犯肺,肺津被灼所致,多属热证
咳有痰声,痰多易略	属痰湿阻肺
咳声清脆	燥热
干咳无痰或少痰	燥邪犯肺或阴虚肺燥
咳声短促,呈阵发,连续不断,咳后有鸡鸣样回声(咳终止时作"鹭鸶叫声"),病程较长、缠绵难愈称为顿咳	风邪与痰热搏结所致,常见于小儿(百日咳)
咳声如犬吠,伴有声音嘶哑,吸气困难	肺肾阴虚,疫毒攻喉所致,多见于白喉
无力作咳,咳声低微,咳出白沫,兼有气促	肺虚
夜间咳甚	肾虚或肾水不泛
天亮咳甚	脾虚;寒湿在大肠

专题四　呕吐的表现和临床意义

病证	临床表现
虚寒证	吐势徐缓,声音微弱,呕吐物清稀
实热证	吐势较猛,声音壮厉,呕吐出黏稠黄水,或酸或苦
热扰神明、颅脑损伤、脑髓有病	呕吐呈喷射状
食滞胃脘	呕吐酸腐味的食糜,多因暴饮暴食,或过食肥甘厚味
食物中毒	共同进餐者皆发吐泻

病证	临床表现
脾胃阳虚证	朝食暮吐、暮食朝吐者,为胃反
饮邪停胃	口干欲饮,饮后则吐者,称为水逆

专题五　呃逆的表现和临床意义

病证	临床表现
实证	呃声频作,高亢而短,其声有力
虚证	呃声低沉,声弱无力
寒邪或热邪客胃	新病呃逆,其声有力
胃气衰败之危候	久病、重病呃逆不止,声低气怯无力
饮食刺激,或偶感风寒	突发呃逆,呃声不高不低,无其他病史及兼症

专题六　嗳气的表现和临床意义

病证	临床表现
宿食内停,属实证	嗳气酸腐,兼脘腹胀满
肝气犯胃,属实证	嗳气频作而响亮,嗳气后脘腹胀减,嗳气发作因情志变化增减
脾肾虚弱,属虚证,多见于老年人或体虚之人	嗳气频作,兼脘腹冷痛,得温痛减
胃虚气逆	嗳声低沉断续,无酸腐气味,兼见纳呆食少,多见于老年人或体虚之人

专题七　嗅二便之气

临床表现	临床意义
大便酸臭难闻	肠有郁热
大便溏泻而腥	脾胃虚寒
大便泄泻臭,如败卵,或完谷不化	食积化腐(伤食)
小便黄赤,混浊臊臭	膀胱湿热
尿甜,并散发烂苹果样气味	消渴

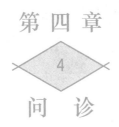

第 四 章
4
问 诊

■ 考 点 预 测

　　问诊在四诊中占有尤其重要的地位,临床资料的获得很多是直接通过问诊取得的。在本章中,我们首先了解问诊的一般内容,如:主诉、现病史、既往史、个人生活史和家族史。

　　此外要掌握问诊的具体内容,包含《十问歌》中所阐述的各个方面。在考研中,考题主要集中在问寒热、问汗、问疼痛、问饮食、问二便、问月经、问带下七个部分,每个部分还有重点考点和高频考点,主要是掌握每个症状的临床表现与临床意义。虽然内容较为散乱,但是只要掌握规律,在理解的基础上识别记忆甚至熟读成诵,你会感觉胸有成竹,考试中能够信手拈来。相对于望诊、问诊、切诊来说,问诊是考试中我们首先碰到的题目,而且出题数量也是最多的,故本部分属于中医诊断中的重点内容,要求同学们重点掌握。

■ 专 题 预 测

专题一　但热不寒的临床表现及临床意义、相似症状的鉴别

病证		临床表现	临床意义
壮热		高热(体温在39℃以上)持续不退,不恶寒只恶热	多见于伤寒阳明经证和温病气分阶段,属里实热证
潮热	阳明潮热	下午3~5时(即申时)热势较高者,称为日晡潮热	常见于阳明腑实证
	午后或夜间潮热	午后和夜间有低热,骨蒸发热(热自骨内向外透发的感觉)	阴虚火旺,瘀血积久,郁而化热
	温病发热	发热以夜间为甚者,称为身热夜甚	常是热入营分,耗伤营阴的表现
	湿温潮热	身热不扬(即肌肤初扪之不觉很热,但扪之稍久即感灼手)	午后热甚,兼见头身困重等症,属于湿温病
微热(38℃以下)		长期微热,劳累则甚,兼疲乏、少气、自汗等症	气虚发热
		时有低热,兼面白、头晕、舌淡、脉细等症	血虚发热
		长期低热,兼颧红、五心烦热等症	阴虚发热
		每因情志不舒而时有微热,兼胸闷,急躁易怒等症	气郁发热,亦称郁热
		小儿于夏季气候炎热时长期发热,兼有烦渴、多尿、无汗等症,至秋凉自愈者	气阴两虚发热

专题二　各类汗证的表现及其临床意义

特殊汗出	表现	临床意义
自汗	醒时经常汗出,活动尤甚	多见于气虚证和阳虚证
盗汗	睡则汗出,醒则汗止	阴虚证
其他	自汗、盗汗并见	气阴两虚
绝汗	指在病情危重的情况下,出现大汗不止的症状。常是亡阴或亡阳的表现,由于亡阴、亡阳属危重证候,故其汗出谓之绝汗,又称为脱汗	
	病势危重,冷汗淋漓如水,面色苍白,肢冷脉微	属亡阳之汗,为阳气亡脱,津随气泄之象
	病势危重,汗热而黏如油,躁扰烦渴,脉细数疾	属亡阴之汗,为内热逼涸竭之阴津外泄之象
冷汗	所出之汗有冷感	多因阳气虚或惊吓所致
热汗	所出之汗有热感	多因里热蒸迫所致
黄汗	汗出沾衣,色如黄柏汁	多因风湿热邪交蒸所致
战汗	战栗伴有汗出	见于正邪剧烈交争,正邪剧争则战栗,邪气随津外泄,故汗出是疾病发展的转折点

专题三　局部汗出的临床意义

局部汗出	临床意义
但头汗出	①上焦热盛,迫津外泄 ②中焦湿热,迫津上越 ③元气将脱,虚阳上越 此外,嗜食辛辣可出现生理性头汗
半身汗	①见于痿病、中风及截瘫病人 ②因风痰、痰瘀、风湿阻滞经络,气血失和
手足心汗	①阴经内热 ②阳明燥热 ③脾胃湿热内盛
心胸汗出	①心脾两虚 ②心肾不交

专题四　问疼痛的性质、表现和临床意义

疼痛性质	临床意义
胀痛	是气滞作痛的特征: ①如胸、胁、脘、腹胀痛,多是气滞为患 ②但头目胀痛,则多因肝火上炎或肝阳上亢所致
刺痛	瘀血阻滞

疼痛性质	临床意义
冷痛	①寒邪阻滞经络所致者为实证 ②阳气亏虚,脏腑经脉失于温煦所致者为虚证 ③常见于腰脊、脘腹、四肢关节等处
灼痛	①火邪窜络所致者,为实证 ②阴虚火旺所致者,为虚证
重痛	①多因湿邪困阻气机所致 ②但头重痛亦可因肝阳上亢,气血上壅所致
酸痛	①多因湿邪侵袭肌肉关节,气血运行不畅所致 ②亦可因肾虚骨髓失养引起
绞痛	多因有形实邪阻闭气机,或寒邪凝滞气机所致。如心脉痹阻所引起的"真心痛",结石阻滞胆管所引起的上腹痛,寒邪犯胃所引起的胃脘痛及寒邪凝滞胃肠引起的肠绞痛等,皆具有绞痛的特点
空痛	多因气血亏虚,阴精不足,脏腑经脉失养所致
隐痛	多因阳气精血亏虚,脏腑经脉失养所致
走窜痛	①若胸胁脘腹疼痛而走窜不定,称之为窜痛,多因气滞所致 ②四肢关节疼痛而游走不定,多见于痹病,因风邪偏胜所致
固定痛	①若胸胁脘腹等处固定作痛,多是瘀血为患 ②若四肢关节固定作痛,多因寒湿、湿热阻滞,或热壅血瘀所致
掣痛	多因筋脉失养,或寒邪凝滞筋脉阻滞不通所致

专题五　头痛的分经论治

部位	分经论治
头痛	阳明经:前额连眉棱骨痛
	少阳经:头两侧痛
	太阳经:后头连项痛
	厥阴经:颠顶痛
	少阴经:头痛连齿咽

专题六　口渴与饮水

类型	伴随症状	病机
口干微渴	发热,脉浮数	燥邪伤津、温热病初期,邪热伤津不甚
大渴喜冷饮	壮热,大汗出	里热炽盛,津液大伤
	严重腹泻,或汗、吐、下及利尿太过	津液亏虚
口干不欲饮	颧赤盗汗,五心烦热	阴虚津亏,虚火内炽

类型	伴随症状	病机
口渴而多饮	小便量多,形体消瘦者,属消渴病	阴虚火旺,消灼津液
	小儿夏季见之,且无汗或少汗、发热	夏季热
渴不多饮	兼身热不扬,心中烦闷,苔黄腻	见于湿热证,热邪伤津则口渴,体内有湿故不多饮
	兼身热夜甚,心烦不寐,舌红绛	为温病营分证。邪热耗伤阴津,故口渴,但热邪又能蒸腾营阴上潮于口,故不多饮
渴喜热饮而量不多,或水入即吐	多由痰饮内停所致	痰饮内阻,津液不能气化上承于口,故口渴,但体内有饮邪,故不多饮,或水入即吐
口干,但欲漱水不欲咽	舌质青紫、脉涩	瘀血内阻,津失输布,故口干,体内津液本不亏乏,故但欲漱水不欲咽

专题七　食欲与食量

分类	临床表现	病机(重视兼夹症状)
食欲减退	进食的欲望减退	兼面黄腹胀疲倦,为脾胃虚弱 兼脘闷身重,为湿邪困脾 兼嗳腐食臭,为食滞胃脘
厌食	厌恶食物,恶闻食臭	兼嗳腐食臭,为食滞胃脘 兼便溏肢重,为湿热蕴脾 兼口苦胁胀,为肝胆湿热 孕妇厌食,多是妊娠反应
消谷善饥	食欲旺盛,不久即饿	多因胃火炽盛 兼大便溏泻者,属胃强脾弱
饥不欲食	虽有饥饿感,但不想进食	兼干呕呃逆者,多属胃阴虚 亦可见于蛔虫内扰

专题八　问口味

	临床表现	临床意义
口淡	味觉减退,口中乏味,常伴食欲减退	脾胃虚弱、寒湿中阻及寒邪犯胃
口甜	指病人自觉口中有甜味的症状	多因湿热蕴结于脾。口甜而少食、神疲乏力者,多属脾气亏虚,因甘味入脾,脾气虚则甘味上泛之故
口黏腻	指病人自觉口中黏腻不爽的症状	常见于痰热内盛、湿热中阻及寒湿困脾
口酸	指病人自觉口中有酸味,或泛酸,甚至闻之有酸腐气味的症状	多见于伤食、肝胃郁热等
口苦	指病人自觉口中有苦味的症状	多见于心、胆、肝火旺
口涩	指病人自觉口有涩味,如食生柿子的症状	多与舌燥同时出现。为燥热伤津,或脏腑热盛所致
口咸	指病人自觉口中有咸味的症状	多认为是肾虚及寒证

专题九　问大便之便质异常和排便感异常

分类	临床表现	病机（重视兼夹症状）
完谷不化	便中含有未消化的食物	久病：脾虚、肾虚（五更泻） 新病：食滞胃肠
溏结不调	大便时干时稀	时干时稀见于肝郁脾虚 先干后稀见于脾胃虚弱
便血	血自肛门排出	脾胃虚弱、气不统血
里急后重	急迫欲便，肛门重坠	湿热内阻，肠道气滞，常见于湿热痢疾
排便不爽	排便不通畅，滞涩难尽（总因气滞引起）	泻下黄糜、黏滞不爽，为湿热蕴结大肠；腹痛欲便、抑郁易怒，多因肝郁脾虚；大便酸腐臭秽，多因食积化腐
肛门灼热	排便时自觉肛门周围灼热不适	大肠湿热或热结旁流，热迫直肠

第五章

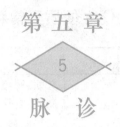

脉 诊

考 点 预 测

　　在考研复习中的重点应放在常见病理脉象、相似脉、相兼脉三个内容上。这一部分是中医诊断的特色部分，也是考研中的重点章节，要求同学们尽量全面把握。难点在于各种病理脉象的特征和临床意义。虽然相似脉和相兼脉也是考试的重点内容，但大家只要掌握了每种病理脉象的特征和临床意义，相似脉和相兼脉自然不难。至于出现每一病理脉象的病因病机，不属于考试内容，同学们可以把这一部分作为一个复习记忆的辅助内容。

专题预测

专题一　诊脉概述

━脉诊原理

心、脉是形成脉象的主要脏器	①心脏的搏动 ②脉管的舒缩 ③心阴与心阳的协调
气血是形成脉象的物质基础	气、血是构成人体组织和维持生命活动的基本物质
其他脏腑与脉象形成的关系	①肺主气，司呼吸 ②脾胃能运化水谷精微，为气血生化之源，"后天之本" ③肝藏血，具有贮藏血液、调节血量的作用 ④肾藏精，为元气之根，是全身阴阳的根本

■诊脉部位

三部九候诊法	出自《素问·三部九候论》	上为头部、中为手部、下为足部
仲景三部诊法	张仲景《伤寒杂病论》	人迎、寸口、跌阳三脉
寸口诊法	关于寸关尺分候脏腑，文献记载有不同说法 《内经》中寸关尺根据"上竟上""下竟下"来分	①寸口部为"脉之大会" ②寸口部脉气最明显 ③可反映宗气的盛衰 ④寸口处为桡动脉，该动脉易于诊察，沿用已久，经验也较丰富

诊脉方法

体位		正坐或仰卧,前臂与心脏置于同一水平,手腕伸直,手掌向上,手指微微弯曲,在腕关节下面垫一松软的脉枕,使寸口部充分暴露伸展
指法	选指	左手或右手的食指、中指和无名指三个手指指目
	布指	中指定关,食指按在关前(腕侧)定寸,无名指按在关后(肘侧)定尺
	运指	①举法:指医生的手指较轻地按在寸口脉搏跳动部位以体察脉象,称为"浮取" ②按法:医生手指用力较重,甚至按到筋骨以体察脉象,称为"沉取" ③寻法:用力不轻不重,按至肌肉而取脉,称为"中取" ④总按:即三指同时用大小相等的指力诊脉的 ⑤单诊:用一个手指诊察一部脉象的方法
平息		保持呼吸调匀,清心宁神,以自己的呼吸计算病人的脉搏至数。每次呼吸脉动 4 次,间或 5 次
五十动		诊脉需要诊"五十动"

专题二　正常脉象

脉象	脉象特征	临床意义
有胃气	从容、徐和、软滑	脉之胃气,主要反映脾胃运化功能的盛衰、营养状况的优劣及全身气血的盈亏
有神	脉律整齐、柔和有力	诊脉神之有无,可察精气之盈亏,并与胃气的盛衰有关
有根	尺脉有力、沉取不绝	主要说明肾气的盛衰

专题三　病理脉象

历代脉象著作及其脉象数目(了解内容)

著作	脉象数量	著作	脉象数量
《内经》	20 种	《伤寒杂病论》	26 种
《脉经》	24 种	《景岳全书》	16 种
《濒湖脉学》《三指禅》	27 种	《诊家正眼》	增疾脉而为 28 脉
《脉理求真》	30 种	近代	28 种

浮脉类脉象特征和主病

共同特征	脉名	脉象特征	主病
轻取即得	浮	举之有余,按之不足	表证,亦见于虚阳浮越证
	洪	脉体阔大,充实有力,来盛去衰	气分热盛,邪盛正衰
	濡	浮细无力而软	虚证,湿困
	散	浮取散漫而无根,伴至数或脉力不匀	元气离散,正气将绝
	芤	浮大中空,如按葱管	失血,伤阴之际
	革	浮而搏指,中空边坚	亡血、失精、半产、崩漏、阳气外浮

三 沉脉脉象特征和主病

共同特征	脉名	脉象	主病
重按始得	沉	轻取不应,重按始得	里证
	伏	重按推筋着骨始得	邪闭,厥证,痛极
	牢	沉按实大弦长	阴寒内积,疝气,癥积
	弱	沉细无力而软	阳气虚衰,气血俱虚

四 迟脉类脉象特征和主病

共同特征	脉名	脉象	主病
一息不足四至	迟	一息不足四至	寒证,亦见于邪热结聚之里实热证
	缓	一息四至,脉来怠缓	湿病,脾胃虚弱,亦见于平人
	涩	往来艰涩,迟滞不畅	精伤,血少,气滞,血瘀,痰食内停
	结	迟而时一止,止无定数	阴盛气结,寒痰瘀血,气血虚衰

五 数脉类脉象特征和主病

共同特征	脉名	脉象	主病
一息五至以上	数	一息五至以上,不足七至	热证,亦见于里虚证
	疾	脉来急疾,一息七八至	阳极阴竭,元气将脱
	促	数而时一止,止无定数	阳热亢盛,瘀滞,痰食停滞,脏气衰败
	动	脉短如豆,滑数有力	疼痛,惊恐

六 虚脉类脉象特征和主病

共同特征	脉名	脉象	主病
应指无力	虚	举按无力,应指松软	气血两虚
	细	脉细如线,应指明显	气血俱虚,湿证
	微	极细极软,似有似无	气血大伤,阳气暴脱
	代	迟而中止,止有定数	脏气衰微,疼痛,惊恐,跌仆损伤
	短	首尾俱短,不及本部	有力主气郁,无力主气损

七 实脉类

共同特征	脉名	脉象	主病
应指有力	实	举按充实而有力	实证,平人
	滑	往来流利,应指圆滑	痰湿,食积,实热,青壮年,孕妇
	弦	端直以长,如按琴弦	肝胆病,疼痛,痰饮,老年健康者
	紧	崩急弹指,状如转索	实寒证,疼痛,宿食
	长	首尾端直,超过本位	阳证,热证,实证,平人
	大	脉体宽大,无汹涌之势	健康人,病进

专题四　相似脉的鉴别

浮脉与芤脉、革脉、散脉

相似脉	相同点	不同点
浮脉与芤脉、革脉、散脉	四种脉象的脉位均表浅,轻取皆可得	浮脉举之有余,重按稍减而不空,脉形不大不小
		芤脉浮大无力,中间独空,如按葱管
		革脉是浮取弦大搏指,外急中空,如按鼓皮
		散脉是浮而无根,至数不齐,脉力不匀

二 沉脉、伏脉与牢脉

相似脉	相同点	不同点
沉脉、伏脉与牢脉	三种脉象的脉位均在皮下深层,故轻取不应	沉脉重按乃得
		伏脉较沉脉部位更深,须推筋着骨始得,甚则暂时伏而不见
		牢脉沉取实大弦长,坚牢不移

三 迟脉与缓脉、结脉

相似脉	相同点	不同点
迟脉与缓脉、结脉	三者脉率均小于五至	迟脉一息不足四至
		缓脉虽然一息四至,但脉来怠缓无力
		结脉不仅脉率不及四至,而且有不规则的歇止

四 数脉与疾脉、滑脉、促脉

相似脉	相同点	不同点
数脉与疾脉、滑脉、促脉	脉率均有快于正常脉象的感觉	数脉一息五至以上,不足七至
		疾脉一息七八至
		滑脉仅指脉形往来流利,应指圆滑,似数但并不数
		促脉不仅脉率每息在五至以上,且有不规则的歇止

五 细脉与微脉、弱脉、濡脉

相似脉	相同点	不同点
细脉与微脉、弱脉、濡脉	四种脉象都是脉形细小且脉势软弱无力	细脉形小而应指明显,主要从脉搏的形态而言;主气血俱虚,湿证
		微脉则极软极细,按之欲绝,若有若无,起落模糊,不仅从脉形言,而且主要指脉搏的力量弱;主气血大伤,阳气暴脱
		弱脉为沉细而无力;主阳气虚衰,气血俱虚
		濡脉为浮细而无力,即脉位与弱脉相反,轻取即得,重按反不明显。主虚证,湿困

六 实脉与洪脉

相似脉	相同点	不同点
实脉与洪脉	二者在脉势上都是充实有力	但实脉应指有力,举按皆然,来去俱盛
		洪脉状若波涛汹涌,盛大满指,来盛去衰

七 短脉与动脉

相似脉	相同点	不同点
短脉与动脉	二者在脉搏搏动范围上都较小,仅关部明显	短脉常兼迟涩
		动脉其形如豆,常兼滑数有力之象

八 结脉与代脉、促脉

相似脉	相同点	不同点
结脉与代脉、促脉	三者均属有歇止的脉象	促脉为脉数而中止,歇止不规则
		结脉为脉缓而中止,二者歇止均不规则
		代脉是脉来一止,其脉率可快可慢,且歇止有规则,歇止时间较长

专题五 常见相兼脉的主病

一 浮脉相兼

主脉	相兼脉	主病
浮脉	浮紧脉	多见于外感寒邪之表寒证,或风寒痹病疼痛
	浮缓脉	多见于风邪伤卫,营卫不和的太阳中风证
	浮数脉	多见于风热袭表的表热证
	浮滑脉	多见于表证夹痰,常见于素体多痰湿而又感受外邪者

二 迟脉相兼

主脉	相兼脉	主病
迟脉	沉迟脉	多见于里寒证
	沉弦脉	多见于肝郁气滞,或水饮内停
	沉涩脉	多见于血瘀,尤常见于阳虚而寒凝血瘀者
	沉缓脉	多见于脾虚,水湿停留
	沉细数脉	多见于阴虚内热或血虚

三 弦脉相兼

主脉	相兼脉	主病
弦脉	弦紧脉	多见于寒证、痛症,常见于寒滞肝脉,或肝郁气滞等所致疼痛等
	弦数脉	多见于肝郁化火或肝胆湿热、肝阳上亢
	弦滑数脉	多见于肝火夹痰,肝胆湿热或肝阳上扰,痰火内蕴等证
	弦细脉	多见于肝肾阴虚或血虚肝郁,或肝郁脾虚等证

四 数脉相兼

主脉	相兼脉	主病
数脉	滑数脉	多见于痰热(火)、湿热或食积内热
	洪数脉	多见于阳明经证、气分热盛,多见于外感热病
	浮数脉	多见于风热袭表的表热证
	弦数脉	多见于肝郁化火或肝胆湿热、肝阳上亢

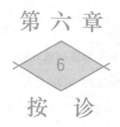

第六章

6

按 诊

考 点 预 测

本章内容较少,从历年真题来看,考点也分布最少。虚里按诊曾经考察过单选题,按腧穴曾经考察过多选题,都是较简单的题目,重在记忆,无需过多理解。

专 题 预 测

专题一　虚里按诊

病理变化	临床意义
虚里搏动移位	①心痹、先天性心脏病等而使心脏增大 ②鼓胀、癥积等而使腹部胀大,心位抬高 ③气胸、悬饮、肿瘤等胸腔疾病 ④胸部畸形,如漏斗胸、脊柱弯曲等
虚里按之其动微弱	①宗气内虚 ②饮停心包之支饮 ③久病体虚而动数,心阳不足 ④肥胖之人因胸壁较厚,虚里搏动不明显,属生理现象
虚里动高	①聚而不散者为热甚,多见于外感热邪、小儿食滞或痘疹将发之时 ②因惊恐、大怒或剧烈运动后,虚里动高,片刻之后即能平复如常,不属病态 ③孕妇胎前产后,虚里动高者为恶候 ④虚损劳瘵之病,虚里日渐动高者为病进
虚里动而应衣	宗气外泄
按之弹手,洪大而搏,或绝而不应	心肺气绝,属于危候
虚里搏动数急而时有一止	宗气不守
虚里"其动欲绝"而无死候	痰饮
胸高而喘,虚里搏动散漫而数	心肺气绝之兆

专题二　按腹部

临床表现	意义
全腹紧张度消失	痿病和脊髓受损导致腹肌瘫痪等
全腹紧张度降低	久病重病之人,精气耗损,气血亏虚及体弱年老之人和经产妇等

临床表现	意义
全腹高度紧张,状如硬板	多见于急性胃肠穿孔或脏器破裂
右下腹紧张,伴反跳痛	多见于肠痈患者
右上腹紧张	湿热蕴结胆腑,胆汁瘀滞者

专题三　按肌肤诊寒热

证型	临床表现
阳气衰少	肌肤寒冷、体温偏低
亡阳	肌肤冷而大汗淋漓、脉微欲绝
亡阴	汗出如油,四肢肌肤尚温而脉躁疾无力
实热证	肌肤灼热,体温升高
真热假寒证	身灼热而肢厥,为里热壅盛,不得外达
表邪已解	外感病汗出热退身凉
热在表	身热初按热甚,久按热反转轻
热在里	久按其热反甚
里热炽盛	皮肤无汗而灼热
身热不扬	肌肤初扪之不觉很热,但扪之稍久即感灼手
阴证	皮肤不热,红肿不明显
阳证	皮肤灼热而红肿疼痛

专题四　腧穴的反应点

肺病	中府、肺俞、太渊	心病	巨阙、膻中、大陵
肝病	期门、肝俞、太冲	脾病	章门、太白、脾俞
肾病	气海、太溪	大肠病	天枢、大肠俞
小肠病	关元	胆病	日月、胆俞
胃病	胃俞、足三里	膀胱病	中极

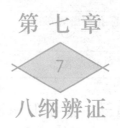

第 七 章

7

八纲辨证

考 点 预 测

　　本章内容为重点内容,历年考试来看,一般1~2道题。一般都为该科目辨证部分的第一题,亦多为《中医综合》单选辨证部分第一题或多选辨证部分第一题。

　　其中各个证型的临床表现及其相似证的鉴别是考试当中出题的重点,要求大家对各个证的临床表现以及鉴别是一定要熟记于心。其次是各个夹杂证和虚实真假、寒热真假也是常考的内容,大家在复习当中要重点掌握。

专 题 预 测

专题一　阴证、阳证、阳虚、阴虚、亡阴证、亡阳证的临床表现

证型	特点	望诊	闻诊	问诊	舌脉
阴证	阴邪致病、病势向内、病势向下、病情缓慢	面色苍白或黯淡,精神萎靡	语声低怯	身重蜷卧,畏冷肢凉,纳差,口淡不渴,小便清长或短少,大便溏泄气腥	舌淡胖嫩,脉沉迟、微弱、细
阳证	阳邪致病、病势向外、病势向上、病情急骤	面色潮红或通红,身热喜凉,狂躁不安,口唇燥裂	呼吸气粗,语声高亢,喘促痰鸣	恶寒发热,口干渴饮,小便短赤涩痛,大便秘结奇臭	舌红绛,苔黄黑生芒刺,脉浮数、洪大、滑实
阴虚证	—	形体消瘦,两颧潮红,五心烦热,低热潮热(午后和夜间低热),盗汗	口燥咽干,渴不多饮,四肢温和,小便短黄,大便干结	—	舌红少津,无苔或少苔,脉细数
阳虚证	神疲乏力、气短自汗等气虚的表现	面色㿠白	—	形寒肢冷,口淡不渴,或喜热饮,或自汗,小便清长或尿少不利,大便稀薄	舌淡胖,苔白滑,脉沉迟无力
亡阴证	身热烦渴、唇焦面赤、脉数疾、汗出如油等	皮肤皱瘪,面赤颧红,呼吸急促,唇舌干燥	—	汗热味咸而黏、如珠如油,身灼肢温,虚烦躁扰,恶热,口渴饮冷,小便极少	脉细数疾
亡阳证	四肢厥冷,面色苍白,冷汗淋漓,气息微弱,脉微欲绝等	神情淡漠,呼吸气弱,面色苍白	—	冷汗淋漓、汗质稀淡,肌肤不温,手足厥冷	舌淡而润,脉浮数而空,甚至脉微欲绝

专题二　表、里证的鉴别

鉴别要点	表证	里证
病因	外感六淫、疫疠之气	表邪内传；外邪"直中"脏腑；情志内伤；饮食劳倦
病位	浅（皮毛、腠理）	深（脏腑、气血、骨髓）
发病	急	可急可缓
病情	轻	重
病程	较短	较长
临床表现	恶寒发热，头身疼痛，鼻塞喷嚏，流涕，咽喉痒痛，微有咳嗽、气喘	咳嗽、气喘、头痛、咽痛、心悸、腹痛、吐泻
特点	恶寒发热同时并见，无明显内脏证候，舌象变化不明显，脉象多浮	无恶寒发热并见（但热不寒或但寒不热），内脏证候为主，舌象多有变化，脉象多沉
常见于	外感病初期阶段	外感疾病的中、后期及内伤疾病
共同证候	头痛、咽痛、咳嗽	

专题三　表里同病的临床表现

证候	临床表现
表里俱寒	主要表现为头身痛、恶寒重、发热轻、鼻塞流涕、脘腹冷痛、大便溏泄、脉数或浮数
表里俱热	主要表现为发热重、恶寒轻、咽喉痛、咳嗽气喘、脉数或浮数
表寒里热	主要表现为恶寒发热、头身痛口渴引饮、心烦、便秘尿黄、舌红苔黄
表热里寒	主要表现为发热恶寒、汗出、头痛咽痛、脘腹胀满、尿清便溏
表里俱实	主要表现为恶寒发热、鼻塞流涕、脘腹胀满、厌食便秘、脉浮
表里俱虚	主要表现为恶寒发热、无汗、头身疼痛鼻塞喷嚏、心悸失眠、神疲乏力、少气懒言，脉弱
表虚里实	主要表现为自汗恶风、腹胀拒按、纳呆、便秘、苔厚
表实里虚	主要表现为恶寒发热、无汗、头痛身痛、时或腹痛、纳少或吐、自利

专题四　寒、热证的鉴别诊断

证候	寒证	热证
寒热喜恶	恶寒喜热	恶热喜寒
口渴	不渴	渴喜冷饮
面色	白	红赤
四肢	冷	热
大便	稀溏	干燥秘结

证候	寒证	热证
小便	清长	短赤
舌象	舌淡苔白润滑	舌红苔黄少津
脉象	迟、紧	数

专题五　真寒假热、真热假寒的临床表现和鉴别

一 真寒假热

1. 假热

自觉发热，神志躁扰不定，欲脱衣揭被，触之胸腹无灼热，面色浮红如妆，非满面通红，咽痛，口渴，便秘。

2. 真寒

四肢厥冷，疲乏无力，咽痛而不红肿，口渴但不欲饮，便秘而便质不燥，或下利清谷，小便清长（或尿少浮肿）。

3. 舌脉

脉浮大或数，按之无力，舌淡，苔白。

4. 病机

阴盛格阳、虚阳浮越、戴阳证。

二 真热假寒

1. 假寒

四肢凉，甚至厥冷，面色紫黯，脉沉迟。

2. 真热

神识昏沉，身热，胸腹灼热，口鼻气灼，口臭息粗，口渴引饮，小便短赤。

3. 舌脉

舌红苔黄而干，脉有力。

4. 病机

阳盛格阴、热极肢厥，"热深厥亦深"。

三 鉴别

1. 假象表现在

四肢、皮肤、面色。

2. 真象表现在

里证、舌象、脉象（脏腑、气血、津液）。

3. 胸腹的冷热

是辨别寒热真假的关键，胸腹灼热者为热证，胸腹冷而不灼者为寒证

4. 假热之面赤

是面色白而仅在颧颊上浅红娇嫩，时隐时现；真热的面红却是满通红；假寒常表现为四肢厥冷，而胸腹部却是大热，按之灼手，或周身寒冷而反不近被；真寒是身蜷卧，欲得衣被。

专题六 虚证、实证的临床表现

临床表现	虚证	实证
病程	长（久病迁延）	短（新病）
体质	虚弱	壮实
精神	萎靡	亢奋
声息	声低息微	声高息粗
疼痛	喜按	拒按
发热	低热，五心烦热，午后微热	高热、壮热
恶寒	畏寒，得衣近火则减	恶寒，得衣近火不减
舌象	质嫩，苔薄，少，花剥或无苔	质老，苔厚，厚腻，或燥
脉象	无力	有力

◼ 考 点 预 测

　　病因辨证这一章的重点则是六淫辨证。每年一般出1~2题。
　　六淫包括风、寒、暑、湿、燥、火六者,所以这六个证的临床表现及鉴别是要求大家掌握的。其次就是近年来考研越来越注重考查考生的综合运用能力,所以夹杂证考的概率也就越来越多,如暑湿夹杂证、湿热证等这一类的证型在书上没有明确的表述的内容也常考,所以复习这一章节时大家要注意总结一下这类夹杂证的临床表现。

◼ 专 题 预 测

专题一　风淫证候的临床表现

证候	表现
风邪袭表证	恶风寒,微发热,汗出,脉浮缓,苔薄白
风邪犯肺证	鼻塞、流清涕、喷嚏,或伴咽喉痒痛、咳嗽
风客肌肤证	突发皮肤瘙痒、瘾疹
风邪中络证	突发肌肤麻木、口眼㖞斜、四肢抽搐
风胜行痹证	肢体关节游走作痛
风水相搏证	新起面睑肢体浮肿
风淫证的辨证依据	瘙痒、麻木、肢体关节游走疼痛、面睑浮肿

专题二　暑淫证、燥淫证、火淫证的临床表现和辨证依据

	暑淫证	燥淫证	火淫证
临床表现	发热恶热,汗出,口渴喜饮,气短神疲,肢体困倦,小便短黄,舌红苔白或黄,脉虚数。发热,猝然昏倒,汗出不止,气喘,甚至昏迷、惊厥、抽搐,舌绛干燥,脉濡数。或见高热,神昏,胸闷,腹痛,呕恶,无汗	皮肤干燥甚至皲裂、脱屑,口唇、鼻孔、咽喉干燥,口渴引水,舌干燥,大便干燥,或见干咳少痰、痰黏难咳,小便短黄,脉象偏浮等凉燥还有恶寒、发热,无汗,头痛,脉浮缓,或浮紧等表寒症状温燥还有发热有汗,咽喉疼痛,心烦,舌红,脉浮数等表热症状	发热恶热,烦躁,口渴喜饮,汗多,大便秘结,小便短黄,面色赤,舌红或绛,苔黄干燥或灰黑,脉洪滑数有力甚者或见神昏、谵语、吐血、衄血,斑疹、痈脓
辨证依据	夏月感受暑热之邪,发热、口渴、汗出、疲乏、尿黄	常见于秋季或处气候干燥的环境,具有干燥不润的特点	新病突起,病势较剧,以发热、口渴、便秘、尿黄出血、舌红或绛、苔黄干、脉数有力等为主要表现

专题三　凉燥和温燥的鉴别

证候	相同点	不同点	舌脉
凉燥	皮肤干燥,甚至皲裂、脱屑,口唇、鼻孔、咽喉干燥,口渴引水,舌苔干燥,大便干燥,或见干咳少痰、痰黏难咳,小便短黄,脉象偏浮	恶寒发热,无汗,头痛,鼻塞	舌干苔黄,脉浮缓或浮紧
温燥		发热有汗,咽喉疼痛,心烦	舌干苔黄,脉浮数

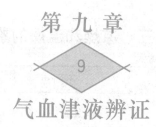
■ 考 点 预 测

　　本章节在考研中也是一个较为重要的章节,考查的重点为各个证型的临床表现及相似证的鉴别。一般占1~2个题。
　　从历年的真题分析来看,气血证候在本章所占的比重是较大的,大多的考点都出过题。而津液证候当中大家要重视的是痰证和饮证的内容,这一内容是大家在学习当中的一个难点,也就是出题的重点。

■ 专 题 预 测

专题一　气证相关鉴别

	气虚证	气陷证	气脱证	气滞证	气逆证	气闭证
临床表现	精神疲惫,体倦或有头晕目眩,自汗,动则诸症加重,乏力气短声低,少气懒言。脉虚,舌质淡嫩	头晕眼花,气短疲乏,脘腹坠胀感,大便稀溏,或见内脏下垂、脱肛、阴挺,舌质淡嫩,脉弱	呼吸微弱而不规则,汗出不止,口开目合,全身瘫软,神识朦胧,二便失禁,面色苍白,口唇青紫,脉微,舌淡,舌苔白润	胸胁、脘腹等处或损伤部位的胀闷或疼痛,疼痛性质可为胀痛、窜痛、攻痛,症状时轻时重,部位不固定,按之一般无形	咳嗽频作,呼吸喘促;呃逆、嗳气不止,恶心或呕吐、呕血;头痛、眩晕,甚至昏厥	突发神昏,晕厥;或脏器绞痛,或二便闭塞,呼吸气粗、声高,脉沉实有力
辨证依据	神疲、乏力、气短、脉虚	气短、气坠、脏器下垂	气息微弱,汗出不止,脉微	胀闷、胀痛、窜痛	咳喘、呕吐、呃逆	突发神昏晕厥,或脏器绞痛,或二便闭塞

专题二　血证相关鉴别

	血虚证	血瘀证	血热证	血寒证
临床表现	面色淡白或萎黄,眼睑、口唇、爪甲的颜色淡白。头晕,或见眼花心悸,失眠多梦,健忘,神疲,手足发麻,或妇女月经量少、色淡、延期甚或经闭。舌淡苔白,脉细无力	有疼痛、肿块、出血、瘀血色脉征。疼痛特点:刺痛、痛处拒按、固定不移、夜间痛甚。肿块性状:体表者,包块色青紫;腹内者,触及质硬而推之不移。出血特征:出血反复不止,色紫暗或夹血块,或大便色黑如柏油状,或妇女血崩漏血	身热夜甚,或潮热,口渴,心烦,失眠。躁扰不宁,甚或狂乱、神昏谵语,或见各种出血色深红(如:咯血、吐血),面赤,或斑疹显露,或为疮痈。舌绛,脉数疾	畏寒,手足或少腹等患处冷痛拘急、得温痛减,肤色紫暗发凉。痛经、月经愆期、经色紫暗、夹有血块,舌淡紫。苔白润或滑,脉沉迟弦涩

	血虚证	血瘀证	血热证	血寒证
辨证依据	肌肤黏膜颜色淡白、全身虚弱、脉细	固定刺痛、肿块、出血、肤色、舌色青紫	身热口渴、斑疹吐衄、烦躁谵语、舌绛、脉数	患处冷痛拘急、畏寒、唇舌青紫，妇女月经后期、经色紫暗夹块

专题三　气虚血瘀证与气滞血瘀证的鉴别

	望诊	问诊	舌脉	辨证依据
气虚血瘀证	面色淡白或晦滞，少气懒言，身倦乏力	疼痛如刺，常见于胸胁，痛处不移，拒按	舌淡暗或有紫斑，脉沉涩	虚中夹实，气虚、血瘀
气滞血瘀证	可见闭经或痛经，经色紫暗，夹有血块	胸胁胀闷，走窜疼痛，性情急躁，胁下痞块，刺痛拒按	舌紫暗或见紫斑，脉涩	病程较长，肝经部位出现疼痛、痞块

专题四　痰饮、悬饮、溢饮、支饮的临床表现

类型	表现
痰饮（饮停胃肠）	脘腹痞胀，泛吐清水，胃脘有振水音，肠鸣辘辘
悬饮（饮停胸胁）	肋间饱满，胸胁胀痛，咳唾引痛，胸闷息促，转侧则剧痛
溢饮（饮停皮肤）	当汗出而不汗出，身体、肢节疼重
支饮（饮停胸肺）	咳嗽气喘，胸闷，心悸，痰涎清稀，气短不得卧

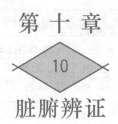

第十章

10

脏腑辨证

考点预测

在中医诊断学的考试中,这一本章节一直就是出题的重点部分。从真题的分布来看,几乎所有的证型都曾考过,所以对于这一章,大家是要重点复习的,全面把握。

从历年的考题分析,虽然每年都会考这一章的内容,但考查的重点一直都是落在各个证型的临床表现以及相似证的鉴别上的,所以大家尤为重视这些内容。

专题预测

专题一 心系辨证

一 心气虚证、心阳虚证、心阳暴脱证的鉴别诊断

证候	相同点	不同点
心气虚证	心悸怔忡,胸闷气短,活动后加重,自汗	面色淡白,舌淡苔白,脉虚
心阳虚证		畏寒肢冷,心痛,面色㿠白或晦暗,舌淡胖苔白滑,脉微细
心阳暴脱		突然冷汗淋漓,四肢厥冷,呼吸微弱,面色苍白,口唇发紫,神志模糊或昏迷,舌质淡紫青滑,脉微细欲绝

二 心血虚证与心阴虚证

证候	相同点	不同点
心血虚证	心悸 失眠 多梦	头晕眼花,健忘,面色淡白或萎黄,唇、舌色淡,脉细无力
心阴虚证		心烦、口燥咽干,形体消瘦,或见手足心热,潮热盗汗,两颧潮红,舌红少苔乏津,脉细数

三 心脉痹阻证

证候	常见症状	病因	症状特点
心脉痹阻证	心悸怔忡,心胸憋闷疼痛,痛引肩背内臂,时作时止	瘀血内阻	痛如针刺,舌紫暗见紫斑点,脉细涩
		痰浊停聚	闷痛特甚,体胖痰多,身重困倦,舌苔白腻,脉沉滑
		阴寒凝滞	突发剧痛,得温痛减,畏寒肢冷,舌淡苔白,脉沉迟或沉紧
		气机郁滞	胀痛,发作常与精神因素有关,舌淡红,苔薄白,脉弦

专题二 脾胃辨证

一 脾阳虚证与寒湿困脾

证型	相同点	病因	病性	病程
脾阳虚证	腹胀,纳呆食少,便溏,小便不利,周身浮肿,有寒象	寒湿内阻	虚寒证	病势缓,病程长
寒湿困脾证		寒湿外侵	实寒证	病势急,病程短

二 脾胃病寒热虚实

证候	疼痛性质	呕吐	口味与口渴	大便	舌脉
寒滞胃脘证	冷痛	清水	口淡不渴	便溏	舌淡苔白滑脉沉迟
胃火炽盛证	灼痛	吞酸	渴喜冷饮	秘结	舌红苔黄脉滑数
胃阴虚证	隐痛	干呕	口咽干燥	干结	舌红少苔脉细数
食滞胃脘证	胀痛	酸腐食物	口中酸臭	酸臭	舌苔厚腻脉滑

专题三 肝与胆病辨证

一 肝阳上亢证与肝火炽盛证的鉴别

证候	病性	相同点	不同点
肝阳上亢证	上实下虚	眩晕耳鸣、头目胀痛、面红目赤、急躁易怒、失眠多梦、舌红脉数	头重脚轻,腰膝酸软,舌红少津,脉弦有力或弦细数
肝火炽盛证	实热		口苦口干,胁肋灼痛,吐血、衄血,小便短黄、大便秘结,舌红苔黄,脉弦数

二 肝气郁结、肝火上炎、肝阴不足、肝阳上亢四证

证候	性质	症状	舌象	脉象
肝气郁结	实证	胸胁、少腹胀满疼痛,走窜不定,情志抑郁,善太息,妇女月经不调	薄白	弦
肝火上炎	热证	头晕胀痛,面红目赤,口苦口干,急躁易怒,耳鸣如潮,甚或突发耳聋,失眠,噩梦纷纭,或胁肋灼痛,吐血、衄血	舌红苔黄	弦数
肝阴不足	虚证	眩晕耳鸣,两目干涩,视力减退,或胁肋灼痛,面部烘热或两颧潮红,或手足蠕动,口咽干燥,五心烦热,潮热盗汗	舌红少津	弦细数
肝阳上亢	上实下虚	眩晕耳鸣,头目胀痛,面红目赤,急躁易怒,失眠多梦,头重脚轻,腰膝酸软	舌红	弦有力或弦细数

三 肝风四证

证候	性质	主症	兼症	舌象	脉象
肝阳化风	上实下虚	眩晕欲仆,急躁易怒,耳鸣,项强,头摇,肢体震颤,语言謇涩,甚至突然昏仆,口眼㖞斜,半身不遂,舌强语謇	头胀头痛,手足麻木,步履不稳,面赤	舌红苔白或腻	弦而有力

续表

证候	性质	主症	兼症	舌象	脉象
热极生风	热证	口渴,颈项强直,两目上视,手足抽搐,角弓反张,牙关紧闭	高热,烦躁,谵语,或神昏	舌质红绛苔黄燥	弦数
阴虚动风	虚证	手足震颤、蠕动,或肢体抽搐	五心烦热,潮热颧红,口燥咽干,眩晕耳鸣,形体消瘦	舌红少津	细数
血虚生风	虚证	肢体震颤、麻木,手足拘急,肌肉瞤动	眩晕,爪甲不荣,面白无华,皮肤瘙痒	舌质淡白	细或弱

专题四　肾与膀胱病辨证

证候	相同点	不同点
肾精不足证	腰膝酸软、头晕耳鸣、经少经闭、齿松发脱	无虚热表现,以生长发育迟缓、早衰、生殖机能低下(不孕不育、性欲减退)为主
肾阴虚证		有阴虚内热表现,梦遗、遗精,性欲偏亢

专题五　肺系病症

证候	相同点	不同点
风寒犯肺证		表实寒证,恶寒发热,头身疼痛,无汗脉浮紧
风热犯肺证		表实热证,痰黄稠,鼻塞,咽痛,脉浮数
燥邪犯肺证	咳嗽、气喘、咳痰	干咳痰少,鼻咽干燥,便秘尿少,苔薄而干少津
肺热炽盛证		里实热证,咽喉红肿,鼻翼扇动,苔黄脉数
寒痰阻肺证		里实寒证,痰多色白,喉中痰鸣,胸闷,苔白腻,脉弦滑

专题六　风寒束肺证、寒邪客肺证、饮停于肺证的鉴别

证候	相同点	性质	区别	病程	舌脉
风寒束肺证		表实寒证	恶寒发热,咳嗽较轻	较短	舌苔白脉浮紧
寒邪客肺证	咳嗽痰稀色白	里实寒证	气喘、形寒肢凉,不发热	突然发作,病程较长	舌淡苔白,脉迟缓
饮停于肺证		本虚标实	气喘、痰量多呈泡沫状,喉中痰鸣,倚息不能平卧,胸闷,甚至心悸,下肢浮肿	反复发作,每年秋冬发作,春夏缓解,呈慢性过程	舌淡苔白滑,脉弦

第十一章

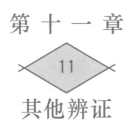

其他辨证

■ **考点预测**

  其他辨证方法这一章在考研当中占的比例也是较高的,一般有1~2道题。

  从历年的考题分析可以看出近年来考得比较多的是六经辨证和卫气营血辨证,大家在复习时对这两部分可多花时间;而三焦辨证,是一个比较难的内容,大家一定要在理解的基础上来记忆;最后关于这个经络辨证的内容,由于七版教材无此内容,考研的出题慢慢向九版教材倾斜,所以从2002年以后考题变得比较少了,所以大家在复习这一内容的时候还是以九版教材的内容为主。

■ **专题预测**

专题一   六经辨证

一 太阳病证的临床表现

病证	分类	性质	临床表现	辨证依据
太阳经证	太阳中风证	表虚证	发热,恶风,头痛,汗出,脉浮缓,或见鼻鸣,干呕	恶风、汗出、脉浮缓
太阳经证	太阳伤寒证	表实证	恶寒,发热,头项强痛,身体疼痛,无汗而喘,脉浮紧	恶寒、无汗、头身痛、脉浮紧
太阳腑证	太阳蓄水证	—	发热恶寒,小便不利,小腹满,口渴,或水入即吐,脉浮或浮数	太阳经证与小便不利、小腹满并见
太阳腑证	太阳蓄血证	—	少腹急结或硬满,小便自利,如狂或发狂,善忘,大便色黑如漆,脉沉涩或沉结	少腹急结,小便自利,大便色黑

二 阳明病证的临床表现

病证	性质	临床表现	辨证依据
阳明经证	白虎汤证	身大热,汗大出,大渴引饮,心烦躁扰,面赤,气粗似喘,苔黄燥,脉洪大	大热、大汗、大渴、脉洪大
阳明腑证	实热证	日晡潮热,手足濈然汗出,脐腹胀满疼痛拒按,大便秘结,甚则神昏谵语,狂躁不得眠,舌苔黄厚干燥,或起芒刺,甚至苔焦黑燥裂,脉沉实迟而实或滑数	日晡潮热,腹满硬痛,便秘,苔黄燥脉沉实

三 少阴病证的临床表现

病证	性质	临床表现	辨证依据
少阴寒化证	阳虚则寒	无热恶寒,但欲寐,四肢厥冷,下利清谷,呕不能食,或食入即吐,或身热反不恶寒,甚至面赤,脉微细	无热恶寒、四肢厥冷、下利清谷、脉微细
少阴热化证	阴虚火旺	心烦不得卧,不寐,口燥咽干或加咽痛,自利而渴,舌尖红,脉细数	心烦不寐,合并阴虚证候

1157

◆冲刺篇◆ 中医诊断学

专题二　卫气营血辨证

	卫分证	气分证	营分证	血分证
病机	温热病初期,邪犯肺卫	表邪内传入里,正盛邪实	邪热内陷,劫伤营阴	病邪深入血分,生风动血
临床表现	发热,微恶风寒,常伴头痛,咳嗽,口干微渴,咽喉痛,舌边尖红,脉浮数	①热邪壅肺:咳喘气粗,胸痛,咳黄痰; ②热扰胸膈:心烦懊恼,坐卧不安,甚则膈上如焚; ③胃热亢盛:壮热,大渴,大汗,脉洪大; ④热结肠道:日晡潮热,大便秘结,腹痛拒按,舌苔黄燥或黑而干焦	身热夜甚,口不甚渴或不渴,心烦不寐,甚或神昏谵语,斑疹隐隐,舌质红绛无苔,脉细数	身热夜甚,躁扰不宁,甚或昏狂,斑疹显露,色紫黑,吐血、衄血,便血,尿血;或见抽搐,角弓反张,或手足蠕动;舌深绛或绛紫,脉细数

专题三　三焦辨证

病证	上焦病证	中焦病证	下焦病证
临床表现	发热,微恶风寒,头痛,汗出,口渴,鼻塞,咳嗽,舌边尖红,脉浮数;或见但热不寒,多汗,咳嗽,气喘,烦躁,口渴,苔黄,脉数;甚则高热,谵语神昏,舌謇肢厥,舌质红绛	发热口渴、腹满便秘,或身热不扬、呕恶脘痞、便溏等	身热颧红,手足心热甚于手足背,口燥咽干,神倦,耳聋,舌红少苔或见手足蠕动、瘛疭,心中憺憺大动,舌绛苔少,甚或时时欲脱,脉虚大
辨证依据	①邪犯肺卫,以发热、微恶风寒、舌尖边红、脉浮数为主要表现; ②邪热壅肺,以但热不寒、咳喘、苔黄、脉数等为主要表现; ③邪陷心包,以高热、神昏、肢厥、舌红绛为主要表现	①阳明燥热,以身热、腹满、便秘、苔黄燥,脉沉实等为主要表现; ②太阴湿热,以身热不扬、脘痞欲呕、头身困重、苔黄腻、脉濡数等为主要表现	①肾阴亏虚,以身热颧红、神倦耳聋等与阴虚症状共见; ②肝阴亏虚,以手足蠕动、瘛疭,舌绛少苔,脉虚等与阴虚症状共见

冲刺篇 ◆ 中药学

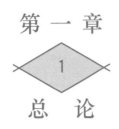

总 论

■ 考 点 预 测

　　本章内容为重点内容，从历年考试来看，一般2～3道题，出题形式灵活，可以是总论内容也可以是结合各论出题，以总论为主但不要拘泥于总论，要和各论相结合。一般都为该科目的第一题。

　　本章重点为：历代本草学专著的特点及成就、道地药材、炮制方法，五味、归经、配伍、十八反和十九畏，另外还有中药煎煮，高频考点为中药的七情配伍和中药五味的功效，多出单选题。历代本草学专著、道地药材、五味、十八反、十九畏出题多以总论为主，而归经和其他配伍形式则要结合各论内容联合出题。

■ 专 题 预 测

专题一　本草著作

著作名称	作者	年代	载药数	成就特点
《诗经》	无	西周	100	现存文献中最早记载具体药物的书籍
《五十二病方》	无	春秋	240	现存最早的方书，载方280多个
《神农本草经》（简称《本经》）	无	秦汉	365	现存最早的本草学专著，记载了常山抗疟、苦楝子驱虫、阿胶止血、乌头止痛、当归调经、黄连治痢、麻黄定喘、海藻治瘿
《本草经集注》	陶弘景	梁	730	"以朱书神农，墨书别录"，小字加注的形式；对魏晋以来三百余年间中药学的发展做了全面总结；首创按药物自然属性分类的方法；该书还首创"诸病通用药"，分别列举80多种疾病的通用药物
《雷公炮炙论》	雷敩	南朝刘宋	无	标志着本草新分支学科的产生
《新修本草》又称《唐本草》	李勣、苏敬	唐	844	世界上最早的一部药典学著作；增加了水蓼、葎草、山楂、人中白等民间经验用药；记载了用羊肝治夜盲症和改善视力的经验
《本草拾遗》	陈藏器	唐	无	提出了著名的"十剂"，为中药临床分类最早的设想
《经史证类备急本草》（后世简称《证类本草》）	唐慎微	宋	1558	保存了宋以前亡佚的本草

著作名称	作者	年代	载药数	成就特点
《本草衍义》	寇宗奭	宋	无	首先提出将四气改为四性;最早提出要按年龄老少、体质强弱、疾病新久等决定药量的本草著作
《本草纲目》	李时珍	明	1892 新增 374	按自然属性分 16 部 62 类,按"从贱到贵"的原则
《白猿经》	无	明	无	最早记载乌头碱结晶
《本草纲目拾遗》	赵学敏	清	921 新增 716	补充了太子参、于术、西洋参、冬虫夏草、银柴胡等临床常用药,及马尾连、金钱草、独角莲、万年青、鸦胆子等疗效确切的民间草药;同时还收集了金鸡勒、香草、臭草等外来药

专题二 性味

性味	作用	常见药物类别
辛	"能散、能行",即具有发散、行气行血的作用	解表药、行气药、活血药
甘	"能补、能和、能缓",即具有补益、和中、调和药性和缓急止痛的作用	滋养补虚、调和药性及制止疼痛的药物
酸	"能收、能涩",即具有收敛、固涩的作用	固表止汗、敛肺止咳、涩肠止泻、固精缩尿、固崩止带的药物
苦	"能泄、能燥、能坚",即具有清泄火热、泄降气逆、通泄大便、燥湿、坚阴(泻火存阴)等作用	清热泻火、下气平喘、降逆止呕、通利大便、清热燥湿、苦温燥湿、泻火存阴的药物
咸	"能下、能软",即具有泻下通便、软坚散结的作用	一般来讲,泻下或润下通便及软化坚硬、消散结块的药物多具有咸味,咸味药多用治大便燥结、痰核、瘰疬、瘿瘤、癥瘕痞块
淡	"能渗、能利",即具有渗湿利小便的作用	有些利水渗湿的药物具有淡味

专题三 中药的配伍方法

配伍	定义	代表药对	功效
单行	单用一味药来治疗某种病情单一的疾病	独参汤	药少力专
相须	两种功效类似的药物配合应用,可以增强原有药物的功效(两药在地位上基本平等)	如麻黄配桂枝,增强发汗解表;附子配干姜,增强温阳守中、回阳救逆;半夏配陈皮,增强燥湿化痰、理气和中	增效
相使	以一种药物为主,另一种药物为辅,两药合用,辅药可以提高主药的功效(两药在地位上有主有次)	黄芪配茯苓治脾虚水肿;大黄配芒硝治热结便秘;枸杞子配菊花治目暗昏花	增效
相畏	一种药物的毒副作用能被另一种药物所抑制	半夏畏生姜,即生姜可以抑制半夏的毒副作用;甘遂畏大枣;熟地畏砂仁;常山畏陈皮	减毒

配伍	定义	代表药对	功效
相杀	一种药物能够消除另一种药物的毒副作用	绿豆杀巴豆毒；生白蜜杀乌头毒；防风杀砒霜毒	减毒
相恶	一种药物能破坏另一种药物的功效	人参恶莱菔子，生姜恶黄芩，吴茱萸恶甘草	减效
相反	两种药物同用能产生剧烈的毒副作用	十八反、十九畏	增毒

专题四　中药煎煮方法

煎药法	定义	代表药物
先煎	有效成分难溶于水的一些金石、矿物、介壳类药物以及附头、乌头等毒副作用较强的药物	磁石、龙骨、牡蛎、龟板、鳖甲
后下	一些气味芳香的药物，久煎其有效成分易于挥发而降低药效或久煎也能破坏其有效成分	薄荷、青蒿、香薷、木香、砂仁、沉香、白豆蔻、草豆蔻，钩藤、大黄、番泻叶
包煎	黏性强、粉末状及带有绒毛的药物，宜先用纱布袋装好，再与其他药物同煎，以防止药液混浊或刺激咽喉引起咳嗽及沉于锅底，加热时引起焦化或糊化	蛤粉、滑石、青黛、旋覆花、车前子、蒲黄及灶心土
另煎	某些贵重药材，为了更好地煎出有效成分，还应单独另煎，即另炖2～3小时	人参、西洋参、羚羊角、麝香、鹿茸、冬虫夏草
溶化	某些胶类药物及黏性大而易溶的药物，为避免入煎粘锅或黏附其他药物影响煎煮，可单用水或黄酒将此类药加热溶化	阿胶、鹿角胶、龟甲胶、鳖甲胶、鸡血藤胶及蜂蜜、饴糖
泡服	某些有效成分易溶于水或久煎容易破坏药效的药物	藏红花、番泻叶、胖大海
冲服	某些贵重药，用量较轻，为防止散失，常需要研成细末制成散剂；某些药物，根据病情需要，为提高药效，也常研成散剂冲服	麝香、牛黄、珍珠、羚羊角、猴枣、马宝、西洋参、鹿茸、人参、蛤蚧等
煎汤代水	某些药物为了防止与其他药物同煎使煎液混浊，难于服用，宜先煎后取其上清液代水再煎煮其他药物；某些药物质轻用量多，体积大，吸水量大	灶心土、玉米须、丝瓜络、金钱草

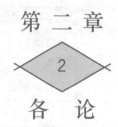

第二章

2

各 论

　　本章内容为各论中各类药物的横向总结,故将各类药物合并在本章进行讲述。

　　对药物的功效及其比较、主治病证的考题占据了历年考题的绝大部分版面,为考生备考的重中之重。这部分考题难点在于多选题,多考查具有共同功效或者共同主治的药物有哪些,故对各类药物的横向总结更能帮助考生应付此类考题。药物的性味归经,用法用量,使用注意也常出现考题,复习中应注意药物的特殊描述。

专题预测

专题一　具有相似功效的药物

一透疹

荆芥、薄荷、牛蒡子、蝉蜕、升麻、葛根、紫草。

透疹	区别
荆芥	既能透疹又能炒炭止血
薄荷	既能透疹又能疏肝解郁
牛蒡子	既能透疹又能解毒散肿
蝉蜕	既能透疹又能明目退翳
升麻	既能透疹又能升举阳气
葛根	既能透疹又能生津止渴、升阳止泻
紫草	既能透疹又能凉血解毒
牛蒡子、升麻、紫草	既能透疹又能解毒

二通窍

白芷、细辛、辛夷、苍耳子。

通窍	区别
白芷	既能通鼻窍又能消肿排脓
细辛	既能通鼻窍又能温肺化饮
白芷、细辛、辛夷、苍耳子	既能通鼻窍又能解表

三 清肝明目

羚羊角、熊胆粉、桑叶、菊花、秦皮、决明子、车前子、石决明、珍珠母。

清肝明目	区别
桑叶、菊花	既能清肝明目又能疏散风热
桑叶	既能清肝明目又能解表、清肺润燥
菊花、羚羊角、熊胆粉	既能清肝明目又能清热解毒
秦皮	既能清肝明目又能清热燥湿、止痢止带
羚羊角、熊胆粉	既能清肝明目又能清热解毒、息风止痉
羚羊角	既能清肝明目又能平抑肝阳、息风止痉
决明子	既能清肝明目又能润肠通便
车前子	既能清肝明目又能利尿通淋、清肺化痰
石决明、珍珠母	既能清肝明目又能平肝潜阳
珍珠母	既能清肝明目又能平肝潜阳、镇惊安神

四 安胎

紫苏叶、黄芩、砂仁、桑寄生、杜仲、续断、菟丝子、白术、苎麻根、艾叶。

安胎	区别
紫苏叶	既能安胎又能解表、行气宽中
黄芩	既能安胎又能清热燥湿
砂仁	既能安胎又能化湿行气
桑寄生、杜仲、续断	既能安胎又能补肝肾、强筋骨
黄芩、苎麻根	既能安胎又能凉血止血、解毒
艾叶	既能安胎又能温经止血
白术	既能安胎又能补气、健脾、止汗
菟丝子	既能安胎又能补肾固精、养肝明目
紫苏叶、砂仁	行气安胎
黄芩、苎麻根	清热安胎
艾叶、黄芩、苎麻根、续断	止血安胎
白术	补气安胎
桑寄生、杜仲、续断、菟丝子	补肝肾安胎
艾叶	温经安胎

五 乳汁不下

木通、通草、冬葵子、穿山甲、王不留行、漏芦。

通乳	区别
木通	既能通乳又能利尿通淋,清心火
通草、木通、冬葵子、王不留行	既能通乳又能利尿通淋

通乳	区别
冬葵子	既能通乳又能利尿通淋、润肠
穿山甲	既能通乳又能活血消癥、通经、消肿排脓
王不留行	既能通乳又能活血通经,消痈,利尿通淋
穿山甲、王不留行	既能通乳又能活血通经
漏芦	既能通乳又能清热解毒、消痈散结、舒筋通脉

◎提示▶▶▶回乳:麦芽。

六 润肠通便

郁李仁、火麻仁、桃仁、核桃仁、当归、瓜蒌(仁)、决明子、(苦)杏仁、苏子、肉苁蓉、生首乌、柏子仁、胖大海。

润肠通便	区别
郁李仁	既能润肠通便又能利水消肿
当归、桃仁	既能润肠通便又能活血祛瘀
当归	既能润肠通便又能补血调经
核桃仁	既能润肠通便又能补肾温肺
瓜蒌	既能润肠通便又能清热化痰、宽胸散结
决明子	既能润肠通便又能清肝明目
杏仁、苏子	既能润肠通便又能止咳平喘
肉苁蓉	既能润肠通便又能补肾助阳
生首乌	既能润肠通便又能解毒截疟
肉苁蓉、硫黄	既能润肠通便又能补阳
柏子仁	既能润肠通便又能养心安神
胖大海	既能润肠通便又能清肺化痰,利咽开音

◎提示▶▶▶(1)有滑肠作用:知母、牛蒡子、肉苁蓉。
(2)能用于便秘的药物:①仁类:火麻仁、郁李仁、桃仁、杏仁、瓜蒌仁、柏子仁、核桃仁(除砂仁、酸枣仁、益智仁、薏苡仁)。②子类:牛蒡子、决明子、苏子(除砂仁、益智仁、薏苡仁、车前子、菟丝子、莲子、五倍子、五味子、诃子、金樱子)。③其他:知母、生地黄、玄参、肉苁蓉、锁阳、当归、何首乌、麦冬、天冬、桑葚、蜂蜜、硫黄、胖大海。

七 利咽开音

蝉蜕、诃子、桔梗、胖大海。

利咽、开音	区别
桔梗	既能利咽、开音,又能宣肺化痰排脓
诃子	既能利咽、开音,又能涩肠止泻、敛肺止咳
蝉蜕	既能利咽、开音,又能疏散风热、止痉
胖大海	既能利咽、开音,又能清肺化痰、润肠通便

◎提示▶▶▶利咽:薄荷、牛蒡子、蝉蜕、板蓝根、射干、山豆根、马勃、巴豆、胖大海、桔梗、诃子。

八 温中止呕

生姜、沉香、砂仁、豆蔻、草豆蔻、高良姜。

温中止呕	区别
生姜	既能温中止呕又能解生半夏、生天南星及鱼蟹毒
沉香	既能温中止呕又能行气止痛、纳气平喘
豆蔻	既能温中止呕又能化湿行气
砂仁	既能温中止呕又能化湿行气安胎
草豆蔻	既能温中止呕又能燥湿行气
高良姜	既能温中止呕又能散寒止痛

九 截疟

青蒿、鸦胆子、槟榔、何首乌、常山、草果、仙鹤草、砒石、雄黄、铅丹。

截疟	区别
青蒿	既能截疟又能清虚热、退骨蒸、解暑
鸦胆子	既能截疟又能清热解毒、腐蚀赘疣、止痢
槟榔	既能截疟又能驱虫消积,行气利水
何首乌	既能截疟又能补益精血,润肠通便,解毒
常山	既能截疟又能涌吐痰饮
砒石	既能截疟又能攻毒杀虫、蚀疮去腐、劫痰平喘
鸦胆子、何首乌、雄黄	既能截疟又能解毒

十 开窍

除了开窍药(麝香、冰片、苏合香、石菖蒲),还有皂荚、牛黄、郁金、远志、蟾蜍。

开窍	区别
皂荚	既能开窍,又能祛顽痰、祛风杀虫
牛黄	既能开窍,又能化痰、凉肝息风、清热解毒
郁金	既能开窍,又能活血止痛、行气解郁、清心凉血、利胆退黄
远志	既能开窍,又能安神益智、祛痰、消散痈肿
蟾蜍	既能开窍,又能解毒、止痛
皂荚、牛黄、远志	既能开窍,又能祛痰
牛黄、蟾蜍	既能开窍,又能解毒
远志、石菖蒲	既能开窍,又能安神益智
牛黄、冰片	既能开窍,又能清热
麝香、冰片、苏合香、蟾蜍	既能开窍,又能止痛

十一 明目

1.补肝肾明目

枸杞子、女贞子、菟丝子。

2.明目退翳

秦皮、青葙子、密蒙花、蝉蜕、熊胆粉、赤芍、石决明、珍珠母、枸杞子。

3.清肝明目

羚羊角、熊胆粉、桑叶、菊花、秦皮、决明子、车前子、石决明、珍珠母。

十二 止血

1.既能止血,又能利尿

白茅根、蒲黄、血余炭、小蓟、降香、月季。

2.凉血化瘀止血

茜草、大蓟、小蓟。

3.收敛化瘀止血

血余炭、蒲黄。

4.凉血收敛止血

紫珠、侧柏叶、地榆。

5.除止血药外,能收敛止血的收涩药物

赤石脂、五倍子、禹余粮、石榴皮、海螵蛸、椿皮。

十三 理气类

1.降逆止呕

半夏、旋覆花、枇杷叶、吴茱萸。

2.降气化痰

旋覆花、苏子、莱菔子、前胡、白前、梅花。

3.宣肺

麻黄、牛蒡子、桔梗。

4.有降气作用的药物

厚朴、吴茱萸、沉香、刀豆、柿蒂、莱菔子、苏子、半夏、旋覆花、前胡、白前。

5.纳气平喘

补骨脂、磁石、沉香、蛤蚧、核桃仁、人参、紫河车、冬虫夏草。

十四 平肝息风类

1.既能息风止痉,又能清热的药物

羚羊角、牛黄、钩藤、地龙。

2.既能息风止痉,又能化痰的药物

牛黄、僵蚕。

3.既能平抑肝阳,又能镇惊安神的药物

珍珠母、牡蛎、磁石、龙骨。

4.既能平抑肝阳,又能息风止痉的药物

羚羊角、钩藤、天麻。

5.既能平抑肝阳,又能清肝明目的药物

石决明、珍珠母、羚羊角、菊花。

十五 补益类

1. 既能补气, 又能养阴的药物

西洋参、山药、南沙参、黄精。

2. 既能补气, 又能补血的药物

党参、大枣。

3. 既能滋阴, 又能补血的药物

桑葚、熟地黄、阿胶。

4. 既能补阳, 又能止血的药物

鹿角胶、鹿角霜、冬虫夏草、续断。

5. 既能补阴, 又能止血的药物

墨旱莲、龟甲。

6. 既能补阴, 又能明目的药物

枸杞子、女贞子。

7. 既能养阴, 又能清心的药物

百合、麦冬。

8. 养血安神

大枣、龙眼肉、首乌藤。

十六 收湿敛疮

五倍子、海螵蛸、儿茶。

专题二　具有相似主治的药物

一 均可用治风热感冒和风寒感冒的药物

荆芥、防风、柴胡、葛根、升麻。

二 常用治头痛药物

白芷	阳明经头痛
羌活	太阳经头痛
藁本	颠顶头痛
独活、细辛	少阴经头痛
吴茱萸、藁本	厥阴经头痛
川芎	"头痛须用川芎"
蜈蚣、全蝎	偏正头痛
白附子	痰厥头痛

三 常用治痈的药物

1. 肺痈

鱼腥草、芦根、穿心莲、败酱草、桃仁、桔梗、贝母、巴豆、瓜蒌、薏苡仁。

2. 肠痈

大血藤、败酱草、白花蛇舌草、丹皮、桃仁、薏苡仁、紫花地丁、瓜蒌、大黄、芒硝。

3. 乳痈

蒲公英、漏芦、川贝母、浙贝母、夏枯草、紫花地丁、瓜蒌、王不留行。

四 降血压药

葛根、防己、豨莶草、臭梧桐、桑寄生、叶、山楂、桑白皮、马兜铃、决明子、罗布麻叶、杜仲、羚羊角、钩藤、天麻、地龙。

五 驱虫药

1. 用于蛔虫病

槟榔、榧子、雷丸、苦楝皮、使君子。

2. 用于钩虫病

槟榔、榧子、雷丸、苦楝皮。

3. 用于绦虫病

槟榔、榧子、雷丸、南瓜子、鹤草芽。

4. 用于姜片虫病

槟榔、榧子。

六 能制酸止痛,用治胃痛泛酸的药物有

海螵蛸、海蛤壳、牡蛎、吴茱萸。

七 用于梅核气的药物有

厚朴、绿萼梅、半夏、梅花。

八 治内外风的药物有

防风、蕲蛇、乌梢蛇、天麻、蝉蜕、僵蚕。

专题三 药名相近药物的功效区别

一 生姜、干姜、高良姜、炮姜

生姜(姜的根茎)	发汗解表、温中止呕、温肺止咳
干姜(姜的干燥根茎)	温中散寒、回阳通脉、温肺化饮
高良姜(高良姜的根茎)	散寒止痛、温中止呕
炮姜(姜的干燥老根炮制品)	温经止血、温中止痛

二 柴胡、银柴胡

柴胡	解表退热,疏肝解郁,升举阳气
银柴胡	清虚热、除疳热

三 吴茱萸、山茱萸

吴茱萸	散寒止痛、降逆止呕、助阳止泻
山茱萸	补益肝肾、收敛固涩

四　白豆蔻、草豆蔻、肉豆蔻、肉苁蓉

白豆蔻	化湿行气、温中止呕
草豆蔻	燥湿行气、温中止呕
肉豆蔻	涩肠止泻、温中行气
肉苁蓉	补肾助阳，润肠通便

五　黄连、胡黄连

黄连	清热燥湿、泻火解毒
胡黄连	退虚热、除疳热、清湿热

六　生地黄、熟地黄

生地黄	清热凉血、养阴生津
熟地黄	补血养阴、填精益髓

七　秦皮、秦艽

秦皮	清热燥湿、收涩止痢、止带、明目
秦艽	祛风湿、通络止痛、退虚热、清湿热

八　防风、防己

防风	发表散风、胜湿止痛、解痉
防己	祛风湿、止痛、利水消肿

九　川楝子、苦楝皮

川楝子	行气止痛、杀虫
苦楝皮	杀虫、疗癣

十　鹤草芽、仙鹤草

鹤草芽	杀虫
仙鹤草	收敛止血、止痢、截疟、补虚

十一　苏木、苏子、紫苏

苏木	活血疗伤、祛瘀通经
苏子	降气化痰、止咳平喘、润肠通便
紫苏	发汗解表、行气宽中

十二　决明子、石决明

决明子	清肝明目、润肠通便
石决明	平肝潜阳、清肝明目

十三 北沙参、南沙参

北沙参	养阴清肺、益胃生津
南沙参	养阴清肺,清胃生津,补气,化痰

十四 五味子、五倍子

五味子	收敛固涩,益气生津,补肾宁心
五倍子	敛肺降火,止咳止汗,涩肠止泻,固精止遗,收敛止血,收湿敛疮

十五 桑螵蛸、海螵蛸

桑螵蛸	固精缩尿,补肾助阳
海螵蛸	固精止带,收敛止血,制酸止痛,收湿敛疮

十六 土茯苓、茯苓、猪苓

土茯苓	解毒除湿,通利关节
茯苓	利水渗湿,健脾,宁心
猪苓	利水渗湿

十七 牛黄、雄黄、硫黄

牛黄	化痰开窍,凉肝息风,清热解毒
雄黄	解毒,杀虫
硫黄	外用解毒杀虫止痒;内服补火助阳通便

十八 木香、降香

木香	行气止痛,健脾消食
降香	化瘀止血,理气止痛

十九 大血藤、雷公藤、海风藤、络石藤、青风藤、鸡血藤、首乌藤

大血藤	清热解毒,活血,祛风止痛
雷公藤	祛风湿,活血通络,消肿止痛,杀虫解毒
海风藤	祛风湿,通络止痛
络石藤	祛风通络,凉血消肿
鸡血藤	行血补血,调经,舒筋活络
首乌藤	养血安神,祛风通络

专题四　特殊药物用法用量

1. 牛黄：入丸、散剂，每次 0.15～0.35g。
2. 羚羊角：煎服 1～3g；单煎 2 小时以上。磨汁或研粉服，每次 0.3～0.6g。
3. 麝香：入丸、散，每次 0.03～0.1g。外用适量。不宜入煎剂。
4. 蟾酥：内服 0.015～0.03g，研细，多入丸、散用。外用适量。
5. 硫黄：外用适量，研末敷或加油调敷患处。内服 1.5～3g。炮制后入丸、散服。
6. 雄黄：外用适量，研末敷，香油调搽或烟熏。内服 0.05～0.1g，入丸、散用。
7. 巴豆霜：入丸散服，每次 0.1～0.3g。大多制成巴豆霜，以减低毒性。外用适量。
8. 朱砂：内服，只宜入丸、散服，每次 0.1～0.5g；不宜入煎剂。外用适量。
9. 细辛：煎服，1～3g；散剂每次服 0.5～1g。
10. 马钱子：0.3～0.6g，炮制后入丸散用。外用适量，研末调涂。
11. 人参：煎服 3～9g；挽救虚脱用 15～30g。宜文火另煎分次兑服。野山参研末吞服，每次 2g，日服 2 次。
12. 石膏：生石膏煎服，15～60g，宜先煎。煅石膏适量外用，研末撒敷患处。
13. 甘遂：入丸散服，每次 0.5～1g。外生用适量。内服醋制以减低毒性。
14. 槟榔：煎服，3～10g。驱绦虫、姜片虫 30～60g。生用力佳，炒用力缓；鲜者优于陈久者。

专题五　特殊药物药用部位

五倍子——虫瘿	桑螵蛸——卵鞘	海螵蛸——乌贼内壳
五灵脂——粪便	海金沙——孢子	鹤草芽——冬芽
蒲黄——花粉	辛夷、丁香——花蕾	地骨皮——枸杞的根皮
熊胆粉——干燥胆汁	桑寄生——带叶茎枝	茯苓、猪苓、雷丸——菌核
穿山甲——鳞片	附子——子根	薤白、百合、贝母——鳞茎
竹茹——茎的中间层	琥珀——化石样物质	乳香、没药、血竭——树脂
龙骨——化石	牛黄——胆结石	白附子——块茎
鹿茸——雄鹿的幼角	石决明、牡蛎——贝壳	紫河车——胎盘
天花粉——瓜蒌的块根	瓜蒌——瓜蒌的果实	
蟾蜍——耳后腺及皮肤腺分泌的白色浆液经加工干燥而成		
麝香——成熟雄体香囊中的干燥分泌物		

专题六　使用注意

1. 朱砂：有毒，内服不可过量或持续服用，孕妇及肝功能不全者禁服。入药只宜生用，忌火煅。
2. 使君子：大量服用可致呃逆、眩晕、呕吐、腹泻等反应。若与热茶同服，引起呃逆、腹泻，服时忌饮茶。
3. 雷丸：不宜入煎剂。因本品含有蛋白酶，加热 60℃ 左右即易于破坏而失效。有虫积而脾胃虚寒者慎服。
4. 苦楝皮：本品有毒，不宜过量或久服。有效成分难溶于水，需文火久煎。

专题七　配伍

1. 麻黄配桂枝:风寒表实无汗证
2. 麻黄配杏仁:风寒束肺喘咳气逆
3. 麻黄配石膏:肺热咳喘
4. 桂枝配白芍:风寒表虚有汗证
5. 柴胡配黄芩:少阳寒热往来
6. 生葛配黄芩、黄连:湿热泻痢初起
7. 石膏配知母:热病气分实热证和肺胃火热伤津证
8. 知母配黄柏:阴虚火旺
9. 知母配川贝母:阴虚劳嗽肺燥咳嗽
10. 栀子配茵陈:湿热黄疸
11. 黄连配吴茱萸:肝火犯胃、湿热中阻之呕吐泛酸
12. 黄连配木香:湿热泻痢腹痛、里急后重
13. 黄柏配苍术:湿热诸证,尤其下焦湿热
14. 白薇配玉竹:阴虚外感
15. 大黄配芒硝:实热积滞、大便燥结、坚硬难下
16. 大黄配巴豆、干姜:寒积便秘
17. 独活配桑寄生:风湿痹痛、腰膝酸软
18. 苍术配厚朴、陈皮:湿阻中焦或夹食积
19. 滑石配甘草:暑热烦渴
20. 附子配干姜:亡阳欲脱及中虚寒盛
21. 附子配麻黄、细辛:阳虚外感
22. 丁香配柿蒂:虚寒呕逆
23. 高良姜配香附:寒凝气滞、肝气犯胃之胃脘胀痛
24. 枳实配白术:脾虚气滞夹积夹湿证
25. 川楝子配延胡索:血瘀气滞诸痛
26. 薤白配瓜蒌:痰浊痹阻、胸阳不振之胸痹证
27. 蒲黄配五灵脂:血瘀胸胁心腹诸痛及血瘀出血
28. 郁金配石菖蒲:痰火或湿热蒙蔽清窍之神昏、癫痫、癫狂
29. 旋覆花配代赭石:气逆呕恶、喘息
30. 朱砂配磁石:烦躁不安、心悸失眠
31. 人参配附子:亡阳气脱
32. 人参配蛤蚧:肺肾两虚、动辄气喘
33. 人参配麦冬、五味子:气阴两虚之口渴、多汗及消渴
34. 黄芪配柴胡、升麻:中气下陷诸证
35. 甘草配白芍:脘腹或四肢拘急疼痛
36. 当归配黄芪:血虚或气血双亏

专题八　药物特殊描述

1. 麻黄,为发汗解表之要药;为治疗肺气壅遏所致喘咳的要药
2. 生姜,素有"呕家圣药"之称
3. 香薷,香薷乃"夏月解表之药";"夏月麻黄"
4. 防风,"风药之润剂""治风通用之品"
5. 细辛,治鼻渊之良药
6. 苍耳子,善通鼻窍以除鼻塞、止前额及鼻内胀痛,为治鼻渊之良药
7. 辛夷,治鼻渊头痛、鼻塞流涕之要药
8. 柴胡,治少阳证之要药
9. 石膏,为清泻肺胃气分实热之要药
10. 栀子,为治热病心烦、躁扰不宁之要药
11. 苦参,为治湿热带下证及某些皮肤病的常用药
12. 金银花,为治一切内痈外痈之要药
13. 连翘,有"疮家圣药"之称
14. 蒲公英,为清热解毒、消肿散结之佳品,治疗乳痈之要药
15. 紫花地丁,治疗疗毒尤为特长
16. 鱼腥草,为治肺痈之要药;为外痈疮毒常用之品
17. 射干,为治疗咽喉肿痛常用品
18. 山豆根,为治疗咽喉肿痛之要药
19. 白头翁,为治热毒血痢之良药
20. 重楼,为治痈肿疔毒,蛇毒咬伤常用药
21. 土茯苓,为治梅毒之要药
22. 野菊花,治外科疔痈之良药
23. 败酱草,治疗肠痈腹痛之首选
24. 红藤,治肠痈之要药
25. 马齿苋,治痢疾常用药
26. 漏芦,治疗乳痈之良药
27. 生地黄,为清热、凉血、止血之要药
28. 牡丹皮,为治无汗骨蒸之要药
29. 青蒿,治疗疟疾之良药
30. 地骨皮,为退虚热、疗骨蒸之佳品
31. 银柴胡,为退虚热除骨蒸之常用药
32. 胡黄连,为治湿热泻痢之良药
33. 大黄,为治疗积滞便秘之要药
34. 独活,为治风湿痹痛主药
35. 木瓜,尤为湿痹,筋脉拘挛要药
36. 威灵仙,通行十二经,为治风湿痹痛要药
37. 蕲蛇,祛内外风邪,为截风要药
38. 川乌,"疏利迅速,开通关腠,驱逐寒湿",为治风寒湿痹之佳品
39. 秦艽,为风药中之润剂
40. 防己,对风湿痹证湿热偏盛,肢体酸重,关节

红肿疼痛,及湿热身痛者,尤为要药

41. 厚朴,为消除胀满要药

42. 藿香,为芳香化湿浊要药

43. 砂仁,为醒脾调胃之要药

44. 茯苓,为利水消肿之要药

45. 萆薢,为治膏淋之要药

46. 海金沙,为治诸淋涩痛之要药

47. 茵陈蒿,为治黄疸之要药

48. 附子,为"回阳救逆第一品药"

49. 干姜,为温暖中焦之主药

50. 肉桂,为治命门火衰之要药

51. 吴茱萸,为治肝寒气滞诸痛之主药;五更泄泻之常用药

52. 丁香,为治胃寒呕逆之要药

53. 陈皮,为治痰之要药

54. 木香,为行气止痛之要药,又为健脾消食之佳品;为治湿热泻痢里急后重之要药

55. 香附,为疏肝解郁、行气止痛之要药;为妇科调经之要药

56. 薤白,为治胸痹之要药

57. 柿蒂,为止呃之要药

58. 大腹皮,为宽中利气之捷药

59. 山楂,尤为消化油腻肉食积滞之要药

60. 苦楝皮,为广谱驱虫中药

61. 地榆,为治水火烫伤之要药

62. 苎麻根,为安胎之要药

63. 三七,为伤科之要药

64. 茜草,为妇科调经之要药

65. 蒲黄,为止血行瘀之良药

66. 降香,为外科常用品

67. 白及,为收敛止血之要药;为外疡消肿生肌常用药

68. 棕榈炭,为收敛止血之要药

69. 艾叶,为温经止血之要药;为治妇科下焦虚寒或寒客胞宫之要药;为妇科安胎之要药

70. 灶心土,为温经止血之要药

71. 川芎,为"血中之气药",善"下调经水,中开郁结",为妇科要药

72. 延胡索,能"行血中之气滞,气中血滞,故能专治一身上下诸痛"

73. 乳香,为外伤科要药;《珍珠囊》谓其能"定诸经之痛"

74. 五灵脂,为治疗瘀滞疼痛的要药

75. 丹参,为妇科调经常用药。《本草纲目》谓其"能破宿血,补新血";《妇科明理论》有"一味丹参散,功同四物汤"

76. 红花,为活血祛瘀、通经止痛之要药,是妇产科血瘀病证的常用药;为治跌打损伤、瘀滞肿痛之要药

77. 桃仁,为治疗多种瘀血阻滞病证的常用药

78. 益母草,为妇产科要药

79. 泽兰,为妇科经产瘀血病证的常用药

80. 鸡血藤,为治疗经脉不畅,络脉不和病证的常用药

81. 王不留行,为产后乳汁不下常用之品

82. 血竭,为伤科及其他瘀滞痛证要药

83. 土鳖虫,为伤科常用药

84. 马钱子,为伤科疗伤止痛之佳品;为治风湿顽痹、拘挛疼痛、麻木瘫痪之常用药

85. 苏木,为妇科瘀滞经产诸证及其他瘀滞病证的常用药

86. 自然铜,尤长于促进骨折的愈合,为伤科要药

87. 骨碎补,以其入肾治骨,能治骨伤碎而得名,为伤科要药

88. 穿山甲,为治疗产后乳汁不下之要药;为治疗疮疡肿痛之要药

89. 半夏,为燥湿化痰、温化寒痰要药,尤善治脏腑湿痰;为止呕要药

90. 白芥子,善除"皮里膜外"之痰

91. 竹茹,为治热性呕逆之要药

92. 礞石,为治惊痫之良药

93. 苦杏仁,为治咳喘之要药

94. 朱砂,为镇心、清火、安神定志之药

95. 龙骨,为重镇安神的常用药

96. 酸枣仁,为养心安神之要药

97. 远志,为交通心肾、安定神志、益智强识之佳品

98. 合欢皮,为悦心安神要药

99. 石决明,为凉肝、镇肝之要药

100. 代赭石,为重镇潜阳常用之品;为重镇降逆要药

101. 羚羊角,为治惊痫抽搐的要药

102. 牛黄,为清热解毒之良药

103. 天麻,为治眩晕、头痛之要药

104. 全蝎,为治痉挛抽搐之要药

105. 麝香,为醒神回苏之要药;为治心腹暴痛之佳品,又为伤科要药

106. 冰片,为五官科常用药

107. 苏合香,为治面青、身凉、苔白、脉迟之寒闭神昏之要药

108. 人参,为拯危就脱要药

109. 太子参,属补气药中的清补之品

110. 黄芪,为补中益气要药;为治气虚水肿之要药

111. 白术,为"脾脏补气健脾第一要药"

112. 沙棘,为藏医、蒙医治疗咳喘痰多之较常用药

113. 菟丝子，为平补阴阳之品
114. 蛤蚧，为治多种虚证咳喘之佳品
115. 冬虫夏草，为平补肺肾之佳品
116. 当归，为补血之圣药
117. 熟地黄，为补肾阴之要药，古人云"大补五脏真阴"，"大补真水"
118. 麻黄根，为敛肺固表止汗之要药
119. 五味子，为治疗久咳虚喘之要药
120. 乌梅，为治疗久泻、久痢的常用药；为安蛔之良药
121. 诃子，为治疗久泻、久痢之常用药物；为治失音之要药
122. 肉豆蔻，为治疗虚寒性泻痢之要药
123. 罂粟壳，《本草纲目》称为"涩肠止泻之圣药"
124. 山茱萸，为平补阴阳之要药；为固精止遗之要药
125. 莲子，为治疗脾虚、肾虚带下之常用之品
126. 芡实，为治疗带下之佳品
127. 桑螵蛸，为治疗肾虚不固之遗精滑精、遗尿尿频、白浊之良药
128. 海螵蛸，为治疗胃脘痛胃酸过多之佳品
129. 常山，为治疟之要药
130. 硫黄，为治疗疥疮的要药
131. 蛇床子，为皮肤及妇科病常用药
132. 炉甘石，为眼科外用常用药
133. 硼砂，为喉科及眼科常用药

◇刘应科◇ 考研中医综合复习指导

冲刺篇 ◉ 方剂学

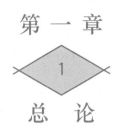

第 一 章

总 论

■■ 考 点 预 测

　　本章为方剂学总论部分,所占分值不多,但是每年必有考题出现。特别是在"七方"、"十剂"、"八阵"方面,经常有考题出现。总论部分考点容易掌握,在复习的时候不要全盘抓,要有重点地击破。

■■ 专 题 预 测

专题一　方剂学发展概况

时期	著作	作者	载方数	意义
先秦时期	《五十二病方》	—	283 首	现存最古老的方书
两汉时期	《黄帝内经》	—	13 首	最早的中医理论著作,总结了有关辨证、治则治法、组方原则、方制大小、剂型等理论,并载有"内经十三方"
两汉时期	《伤寒杂病论》	东汉张仲景	314 首	创造性地融理、法、方、药于一体,历来被推崇为"方书之祖"
魏晋南北朝时期	《肘后备急方》	东晋葛洪	单方 510 首	收集民间单方。验方,简、便、廉、效是其显著特点
魏晋南北朝时期	《刘涓子鬼遗方》	晋刘涓子	复方 494 首	现存最早的外科方书
隋唐时期	《千金要方》	唐孙思邈	5300 余首	汇集唐以前文献,结合个人经验而成
隋唐时期	《外台秘要》	唐王焘	6000 余首	整理并保存许多古代珍贵医籍
宋元时期	《证类本草》	北宋唐慎微	3000 首	首开本草附列医方的先例
宋元时期	《太平圣惠方》	—	16834 首	第一部由政府组织编写的方书
宋元时期	《太平惠民和剂局方》	—	原方 297 首增补至 788	我国历史上第一部由政府组织编制的成药典
宋元时期	《伤寒明理论》	金成无己	20 首	系统阐述了张仲景《伤寒论》常用方组方原理及方、药间的配伍关系,开方论之先河
明清时期	《普济方》	明代朱橚	61739 首	我国现存载方最多的方书
明清时期	《医方考》	明代吴昆	780 余首	着意于释方训义,第一部方论专著
明清时期	《医方集解》	清代汪昂	800 余首	首先提出了综合分类法

◎提示▶▶▶ 1.《五十二病方》:现存最早记载方剂的医书。

2.《内经》:最早记载治法及组成原则的医书。

3.《伤寒杂病论》:"方书之祖"集理,法,方药于一体的医书。

4.《太平惠民和剂局方》:第一部由政府编制而成的药典,第一部中成药典。

5.《普济方》:载方最多的古代医书。

6.《伤寒明理论》:第一部剖析组方原则之书。

7.《医学心悟》:首先归纳"八法"之书。

专题二 "八法""七方""十剂""八阵"

	起源	内容	实质
八法	清代医家程钟龄《医学心悟·医门八法》	汗、和、下、消、吐、清、温、补	常用的治法
七方	始于《黄帝内经》	大、小、缓、急、奇、偶、复	根据病邪的微甚、病位的表里、病势的轻重、体质的强弱以及治疗的需要,概括地说明制方的方法
	金成无己《伤寒明理论》明确提出"七方"的名称		
十剂	唐代陈藏器于《本草拾遗·条例》载	宣可去壅、通可去滞、补可去弱、泄可去闭、轻可去实、重可去怯、滑可去著、涩可去脱、燥可去湿、湿可去枯	针对药物按功用分类
	宋·赵佶《圣济经》	每种之后加一"剂"字	
	金·成无己《伤寒明理论》	至此方书中才有"十剂"这个名称	
八阵	明·张景岳	补、和、攻、散、寒、热、固、因	凡病有相同者,皆按证而用之,是谓因方

◎提示▶▶▶新版教材记载十剂内容源自北齐·徐之才的《药对》。

专题三 常用剂型性能特点比较

剂型	优点	缺点	适应证
汤剂	吸收快、药效发挥迅速,而且可以根据病情的变化随症加减,能较全面、灵活地照顾到每个患者或各具体病变阶段的特殊性	服用量大,某些药的有效成分不易煎出或易挥发散失,不适于大生产,亦不便于携带	病证较重或病情不稳定的患者
散剂	制作简便,吸收快,较节省药材,便于服用及携带	—	—
丸剂	吸收较慢,药效持久,节省药材,便于服用与携带		
蜜丸	性质柔润,作用缓和持久,并有补益和矫味作用		
水丸	水丸较蜜丸崩解、溶散得快,吸收、起效快,易于吞服	—	治疗慢性病和虚弱性疾病
糊丸	黏合力强,质地坚硬,崩解、溶散迟缓,内服可延长药效,减轻剧毒药的不良反应和对胃肠的刺激		
浓缩丸	体积小,有效成分高,服用剂量小		
注射液	剂量准确、药效迅速、适于急救、不受消化系统影响	—	神志昏迷,难于口服用药的患者

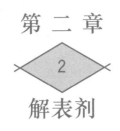

第二章 2 解表剂

■ 考点预测

本章所涉及方剂的药物组成、功用、主治及方义出题所占比重较大。历年都出现考题,且范围比较广,各方剂历年考题中均有涉及。解表剂相对简单,在复习时注意鉴别。

■ 专题预测

专题一 常考方剂的重点

方剂名称	功用	主治	方解重点	组成
麻黄汤	发汗解表宣肺平喘	外感风寒表实证	麻桂相须,是辛温发汗的常用组合 麻杏相使,宣降相因,则宣肺平喘之效甚著,宣降肺气的常用组合	麻黄、桂枝、杏仁、炙甘草
桂枝汤	解肌发表调和营卫	外感风寒表虚证	桂芍等量合用(寓意),为内调营卫、阴阳的基本结构 姜枣相配,是为补脾和胃、调和营卫的常用组合	桂枝、芍药、炙甘草、生姜、大枣
小青龙汤	解表散寒温肺化饮	外寒里饮证	五味子敛肺止咳、芍药和营养血,二药与辛散之品相配,一散一收,既可增强止咳平喘之功,又可制约诸药辛散温燥太过之弊	麻黄、芍药、细辛、干姜、炙甘草、桂枝、五味子、半夏
九味羌活汤	发汗祛湿兼清里热	外感风寒湿邪内有蕴热证	羌活:治太阳风寒湿邪 苍术:祛太阴寒湿 细辛:善止少阴头痛 白芷:善解阳明头痛 川芎:长于止少阳厥阴头痛 升散药和清热药的结合运用	羌活、防风、苍术、细辛、川芎、白芷、生地黄、黄芩、甘草
银翘散	辛凉透表清热解毒	温病初起	荆芥穗、淡豆豉辛而微温,配入辛凉解表方中,增强辛散透表之力,是为去性取用之法 本方所用药物均系清轻之品,用法强调"香气大出,即取服,勿过煎",体现了吴氏"治上焦如羽,非轻莫举"的用药原则 辛凉平剂	连翘、银花、苦桔梗、薄荷、竹叶、生甘草、芥穗、淡豆豉、牛蒡子、苇根

方剂名称	功用	主治	方解重点	组成
桑菊饮	疏风清热宣肺止咳	风温初起,邪客肺络证	本方从"辛凉微苦"立法 辛凉轻剂	桑叶、菊花、杏仁、连翘、薄荷、桔梗、生甘草、苇根
升麻葛根汤	解肌透疹	麻疹初起	升麻:解肌透疹,清热解毒 升麻、葛根:透达疹毒的常用组合	升麻、芍药、炙甘草、葛根
败毒散	散寒祛湿益气解表	气虚,外感风寒湿表证 "逆流挽舟"	羌活(上部)、独活(下部):为通治一身风寒湿邪的常用组合 桔梗、枳壳:一升一降,是畅通气机、宽胸利膈的常用组合	柴胡、前胡、川芎、枳壳、羌活、独活、茯苓、桔梗、人参、甘草、生姜、薄荷
再造散	助阳益气发汗解表	阳虚外感风寒证	仿效麻黄附子细辛汤法,却又不用发越阳气之麻黄,而用桂枝汤加羌、防、川芎,于发汗中兼和营卫。	黄芪、人参、桂枝、甘草、熟附子、细辛、羌活、防风、川芎、煨生姜
加减葳蕤汤	滋阴解表	素体阴虚,外感风热证	—	生葳蕤、生葱白、桔梗、白薇、淡豆豉、薄荷、炙甘草
香苏散	理气解表	主治四时瘟疫伤寒。可治四时感冒,兼有气机郁滞之证	紫苏叶:发表散寒,理气宽中,一药而兼两用香附:辛苦甘平,行气开郁	紫苏叶、陈皮、香附子、甘草
正柴胡饮	解表散寒	外感风寒轻证	柴胡:辛散表邪防风:祛风寒,止疼痛 生姜:辛温发散,助柴胡、防风解表透邪	柴胡、防风、陈皮、芍药、甘草、生姜
葱白七味饮	养血解表	血虚外感风寒证	葱白、葛根:解表散邪 地黄、麦冬:养血滋阴,以滋汗源用劳水煎煮,是本方的特色之处	葱白、新豉、干葛、生姜、生麦冬、干地黄、劳水

专题二　甘草在方剂中的功用比较

麻黄汤	桂枝汤	再造散	白虎汤	仙方活命饮
调和麻、杏之宣降缓和麻、桂相合之峻烈,使汗出不致过猛而耗伤正气	调和药性 合桂枝辛甘化阳以实卫 合芍药酸甘化阴以和营	甘缓,汗出不猛而邪尽出 佐助、佐制	益胃生津,亦可防止大寒伤中之弊	甘草清热解毒,并调和诸药
龙胆泻肝汤	**芍药汤**	**清骨散**	**导赤散**	
调和诸药,护胃安中	和中调药 与芍药相配,能缓急止痛	调和诸药 并防苦寒药物损伤胃气	调和诸药 清热解毒 直达茎中止痛 防木通、生地黄之寒凉伤胃	

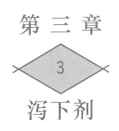

第 三 章

3

泻下剂

■ 考 点 预 测

本章所涉及方剂的药物组成、功用、主治及方义出题所占比重较大。历年考题来看,每年会涉及1道题,可为单选题,亦可出多选题。考点以大黄牡丹汤、温脾汤、十枣汤、黄龙汤、新加黄龙汤、麻子仁丸为重点,余方所涉较少,但不除外以后考查的可能。

■ 专 题 预 测

专题一 常考方剂的重点

方剂名称	功用	主治	方解重点	组成
大黄牡丹汤	泄热破瘀 散结消肿	肠痈初起,湿热瘀滞证	泻下:大黄(苦寒攻下,泻热逐瘀,荡涤肠中湿热瘀结之毒)、芒硝 破瘀:丹皮(清热凉血,活血散瘀)桃仁 清利:冬瓜仁(甘寒滑利,清肠利湿,引湿热从小便而去,并能排脓消痈,为治内痈要药)	大黄、牡丹、桃仁、冬瓜仁、芒硝
温脾汤	攻下冷积 温补脾阳	阳虚冷积证	温补脾阳:附子、干姜 寒下攻积:大黄、芒硝 补益:人参、当归、甘草 具有温阳以祛寒、攻下不伤正之特点	大黄、当归、干姜、附子、人参、芒硝、甘草
十枣汤	攻遂水饮	悬饮 水肿	大枣十枚为佐,煎汤送服,寓意有三:缓和诸药毒性;益气护胃,减少药后反应;培土制水,邪正兼顾	芫花、甘遂、大戟(各等分)、大枣
济川煎	温肾益精 润肠通便	肾虚便秘	妙用升麻以升清阳,清阳升则浊阴自降,相反相成,以助通便之效	当归、牛膝、肉苁蓉、泽泻、升麻、枳壳
黄龙汤	攻下通便 补气养血	阳明腑实,气血不足证	肺与大肠相表里,欲通胃肠,必先开宣肺气,故配桔梗开肺气以利大肠,以助通腑之大黄,上宣下通,以降为主	大黄、芒硝、枳实、厚朴、当归、人参、甘草、生姜、大枣、桔梗

方剂名称	功用	主治	方解重点	组成
新加黄龙汤	滋阴益气泻热通便	热结里实,气阴不足	温热之邪,最易伤阴,况又热结阳明,应下而失下,气阴大伤,故以硝、黄与大量滋阴益气药合用,不仅助正气以行药力,且救将竭之阴液。尤其是加姜汁冲服,既可防呕逆拒药,更借姜以振胃气,不可单纯理解为反佐之意	生地黄、生甘草、人参、生大黄、芒硝、玄参、麦冬、当归、海参、姜汁
麻子仁丸	润肠泄热行气通便	胃肠燥热,脾约便秘证。大便干结,小便频数	麻子仁:润肠通便为君 杏仁:上肃肺气,下润大肠,白芍:养血敛阴、缓急止痛为臣 大黄、枳实、厚朴(即小承气汤):轻下热结,除胃肠燥热为佐	麻子仁、芍药、枳实、大黄、厚朴、杏仁

专题二 煎服方法

方剂	煎法	服法
桂枝汤	—	"适寒温"服,"服已须臾,啜热稀粥",借水谷之精气,充养中焦,不但易为酿汗,更可使外邪速去而不致复感 温覆令一时许,即是避风助汗之意 待其"遍身染染,微羸似有汗者,"是肺胃之气已和,津液得通,营卫和谐,腠理复固 "服后汗出病瘥,停后服;不效,再服","乃服至二三剂";以及禁食生冷黏腻,酒肉臭恶等,尤其是"不可令如水流漓,病必不除,"是服解表剂后应该注意的通则
银翘散	香气大出,即取服,勿过煎。肺药取轻清,过煎则味厚入中焦矣。	病重者,约二时一服,日三服,夜一服;轻者,三时一服,日二服,夜一服;病不解者,作再服
大承气汤	先煎厚朴、枳实 后下大黄 芒硝溶服	—
大陷胸汤	大黄先兼,乃取其"治上者制宜缓"之意	—
十枣汤	—	强人服一钱匕,羸人服半钱 温服之,平旦服 若下后病不除者,明日更服 加半钱,得快下利后,糜粥自养
新加黄龙汤	—	如腹中有响声,或转矢气者,为欲便也 候一二时不便,再如前法服一杯 候二十四刻不便,再服第三杯 如服一杯,即得便,止后服,酌服益胃汤

第 四 章

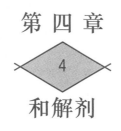

4

和解剂

■ 考 点 预 测

本章方剂虽不多,但考题所占比重不小,特别是小柴胡汤、四逆散均为历年常考方剂。

■ 专 题 预 测

专题　常考方剂的重点

方剂名称	功用	主治	方解重点	组成
小柴胡汤	和解少阳	伤寒少阳证 热入血室证。妇人伤寒,经水适断,寒热发作有时 黄疸、疟疾以及内伤杂病而见少阳证者	柴胡:入肝胆经,透泄少阳之邪,并能疏泄气机之郁滞,使少阳半表之邪得以疏散,得黄芩之降泄,是和解少阳的基本结构 人参、大枣益气健脾,一者取其扶正以祛邪,一者取其益气以御邪内传,俾正气旺盛,则邪无内向之机	柴胡、黄芩、人参、炙甘草、半夏、生姜、大枣
四逆散	透邪解郁 疏肝理脾	阳郁厥逆证 肝脾气郁证	柴胡:入肝胆经,升发阳气,疏肝解郁,透邪外出 白芍:敛阴养血柔肝,条达肝气	炙甘草、枳实、柴胡、芍药
逍遥散	疏肝解郁 养血健脾	肝郁血虚脾弱证	柴胡:疏肝解郁,使肝气得以条达 白术、茯苓、甘草:健脾益气,既能实土以御木侮(木郁不达致脾虚不运),且使营血生化有源 薄荷:少许,疏散郁遏之气,透达肝经郁热 烧生姜:温运和中,且能辛散达郁	炙甘草、当归、茯苓、白芍药、白术、柴胡、煨姜、薄荷
半夏泻心汤	寒热平调 消痞散结	寒热错杂之痞证。心下痞,但满而不痛	半夏(散结除痞,又善降逆止呕、为君)、干姜、黄芩、黄连:寒热平调,辛开苦降之用 配伍特点:寒热互用以和其阴阳,苦辛并进以调其升降,补泻兼施以顾其虚实	半夏、黄芩、干姜、人参、黄连、大枣、炙甘草
痛泻要方	补脾柔肝 祛湿止泻	脾虚肝旺之痛泻。泻必腹痛,泻后痛缓	白术:补脾燥湿以治土虚 白芍:柔肝缓急止痛,与白术相配,于土中泻木 少量防风:具升散之性,与术、芍相伍,辛能散肝郁,香能舒脾气,且有燥湿以助止泻之功,为脾经引经之药	白术、白芍药、陈皮、防风
当归芍药散	养血调肝,健脾利湿	主治妇人肝虚气郁,脾虚血少,肝脾不和之证	当归芍药散,是妇科临床常用药物,可以看作四物汤和五苓散的合方,与六味地黄汤的方意颇有相似之处,亦为三补三泻	当归、芍药、川芎、茯苓、白术、泽泻

第 五 章

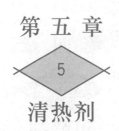

清热剂

考 点 预 测

本章历年为重点章节,考题涉及各个方面,大多数方剂都有考题,其中所涉及方剂的药物组成、功用、主治及方义出题所占比重较大。考点以白虎汤、竹叶石膏汤、清营汤、犀角地黄汤、清瘟败毒饮、凉膈散、普济消毒饮、仙方活命饮、龙胆泻肝汤、左金丸、泻白散、清胃散、玉女煎、芍药汤、白头翁汤、青蒿鳖甲汤为重点,其中犀角地黄汤、凉膈散、龙胆泻肝汤、玉女煎在历年考题中所占比重尤其大。

专 题 预 测

专题一　常考方剂的重点

方剂名称	功用	主治	方解重点	鉴别
白虎汤	清热生津	气分热盛证	治气分热盛的代表方剂	白虎汤证为热盛而正不虚 竹叶石膏汤为热势已衰,余热未尽而气津两伤
竹叶石膏汤	清热生津益气和胃	伤寒、温病、暑病余热未清,气津两伤证	由白虎汤化裁而来,清补两顾之剂《医宗金鉴》说:"以大寒之剂,易为清补之方。"	
清营汤	清营解毒透热养阴	热入营分证 身热夜甚,神烦少寐,时有谵语,舌绛而干,脉细数	金银花、连翘、竹叶:清热解毒,轻清透泄,使营分热邪有外达之机,促其透出气分而解,此即"入营犹可透热转气"	主证不同,邪留浅深有别,这是两者的不同之点
犀角地黄汤	清热解毒凉血散瘀	热入营分证 蓄血留瘀。善忘如狂,胸中烦痛,自觉腹满热扰心营。昏狂谵语,斑色紫黑,舌绛起刺	凉血与活血散瘀并用,如叶天士"入血就恐耗血动血,直须凉血散血"。方用散血义,一是离经之血残留,二是热与血结成瘀	
黄连解毒汤	泻火解毒	三焦火毒证	黄连清泻心火为君,兼泻中焦之火	—
栀子豉汤	清热除烦	主治发汗吐下后,余热郁于胸膈,身热懊恼,虚烦不得眠,胸脘痞闷,按之软而不痛,嘈杂似饥,但不欲食,舌质红,苔微黄,脉数	烦为热盛,栀子苦寒,色赤入心。淡豆豉苦能发热,腐能胜焦,助栀子以吐虚烦	—
泻黄散	泻脾胃伏火	脾胃伏火证	属清散并用,兼顾脾胃	—

方剂名称	功用	主治	方解重点	鉴别
清瘟败毒饮	清热解毒 凉血泻火	温病气血两燔证 瘟疫热毒,充斥内外,气血两燔大热渴饮,头痛如劈,干呕狂躁,谵语神糊,视物昏瞀,或发斑疹,或厥逆,舌绛唇焦	本方以白虎汤大清阳明经热为主,配以黄连解毒汤泻火、犀角地黄汤凉血 连翘、元参"解散浮游之火" 桔梗、竹叶取其"载药上行"	—
凉膈散	泻火通便 清上泄下	上中二焦邪郁生热证	连翘:清热解毒,透散上焦之热 黄芩:清胸膈郁热,山栀:通泻三焦,引火下行 大黄、芒硝泻火通便,以荡涤中焦燥热内结,泻下是为清泄胸膈郁热而设,所谓"以泻代清" 薄荷:清头目、利咽喉,竹叶:清上焦之热 配伍特点:清上与泻下并行	—
普济消毒饮	清热解毒 疏风散邪	大头瘟。恶寒发热,头面红肿焮痛,目不能开,咽喉不利,舌燥口渴,舌红苔白兼黄,脉浮数有力	升麻、柴胡:疏散风热,并引诸药上达头面,且寓"火郁发之"	均属清热解毒方剂普济消毒饮所治为大头瘟,以清热解毒,疏风散邪为法,并佐以升阳散火,发散郁热;仙方活命饮则通治阳证肿毒,于清热解毒中,伍以行气活血,散结消肿之品,对痈疮初起更宜
仙方活命饮	清热解毒 消肿溃坚 活血止痛	阳证痈疡肿毒初起 红肿焮痛,或身热凛寒,苔薄白或黄,脉数有力	金银花:清热解毒疗疮,前人称之为"疮疡圣药" 白芷、防风:通滞而散其结,使热毒从外透解 贝母、花粉:清热化痰散结,可使脓未成即消 穿山甲、皂角刺:通行经络,透脓溃坚,可使脓成即溃	

专题二 清脏腑热类方剂的特点

方剂名称	功用	主治	方解重点	鉴别
导赤散	清心利水养阴	心经火热证。或心热移于小肠,小便赤涩刺痛	—	—
龙胆泻肝汤	清泻肝胆实火 清利肝经湿热	肝胆实火上炎证。头痛目赤,胁痛,肝经湿热下注证。阴肿,阴痒,筋痿,阴汗,小便淋浊,或妇女带下黄臭	泽泻、木通、车前子:导湿热从水道而去 当归、生地:养血滋阴(肝乃藏血之脏,若为实火所伤,阴血随之消耗,且方中多苦燥渗利伤阴之品)	皆用于肝经实火,胁痛口苦等证 左金丸有降逆和胃之功,而无清利湿热作用,泻火作用较弱 龙胆泻肝汤有清利湿热之功,而无和胃降逆作用,泻火之力较强
左金丸	清泻肝火 降逆止呕	肝火犯胃证。胁肋疼痛,嘈杂吞酸,呕吐口苦,舌红苔黄,脉弦数	吴茱萸:疏肝解郁,以使肝气条达,郁结得开;反佐以制黄连之寒,使泻火而无凉遏之弊;取其下气之用,以和胃降逆;引领黄连入肝经	

方剂名称	功用	主治	方解重点	鉴别
泻白散	清泻肺热 止咳平喘	肺热喘咳证。皮肤蒸热，日晡尤甚，舌红苔黄，脉细数	本方之特点是清中有润、泻中有补，清泻肺中伏火以消郁热	同清肺热
苇茎汤	清肺化痰 逐瘀排脓	肺痈，热毒壅滞，痰瘀互结证 不论肺痈之将成或已成皆可使用	苇茎：善清肺热，为肺痈必用之品	
清胃散	清胃凉血	胃火牙痛	重在清胃火，兼用生地、丹皮等凉血散瘀之品 升麻："火郁发之"	同治胃热牙痛 注意配伍、主治不同
玉女煎	清胃热 滋肾阴	胃热阴虚证。头痛，牙痛，齿松牙衄，烦热干渴消渴，消谷善饥	以清胃热为主，兼滋肾阴牛膝导热引血下行，且补肝肾，以降上炎之火，止上溢之血	
芍药汤	清热燥湿 调气和血	湿热痢疾 腹痛，便脓血，赤白相兼，里急后重	芍药、当归："行血则便脓自愈" 木香、槟榔："调气则后重自除" 大黄："通因通用"	同为治痢方 白头翁汤是清热解毒兼凉血燥湿止痢，芍药汤是清热燥湿与调和气血并用
白头翁汤	清热解毒 凉血止痢	热毒痢疾 腹痛，里急后重，便脓血，赤多白少	黄连：泻火解毒，燥湿厚肠，为治痢要药	

专题三　清虚热类方剂的特点

方剂名称	功用	主治	方解重点	组成
青蒿鳖甲汤	养阴透热	温病后期，邪伏阴分证。夜热早凉，热退无汗，舌红苔少，脉细数	配伍特点：滋清兼备、标本兼顾、清中有透，使养阴而不恋邪，祛邪而不伤正，阴复邪去而热退	青蒿、鳖甲、生地黄、知母、丹皮
清骨散	清虚热 退骨蒸	肝肾阴虚，虚火内扰证。骨蒸潮热，或低热日久不退	本方集大队退热除蒸之品，重在清透伏热以治标，兼顾滋养阴液以治本，共收退热除蒸之效	银柴胡、胡黄连、秦艽、鳖甲、地骨皮、青蒿、知母、甘草
当归六黄汤	滋阴泻火 固表止汗	阴虚火旺盗汗	黄芪：倍用，一以益气实卫以固表，一以固未定之阴	当归、生地、黄芩黄柏、黄连、熟地黄、黄芪

第 六 章

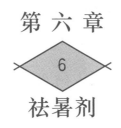

祛暑剂

■■ **考 点 预 测**

　　此章出题多出在祛暑剂的功用及主治方面，另外要注意类方的鉴别。

■■ **专 题 预 测**

方剂名称	功用	主治	方解重点	组成
香薷散	祛暑解表，化湿和中	阴暑	—	香薷、白扁豆、厚朴

◆冲刺篇◆

方剂学

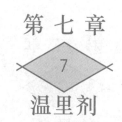

第 七 章

7

温里剂

■■专题预测

专题一　温中祛寒剂

方剂名称	功用	主治	方解重点
理中丸	温中祛寒,补气健脾	脾胃虚寒。阳虚失血 脾胃虚寒胸痹病后多涎唾 小儿慢惊	甘草与诸药等量:益气健脾;缓急止痛;调和药性
小建中汤	温中补虚,和里缓急	中焦虚寒,肝脾不和	胶饴+桂枝:辛甘化阳 芍药+甘草:酸甘化阴
大建中汤	温中补虚,缓急止痛	中阳衰弱,阴寒内盛	干姜温中散寒降逆,止痛平呕
吴茱萸汤	温中补虚,降逆止呕	胃寒呕吐证;肝寒上逆证;肾寒上逆证	—

专题二　回阳救逆剂

方剂名称	功用	主治	方解重点
四逆汤	回阳救逆	少阴病,心肾阳衰寒厥证	炙甘草:益气补中;甘缓姜、附峻烈之性,破阴回阳无暴散之虞;调和药性
通脉四逆汤	破阴回阳,通达内外	少阴病,阴盛格阳证	—
四逆加人参汤	回阳救逆,益气固脱	少阴病,气脱阴伤证	干姜温中散寒降逆,止痛平呕
白通汤	破阴回阳,宣通上下	少阴病阴盛戴阳证	—
参附汤	益气回阳固脱	阳气暴脱证	—
回阳救急汤	回阳固脱,益气生脉	寒邪直中三阴,真阳衰微证	五味子益气补心以生脉 呕吐涎沫,少腹痛加盐炒吴茱萸

专题三　温经散寒剂

方剂名称	功用	主治	方解重点
当归四逆汤	温中祛寒,养血通脉	血虚寒厥证 阳气不足并血虚,外受寒邪 寒入经络,腰、股、腿、足疼痛	—
阳和汤	温阳补血,散寒通滞	阴疽	
黄芪桂枝五物汤	益气温经,和血通痹	血痹证	—

第八章

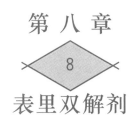

表里双解剂

考点预测

本章所涉及方剂的药物组成、功用、主治及方义出题所占比重较大。历年考题来看,几乎每年都会涉及1题。考点以防风通圣散为重点,余方所涉较少,但不除外考查的可能。

专题预测

专题 常考重要方剂

方剂名称	功用	主治	方解重点	组成
大柴胡汤	和解少阳内泻热结	少阳、阳明合病。往来寒热,胸胁苦满,呕不止,郁郁微烦,心下满痛或心下痞鞭,大便不解或协热下利,舌苔黄,脉弦有力	和解为主,与泻下并用	柴胡、黄芩、芍药、半夏、枳实(炙)、大黄、生姜、大枣
防风通圣散	疏风解表泻热通便	风热壅盛,表里俱实证。外感风邪,内有蕴热,表里皆实之证	解表:防风、荆芥、连翘、麻黄、薄荷(疏风解表,使风邪从汗而解) 清热:石膏、黄芩、连翘、桔梗(清解肺胃之热)、山栀、滑石(清热利湿,使里热从二便而解) 攻下:大黄、芒硝 攻不伤正:当归、川芎、白芍、白术、甘草	防风、荆芥、连翘、麻黄、薄荷、川芎、当归、白芍(炒)、白术、山栀、大黄酒蒸、芒硝(后下)、石膏、黄芩、桔梗、甘草、滑石、生姜
葛根黄芩黄连汤	解表清里	表证未解,邪热入里证	葛根:柯琴谓其"气轻质重","先煎葛根而后纳诸药",则"解肌之力优,而清中之气锐" 黄芩、黄连:性寒能清胃肠之热,味苦燥胃肠之湿	葛根、炙甘草、黄芩、黄连
石膏汤	清热解毒发汗解表	伤寒里热已炽,表证未解	石膏、黄连、黄芩、黄柏、栀子四味(即黄连解毒汤):三焦之火从里而泻 麻黄、豆豉:使在表之邪从外而解	石膏、黄连、黄柏、黄芩、香豉、栀子、麻黄
五积散	发表温里顺气化痰活血消积	外感风寒,内伤生冷(寒、湿、气、血、痰五积)	麻黄、白芷:发汗解表 干姜、肉桂:温里祛寒 苍术、厚朴:燥湿健脾 陈皮、半夏、茯苓:理气化痰 当归、川芎、芍药:活血止痛 桔梗枳壳:升降气机,加强理气化痰之效,适宜于痰阻气滞之证 炙甘草:和中健脾,调和诸药	白芷、川芎、炙甘草、茯苓、当归、肉桂、芍药、半夏、陈皮、枳壳、麻黄、苍术、干姜、桔梗、厚朴

第九章

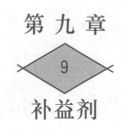

补益剂

■ 考点预测

　　本章为重点章节,历年考题来看,一般为3~4道题,其中单选题2~3题,多选题1~2题。

■ 专题预测

专题一　补气剂

方剂名称	功用	主治	方解重点
香砂六君子汤《医方集解》	脾胃虚寒	四君子汤加香附、砂仁、陈皮、半夏	—
参苓白术散	益气健脾,渗湿止泻	脾虚湿盛证	桔梗宣肺利气,通调水道,载药上行,培土生金
补中益气汤	补中益气,升阳举陷	脾胃气虚证,气虚下陷证,脾虚气陷证,气虚发热证	当归养血和营,协参、芪补气养血;甘温除热的代表方
生脉散	益气生津,敛阴止汗	温热、暑热,耗气伤阴证 久咳伤肺,气阴两虚证	—
人参蛤蚧散	益气清肺,止咳定喘	久咳气喘,痰稠色黄,或咳吐脓血,胸中烦热,身体日渐消瘦,或面目浮肿,脉浮虚,或日久成为肺痨	本方以久咳肺虚、证型偏热者为宜,若因外邪干扰而引起的咳喘,非本方所宜
人参养荣汤	益气补血,养心安神	心脾气血两虚证	由八珍汤加减而来,全方肺、脾、心三脏并补,气、血、神同养,既有益气生血之功,又有宁心安神之力

专题二　补血剂

方剂名称	功用	主治	方解重点
胶艾汤	养血止血,调经安胎	妇人冲任虚损,血虚有寒证	—
圣愈汤	补气,补血,摄血	气血虚弱,气不摄血证	桔梗宣肺利气,通调水道,载药上行,培土生金
归脾汤	益气补血,健脾养心	心脾气血两虚证;脾不统血证	掌握方剂组成
当归补血汤	补气生血	血虚阳浮发热证	黄芪五倍于当归
石斛夜光丸	平肝息风,滋阴明目	用于肝肾两亏,阴虚火旺,内障目暗,视物昏花	本方为眼科常用方。用于肝肾两亏,阴虚火旺引起的内障目暗,视物昏花
七宝美髯丸	补益肝肾,乌发壮骨	治肝肾不足证	补肝肾,益精血,壮筋骨,乌须发,故以"美髯"名之

专题三　气血双补剂

方剂名称	功用	主治	方解重点
炙甘草汤	益气滋阴,通阳复脉	阴阳气血虚弱,心脉失养证,虚劳肺痿	掌握方剂组成
八珍汤	益气补血	气血两虚证	四君＋四物

专题四　补阴剂

方剂名称	功用	主治	方解重点
六味地黄丸	填精滋阴补肾	肾阴精不足证	三补三泻,补药重于"泻药"
一贯煎	滋阴疏肝	肝肾阴虚,肝气郁滞证	生地黄——滋水涵木;川楝子——疏肝泄热,理气止痛
左归丸	滋阴补肾,填精益髓	真阴不足证	—
大补阴丸	滋阴降火	阴虚火旺证	滋阴与降火相伍,培本清源,标本兼顾以滋阴培本为主,降火清源为辅
左归饮	补益肾阴	真阴不足证	以纯甘壮水之品滋阴填精,补力较缓,故用饮以取其急治,适宜于肾阴不足较轻之证

专题五　补阳剂

方剂名称	功用	主治	方解重点
肾气丸	补肾助阳,化生肾气	肾阳不足证	重点是方剂组成。三补,三泻,"少火生气"
右归丸	温补肾阳,填精益髓	肾阳不足,命门火衰证	纯补无泻、益火之源
右归饮	温补肾阳,填精补血	肾阳不足证	用附子、肉桂温补肾阳以煦暖全身,但纯用热药势必伤阴,故取六味丸中之山药、山萸肉、熟地黄以滋阴,使阳有所附,枸杞子补肝肾,杜仲益肾强腰脊,炙甘草补中和肾,合成甘温壮阳之剂

专题六　阴阳双补剂

方剂名称	功用	主治	方解重点
地黄饮子	滋肾阴,补肾阳,开窍化痰	下元虚衰,痰浊上泛之喑痱证	组成、主治
龟鹿二仙胶	填阴补精,益气壮阳	真元虚损,精血不足证	—

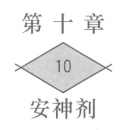

第 十 章

安神剂

考 点 预 测

从历年考题来看,一般每年1道题,考题方向多为安神剂间的比较及典型药物组成。这部分需要重点掌握。

专 题 预 测

专题　安神重点方剂

方剂名称	功用	主治	方解重点
酸枣仁汤	养血安神,清热除烦	肝血不足,虚热内扰证	茯苓宁心安神
天王补心丹	滋阴养血,补心安神	阴虚血少,神志不安证	桔梗载药上行使药力缓留于上部心
磁朱丸	重镇安神,交通心肾	心肾不交,耳鸣耳聋,心悸失眠,癫痫	治癫痫之圣剂
交泰丸	交通心肾,清火安神	心火偏亢,心肾不交,怔忡,夜寐不宁等症	黄连:苦寒,入少阴心经。肉桂:辛热,入少阴肾经

第十一章

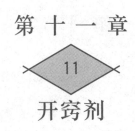

开窍剂

考点预测

　　几乎每年都会涉及1道选择题,有的年份也可能一道题也没有。此章应多注意凉开三宝的功用。其次应多注意药物组成中一些典型药的作用。

专题预测

专题一　凉开三宝

方剂名称	功用	主治	方解重点
安宫牛黄丸	清热解毒,豁痰开窍	邪热内陷心包证	清热泻火、凉血解毒与芳香开窍并用
紫雪	清热开窍,息风止痉	温热病,热闭心包及热盛动风证	—
至宝丹	清热开窍,化浊解毒	痰热内闭心包证	"舌绛而苔益垢腻,中夹秽浊之气,急加芳香逐之"——叶天士

专题二　温开剂

方剂名称	功用	主治	方解重点
苏合香丸	温通开窍,行气止痛	寒闭证	白术,诃子,二药一补一敛,防诸香辛散走窜太过,耗散真气
紫金锭(玉枢丹)	化痰开窍,辟秽解毒,消肿止痛	感秽恶痰浊之邪	—

◆刘应科◆

考研中医综合复习指导

第十二章

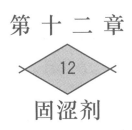

固涩剂

■ 考点预测

　　本章所涉及方剂的药物组成、功用、主治及方义出题所占比重较大。历年考题来看,可为单选题,亦可出多选题。考点以真人养脏汤、桑螵蛸散,四神丸,固冲汤为重点,余方所涉较少,但不除外以后考查的可能。

■ 专题预测

专题　固涩剂

方剂名称	功用	主治	方解重点	组成
牡蛎散	敛阴止汗益气固表	体虚自汗、盗汗证	君:煅牡蛎:敛阴潜阳,固涩止汗 重用:生黄芪:益气实卫,固表止汗 配伍特点:补敛并用,兼潜心阳	黄芪、麻黄根、牡蛎、小麦
真人养脏汤	涩肠固脱温补脾肾	久泻久痢,脾肾虚寒证;泻痢无度,滑脱不禁,甚至脱肛坠下	君+重用:罂粟壳:涩肠止泻 君臣相须:罂粟壳、肉豆蔻、诃子——"急则治标","滑者涩之" 佐:肉桂、人参、白术——"温补脾肾以治本"; 当归、白芍、木香——"调气和血" 配伍特点:标本兼治,重在治标;脾肾兼顾,补脾为主;涩中寓通,补而不滞	人参、当归、白术、肉豆蔻、肉桂、炙甘草、白芍药、木香、诃子、罂粟壳
四神丸	温肾暖脾固肠止泻	脾肾阳虚之肾泻证。五更泄泻或久泻不愈	君+重:补骨脂:补命门之火以温养脾土 用法中姜、枣同煮,枣肉为丸,意在温补脾胃,鼓舞运化	肉豆蔻、补骨脂、五味子、吴茱萸、红枣、生姜
固冲汤	固冲摄血益气健脾	脾肾亏虚,冲脉不固证	君+重:山萸肉:补益肝肾,收敛固涩; 煅龙骨、煅牡蛎:"收敛元气,固涩滑脱"; 海螵蛸、茜草:"固摄下焦,既能止血,又能化瘀";白术、黄芪:补气健脾; 配伍特点:①固涩滑脱为主,补气固摄为辅;②收涩止血药配伍化瘀止血药,使血止而不留瘀	炒白术、生黄芪、煅龙骨、煅牡蛎、山萸肉、生杭芍、海螵蛸、茜草、棕榈炭、五倍子

◇冲刺篇◇

方剂学

方剂名称	功用	主治	方解重点	组成
桑螵蛸散	调补心肾 涩精止遗	心肾两虚证。 小便频数 病位:心、肾	重用:人参:益心气以安心神,补元气以摄津液; 配伍特点:调补心肾、交通上下、补养气血、涩精止遗、寓补于涩	桑螵蛸、远志、菖蒲、龙骨、人参、茯神、当归、龟甲(酥炙)
九仙散	敛肺止咳 益气养阴	久咳肺虚证	君+重:罂粟壳:入肺经而善敛肺止咳 敛肺:罂粟壳、乌梅、五味子; 补肺:人参、阿胶; 肃肺:款冬花、桑白皮、贝母; 药对:桑白皮+桔梗:宣降肺气、止咳平喘	人参、款冬花、桑白皮、桔梗、五味子、阿胶、乌梅、贝母、罂粟壳
固经丸	滋阴清热 固经止血	阴虚血热之崩漏	君+重用+药对:龟甲、白芍、黄芩:滋阴清热止血的常用组合; 反佐:香附:调气活血,恐寒凉太过止血留瘀	黄芩、白芍、龟甲、黄柏、椿根皮、香附
易黄汤	补益脾肾 清热祛湿 收涩止带	脾肾虚弱 湿热带下	补中有涩,涩中寓清 重在补涩,辅以清利	山药、芡实、黄柏、车前子、白果
清带汤	滋阴收涩, 化瘀止带	妇女赤白带下	用龙骨、牡蛎以固脱,用茜草、海螵蛸以化滞,更用生山药以滋真阴固元气。至临证时,遇有因寒者,加温热之药	生山药、生龙骨、生牡蛎、海螵蛸、茜草

第 十 三 章

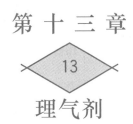

13

理气剂

■■ 考 点 预 测

　　本章为重点章节,历年考题较多,其中所涉及方剂的药物功用、主治、组成方义出题所占比重较大。历年考题来看,可为单选题,亦可出多选题。考点以半夏厚朴汤、枳实薤白桂枝汤、暖肝煎、苏子降气汤、定喘汤、旋覆代赭汤、金铃子散、厚朴温中汤为重点,余方所涉较少,但不除外以后考查的可能。

■■ 专 题 预 测

专题一　理气剂

方剂名称	功用	主治	方解重点	组成
半夏厚朴汤	行气散结降逆化痰	梅核气	辛苦合用:半夏＋厚朴:辛以行气散结,苦以燥湿降逆 佐:生姜辛温散结,和胃止呕,且制半夏之毒	半夏、厚朴、茯苓、生姜、苏叶
枳实薤白桂枝汤	通阳散结,祛痰下气	胸阳不振痰气互结之胸痹 表现:气从胁下冲逆,上攻心胸	君:薤白、瓜蒌 佐:桂枝——通阳散寒,降逆平冲 配伍特点:寓降逆平冲于行气之中,以恢复气机之升降;寓散寒化痰于理气之内,以宣通阴寒痰浊之痹阻	枳实、厚朴、薤白、桂枝、瓜蒌
天台乌药散	行气疏肝,散寒止痛	肝经寒凝气滞证	用法:巴豆与川楝子同炒黑,去巴豆,水煎取汁,冲入适量黄酒服。意义:减川楝子之寒,增强其行气散结之效	天台乌药、木香、小茴香、高良姜、槟榔、川楝子、巴豆
暖肝煎	温补肝肾,行气止痛	肝肾不足,寒滞肝脉证	君:肉桂＋小茴香:温肾暖肝散寒; 当归＋枸杞子——补肝肾不足之本; 乌药＋沉香——去阴寒冷痛之标; 配伍特点:补养、散寒、行气并重,标本兼顾	当归、枸杞子、小茴香、肉桂、乌药、沉香、茯苓、生姜
苏子降气汤	降气平喘,祛痰止咳	上实下虚喘咳证。 上实临床表现:咳喘痰多,胸膈满闷,喘咳短气,呼多吸少; 下虚临床表现:腰疼脚弱,肢体倦怠,或肢体浮肿	治上实:紫苏子、半夏、前胡、厚朴——降气祛痰平喘; 治下虚:肉桂、当归——温补下元,纳气平喘,养血补肝润燥; 配伍特点:标本兼顾,上下并治,而以治上为主	紫苏子、半夏、川当归、甘草、前胡、厚朴、肉桂、苏叶、生姜

◆冲刺篇◆

方剂学

方剂名称	功用	主治	方解重点	组成
定喘汤	宣降肺气,清热化痰	风寒外束,痰热内蕴证	用法:水煎服,不用姜。意义:勿以生姜之辛温加重痰热。 君+药对:麻黄、白果——"散收并用";清:桑白皮、黄芩;降:苏子、杏仁、半夏、款冬花; 配伍特点:融散、收、清、降于一方	白果、麻黄、苏子、甘草、款冬花、杏仁、桑白皮、黄芩、半夏
旋覆代赭汤	降逆化痰,益气和胃	胃虚痰阻气逆证	君+最轻:旋覆花——下气消痰,降逆止嗳;用量上,旋覆花:代赭石=3∶1; 佐+最重:生姜:和胃降逆,宣散水气以祛痰,制约代赭石的寒凉之性	旋覆花、人参、生姜、代赭石、炙甘草、半夏、大枣
金铃子散	疏肝泄热,活血止痛	肝郁化火证。胸腹胁肋诸痛,时发时止,口苦,或痛经,或疝气痛,舌红苔黄,脉弦数	治肝阳化火,血瘀之胸腹胁疼痛的良方	金铃子(川楝子)、玄胡(延胡索)
厚朴温中汤	行气除满,温中燥湿	脾胃寒湿气滞证	干姜、生姜并用	厚朴、陈皮、炙甘草、茯苓、草豆蔻、木香、生姜、干姜
柴胡疏肝散	疏肝解郁行气止痛	肝气郁滞证	"木郁达之"	柴胡、陈皮、川芎、香附、芍药、枳壳、甘草。四逆散易枳实为枳壳,加香附、川芎、陈皮
枳实消痞丸	行气消痞,健脾和胃	主治脾虚气滞,寒热错杂证	由枳术汤、半夏泻心汤、四君子汤三方加减化裁而成	干生姜、炙甘草、麦芽曲、白茯苓、白术、半夏曲、人参、厚朴、枳实、黄连
四磨汤	补气降逆,宽胸散结	主治七情所伤,肝气郁结证	乌药:行气疏肝,善理气机 沉香:降气平喘 槟榔:行气破滞	人参、槟榔、沉香、乌药
加味乌药汤	行气活血,调经止痛	主治肝郁气滞之痛经	香附:疏肝理气,调经止痛 乌药:辛散温通,助香附疏肝解郁 延胡索:行气活血,调经止痛 木香、砂仁:行气止痛而消胀 生姜:温胃散寒	乌药、缩砂仁、木香、延胡索、香附、甘草

专题二　含生姜的方剂

	半夏厚朴汤	暖肝煎	苏子降气汤	橘皮竹茹汤	旋覆代赭汤
作用	辛温散结,和胃止呕,且制半夏之毒	散寒和胃	散寒宣肺	和胃止呕	和胃降逆,宣散水气以祛痰,制约代赭石的寒凉之性

◆刘应科◆ 考研中医综合复习指导

第十四章

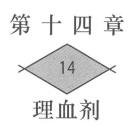

理血剂

考点预测

本章为重点章节,历年考题较多,其中所涉及方剂的药物功用、主治、组成方义出题所占比重较大。历年考题来看,可为单选题,亦可出多选题。考点以复元活血汤、温经汤、生化汤、补阳还五汤、桂枝茯苓丸为重点。余方所涉较少,但不除外以后考查的可能。

专题预测

专题　理血剂

方剂名称	功用	主治	方解重点	组成
复元活血汤	活血祛瘀疏肝通络	跌打损伤,瘀血阻滞证。胁肋瘀肿,痛不可忍	君:酒大黄重用以导瘀下行,柴胡疏肝行气,并可引诸药入肝经; 病位:胁下; 药对:酒大黄+柴胡:升降同施; 佐:当归:补血活血——活中寓养; 瓜蒌根:消瘀散结,又可清热润燥	柴胡、瓜蒌根、当归、红花、甘草、穿山甲、酒大黄、桃仁
温经汤	温经散寒,养血祛瘀	冲任虚寒、瘀血阻滞证	君:吴茱萸:功擅散寒止痛,桂枝长于温通血脉; 药对:阿胶、芍药、麦冬——养血调肝,滋阴润燥,且清虚热,并制吴茱萸、桂枝之温燥; 药对:半夏、生姜——辛开散结,通降胃气	吴茱萸、当归、芍药、川芎、人参、桂枝、阿胶、牡丹、生姜、甘草、半夏、麦冬
生化汤	养血祛瘀温经止痛	血虚寒凝,瘀血阻滞证。产后恶露不行,小腹冷痛	用法:黄酒、童便各半煎服,意义:童便:益阴化瘀,引败血下行,黄酒:温通血脉以助药力; 君+重:全当归——补血活血,化瘀生新,行滞止痛; 佐:炮姜入血散寒,温经止痛	全当归、川芎、桃仁、炮姜、炙甘草
补阳还五汤	补气,活血,通络	中风之气虚血瘀证	君+重:生黄芪——补益元气,意在气旺则血行,瘀去络通; 配伍特点:标本兼顾	生黄芪、当归尾、赤芍、地龙、川芎、红花、桃仁

方剂名称	功用	主治	方解重点	组成
桂枝茯苓丸	活血化瘀缓消癥块	瘀阻胞宫证。妇人素有癥块，妊娠漏下不止，或胎动不安，血色紫黑晦暗，腹痛拒按，或经闭腹痛，或产后恶露不尽而腹痛拒按者，舌质紫暗或有瘀点，脉沉涩	重用：人参：益心气以安心神，补元气以摄津液； 配伍特点：调补心肾、交通上下、补养气血、涩精止遗，寓补于涩	桂枝、茯苓、丹皮、桃仁、芍药
黄土汤	温阳健脾养血止血	脾阳不足，脾不统血证	君：灶心黄土（伏龙肝）——温中止血；佐：生地、阿胶滋阴养血止血；与苦寒之黄芩合用，又能制约术、附过于温燥之性； 配伍特点：甘苦合用，刚柔互济法，寒热并用，标本兼顾	甘草、干地黄、白术、附子、阿胶、黄芩、灶心土
失笑散	活血祛瘀，散结止痛	瘀血停滞证。心腹刺痛，或产后恶露不行，或月经不调，少腹急痛等	五灵脂善通利血脉；蒲黄行血消瘀。二者合用化瘀散结止痛	五灵脂、蒲黄
活络效灵丹	活血祛瘀，通络止痛	气血凝滞。心腹疼痛，腿痛臂痛，跌打瘀肿，内外疮疡，以及癥瘕积聚等	祛瘀止痛之力颇强，为治疗血瘀所致心腹诸痛，癥瘕积聚，以及跌打损伤	当归、丹参
大黄䗪虫丸	祛瘀生新	五劳虚极，瘀血内停证。形体羸瘦，腹满不能饮食，肌肤甲错，两目黯黑者	诸药合用，祛瘀血，清瘀热，滋阴血，润燥结	大黄、黄芩、甘草、桃仁、杏仁、芍药、干地黄、干漆、虻虫、水蛭、蛴螬、䗪虫、白蜜
七厘散	活血散瘀，止痛止血	跌打损伤，筋断骨折之瘀血肿痛，或刀伤出血。并治一切无名肿毒，烧伤烫伤等	既可祛瘀行气，消肿止痛，又可收敛清热，生肌止血	血竭、麝香、冰片、乳香、没药、红花、朱砂、儿茶
丹参饮	活血祛瘀，行气止痛	主血瘀气滞证。症见心胃诸痛。痛有定处，以刺痛为主	君：丹参，取其活血化瘀止痛而不伤气血。配辛温芬芳之檀香、砂仁行气止痛，为臣药。三药合用，使气血通畅而疼痛自止	丹参、檀香、砂仁

第十五章

15

治风剂

■ 考 点 预 测

　　本章从历年考题来看,几乎每年都会有1道选择题,考题方向多为方剂的功用主治及典型药物的组方含义。

■ 专 题 预 测

专题一　疏散外风剂

方剂名称	功用	主治	重点
大秦艽汤	疏风清热,养血活血	风邪初中经络证	组成,主治
川芎茶调散	疏风止痛	外感风邪头痛	遣药组方依据
消风散	疏风除湿,清热养血	风疹、湿疹	功用,主治
牵正散	祛风化痰,通络止痉	风中头面经络	组成
小活络丹	祛风除湿,化痰通络,活血止痛	风寒湿痹	组成,功用
玉真散	祛风化痰,定搐止痛	破伤风	功用,主治

专题二　平息内风剂

方剂名称	功用	主治	重点
羚角钩藤汤	凉肝息风,增液舒筋	肝热生风证	功用;主治;茯神作用;配伍特点
镇肝熄风汤	镇肝息风,滋阴潜阳	类中风	君药与佐药
天麻钩藤饮	平肝息风,清热活血,补益肝肾	肝阳偏亢,肝风上扰证	—
大定风珠	滋阴息风	阴虚风动证	—

第十六章

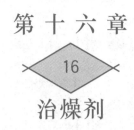

治燥剂

■■ 考点预测

　　本章为重点章节,历年考题较多,其中所涉及方剂的药物功用、主治、组成方义出题所占比重较大。历年考题来看,可为单选题,亦可出多选题。考点以杏苏散、清燥救肺汤、养阴清肺汤、麦冬汤、百合固金汤为重点。余方所涉较少,但不除外以后考查的可能。

■■ 专题预测

专题　治燥剂

方剂名称	功用	主治	方解重点	组成
杏苏散	轻宣凉燥理肺化痰	外感凉燥证	本方乃"苦温甘辛"之法,发表宣化,表里同治之方;药对:桔梗、枳壳,一升一降	苏叶、半夏、茯苓、前胡、苦桔梗、枳壳、甘草、生姜、大枣、杏仁、橘皮
清燥救肺汤	清燥润肺养阴益气	温燥伤肺,气阴两伤证	君+重:桑叶:轻宣肺燥,透邪外出;桑叶:轻宣肺燥,石膏:清泄肺热;麦冬:养阴润肺——清宣润肺的常用组合;佐:杏仁、枇杷叶——苦降肺气;"肺苦气上逆,急食苦以泄之";配伍特点:宣、清、润、降四法并用,气阴双补	桑叶、煅石膏、甘草、人参、胡麻仁、真阿胶、麦冬、杏仁、枇杷叶
养阴清肺汤	养阴清肺解毒利咽	白喉之阴虚燥热证	君+重:生地:滋阴壮水,清热凉血;佐:少量薄荷:辛凉散邪,清热利咽;生甘草:清热,解毒利咽,调和诸药;配伍特点:邪正兼顾。	大生地、麦冬、生甘草、玄参、贝母、丹皮、薄荷、白芍
麦门冬汤	清养肺胃降逆下气	虚热肺痿证胃阴不足证	君+重:麦冬:养肺胃之阴,清肺胃虚热;甘草、粳米、大枣、人参——"培土生金"之法;麦冬与半夏的用量比为7:1	麦冬、半夏、人参、甘草、粳米、大枣
百合固金汤	滋养肺肾止咳化痰	肺肾阴亏,虚火上炎证	君+药对:百合、熟地黄、生地黄——润肺滋肾,金水并补的常用组合;佐使:桔梗宣肺利咽,化痰散结,并载药上行;配伍特点:滋肾保肺,金水并调;滋养之中兼以凉血止血,宣肺化痰,标本兼顾但以治本为主	熟地黄、生地黄、归身、白芍、甘草、桔梗、玄参、贝母、麦冬、百合
益胃汤	滋养胃阴	主治阳明温病,胃阴损伤证	生地黄、麦冬:养阴清热,生津润燥北沙参、玉竹:养阴生津冰糖:濡养肺胃,调和诸药	沙参、麦冬、冰糖、细生地、玉竹

第十七章

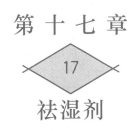

祛湿剂

考点预测

　　本章为重点章节,历年考题较多,但本章内容较多,考题较分散,其中所涉及方剂的药物功用、主治、组成方义出题所占比重较大。历年考题来看,可为单选题,亦可出多选题。考点以实脾散、独活寄生汤、防己黄芪汤、真武汤、苓桂术甘汤、甘露消毒丹、三仁汤为重点。余方所涉较少,但不除外以后考查的可能。

专题预测

专题　祛湿剂

方剂名称	功用	主治	方解重点	组成
实脾散	温阳健脾,行气利水	脾肾阳虚,水气内停之阴水。身半以下肿甚,手足不温,口中不渴,胸腹胀满,大便溏薄	生姜作用:①益脾和中;②温散水气	厚朴、白术、木瓜、木香、草果仁、大腹皮、炮附子、白茯苓、炮姜、炙甘草
独活寄生汤	祛风湿,止痹痛,益肝肾,补气血	痹证日久,肝肾两虚,气血不足证	君+重:独活——善治伏风,除久痹; 祛风湿:细辛,防风,秦艽,桂心,细辛; 益肝肾:桑寄生,杜仲,牛膝; 补气血:四物汤+四君子汤去白术; 当归、川芎、牛膝、桂心寓"治风先治血,血行风自灭"之意	独活、桑寄生、杜仲、牛膝、细辛、秦艽、茯苓、肉桂心、防风、川芎、人参、甘草、当归、芍药、干地黄
防己黄芪汤	益气祛风,健脾利水	表虚不固之风水或风湿证。汗出恶风,身重微肿,或肢节疼痛,小便不利	君:防己——祛风行水,黄芪——益气固表,兼可利水; 配伍特点:祛风与除湿健脾并用,扶正与祛邪兼顾	防己、黄芪、炙甘草、白术、生姜、大枣
真武汤	温阳利水	①阳虚水泛证 ②太阳病发汗太过,阳虚水泛证	君:附子:温肾脾土,化气行水; 佐:生姜:温阳散寒,宣散水湿; 白芍:利小便以行水气;柔肝缓急以止腹痛;敛阴舒筋以解筋肉瞤动;防止附子燥热伤阴; 原方后注云:若咳者,加五味子、细辛、干姜;若小便不利者,去茯苓;若下利者,去芍药,加干姜;若呕者,去附子,加重干姜	茯苓、芍药、白术、生姜、附子

◆冲刺篇◆

方剂学

1205

方剂名称	功用	主治	方解重点	组成
苓桂术甘汤	温阳化饮健脾利湿	中阳不足之痰饮。胸胁支满,目眩心悸,短气而咳	君+重用:茯苓——健脾利水,渗湿化饮; 臣:桂枝:温阳化气,平冲降逆; 药对:茯苓+桂枝——"温阳化气,利水平冲"之常用组合;苓、术相须,为健脾祛湿的常用组合;桂、术同用,也是温阳健脾的常用组合;炙甘草:合桂枝辛甘化阳;合白术益气健脾,崇土以制水;调和诸药;本方为治疗痰饮病之和剂	茯苓、桂枝、白术、炙甘草
甘露消毒丹	利湿化浊清热解毒	湿温时疫,邪在气分,湿热并重证	君+药对+重用:滑石、茵陈、黄芩——湿热并重组合; 石菖蒲、藿香、白豆蔻:行气化湿,悦脾和中,寓"气行则湿化"之义	飞滑石、淡黄芩、绵茵陈、石菖蒲、川贝母、木通、藿香、连翘、白蔻仁、薄荷、射干
三仁汤	宣畅气机清利湿热	湿温初起及暑温夹湿之湿重于热证	杏仁:宣利上焦肺气;白蔻仁:芳香化湿,行气宽中,畅中焦之脾气;薏苡仁:渗湿利水而健脾,使湿热从下焦而去; 配伍特点:宣上、畅中、渗下,三焦分消	杏仁、飞滑石、白通草、白蔻仁、竹叶、厚朴、生薏苡仁、半夏
当归拈痛汤	利湿清热疏风止痛	湿热相搏,外受风邪证	—	—
二妙散	清热燥湿	湿热下注证	—	苍术,黄柏(君)

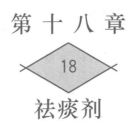

第 十 八 章

祛痰剂

　　本章历年考题不多,其中所涉及方剂的药物功用、主治、组成方义出题所占比重较大。历年考题来看,可为单选题,亦可出多选题。考点以二陈汤、温胆汤、贝母瓜蒌散、清气化痰丸、小陷胸汤、半夏白术天麻汤为重点。余方所涉较少,但不除外以后考查的可能。

■■ 专 题 预 测

专题　祛痰剂

方剂名称	功用	主治	方解重点	组成
二陈汤	燥湿化痰理气和中	湿痰证	二陈:半夏、橘红; 药对:橘红、茯苓——理气化痰、健脾渗湿的常用组合; 佐:乌梅,收敛肺气,与半夏、橘红相伍,散中兼收,防其燥散伤正之虞; 导痰汤是二陈汤去乌梅、甘草,加天南星、枳实而成; 涤痰汤又在导痰汤基础上加石菖蒲、竹茹、人参、甘草	半夏、橘红、白茯苓、炙甘草、生姜、乌梅
温胆汤	理气化痰和胃利胆	胆郁痰扰证。胆怯易惊,头眩心悸,心烦不眠,夜多异梦;或呕恶呃逆,眩晕,癫痫	君:燥湿化痰,和胃止呕; 药对:半夏与竹茹相伍,一温一凉,化痰和胃,止呕除烦之功备; 陈皮与枳实相合,亦为一温一凉,而理气化痰之力增	半夏、竹茹、枳实、陈皮、炙甘草、茯苓、生姜、大枣
贝母瓜蒌散	润肺清热理气化痰	燥痰咳嗽	君+药对:贝母+瓜蒌:润肺清热化痰的常用组合; 臣:天花粉:清降肺热,生津润燥; 配伍特点:方清润宣化并用,肺脾同调,而以润肺化痰为主	贝母、瓜蒌、花粉、茯苓、橘红、桔梗
小陷胸汤	清热化痰宽胸散结	痰热互结之结胸证。心下(病位)痞闷,按之则痛,或心胸闷痛,或咳痰黄稠	君:全瓜蒌:清热涤痰,宽胸散结,用时先煮,意在"以缓治上"而通胸膈之痹; 黄连+半夏:一苦一辛,体现辛开苦降之法; 药对:黄连+半夏+瓜蒌:清热化痰,散结开痞的常用组合	黄连、半夏、瓜蒌实

方剂名称	功用	主治	方解重点	组成
半夏白术天麻汤	化痰息风健脾祛湿	风痰上扰证。眩晕,头痛,胸膈痞闷,恶心呕吐	君+药对:半夏+天麻:治风痰眩晕头痛之要药 配伍特点:风痰并治,标本兼顾,但以化痰息风治标为主,健脾祛湿治本为辅	半夏、天麻、茯苓、橘红、白术、甘草、生姜、大枣
滚痰丸	泻火逐瘀涤痰息风	实热老痰证	—	大黄、黄芩、礞石、沉香
定痫丸	清热定痫	痰热痫证	—	天麻、川贝母、半夏、茯苓、茯神、石菖蒲、胆南星、全蝎、僵蚕、甘草、琥珀、陈皮、远志、丹参、麦冬、辰砂
苓甘五味姜辛汤	温肺化饮	寒饮咳嗽	—	茯苓、甘草、干姜、细辛、五味子

第 十 九 章

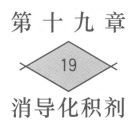

消导化积剂

■ 考 点 预 测

　　本章本涉方剂较少,但考点较多,其中所涉及方剂的药物功用、主治、组成方义出题所占比重较大。历年考题来看,可为单选题,亦可出多选题。考点以枳术丸、健脾丸、枳实导滞丸、枳实消痞丸为重点。余方所涉较少,但不除外以后考查的可能。

■ 专 题 预 测

专题　消导化积剂

方剂名称	功用	主治	方解重点	组成
枳术汤 《金匮要略》	行气消痞	气滞水停。"心下坚,大如盘,边如旋盘,水饮所作"	枳实用量倍于白术,且用汤剂,意在以消散为主	枳实、白术
枳术丸 《内外伤辨》	健脾消痞	脾虚气滞,饮食停聚。胸脘痞满,不思饮食	君:白术,白术用量重于枳实一倍,意在以补为主,乃补重于消,寓消于补之中; 荷叶烧饭为丸,取其养脾胃而升清,以助白术健脾益胃之功	枳实、白术、荷叶
健脾丸	健脾和胃消食止泻	脾虚食积证	君+重:白术、茯苓; 配伍特点:消补兼施之剂,补而不滞,消不伤正,补重于消; 组成含四君子汤	白术、木香、黄连、甘草、白茯苓、人参、神曲、陈皮、砂仁、麦芽、山楂、山药、肉豆蔻
枳实消痞丸	消痞除满健脾和胃	脾虚气滞,寒热互结证	药对:黄连、半夏曲、干姜——辛开苦降,平调寒热的组合; 组成含四君子汤; 配伍特点:消补兼施、辛开苦降	干姜、炙甘草、麦芽曲、白茯苓、白术、半夏曲、人参、厚朴、枳实、黄连
鳖甲煎丸	行气活血,祛湿化痰,软坚消癥	疟母	—	鳖甲、乌扇、黄芩、鼠妇、干姜、大黄、桂枝、石韦、厚朴、瞿麦、紫葳、阿胶、柴胡、蜣螂、芍药、牡丹皮、䗪虫、蜂巢、赤硝、桃仁、人参、半夏、葶苈子

◆ 冲刺篇 ◆

方剂学

方剂名称	功用	主治	方解重点	组成
海藻玉壶汤	化痰软坚，理气散结，滋阴泻火	瘿瘤初起，或肿或硬，或赤或不赤，但未破者，甲状腺功能亢进，脂膜炎，乳腺增生，淋巴结核，结核性腹膜炎，多发性疖病等	—	海藻、贝母、陈皮、昆布、青皮、川芎、当归、连翘、半夏、甘草节、独活、海带
消瘰丸	清润化痰，软坚散结	痰火凝结之瘰疬痰核	—	玄参、牡蛎、贝母

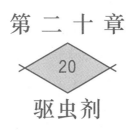

第 二 十 章

20

驱虫剂

考 点 预 测

历年考题多集中于乌梅丸。肥儿丸仅考过一次,但不除外以后考题可能。

专 题 预 测

专题 驱虫剂

方剂名称	功用	主治	方解重点	组成
乌梅丸	温脏安蛔	脏寒蛔厥证。脘腹阵痛,烦闷呕吐,时发时止,得食则吐,甚则吐蛔,手足厥冷;或久泻久痢	酸能安蛔:重用味酸之乌梅; 苦能下蛔:黄连、黄柏,寒能清解因蛔虫上扰,气机逆乱所生之热; 辛可伏蛔:附子、桂枝、干姜——温脏祛寒; 配伍特点:酸苦辛并进,使"蛔得酸则静,得辛则伏,得苦则下";寒热并用,邪正兼顾	乌梅、细辛、干姜、黄连、当归、附子、蜀椒、桂枝、人参、黄柏
化虫丸	杀肠中诸虫	虫积	—	炒铅粉、鹤虱、槟榔、苦楝根、枯矾
布袋丸	驱蛔消疳,补养脾胃	儿童虫疳	—	夜明砂、芜荑、使君子、白茯苓、白术、人参、甘草、芦荟
伐木丸	消积、燥湿、泻肝、驱虫	黄肿病	—	苍术、黄酒曲、皂矾

第二十一章

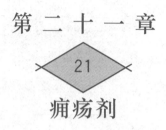

痈疡剂

考点预测

本章历年考题较少,但不除外以后考题可能。

专题预测

专题　痈疡剂

方剂名称	功用	主治	组成
犀黄丸	解毒消痈,化痰散结,活血祛瘀	乳癌、横痃、瘰疬、痰核、流注、肺痈、小肠痈等症	犀黄、麝香、乳香、没药、黄米饭
透脓散(《外科正宗》)	托毒溃脓 托法	痈疡肿痛,正虚不能托毒。内已成脓,外不易溃,漫肿无头,或酸胀热痛	生黄芪、当归、穿山甲、皂角刺、川芎
小金丹	化痰祛湿,祛瘀通络	寒湿痰瘀,阻滞凝结,如流注、痰核、瘰疬、乳岩、横痃、贴骨疽、蟮头等病	白胶香、草乌制、五灵脂、地龙、木鳖、乳香、没药、酒归身、麝香、黑炭

第二十二章

◇ 22 ◇

其他专题

专题一　选方

1.治咳嗽

杏苏散(风寒燥邪犯肺,肺失宣降);麻黄汤(风寒束表,肺气不宣);清燥救肺汤(燥热伤肺,气阴两伤,肺失宣降)。

2.治咳喘

小青龙汤(风寒束表,水饮内停);苏子降气汤(痰涎壅盛,肾气不足,肺失宣降);定喘汤(风寒外束,痰热内蕴,肺失宣降);麻黄汤(风寒束表,肺气不宣);麻杏甘石汤(风热袭肺,或风寒郁而化热,热壅于肺,肺失宣降)。

3.治泄泻

参苓白术散(脾胃气虚,湿浊阻滞);藿香正气丸(风寒束表,湿阻中焦);四神丸(肾阳虚衰,不温脾土);真人养脏汤(脾肾虚寒,固摄无权);理中丸(中焦虚寒,升降失常);补中益中汤(脾胃气虚,中气下陷,气虚发热)。

4.治痢疾

白头翁汤(热毒壅滞肠中,深陷血分);芍药汤(湿热疫毒下注大肠,壅滞气机,气血不和)。

5.治呕逆

温胆汤(胆胃不和,痰热内扰);吴茱萸汤(胃中虚寒,浊阴上逆);旋覆代赭汤(胃气虚弱,痰浊内阻,气机上逆);橘皮竹茹汤(胃虚有热,气机上逆)。

6.治月经不调

温经汤(冲任虚寒,瘀血内阻,阴血不足);归脾汤(思虑过度,劳伤心脾,气血两虚);四物汤(营血虚滞,血行不畅)。

7.治肝郁

逍遥散(肝气郁结,血虚脾弱),四逆散,柴胡疏肝散。

8.治便秘

麻子仁丸(肠胃燥热,脾津不足);黄龙汤(热结阳明,气血不足);增液承气汤(热结阴亏,无水舟停);大承气汤(实热积滞壅结肠胃;热盛津伤);济川煎(肾虚精亏,肠燥便秘)。

9.治"四逆"

四逆散(肝脾不和,阳气内郁);四逆汤(阴寒内盛,阳气衰微);当归四逆汤(血虚阳弱,经脉受寒,凝滞不通);吴茱萸汤(胃中虚寒,浊阴上逆);大承气汤(实热积滞壅结肠胃;热盛津伤);乌梅丸(脾肾虚寒蕴热,蛔虫内扰);温脾汤(脾阳不足,运化失常,寒积结于肠胃)。

10.治腹痛

理中丸(中焦虚寒,升降失常);小建中汤(中焦虚寒,气血阴阳俱虚,阳虚为主);吴茱萸汤(胃中虚寒,浊阴上逆)。

11.治发热(甘温除热)

补中益中汤(脾胃气虚,中气下陷,气虚发热);当归补血汤(血虚气弱,阳浮于外);小建中汤(中焦虚寒,气血阴阳俱虚,阳虚为主);青蒿鳖甲汤(温病后期,邪伏阴分证)。

12.治胁痛

一贯煎(肝肾阴虚,肝失所养,肝气郁滞);逍遥散(肝气郁结,血虚脾弱);四逆散(肝脾不和,阳气内郁)。

13.治头痛

川芎茶调散(风邪循经上犯头目,阻遏清阳);吴茱萸汤(胃中虚寒,浊阴上逆)。

14.治中风

镇肝熄风汤(阴虚阳亢,气血上逆);补阳还五汤(气虚血瘀络阻,筋脉肌肉失养)。

15.治崩漏

黄土汤(脾阳不足,脾不统血);归脾汤(脾虚血少,脾不统血);固冲汤(脾气虚弱,冲脉不固);理中丸(脾阳不足,脾不统血)。

16.治失眠

朱砂安神丸(心火偏亢,阴血受灼,心神失养);天王补心丹(心肾阴亏,虚热内扰);温胆汤(胆胃不和,痰热内扰);酸枣仁汤(肝血不足,阴虚内热,虚火内扰)。

17.治痰饮

苓桂术甘汤(中阳不足,饮停心下);真武汤(肾阳不足,水泛为饮)。

18.**治带下**

完带汤(肝郁脾虚,湿浊下注);龙胆泻肝汤(肝胆湿热下注);易黄汤(脾肾虚弱,湿热带下)。

19.**治咳嗽痰血**

咳血方(木火刑金);百合固金汤(肺肾阴虚、虚火上炎)。

专题二　中药在方剂中的作用

1.**大黄**

• 大承气汤(配芒硝)——荡涤肠胃热结(相须为用,攻润相济,清泻热结力强,燥、实并治)。

• 温脾汤(配附子)——攻下积滞(制性存用,以温制寒,温中阳下积滞以除冷积)。

• 桃核承气汤(配桃仁)——逐瘀泄热(逐瘀泄热,瘀热并治)。

• 大黄牡丹汤(配桃仁)——清泻肠中湿热,活血化瘀(其泻下攻积通导大便之功实有以泻代清之用)。

• 八正散——清热泻火(不是为大便秘结而设)。

• 茵陈蒿汤——降泻瘀热。

• 芍药汤——泄热祛积,活血化瘀(通因通用)。

2.**桂枝**

• 桂枝汤(配白芍)——散寒解肌发表,温助卫阳(相配①解肌发表,且散中有收,使祛邪而不伤正,养阴而不留邪;②调和营卫)。

• 当归四逆汤(配当归)——温经散寒,活血通脉(内和气血)。

• 炙甘草汤(配炙甘草)——温阳通脉(桂枝加炙甘草=桂枝甘草汤,辛甘化阳,增强温心阳,益心气,利血脉之功)。

• 麻黄汤——解肌发表,温经散寒(麻桂相须为用,加强发汗散寒解表之力)。

• 小建中汤——温阳散寒(辛甘化阳,以补阳气)。

• 桃核承气汤——通行血脉(桂枝得大黄而不走表而走里,不在解表而在活血;大黄得桂枝则不直走大肠而入血脉以祛瘀,共奏活血祛瘀之功)。

• 苓桂术甘汤——温阳化饮,平冲降逆(配茯苓一利一温,颇具温化渗利之效。温阳渗湿以治饮)。

• 肾气丸——温阳化气。

• 五苓散——化气解表。

3.**黄芪**

• 补中益气汤——益气升阳。

• 补阳还五汤——补气活血。

• 玉屏风散——益气固表止汗。

• 归脾汤——益气健脾,补气生血,补气摄血。

• 固冲汤——补气摄血、生血。

• 当归补血汤－－补气生血。

• 防己黄芪汤——补气利水

4.**麻黄**

• 麻黄汤——发汗散寒,宣肺平喘。

• 阳和汤——开泄腠理,发越阳气。

• 麻杏甘石汤——宣肺平喘,辛散透邪。

5.**半夏**

• 半夏泻心汤——散结除痞,和胃降逆。

• 温经汤——通降胃气而散结,有助于祛瘀调经。

• 麦门冬汤——降逆和胃,开通胃气,祛痰除涎。

• 小青龙汤——燥湿化痰,祛饮降浊。

• 蒿芩清胆汤——燥湿化痰,降逆和胃。

• 小柴胡汤——和胃降逆止呕。

6.**白术**

• 玉屏风散——健脾益气,固表止汗。

• 痛泻要方——健脾燥湿。

• 完带汤——补脾祛湿以止带。

• 五苓散——健脾燥湿、利湿。

7.**五味子**

• 小青龙汤——敛肺平喘。

• 生脉散——敛阴止汗。

• 四神丸——涩肠止泻。

• 天王补心丹——敛心安神。

8.**石膏**

• 白虎汤(配知母)——清热生津(膏、母相配清热除烦,生津止渴)。

• 玉女煎(配熟地)——清胃火。

• 清燥救肺汤(配桑叶)——清宣燥热,生津止渴。

9.**白芍**

• 芍药汤——缓急止痛,敛阴养血,治下痢腹痛。

• 桂枝汤——滋养营阴,敛固外泄之营阴。

• 麻子仁丸——养阴以助润下。

• 小建中汤——和里养阴,缓急止痛。

• 真武汤——利小便,缓急止痛,敛阴舒筋止筋惕肉瞤,防附子过于燥热。

• 镇肝熄风汤——滋阴柔肝,潜阳息风。

• 羚角钩藤汤——滋阴养血,潜阳息风。

• 四物汤——补血。

10.**黄芩**

• 小柴胡汤(配柴胡)——清泄少阳(半里)之热

（柴芩相配,透表泄热,调畅气机,和解少阳）。

- 蒿芩清胆汤（配青蒿）——清泄少阳湿热（蒿、芩相配,透邪泄热,引邪外出,和解少阳）。
- 葛根芩连汤（配黄连）——清热燥湿以止泻。

11.知母

- 白虎汤——清热除烦,润燥生津。
- 清暑益气汤——清热泻火除烦。
- 青蒿鳖甲汤——滋阴降火。

12.柴胡

- 龙胆泻肝汤——疏肝清热,引药入肝胆经。
- 普济消毒饮——疏风散热,郁而发之,并引药上行。
- 小柴胡汤——透少阳（半表）之邪,疏畅枢机。
- 补中益气汤——升阳举陷,引药上行。
- 败毒散——解肌发表。
- 逍遥散——疏肝解郁。
- 四逆散——疏肝升阳,透邪解郁。

13.杏仁

- 三仁汤——宣肺,使气化湿化。
- 麻子仁丸——宣降肺气,润肠通便。
- 桑杏汤——宣利肺气,润燥止咳。
- 麻黄汤——宣降肺气,止咳平喘。

14.牛膝

- 镇肝熄风汤——引血下行。
- 独活寄生汤——益肝肾,强筋骨。
- 玉女煎——引热下行,补肝肾。

- 血府逐瘀汤——活血祛瘀,引胸中瘀血下行。

15.桑叶配菊花

- 羚角钩藤汤——清散肝热而息风。
- 桑菊饮——疏散风热而止咳。

16.薄荷

- 养阴清肺汤——散热利咽。
- 逍遥散——疏达肝气。
- 银翘散——辛凉解表,利咽。
- 川芎茶调散——辛散疏风,清利头目。

17.生地

- 肾气丸——滋阴补肾。
- 炙甘草汤——滋阴养血。
- 一贯煎——滋阴养血,补益肝肾。
- 百合固金汤——养阴滋肾,凉血止血。
- 导赤散——清心凉血,养阴增液。

18.连翘

- 保和丸——清热散结。
- 银翘散——（金银花）①清热解毒,芳香辟秽。②轻散透表。
- 清营汤——清热解毒,轻宣透邪。

19.干姜

- 理中丸——温中祛寒,与人参相配,补气健脾。
- 四逆汤——温阳散寒,与附子相须为用,回阳救逆。

专题三　特殊的治法

1.辛甘化阳

用辛味药与甘味药相互配伍以扶助阳气,强壮阳气的治法——桂甘（桂枝之辛与甘草之甘相互配伍,辛甘合化为阳,从而起到通心脉、和血气,振奋心阳的作用）,用治心阳不振的心动悸等证——小建中汤（饴糖＋桂枝）、桂枝汤、苓桂术甘汤、炙甘草汤。

2.酸甘化阴

酸味药和甘味药相互配伍以益阴的治法。化阴,即敛阴、滋阴并进而使阴血日长之意。临床常用于阴不济阳之风。桂枝汤中白芍之酸与甘草之甘相合配伍,酸甘并用,既敛又滋,从而起到化阴滋营的作用,以补充营阴的不足——小建中汤（芍药＋饴糖＋桂枝汤）。

3.急下存阴法

在热性病过程中,热邪积滞内结,津液日益耗损,此时急需应用寒下方剂以通导大便,清泻实热,从而达到保存津液的一种治法,如大承气汤峻下热结,以治疗实热积滞内结肠胃之阳明腑实证——大承气汤。

4.釜底抽薪法

用寒苦降下,通导大便以泻除实热之邪的方法。本法好比实抽取锅底下燃烧底的柴草以降低锅内温度一样。泛指寒下法,以其苦寒泄降,清除实热积滞,导热下行,起到釜底抽薪的效果——大承气汤。

5.调和营卫法

纠正营卫不和,解除风邪的一种治法——桂枝汤。

6.滋阴疏肝法

以滋阴补肾药与疏畅肝气药相合组方,使肝气和畅、柔达的方法——一贯煎治疗肝肾阴虚,肝气不舒之胸脘胁痛证。

7.滋阴镇肝潜阳法

用滋阴的药物配伍重镇潜阳药,具有滋养肝肾,平肝潜阳的作用,用治肝肾阴虚、肝阳上亢、肝风内动病证的一种治法——镇肝熄风汤。

8.补气止血法

治法之一,又称益气摄血。是指通过益气健脾以统血、摄血,从而治疗气虚脾不统血所致出血日久不止之证的一种治法——归脾汤、补中益气汤。

9.补气活血法

指重用补气之药,以令气旺血行,瘀去络通的一种治法。用治气虚血瘀,"因虚致瘀"的中风——补阳还五汤。

10.益气升阳法

以补气药配伍升举阳气药组合成方,以治疗中气虚弱,消阳下陷病证的一种治法——补中益气汤。

11.透热转气法

治疗温病热入营分的一种治法。当邪热初入营分之时,证见身热夜甚,神烦少寐,时有谵语,斑疹隐隐,舌绛。治疗上除清营解毒外,尚清气透热,导营热向外透发,从外而解的治法——清营汤。

12.养阴透热

温病后期,阴液已伤,而邪热仍稽留阴分导致夜热早凉,热退无汗,舌红少苔,脉细数时,用养阴退热药(鳖甲),配合芳香透热药(青蒿)治疗,使阴复热退,热透邪出的一种治法——青蒿鳖甲汤。

13.化痰息风法

治疗风痰上扰证的一种治法。风痰上扰证以眩晕、呕恶,舌苔白腻为症,其由脾湿生痰,痰阻清阳,加之肝风内动,风痰上扰清空所致,治疗上应采用化痰息风药,以祛除风痰——半夏白术天麻汤。

14.凉肝息风法

羚角钩藤汤。

15.逆流挽舟法

治疗痢疾初起而有表证(外感夹湿型痢疾)的一种方法——败毒散。

16.通因通用法

反治法之一,指应用通下的方药来治疗表现上有通泄的病症的一种治法——芍药汤、大承气汤。

17.补火生土法

温壮,补益命门之火,以温养成脾土的治法,用以治疗命门火衰,不能上暖脾土,脾失健运之五更泄泻,不思饮食,食不消化之证——四神丸。

18.辛开苦降法

当寒热互结,肠胃不和而见心下痞满,呕吐下利时,用辛味药之辛散以开通心下之痞结,配以苦味药之苦降,苦寒以清降泄热,降泄胃气以止呕,两者合用,平调寒热,开结降泄以治心下痞证——半夏泻心汤。

19.温阳止血法

用温补脾阳的药物,来恢复脾统血的功能,以达制止出血的治法,用治脾阳虚寒所致的出血证——黄土

汤,理中丸。

20.凉血止血法

十灰散。

21.凉血散瘀法

凉血兼散瘀。主治热入血分及热伤血络证,因热与血相持和离经之血易致瘀,治宜凉血养阴,使热清血宁而无耗血之虑,又配散血使血止而无留瘀之弊——犀角地黄汤。

22.清肝宁肺止血法

咳血方。

23.温阳利水法

真武汤。

24.温阳化饮法

苓桂术甘汤。

25.增水行舟法

以滋阴增液的药物组成方剂,功能滑润肠道,导下便结,用以治热结津枯,尤偏于阴亏液涸之便秘证的一种治法。滋阴增液,润肠通便,犹如水涨则船行通畅,故名之——增液汤。

26.滋水涵木法

即滋肾养肝。指运用滋肾阴、补肾水以达到润养肝阴的方法。此法常用治肾阴亏虚肝木偏旺的病证——杞菊地黄丸、一贯煎。

27.益气固表法

玉屏风散。

28.补气摄血法

通过益气健脾以统血,摄血,从而治疗气虚脾不统血所致出血日久不止之证的一种治法——归脾汤、补中益气汤。

29.疏肝健脾法

逍遥散。

30.解表清里法

葛根芩连汤。

31.解郁透热法

四逆散。

32.益气渗湿法

参苓白术散。

33.益气解表法

败毒散。

34.培土生金

补脾益肺,指用补脾土的方法,使脾气健运,能正常地生化水谷精气,上养于肺,以治疗肺脏亏虚病证的一种治法——参苓白术散、六君子汤、麦门冬汤。

1.辛凉三方剂

方剂名称	桑菊饮	银翘散	白虎汤
特点	辛凉轻剂	辛凉平剂	辛凉重剂

2.培土生金

"培土生金"	泻白散	参苓白术散	清燥救肺汤	琼玉膏	麦门冬汤

3.火郁发之

"火郁发之"	麻黄杏仁甘草石膏汤	普济消毒饮	清胃散	泻黄散

4.通因通用

"通因通用"	芍药汤	桂枝茯苓丸

5.滋水涵木

一贯煎	百合固金汤	琼玉膏	痛泻要方
滋水涵木,清金制木,培土抑木	金水相生	金水并调 培土生金	扶土抑木

6.急则治标

"急则治标"	瓜蒌薤白白酒汤	镇肝熄风汤	定喘汤

7.治风先治血

"治风先治血"	大秦艽汤	消风散

8.特殊常考

方剂名称	平胃散	理中丸	补中益气汤	杏苏散	桑杏汤	六味地黄丸	肾气丸
特点	苦辛芳香温燥法	辛热甘温法	甘温除热	苦温甘辛之法	辛凉甘润之法	壮水之主以治阳光	益火之源以消阴翳

方剂名称	败毒散	大承气汤	增液承气汤	蒿芩清胆汤	清营汤	犀角地黄汤	凉膈散	八正散
特点	逆流挽舟法	釜底抽薪急下存阴	增水行舟	分消走泄	入营犹可透热转气	凉血散血	以泻代清	疏凿分消

专题四　经典名句

1.肾气丸

"益火之源,以消阴翳";"善补阳者,必于阴中求阳,则阳得阴助而生化无穷"。

2.六味地黄丸

"壮水之主,以制阳光"。

3.清营汤

"入营犹可透热转气"。

4.犀角地黄汤

"入血就恐耗血动血,直须凉血止血"。

5.苓桂术甘汤

"病痰饮者,当以温药和之"。

6.芍药汤

"行血则便脓自愈,调气则后重自除"。

专题五 类方比较

1. 小青龙汤——定喘汤

小青龙汤所致之喘咳证，乃因寒痰水饮壅肺，外感风寒，外寒引动内饮，水寒射肺，肺失宣降而致，属外寒内饮之证。故以解表散寒，温肺化饮立法，临证以发热恶寒而无汗，喘咳痰多清稀，胸闷，苔白滑等证为特征。

定喘汤所治之喘咳证，乃因素有痰浊蕴肺，郁而化热，复感风寒，肺失宣降所致。故以宣肺降气，祛痰定喘兼清肺热，散风寒立法。临证以哮喘咳嗽，痰多色黄，伴微有恶寒发热，舌苔腻而黄，脉滑等证为征。

2. 小青龙汤——苏子降气汤

苏子降气汤所治之喘咳证，乃因寒痰壅肺，肺失宣降（上实）为主，且有肾虚不纳气（下虚）而致，属上实下虚之喘咳证，故以降气祛痰平喘，温肾纳气立法，临证以喘咳痰涎壅盛，痰多清稀，胸闷，呼多吸少，腰酸脚软，苔白滑，尺脉偏弱等证为特征。

3. 小青龙汤——杏苏散

两方均具有外散风寒，内化痰湿（或痰饮）的功效。用治外感风寒，痰湿内阻之咳嗽证。

小青龙汤发汗散寒中尤善于温肺化饮而平喘止咳。多用治外寒内饮，尤以寒饮停肺的喘咳证，属温化法。亦是治疗肺寒痰饮喘咳证的良方。临证以喘咳痰多清稀，胸闷，舌苔白滑或兼有表证为特征。

杏苏散轻散风寒（轻宣凉燥）中长于宣肺气，化痰湿（偏于宣散化痰），为治外感凉燥证的代表方，亦治外感风寒较轻，兼肺气不宣痰湿内阻之咳嗽证，属宣化法。临证以恶寒头痛，无汗，咳嗽痰稀，鼻塞咽干，苔白脉弦等见证为特征。

4. 逍遥散——一贯煎

两方均具有疏肝理气而止痛之功。用治疗肝郁不舒所致之胁痛证。

逍遥散长于疏肝解郁，并能养血健脾，属调和肝脾之剂。临证多用治肝气郁结为主，兼有血虚脾弱之胁痛证，以及妇女月经不调证。表现以两胁作痛，或少腹疼痛，乳房作胀，头痛目眩，口燥咽干，食少体倦，舌淡，脉弦而虚等证为特征。

一贯煎重在滋养肝肾，兼能疏达肝气，为滋阴疏肝法的代表方。多用治肝肾阴虚，兼有肝气不疏之胸脘胁痛证，临证伴有吞酸吐苦，口燥咽干，舌红少津，脉细弦等证候者。

5. 归脾汤——固冲汤

均重用补气药，意在补气健脾，以复统摄之权，用治脾气虚，气不摄血之崩漏，月经过多，舌淡脉细弱等证固冲汤在补气健脾摄血之外，更配以固冲养血收敛止血；祛瘀止血，补气固冲以治其本，收涩化瘀止血以治其标，以

奏固崩止血之功。用治脾气虚弱，冲脉不固之血崩，月经过多证，伴见量多色淡质清稀，心悸，眩晕，舌淡脉细弱等证者。

归脾汤重在补气健脾摄血之外，更配以养血安神之品，以达心脾同治，气血并补，但重用补气，意在生血，以复其生血统血之职。用治心脾气血两虚之心悸怔忡，健忘失眠，体倦食少，及脾不统血之便血，崩漏等证。

6. 四物汤——逍遥散

两方均有补血和血之功，用治肝血不足而见头目眩晕，月经不调，舌淡，脉细之证。

四物汤重在养血补虚，并能行血调经，为临证补血，调血的基本方剂。多用治冲任虚损，血虚滞所致之血虚证，以及妇女月经不调证和胎前、产后血虚兼滞者。

逍遥散重在疏肝解郁，并能养血健脾，为妇科调经的常用方剂。多用治肝气郁滞，血虚脾弱之月经不调证或胁痛证。临证见两胁作痛，头痛目眩，口燥咽干，食少体倦，舌淡，脉弦而虚等证。

7. 归脾汤——天王补心丹

同：均有补血养心安神之功，皆可用于心失所养而致心悸，健忘，失眠等

天王补心丹：长于滋阴养血兼清热虚热，运用于阴虚血少，虚火内扰之证，见症为虚烦、梦遗、大便干结、口舌生疮等。

归脾汤：重在健脾益气兼以养心，运用于心脾两虚，气血不足之证，见症有食少体倦，面色萎黄，便血，崩漏等。

8. 参苓白术散——补中益气汤

同：均具有益气补中，健脾养胃之功。用治脾胃气虚而见面色苍白，少气体倦，食少便溏，舌淡苔白，脉虚弱者。

参苓白术散：重在益气健脾，并能渗湿和胃，兼有保肺之功，为益气渗湿法的代表方，多用治脾胃气虚，湿浊阻滞之证，亦可用治虚劳诸证而体现培土生金法，临床以面色萎黄，食少腹胀、泄泻、苔白腻等为特征。

补中益气汤：功善益气升阳，甘温除热，临证尤多用治气虚下陷之脏器下垂证，久泻久痢，崩漏证，以及气虚发热证。

9. 理中丸——四君子汤

同：均具有益气健脾之功，均可治脾胃气虚之证。临证均可见气短体倦、食减便溏或泄泻、舌淡苔白、脉虚之证。

理中丸：以干姜为君，侧重于温中祛寒，兼以益气健脾，为治中焦脾胃虚寒证的代表方。亦主治阳虚失血，小儿慢惊、病后喜唾涎沫、胸痹等病症属中焦虚寒者。临证以腹中冷痛、胃寒肢冷，不欲饮食，便溏泄泻，脉沉细等为特征。

四物汤：以人参为君，重在补脾益气，为补气的基础方剂。主治脾胃气虚，运化乏力证。临证以面色苍白、气短体倦、食少便溏、舌淡脉虚等为特征。

10. 四逆散、四逆汤与当归四逆汤

三方都可以用治疗四肢厥逆之证，但三方用药主治皆不同。四逆散药性证乃热邪内传少阳，阳气被遏，不能外达所致，属热厥轻证，功效着重于通解郁热；四逆汤证是由于阳气衰微，阴寒内盛所致，属寒厥证，功效着重回阳救逆；当归四逆汤证则属血虚受寒、寒凝经脉所致，功效着重于温经养血。

11. 半夏泻心汤——枳实消痞丸

二方均以消补兼施，寒热并用，辛开苦降立法，均具有调和寒热，散结除痞，健脾和胃之功，用治脾胃虚弱，寒热互结，升降失司之心下痞满，舌苔腻微黄之证。

半夏泻心汤：重在调和寒热，和胃降逆止呕。用治脾胃虚弱，寒热互结，肠胃不和，升降失司之心下痞满不痛，呕吐肠鸣利，舌苔腻微黄，脉滑数之证。

枳实消痞丸：行气消痞之力大，且有健脾祛湿，和胃消食之功，用治脾虚气壅，寒热互结之心下痞满证，临证每伴有食少，体倦乏力，大便不调等证为特征。

12. 凉开三宝的比较

凉开三宝是指安宫牛黄丸，至宝丹，紫雪，三方均能清热解毒，涤痰开窍. 用治温病热邪内陷心包或痰热蒙蔽心窍所致发热，烦躁，神昏谵语，舌绛苔黄脉数等热闭证。

安宫牛黄丸寒凉之性最大，清热解毒之力最强，清热与开窍并重，故适用于热闭证而热毒炽盛或痰热内盛，蒙蔽心窍之高热，烦躁，神昏，谵语，舌红绛，苔黄，脉数等证以及小儿痰热惊厥。

至宝丹寒凉性最小，清热解毒力弱，而辟秽化浊，豁痰开窍力优，适用于痰热偏重，内闭心包之神昏谵语，痰多气粗，发热，舌苔黄腻，脉滑数等热闭证。

紫雪寒凉之性次之，清热解痉力最强，化痰开窍力逊于至宝丹。故适用于热闭证而热陷心包及热盛动风之高热不退，神昏，谵语，烦躁，四肢抽搐等证者。

13. 羚角钩藤汤——镇肝熄风汤

均具有平肝息风的功效。用治肝风内动而见头目眩晕，烦躁，脉弦有力者。

羚角钩藤汤长于凉肝息风，清热止痉，并能柔润舒筋。多用治肝热盛，引动肝风而见高热烦躁，四肢抽搐，舌绛而干，脉弦数等证者。

镇肝熄风汤善于重镇降逆，潜阳息风，并能滋阴液，疏肝气。多用治肝肾阴亏，肝阳上亢而动风，气血上逆之类中风。临证以头目眩晕，脑部胀痛，面色如醉，脉弦长有力等为特征。而且不论中风之前，中风举发或中风之后，凡其病机相符者，均可应用。

冲刺篇 ◉ 中医内科学

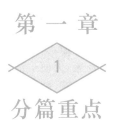

第 一 章

分篇重点

■ 考 点 预 测

　　《中医内科学》总体来讲是中医综合考察的六门课程中难度较大的一门,究其原因这门课是理法方药的综合学习,要求同学们构建一个比较完善的用中医思维认识思考疾病的思路,这也是日后走向临床的过程中不可或缺的一部分。

　　就中医综合的考察而言,涉及疾病的概念、历史沿革、病因病机、辨证分型论治、预防调护等各个方面,不可谓不全。但是具体到每一个疾病的考察而言,经过历年的真题整合我们可以清晰地看到出题者的思路与考察重点。这一方面提示我们在构建《中医内科学》知识整体框架的基础上,要做到有的放矢,重点内容重点记忆重点突破,争取考察过的内容再出现做到不失分少失分;另一方面我们要注意的是对未考察过的内容的态度一定要端正,同样做到扎实掌握,切不可掉以轻心,理由有二:一是越是未出现的考点越是容易考的考点,比如痞满、颤证历年考题中未出现,但是随着重点内容出题重复率越来越高,出题者势必会寻找新的出题方向,以期真正考察出学生们的掌握程度;二是对于知识结构的完整性来讲,掌握的越全面对疾病的认识就越深刻,遇到难度较大的题目思路也会较多,不会陷入无从思考的窘境。另外在做题的过程中,还要锻炼自己出题自己解决的能力,这将我们从被动的做题者的角色转变为主动的出题者的角色,对于考点的理解必然会更加深刻。最后,值得强调的是,记忆的过程本身就是重复的过程,不断地背诵、理解、再背诵是必然的过程,一定要做到沉稳扎实方能考场上冷静应对。建议大家应用基础班讲义建立起知识框架,对历年真题考察到的知识点做到心中有数;用强化篇讲义加深记忆,用删繁就简的框架结构明晰需要记忆的内容;用冲刺篇讲义高屋建瓴,重点专题重点突破,做到算无遗漏,准备充分地走向考场。

■ 专 题 预 测

专题一　肺系病证

一 感冒

病名	证型	临床表现	治法	代表方剂	加减
感冒	风寒束表	恶寒重,发热轻,无汗,头痛,肢节酸疼,时流清涕,咳痰稀薄色白,舌苔薄白而润,脉浮或浮紧	辛温解表	荆防达表汤或荆防败毒散	①风寒夹湿,肢体酸痛,头重头胀,身热不扬,脉濡:羌活胜湿汤;②夹痰浊:加二陈汤;③寒包火:麻杏石甘汤;④表里皆实:防风通圣散
	风热犯表	身热较著,微恶风,汗泄不畅,面赤,痰黄,咽喉红肿疼痛,流黄浊涕,口干欲饮,舌苔薄白微黄,舌边尖红,脉浮数	辛凉解表	银翘散或葱豉桔梗汤	秋季夹燥邪:桑杏汤

病名	证型	临床表现	治法	代表方剂	加减
感冒	暑湿伤表	身热,微恶风,汗少,肢体酸重或疼痛,头昏重胀,渴不多饮,胸闷脘痞,泛恶,大便溏,小便短赤,舌苔薄黄而腻或白腻,脉濡数或滑	清暑祛湿解表	新加香薷饮	小便短赤:加六一散
	气虚感冒	恶寒较甚,发热,无汗,头痛身楚,咳嗽,痰白,咳痰无力,平素神疲体弱,气短懒言,反复易感,舌淡苔白,脉浮而无力	益气解表	参苏饮	①表虚自汗,易受风邪:玉屏风散;②阳虚外感:再造散加减
	阴虚感冒	身热,微恶风寒,少汗,头昏,心烦,口干,干咳少痰,舌红少苔,脉细数	滋阴解表	加减葳蕤汤	血虚感邪:葱豉七味饮
	阳虚感冒	恶寒重,发热轻,四肢不温,语音低微,舌质淡胖,脉沉细无力	助阳解表	再造散	恶寒无汗,阳虚不甚:麻黄附子细辛汤

■ 咳嗽

病名	证型		临床表现	治法	代表方剂	加减
咳嗽	外感咳嗽	风寒袭肺	咳嗽声重,咳痰稀薄色白,常伴头痛,肢体酸楚,恶寒,发热,无汗等表,舌苔薄白,脉浮或浮紧	疏风散寒,宣肺止咳	三拗汤合止嗽散	①风寒外束,肺热内郁,俗称"寒包火"证:麻杏石甘汤;②素有寒饮伏肺,兼风寒外束:小青龙汤
		风热犯肺	咳嗽频剧,气粗喉燥咽痛,常伴痰黏稠或稠黄口渴,头痛肢楚,恶风身热等表证,舌苔薄黄,脉浮数或浮滑	疏风清热,宣肺止咳	桑菊饮	夏令夹暑:加"六一散"
		风燥伤肺	干咳,口干,咽喉唇鼻干燥,痰少不易咯出,或痰中带有血丝,舌苔薄白或薄黄,质红、干而少津,脉浮数或小数	疏风清肺,润燥止咳	桑杏汤	凉燥证:杏苏散
	内伤咳嗽	痰湿蕴肺	咳声重浊,痰多粘腻或稠厚成块,色白或带灰色,胸闷脘痞,食少体倦,大便时溏,舌苔白腻,脉象濡滑	燥湿化痰,理气止咳	二陈平胃散合三子养亲汤	①症情平稳后可服六君子丸以资调理;②寒饮伏肺:小青龙汤
		痰热郁肺	咳嗽气息粗促,痰多质黏厚或稠黄,胸胁胀满,咳时引痛,面赤或有身热,口干欲饮,舌苔薄黄腻,质红,脉滑数	清热肃肺,化痰止咳	清金化痰汤	—
		肝火犯肺	上气咳逆阵作,咳时面赤咽干,胸胁胀痛,咳时引痛,口干苦,症状可随情绪波动增减,舌苔薄黄少津,脉象弦数	清肺泻肝,化痰止咳	加减泻白散合黛蛤散	肺火较重:合用黄芩泻白散
		肺阴亏耗	干咳,咳声短促,口干咽燥,或午后潮热颧红,手足心热,夜寐盗汗,神疲,舌质红、少苔,脉细数	养阴清热,润肺止咳	沙参麦冬汤	—

三 哮证

病名	分期	证型	临床表现	治法	代表方剂	加减
哮证	发作期	寒哮	呼吸急促,喉中哮鸣有声,面色晦滞带青,天冷或受寒易发,形寒怕冷,舌苔白滑,脉弦紧或浮紧	宣肺散寒,化痰平喘	射干麻黄汤	①表寒里饮:小青龙汤;②寒实证:紫金丹;③阴盛阳虚:苏子降气汤
		热哮	气粗息涌,喉中痰鸣如吼,胸高胁胀,咳痰色黄黏稠,汗出面赤口苦,口渴喜饮,舌红苔黄腻,脉滑数或弦滑	清热宣肺,化痰定喘	定喘汤	①热盛伤阴:麦门冬汤;②痰气壅实:三子养亲汤
	缓解期	肺虚	喘促气短,语声低微,面色白,自汗畏风,咳痰清稀色白,多因气候变化而诱发,发前喷嚏频作,鼻塞流清涕,舌淡苔白,脉细弱或虚大	补肺益气	玉屏风散	—
		脾虚	倦怠乏力,食少便溏,面色萎黄无华,痰多而黏,咳吐不爽,胸脘满闷,恶心纳呆,或食油腻易腹泻,每因饮食不当而诱发,舌质淡,苔白滑或腻,脉细弱	健脾益气	六君子汤	—
		肾虚证	平素息促气短,动则为甚,呼多吸少,咳痰质黏起沫,脑转耳鸣,腰膝酸软,心慌,不耐劳累,或五心烦热,颧红,口干,畏寒肢冷,面色苍白,舌淡苔白质胖,或舌红少苔,脉沉细或细数	补肾纳气	金匮肾气丸或七味都气丸加减	—

四 喘证

病名	分期	证型	临床表现	治法	代表方剂	加减
喘证	实喘	风寒犯肺	喘息咳逆,呼吸急促,胸部胀闷,痰多稀薄色白,兼有头痛,恶寒,或伴发热,口不渴,无汗。苔薄白而滑,脉浮紧	宣肺散寒	麻黄汤合华盖散	①得汗而喘不平:桂枝加厚朴杏子汤;②属支饮复感外寒而喘咳:小青龙汤
		表寒肺热	喘逆上气,胸胀或痛,痰吐稠黏,伴有形寒身痛,身热烦闷,口渴,苔薄白或黄,质红,脉浮数(滑)	解表清里化痰平喘	麻杏石甘汤加减	—
		痰热郁肺	喘咳气涌,胸部胀痛,痰多黏稠色黄,伴有胸中烦热,有汗,渴喜冷饮,面红咽干,尿赤便秘,舌红苔黄腻,脉滑数	清热化痰宣肺平喘	桑白皮汤	—

病名	分期	证型	临床表现	治法	代表方剂	加减
喘证	实喘	痰浊阻肺	喘而胸满闷窒,甚则胸盈仰息,咳嗽痰多黏腻色白,咳吐不利,兼有呕恶、纳呆,口黏不渴,苔厚腻、色白,脉滑	祛痰降逆宣肺平喘	二陈汤合三子养亲汤	①痰浊夹瘀:涤痰汤合桂枝茯苓丸;②脾胃虚弱:六君子汤
		肝气乘肺	每遇情志刺激而诱发,发时呼吸短促,但喉中痰声不著,气憋,胸闷胸痛,咽中如窒,或失眠心悸,苔薄,脉弦	开郁降气平喘	五磨饮子	气滞腹胀、大便秘结:六磨汤
		水凌心肺	喘咳气逆,倚息难于平卧,咳痰稀白,心悸,全身浮肿,尿少;怯寒肢冷,面色瘀暗,唇甲青紫;舌淡胖或胖暗;或有瘀斑、瘀点,舌下青筋显露;苔白滑,脉沉细或涩	温阳利水泻肺平喘	真武汤合葶苈大枣泻肺汤	
	虚喘	肺虚	喘促短气,气怯声低,咳声低弱,痰吐稀薄,自汗畏风,或烦热口干,面潮红,舌淡红或舌红苔剥,脉软弱或细数	补肺益气养阴	生脉散合补肺汤	①气阴两虚:生脉散加味;②中气虚弱,腹中气坠:补中益气汤;③肺脾两虚:六君子汤合补肺汤
		肾虚	喘促日久,动则喘甚,呼多吸少,气不得续,形瘦神惫,跗肿,汗出肢冷,面青唇紫,舌苔淡白或黑润,脉微细或沉弱。或喘咳,面红烦躁,口咽干燥,足冷,汗出如油,舌红少津,脉细数	补肾纳气	金匮肾气丸、参蛤散加减	—
		正虚喘脱	喘逆剧甚,张口抬肩,鼻扇气促,端坐不能平卧,心慌动悸,烦躁不安,面青唇紫,汗出如珠,肢冷,脉浮大无根	扶阳固脱,镇摄肾气	参附汤送服黑锡丹,配合蛤蚧粉	—

五 肺痈

病名	证型	临床表现	治法	代表方剂	加减
肺痈	初期	恶寒发热,咳嗽,咳白色黏沫痰,痰量由少渐多,胸痛,咳时尤甚,苔薄黄或薄白,脉浮数而滑	疏风散热清肺化痰	银翘散加减	—
	成痈期	身热转甚,继则壮热,汗出烦躁,咳嗽气急,胸满作痛,咳吐浊痰,呈黄绿色,喉间有腥味,苔黄腻,脉滑数	清肺解毒化瘀消痈	《千金》苇茎汤合如金解毒散	热毒瘀结,咯脓浊痰,腥臭味严重:合用犀黄丸

病名	证型	临床表现	治法	代表方剂	加减
肺痈	溃脓期	咳吐大量脓血痰,或如米粥,腥臭异常,胸中烦满而痛,身热面赤,烦渴喜饮,舌红苔黄腻,脉滑数或数实	排脓解毒	加味桔梗汤	①喘不得卧,大便秘结:桔梗白散;②咳脓浊痰,腥臭异常:合犀黄丸
	恢复期	身热渐退,咳嗽减轻,咯吐脓血渐少,痰液转为清稀,精神渐振,或见胸胁隐痛,难以久卧,气短,自汗盗汗,午后潮热,面色不华,形体消瘦,精神萎靡,舌质红或淡红,苔薄,脉细或细数无力	益气养阴清肺	沙参清肺汤、竹叶石膏汤	—

六 肺痿

病名	证型	临床表现	治法	代表方剂
肺痿	虚热	咳吐浊唾涎沫,质黏稠,或咳痰带血,咳声不扬。口渴咽燥,午后潮热,形体消瘦,皮毛干枯,舌红而干,脉虚数	滋阴清热,润肺生津	麦门冬汤合清燥救肺汤
	虚寒	咯吐涎沫,其质清稀量多,不渴,短气不足以息,头眩,神疲乏力,食少形寒,小便数或遗尿,舌质淡,脉虚弱	温肺益气生津润肺	甘草干姜汤或生姜甘草汤

七 肺胀

病名	证型	临床表现	治法	代表方剂	加减
肺胀	痰浊壅肺	咳嗽痰多,色白黏腻或呈泡沫,短气喘息,稍劳即著,脘痞纳少,舌质偏淡,苔薄腻或浊腻,脉小滑	化痰降气,健脾益气	苏子降气汤合三子养亲汤	①表寒里饮证:小青龙汤;②饮郁化热:小青龙加石膏汤;③痰浊夹瘀:涤痰汤
	痰热郁肺	咳逆喘息气粗,烦躁胸满,痰黄黏稠难咯。或伴身热、微恶寒,有汗不多。溲黄便干,口渴舌红,舌苔黄或黄腻,边尖红,脉数或滑数	清肺泄热,降逆平喘	越婢加半夏汤或桑白皮汤	痰热内盛:桑白皮汤
	痰蒙神窍	神志恍惚谵妄,烦躁不安,撮空理线,表情淡漠,嗜睡昏迷,或伴抽搐,咳逆喘促,舌质暗红或淡紫,苔白腻或淡黄腻,脉细滑数	涤痰开窍息风	涤痰汤加减,另服安宫牛黄丸或至宝丹	①肝风内动:紫雪丹加减;②热伤血络:合用犀角地黄汤;③热结大肠,腑气不通:凉肠散或增液承气汤
	肺肾气虚	呼吸浅短难续,声低气怯,甚则张口抬肩,倚息不能平卧,形寒汗出,或腰腿酸软,小便清长,或尿有余沥,舌淡或黯紫,脉沉细数无力,或有结代	补肺纳肾,降气平喘	补虚汤合参蛤散	①喘脱危象:急加参附汤送服蛤蚧粉或黑锡丹;②病情稳定阶段,可常服皱肺丸

冲刺篇 中医内科学

病名	证型	临床表现	治法	代表方剂	加减
肺胀	阳虚水泛	面浮肢肿,甚则一身悉肿,心悸喘咳,咳痰清稀,脘痞纳差,尿少怕冷,面唇青紫,舌胖质黯,苔白滑,脉沉细	温阳化饮利水	真武汤合五苓散	—
	外寒内饮	咳逆喘满不得卧,气短气急,咳痰白稀,呈泡沫状,胸部膨满,恶寒,周身酸楚,或有口干不欲饮,面色青暗;舌体胖大,舌质暗淡,舌苔白滑,脉浮紧	温肺散寒降逆涤痰	小青龙汤	—
	痰瘀阻肺	咳嗽痰多,色白或呈泡沫,喉间痰鸣,喘息不能平卧,胸部膨满,憋闷如塞,面色灰白而暗,唇甲发绀;舌质暗或紫,舌下瘀筋增粗,苔腻或浊腻,脉弦滑	涤痰祛瘀泻肺平喘	葶苈大枣泻肺汤合桂枝茯苓丸	—
	肺脾两虚	咳嗽,痰白泡沫状,少食乏力,自汗怕风,面色少华,腹胀,便溏;舌体胖大、齿痕,舌质淡,舌苔白,脉细或脉缓或弱	补肺健脾降气化痰	六君子汤合玉屏风散	—

八 肺痨

病名	证型	临床表现	治法	代表方剂	加减
肺痨	肺阴亏损	干咳,咳声短促,痰中有时带血,午后手足心热,皮肤干灼,胸部隐隐闷痛,苔薄,边尖质红,脉细或兼数	滋阴润肺	月华丸	可另服琼玉膏
	虚火灼肺	咳呛气急,痰少质黏,时时咯血,血色鲜红,午后潮热、骨蒸,五心烦热,颧红,盗汗量多,口渴,心烦失眠,性急善怒,胸胁掣痛,男子可见遗精,女子月经不调,形体日渐消瘦,舌质红绛而干,苔薄黄或剥,脉细数	滋阴降火	百合固金丸合秦艽鳖甲散	—
	气阴耗伤	咳嗽无力,气短声低,痰中偶或夹血,血色淡红,午后潮热,颧红,舌质嫩红,边有齿印,苔薄,脉细弱而数	益气养阴	保真汤	—
	阴阳两虚	咳逆喘息少气,痰中或见夹血,血色暗淡,潮热、形寒、自汗、盗汗,声嘶失音,面浮肢肿,心慌,唇紫,肢冷,五更腹泻,口舌生糜,大肉尽脱,男子滑精、阳痿,女子经少、经闭,舌光质红少津,或舌淡体胖边有齿痕,脉微细而数,或虚大无力	滋阴补阳	补天大造丸	—

专题二 心系病证

■心悸

病名	证型		临床表现	治法	代表方剂	加减
心悸	虚证	心虚胆怯	心悸,善惊易恐,坐卧不安,少寐多梦,舌苔薄白或如常,脉象动数或虚弦	镇惊定志养心安神	安神定志丹加减	①痰热内扰,胃失和降:黄连温胆汤;②心气不足所致:四君子汤加味
		心血不足	心悸头晕,面色不华,倦怠无力,舌质淡红,脉象细弱	补血养心益气安神	归脾汤加减	①气阴两虚:炙甘草汤;②热病后期损及心阴而心悸:加减生脉散
		阴虚火旺	心悸不宁,心烦少寐,头晕目眩,手足心热,耳鸣腰酸,舌质红,少苔或无苔,脉象细数	滋阴清火养心安神	天王补心丹合朱砂安神丸	①阴虚而火不旺:天王补心丹;②阴虚相火妄动:知柏地黄丸;③肝肾阴亏:一贯煎合酸枣仁汤;④夹有痰热:黄连温胆汤
		心阳不振	心悸不安,胸闷气短,面色苍白,形寒肢冷,舌质淡白,脉象虚弱或沉细而数	温补心阳安神定悸	桂枝甘草龙骨牡蛎汤合参附汤加减	①病情严重,汗出肢冷,喘不得卧:独参汤或参附汤加服黑锡丹;②心阳不振,自汗气短,心动过缓:拯阳理劳汤
		水饮凌心	心悸眩晕,胸脘痞满,形寒肢冷,小便短少,或下肢浮肿,渴不欲饮,恶心吐涎,舌苔白滑,脉象弦滑	振奋心阳化气行水宁心安神	苓桂术甘汤加减	肾阳虚衰不能制水,水气凌心:真武汤
		瘀阻心脉	心悸不安,胸闷不舒,心痛时作,或见唇甲青紫,舌质紫暗或有瘀斑,脉涩或结或代	活血化瘀理气通络	桃仁红花煎加减	也可用丹参饮或血府逐瘀汤
	实证	痰火扰心	心悸时发时止,受惊易作,胸闷烦躁,失眠多梦,口干苦,大便秘结,小便短赤,舌红,苔黄腻,脉弦滑	清热化痰宁心安神	黄连温胆汤	①痰浊阻滞:涤痰汤;②邪毒犯心:银翘散合生脉散;③邪毒已去,气阴两虚:生脉散

冲刺篇

中医内科学

胸痹

病名	证型	临床表现	治法	代表方剂	加减
胸痹	心血瘀阻	胸部刺痛，固定不移，入夜更甚，时或心悸不宁，舌质紫暗，脉象沉涩	活血化瘀通脉止痛	血府逐瘀汤	①血瘀轻证：丹参饮；②气虚血瘀：人参养荣汤合桃红四物汤；③猝然心痛发作：含化复方丹参滴丸、速效救心丸；④痰瘀互结：加涤痰汤；⑤痰瘀热互结：温胆汤或小陷胸汤
	痰浊闭阻	胸闷重而心痛微，痰多气短，肢体沉重，伴有倦怠乏力，纳呆便溏，咳吐痰涎，舌体胖大且边有点痕，苔浊腻或白滑，脉滑	通阳泄浊豁痰宣痹	栝蒌薤白半夏汤合涤痰汤	①痰浊郁而化热：黄连温胆汤；②阳亢风动，风痰阻络：涤痰汤；③痰浊较重：合用二陈汤
	寒凝心脉	猝然心痛如绞，心痛彻背，喘不得卧，伴形寒，甚则手足不温，冷汗自出，胸闷气短，心悸，面色苍白，苔薄白，脉沉紧或沉细	辛温散寒宣通心阳	枳实薤白桂枝汤合当归四逆汤	①心痛彻背，背痛彻心之胸痹重证：乌头赤石脂丸和苏合香丸；②痛剧而四肢不温，冷汗自出：即刻舌下含化冠心苏合香丸或麝香保心丸
	气滞心胸	心胸满闷，隐痛阵发时欲太息，易受情志诱发，兼有脘腹胀闷，得嗳气或矢气则舒，苔薄或薄腻，脉细弦	疏肝理气活血通络	柴胡疏肝散	①胸闷心痛明显，气滞血瘀：合用失笑散；②气郁日久化热：丹栀逍遥散；③便秘严重：加当归芦荟丸
	心肾阴虚	心痛憋闷，心悸盗汗，虚烦不寐，腰酸膝软，头晕耳鸣，口干便秘，舌红少津，苔薄或剥，脉细数或促代	滋阴清火养心和络	天王补心丹合炙甘草汤	①阴不敛阳，虚烦不寐：酸枣仁汤；②脉结代，血不养心：合炙甘草汤；③风阳上扰：黄连阿胶汤；④心肾阴虚，腰酸膝软：左归饮或河车大造丸；⑤阴虚阳亢，风阳上扰：羚角钩藤汤；⑥肝肾阴虚，肝气郁结：合用柴胡疏肝散
	气阴两虚	胸闷隐痛，时作时止，心悸气短，倦怠懒言，面色少华，遇劳则甚，舌偏红或有齿印，脉细弱无力，或结代	益气养阴活血通脉	生脉散合人参养荣汤	①脉结代：合炙甘草汤；②心气不足明显：保元汤合甘麦大枣汤；③心脾两虚：养心汤；④气阴两虚：生脉散合归脾汤；⑤偏于阴虚：生脉散合炙甘草汤；⑥兼有瘀者，生脉散合丹参饮；⑦痰热互结：温胆汤
	心肾阳虚	心悸而痛，胸闷气短，自汗，面色㿠白，神倦怯寒，四肢欠温或肿胀，舌质淡胖，边有齿痕，苔白或腻，脉沉细迟	温补阳气振奋心阳	参附汤合右归饮	①肾阳虚衰，不能制水：真武汤；②四肢不温，大汗淋漓，脉微细欲绝：参附龙牡汤；③阳虚欲脱：四逆加人参汤，同时送服冠心苏合香丸
	正虚阳脱	心胸绞痛，胸中憋闷或有窒息感，喘促不宁，心慌，面色苍白，大汗淋漓，烦躁不安或表情淡漠，重则神识昏迷，四肢厥冷，口开目合，手撒尿遗；脉疾数无力或脉微欲绝	回阳救逆，益气固脱	四逆加人参汤	—

三 不寐

病名	证型		临床表现	治法	代表方剂	加减
不寐	实	肝火扰心	不寐多梦,甚则彻夜不眠,急躁易怒,伴头晕头胀,目赤耳鸣,口干口苦,便秘溲赤,舌红苔黄,脉弦数	疏肝泻火,镇心安神	龙胆泻肝汤	火盛便秘:合用当归龙荟丸
		痰热扰心	心烦不寐,胸闷脘痞,泛恶嗳气,伴口苦、头重、目眩,舌红苔黄腻,脉滑数	清化痰热,和中安神	黄连温胆汤	①胸闷嗳气,脘腹胀满,大便不爽:合用半夏秫米汤;②彻夜不眠,大便不通:礞石滚痰丸
	虚	心脾两虚	不易入睡,多梦易醒,心悸健忘,倦怠食少,伴头晕目眩,腹胀便溏,面色少华,舌淡苔薄,脉细无力	补益心脾,养血安神	归脾汤	①血虚阳浮:酸枣仁汤;②产后虚烦不寐,老人夜寐早醒而无虚烦者,多属气血不足,亦可用归脾汤
		心胆气虚	虚烦不寐,触事易惊,终日惕惕,胆怯心悸,气短自汗,倦怠乏力,舌淡,脉弦细	益气镇惊,安神定志	安神定志丸合酸枣仁汤	病后血虚,肝热不寐:琥珀多寐丸
		心肾不交	心烦不寐,入睡困难,心悸多梦,头晕耳鸣,腰膝酸软,潮热盗汗,五心烦热,舌红少苔,脉细数	滋阴降火,交通心肾	六味地黄丸合交泰丸	心阴不足为主:合用天王补心丹

四 癫狂

病名	性质	证型	临床表现	治法	代表方剂	加减
癫狂	癫证	痰气郁结	精神抑郁,表情淡漠,神志痴呆,语无伦次,或喃喃独语,喜怒无常,不思饮食,舌苔腻,脉弦滑	疏散解郁化痰醒神	逍遥散合涤痰汤	①痰伏较甚:控涎丹;②痰浊壅盛,形体壮实:三圣散;③痰迷心窍:先以苏合香丸,继以四七汤;④痰郁化热:温胆汤加黄连合白金丸;⑤神昏志乱:至宝丹
		心脾两虚	神思恍惚,魂梦颠倒,心悸易惊,善悲欲哭,肢体困乏,饮食衰少,舌色淡,脉细无力	健脾养心解郁安神	养心汤合越鞠丸	亦可与甘麦大枣汤
		气虚痰结	情感淡漠,不动不语,甚至呆若木鸡,目瞪如愚,傻笑自语,灵机混乱,妄闻妄见,自责自罪,面色萎黄,食少便溏,舌淡苔白腻,脉细滑或细弱	益气健脾,涤痰宣窍	四君子汤合涤痰汤	—
	狂证	痰火扰神	病起急骤,性情急躁,两目怒视,面红目赤,狂乱无知,不避亲疏,毁物伤人。舌质红绛,苔多黄腻,脉象弦大滑数	镇心涤痰清肝泻火	生铁落饮	①阳明热盛,大便秘结:加减承气汤;②痰热未尽,心烦不寐:温胆汤;③痰火壅盛:礞石滚痰丸;④脉弦实,肝胆火盛:当归龙荟丸
		痰热瘀结	癫狂日久不愈,面色晦滞而秽,情绪躁扰不安,甚至登高而歌,弃衣而走,舌质紫暗,有瘀斑,脉弦细或细涩	豁痰化瘀调畅气血	癫狂梦醒汤加减	①蓄血内结:加服大黄䗪虫丸;②饥不欲食:加白金丸
		火盛伤阴	狂病日久其势渐减,且有疲惫之象,多言善惊,时而烦躁,形瘦面红,舌质红,脉细数	滋阴降火安神定志	二阴煎合琥珀养心丹加减	①亦可用千金定志丸;②心火亢盛:加朱砂安神丸;③睡不安稳:加孔圣枕中丹

◇冲刺篇◇

中医内科学

病名	证型	临床表现	治法	代表方剂	加减
痫证	肝火痰热证	平时急躁易怒,面红目赤,心烦失眠,咳痰不爽,口苦咽干,便秘溲黄。发作时昏仆抽搐,吐涎,或有吼叫。舌红,苔黄腻,脉弦滑而数	清肝泻火,化痰宁心	龙胆泻肝汤合涤痰汤加减	①肝火动风,加天麻、钩藤、地龙、全蝎;②大便秘结者,加大黄、芒硝;③彻夜难寐者,加酸枣仁、柏子仁、五味子
	脾虚痰盛证	临床表现:平素神疲乏力,少气懒言,胸脘痞闷,纳差便溏。发作时面色晦滞或黄白,四肢不温,蜷卧拘急,呕吐涎沫,叫声低怯。舌质淡,苔白腻,脉濡滑或弦细滑	健脾化痰	六君子汤加减	①痰浊盛而恶心呕吐痰涎,加胆南星、瓜蒌、旋覆花;②便溏者,加薏苡仁、炒扁豆、炮姜;③脘腹饱胀,饮食难下者,加神曲、谷芽、麦芽;④兼见心脾气血两虚者,合归脾汤加减
	肝肾阴虚证	痫病频发,神思恍惚,面色晦暗,头晕目眩,伴两目干涩,耳轮焦枯不泽,健忘失眠,腰膝酸软,大便干燥,舌红,苔薄白或薄黄少津,脉沉细数	滋养肝肾,填精益髓	大补元煎加减	①若神思恍惚,持续时间长,可合酸枣仁汤加阿胶、龙眼肉;②恐惧、焦虑、忧郁者,可合甘麦大枣汤;③若水不制火,心肾不交者,合交泰丸加减;④大便干燥者,加玄参、肉苁蓉、火麻仁
	瘀阻脑络证	平素头晕头痛,痛有定处,颜面口唇青紫,舌质暗红或有瘀斑,舌苔薄白,脉涩或弦	活血化瘀,息风通络	通窍活血汤加减	①肝阳上亢者,加钩藤、石决明、白芍;②痰涎偏盛者,加半夏、胆南星、竹茹;③纳差乏力,少气懒言、肢体瘫软者,加黄芪、党参、白术
	阳痫	突然昏仆,不省人事,面色潮红、紫红,继之转为青紫或苍白,口唇青紫,牙关紧闭,两目上视项背强直,四肢抽搐,口吐涎沫,或喉中痰鸣,或发怪叫,甚则二便自遗,移时苏醒如常人。病发前多有眩晕,头痛而胀,胸闷乏力,喜伸欠等先兆症状。平素多有情绪急躁,心烦失眠,口苦咽干,便秘尿黄等症。舌质红,苔白腻或黄腻,脉弦数或弦滑	急以开窍醒神,继以泻热涤痰息风	黄连解毒汤和定痫丸加减	—

病名	证型	临床表现	治法	代表方剂	加减
痫证	阴痫	突然昏仆,不省人事,面色晦暗青灰而黄,手足清冷,双眼半开半合,肢体拘急,或抽搐时作,口吐涎沫,一般口不啼叫,或声音微小。醒后周身疲乏,或如常人。或仅表现为——过性呆目无知,不闻不见,不动不语,数秒或数分钟即可恢复,恢复后对上述症状全然不知,多一日数次或数十次频作。平素多见神疲乏力,恶心泛呕,胸闷咳嗽,纳差便溏等症。舌质淡,苔白腻,脉多沉细或沉迟	急以开窍醒神,继以温化痰涎,顺气定痫	五生饮合二陈汤加减	—

六 痴呆

病名	证型	临床表现	治法	代表方剂	加减
痴呆	髓海不足	智能减退,神情呆钝,头晕耳鸣,懒惰思卧,齿枯发焦,腰酸骨软,步履艰难,舌瘦色淡,苔薄白,脉沉细弱	滋补肝肾生精养髓	七福饮	①肾阴不足,水不制火:知柏地黄丸;②缓缓图功:参茸地黄丸或河车大造丸
	脾肾两虚	表情呆滞,沉默寡言,记忆减退,失认失算,口齿含糊,词不达意,伴腰膝酸软,肌肉萎缩,食少纳呆,气短懒言,口涎外溢,或四肢不温,腹痛喜按,鸡鸣泄泻,舌质淡白,舌体胖大,苔白,或舌红,苔少或无苔,脉沉细弱,双尺尤甚	温补脾肾养元安神	还少丹	①阴虚火旺:知柏地黄丸;②脾肾阳虚:肾气丸;③气血亏虚:归脾汤;④心肝火旺:黄连解毒汤
	痰浊蒙窍	表情呆钝,智力衰退,或哭笑无常,喃喃自语,不思饮食,脘腹痞满,口多涎沫,头重如裹,舌质淡苔白腻,脉滑	化痰开窍醒神益智	涤心汤	①肝郁化火,灼伤肝血者:转呆汤加味;②风痰瘀阻:半夏白术天麻汤
	瘀阻脑络	表情迟钝,言语不利,善忘,易惊恐,肌肤甲错,口干不欲饮,双目晦暗,舌质暗或有瘀点瘀斑,脉细涩	活血化瘀通窍醒神	通窍活血汤	久病伴气血不足:补阳还五汤

病名	证型	临床表现	治法	代表方剂	加减
痴呆	心肝火旺	急躁易怒,善忘,伴眩晕头痛,面红目赤,心烦失眠,口干咽燥,口臭生疮,尿黄便秘,舌红苔黄,脉弦数	清心平肝安神定志	黄连解毒汤加减	①大便秘结者,加大黄、火麻仁;②眩晕头痛者,加天麻、钩藤、石决明;③失眠多梦者,加酸枣仁、柏子仁、首乌藤;④若心火偏旺:牛黄清心丸
	气血不足	善忘茫然,找词困难,不识人物,言语颠倒;多梦易惊,少言寡语,倦怠少动,面唇无华,爪甲苍白;纳呆食少,大便溏薄;舌淡苔白,脉细弱	益气健脾养血安神	归脾汤	—
	热毒内盛	无欲无语,迷蒙昏睡,不识人物;神呆遗尿,或二便失禁,身体蜷缩不动;躁扰不宁,甚则狂越,或谵语妄言;肢体僵硬,或颤动,或痫痉;舌红绛少苔,苔黏腻浊,或腐秽厚积,脉数	清热解毒通络达邪	黄连解毒汤	—

七 厥证

病名	证型	性质	临床表现	治法	代表方剂	加减
厥证	气厥	实证	突然昏倒,不省人事,口噤拳握,呼吸气粗,或四肢厥冷,苔薄白,脉伏或沉弦	顺气开窍开郁	五磨饮子	平时服用逍遥散、柴胡疏肝散、越鞠丸
		虚证	眩晕昏仆,面色苍白,呼吸微弱,汗出肢冷,舌质淡,脉沉微	补气回阳醒神	四味回阳饮	反复发作:平时服用香砂六君子丸、归脾丸
	血厥	实证	突然昏倒,不省人事,牙关紧闭,面赤唇紫,舌红,脉多沉弦	平肝息风理气通瘀	羚角钩藤汤或通瘀煎	—
		虚证	素有咳喘宿痰,多湿多痰,突然昏厥,面色苍白,口唇无华,四肢震颤,目陷口张,自汗肤冷,呼吸微弱,舌质淡,脉芤或细数无力	补养气血	急用独参汤灌服 继用人参养荣汤	—
	痰厥		突然昏厥,喉有痰声,或呕吐涎沫,呼吸气粗,苔白腻,脉沉滑	行气豁痰	导痰汤	痰湿化热,口干便秘:礞石滚痰丸

专题三　脾胃系病证

一、胃痛

病名	证型	临床表现	治法	代表方剂	加减
胃痛	寒邪客胃	胃痛暴作,恶寒喜暖,脘腹得温则痛减,遇寒则痛增,口和不渴,喜热饮,苔薄白,脉弦紧	温胃散寒理气止痛	香苏散良附丸加味	寒邪郁久化热,寒热错杂:半夏泻心汤
	宿食积滞	胃痛,脘腹胀满,嗳腐吞酸,或吐不消化食物,吐食或矢气后痛减,或大便不爽,苔厚腻,脉滑	消食导滞和中止痛	保和丸	①胃脘痛胀而便闭:合用小承气汤或改用枳实导滞丸;②食积化热成燥:合用大承气汤
	肝气犯胃	胃脘胀闷,攻撑作痛,脘痛连胁,嗳气频繁,大便不畅,每因情志因素而痛作,嗳气矢气则痛舒,苔多薄白,脉沉弦	疏肝解郁理气止痛	柴胡疏肝散	①嗳气频作:沉香降气散;②肝胃郁热证:化肝煎或丹栀逍遥散加左金丸;③冷吐酸者,加左金丸
	湿热中阻	胃脘灼痛,吐酸嘈杂,痛势急迫,脘闷灼热,口干口苦,口渴而不欲饮,纳呆恶心,小便色黄,大便不畅,舌红,苔黄腻,脉滑数	清化湿热理气和胃	清中汤	胃热肠燥:大黄黄连泻心汤
	瘀血停胃	胃脘刺痛,痛有定处而拒按,或疼痛延久屡发,食后痛甚,或见吐血便黑,舌质紫黯,脉涩	化瘀通络理气和胃	失笑散合丹参饮	①脾胃虚寒,脾不统血:黄土汤;②失血日久:归脾汤;③瘀血停滞兼阴血不足:调营敛肝汤
	胃阴不足	胃痛隐隐,口燥咽干,大便干结,舌红少津,或光剥无苔,脉细数	养阴益胃和中止痛	益胃汤加味	胃中嘈杂或胃有吞酸:左金丸
	脾胃虚寒	胃痛隐隐,有时嘈杂似饥,喜温喜按,空腹痛甚,得食痛减,泛吐清水,纳差,神疲乏力,甚则手足不温,大便溏薄,舌淡苔白,脉虚弱或迟缓	温中健脾和胃止痛	黄芪建中汤	①寒胜而痛甚,呕吐肢冷:大建中汤或理中丸(附子理中丸);②寒热错杂:甘草泻心汤;③痛止之后,或阳虚而内寒不明显:香砂六君子汤
	肝胃郁热	胃脘灼痛,烦躁易怒,烦热不安,胁胀不舒,泛酸嘈杂,口干口苦,舌红苔黄,脉弦或数	平逆散火泄热和胃	化肝煎	—

痞满

病名	证型		临床表现	治法	代表方剂	加减
痞满	实痞	饮食内停	脘腹痞闷而胀,进食尤甚,拒按,嗳腐吞酸,恶食呕吐,或大便不调,矢气频作,味臭如败卵,舌苔腻,脉滑	消食和胃行气消痞	保和丸	①食积化热,大便秘结:枳实导滞丸;②兼脾虚便溏:枳实消痞丸
		痰湿中阻	脘腹痞塞不舒,胸膈满闷,头晕目眩,身重困倦,呕恶纳呆,口淡不渴,小便不利,舌苔白厚腻,脉沉滑	燥湿健脾化痰理气	平胃散合二陈汤加减	①痰湿盛而胀满甚:合用半夏厚朴汤;②痰湿郁久化热而见口苦,舌苔黄:黄连温胆汤;③胃气虚弱,痰浊中阻,气逆不降,而见心下痞硬,噫气不除:旋覆代赭汤
		肝郁气滞	脘腹痞闷,胸胁胀满,心烦易怒,善太息,呕恶嗳气,或吐苦水,大便不爽,舌质淡红,苔薄白,脉弦	疏肝解郁和胃消痞	越鞠丸合枳术丸	气郁明显,胀满较甚:五磨饮子
	虚痞	脾胃虚弱	脘腹满闷,时轻时重,喜温喜按,纳呆便溏,神疲乏力,少气懒言,语声低微,舌质淡,苔薄白,脉细	补气健脾升清降浊	补中益气汤	①四肢不温,阳虚明显:合理中丸;②舌苔厚腻,湿浊内蕴:香砂六君子汤;③表邪内陷,出现虚实夹杂证候,症见心下痞硬,呕吐下利:半夏泻心汤;④中虚较甚:甘草泻心汤;⑤水热互结,心下痞满,干噫食臭,肠鸣下利:生姜泻心汤
		胃阴不足	脘腹痞闷,嘈杂,饥不欲食,恶心嗳气,口燥咽干,大便秘结,舌红少苔,脉细数	养阴益胃调中消痞	益胃汤	—
		寒热错杂	心下痞满,纳呆呕恶,嗳气不舒,肠鸣下利;舌淡苔腻,脉濡或滑	辛开苦降寒热平调	半夏泻心汤	—
		外寒内滞	脘腹痞闷,不思饮食,嗳气呕恶,恶寒发热,头痛无汗,身体疼痛,大便溏薄,舌苔薄白或白腻,脉浮紧或濡	理气和中疏风散寒	香苏散	—

病名	证型		临床表现	治法	代表方剂	加减
呕吐	实证	外邪犯胃	突然呕吐,可伴发热恶寒,头身疼痛,胸脘满闷,苔白腻,脉濡	疏邪解表,和中化浊	藿香正气散	感受秽浊之气:玉枢丹
		饮食停滞	呕吐酸腐量多,脘腹胀满,嗳气厌食,得食愈甚吐后反快,大便秽臭或溏薄或秘结,苔厚腻,脉滑实	消食化滞,和胃降逆	保和丸	①积滞较多,腹满便秘拒按:小承气汤;②口臭干渴,为胃中积热上冲:大黄甘草汤和橘皮竹如汤
		痰饮内阻	呕吐多为清水痰涎,胃部如囊裹水,脘闷不食,头眩心悸,或逐渐消瘦,苔白腻,脉滑	温化痰饮,和胃降逆	小半夏汤合苓桂术甘汤	痰郁化热,壅阻于胃:黄连温胆汤
		肝气犯胃	呕吐吞酸,嗳气频繁,胸胁闷痛,舌边红,苔薄腻,脉弦	疏肝和胃,降逆止呕	四七汤	胆呕:黄连温胆汤合左金丸
	虚证	脾胃虚寒	饮食稍有不慎,即易呕吐,时作时止,面色㿠白,倦怠乏力,口干而不欲饮,四肢不温,大便溏薄,舌质淡,脉濡弱	温中健脾,和胃降逆	理中丸	呕吐日久,肝肾俱虚,冲气上逆:来复丹
		胃阴不足	呕吐反复发作,时作干呕,口燥咽干,似饥而不欲食,舌红津少,脉多细数	滋养胃阴,降逆和胃	麦门冬汤	—

四噎膈

病名	证型	临床表现	治法	代表方剂	加减
噎膈	痰气交阻	吞咽梗阻,胸膈痞闷,情志舒畅时可稍减轻,口干咽燥,舌质偏红,苔薄腻,脉弦滑	开郁化痰润燥降气	启膈散	①泛吐痰涎甚多:玉枢丹;②津伤便秘:增液汤
	瘀血内结	胸膈疼痛,食不得下而复吐出,甚至水饮难下,大便坚如羊屎,或吐出物如赤豆汁,面色晦滞,形体更为消瘦,肌肤枯燥,舌红少津,或带青紫,脉细涩	破结行瘀滋阴养血	通幽汤	服药即吐,难于下咽,可先服:玉枢丹
	津亏热结	吞咽梗涩而痛,固体食物难入,汤水可下,形体逐渐消瘦,口干咽燥,大便干结,小便短赤,五心烦热,舌质红干,或带裂纹,脉细数	滋阴清热润燥生津	沙参麦冬汤	①烦渴咽燥,噎食不下,或食入即吐,吐物酸热:竹叶石膏汤;②肠中燥结,大便不通:大黄甘草汤;③食道干涩,口燥咽干:玉汁安中饮

病名	证型	临床表现	治法	代表方剂	加减
噎膈	气虚阳微	长期饮食不下,吞咽受阻,面色㿠白,精神疲惫,形寒气短,泛吐清涎,面浮,足肿,腹胀,便溏,舌淡苔白,脉细弱	温补脾肾	补气运脾汤	肾阳虚:右归丸;中阳不足,痰凝瘀阻:理中汤

五 呃逆

病名	证型	临床表现	治法	代表方剂	加减
呃逆	胃中寒冷	呃声沉缓有力,膈间及胃脘不舒,得热则减,得寒愈甚,食欲减少,口淡不渴,舌苔白润,脉象迟缓	温中散寒降逆止呃	丁香散	还可辨证选用丁香柿蒂散
	胃火上逆	呃声洪亮,冲逆而出,口臭烦渴,喜冷饮,小便短赤,大便秘结,舌苔黄,脉象滑数	清火降逆和胃止呃	竹叶石膏汤	①脘腹痞满,大便秘结:小承气汤;②胸膈烦热,大便秘结:凉膈散
	气机郁滞	呃逆连声,常因情志不畅而诱发或加重,伴有胸闷,纳减,脘胁胀闷,肠鸣矢气,舌苔薄白,脉象弦	理气解郁降逆止呃	五磨饮子	①气逆痰阻,头目昏眩,时有恶心:旋覆代赭汤加二陈汤;②气滞日久成瘀:血府逐瘀汤
	脾胃阳虚	呃声低弱无力,气不得续,面色苍白,手足不温,食少困倦,舌淡苔白,脉象沉细弱	温补脾胃和中止呃	理中丸加吴茱萸、丁香	—
	胃阴不足	呃声急促而不连续,口干舌燥,烦躁不安,舌质红而干或有裂纹,脉象细数	养胃生津降逆止呃	益胃汤	—

六 腹痛

病名	证型	临床表现	治法	代表方剂	加减
腹痛	寒邪内阻	腹痛急暴,得温痛减,遇冷更甚,口淡不渴,小便清利,大便自可或溏薄,舌苔白腻,脉象沉紧	温中散寒理气止痛	良附丸合正气天香散	①脐中痛不可忍,喜按喜温,手足厥逆,脉微欲绝:通脉四逆汤;②少腹拘急冷痛,属寒凝肝脉:暖肝煎;③内外皆寒:乌头桂枝汤;④腹中雷鸣切痛,胸胁逆满,呕吐:附子粳米汤;⑤腹痛拘急,大便不通,寒实积聚:大黄附子汤
	湿热壅滞	腹痛拒按,胸闷不舒,大便秘结或溏滞不爽,烦渴引饮,自汗,小便短赤,舌苔黄腻,脉象濡数	泄热通腑行气导滞	大承气汤或枳实导滞丸	腹痛剧烈,寒热往来,恶心呕吐,大便秘结:大柴胡汤
	饮食积滞	脘腹胀满疼痛,拒按,恶食,嗳腐吞酸,或痛而欲泻,泻后痛减,或大便秘结,舌苔腻,脉滑实	消食导滞理气止痛	枳实导滞丸	轻证:保和丸

病名	证型	临床表现	治法	代表方剂	加减
腹痛	肝郁气滞	脘腹胀闷或痛,攻窜不定,痛引少腹,得嗳气或矢气则胀痛酌减,遇恼怒则加剧,舌质红,苔薄,脉弦	疏肝解郁理气止痛	木香顺气散	①腹痛肠鸣,气滞腹泻:痛泻要方;②少腹绞痛,阴囊寒疝:天台乌药散
	瘀血内停	少腹疼痛,痛势较剧,痛如针刺,痛处不移,经久不愈,舌质紫黯,脉弦或细涩	活血化瘀和络止痛	少腹逐瘀汤	①下焦蓄血,大便色黑:桃核承气汤;②胁下积块,疼痛拒按:膈下逐瘀汤
	中虚脏寒	腹痛绵绵,时作时止,喜温喜按,痛时喜按,饥饿劳累后更甚,得食或休息后稍减;大便溏薄,兼有神疲、气短、怯寒等证,舌淡苔白,脉象沉细	温中补虚缓急止痛	大建中汤或小建中汤	①虚寒腹痛见证较重,呕吐肢冷脉微:大建中汤;②脾肾阳虚:附子理中汤;③大肠虚寒,积冷便秘:温脾汤;④中气大虚,少气懒言:补中益气汤

七 泄泻

病名	证型		临床表现	治法	代表方剂	加减
泄泻	暴泻	寒湿内盛	泄泻清稀,甚至如水样,腹痛肠鸣,脘闷食少,或并有恶寒发热,鼻塞头痛,肢体酸痛,苔薄白或白腻,脉濡缓	芳香化湿疏表散寒	藿香正气散	①外感寒湿,饮食生冷,腹痛,泻下清稀:纯阳正气丸;②湿邪偏重:胃苓汤
		湿热中阻	泄泻腹痛,泻下急迫,或泻而不爽,粪色黄褐而臭,肛门灼热,烦热口渴,小便短黄,舌苔黄腻,脉濡数或滑数	清热燥湿分消止泻	葛根芩连汤	①湿邪偏重:平胃散;②夏暑之间:新加香薷饮合六一散;③暑湿泄泻:黄连香薷饮
		食滞肠胃	腹痛肠鸣,泻下粪便臭如败卵,泻后痛减,伴有不消化之物,脘腹痞满,嗳腐酸臭,不思饮食,舌苔垢浊或厚腻,脉滑	消食导滞和中止泻	保和丸	食积较重之湿热食积:枳实导滞丸
	久泻	脾胃虚弱	大便时溏时泻,水谷不化,稍进油腻之物,则大便次数增多,饮食减少,脘腹胀闷不舒,面色萎黄,肢倦乏力。舌淡苔白,脉细弱	健脾益气化湿止泻	参苓白术散	①脾阳虚衰,阴寒内盛:理中丸(附子理中丸);②久泻不止,中气下陷:补中益气汤

病名	证型		临床表现	治法	代表方剂	加减
泄泻	久泻	肾阳虚衰	泄泻多在黎明之前,腹部作痛,肠鸣即泻,泻后则安,形寒肢冷,腰膝酸软,舌淡苔白,脉沉细	温肾健脾固涩止泻	四神丸附子理中丸	①年老体弱、久泻不止,中气下陷:桃花汤;②脐腹冷痛:附子理中丸温中健脾;③泻下滑脱不禁,或虚坐努责:真人养脏汤;④脾虚肾寒不著,反见心烦嘈杂、大便夹有黏冻,表现寒热错杂:乌梅丸
		肝气乘脾	平时多有胸胁胀闷,嗳气食少,每因抑郁恼怒或情绪紧张之时,发生腹痛泄泻,舌淡红,脉弦	抑肝扶脾	痛泻要方	—

八 痢疾

病名	证型	临床表现	治法	代表方剂	加减
痢疾	湿热痢	腹痛,里急后重,下痢赤白相杂,肛门灼热,小便短赤,苔腻微黄,脉滑数或浮数	清肠化湿调和气血	芍药汤	①食积化热,痢下不爽,腹痛拒按:枳实导滞丸;②痢疾初起,兼见表证:荆防败毒散;③表邪未解,里热已盛:葛根芩连汤;④表证已解,痢犹未解:香连丸
	疫毒痢	发病急骤,痢下鲜紫脓血,腹痛剧烈,里急后重较湿热痢为甚,或壮热口渴,头痛烦躁,甚则神昏痉厥,或面色苍白,汗冷肢厥,舌质红绛,苔黄燥,脉滑数	清热解毒凉血除积	白头翁汤合芍药汤	①神昏谵语,甚则痉厥,热毒深入营血,神昏高热:犀角地黄汤、紫雪丹;②症见面色苍白,汗出肢冷,唇舌紫黯,尿少,脉微欲绝者,可急服独参汤或参附汤,加用参附注射液
	寒湿痢	痢下赤白黏冻,白多赤少,或纯为白冻,伴有腹痛,里急后重,饮食乏味,胃脘饱闷,头身重困,舌质淡,苔白腻,脉濡缓	温中燥湿调气和血	胃苓汤	兼表证者:荆防败毒散
	阴虚痢	痢下赤白脓血,或下鲜血黏稠,脐腹灼痛,虚坐努责,食少,心烦口干,舌质红绛少苔,或舌光红乏津,脉细数	养阴和营清肠化湿	驻车丸合黄连阿胶汤	—
	虚寒痢	下痢稀薄,带有白冻,甚则滑脱不禁,或腹部隐痛,食少神疲,四肢不温,腰酸怕冷或脱肛,舌淡苔白滑,脉沉细而弱	温补脾肾收涩固脱	桃花汤合真人养脏汤	痢久脾虚气陷,导致少气脱肛:补中益气汤
	休息痢(发作期)	腹痛,里急后重,大便夹有脓血,倦怠怯冷,嗜卧,食少,舌质淡,苔腻,脉濡软或虚数	温中清肠,调气化滞	连理汤	里急后重明显者,加槟榔、木香、枳实

九 便秘

病名	证型		临床表现	治法	代表方剂	加减
便秘	实秘	热秘	大便干结,腹胀腹痛,口干口臭,面红心烦,或有身热,小便短赤,舌红,苔黄燥,脉滑数	泻热导滞润肠通便	麻子仁丸	①兼郁怒伤肝,易怒目赤:更衣丸,甚则可用当归龙荟丸;②燥热不甚,药后大便不爽:青麟丸;③热势较盛,痞满燥实坚:大承气汤
		气秘	大便干结,或不甚干结,欲便不得出,或便而不爽,肠鸣矢气,腹中胀痛,嗳气频作,纳食减少,胸胁痞满,舌苔薄腻,脉弦	顺气导滞降逆通便	六磨汤	—
		冷秘	大便艰涩,腹痛拘急,胀满拒按,胁下偏痛,手足不温,呃逆呕吐,舌苔白腻,脉弦紧	温里散寒通便止痛	温脾汤合半硫丸	大寒积聚:三物备急丸
	虚秘	气虚秘	大便并不干硬,虽有便意,但排便困难,用力努挣则汗出短气,便后乏力,面白神疲,肢倦懒言,舌淡苔白,脉弱	补脾益肺润肠通便	黄芪汤	①排便困难,腹部坠胀:补中益气汤;②气息低微,懒言少动:生脉散;③肢倦腰酸:大补元煎
		血虚秘	大便干结,面色无华,头晕目眩,心悸气短,健忘,口唇色淡,舌淡苔白,脉细	养血滋润润燥通便	润肠丸	阴血已复,便仍干燥:五仁丸
		阴虚秘	大便干结,如羊屎状,形体消瘦,头晕耳鸣,两颧红赤,心烦少眠,潮热盗汗,腰膝酸软,舌红少苔,脉细数	滋阴增液润肠通便	增液汤	①胃阴不足,口干口渴:益胃汤;②肾阴不足,腰膝酸软:六味地黄丸;③阴亏燥结,热盛伤津:增液承气汤
		阳虚秘	大便干或不干,排出困难,小便清长,面色㿠白,四肢不温,腹中冷痛,或腰膝酸冷,舌淡苔白,脉沉迟	补肾温阳润肠通便	济川煎	老人虚冷便秘:半硫丸

专题四 肝胆病证

■ 胁痛

病名	证型	临床表现	治法	代表方剂	加减
胁痛	肝郁气滞	胁肋胀痛,走窜不定,甚则引及胸背肩臂,疼痛每因情志变化而增减,胸闷腹胀,嗳气频作,得嗳气而胀痛稍舒,纳少口苦,舌苔薄白,脉弦	疏肝理气	柴胡疏肝散或逍遥丸	肝气横逆犯胃:逍遥丸
	肝胆湿热	胁肋胀痛或灼热疼痛,口苦口黏,胸闷纳呆,恶心呕吐,小便黄赤,大便不爽,或兼有身热恶寒,身目发黄,舌红苔黄腻,脉弦滑数	清热利湿	龙胆泻肝汤	—
	瘀血阻络	胁肋刺痛,痛有定处,痛处拒按,入夜痛甚,胁肋下或见有癥块,舌质紫暗,脉象沉涩	祛瘀通络	膈下逐瘀汤	①五版:旋覆花汤;②胁肋下有癥块者:鳖甲煎丸
	肝络失养	胁肋隐痛,悠悠不休,遇劳加重,口干咽燥,心中烦热,头晕目眩,舌红少苔,脉细弦而数	养阴柔肝	一贯煎	—
	邪郁少阳	胸胁苦满疼痛,兼寒热往来,口苦咽干,头痛目眩,心烦喜呕;舌苔薄白或微黄,脉弦	和解少阳	小柴胡汤	—

■ 黄疸

病名	证型		临床表现	治法	代表方剂	加减
黄疸	阳黄	热重于湿	身目俱黄,黄色鲜明,发热口渴,或见心中懊憹,腹部胀闷,口干而苦,恶心呕吐,小便短少黄赤,大便秘结,舌苔黄腻,脉象弦数	清热通腑利湿退黄	茵陈蒿汤	砂石阻滞胆道:大柴胡汤
		湿重于热	身目俱黄,黄色不及前者鲜明,头重身困,胸脘痞满,食欲减退,恶心呕吐,腹胀或大便溏垢,舌苔厚腻微黄,脉象濡数或濡缓	利湿化浊运脾,佐以清热	茵陈五苓散合甘露消毒丹	邪郁肌表,寒热头痛:麻黄连翘赤小豆汤
		胆腑郁热	身目发黄,黄色鲜明,上腹、右胁胀闷疼痛,牵引肩背,身热不退,或寒热往来,口苦咽干,呕吐呃逆,尿黄赤,大便秘,苔黄舌红,脉弦滑数	疏肝泄热利胆退黄	大柴胡汤	—
		疫毒炽盛（急黄）	发病急骤,黄疸迅速加深,其色如金,皮肤瘙痒,高热口渴,胁痛腹满,神昏谵语,烦躁抽搐,或见衄血、便血,或肌肤瘀斑,舌质红绛,苔黄而燥,脉弦滑或数	清热解毒凉血开窍	《千金》犀角散加味	①神昏谵语,手足抽搐:加服安宫牛黄丸、至宝丹;②动风抽搐:另服羚羊角粉或紫雪丹

病名	证型		临床表现	治法	代表方剂	加减
黄疸	阴黄	寒湿阻遏	身目俱黄,黄色晦暗,或如烟熏,脘腹痞胀,纳谷减少,大便不实,神疲畏寒,口淡不渴,舌淡苔腻,脉濡缓或沉迟	温中化湿健脾和胃	茵陈术附汤(程钟龄《医学心悟》)	湿浊不清,气滞血瘀,胁下癥结疼痛,腹部胀满,肤色苍黄或黧黑:加服硝石矾石散
		脾虚湿滞	面目及肌肤淡黄,甚则晦暗不泽,肢软乏力,心悸气短,大便溏薄,舌质淡苔薄,脉濡细	健脾养血利湿退黄	黄芪建中汤	—
	黄疸消退后的调治	湿热留恋	脘痞腹胀,胁肋隐痛,饮食减少,口中干苦,小便黄赤,苔腻,脉濡数	利湿清热	茵陈四苓散	—
		肝脾不调	脘腹痞闷,肢倦乏力,胁肋隐痛不适,饮食欠香,大便不调,舌苔薄白,脉来细弦	调和肝脾理气助运	柴胡疏肝散或归芍六君子汤	—

三 积聚

病名	证型		临床表现	治法	代表方剂	加减
积聚	聚证	肝郁气滞	腹中结块柔软,时聚时散,攻窜胀痛,脘胁胀闷不适,苔薄,脉弦等	疏肝解郁行气散结	逍遥散、木香顺气散	①兼有热象者:左金丸;②寒湿中阻,脘腹痞满,舌苔白腻:木香顺气散
		食滞痰阻	腹胀或痛,腹部时有条索状物聚起,按之胀痛更甚,便秘,纳呆,舌苔腻,脉弦滑等	理气化痰导滞通便	六磨汤为主方	①蛔虫结聚:乌梅丸;②反复发作,脾气损伤:香砂六君子汤
	积证	气滞血阻	腹部积块质软不坚,固定不移,胀痛不适,舌苔薄,脉弦	理气通络消积散瘀	大七气汤	五版:金铃子散合失笑散;气滞血阻较甚,兼有寒象:大七气汤
		瘀血内结	腹部积块明显,质地较硬,固定不移,隐痛或刺痛,形体消瘦,纳谷减少,面色晦暗黧黑,面颈胸臂或有血痣赤缕,女子可见月事不下,舌质紫或有瘀斑瘀点,脉细涩等	祛瘀软坚	膈下逐瘀汤合六君子汤	积块肿大坚硬而正气受损:并服鳖甲煎丸
		正虚瘀结	久病体弱,积块坚硬,隐痛或剧痛,饮食大减,肌肉瘦削,神倦乏力,面色萎黄或黧黑,甚则面肢浮肿,舌质淡紫,或光剥无苔,脉细数或弦细	补益气血化瘀活血	八珍汤合化积丸	—

四 鼓胀

病名	证型	临床表现	治法	代表方剂	加减
鼓胀	气滞湿阻	腹胀按之不坚,胁下胀满或疼痛,饮食减少,食后胀甚,得嗳气、矢气稍减,小便短少,舌苔薄白腻,脉弦	疏肝理气,运脾利湿	柴胡疏肝散合胃苓汤	—
	水湿困脾	腹大胀满,按之如囊裹水,甚则颜面微浮,下肢浮肿,脘腹痞胀,得热则舒,精神困倦,怯寒懒动,小便少,大便溏,舌苔白腻,脉缓	温中健脾,行气利水	实脾饮	—
	湿热蕴结	腹大坚满,脘腹胀急,烦热口苦,渴不欲饮,或有面、目、皮肤发黄,小便赤涩,大便秘结或溏垢,舌边尖红,苔黄腻或兼灰黑,脉象弦数	清热利湿,攻下逐水	中满分消丸	腹部胀急殊甚,大便干结:舟车丸
	肝脾血瘀	脘腹坚满,青筋显露,胁下癥结痛如针刺,面色晦暗黧黑,或见赤丝血缕,面、颈、胸、臂出现血痣或蟹爪纹,口干不欲饮水,或见大便色黑,舌质紫黯或有紫斑,脉细涩	活血化瘀,行气利水	调营饮	①胁下积块肿大明显:鳖甲煎丸;②病久体虚,气血不足或攻逐之后,正气受损:八珍汤,人参养荣丸
	阳虚水盛	腹大胀满,形似蛙腹,朝宽暮急,面色苍黄,或呈㿠白,脘闷纳呆,神倦怯寒,肢冷浮肿,小便短少不利,舌体胖,质紫,苔淡白,脉沉细无力	温补脾肾,化气利水	附子理苓汤	—
	肝肾阳虚	腹大胀满,或见青筋暴露,面色晦滞,唇紫,口干而燥,心烦失眠,时或鼻衄、牙龈出血,小便短少,舌质红绛少津,苔少或光剥,脉弦细数	滋肾柔肝,养阴利水	六味地黄丸合一贯煎	滋补肝肾,亦可用麦味地黄丸或滋水清肝饮

病名	证型		临床表现	治法	代表方剂	加减
头痛	外感头痛	风寒头痛	头痛连及项背,常有拘急收紧感,或伴恶风畏寒,口不渴,苔薄白,脉浮紧	疏风散寒止痛	川芎茶调散	①寒邪侵于厥阴经脉:吴茱萸汤;②寒邪客于少阴经脉:麻黄附子细辛汤
		风热头痛	头痛而胀,甚则头胀如裂,发热或恶风,面红目赤,口渴喜饮,大便不畅,或便秘,溲赤,舌尖红,苔薄黄,脉浮数	疏风清热和络	芎芷石膏汤	大便秘结,腑气不通,口舌生疮:黄连上清丸
		风湿头痛	头痛如裹,肢体困重,胸闷纳呆,大便或溏,苔白腻,脉濡	祛风胜湿通窍	羌活胜湿汤	夏季感受暑湿:黄连香薷饮
		肝阳头痛	头昏胀痛,两侧为重,心烦易怒,夜寐不宁,口苦面红,或兼胁痛,舌红苔黄,脉弦数	平肝潜阳	天麻钩藤饮	—
		血虚头痛	头痛隐隐,时时昏厥,心悸失眠,面色少华,神疲乏力,遇劳加重,舌质淡,苔薄白,脉细弱	养血滋阴	加味四物汤	—
		痰浊头痛	头痛昏蒙,胸脘满闷,纳呆呕恶,舌苔白腻,脉滑或弦滑	化痰降逆	半夏白术天麻汤	—
		肾虚头痛	头痛且空,眩晕耳鸣,腰酸膝软,神疲乏力,滑精带下,舌红少苔,脉细无力	养阴补肾,填精生髓	大补元煎	①肾阴亏虚,虚火上炎:知柏地黄丸;②肾阳不足:右归丸或金匮肾气丸
		瘀血头痛	头痛经久不愈,痛处固定不移,痛如锥刺,或有头部外伤史,舌紫暗,或有瘀斑、瘀点,苔薄白,脉细或细涩	活血化瘀	通窍活血汤	—
		气虚头痛	头痛隐隐,时发时止,遇劳加重,纳食减少,神疲乏力,气短懒言,舌质淡,苔薄白,脉细弱	益气升清	益气聪明汤加减	若气血两虚,头痛绵绵不休,心悸怔忡,失眠者:人参养荣丸

六 眩晕

病名	证型	临床表现	治法	代表方剂	加减
眩晕	肝阳上亢	眩晕,耳鸣,头目胀痛,口苦,失眠多梦,遇烦劳郁怒而加重,甚则仆倒,颜面潮红,急躁易怒,肢麻震颤,舌红苔黄,脉弦或数	平肝潜阳清火息风	天麻钩藤饮	目赤便秘:加用当归龙荟丸
	气血亏虚	眩晕动则加剧,劳累即发,面色㿠白,神疲乏力,倦怠懒言,唇甲不华,发色不泽,心悸少寐,纳少腹胀,舌淡苔薄白,脉细弱	补益气血调养心脾	归脾汤	中气不足,清阳不升:合用补中益气汤
	肾精不足	眩晕日久不愈,精神萎靡,腰酸膝软,少寐多梦,健忘,两目干涩,视力减退;或遗精滑泄,耳鸣齿摇;或颧红咽干,五心烦热,舌红少苔,脉细数;或面色㿠白,形寒肢冷,舌淡嫩,苔白,脉弱尺甚	滋养肝肾益精填髓	左归丸	肾阳虚:右归丸
	痰湿中阻	眩晕,头重昏蒙,或伴视物旋转,胸闷恶心,呕吐痰涎,食少多寐,舌苔白腻,脉濡滑	化痰祛湿健脾和胃	半夏白术天麻汤	痰郁化火,头痛头胀,心烦口苦,渴不欲饮,舌红苔黄腻,脉弦滑:黄连温胆汤
	瘀血阻窍	眩晕,头痛,兼见健忘,失眠,心悸,精神不振,耳鸣耳聋,面唇紫暗,舌暗有瘀斑,脉涩或细涩	祛瘀生新活血通窍	通窍活血汤	—

七 中风

				治法	代表方剂	加减
中经络		风痰瘀阻	头晕,头痛,手足麻木,突然发生口舌㖞斜,口角流涎,舌强言謇,半身不遂,或手足拘挛,舌苔薄白或紫暗,或有瘀斑,脉弦涩或小滑	息风化痰,活血通络	半夏白术天麻汤	
		风阳上扰	常感眩晕头痛,耳鸣面赤,腰腿酸软,突然发生口舌㖞斜,语言謇涩,半身不遂,苔薄黄,舌质红,脉弦细数或弦滑	清肝泻火,息风潜阳	镇肝熄风汤或天麻钩藤汤加减	
中脏腑	闭证	阳闭	除闭证主要症状外,兼见面红气粗,躁动不安,舌红苔黄,脉弦滑有力	清热化痰,开窍醒神	先服(或用鼻饲法)至宝丹或安宫牛黄丸以清心开窍,并用羚角钩藤汤加减	
		阴闭	除闭证主要症状外,兼见面白唇紫或黯,四肢不温,静而不烦,舌质暗淡,苔白腻滑,脉沉滑	温阳化痰开窍醒神	急用苏合香丸温开水化开灌服(或用鼻饲法),以芳香开窍,并用涤痰汤加减	
	脱证		突然昏仆,不省人事,面色苍白,目合口开,鼻鼾息微,手撒遗尿,汗出肢冷,舌萎缩,脉沉细微欲绝或浮大无根	回阳救阴,益气固脱	立即用大剂参附汤	

八 瘿病

病名	证型	临床表现	治法	代表方剂	加减
瘿病	气郁痰阻	颈前喉结两旁结块肿大,质软不痛,颈部觉胀,胸闷,喜太息,或兼胸胁窜痛,病情常随情志波动,苔薄白,脉弦	理气舒郁,化痰消瘿	四海舒郁丸	—
	痰结血瘀	颈前喉结两旁结块肿大,按之较硬或有结节,肿块经久未消,胸闷,纳差,舌质暗或紫,苔薄白或白腻,脉弦或涩	理气活血,化痰消瘿	海藻玉壶汤	—
	肝火旺盛	颈前喉结两旁轻度或中度肿大,一般柔软光滑,烦热,容易出汗,性情急躁易怒,眼球突出,手指颤抖,面部烘热,口苦,舌质红,苔薄黄,脉弦数	清肝泻火,消瘿散结	栀子清肝汤合消瘰丸	火郁伤阴,阴虚火旺:二冬汤合消瘰丸
	心肝阴虚	颈前喉结两旁结块或大或小,质软,病起较缓,心悸不宁,心烦少寐,易出汗,手指颤动,眼干,目眩,倦怠乏力,舌质红,苔少或无苔,舌体颤动,脉弦细数	滋阴降火,宁心柔肝	天王补心丹或一贯煎	—

九 疟疾

病名	证型		临床表现	治法	代表方剂	加减
疟疾	正疟		发作症状比较典型,常先有呵欠乏力,继则寒战鼓颌,寒罢则内外皆热,头痛面赤,口渴引饮,终则遍身汗出,热退身凉,每日或间一二日发作一次,寒热休作有时,舌红,苔薄白或黄腻,脉弦	祛邪截疟,和解表里	柴胡截疟饮或截疟七宝饮	—
	温疟		发作时热多寒少,汗出不畅,头痛,骨节酸痛,口渴引饮,便秘尿赤,舌红干而无苔,脉弦数	清热解表,和解祛邪	白虎加桂枝汤	—
	寒疟		发作时热少寒多,口不渴,胸闷脘痞,神疲体倦,舌苔白腻,脉弦	和解表里,温阳达邪	柴胡桂枝干姜汤合截疟七宝饮	—
	瘴疟	热瘴	热甚寒微,或壮热不寒,头痛,肢体烦疼,面红目赤,胸闷呕吐,烦渴饮冷,大便秘结,小便热赤,甚至神昏谵语,舌质红绛,苔黄腻或垢黑,脉洪数或弦数	解毒除瘴,清热保津	清瘴汤	高热不退:紫雪丹
		冷瘴	寒甚热微,或但寒不热,或呕吐腹泻,甚则形寒肢冷,嗜睡不语,神志昏蒙,舌苔厚腻色白,脉弦	解毒除瘴,芳化湿浊	加味不换金正气散	①嗜睡昏蒙:苏合香丸;②呕吐较著:玉枢丹
	劳疟		疟疾迁延日久,每遇劳累辄易发作,发时寒热较轻,面色萎黄,倦怠乏力,短气懒言,纳少自汗,舌质淡,脉细弱	益气养血,扶正祛邪	何人饮	①久疟不愈,痰浊瘀血互结:鳖甲煎丸;②兼气血亏虚:八珍汤或十全大补汤

专题五　肾系病证

一　水肿

病名	证型	性质	临床表现	治法	代表方剂	加减
水肿	阳水	风水相搏	眼睑浮肿,继则四肢及全身皆肿,来势迅速,多有恶寒,发热,肢节酸楚,小便不利等症。偏于风热者,伴咽喉红肿疼痛,舌质红,脉浮滑数。偏于风寒者,兼恶寒,咳喘,舌苔薄白,脉浮滑或浮紧	疏风清热宣肺行水	越婢加术汤	汗出恶风,卫阳已虚:防己黄芪汤
		湿毒浸淫	眼睑浮肿,延及全身,皮肤光亮,尿少色赤,身发疮痍,甚则溃烂,恶风发热,舌质红,苔薄黄,脉浮数或滑数	宣肺解毒,利湿消肿	麻黄连翘赤小豆汤合五味消毒饮	—
		水湿浸渍	全身水肿,下肢明显,按之没指,小便短少,身体困重,胸闷,纳呆,泛恶,苔白腻,脉沉缓,起病缓慢,病程较长	运脾化湿,通阳利水	五皮饮合胃苓汤	—
		湿热壅盛	遍体浮肿,皮肤绷急光亮,胸脘痞闷,烦热口渴,小便短赤,或大便干结,舌红,苔黄腻,脉沉数或濡数	分利湿热	疏凿饮子	①湿热久羁,化燥伤阴:猪苓汤 ②腹满不减,大便不通:合己椒苈黄丸
	阴水	脾阳虚衰	身肿日久,腰以下为甚,按之凹陷不易恢复,脘腹胀闷,纳减便溏,面色不华,神疲乏力,四肢倦怠,小便短少,舌质淡,苔白腻或白滑,脉沉缓或沉弱	健脾温阳利水	实脾饮	脾气虚弱,不能运化水湿所致:参苓白术散
		肾阳衰微	水肿反复消长不已,面浮身肿,腰以下甚,按之凹陷不起,尿量减少或反多,腰酸冷痛,四肢厥冷,怯寒神疲,面色㿠白,甚者心悸胸闷,喘促难卧,腹大胀满,舌质淡胖,苔白,脉沉细或沉迟无力	温肾助阳,化气行水	真武汤	①面部浮肿为主,表情淡漠,动作迟缓,形寒肢冷:右归丸;②肾阴亏虚,水肿反复发作:左归丸;③病程缠绵,反复不愈,正气日衰,复感外邪:越婢汤
		瘀水互结	水肿延久不退,肿势轻重不一,四肢或全身浮肿,以下肢为主,皮肤瘀斑,腰部刺痛,或伴血尿,舌紫黯,苔白,脉沉细涩	活血祛瘀,化气行水	桃红四物汤合五苓散	腰膝酸软,神疲乏力:合用济生肾气丸

◼ 淋证

病名	证型	临床表现	治法	代表方剂	加减
淋证	热淋	小便频数短涩,灼热刺痛,溺色黄赤,少腹拘急胀痛,或有寒热,口苦,呕恶,或有腰痛拒按,或有大便秘结,苔黄腻,脉滑数	清热利湿通淋	八正散	热毒弥漫三焦:黄连解毒汤合五味消毒饮
	石淋	尿中夹砂石,排尿涩痛,或排尿时突然中断,尿道窘迫疼痛,少腹拘急,往往突发,一侧腰腹绞痛难忍,甚则牵及外阴,尿中带血,舌红,苔薄黄,脉弦或带数	清热利湿排石通淋	石韦散	①石淋日久,证见神疲乏力,少腹坠胀:补中益气汤;②石淋日久,气血亏虚:二神散合八珍汤;③阴液耗伤:六味地黄丸合石韦散;④肾阳不足:金匮肾气丸合石韦散
	血淋	小便热涩刺痛,尿色深红,或夹有血块,疼痛满急加剧,或见心烦,舌尖红,苔黄,脉滑数	清热通淋凉血止血	小蓟饮子	①久病肾阴不足,虚火扰动阴血:知柏地黄丸;②久病脾虚气不摄血:归脾汤
	气淋	郁怒之后,小便涩滞,淋沥不宣,少腹胀满疼痛,苔薄白,脉弦	理气疏导通淋利尿	沉香散	少腹坠胀,尿有余沥,面色㿠白,舌质淡,脉虚细无力:补中益气汤
	膏淋	小便浑浊,乳白或如米泔水,上有浮油,置之沉淀,或伴有絮状凝块物,或混有血液、血块,尿道热涩疼痛,尿时阻塞不畅,口干,苔黄腻,舌质红,脉濡数	清热利湿分清泄浊	程氏萆薢分清饮	①脾肾两虚,气不固摄:膏淋汤;②脾虚中气下陷:补中益气汤;③肾阴虚:七味都气丸;④肾阳虚:金匮肾气丸
	劳淋	小便不甚赤涩,溺痛不甚,但淋沥不已,时作时止,遇劳即发,腰膝酸软,神疲乏力,病程缠绵,舌质淡,脉细弱	补脾益肾	无比山药丸	①中气下陷:补中益气汤;②阴虚火旺:知柏地黄丸

◼ 癃闭

病名	证型	性质	临床表现	治法	代表方剂	加减
癃闭	实证	膀胱湿热	小便点滴不通,或量极少而短赤灼热,小腹胀满,口苦口黏,或口渴不欲饮,或大便不畅,舌质红,苔黄腻,脉数	清利湿热,通利小便	八正散	①舌苔厚腻:加二妙丸;②兼心烦、口舌生疮糜烂:合导赤散;③肾阴灼伤而口干咽燥,潮热盗汗,手足心热,舌光红:改用滋肾通关丸;④小便量极少或无尿,面色晦滞,胸闷烦躁,恶心呕吐,口中有尿臭,甚则神昏谵语:黄连温胆汤
		肺热壅盛	小便不畅或点滴不通,咽干,烦渴欲饮,呼吸急促,或有咳嗽,舌红,苔薄黄,脉数	清泄肺热,通利水道	清肺饮	兼尿赤灼热、小腹胀满:合八正散

病名	证型	性质	临床表现	治法	代表方剂	加减
癃闭	实证	肝郁气滞	小便不通或通而不爽,情志抑郁,或多烦善怒,胁腹胀满,舌红,苔薄黄,脉弦	理气解郁通利小便	沉香散	肝郁气滞症状严重:合六磨汤
		浊瘀阻塞	小便点滴而下,或尿如细线,甚则阻塞不通,小腹胀满疼痛,舌紫黯,或有瘀点,脉涩	行瘀散结,通利水道	代抵当丸	—
	虚证	脾气不升	小腹坠胀,时欲小便而不得出,或量少而不畅,神疲乏力,食欲不振,气短而语声低微,舌淡,苔薄脉细	升清降浊,化气行水	补中益气汤合春泽汤	①气虚及阴,脾阴不足,清气不升,气阴两虚,证见舌红苔少:改用参苓白术散;②脾虚及肾:合济生肾气丸
		肾阳衰惫	小便不通或点滴不爽,排出无力,面色㿠白,神气怯弱,畏寒肢冷,腰膝冷而酸软无力,舌淡胖,苔薄白,脉沉细或弱	温补肾阳,化气利水	济生肾气丸	①精血俱亏,病及督脉:香茸丸;②肾阳衰惫,命火式微:千金温脾汤合吴茱萸汤

四 关格

病名	证型	临床表现	治法	代表方剂	加减
关格	脾肾阳虚,湿浊内蕴	小便短少,色清,甚则尿闭,面色晦滞,形寒肢冷,神疲乏力,浮肿腰以下为主,纳差,腹胀,泛恶呕吐,大便溏薄,舌淡体胖,边有齿印,苔白腻,脉沉细	温补脾肾,化湿降浊	温脾汤合吴茱萸汤	①水气凌心:加用己椒苈黄丸;②尿少或小便不通:合用滋肾通关丸
	肝肾阴虚,肝风内动	小便短少,呕恶频作,头晕头痛,面部烘热,腰膝酸软,手足抽搐,舌红,苔黄腻,脉弦细	滋补肝肾,平肝息风	杞菊地黄丸合羚角钩藤汤	①抽搐不止:大定风珠;②浊邪入营动血:犀角地黄汤、清营汤配合至宝丹、紫雪丹
	肾气衰微,邪陷心包	无尿或少尿,全身浮肿,面白唇暗,四肢厥冷,口中尿臭,神识昏蒙,循衣摸床,舌卷缩,淡胖,苔白腻或灰黑,脉沉细欲绝	温阳固脱,豁痰开窍	急用参附汤合苏合香丸,继用涤痰汤	①昏迷不醒:静脉滴注醒脑静开窍醒神;②狂躁痉厥:紫雪丹;③心阳欲脱:参附龙牡汤

五 遗精

病名	证型		临床表现	治法	代表方剂	加减
遗精	实证	君相火旺证	少寐多梦,梦则遗精,阳事易举,心中烦热,头晕目眩,口苦胁痛,小溲短赤,舌红,苔薄黄,脉弦数	清心泻肝	黄连清心饮合三才封髓丹加减	心肾不交用天王补心丹;阴虚火旺用知柏地黄丸或大补阴丸;心悸易惊用安神定志丸
		湿热下注证	遗精时作,小溲短赤,热涩不畅,口苦而腻,舌质红,苔黄腻,脉濡数	清热利湿	程氏萆薢分清饮加减	湿热下注肝经用龙胆泻肝汤;兼见胸腹脘闷,口苦而淡,渴不欲饮用苍术二陈汤
	虚证	劳伤心脾证	劳则遗精,失眠健忘,心悸不宁,面色萎黄,神疲乏力,纳差便溏,舌淡苔薄,脉弱	调补心脾益气摄精	妙香散加减	中气下陷明显用补中益气汤;心脾血虚显著用归脾汤
		肾气不固证	多为无梦而遗,甚则滑泄不禁,精液清稀而冷,形寒肢冷,面色㿠白,头晕目眩,腰膝酸软,阳痿早泄,夜尿清长,舌淡胖,苔白滑,脉沉细	补肾益精固涩止遗	金锁固精丸加减	肾阴阳两虚者,用右归丸

专题六 气、血、津液病证

一 郁证

病名	证型	性质	临床表现	治法	代表方剂	加减
郁证	实证	肝气郁结	精神抑郁,情绪不宁,胸部满闷,胁肋胀痛,痛无定处,脘闷嗳气,不思饮食,大便不调,苔薄腻,脉弦	疏肝解郁,理气和中	柴胡疏肝散	—
		气郁化火	性情急躁易怒,胸胁胀满,口苦而干,或头痛,目赤,耳鸣,或嘈杂吞酸,大便秘结,舌质红,苔黄,脉弦数	疏肝解郁,清肝泻火	加味逍遥散	①肝火犯胃:加左金丸。②热盛伤阴:滋水清肝饮
		痰气郁结	精神抑郁,胸部闷塞,胁肋胀满,咽中如有物梗塞,吞之不下,咯之不出,苔白腻,脉弦滑。本证亦即《金匮要略·妇人杂病脉证并治》所说"妇人咽中如有炙脔,半夏厚朴汤主之"之症《医宗金鉴·诸气治法》将本证称为"梅核气"	行气开郁,化痰散结	半夏厚朴汤	兼见痰热:温胆汤

病名	证型	性质	临床表现	治法	代表方剂	加减
郁证	虚证	心神失养	精神恍惚,心神不宁,多疑易惊,悲忧善哭,喜怒无常,或时时欠伸,或手舞足蹈,骂詈喊叫等,舌质淡,脉弦。此种证候多见于女性,常因精神刺激而诱发。临床表现多种多样,但同一患者每次发作多为同样几种症状的重复。《金匮要略·妇人杂病脉证并治》将此种证候称为"脏躁"	甘润缓急,养心安神	甘麦大枣汤	喘促气逆:合五磨饮子
		心脾两虚	多思善疑,头晕神疲,心悸胆怯,失眠健忘,纳差,面色不华,舌质淡,苔薄白,脉细	健脾养心,补益气血	归脾汤	—
		心肾阴虚	情绪不宁,心悸,健忘,失眠,多梦,五心烦热,盗汗,口咽干燥,舌红少津,脉细数	滋养心肾	天王补心丹	心肾不交:合交泰丸

血证

病名	证型	性质	临床表现	治法	代表方剂	加减
血证	鼻衄	热邪犯肺	鼻燥衄血,口干咽燥,或兼有身热、恶风、头痛、咳嗽、痰少等症,舌质红,苔薄,脉数	清泄肺热,凉血止血	桑菊饮	—
		胃热炽盛	鼻衄,或兼齿衄,血色鲜红,口渴欲饮,鼻干,口干臭秽,烦躁,便秘,舌红,苔黄,脉数	清胃泻火,凉血止血	玉女煎	—
		肝火上炎	鼻衄,头痛,目眩,耳鸣,烦躁易怒,两目红赤,口苦,舌红,脉弦数	清肝泻火,凉血止血	龙胆泻肝汤	—
		气血亏虚	鼻衄,或兼齿衄、肌衄,神疲乏力,面色㿠白,头晕,耳鸣,心悸,夜寐不宁,舌质淡,脉细无力	补气摄血	归脾汤	—
	齿衄	胃火炽盛	齿衄,血色鲜红,齿龈红肿疼痛,头痛,口臭,舌红,苔黄,脉洪数	清胃泻火,凉血止血	加味清胃散合泻心汤	—
		阴虚火旺	齿衄,血色鲜红,起病较缓,常因受热及烦劳而诱发,齿摇不坚,舌质红,苔少,脉细数	滋阴降火,凉血止血	六味地黄丸合茜根散	滋水清肝饮
	咳血	燥热伤肺	喉痒咳嗽,痰中带血,口干鼻燥,或有身热,舌质红,少津,苔薄黄,脉数	清热润肺,宁络止血	桑杏汤(温燥)	—
		肝火犯肺	咳嗽阵作,痰中带血或纯血鲜红,胸胁胀痛,烦躁易怒,口苦,舌质红,苔薄黄,脉弦数	清肝泻火,凉血止血	泻白散合黛蛤散	—
		阴虚肺热	咳嗽痰少,痰中带血,或反复咳血,血色鲜红,口干咽燥,颧红,潮热盗汗,舌质红,脉细数	滋阴润肺,宁络止血	百合固金汤	可合用十灰散

病名	证型	性质	临床表现	治法	代表方剂	加减
血证	吐血	胃热壅盛	脘腹胀闷,嘈杂不适,甚则作痛,吐血色红或紫黯,常夹有食物残渣,口臭,便秘,大便色黑,舌质红,苔黄腻,脉滑数	清胃泻火,化瘀止血	泻心汤合十灰散	—
		肝火犯胃	吐血色红或紫黯,口苦胁痛,心烦易怒,寐少梦多,舌质红绛,脉弦数	泻肝清胃,凉血止血	龙胆泻肝汤	咳血量较多,纯血鲜红:犀角地黄汤加三七粉冲服
		气虚血溢	吐血缠绵不止,时轻时重,血色暗淡,神疲乏力,心悸气短,面色苍白,舌质淡,脉细弱	健脾益气摄血	归脾汤	①气损及阳,脾胃虚寒:柏叶汤;②出血过多,气随血脱:急服独参汤
	便血	肠道湿热	便血色红黏稠,大便不畅或稀溏,或有腹痛,口苦,舌质红,苔黄腻,脉濡数	清化湿热,凉血止血	地榆散合槐角丸	便血日久,湿热未尽而营阴已亏:清脏汤或脏连丸
		气虚不摄	便血色红或紫黯,食少,体倦,面色萎黄,心悸,少寐,舌质淡,脉细	益气摄血	归脾汤	—
		肠胃虚寒	便血紫黯,甚则黑色,腹部隐痛,喜热饮,面色不华,神倦懒言,便溏,舌质淡,脉细	健脾温中,养血止血	黄土汤	—
		热灼胃络	便色如柏油,或稀或稠,常有饮食伤胃史,伴胃脘疼痛,口干;舌淡红,苔薄黄,脉弦细	清胃止血	泻心汤合十灰散	—
	尿血	下焦湿热	小便黄赤灼热,尿血鲜红,心烦口渴,面赤口疮,夜寐不安,舌质红,脉数	清热利湿,凉血止血	小蓟饮子	—
		肾虚火旺	小便短赤带血,头晕耳鸣,神疲,颧红潮热,腰膝酸软,舌质红,脉细数	滋阴降火,凉血止血	知柏地黄丸	—
		脾不统血	久病尿血,甚或兼见齿衄、肌衄,食少,体倦乏力,气短声低,面色不华,舌质淡,脉细弱	补中健脾,益气摄血	归脾汤	有气虚下陷表现:补中益气汤
		肾气不固	久病尿血,血色淡红,头晕耳鸣,精神困惫,腰脊酸痛,舌质淡,脉沉弱	补益肾气,固摄止血	无比山药丸	—
	紫斑	血热妄行	皮肤出现青紫斑点或斑块,或伴有鼻衄、齿衄、便血、尿血,或有发热,口渴,便秘,舌质红,苔黄,脉弦数	清热解毒,凉血止血	十灰散	五版:犀角地黄汤
		阴虚火旺	皮肤出现青紫斑点或斑块,时发时止,常伴鼻衄、齿衄或月经过多,颧红,心烦,口渴,手足心热,或有潮热,盗汗,舌质红,苔少,脉细数	滋阴降火,宁络止血	茜根散	肾阴亏虚而火热不甚:六味地黄丸
		气不摄血	反复发生肌衄,久病不愈,神疲乏力,头晕目眩,面色苍白或萎黄,食欲不振,舌质淡,脉细弱	补气摄血	归脾汤	—

三 痰饮

病名	证型	性质	临床表现	治法	代表方剂	加减
痰饮	痰饮	脾阳虚弱	胸胁支满,心下痞闷,胃中有振水音,脘腹喜温畏冷,泛吐清水痰涎,饮入易吐,口渴不欲饮水,头晕目眩,心悸气短,食少,大便或溏,形体逐渐消瘦,舌苔白滑,脉弦细而滑	温脾化饮	苓桂术甘汤合小半夏加茯苓汤	—
		饮留胃肠	心下坚满或痛,自利,利后反快,虽利,心下续坚满,或水走肠间,沥沥有声,腹满,便秘,口舌干燥,舌苔腻,色白或黄,脉沉弦或伏	攻下逐饮	甘遂半夏汤或己椒苈黄丸	—
	悬饮	邪犯胸肺	寒热往来,身热起伏,汗少,或发热不恶寒,有汗而热不解,咳嗽,痰少,气急,胸胁刺痛,呼吸、转侧疼痛加重,心下痞硬,干呕,口苦,舌苔薄白或黄,脉弦数	和解宣利	柴枳半夏汤	—
		饮停胸胁	胸胁疼痛,咳唾引痛,痛势较前减轻,而呼吸困难加重,咳逆气喘,息促不能平卧,或仅能偏卧于停饮的一侧,病侧肋间胀满,甚则可见病侧胸廓隆起,舌苔白,脉沉弦或弦滑	泻肺祛饮	椒目瓜蒌汤合十枣汤	—
		络气不和	胸胁疼痛,如灼如刺,胸闷不舒,呼吸不畅,或有闷咳,甚则迁延,经久不已,阴雨更甚,可见病侧胸廓变形,舌苔薄,质黯,脉弦	理气和络	香附旋覆花汤	—
		阴虚内热	咳呛时作,咯吐少量黏痰,口干咽燥,或午后潮热,颧红,心烦,手足心热,盗汗,或伴胸胁闷痛,病久不复,形体消瘦,舌质偏红,少苔,脉小数	滋阴清热	沙参麦冬汤合泻白散	—
	溢饮	表寒里饮	身体沉重而疼痛,甚则肢体浮肿,恶寒,无汗,或有咳喘,痰多白沫,胸闷,干呕,口不渴,苔白,脉弦紧	发表化饮	小青龙汤	表寒之象不显:大青龙汤
	支饮	寒饮伏肺	咳逆喘满不得卧,痰吐白沫量多,经久不愈,天冷受寒加重,甚则引起面浮跗肿。或平素伏而不作,遇寒即发,发则寒热,背痛,腰痛,目泣自出,身体阵阵瞤动。舌苔白滑或白腻,脉弦紧	宣肺化饮	小青龙汤	①体虚表证不著:苓甘五味姜辛汤;②饮多寒少,外无表证:葶苈大枣泻肺汤;③邪实正虚,饮郁化热:木防己汤
		脾肾阳虚	喘促动则为甚,心悸,气短,或咳而气怯,痰多,食少,胸闷,怯寒肢冷,神疲,少腹拘急不仁,脐下动悸,小便不利,足跗浮肿,或吐涎沫而头目昏眩,舌体胖大,质淡,苔白润或腻,脉沉细而滑	温脾补肾,以化水饮	金匮肾气丸合苓桂术甘汤	脐下悸,吐涎沫,头目昏眩:五苓散

四 消渴

病名	证型	性质	临床表现	治法	代表方剂	加减
消渴	上消	肺热津伤	口渴多饮,口舌干燥,尿频量多,烦热多汗,舌边尖红,苔薄黄,脉洪数	清热润肺,生津止渴	消渴方	烦渴不止,小便频数,而脉数乏力:玉泉丸或二冬汤
	中消	胃热炽盛	多食易饥,口渴,尿多,形体消瘦,大便干燥,苔黄,脉滑实有力	清胃泻火,养阴增液	玉女煎	大便秘结:增液承气汤,亦可用白虎加人参汤
		气阴亏虚	口渴引饮,能食与便溏并见,或饮食减少,精神不振,四肢乏力,舌质淡,苔白而干,脉弱	益气健脾,生津止渴	七味白术散	—
	下消	肾阴亏虚	尿频量多,混浊如脂膏,或尿甜,腰膝酸软,乏力,头晕耳鸣,口干唇燥,皮肤干燥,瘙痒,舌红苔少,脉细数	滋阴固肾	六味地黄丸	阴虚火旺:知柏地黄丸
		阴阳两虚	小便频数,混浊如膏,甚至饮一溲一,面容憔悴,耳轮干枯,腰膝酸软,四肢欠温,畏寒肢冷,阳痿或月经不调,舌苔淡白而干,脉沉细无力	滋阴温阳,补肾固涩	金匮肾气丸	—
	并发症		白内障,雀盲,耳聋	滋补肝肾益精补血	杞菊地黄丸明目地黄丸羊肝汤	—
			疮毒痈肿	清热解毒消散痈肿	五味消毒饮	

五 自汗盗汗

病名	证型	临床表现	治法	代表方剂	加减
自汗盗汗	肺卫不固	汗出恶风,稍劳汗出尤甚,表现半身、局部出汗,易于感冒,体倦乏力,周身酸楚,面色㿠白少华,苔薄白,脉细弱	益气固表	桂枝加黄芪汤或玉屏风散	阴虚为主,火热不甚:麦味地黄丸
	阴虚火旺	夜寐盗汗,或有自汗,五心烦热,或兼午后潮热,两颧色红,口渴,舌红少苔,脉细数	滋阴降火	当归六黄汤	阴虚为主,火热不甚:麦味地黄丸
	邪热郁蒸	蒸蒸汗出,汗黏,汗液易使衣服黄染,面赤烘热,烦躁,口苦,小便色黄,舌苔薄黄,脉弦数	清肝泄热化湿和营	龙胆泻肝汤	湿热内蕴,热势不盛,面赤烘热,口苦等症不显著:四妙丸
	心血不足	自汗或盗汗,心悸少寐,神疲气短,面色不华,舌质淡,脉细	养血补心	归脾汤	—

六 内伤发热

病名	证型	性质	临床表现	治法	代表方剂	加减
内伤发热	虚证	阴虚发热	午后潮热,或夜间发热,不欲近衣,手足心热,烦躁,少寐多梦,盗汗,口干咽燥,舌质红,或有裂纹,苔少甚至无苔,脉细数	滋阴清热	清骨散	—
		血虚发热	发热,热势多为低热,头晕眼花,身倦乏力,心悸不宁,面白少华,唇甲色淡,舌质淡,脉细弱	益气养血	归脾汤	—
		气虚发热	发热,热势或低或高,常在劳累后发作或加剧,倦怠乏力,气短懒言,自汗,易于感冒,食少便溏,舌质淡,苔白薄,脉细弱	益气健脾,甘温除热	补中益气汤	—
		阳虚发热	发热而欲近衣,形寒怯冷,四肢不温,少气懒言,头晕嗜卧,腰膝酸软,纳少便溏,面色㿠白,舌质淡胖,或有齿痕,苔白润,脉沉细无力	温补阳气,引火归原	金匮肾气丸	—
	实证	气郁发热	发热多为低热或潮热,热势常随情绪波动而起伏,精神抑郁,胁肋胀满,烦躁易怒,口干而苦,纳食减少,舌红,苔黄,脉弦数	疏肝理气,解郁泄热	加味逍遥散	素体阴虚而病肝郁发热:滋水清肝饮
		痰湿郁热	低热,午后热甚,心内烦热,胸闷脘痞,不思饮食,渴不欲饮,呕恶,大便稀薄或黏滞不爽,舌苔白腻或黄腻,脉濡数	燥湿化痰,清热和中	黄连温胆汤合中和汤	—
		血瘀发热	午后或夜晚发热,或自觉身体某些部位发热,口燥咽干,但不多饮,肢体或躯干有固定痛处或肿块,面色萎黄或晦暗,舌质青紫或有瘀点、瘀斑,脉弦或涩	活血化瘀	血府逐瘀汤	—

七 虚劳

病名	证型	性质	临床表现	治法	代表方剂	加减
虚劳	气虚	肺气虚	咳嗽无力,痰液清稀,短气自汗,声音低怯,时寒时热,平素易于感冒,面白	补益肺气	补肺汤	—
		心气虚	心悸,气短,劳则尤甚,神疲体倦,自汗	益气养心	七福饮	—
		脾气虚	饮食减少,食后胃脘不舒,倦怠乏力,大便溏薄,面色萎黄	健脾益气	加味四君子汤	中气不足,气虚下陷:补中益气汤
		肾气虚	神疲乏力,腰膝酸软,小便频数而清,白带清稀,舌质淡,脉弱	益气补肾	大补元煎	—
	血虚	心血虚	心悸怔忡,健忘,失眠,多梦,面色不华	养血宁心	养心汤	心脾两虚:归脾汤
		肝血虚	头晕,目眩,胁痛,肢体麻木,筋脉拘急,或筋惕肉瞤,妇女月经不调甚则闭经,面色不华	补血养肝	四物汤	干血瘀结,新血不生:大黄䗪虫丸
	阴虚	心阴虚	心悸,失眠,烦躁,潮热,盗汗,或口舌生疮,面色潮红	滋阴养心	天王补心丹	—
		脾胃阴虚	口干唇燥,不思饮食,大便燥结,甚则干呕,呃逆,面色潮红	养阴和胃	益胃汤	—
		肝阴虚	头痛,眩晕,耳鸣,目干畏光,视物不明,急躁易怒,或肢体麻木,筋惕肉瞤,面潮红	滋养肝阴	补肝汤	—
		肾阴虚	腰酸,遗精,两足痿弱,眩晕,耳鸣,甚则耳聋,口干,咽痛,颧红,舌红,少津,脉沉细	滋补肾阴	左归丸	—
	阳虚	心阳虚	心悸,自汗,神倦嗜卧,心胸憋闷疼痛,形寒肢冷,面色苍白	益气温阳	保元汤	—
		脾阳虚	面色萎黄,食少,形寒,神倦乏力,少气懒言,大便溏薄,肠鸣腹痛,每因受寒或饮食不慎而加剧	温中健脾	附子理中汤	—
		肾阳虚	腰背酸痛,遗精,阳痿,多尿或不禁,面色苍白,畏寒肢冷,下利清谷或五更泄泻,舌质淡胖,有齿痕	温补肾阳	右归丸	①遗精:合金锁固精丸;②五更泻:合四神丸;③阳虚水泛以致浮肿、尿少:合五苓散;④心肾阳虚:拯阳理劳汤合右归饮

八 肥胖

病名	证型	临床表现	治法	代表方剂	加减
肥胖	胃热火郁证	多食,消谷善饥,形体肥胖,脘腹胀满,面色红润,心烦头昏,口干口苦,胃脘灼痛,嘈杂,得食则缓。舌红苔黄腻,脉弦滑	清胃泻火佐以消导	小承气汤合白虎汤	肝火致便秘者加更衣丸;食积化热用枳实导滞丸或木香槟榔丸;湿热郁于肝胆用龙胆泻肝汤;表里俱实者,用防风通圣散
	痰湿内盛证	形盛体胖,身体重着,肢体困倦,胸膈痞闷,痰涎壅盛,头晕目眩,口干而不欲饮,嗜食肥甘醇酒,神疲嗜卧。苔白腻或白滑,脉滑	化痰利湿理气消脂	导痰汤合四苓散加减	—
	脾虚不运证	肥胖臃肿,神疲乏力,身体困重,胸闷脘胀,四肢轻度浮肿,晨轻暮重,劳累后明显,饮食如常或偏少,既往多有暴饮暴食史,小便不利,便秘或便溏。舌淡胖,边有齿痕,苔薄白或薄腻,脉濡细	健脾益气渗利水湿	参苓白术散合防己黄芪汤加减	脾虚水停,肢体肿胀明显者,加五皮饮
	脾肾阳虚证	形体肥胖,颜面虚浮,神疲嗜卧,气短乏力,腹胀便溏,自汗气喘,动则更甚,畏寒肢冷,下肢浮肿。舌淡胖,苔薄白,脉沉细	补益脾肾温阳化气	真武汤合苓桂术甘汤	表里俱寒,肢冷加重,畏寒喜热,厚衣多被,舌质淡胖,脉沉缓,可改用金匮肾气丸合理中丸加减
	气郁血瘀	肥胖懒动,善太息,胸闷胁满,肢端色泽不鲜,其或紫暗,可伴便干,失眠,男子性欲下降甚至阳痿,女性月经不调,量少甚或闭经,经色暗或者有血块,舌质暗或有瘀斑瘀点,舌苔薄,脉或色或滑	理气解郁活血化瘀	血府逐瘀汤	无论痰湿内盛还是气郁血瘀,病延日久均可转为痰瘀互结。治疗当以活血化瘀祛痰通络为主,可用导痰汤和血府逐瘀汤,或瓜蒌薤白半夏汤合桃红四物汤加减

九 癌病

病名	证型	临床表现	治法	代表方剂	加减
癌病	气郁痰瘀	胸膈痞闷,脘腹胀满或胀痛不适,或隐痛或刺痛,善太息,神疲乏力,纳呆食少,便溏或呕血,黑便,或咳嗽咳痰,痰质黏稠,痰白或黄白相兼,舌苔薄腻,质暗隐紫	行气解郁化痰祛瘀	越鞠丸合化积丸	—

病名	证型	临床表现	治法	代表方剂	加减
癌病	热毒炽盛	局部肿块的灼热疼痛。发热,口咽干燥,心烦寐差,或热势壮盛,久稽不退,咳嗽无痰或少痰,或痰中带血,甚则咳血不止,胸痛或腰酸背痛,小便短赤,大便秘结或便清泄泻;舌质红,舌苔黄腻或薄黄少津,脉细数或弦细数	清热凉血解毒散结	犀角地黄汤合犀黄丸	—
	湿热郁毒	时有发热,恶心,胸闷,口干口苦,心烦易怒,胁痛或腹部阵痛,身黄,目黄,尿黄,便中带血成黏液脓血便里急后重或大便干稀不调,肛门灼热;舌质红,苍黄腻,脉弦滑	清热利湿解毒散结	龙胆泻肝汤合五味消毒饮	—
	瘀毒内阻	面色晦暗,或肌肤甲错,胸痛或腰腹疼痛,痛有定处,如锥如刺,痰中带血或尿血,血色暗红,口唇紫暗;舌质暗或有瘀点、瘀斑,苔薄或薄白,脉涩或细弦或细涩	活血化瘀理气散结	血府逐瘀汤加减	—
	气阴两虚	神疲乏力,口眼干燥,盗汗头晕耳鸣,视物昏花,五心烦热,腰膝酸软,纳差,大便秘结或溏烂;舌质淡红少苔,脉细或细数	益气养阴扶正抗癌	生脉地黄汤	—
	气血双亏	形体消瘦,面色无华,唇甲色淡,气短乏力,动辄尤甚,伴头昏心悸,目眩眼花,动则多汗,口干舌燥,纳呆食少;舌质红或淡,脉细或细弱	益气养血扶正抗癌	十全大补丸	—

专题七 肢体经络病证

一 痹证

病名	证型		临床表现	治法	代表方剂	加减
痹证	风寒湿痹	行痹	肢体关节、肌肉疼痛,屈伸不利,可累及多个关节,疼痛呈游走性,初起可见恶风,发热等表证,舌质淡,苔薄白或薄腻,脉浮或浮缓	祛风通络散寒除湿	防风汤	—
		痛痹	肢体关节疼痛,疼势较剧,痛有定处,关节屈伸不利,局部皮肤或有寒冷感,遇寒痛甚,得热痛减,口淡不渴,恶风寒;舌质淡,苔薄白,脉弦紧	温经散寒祛风除湿	乌头汤	—
		着痹	肢体关节、肌肉酸楚、重着、疼痛,关节活动不利,肌肤麻木不仁,或有肿胀,手足困重,舌质淡,苔白腻,脉濡缓	除湿通络祛风散寒	薏苡仁汤	—
	风湿热痹		游走性关节疼痛,可涉及一个或多个关节,活动不便,局部灼热红肿,痛不可触,得冷则舒,可皮下结节或红斑,常伴有发热、恶风、汗出、口渴、烦躁不安等全身症状,舌质红,舌苔黄或黄腻,脉滑数或浮数	清热通络,祛风除湿	白虎加桂枝汤	热毒炽盛,化火伤津,深入骨节:五味消毒饮合犀角散
	痰瘀痹阻		肌肉关节刺痛,固定不移,或关节肌肤紫暗、肿胀,按之较硬,肢体顽麻或重着,或关节僵硬变形,屈伸不利,有硬结、瘀斑,面色黯黧,眼睑浮肿,或胸闷痰多,舌质紫暗或有瘀斑,舌苔白腻,脉弦涩	化痰行瘀,蠲痹通络	双合汤	亦可用桃红饮
	肝肾两虚		痹证日久不愈,关节屈伸不利,肌肉瘦削,腰膝酸软,或畏寒肢冷,阳痿,遗精,或骨蒸劳热,心烦口干,舌质淡红,舌苔薄白或少津,脉沉细弱或细数	培补肝肾,舒筋止痛	独活寄生汤	①肝肾阴亏,腰膝疼痛,低热心烦,或午后潮热:河车大造丸;②痹久内舍于心:炙甘草汤

■ 痉证

病名	证型	性质	临床表现	治法	代表方剂	加减
痉证	实证	邪壅经络	头痛,项背强直,恶寒发热,无汗或汗出,肢体酸重,甚至口噤不能语,四肢抽搐,舌苔薄白或白腻,脉浮紧	祛风散寒燥湿和营	羌活胜湿汤	①刚痉:葛根汤;②柔痉:瓜蒌桂枝汤;③暑温犯卫:新加香薷饮;④湿热偏盛,筋脉拘急:三仁汤
		肝经热盛	高热头痛,口噤龄齿,手足躁动,甚则项背强急,四肢抽搐,角弓反张,舌质红绛,舌苔薄黄或少苔,脉弦细而数	清肝潜阳息风镇痉	羚角钩藤汤	神昏痉厥:安宫牛黄丸、局方至宝丹或紫雪丹
		阳明热盛	壮热汗出,项背强急,手足挛急,口噤龄齿,甚则角弓反张,腹满便结,口渴喜冷饮,舌质红,苔黄燥,脉弦数	清泄胃热增液止痉	白虎汤合增液承气汤	①热邪伤津而无腑实证:白虎加人参汤;②阳明腑实,热结旁流:大承气汤
		瘀血内阻	头痛如刺,痛有定处,形体消瘦,项背强直,四肢抽痛;舌质紫暗,边有瘀斑,瘀点,脉象细涩	活血化瘀通窍止痉	通窍活血汤	—
		心营热盛	高热烦躁,神昏谵语,项背强急,四肢抽搐,甚则角弓反张,舌质红绛,苔黄少津,脉细数	清心透营开窍止痉	清营汤加减	—
		痰浊阻滞	头痛昏蒙,神识呆滞,项背强急,四肢抽搐,胸脘满闷,呕吐痰涎,舌苔白腻,脉滑或弦滑	豁痰开窍息风止痉	导痰汤	①痰浊上壅,蒙闭清窍,突然昏厥抽搐:急用竹沥加姜汁冲服安宫牛黄丸;②瘀血内阻所致:通窍活血汤加味
	虚证	阴血亏虚	项背强急,四肢麻木,抽搦或筋惕肉瞤,直视口噤,头目昏眩,自汗,神疲气短,或低热,舌质淡或舌红无苔,脉细数	滋阴养血息风止痉	四物汤合大定风珠	①瘀血内阻:通窍活血汤;②胸膈血瘀甚:血府逐瘀汤;③气血亏虚:圣愈汤、八珍汤

三 痿证

病名	证型	临床表现	治法	代表方剂	加减
痿证	肺热津伤	发病急,病起发热,或热后突然出现肢体软弱无力,可较快发生肌肉瘦削,皮肤干燥,心烦口渴,咳呛少痰,咽干不利,小便黄赤或热痛,大便干燥,舌质红,苔黄,脉细数	清热润燥,养阴生津	清燥救肺汤	胃阴亦伤:益胃汤
	湿热浸淫	起病较缓,逐渐出现肢体困重,痿软无力,尤以下肢或两足痿弱为甚,兼见微肿,手足麻木,扪及微热,喜凉恶热,或有发热,胸脘痞闷,小便赤涩热痛,舌质红,舌苔黄腻,脉濡数或滑数	清热利湿,通利经脉	二妙丸	—
	脾胃虚弱	起病缓慢,肢体软弱无力逐渐加重,神疲肢倦,肌肉萎缩,少气懒言,纳呆便溏,面色㿠白或萎黄无华,面浮,舌淡苔薄白,脉细弱	补中益气,健脾升清	参苓白术散	肥人痰多或脾虚湿盛:六君子汤
	肝肾亏损	起病缓慢,渐见肢体痿软无力,尤以下肢明显,腰膝酸软,不能久立,甚至步履全废,腿胫大肉渐脱,或伴有眩晕耳鸣,舌咽干燥,遗精或遗尿,或妇女月经不调,舌红少苔,脉细数	补益肝肾,滋阴清热	虎潜丸	①病久阴损及阳,阴阳两虚:鹿角胶丸、加味四斤丸;②热甚:六味地黄丸;③阳虚畏寒:右归丸
	脉络瘀阻	久病体虚,四肢痿弱,肌肉瘦削,手足麻木不仁,四肢青筋显露,可伴有肌肉活动时隐痛不适,舌痿不能伸缩,舌质暗淡或有瘀点、瘀斑,脉细涩	益气养营,活血行瘀	圣愈汤合补阳还五汤	瘀血久留:圣愈汤送服大黄䗪虫丸

四 颤证

病名	证型		临床表现	治法	代表方剂
颤证	实证	风阳内动	肢体颤动粗大,程度较重,不能自制,眩晕耳鸣,面赤烦躁,易激动,心情紧张时颤动加重,伴有肢体麻木,口苦而干,语言迟缓不清,流涎,尿赤,大便干,舌质红,苔黄,脉弦	镇肝息风,舒筋止颤	天麻钩藤饮合镇肝熄风汤
		痰热风动	头摇不止,肢麻震颤,重则手不能持物,头晕目眩,胸脘痞闷,口苦口黏,甚则口吐痰涎。舌体胖大,有齿痕,舌质红,舌苔黄腻,脉弦滑数	清热化痰,平肝息风	导痰汤合羚角钩藤汤
	虚证	气血亏虚	头摇肢颤,面色晄白,表情淡漠,神疲乏力,动则气短,心悸健忘,眩晕,纳呆。舌体胖大,舌质淡红,舌苔薄白滑,脉沉濡无力或沉细弱	益气养血,濡养筋脉	人参养荣汤
		髓海不足	头摇肢颤,持物不稳,腰膝酸软,失眠心烦,头晕,耳鸣,善忘,老年患者常兼有神呆、痴傻。舌质红,舌苔薄白,或红绛无苔,脉象细数	滋补肝肾,育阴息风	龟鹿二仙膏
		阳气虚衰	头摇肢颤,筋脉拘挛,畏寒肢冷,四肢麻木,心悸懒言,动则气短,自汗,小便清长或自遗,大便溏,舌质淡,舌苔薄白,脉沉迟无力	补肾助阳,温煦筋脉	地黄饮子

五 腰痛

病名	证型	性质	临床表现	治法	代表方剂	加减
腰痛	外感腰痛	寒湿腰痛	腰部冷痛重着,转侧不利,逐渐加重,静卧病痛不减,寒冷和阴雨天则加重。舌质淡,苔白腻,脉沉而迟缓	散寒行湿,温经通络	甘姜苓术汤(又名肾着汤)	年高体弱或久病不愈:独活寄生汤加附子
		湿热腰痛	腰部疼痛,重着而热,暑湿阴雨天气症状加重,活动后或可减轻,身体困重,小便短赤。苔黄腻,脉濡数或弦数	清热利湿,舒筋止痛	四妙丸	—

病名	证型	性质	临床表现	治法	代表方剂	加减
腰痛	跌仆闪挫	瘀血腰痛	腰痛如刺,痛有定处,痛处拒按,日轻夜重,轻者俯仰不便,重则不能转侧。舌质暗紫,或有瘀斑,脉涩,部分病人有跌仆闪挫病史	活血化瘀,通络止痛	身痛逐瘀汤	—
	肾虚腰痛	肾阴虚	腰部隐隐作痛,酸软无力,缠绵不愈,心烦少寐,口燥咽干,面色潮红,手足心热,舌红少苔,脉弦细数	滋补肾阴,濡养筋脉	左归丸	①相火偏亢:知柏地黄丸或大补阴丸;②阴阳俱虚,阴虚内热:杜仲丸
		肾阳虚	腰部隐隐作痛,酸软无力,缠绵不愈,局部发凉,喜温喜按,遇劳更甚,卧则减轻,常反复发作,少腹拘急,面色㿠白,肢冷畏寒,舌质淡,脉沉细无力	补肾壮阳,温煦经脉	右归丸	①无明显阴阳偏盛:青娥丸;②房劳过度而致:河车大造丸、补髓丹

第二章

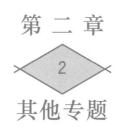

其他专题

专题一 类证鉴别

一 感冒与温病早期

感冒	发热多不高或不发热,感冒服解表药后,多能汗出身凉脉静,病势轻,病程短,不传变,预后好
温病早期	尤其是肺系温病,临床表现类似感冒的症状,如风温初起极似风热感冒之征,一般而言,温热病必有发热甚至高热,温热病汗出后热虽暂降,但脉数不静,身热旋即复起,且见传变入里的证候

二 普通感冒与时行感冒

普通感冒	在气候变化时,发病率可以升高,但无明显的流行特点。若感冒一周以上不愈,发热不退,或反复加重,应考虑继发他病
时行感冒	时行感冒发病迅速,不限于季节性,病情多重,往往具有流行性,传变迅速,治疗不及时易发生其他变证

三 风寒感冒与风寒咳嗽

风寒感冒	恶寒重,发热轻,无汗,头痛,肢节酸痛,鼻塞声重,时流清涕,喉痒,咳嗽,痰吐稀薄色白,口不渴或渴喜热饮,舌苔薄白而润,脉浮或浮紧。以表证为主,可兼有咳嗽。治以辛温解表。方选荆防败毒散
风寒咳嗽	咳嗽声重,气急,咽痒,咳痰稀薄色白,常伴鼻塞,流清涕,头痛,肢体酸楚,恶寒,发热,无汗等表证,舌苔薄白,脉浮或浮紧。以咳嗽为主,可有表证。治以疏风散寒,宣肺止咳。方选三拗汤合止嗽散

四 风热感冒与风热咳嗽

风热感冒	身热较著,微恶风,汗泄不畅,头胀痛,咳嗽,痰黏或黄,咽燥,或咽喉乳蛾红肿疼痛,鼻塞,流黄浊涕,口渴欲饮,舌苔薄白微黄、边尖红,脉象浮数。治以辛凉解表。方选银翘散、葱豉桔梗汤加减
风热咳嗽	咳嗽频剧,气粗或咳声嘶哑,喉燥咽痛,咳痰不爽,痰黏稠或稠黄,咳时汗出,常伴鼻流黄涕,口渴,头痛,肢楚,恶风,身热等表证,舌苔薄黄,脉浮数或浮滑。治以疏风清热,宣肺化痰。方选桑菊饮加减

五 风热咳嗽与肺痈

肺痈初期与风温极为类似	
风温	起病多急,以发热、咳嗽、烦渴或伴气急胸痛为特征,与肺痈初期颇难鉴别,风温经正确及时治疗后,多在气分而解
肺痈	振寒,咳吐浊痰明显,喉中有腥味是其特点,如风温经一周身热不退,或退而复生,咯吐浊痰,应进一步考虑肺痈之可能

◇ 冲刺篇 ◇

中医内科学

1265

六 肺痈与肺痨

肺痨	由于正气虚弱,感染痨虫,侵蚀肺脏所致,以咳嗽,咯血,潮热,盗汗以及形体逐渐消瘦为临床特征,具有传染性的慢性虚弱性疾病,四大主症:咳嗽、咯血、潮热、盗汗
肺痈	肺叶生疮,形成脓疡的一种病证,属内痈之一,临床以咳嗽,胸痛,发热,咳吐腥臭浊痰,甚则脓血相间为主要特征

七 哮证与喘证

哮	指声响言,为喉中有哮鸣音,是一种反复发作的独立性疾病
喘	指气息言,为呼吸气促困难,是多种急慢性疾病的一个症状
关系	哮必兼喘,喘未必兼哮。都有呼吸急促、困难的表现

八 实喘与虚喘

实喘	呼吸深长有余,呼出为快,气粗声高,伴有痰鸣咳嗽,脉数有力。因于外感者,发病骤急,病程短,多有表证;因于内伤者,病程多久,反复发作,外无表证
虚喘	呼吸短促难续,深吸为快,气怯声低,少有痰鸣咳嗽,脉象微弱或浮大中空,病势徐缓,时轻时重,遇劳则甚。肺虚者操劳后则喘,肾虚者静息时亦气息喘促,动则更甚,若心气虚衰,可见喘息持续不已,伴有发绀,心悸,浮肿,脉结代

九 肺胀与咳嗽、喘证、痰饮

咳嗽	咳嗽为主要症状,不伴有喘促
肺胀	兼有咳嗽咳痰,但有久患咳、喘、哮等病史,病程长,缠绵难愈,是多种慢性肺系病患反复发作迁延不愈,导致肺气胀满,不能敛降的一种病证。临床表现除喘咳上气外,常伴胸部膨满,胀闷如塞,甚则见唇甲发绀,心悸,水肿,昏迷,喘脱等危重证候
喘证	以气息言,以呼吸困难,甚至张口抬肩,鼻翼扇动,不能平卧为特征,是多种急、慢性疾病的一个症状,随疾病的治愈不再复发
关系	①哮证与喘证病久不愈,可发展为肺胀,②肺胀又可见哮、喘之证,③肺胀因外感诱发,病情加重时可表现为痰饮病中的"支饮"证

十 肺胀与心悸、水肿

肺胀	是多种慢性肺系疾患反复发作,迁延不愈,导致肺气胀满,不能敛降的一种病证。临床表现为:胸部膨满,憋闷如塞,喘息上气,咳嗽痰多,烦躁,心悸,面色晦暗,或唇甲发绀,脘腹胀满,肢体浮肿等。其病程缠绵,时轻时重,经久难愈,严重者可出现神昏、痉厥、出血、喘脱等危重证候
心悸	指病人自觉心中悸动,惊惕不安,甚则不能自主的一种病证,临床一般多呈发作性,每因情志波动或劳累过度而发作,且常伴胸闷、气短、失眠、健忘、眩晕、耳鸣等症。病情较轻者为惊悸,病情较重者为怔忡,可呈持续性
水肿	是体内水液潴留,泛滥肌肤,表现以头面、眼睑、四肢、腹背,甚至全身浮肿为特征的一类病证

十一 肺痨与虚劳

肺痨	系正气不足而被痨虫侵袭所致,主要病位在肺,具有传染性,以阴虚火旺为其病理特点,以咳嗽、咳痰、咯血、潮热、盗汗、消瘦为主要临床症状
虚劳	由多种原因所导致,久虚不复,病程较长,无传染性,以脏腑气、血、阴、阳亏虚为其基本病机,分别出现五脏气、血、阴、阳亏虚的多种症状

历史源流	唐代以前,尚未将这两种病证加以区分,一般都统括在虚劳之内。 宋代以后,对虚劳与肺痨的区别有了明确的认识

十二 自汗与脱汗、战汗、黄汗

脱汗	发生于病情危重之时,正气欲脱,阳不敛阴,以致汗液大泄,表现大汗淋漓或汗出如珠,常同时伴有声低息短,精神疲惫,四肢厥冷,脉微欲绝或散大无力等症状。
战汗	发生于急性热病过程中,症见发热烦渴,突然全身恶寒战栗,继而汗出,热势渐退,多为正气拒邪,若正胜邪退,乃属病趋好转之象。
黄汗	以汗出色黄如柏汁,染衣着色为特点,多因湿热内蕴所致。
自汗盗汗	由于阴阳失调,腠理不固,而致汗液外泄失常的病证

十三 相同病理,导致不同血证

共同病机	火热熏灼、迫血妄行及气虚不摄,血溢脉外。

血证以出血为突出表现,但随其病因、病位的不同,而表现为不同的出血证;火热灼伤的部位不同,而表现为不同的出血证

十四 相同处方,治疗不同血证

龙胆泻肝汤	①鼻衄之肝火上炎证;②吐血之肝火犯胃证
归脾汤	①鼻衄之气血亏虚证;②吐血之气虚血溢证;③便血之气虚不摄证;④尿血之脾不统血证;⑤肌衄之气不摄血证

十五 胸痹与真心痛

胸痹	以胸部闷痛,甚则胸痛彻背,短气、喘息不得卧为主症的一种疾病,轻者仅感胸闷如窒,呼吸欠畅,重者则有胸痛,严重者心痛彻背,背痛彻心
真心痛	乃胸痹的进一步发展,症见心痛剧烈,甚则持续不解,伴有汗出、肢冷、面白、唇紫、手足青至节、脉微细或结代等危重证候

十六 胸痹与胃痛、胁痛、悬饮

胸痹	以胸部闷痛,甚则胸痛彻背,短气、喘息不得卧为主症的一种疾病,轻者仅感胸闷如窒,呼吸欠畅,重者则有胸痛,严重者心痛彻背,背痛彻心	
胸痹与胃痛	心在胃上,胃在心下,故有胃脘当心而痛之称,胸痹之不典型者,其疼痛可在胃脘部,而易与胃脘痛混淆	
	胸痹以闷痛为主,为时短暂,虽与饮食有关,但休息、服药常可缓解	胃脘痛与饮食有关,以胀痛为主,局部有压痛,持续时间较长,多伴有:嗳气、呃逆、泛吐酸水或清涎等脾胃证候
胸痹与胁痛	胸痹不典型者,其疼痛可在胁部	胁痛以一侧或双侧的胁肋部胀痛或窜痛为主,伴有口苦、目眩等症
胸痹与悬饮	二者均有胸痛	
	胸痹当胸闷痛,并可向左肩或左臂内侧等部位放射,常因受寒、饱餐、情绪波动、劳累而突然发作,历时短暂,休息或用药后得以缓解	悬饮为胸胁胀痛,持续不解,多伴有咳唾,转侧、呼吸时疼痛加重,肋间饱满,并有咳嗽,咳痰等肺系证候

十七 惊悸与怔忡

怔忡	每由内因引起,并无外惊,常持续心悸,自觉心中惕惕,稍劳即发,多属虚证,病来虽渐,但全身情况较差,病情较为深重
惊悸	常由外因而成,偶受外来刺激,或因惊恐,或因恼怒,均可发病,发则心悸,时作时止,病来虽速,但全身情况较好,病势浅而短暂,实证居多
关系	病因不同,病情程度上又有轻重之别;有密切联系,惊悸日久可以发展为怔忡

十八 内伤发热与外感发热

内伤发热	以内伤为病因,脏腑功能失调,气、血、阴、阳失衡为基本病机,以发热为主要临床表现的病证。一般起病缓慢,病程较长,多为低热,或自觉发热,而体温并不升高,表现为高热者较少。不恶寒,或虽有怯冷,但得衣被则温。常兼见头晕、神疲、自汗、盗汗、脉弱等症。无感受外邪所致的头身疼痛、鼻塞、流涕、脉浮等症。一般有气、血、阴、阳亏虚或气虚、血瘀,湿阻的病史或反复发热史
外感发热	因感受外邪而起,起病较急,病程较短,发热初起大多伴有恶寒,其恶寒得衣被而不减。发热的热度大多较高,发热的类型随病种的不同而有所差异。初起常兼有头身疼痛、鼻塞、流涕、咳嗽、脉浮等表证。外感发热由感受外邪,正邪相争所致,属实证者居多

十九 癫、狂、痫证

癫	癫者静,癫者多喜
狂	狂者动,狂者多怒
痫证	平素如常人,发则眩仆倒地,昏不知人,常伴见口吐涎沫,两目上视,四肢抽搐,或口中发出猪羊叫声等候

二十 中风与厥证、痉证、痫证

中风与厥证	厥证也有突然昏仆,不省人事之表现,一般而言,厥证神昏时间短暂,发作时常伴有四肢逆冷,移时多可自行苏醒,醒后无半身不遂、口眼㖞斜、言语不利等表现
中风与痉证	痉证以四肢抽搐、项背强直,甚至角弓反张为主症,发病时也可伴有神昏,需与中风闭证相鉴别。但痉证之神昏多出现在抽搐之后,而中风患者多在起病时即有神昏,而后可以出现抽搐。痉证抽搐时间长,中风抽搐时间短。痉证患者无半身不遂、口眼㖞斜等症状
中风与痫证	痫证发作时起病急骤,突然昏仆倒地,与中风相似。但痫证为阵发性神志异常的疾病,猝发仆地时常口中作声,如猪羊啼叫,四肢频抽而口吐白沫;中风则仆地无声,一般无四肢抽搐及口吐涎沫的表现。痫证之神昏多为时短暂,移时可自行苏醒,醒后一如常人,但可再发;中风患者昏仆倒地,其神昏症状严重,持续时间长,难以自行苏醒,需及时治疗方可逐渐清醒。中风多伴有半身不遂、口眼㖞斜等症,亦与痫证不同

二十一 中风之中脏腑与中经络

中经络(轻)	若肝风夹痰,横窜经络,血脉瘀阻,气血不能濡养机体,则见中经络之证,表现为半身不遂,口眼㖞斜,不伴神志障碍
中脏腑(重)	若风阳痰火蒙蔽神窍,气血逆乱,上冲于脑,则见中脏腑重证,络损血溢,瘀阻脑络,而致猝然昏倒,不省人事

◇ 刘应科 ◇ 考研中医综合复习指导

二十二 刚痉与柔痉

	《金匮要略》中说"太阳病,发热无汗,反恶寒者,名曰刚痉。太阳病,发热汗出,而不恶寒,名曰柔痉"
共同点	发热、颈项强急、口噤,甚则角弓反张
刚痉	恶寒,无汗;寒性收引,刚痉兼太阳表实证
柔痉	汗出,不恶寒;风性开泄,柔痉兼太阳表虚证

二十三 暑厥、气厥、蛔厥

共同点	气厥、暑厥都有"突然昏迷"这一症状,气厥、蛔厥都有"手足厥冷"的特点
暑厥	发生在夏令炎暑季节,多见于久曝烈日之下,或久劳于高温之室的人,感受暑邪,热郁气逆,阻遏气机,闭塞清窍而猝然发厥,兼见头晕、头痛、胸闷身热、面色潮红,或有谵妄等症
蛔厥	由于蛔虫扭结成团,阻塞肠道,逆行入胃,胃气上逆,钻孔乱窜,进入胆道,以致出现脘腹剧痛,按之有瘕块,甚则呕吐蛔虫,汗出肢冷等症。因其呕吐蛔虫加上四肢厥冷故称"蛔厥"。在临证之时,应根据其不同症状和本证加以区别
气厥	由于肝气不舒,气机逆乱,上壅心胸,阻塞清窍,故见突然昏倒,不省人事,口噤握拳。而肝气上逆,气机闭塞,肺气不宣,则呼吸气粗。阳气被郁,不能外达,则四肢厥冷。气闭于内,则见脉伏,肝气郁滞未畅,则脉见沉弦

二十四 头痛与眩晕

头痛	病因有外感与内伤两方面;头痛以疼痛为主,实证较多
眩晕	病因以内伤为主;眩晕则以昏眩为主,虚证较多
关系	二者可单独出现,也可同时出现

二十五 诸痛的部位、性质、特点与辨证论治

胸痹	以胸部闷痛为主症患者多见膻中或心前区憋闷疼痛,甚则痛彻左肩背、咽喉、胃脘部、左上臂内侧等部位,呈反复发作性,一般持续几秒到几十分钟,休息或用药后可缓解。常伴有心悸、气短、自汗,甚则喘息不得卧,严重者可见胸痛剧烈,持续不解,汗出肢冷,面色苍白,唇甲青紫,脉散乱或微细欲绝等危候,可发生猝死。多见于中年以上,常因操劳过度、抑郁恼怒、多饮暴食或气候变化而诱发,亦有无明显诱因或安静时发病者
	辨证首先辨别虚实,分清标本。标实当泻,针对气滞、血瘀、寒凝、痰浊而疏理气机,活血化瘀,辛温通阳,泄浊豁痰,尤重活血通脉治法;本虚宜补,权衡心脏阴阳气血之不足,有无兼见肺、肝、脾、肾等脏之亏虚,补气温阳,滋阴益肾,纠正脏腑之偏衰,尤其重视补益心气之不足
胃痛	以上腹近心窝处胃脘部发生疼痛为特征,其疼痛有胀痛、刺痛、隐痛、剧痛等不同的性质。常伴食欲不振、恶心呕吐、嘈杂泛酸、嗳气吞腐等上消化道症状。发病特点:以中青年居多,多有反复发作病史,发病前多有明显的诱因,如天气变化、恼怒、劳累、暴饮暴食、饥饿、进食生冷干硬辛辣醇酒,或服用有损脾胃的药物等
	应辨虚实寒热,在气在血,还应辨兼夹证。治疗以理气和胃止痛为主,审证求因,辨证施治。邪盛以祛邪为急,正虚以扶正为先,虚实夹杂者,则当祛邪扶正并举

腹痛	凡是以胃脘以下,耻骨毛际以上部位的疼痛为主要表现者,即为腹痛。其疼痛性质各异,若病因外感,突然剧痛,伴发症状明显者,属于急性腹痛;病因内伤,起病缓慢,痛势缠绵者,则为慢性腹痛
	腹痛应辨别性质,如寒痛、热痛、气滞痛、血瘀痛、食滞痛等;还需辨别部位,如胁腹痛、两侧少腹痛,大腹疼痛,脐腹疼痛,脐以下小腹痛等
头痛	以头部疼痛为主要临床表现。头痛部位可发生在前额、两颞、颠顶、枕项或全头部。疼痛性质可为跳痛、刺痛、胀痛、灼痛、重痛、空痛、昏痛、隐痛等。头痛发作形式可为突然发作,或缓慢起病,或反复发作,时痛时止。疼痛的持续时间可长可短,可数分钟、数小时或数天、数周,甚则长期疼痛不已。外感头痛者多有起居不慎,感受外邪的病史;内伤头痛者常有饮食、劳倦、房事不节、病后体虚等病史
	首先辨别外感头痛与内伤头痛。外感头痛属实证,以风邪为主,故治疗主以疏风,兼以散寒、清热、祛湿。内伤头痛多属虚证或虚实夹杂证,虚者以滋阴养血,益肾填精为主;实证当平肝、化痰、行瘀;虚实夹杂者,酌情兼顾并治。还要辨相关经络脏腑。因头为诸阳之会,手足三阳经均循头面,厥阴经亦上会于颠顶,由于受邪之脏腑经络不通,头痛之部位亦不同。大抵太阳头痛,在头后部,下连于项;阳明头痛,在前额部及眉棱骨等处;少阳头痛,在头之两侧,并连及于耳;厥阴头痛则在颠顶部位,或连目系
淋证	以小便频数,淋漓涩痛,小腹拘急隐痛,为各种淋证的主症。病久或反复发作后,常伴有低热、腰痛、小腹坠胀、疲劳等。多见于已婚女性,每因疲劳、情志变化、不洁房事而诱发
	临床辨证首先应辨六淋之类别,其次,须辨证候之虚实,虚实夹杂者,须分清标本虚实之主次,证情之缓急,最后须辨明各淋证的转化与兼夹。实则清利,虚则补益,为淋证的基本治则
痹证	临床表现为肢体关节、肌肉疼痛,屈伸不利,或疼痛游走不定,甚则关节剧痛、肿大、强硬、变形。发病及病情的轻重常与劳累以及季节、气候的寒冷、潮湿等天气变化有关,某些痹证的发生和加重可与饮食不当有关。本病可发生于任何年龄,但不同年龄的发病与疾病的类型有一定的关系
	痹证的辨证,一是要辨邪气的偏盛,二是要辨别虚实。痹证以风、寒、湿、热、痰、瘀痹阻经络气血为基本病机,其治疗应以祛邪通络为基本原则,根据邪气的偏盛,分别予以祛风、散寒、除湿、清热、化痰、行瘀,兼顾"宣痹通络"
腰痛	急性腰痛,病程较短,轻微活动即可引起一侧或两侧腰部疼痛加重,脊柱两旁常有明显的按压痛;慢性腰痛,病程较长,缠绵难愈,腰部多隐痛或酸痛。常因体位不当,劳累过度,天气变化等因素而加重。本病常有居处潮湿阴冷,涉水冒雨,跌仆闪挫或劳损等相关病史
	腰痛治疗当分标本虚实。感受外邪属实,治宜祛邪通络,根据寒湿、湿热的不同,分别予以温散或清利;外伤腰痛属实,治宜活血祛瘀,通络止痛为主;内伤致病多属虚,治宜补肾固本为主,兼顾肝脾

二十六 引起昏迷的常见病证

痫病、厥证、中风、痉证。

二十七 以下列方药为主方治疗的病证

龙胆泻肝汤、温胆汤、柴胡疏肝散、归脾汤、金匮肾气丸、血府逐瘀汤、藿香正气散、葛根芩连汤等。

龙胆泻肝汤	不寐(肝火扰心)、痫病(痰火扰神)、胁痛(肝胆湿热)、耳鸣耳聋(肝胆火盛)、血证(鼻衄——肝火上炎;吐血——肝火犯胃)、自汗盗汗(邪热郁蒸)。Tips:遗精之湿热下注肝经,属加减方(1991151)
温胆汤	心悸(痰火扰心)、不寐(痰火扰心)、耳鸣耳聋(痰火郁结)、内伤发热(痰湿郁热)
柴胡疏肝散	胸痹(气滞心胸)、胃痛(肝气犯胃)、腹痛(肝郁气滞)、胁痛(肝郁气滞)、黄疸(肝脾不调)、积聚(七版:气滞血阻)、鼓胀(气滞湿阻)、郁证(肝气郁结)

归脾汤	心悸(心血不足)、不寐(心脾两虚)、眩晕(气血亏虚)、郁证(心脾两虚)、血证(鼻衄——气血亏虚;吐血——气虚血溢;便血——气虚不摄;尿血——脾不统血;紫斑——气不摄血)、自汗盗汗(心血不足)、内伤发热(血虚发热)(2012170)
金匮肾气丸	喘证(肾虚不纳)、痰饮(脾肾阳虚)、消渴(下消——阴阳两虚)、内伤发热(阳虚发热)
藿香正气散	呕吐(外邪犯胃)、泄泻(寒湿内盛)
葛根芩连汤	泄泻(湿热伤中)
血府逐瘀汤	胸痹(心血瘀阻)、胁痛(瘀血阻络)、内伤发热(血瘀发热)

二十八 噎膈、反胃、梅核气、呕吐

噎膈	指痰、气、瘀互结于食管,阻塞食管、胃脘导致吞咽食物哽噎不顺,饮食难下,由胃复出的病证
反胃	饮食入胃,脾胃虚寒,胃中无火,宿谷不化,经过良久,由胃反出之病
呕吐	外感、饮食、情志等因素导致胃气上逆所致
梅核气	无形之痰气阻于咽喉,自觉咽中如有物梗阻,吐之不出,咽之不下,但饮食咽下顺利

二十九 呃逆与干呕、嗳气

干呕	无物有声谓之干呕,乃胃气上逆,冲咽而出,发出呕吐之声
嗳气	胃气郁阻,气逆于上,冲咽而出,发出沉缓的嗳气声,常伴有酸腐气味,食后多发,故张景岳称之为"饱食之气"
呃逆	古名为"哕",以喉间呃呃连声,声短而频,令人不能自制为特征
区别	①病位:呕吐、嗳气在胃;呃逆在膈肌 ②病机:均有胃气上逆;呃逆还有膈间不利的因素存在

三十 泄泻与痢疾

病位:都在肠间,均多发于夏秋季节,症状都有腹痛,大便次数增多	
泄泻	排便次数增多,粪便稀溏,甚至如水样者。泄泻亦有腹痛证:多与肠鸣脘胀同时出现,其痛便后即减
痢疾	腹痛、里急后重、痢下赤白黏液者。痢疾之腹痛:与里急后重同时出现,且腹痛便后不减

三十一 干霍乱与腹痛

霍乱	猝然心腹作痛,上吐下泻,谓之湿霍乱也。欲吐不吐,欲泻不泻,谓之干霍乱也。干霍乱,临床表现为突然腹中绞痛,吐泻不得,俗称搅肠痧、斑痧、乌痧胀。多因冷气搏于肠胃,或邪恶污秽之气郁于胸腹,闭塞经隧,气滞血凝,中气拂乱所致
腹痛	胃脘以下、耻骨毛际以上部位发生疼痛为主症的病证。感受外邪、饮食所伤、情志失调及素体阳虚等,均可导致气机阻滞、脉络痹阻或经脉失养而发生腹痛

三十二 腹痛与疝气、肠痈

腹痛	外感时邪、饮食不节、情志失调及素体阳虚等导致的气机郁滞、脉络痹阻及经脉失养所致
肠痈之腹痛	集中于右少腹部,拒按明显,转侧不便,右足喜屈而畏伸
疝气之腹痛	少腹痛引睾丸

三十三 胃痛与真心痛

真心痛	心经病变所引起的心痛证。多见于老年人,为当胸而痛,其多刺痛,动辄加重,痛引肩背,常伴心悸气短、汗出肢冷,病情危急
胃痛	胃脘痛与饮食有关,以胀痛为主,局部有压痛,持续时间较长,多伴有:嗳气、呃逆、泛吐酸水或清涎等脾胃证候
鉴别点	病变部位、疼痛程度与特征、伴随症状及其预后

三十四 急黄、阳黄、阴黄的鉴别诊断

阳黄	黄色鲜明,发病急,病程短,常伴身热、口干苦,舌苔黄腻,脉象弦数
急黄	为阳黄之重症,病情急骤,疸色如金,兼见神昏、发斑、出血等危象
阴黄	黄色晦暗,病程长,病势缓,常伴纳少、乏力、舌淡、脉沉迟或细缓

三十五 黄疸与萎黄

黄疸	①发病与感受外邪、饮食劳倦或病后有关;②病机为湿滞脾胃,肝胆失疏,胆汁外溢;③主症为身黄、目黄、小便黄
萎黄	①病因与饥饱劳倦、食滞虫积或病后失血有关;②病机为脾胃虚弱,气血不足,肌肤失养;③主症为肌肤萎黄不泽,目睛及小便不黄,常伴头昏倦怠、心悸少寐,纳少便溏等症状

三十六 积证与聚证的鉴别

积聚	腹内结块,或痛或胀的病证
积	属有形,结块固定不移,痛有定处,病在血分,是为脏病
聚	属无形,包块聚散无常,痛无定处,病在气分,是为腑病

三十七 鼓胀与水肿的鉴别

共同点	均可见肢体水肿,腹部膨隆
鼓胀	①症状:单腹胀大,面色苍黄,腹壁青筋暴露,四肢多不肿,反见瘦削,后期或伴见轻度肢体浮肿;②病机:肝、脾、肾功能失调,导致气滞、血瘀、水湿聚于腹中
水肿	①症状:头面或下肢先肿,继及全身,面色㿠白,腹壁亦无青筋暴露;②病机:肺、脾、肾三脏气化失调,而导致水液泛滥肌肤

◎提示▶▶▶比较鉴别是学习的难点和重点,同时也是深刻理解各种病症之间区别和联系的重要学习方法。首先要做到的是熟记各种病证的概念,在记忆理解概念的时候要仔细分解,将概念中包含的信息划分为病因、病机、症状等部分,再整合记忆,这样一种病证的印象就基本建立了。其次,在深刻理解疾病概念的基础上,两种病证的区别与联系就呼之欲出了,找出相同点、不同点再加以强化记忆就可以了。

专题二　病证转化与联系

一 感冒与咳嗽的转化

咳嗽可以是发病即始,也可由其他疾病发展而来,如感冒治疗不及时,失治误治,或体弱者后期迁延,病邪深入,进一步伤及肺系,肺气耗伤,可发展为咳嗽,临床不可不辨。

二 外感咳嗽与内伤咳嗽的转化

外感咳嗽与内伤咳嗽可相互影响为病,久延则邪实转为正虚。外感咳嗽如迁延失治,邪伤肺气,更易反复感邪,而致咳嗽屡作,肺气益伤,逐渐转为内伤咳嗽;肺脏有病,卫外不强,易受外邪引发或加重,特别在气候转寒时尤为明显。久则从实转虚,肺脏虚弱,阴伤气耗。于此可知,咳嗽虽有外感、内伤之分,但有时两者又可互为因果。

三 肺痈、肺痨、咳嗽、喘证、哮证与肺痿的转化关系

①肺痨久嗽,耗伤阴津,虚热内灼,肺痈热毒熏蒸伤阴,消渴津液耗伤,热病邪热伤津,或因误治(汗、吐、下利等)消亡津液,以致热壅上焦,消灼肺津,变生涎沫,肺燥阴竭,肺失濡养,日渐枯萎。

②内伤久咳、久喘、久哮等,耗气伤阳,以致肺虚有寒,气不化津,津反为涎,肺失濡养,痿弱不用。或肺燥伤津,或肺气虚冷,气不化津,以致津气亏损,肺失濡养,日渐肺叶枯萎而成肺痿。

四 哮证与喘证的转化

哮必兼喘,喘未必兼哮,哮病久延可发展成为经常性的痰喘,故可将哮列入喘证的范围。

五 咳嗽与喘证的疾病转化

咳嗽反复发作,久病肺弱,咳伤肺气,肺之气阴不足,以致气失所主而短气喘促,久病迁延不愈,由肺及肾,肾之真元伤损,根本不固,则气失摄纳,上出于肺,出多入少,逆气上奔而为喘,若肾阳衰弱,水无所主,凌心射肺,肺气上逆,心阳不振而致喘,则属虚中夹实之候。

六 咳嗽、喘证、痰饮与肺胀疾病转化

肺胀的发生,多因久病肺虚,痰浊内停,每因再感外邪,诱使病情发作加重,久病肺虚,如内伤久咳,支饮,哮喘,肺痨等肺系慢性疾病,迁延失治,痰浊内停,气还肺间,日久导致肺虚,成为本病的发病基础。

七 肺胀与心悸、水肿

见比较鉴别专题。

八 胸痹与心悸的转化

心悸日久不愈或失治误治,气滞、血瘀、痰阻,痹遏胸阳,阻滞心脉;或心阳不足,胸阳失运,气血运行失畅,痹遏胸阳,阻滞心脉,发展为胸痹。

九 心悸与不寐的转化

不寐一证,多为情志所伤,劳逸失度、久病体虚、五志过极、饮食不节等引起的阴阳失交、阳不入阴而形成。心悸也可由这些病因导致。心悸与不寐虽属于两种疾病,但临床可以一起出现,因为病机相同,可以相互转化,互为疾病。

十 泄泻与痢疾的转化

证诸临床,泻痢两者,可以互相转化,有先泻转痢者,亦有先痢而后转泻者。两者病机以及临床症状各有不同,病变之部位皆在肠间。一般认为先泻后痢病情加重,先痢后泻为病情减轻。

十一 活人败毒散证与葛根芩连汤证的转化

若痢疾初起,发热恶寒,头身重痛,见表证者,可用解表法,活人败毒散主之。方中以人参坐镇中州,为督帅之师,以二活二胡和川芎从半表半里之际领邪外出。此即喻嘉言所谓"逆流挽舟"之法。更以枳壳宣中焦之气,茯苓渗下焦之湿,桔梗开上焦之痹,甘草和合诸药,乃陷者举之之法,不治痢而治痢疾之源。

倘身热汗出,脉象急促,表邪未解而里热已盛者,则用葛根芩连汤以解表清里。若痢疾初起,见表证的活人败毒散证失治误治,表邪入里化热,表邪未解而里热已盛者,转为葛根芩连汤证。

十二 痢疾的预后与转归

1. 预后

一般说来,能食者轻,不能食者重;有粪者轻,无粪者重;气短、呃逆、唇如望朱,发热不休,口糜者重;痢色如鱼脑、如猪肝,如赤豆汁,或下痢纯血,或如屋漏水,均属重危之候。然亦当全面观察,脉证参合,不可执一而论。

2. 转归

急性痢疾,治疗及时得当,体质强壮者,一般在2周左右痊愈,症状在3～5天消失。若病邪重,或素体正气亏虚,或失治误治,致使痢疾长期不愈,转为慢性。

十三 呕吐与反胃的转化

呕吐日久不愈,渐致脾胃虚寒,脾胃虚弱,中阳不振,水谷腐熟、运化不及;食入胃中,脾胃虚寒不能腐熟水谷,导致朝食暮吐,暮食朝吐,渐成反胃。

十四 胁痛、黄疸、积聚、鼓胀在病理上的联系与转化关系

积聚病势进一步发展,可出现一些严重病证,如湿热瘀结,肝脾失调,胆汁泛溢,可出现黄疸;若气血瘀阻,水湿泛滥,可出现腹满肢肿(即鼓胀)。黄疸若久病不愈,气血淤滞,伤及肝脾,有酿成癥积、鼓胀的可能。

十五 鼓胀常见合并症的诊治

1. 大出血

骤然大量呕血,血色鲜红,大便下血,暗红或油黑,多属痰热互结,热迫血溢,治宜清热凉血,活血止血,方用犀角地黄汤加参三七、仙鹤草、地榆炭、血余炭、大黄炭等。若大出血之后,气随血脱,阳气衰微,汗出如油,四肢厥冷,呼吸低弱,脉细微欲绝,治宜扶正固脱,益气摄血,方用大剂独参汤加山萸肉,并可与"血证"治疗互参。

2. 昏迷

痰热内扰,蒙蔽心窍,症见神识昏迷,烦躁不安,甚则怒目狂叫,四肢抽搐颤动,口臭便秘,溲赤尿少,舌红苔黄,脉弦滑数,治当清热豁痰,开窍息风,方用安宫牛黄丸合龙胆泻肝汤加减,亦可用醒脑静注射液静脉滴注。若痰浊壅盛,蒙蔽心窍,症见静卧嗜睡,语无伦次,神情淡漠,舌苔厚腻,治当化痰泄浊开窍,方选苏合香丸或合菖蒲郁金汤。

十六 淋证与癃闭的鉴别及转化

癃闭与淋证均属膀胱气化不利,故皆有排尿困难,点滴不畅的证候。但癃闭无尿道刺痛,每日尿量少于正常,甚或无尿排出;而淋证则小便频数短涩,滴沥刺痛,欲出未尽,而每日排尿量正常。《医学心悟·小便不通》所言:"癃闭与淋证不同,淋则便数而茎痛,癃闭则小便短涩而难通。"但淋证日久不愈,可发展成癃闭,而癃闭感受外邪,常可并发淋证。

十七 癃闭与水肿的鉴别及转化

癃闭与水肿临床都表现为小便不利,小便量少,但水肿是体内水液潴留,泛溢于肌肤,引起头面、眼睑、四肢浮肿,甚者伴有胸、腹水,并无水蓄膀胱之症候;而癃闭多不伴有浮肿,部分患者还兼有小腹胀满膨隆,小便欲解不能,或点滴而出的水蓄膀胱之证,可资鉴别。

十八 消渴与中风、胸痹

见19条。

十九 消渴常见合并症的诊治

消渴病日久,则易发生以下两种病变:一是阴损及阳,阴阳俱虚。二是病久入络,血脉瘀滞。血瘀是消渴病的重要病机之一,且消渴病多种并发症的发生也与血瘀密切相关。

消渴病常病及多个脏腑,病变影响广泛,未及时医治以及病情严重的患者,常可并发多种病症:①消渴日久,肺失滋润,而发肺痨;②阴损及阳,脾肾衰败,水湿潴留,泛溢肌肤,则成水肿;③阴虚热炽,炼液成痰,痰阻经络,蒙

蔽心窍而并发中风;④阴竭阳亡而致厥证;⑤燥热内结,营阴被灼,络脉瘀阻,蕴毒成脓,发为疮疡;⑥肾阴亏损,肝失濡养,肝肾精血不足,无以上承则会并发白内障、雀盲眼。血管损害是糖尿病多种并发症的病理基础,如糖尿病眼底病变、糖尿病脑血管病变、糖尿病心血管病变、糖尿病肾病等,其中医病机以血脉涩滞,瘀血痹阻为核心,活血化瘀是防治糖尿病并发症的关键。对于消渴病的多种并发症,可以辨证施治为主,适当配伍活血化瘀药物或方剂,以期提高疗效。

二十 头痛与眩晕

见比较鉴别专题。

二十一 头痛、眩晕与中风

中风以猝然昏仆,不省人事,口舌歪斜,半身不遂,失语,或不经昏仆,仅以㖞僻不遂为特征。中风昏仆与眩晕之甚者相似,眩晕之甚者亦可仆倒,但无半身不遂及不省人事、口舌歪斜诸症。也有部分中风病人,以眩晕、头痛为其先兆表现,故临证当注意中风与眩晕的区别与联系。

二十二 下列病证的调护特点

1. 胸痹

注意调摄精神,避免情绪波动;注意生活起居,寒温适宜;注意饮食调节;注意劳逸结合,坚持适当活动;加强护理及监护。

2. 郁证

正确对待各种事物,避免忧思郁怒,防止情志内伤,是防治郁证的重要措施。医务人员深入了解病史,详细进行检查,用诚恳、关怀、同情、耐心的态度对待病人,取得患者的充分信任,在郁证的治疗及护理中具有重要作用。对郁证患者,应做好精神治疗工作,使病人能正确认识和对待疾病,增强治愈疾病的信心,并解除情志致病的原因,以促进郁证的完全治愈。

3. 水肿

①避免风邪外袭。
②防止水湿外侵。
③注意调摄饮食。
④保持皮肤清洁,避免抓破皮肤。
⑤劳逸结合,调畅情志。

4. 中风

应识别中风先兆,及时处理,以预防中风发生。平时在饮食上宜食清淡易消化之物,忌肥甘厚味、动风、辛辣刺激之品,禁烟酒,要保持心情舒畅,做到起居有常,饮食有节,避免疲劳,以防止卒中和复中。

5. 癃闭

锻炼身体,增强抵抗力,起居生活要有规律,避免久坐少动。保持心情舒畅,消除紧张情绪,切忌忧思恼怒。消除外邪入侵和湿热内生的有关因素,如过食肥甘、辛辣、醇酒,或忍尿,纵欲过度等。早期治疗淋证、水肿、尿路肿块、结石等疾患。对疫斑热患者,要及时补充体液,维持体内液体的平衡。

6. 消渴

本病除药物治疗外,注意生活调摄具有十分重要的意义。在保证机体合理需要的情况下,应限制粮食、油脂的摄入,忌食糖类,饮食宜以适量米、麦、杂粮,配以蔬菜、豆类、瘦肉、鸡蛋等,定时定量进餐。戒烟酒、浓茶及咖啡等。保持情志平和,制定并实施有规律的生活起居制度。

7. 虚劳

虚劳一般病程较长,多为久病痼疾,症状逐渐加重,短期不易康复。其转归及预后,与体质的强弱,脾肾的虚衰,能否解除致病原因,以及是否得到及时、正确的治疗、护理等因素有密切关系。脾肾未衰,元气未败,形气未脱,饮食尚可,无大热,或虽有热而治之能解,无喘息不续,能受补益等,为虚劳的顺证表现,其预后较好。反之,形神衰惫,肉脱骨痿,不思饮食,泄泻不止,喘急气促,发热难解,声哑息微,或内有实邪而不任攻,或诸虚并集而不受补,舌质淡胖无华或光红如镜,脉象急促细弦或浮大无根,为虚劳的逆证表现,其预后不良。

8. 痹证

本病发生多与气候和生活环境有关,平素应注意防风、防寒、防潮,避免居暑湿之地。特别是居住寒冷地区或气候骤变季节,应注意保暖,免受风寒湿邪侵袭。劳作运动汗出肌疏之时,切勿当风贪凉,乘热浴冷。内衣汗湿应及时更换,垫褥、被子应勤洗勤晒。居住和作业地方保持清洁和干燥。平时应注意生活调摄,加强体育锻炼,增强体质,有助于提高机体对病邪的抵御能力。痹证初发,应积极治疗,防止病邪传变。病邪入脏,病情较重者应卧床休息。行走不便者,应防治跌仆,以免发生骨折。长期卧床者,既要保持病人肢体的功能位,有利于关节功能恢复,还要经常变换体位,防止褥疮发生。久病者,往往情绪低落,容易产生焦虑心理和消化机能低下,因此,保持病人乐观心境和摄入富于营养、易于消化的食物,有利于疾病的康复。

9. 胃痛

胃病三分靠药,七分靠养。所以胃病患者在平时的饮食上注意不可暴饮暴食,贪食生冷、油腻的食品。要少食多餐,禁酒忌辣,注意调摄。

10. 泄泻

①起居有常,调畅情志,谨防风寒湿邪侵袭。
②在治疗的同时,应注意饮食,避免生冷,禁食荤腥油腻等物。

11. 痢疾

①做好水、粪的管理,饮食的管理,消灭苍蝇。
②饮食的宜忌,与治疗的配合至关重要,必须说服病人,严戒口腹,宜进清淡之食,禁食荤腥油腻之品,前者养肠胃以祛邪,后者败肠胃而留邪。

12. 呕吐

起居有常,生活有节,避免风寒暑湿秽浊之邪的入侵。保持心情舒畅,避免精神刺激,对肝气犯胃者,尤当注意。饮食方面也应注意调理。对呕吐不止的病人,应卧床休息,密切观察病情变化。

二十三 外感发热与内伤发热

见比较鉴别专题。

二十四 肺痨与虚劳

见比较鉴别专题。

二十五 痿证与痹证的鉴别与转化

痹证是由风、寒、湿、热之邪流注肌腠经络,痹阻筋脉关节而致。鉴别要点首先在于痛与不痛,痹证以关节疼痛为主,而痿证则为肢体力弱,无疼痛症状;其次要观察机体的活动障碍,痿证是无力运动,痹证是因痛而影响活动;再者,部分痿证病初即有肌肉萎缩,而痹证则是由于疼痛甚或关节僵直不能活动,日久废而不用导致肉萎缩。而痿证复感风寒湿邪,亦可发为痹证。

专题三　历史沿革

一《医学心悟》论咳嗽病理

程钟龄《医学心悟》指出:"肺体属金,譬若钟然,钟非叩不鸣,风寒暑湿燥火六淫之邪,自外击之则鸣,劳欲情志,饮食炙煿之火自内攻之则亦鸣。"提示咳嗽是内、外病邪犯肺,肺脏为了驱邪外达所产生的一种病理反应。

二《医学正传》论哮与喘

明·虞抟《医学正传》则进一步对哮与喘做了明确的区别,指出"哮以声响言,喘以气息言"。后世医家鉴于"哮必兼喘",故一般统称"哮喘",而简名"哮证""哮病"。

三《证治汇补》论肺胀

清·李用粹《证治汇补·咳嗽》提出对肺胀的辨证施治当分虚实两端,"又有气散而胀者,宜补肺,气逆而胀者,宜降气,当参虚实而施治"。对肺胀的临床辨治有一定的参考价值。

四 《景岳全书》论血证病理

明·张介宾《景岳全书·血证》对血证的内容做了比较系统的归纳,将引起出血的病机提纲挈领地概括为"火盛"及"气伤"两个方面。

五 《血证论》论治血四法

《血证论》是论述血证的专著,对各种血证的病因病机、辨证论治均有许多精辟论述,该书所提出的止血、消瘀、宁血、补血的治血四法,确实是通治血证之大纲。

六 《先醒斋医学广笔记》论治吐血三要法

缪希雍《先醒斋医学广笔记·吐血》提出了著名的治吐血三要法,强调了行血、补肝、降气在治疗吐血中的重要作用。

七 《医学正传》论九种心痛(胃痛)证治

《医学正传·胃脘痛》说:"古方九种心痛,……详其所由,皆在胃脘,而实不在于心也。""气在上者涌之,清气在下者提之,寒者温之,热者寒之,虚者培之,实者泻之,结者散之,留者行之。"

八 《四明心法》论吐酸病理

《四明心法·吞酸》说:"凡为吞酸尽属肝木,曲直作酸也。河间主热,东垣主寒,毕竟东垣是言其因,河间言其化也。盖寒则阳气不舒,气不舒则郁而为热,热则酸矣;然亦有不因寒而酸者,尽是木气郁甚,熏蒸湿土而成也,或吞或吐也。又有饮食太过,胃脘膜塞,脾气不运而酸者,是怫郁之极,湿热蒸变,如酒缸太甚则酸也。然总是木气所致。"可知吐酸一证,虽分寒热两端,总之治肝为根本。

九 《医宗必读》论治泻九法

李中梓在《医宗必读·泄泻》中提出了著名的治泻九法,即淡渗、升提、清凉、疏利、甘缓、酸收、燥脾、温肾、固涩,全面系统地论述了泄泻的治法,是泄泻治疗学上的里程碑。

十 《景岳全书》论痰与饮、泄与痢的异同

《景岳全书·痰饮》:"痰之与饮,虽曰同类,而实有不同也。盖饮为水液之属,凡呕吐清水及胸腹膨满,吞酸嗳腐,漉漉有声等证,此皆水谷之余停积不行,是即所谓饮也。若痰有不同于饮者,饮清澈而痰稠浊;饮惟停积肠胃而痰则无处不到。水谷不化而停为饮者,其病全由脾胃;无处不到而化为痰者,凡五脏之伤皆能致之。故治此者,当知所辨,而不可不察其本也。"《景岳全书·泄泻》中所述:"泻浅而痢深,泻轻而痢重,泻由水谷不分,出于中焦,痢以脂血伤败,病在下焦。在中焦者,湿由脾胃而分于小肠,故可澄其源,所以治宜分利;在下焦者,病在肝肾大肠,分利已无所及,故宜调理真阴,并助小肠之主,以益气化之源。"

十一 刘河间论痢疾治法

刘河间指出:"调气则后重自除,行血则便脓自愈。"

十二 《金匮要略》论胸痹

汉·张仲景《金匮要略》正式提出"胸痹"的名称,并进行了专门的论述。把病因病机归纳为"阳微阴弦",即上焦阳气不足,下焦阴寒气盛,认为乃本虚标实之证。在治疗上,根据不同证候,制定了瓜蒌薤白白酒汤等方剂,以取温通散寒,宣痹化湿之效,体现了辨证论治的特点。

十三 《医宗必读》关于积聚分期论治

李中梓《医宗必读·积聚》篇则提出了积聚分初、中、末三个阶段的治疗原则,受到后世医家的重视。"初者,病邪初起,正气尚强,邪气尚浅,则任受攻;中者,受病渐久,邪气较深,正气较弱,任受且攻且补;末者,病魔已久,邪气侵凌,正气消残,则任受补"。

十四 《内经》《丹溪心法》《景岳全书》关于眩晕的论述

眩晕最早见于《内经》,称之为"眩冒"。在《内经》中对本病的病因病机作了较多的论述,认为眩晕属肝所主,与髓海不足、血虚、邪中等多种因素有关。如《素问·至真要大论》云:"诸风掉眩,皆属于肝。"《灵枢·大惑论》中说"故邪中于项,因逢其身之虚……入于脑则脑转,脑转则引目系急,目系急则目眩以转矣"。《素问·六元正纪大

论》云："木郁之发……甚则耳鸣旋转"。《素问玄机原病式·五运主病》中言："所谓风气甚,而头目眩运者,由风木旺,必是金衰不能制木,而木复生火,风火皆属阳,多为兼化,阳主乎动,两动相搏,则为之旋转。"主张眩晕的病机应从风火立论。《丹溪心法·头眩》中则强调"无痰不作眩",提出了痰水致眩学说。《景岳全书·眩运》中指出："眩运一证,虚者居其八九,而兼火兼痰者,不过十中一二耳。"强调指出"无虚不能作眩"。

十五 《内经》、张仲景、朱丹溪、王履、张景岳、王清任等论中风病因病理

《内经》中无中风的病名。但认识到感受外邪,烦劳暴怒可以诱发本病,此外,还认识到本病的发生与体质、饮食有密切的关系。东汉·张仲景认为"络脉空虚",风邪入中是本病发生的主因,并以邪中深浅、病情轻重而分为中经中络、中脏中腑。在治疗上,主要以疏风散邪,扶助正气为法。朱丹溪主张"湿痰生热",《丹溪心法·论中风》指出："东南之人,多是湿土生痰,痰生热,热生风也。"元·王履提出"真中""类中"病名。明·张景岳认为本病与外风无关,而倡导"非风"之说,并提出"内伤积损"的论点。王清任指出,中风半身不遂,偏身麻木是由于"气虚血瘀"所致,立补阳还五汤治疗偏瘫,至今仍为临床常用。

十六 《外科正宗》论瘿病

《外科正宗·瘿瘤论》认为："夫人生瘿瘤之症,非阴阳正气结肿,乃五脏瘀血、浊气、痰滞而成",指出瘿瘤主要由气、痰、瘀壅结而成,采用的主要治法是"行散气血""行痰顺气""活血散坚",该书所载的海藻玉壶汤等方,至今仍为临床所习用。

十七 《丹溪心法》《景岳全书》《医宗必读》论水肿

《丹溪心法·水肿》："水肿因脾虚不能制水,水渍妄行,当以参、术补脾,使脾气得实,则自健运,自能升降运动其枢机,则水自行。"《景岳全书·水肿》："肿胀之病,原有内外之分。验之病情,则惟在气水二字足以尽之。故凡治此症者,不在气分,则在水分,能辨此二者而知其虚实,无余蕴矣。病在气分,则当以治气为主;病在水分,则当以治水为主。然水气本为同类,故治水者,当兼理气,以水行气亦行也。此中玄妙,难以尽言。"

十八 《内经》论痹证

《内经》不仅提出了痹之病名,而且对其病因病机、证候分类以及转归、预后等均做了较详细的论述。还以整体观阐述了痹与五脏的关系。

十九 《内经》论痿证

《内经》对本病论述颇详,阐述了痿证的病因病机、病证分类及治疗原则。《素问·痿论》指出本病的主要病机是"肺热叶焦",肺燥不能输精于五脏,因而五体失养,肢体痿软。还将痿证分为"皮、脉、筋、骨、肉"五痿。提出"治痿独取阳明"的基本原则。

附录1

说明:考虑到同学们复习的个性化和趣味性,我们增录了附录1、2。如果感到使用专题一部分的表格枯燥乏味,就可以使用附录1部分的歌诀强化对比记忆。对于《中医内科学》中所常用的方剂,我们辑纂了方歌置于附录2,以期同学们对这些方剂的药物组成有一个比较完整的印象,有助于记忆对应证型,还可与《方剂学》中的考察方剂互鉴学习,加深印象,提高复习的趣味性。

临证歌诀

1.感冒

感冒四时风邪袭,咳嗽头疼流鼻涕;
荆防银翘香薷饮,风寒风热暑湿齐;
尚有气虚参苏施,加减葳蕤滋阴虚。

2.咳嗽

咳为肺病气上逆,外感内伤两大纲;
风寒三拗止嗽用,热菊燥杏俱有桑;
二陈三子法中土,内伤痰热清金方;
肝火泻白黛蛤合,肺亏沙参麦冬尝。

3.肺胀

肺胀喘咳病缠绵,苏子三子痰壅选;
越婢桑白适痰热,痰蒙涤痰安宫丸;
平喘补肺肺肾虚,水泛真武五苓散。

4.哮病

哮病发作痰鸣喘,寒哮青龙射麻专;
定喘越婢主热哮,风痰三子把功建;
寒包热哮也常见,小青龙加石膏全;
六君健脾又补肺,生脉金水肺肾安。

5.喘证

喘分虚实肺肾关,张口抬肩鼻翼扇;
风寒痰郁里热型,麻黄桑白麻石甘;
痰浊二陈三子合,肺气郁闭五磨专;
生脉补肺肺金虚,肾虚肾气参蛤散;
正虚喘脱是急症,参附汤送黑锡丹。

6.痰饮

(1)痰饮

痰饮饮留胃肠名,虚实主次当细分;
甘遂半夏己椒苈,苓桂术甘小夏苓。

(2)悬饮

悬饮邪犯柴枳夏,饮停椒目十枣佳;
络气不和香附旋,阴虚沙麦泻白散。

(3)溢饮

溢饮饮溢肢体名,发表化饮青龙平。

(4)支饮

支饮触发为邪实,寒邪伏肺青龙施;
苓桂术甘合肾气,缓解脾肾阳虚时。

7.血证

(1)鼻衄

鼻衄热迫肺胃肝,桑菊玉女龙胆煎;
补气摄血归脾赞,局部用药效更添。

(2)齿衄

齿衄胃火循经冲,清胃泻心合方攻;
肝肾阴亏相火浮,六味地黄茜根伍。

(3)咳血

咳血总由肺中来,燥热桑杏汤化裁;
泻白黛蛤清肝火,阴虚肺热百合瘥。

(4)吐血

吐血总由胃吐出,泻心十灰胃热著;
肝火犯胃龙胆主,气虚血溢归脾补。

(5)便血

便血肠道湿热致,地榆散或槐角施;
气虚不摄用归脾,脾胃虚寒黄土医。

(6)尿血

尿血湿热小蓟饮,相火知柏地黄斟;
脾虚不统用归脾,无比山药肾虚宜。

(7)紫斑

紫斑肌肤色青紫,血热妄行十灰施;
阴虚火旺茜根散,气不摄血归脾专。

8.心悸

心悸虚怯用定志,心血不足归脾施;
阴虚天王合朱砂,阳虚桂枝甘龙牡;
苓桂术甘水凌心,桃仁红花治瘀阻;
痰火扰心温胆连,惊悸怔忡当细辨。

9.胸痹

胸痹阴阳气血虚,阴寒痰浊并血瘀;

血府逐瘀治瘀阻,柴胡疏肝气滞除;
痰壅蒌薤合涤痰,寒凝枳薤当归宜;
生脉养荣气阴虚,天王炙草心肾宜;
心肾阳虚末不温,参附汤合右归饮。

10. 不寐

不寐虚实当首辨,肝火龙胆痰温胆;
心脾两虚归脾赞,阴虚六味交泰叹;
心胆气虚定志丸,共合酸枣安睡眠。

11. 郁证

郁证柴胡疏肝气,化火逍遥配丹栀;
半夏厚朴梅核顺,甘麦大枣脏躁润;
心脾两虚用归脾,天王六味心肾宜。

12. 癫狂

癫证抑郁静多语,忧愁日久痰气郁;
逍遥顺气导痰理,养心越鞠治心脾;
狂证亢奋动多怒,生铁落饮痰火休;
痰热瘀结梦醒好,阴伤二阴琥珀交。

13. 痫病

痫病定痫治风痰,痰火涤痰并龙胆;
瘀阻脑络通窍宜,六君归脾益心脾;
痫病日久心肾亏,天王补心合左归。

14. 胃痛

胃痛寒热虚实分,香苏良附散寒凝;
肝气犯胃柴胡疏,湿热中阻清中除;
饮食伤胃保和丸,瘀血丹参失笑散;
一贯芍甘阴虚更;黄芪建中虚寒型。

15. 痞满

心下痞满虚实辨,半夏泻心方首选;
饮食内停保和丸,二陈平胃痰湿专;
泻心连朴除湿热,越鞠枳术肝胃和;
脾胃虚弱胃阴少,补中益气益胃好。

16. 呕吐

呕吐气逆胃失和,食滞内停用保和;
藿香正气邪犯胃,小夏苓桂痰饮温;
四七疏肝又降逆,香砂六君胃虚医;
脾胃阳虚用理中,胃阴不足麦门冬。

17. 泄泻

泄泻脾虚湿盛机,寒湿藿香正气施;
葛根芩连治湿热,食滞肠胃用保和;
痛泻要方肝乘脾,参苓四神脾肾医。

18. 痢疾

痢疾湿热芍药攻,疫毒合方白头翁;
寒湿不换正气散,阴虚阿胶驻车丸;
真人桃花虚寒痢,休息乌梅或连理。

19. 腹痛

腹痛脏腑气血分,寒热虚实审病因;
寒邪良附正天散,枳实导滞积滞专;
肝郁气滞柴胡疏,瘀血内停少腹逐;
湿热壅滞大承气,中虚脏寒小建中。

20. 肺痈

肺痈初起银翘良,成痈如金苇茎汤;
溃脓加味桔梗选,恢复沙参桔杏煎。

21. 肺痿

肺痿主症吐涎沫,虚冷较少虚火多;
滋阴麦门清燥救,草姜姜草虚寒卓。

22. 肺痨

肺痨阴亏用月华,虚火百合秦艽甲;
保真参苓气阴耗,补天大造阴阳消。

23. 自汗、盗汗

汗证阴虚或阳羸,肺卫不固玉屏魁;
营卫不和用桂枝,心血不足归脾施;
阴虚火旺归六黄,邪热郁蒸龙胆康。

24. 厥证

厥证气血痰浊辨,痰厥豁痰用导痰;
气厥五磨通关散,补气生脉参附上;
血厥羚角通瘀煎,养血独参养荣汤。

25. 噎膈

噎即噎塞膈为拒,启膈润燥利痰气;
瘀血内结通幽宜,津亏热结沙麦喜;
气虚阳微实难治,补气运脾延生机。

26. 呃逆

呃逆求因重治本,气机郁闭五磨饮;
胃中寒冷或火逆,丁香竹叶配柿蒂;
脾胃虚寒用理中,虚热益胃竹茹共。

27. 霍乱

干霍乱→玉枢丹

28. 便秘

便秘热结麻子仁,冷秘温脾半硫斟;
气机郁滞腑气闭,六磨气结能解急;
黄芪汤擅气不运,尊生润肠治血虚;
增液行舟阴虚棒,济川通便又温阳。

29. 虫证

绦虫:南瓜子→槟榔→元明粉

30. 胁痛

胁痛病源主肝胆,实多虚少气血辨;
肝气郁滞用柴胡,瘀血复元或血府;
肝胆湿热用龙胆,养阴柔肝一贯煎。

31. 黄疸

黄疸病由湿邪生,色分晦暗与鲜明;
阳黄热重用茵陈,湿多甘露合五苓;
胆腑郁热大柴胡,急黄疫毒犀角出;
茵陈术附寒湿阻,黄芪建中脾虚补;
湿热留恋四苓妙,柴胡归芍肝脾调;
尚有气滞血瘀型,逍遥鳖甲随证定;
更有萎黄目不黄,补气养血切莫忘。

32. 积聚

积聚病形各不同,腹内结块胀或痛;
聚证无形病在气,木香顺气逍遥施;
食滞痰阻用六磨,理气化痰导滞颇;
积证有形病在血,痛有定处块不越,
初起失笑柴胡伍,日久膈下六君助;
正虚重证图缓攻,化积丸合八珍共。

33. 鼓胀

鼓胀气血水交凝,肝脾肾脏常俱病;
气水柴胡合胃苓,瘀水互结调营饮;
水湿实脾温而行,水热中消合茵陈;
六味一贯主阴虚,济生附苓阳虚定。

34. 头痛

头痛外感与内伤,循经用药效非常;
风寒川芎茶调卓,风热芎芷湿羌活;
天麻钩藤肝阳亢,痰浊半夏白术汤;
通窍活血祛瘀阻,肾虚元煎血四物。

35. 眩晕

眩晕风火痰瘀虚,肝脾肾脏辨虚实;
肝阳痰瘀清窍扰,天麻半夏通窍好;
气血亏虚归脾妙,肾亏左归右归宝。

36. 中风

中风不遂口眼㖞斜,气血逆乱阴阳乖;
脉络空虚风痰入,真方白丸祛风出;
天麻钩藤内风狂,镇肝熄风制暴阳;
中脏昏仆不知人,闭证脱证要细分;
通腑泄热桃承气,羚角安宫开窍急;
阴闭涤痰苏合香,参附生脉固脱忙;
中风后遗治颇难,针灸推拿并锻炼;
风痰阻络解语丹,气虚血瘀补阳还;
肝肾阴虚下元衰,地黄饮子左归采。

37. 痉证

痉证筋脉失濡养,邪壅经络胜湿汤;
肝经热盛羚角钩,阳明白虎承气抽;
心营热盛用清营,痰浊阻滞导痰行;
手足瘛疭真阴伤,大定风珠四物康。

38. 瘿病

瘿病气郁四海舒,痰结血瘀玉壶除;

栀子消瘰清肝火,天王一贯心肝灼。

39. 疟疾

疟疾往来作有时,正疟柴胡截疟施;
温疟白虎桂参好,寒疟柴桂合七宝;
瘴疟分清寒热因,清瘴汤和不换金;
劳疟要用何人饮,鳖甲煎丸疟母品。

40. 水肿

水肿首先辨阴阳,风水越婢加术汤;
湿毒侵淫连翘豆,共合五味消毒投;
水湿五皮合胃苓,湿热壅盛疏凿饮;
实脾温阳又利水,济生真武肾阳微;
瘀水互结三焦阻,桃红五苓司决渎。

41. 淋证

淋证涩痛小便频,热石血气膏劳分;
八正石韦小蓟饮,沉香草薢山药斟;
补中知柏膏淋汤,气血膏淋虚莫忘。

42. 癃闭

癃闭似淋闭不通,膀胱湿热八正攻;
肺热壅盛清肺饮,肝郁气滞沉香品;
清阳不升浊弗降,补中益气春泽汤;
浊瘀阻塞代抵当,肾阳衰惫济生康。

43. 关格

证型:脾肾阳虚,湿浊内蕴
治法:温补脾肾,和胃降浊
方药:温脾汤合吴茱萸汤

44. 腰痛

腰痛脉痹府失养,寒湿甘姜苓术汤;
湿热四妙瘀身痛,肾虚左归右归巩。

45. 消渴

消渴阴虚燥热殃,肺热津伤消渴方;
中消玉女胃火炀,气阴亏虚白术忙;
下消肾虚分阴阳,六味地黄肾气藏。

46. 遗精

遗精梦遗滑精辨,萆薢分清湿热专;
君相火旺清心饮,共合三才封髓紧;
劳伤心脾用妙香,肾气不固金锁匡。

47. 耳鸣、耳聋

耳鸣耳聋机理通,肝胆火旺龙胆宗;
痰火郁结温胆汤,风热上扰银翘良;
肾精亏虚左慈崇,益气聪明建丰功。

48. 痹证

痹证风寒湿热袭,行痹走游防风取;
痛痹寒甚用乌头,着痹湿重薏苡收;
热痹白虎宣痹汤,痰瘀痹阻双合康;

肝肾亏虚重治本,独活寄生或荣筋。

49. 痿证

痿证崇经取阳明,补中益气合参苓;
肺热津伤清燥救,湿热浸淫二妙休;
肝肾亏损虎潜丸,瘀阻圣愈补阳还。

50. 颤证

颤证肝风内动机,天麻镇肝合方息;
痰热导痰羚角钩,人参养荣气血优;
龟鹿定珠髓海亏,地黄饮子阳气微。

51. 内伤发热

内伤发热病缠绵,气血阴阳脏腑辨;

补中归脾清骨散,金匮肾气效力专;
气郁血郁痰湿郁,丹栀血府温胆取。

52. 虚劳

气虚四君补肺汤,大补元煎七福尝;
血虚须辨心与肝,养心四物效堪验;
阴虚沙麦益胃汤,天王补肝左归棒;
阳虚理中右归强,心阳不振保元汤。

53. 痴呆

痴呆益髓七福赞,脾肾两虚还少丹;
痰浊蒙窍涤痰除,通窍活血脑脉阻。

方剂歌诀补充

安神定志丸（安神定志参远志，菖蒲二茯合龙齿）

八珍汤（四君、四物＋姜枣）

八正散（八正木通与车前，萹蓄大黄栀滑研；草梢瞿麦灯心草，湿热诸淋宜服煎）

白虎加桂枝汤（白虎汤＋桂枝）

白虎加人参汤（白虎汤＋人参）

白虎汤（白虎膏知粳米甘）

白头翁汤（白头翁治热毒痢，黄连黄柏佐秦皮）

百合固金汤（百合固金二地黄，玄参贝母桔草藏；麦冬芍药当归配，喘咳痰血肺家伤）

半硫丸（方名即方）——半夏、硫黄

半夏白术天麻汤（半夏白术天麻汤，苓草橘红枣生姜）——二陈＋白术、天麻（姜枣）

半夏厚朴汤（半夏厚朴与紫苏，茯苓生姜共煎服）

保和丸（保和山楂莱菔曲，夏陈茯苓连翘齐）

保元汤（保元博爱心鉴方，参芪肉桂草生姜）

补肺汤（补肺五味与参芪，熟地紫菀配桑皮）

补肝汤（补肝汤中用四物，麦冬木瓜草枣入）

补气运脾汤（补气运脾用黄芪，香砂六君木香去）

补阳还五汤（补阳还五赤芍芎，归尾通经佐地龙；四两黄芪为主药，血中瘀滞用桃红）

补中益气汤（补中益气芪参术，炙草升柴归陈助）

不换金正气散（换金平胃加夏藿）——平胃散＋半夏、藿香

柴胡桂枝干姜汤（柴胡桂枝干姜汤，苓蛎蒌根草全方）

柴胡疏肝散（柴胡疏肝芍枳甘，香附川芎陈皮研）——四逆散（柴芍枳甘）＋香芎陈

沉香散（沉香散用石韦葵，留行滑陈草芍归）

程氏萆薢分清饮（程氏萆薢车苓术，丹参莲心柏菖蒲）

川芎茶调散（川芎茶调有荆防，辛芷薄荷甘草羌）

春泽汤（五苓散＋人参）

葱豉桔梗汤（葱豉桔梗汤连翘，竹叶栀子薄荷草）

大补元煎（大补元煎三补全，杜仲归枸参草煎）

大柴胡汤（大柴胡汤用大黄，枳芩夏芍枣生姜）

大承气汤（大承气汤大黄硝，枳实厚朴先煮好）

大定风珠（大定风珠鸡子黄，麦地胶芍草麻仁；三甲龟鳖牡并同五味子，滋阴息风是妙方）

大秦艽汤（大秦艽汤羌独防，辛芷芎芍二地当；苓术石膏黄芩草，风邪初中经络康）

黛蛤散（方名即方）——青黛、海蛤粉

丹参饮（丹参饮用檀砂仁）

丹栀逍遥散（逍遥散＋丹皮、栀子）

当归六黄汤（火炎汗出六黄汤，归柏芩连二地黄；倍用黄芪为固表，滋阴清热敛汗强）

当归四逆汤（当归四逆用桂芍，细辛通草甘大枣）

导痰汤（导痰二陈加枳星，顺气木香香附增）——二陈汤＋枳实、南星

涤痰汤（涤痰汤用参菖茹，二陈枳星导痰入）——导痰汤＋参菖茹

地黄饮子（地黄饮萸麦味斛，苁戟附桂阴阳补；化

痰开窍菖远茯,加薄姜枣喑痱服)

地榆散(地榆散用茜草根,山栀芩连茯苓斟)

癫狂梦醒汤(癫狂梦醒重桃仁,香附夏通赤柴青;腹陈桑皮加苏子,哭笑詈骂不避亲)

丁香散(丁香散蒂草良姜)(+干姜吴黄陈茴香)

定喘汤(定喘白果与麻黄,款冬半夏白皮桑;苏子黄芩甘草杏,宣肺平喘效力彰)

定痫丸(定痫二茯贝天麻,丹麦陈远菖姜夏;胆星蝎蚕珀竹沥,灯草姜汁甘朱砂)

耳聋左慈丸(六味+柴胡、磁石)——柴磁地黄丸

二陈平胃散(二陈汤+平胃散)

二陈汤(二陈汤用半夏陈,苓草梅姜一并存)

二妙散(二妙散中苍柏煎,若云三妙牛膝添;四妙再加薏苡仁,湿热下注痿痹痊)

防风汤(宣明论方防风汤,麻黄汤益秦艽防;归苓葛生姜枣,祛风胜湿行痹尝)

防己黄芪汤(金匮防己黄芪汤,白术甘草加枣姜)

附子理苓汤[理苓汤(理中+五苓)+炮附子]

复元活血汤(复元活血酒军柴,桃红归甲蒌根甘)

附子理中丸(理中丸+炮附子)

甘草干姜汤(方名即方)

甘姜苓术汤(方名即方)

甘露消毒丹(甘露消毒蔻藿香,茵陈滑石木通菖;芩翘贝母射干薄,湿热时疫是主方)

甘麦大枣汤(方名即方)

甘遂半夏汤(甘遂半夏芍药甘)

膏淋汤(膏淋山药芡实芍,生地龙牡党参好)

膈下逐瘀汤(膈下逐瘀桃牡丹,赤芍乌药玄胡甘;归芎灵脂红花壳,香附开郁血亦安)

葛根芩连汤(方名即方)

瓜蒌薤白半夏汤(方名即方+白酒同煎)

归脾汤(归脾汤用术参芪,归草茯神远志齐;酸枣木香龙眼肉,煎加姜枣益心脾)

归芍六君子汤(六君+当归、白芍)

龟鹿二仙膏(医便龟鹿二仙胶,人参枸杞熬成膏)

桂枝甘草龙骨牡蛎汤(方名即方)

桂枝加黄芪汤(桂枝汤+黄芪)

桂枝汤(桂枝芍药等量伍,姜枣甘草微火煮)

海藻玉壶汤(海藻玉壶带昆布,青陈半夏草贝母;川芎独活当归翘,化痰散结瘿瘤除)

河车大造丸(河车大造杜牛膝,龟板二冬与熟地;黄柏茯苓添人参,肾虚精亏此方宜)

厚朴麻黄汤(厚朴麻黄石膏半,杏仁五味细辛干)

华盖散(华盖祛痰更止咳,桑苏苓陈入三拗)

槐角丸(槐角丸用地榆防,当归芩连枳壳襄)

黄连阿胶汤(黄连阿胶鸡子黄,黄芩芍药合成方)

黄连解毒汤(黄连解毒柏栀芩)

黄连清心饮(黄连清心茯草参,归地石榴远枣仁)

黄连温胆汤(温胆汤+黄连)

黄芪建中汤(小建中汤+黄芪)

黄芪汤(黄芪汤治气虚秘,麻仁白蜜与陈皮)

黄土汤(黄土汤中芩地黄,术附阿胶甘草尝)

回阳救急汤(回阳救急用六君,桂附干姜五味群;加麝三厘与生姜,三阴寒厥建奇勋)

藿香正气散(藿香正气腹皮苏,甘桔陈苓朴白术;夏曲白芷加姜枣,风寒暑湿并能除)

己椒苈黄丸(方名即方)

济川煎（济川苁蓉归牛膝，枳壳升麻泽泻齐）

济生肾气丸（济生加入车牛膝）

加减葳蕤汤（加减葳蕤用白薇，豆豉葱白桔梗随；草枣薄荷八味共，滋阴发汗功可慰）

加味桔梗汤（加味桔梗草白及，贝橘银花苡苇苈）

交泰丸（交泰连桂六比一）

截疟七宝饮（截疟七宝常山槟，草果厚朴甘青陈）

解语丹（解语远菖南星羌，天麻禹附蝎木香）

金匮肾气丸（六味＋桂附）

金水六君煎（二陈汤＋熟地黄、当归）

金锁固精丸（锁固精芡莲须，龙骨牡蛎沙苑宜）

荆防败毒散（荆防败毒草苓芎，羌独柴前枳桔共；薄荷少许姜三片，四时感寒有奇功）

荆防达表汤（荆防达表苏芷苓，姜葱神曲橘杏仁）

橘皮竹茹汤（橘皮竹茹重姜枣，参草益气共煎熬）

控涎丹（控涎甘遂大戟芥）

理中汤（理中干姜参术草）

连理汤（黄连＋理中汤）

连朴饮（连朴饮用香豆豉，菖蒲半夏焦山栀；芦根厚朴黄连入，湿热霍乱此方施）

良附丸（方名即方）——高良姜、香附

苓桂术甘汤（方名即方）

羚角钩藤汤（羚角钩藤菊花桑，地芍贝茹茯草襄）

六君子汤（四君＋陈夏＋姜枣）

六磨汤（四磨汤治七情侵，人参乌药及槟沉；五磨易参木香枳实，六磨气结大黄增）

六味地黄丸（"地八山山四，丹泽茯苓三"）

龙胆泻肝汤（龙胆栀芩酒拌炒，木通泽泻车柴草；

当归生地益阴血，肝胆实火湿热消）

麻黄连翘赤小豆汤（麻黄连翘赤小豆，桑皮杏草姜枣凑）

麻黄汤（麻黄汤中臣桂枝，杏仁甘草四般施）

麻杏石甘汤（方名即方）

麻子仁丸（麻子仁丸脾约治，杏芍大黄枳朴蜜）

麦门冬汤（麦门冬汤用人参，枣草粳米半夏存）

平胃散（平胃散内君苍术，厚朴陈草姜枣煮）

七福饮（七福饮用参术草，归熟远志枣仁炒）

七味白术散（七味白术用四君，藿香木香合葛根）——四君＋藿木葛

杞菊地黄丸（六味＋杞菊）

启膈散（启膈贝苓郁砂仁，荷蒂杵糠沙丹参）

启阳娱心丹（启阳七福去归熟，柴芍橘砂合菖蒲；菟丝山药茯神曲，惊恐伤肾阳痿服）

千金苇茎汤（苇茎瓜瓣苡桃仁）

千金犀角散（千金犀角用黄连，升麻山栀茵陈研）

牵正散（牵正散治口眼斜，白附全蝎合僵蚕）

茜根散（茜根散用生地黄，阿胶侧柏芩草姜）

羌活胜湿汤（羌活胜湿独防风，蔓荆藁本草川芎）

秦艽鳖甲散（秦艽鳖甲地骨皮，柴归知母乌梅宜）

清肺饮（清肺桑皮栀子芩，麦冬木通车前苓）

清骨散（清骨散君银柴胡，胡连秦艽鳖甲辅；地骨青蒿知母草，骨蒸劳热一并除）

清金化痰汤（清金化痰用芩栀，桑皮二母知贝麦冬施；蒌桔陈苓甘草入，痰热咳嗽服之清）

清胃散（清胃散中升麻连，当归生地丹皮全；或加石膏泻胃火，能消牙痛与牙宣）一方有石膏

加味清胃散＝清胃散＋犀角、连翘、甘草

清营汤(清营汤治热传营,身热燥渴眠不宁;犀地银翘玄连竹,丹麦清热更护阴)

清燥救肺汤(清燥救肺桑麦膏,参胶胡麻杏杷草)

清中汤(清中二陈蔻连栀)

人参养荣汤(养荣十全去川芎,橘皮五味远志共)

如金解毒散(如金解毒栀桔草,芩连黄柏消痈好)

润肠丸(尊生润肠当归黄,羌桃麻仁白蜜方)

三才封髓丹(三才封髓黄柏草,天冬地参砂仁好)

三拗汤(三拗汤中麻杏草)

三子养亲汤(三子养亲祛痰方,芥苏莱菔共煎汤)

桑白皮汤(桑白皮汤贝母杏,山栀夏连苏子芩)

桑菊饮(桑菊饮中桔杏翘,芦根甘草薄荷饶)

桑杏汤(桑杏汤中浙贝宜,沙参栀豉与梨皮)

沙参麦冬汤(沙参麦冬桑叶草,玉竹花粉扁豆好)

沙参清肺汤(沙参清肺太子芪,苡桔瓜草及欢皮)

芍药甘草汤(方名即方)

芍药汤(芍药汤内用槟黄,芩连归桂草木香)

少腹逐瘀汤(少腹逐瘀小茴香,玄胡没药芎归姜;官桂赤芍蒲黄脂,经暗腹痛快煎尝)

射干麻黄汤(射干麻黄辛味夏,紫菀冬花姜枣加)

参附龙牡汤(方名即方)

参附汤(方名即方)

参蛤散(方名即方)——人参、蛤蚧

参苓白术散(参苓白术扁豆莲,甘陈山药砂苡仁;桔梗上浮兼保肺,枣汤调服益脾神)一方有陈皮

参苏饮(参苏饮内用陈皮,枳壳前胡半夏齐;干葛木香甘桔茯,气虚外感最相宜)

身痛逐瘀汤(身痛逐瘀桃归芎,脂芄附羌与地龙;牛膝红花没药草,通络止痛力量雄)

生姜甘草汤(生姜甘草用参枣)

生脉地黄汤(生脉饮＋六味地黄)

生脉饮(生脉麦味与人参)

生铁落饮(生铁落饮菖二冬,翘苓胆星橘远从;丹参钩玄茯神贝,朱砂镇心宁神功)

圣愈汤(圣愈四物加参芪)

失笑散(失笑蒲黄五灵脂)

十灰散(十灰散用十般灰,柏茅茜荷丹桐煨;二蓟栀黄各炒黑,上部出血势能摧)

十枣汤(十枣非君非汤剂,芫花甘遂合大戟)

石韦散(石韦冬葵与六一,苓车通草瞿榆皮)

实脾饮(实脾温阳行利水,干姜附苓术草随;木瓜香槟朴草果,阳虚水肿腹胀祟)

疏凿饮子(疏凿饮子泻水方,木通泽泻用槟榔;羌芄苓腹椒商陆,赤豆姜皮退肿良)

双合汤(双合汤中二陈齐,桃红四物芥竹沥)

顺气导痰汤(导痰二陈加枳星,顺气木香香附增)

四海舒郁丸(四海舒郁昆带藻,木香陈皮海蛤螵)

四君子汤(参苓术草)

四妙丸(二妙散中苍柏煎,若云三妙牛膝添;四妙再加薏苡仁,湿热下注痿痹痊)——二妙＋牛膝、薏苡仁

四逆加人参汤[四逆汤(附草姜)＋人参]

四七汤(半夏厚朴汤＋大枣)

四神丸(四神故纸与吴萸,肉蔻五味四般齐;大枣生姜同煎合,五更肾泻最相宜)

四味回阳饮(四味回阳仲景方,人参附子草炮姜)

四物汤(归芍地芎)

苏子降气汤(苏子降气祛痰方,夏朴前苏甘枣姜;肉桂纳气归调血,上实下虚痰喘康)

酸枣仁汤(酸枣仁汤治失眠,川芎知草茯苓煎)

桃红四物汤(四物＋桃红)

桃花汤(桃花石脂粳干姜)

桃仁承气汤(桃仁承气鞠通方,归芍桃丹与硝黄)

桃仁红花煎(桃仁红花煎四物,丹参延胡青香附)

天麻钩藤饮(天麻钩藤石决明,栀杜寄生膝与芩;夜藤茯神益母草,主治眩晕与耳鸣)

天王补心丹(补心地归二冬仁,远茯味砂桔三参人玄丹)。

通关散(通关细辛与皂荚)

通窍活血汤(通窍全凭好麝香,桃红大枣与葱姜;归芍黄酒赤芍药,表里通经第一方)

通幽汤(通幽桃红二地黄,当归升麻炙草襄)

通瘀煎(通瘀煎中归红花,乌青香附泽山楂)

痛泻要方(痛泻要方用陈皮,术芍防风共成剂)

胃苓汤(平胃散＋五苓散)

温胆汤(温胆夏茹枳陈助,佐以茯草姜枣煮)

温脾汤(温脾附子大黄硝,当归干姜人参草)

乌头汤(乌头汤医痛痹良,芪芍川乌草麻黄)

无比山药丸(无比山药五六味,杜膝菟戟苁石脂)

吴茱萸汤(吴茱萸汤重用姜,人参大枣共煎尝)

五苓散(五苓散治太阳腑,白术泽泻猪苓茯;桂枝化气兼解表,小便通利水饮逐)

五磨饮子(四磨汤治七情侵,人参乌药及槟沉;五磨易参木香枳实,六磨气结大黄增)

五皮饮(五皮散用五种皮,苓腹陈姜桑白齐)

五味消毒饮(五味消毒蒲公英,野菊银花葵地丁)

五汁饮(五汁梨汁藕甘蔗,荸荠苇茎麦冬可)

犀角地黄汤(犀角地黄芍药丹)

香附旋覆花汤(香附旋覆花苡米,二陈去草苏子齐)

香砂六君子汤(六君＋木香、砂仁＋生姜)

香苏散(香苏散内草陈皮)

逍遥散(逍遥散用当归芍,柴苓术草加姜薄)

消渴方(消渴方中花粉连,藕汁地汁牛乳研)

消瘰丸(消瘰丸用牡贝玄,滋阴化痰散结专)

小半夏加茯苓汤(小半夏汤＋茯苓)

小半夏汤(半夏＋生姜)

小承气汤(去硝名为小承气)

小蓟饮子(小蓟生地藕蒲黄,滑竹通栀归草襄)

小建中汤(小建中汤君饴糖,方含桂枝加芍汤)

小青龙加石膏汤(小青龙汤＋石膏)

小青龙汤(解表蠲饮小青龙,麻桂姜辛夏草从;芍药五味敛气阴,表寒内饮最有功)

泻白散(泻白桑皮地骨皮,粳米甘草扶肺气;加减泻白青陈皮,知母桔梗与黄芩)

泻心汤(泻心汤三黄,芩连合大黄)

新加香薷饮(香薷散中扁豆朴,祛暑解表化湿阻;易豆为花加银翘,新加香薷治阴暑)

杏苏散(杏苏散内夏陈前,枳桔苓草姜枣研)

芎芷石膏汤(芎芷石膏藁本羌,菊花疏风散热良)

宣痹汤(宣痹汤治湿热痹,滑苡翘栀半防己;杏仁蚕沙赤小豆,痛甚姜黄海桐皮)

血府逐瘀汤(血府当归生地桃,红花枳壳草赤芍;柴胡芎桔牛膝等,血化下行不作劳)

养心汤(养心汤中枣柏仁,二茯志草夏芪参;当归

川芎与肉桂,益气养血安心神)

一贯煎(一贯煎中生地黄,沙麦归杞麦冬襄;少佐川楝泄肝气,阴虚胁痛此方良)

益气聪明汤(益气聪明参芪草,芍柏升葛蔓荆妙)

益胃汤(益胃汤用生地黄,沙参玉竹麦冰糖)

薏苡仁汤(薏苡仁汤麻桂苍,羌独防风草生姜;当归川芎和血脉,风寒湿痹服之康)

茵陈蒿汤(茵陈蒿汤大黄栀)

茵陈四苓散(去桂枝)

茵陈五苓散(五苓散＋茵陈)

银翘散(银翘散主上焦疴,竹叶荆蒡豉薄荷;甘桔芦根凉解法,清疏风热煮无过)

右归丸(右归丸中地附桂,山药茱萸菟丝归;杜仲鹿胶枸杞子,益火之源此方魁)

右归饮(右归饮用杜杞草,肾气丸去三泻好)

玉女煎(玉女石膏熟地黄,知母麦冬牛膝襄)——白虎(石膏、知母)＋熟地黄、麦冬、牛膝

新加玉女煎＝玉女煎＋紫石英、磁石、石决明、白薇、陈皮

牙痛(少阴不足,阳明有余):加减玉女煎＋滋水清肝饮(丹栀逍遥＋六味地黄)

玉屏风散(玉屏组合少而精,芪术防风鼎足形)

月华丸(月华二冬苓二地,阿山七百桑菊贝)

越婢加半夏汤[越婢汤(麻石甘姜枣)＋半夏]

越婢加术汤[越婢汤(麻石甘姜枣)＋白术]

越鞠丸(行气解郁越鞠丸,香附芎苍栀曲研)

赞育丹(赞育苁蓉巴戟天,舌床韭子归二仙;熟地

桂附杜仲炭,白术枸杞山萸验)

增液承气汤(增液汤＋调胃承气)

增液汤(增液玄参与地冬)

真方白丸子(真方白丸禹白附,麻蝎香枳夏星乌)

真人养脏汤(真人养脏木香诃,当归肉蔻与粟壳;术芍参桂甘草共,脱肛久痢服之瘥)

真武汤(真武附苓术芍姜)

镇肝熄风汤(镇肝熄风芍天冬,玄参龟板赭茵从;龙牡麦芽膝草楝,肝阳上亢能奏功)

正气天香散(正气天香紫苏陈,香附乌药干姜温)

知柏地黄丸(六味＋知母、黄柏)

栀子清肝汤(栀子清肝柴芍丹,归芎苓草牛蒡全)

止嗽散(止嗽散用百部菀,白前桔草荆陈研)

枳实导滞丸(枳实导滞曲连芩,大黄术泽与茯苓)

枳实薤白桂枝汤(枳实薤白桂枝汤,厚朴瓜蒌通阳方)

枳术丸(枳术丸用荷烧饭)

炙甘草汤(炙甘草参枣地胶,麻仁麦桂姜酒熬)

中和汤(中和汤用夏芩连,苓术山楂曲藤煎)

朱砂安神丸(朱砂安神东垣方,归连甘草合地黄)

竹叶石膏汤(竹叶石膏参麦冬,半夏粳米甘草从)

驻车丸(阴虚久痢驻车丸,阿胶炮姜归黄连)

左归丸(左归丸内山药地,萸肉枸杞与牛膝;菟丝龟鹿二胶合,壮水之主方第一)

左金丸(左金连萸六比一)

冲刺篇 ◈ 针灸学

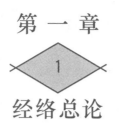

第 一 章

经络总论

■■ 考点预测

　　本章内容历年考题不多,其中腧穴的治疗作用、主治规律及骨度分寸法为重点内容,其他内容作为理解即可。

■■ 专题预测

专题一　腧穴的治疗作用

　　此部分知识点历年只针对特殊治疗作用出过考题,往往比较简单,只要足够细心,答案不难选出。

近治作用	治疗局部及邻近器官
远治作用	治疗远端脏腑、组织器官
特殊作用	双向调节、特异性治疗

专题二　腧穴的主治规律

　　腧穴的主治规律的要有分经主治和分部主治两大规律。大体上,四肢部经穴以分经主治为主,头身部经穴以分部主治为主。

■ 分经主治规律

手三阴经

经　名	本经主治特点	二经相同主治	三经相同主治
手太阴肺经	肺、喉病	手厥阴心包经和手少阴心经主治神志病	胸部病
手厥阴心包经	心、胃病		
手少阴心经	心　病		

手三阳经

经　名	本经主治特点	二经相同主治	三经相同主治
手阳明大肠经	前头、鼻、口、齿病	手少阳三焦经和手太阳小肠经主治耳目病	咽喉病、热病
手少阳三焦经	侧头、胁肋病		
手太阳小肠经	后头、肩胛、神志病		

足三阳经

经　名	本经主治特点	三经相同主治
足阳明胃经	前头、口齿、咽喉病、胃肠病	神志病、热病
足少阳胆经	侧头、耳病、胁肋病、项、胆	
足太阳膀胱经	后头、背腰病(背俞并治脏腑病)项、肛肠	

◇ 冲刺篇 ◇

针灸学

足三阴经

经　名	本经主治特点	三经相同主治
足太阴脾经	脾胃病	
足厥阴肝经	肝病	妇科病、腹部病
足少阴肾经	肾病、肺病、咽喉病	

任督二脉

经　名	本经主治特点	二经相同主治
任脉	回阳、固脱、有强壮作用	
督脉	中风、昏迷、热病、头面病	神志病、脏腑病、妇科病

二 分部主治规律

与腧穴的位置特点相关,指处于身体某一部位的腧穴均可治疗该部位及某类病证。如位于头面、颈项部的腧穴,以治疗头面五官及颈项部病证为主,后头区及项区穴又可治疗神志病等。

专题三　常用骨度分寸

2寸	髌底至髌尖
3寸	①眉间(印堂)至前发际正中;②肩胛骨内侧缘至后正中线;③内踝尖至足底
5寸	脐中至耻骨联合上缘(曲骨)
8寸	①剑胸结合中点(歧骨)至脐中;②两乳头之间;③肩峰缘至后正中线
9寸	①两额角发际(头维)之间;②耳后两乳突(完骨)之间;③胸骨上窝(天突)至剑胸结合中点(歧骨);④腋前后纹头至肘横纹(平肘尖)
12寸	①前发际正中至后发际正中;②两肩胛骨喙突内侧缘之间;③肘横纹(平肘尖)至腕掌(背)侧远端横纹;④腋窝顶点至第11肋游离端
13寸	胫骨内侧髁至内踝尖
14寸	臀沟至腘横纹
15寸	髌尖(膝中)至内踝尖
16寸	腘横纹至外踝尖
18寸	耻骨联合上缘至髌底
19寸	股骨大转子至腘横纹

◎提示▶▶▶骨度分寸定位法近两年都有考题,也是重点内容,考生除了可以横向记忆以外,还可以纵向记忆,以加深印象,其中3寸、8寸、9寸、12寸为考试重点。

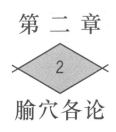

第 二 章

2

腧穴各论

■■考 点 预 测

　　本章内容为重点章节,从历年考题来看,重点定位、重点穴位主治、两穴相距(寸)的内容考查较多,考生应重点掌握。"身兼数职"的穴位、易混穴位以及踝关节、肘关节、肚脐水平线周围的穴位历年也有考查,应进行理解性记忆。另外,还将从未涉及过的重点专题(专题12～19)做了详细的总结,供考生参考。

■■专 题 预 测

专题一　穴位的特殊主治

　　穴位的主治包括解剖位置、脏腑属络、特殊主治这三个方面。而考研中比较困难的是特殊主治这一部分,以下是相对重点穴位的特殊主治。

穴位	特殊主治	穴位	特殊主治
尺泽	急性吐泻、中暑	孔最	咯血
太渊	无脉症	鱼际	小儿疳积
臂臑	目疾	人迎	高血压;气喘
天枢	妇科病	梁丘	乳痈
条口	肩臂痛	隐白	崩漏
下巨虚	乳痈	膏肓	健忘、遗精、盗汗、羸瘦等虚劳诸疾
太白	体重节痛	血海	湿疹
大包	全身疼痛,四肢无力,岔气	少海	瘰疬
通里	舌强不语	阴郄	骨蒸盗汗
神门	高血压	少泽	乳病
养老	目视不明	攒竹	呃逆
肺俞	阴虚病证	膈俞	贫血,瘾疹
委中	丹毒	秩边、承山	便秘
昆仑	难产	申脉	失眠("申脉配伍照海")
然谷	小儿脐风,口噤	阴谷	癫狂
至阴	胎位不正	太溪	阴虚诸证
照海	咽喉病("阴跷照海隔喉咙")	复溜	津液输布失调疾患。汗证(与合谷配穴)
曲泽	暑热病	间使	热病、疟疾
中渚	耳疾	支沟	便秘
肩井	乳病	风市	遍身瘙痒

专题二　特殊操作

　　穴位的特殊操作近几年没有涉及,但其重要性不容忽视,考研中针灸学部分考察相对基础但其知识面较广,望广大考生能够重视并掌握这一部分。

穴位	操作
肩髃	直刺或向下斜刺0.8~1.5寸。肩周炎宜向肩关节直刺,上肢不遂宜向三角肌方向斜刺
迎香	略向内上方斜刺或平刺0.3~0.5寸。《外台》:不宜灸
承泣	以左手拇指向上轻推眼球,紧靠眶缘缓慢直刺0.5~1.5寸,不宜提插,以防刺破血管引起血肿
地仓	斜刺或平刺0.5~0.8寸。可向颊车透刺(同理颊车可以透地仓)
梁门	过饱者禁针,肝肿大者慎针或禁针,不宜做大幅度提插
通里	不宜深刺,以免伤及血管和神经。留针时,不可作屈腕动作
养老	强身保健可用温和灸
天宗	遇到阻力不可强行进针
听宫	留针时应保持一定的张口姿势
睛明	嘱患者闭目,医者左手轻推眼球向外侧固定,右手缓慢进针,紧靠眶缘直刺0.5~1寸。不捻转,不提插(或只轻微地捻转和提插)。出针后按压针孔片刻,以防出血。禁灸
攒竹	可向眉中或向眼眶内缘平刺或斜刺0.3~0.5寸(注:五版教材为平刺0.5~0.8寸)。禁灸
天柱	不可向内上方深刺.以免伤及延髓
委中	直刺1~1.5寸,或用三棱针点刺腘静脉出血
承山	直刺1~2寸。不宜作过强的刺激,以免引起腓肠肌痉挛
至阴	浅刺0.1寸。胎位不正用灸法
涌泉	降邪宜用灸法或药物贴敷
风池	针尖微下,向鼻尖斜刺0.8~1.2寸,或平刺透风府穴。深部中间为延髓,必须严格掌握针刺的角度与深度
肩井	直刺0.3~0.5寸。内为肺尖,不可深刺。孕妇禁针
哑门	正坐位,头微前倾,项部放松,向下颌方向缓慢刺入0.5~1寸,不可向上深刺,以免刺入枕骨大孔,伤及延髓
水沟	向上斜刺0.3~0.5寸
神阙	因消毒不便,所以一般不针,多用艾条或艾炷隔盐灸
天突	先直刺0.2~0.3寸,然后将针尖向下,紧靠胸骨柄后方刺入1~1.5寸。必须严格掌握针刺深度,以防刺伤肺和有关动、静脉
廉泉	向舌根斜刺0.5~0.8寸

专题三　重点穴位的定位

这一部分是历年腧穴各论中出题最多的,涉及的穴位也比较全面,希望考生能重视。

穴位	定位
承泣	目正视,瞳孔直下,当眶下缘与眼球之间
地仓	口角旁0.4寸。巨髎穴直下取之,上直对瞳孔
颊车	下颌角前上方一横指凹陷中,咀嚼时咬肌隆起最高点处
下关	耳屏前,下颌骨髁状突前方,当颧弓马下颌切迹所形成凹陷中
颧髎	目外眦直下,颧骨下缘凹陷中
条口	上巨虚穴下2寸(同时又是外踝尖上8寸)
通里	腕横纹上1寸,尺侧腕屈肌腱的桡侧
神门	腕横纹尺侧端,尺侧腕屈肌腱的桡侧凹陷中
听宫	耳屏正中,下颌骨髁状突的后缘,张口呈凹陷处
大陵	腕横纹中央,掌长肌腱与桡侧腕屈肌腱之间
太渊	腕前区,桡骨茎突与舟状骨之间,拇长展肌腱尺侧凹陷中
养老	以掌向胸,当尺骨茎突桡侧缘凹陷中,腕背横纹上1寸
天宗	肩胛骨冈下窝的中央,肩胛冈中点与肩胛下角连线中上1/3下2/3交界处
睛明	目内眦向上方眶内侧壁凹陷中
承山	小腿后区,腓肠肌两肌腹与肌腱交角处
申脉	外踝下缘与跟骨之间凹陷中
太溪	内踝高点与跟腱之间凹陷中
至阴	足小趾外侧趾甲角旁约0.1寸
涌泉	当足底第2、3足蹼缘与足跟连线前1/3后2/3交点凹陷中
曲池	肘横纹外侧端,屈肘,位于尺泽与肱骨外上髁连线的中点
外关	腕背横纹上2寸,桡骨与尺骨之间
内关	腕横纹上2寸,掌长肌腱与桡侧腕屈肌腱之间
支沟	腕背侧远端横纹上3寸,桡骨与尺骨之间
瞳子髎	目外眦旁0.5寸,眶骨外缘凹陷中
肩井	在肩胛区,第7颈椎棘突与肩峰最外侧点连线中点
日月	乳头下方,第七肋间隙
期门	乳头直下,第六肋间隙

穴位	定位
至阳	后正中线上,第7胸椎棘突下凹陷中
百会	后发际正中直上7寸
神庭	前发际正中直上0.5寸
水沟	在人中沟的上1/3与中1/3交界处
关元	脐下3寸
气海	脐下1.5寸
夹脊	第一胸椎至第五腰椎,各椎棘突下旁开0.5寸
胃脘下俞	第八胸椎棘突下旁开1.5寸
中冲	中指尖端的中央
胆囊穴	小腿外侧,腓骨小头直下2寸
阑尾穴	小腿外侧,髌韧带外侧凹陷下5寸,胫骨前嵴外一横指
肾俞	第二腰椎棘突下,旁开1.5寸
大肠俞	第四腰椎棘突下,旁开1.5寸

专题四 "身兼数职"的穴位

这里的"身兼数职"意思是一个穴位的多个特定穴。近两年开始出现这类考题,这类题考查知识点的全面性,要求考生对每一个特定穴能有总体的掌握。此表将大纲中的特定穴做了归纳和整理。

穴位	特定穴名称	穴位	特定穴名称
列缺	络穴;八脉交会穴,通于任脉	太渊	输穴,原穴;八会穴之脉会
迎香	手、足阳明经交会穴	足三里	合穴,胃下合穴
公孙	络穴;八脉交会穴之一,通于冲脉	三阴交	足太阴、少阴、厥阴经交会穴
后溪	输穴;八脉交会穴之一,通督脉	内关	络穴;八脉交会穴之一,通阴维脉
外关	络穴;八脉交会穴之一,通阳维脉	阳陵泉	合穴;八会穴之一,筋会。胆的下合穴
足临泣	输穴;八脉交会穴之一,通于带脉	章门	脾的募穴;八会穴之一,脏会
中极	膀胱的募穴;任脉与足三阴经交会穴	关元	任脉与足三阴经交会穴;小肠的募穴
中脘	胃的募穴;八会穴之一,腑会	膻中	心包的募穴;八会穴之一,气会

专题五　易混的穴位及所属经脉

一 "天"字开头的

穴位	经脉
天柱	膀胱经
天宗	小肠经
天枢	胃经

二 "大"字开头的

穴位	经脉
大肠俞	膀胱经
大陵	心包经
大敦	肝经
大椎	督脉

三 "太"字开头

穴位	经脉
太渊	肺经
太白	脾经
太溪	肾经
太冲	肝经
太阳	奇穴

四 "少"字开头

穴位	经脉
少商	肺经
少海	心经
少府	心经
少冲	心经
少泽	小肠经

五 带"风"字的穴位

穴位	经脉
风池	胆经
风府	督脉经
风门	膀胱经
翳风	三焦经
风市	胆经

◇冲刺篇◇

针灸学

六 考过的易混穴位

穴位	经脉
肓俞	肾经
曲泉	肝经

◎提示▶▶▶这些穴位因为名字、经络相似而易混淆。近两年出现过这类题。

专题六　腕横纹上的穴位主治及定位

腕横纹上的穴位是原穴、腧穴。所以相对比较重要。

穴位	主治	定位
太渊	肺系疾患、无脉症	掌后腕横纹桡侧端,桡动脉的桡侧凹陷中
大陵	臂、手挛痛;心痛,心悸;神志病;胃痛,呕吐;胸胁痛	腕横纹中央,掌长肌腱与桡侧腕屈肌腱之间
神门	心病;神志病;胸胁痛;高血压	腕横纹尺侧端,尺侧腕屈肌腱的桡侧凹陷中

专题七　踝关节附近的穴位主治及定位

踝关节附近穴位比较多,容易混淆。定位也容易记错。

穴位	主治	定位
解溪	下肢、踝关节疾患;腹胀,便秘;头痛,眩晕;癫狂	足背踝关节前面中央凹陷处,当𧿹长伸肌腱与趾长伸肌腱之间
昆仑	脚跟、足踝肿痛;腰骶疼痛;后头痛,项强;癫痫;难产	外踝高点与跟腱之间凹陷中
申脉	踝关节疼痛;头痛,眩晕,目赤痛;腰腿痠痛;失眠;癫狂病	外踝下缘与跟骨之间凹陷中
丘墟	下肢痿痹,外踝肿痛;足内翻,足下垂;颈项痛,腋下肿,胸胁胀痛;目疾;痛症	外踝前下方,趾长伸肌腱外侧凹陷中
太溪	下肢厥冷;小便频数;咳血,气喘等肺疾;腰脊痛;肾虚证;便秘,消渴;月经不调;阴虚性五官病	内踝高点与跟腱之间凹陷中
照海	小便频数;癃闭;癫痫,失眠;妇科病;五官热性病	在踝区,内踝尖下1寸,内踝下缘边际凹陷中

专题八　肘关节周围的穴位主治及定位

肘关节的穴位有的相互联系,注意分清肘横纹的内外侧段的穴位。(2012175)

穴位	主治	定位
尺泽	胸肺病、肠胃病、急症	肘横纹中,肱二头肌腱桡侧缘
曲泽	肘臂挛痛;心痛,心悸;热性胃疾;暑热病	肘横纹中,肱二头肌腱尺侧
少海	肘臂挛痛、神志病、腋胁痛,头项痛、瘰疬	屈肘,当肘横纹内端与肱骨内上髁连线之中点
曲池	上肢不遂,手臂肿痛;肠胃病;热性病证	肘横纹外侧端,屈肘,位于尺泽与肱骨外上髁连线的中点
小海	肘臂疼痛、癫痫	屈肘,当尺骨鹰嘴与肱骨内上髁之间凹陷中

专题九　肚脐水平的穴位主治及定位

曾考过一次,但平脐的穴位都比较重要,也容易涉及主治。

穴位	主治	定位
神阙	元阳暴脱;肠腑病证;水肿,小便不利	脐的中间
肓俞	胃肠疾病;月经不调;疝气	前正中线旁开0.5寸,脐旁0.5寸
天枢	大肠的募穴。便秘,泄泻,痢疾;妇科疾患	横平脐中,前正中线旁开2寸
命门	温阳要穴。腰脊强痛,下肢痿痹;男性肾阳不足病证;带下,月经不调,痛经,不孕;小腹冷痛,泄泻	后正中线第二腰椎棘突下
肾俞	肾虚病证;生殖泌尿系疾患;妇科病证	第二腰椎棘突下,后正中线旁开1.5寸
志室	腰脊强痛;小便不利,水肿;肾虚病证	第二腰椎棘突下,后正中线旁开3寸
大横	腹痛、腹泻、便秘等脾胃病证	在腹部,脐中旁开4寸

专题十　重点穴位主治

这一专题涉及的考题相对多,希望考生引起注意。

穴位	主治
列缺	外感肺系病;头颈部的疾病("头项寻列缺")
风池	颈项强痛;目赤肿痛,鼻渊,衄血,耳鸣,口眼㖞斜,感冒等外风所致病证;头痛,眩晕,癫痫,中风,耳鸣,耳聋内风所致病证
内关	上肢痿痹;心痛,心悸,胸闷;失眠,郁证,癫痫;胃痛,呕吐;中风偏瘫;眩晕证
三阴交	脾胃虚弱;妇科病;泌尿系统病
支沟	耳鸣,耳聋;胁肋痛;治便秘效穴。暴喑;瘰疬;热病
照海	小便频数,癃闭;癫痫,失眠;妇科病;五官热性病
命门	温阳要穴。腰脊强痛,下肢痿痹;男性肾阳不足病证;带下,月经不调,痛经,不孕;小腹冷痛,泄泻
大椎	项强,脊痛。外感病证;骨蒸潮热;神志病证;风疹,痤疮
翳风	耳鸣,耳聋;口眼㖞斜,牙关紧闭,齿痛,颊肿;瘰疬
足临泣	足跗疼痛;偏头痛,目赤肿痛,胁肋疼痛;月经不调,乳痈;瘰疬
行间	肝经风热头目病证;妇科经带病证;泌尿系病证;胸胁满痛
太冲	下肢痿痹,足跗肿痛;肝胃病证;肝经风热病证;妇科经带病证;癃闭,遗尿。中风、癫狂痫、小儿惊风
曲泉	膝髌肿痛;下肢痿痹;妇科病症;遗精,阳痿,疝气;小便不利
丰隆	下肢痿痹;胃肠疾病;因痰致病者
风门	项强,胸背痛;外感病证
涌泉	足心热;肺系病证;急症及神志病患;头痛,头晕,目眩,失眠;奔豚气
后溪	手指及肘臂挛痛;目赤;耳聋;头项强痛,腰背痛;癫狂痫;疟疾

穴位	主治
次髎	月经不调,痛经,带下;疝气,遗精;小便不利;腰痛,下肢痿痹
太溪	下肢厥冷;小便频数;咳血,气喘等肺疾;腰脊痛;肾虚证;便秘,消渴;月经不调;阴虚性五官病
悬钟	下肢痿痹;胸胁胀痛;痴呆,中风等髓海不足证;颈项强痛(2013074)
足三里	肠胃病;乳痈;强壮保健;神志病

专题十一　相距2寸、3寸、5寸的穴位

■ 四肢

间距	2寸		3寸		5寸	
对比 穴位	上巨虚	条口	犊鼻	足三里	尺泽	孔最
	复溜	太溪	足三里	上巨虚	足三里	条口
	大陵	内关	阴陵泉	地机	郄门	大陵
	间使	郄门	内关	郄门	犊鼻	阑尾穴
	光明	悬钟	大陵	间使		
	阳陵泉	胆囊穴	神阙	关元		
	三阴交	蠡沟				
	足三里	阑尾穴				
	中脘	梁门				

■ 胸腹部重点穴位

间距	2寸		3寸	
对比 穴位	神阙	天枢	命门	志室
	天枢	大横		

专题十二　颈部的穴位主治及定位

穴位	主治	定位
廉泉	舌下肿痛,舌缓流涎,舌强不语,暴喑,吞咽困难	舌骨体上缘的凹陷处
哑门	癫狂痫,头痛项强;暴喑,舌强不语	后正中线上第2颈椎棘突下凹陷中
天柱	后头痛,项强,肩背痛;鼻塞;癫狂痫;热病	在颈后区,横平第2颈椎棘突上际
大椎	项强,脊痛;外感病证;骨蒸潮热;神志病证;风疹,痤疮	后正中线第七颈椎棘突下

专题十三　膝关节周围的穴位主治及定位

膝关节周围的穴位教材没有专门涉及,但因穴位比较多,建议一同记忆。

穴位	主治	定位
血海	治血证要穴、血热性皮肤病	髌骨内上缘上2寸
梁丘	膝肿痛,下肢不遂;胃痛;乳痈,乳痛;急性胃病	在股前区,髌底上2寸,股外侧肌与股直肌肌腱之间
膝眼	膝痛,腿脚重痛,脚气	髌尖两侧凹陷中
犊鼻	膝痛,下肢麻痹,屈伸不利	髌骨下缘,髌韧带外侧凹陷中
委中	下肢痿痹;小便不利,遗尿;腰痛,腹痛,急性吐泻;丹毒	腘横纹中央
曲泉	膝髌肿痛;下肢痿痹;妇科病症;遗精,阳痿,疝气;小便不利	屈膝,当膝内侧横纹头上方,半腱肌、肌腱内缘凹陷中
阴陵泉	膝痛、脾不运化水湿病证、健脾化湿要穴	胫骨内侧髁下缘与胫骨内侧缘之间凹陷中

专题十四　肩关节周围的穴位主治及定位

穴位	主治	定位
肩髎	肩臂挛痛不遂;瘾疹,瘰疬	肩峰端下缘,当肩峰与肱骨大结节之间,三角肌上部中央。肩平举时,肩部出现两个凹陷,前方的凹陷中
肩井	头项强痛,肩背疼痛,上肢不遂;难产,乳痈,乳汁不下;瘰疬	肩胛区,第7颈椎棘突与肩峰最外侧点连线中点
肩髃	肩臂挛痛不遂	在三角肌区,肩峰外侧缘前端与肱骨大结节两骨间凹陷中

专题十五　多经交会的穴位

虽然还未涉及此类题,但也不容忽视,供参考。

穴位	经脉	穴位	经脉
迎香	手、足阳明经	三阴交	足太阴、少阴、厥阴经
中极	任脉、足三阴经	关元	任脉、足三阴经

专题十六　穴位的特殊治疗作用——"要穴"

《针灸学》中的"要穴"相当于《中药学》中的"要药",考察频率较高。

穴位	要穴	穴位	要穴
丰隆	祛痰	隐白	止血
血海	治血	阴陵泉	健脾化湿
中渚	耳疾	支沟	便秘
命门	温阳	风府	祛风
水沟	急救要穴之一	关元	补虚
气海	补虚	足三里	保健

专题十七　治疗特殊病症的穴位

病症	穴位
痢疾	天枢、足三里、内庭、公孙、脾俞、关元、气海、神阙
发热	合谷、鱼际、少商、风门、大椎
月经不调	天枢、隐白、三阴交、血海、地机、肾俞、次髎、太溪、照海、肓俞、足临泣、大敦、行间、太冲、蠡沟、腰阳关、命门、中极、关元、气海、腰眼
小便不利	阴陵泉、地机、少府、膀胱俞、次髎、委中、志室、秩边、蠡沟、曲泉、中极、关元、气海

专题十八　孕妇禁针和慎用的穴位

禁针	慎用
三阴交、昆仑、肩井、合谷、至阴	少泽、关元、气海

专题十九　文献中明确"禁灸"的穴位

穴位	古文	穴位	古文
迎香	《外台秘要》:不宜灸	头维	《针灸甲乙经》禁不可灸
天枢	《千金方》孕妇不可灸	颧髎	《类经图翼》禁灸

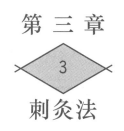

第 三 章

刺灸法

■ 考 点 预 测

　　本章内容为重点章节,知识点较为零散,从历年考题来看,体位选择、补泻手法、灸法的内容考查较多,考生应重点掌握。针刺手法、拔罐、三棱针历年也有考查,应进行理解性记忆。

■ 专 题 预 测

专题一　针刺体位选择

　　选择体位的三个原则:一要利于腧穴的正确定位;二要便于针灸的施术操作;三要便于较长时间的留针而又不使患者感觉疲劳。但对初诊、精神紧张或年老、体弱、病重的患者,则都应采取卧位。临床上针刺的常用体位主要有以下几种:

体位	适宜操作	进针角度	深度
仰卧位	前身部腧穴	头、面、胸部平刺,腹部部分腧穴和四肢腧穴可直刺或斜刺	头、面、胸部宜浅刺,腹部部分腧穴宜浅刺,余可深刺
侧卧位	侧身部腧穴	头、面、胸、腹部平刺,四肢腧穴可直刺或斜刺	头、面、胸、腹部浅刺,四肢腧穴可深刺
俯卧位	后身部腧穴	头、项、脊背部宜平刺或斜刺,项部夹脊穴、腰骶部腧穴和下肢背侧及上肢部分腧穴可直刺	头、项、脊背部宜浅刺,腰骶部腧穴和下肢背侧及上肢部分腧穴可深刺
仰靠坐位	前额、颜面、颈前和上胸部腧穴	头、面部腧穴宜平刺或斜刺,颈部腧穴可直刺	诸穴不宜深刺,尤其是颈部腧穴针刺时宜避开血管
俯伏坐位	头顶、枕项、背部的腧穴	后头和背部腧穴宜平刺或斜刺,项部腧穴可以直刺	诸穴不宜深刺,尤其是颈部腧穴,除夹脊穴外其余不宜深刺
侧伏坐位	头颞、面颊、颈侧、耳部的腧穴	侧头部腧穴宜平刺或三棱针点刺放血,面颊和耳后腧穴可以斜刺或透刺	诸穴不宜深刺,尤其是侧头部血管丰富的地方

专题二　补泻手法

补泻手法为历年考试重点,近三年每年会出现 1 道考题,因该部分考点易混淆,所以在记忆此部分时可先理解补法的操作,反之则为泻法的操作。

补泻手法	补法	泻法
捻转补泻	拇指向前用力重,向后用力轻者 捻转角度小,用力轻,频率慢,操作时间短	拇指向后用力重,向前用力轻者 捻转角度大,用力重,频率快,操作时间长
提插补泻	先浅后深,重插轻提,提插幅度小,频率慢,操作时间短	先深后浅,轻插重提,提插幅度大,频率快,操作时间长
疾徐补泻	进针时徐入,少捻转,速出针	进针时速入,多捻转,徐出针
迎随补泻	针尖随着经脉循行去的方向刺入	针尖迎着经脉循行来的方向刺入
呼吸补泻	病人呼气时进针,吸气时出针	病人吸气时进针,呼气时出针
开阖补泻	出针后迅速揉按针孔	出针时摇大针孔而不立即揉按
平补平泻	进针得气后均匀地提插、捻转后即可出针	

专题三　灸法的分类

灸法的分类在历年考试中出现频率较高,考生可以根据表格理解记忆,注意知识点的分层。

艾灸	艾炷灸	直接灸	瘢痕灸、无瘢痕灸
		间接灸	隔姜灸、隔蒜灸、隔盐灸、隔附子饼灸
	艾条灸	悬起灸	温和灸、雀啄灸、回旋灸
		实按灸	太乙针灸、雷火针灸
	温针灸	—	
	温灸器灸	—	
其他灸法	灯火灸	—	
	天灸	白芥子灸、蒜泥灸、斑蝥灸	

专题四　灸法的作用及适应证

瘢痕灸	又名化脓灸,常用于治疗哮喘、肺痨、瘰疬等慢性顽疾
无瘢痕灸	一般虚寒性疾患
隔姜灸	因寒而致的呕吐、腹痛、腹泻以及风寒痹痛等,有温胃止呕、散寒止痛的作用
隔蒜灸	治疗瘰疬、肺痨及初起的肿疡等症,有清热解毒、杀虫等作用
隔盐灸	治疗伤寒阴证或吐泻并作、中风脱证等,有回阳、救逆、固脱之力
隔附子饼灸	治疗阳痿、早泄或疮疡久溃不敛等症,有温补肾阳等作用
温和灸	一般应灸的病证均可采用,但温和灸多用于灸治慢性病

雀啄灸	一般应灸的病证均可采用,多用于灸治急性病
回旋灸	同"雀啄灸"
太乙针灸	治疗内寒湿痹、顽麻、痿弱无力、半身不遂等病证
雷火针灸	同"太乙针灸"
温针灸	针刺与艾灸结合应用的一种方法,适用于既需要留针而又适宜用艾灸的病证
温灸器灸	最适宜小儿、妇女及畏惧灸治者,有调和气血、温中散寒的作用
灯火灸	治疗小儿痄腮、小儿脐风和胃痛、腹痛、腹胀等病证,具有疏风解表、行气化痰、清神止搐等作用
白芥子灸	治疗关节痹痛、口眼㖞斜,或配合其他药物治疗哮喘等症
蒜泥灸	敷涌泉穴治疗咯血、衄血,敷合谷穴治疗扁桃体炎,敷鱼际穴治疗喉痹
斑蝥灸	治疗癣痒

◇ 冲刺篇 ◇

针灸学

第四章

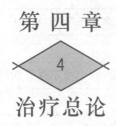

治疗总论

■ 考 点 预 测

　　本章主要阐述了针灸治疗原则、针灸治疗作用、处方选穴规律、常用配穴方法及特定穴的应用五个方面的内容。其中针灸的治疗原则、选穴规律、常用配穴方法、特定穴的应用这四个考点为历年考试考查的重点，请做重点掌握。

■ 专 题 预 测

专题一　针灸治疗原则

一 虚实补泻

分类	操作方法	举例
1.虚则补之	①针刺手法的补法 ②偏补性能的腧穴	①在有关脏腑经脉的背俞穴、原穴施行补法,可改善脏腑功能,补益阴阳、气血等的不足 ②选择如关元、气海、命门、肾俞等偏补的穴位
2.陷下则灸之	灸法	如子宫脱垂灸百会、气海、关元等(2008113)
3.实则泻之	①针刺手法的泻法 ②偏泻性能的腧穴	①在穴位上施行捻转、提插、开阖等泻法,可以起到祛除人体病邪的作用 ②选择如十宣穴、水沟等偏泻的穴位
4.菀陈则除之	对络脉瘀阻不通引起的病证,采用三棱针点刺出血,达到活血化瘀的目的	①如闪挫扭伤、丹毒等,在局部络脉或瘀血部位施行三棱针点刺出血法 ②如病情较重者,可点刺出血后加拔火罐 ③腱鞘囊肿、小儿疳证的点刺放液治疗
5.不盛不虚以经取之	脏腑、经络的虚实表现不明显,平补平泻	—

二 清热温寒

分类	操作方法	举例
1.热则疾之	①热性病证浅刺疾出或点刺出血 ②手法轻快,不留针或针用泻法,以清泻热毒	①风热感冒取大椎、曲池、合谷、外关等穴浅刺疾出以清热解表 ②咽喉肿痛用三棱针在少商穴点刺出血,以泻热、消肿、止痛
2.寒则留之	①寒性病证深刺 ②久留	①寒邪在表留于经络者,艾灸法相宜 ②寒邪在里,配合"烧山火"针刺手法,或加用艾灸,以温针法

三 治病求本

分类	操作方法	举例
急则治标	紧急情况下,首先治疗标病,以抢救生命或缓解病人的急迫症状,为治疗本病创造有利的条件	①高热抽搐,首先针刺大椎、水沟、合谷、太冲等穴,以泻热、开窍、息风止痉 ②昏迷,先针刺水沟,醒脑开窍 ③中风出现小便潴留时,先针刺中极、水道、秩边,急利小便,再根据疾病的发生原因从本论治
缓则治本	大多数情况下,治病都要坚持"治病求本"的原则,尤其是慢性病和急性病的恢复期	肾阳虚引起的五更泄,泄泻是其症状为标,肾阳不足为本,治宜灸气海、关元、命门、肾俞
标本同治	标病和本病并重时,应采取标本同治的方法。	体虚感冒,应当益气解表,益气为治本,解表为治标,宜补足三里、关元,泻合谷、风池、列缺等

四 三因制宜

分类	操作方法	举例
因时制宜	①考虑患者所处的季节和时辰 ②针对疾病的发作或加重规律而选择有效治疗时机	①春夏宜浅刺,秋冬宜深刺 ②子午流注针法的创立 ③精神疾患多在春季发作,故应在春季之前进行治疗 ④乳腺增生症患者在经前乳房胀痛较重,治疗也应在经前1周开始
因地制宜	①地理环境 ②气候条件	①寒冷地区,多用温灸,应用壮数较多 ②温热地区,应用灸法较少
因人制宜	①性别 ②年龄 ③体质	①治妇人病时多考虑调理冲脉(血海)、任脉等 ②体质虚弱、皮肤薄嫩、对针刺较敏感者,针刺手法宜轻 ③体质强壮、皮肤粗厚、针感较迟钝者,针刺手法可重些

专题二　处方选穴规律

近部选穴	腧穴近治作用的体现	①颠顶痛取百会 ②胃痛选中脘 ③面瘫局部选颊车、地仓、颧髎,近部选风池
远部选穴	"经络所过,主治所及"的体现	①胃痛选胃经的足三里 ②上牙痛选胃经的内庭 ③下牙痛选大肠经的合谷穴

对证选穴	根据证候特点,分析病因病机而辨证取穴,是治病求本原则的体现	①肾阴不足导致的虚热选肾俞、太溪 ②肝阳化风导致的抽风选太冲、行间等 ③风火牙痛选风池、外关,胃火牙痛选内庭、二间,肾虚牙痛选太溪、行间
对症选穴	根据特殊症状而取穴的原则,是腧穴特殊治疗作用及临床经验的具体运用	①哮喘选定喘穴 ②虫证选百虫窝 ③腰痛选腰痛点 ④落枕选外劳宫

专题三　常用配穴方法

■ 按经脉配穴法

本经配穴法	当某一脏腑、经脉发生病变时,即选该脏腑、经脉的腧穴配成处方	①胆经郁热而致的少阳头痛,可近取胆经的率谷、风池,远取本经荥穴侠溪 ②胃火循经上扰导致的牙痛,可近取胃经的颊车,远取该经荥穴内庭
表里经配穴法	当某一脏腑经脉发生疾病时,取该经和其相表里的经脉腧穴配合成方	①风热袭肺导致的感冒咳嗽,可选肺经的尺泽和大肠经的曲池、合谷 ②原络配穴法是表里经配穴法中的特殊实例
同名经配穴法	将手足同名经的腧穴相互配合的方法,基于同名经"同气相通"的理论	①阳明头痛取手阳明经的合谷配足阳明经的内庭 ②落枕取手太阳经的后溪配足太阳经的昆仑

■ 按部位配穴法

上下配穴法	将腰部以上或上肢腧穴和腰部以下或下肢腧穴配合应用的方法	①胃脘痛可上取内关,下取足三里 ②阴挺(子宫脱垂)可上取百会,下取三阴交 ③肾阴不足导致的咽喉肿痛,可上取曲池或鱼际,下取太溪或照海 ④八脉交会穴的配对应用也属本配穴法
前后配穴法	将人体前部和后部的腧穴配合应用的方法,主要指将胸腹部和背腰部的腧穴配合应用,常用于治疗脏腑疾患	①膀胱疾患,前取水道或中极,后取膀胱俞或秩边 ②肺病前取华盖、中府,后取肺俞 ③俞、募穴配合应用也属于本配穴法的典型实例
左右配穴法	将人体左侧和右侧的腧穴配合应用的方法,以加强腧穴的协同作用。本法是基于人体十二经脉左右对称分布和部分经脉左右交叉的特点总结而成的	①胃痛可选双侧足三里、梁丘等 ②左侧偏头痛,可选同侧的太阳、头维和对侧的外关、足临泣 ③左侧面瘫可选同侧的太阳、颊车、地仓和对侧的合谷

专题四　特定穴及其应用

一　五输穴

1. 井荥输原经合歌

少商鱼际与太渊,经渠尺泽肺相连,商阳二三间合谷,阳溪曲池大肠牵。
厉兑内庭陷谷胃,冲阳解溪三里随,隐白大都太白脾,商丘阴陵泉要知。
少冲少府属于心,神门灵道少海寻,少泽前谷后溪腕,阳谷小海小肠经。
至阴通谷束京骨,昆仑委中膀胱知,涌泉然谷与太溪,复溜阴谷肾所宜。
中冲劳宫心包络,大陵间使传曲泽,关冲液门中渚焦,阳池支沟天井索。
窍阴侠溪临泣胆,丘墟阳辅阳陵泉,大敦行间太冲看,中封曲泉属于肝。

2. 五输穴的五行属性

按照"阴井木""阳井金"的规律进行配属,不要死记硬背。

3. 五输穴的应用

(1)按五输穴主病特点选用

	《灵枢·顺气一日分为四时》	《难经·六十八难》
井穴	病在脏者,取之井	井主心下满
荥穴	病变于色者,取之荥	荥主身热
输穴	病时间时甚者,取之输	输主体重节痛
经穴	病变于音者,取之经	经主喘咳寒热
合穴	病在胃及以饮食不节得病者,取之合	合主逆气而泄

(2)按五行生克关系选用

根据《难经》"虚者补其母,实者泻其子"的观点,将五输穴配属五行,然后按"生我者为母,我生者为子"的原则,虚证用母穴,实证用子穴,此法称为子母补泻取穴法。

分类	举例
本经子母补泻	肺(属金)经的实证应"泻其子",用本经子母补泻法可选本经合穴(属水)尺泽来治疗
他经子母补泻	肺(属金)经的实证应"泻其子",用他经子母补泻法则可选肾(属水)经合穴(属水)阴谷来治疗。

(3)按时选用

①"春刺井,夏刺荥,季夏刺输,秋刺经,冬刺合"。
②子午流注针法根据一日之中十二经脉气血盛衰开合的时间,而选用不同的五输穴。

二　原穴、络穴

1. 十二原穴十五络穴歌

肺原太渊络列缺,大肠合谷偏历穴。胃经冲阳络丰隆,脾原太白公孙也。
心原神门络通里,小肠腕骨支正别。膀胱京骨络飞扬,肾经太溪大钟歇。
心包大陵络内关,三焦阳池外关且。胆原丘墟光明络,肝原太冲蠡沟穴。
督脉长强任鸠尾,脾之大络大包确。

2.原络穴临床应用

原穴	①治疗相关脏腑的疾病 ②协助诊断
络穴	①治疗其络脉的病证 ②治疗表里两经的病证 ③扩大了经脉的主治范围

◎提示▶▶▶临床上把先病经脉的原穴和后病的相表里的经脉络穴相配合的方法,称为原络配穴法或主客原络配穴法,是表里经配穴法的典型实例。如肺经先病,先取其经的原穴太渊,大肠后病,再取该经络穴偏历。反之,大肠先病,先取本经原穴合谷,肺经后病,后取该经络穴列缺。

三 俞穴、募穴

1.十二背俞穴歌

三椎肺俞厥阴四,心五肝九十胆俞,十一脾俞十二胃,十三三焦椎旁居,
肾俞却与命门平,十四椎外穴是真,大肠十六小十八,膀胱俞与十九平。

2.十二募穴歌

大肠天枢肺中府,小肠关元心巨阙。膀胱中极肾京门,肝募期门胆日月。
胃中脘穴脾章门,三焦募在石门穴。膻中气会何经募,心主包络厥阴也。

3.俞募穴应用

应用	举例
治疗相关脏腑的病变	①肺热咳嗽,可泻肺之背俞穴肺俞 ②寒邪犯胃之胃痛,可灸之募穴中脘
治疗与对应脏腑经络相联属的组织器官疾患	①肝开窍于目,主筋,目疾、筋病可选肝俞 ②肾开窍于耳,耳疾可选肾俞
腑病多选其募穴,脏病多选其背俞穴	

◎提示▶▶▶临床上常常把病变脏腑的俞、募穴配合运用,以发挥其协同作用,就是俞募配穴法,是前后配穴法典型的实例。

四 八脉交会穴

1.八脉交会穴歌诀

公孙冲脉胃心胸,内关阴维下总同。临泣胆经连带脉,阳维锐眦外关逢。
后溪督脉内眦颈,申脉阳跷络亦通。列缺任脉行肺系,阴跷照海膈喉咙。

2.八脉交会穴应用

公孙通冲脉	合于治疗心、胸、胃
内关通阴维脉	
后溪通督脉	合于治疗目内眦、颈项、耳、肩
申脉通阳跷脉	
足临泣通带脉	合于治疗目锐眦、耳后、颊、颈、肩
外关通阳维脉	
列缺通任脉	合于治疗肺系、咽喉、胸膈
照海通阴跷脉	

五 八会穴

1.八会穴歌诀

脏会章门腑中脘,髓筋绝骨阳陵泉。骨会大杼血膈俞,气会膻中脉太渊。

2.八会穴应用

八会穴对于各自所会的脏、腑、气、血、筋、脉、骨、髓相关的病证有特殊的治疗作用,是临床上治疗这些病证的主要穴位。如六腑之病,可选腑会中脘,血证可选血会膈俞等。八会穴还可治疗相关的热病。

六 郄穴

1.郄穴歌诀

郄是孔隙义,气血深藏聚。病症反应点,临床能救急。
阳维郄阳交,阴维筑宾居。阳跷走跗阳,阴跷交信毕。
肺郄孔最大温溜,脾郄地机胃梁丘。心郄阴郄小养老,
肝郄中都胆外丘。心包郄门焦会宗,胱金门肾水泉求

2.郄穴应用

郄穴在治疗急症方面有独特的疗效。如急性胃脘痛,取胃经郄穴梁丘;肺病咯血,取肺经郄穴孔最等。脏腑疾患也可在相应的郄穴上出现疼痛或压痛,有助于诊断。

七 下合穴

1.下合穴歌诀

胃经下合三里乡,上下巨虚大小肠,膀胱当合委中穴,
三焦下合属委阳,胆经之合阳陵泉,腑病用之效必彰。

2.下合穴的应用

"合治内腑",下合穴临床上主要治疗六腑相关的疾病,如肠痈取上巨虚,泻痢选下巨虚。另外,下合穴也可协助诊断。

八 交会穴

1.常用的交会穴

三阴交	足三阴经交会穴(肝脾肾)
关元、中极	足三阴经与任脉交会穴
会阴	任脉、督脉、冲脉交会穴
中府	手足太阴经交会穴
大椎	足三阳经与督脉交会穴

2.交会穴的应用

交会穴具有治疗交会经脉疾病的特点。如三阴交本属足太阴脾经腧穴,又是足三阴经的交会穴。因此,不仅治疗脾经病证,也可治疗足少阴肾经和足厥阴肝经的病证。

第 五 章

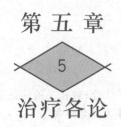

治疗各论

本章内容为重点内容,考点灵活,多与腧穴各论及治疗总论知识点相互交叉出现,对穴位的选择考查较多,对治法及方义考查较少。从历年考试来看,一般3—6道题

此部分出题点灵活,因此在复习时一定要抓住规律,理解性地记忆。

专 题 预 测

专题一　不同疾病可见相同主穴

本考点经常以 X 型题的形式出现,考查考生横向思维的能力,难度较大。

编号	主穴	疾病
1	百会、风池	①头痛(外感、内伤);②眩晕(实证、虚证)
2	合谷、太冲	①痫病(发作期);②目赤肿痛;③抽搐
3	合谷、曲池	①痿证(上肢);②瘾疹;③高热
4	三阴交、足三里	①痿证(下肢);②痛经(虚证);③崩漏(虚证)
5	三阴交、阴陵泉	①癃闭(实证);②肾绞痛
6	三阴交、关元	①月经不调(经早、经乱);②崩漏(实证);③遗尿;④肾绞痛
7	内关、水沟	①中风(中经络、中脏腑);②郁证;③抽搐

专题二　相同疾病不同证型主穴比较

编号	疾病	主穴
1	头痛	①外感:列缺　百会　太阳　风池 ②内伤:实证:百会　头维　风池 　　　　虚证:百会　风池　足三里
2	中风	①中经络:内关　水沟　三阴交　极泉　尺泽　委中 ②中脏腑:内关　水沟　百会
3	眩晕	①实证:风池　百会　内关　太冲 ②虚证:风池　百会　肝俞　肾俞　足三里
4	痫病	①发作期:水沟　百会　后溪　涌泉　太冲　内关 ②间歇期:鸠尾　间使　太冲　丰隆　印堂　腰奇

编号	疾病	主穴
5	咳嗽	①外感：列缺　合谷　肺俞 ②内伤：太渊　三阴交　肺俞　中府
6	哮喘	①实证：列缺　尺泽　肺俞　定喘　中府 ②虚证：肺俞　膏肓　肾俞　定喘　太渊　太溪　足三里
7	泄泻	①急性：天枢　上巨虚　阴陵泉　水分 ②慢性：神阙　天枢　足三里　公孙
8	癃闭	①实证：秩边　阴陵泉　三阴交　中极　膀胱俞 ②虚证：秩边　关元　脾俞　膀胱俞　肾俞
9	月经不调	①经早：关元　三阴交　血海 ②经迟：气海　三阴交　归来 ③经乱：关元　三阴交　肝俞
10	痛经	①实证：三阴交　中极　次髎　地机　十七椎 ②虚证：三阴交　足三里　关元
11	经闭	①血枯经闭：关元　足三里　归来 ②血滞经闭：中极　三阴交　合谷　血海
12	崩漏	①实证：关元　三阴交　隐白 ②虚证：气海　三阴交　足三里　地机
13	耳鸣耳聋	①实证：翳风　听会　侠溪　中渚 ②虚证：太溪　听宫　肾俞　翳风
14	咽喉肿痛	①湿热证：少商　尺泽　内庭　关冲　廉泉　天突 ②阴虚证：太溪　照海　鱼际　列缺

专题三　一般配穴组成

编号	疾病	主穴	编号	疾病	主穴
1	风寒	风池、列缺、风门、合谷、风府	2	风热	风池、曲池、大椎
3	痰浊	丰隆、阴陵泉、中脘	4	瘀血	阿是穴、血海、膈俞、内关
5	血虚	气海、足三里、血海	6	肾虚	太溪、肾俞、悬钟
7	闭证	十二井穴、合谷、太冲	8	脱证	关元、气海、太冲
9	寒湿腰痛	腰阳关	10	夜发不寐	照海
11	昼发不寐	申脉	12	恢复期	足三里
13	肺热伤津	尺泽、肺俞、二间	14	外邪内侵	合谷、曲池
15	气血瘀滞	内关、合谷、太冲	16	肝阳上亢	太冲、太溪、侠溪
17	肝气郁结	膻中、期门	18	肝肾亏虚	肝俞、肾俞、太溪
19	湿热内蕴	阴陵泉、大椎、内庭	20	痰火扰神	曲池、神门、内庭

专题四　相似疾病治疗选穴鉴别

一 中风、痫证、郁证与虚脱抽搐

病名			归经		主穴	
			相同	不同	相同	不同
中风	中经络		手厥阴、督脉	足太阴	内关、水沟	三阴交极泉、尺泽、委中
	中脏腑	闭证	手厥阴、督脉	—	内关、水沟	十二井穴、太冲、合谷
		脱证				关元、气海、神阙
痫证	发作期		手厥阴、督脉	足厥阴	内关、水沟	百会、后溪、太冲
	间歇期		手厥阴、督脉	任脉、足厥阴	—	印堂、鸠尾、间使、太冲、丰隆
郁证			手厥阴、督脉	足厥阴、手少阴	内关、水沟	神门、太冲
虚脱			—		内关、水沟	素髎
抽搐			—		内关、水沟	合谷、太冲

二 感冒、咳嗽与哮喘

病名		归经		主穴	
		相同	不同	相同	不同
感冒		手太阴	手阳明及督脉	列缺、合谷	大椎、太阳、风池
咳嗽	外感	手太阴	手阳明	列缺、合谷	肺俞
	内伤	手太阴	足太阴	肺俞	太渊、三阴交
哮喘	实证	手太阴	背俞穴	列缺、肺俞	尺泽、中府、定喘
	虚证	手太阴	背俞穴、足少阴	肺俞	膏肓、肾俞、定喘、太渊、太溪、足三里

三 呕吐与胃痛

病名	归经		主穴	
	相同	不同	相同	不同
呕吐	足阳明	手厥阴、募穴	足三里、中脘	内关
胃痛	足阳明	手厥阴、募穴	足三里、中脘	内关
腹痛	足阳明	足太阴、足厥阴、任脉	足三里、中脘	天枢、三阴交、太冲

四 泄泻与便秘

病名		归经		主穴	
		相同	不同	相同	不同
泄泻	急性	足阳明	足太阴	足三里、中脘	天枢、上巨虚、阴陵泉、水分
	慢性	足阳明	任脉、足太阴	—	神阙、天枢、足三里、公孙
便秘		足阳明	手少阳	足三里、中脘	天枢、支沟、水道、归来、丰隆

五 癃闭与遗尿

病名		归经		主穴	
		相同	不同	相同	不同
癃闭	实证	足太阳	足太阴、俞募穴	秩边	阴陵泉、三阴交、中极、膀胱俞
	虚证	足太阳	任脉、背俞穴	秩边	关元、脾俞、三焦俞、肾俞
遗尿		足太阴	任脉、背俞穴	—	关元、中极、膀胱俞、三阴交

六 月经不调

病名		归经		主穴	
		相同	不同	相同	不同
月经不调	经早	任脉、足太阴	—	三阴交	关元、血海
	经迟	任脉、足太阴	足阳明	三阴交	气海、归来
	经乱	任脉、足太阴	—	三阴交	关元、肝俞
痛经	实证	任脉、足太阴	—	三阴交	中极、次髎、地机、十七椎
	虚证	足太阴	足阳明	三阴交	足三里、关元
经闭	血枯经闭	任脉	足阳明	—	足三里、关元、归来
	血滞经闭	任脉、足太阴	足阳明	三阴交	中极、血海、合谷
崩漏	实证	任脉、足太阴	—	三阴交	关元、公孙、隐白
	虚证	任脉、足太阴	足阳明	三阴交	气海、足三里
绝经前后诸症		任脉、足太阴	背俞穴	三阴交	关元、肝俞、太溪、肾俞

七 耳鸣耳聋、咽喉肿痛

病名		归经	主穴	
			相同	不同
耳鸣耳聋	实证	足少阳、手少阳	—	翳风、听会、侠溪、中渚
	虚证	足少阴、手太阳	太溪、照海	听宫
咽喉肿痛	实热证	手太阴、手足阳明	—	少商、尺泽、内庭、关冲
	阴虚证	足少阴	太溪、照海	鱼际、列缺

八 胆绞痛与胆道蛔虫症

病名	主穴	
	相同	不同
胆绞痛	胆囊穴、阳陵泉、日月	胆俞、肝俞、期门
胆道蛔虫症	胆囊穴、阳陵泉、日月	迎香、四白、鸠尾

附 录

2020 年全国硕士研究生招生考试临床医学综合能力(中医)试题

一、A 型题:1～36 小题,每小题 1.5 分;37～81 小题,每小题 2 分;共 144 分。在每小题给出的 A、B、C、D 四个选项中,请选出一项最符合题目要求的。

1. 中医"戾气学说"提出"瘟疫"的病原是
    A. 天地间别有的一种异气
    B. 天地间的热毒邪气
    C. 六气过极所化之火
    D. 湿毒之气所化之火

2. 下列选项中,不属于"阴阳转化"的是
    A. 寒极生热,热极生寒
    B. 重阴必阳,重阳必阴
    C. 动复则静,阳极反阴
    D. 阴胜则阳病,阳胜则阴病

3.《金匮要略》所言"见肝之病,知肝传脾"指的是
    A. 土虚木乘
    B. 木旺乘土
    C. 子盗母气
    D. 母病及子

4. 肝与脾在生理上的协调关系,主要表现为
    A. 气机的升降
    B. 血液的运行
    C. 津液的代谢
    D. 营卫的生成

5. 气化的基本形式是
    A. 气的升降出入运动
    B. 脏腑机能的激发和维系
    C. 精气血津液的运行和布散
    D. 生命物质的新陈代谢

6. 依据十二经脉气血流注次序,足太阴脾经交接的经脉是
    A. 足少阴肾经
    B. 手少阴心经
    C. 手太阴肺经
    D. 足阳明胃经

7. 痰饮与瘀血共同的致病特点是
    A. 阻滞气机,影响血行
    B. 阻滞气机,损伤脉络
    C. 阻滞气机,影响新血生成
    D. 阻滞气机,蒙蔽清窍

8. 决定病证虚实变化的主要因素是
    A. 气与血的盛衰变化
    B. 津与精的盛衰变化
    C. 正气与邪气的盛衰变化
    D. 阴液与阳气的盛衰变化

9. 下列各项中,不适宜"以补开塞"的是
    A. 脾虚腹胀
    B. 气虚便秘
    C. 气郁胀满
    D. 血枯经闭

10. 正虚失神与邪盛失神均可见的表现是
    A. 神识不清
    B. 谵语
    C. 郑声
    D. 牙关紧闭

11. 面色青与面色黑均可见于
    A. 寒证、惊风
    B. 惊风、血瘀
    C. 寒证、血瘀
    D. 痛证、水饮

12. 两眦赤痛多属于
    A. 肺火
    B. 心火
    C. 肝火
    D. 脾热

13. 濡脉、散脉、革脉三脉的共同特征是
    A. 脉位浮
    B. 脉形细
    C. 脉律不齐
    D. 脉率迟缓

14. 男性,78 岁,咳喘多年,胸闷气短,呼多吸少,动则加剧,舌淡苔薄白,脉弱。其诊断是
    A. 心肺气虚证
    B. 心肾阳虚证
    C. 肺气亏虚证
    D. 肺肾气虚证

15. 下列各项中,不属于气逆证表现的是

A.脘腹痞满,叹息后减轻   B.咳嗽气喘,活动后加重
C.头目胀痛,生气后加重   D.呕吐酸腐,吐后减轻

16.症见颠顶疼痛,遇寒加重,呕吐清涎,舌淡苔白滑,脉沉弦者,宜诊断为
    A.饮停胃肠证   B.胃阳虚证   C.寒滞胃脘证   D.寒滞肝脉证

17.症见突发胸部憋闷作痛,痛引肩臂,舌淡红苔白腻,脉沉滑者,证属
    A.瘀阻心脉   B.痰阻心脉   C.寒凝心脉   D.气滞心脉

18.温病气分证和血分证均可见
    A.日晡潮热   B.斑疹隐现   C.谵语   D.四肢抽搐

19.生姜配半夏属于中药七情中的
    A.相杀   B.相使   C.相反   D.相恶

20.芦根具有而天花粉不具有的功效是
    A.清热泻火   B.生津止渴   C.清热利尿   D.消肿排脓

21.既能祛风除湿,又能温经止痛的药物是
    A.独活   B.川乌   C.防风   D.威灵仙

22.擅长通淋止痛,为治诸淋涩痛要药的是
    A.萆薢   B.冬葵子   C.石韦   D.海金沙

23.玫瑰花、梅花功效的共同点是
    A.疏肝和胃   B.降逆止呃   C.活血止痛   D.化痰散结

24.具有清心镇惊、明目、解毒功效的药物是
    A.石决明   B.琥珀   C.牡蛎   D.朱砂

25.冰片入丸散内服,每次的用量是
    A.0.015～0.03g   B.0.15～0.3g   C.1～2g   D.3～5g

26.清心安神宜生用,润肺止咳宜蜜炙用的药物是
    A.百合   B.麦冬   C.天冬   D.黄精

27.下列各项中,不属于硫黄主治病证的是
    A.疥癣秃疮   B.虚喘冷哮   C.虫积腹痛   D.虚寒便秘

28.组成药物中含有水蛭的方剂是
    A.补阳还五汤   B.大黄䗪虫丸   C.活络效灵丹   D.七厘散

29.葛花解醒汤组成中不含有的药物是
    A.茯苓   B.猪苓   C.半夏曲   D.青皮

30.《伤寒六书》柴葛解肌汤与《医学心悟》柴葛解肌汤组成中均不含有的药物是
    A.桔梗、贝母   B.知母、生地   C.羌活、白芷   D.桂枝、升麻

31.养阴清肺汤的君药是
    A.生地   B.麦冬   C.玄参   D.白芍

32.《景岳全书》云:"凡外感风寒,发热恶寒,头痛身痛,疟疾初起等证,凡血气平和,宜从平散者,此方主之。""此方"指的是
    A.小柴胡汤   B.香苏散   C.正柴胡饮   D.桂枝汤

33.湿热相搏,外受风邪,症见遍身肢节烦疼,或肩背沉重,或脚气肿痛,足膝生疮,舌苔白腻微黄,脉弦数者,治宜选用
    A.甘露消毒丹   B.当归拈痛汤   C.二妙散   D.四妙勇安汤

34.丹参饮主治心胃诸痛,最适宜于

A. 偏瘀偏寒者　　　　　B. 偏瘀偏热者　　　　　C. 偏虚偏寒者　　　　　D. 偏虚偏热者

35.《疫疹一得》清瘟败毒饮原方对四个主药拟定了大、中、小三个剂量范围,临证应用本方小剂的脉象依据是
A. 六脉浮大而数　　　　　　　　　　　　B. 六脉沉数
C. 六脉沉细而数　　　　　　　　　　　　D. 六脉滑数

36.《伤寒论》旋覆代赭汤原方旋覆花与代赭石的用量比例是
A. 1:1　　　　　　　B. 2:1　　　　　　　C. 3:1　　　　　　　D. 4:1

37. 男性,74 岁。反复咳嗽 20 余年,刻下胸中胀满,咳嗽咳痰,痰白质稀,喘息不能平卧,语声低微,心慌汗出,动则加重,舌暗苔白润,脉沉细。其诊断是
A. 咳嗽之气阴两虚证　　　　　　　　　　B. 喘证之肾虚不纳证
C. 肺胀之肺肾气虚证　　　　　　　　　　D. 痰饮之脾肾阳虚证

38. 男性,70 岁。1 小时前突然昏仆,不省人事,牙关紧闭,口噤不开,肢体强痉,喉中痰鸣,面白唇暗,大小便闭,舌质紫暗,苔白腻,脉沉滑。治法宜选用
A. 化痰息风,宣郁开窍　　　　　　　　　B. 清热化痰,开窍醒神
C. 息风化痰,通腑泄热　　　　　　　　　D. 化痰开窍,活血通络

39. 患者身目俱黄,发病急骤,其色如金,神昏谵语,肌肤瘀斑,舌红绛,苔黄而燥,脉弦滑,其诊断是
A. 阴黄　　　　　　　B. 萎黄　　　　　　　C. 急黄　　　　　　　D. 黄胖病

40. 男性,30 岁。肠鸣腹泻,腹痛攻窜,矢气频作,泻后腹痛略有好转,胸胁胀闷,喜叹息,舌淡红,苔薄白,脉弦。治宜选用
A. 柴胡疏肝散　　　　B. 参苓白术散　　　　C. 四神丸　　　　　　D. 痛泻要方

41. 男性,78 岁。头摇肢颤,筋脉拘挛,畏寒肢冷,四肢麻木,心悸懒言,动则气短,小便清长,大便溏,舌淡苔薄白,脉沉迟无力。其治法是
A. 填精补髓,育阴息风　　　　　　　　　B. 补肾助阳,温煦筋脉
C. 益气养血,濡养筋脉　　　　　　　　　D. 补肾健脾,益气养血

42. 男性,50 岁。1 月前因肺炎住院,经治疗后好转出院,刻下干咳无痰,渴欲饮水,神疲乏力,大便偏干,舌红少苔,脉细数。治宜选用
A. 沙参麦冬汤　　　　B. 清金化痰汤　　　　C. 止嗽散　　　　　　D. 桑杏汤

43. 女性,48 岁。高血压病史 5 年。近因琐事与人口角后出现头晕耳鸣,头部胀痛,面红,手抖,舌红苔黄,脉弦。治法宜选用
A. 清热息风,化瘀通络　　　　　　　　　B. 疏肝理气,息风止痉
C. 平肝息风,滋补肝肾　　　　　　　　　D. 平肝潜阳,清热息风

44. 女性,60 岁。类风湿性关节炎病史 20 年。刻下手足关节肿胀畸形,屈伸不利,肌肉消瘦,腰膝酸软,头晕目眩,失眠,舌淡红,苔薄白,脉沉细。治宜选用
A. 薏苡仁汤　　　　　B. 乌头汤　　　　　　C. 双合汤　　　　　　D. 独活寄生汤

45. 患者受惊吓后阳事不举,心悸易惊,胆怯多疑,夜多噩梦,舌淡红,苔薄白,脉弦细。治宜选用
A. 安神定志丸　　　　B. 右归丸　　　　　　C. 启阳娱心丹　　　　D. 赞育丸

46. 女性,80 岁。风湿性心脏病史 30 年。3 天前受凉后出现心悸眩晕,喘促乏力,动则加剧,不能平卧,形寒肢冷,下肢水肿,小便量少,口唇青紫,舌淡暗,苔白,脉弱。治宜选用
A. 补肺汤　　　　　　B. 金匮肾气丸　　　　C. 真武汤　　　　　　D. 平喘固本汤

47. 女性,49 岁。眩晕,失眠健忘,时有心悸,精神不振,耳鸣时作,面唇紫暗,舌暗有瘀点,苔薄白,脉细。治宜选用
A. 加味四物汤　　　　B. 通窍活血汤　　　　C. 天王补心丹　　　　D. 天麻钩藤饮

48. 患者头痛昏蒙,项背强急,四肢抽搐,胸脘满闷,呕吐痰涎,舌苔白腻,脉弦滑。治宜选用
A. 半夏白术天麻汤　　　　　　　　　　　B. 羌活胜湿汤
C. 导痰汤　　　　　　　　　　　　　　　D. 黄连温胆汤

49. 血虚发热的临床特点是
    A. 发热常在劳累后发作或加剧,倦怠乏力
    B. 发热而欲近衣被,形寒怯冷,四肢不温
    C. 低热,头晕眼花,心悸不宁
    D. 夜间发热,不欲近衣,手足心热

50. 患者下痢赤白,日久不愈,脓血黏稠,脐下灼痛,虚坐努责,心烦口干,舌红少津,脉细数。治宜首选
    A. 芍药汤合白头翁汤   B. 驻车丸合黄连阿胶汤
    C. 桃花汤合真人养脏汤   D. 连理汤合乌梅丸

51. 女性,56 岁。近 2 月来常常夜寐盗汗,五心烦热,两颧色红,口渴欲饮,舌红少苔,脉细数。治法宜选用
    A. 养血补心   B. 益气固表   C. 滋阴降火   D. 清肝泄热

52. 既可用于治疗胃腑病,又可用于治疗乳腺病的腧穴是
    A. 梁丘   B. 三阴交   C. 内庭   D. 肩井

53. 适用于颈肩腰腿痛病机分析的经络理论是
    A. 经别理论   B. 经筋理论   C. 络脉理论   D. 皮部理论

54. 针灸治疗癃闭、痛经,均主取的是
    A. 足少阴经穴   B. 足太阴经穴   C. 足少阳经穴   D. 足太阳经穴

55. 位于第 4 趾末节外侧,趾甲根角侧后方 0.1 寸的腧穴是
    A. 厉兑   B. 至阴   C. 大敦   D. 足窍阴

(56~58 题共用题干)
    女性,50 岁。近 1 月来出现心悸不宁,喜安静,闻及声响即惊恐不安,失眠多梦,易惊醒,食少纳呆,舌淡红苔薄白,脉细。
56. 其治法是
    A. 补血养心,益气安神   B. 镇惊定志,养心安神
    C. 温补心阳,安神定悸   D. 滋阴清火,养心安神

57. 治宜选用
    A. 安神定志丸   B. 归脾汤
    C. 桂枝甘草龙骨牡蛎汤   D. 天王补心丹

58. 如患者出现烦闷不舒,精神抑郁,宜加用
    A. 白术、茯苓、泽泻   B. 丹参、川芎、红花
    C. 龙眼肉、制首乌、阿胶   D. 柴胡、郁金、绿萼梅

(59~61 题共用题干)
    女性,57 岁。近 3 月来逐渐出现双上肢肌肉瘦削无力,双臂上举、梳头费力,受风寒后症状加重,神疲乏力,少气懒言,不欲饮食,小便可,大便溏,舌淡苔薄白,脉弱。
59. 其诊断是
    A. 痹证之寒湿痹阻证   B. 痹证之肝肾亏虚证
    C. 痿证之肝肾亏虚证   D. 痿证之脾胃虚弱证

60. 其治法是
    A. 祛风散寒,除湿通络   B. 补中益气,健脾升清
    C. 培补肝肾,舒筋止痛   D. 补益肝肾,滋阴清热

61. 治宜选用
    A. 薏苡仁汤加减   B. 右归丸加减
    C. 补中益气汤加减   D. 虎潜丸加减

(62~64 题共用题干)

女性,36 岁。尿频尿急反复发作 2 年,1 天前因精神刺激后出现小腹胀满疼痛,尿意频频,排尿不畅,舌淡红苔薄白,脉弦细。

62. 其诊断是

    A. 气淋　　　　　　　　B. 热淋　　　　　　　　C. 劳淋　　　　　　　　D. 膏淋

63. 其治法是

    A. 补脾益肾,利尿通淋　　　　　　　　　　　B. 清热利湿,分清泌浊

    C. 疏肝理气,利尿通淋　　　　　　　　　　　D. 清热利湿,利尿通淋

64. 治宜选用

    A. 无比山药丸　　　　　　　　　　　　　　　B. 八正散

    C. 程氏萆薢分清饮　　　　　　　　　　　　　D. 沉香散

(65～67 题共用题干)

男性,56 岁。慢性胃炎病史 10 年。刻下脘腹痞闷,饥不欲食,恶心嗳气,口干咽燥,舌红少苔,脉细数。

65. 其证候是

    A. 湿热阻胃证　　　　　　B. 气阴不足证　　　　　　C. 胃阴不足证　　　　　　D. 脾胃虚弱证

66. 其治法是

    A. 益气养阴,和中降逆　　　　　　　　　　　B. 养阴益胃,调中消痞

    C. 清热化湿,和胃消痞　　　　　　　　　　　D. 益气健脾,升清降浊

67. 治宜选用

    A. 益胃汤　　　　　　　　B. 补中益气汤　　　　　　C. 泻心汤　　　　　　　　D. 琼玉膏

(68～70 题共用题干)

女性,46 岁。近 2 年,月经 1～3 个月一潮,量少色淡,潮热汗出,烦躁失眠,胸闷痰多,脘腹胀满,纳少,便溏,舌胖,苔白腻,脉滑。

68. 针灸治疗除主取相应的背俞穴外,还宜主选

    A. 任脉、足太阴经穴　　　　　　　　　　　　B. 任脉、足厥阴经穴

    C. 任脉、足少阴经穴　　　　　　　　　　　　D. 任脉、手厥阴经穴

69. 根据辨证选穴原则,宜配用的腧穴是

    A. 风池、太冲　　　　　　B. 关元、命门　　　　　　C. 中脘、丰隆　　　　　　D. 照海、阴谷

70. 针对烦躁失眠,宜选用的腧穴是

    A. 肝俞、太冲　　　　　　B. 胃俞、三阴交　　　　　C. 脾俞、内关　　　　　　D. 心俞、神门

(71～73 题共用题干)

男性,15 岁。右上腹绞痛,呈钻顶样、阵发性,加重 2 天,痛处不能触按,痛引肩背,恶心欲吐,不能安睡,舌淡苔白,脉弦紧。

71. 针灸治疗宜主选

    A. 足厥阴经穴　　　　　　B. 足阳明经穴　　　　　　C. 足少阳经穴　　　　　　D. 手少阳经穴

72. 针灸治疗的主穴是

    A. 肝俞、太冲、丘墟、中脘　　　　　　　　　B. 胆俞、日月、阳陵泉、胆囊

    C. 脾俞、梁门、侠溪、公孙　　　　　　　　　D. 胃俞、内庭、阴陵泉、三阴交

73. 针对病因,宜配用的腧穴是

    A. 内关、足三里　　　　　B. 太冲、丘墟　　　　　　C. 内庭、阴陵泉　　　　　D. 迎香、四白

74. 某青年乘客在高铁上突发心脏病,一位医生听到广播后立刻赶到现场实施急救,并协助联系下一站医院做好接治准备。由于抢救及时,措施到位,挽回了患者年轻的生命。此事件集中体现的医学人道主义精神是

    A. 救死扶伤　　　　　　　B. 互助关爱　　　　　　　C. 见义勇为　　　　　　　D. 严谨求实

75. 医生诊治患者时,恰当的沟通语言是

A. "医学上的东西跟你说多了你也不懂！"

B. "回去后请按要求服药，否则达不到治疗效果！"

C. "多长时间能治好，我也不知道！"

D. "你为什么不听医生的话，下次再这样就不要来找我了！"

76. 女性，35岁。诊断为子宫肌瘤，需手术治疗。术中发现右侧卵巢有一个囊肿，可一并切除。这种情况下，医生与患者家属正确的沟通方式是

A. 等做完手术后再与患者及家属说明

B. 手术继续进行，派助手口头通知患者家属需扩大手术范围

C. 先缝合手术切口，待与患者家属沟通好再行囊肿切除手术

D. 立即与患者家属沟通，取得书面同意后行囊肿切除术

77. 2003年SARS流行期间，某医院急诊室收治一名SARS重症患者，其家属陪同就诊，未采取任何防护措施。在对患者积极救治的同时，医生对患者家属的正确做法是

A. 立即报告疾控中心，并暂时隔离患者家属

B. 尊重患者家属行动自由的权利

C. 不能隔离患者家属，因其尚未明确诊断为SARS

D. 告知患者家属回家自行隔离

78. 医疗中患者的健康信息属于保密范围，医生为患者保密是医生的义务，但不是绝对义务。据此，下列医生的做法能够得到伦理辩护的是

A. 将肿瘤患者的病理诊断结果告知前来询问的单位领导

B. 按照保险公司要求医生向保险公司提供患者的病历资料

C. 将麻疹患者的信息上报相关部门

D. 将梅毒患者的感染信息告知前来探视的同事

79. 临床医疗情境下，知情同意最重要的伦理意义是

A. 充分尊重患者的自主性和医疗决策权，由患者本人做出有关其个人的医疗决策

B. 对医疗中可能发生的种种风险和不适进行充分描述，因此有重要的医学防御意义

C. 患者有义务询问对自己医疗干预的益处和风险，据此医生向患者提供相关信息

D. 向患者提供帮其做出最佳决策的信息和医疗建议，获得患者许可并授权医生治疗

80. 《纽伦堡法典》是1946年审判纳粹战犯的纽伦堡军事法庭决议的一部分，涉及人体试验的十个道德要求，其第一条是

A. 试验应该立足于充分的动物实验已经获得的结果

B. 试验前获得受试者的自愿同意是绝对必要的

C. 试验的危险性不得超过试验目的的人道主义重要性

D. 事先确信会发生死亡或残疾的试验一律不得进行

81. 按照《医疗事故处理条例》的规定，下列描述符合二级医疗事故的是

A. 造成患者重度残疾

B. 造成患者明显人身损害的其他后果

C. 造成患者轻度残疾、器官组织损伤导致一般功能障碍

D. 造成患者中度残疾、器官组织损伤导致严重功能障碍

二、B型题：82～105小题，每小题1.5分，共36分。A、B、C、D是其下两道小题的备选项，请从中选择一项最符合题目要求的，每个选项可以被选择一次或两次。

A. 经络的气血偏盛　　　　　　　　　　B. 经络的气血逆乱

C. 经络的气血运行不畅　　　　　　　　D. 经络的气血衰竭

82. 《素问·厥论》所论"巨阳之厥，则肿首头重，足不能行，发为眴仆"的病机是

83. 《素问·诊要经终论》所论"太阳之脉，其终也，戴眼反折瘛疭，其色白，绝汗乃出"的病机是

| | A. 口 | B. 舌 | C. 喉 | D. 齿 |

84. 《灵枢·忧恚无言》所说的"音声之机"是指

85. 《难经·四十四难》所说的"户门"是指

| | A. 口不渴 | | B. 口渴多饮 |
| | C. 渴不多饮 | | D. 渴欲饮水,水入即吐 |

86. 温病营分证多见

87. 瘀血内阻者多见

| | A. 痛证 | B. 宿食 | C. 脏气衰弱 | D. 痰饮内阻 |

88. 促脉、代脉均主的病证是

89. 弦脉、紧脉均主的病证是

| | A. 密蒙花 | B. 龙胆 | C. 僵蚕 | D. 天麻 |

90. 善治风热头痛的药物是

91. 善治肝火头痛的药物是

| | A. 京大戟 | B. 芫花 | C. 牵牛子 | D. 巴豆霜 |

92. 既能泻水逐饮,又能杀虫疗疮的药物是

93. 既能泻水逐饮,又能消肿散结的药物是

| | A. 乌梅 | B. 五味子 | C. 人参 | D. 沉香 |

94. 九仙散与四神丸组成中均含有的药物是

95. 九仙散与四磨汤组成中均含有的药物是

| | A. 竹叶石膏汤 | B. 白虎加人参汤 | C. 清暑益气汤 | D. 桂苓甘露饮 |

96. 阳明气分热盛,壮热面赤,汗多口渴,脉大无力者,治宜选用

97. 暑温热盛津伤,身热,汗出口渴,背微恶寒者,治宜选用

| | A. 痫病之心脾两虚证 | | B. 痫病之心肾阴虚证 |
| | C. 痫病之风痰闭阻证 | | D. 痫病之瘀阻脑络证 |

98. 患者平素头痛头晕,突发左侧肢体抽搐,颜面口唇青紫,舌暗红,苔薄白,脉弦。其诊断是

99. 患者平素头痛头晕,频发右侧肢体抽搐,心悸,健忘,腰膝酸软,舌红少苔,脉沉细数。其诊断是

| | A. 肝气郁结证 | B. 气滞血瘀证 | C. 心神失养证 | D. 气郁化火证 |

100. 患者精神抑郁,情绪不宁,胸闷,胁肋胀满,舌淡红苔薄白,脉弦。证属

101. 患者精神恍惚,心神不宁,多疑易惊,悲忧喜哭,舌淡苔薄白,脉弦。证属

| | A. 太渊、通里、经渠 | | B. 曲泽、小海、偏历 |
| | C. 曲池、尺泽、少海 | | D. 大陵、神门、太渊 |

102. 以上各组腧穴中,均位于肘横纹上的是

103. 以上各组腧穴中,均位于腕横纹上的是

| | A. 散刺法 | B. 点刺法 | C. 挑刺法 | D. 刺络法 |

104. 患者目赤肿痛,头痛,发热,脉数,治疗取少商、太阳,宜采用

105. 患者皮肤灼热刺痛,出现簇集性疱疹,治疗取疱疹局部,宜采用

三、X型题:106～165小题,每小题2分,共120分。在每小题给出的A、B、C、D四个选项中,至少有两项是符合题目要求的。请选出所有符合题目要求的答案,多选或少选均不得分。

106. 下列各项中,体现阴阳对立制约关系的是
   A. 阴损及阳,阳损及阴   B. 阳虚则阴盛,阴虚则阳亢
   C. 阳中求阴,阴中求阳   D. 阳胜则阴病,阴胜则阳病

107. 下列按五行生克乘侮规律来判断病情轻重的叙述中,正确的是
   A. 按相生规律传变时,子病犯母病情较重

B.按相生规律传变时,母病及子病情较重

C.按相克规律传变时,相侮传变病情较重

D.按相克规律传变时,相乘传变病情较重

108. 下列关于三焦的表述中,正确的是

    A.决渎之官   B.传化之府   C.孤之府   D.原气之别使

109. 下列选项中,与肺和脾的生理功能均有关的是

    A.宗气的生成   B.血液的化生   C.津液的输布   D.精的生成

110. 下列选项中,受营卫相互协调关系影响的有

    A.体温调节   B.汗液排泄   C.昼精夜寐   D.御邪能力

111. 下列关于十二经脉交接的叙述中,错误的是

    A.手太阴经与手阳明经在拇指端交接

    B.手太阳经与足太阳经在目外眦交接

    C.足阳明经与足太阴经在足大趾交接

    D.足少阴经与手少阴经在胸中交接

112. 下列各项中,受体质因素影响的是

    A.疾病转归   B.病机从化   C.发病倾向   D.证候类型

113. 下列选项中,易于耗气的是

    A.暑热邪气   B.悲哀过度   C.劳力过度   D.过食肥甘

114. 下列选项中,属于"内火"病机的是

    A.阳盛化火   B.五志化火   C.阴虚火旺   D.邪郁化火

115. 下列选项中,属于治则内容的是

    A.既病防变   B.调整阴阳   C.扶正祛邪   D.三因制宜

116. 下列各项中,属于骨骼发育异常的是

    A.扁平胸   B.桶状胸   C.鸡胸   D.漏斗胸

117. 下列疾病中,皮肤上可出现水疱的有

    A.热气疮   B.湿疹   C.缠腰火丹   D.疖

118. 肝郁脾虚所致的大便异常有

    A.排便不爽   B.完谷不化   C.里急后重   D.溏结不调

119. 水湿内停可出现的舌象是

    A.舌体胖大   B.舌体痿软   C.舌苔白而水滑   D.舌苔白如积粉

120. 下列各项中,可导致气短的原因有

    A.元气亏虚   B.气机郁滞   C.痰饮内停   D.瘀血内阻

121. 绞痛可出现的部位是

    A.头部   B.胸胁部   C.脘腹部   D.腰腹部

122. 导致耳鸣的原因有

    A.肝胆火盛   B.肝阳上亢   C.肾精亏虚   D.肝肾阴虚

123. 风热犯肺证、肺热炽盛证、痰热壅肺证均可有的表现是

    A.咳嗽   B.发热   C.舌红苔黄腻   D.脉滑数

124. 下列选项中,属于肠燥津亏证表现的是

    A.大便干燥   B.腹胀作痛   C.口干   D.舌苔黄厚干焦

125. 下列选项中,属于燥淫证表现的是

A.干咳无痰   B.目赤肿痛   C.口渴喜饮   D.舌苔干燥

126.下列选项中,均属于石膏与知母主治病证的是
     A.胃火牙痛   B.肺热咳嗽   C.骨蒸潮热   D.内热消渴

127.治疗脾胃虚寒,呕吐泄泻,宜选用的药物是
     A.丁香   B.广藿香   C.荜茇   D.砂仁

128.下列药物中,属于妊娠慎用药的是
     A.附子   B.牛膝   C.冬葵子   D.牵牛子

129.治疗小儿疳积,宜选用的药物是
     A.使君子   B.苦楝皮   C.榧子   D.雷丸

130.下列各项中,既能凉血止血,又能收敛止血的药物是
     A.地榆   B.苎麻根   C.侧柏叶   D.紫珠叶

131.下列选项中,属于红花主治病证的是
     A.跌打损伤   B.胸痹心痛   C.疮疡肿痛   D.湿疹瘙痒

132.下列药物中,性味辛温,有毒,具有燥湿化痰、祛风止痉作用的是
     A.半夏   B.天南星   C.皂荚   D.白附子

133.下列药物中,既能平抑肝阳,又能清泻肝热的是
     A.珍珠母   B.石决明   C.刺蒺藜   D.罗布麻叶

134.下列选项中,属于刺五加主治病证的是
     A.脾肺气虚,体虚乏力   B.肺肾两虚,久咳虚喘
     C.肾阳不足,腰膝酸痛   D.心脾不足,失眠多梦

135.下列选项中,属于五味子功效的是
     A.收敛固涩   B.益气生津   C.滋阴养肝   D.补肾宁心

136.七宝美髯丹与石斛夜光丸组成中均含有的药物是
     A.菟丝子   B.枸杞子   C.五味子   D.决明子

137.下列方剂中,组成药物含有生地黄的是
     A.玉女煎   B.一贯煎   C.阳和汤   D.炙甘草汤

138.《温热经纬》清暑益气汤组成中含有的药物是
     A.黄连   B.竹叶   C.葛根   D.石膏

139.《伤寒六书》回阳救急汤原方注明的加减法是
     A.若呕吐涎沫,或少腹痛,加盐炒吴茱萸
     B.干呕心烦,厥逆无脉者,去茯苓,加麦冬
     C.泄泻不止,加升麻、黄芪
     D.呕吐不止,加姜汁

140.可辨证选用活络效灵丹治疗的病症是
     A.心腹疼痛   B.跌打瘀肿   C.内外疮疡   D.癥瘕积聚

141.滚痰丸的主治证临床可见
     A.癫狂昏迷   B.胆怯易惊   C.咳喘痰稠   D.眩晕耳鸣

142.真武汤中生姜的配伍意义是
     A.合附子以温阳祛寒   B.合茯苓以温散水气
     C.合白术以扶脾益气   D.合白芍以散寒止痛

143.左金丸中黄连的治疗作用是

A. 泻心火   B. 泻肝火   C. 清胃火   D. 清肺火

144. 配伍升麻以升清阳的方剂是

A. 清胃散   B. 普济消毒饮   C. 济川煎   D. 补中益气汤

145. 下列各项中,对祛痰剂临证组方具有指导意义的是

A. "在肺则咳,在胃则呕,在头则眩,在心则悸……其变不可胜穷也"

B. "五脏之病,虽俱能生痰,然无不由乎脾肾"

C. "善治痰者,惟能使之不生,方是补天之手"

D. "善治痰者,不治痰而治气,气顺则一身之津液亦随气而顺矣"

146. 下列选项中,属于噎膈常见证型的是

A. 痰气交阻   B. 脾胃虚寒   C. 瘀血内结   D. 津亏热结

147. 癫证的治法是

A. 清心泻火,涤痰醒神   B. 豁痰开窍,调畅气血

C. 理气解郁,化痰醒神   D. 健脾益气,养心安神

148. 可用于治疗虚劳之阳虚证的方剂是

A. 右归丸   B. 附子理中汤   C. 大补元煎   D. 保元汤

149. 鼓胀的变证可见

A. 大出血   B. 昏迷   C. 痫病   D. 脱证

150. 下列选项中,属于不寐病因的是

A. 饮食不节   B. 情志失常   C. 劳逸失调   D. 病后体虚

151. 治疗肺痈恢复期,可选用

A. 沙参清肺汤   B. 桔梗杏仁煎   C. 桔梗白散   D. 加味桔梗汤

152. 痹证患者出现两膝关节肿胀时,治疗可配伍使用

A. 熟地黄、山茱萸   B. 桑寄生、杜仲

C. 土茯苓、车前子   D. 薏苡仁、萆薢

153. 下列疾病中,病后有可能续发为鼓胀的是

A. 黄疸   B. 癥积   C. 胁痛   D. 水肿

154. 下列选项中,属于痫病休止期的治疗原则是

A. 益气温阳   B. 健脾化痰   C. 滋补肝肾   D. 养心安神

155. 下列选项中,属于虚喘的常见证型是

A. 肺气虚耗   B. 肺阴亏耗   C. 肾虚不纳   D. 正虚喘脱

156. 下列选项中,属于尿血的常见证型是

A. 下焦湿热   B. 肾虚火旺   C. 脾不统血   D. 肾气不固

157. 下列病证中,宜用血府逐瘀汤治疗的病证是

A. 心血瘀阻之胸痹   B. 瘀血内阻之痴呆

C. 浊瘀阻塞之癃闭   D. 瘀血内阻之发热

158. 下列腧穴中,属于本经母穴的是

A. 太渊   B. 复溜   C. 曲池   D. 后溪

159. 足三阳经腧穴共同主治的病证是

A. 热病   B. 眼病   C. 腹部病   D. 神志病

160. 下列有关腧穴归经的叙述中,正确的是

A. 至阳归于督脉   B. 膝眼归于足阳明胃经

C. 后溪归于手太阳小肠经   D. 角孙归于手少阳三焦经

161. 下列各组腧穴中,均可直刺、深刺的是
   A. 肓俞、曲池、阳陵泉
   B. 条口、天枢、胆囊穴
   C. 肩井、环跳、大肠俞
   D. 大包、外关、足三里

162. 下列有关腧穴定位的叙述中,正确的是
   A. 地机位于小腿内侧,阴陵泉下 3 寸,胫骨内侧缘后际
   B. 天柱位于颈后区,横平第 2 颈椎棘突上际,斜方肌外缘凹陷中
   C. 梁门位于上腹部,脐中上 4 寸,前正中线旁开 2 寸
   D. 郄门位于前臂前区,腕掌侧远端横纹上 4 寸,掌长肌腱与桡侧腕屈肌腱之间

163. 治疗急性寒性腹痛、泄泻宜用的灸法是
   A. 隔蒜灸
   B. 隔姜灸
   C. 隔盐灸
   D. 隔附子饼灸

164. 下列选项中,属于远部选穴的是
   A. 治疗肢体挛急取阳陵泉
   B. 治疗腰背痛取委中
   C. 治疗多汗取复溜
   D. 治疗耳鸣取太溪

165. 下列关于治疗崩漏辨证配穴的叙述中,正确的是
   A. 湿热证取中极、阴陵泉
   B. 血热证取中极、血海
   C. 血瘀证取血海、膈俞
   D. 肾虚证取肾俞、太溪

2020 年全国硕士研究生招生考试临床医学综合能力(中医)试题
参考答案与解析

1. 参考答案:A

考纲要求:中医基础理论发展史中的温病学派内容。

考点解析:吴有性(字又可)著《温疫论》,创"戾气"说,《温疫论·原序》说:"夫瘟疫之为病,非风非寒非暑非湿,乃天地间别有一种异气所感"。他指出,温疫的病因为"戾气",而非一般的六淫病邪;戾气多"从口鼻而入",往往递相传染,形成地域性大流行,症状、病程多类似。故选 A。此题貌似考查病因学说的戾气致病,打乱了考查顺序,然而仔细分析,仍然是绪论中历史沿革的内容。本题紧扣今年疫情防控的实际,而且与刘应科老师对于本部分的考前预测一致。

2. 参考答案:D

考纲要求:考查阴阳学说的内容。

考点解析:阴阳转化,指事物的总体属性,在一定条件下可以向其相反的方向转化,即属阳的事物可以转化为属阴的事物,属阴的事物可以转化为属阳的事物。《内经》以"重阴必阳,重阳必阴""寒极生热,热极生寒"(《素问·阴阳应象大论》)和"物生谓之化,物极谓之变"(《素问·天元纪大论》)来阐释阴阳转化的机理。阴胜则阳病,阳胜则阴病属于对立制约及消长平衡的病理状态。故选 D。

3. 参考答案:B

考纲要求:考查相乘的内容。

考点解析:结合经典进行考查。五行相乘,是指五行中一行对其所胜的过度制约或克制。又称"倍克"。如以木克土为例:正常情况下,木能克土,土为木之所胜。若木气过于亢盛,对土克制太过,可致土的不足。这种由于木的亢盛而引起的相乘,称为"木旺乘土"。故选 B。

4. 参考答案:B

考纲要求:考查藏象肝与脾的关系。

考点解析:肝主疏泄,脾主运化;肝主藏血,脾主生血统血。肝与脾的生理联系,主要表现在疏泄与运化的相互为用、藏血与统血的相互协调关系。故选 B。

5. 参考答案:D

考纲要求:气化的概念。

考点解析:气的运动而产生的各种变化称为气化。实际上,气化就是体内物质新陈代谢的过程,是物质转化和能量转化的过程。《素问·阴阳应象大论》所说:"味归形,形归气;气归精,精归化;精食气,形食味;化生精,气生形……精化为气。"就是气化过程的简要概括。故选 D。

6. 参考答案:B

考纲要求:考查经络的循行。

考点解析:按照刘老师推荐的顺序记忆法,第 4 条经是脾经,第 5 条经是心经,故选 B。也可以采用口诀记忆:肺大胃脾心小,胱肾包三胆肝。

7. 参考答案:A

考纲要求:考查痰饮及瘀血的致病特点。

考点解析:痰饮的致病特点为阻滞气血运行、影响水液代谢、易于蒙蔽心神、致病广泛,变幻多端;瘀血的致病特点为易于阻滞气机、影响血脉运行、影响新血生成、病位固定,病证繁多。故选 A,B 有一定的迷惑性。

8. 参考答案:C

考纲要求:考查虚实病机的内容。

考点解析:在疾病过程中,正气和邪气这两种力量不是固定不变的,而是在其不断斗争的过程中,发生力量对比的消长盛衰变化。一般地说,正气增长而旺盛,则促使邪气消退;反之,邪气增长而亢盛,则会损耗正气。随着体内邪正的消长盛衰变化,形成了疾病的虚实病机变化。故选 C。

9. 参考答案:C

考纲要求:考查治则,反治法的内容。

考点解析:以补开塞,是指用补益药物来治疗具有闭塞不通症状的虚证。适用于因体质虚弱,脏腑精气功能减退而出现闭塞症状的真虚假实证。如血虚而致经闭者,又如肾阳虚衰,推动蒸化无力而致的尿少癃闭,再如脾气虚弱。故选 C。

10. 参考答案:A

考纲要求:考查望诊。

考点解析:精亏神衰而失神临床表现为两目晦暗,目无光彩,面色无华,晦暗暴露,精神萎靡,意识模糊,反应迟钝,手撒尿遗,骨枯肉脱,形体羸瘦。邪盛神乱而失神临床表现为神昏谵语,循衣摸床,撮空理线;或猝倒神昏,两手握固,牙关紧急。提示邪气亢盛,热扰神明,邪陷心包;或肝风夹痰蒙蔽清窍,阻闭经络。故选 A。

11. 参考答案:C

考纲要求:考查望诊五色主病。

考点解析:青色主寒证、气滞、血瘀、疼痛、惊风。黑色主肾虚、寒证、水饮、血瘀、剧痛。故选 C。

12. 参考答案:B

考纲要求:望诊望目。

考点解析:"五轮学说",即瞳仁属肾,称为水轮;黑睛属肝,称为风轮;两眦血络属心,称为血轮;白睛属肺,称为气轮;眼睑属脾,称为肉轮。目赤肿痛,多属实热证。如白睛发红,为肺火或外感风热;两眦赤痛,为心火上炎;睑缘赤烂,为脾有湿热;全目赤肿,为肝经风热上攻。故选 B。

13. 参考答案:A

考纲要求:考查切诊相似脉。

考点解析:浮脉轻取即得,重按稍减而不空,举之有余,按之不足。散脉浮取散漫,中候似无,沉候不应,并常伴有脉动不规则,时快时慢而不匀(但无明显歇止),或脉力往来不一致。革脉浮而搏指,中空外坚,如按鼓皮。濡脉浮细无力而软。濡脉的脉象特点是位浮、形细、势软。故选 A。

14. 参考答案:D

考纲要求:脏腑辨证证型的识别。

考点解析:肺气虚证指肺气虚弱,呼吸无力,卫外不固,以咳嗽无力、气短而喘、自汗等为主要表现的虚弱证候。肺肾气虚证见咳嗽无力,呼多吸少,气短而喘,动则尤甚,吐痰清稀,声低,乏力,自汗,耳鸣,腰膝酸软,或尿随咳出,舌淡紫,脉弱。故选 D。

15. 参考答案:A

考纲要求:考查气血津液辨证。

考点解析:气逆证见咳嗽频作,呼吸喘促;呃逆、嗳气不止,或呕吐、呕血;头痛、眩晕,甚至昏厥、咯血等。故选 A。

16. 参考答案:D

考纲要求:考查脏腑辨证。

考点解析:寒滞肝脉证见少腹冷痛,阴部坠胀作痛,或阴器收缩引痛,或颠顶冷痛,得温则减,遇寒痛增,恶寒肢冷,舌淡,苔白润,脉沉紧或弦紧。故选 D。

17. 参考答案:B

考纲要求:考查脏腑辨证。

考点解析:心脉痹阻证指瘀血、痰浊、阴寒、气滞等因素阻痹心脉,以心悸怔忡、胸闷、心痛为主要表现的证候。临床又有瘀阻心脉证、痰阻心脉证、寒凝心脉证、气滞心脉证等之分。痰阻心脉的疼痛,以闷痛为特点,多伴体胖痰多,身重困倦,苔白腻,脉沉滑或沉涩等痰浊内盛的症状。故选 B。

18. 参考答案:C

考纲要求:考查卫气营血辨证。

考点解析:气分证见发热不恶寒,口渴,汗出,心烦,尿赤,舌红,苔黄,脉数有力。或兼咳喘胸痛,咳痰黄稠;或兼心烦懊恼,坐卧不安;或兼潮热,腹胀痛拒按,或时有谵语、狂乱,大便秘结或下秽臭稀水,苔黄燥,甚则焦黑起刺,脉沉实;或见口苦,胁痛,心烦,干呕,脉弦数等。营分证见身热夜甚,口不甚渴或不渴,心烦不寐,甚或神昏谵语,斑疹隐隐,舌质红绛无苔,脉细数。故选 C。

19. 参考答案:A

考纲要求:本题考查中药配伍。

考点解析:相畏就是一种药物的毒副作用能被另一种药物所抑制。如半夏畏生姜,即生姜可以抑制半夏的毒副作用,生半夏可"戟人咽喉",令人咽痛喑哑,用生姜炮制后成姜半夏,其毒副作用大为缓和;相杀就是一种药物能够消除另一种药物的毒副作用。可见相畏和相杀没有质的区别,是从自身的毒副作用受到对方的抑制和自身能消除对方毒副作用的不同角度提出来的配伍方法,也就是同一配伍关系的两种不同提法。故选A。

20. **参考答案:**C

　　考纲要求:考查中药功效。

　　考点解析:芦根的功效为清热泻火,生津止渴,除烦,止呕,利尿。天花粉的功效为清热泻火,生津止渴,消肿排脓。故选C。

21. **参考答案:**B

　　考纲要求:考查中药的功效。

　　考点解析:独活的功效为祛风湿,止痛,解表。威灵仙的功效为祛风湿,通络止痛,消骨鲠。川乌的功效为祛风湿,温经止痛。防风的功效为祛风解表,胜湿止痛,止痉。故选B。

22. **参考答案:**D

　　考纲要求:考查中药主治。

　　考点解析:海金沙功效利尿通淋,止痛。主治淋证。本品其性下降,善清小肠、膀胱湿热,尤善止尿道疼痛,为治诸淋涩痛之要药。石韦功效利尿通淋,清肺止咳,凉血止血。本品药性寒凉,清利膀胱而通淋,兼可止血,尤宜于血淋。对膀胱湿热见小便淋沥涩痛诸淋者,也常应用。冬葵子功效利尿通淋,下乳,润肠。本品甘寒滑利,有利尿通淋之功。萆薢功效利湿去浊,祛风除痹。主治膏淋,白浊,风湿痹痛。故选D。

23. **参考答案:**A

　　考纲要求:考查功效。

　　考点解析:玫瑰花的功效疏肝解郁,活血止痛。绿萼梅的功效疏肝解郁,和中,化痰。故选A。

24. **参考答案:**D

　　考纲要求:考查中药功效。

　　考点解析:朱砂功效清心镇惊,安神解毒。琥珀功效镇惊安神,活血散瘀,利尿通淋。石决明功效平肝潜阳,清肝明目。牡蛎功效重镇安神,潜阳补阴,软坚散结。故选D。

25. **参考答案:**B

　　考纲要求:考查中药剂量。

　　考点解析:入丸散,每次0.15～0.3g。外用适量,研粉点敷患处。不宜入煎剂。故选B。

26. **参考答案:**A

　　考纲要求:考查中药功效。

　　考点解析:百合功效养阴润肺,清心安神。麦冬功效养阴生津,润肺清心。天冬功效阴润燥,清肺生津。黄精功效补气养阴,健脾,润肺,益肾。故选A。

27. **参考答案:**C

　　考纲要求:考查中药功效。

　　考点解析:硫黄外用解毒杀虫疗疮;内服补火助阳通便。外用治疥癣,湿疹,阴疽疮疡内服治阳痿,虚喘冷哮,虚寒便秘。故选C。

28. **参考答案:**B

　　考纲要求:考查方剂组成。

　　考点解析:大黄䗪虫丸(《金匮要略》)组成为大黄、黄芩、甘草、桃仁、杏仁、芍药、干地黄、干漆、虻虫、水蛭、蛴螬、䗪虫。属于二级方剂。补阳还五汤《医林改错》组成为黄芪、当归尾、赤芍、地龙、川芎、红花、桃仁。属于一级方剂。七厘散(《同寿录》)组成为上朱砂、真麝香、梅花冰片、净乳香、红花、明没药、瓜儿血竭、粉口儿茶。属于二级方剂。活络效灵丹(《医学衷中参西录》)组成为当归、丹参、生乳香、生没药。属于二级方剂。故选B。

29. **参考答案:**C

　　考纲要求:考查方剂组成

　　考点解析:葛花解醒汤组成为木香、人参、猪苓、白茯苓、橘皮、白术、干生姜、神曲、泽泻、青皮、缩砂仁、白蔻仁、葛花各五钱。故选C。

30. **参考答案:**D

　　考纲要求:考查方剂的组成。

　　考点解析:《伤寒六书》柴葛解肌汤组成为柴胡、干葛、甘草、黄芩、羌活、白芷、芍药、桔梗。《医学心悟》柴葛解肌汤组成为柴胡、葛根、黄芩、赤芍、甘草、知母、生地、丹皮、贝母。此方比陶氏柴葛解肌汤少羌、芷、桔,是因不恶寒无需多用升散发表之品,且羌、芷皆辛温香燥,见症已有口渴,故减去。故选 D。

31. 参考答案:A

考纲要求:考查方剂的方解。

考点解析:方中重用大生地甘寒入肾,滋阴壮水,清热凉血,为君药。玄参滋阴降火,解毒利咽;麦冬养阴清肺,共为臣药。佐以丹皮清热凉血,散瘀消肿;白芍敛阴和营泄热;贝母清热润肺,化痰散结;少量薄荷辛凉散邪,清热利咽。生甘草清热,解毒利咽,并调和诸药,以为佐使。故选 A。

32. 参考答案:C

考纲要求:考查方解的配伍特点。

考点解析:《景岳全书》的正柴胡饮,方中君以柴胡辛散表邪。臣用防风祛风寒,止疼痛。生姜辛温发散,助柴胡、防风解表透邪;陈皮疏畅气机,以助祛邪外出;芍药益阴和营,防辛散太过而伤阴,共为佐药。甘草调和诸药为使。本方药性平和,对于气血不虚而外感风寒较轻者颇宜。《景岳全书》:"凡外感风寒,发热恶寒,头痛身痛,疟疾初起等证。凡血气平和,宜从平散者,此方主之。"故选 C。

33. 参考答案:B

考纲要求:考查方剂的主治特点。

考点解析:甘露消毒丹主治湿温时疫,邪在气分,湿热并重证。发热倦怠,胸闷腹胀,肢酸咽痛,身目发黄,颐肿口渴,小便短赤,泄泻淋浊,舌苔白或厚腻或干黄,脉濡数或滑数。当归拈痛汤(拈痛汤)主治湿热相搏,外受风邪证。遍身肢节烦痛,或肩背沉重,或脚气肿痛,脚膝生疮,舌苔白腻微黄,脉弦数。二妙散主治湿热下注证。筋骨疼痛,或两足痿软,或足膝红肿疼痛,或湿热带下,或下部湿疮、湿疹,小便短赤,舌苔黄腻者。故选 B。

34. 参考答案:B

考纲要求:考查方剂的配伍特点。

考点解析:《时方歌括》丹参饮组成为丹参、檀香、砂仁功用:活血祛瘀,行气止痛。主治:血瘀气滞之心胃诸痛。用药物组成性味来看,偏凉,故选 B。

35. 参考答案:A

考纲要求:考查方剂的剂量及主治特点。

考点解析:《疫疹一得》清瘟败毒饮原方对四个主药拟定了大、中、小三个剂量范围功用:清热解毒,凉血泻火。主治:温疫热毒,气血两燔证。大热渴饮,头痛如劈,干呕狂躁,谵语神昏,或发斑,或吐血、衄血,四肢或抽搐,或厥逆,脉沉数或沉细而数或浮大而数,舌绛唇焦。按照脉象分别对应大中小剂量。故选 A。

36. 参考答案:C

考纲要求:考查方剂的配伍。

考点解析:旋覆代赭汤组成为旋覆花三两、人参二两、生姜、硼砂、代赭石一两、甘草炙、半夏、大枣,故选 C。

37. 参考答案:C

考纲要求:考查肺胀的辨病辨证。

考点解析:肺肾气虚证见呼吸浅短难续,声低气怯,甚则张口抬肩,倚息不能平卧,咳嗽,痰白如沫,咯吐不利,胸闷心慌,形寒汗出,或腰膝酸软,小便清长,或尿有余沥,舌淡或黯紫,脉沉细数无力,或有结代。治法:补肺纳肾,降气平喘。代表方:平喘固本汤合补肺汤加减。故选 C。

38. 参考答案:A

考纲要求:考查中风的治法。

考点解析:闭证的主要症状是突然昏仆,不省人事,牙关紧闭,口噤不开,两手握固,大小便闭,肢体强痉。面白唇暗,静卧不烦,四肢不温,痰涎壅盛,苔白腻,脉沉滑缓。治法:化痰息风,宣郁开窍。代表方:涤痰汤加减。当与痉证(痰浊阻滞证)、厥证(痰厥)相鉴别,故选 A。

39. 参考答案:C

考纲要求:考查黄疸的辨病。

考点解析:疫毒炽盛证(急黄)发病急骤,黄疸迅速加深,其色如金,皮肤瘙痒,高热口渴,胁痛腹满,神昏谵语,烦躁抽搐,或见衄血、便血,或肌肤瘀斑,舌质红绛,苔黄而燥,脉弦滑或数。故选 C。

40. 参考答案:D

考纲要求:考查泄泻辨证选方。

考点解析:为泄泻肝气乘脾证,素有胸胁胀闷,嗳气食少,每因抑郁恼怒,或情绪紧张之时,发生腹痛泄泻,腹中雷鸣,攻窜作痛,矢气频作,舌淡红,脉弦。治法:抑肝扶脾。代表方:痛泻要方加减。故选 D。

41. 参考答案:B

考纲要求:考查颤证的治法。

考点解析:气血亏虚证头摇肢颤,面色㿠白,表情淡漠,神疲乏力,动则气短,心悸健忘,眩晕,纳呆。舌体胖大,舌质淡红,舌苔薄白滑,脉沉濡无力或沉细弱。治法:益气养血,濡养筋脉。代表方:人参养荣汤加减。髓海不足证头摇肢颤,持物不稳,腰膝酸软,失眠心烦,头晕,耳鸣,善忘,老年患者常兼有神呆、痴傻。舌质红,舌苔薄白,或红绛无苔,脉象细数。治法:填精补髓,育阴息风。代表方:龟鹿二仙膏合大定风珠加减。阳气虚衰证头摇肢颤,筋脉拘挛,畏寒肢冷,四肢麻木,心悸懒言,动则气短,自汗,小便清长或自遗,大便溏。舌质淡,舌苔薄白,脉沉迟无力。治法:补肾助阳,温煦筋脉。代表方:地黄饮子加减。故选 B。

42. 参考答案:A

考纲要求:考查咳嗽的辨证选方。

考点解析:肺阴亏耗证见干咳,咳声短促,痰少黏白,或痰中带血丝,或声音逐渐嘶哑,口干咽燥,或午后潮热,颧红,盗汗,日渐消瘦,神疲,舌质红少苔,脉细数。治法:滋阴润肺,化痰止咳。代表方:沙参麦冬汤加减。故选 A。

43. 参考答案:D

考纲要求:考查眩晕的治法。

考点解析:肝阳上亢证见眩晕,耳鸣,头目胀痛,口苦,失眠多梦,遇烦劳郁怒而加重,甚则仆倒,颜面潮红,急躁易怒,肢麻震颤,舌红苔黄,脉弦或数。治法:平肝潜阳,清火息风。代表方:天麻钩藤饮加减。故选 D。

44. 参考答案:D

考纲要求:考查痹证的辨证选方。

考点解析:各型痹证日久迁延不愈,正虚邪恋,气血不足,肝肾亏损,见有面色苍白,少气懒言,自汗疲乏,肌肉萎缩,腰腿酸软,头晕耳鸣,可选用独活寄生汤以益肝肾,补气血,祛风除湿,蠲痹和络。故选 D。

45. 参考答案:C

考纲要求:考查阳痿的辨证选方。

考点解析:惊恐伤肾证见阳痿不振,心悸易惊,胆怯多疑,夜多噩梦,常有被惊吓史,苔薄白,脉弦细。治法:益肾宁神。代表方:启阳娱心丹加减。本方有益肾壮阳,疏郁宁神作用,适用于恐惧伤肾,心肾亏虚证。故选 C。

46. 参考答案:C

考纲要求:考查心悸的辨证选方。

考点解析:肺胀阳虚水泛证心悸,喘咳,咳痰清稀,面浮,下肢浮肿,甚则一身悉肿,腹部胀满有水,脘痞,纳差,尿少,怕冷,面唇青紫,苔白滑,舌胖质黯,脉沉细。治法:温肾健脾,化饮利水。代表方:真武汤合五苓散加减。心悸的水饮凌心证心悸眩晕,胸闷痞满,渴不欲饮,小便短少,或下肢浮肿,形寒肢冷,伴恶心,欲吐,流涎,舌淡胖,苔白滑,脉象弦滑或沉细而滑。治法:振奋心阳,化气行水,宁心安神。代表方:苓桂术甘汤加减。若见因心功能不全而致浮肿、尿少、阵发性夜间咳喘或端坐呼吸者,当重用温阳利水之品,如真武汤。故选 AC。肺胀、心悸、喘证在心肾同病方面需要鉴别。

47. 参考答案:B

考纲要求:考查眩晕的辨证选方。

考点解析:瘀血阻窍证见眩晕,头痛,兼见健忘,失眠,心悸,精神不振,耳鸣耳聋,面唇紫暗,舌暗有瘀斑,脉涩或细涩。治法:祛瘀生新,活血通窍。代表方:通窍活血汤加减。故选 B。

48. 参考答案:C

考纲要求:考查痉证的辨证选方。

考点解析:痰浊阻滞证头痛昏蒙,神情呆滞,项背强急,四肢抽搐,胸脘满闷,呕吐痰涎。舌苔白腻,脉滑或弦滑。治法:豁痰开窍,息风止痉。代表方:导痰汤加减。故选 C。需要与厥证痰厥相鉴别。

49. 参考答案:C

考纲要求:考查内伤发热的临床特点。

考点解析:血虚发热证见发热,热势多为低热,头晕眼花,身倦乏力,心悸不宁,面白少华,唇甲色淡,舌质淡,脉细弱。治法:益气养血。代表方:归脾汤加减。故选 C。

50. 参考答案:B

考纲要求:考查痢疾的辨证选方。

考点解析:阴虚痢见痢下赤白,日久不愈,脓血黏稠,或下鲜血,脐下灼痛,虚坐努责,食少,心烦口干,至夜转剧,舌红绛少津,苔腻或花剥,脉细数。治法:养阴和营,清肠化湿。代表方:黄连阿胶汤合驻车丸加减。故选C。

51.参考答案:C

考纲要求:考查汗证的治法。

考点解析:阴虚火旺证见夜寐盗汗,或有自汗,五心烦热,或兼午后潮热,两颧色红,口渴,舌红少苔,脉细数。治法:滋阴降火。代表方:当归六黄汤加减。故选C。

52.参考答案:A

考纲要求:考查穴位的功效。

考点解析:梁丘主治①急性胃病。②膝肿痛、下肢不遂等下肢病证。③乳痈、乳痛等乳疾。故选A。

53.参考答案:B

考纲要求:考查十二经筋的作用。

考点解析:经筋具有约束骨骼、屈伸关节、维持人体正常运动功能的作用,正如《素问·痿论》所说:"宗筋主束骨而利机关也。"经筋为病,多为转筋、筋痛、痹证等,针灸治疗多局部取穴而泻之。骨选B。

54.参考答案:B

考纲要求:考查分经论治。

考点解析:足三阴共治腹部病、妇科病。足厥阴经、足少阴经共治前阴病,足太阴经治疗脾胃病。再结合疾病的选经特点,故选B。

55.参考答案:D

考纲要求:考查穴位的定位。

考点解析:足窍阴为井穴,系足少阳胆经穴位,在第4趾外侧趾甲根角旁0.1寸,故选D。

56～58.参考答案:ABD

考纲要求:考查心悸的辨证论治。

考点解析:心虚胆怯证见心悸不宁,善惊易恐,坐卧不安,不寐多梦而易惊醒,恶闻声响,食少纳呆,苔薄白,脉细略数或细弦。治法:镇惊定志,养心安神。代表方:安神定志丹加减。心血不足证见心悸气短,头晕目眩,失眠健忘,面色无华,倦怠乏力,纳呆食少,舌淡红,脉细弱。治法:补血养心,益气安神。代表方:归脾汤加减。二者需要鉴别,故选ABD。

59～61.参考答案:DBC

考纲要求:考查痿证的辨证论治。

考点解析:脾胃虚弱证见起病缓慢,肢体软弱无力逐渐加重,神疲肢倦,肌肉萎缩,少气懒言,纳呆便溏,面色白或萎黄无华,面浮。舌淡苔薄白,脉细弱。治法:补中益气,健脾升清。代表方:参苓白术散、补中益气汤加减。故选DBC。

62～64.参考答案:ACD

考纲要求:考查淋证的辨证论治。

考点解析:气淋见郁怒之后,小便涩滞,淋沥不宣,少腹胀满疼痛,苔薄白,脉弦。治法:
理气疏导,通淋利尿。代表方:沉香散加减。本方用于肝郁气滞的气淋。故选ACD。

65～67.参考答案:CBA

考纲要求:考查痞满的辨证论治。

考点解析:胃阴不足证见脘腹痞闷,嘈杂,饥不欲食,恶心嗳气,口燥咽干,大便秘结,舌红少苔,脉细数。治法:养阴益胃,调中消痞。代表方:益胃汤加减。而胃痛胃阴亏耗证见胃脘隐隐灼痛,似饥而不欲食,口燥咽干,五心烦热,消瘦乏力,口渴思饮,大便干结,舌红少津,脉细数。治法:养阴益胃,和中止痛。代表方:一贯煎合芍药甘草汤加减。故选CBA。

68～70.参考答案:ACD

考纲要求:考查绝经前后诸症的针灸辨证论治。

考点解析:绝经前后诸症基本治疗方法为滋补肝肾,调理冲任。以任脉、足太阴经穴及相应背俞穴为主。主穴选气海、三阴交、肝俞、脾俞、肾俞。肾阴亏虚者,加太溪、照海;肾阳不足者,加关元、命门;肝阳上亢者,加百会、风池、太冲;痰气郁结者,加中脘、阴陵泉、丰隆;心神不宁者,加通里、神门、心俞。故选ACD。

71～73.参考答案:CBD

考纲要求:考查胆道蛔虫的辨证论治。

考点解析:胆道蛔虫症是指蛔虫钻进胆道所引起的一种急性病证。临床表现为上腹中部和右上腹突发的阵发性剧烈绞痛或剑突下"钻顶"样疼痛,可向肩胛区或右肩放射,伴有恶心、呕吐,有时吐出蛔虫,继发感染时有发热。治法为解痉利胆,驱蛔止痛。以足少阳、手足阳明经穴为主。主穴为胆囊穴、阳陵泉、迎香、四白、鸠尾、日月。故选 CBD。

74. 参考答案:A

考纲要求:考查医学职业素养。

考点解析:1988 年卫生部颁布的《医务人员医德规范及实施办法》7 点:救死扶伤,人道主义;尊重病人的人格与权利;文明礼貌服务;廉洁奉公;保守秘密;团结协作;刻苦钻研。《医务人员医德规范及实施办法》第 3 条第 1、3 项指出:"救死扶伤,实行社会主义的人道主义精神,时刻为病人着想,千方百计为病人解除病痛。文明礼貌服务。举止端庄,语言文明,态度和蔼,同情、关心和体贴病人。"故选 A。

75. 参考答案:B

考纲要求:考查医患沟通。

考点解析:医患沟通,就是医患双方为了治疗患者的疾病,满足患者的健康需求,在诊治疾病过程中进行的一种交流。不同于一般的人际沟通,病人就诊时,特别渴望医护人员的关爱、温馨和体贴,因而对医护人员的语言、表情、动作姿态、行为方式更为关注、更加敏感。这就要求,医务人员必须以心换心,以情换真,站在病患的立场上思考和处理问题。综合选 B。

76. 参考答案:D

考纲要求:综合考查患者的权利、医患沟通及职业素养。

考点解析:病人有权获知有关自己的诊断、治疗和预后的最新信息。在医疗活动中,医疗机构及其医务人员应当将患者的病情、医疗措施、医疗风险等如实告知患者,及时解答其咨询;但是,应当避免对患者产生不利后果。故选 D。

77. 参考答案:A

考纲要求:考查患者的权利。《传染病法》相关内容。

考点解析:执业规则第二十九条:医师发现传染病时,应当按照有关规定及时向所在机构或者卫生行政部门报告——医生上报疾控部门。故选 A。

78. 参考答案:C

考纲要求:考查临床伦理及《传染病法》相关内容。

考点解析:医生不仅有为患者保守秘密的义务,对患者的隐私守口如瓶,而且还有对患者保密的义务。但涉及传染病等公共卫生的除外。故选 C。

79. 参考答案:D

考纲要求:考查临床伦理的内容。

考点解析:知情同意原则在人体实验中包括三个方面的要求:一是用适合预备试验对象的方式告知其足够的信息,这些信息包括实验的目的、方法、预期效益,特别是实验可能产生的危害和实验对象在任何时候有权拒绝或退出试验的权力。二是预备试验对象能够理解上述情况,并理解和接受试验措施有尚未完全成熟的可能。三是实验对象应在没有被强迫和不正当影响的情况下,自由自愿地作出试验与否的决定,并签署书面知情同意书。综合选 D。

80. 参考答案:B

考纲要求:考查临床伦理的内容。

考点解析:医学和健康是全体人员包括健康人、病人受试者的共同事业,包括受试人在内的所有社会人也正是从前人的实验结果得到了医学的好处,因而有义务促进这一共同事业的发展,但只有在受试者充分了解某一人体实验的意义、目的、危险性的前提下,自愿参加人体实验才是道德的。故选 B。

81. 参考答案:D

考纲要求:考查卫生法律法规。

考点解析:根据对患者人身造成的损害程度,医疗事故分为四级:一级医疗事故:造成患者死亡、重度残疾的;二级医疗事故:造成患者中度残疾、器官组织损伤导致严重功能障碍的;三级医疗事故:造成患者轻度残疾、器官组织损伤导致一般功能障碍的;四级医疗事故:造成患者明显人身损害的其他后果的。故选 D。

82、83. 参考答案:BD

考点解析:经络的气血逆乱,多引起人体阴阳之气不相顺接,而发为厥逆。如《素问·厥论》说:"巨阳之厥,则肿首头重,足不能行。发为眗仆。"经络的气血衰竭,是指由于经气的衰败而至终绝,气血也随之衰竭而出现的生命临终现象。如《素问·诊要经终论》说:"太阳之脉,其终也,戴眼反折瘈瘲,其色白,绝汗乃出,出则死矣"。故选 BD。

84、85.参考答案:BD

考纲要求:考查藏象内容。

考点解析:《灵枢·忧恚无言》:"黄帝问于少师曰:人之卒然忧恚,而言无音者,何道之塞? 何气出行? 使音不彰? 愿闻其方。少师答曰:咽喉者,水谷之道也。喉咙者,气之所以上下者也。会厌者,音声之户也。口唇者,音声之扇也。舌者,音声之机也。"《难经·四十四难》曰:"七冲门何在? 然:唇为飞门,齿为户门,会厌为吸门,胃为贲门,太仓下口为幽门,大肠小肠会为阑门,下极为魄门,故曰七冲门也。"本题考查大家对经典的阅读涉猎广度及平时对零散知识的积累。

86、87.参考答案:BC

考纲要求:考查问诊内容。

考点解析:渴不多饮,兼身热不扬,心中烦闷,苔黄腻者,属湿热证。因热邪伤津则口渴,体内有湿故不多饮。口干,但欲漱水不欲咽,兼面色黧黑,或肌肤甲错者,为有瘀血的表现。因瘀血内阻,津失输布,故口干,体内津液本不亏乏,故但欲漱水不欲咽。故选 CC。

88、89.参考答案:CA

考纲要求:考查脉象的内容。

考点解析:代脉临床意义见于脏气衰微、疼痛、惊恐、跌仆损伤等病证。促脉临床意义多见于阳盛实热、气血痰食停滞;亦见于脏气衰败。弦脉临床意义多见于肝胆病、疼痛、痰饮等,或为胃气衰败者。亦见于老年健康者。紧脉见于实寒证,疼痛和食积等。故选 CA。

90、91.参考答案:CB

考点要求:考查中药的主治。

考点解析:龙胆功效清热燥湿,泻肝胆火。主治湿热黄疸、阴肿阴痒、带下,湿疹瘙痒;肝火头痛、目赤耳聋、胁痛口苦。僵蚕功效祛风定惊,化痰散结。主治惊痫抽搐,风中经络,口眼㖞斜,风热头痛,目赤,咽痛,风疹瘙痒。故选 CB。

92、93.参考答案:BA

考点要求:考查中药的功效。

考点解析:京大戟功效泻水逐饮,消肿散结。芫花功效泻水逐饮,祛痰止咳,杀虫疗疮。牵牛子功效泻下逐水,去积杀虫。巴豆功效峻下冷积,逐水退肿,祛痰利咽,外用蚀疮。故选 BA。

94、95.参考答案:BC

考纲要求:考查方剂的组成。

考点解析:九仙散的组成为人参、款冬花、桑白皮、桔梗、五味子、阿胶、乌梅各、贝母、罂粟壳。四神丸的组成为肉豆蔻、补骨脂、五味子、吴茱萸。四磨汤组成为人参、槟榔、沉香、天台乌药。

96、97.参考答案:BB

考纲要求:考查方剂的主治。

考点解析:《伤寒论》白虎加人参汤。功用:清热,益气,生津。主治:气分热盛,气阴两伤证。汗、吐、下后,里热炽盛,而见四大症者;或白虎汤证见有背微恶寒,或饮不解渴,或脉浮大而芤,以及暑热病见有身大热属气津两伤者。故选 BB。考纲没有明确考查方剂,实属于超纲范畴,足见其难度。《伤寒论》竹叶石膏汤主治伤寒、温病、暑病余热未清,气津两伤证。身热多汗,心胸烦闷,气逆欲呕,口干喜饮,或虚烦不寐,舌红苔少,脉虚数。桂苓甘露散主治暑湿证。发热头痛,烦渴引饮,小便不利,及霍乱吐下。清暑益气汤主治暑热气津两伤证。身热汗多,口渴心烦,小便短赤,体倦少气,精神不振,脉虚数。故选 BB。

98、99.参考答案:DB

考纲要求:考查痫病的辨证辨病。

考点解析:瘀阻脑络证平素头晕头痛,痛有定处,常伴单侧肢体抽搐,或一侧面部抽动,颜面口唇青紫,舌质暗红或有瘀斑,舌苔薄白,脉涩或弦。多继发于颅脑外伤、产伤、颅内感染性疾患后,或先录脑发育不全。治法:活血化瘀,息风通络。代表方:通窍活血汤加减。心脾两虚证反复发痫,神疲乏力,心悸气短,失眠多梦,面色苍白,体瘦纳呆,大便溏薄,舌质淡,苔白腻,脉沉细而弱。治法:补益气血,健脾宁心。代表方:六君子汤合归脾汤加减。故选 DB。

100、101. 参考答案:AC

考纲要求:考查郁证的辨证。

考点解析:肝气郁结证见精神抑郁,情绪不宁,胸部满闷,胁肋胀痛,痛无定处,脘闷嗳气,不思饮食,大便不调,苔薄腻,脉弦。治法:疏肝解郁,理气畅中。代表方:柴胡疏肝散加减。心神失养证见精神恍惚,心神不宁,多疑易惊,悲忧善哭,喜怒无常,或时时欠伸,或手舞足蹈,骂詈喊叫等,舌质淡,脉弦。此种证候多见于女性,常因精神刺激而诱发。治法:甘润缓急,养心安神。代表方:甘麦大枣汤加减。故选 AC。

102、103. 参考答案:CD

考纲要求:考查穴位的定位。

考点解析:尺泽,合穴,在肘横纹中,肱二头肌腱桡侧凹陷处。曲泽,合穴,肘微屈,肘横纹中,肱二头肌腱尺侧缘。少海,合穴,屈肘,当肘横纹内侧端与肱骨内上髁连线的中点处。大陵,腧穴、原穴,腕横纹中央,掌长肌腱与桡侧腕屈肌腱之间。太渊,腧穴、原穴、八会穴之脉会,在腕掌侧横纹桡侧,桡动脉的桡侧凹陷中。神门,腧穴、原穴,腕横纹尺侧端,尺侧腕屈肌腱的桡侧凹陷处。故选 CD。

104、105. 参考答案:BA

考纲要求:考查三棱针法。

考点解析:点刺多用于指、趾末端的十宣、十二井穴和耳尖及头面部的攒竹、上星、太阳等穴。散刺法又叫豹纹刺,是对病变局部周围进行点刺的一种方法。此法多用于治疗局部瘀血、血肿或水肿、顽癣等。故选 BA。

106. 参考答案:BD

考纲要求:考查阴阳学说的内容。

考点解析:阴阳对立制约,是指属性相反的阴阳双方在一个统一体中的相互斗争、相互制约和相互排斥。阴阳双方中的一方过于亢盛,则过度制约另一方而致其不足,即《素问·阴阳应象大论》所谓"阴胜则阳病,阳胜则阴病",可称为"制约太过。"阴阳双方中的一方过于虚弱,无力抑制另一方而致其相对偏盛,即通常所说的"阳虚则阴盛""阴虚则阳亢",或"阳虚则寒""阴虚则热",可称为"制约不及"。阴阳互根,是指一切事物或现象中相互对立着的阴阳两个方面,具有相互依存,互为根本的关系。如果人体阴阳之间的互滋互用关系失常,就会出现"阳损及阴"或"阴损及阳"的病理变化。故选 BD。此题在刘应科老师预测的范围之中。

107. 参考答案:AD

考纲要求:考查五行的内容。

考点解析:五行学说认为,按相生规律传变时,母病及子病情轻浅,子病及母病情较重,如清·徐大椿《难经经释》说:"邪挟生气而来,则虽进而易退。""受我之气者,其力方旺,还而相克,来势必甚。"按照相克规律传变时,相乘传变病情较深重,而相侮传变病情较轻浅。如《难经经释》说:"所不胜,克我者也。脏气本已相制,而邪气挟其力而来,残削必甚,故为贼邪。""所胜,我所克也。脏气既受制于我,则邪气亦不能深入,故为微邪。"故选 AD。此题在刘应科老师预测的范围之中。

108. 参考答案:ABCD

考纲要求:考查三焦的内容。

考点解析:《素问·灵兰秘典论》说:"三焦者,决渎之官,水道出焉。"《灵枢·本输》说:"三焦者,中渎之府也,水道出焉,属膀胱,是孤之府也。"《难经·六十六难》说:"三焦者,原气之别使也。"《素问·五脏别论》云:"胃、大肠、小肠、三焦、膀胱,此五者,天气之所生也。其气象天,故泻而不藏,此受五脏浊气,名曰传化之府,此不能久留,输泻者也。"故选 ABCD。

109. 参考答案:AC

考纲要求:考查肺与脾的关系。

考点解析:肺吸入的自然界之气入胸中形成后天之气即是宗气,这与肺主气司呼吸功能相关,同时宗气需要靠脾运化的水谷精微来充养,故与脾的生理功能也相关。肺朝百脉与血液的生成和运行相关。肺主治节,是水之上源,与津液输布相关。脾主运化津液,这个运就体现了输布运动。精的生成也有赖于脾的运化,但与肺没有相关性。故选 AC。

110. 参考答案:ABCD

考纲要求:考查营气、卫气的功能及关系。

考点解析:《素问·阴阳应象大论》说:"阴在内,阳之守也;阳在外,阴之使也。""阴"指营血,"阳"指卫气,这些阴阳、内外、守(内守)使(运行)等对立的名词,提示了营卫气血之间的相互依存和协调关系。两者在体表共同协调体温调节和汗孔开合,同时也影响御邪能力。在睡眠方面,卫气出表则醒,卫气入里则寐。故全选。

111. 参考答案:ABD

考纲要求:考查经络的交接规律。

考点解析:手太阴经与手阳明经在食指端交接,手太阳经与足太阳经在目内眦交接,足阳明经与足太阴经在足大趾交接,足少阴经与手厥阴经在胸中交接。记住交接口诀,手之三阴从胸走手,手之三阳从手走头,足之三阳从头走足,足之三阴,从足走胸腹。故选 ABD。

112. 参考答案:ABCD

考纲要求:考查体质内容。

考点解析:先天或者后天体质对于发病、病机易感性、发病类型及疾病转归都有相关性。相同的疾病如新冠肺炎,不同的人表现出的病机和证候也是不同的。

113. 参考答案:ABC

考纲要求:考查病因内容。

考点解析:暑性升散,扰神伤津耗气,《素问·举痛论》说:"炅则气泄。"《素问·举痛论》说:"……百病生于气也,怒则气上,喜则气缓,悲则气消,恐则气下……惊则气乱……思则气结。"《素问·举痛论》说:"劳则气耗。"过食肥甘会生痰湿,与耗气无关。故选 ABC。

114. 参考答案:ABCD

考纲要求:内生五邪内火的病因。

考点解析:内火的原因有阳气过盛化火、邪郁化火、五志过极化火、阴虚火旺。故选 ABCD。

115. 参考答案:BCD

考纲要求:考查治则内容。

考点解析:治疗疾病的主导思想是治病求本,在此思想的指导下,治则的基本内容包括正治与反治、治标与治本、扶正与祛邪、调整阴阳、调理精气血津液、三因制宜等。故选 BCD。

116. 参考答案:CD

考纲要求:考查望诊望胸胁。

考点解析:扁平胸:表现为胸廓较正常人扁平,前后径小于左右径的一半,颈部细长,锁骨突出,两肩向前,锁骨上、下窝凹陷。桶状胸:表现为胸廓较正常人膨隆,前后径与左右径约相等,颈短肩高,锁骨上、下窝平展,肋间加宽,胸廓呈圆桶状。鸡胸:表现为胸骨下部明显前突,胸廓前后径长而左右径短,肋骨侧壁凹陷,形似鸡之胸廓。多见于小儿佝偻病,因先天不足或后天失养,肾气不充,骨骼发育异常所致。漏斗胸亦多见于小儿佝偻病,为骨骼发育异常所致。前两项由于消瘦或者肺气肿等导致胸廓变形,但是骨骼发育没有异常。故选 CD。

117. 参考答案:ABC

考纲要求:考查望诊望皮肤的内容。

考点解析:指皮肤上出现成簇或散在性小水疱的症状。可有白㾭、水痘、热气疮、带状疱疹、湿疹等。故选 ABC。

118. 参考答案:AD

考纲要求:考查问诊问大便的情况。

考点解析:溏结不调指大便时干时稀的症状。多因肝郁脾虚,肝脾不调所致。排便不爽指排便不通畅,有涩滞难尽之感的症状。泻下如黄糜而黏滞不爽者,多因湿热蕴结大肠,气机不畅,传导不利所致;腹痛欲便而排出不爽,抑郁易怒者,多因肝郁脾虚,肠道气滞所致。故选 AD。B 见于脾虚,C 见于湿热。

119. 参考答案:AC

考纲要求:考查舌诊内容。

考点解析:胖大舌多主水湿内停、痰湿热毒上泛。痿软舌多见于伤阴或气血俱虚。苔薄白而润,可为正常舌象,或为表证初起,或是里证病轻,或是阳虚内寒。苔薄白而滑,多为外感寒湿,或脾肾阳虚,水湿内停。故选 AC。B 见于虚证,D 积粉苔常见于瘟疫,内痈等病,是秽浊湿邪与热毒相结而成。

120. 参考答案:ABCD

考纲要求:综合考查辨证内容。

考点解析:喘咳气短者,属肺胀,因痰浊阻肺,肺气不宣,呼吸不利所致;若兼颈前肿块,急躁易怒者,为瘿气,因肝郁化火,痰气壅结所致。胸闷,心悸气短者,多因心气虚或心阳不足所致。语言低微,气短不续,欲言不能复言者,称为夺气,是宗气大虚之象。饮邪停于心包,阻遏心阳,阻滞气血运行,则见胸闷心悸,气短不得卧等症,是为支饮。气虚、阳虚而运血无力,血行迟缓可以导致淤血内阻。故选 ABCD。或言 D 有点牵强,或可商榷,遵考试大纲解析,宗 ABCD。

121. **参考答案**:BCD

    考纲要求:考查问诊问头痛。

    考点解析:绞痛指痛势剧烈,如刀绞割的症状。多因有形实邪阻闭气机,或寒邪凝滞气机所致。如心脉痹阻所引起的"真心痛",结石阻滞胆管所引起的上腹痛,寒邪犯胃所引起的胃脘痛等,皆具有绞痛的特点。故选 BCD。空腔脏器的头疼,故排除头部。老师上课反复叮嘱的内容。

122. **参考答案**:ABCD

    考纲要求:考查问诊耳鸣情况。

    考点解析:突发耳鸣,声大如雷,按之尤甚,或新起耳暴聋者,多属实证。可因肝胆火扰、肝阳上亢,或痰火壅结、气血瘀阻、风邪上袭,或药毒损伤耳窍等所致。渐起耳鸣,声细如蝉,按之可减,或耳渐失聪而听力减退者,多属虚证。可因肾精亏虚,或脾气亏虚,清阳不升,或肝阴、肝血不足,耳窍失养所致。故选 ABCD。

123. **参考答案**:AB

    考纲要求:考查脏腑辨证肺系证型。

    考点解析:风热犯肺证见咳嗽,痰少而黄,气喘,鼻塞,流浊涕,咽喉肿痛,发热,微恶风寒,口微渴,舌尖红,苔薄黄,脉浮数。肺热炽盛证见发热,口渴,咳嗽,气粗而喘,甚则鼻翼扇动,鼻息灼热,胸痛,或有咽喉红肿疼痛,小便短黄,大便秘结,舌红苔黄,脉洪数。痰热壅肺证见咳嗽,咳痰黄稠而量多,胸闷,气喘息粗,甚则鼻翼扇动,喉中痰鸣,或咳吐脓血腥臭痰,胸痛,发热口渴,烦躁不安,小便短黄,大便秘结,舌红苔黄腻,脉滑数。故选 AB。苔腻只见于痰证,脉滑也一般见于痰湿,也可以见于热证,但是风热犯肺肯定是表证的脉象。

124. **参考答案**:ABC

    考纲要求:考查脏腑辨证。

    考点解析:指津液亏损,肠失濡润,传导失职,以大便燥结、排便困难及津亏症状为主要表现的证候。又名大肠津亏证。大便干燥如羊屎,艰涩难下,数日一行,腹胀作痛,或可于左少腹触及包块,口干,或口臭,或头晕,舌红少津,苔黄燥,脉细涩。故选 ABC。D 显示了热盛伤津液,强调热邪,与本证的津液大伤病机不同。

125. **参考答案**:ACD

    考纲要求:考查六淫辨证。

    考点解析:燥淫证见皮肤干燥甚至皲裂、脱屑,口唇、鼻孔、咽喉干燥,口渴饮水,舌苔干燥,大便干燥,或见干咳少痰、痰黏难咯,小便短黄,脉象偏浮等。故选 ACD。B 见于火淫。

126. **参考答案**:BD

    考纲要求:考查中药的主治。

    考点解析:石膏生用:清热泻火,除烦止渴;煅用:敛疮生肌,收湿,止血。主治温热病气分实热证本品性味辛甘寒,性寒清热泻火,辛寒解肌透热,甘寒清胃热,除烦渴,为清泻肺胃气分实热之要药。尚治肺热喘咳证、胃火牙痛、头痛、溃疡不敛,湿疹瘙痒,水火烫伤,外伤出血。知母功效清热泻火,生津润燥。主治热病烦渴、肺热燥咳、骨蒸潮热、内热消渴、肠燥便秘。故选 BD。从临床而论,A 未尝不可。

127. **参考答案**:ACD

    考纲要求:考查中药的主治。

    考点解析:丁香功效温中降逆,散寒止痛,温肾助阳。主治胃寒呕吐、呃逆。荜茇功效温中散寒,下气止痛。主治胃寒腹痛,呕吐,呃逆,泄泻。藿香功效化湿,止呕,解暑。本品既能化湿,又能和中止呕。砂仁功效化湿行气,温中止泻,安胎。本品善能温中暖胃以达止呕止泻之功,但其重在温脾。故选 ACD。

128. **参考答案**:ABC

    考纲要求:考查中药的禁忌。

    考点解析:慎用的药物包括通经去瘀、行气破滞及辛热滑利之品,如桃仁、红花、牛膝、大黄、枳实、附子、肉桂、干姜、木通、冬葵子、瞿麦等。故选 ABC。

129. **参考答案**:ACD

    考纲要求:考查中药的主治。

    考点解析:使君子功效杀虫消积。主治小儿疳积,本品甘温,既能驱虫,又能健脾消疳。

苦楝皮功效杀虫,疗癣。主治蛔虫病,蛲虫病,钩虫病,疥癣,湿疮等。雷丸功效杀虫消积。主治小儿疳积,本品具杀虫消积之功,主入阳明经以开滞消疳。榧子,杀虫消积,润肠通便,润肺止咳。主治虫积腹痛、肠燥便秘、肺燥咳嗽。故选 ACD。

130. 参考答案:ACD

考纲要求:考查中药的功效。

考点解析:地榆凉血止血,解毒敛疮。本品味苦性寒入血分,长于泄热而凉血止血;味兼酸涩,又能收敛止血,可用治多种血热出血之证。侧柏叶凉血止血,化痰止咳,生发乌发。本品苦涩性寒,善清血热,兼能收敛止血,为治各种出血病证之要药,尤以血热者为宜。苎麻根凉血止血,安胎,清热解毒。本品性寒而入血分,功能凉血止血,凡血分有热,络损血溢之诸出血证,皆可应用。紫珠凉血收敛止血,清热解毒。故选 ACD。

131. 参考答案:ABC

考纲要求:考查中药的主治。

考点解析:红花的功效是活血通经、祛瘀止痛。主治血滞经闭、痛经,产后瘀滞腹痛,癥瘕积聚,胸痹心痛,血瘀腹痛,胁痛,跌打损伤,瘀滞肿痛,瘀滞斑疹色暗等,故选 ABC。

132. 参考答案:BD

考点要求:考查中药的功效。

考点解析:半夏辛,温。有毒。归脾、胃、肺经,燥湿化痰,降逆止呕,消痞散结;外用消肿止痛。天南星苦、辛,温。有毒。归肺、肝、脾经。燥湿化痰,祛风解痉;外用散结消肿。禹白附辛、甘,温。有毒。归胃、肝经。祛风痰,止痉,止痛,解毒散结。皂荚辛、咸,温。有小毒。归肺、大肠经。祛顽痰,通窍开闭,祛风杀虫。故选 BD。

133. 参考答案:ABD

考纲要求:考查中药的功效。

考点解析:石决明平肝潜阳,清肝明目。珍珠母平肝潜阳,安神,定惊明目。刺蒺藜平肝疏肝,祛风明目。罗布麻平抑肝阳,清热,利尿。故选 ABD。

134. 参考答案:ABCD

考纲要求:考查中药主治。

考点解析:刺五加益气健脾,补肾安神。主治脾肺气虚证,本品能补脾气,益肺气,并略有祛痰平喘之力。肾虚腰膝酸痛,本品甘温,能温助阳气,强健筋骨。心脾不足,失眠、健忘,本品能补心脾之气,并益气以养血,安神益志。故全选。

135. 参考答案:ABD

考纲要求:考查中药功效。

考点解析:五味子收敛固涩,益气生津,补肾宁心。故选 ABD。

136. 参考答案:AB

考纲要求:考查方剂的组成。

考点解析:七宝美髯丹组成为赤、白何首乌、赤、白茯苓、当归、晒枸杞子、菟丝子、补骨脂、黑芝麻。功用:补益肝肾,乌发壮骨。主治:肝肾不足证。须发早白,脱发,齿牙动摇,腰膝酸软,梦遗滑精,肾虚不育等。《原机启微》石斛夜光丸组成为天冬、人参、茯苓、麦冬、熟地黄、生地黄、菟丝子、甘菊花、决明子、杏仁、干山药、枸杞子、牛膝、五味子、蒺藜、石斛、肉苁蓉、川芎、炙甘草、枳壳炒、青葙子、防风、川黄连、乌犀角、羚羊角。故选 AB。

137. 参考答案:BD

考纲要求:考查方剂的组成。

考点解析:《景岳全书》玉女煎组成为石膏、熟地黄、麦冬、知母、牛膝。《一贯煎》组成为北沙参、麦冬、当归身、生地黄、枸杞子、川楝子。《伤寒论》炙甘草汤(复脉汤)组成为甘草、生姜、桂枝、人参、生地黄、阿胶、麦冬、麻仁、大枣。《外科证治全生集》阳和汤组成为熟地黄、麻黄、鹿角胶、白芥子、肉桂、生甘草、炮姜炭。故选 BD。

138. 参考答案:AB

考纲要求:考查方剂组成。

考点解析:《温热经纬》清暑益气汤组成为西洋参、石斛、麦冬、黄连、竹叶、荷梗、知母、甘草、粳米、西瓜翠衣。另有《脾胃论》清暑益气汤,为附方。故选 AB。

139. 参考答案:ACD

考纲要求:考查方剂加减。

考点解析:加减应用为若呕吐涎沫,或少腹痛者,可加盐炒吴茱萸,温胃暖肝,下气止呕;泄泻不止者,可加升麻、黄芪等益气升阳止泻;呕吐不止者,可加姜汁温胃止呕;若无脉者,可加少许猪胆汁,用为反佐,以防阳微阴盛而成阳脱之变。故选 ACD。

140. 参考答案:ABCD

考纲要求:考查方剂主治。

考点解析:《医学衷中参西录》活络效灵丹功用:活血祛瘀,通络止痛。主治:气血凝滞证。心腹疼痛,腿痛臂痛,跌打瘀肿,内外疮疡以及癥瘕积聚等。故全选。

141. 参考答案:ACD

考纲要求:考查方剂的主治。

考点解析:滚痰丸(礞石滚痰丸)功用为泻火逐痰。主治为实热老痰证。癫狂昏迷,或惊悸怔忡,或不寐怪梦,或咳喘痰稠,或胸脘痞闷,或眩晕耳鸣,大便秘结,苔黄厚腻,脉滑数有力。故选 ACD。

142. 参考答案:AB

考纲要求:考查方解。

考点解析:佐以生姜之温散,既助附子温阳散寒,又合苓、术宣散水湿。

143. 参考答案:ABC

考纲要求:考查方剂方解。

考点解析:方中重用黄连为君,清泻肝火,使肝火得清,自不横逆犯胃;黄连亦善清泻胃热,胃火降则其气自和,一药而两清肝胃,标本兼顾。然气郁化火之证,纯用大苦大寒既恐郁结不开,又虑折伤中阳,故少佐辛热之吴茱萸,一者疏肝解郁,以使肝气条达,郁结得开;一者反佐以制黄连之寒,使泻火而无凉遏之弊;一者取其下气之用,以和胃降逆;一者可引领黄连入肝经。如此一味而功兼四用,以为佐使。故选 ABC。

144. 参考答案:CD

考纲要求:考查方解。

考点解析:清胃散臣以甘辛微寒之升麻,一取其清热解毒,以治胃火牙痛;一取其轻清升散透发,可宣达郁遏之伏火,有"火郁发之"之意。普济消毒饮中升麻、柴胡疏散风热,并引诸药上达头面,且寓"火郁发之"之意,功兼佐使之用。济川煎妙用升麻以升清阳,清阳升则浊阴自降,相反相成,以助通便之效。补中益气汤以少量升麻、柴胡升阳举陷,协助君药以升提下陷之中气,《本草纲目》谓:"升麻引阳明清气上升,柴胡引少阳清气上行,此乃禀赋虚弱,元气虚馁,及劳役饥饱,生冷内伤,脾胃引经最要药也。"故选 CD。

145. 参考答案:ABCD

考纲要求:考查组方指导意义。

考点解析:治疗痰病,不仅要消除已生之痰,而且要着眼于杜绝生痰之本。《景岳全书》云:"五脏之病,虽俱能生痰,然无不由乎脾肾。盖脾主湿,湿动则为痰,肾主水,水泛亦为痰,故痰之化,无不在脾,而痰之本,无不在肾。"因此,治痰剂中每多配伍健脾祛湿药,有时酌配益肾之品,以图标本同治,张介宾曾说:"善治痰者,惟能使之不生,方是补天之手。"

祛痰剂中又常配伍理气药,因痰随气而升降,气滞则痰聚,气顺则痰消,诚如庞安常所说:"善治痰者,不治痰而治气,气顺则一身之津液亦随气而顺矣。"至于痰流经络、肌腠而为瘰疬、痰核者,又常结合软坚散结之法,随其虚实寒热而调之。故全选。

146. 参考答案:ACD

考纲要求:考查噎膈的证型。

考点解析:噎膈的证型有痰气交阻证、瘀血内结证、津亏热结证、气虚阳微证。故选 ACD。

147. 参考答案:CD

考纲要求:考查癫证的治法。

考点解析:痰气郁结证治法:理气解郁,化痰醒神。代表方:逍遥散合顺气导痰汤加减。心脾两虚证神思恍惚,魂梦颠倒,心悸易惊,善悲欲哭,肢体困乏,饮食锐减,言语无序,舌淡,苔薄白,脉沉细无力。治法:健脾益气,养心安神。代表方:养心汤合越鞠丸加减。故选 CD。

148. 参考答案:ABD

考纲要求:虚劳的选方。

考点解析:心阳虚证见心悸,自汗,神倦嗜卧,心胸憋闷疼痛,形寒肢冷,面色苍白。

治法:益气温阳。代表方:保元汤加减。脾阳虚证见面色萎黄,食少,形寒,神倦乏力,少气懒言,大便溏薄,肠鸣腹痛,每因受寒或饮食不慎而加剧。治法:温中健脾。代表方:附子理中汤加减。肾阳虚证见腰背酸痛,遗精,阳痿,多尿或不禁,面色苍白,畏寒肢冷,下利清谷或五更泻泄,舌质淡胖,有齿痕。治法:温补肾阳。代表方:右归丸加减。故选 ABD。

149. 参考答案:ABD

考纲要求:考查鼓胀的变证。

考点解析:若饮食不节,或服药不当,或劳倦过度,或正虚感邪,病情可致恶化。如阴虚血热,络脉瘀损,可致鼻衄、齿衄,甚或大量呕血、便血;或肝肾阴虚,邪从热化,蒸液生痰,内蒙心窍,引动肝风,则见神昏谵语、痉厥等严重征象;如脾肾阳虚,湿浊内蒙,蒙蔽心窍,亦可导致神糊昏厥之变,终至邪陷正虚,气阴耗竭,由闭转脱,病情极为险恶。故选 ABD。

150. 参考答案:ABCD

考纲要求:考查不寐的病因。

考点解析:不寐每因饮食不节,情志失常,劳倦、思虑过度及病后、年迈体虚等因素,导致心神不安,神不守舍,不能由动转静而致不寐病证。故选 ABCD。

151. 参考答案:AB

考纲要求:考查肺痈的选方。

考点解析:恢复期见身热渐退,咳嗽减轻,咳吐脓痰渐少,臭味亦淡,痰液转为清稀,精神渐振,食纳好转。或有胸胁隐痛,难以平卧,气短,自汗盗汗,低热,午后潮热,心烦,口燥咽干,面色无华,形体消瘦,精神萎靡,舌质红或淡红,苔薄,脉细或细数无力。或见咳嗽,咯吐脓血痰日久不净,或痰液一度清稀而复转臭浊,病情时轻时重,迁延不愈。治法:清养补肺。代表方:沙参清肺汤或桔梗杏仁煎加减。故选 AB。

152. 参考答案:CD

考纲要求:考查痹证的随症加减用药。

考点解析:痹证两膝关节肿胀,或有积液者,可用土茯苓、车前子、薏苡仁、猫爪草以清热利湿,消肿止痛。故选 CD。考查临证备要的内容,属于细节性考题。

153. 参考答案:ABC

考纲要求:考查鼓胀的病因。

考点解析:凡因他病损伤肝脾,导致肝失疏泄,脾失健运者,均有续发鼓胀的可能。如黄疸日久,湿邪(湿热或寒湿)蕴阻,肝脾受损,气滞血瘀;或癥积不愈,气滞血结,脉络壅塞,正气耗伤,痰瘀留着,水湿不化;或久泻久痢,气阴耗伤,肝脾受损,生化乏源,气血滞涩,水湿停留等,均可形成鼓胀。忧思郁怒,伤及肝脾。肝失疏泄,气机滞涩,日久由气及血,络脉瘀阻。肝气横逆,克伐脾胃,脾运失健,则水湿内停,气、血、水壅结而成鼓胀。故选 ABC。

154. 参考答案:BCD

考纲要求:考查痫病的治则。

考点解析:频繁发作,以治标为主,着重清泻肝火,豁痰息风,开窍定痫;平时则补虚以治其本,宜益气养血,健脾化痰,滋补肝肾,宁心安神。故选 BCD。

155. 参考答案:ACD

考纲要求:考查喘证的虚喘类型。

考点解析:虚喘有肺气虚耗证、肾虚不纳证、正虚喘脱证,故选 ACD。

156. 参考答案:ABCD

考纲要求:血证尿血的证型。

考点解析:尿血有下焦湿热证、肾虚火旺证、脾不统血证、肾气不固证四型,故选 ABCD。

157. 参考答案:AD

考纲要求:综合考查胸痹、痴呆、癃闭、内伤发热的辨证选方。

考点解析:胸痹心血瘀阻证治法:活血化瘀,通脉止痛。代表方:血府逐瘀汤加减。痴呆瘀血内阻证治法:活血化瘀,开窍醒脑。代表方:通窍活血汤加减。癃闭浊瘀阻塞证治法:行瘀散结,通利水道。代表方:代抵当丸加减。内伤发热血瘀发热证治法:活血化瘀。代表方:血府逐瘀汤加减。故选 AD。

158. 参考答案:ABCD

考纲要求:考查子母取穴法。

考点解析:《难经·六十九难》提出"虚者补其母,实者泻其子"的观点,将五输穴配属五行,然后按"生我者为母,我生者为子"的原则,虚证用母穴,实证用子穴。这一取穴法亦称为子母补泻取穴法。选项四个穴位均为本经母穴。

159. 参考答案:ABD

考纲要求:考查分经论治。

考点解析:足三阳经共治神志病、热病、眼病,足阳明经治前头、口齿、咽喉、胃肠病,足少阳经治侧头、耳、项、胁肋、胆病,足太阳经治疗头、项、背腰、肛肠病。故选 ABD。

160. 参考答案:ACD

考纲要求:考查腧穴归经。

考点解析:膝眼定位为屈膝,在髌韧带两侧凹陷处。在内侧的称内膝眼,在外侧的称外膝眼,是下肢奇穴。其余均属相应经络,故选 ACD。

161. 参考答案:AB

考纲要求:考查穴位的操作。

考点解析:肩俞直刺 1～1.5 寸。大肠俞直刺 0.8～1.2 寸。肩井直刺 0.5～0.8 寸。内有肺尖,慎不可深刺;孕妇禁针。大包,脾之大络。在侧胸部腋中线上,当第 6 肋间隙处,斜刺或向后平刺 0.5－0.8 寸。故 CD 排除,选 AB。

162. 参考答案:ABC

考纲要求:考查穴位的定位。

考点解析:郄门,郄穴,在腕横纹上 5 寸,掌长肌腱与桡侧腕屈肌腱之间。其余均正确,故选 ABC。

163. 参考答案:BC

考纲要求:考查艾灸的应用。

考点解析:隔姜灸常用于因寒而致的呕吐、腹痛以及风寒痹痛等,有温胃止呕、散寒止痛的作用。隔蒜灸此法多用于治疗瘰疬、肺痨及初起的肿疡等病证,有清热解毒、杀虫等作用。隔盐灸多用于治疗伤寒阴证或吐泻并作、中风脱证等,有回阳、救逆、固脱之力。隔附子饼灸多用于治疗命门火衰而致的阳痿、早泄或疮疡久溃不敛等,有温补肾阳等作用。

164. 参考答案:BD

考纲要求:考查取穴方法。

考点解析:远部选穴就是在病变部位所属和相关的经络上,距病位较远的部位选取穴位的方法,是"经络所过,主治所及"治疗规律的体现。如胃痛选足阳明胃经的足三里,上牙痛选足阳明胃经的内庭,下牙痛选手阳明大肠经的合谷穴等。故不选 AC。

165. 参考答案:ABCD

考纲要求:考查崩漏的辨证选穴。

考点解析:血热者,加血海;湿热者,加阴陵泉;气郁者,加太冲;血瘀者,加地机。脾气虚者,加百会、脾俞、胃俞;肾阳虚者,加肾俞、命门;肾阴虚者,加然谷、太溪;盗汗者,加阴郄;失眠者,加神门。故全选。

　　2017年临床医学综合能力(中医)考研大纲新增医学人文及法规内容,目的是全面加强考生对职业素质的考查,主要是对医德的考查。此后的考纲延续了2017年大纲内容,没有新增知识点,同时,医生的职业特点要求从业者必须具有崇高的职业理想、高尚品德和仁爱之心,临床医学类专业学位教育要从加强职业道德环节开始,体现对职业素质的重视,贯彻立德树人的理念,并引导学校、教师和学生在本科阶段加强职业素质教育和学习。

　　考纲改革后,初试业务课试题将设置一定比例临床医学人文的内容,加强对考生人道主义精神、职业责任意识、医患沟通能力、医学伦理、法律法规等方面的考查。共8道单选题,总分16分。相对医学综合内容,该部分难度不大,绝大部分属于送分题。复习技巧则主要在于强化记忆、理解知识点框架结构及含义解释,尤其是法规中涉及的重要时间,纯属死记硬背,因此考生应当在复习时,以基础篇内容为主,进行反复强化记忆,从而做到考试万无一失!另外,本部分内容不涉强化篇和冲刺篇。

时间真是一个捉摸不定的东西,既快且慢。快的是一年过去了感觉犹在昨日,但事实是我竟然在写"后记"了。你难道不知道又有一波新读者在期待新书吗?

真对不起了,我的读者朋友们,我已经尽最大努力了。从着手策划,到联系编者,到出样章,继而修改,再修改,我不知道后边还有多少工序,但是审稿、校稿的环节是不能省的,一字一句,甚至一个标点符号都要过目。多少个日日夜夜,尽管我的眼睛熬成了"熊猫眼",但是,我相信这是值得的,也是应该的,因为我有义务为大家呈现一本高质量的书,至少我要尽可能减少不必要的错误。谁叫我是处女座的呢,那种追求完美到极致的变态,曾多次遭到编委们的抗议,甚至有罢工者。豁出去了,一定从严要求,直至把编委"才子"们"榨干"成为干瘪的"菜籽"。

而今,新书终于要面世了。可见,一本新书的娩出是多么不容易。在这当中,不敢说是众人智慧的结晶,但一定是汗水铸就,是一个一个白天与夜晚的坚持,更确切地说,更多的是夜晚,不敢说是焚膏继晷,至少是开灯夜战,甚至有一些编委白天奋战在临床一线或教学一线,夜间徜徉于真题、考纲、考点之中。

我要感谢你们,感谢你们为考生朋友们的付出,感谢你们为新书的奉献。

编委老师们不遗余力地付出了,接下来就看你们的了。

你们要智慧地考研,要时刻追求高效率,"事倍功半"与"事半功倍"的关系我想大家是知道的,要省时高效地获取复习效果,直至考取理想成绩。在考研的复习中,我甚至发现,有的人一天看10个小时的书,竟然不如有的人看2小时的书,为何呢?原因是多方面的,但是一个重要的原因是不知重点,什么知识点都看。伟大领袖毛主席说过:"与其伤其十指,不如断其一指。"好钢得用在刀刃上,人的精力、时间总是有限的,我们一定要集中精力做"有意义的事情"。良好的辅导书,是获取高效率的重要保证。相信这本书能给大家帮助不少。

你们要耐心地考研,考研从某种意义上来说就是考坚持。"坚持"两字说来容易,可能在小学一年级就接触了,意思是懂了,但是少有人真正做到,甚至硕士,乃至博士都没有做到。果真能够坚持,世上成功者将成倍增加。考研路上,波折是在所难免的,千万不要动摇,要给自己足够的考研理由,要不断从中吸取动力,不要为工作所动,不要为家庭所动,不要为环境所动,更不要为一些无所谓的事情而中途放弃。不要给自己留好后路,要有壮士一去不复还的豪情。这样没有了后路,就只能前进,自然会减少害怕,自然不会动摇,你便有了足够的耐心,直至坚持到最后一科的最后一分钟,真能这样,你一定是胜利者!世间自有公道,付出总有回报。你的坚持,终会换来成功的喜悦。

设想一下,在你拿到心仪已久的研究生录取通知书的时候,是何情何景呢?高兴是自然的,自豪是应该的,但是,据我的经验,更多的是淡定。在多次的新老考生经验交流会上,诸多高分考生的一个共同感受是"考研不就那样"。这是一份洒脱,一份豪情,更是一种摆脱,一种成熟。说来轻松,但诸君是否明白,在这简单的话语中有无尽付出。这也是我经常强调的"门槛理论",当你没有迈过那道门槛时候,你觉得是那么的困难,一旦迈过去那道门槛,你会回眸一哂,不就是一道小小的门。真诚期待大家都有那么一刹那!

意犹未尽,似乎还有太多的话要说,但篇幅有限又不能说得太多,请大家仔细体悟,有机会可以听听我讲的课,或通过微信公众号或微博平台与我沟通。

刘应科